TRAITÉ CLINIQUE

DES

MALADIES DE LA MOELLE ÉPINIÈRE

LYON. — IMPRIMERIE PITRAT AÎNÉ, RUE GENTIL, 4.

TRAITÉ CLINIQUE

DES

MALADIES DE LA MOELLE ÉPINIÈRE

PAR

E. LEYDEN

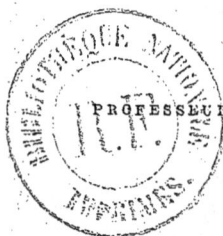

PROFESSEUR DE CLINIQUE MÉDICALE A L'UNIVERSITÉ DE BERLIN

Traduit avec le consentement de l'Auteur

PAR LES DOCTEURS

Eugène RICHARD | Charles VIRY
MÉDECIN MAJOR DES HOPITAUX MILITAIRES | MÉDECIN MAJOR
ANCIEN INTERNE LAURÉAT DES HOPITAUX DE STRASBOURG | DES HOPITAUX MILITAIRES

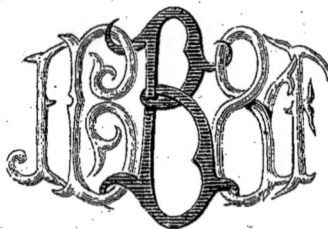

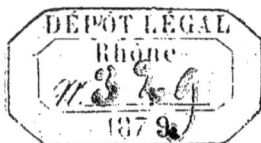

PARIS

LIBRAIRIE J.-B. BAILLIÈRE ET FILS
19, RUE HAUTEFEUILLE, PRÈS DU BOULEVARD SAINT-GERMAIN

LONDRES | MADRID
BAILLIÈRE, TINDALL AND COX | CARLOS BAILLY-BAILLIÈRE
20, King William street | Plaza de Topete, 8.

1879

PRÉFACE DE L'AUTEUR

Il y a plus de dix ans, j'ai pu dire[1] « que le monde médical n'avait jamais montré qu'il prît un bien grand intérêt aux maladies de la moelle épinière »; mais aujourd'hui il n'en est plus de même. En effet, peu de branches de la pathologie ont, autant que les maladies spinales, attiré l'attention des cliniciens et des praticiens. De nombreux travaux publiés comme à l'envi par des auteurs allemands, français, anglais, ont fait réaliser des progrès dans tous les sens sur ce terrain naguère si ingrat. Les maladies de la moelle ne sont plus, Dieu merci, enveloppées actuellement dans cette pénombre mystique qui jadis en éloignait l'étudiant et le médecin : cette région de la pathologie est aujourd'hui bien explorée, bien connue et bien cultivée, et nous pouvons affirmer que de toutes les maladies nerveuses, celles de la moelle sont en ce moment les mieux connues : celles du cerveau et des nerfs ne reposent pas, à coup sûr, sur une aussi large base de connaissances anatomiques et physiologiques, et leur étude clinique est loin d'être aussi précise.

Il n'y a pas très longtemps, il est vrai, les notions acquises sur les maladies spinales étaient beaucoup moins avancées que celles qu'on possédait sur les affections du cerveau et des nerfs; mais depuis, ces dernières ont été l'objet de beaucoup moins de travaux, et la plupart des progrès qu'a réalisés leur histoire sont dus à la pathologie de la moelle.

Tous ces progrès reconnaissent pour cause les perfectionnements apportés aux méthodes anatomo-pathologiques et histologiques, et il est très heureux qu'ils aient porté principalement sur ce qui a trait à la moelle, car les affections médullaires sont les plus fréquentes, celles qui sollicitent presque journellement l'attention et l'intervention du médecin. Disons aussi que le diagnostic et le traitement, quelques lacunes qu'ils offrent encore, ont cependant réalisé, eux aussi, de grands progrès depuis ces dernières années.

Les découvertes faites coup sur coup et rapidement dans le domaine des maladies de la moelle sont disséminées dans de nombreuses publications périodiques, aussi, jusqu'ici, sont-elles restées peu accessibles au plus grand nombre de nos confrères. Ceux mêmes d'entre eux qui suivent avec le plus d'intérêt les progrès de la science conviendront qu'il leur est difficile de se rendre compte du point où en sont arrivées nos connaissances et quels en sont les *desiderata*. De plus, il règne un certain désaccord relativement à la nature et même à la terminologie des affections spinales, aussi n'est-il pas toujours possible de bien se rendre compte de la réalité des succès thérapeutiques qui sont signalés, ni de les contrôler.

Dans ces conditions, j'ai pensé que la publication d'un traité général des

---

[1] *Die graue Degeneration der hinteren Ruckenmarksstränge.* Berlin, 1863, p. 1.

affections de la moelle épinière répondrait à un besoin réel des étudiants aussi bien que des praticiens, et j'ai entrepris cette tâche sans me dissimuler de quelles difficultés elle était entourée.

Jusqu'à présent, il n'existe qu'un seul traité complet des maladies de la moelle, celui de P. Ollivier, d'Angers[1], dont la troisième édition parut à Paris en 1837. C'est une œuvre justement célèbre, donnant une idée très exacte de l'état de la science à l'époque de son auteur, et aujourd'hui encore elle est une mine féconde pour quiconque veut se livrer à l'étude des affections spinales. Depuis 1837, il n'a plus paru aucun traité complet des maladies de la moelle épinière. Quelques-unes de ces maladies ont été étudiées et décrites à fond, notamment dans les traités généraux des affections du système nerveux ou d'électrothérapie ; mais dans aucun des ouvrages récents sur ces sujets, les auteurs n'ont eu en vue une description méthodique, complète des maladies médullaires. Leurs travaux ont servi tout à la fois à préparer le présent traité et à rendre notre tâche plus laborieuse. Nous nous sommes efforcé de retracer un tableau aussi fidèle que possible de l'état actuel de la science et nous avons dû chercher à ne négliger aucun document sérieux. Néanmoins, s'il existe par-ci par-là des omissions, nous prions le lecteur de nous les pardonner en considération des difficultés sans nombre dont était hérissé le travail que nous avons entrepris.

En tenant à faire une œuvre consciencieuse, nous sommes arrivé à écrire un livre un peu étendu.

Nos connaissances sont trop vastes pour tenir sur quelques feuilles d'impression, et elles ne sont pas encore assez solidement assises pour pouvoir être résumées en quelques propositions et en quelques aphorismes. Une étude approfondie d'un point même restreint de la pathologie, dans le genre de celles que la période classique de la médecine française a produites en si grand nombre, ne pouvait manquer d'avoir une certaine étendue.

Quoique la date de la publication de mon livre remonte à plus de trois ans, j'ai accepté avec empressement l'offre de MM. J.-B. Baillière de faire traduire mon ouvrage en français, d'autant plus que malgré l'apparition de plusieurs études sur le même sujet d'une date plus récente, mon point de vue sur la question n'a pas été modifié.

Je profite de l'occasion qui m'est offerte pour remercier sincèrement mes distingués confrères, MM. Eugène Richard et Charles Viry, du zèle et du soin qu'ils ont mis à faire connaître mon ouvrage au public français, sous une forme aussi heureuse et répondant aussi bien à mes intentions.

Berlin, mai 1879.   E. LEYDEN.

[1] En 1822, pour « essayer de répondre au programme publié par la Société de Médecine de Marseille », Ollivier (d'Angers) fit paraître un premier *Mémoire sur les maladies de la moelle épinière*. Trois ans plus tard il réédita ce Mémoire enrichi de nombreuses additions, et cet ouvrage intitulé : *Traité de la moelle épinière et de ses maladies*, 2ᵉ édition, obtint une médaille de 1,500 francs au concours des prix Monthyon, en 1827. Enfin, la 3ᵉ édition, du *Traité des maladies de la moelle épinière* porte la date de 1837.

AVANT-PROPOS DES TRADUCTEURS

Une simple énumération des auteurs français qui ont publié des travaux sur la physiologie ou la pathologie de la moelle épinière suffirait pour démontrer quelle large contribution nos compatriotes ont apportée à l'étude des affections spinales. Néanmoins le livre que nous présentons aujourd'hui au public médical de notre pays nous paraît destiné à combler une lacune. Si les nombreux et brillants ouvrages écrits par les maîtres de nos écoles sur les diverses maladies médullaires sont dans toutes les mains, comme les noms de leurs auteurs sont dans toutes les bouches, nous manquons absolument d'un travail d'ensemble au courant de la science actuelle.

Le seul traité spécial des maladies de la moelle épinière paru avant le livre du professeur Leyden est celui d'Ollivier (d'Angers) : il fait incontestablement le plus grand honneur à l'école médicale française ; mais depuis la publication de sa dernière édition (1837), la science a progressé si largement qu'une nouvelle synthèse de nos connaissances sur la pathologie de la moelle était devenue nécessaire. M. Leyden a entrepris cette œuvre : en 1874 et 1875, alors qu'il professait à l'Université allemande de Strasbourg, il a fait paraître les deux premières parties de son livre qu'il a terminé à Berlin en 1876. — Nous avons pensé qu'il y aurait tout avantage à transporter dans notre langue cet ouvrage magistral et à faire connaître les opinions d'un clinicien étranger, tout en permettant aux médecins français de jeter un coup d'œil d'ensemble sur les maladies spinales.

En effet, à côté des faits acquis et admis par une science rigoureuse, il reste encore bien des points en litige, tant pour l'anatomie pathologique de la moelle que pour l'interprétation des symptômes au moyen des lésions observées. La lecture de notre traduction fera facilement reconnaître que la manière de voir n'est pas toujours la même en Allemagne et en France : mais la joute sur les questions non encore définitivement résolues étant ouverte entre les plus grands maîtres des écoles européennes et même américaines, nous aurions craint d'entrer dans la lice autrement qu'en modestes traducteurs. Pourtant ce rôle effacé nous suffit encore, car n'est-ce point contribuer à l'avancement de la science que de vulgariser la littérature scientifique étrangère ? Cette pensée, qui nous a engagés à entreprendre le travail que nous livrons à la publicité, a suffi pour nous soutenir dans son accomplissement.

Un second motif cependant a stimulé notre zèle : les maladies de la moelle épinière, loin de constituer des raretés scientifiques, se présentent journellement à notre observation, aussi bien dans la pratique ordinaire que sur la scène des grands hôpitaux. Ce *traité* s'adresse donc, non pas seulement à une classe de médecins, mais à tous les praticiens. Il est nécessaire que la pathologie de la moelle puisse devenir en quelque sorte familière à chacun : de création pour ainsi dire récente, elle doit chaque jour faire des progrès nouveaux pour le plus grand avantage des malades. Que tout médecin, par conséquent, apporte son contingent d'observations cliniques et anatomo-pathologiques. Du reste, l'étude histologique de la moelle ne présente plus aujourd'hui de difficultés insurmontables, et, en se conformant aux méthodes indiquées dans les livres de technique microscopique, on peut arriver à faire des préparations sinon parfaites, du moins suffisantes pour l'étude.

C'est grâce à l'anatomie pathologique que la pathologie nerveuse a parcouru dans ces derniers temps une carrière si brillante : elle est entrée dans une voie féconde le jour où Hannover a appliqué l'acide chromique à l'étude du tissu nerveux [1]. Ainsi se trouvent justifiées ces paroles du professeur Ranvier, qui sont un encouragement constant au travail : « C'est chaque fois, non pas grâce à un génie supérieur ou à une interprétation bien faite, que la science se fait ou se modifie sur un point, mais grâce à une nouvelle méthode, grâce à la découverte soit d'une nouvelle matière colorante, soit d'un procédé de durcissement ou d'extension plus parfait [2]. »

L'ouvrage du professeur Leyden a eu un grand retentissement en Allemagne, et depuis le jour de son apparition, il est bien connu en France de tous ceux qui se livrent particulièrement à l'étude des maladies nerveuses; la critique a déjà prononcé sur sa valeur intrinsèque. Sera-t-elle aussi favorable aux traducteurs qu'à l'auteur? il y aurait présomption à le supposer, et nous ne nous dissimulons pas les *desiderata* de notre travail.

Cependant, persuadés que la fidélité la plus absolue au texte original est le premier mérite d'une traduction scientifique, nous avons regardé comme un devoir de nous écarter le moins possible de la phrase allemande; nous avons conservé non seulement la disposition générale adoptée par l'auteur, mais encore toutes ses divisions et subdivisions, et nous avons cherché à nous rapprocher de sa manière d'exposer, autant que nous y a autorisés le génie différent des deux langues. Nous nous sommes permis seulement (et cette tâche nous a été facilitée par le concours empressé de M. Émile Baillière) d'ajouter ou de compléter un certain nombre d'indications bibliographiques.

Nous devons avertir le lecteur qu'il rencontrera dans notre traduction plusieurs termes employés avec le sens que leur attribuent les auteurs allemands: tel est notamment le mot *typhus*, dont se sert souvent l'auteur et que nous avons conservé, sans plus déterminer s'il s'agit du *typhus véritable (exanthémique)* ou de la *fièvre typhoïde (iléo-typhus)*. Nous n'insisterons pas sur le sens de l'expression *inflammation diphtéritique*, le mot *diphtéritique* ayant, comme on sait, une valeur différente chez les auteurs des deux pays.— Nous avons traduit le mot nouveau d'*Entartungsreaction* par son équivalent: *réaction dégénérative* qu'emploie M. Humbert Mollière dans l'article *Paralysies* du Nouveau Dictionnaire de médecine et de chirurgie pratiques.

Qu'il nous soit permis, en terminant ce court avant-propos, d'adresser nos remerciements sincères au frère de l'un d'entre nous, M. Th. Richard, externe à l'hôpital Lariboisière qui, dans le cours de ce travail ardu de traduction, a bien voulu maintes fois devenir notre aide et notre collaborateur.

E. RICHARD.   Ch. VIRY.

---

(1) Voyez Ch. Robin, *Traité du microscope et des injections*, Paris, 1877, p. 225.
(2) Ranvier, *Traité de technique histologique*, Paris, 1875, p. 62.

TABLE DES MATIÈRES

AGES

Préface de l'auteur. . . . .
Avant-Propos des traducteurs. . . . .

PREMIÈRE PARTIE
PATHOLOGIE GÉNÉRALE

Chap. Iᵉʳ. — *Anatomie normale de la moelle épinière.* 1
   I. Enveloppes de la moelle. 1
     § 1 Enveloppe osseuse, 1. — § 2. Enveloppes membraneuses, 3.
   II. Moelle épinière. 10
     § 4. Configuration extérieure, 10. — § 5. Conformation intérieure, 12. — § 6. Vais-
    seaux sanguins, 17. — § 7. Développement de la moelle, 18. — § 8. Moelle allon-
    gée et entre-croisement des pyramides, 18.
   III. Structure intime de la moelle 21
     § 9. Fibres nerveuses centrales, 21. — § 10. Cellules nerveuses centrales, 23.—
    § 11. Tissu conjonctif. Névroglie, 24.— § 12. Ganglions spinaux, 27.
   IV. Connexion et trajet des fibres nerveuses dans la moelle. 27
   V. Distribution des nerfs à la périphérie. 30

Chap. II. — *Physiologie de la moelle.* 33
     § 1. Transmission de la sensibilité et du mouvement, 34. — § 2. Croisement des
    transmissions dans la moelle, 36. — § 3. Pouvoir réflexe de la moelle, 38. —
    § 4. Modération de l'action réflexe, 40. — § 5. De la moelle comme centre de per-
    ception, 41. — § 6. Coordination dans la moelle, 42. — § 7. Tonicité musculaire.
    Action des racines postérieures sur les antérieures, 44.— § 8. Influence trophique
    de la moelle sur les nerfs périphériques, 46. — § 9. Influence de la moelle sur les
    muscles involontaires, 47. — § 10. Influence de la moelle sur les sécrétions, 49.

Chap. III. — *Anatomie pathologique générale.* 50
     § 1. Considérations générales et méthodes, 50. — § 2. Altérations macroscopi-
    ques, 52. — § 3. Altérations microscopiques, 54. — § 4. Régénération de la moelle,
    60.

Chap. IV. — *Symptomatologie générale des maladies de la moelle.* 63
   I. Formes symptomatiques des maladies de la moelle. 63
     § 1. Paralysies, 63. — § 2. Paralysies atrophiques, 76. — § 3. Convulsions, 77. —
    § 4. Troubles de la coordination. Ataxies, 83.
   II. Analyse des divers symptômes. 88
     § 5. Symptômes dépendant de l'appareil moteur, 88. — § 6. Symptômes dépendant
    des nerfs sensitifs, 101. — § 7. Symptômes dépendant du grand sympathique, 113.
    § 8. Troubles trophiques, 116. — § 9. Symptômes du domaine de la vie végétative,
    121. — § 10. Autres symptômes qui peuvent accompagner les maladies de la moelle
    (fonctions cérébrales, sens, troubles de la parole), 124.

Chap. V. — *Diagnostic, marche, étiologie et traitement.* 127
     § 1. Diagnostic, 127. — § 2. Étiologie, 128. — § 3. Marche. — § 4. Traitement,
    131.

DEUXIÈME PARTIE

PATHOLOGIE SPÉCIALE

PAGES

SECTION Ire. — Vices de conformation. 144

CHAP. Ier. — *Vices de conformation de la moelle.* 144
§ 1. Amyélie ou absence totale de la moelle, 144. — § 2. Développement incomplet de la moelle. Atélomyélie, 145. — § 3. Moelle double, diplomyélie, 147. — § 4. Anomalies des dimensions de la moelle, 147. — § 5. Cavité centrale dans la moelle. Syringomyélie. Hydromyélie, 147. — § 6. Hydrorhachis congénitale et spina bifida, 150.

SECTION II. — Maladies des enveloppes de la moelle. 157

CHAP. Ier. — *Maladies des vertèbres.* 157
Considérations préliminaires sur le diagnostic en général. 157
I. Spondylarthrocace. Mal de Pott. Carie vertébrale. 160
Anatomie pathologique, 160. — Symptômes, 167. — Marche et terminaisons, 191. Pronostic, 192. — Diagnostic, 193. — Étiologie, 194. — Traitement, 194.
II. Affections syphilitiques. 198
Observations. 199
III. Arthrite déformante des vertèbres. Goutte vertébrale. 200
Observations. 203
IV. Rétrécissements divers du canal vertébral. 206
V. Usure des vertèbres par compression. 211
Usure des vertèbres par des anévrysmes de l'aorte thoracique ou abdominale, 211. — Hydatides des vertèbres, 212.
Observations. 213
VI. Cancer de la colonne vertébrale. 218
Origine et propagation, 219. — Symptômes, 219. — Étiologie, 222. — Marche, 222. — Traitement, 223.
Paraplégie douloureuse. 223
Observations. 225
VII. Luxations des vertèbres. 230
1 Luxations traumatiques des vertèbres. 231
2 Luxation de l'atlas sur l'axis. 236
3 Luxation isolée de l'apophyse odontoïde. 236
VIII. Fractures de la colonne vertébrale. 238
Étiologie, 240. — Symptômes, 241. — Observations, 244. — Diagnostic, 252. — Marche, 254. — Durée, 255. — Traitement, 255.
Fractures de la colonne vertébrale par armes à feu. 258
Diagnostic, 260. — Pronostic et marche, 261. — Traitement, 262.

CHAP. II. — *Maladies des méninges rachidiennes.* 263
Altérations sans application clinique : Ossification 264. — Pigmentation, 265. — Hydrorhachis externe, 265. — Petits kystes de la queue de cheval, 265.
I. Congestions et hypérémies des méninges rachidiennes. 268
II. Hémorrhagies des méninges rachidiennes. 271
1 Hémorrhagies autour de la dure-mère rachidienne, 271. — 2 Hémorrhagies dans la cavité arachnoïde. Hématorrhachis. Apoplexie spinale, 272. Observations, 273. Symptômes, 277. Marche, 282. Diagnostic, 283. Pronostic, 284. Traitement, 284.
III. Inflammations de la dure-mère spinale. 285
1 Pachyméningite spinale externe. Périméningite spinale. Péripachyméningite spinale, 285. — 2 Pachyméningite chronique. Périméningite chronique, 291. — 3 Pachyméningite spinale interne ou hémorrhagique, 299.
IV. Inflammation de l'arachnoïde et de la pie-mère rachidiennes, 301 : 1) méningite spinale et cérébro-spinale exsudative (méningite simple, consécutive à une

otite, etc., 302. — Méningite cérébro-spinale épidémique, 303. — 2) méningite cérébro-spinale tuberculeuse, 323. — 3) méningite chronique, 326.

V. Tumeurs intrarachidiennes, 328 : a) tumeurs des méninges, 328. — b) tumeurs
de la moelle elle-même, 345. — c) tubercules de la moelle épinière, 349.

SECTION III. — MALADIES DU PARENCHYME DE LA MOELLE.

CHAP. Ier. — *Hypérémie. Anémie. Ischémie.* 352

§ 1. Hypérémie de la moelle. Congestion spinale (méningo-spinale. Pléthore spinale. 352

§ 2. De l'irritation spinale. 353

1, Forme hystérique, 358 ; 2, forme abdominale, 364 ; 3, Irritation spinale par épuisement, 368.

§ 3. Anémie et ischémie de la moelle. 372

1 Paralysie par suite de chlorose, 373 ; 2 paralysies consécutives à des hémorrhagies, 374 ; 3 paralysies ischémiques, 376 : 1) par oblitération de l'aorte, 376 ; 2) par
embolie des vaisseaux de la moelle, 380 ; 3) par thrombose, 381.

Altérations séniles de la moelle, 382 : 1) tremblement sénile, 387 ; 2) faiblesse
paralytique des vieillards, 388 ; 3) ramollissement sénile de la moelle, 389.

CHAP. II. — *Hémorrhagies dans le parenchyme de la moelle. Apoplexie de la moelle.*
Hématomyélie. 391

Anatomie pathologique, 391 ; Étiologie, 395 : a) hém. accessoires, sans symptômes, 395 ; b) hém. consécutives à une diminution de la pression atmosphérique,
395 ; c) hém. traumatiques, 397 ; d) hém. spontanées, 397 : hém. dans la moelle allongée, 398 ; dans les autres parties de la moelle, 403 ; symptomatologie, 410 ;
Marche et terminaison, 412 ; diagnostic, 412 ; traitement, 413.

CHAP. III. — *Affections traumatiques de la moelle.* 414

I. Compressions. 414

II. Déchirures, ruptures. 414

III. Blessures par coups de feu, instruments piquants ou tranchants. . . . 418

IV. Commotions. 420

Railway injuries, 425 ; Commotions de la moelle allongée, 427.

V. Shok, 430 : a) par traumatisme, 430 ; b) par impressions morales, 432 ; c) par la
foudre, 433.

CHAP. IV. — *Myélite aiguë.* 436

Considérations préliminaires, 436 ; anatomie pathologique, 442 ; symptomatologie
et formes, 453 : 1) ramollissement traumatique, 453 ; 2) myélite par compression,
459 ; 3) ramollissement aigu spontané primitif de la moelle, 466 ; 4) myélite aiguë
sans ramollissement. Paralysie spinale aiguë, 496 ; 5) abcès, 504 ; 6) myéloméningite aiguë. Périmyélite aiguë, 505.

CHAP. V. — *Affections spinales secondaires. Paraplégies secondaires.* . . . 510

§ 1. Paralysies réflexes ou sympathiques, 511 ; 1) paralysies et affections spinales
consécutives à des maladies de l'appareil urinaire, 515 ; 2) paralysies consécutives à
des maladies de l'appareil digestif, 519 ; 3) paralysies consécutives à des maladies
de l'utérus, 522 ; 4) paralysies réflexes traumatiques, 523 ; 5) paralysies consécutives à des névrites, 526 ; 6) paralysies a frigore, 527 ; Traitement, 528.

§ 2. Paralysies consécutives aux maladies aiguës, 529 ; 1) paralysie diphtéritique,
532 ; 2) paralysies consécutives au typhus, 534, au choléra, 542 ; 3) paralysies consécutives aux exanthèmes aigus, 543 ; 4) paralysies consécutives aux inflammations
des organes intrathoraciques, 545 ; 5) paralysies consécutives aux maladies septiques, 545 ; 6) paralysies liées à la grossesse et à l'état puerpéral, 545 ; traitement,
549.

§ 3. Paralysies consécutives aux maladies chroniques. 550

§ 4. Affections syphilitiques de la moelle. 552

CHAP. VI. — *Maladies de la moelle par empoisonnements. Paralysies toxiques.* 566

I. Maladies de la moelle causées par l'alcool. 567

II. Paralysies causées par l'oxyde de carbone. 570

                                                                                        PAGE
III. Paralysies causées par le sulfure de carbone.   571
IV. Empoisonnement par la nitro-benzine.   572
V. Empoisonnement par le baume de copahu.   572
VI. Empoisonnement par le seigle ergoté. Ergotisme. Raphanie. Convulsio cerealis.   572
VII. Pellagre.   573
VIII. Intoxication par le plomb. Paralysie saturnine.   574
IX. Paralysies causées par l'arsenic.   578
X. Paralysies causées par le phosphore.   579

CHAP. VII. — *Dégénération secondaire et atrophie de la moelle.*   579
   § 1. Dégénération secondaire, 580 : 1) dégénération descendante, 580 ; 2) dégénération ascendante, 583.
   § II. Atrophies partielles et agénésies de la moelle, 587 ; 1) dans les cas d'arrêt
   congénital de développement des extrémités, 587 ; 2) dans les cas d'atrophie acquise
   ou d'amputation d'un ou de deux membres, 588.

CHAP. VIII. — *Sclérose* (dégénération grise) *de la moelle. Myélite chronique.* . . .   590
Considérations préliminaires.   590
   § 1. Dégénération grise des cordons postérieurs (tabes dorsalis) ; ataxie locomotrice progressive : historique, 595 ; anatomie pathologique, 596 ; symptomatologie,
   601 ; développement et marche, 614 ; étiologie, 616 ; durée et terminaison, 617 ;
   diagnostic, 617 ; pronostic, 618 ; traitement, 619 ; théorie de la maladie, 625.
   § 2. Sclérose diffuse, sclérose en plaques, 633 ; remarques préliminaires, 633 ;
   anatomie pathologique, 634 ; symptomatologie : 1 sclérose disséminée, en plaques
   disséminées, forme cérébro-spinale, 640 ; 2, forme spinale, myélite chronique proprement dite, 652. — Symptomatologie générale, 652 ; marche, 657 ; diagnostic, 659 ;
   traitement, 660 ; symptomatologie spéciale, 660.
   § 3. Sclérose symétrique (dégénération grise) des cordons latéraux.   678
Sclérose combinée des cordons postérieurs et latéraux, 687.

CHAP. IX. — *Formations kystiques au centre de la moelle. Syringomyélie. Hydromyélie.*   688
Sclérose centrale (péricentrale). Sclérose périépendymaire, 688. — Anatomie pathologique, 694. — Nature des formations kystiques, 697. — Symptomatologie, 702.

CHAP. X. — *Atrophies musculaires d'origine spinale. Paralysies atrophiques. Amyotrophies spinales.*   704
Historique.   704
   § 1. Atrophie musculaire progressive, 710 ; symptomatologie, 711 ; marche et
   durée, 717 ; étiologie, 718 ; anatomie pathologique, 719 ; traitement, 725 ; théorie
   de la maladie.   727
   § 2. Paralysie bulbaire progressive. Paralysie progressive de la langue, du voile
   du palais et des lèvres. Paralysie labio-glosso-laryngée, 735 ; — historique, 735 ;
   symptomatologie, 741 ; anatomie pathologique, 745 ; diagnostic, 746 ; traitement.   747
   § 3. Formes héréditaires de l'atrophie musculaire progressive.   747
   § 4. Hypertrophie musculaire lipomateuse. Pseudo-hypertrophie des muscles. —
   Atrophie myosclérosique. Paralysie pseudo-hypertrophique, 751 ; symptomatologie,
   752 ; anatomie pathologique, 754 ; pathogénie, 756.
   § 5. Atrophies musculaires ou amyotrophies spinales deutéropathiques ou secondaires, 757.
   a) Par méningite, 759. — b) Atrophies deutéropathiques consécutives à des myélites
   aiguës, 759.
   § 6. Paralysies infantiles, 761. — Paralysie obstétricale des nouveau-nés, 762. — Encéphalite et myélite congénitales, 764. — Paralysie spinale infantile, 765 : symptomatologie, 766 ; étiologie, 773 ; diagnostic, 774 ; anatomie pathologique, 775 ; pathogénie, 779 ; traitement, 782.
Errata, 788. — Table analytique, 789.

TRAITÉ

DES

MALADIES DE LA MOELLE ÉPINIÈRE

PREMIÈRE PARTIE
PATHOLOGIE GÉNÉRALE

CHAPITRE PREMIER
ANATOMIE NORMALE DE LA MOELLE ÉPINIÈRE

I. Enveloppes de la moelle. — § 1. Enveloppe osseuse. — Colonne vertébrale. — Canal vertébral. — Trous de conjugaison. — § 2. Enveloppes membraneuses. — Dure-mère. — Arachnoïde. — Pie-mère. — § 3. Liquide rachidien. — II. Moelle épinière. — § 4. Configuration extérieure. — § 5. Conformation intérieure. — § 6. Vaisseaux sanguins et lymphatiques. — §. 7. Développement de la moelle. — § 8. Moelle allongé, et entrecroisement des pyramides. — III. Structure intime de la moelle. — § 9. Fibres nerveuses centrales. — § 10. Cellules nerveuses centrales — § 11. Tissu conjonctif, névroglie. — § 12. — Ganglions spinaux. — IV. Connexion et trajet des fibres nerveuses dans la moelle. — V. Distribution des nerfs à la périphérie.

La moelle épinière est la portion cylindrique du système nerveux central contenue dans la colonne vertébrale; elle s'étend de la partie inférieure de cette dernière jusqu'à sa partie supérieure, pour se continuer directement à ce niveau avec l'encéphale.

I. — ENVELOPPES DE LA MOELLE

La moelle est entourée d'organes que l'on appelle ses *enveloppes* et que nous diviserons pour l'étude en *enveloppes osseuses* et *enveloppes membraneuses*.

§ 1. **L'enveloppe osseuse** de la moelle est constituée par la colonne vertébrale. Il n'entre pas dans notre plan d'exposer l'anatomie détaillée des vertèbres. Cependant les maladies de ces dernières ont une influence si directe sur la moelle épinière que nous sommes forcé de nous y arrêter un instant, d'autant plus que l'état de la colonne vertébrale peut fournir des renseignements précieux sur la santé ou la maladie de la moelle. Nous ne ferons pas non plus l'anatomie des articulations des vertèbres entre elles. La colonne vertébrale est formée par la réunion des diverses vertèbres, depuis la première cervicale jusqu'aux premières vertèbres sacrées et coccygiennes. Les vertèbres qui ne sont unies que par du cartilage et des ligaments (syndesmose et synchondrose) et qui peuvent être isolées par la section de ces deux tissus, s'appellent *vertèbres vraies*, en opposition avec les *fausses vertèbres*, qui sont représentées par les différentes pièces intimement soudées du sacrum, auxquelles viennent se réunir les diverses pièces du coccyx reliées entre elles par synchondrose. Le nombre des vertèbres vraies chez l'homme est de 24, dont 7 cervicales, 12 dorsales et 5 lombaires. Les vertèbres fausses sont au nombre de 5 pour le sacrum, de 4 pour le coccyx. Les exceptions à cette règle sont tellement rares, surtout pour les régions cervicale et dorsale, que nous pouvons les passer sous silence sans aucun inconvénient.

La colonne vertébrale n'est pas une tige droite ; elle présente au contraire plusieurs courbures, dont deux dirigées en arrière et deux en avant. La portion supérieure de la région cervicale et la portion inférieure de la région lombaire sont à convexité antérieure, la portion moyenne de la région dorsale et toute la région sacro-coccygienne sont à convexité postérieure. Dans l'attitude habituelle du tronc, la 6e et la 7e vertèbres cervicales proéminent le plus en arrière, la quatrième et la cinquième lombaire le plus en avant. Outre ces courbures, presque tous les individus en présentent d'autres latérales moins prononcées ; la région dorsale, en particulier, en même temps qu'elle est incurvée en avant, est inclinée un peu vers la droite, par suite de la prédominance d'action des muscles de ce côté. Toutes ces courbures, aussi bien les antéro-postérieures que les latérales, sont sujettes à toute espèce de variations individuelles dont il faut tenir compte, et qui sont dues non-seulement à la disposition congénitale de ces organes, mais aussi à l'habitude, à l'éducation et à la profession. Chez beaucoup d'individus la courbure dorsale est très peu prononcée, chez d'autres au contraire, surtout chez les ouvriers et les vieillards, elle est très forte, sans qu'on puisse pour cela la considérer comme pathologique. Peut-être plus grande encore est la diversité des incurvations latérales, lesquelles peuvent affecter les degrés les plus variés d'intensité jusqu'au point où elles constituent la scoliose. Il n'est pas indifférent d'attirer l'attention sur ces variétés individuelles, car il faut en tenir compte dans l'analyse des cas cliniques. Ainsi il arrive souvent à la région dorsale qu'une apophyse épineuse n'est pas placée directement sur la même ligne que l'apophyse située au dessus ou au-dessous, sans qu'on puisse pour cela conclure à une scoliose ou encore moins à un déplacement. Il en est de même pour les courbures dont la concavité regarde en avant, qui peuvent être très prononcées et qu'il faut se garder de confondre avec des gibbosités pathologiques.

Les courbures de la colonne vertébrale nous fournissent aussi des points de repère pour la détermination topographique de ses diverses parties sur le vivant. Il est évidemment très important dans les diverses affections de la colonne et de la moelle de pouvoir rigoureusement préciser la vertèbre au niveau de laquelle on constate une difformité, de la douleur, de l'hyperesthésie, etc. Cette détermination n'est pas facile, surtout à la région dorsale. On a pour s'orienter : 1o la 7e cervicale, dont l'apophyse épineuse proémine le plus fortement en arrière (vertèbre proéminente) ; 2o le sommet de la convexité de la colonne dorsale en arrière lequel correspond à l'espace situé entre la 6e et la 7e dorsale; 3o l'articulation des dernières côtes avec la 12e dorsale. C'est en partant de ces points de repère qu'il faut déterminer par la palpation le numéro des autres vertèbres.

La colonne vertébrale n'est pas non plus une colonne rigide, elle possède au contraire une mobilité très appréciable, grâce aux nombreuses articulations des vertèbres entre elles et à l'élasticité, peu considérable il est vrai, des disques intervertébraux. Les mouvements sont de trois espèces : antéro-postérieurs, latéraux et de torsion. Ces derniers sont surtout très étendus pour l'articulation de l'atlas avec l'axis ; on les retrouve, mais à un bien moindre degré, dans le reste de la colonne vertébrale. Les mouvements antéro-postérieurs et latéraux sont très-prononcés, moins à la région dorsale qu'à la région lombaire ; ils atteignent leur maximum à la région cervicale. L'articulation des vertèbres supérieures avec la tête permet aussi, tant latéralement que d'avant en arrière, des mouvements qui appartiennent surtout au langage mimique. L'étendue de ces mouvements est soumise également à de nombreuses variations individuelles qui ne présentent du reste rien de morbide. Ce que l'on observe le plus souvent, c'est une mobilité extrêmement limitée de la colonne dorsale, au point que bien des personnes ne peuvent pas arriver, en se baissant en avant, à imprimer à la partie inférieure de cette colonne une convexité dirigée en arrière.

Canal vertébral. — Le canal vertébral s'étend dans toute la longueur de la colonne depuis le coccyx, dans lequel il pénètre, jusqu'au trou occipital, où il se continue avec la cavité crânienne. Ce canal est formé par la superposition des arcs vertébraux, et il suit par conséquent toutes les sinuosités de la colonne elle-même. Il est limité : en avant, par les corps et les disques vertébraux ; latérale-ment et vers la partie postérieure, par les arcs vertébraux et les ligaments jaunes ; tout à fait en arrière, par les apophyses épineuses. En haut, il se continue avec la cavité crânienne ; en bas, il se rétrécit dans la cavité coccygienne qui n'est close, en arrière, que par une membrane (ligament sacro-coccygien). Entre l'oc-cipital et la première vertèbre se trouve une fente transversale relativement spa-cieuse, qui est fermée par le ligament occipito-atloïdien, large et résistant. Cette disposition permet une grande mobilité ; en revanche, ce point de la colonne ver-tébrale est facilement accessible aux traumatismes. La fente en question est tel-lement large que, comme l'on sait, Magendie en a profité pour étudier sur le chien le liquide céphalo-rachidien.

La face interne de ce canal osseux est tapissée par un périoste fibreux et tra-versée par un nombre considérable de vaisseaux veineux qui seront décrits ulté-rieurement.

Le canal vertébral ne conserve dans toute son étendue ni la même forme ni la même dimension. Plus large dans les portions cervicale et lombaire, il se rétrécit à la région dorsale et surtout à la partie sacro-coccygienne, laquelle n'a pas d'une façon générale à loger la moelle.

Au cou et aux lombes, le canal a à peu près la forme d'un triangle dont la plus grande largeur serait dirigée dans le sens transversal et dont le sommet serait obtus et regarderait en arrière. A la région dorsale, le canal est à peu près rond ; au sacrum, il prend la forme d'une fente semi-lunaire dont la convexité est dirigée en avant et en bas. La largeur plus grande du canal dans les portions cervicale et lombaire est non-seulement en rapport avec l'augmentation du vo-lume de la moelle dans ces régions, car c'est là que se trouvent situés le renflement cervical et le renflement lombaire, mais elle est motivée encore par la mobilité plus grande de la colonne dans ces deux points, et elle est destinée à protéger la moelle contre toute compression et tout tiraillement.

Mentionnons encore les *trous de conjugaison*. Chacun de ces derniers est formé par les corps et les apophyses articulaires de deux vertèbres contiguës ; au sacrum ils sont représentés par les trous sacrés ; le dernier de ces orifices est situé au-dessous de la première vertèbre coccygienne et creusé dans l'épaisseur du ligament sacro-coccygien. Les trous de conjugaison vont constamment en s'élargissant, depuis le cou jusqu'aux lombes. Ils livrent passage aux nerfs et aux vaisseaux dont ils sont séparés par un tissu cellulaire lâche. Le calibre de ces orifices est très important au point de vue des nerfs qui les traversent ; de plus, les vaisseaux, aussi bien que le tissu cellulaire, peuvent fournir aux processus pathologiques des voies de propagation de l'intérieur du canal vertébral vers l'extérieur et réciproquement.

§ 2. **Enveloppes membraneuses.** — L'analogie de structure qui existe entre le cerveau et la moelle se retrouve dans leurs membranes d'enveloppe. Celles-ci sont au nombre de trois ; elles passent sans solution de continuité du cerveau sur la moelle et elles présentent dans ces deux organes, à côté de bien des points de ressemblance, des différences essentielles. Ces membranes sont la *dure-mère*, l'*arachnoïde* et la *pie-mère*.

a. *Dure-mère*. — La dure-mère est une membrane fibreuse résistante qui se trouve immédiatement en contact avec l'enveloppe osseuse. Elle se comporte d'une façon différente dans le crâne et dans la colonne vertébrale. Dans la cavité crânienne elle est appliquée immédiatement contre la paroi osseuse à laquelle elle adhère presque partout très solidement, à tel point qu'elle constitue le périoste interne des os du crâne. Sa face interne est libre, lisse, tournée du côté de la cavité arachnoïde. De la paroi interne du crâne, la dure-mère envoie des replis qui séparent les segments de l'encéphale (faux, tente du cervelet), et elle reçoit entre deux de ses feuillets largement espacés de grosses veines dépourvues de valvules qui portent le nom de sinus. La dure-mère rachidienne se distingue essentiellement de la dure-mère crânienne en ce qu'elle ne constitue pas le périoste interne des vertèbres : les deux feuillets de la dure-mère qui sont soudés dans le crâne se séparent complètement dans le rachis. Solidement fixée au pourtour du trou occipital et renforcée par des faisceaux conjonctifs qui lui arrivent perpendiculairement à sa surface, la dure-mère se sépare à ce niveau en deux feuillets : l'un va former le périoste interne des vertèbres et se fixe, par conséquent, intimement à la surface interne de ces os ; l'autre constitue véritablement l'enveloppe fibreuse de la moelle, et nulle part ce deuxième feuillet n'est en connexion intime avec le canal ; au contraire, il est constamment séparé du feuillet périostique par un tissu rougeâtre, lâche, riche en graisse et en vaisseaux ; ce tissu est plus abondant sur la partie postérieure que sur l'antérieure. De ce qui précède il résulte que l'espèce d'étui formé par la dure-mère n'est pas forcé de suivre dans toute leur étendue les mouvements de la colonne vertébrale et qu'à l'autopsie il est facile de l'extraire avec son contenu. Cet étui, qui va en se rétrécissant à sa partie inférieure et qui se continue avec le *filum terminale*, a une capacité inférieure à celle du canal vertébral, mais notablement supérieure au volume de la moelle elle-même. La surface lisse interne de la dure-mère regarde la cavité arachnoïde.

Semblable à la dure-mère crânienne, la rachidienne présente aussi des prolongements. Elle accompagne notamment les racines nerveuses, et le second feuillet (dure-mère proprement dite) possède ainsi des connexions avec le premier (périoste). La dure-mère concourt également à former le ligament dentelé.

Les artères de la dure-mère spinale proviennent en haut des vertébrales, plus bas des intercostales, et plus bas encore des lombaires. Parmi les veines, les unes accompagnent les artères, les autres forment des plexus situés entre la dure-mère et les vertèbres. On distingue deux plexus : un antérieur et un postérieur, lesquels s'étendent tout le long du canal rachidien et communiquent ensemble par de nombreux petits rameaux anastomotiques. Outre les veines de la moelle, ces plexus reçoivent encore les veines osseuses ; à la partie supérieure, ils sont en communication par les sinus occipitaux avec les sinus crâniens. Ces réseaux veineux sortent par les trous de conjugaison et en même temps par de petites veines provenant des vertèbres, et se relient ainsi aux plexus veineux extérieurs du rachis.

En ce qui concerne les nerfs de la dure-mère, Magendie a constaté déjà la sensibilité de cette membrane ; néanmoins Purkinje et Kölliker ne sont pas parvenus à y découvrir des filets nerveux. Rüdinger, au contraire, en a trouvé, soit isolés, soit accompagnant des vaisseaux. Ce qui est plus facile à démontrer, ce sont d'abord les nerfs du périoste du canal rachidien, puis ceux qui accompagnent les artères se rendant aux vertèbres et à la moelle osseuse trouvent le long des vais-

seaux sanguins, et enfin ceux qui se trouvent dans le tissu graisseux du canal vertébral lui-même (Luschka).

b. *Arachnoïde.* — Les discussions sur l'existence et la nature de l'arachnoïde
cérébrale s'appliquent également à l'arachnoïde rachidienne. La théorie de Bichat,
d'un sac séreux complètement clos, a été abandonnée. A parler rigoureusement, il
est impossible d'isoler une membrane spéciale entre la dure-mère et la pie-mère.
Cependant Kölliker, de même que Henle, admet jusqu'à un certain point l'existence
d'une arachnoïde indépendante. D'après ces auteurs, le feuillet externe ne se compose que d'une couche épithéliale qui tapisse la face interne de la dure-mère et que
dans certaines circonstances on peut détacher par places, sous forme d'une petite
pellicule distincte. Le feuillet viscéral repose sur la pie-mère et se confond avec
elle. Entre ces deux feuillets sont tendus un grand nombre de tractus conjonctifs
lâches et ténus, qui baignent dans le liquide rachidien et qui contribuent surtout
à former la gaine des racines nerveuses; aussi Henle a-t-il pu définir l'arachnoïde,
un tissu riche en sérosité, qui se condense sur ses deux faces interne et externe,
et se continue ainsi sans intermédiaire avec la pie-mère et la dure-mère.

L'espace compris entre les deux feuillets arachnoïdiens est rempli par un liquide
clair analogue au sérum, dont nous allons nous occuper bientôt.

c. *Pie-mère.* — La pie-mère est une membrane vasculaire qui diffère de la
pie-mère encéphalique par sa plus grande dureté. Elle est constituée par une membrane épaisse et résistante, composée de faisceaux conjonctifs solides dirigés presque
tous longitudinalement : elle enserre étroitement la moelle et son épaisseur est
surtout considérable dans la région inférieure : plus haut, elle est plus fine et ressemble davantage à la pie-mère cérébrale ; en bas, elle entoure le *filum terminale* et va se fixer au coccyx. Elle envoie dans la moelle de nombreux prolongements dont le plus important pénètre profondément dans le sillon médian antérieur et est accompagné de vaisseaux artériels et veineux. Un prolongement un
peu moins considérable s'enfonce dans le sillon médian postérieur, et nombre d'autres s'étendent des divers points de la périphérie vers le centre de la moelle. Ces
cloisons servent de soutien à tout le système conjonctif médullaire ; nous aurons
occasion d'y revenir. La pie-mère est la véritable membrane vasculaire ; c'est elle
qui conduit les artères dans la moelle, c'est elle qui reçoit les veines, et elle contient un réseau vasculaire très riche qui lui est propre : toutes ces conditions la
prédisposent singulièrement aux inflammations.

La pie-mère est aussi passablement riche en nerfs qui, la plupart, mais non pas
tous, accompagnent les vaisseaux. Ils ont été démontrés dans toute l'étendue de
cette méninge jusqu'au *filum terminale,* et ils proviennent directement des racines
postérieures.

La pie-mère est blanche ; chez le vieillard elle est jaunâtre ou gris-jaunâtre.
Très souvent, chez les individus âgés, et parfois chez les sujets jeunes, elle a une
teinte légèrement grise qui peut aller jusqu'au gris foncé et qui a son summum
d'intensité dans la région supérieure, surtout dans le voisinage de la moelle allongée. Cette teinte, qui est due à une accumulation de pigment dans les cellules du
tissu de la pie-mère, est parfois si intense qu'elle a été considérée comme un indice
d'anciennes congestions ; mais elle ne semble avoir aucune signification pathologique.

Il nous reste encore à mentionner les prolongements de la pie-mère, lesquels
sont très nombreux. Et d'abord elle en envoie qui accompagnent les racines nerveuses, les artères et les veines, et de concert avec le tissu conjonctif lâche de l'arachnoïde, elle fournit une gaine à ces organes jusqu'à leur entrée dans la dure-mère.

Mais ses deux prolongements principaux sont le ligament dentelé et le ligament
coccygien.

Le ligament dentelé est un appendice de la pie-mère, délicat, blanchâtre et résistant : de chaque côté de la moelle il est tendu entre la pie-mère et la dure-mère et doit son nom aux dentelures qui le caractérisent. Le nombre de ces dentelures ne correspond pas exactement à celui des racines nerveuses ; il y en a de 20 à 23 ; la plus élevée se trouve au niveau du trou occipital, la dernière s'arrête à la première lombaire. La pointe de ces dents est dirigée latéralement, et en bas dans la portion inférieure. Il est évident que ce ligament, de même que les autres prolongements de la pie-mère, a pour but de fixer la moelle au milieu du liquide rachidien et de la garantir contre les tiraillements et les mouvements trop étendus.

Le ligament coccygien est le prolongement terminal de la pie-mère ; cette membrane, après avoir entouré le filament terminal de la moelle, descend accompagnée de vaisseaux sous la forme d'un ligament rond et résistant, au milieu des racines nerveuses de la queue de cheval et se fixe à la base du coccyx où elle se confond avec la dure-mère. Ce ligament sert aussi à fixer la moelle épinière et à la protéger contre des ligaments trop forts.

§ 3. **Liquide rachidien** *(céphalo-rachidien)*. — Dans le tissu conjonctif à mailles lâches que nous venons de décrire et qui se trouve entre la pie-mère et la dure-mère, c'est-à-dire dans l'espace sous-arachnoïdien des auteurs, est contenu un liquide qui est en communication avec un liquide semblable renfermé dans les tissus arachnoïdien et sous-arachnoïdien de l'encéphale : ces deux liquides réunis ont reçu le nom de liquide céphalo-rachidien ou de Cotugno, du nom de celui qui le découvrit le premier.

Cotugno [1] se servant de procédés nouveaux et relativement bons, réussit sur une vingtaine de cadavres d'adultes à retirer du canal rachidien de 4 à 5 onces d'une sérosité claire et parfois limpide : chez les nouveau-nés qui avaient succombé par le fait d'un accouchement difficile, ce liquide était toujours trouble et rougeâtre. Cotugno dit que ce liquide occupe tout l'espace compris entre la dure-mère et la moelle, depuis le trou occipital où il se continue sous la dure-mère crânienne jusqu'au sacrum. Suivant lui, le siège du liquide est la cavité de l'arachnoïde, et il admet qu'il communique avec les ventricules du cerveau par l'intermédiaire du 4ᵉ ventricule et de l'aqueduc de Sylvius. Après l'avoir découvert sur les cadavres humains, il parvint à le démontrer sur des animaux vivants (poissons, tortues). Haller, qui connaissait l'existence du liquide céphalo-rachidien, le comparait à celui qui occupe les cavités séreuses et il était convaincu qu'il communiquait avec celui des ventricules cérébraux.

Le liquide céphalo-rachidien avait été presque oublié, lorsque en 1825, Magendie le découvrit de nouveau et en fit l'objet d'expériences restées célèbres. Après avoir, sur un chien, détaché les arcs vertébraux, il vit proéminer la dure-mère fortement tendue : il la piqua, et un jet de sérosité s'échappa par la piqûre ; aussitôt la dure-mère s'affaissa jusqu'à toucher la moelle, et Magendie put, en l'insufflant, la gonfler de nouveau. Il démontra aussi l'existence de ce même liquide sur le cadavre de l'homme et il prouva que la moelle était loin de remplir tout le calibre du canal vertébral et que ce liquide servait précisément à combler le vide. Magendie crut d'abord avec Haller et Cotugno que son siège était dans la cavité intra-arachnoïdienne, mais plus tard il le plaça dans la cavité sous-arachnoïdienne. Il admettait aussi que ce liquide communique avec celui des ventricules au moyen d'une fente située au niveau du *calamus scriptorius.*

La question du siège précis de ce liquide et de sa communication avec les cavités cérébrales a été l'objet de bien des discussions. Or, ce siège c'est le tissu conjonctif lâche qui se trouve entre la pie-mère et la dure-mère (Henle) et que l'on a désigné jusqu'à présent sous le nom de tissu sous-arachnoïdien. Quant à sa communication avec les ventricules cérébraux, elle est admise à peu près par tout le monde aujourd'hui.

A l'endroit où le canal central de la moelle s'ouvre dans le 4ᵉ ventricule, la pie-

(1) Cotugno. *De ischiade nervosa comment.*, 1765.—Quidquid enim spatii est inter vaginam durae matris et medullam spinalem, id omne plenum etiam semper est : non medulla quidem ipsa in viventibus turgidiori, non nube vaporosa, quod, in re obscura, suspicantur summi viri ; sed aqua, ei quidem simili, quam circa cor continet pericardium, quae caveas cerebri ventriculorum adimplet, quae auris labyrinthum quae reliqua tandem complet corporis cava, libero aeri nequaquam adeunda.

mère forme comme un pont qui recouvre le 4ᵉ ventricule; et en ce point il existe une petite fente (fente de Magendie) qui établit une communication entre le 4ᵉ ventricule et l'espace sous-arachnoïdien (Henle) [1].

Le liquide céphalo-rachidien est limpide, très rarement un peu floconneux; de tous les liquides séreux analogues c'est celui qui contient la plus petite proportion de matières solides [2].

D'une façon générale son poids est de quelques onces; Magendie l'évalue à 62 grammes chez un adulte de taille moyenne; il varie notablement, du reste, tant à l'état de santé qu'à l'état de maladie. Cotugno déjà avait remarqué qu'il augmentait avec l'âge. Chez les enfants on n'en trouve qu'une petite quantité. C'est principalement lorsqu'il existe une atrophie de la moelle qu'il est très abondant. Le poids le plus élevé que Magendie ait observé, dans un cas d'atrophie de l'axe cérébro-spinal, a été de 372 grammes; on en rencontre encore davantage dans les cas de *spina bifida*.

Le rôle physiologique de ce liquide serait très important, d'après Magendie, et consisterait à exercer une pression égale et continue sur les centres nerveux. Sa soustraction entraîne une série de symptômes qui ne sont pas toujours les mêmes. Parfois Magendie a vu, après l'écoulement du liquide céphalo-rachidien (incision des muscles de la nuque et du ligament occipito-atloïdien), les animaux tomber dans une phrénésie qui se calmait après trois ou quatre heures. Dans la plupart des cas ils étaient abattus, tristes, semblaient plongés dans une sorte d'hébétude, et leurs mouvements étaient désordonnés, mal assurés, chancelants. Avec la reproduction du liquide, au bout de trois à quatre heures, ces symptômes se dissipaient. —Plus tard, Longet a prétendu que ces désordres de la motilité ne devaient pas être rapportés à l'écoulement du liquide céphalo-rachidien, après avoir démontré qu'on pouvait rendre les animaux titubants par la seule section des muscles de la nuque. Cl. Bernard [3] a montré qu'on pouvait retirer le liquide céphalo-rachidien sans sectionner ces muscles; pour cela, on fait une incision à la nuque sur la ligne médiane et on perfore la membrane occipito-atloïdienne. L'animal ne présente d'abord aucun symptôme anormal aussi longtemps que l'on peut pénétrer dans la cavité et aller remplacer le liquide à mesure qu'il s'écoule; mais si l'on empêche l'arrivée de l'air et si l'on extrait le liquide par aspiration, on voit l'animal s'affaiblir et parfois s'affaisser comme s'il était atteint d'une paralysie généralisée. A l'autopsie, Cl. Bernard a trouvé de petits foyers hémorrhagiques; la moelle était comme tuméfiée et le canal central avait le volume d'une plume à écrire. D'après cet expérimentateur, le rôle du liquide céphalo-rachidien serait de régulariser par son flux et son reflux la circulation de la moelle et d'exercer sur les vaisseaux une pression destinée à équilibrer la pression intra-vasculaire.

Les recherches plus récentes concernent, non plus spécialement le liquide rachidien, mais le liquide céphalique, dont elles tendent à déterminer les changements de place et de pression. C'est dans ce but qu'ont été instituées les expériences d'Ecker (*Physiol. Untersuchungen über die Bewegungen des Gehirns und des Rückenmarks*. Stuttgart, 1843), de Donders (*Die Bewegungen des Gehirns und die Veränderungen der Gefässfüllung der Pia-Mater auch beigeschlossenen Schädeln unmittelbar beobachtet. Neder. Lancet*, 1850, mars et avril),

---

(1) Déjà depuis longtemps l'extension si fréquente des processus pathologiques de la pie-mère encéphalique à la toile choroïdienne des ventricules a été considérée comme la preuve de l'existence de cette communication.

(2) F. Hoppe. (*Ueber die chemische Zusammensetzung der Cerebro-spinal Flussigkeit*). — Virchow's, *Archiv für Patholog. Anatomie*, 1859, p. 391), a analysé le liquide dans deux cas de spina bifida et dans trois cas d'hydrocéphalie; il a reconnu qu'il était alcalin, pauvre en albumine (1 1/2 à 2 1/2 pour 1000), et ne contenait que 12 à 13 pour 1000 de matières solides.

(3) Claude Bernard. *Leçons sur la Physiologie et la Pathologie du système nerveux*, Paris, 1858, t. I.

enfin les nôtres propres *(Ueber Hirndruck und Hirnbewegungen.* Virch. *Arch.*, 1866, t. XXXVI, p. 519-559) [1].

Les recherches récentes n'ont rien appris de nouveau sur la production du liquide céphalo-rachidien. On peut admettre que sa production est due à ce que la moelle ne remplissant pas exactement le canal rachidien, il en résulte un vide qui est comblé par un liquide séreux fourni par les vaisseaux lymphatiques ou sanguins. Déjà les recherches de Magendie ont prouvé que des médicaments et des sels introduits dans le courant circulatoire se retrouvent dans le liquide de Cotugno avec une rapidité étonnante.

Le liquide rachidien a pour effet de faciliter les mouvements de la moelle qu'il baigne de tous côtés, de la garantir contre les tiraillements et en même temps d'exercer une certaine pression sur les vaisseaux. Cela nous rend bien compte des désordres que l'on observe après sa soustraction, tels que tremblements, incertitude des mouvements, paralysies, et enfin petites extravasations sanguines lorsqu'on diminue la pression par aspiration du liquide. On a décrit des symptômes analogues chez l'homme dans les cas où, à la suite de traumatisme, il y avait un écoulement du liquide céphalo-rachidien, et particulièrement lorsque le sac d'un *spina bifida* venait à se vider.

Il nous reste deux questions à résoudre : 1° quelle est la pression du liquide céphalo-rachidien? 2° quels sont ses mouvements?

Pour ce qui regarde la première question, la simple observation prouve que la pression est active. En effet, Magendie et d'autres expérimentateurs ont trouvé la pie-mère tendue après l'ablation des lames vertébrales : en piquant la membrane occipito-atloïdienne on voit le liquide s'échapper en jet et la dure-mère s'affaisser; mais le degré de cette pression n'a jamais été mesuré. La libre communication qui existe avec la cavité crânienne permet de se baser sur les expériences faites sur cette dernière et d'étendre à la cavité rachidienne les résultats obtenus. Nous avons cherché à déterminer *(loc. cit.)* la pression moyenne à laquelle est soumise la face interne de la dure-mère crânienne, et nous avons trouvé qu'elle équivalait à une colonne d'eau de $0^m,10$ à $0^m,11$. Quant aux variations de pression, chaque pulsation élevait la colonne d'eau de $0^m,40$ et chaque mouvement respiratoire de $0^m,20$ à $0^m,30$; la différence était encore plus considérable lors des fortes inspirations. D'Altham, Pagenstecher et Jolly ont prétendu que les chiffres que nous avons indiqués étaient probablement trop faibles. En attendant ils peuvent servir à donner une idée au moins approximative de la pression du liquide céphalo-rachidien; ils démontrent notamment que cette pression est toujours active et que sa force n'est pas énorme. Il est vraisemblable que nous pouvons, sans nous écarter beaucoup de la vérité, appliquer ces résultats au liquide rachidien. Avec cette donnée, les observations expérimentales sont plus aisées à comprendre. Cl. Bernard a trouvé que quand le liquide rachidien s'écoulait de lui-même, les animaux en étaient peu incommodés; ce n'était que quand on pratiquait l'aspiration en empêchant l'arrivée de l'air que se manifestaient des tremblements et la paralysie : c'est que non-seulement l'aspiration détruit la pression active, mais encore la change en passive; il en résulte de petites hémorrhagies et le gonflement de la moelle, en même temps qu'une stase lymphatique et sanguine, conditions qui sont bien suffisantes pour déterminer des paralysies.

---

[1] Comme travaux récents visant le même objet, citons :

G. Altham. *Beiträge zur Physiologie und Pathologie der Circulation.* I. *Der Kreislauf in der Schädelhöhle,* Dorpat, 1871.

Jolly. *Untersuchungen über den Gehirndruck und über die Blutbewegung im Schädel,* Würtzburg, 1871.

Pagenstecher, *Experimente und Studien über Gehirndruck,* Heidelberg, 1871.

Lorsque l'on ponctionne un *spina bifida*, le liquide, en s'écoulant par son propre poids, amène aussi une pression négative et il se produit du tremblement ou de la paralysie. Les crampes et la perte de connaissance que l'on observe après l'écoulement du liquide cérébro-spinal ne proviennent évidemment pas de la moelle épinière, ils tiennent à ce que, par suite de la liberté de communication des deux cavités, la crânienne se vide après la rachidienne et éprouve les effets de cette évacuation; elle devient également le siège d'une pression négative et de troubles circulatoires.

Les effets d'une augmentation de pression dans le sac rachidien ont également été peu étudiés. Quand on comprime le sac d'un *spina bifida*, il y a augmentation de pression dans les deux cavités crânienne et rachidienne, et ce sont les symptômes de la compression de l'encéphale qui dominent la scène; l'observation clinique ne nous a rien appris qui nous autorise à croire qu'une augmentation de la pression intra-rachidienne puisse retentir sur la moelle elle-même. Les symptômes bien autrement importants et intéressants de la compression du cerveau ont été l'objet de nombreuses recherches (*Voy.* Leyden, Pagenstecher, Jolly, *loc. cit.*).

Passons maintenant aux mouvements du liquide céphalo-rachidien: eux aussi ont été beaucoup mieux étudiés dans le crâne que dans le rachis; les médecins de l'antiquité les connaissaient et les prenaient pour des mouvements du cerveau. Le liquide rachidien prend effectivement part à ces mouvements, ainsi qu'on a pu le constater bien nettement dans les cas de *spina bifida* (Vieussens, Portal, Ollivier). Lorsque le sac communique librement avec la cavité vertébrale, il est le siège d'un double mouvement pulsatile et respiratoire, absolument comme le cerveau. Or, d'après les expériences de Donders et les nôtres, lorsque le crâne est bien clos, il ne peut se produire aucun mouvement du côté du cerveau, et la chose doit être tout aussi impossible dans le canal rachidien lorsqu'il est bien fermé; il ne peut donc pas être question d'un mouvement pulsatile du cerveau; mais les changements de pression qui succèdent à chaque respiration et à chaque pulsation se manifesteront d'une autre manière. On pense avec Magendie que ces variations de pression donnent lieu à un mouvement perpétuel de flux et de reflux du liquide encéphalo-rachidien, lequel mouvement n'a pas encore été observé, mais Magendie l'a établi théoriquement d'après les déductions suivantes : les sinus crâniens et vertébraux sont essentiellement différents les uns des autres, eu égard aux propriétés physiques de leurs parois ; tandis que les sinus crâniens ont des dimensions nettement déterminées, une capacité à peu près invariable, les parois des sinus vertébraux ne présentent absolument aucun obstacle à leurs changement de volume : tension et rigidité sont les caractères des premiers, élasticité et extensibilité sont le propre des seconds.

Au moment de l'expiration, les sinus vertébraux se gonflent et pressent sur la dure-mère qu'ils tendent ainsi à rapprocher de la moelle. Nous savons qu'entre celle-ci et celle-là se trouve une couche liquide; chaque pression exercée sur la dure-mère commencera par agir sur cette couche. Que deviendra le liquide ainsi comprimé? Il cherchera à s'échapper par le côté où il éprouvera le moins de résistance : la moelle elle-même ne peut pas céder, étant donnée la nature de son tissu, de façon que le liquide sera obligé de remonter jusqu'au trou occipital. Peut-il pénétrer dans le crâne? Évidemment rien ne l'en empêche : les sinus crâniens ne sont pas gonflés, car leurs parois opposent une résistance insurmontable à la pression veineuse et il en résulte que le liquide cérébral étant moins comprimé que le spinal, l'excédant de ce dernier refluera dans la cavité crânienne.

Jusqu'à présent les physiologistes ont admis les conclusions si rigoureuses de Magendie. Ecker a cherché à donner la preuve directe de ce flux et reflux du liquide céphalo-rachidien, mais comme il a expérimenté sur la dure-mère crânienne après l'avoir ouverte, sa démonstration ne saurait être concluante. Cependant, à l'exemple de Fischer et de J. Rosenthal, on s'est basé sur le fait des oscillations du liquide de Cotugno pour résoudre certains problèmes de pathogénie. Fischer attribue à ces mouvements l'irritation que les esquilles du crâne exercent sur la substance cérébrale, et Rosenthal se fonde également sur ces mouvements qui doivent être surtout prononcés au trou occipital et à la base du cerveau, pour expliquer une observation bien intéressante faite par lui, à savoir, que dans les lésions vertébrales qui ont pour conséquence un écoulement du liquide céphalo-rachidien il se développe une méningite de la base du cerveau, même dans les cas où la lésion a son siège à la portion inférieure de la colonne vertébrale et où on ne trouve aucune trace de méningite spinale.

H. Quincke a publié, il y a quelques années (Reichert et du Bois Reymond. *Archiv. für Anat. und Physiol.*, 1872, Berlin, Heft 2) le résultat de ses expériences sur le liquide céphalo-rachidien. Il avait, sur des chiens, injecté au moyen d'un trocart capillaire, une émulsion de cinabre dans les mailles de l'arachnoïde. Dans tous les cas le cinabre s'est répandu au loin dans l'arachnoïde et dans la pie-mère, et très souvent il a pénétré jusque dans l'intérieur du crâne et s'est particulièrement accumulé du côté de la base. En outre, on en a introduit le long des racines nerveuses crâniennes et rachidiennes jusqu'à leur passage à travers la dure-mère et parfois même au delà. Lorsque l'injection a été faite dans la cavité crânienne, on a retrouvé la majeure partie du cinabre à la base et une quantité plus ou moins grande dans l'arachnoïde rachidienne. Quincke en conclut que Magendie avait raison de croire à l'existence d'un mouvement de flux et de reflux dans le liquide céphalo-rachidien. Il croit pouvoir admettre en outre que ce liquide s'écoule insensiblement hors du canal rachidien le long des trous nerveux, et va par cette voie gagner les canaux lymphatiques.

En ce qui concerne l'origine du liquide céphalo-rachidien, on ne peut la rechercher, comme Magendie l'avait déjà avancé, ailleurs que dans la pression sanguine. Mais il faut avouer que l'on ne s'explique pas bien comment ce liquide, qui est un produit de transsudation absolument comme les liquides de l'hydropisie, a une composition chimique si essentiellement différente de ces derniers.

D'après Schwalbe, le liquide céphalo-rachidien serait en communication avec les lymphatiques, ce que l'on peut démontrer au moyen des injections à pression constante (*Archiv. für mikrosh. Anatomie*, t. VI, 44). Néanmoins, étant donnée la différence de composition chimique qui existe entre le liquide et la lymphe, il est difficile d'admettre que cette communication soit bien directe.

II. — MOELLE ÉPINIÈRE

§ 4. Configuration extérieure. — La moelle épinière est un cordon à peu près cylindrique, un peu aplati en avant et qui va en s'amincissant à son extrémité inférieure. En haut, elle se continue avec la moelle allongée, et le niveau du trou occipital est considéré comme sa limite supérieure; sur la moelle elle-même cette limite est marquée par le bord inférieur des olives. En bas, la moelle ne s'étend pas jusqu'à l'extrémité du canal vertébral, elle s'arrête en général à la 1re ou la 2e vertèbre lombaire. Keuffel l'a vue se terminer dès la 11e dorsale et, dans d'autres cas, descendre jusqu'à la 3e lombaire. Son bout inférieur est conique et se continue par le *filum terminale* ou *ligament coccygien*. Chez le nouveau-né, la moelle descend plus bas que chez l'adulte, ainsi que l'embryologie nous l'enseigne. Nous manquons de renseignements sur le raccourcissement progressif de la moelle pendant la période de croissance.

La moelle présente deux gros renflements fusiformes correspondant à l'origine des nerfs des membres. Le supérieur (renflement cervical) commence au niveau de la 3e vertèbre cervicale, atteint son plus grand diamètre vers la 5e ou la 6e, et va en se rétrécissant progressivement vers le bas de façon à ne jamais dépasser la 2e dorsale. Chez l'homme, le renflement cervical est bien plus considérable que le lombaire. La moelle est particulièrement large dans sa portion cervicale et un peu aplatie d'avant en arrière : son diamètre transversal est de 13 à 14 millimètres, l'antéro-postérieur de 8 à 9. Au-dessous de ce premier renflement la moelle devient cylindrique et se rétrécit jusqu'au niveau de la 10e vertèbre dorsale, où elle a atteint ses plus petites dimensions (transversalement, 0ᵐ,010; dans le sens antéro-postérieur, 0ᵐ,008). Au niveau de la 10e vertèbre dorsale la moelle se renfle de nouveau sous la forme d'un fuseau : c'est le renflement lombaire; il est moins prononcé que le supérieur ; son diamètre transversal est de 0ᵐ,012. Après cela la moelle se rétrécit de nouveau pour se résoudre au niveau de la 1ʳᵉ ou 2e lombaire en de nombreux rameaux nerveux (queue de cheval) qui sortent du canal vertébral par les trous sacrés.

L'épaisseur des deux renflements est, l'anatomie comparée nous l'enseigne, proportionnelle à la masse des membres et aux nerfs qu'ils reçoivent. — La longueur de la moelle est de 0ᵐ,35 à 0ᵐ,40 chez l'adulte. Son poids est de 25 à 30 grammes, d'après Arnold, et est au poids du cerveau comme 1 : 48 [1]. La consistance de la moelle à l'état frais est particulièrement dure et ferme; cependant, très souvent sur le cadavre nous la trouvons ramollie au point de devenir diffluente et quand on y fait une section transversale la substance médullaire bombe fortement au-dessus du plan de section. Ce prompt ramollissement tient, ainsi qu'Ollivier le fait remarquer très judicieusement, à ce que la moelle s'imprègne des liquides dans lesquels elle baigne, et il est encore favorisé par la position en décubitus dorsal qu'on donne habituellement au cadavre. Cette circonstance doit rendre très circonspect devant la table à autopsie et nous apprend combien il faut hésiter à conclure à un état pathologique d'après le seul fait d'une diminution de consistance ou même d'une diffluence de la moelle.

Sillons de la moelle. — Lorsque la moelle est encore entourée de la pie-mère, mais surtout lorsqu'on a détaché cette membrane (opération qui ne va pas d'habitude sans quelques déchirures de la substance médullaire), on constate à sa surface un certain nombre de sillons, dont deux médians et deux latéraux.

1) Des sillons médians l'un se trouve en avant, l'autre en arrière. Le *sillon médian antérieur*, qui est de beaucoup le plus considérable, divise la moelle presque jusqu'à son centre en deux moitiés symétriques. La pie-mère envoie dans cette fente un large prolongement qu'accompagnent des vaisseaux destinés à la substance médullaire. En regard du sillon antérieur se trouve le *sillon médian postérieur*, qui pénètre à peu près jusqu'au centre de la moelle. On a beaucoup contesté l'existence d'une véritable fente postérieure, mais à tort, car elle est bien réelle : tout ce qu'on peut se demander, c'est de savoir jusqu'à quelle profondeur elle s'étend. Il est vrai que cette profondeur n'est pas considérable et que ce n'est que par places qu'on trouve une véritable fente. Mais ce que l'on peut toujours constater, c'est un sillon assez profond qui occupe le milieu de la face dorsale et qui envoie constamment vers le centre de la moelle une cloison épaisse qu'accompagnent des vaisseaux sanguins. Les deux sillons antérieur et postérieur partagent la moelle en deux moitiés symétriques qui ne sont reliées entre elles qu'au centre par un pont relativement étroit (commissure).

2) Les *sillons latéraux* correspondent aux lignes qui donnent naissance aux racines nerveuses antérieures et postérieures. Si l'on détache la pie-mère avec ces racines, on voit bien ces sillons que l'on désigne sous les noms de *sillon collatéral antérieur* et *collatéral postérieur*.

3) Dans la moitié supérieure de la moelle, il existe en outre un autre sillon longitudinal qui est situé à côté du sillon médian postérieur, à 0ᵐ,001 en dehors de ce dernier, c'est le *sillon postérieur intermédiaire*. Arrivée au milieu de la région dorsale, ce sillon s'arrête presque tout net.

---

(1) Chaussier disait : 1 : 19 ou 20 chez les nouveau-né :: 1 : 40 ; mais il pesait la moelle allongée avec la moelle. Merkel a trouvé la proportion 1 : 40.

Cordons de la moelle épinière. — Les sillons limitent à la surface de la moelle de longues bandes qui représentent la face externe d'autant de cordons correspondants. On distingue les cordons en *antérieurs, latéraux* et *postérieurs*. Ils sont subdivisés chacun en deux segments ; cette division n'est apparente à l'extérieur que pour les cordons postérieurs, qui sont partagés en deux par le sillon postérieur intermédiaire : la portion interne de ces cordons, celle qui longe immédiatement la ligne médiane, s'appelle *cordon de Goll (Funiculus gracilis,* de Burdach), leur portion externe, celle qui longe les racines postérieures, s'appelle *cordon cunéiforme (Funiculus cuneatus).* Les deux autres cordons sont divisés chacun en deux sans qu'il y ait aucune ligne de démarcation visible à l'extérieur, et leurs segments sont désignés sous les noms de *faisceau latéral antérieur* et *faisceau latéral postérieur, faisceau antérieur interne* et *faisceau antérieur externe.* On verra par la suite quelles sont les raisons, empruntées surtout à la pathologie, qui ont particulièrement motivé ces divisions.

Racines nerveuses et ganglions spinaux. — Nous avons déjà dit que les racines nerveuses naissent de la moelle en deux séries distinctes, les *racines antérieures* et les *racines postérieures.* On les voit sortir des sillons correspondants sous forme de faisceaux cylindriques qui empruntent d'abord à la pie-mère, puis à la dure-mère, une gaine d'enveloppe. Les racines postérieures ne naissent pas partout à égale distance du sillon médian : cette distance est de 13^{mm},05 à la région cervicale, de 2^{mm},05 à la région dorsale, de 13^{mm},00 à la région lombaire, de là elle va en diminuant jusqu'à l'extrémité de la moelle. Chacune de ces racines est formée d'un petit nombre de faisceaux cylindriques. Les racines antérieures naissent des cordons antérieurs sous forme de petits faisceaux qui ont 2^{mm},00 de diamètre et sont distants de la ligne médiane de 1^{mm},05. Ainsi constituées, les racines antérieures et postérieures reçoivent une gaine de la pie-mère, traversent la cavité arachnoïde et perforent la dure-mère qui leur fournit une nouvelle enveloppe plus résistante. Au delà, la racine postérieure seule présente un renflement, un ganglion *(ganglion spinal)* formé de cellules nerveuses qui sont situées entre les fibres nerveuses. La racine antérieure longe ce ganglion et n'a avec lui qu'un rapport de juxtaposition. Au-dessous du ganglion les racines se confondent (les postérieures plus volumineuses que les antérieures), leurs fibres se mêlent pour constituer un seul tronc nerveux qui s'engage dans le canal de conjugaison. Il en résulte que les ganglions spinaux se trouvent à côté des trous de conjugaison et qu'ils sont plongés dans le tissu cellulo-adipeux lâche qui est situé entre la dure-mère et le périoste central.

Les racines, les antérieures aussi bien que les postérieures, naissent à des distances qui, en général, équivalent à l'épaisseur d'une vertèbre, de façon qu'à chaque trou de conjugaison correspond un tronc nerveux. Dans la partie supérieure de la moelle, chaque nerf naît à peu près en regard de son trou de conjugaison et les racines nerveuses ont un trajet horizontal dans le canal vertébral. A mesure que l'on descend, cette correspondance cesse d'être aussi rigoureuse et la direction des racines devient de plus en plus oblique en bas et en dehors ; celles qui naissent du renflement lombaire ont un parcours extrêmement oblique et allongé et forment la queue de cheval.

§ 5. Conformation intérieure. — Pour bien l'étudier, il est nécessaire de pratiquer des coupes transversales. Sur une coupe de ce genre, on peut suivre dans la profondeur les divisions qui sont marquées extérieurement par des sillons. On voit d'abord les sillons médians antérieur et postérieur qui partagent la moelle en deux moitiés, sauf en un point assez restreint formé par les commissures. Sur ces moitiés parfaitement symétriques on peut reconnaître la séparation en cordons déterminée par l'émergence des racines. Ces coupes transversales montrent, en outre, que la moelle n'est pas un tout homogène, mais qu'elle est composée de deux *substances* bien distinctes, dont l'une est *blanche*, l'autre *grise;* cette distinction se retrouve également dans les autres parties du système nerveux, surtout dans le système nerveux central; nous n'avons à examiner ici que la façon dont ces deux substances se comportent dans la moelle épinière.

1. La *substance blanche* se compose de deux moitiés symétriques qui ne sont reliées entre elles que par un pont étroit, la commissure blanche. Elle constitue la partie extérieure, le revêtement de la moelle, car elle entoure complètement la substance grise. La délimitation entre les deux substances est assez nette ; néanmoins en divers points elle se fait comme par une sorte de transition tenant soit à ce que des tractus de substance blanche se mélangent à la grise, soit à ce que cette dernière empiète sur la première sous forme d'un réseau. La division de la substance médullaire en cordons n'est marquée qu'à la surface de la moelle, dans la profondeur elle n'est indiquée par rien. Néanmoins le cordon antérieur se trouve suffisamment délimité par les racines antérieures et la substance grise, et le cordon postérieur l'est également par les racines postérieures et la substance grise. Quant à la subdivision de chaque cordon, par exemple du cordon postérieur en cordon de Goll et en cordon cunéiforme, elle ne repose sur aucun point de repère anatomique ; il en est de même pour le cordon latéral et pour le cordon antérieur.

De la pie-mère partent, il est vrai, des prolongements plus ou moins importants, des espèces de cloisons qui rayonnent jusqu'au voisinage de la substance grise et qui, en se divisant et s'anastomosant, forment un réseau qui sert de soutien au parenchyme médullaire ; mais ces cloisons ne partagent nullement la moelle en segments distincts.

Les fibres de la substance blanche sont de trois ordres : 1° *horizontales ;* 2° *longitudinales ;* 3° *obliques.*

Les fibres longitudinales sont pour la plupart séparées par les cloisons conjonctives en faisceaux d'inégal volume; sur une section transversale elles apparaissent sous forme de disques tout à fait semblables à la figure qui sert dans les almanachs à désigner le soleil ☉. Leur nombre va en diminuant de haut en bas, ce qui tient à ce que les plus internes pénètrent graduellement dans la substance grise. Les fibres horizontales et obliques se trouvent : *a)* dans le cordon postérieur et le cordon latéral au voisinage de la substance grise; *b)* dans la commissure blanche; *c)* aux points d'émergence des racines nerveuses. A l'entre-croisement des pyramides, les fibres ont à peu près la même disposition que dans la commissure blanche.

2. La *substance grise,* reconnaissable à sa coloration gris de fumée ou gris rosée, occupe le centre de la section transversale et se compose, elle aussi, de deux moitiés symétriques réunies par une étroite commissure, la commissure grise. Ces deux moitiés ainsi reliées entre elles ont à peu près la forme d'un H dont les deux branches antérieures seraient plus volumineuses que les postérieures. Ces branches vont en s'écartant de manière que leur concavité regarde en dehors)-(. On reconnaît à cet H de chaque côté une corne antérieure et une postérieure; au centre les deux moitiés sont reliées par la commissure grise. Les cornes antérieures, plus larges et plus courtes, n'atteignent pas la périphérie, les postérieures s'étendent presque dans toute la longueur de la moelle jusqu'à la périphérie et d'une façon plus précise jusqu'au point d'émergence des racines postérieures et impriment aux sillons correspondants la teinte grise que Chaussier a fait remarquer. Une portion des cornes postérieures est remarquable par l'intensité de sa teinte grise et par son tissu gélatineux et transparent : elle possède des particularités de structure sur lesquelles nous reviendrons. C'est Rolando qui le premier l'a signalée, aussi porte-t-elle le nom de *substance gélatineuse de Rolando.*

Une troisième nuance s'observe encore dans la substance grise et est due à ce qu'on appelle les *colonnes vésiculaires (noyaux dorsaux de Stilling, colonnes de Clarke)* qui sont situées au point de rencontre de la corne antérieure et de la corne postérieure, tout à fait contre le cordon postérieur. Ces colonnes sont représentées sur une section transversale par de petits ilots triangulaires ou ronds qu'on distingue à l'œil nu et qui se rapprochent de la substance blanche, tant par leur couleur que par leur structure. C'est à la partie inférieure de la moelle dorsale qu'elles sont le plus larges (environ 0^m,001); elles se rétrécissent vers le haut et vers le bas, et on ne les retrouve plus dans le voisinage des renflements cervical et lombaire.

3. La *portion centrale*, qui relie les deux moitiés de la moelle, forme un pont étroit qui à son centre est divisé en deux parties par le *canal central*. Ce canal, dont en général la lumière est nulle, est souvent dilaté, soit seulement en certains points, soit dans toute l'étendue de la moelle. Il traverse cette dernière dans toute sa longueur, s'ouvre par le haut dans le 4e ventricule, à la pointe du *calamus scriptorius;* par le bas il se confond, dans le *filum terminale*, avec le sillon médian postérieur. De chaque côté du canal central on peut voir déjà à l'œil nu deux gros troncs vasculaires artériels et veineux. Ce canal divise la substance centrale en deux *commissures*, l'une *antérieure*, l'autre *postérieure*. L'antérieure est formée dans sa plus grande partie, celle qui avoisine le sillon médian antérieur, de substance blanche. Elle est constituée également, en majeure partie, de fibres transversales (commissurales) entre lesquelles se trouvent situées quelques fibres longitudinales. En haut, les fibres ont une direction oblique et on les voit très nettement s'entre-croiser. La portion postérieure de cette commissure, de même que la commissure postérieure en entier, possède les caractères de la substance gélatineuse et contient aussi quelques rares fibres nerveuses dont plusieurs même contiennent de la myéline.

4. *La couche corticale.* — Les cordons blancs sont recouverts à leur surface extérieure d'une mince couche de substance grise ou gélatineuse qui comble les espaces situés entre les fibres superficielles et constitue un revêtement continu. Son épaisseur est variable, elle est parfois de 0^{mm},100, parfois seulement de 0^{mm},050 ou 0^{mm},025. Cette substance accompagne dans l'intérieur de la moelle les cloisons grandes et petites fournies par la pie-mère et enveloppe les faisceaux nerveux de la même manière qu'elle l'a fait pour la périphérie des cordons. Elle pénètre aussi dans les sillons médians, et c'est même sur la face interne des cordons antérieurs qu'elle est le plus apparente.

La substance blanche et la grise, tout en conservant les rapports mutuels que nous venons de décrire, présentent dans les diverses régions de la moelle de notables changements dans leur forme et leur volume. D'une façon générale, la substance blanche augmente de volume de bas en haut; quant à la substance grise, elle a sa plus grande épaisseur au niveau des renflements cervical et lombaire; elle est au contraire assez peu abondante dans la partie dorsale. Son augmentation de volume dans les renflements porte presque exclusivement sur les cornes antérieures. Il en résulte que la substance grise est en quantité beaucoup plus grande que l'autre dans les parties inférieures de la moelle et dans le renflement lombaire, et qu'à l'extrémité inférieure de la moelle elle n'est recouverte que d'un léger revêtement de substance blanche. Dans la portion dorsale, où la moelle atteint son minimum d'épaisseur, c'est la substance blanche qui prédomine de beaucoup. A la région cervicale, la substance grise est de nouveau fortement renforcée dans les cornes antérieures et elle y est enveloppée d'une épaisse couche de substance blanche.

De même la forme des cornes grises est sujette à de notables variations. En général, les cornes antérieures sont larges et obtuses, mais cette forme est loin d'être toujours la même.

Dans les renflements, l'augmentation de volume porte surtout sur les cornes antérieures. Ces dernières ont dans la moelle cervicale la figure d'un quadrilatère irrégulier à grand diamètre transversal. Elles sont larges également dans le renflement lombaire, mais leur forme y est plutôt ronde. A la région dorsale elles sont étroites, grêles et aplaties latéralement. Les cornes postérieures sont à peu près partout longues, étroites et pointues; leur écart, c'est-à-dire l'angle qu'elles forment avec la ligne médiane, varie avec la largeur des cordons postérieurs, ce qui fait qu'il s'accroît de bas en haut : à la moelle cervicale cet écart devient très considérable, et plus haut, vers l'entre-croisement des pyramides, ces cornes sont transversales et finissent même par être dirigées en avant. Leur largeur augmente de haut en bas; dans la partie lombaire elles sont très épaisses, plus haut elles deviennent très étroites et elles ne regagnent du volume qu'à la partie supérieure de la moelle cervicale. En dépit de ces variations, leur configuration générale reste presque partout la même ; on leur distingue, d'après Clarke, un étrangle-ment du côté de leur base *(cervix)*, puis vient un renflement *(caput)*, et enfin un appendice *(apex)* qui se dirige vers la périphérie.

Au point de rencontre de la corne antérieure et de la postérieure, tout près du centre, se trouvent les *colonnes de Clarke*, dont il a déjà été question. En outre, le contour externe de la substance grise présente à la portion cervicale inférieure et à la dorsale supérieure un petit prolongement aigu qui se dirige en dehors et qui a reçu le nom de *corne latérale* ou de *tractus intermediolateralis* (Clarke).

Des bords de la substance grise sortent des faisceaux conjonctifs et nerveux qui pénètrent dans la substance blanche, s'y ramifient en fines cloisons qui s'anasto-mosent entre elles ; mais en général ils n'arrivent pas à la périphérie. Entre au-tres, dans l'angle à ouverture extérieure que constituent les deux cornes, ces rami-fications forment un réseau qui n'a qu'une faible étendue dans la portion inférieure de la moelle, mais augmente progressivement vers le haut, devient très prononcé dans le renflement cervical, plus encore à mesure qu'on se rapproche du bulbe, et se continue sur le côté externe des pyramides. Lenhossek a donné à cette sub-stance réticulée le nom de *processus reticularis*.

Outre ces prolongements, les cornes antérieures, de même que les postérieures, en ont d'autres qui les mettent en rapport avec les racines nerveuses. Au-devant des cornes antérieures on voit s'avancer des pointes fines qui donnent naissance à de petits faisceaux de fibres, lesquels se dirigent directement vers la périphérie et vont former les racines nerveuses antérieures. Ces faisceaux sont particulière-ment visibles et abondants dans les renflements. Les cornes postérieures se pro-longent par un appendice très grêle jusque dans le sillon latéral postérieur où naissent les racines postérieures. Parmi les radicules de ces dernières, les unes traversent la substance gélatineuse sous forme de petits faisceaux séparés (en pin-ceaux) et vont se jeter dans la substance grise, tandis que les autres pénètrent par des ramifications nombreuses dans la portion externe des cordons postérieurs; enfin, dans la partie interne des cornes postérieures, on voit s'engager des fibres qui émanent des faces latérales des cordons postérieurs, traversent la corne cor-respondante en suivant des lignes onduleuses, se dirigent vers la substance cen-trale et peuvent même, dans certains cas, être poursuivies au delà.

Lorsqu'on examine à la loupe la substance grise, notamment sur des coupes transversales colorées et éclaircies d'après la méthode de Clarke, on reconnaît dans son épaisseur une quantité de cellules nerveuses qui apparaissent sous la forme de petits points colorés en rouge vif par le carmin. Les grosses cellules des cornes antérieures sont surtout très visibles, au point qu'un myope peut les reconnaître à l'œil nu. Dans les intervalles de ces cellules on distingue des fais-ceaux de tubes nerveux très petits, contenant de la myéline, et qui ont une direction horizontale, oblique ou verticale. Mais toutes ces fibres sont tellement entremêlées qu'il est impossible d'y reconnaître avec quelque certitude une connexion quelconque. Il a déjà été question des faisceaux qui pénètrent dans les cornes postérieures : ils se dirigent vers les colonnes de Clarke, quelques-unes de leurs fibres passent à côté de ces dernières, d'autres semblent y entrer; d'autres enfin se dirigent en avant, restent dans la couche la plus externe de la substance grise, mais peuvent à peine être poursuivies au delà du diamètre transversal. Dans les cornes antérieures on peut distinguer de petits faisceaux de fibres qui sont en communication avec les racines antérieures; ils se dirigent obliquement en dedans, en arrière et en bas, entourent les groupes de cellules nerveuses et se perdent aussitôt après. Ce qu'il y a de plus constant, c'est un faisceau provenant de la commissure grise qui longe le bord interne de la corne antérieure et se dirige vers son angle antéro-interne. D'autres faisceaux cheminent transversalement vers les cornes latérales et le groupe de cellules qu'elles renferment. Les renflements sont particulièrement riches en fibres qui parcourent transversalement les cornes antérieures; mais là on voit aussi des fibres verticales; c'est même entre celles-ci que sont situées les cellules nerveuses que de leur côté les fibres transversales séparent en groupes distincts. Au milieu de la moelle dorsale on ne découvre que peu de fibres transversales, mais au contraire un grand nombre de gros faisceaux ascendants qui cheminent dans l'avant des cornes antérieures et entourent en partie les grosses cellules nerveuses.

Les cellules nerveuses sont réparties en certains groupes isolés qui sont particulièrement nets dans la région des renflements. Dans ces points, la substance grise est très abondante et présente sur une coupe transversale de nombreuses cellules, de 40 à 70, d'après Goll[1], lesquelles sont séparées par des fibres en petits groupes de 5 à 15 et davantage.

1). Les cellules qui sont en avant dans la corne antérieure se décomposent en deux ou plusieurs groupes : a) D'abord il existe toujours un petit groupe composé de 3 à 5 ou à 8 cellules dans l'angle antéro-interne ; b) également en avant, mais en dehors, se trouvent de nombreuses cellules multipolaires qui, dans les renflements, sont séparées en groupes distincts : à la moelle cervicale on peut distinguer un groupe antérieur et un groupe postérieur qui sont séparés par des fibres transversales et qui, à leur tour, sont subdivisés chacun en petits îlots par d'autres fibres semblables. Dans le renflement lombaire il est de règle de trouver trois groupes assez nettement délimités, dont le premier est situé dans l'angle antéro-externe de la corne antérieure, le second dans l'angle postéro-externe de la même corne et le troisième à égale distance des deux, mais plus en dedans. Néanmoins la délimitation n'est pas aussi parfaite sur toute la hauteur de la moelle, et sur beaucoup de points on ne trouve que deux groupes de ces cellules multipolaires.

2). Un autre groupe correspond à l'angle saillant en dehors que fait presque partout la substance grise au point de rencontre de la corne antérieure avec la postérieure ; ce groupe est composé de cellules moins volumineuses que celles de la corne antérieure ; à la moelle dorsale, là où les procès réticulaires sont nettement dessinés, il est bien tranché. En certains points il s'y ajoute un îlot plus petit de cellules analogues situées plus en arrière et en dedans. Au cou et aux lombes, tout ce groupe des procès réticulaires se confond avec le groupe précédent (b).

3). Un nombre assez considérable de cellules nerveuses de moyenne grandeur se trouvent dans l'intérieur des colonnes de Clarke.

4). Dans les cornes postérieures et dans la substance gélatineuse il y a des cel-

----

(1) *Beiträge zur feineren Anatomie des menschlichen Rückenmarks* (Denkschrift der med. Chir-Gesellschaft des Cantons Zürich, 1860, p. 130, 171.

lules nerveuses plus petites, la plupart fusiformes, allongées et pourvues de deux ou trois prolongements.

5. En dehors des groupes qui viennent d'être énumérés on trouve encore des cellules petites et grandes disséminées dans la substance grise, aussi bien dans les cornes antérieures que dans les postérieures. On en rencontre quelques-unes dans la commissure antérieure et dans les travées conjonctives qui courent dans l'épaisseur de la substance blanche.

Goll distingue jusqu'à 12 groupes qu'il dit être tout à fait constants. Mais quelque considération que méritent les recherches si délicates de cet auteur, nous devons dire qu'il n'est pas souvent possible d'arriver à reconnaître et à compter tous ces groupes. Nous aimons mieux nous borner aux 5 groupes ci-dessus énumérés qui sont, à peu de chose près, les mêmes que ceux qu'avait établis Kölliker. Ce qu'il y a d'intéressant ce sont les nombres donnés par Goll, qui dit avoir trouvé dans les groupes antérieurs 140 cellules nerveuses au niveau de la 6e paire cervicale, 77 au niveau de la 4e, 42 au niveau de la 3e, 38 au niveau de la 2e et 28 au niveau de la 1re : on voit par là d'une manière bien évidente que le nombre des cellules augmente à mesure qu'on se rapproche du renflement cervical.

Le *filum terminale* n'est autre chose, chez l'homme, qu'un cordon de substance conjonctive fourni par la continuation de la pie-mère ; il contient le prolongement de l'artère spinale antérieure et quelques veines. D'après Stilling, le canal central s'ouvre à l'extrémité de la moelle, dans le fond du sillon médian postérieur, mais se recouvre de nouveau d'une lame conjonctive pour se terminer en un trou borgne au milieu du *filum terminale*.

§ 6. **Vaisseaux sanguins et lymphatiques.** — Les artères proviennent des vertébrales qui fournissent les *artères spinales antérieures* et *postérieures* à la face antérieure et à la face dorsale de la pie-mère spinale. Un peu avant de se jeter dans le tronc basilaire, chaque artère vertébrale fournit une spinale antérieure qui s'unit aussitôt à celle du côté opposé pour former un tronc unique qui descend le long du sillon médian antérieur jusqu'au *filum terminale*, où il s'anastomose avec la spinale postérieure. L'artère spinale antérieure envoie dans la pie-mère des rameaux qui forment un riche réseau capillaire et communique avec les artères cervicales, intercostales, lombaires et sacrées. Elle donne aussi à la substance médullaire de nombreux rameaux qui affectent en général une disposition très régulière.

Les vertébrales fournissent en outre deux petits rameaux, les artères spinales postérieures qui sont situées au-dessous des racines postérieures à chacune desquelles elles abandonnent un petit ramuscule qui se rend au trou de conjugaison correspondant : ces mêmes spinales laissent également pénétrer dans l'épaisseur de la moelle des ramifications qui accompagnent les cloisons et donnent naissance à un réseau capillaire à mailles fines. Les injections de Gerlach ont démontré que c'est la substance grise qui est la plus riche en vaisseaux et qu'elle possède un réseau capillaire à mailles extrêmement fines et serrées.

Les veines de la moelle ont la même disposition que les artères. La veine médiane spinale antérieure, située dans l'épaisseur de la pie-mère, parcourt toute la hauteur du sillon médian antérieur : au niveau des renflements elle présente parfois une cloison longitudinale (Lenhossek). Elle reçoit deux veinules qui proviennent chacune d'une moitié de la moelle et sont situées dans l'intérieur de la commissure, à droite et à gauche du canal central.

La veine médiane postérieure n'est que faiblement développée dans le haut de la moelle, elle se renforce à la partie lombaire où elle abandonne deux collatérales qui longent les racines postérieures. Ces veines envoient dans la substance blanche et dans la substance grise des ramifications qui ont de nombreuses anastomoses avec les plexus veineux rachidiens et qui communiquent également avec les veines extérieures du rachis en suivant la voie des racines nerveuses.

Vaisseaux lymphatiques du système nerveux central. — Déjà Fommann et Arnold avaient signalé dans la pie-mère des lymphatiques qui, suivant eux, longeaient les vaisseaux sanguins. His [1] a décrit dans le cerveau et la moelle des espaces particuliers qui entourent artères, veines et capillaires, et dont il désigne l'ensemble sous le nom de système périvasculaire ; il a pu y démontrer en certains points l'existence d'un épithélium, au moyen d'imprégnations avec le nitrate d'argent, mais il n'a pas réussi à y découvrir une paroi continue. Quand on injecte ces espaces, une cavité plate étalée sous la pie-mère se remplit de la masse à injection. A la moelle ces espaces affectent une disposition analogue ; là aussi il existe dans la pie-mère une cavité semblable qui est particulièrement nette dans le sillon médian antérieur.

F. Eberth *(Ueber die Blut- und Lymphgefässe des Gehirns und Rückenmarks.* Virchow's *Arch. für pathologische Anatomie,* Band XLIX, 48-50) décrit un épithélium qui recouvre la paroi externe des vaisseaux des centres nerveux. Si, après avoir isolé les petits vaisseaux, on les traite par le nitrate d'argent à $\frac{1}{133}$, on obtient sur la face externe de la tunique conjonctive le même dessin que sur les lymphatiques des séreuses, dessin qui est dû à l'épithélium extérieur de ces lymphatiques. Les filaments décrits par Roth sous le nom de *Gliafäden,* s'insèrent sur ce périthélium, lequel est par conséquent tourné du côté des espaces périvasculaires.

Schwalbe *(Arch. für microskop. Anat.,* Band VI, p. 44), en injectant des liquides colorés dans l'espace sous-arachnoïdien des lapins et des chiens, a tout récemment démontré qu'il communiquait avec les vaisseaux lymphatiques.

§ 7. **Développement de la moelle.** — Le cerveau et la moelle ont une commune origine, les deux proviennent directement du feuillet externe du blastoderme. D'abord ces deux organes sont représentés par une petite plaque circulaire qui devient bientôt elliptique et qui va donner naissance, non-seulement aux centres nerveux, mais encore à la pie-mère et au feuillet viscéral de l'arachnoïde, aussi bien pour l'encéphale que pour la moelle (la dure-mère a une origine commune avec le système vertébral). Sur la petite plaque se dessine bientôt une ligne médiane (sillon primitif) qui la divise en deux moitiés symétriques : elle se sépare ensuite en deux segments dont le plus étroit donnera la moelle. Les deux moitiés latérales de ce dernier se renflent et forment des bourrelets *(laminæ dorsales)* qui sont séparés par le sillon dorsal primitif. Puis les bords libres de ces deux bourrelets se rapprochent de la ligne médiane et se soudent en commençant par la partie supérieure, tandis qu'en bas ils restent encore longtemps distincts. A ce moment, la moelle a la forme d'un tuyau creux ; nous sommes au troisième mois. Les renflements dorsal et lombaire sont indiqués dès à présent. Au quatrième mois, les fibres commencent à se dessiner. Au cinquième, la moelle est creuse, les deux renflements sont visibles. Au sixième et au septième mois apparaît la substance grise, la queue de cheval se forme, la moelle s'étend jusqu'à la 5e lombaire. Peu à peu le canal médullaire se comble de bas en haut par la formation de substance grise, et au neuvième mois il a à peu près totalement disparu. A ce moment, la moelle ne s'étend plus qu'à la 2e ou 3e lombaire. Ce raccourcissement progressif de la moelle à mesure que le développement avance, tient, d'après Tiedemann, à ce que la colonne vertébrale s'accroît beaucoup plus rapidement que la moelle. D'après d'autres auteurs, la moelle se résorberait dans sa portion inférieure en même temps que s'atrophie le coccyx lui-même.

§ 8. **Moelle allongée et entre-croisement des pyramides.** — La *moelle allongée* ou

---

[1] *Ueber ein perivasculäres Kanalsystem in den nervösen Centralorganen, und über dessen Beziehungen zum Lymphsystem. (Zeitschrift. f. Wissensch. Zoologie,* Band XV, p. 127, 141).

bulbe rachidien, est ce prolongement de la moelle qui repose sur la gouttière basilaire et qui, tout en conservant la forme de la moelle, a un diamètre notablement supérieur. Ses limites sont nettement tracées : en haut, par le bord inférieur de la protubérance; en bas, par l'extrémité inférieure des olives. La partie de la moelle la plus voisine du bulbe indique déjà la transition par sa plus grande épaisseur et par des changements de structure. Ces changements consistent principalement dans l'entre-croisement des fibres nerveuses et dans la formation des pyramides.

L'*entre-croisement (décussation) des pyramides* occupe à la rencontre de la moelle et du bulbe une hauteur de 0^m,006 à 0^m,007; à ce point le sillon médian antérieur devient moins profond et l'on remarque qu'en remontant il cesse d'être rigoureusement médian. Le fond de ce sillon est occupé par un renflement de substance médullaire qui représente la continuation de la commissure antérieure et qui se caractérise par la direction oblique de ses fibres: c'est l'entre-croisement des pyramides. Ces détails apparaissent très nettement sur une section transversale. Lorsqu'on fait une semblable section au niveau de la première paire cervicale, on reconnaît encore la structure de la moelle; seulement les cornes postérieures se dirigent fortement en dehors et sont presque situées sur une même ligne droite transversale, d'où il résulte que les cordons postérieurs sont larges et aplatis. L'extrémité postérieure de ces cornes est enveloppée par une grande abondance de tissu réticulé (Goll). Entre les deux cornes antérieures et postérieures se trouvent situés les procès réticulés, qui sont très accusés à ce niveau et dont la démarcation avec les cordons latéraux est très tranchée. Les cornes antérieures sont longues, étroites et fortement dentelées; entre les cordons antérieurs se trouve un renflement effilé qui n'est autre que l'origine des pyramides.

Une section transversale, pratiquée plus haut et portant sur le milieu de l'entre-croisement, permet de voir nettement la disposition des diverses parties. A la place des cordons antérieurs se trouve un organe large divisé d'habitude en deux moitiés inégales par le sillon médian; c'est le *corps pyramidal*. Il apparaît strié transversalement et obliquement par des traînées de fibres qui, du cordon latéral d'un côté, se dirigent à travers la commissure vers le côté opposé. Les cordons antérieurs et les cornes antérieures sont repoussés en dehors par les pyramides : les premiers longent les pyramides sous forme de bandelettes étroites qui s'étendent jusqu'à la périphérie; derrière eux sont situées les cornes antérieures très effilées et munies d'un appendice arqué qui se dirige en dehors : leur forme varie du reste notablement, même pour des coupes portant sur des points très rapprochés. La substance grise centrale, repoussée en arrière par les pyramides, présente sur son bord postérieur de nombreux petits prolongements aigus (cornes postérieures supplémentaires) et elle envoie dans l'intérieur des cordons de Goll un autre prolongement qui contient un grand nombre de cellules nerveuses. Les cornes postérieures, très effilées, sont dirigées transversalement et se terminent dans des renflements entourés de substance gélatineuse, ce qui, sur une coupe transversale, donne une figure qui ressemble aux yeux des plumes de paon; les racines postérieures pénètrent dans ces renflements. Les cordons postérieurs aplatis et étalés montrent nettement leur sous-division en portion interne (cordon de Goll) et portion externe (faisceau cunéiforme). Les cornes latérales s'épaississent, prennent une direction arquée en avant pour aller rejoindre l'extrémité des cornes antérieures. Les procès réticulaires, qui sont très développés et qui, s'étendant jusque tout près de la périphérie, empiètent sur la partie la plus interne des faisceaux latéraux. Si l'on examine à un faible grossissement la disposition des fibres, on reconnaît qu'elle varie suivant les diverses hauteurs de l'entre-croisement des pyramides.

La *moelle allongée* (bulbe) est, nous l'avons dit, ce renflement qui continue la moelle et qui a de 0ᵐ,015 à 0ᵐ,018 de long et autant de large. Après l'entre-croisement des pyramides, le sillon médian antérieur occupe de nouveau exactement le milieu, mais il n'est que peu profond : arrivé au bord postérieur de la protubérance, il s'élargit et forme une petite fossette triangulaire. Le sillon postérieur devient de plus en plus superficiel à mesure qu'il remonte vers l'ouverture du canal central, avec lequel il se confond pour former le sillon médian du plancher du 4ᵉ ventricule, le *calamus scriptorius* et sa pointe terminale, le *bec du calamus*. Au point où s'ouvre le canal central, les cordons postérieurs s'écartent pour faire place à la substance grise qui occupe le plancher losangique du 4ᵉ ventricule. Ce plancher est divisé en deux par un sillon très peu profond, le long duquel sont situés les faisceaux intermédiaires *(funiculi teretes)* du bulbe.

Sur les côtés de la moelle allongée on distingue deux sillons : celui qui est le plus en avant est la continuation du sillon latéral antérieur et donne naissance aux racines de l'hypoglosse. Entre ces racines et le sillon médian se trouvent les *pyramides* larges de 0ᵐ,005 à 0ᵐ,006. Derrière elles, on reconnaît à leur forme les *corps olivaires* ou *olives* occupant entre les pyramides et les corps restiformes, une hauteur de 0ᵐ,015 et une largeur de 0ᵐ,007. En arrière des olives se trouve un autre sillon latéral également superficiel qui correspond au sillon latéral postérieur de la moelle sans en être précisément le prolongement ; de ce sillon émanent les racines du pneumogastrique, du spinal et du glosso-pharyngien.

Plus en arrière est situé le prolongement du cordon postérieur appelé *corps restiforme* et composé du cordon de Goll et du cordon cunéiforme. A mesure qu'il s'écarte de la ligne médiane pour laisser libre le plancher du 4ᵉ ventricule, il se trouve situé successivement en arrière sur le côté et sur la face antérieure du bulbe. Le sillon qui sépare le cordon de Goll du cordon cunéiforme persiste, le premier de ces cordons conserve son volume primitif, tandis que le second augmente en épaisseur et se subdivise en une partie latérale et une médiane : cette dernière s'appelle la *pyramide postérieure*.

La coupe transversale de la moelle allongée à diverses hauteurs présente des différences qui sont dues principalement à l'écartement progressif des cordons postérieurs. En pratiquant une coupe à travers le milieu des olives on constate que la moelle allongée se compose de deux parties parfaitement symétriques séparées par le raphé médian. A la partie antérieure, de chaque côté du sillon médian sont disposées les pyramides en dehors desquelles on voit les olives reconnaissables à leur noyau dont la ligne est bizarrement contournée; en arrière se trouvent les corps restiformes. La face postérieure représente le canal central étalé (4ᵉ ventricule) et partagé au milieu par un sillon qui sépare les faisceaux intermédiaires du bulbe. Le fond de cette face supérieure ou postérieure est tapissé par un épithélium cylindrique qui recouvre une épaisse couche de substance grise, laquelle donne naissance à des tractus fibreux qui se dirigent vers la périphérie en formant une légère courbe et dont les plus remarquables sont ceux qui vont à l'hypoglosse. Ces derniers laissent entre le raphé et eux un segment long et étroit, longent ou traversent les corps olivaires, dont ils reçoivent quelques fibres, et arrivent jusqu'au sillon latéral antérieur où ils se continuent avec les racines de l'hypoglosse. D'autres tractus analogues traversent les parties latérales, mais tous n'arrivent pas jusqu'à la périphérie: quelques-uns seulement parviennent au sillon latéral postérieur et vont former les racines du nerf vague et du spinal. Derrière eux se trouve la substance des corps restiformes, de nature réticulée dans toute son étendue et entremêlée de noyaux de substance grise. Les pyramides sont en général séparées des olives par des tractus conjonctifs résistants au milieu desquels passe l'hypoglosse, et par-dessus lesquels s'étendent, d'une olive à l'autre, de nombreuses fibres transversales : à la partie externe des olives se trouvent des faisceaux de fibres arciformes qui en partie se rendent aux pyramides : *fibres transversales externes* ou *stratum zonale Arnoldi.* Le reste de la substance du bulbe entre le raphé et les corps restiformes d'un côté, la substance grise et la commissure des olives de l'autre, est parcouru par de nombreuses fibres transversales contenant de la myéline et ayant un trajet très régulier *(fibres transversales internes,* d'où résulte un dessin très élégant et très fin *(formation réticulaire).*

Pour ce qui regarde les groupes cellulaires de la moelle allongée, la substance sinueuse grise des noyaux des olives contient un grand nombre de petites cellules nerveuses qui se ressemblent toutes, mais dont le rôle nous échappe complètement. Il existe également des groupes de ces cellules à côté et dans l'intérieur des pyramides, dans la substance réticulée et dans les corps restiformes. Un intérêt particulier s'attache à des îlots de cellules nerveuses qui appartiennent à la substance grise du plancher du 4ᵉ ventricule et d'où émanent les nerfs crâniens ; c'est pour cette raison que Stilling les a appelés *noyaux nerveux.* Le noyau le plus facile à reconnaître est celui de l'hypoglosse, qui est composé d'un groupe de grosses cellules multipolaires et qui se trouve situé à côté du raphé dans la profondeur du sillon postéro-interne et d'où partent les racines de l'hypoglosse [1]. En dehors de ce groupe on en rencontre un autre, celui du pneumogastrique, et enfin plus haut, celui du glosso-pharyngien.

A la partie supérieure du bulbe les olives se rétrécissent, les fibres de l'hypoglosse n'existent plus, la face postérieure devient presque plane et les corps restiformes proéminent fortement en avant. Vers le bord postérieur de la protubérance apparaissent les origines du facial et de l'acoustique, et plus près de la ligne médiane, celles de l'oculo-moteur externe. Les fibres de ces nerfs traversent également le tissu réticulé et vont à la substance grise sur le plancher du 4ᵉ ventricule où se trouvent les noyaux de l'oculo-moteur externe et du facial.

III. — STRUCTURE INTIME DE LA MOELLE

§ 9. Fibres nerveuses centrales. — La substance blanche doit sa couleur à la proportion considérable de fibres nerveuses à myéline qu'elle renferme : ces fibres ont presque toutes un trajet longitudinal, c'est ce qui fait que sur une coupe transversale elles apparaissent sous forme de petits cercles étroitement serrés les uns contre les autres. Leur structure ressemble en général à celle des fibres nerveuses de la périphérie. Elles se composent d'un filament central ou *cylindre-axe* dont le diamètre est proportionnel à celui de la fibre nerveuse elle-même et qui sur des préparations colorées au carmin se distingue par sa belle couleur rouge foncé. Ce cylindre-axe est entouré d'un manchon de *myéline,* substance grasse, liquide à l'état frais [2], contenant du protagon, jouissant d'un grand reflet et de la double réfraction, se coagulant rapidement après la mort et prenant alors ces formes variqueuses et cet aspect irrégulier que l'on connaît. C'est à cette dernière circonstance qu'est due la forme en spirale que présente souvent la gaîne de myéline sur des coupes transversales. La myéline ne se colore pas au carmin; l'essence de térébenthine ou de clous de girofle, la créosote, la benzine, etc., la rendent tellement transparente qu'on ne la voit presque plus. Elle est entourée, sur les nerfs

---

[1] Kölliker et Clarke admettent un entrecroisement plus ou moins complet, Deiters et Gerlach un entrecroisement partiel des fibres de l'hypoglosse; Henle combat cette opinion. Pour notre part, nous n'avons jamais vu une de ces fibres se recourber et se rendre du côté opposé.

[2] Quand on dissocie un nerf d'un lapin qu'on vient de sacrifier, on voit dans les fibres déchirées, un courant facilement reconnaissable, c'est la myéline qui s'échappe à travers les déchirures de la gaîne. Ce courant peut être suivi depuis la solution de continuité jusque très loin dans le tube nerveux ; il s'arrête au bout de quelques minutes au moment où la myéline se coagule.

périphériques, d'une membrane fine, anhyste et élastique, la *gaine de Schwann*. Dans les centres nerveux il n'existe pas à proprement parler de gaîne de ce genre. Lorsqu'on isole les fibres des centres, on ne découvre de gaîne nulle part : Bidder, Kölliker, Goll, Deiters, Max Schultze, sont tous d'accord sur ce point, mais on reconnaît que chacune d'entre elles est entourée d'une substance qui la maintient, tout en n'y adhérant que faiblement, et qui est une dépendance de la névroglie. Celle-ci a été trouvée par Deiters plus épaisse et plus résistante au pourtour immédiat des tubes nerveux. Gerlach incline également à reconnaître aux tubes nerveux centraux une espèce de gaîne qui ne diffère de celle des nerfs périphériques qu'en ce qu'elle est plus intimement liée à la névroglie. Ce qui milite encore en faveur de cette opinion, c'est ce fait que sur une coupe transversale, la démarcation entre la myéline et la névroglie est accusée par une ligne très nette. Sur des coupes longitudinales on voit au pourtour des fibres et de distance en distance des noyaux allongés et granuleux, qui sont tout à fait analogues à ceux de la membrane de Schwann. Enfin, dans certains cas pathologiques, surtout lorsqu'il y a eu atrophie et ratatinement des tubes nerveux, on découvre des tractus fibreux munis de noyaux allongés, absolument comme dans les nerfs périphériques qui ont subi les mêmes altérations.

Rappelons encore que, d'après les recherches de M. Schultze, le cylindre-axe n'est pas un tout homogène, mais qu'il est formé d'un certain nombre de fibrilles primitives, juxtaposées, qui, vues à un fort grossissement, après durcissement préalable, présentent un aspect strié dans le sens de la longueur. Frommann, en traitant le cylindre-axe par le nitrate d'argent, a vu se développer à sa surface une striation transversale très fine, analogue à celle des muscles, et qui n'a pas encore pu être expliquée. Ranvier a également observé ces mêmes stries.

Les fibres à myéline de la moelle épinière présentent entre elles certaines différences, et tout d'abord relativement à leur diamètre. En général les fibres des cordons antérieurs et latéraux sont plus larges que celles des cordons postérieurs, et parmi ces dernières on en trouve un grand nombre qui sont extrêmement déliées. Les tubes à moelle de la substance grise sont encore plus fins (les tubes moteurs mesurent jusqu'à 18μ, les sensitifs de 9 à 13, ceux de la substance grise de 2,4 à 6). On a voulu se baser sur ce fait pour établir une différence fonctionnelle : les tubes larges auraient été considérés comme moteurs, les tubes étroits comme sensitifs. Mais cette distinction n'est pas admissible, vu que le diamètre des fibres nerveuses centrales est essentiellement variable, et ensuite parce que les fibres des pyramides qui sont certainement motrices comptent parmi celles qui ont le plus petit diamètre (Deiters). Outre ces fibres à myéline, la moelle en contient d'autres sans myéline qui se comportent essentiellement comme le cylindre-axe. Max Schultze les distingue en : 1° fibrilles primitives grêles; 2° faisceaux de fibrilles primitives; 3° prolongement des cellules nerveuses, aussi bien ceux à protoplasma que ceux réduits au cylindre-axe : ce sont ces derniers qui permettent de reconnaître le plus clairement la structure fibrillaire.

Rappelons encore ici les importantes et intéressantes recherches de Ranvier sur la structure des nerfs périphériques, car on peut admettre comme vraisemblable que les mêmes dispositions doivent se retrouver dans les fibres à moelle des centres. Ranvier *(Comptes rendus, Ac. des sciences* LXXIII, xx, p. 1,168), a examiné les fibres nerveuses fines du thorax de la souris, après imprégnation au nitrate à $\frac{1}{300}$ et il a vu sur la face interne de leurs gaines conjonctives un endothélium nettement dessiné; sur la surface des tubes nerveux eux-mêmes il ne lui a pas été possible de découvrir une semblable couche endothéliale, mais il présume qu'elle existe également, car il a vu des noyaux lenticulaires disposés avec assez de régularité sur la membrane de Schwann. Ces noyaux seraient situés dans des dépressions de cette gaîne et seraient faciles à en détacher. Il en résulterait, d'après Ranvier, que chaque nerf périphérique est entouré d'une cavité séreuse ou lymphatique qui contient le liquide nourricier. Waldeyer *(Jahresberichte*, 1872, I, p. 22) rapproche de cette découverte celle de Frentzel qui a trouvé un endothé-

lium autour des ganglions sympathiques. Ranvier a vu sur les tubes nerveux primitifs l'imprégnation d'argent produire un dessin particulier consistant en anneaux colorés en noir : Ranvier admet qu'en ces points la gaîne est interrompue de manière qu'il existe une communication
entre son intérieur et l'espace lymphatique qui entoure le nerf.

§ 10. **Cellules nerveuses centrales.** — En étudiant la substance grise au microscope on découvre dans son intérieur un grand nombre d'éléments qui ont la forme
de cellules et qui sont composés d'un protoplasma fortement et finement granulé,
fibrillaire et souvent pigmenté en jaune, et d'un gros noyau ovale à contours très
nets, muni d'un nucléole très-apparent. Le protoplasma n'est pas très nettement
limité en dehors, et en tous cas il ne présente pas une membrane à double contour.
Ces éléments sont plongés au milieu de la substance grise. Leur forme est anguleuse, étoilée ou en fuseau ; elle tient à ce que la cellule s'effile pour se continuer
avec les prolongements auxquels elle donne naissance. On regardait jadis ces prolongements comme des traits d'union faisant communiquer entre elles les fibres
nerveuses des centres, et on supposait qu'ils se continuaient directement avec ces
fibres ; on croyait aussi avoir observé qu'ils reliaient les cellules nerveuses entre
elles. Mais on vit bientôt combien ces assertions étaient mal fondées et l'on fut
réduit à bâtir des hypothèses. Aussi Deiters fit-il une découverte importante lorsqu'il démontra directement la continuité de l'un des prolongements de la cellule
nerveuse avec un tube nerveux, chose que Remak avait déjà entrevue. Chaque
cellule émet un prolongement semblable qui se distingue des autres par son origine
et son aspect : il est rigide, hyalin, moins sensible que les autres aux réactifs, plus
foncé et à contours plus nets. Sur des préparations faites par dissociation on peut
le poursuivre jusqu'à son passage dans un tube nerveux à myéline, c'est là le
cylindre-axe ou prolongement nerveux. Les autres prolongements ont été appelés
prolongements à protoplasma par Deiters, qui les a vus s'étendre fort loin et donner
des ramifications sur le côté desquelles venait se greffer un deuxième système de
cylindres-axes plus fins que les précédents. La première de ces assertions a été
maintes fois vérifiée depuis ; quant à la dernière, Kölliker et Max Schultze ne la
considèrent pas comme suffisamment démontrée; elle a, au contraire, été confirmée
par Gerlach, qui a encore été plus loin que Deiters et a prétendu que les prolongements à protoplasma, en se divisant de plus en plus, formaient un réseau nerveux extrêmement délié qui est un des éléments constitutifs de la substance grise.
En ce qui concerne la structure des cellules nerveuses, M. Schultze l'a trouvée
nettement fibrillaire : les fibrilles que les prolongements cellulaires envoient dans
le protoplasma s'y continuent et s'y entre-croisent dans des directions tellement
variées qu'il est impossible de les y poursuivre; il en résulte que les cellules nerveuses semblent ne servir que de support pour les fibrilles qui les traversent et on
ne sait pas si, par elles-mêmes, elles donnent naissance à des fibrilles propres. On
a encore décrit une autre manière dont les cellules donneraient naissance aux fibres
nerveuses. C'est Harless qui, le premier, a signalé chez la torpille les noyaux et
les nucléoles des cellules comme étant le point de départ de ces fibres ; puis Lie-
berkühn, Wagner, Frommann, Arnold et Beale ont soutenu la même thèse, en se
fondant sur ce fait qu'ils ont vu les prolongements envoyer des fibres assez larges
dans la direction des noyaux et des nucléoles. Ni Kölliker ni Max Schultze n'ont
pu affirmer que les choses se passaient réellement ainsi.
Le nombre des prolongements qui partent de chaque cellule nerveuse est variable; en général, il y en a plusieurs (cellules multipolaires) ; il y a aussi des cellules
fusiformes qui sont, elles, bipolaires ; il n'est pas probable qu'il y en ait qui soient
apolaires, car lors même qu'on trouve des cellules qui ne semblent munies d'aucun
prolongement, il faut toujours admettre la possibilité que ces éléments si fragiles
aient été déchirés pendant la préparation; en attendant, on ne comprendrait guère

la raison d'être de semblables cellules qui ne seraient en communication avec aucune fibre nerveuse. Deiters va même jusqu'à admettre que chaque cellule reçoit un prolongement issu d'un nerf. Néanmoins Gerlach a cherché en vain à vérifier le fait pour les cellules des colonnes de Clarke, et il en conclut que ces cellules n'ont de communication possible qu'avec le réseau des fibres fines de la substance grise.

Que deviennent les fibres nerveuses après leur sortie des cellules? Dans les cornes antérieures Deiters les a vues se diriger vers les traînées de fibres qui vont aux racines antérieures, et il est probable qu'elles se continuent avec celles-ci. Il admet la même disposition pour les racines postérieures. Mais, d'après Gerlach, ces dernières n'aboutissent pas immédiatement à des cellules, elles commencent par s'effiler pour se continuer avec le réseau des fibres fines.

Le volume et la forme des cellules nerveuses de la substance grise est variable. C'est l'école de Bidder qui nous a d'abord appris à connaître et à apprécier ces différences. Il est vrai que déjà antérieurement on avait établi des distinctions quant au volume des cellules, à leur forme et au nombre de leurs prolongements, mais sans en tirer aucune espèce de conclusion. Owsjannikoff et Jacubowitsch ont fait ressortir ce fait que c'est dans les régions antérieures de la moelle, dans celles qui donnent naissance aux fibres motrices, que l'on trouve ces magnifiques grosses cellules à quatre prolongements, tandis que celles que l'on rencontre en arrière sont en général petites. A ces deux catégories, Jacubowitsch en a ajouté une troisième, celle des cellules nerveuses sympathiques. Ces distinctions sont logiques à la vérité, mais ne sont pas démontrées; tout ce que l'on peut dire, c'est que c'est dans les cornes antérieures que se trouvent réunies le plus grand nombre de grosses cellules. Jacubowitsch ne nous apprend absolument rien de plus. Sa classification est du reste loin de répondre à tous les faits : il est hors de doute, par exemple, qu'il existe de petites cellules dans les noyaux moteurs de la moelle allongée, et qu'on en rencontre de grosses, multipolaires, dans les sphères sensitives. Même, si l'on en croyait Gerlach, il n'y aurait absolument aucune cellule sensitive dans la moelle épinière. — Mauthner a cherché à baser une autre classification sur les différences de coloration produites par le carmin, mais les résultats obtenus ont été regardés comme inconstants et dus au hasard, et il n'y a aucune conclusion sérieuse à en tirer. Ces réserves faites, on admet généralement que les grosses cellules à plusieurs prolongements sont motrices.

Tout récemment Duchenne (de Boulogne), Joffroy et un certain nombre d'observateurs français, ont émis l'hypothèse que parmi les grosses cellules, les unes étaient motrices et les autres trophiques, c'est-à-dire destinées à régler la nutrition des appareils moteurs. Ils se fondaient sur le fait si remarquable que dans l'atrophie musculaire progressive ces cellules se détruisent sans qu'il se manifeste de la paralysie proprement dite. Le fait, il faut en convenir, est très remarquable. Quoique la distinction en cellules motrices et cellules trophiques ait quelque chose d'arbitraire et de surprenant, elle a néanmoins bien des arguments en sa faveur. C'est ainsi que dans l'atrophie musculaire, ces grosses cellules disparaissent presque totalement, à l'exception de quelques-unes, sans qu'il y ait paralysie ; d'un autre côté, à la suite d'épanchements apoplectiques dans le cerveau, nous voyons les membres tout à fait privés des mouvements volontaires, associés, etc., sans qu'on puisse trouver la moindre altération des cellules nerveuses.

Nous ne nous occuperons pas ici de savoir quels sont parmi les petits éléments cellulaires de la moelle, ceux qui appartiennent au tissu nerveux et ceux qui reviennent au tissu conjonctif. S'il existe de pareils éléments à l'égard desquels on soit encore indécis, c'est là une étude qui est plutôt du domaine de l'histologie que de la physiologie ou de la pathologie.

§ 11. **Tissu conjonctif. Névroglie.** — Nous ne pourrons pas traiter à fond cet important et difficile chapitre de l'histologie de la moelle, car les conceptions théoriques relatives à la nature de ce tissu ont souvent varié, et jusqu'à présent on n'est pas encore parvenu à s'entendre sur ce sujet. Aussi nous chercherons seulement à exposer ce que l'observation nous a appris, et nous éviterons aussi scrupuleusement que possible tout ce qui n'est que controverse.

Déjà Keuffel[1], dans son célèbre travail sur la moelle épinière, a accordé une grande attention à la substance conjonctive. Il a décrit les prolongements de la pie-mère qui pénètrent dans la substance médullaire, s'y ramifient, s'y anastomosent en formant un réseau, et finalement, deviennent tellement ténus dans la substance grise, qu'il est impossible de les suivre plus loin. Peu après[2], Arnold a signalé les sillons antérieur et postérieur et les cloisons qui en émanent. Puis vint Virchow[3], qui donna une idée très simple et très facile à saisir du tissu conjonctif des centres nerveux ; il le considère comme un ciment contenant par-ci, par-là, quelques cellules ou noyaux, universellement répandu entre les éléments des centres nerveux qu'il unit et sépare, et devenant plus dense à la surface des ventricules cérébraux et du canal central pour constituer l'épendyme; ce tissu est la *névroglie*. Ces idées devinrent la base de discussions ultérieures entre les histologistes : en 1857, Bidder et Kupffer firent des recherches et des études approfondies sur la répartition et la composition du tissu conjonctif. A dater de ce jour, on a sans cesse agité la question de savoir ce qui revient aux systèmes conjonctif ou nerveux, sans qu'on ait pu encore arriver à tomber d'accord. Bidder et Kupffer ont certainement revendiqué une trop large part pour le système conjonctif, auquel ils ont voulu attribuer toutes les cellules des cornes postérieures et toutes celles de la substance centrale. Celui qui est le plus formellement en contradiction avec cette opinion, c'est Stilling, qui n'assigne qu'une toute petite place au tissu conjonctif, le considère à peu près comme limité aux cloisons et sous-cloisons émanant de la pie-mère et conteste son existence dans les interstices des fibres nerveuses. Il range même à l'actif du système nerveux les petites cellules et les éléments nucléaires. Kölliker a adopté une opinion intermédiaire. De même les autres auteurs se sont ralliés, pour les points essentiels, à la doctrine de Virchow relative à la névroglie. On se confirma dans l'idée qu'il fallait considérer le tissu conjonctif des centres nerveux comme une masse réticulée, spongieuse, répandue entre leurs éléments constitutifs. Mais on a beaucoup discuté pour savoir de quelle nature était ce tissu conjonctif, dans quelle mesure il ressemble au tissu conjonctif ordinaire, et quels sont les noyaux et les cellules qui lui appartiennent en propre. Qu'il nous suffise de rappeler les travaux de Goll, de Clarke, de Kölliker, de Frommann. La question vient encore d'être traitée tout récemment par trois auteurs dont les opinions présentent de notables divergences, Kölliker[4], Gerlach[5] et Henle[6].

D'après Henle et Merkel, le stroma de la moelle serait une substance non pas fibrillaire, mais finement granulée. Les cloisons et sous-cloisons provenant de la pie-mère n'enverraient dans les interstices du parenchyme que quelques cellules étoilées et quelques rares fibres conjonctives. Quant au stroma proprement dit, il serait constitué par une masse finement granulée qui couperait les intervalles des fibres nerveuses et formerait la couche corticale. — Pour Gerlach, le tissu interstitiel serait également une substance finement granulée, mais elle contiendrait, outre des éléments cellulaires, un riche réseau de fibres élastiques. — Pour Kölliker ce sont les cellules étoilées conjonctives qui donnent naissance à un réseau dont les mailles enserrent les fibres nerveuses. — Le dernier auteur qui ait écrit sur cette difficile question, c'est F. Boll[7]. Il décrit

(1) Reil's. *Arch. für Physiologie*, Band X, p. 123, Halle, 1811.
(2) Arnold. *Bemerkungen über den feineren Bau des Hirns und Rückenmarks*, Zurich, 1838.
(3) Virchow, *Zeitschr. für Psychiatrie*, 1848, Band VIII et Virchow's *Arch. für pathol. Anatomie*, t. VI. p. 136. — *La pathologie cellulaire, basée sur l'étude physiologique et pathologique des tissus*, 4ᵉ édition, revue, corrigée. Paris, 1874, p. 311.
(4) Kölliker. *Handbuch der Gewebelehre des Menschen*, Leipzig, 1867, traduction française par Marc Sée, Paris, 1872, p. 355.
(5) Stricker's *Handbuch der Lehre von den Geweben*, 1870, 4ᵉ livrais.
(6) Henle, *Handbuch der system. Anatomie des Menschen*, III, 2ᵉ partie. Nervenlehre, 1871.
(7) *Die Histologie und Histogenese der nervösen Centralorgane, Untersuchungen* von F. Bell, Berlin, 1873.

des cellules spéciales qu'on peut isoler par dissociation après avoir fait macérer pendant quelques jours la substance blanche dans une solution faible d'acide chromique. Ces éléments sont formés d'une toute petite masse de protoplasma, on dirait d'un noyau, qui donne naissance à un grand nombre de prolongements extrêmement longs et déliés, semblables aux fibrilles conjonctives, qui à leur tour se subdivisent en deux ou plusieurs ramuscules. Boll compare ces cellules aux cellules embryonnaires du tissu conjonctif fibrillaire. Elles avaient déjà été décrites et isolées par Deiters; Jastrowitz (¹) en a donné le dessin et les a nommées *cellules araignées* (Spinnenzellen). Ce sont ces éléments qui occupent les interstices des fibres nerveuses, et dont les prolongements en se ramifiant et s'irradiant, vont constituer les plus fines travées et englober soit une fibre nerveuse isolée, soit un groupe de 4, 6 ou 8 fibres. D'après cette manière de voir, le tissu interstitiel serait un réseau de fines fibrilles dont les nœuds seraient occupés par les « cellules araignées » ; les travées les plus fortes seraient formées par des faisceaux de ces fibrilles.

Abstraction faite de toute conception théorique, il est incontestable qu'il existe partout, depuis la périphérie jusqu'au canal central, une substance conjonctive qui pénètre dans les substances blanche et grise en englobant leurs éléments, et qui se fixe à l'extérieur sur la pie-mère, au centre sur l'épendyme du canal central, dans l'épaisseur de la moelle sur les cloisons et sur la tunique adventice des vaisseaux. Cette substance est très molle et homogène à l'état frais ; après durcissement dans l'acide chromique, elle apparaît nettement fibrillaire, et alors, autour des disques nerveux sur les coupes transversales, entre les fibres sur les coupes longitudinales, on aperçoit le réseau délié tant de fois décrit. Dans la substance grise, par suite de la gracilité des fibres nerveuses et de leur trajet irrégulier, la névroglie est plus spongieuse; au voisinage du canal central, elle contient des fibrilles résistantes qui de à se dirigent au loin et peuvent particulièrement être poursuivies dans l'épaisseur des faisceaux postérieurs.

Cette substance conjonctive contient un nombre considérable de noyaux. On les voit tantôt ronds, tantôt ovales, irrégulièrement disséminés, mais toujours en assez grand nombre aussi bien sur les coupes longitudinales que sur les transversales, et ils ressemblent assez aux noyaux du névrilème. De plus, aux points d'entre-croisement des fibres du réseau, on reconnaît des éléments étoilés qui ont des dimensions égales ou supérieures à celles des cellules conjonctives ordinaires et dont les prolongements se continuent avec des fibres du réseau. Elles contiennent un noyau nettement dessiné. Parfois elles sont plus grandes et contiennent deux, trois ou plusieurs noyaux. Sous l'influence de causes pathologiques, ces éléments peuvent gagner énormément en nombre et en volume.

La substance gélatineuse, et par là nous entendons avec Henle outre la substance de Rolando, la couche corticale et la paroi de l'épendyme, se distingue du reste du tissu conjonctif. Elle est plus homogène, plus transparente, finement granuleuse, présente une teinte gris foncé sur une section transversale et se compose d'une masse de fines granulations moléculaires qui sont plongées dans une substance fondamentale homogène, très peu consistante. Elle se continue sans ligne de démarcation avec la névroglie avoisinante, et notamment elle envoie depuis la couche corticale des prolongements qui accompagnent les fortes cloisons et vont s'engager entre les faisceaux de fibres de la substance blanche. Elle est parsemée d'une masse de petits grains dont la nature a été l'objet de bien des controverses, et qui sont analogues à ceux de la rétine ; Henle les considère comme des corpuscules lymphatiques. La substance gélatineuse de Rolando entoure les cornes postérieures, contient en ce point de nombreuses petites cellules nerveuses et est sillonnée soit horizontalement, soit obliquement par les fibres des racines postérieures. Au pourtour du canal central la substance gélatineuse sert de support à l'épendyme et aux cellules vibratiles et est parcourue par des fibres résistantes qu'on peut poursuivre très loin.

(¹) Jastrowitz, *Studien über Encephalitis u. Myelitis des ersten Kindesalters (Arch. f. Psychiatrie*, II, p. 388, 414, et III, p. 162, 214.

§ 12. **Ganglions spinaux.** — D'après Kölliker, les racines sensitives pénètrent dans ces ganglions par un ou plusieurs faisceaux et ne contractent aucune connexion directe avec les cellules nerveuses. Ces dernières sont en général ovales et bipolaires; il peut arriver qu'un pôle donne naissance à deux fibres. Ces fibres ganglionnaires périphériques se joignent aux racines nerveuses et les renforcent. Les cellules nerveuses sont de dimension moyenne, ont un contenu granuleux et renferment en général autour de leur noyau un pigment jaunâtre. Ce noyau est gros, présente des contours très nets et est muni d'un nucléole. Chaque cellule est entourée d'un tissu dense et riche en noyaux (capsule).

IV. — CONNEXION ET TRAJET DES FIBRES NERVEUSES DANS LA MOELLE

Connexion et trajet des fibres nerveuses dans la moelle. — Si, après avoir étudié la structure de la moelle, nous arrivons au but essentiel des recherches anatomiques et si nous nous demandons quels sont les connexions et le trajet des éléments nerveux, afin de nous rendre compte du fonctionnement de l'organe, il faut avouer que nous sommes encore bien loin d'avoir résolu ce problème. L'anatomie nous fournit de nombreux renseignements sur les éléments pris isolément, mais elle nous apprend très peu de choses sur leurs modes d'union. Un des progrès les plus importants qui aient été réalisés dans ce sens, la découverte des prolongements des cylindres-axes, nous apprend simplement qu'il existe une communication entre les fibres nerveuses et les cellules, mais ne nous enseigne à peu près rien touchant la direction, le trajet et les communications ultérieures des fibres. Il est vraisemblable que ces prolongements se continuent avec les radicules des racines antérieures, mais nous ignorons si la majorité ou la totalité de ces radicules proviennent de ces prolongements et de quelles cellules elles émanent. La question est encore plus obscure en ce qui concerne les racines postérieures. D'après Kölliker, leurs fibres les plus externes passent entre les fibres longitudinales de la substance blanche pour gagner les cornes postérieures; là elles se résolvent en faisceaux séparés qui traversent la substance gélatineuse et qui ensuite ou bien se coudent pour prendre une direction verticale, ou bien continuent à cheminer en avant pour se perdre dans la partie antérieure de la corne postérieure et même dans la substance grise de la corne antérieure. Les fibres internes de ces mêmes racines aussitôt qu'elles ont pénétré dans le sillon collatéral postérieur se dirigent presque horizontalement à travers la portion externe des cordons postérieurs, puis se recourbent en arc ou en S, pénètrent dans la base des cornes postérieures et vont au moins en partie se perdre jusque dans les cornes antérieures. Schröder von der Kolk [1] a voulu distinguer deux espèces de fibres dans les racines postérieures des fibres sensitives et des fibres réflexes : les premières se recourberaient aussitôt après leur arrivée dans le cordon postérieur et se rendraient au cerveau sans pénétrer dans la substance grise; les secondes traverseraient directement la substance gélatineuse pour se rendre aux cellules des cornes postérieures. Au point de vue anatomique, cette distinction répond assez exactement à celle de Kölliker que nous avons exposée plus haut. Mais rien ne nous autorise à admettre la division physiologique de Schröder, d'autant plus que de la partie externe des cordons postérieurs on voit de nouveau des racines nerveuses faire retour à la substance grise.

Il n'est pas possible de poursuivre plus loin le trajet des racines postérieures; quant à leur continuité immédiate avec des cellules nerveuses, elle a été fortement mise en doute par Gerlach. Leur connexité avec les colonnes de Clarke paraît au contraire assez probable. Sur beaucoup de préparations on voit des portions de

[1] Et avant lui R. Wagner, *Ueber den Bau den Rückenmarks und die daraus resultirende Grundlage zu einer Theorie der Reflexbewegungen, und Mitempfindungen*, 1854.

leurs fibres se diriger horizontalement ou obliquement vers ces colonnes et y pénétrer de manière qu'elles semblent se continuer avec elles. Certaines observations anatomo-pathologiques (dégénération grise) dans lesquelles on a trouvé les fibres de ces colonnes en état d'atrophie, démontrent également leurs relations avec les racines postérieures.

La substance grise est parcourue horizontalement par de nombreux faisceaux de fibres qui font considérer comme très possible une communication entre les fibres des deux cornes antérieure et postérieure, mais cette connexité n'a pas encore pu être démontrée. Gerlach décrit un faisceau de fibres qui, des colonnes de Clarke chemine horizontalement vers le groupe de cellules qui est situé dans la corne latérale, un autre qui se rend dans le cordon latéral et un autre qui se dirige en arrière.

La marche transversale des fibres de la commissure blanche est facile à suivre à la partie supérieure de la moelle : une partie de ces fibres provenant des cordons antérieurs s'entre-croise et pénètre ensuite dans la substance grise, une seconde partie suit le bord interne des cornes antérieures jusqu'en avant; le trajet des autres est difficile à poursuivre à une certaine distance. Il résulte de cela que la commissure blanche sert très vraisemblablement à l'entre-croisement de fibres qui proviennent des cornes antérieures et partant sont motrices. Nous pourrons encore apporter à l'appui des preuves tirées de la pathologie et empruntées notamment à la dégénération secondaire descendante de Türk.

Voilà à peu près tout ce que nous savons sur le mode d'union des éléments dans le sens transversal; nos connaissances sur ce point sont bien imparfaites. Mais nous sommes encore moins avancés en ce qui regarde le mode d'union dans la longueur. Le grand nombre des fibres longitudinales démontre qu'il y a communication des diverses portions de la moelle entre elles et de toutes avec l'encéphale; mais nous ne connaissons bien ni le mode d'union des fibres horizontales avec les cellules, ni le trajet des fibres dans le sens de la longueur. L'anatomie et la physiologie nous apprennent également que dans les pyramides il y a un entre-croisement de fibres motrices qui, de la pyramide d'un côté, vont gagner le faisceau latéral du côté opposé, et le parcourent de haut en bas, ainsi que nous l'apprennent les dégénérations secondaires. Comment communiquent-elles avec les fibres motrices des racines antérieures? nous l'ignorons absolument. On admet que la communication se fait par l'intermédiaire des grosses cellules de la corne antérieure. Le trajet des fibres des racines postérieures peut encore être moins précisé, car il est beaucoup plus embrouillé, étant tantôt droit, tantôt oblique. Si nous faisons appel à l'observation pathologique, nous sommes portés à croire que ce sont les cordons de Goll qui dirigent vers le cerveau les fibres sensitives, car c'est à eux que se borne la dégénération secondaire ascendante. La portion externe des cordons postérieurs, les cordons cunéiformes, doivent entrer en relation intime avec les racines nerveuses, car ils reçoivent une notable partie de ces racines, tandis que d'autres fibres émanent de ces mêmes cordons pour gagner la base des cornes postérieures. Enfin il semble aussi que la portion périphérique du segment postérieur des cordons latéraux appartienne au domaine des racines postérieures, car elle est toujours intacte dans la dégénération motrice descendante, tandis qu'il n'est pas rare de la voir participer à la dégénération grise des cordons postérieurs. Quant à dire de quelle façon les racines postérieures deviennent ascendantes et pénètrent dans les cordons, cela nous est impossible. Une partie des radicules nerveuses semble simplement se couder pour devenir ascendantes, mais on n'a pas encore pu préciser comment elles pénètrent dans la substance blanche. Gerlach dit que les fibres des racines postérieures restent assez longtemps et en assez grand nombre dans la substance grise; même, d'après Schiff, ce serait cette dernière qui serait exclusivement chargée de la transmission sensitive ; de prime abord cette opinion n'est ni vraisemblable ni conforme aux données anatomiques.

Le trajet des fibres est encore plus embrouillé dans le bulbe que dans la moelle, néanmoins on peut aussi y poursuivre avec quelque certitude la continuation des cordons de la moelle. Seulement ils ne sont plus si bien délimités et il paraît s'effectuer des échanges de fibres entre les divers segments. La séparation en deux moitiés symétriques disparaît, par suite de l'accroissement démesuré de la commissure qui permet un échange très actif de fibres entre les deux côtés. Le trajet le plus direct est celui des cordons latéraux qui, à travers les pyramides, arrivent à la protubérance et jusqu'au cerveau. Une autre portion des fibres motrices traverse par faisceaux séparés le tissu réticulé sans qu'on puisse connaître leur trajet ultérieur. La substance grise augmente de volume, et des groupes de cellules nerveuses se montrent tantôt disséminées, tantôt assez rapprochées. Le rôle de ces groupes est mieux connu ici qu'ailleurs ; ils donnent naissance aux fibres des nerfs crâniens de la 7e à la 12e paire. Par suite de l'ouverture du canal central, la substance grise affleure à la surface sur le plancher du 4e ventricule et les cordons postérieurs avec les prolongements de substance grise riche en cellules (cornes supplémentaires postérieures) qu'ils reçoivent sont repoussés en dehors ; ils finissent par occuper le côté et même un peu la face antérieure du bulbe (corps restiformes) et on peut les poursuivre jusqu'à la racine du trijumeau et sa substance gélatineuse. Une partie de leurs fibres se courbe pour former les fibres arciformes. Quant au passage des fibres sensitives dans le cerveau et le cervelet, il est impossible de les suivre avec quelque certitude.

En s'aidant de connaissances pathologiques et physiologiques, on a à diverses reprises construit des figures schématiques qui étaient censées représenter la marche des fibres nerveuses dans la moelle : ces schémas ont varié avec l'état de la science, et aujourd'hui encore ils sont l'expression, non pas de la vérité, mais de la probabilité. Autrefois on considérait la moelle épinière comme un gros cordon nerveux formé de la réunion de tous les troncs nerveux périphériques. En 1833, Ehrenberg [1] disait que le cerveau et la moelle étaient composés de fibres nerveuses variqueuses. Trois ans plus tard Valentin [2] formula sa doctrine relative au trajet des fibres nerveuses, doctrine qui fut pendant assez longtemps universellement admise. Suivant cet auteur, les fibres de tous les nerfs se rendraient directement au cerveau en passant par la moelle, laquelle ne serait que la synthèse de toutes ces fibres. Remak avait déjà émis quelques doutes à ce sujet et avait prétendu que les racines nerveuses avaient une disposition plus compliquée (*Observat. anat. et microscop. de Syst. nerv. Struct.* Berolini, 1833). Hannover, le premier qui ait employé l'acide chromique, signale l'existence de fibres transversales dans la moelle (*Müller's Arch.*, 1840). Mais ce fut surtout Volkmann [3] qui combattit la théorie de Valentin et qui prouva qu'une partie au moins des fibres nerveuses devait se terminer dans la moelle. Les principaux arguments sont tirés : 1o de la forme de la moelle, qui n'est nullement conique, comme cela devrait être si la théorie de Valentin était la vraie, et qui présente au contraire des renflements au point d'émergence des nerfs des membres ; 2o de ce que le bout supérieur de la moelle n'est pas assez volumineux pour comprendre toutes les fibres qui arrivent à cet organe et pour les acheminer vers le cerveau ; 3o de ce que le volume augmente au lieu de diminuer aux endroits où elle émet les troncs nerveux les plus gros. Les objections de Volkmann ne sont pas elles-mêmes à l'abri de toute critique (notamment on peut alléguer contre elles que les fibres nerveuses ne conservent pas toujours le même diamètre et qu'elles s'amincissent au moment où elles se jettent dans la substance grise), mais elles ont une très grande valeur et elles ont été confirmées de bien des façons, par les recherches histologiques ultérieures d'abord, puis par ce fait aujourd'hui démontré que la substance grise est plus riche en cellules et en fibres nerveuses dans les renflements, enfin par les

(1) Poggendorf's, *Annal.*, 1833.
(2) *Nova acta Leopoldiana*, 1836.
(3) Volkmann in Wagner's *Handwörterbuch.* Art. Nervenphysiologie, 1845, II, p. 482 et *Ueber die Faserung des Rückenmarks von Rana esculenta.* Müller's Arch. für Anatomie, Berlin.
   Stilling und Wallach. *Unters. uber die Textur des Rückenmarks*, Leipzig, 1842.
   Stilling, *Ueber die Textur und Function der Medulla oblong.*, 1843. — *Ueber den Bau der Varols-Brucke*, 1846. *Neue Unters. uber den Bau des Rückenmarks*, 1846.
   Stilling a abouti dans ses recherches aux mêmes conclusions que Volkmann.

découvertes physiologiques modernes, surtout celle de l'action réflexe : aussi est-il pour nous hors de doute qu'un certain nombre de fibres nerveuses doivent se terminer dans la moelle. D'un autre côté l'observation la plus simple prouve que les fibres nerveuses tant centripètes que centrifuges sont en communication avec l'organe central de la volonté et de la perception, le cerveau. Quant aux voies que suit cette communication, c'est là ce que nous ne savons que d'une manière très imparfaite.

V. — DISTRIBUTION DES NERFS A LA PÉRIPHÉRIE

Il est très important, au point de vue clinique, de savoir à quels départements de la périphérie correspond un point donné de la moelle. En effet, les altérations de cet organe se manifestent surtout par des symptômes périphériques : aussi est-il naturel de se demander à quel niveau les nerfs d'une région déterminée pénètrent dans la moelle et quel est leur trajet ultérieur. La question a une importance particulière pour les nerfs sensitifs et moteurs, bien qu'elle ait été soulevée également pour les nerfs de la vessie, du rectum, etc.

Le besoin de ces localisations s'est fait sentir il y a bien longtemps déjà : c'est ainsi que nous trouvons dans Galien des indications sur les régions périphériques qui correspondent à certains départements de la moelle. Galien dit que la sensibilité et la motilité sont complètement abolies dans les bras lorsque la moelle est lésée au niveau de la 5ᵉ vertèbre cervicale ; quand la lésion siège au niveau de la 6ᵉ, la sensibilité n'est que partiellement atteinte et la partie supérieure du bras reste indemne ; elle le reste encore bien davantage lorsque l'altération est située à la hauteur de la 7ᵉ vertèbre cervicale, ou de la 1ʳᵉ dorsale, et quand elle se trouve au niveau de la 2ᵉ dorsale les bras sont complètement libres. Depuis on a cherché à déterminer avec le plus grand soin à quelle région se distribue chaque racine et quel est son point d'origine dans la moelle. Aussi sommes-nous à même, à présent, étant donné un symptôme nerveux périphérique, de dire à quelle racine ou à quel département de la moelle il doit être rapporté.

Les troncs nerveux formés des racines antérieures et postérieures traversent les trous de conjugaison, au nombre de 31 paires. Le renflement cervical est situé entre la 3ᵉ vertèbre cervicale et la 2ᵉ dorsale, le lombaire entre la 10ᵉ dorsale et la 1ʳᵉ ou 2ᵉ lombaire ; plus haut que ces renflements naissent les nerfs cervicaux, dans leur intervalle les paires dorsales, et au-dessous d'eux les nerfs sacrés et coccygiens.

La topographie périphérique des nerfs crâniens, aussi bien que des premières paires cervicales, nous est suffisamment connue par l'anatomie, grâce à ce fait qu'ils se distribuent sans se confondre et qu'ils émanent d'une région très limitée équivalente à l'épaisseur d'une vertèbre. La même considération s'applique aux nerfs dorsaux. Il n'en est pas de même des plexus. Les branches de ces derniers proviennent d'un segment de moelle correspondant à plusieurs épaisseurs de vertèbres, à 6 pour le plexus cervical, à 4 pour le plexus lombo-sacré ; comme chacun des troncs nerveux afférents se mélange et s'anastomose largement avec ses voisins, il est impossible de poursuivre le trajet de chacun d'eux isolément. L'anatomie nous apprend le trajet des branches efférentes des plexus, mais ne nous indique nullement quelles sont les relations de ces mêmes branches avec telle ou telle racine spinale. Or, comme une épaisseur de 4 à 6 vertèbres correspond à un département considérable de la moelle, il devient urgent de savoir à quels points plus précis de cet organe répondent les rameaux nerveux périphériques. On détermine la distribution des fibres motrices très simplement en les interrogeant par l'excitation mécanique ou électrique, qui donne une réponse immédiate et précise. On peut interroger les fibres sensitives d'après la méthode d'Eckhard qui consiste à couper toutes les racines postérieures, à l'exception d'une et à rechercher quels arrondissements de la peau ont conservé leur sensibilité ou leur pouvoir réflexe. Ou bien inversement on peut, comme l'a fait Türk, couper une seule racine et déterminer la portion de peau qui a été rendue insensible. Il résulte des recherches d'Eckhard que la moelle fournit des fibres motrices à tous les muscles volontaires du tronc et des membres, et des fibres sensitives à tous les organes de ces mêmes régions ; de plus on constate que chaque moitié de la moelle dessert, par les fibres qu'elle émet, le côté correspondant du corps. Les lignes médianes anté- rieure et postérieure tracent des limites assez rigoureuses que les rameaux ner- veux dépassent très rarement, ainsi qu'on peut s'en assurer dans les cas de névral- gies ou d'anesthésies localisées à un seul côté.

Il est, en outre, de règle que les fibres nerveuses qui desservent un muscle ou une région cutanée émanent d'une portion restreinte de la moelle, mais quoiqu'elles ne soient presque jamais empruntées à une seule racine. De plus les nerfs qui se ren- dent à des groupes de muscles jouissant d'une synergie fonctionnelle tout en pro- venant de deux ou trois racines, émanent également de points relativement res- treints de la moelle que l'on peut regarder comme des centres spéciaux.

Aux recherches d'Eckhard se rattache cette loi qui a été établie, en 1847, par Schröder von der Kolk [1] : « Lorsqu'un nerf fournit des branches motrices à des muscles, ses rameaux sensitifs se rendent à cette partie de la peau qui est mue par ces mêmes muscles » ; ou en d'autres termes : « Tout nerf spinal envoie ses fibres motrices aux muscles qui meuvent, ses fibres sensitives à la partie qui est mue. » Schröder a vérifié cette loi pour les muscles et la peau des extrémités et du cou.

En général aussi, lorsque des groupes de nerfs moteurs ont la même destination fonctionnelle, lors même que ces nerfs sont éloignés les uns des autres, ils pro- viennent néanmoins d'un département assez restreint de la moelle. Citons comme exemple les nerfs respirateurs qui sont fournis par les paires cervicales depuis la 3e jusqu'à la 8e, y compris le nerf phrénique. Il en est de même pour les muscles du larynx et ceux des membres.

Peyer est arrivé dans ses recherches sur le plexus brachial du lapin, aux conclusions suivantes : 1° la même racine ne dessert pas toujours les mêmes muscles ; 2° plus ces racines deviennent voi- sines de la queue, plus les points auxquels elles fournissent, sont rapprochés de l'extrémité du membre ; 3° la même racine ne dessert jamais uniquement des muscles synergiques, par exemple, rien que des extenseurs ou rien que des pronateurs ; 4° les cercles innervés par les rameaux sen- sitifs empiètent les uns sur les autres ; 5° les rameaux moteurs et sensitifs d'un tronc nerveux donné se répartissent de telle façon que les derniers se rendent à la peau qui recouvre les muscles innervés par les premiers.

Des observations cliniques faites sur l'homme prouvent que les régions de la moelle d'où éma- nent les nerfs destinés aux extenseurs de la main sont situées plus bas que celles qui fournissent les nerfs destinés aux fléchisseurs (Schützenberger) ; de plus lorsque le segment inférieur du ren- flement lombaire est malade, ce sont les nerfs moteurs de la jambe qui sont atteints, et ceux de la cuisse restent sains, quand la lésion est située plus haut, les troubles moteurs gagnent les flé- chisseurs de la jambe tels que le semi-tendineux, le semi-membraneux et le biceps. L'extrémité tout à fait inférieure du renflement lombaire semble desservir le groupe des péroniers.

Nous possédons des connaissances spéciales sur la répartition des nerfs sensi- tifs. Cette étude offre un intérêt tout particulier, parce que les sphères de ces nerfs empiètent fréquemment les unes sur les autres, comme cela a lieu quoiqu'à un degré moindre pour les nerfs moteurs : il en résulte des phénomènes singuliers qui ont vivement attiré l'attention des observateurs. Nous faisons allusion à ces cas si connus où la section de rameaux sensitifs considérables a eu pour consé- quence une anesthésie localisée à leur sphère de distribution, et disparaissant après quelques jours à peine [2]. L'empiètement des sphères sensitives les unes sur les autres rend compte jusqu'à un certain point de ces faits ; néanmoins il n'explique

_____

(1) Schröder von der Kolk. *Ueber den Zusammenhang zwischen Gefühls-und-Bewegungsnerven,* 1847.

(2) Observations paradoxales de Richet et autres sur la persistance de la sensibilité dans les points in- nervés par le médian et dans son bout périphérique après la section de ce nerf. Arloing et Tripier, en expérimentant sur des chiens, sont arrivés à des résultats analogues, à savoir, qu'après la section de quel- ques filets nerveux, les points innervés par eux ne deviennent pas insensibles tant qu'un seul de ces filaments reste intact.

pas suffisamment les phénomènes qui suivent l'excision du nerf sous-orbitaire. En tous cas, il est à remarquer que Ludwig Türk (de Vienne) a, dans ses recherches expérimentales, également constaté de ces anesthésies transitoires. Les études très consciencieuses de cet auteur sur la répartition de la sensibilité cutanée des nerfs spinaux, ont conduit l'auteur à des résultats qu'il a publiés lui-même, à titre provisoire, en 1856, et que Ludwig a reproduits dans sa *Physiologie* (1858, I, p. 161) avec deux figures schématiques. Les résultats définitifs qui, malheureusement, sont incomplets au point de vue des applications pathologiques, ont été publiés par C. Wedl (Vienne, 1869), après la mort de l'auteur. Les expériences ont été faites sur des chiens.

Il ne nous est pas possible de décrire ici tous les départements nerveux ; nous nous bornons à résumer les conclusions (p. 25) :

« Les nerfs cutanés des membres supérieurs se comportent exactement comme ceux du cou et du tronc, c'est-à-dire que leur distribution se fait suivant des segments cylindriques, juxtaposés, perpendiculaires à l'axe du membre, et disposés de façon que le rameau dont le point d'origine est le plus élevé, correspond au segment le plus rapproché de la racine du membre et ainsi de suite :

« Les départements nerveux des membres sont des bandes disposées en arcs de cercle ; aux endroits renflés du membre, ces bandes s'élargissent.

« Ces bandes comprennent des districts du tronc beaucoup plus restreints que celles qui sont fournies par les branches antérieures des paires cervicales et dorsales voisines. Certaines d'entre elles ne s'étendent même pas jusqu'au tronc, mais s'épuisent dans le membre lui-même.

La 1re paire cervicale ne fournit aucune branche cutanée. Les 2e, 3e, 4e et 5e paires cervicales ont des districts qui leur sont propres. La 6e a un district propre et un district commun. Les 7e et 8e n'ont que des districts communs. La 1re paire dorsale a, comme la 6e cervicale, un district propre et un district commun.

La ligne de démarcation entre les terminaisons des branches antérieures et postérieures correspond à peu près aux apophyses transverses des vertèbres : pour la 2e cervicale, cette ligne se trouve sur le côté du cou, au niveau du conduit auditif externe. Entre les districts innervés par la 5e paire cervicale et la 2e dorsale sont situés ceux de la 6e cervicale et de la 1re dorsale et chacune de ces dernières a un domaine propre qui est limitrophe du domaine également propre des premières.

Au membre inférieur, la 4e lombaire décrit une ceinture absolument comme la 5e cervicale. La 5e lombaire se comporte comme la 6e cervicale et possède un territoire propre et un territoire commun. La 6e paire lombaire est l'analogue de la 7e cervicale et ainsi de suite.

Les départements nerveux de la peau des membres ont en général la forme de ceintures dont la direction est oblique par rapport à l'axe du membre. Ces ceintures sont considérablement élargies aux endroits où le membre présente des renflements.

Nous ne pouvons pas donner en détail dans ce livre toutes les ramifications de chaque nerf, et nous renvoyons le lecteur aux planches de Türk. En étudiant ces dernières, on pourra voir qu'aux membres, chaque département nerveux est desservi par deux et même par trois racines ; notamment ceux des mains et des pieds dont la sensibilité est exquise, reçoivent chacun des rameaux de trois racines différentes.

Mentionnons encore la dissertation de Heine [1] et le mémoire de Koschewnikoff [2] : ces deux auteurs sont arrivés à des résultats semblables pour les extré-

---

[1] Heine, *Königsberg*, 1860.
[2] Koschwnikoff. *Ueber die Empfindungsnerven der hinteren Extremitäten beim Frosch. (Arch. (für Anatomie u. Physiologie,* 1868, p. 326).

mités inférieures et le second a pu constater que très peu de départements cutanés du membre abdominal étaient desservis par une racine unique.

Siège des centres réflexes. — Koschewnikoff *(loc. cit.)* a trouvé que chez la grenouille le lieu de rencontre entre les fibres sensitives et les motrices est situé : pour la 7e paire, au niveau de la 4e vertèbre; pour la 8e, entre les 4e et 5e vertèbres; pour la 9e, au niveau de la 5e vertèbre. Ces résultats ont été confirmés par les recherches de Masius et Vanlair *(Localisation des centres réflexes.* Bruxelles, 1870).

Ces deux auteurs ont aussi pu se convaincre que les racines postérieures ont des propriétés à la fois sensitives et réflexes. Ils ont également cherché à déterminer le territoire que chaque racine postérieure occupe dans la moelle, et pour ce faire ils ont noté quels sont les points de la moelle dont l'intégrité est nécessaire pour qu'il puisse se produire un réflexe dans une racine donnée. Voici leurs résultats (les racines comprises entre 7 et 10 sont celles qui se rendent aux membres inférieurs) :

1° L'origine de la 7e racine correspond à la 5e et à la 6e vertèbre, mais elle peut se trouver jusqu'au haut de la 5e, rarement au delà;

2° L'origine de la 8e racine correspond rigoureusement à la 6e vertèbre, parfois elle remonte jusqu'à la partie inférieure de la 5e, rarement elle s'étend jusqu'à l'articulation de la 6e avec la 7e;

3° L'origine de la 9e racine s'étend depuis le milieu de la 6e vertèbre jusqu'au milieu de la 7e;

4° Le lieu d'origine de la 10e racine est celui qui varie le plus : il oscille entre la 6e et la 8e vertèbre, mais d'ordinaire il correspond au corps de la 7e.

Les mêmes auteurs ont, à l'aide de sections transversales pratiquées sur le tronc de l'animal, déterminé l'étendue de chaque centre réflexe:

1° Les centres réflexes des quatre racines qui concourent à former le plexus sacré sont contenus dans un segment de la moelle qui commence à 0m,002 au-dessus du point d'émergence de la 7e racine et qui finit immédiatement au-dessous du point d'émergence de la 10e;

2° Ce segment se subdivise en une série de centres réflexes qui sont situés l'un au-dessus de l'autre dans le même ordre que les racines auxquelles ils correspondent.

3° Les 8e et 9e racines ont un centre commun qu'il n'est pas possible de diviser.

4° Le centre de chaque racine commence immédiatement au-dessous d'elle et s'étend jusqu'à la racine immédiatement supérieure.

5° Chacun de ces centres a une étendue de 0m,002 à 0m,002 1/2.

6° La partie de la moelle située plus bas que la 10e racine ne contient aucun centre réflexe. Cependant, lorsqu'on la sectionne, on observe dans les membres inférieurs des mouvements et des symptômes de douleur.

En ce qui concerne les membres supérieurs, leur centre réflexe commence à 0m,001 ou 0m,001 1/2 au-dessus de l'émergence de la 2e racine et s'arrête immédiatement au-dessous de la 8e : son étendue est de 0m,003 à 0m,003 1/2.

CHAPITRE II
PHYSIOLOGIE DE LA MOELLE

§ 1. Transmission de la sensibilité et du mouvement. — § 2. Croisement des transmissions dans la moelle — § 3. Pouvoir réflexe de la moelle. — § 4. Modération de l'action réflexe. — § 5. De la moelle comme centre de perception. — § 6. Coordination dans la moelle. — § 7. Tonicité musculaire. Action des racines postérieures sur les antérieures. — § 8. Influence trophique de la moelle sur les nerfs périphériques. — § 9. Influence de la moelle sur les muscles involontaires. — § 10. Influence de la moelle sur les sécrétions.

Nous n'avons pas besoin de faire remarquer qu'il n'entre pas dans notre plan de faire ici la physiologie complète de la moelle; nous nous proposons seulement de réunir les notions que l'on possède sur les fonctions de cet organe, en tant que ces notions peuvent servir à l'intelligence des faits pathologiques. Cette remarque s'applique surtout à la moelle allongée dont nous ne pouvons ni ne devons étudier ici les fonctions si complexes.

§ 1. **Transmission de la sensibilité et du mouvement.** — Deux grands principes dominent la physiologie de la moelle, savoir : la loi fondamentale de Charles Bell, et la théorie des réflexes de Marshall Hall. On peut dire que la physiologie de la moelle a réellement commencé avec Charles Bell, en 1811. Avant lui, on ne possédait, sur les fonctions de cet organe, que des notions fort pauvres. Les médecins de l'antiquité, à commencer par Hippocrate, savaient fort bien que des lésions traumatiques ou autres de la moelle annihilent les mouvements et la sensibilité dans toutes les parties situées au-dessous du point lésé. Galien fit des expériences sur des animaux et confirma ces données [1]. On avait aussi remarqué que des lésions intéressant seulement une moitié de la moelle, abolissent les mouvements et les sensations du même côté. De ces observations, quelque simples qu'elles fussent, découla la conclusion que l'activité nerveuse passe du cerveau aux nerfs par l'intermédiaire de la molle.

Quelques observations cliniques semblaient être en opposition avec ce principe et ont donné lieu à cette croyance bizarre que les méninges rachidiennes sont capables, à défaut de la moelle, de transmettre les excitations sensitives ou motrices. Ollivier lui-même rapporte encore des faits de ce genre, et il cherche à les expliquer par la direction très oblique qu'affectent les racines au moment où elles pénètrent dans la moelle; mais cette explication n'est pas applicable à tous les cas; il vaut mieux admettre que la moelle avait été déchirée pendant l'autopsie et notamment aux endroits ramollis. — M. Rullier a publié dans le *Journal de Physiologie* de Magendie une observation qui a longtemps intrigué les savants. Il avait trouvé la moelle diffluente et rouge depuis le tiers supérieur de la portion cervicale jusqu'au tiers inférieur de la partie dorsale; les méninges étaient conservées; des racines antérieures il ne subsistait que le névrilème; les racines postérieures avaient leur volume normal. Or les bras avaient conservé leur sensibilité, seulement ils étaient paralysés et contracturés ; mais partout ailleurs la mobilité était intacte et le malade pouvait marcher et circuler librement. Magendie lui-même inclinait à croire que les extrémités inférieures peuvent conserver toute leur intégrité malgré une altération profonde de la moelle, et que la transmission nerveuse peut se faire par les méninges (Voyez Velpeau, *Mémoire sur quelques altérations de la moelle épinière* etc., *Arch. gén.*, Paris, 1825, mars).

On avait noté également la paralysie de la vessie et du rectum consécutive à des lésions de la moelle, et il semble même qu'on ait connu les troubles respiratoires survenant à la suite d'altérations des portions les plus élevées de la moelle cervicale. Ajoutons qu'Oribase [2] et Vésale répétèrent les expériences de Galien, et constatèrent l'intégrité des fonctions dans les parties situées au dessus des points lésés ; que Tosetti, en excitant la moelle sur des chiens, détermina des mouvements convulsifs au tronc et aux membres, et enfin que déjà Schlichting et Schneider déclarèrent mortelles les lésions de la portion supérieure de la moelle cervicale. Ce fut à ces quelques notions que se borna longtemps la physiologie de la moelle.

Tout le monde sait comment Ch. Bell [3] a démontré, d'abord sur le trijumeau et le facial, puis sur les nerfs spinaux, que les racines antérieures sont motrices, et les postérieures sensitives. Magendie, peut-être bien à cause de son habileté consommée comme expérimentateur, n'est pas arrivé à des conclusions aussi nettes que Ch. Bell. Il trouva que les racines antérieures étaient décidément sensibles, et cette observation le conduisit peu après à l'importante découverte de la sensibilité récurrente. Les racines antérieures, en effet, sont sensibles, mais elles doivent cette propriété à des fibres qui émanent des racines postérieures et qui,

[1] Galien, *Œuvres*, traduction Ch. Daremberg.
[2] Oribase, *Œuvres*, traduction Bussemaker et Daremberg.
[3] Charles, Bell. *An Idea of a new Anatomy of the brain*, Londres, 1818.

arrivées au tronc commun, rebroussent chemin vers les racines antérieures et reviennent même jusqu'à la pie-mère.

La croyance que chaque segment de la moelle devait présider à une fonction spéciale s'était fait jour peu à peu. Bellingeri *(Experimenta in nervorum antagonismum habita.* Turini, 1724) dit : « Le cerveau et ses prolongements, savoir, les pédoncules cérébraux, les pyramides et les cordons antérieurs ainsi que les nerfs qui en émanent, président aux mouvements de flexion ; au contraire, le cervelet et sa continuation, c'est-à-dire les cordons postérieurs de la moelle, président aux mouvements d'extension ; quant à la substance grise, elle est chargée de la perception. » Boerhaave *Prælectiones med.* Lugduni Batavorum, 1761, II, p. 695 et 696) s'exprime ainsi : « Ex hâc (medulla oblongata) exit duplex genus nervorum, unum motui, alterum sensui inserviens, nec unquam inter se communicans, etc. » En 1809, Alexandre Walker affirma d'une manière très explicite que les racines antérieures et les racines postérieures n'avaient pas les mêmes fonctions, mais il plaça la sensibilité dans les racines antérieures.

La doctrine de Bell a été confirmée par une longue série d'expérimentations qui toutes s'accordent à démontrer que tous les nerfs moteurs sortent de la moelle par les racines antérieures, tous les nerfs sensitifs par les racines postérieures. On s'occupa aussi de rechercher si, outre ces deux espèces de fibres, les racines n'en contenaient pas d'autres, et en particulier on se demanda où se rendaient celles du sympathique, et ce que devenaient les vaso-motrices, les sécrétoires, les trophiques. On sait maintenant que les vaso-motrices accompagnent les racines antérieures. Nous reviendrons sur la distribution qui leur est propre. Quant aux autres fibres, on peut se demander si elles sont d'une nature particulière, et si les rôles qu'on leur attribue n'appartiennent pas plutôt aux vaso-motrices. Les nerfs trophiques ont été l'objet de nombreux travaux, parmi lesquels ceux de Samuel méritent une mention à part. On a admis la présence de nerfs trophiques au milieu des fibres du sympathique et des ganglions spéciaux ; mais l'existence de nerfs purement trophiques ne se base encore, à notre avis, sur aucun argument plausible.

En ce qui concerne les cordons de la moelle, on peut considérer comme démontré que les antérieurs se rapportent à la motilité et les postérieurs à la sensibilité, mais il ne faudrait pas croire qu'ils sont la continuation pure et simple des racines nerveuses. Il est vrai que les expériences de Longet, confirmées par Schiff et Brown-Séquard, ont prouvé que les cordons postérieurs sont les seules portions sensibles dans la moelle, mais elles doivent leur sensibilité aux racines nerveuses qui les traversent : leur substance propre est insensible. De même l'excitation des cordons antérieurs ne détermine aucun mouvement musculaire si l'on évite d'agir sur les racines nerveuses. Aussi a-t-on pendant longtemps révoqué en doute l'excitabilité des cordons antérieurs et postérieurs, jusqu'à ce que A. Fick l'eût démontrée pour les premiers, Ludwig pour les seconds. Schiff, se basant en grande partie sur ses propres travaux, a établi une distinction très importante entre la substance kinésodique et la substance æsthésodique. Il conclut que la substance nerveuse est susceptible de recevoir et de transmettre une excitation provenant d'une fibre nerveuse avec laquelle elle est en communication, sans être capable de répondre elle-même avec une intensité correspondante à une excitation directe, soit électrique, soit mécanique, soit chimique. Ses expériences sont d'un grand poids pour la pathologie ; voici ses principales propositions [1] :

a). Les cordons postérieurs sont les seules portions sensibles de la moelle ; il est probable qu'ils sont redevables de cette sensibilité aux racines postérieures qui les traversent ; leurs fibres propres sont, au contraire, insensibles, surtout à la région cervicale (Chauveau).

b). La section complète des cordons postérieurs n'abolit en rien la transmissio

(1) J. M. Schiff, *Lehrbuch der Physiologie des Menschen,* Lähr, 1858, 1859.

de la sensibilité, au contraire, elle détermine une vive hyperesthésie, ce que l'on peut particulièrement constater sur le lapin.

c). Toute la substance grise, aussi bien l'antérieure que la postérieure, transmet les impressions sensitives. Chaque point de la substance grise n'est pas spéciale ment affecté à un groupe donné de nerfs sensitifs : au contraire, chaque tranche de substance grise transmet la sensibilité de tous les points du corps situés au dessous. Moins il reste de substance grise, plus la transmission sensitive est ralentie.

d). La substance grise est insensible, tandis qu'elle est très susceptible de transmettre les impressions sensitives (substance æsthésodique).

e). Les cordons postérieurs qui livrent passage aux fibres sensitives ne les conduisent pas jusqu'au cerveau. Si l'on sectionne toute la moelle, sauf ces cordons, les animaux manifestent encore de la sensibilité au toucher, mais nullement à la douleur (analgésie). Les troncs nerveux présentent alors également ces mêmes symptômes, analgésie et sensibilité au toucher; d'où il résulte qu'eux aussi, et non les extrémités nerveuses seules, possèdent cette sensibilité au toucher différente de l'impression douloureuse.

Il faut dire que cette dernière proposition a rencontré des contradicteurs : Van Deen, Stilling et autres ont constaté que la section des cordons postérieurs abolissait incomplètement la sensibilité. Danilewski s'est assuré que la conduction des impressions tactiles s'effectuait exclusivement par l'intermédiaire des cordons postérieurs. Brown-Séquard, Sanders et Velpeau n'ont pas adopté les conclusions de Schiff (Comp. *Meissner's Jahresber.*, 1859, 1866). De même la clinique ne les a pas uniformément confirmées. Luys a vu une femme qui éprouvait de vives douleurs et avait perdu le sens tactile; à l'autopsie il trouva les cordons postérieurs ramollis et la substance grise intacte. Dans la dégénération grise des cordons postérieurs, la sensibilité tactile est souvent conservée alors que les cordons postérieurs sont profondément altérés. La participation de ces cordons à la conduction sensitive semble être un fait acquis; quant à la substance grise, elle prend également part à cette fonction, mais n'en est pas chargée exclusivement, comme l'admet Schiff.

Schiff a émis une doctrine analogue touchant la transmission motrice, laquelle également s'effectue moins à travers la substance blanche des cordons antérieurs qu'à travers la substance grise. Cette dernière, elle non plus, n'est pas susceptible, lorsqu'on l'excite, de produire un mouvement quelconque, mais elle transmet fort bien aux nerfs moteurs les incitations qu'elle reçoit (substance kinésodique). Seulement les fibres longitudinales ont un trajet plus direct dans les cordons antérieurs; ainsi, en sectionnant la moelle de manière à ne conserver que ces derniers, au niveau de la 3e vertèbre, les membres postérieurs peuvent encore exécuter des mouvements volontaires.

Quant aux cordons latéraux, Ch. Bell croyait qu'ils président aux mouvements respiratoires et qu'ils fournissent tous les nerfs qu'il avait appelés respirateurs. Dans cette catégorie il rangeait le spinal, le phrénique, des branches de la 5e et 6e paires cervicales (nerf thoracique postérieur) et les intercostaux. Mais cette hypothèse de Ch. Bell n'est pas d'accord avec l'observation expérimentale et clinique, laquelle ne nous démontre nullement que les cordons latéraux ont une influence spéciale sur la respiration ; elle nous apprend uniquement que le centre régulateur des mouvements respiratoires est situé dans le bulbe, et qu'à la suite de lésions de la moelle il peut survenir des troubles de la respiration qui varient avec le niveau de la lésion.

Il est par contre hors de doute que les cordons latéraux prennent une part importante à la transmission motrice et probablement aussi à la sensitive (Schiff). En traitant de l'anatomie nous avons déjà vu que la clinique fournit de puissantes preuves à l'appui de cette opinion.

§ 2. **Croisement des transmissions dans la moelle.** — L'entre-croisement des fibres motrices était déjà connu dans l'antiquité; on savait que des lésions d'un côté de la tête déterminent une paralysie de la moitié opposée du corps. Cet entre-croise-

ment a lieu dans les pyramides, mais il est à peu près certain qu'il ne se fait pas que
là ; il se continue plus haut dans le bulbe et probablement encore dans la protubérance ; on ne pourrait donner une démonstration directe de ce fait, mais la grande
abondance de fibres transversales dans cette région le rend au moins vraisemblable. La clinique prouve suffisamment qu'il doit exister un certain entre-croisement plus haut que les pyramides. Nous n'avons qu'à rappeler le facial pour lequel
la chose est absolument certaine bien qu'on n'ait pas encore pu en fournir une démonstration anatomique. Mais nous ignorons si tous les nerfs moteurs s'entre-croisent, et le fait est plus que douteux pour beaucoup de nerfs crâniens : s'il est hors
de doute pour le facial, on l'admet partiellement pour l'hypoglosse (Deiters, Gerlach), et on peut dire qu'il reste tout à fait à démontrer pour l'oculo-moteur commun,
l'oculo-moteur externe et les fibres motrices du trijumeau. Pour les nerfs spinaux
il n'y a de positivement prouvé que l'entre-croisement des fibres motrices provenant
des membres. Les muscles respirateurs, ceux du larynx, du pharynx, de la poitrine
et du dos, ne sont d'habitude pas atteints par les hémiplégies, et l'entre-croisement de
leurs nerfs n'est rien moins que certain. On peut se demander ensuite jusqu'à quel
point on doit admettre un entre-croisement des fibres motrices dans la moelle elle-
même : les données histologiques sont absolument favorables à cette opinion. On
distingue, en effet, dans la commissure blanche des fibres transversales qui s'entre-croisent et se rendent pour la plupart à la substance grise antérieure : il n'est
pas probable que ces fibres proviennent des muscles des membres, mais elles peuvent appartenir à d'autres muscles.

La physiologie et la pathologie sont d'accord pour démontrer que les fibres sensitives s'entre-croisent avant d'atteindre le cerveau ; tandis que, chose singulière,
l'anatomie ne nous donne pas le moindre renseignement sur ce fait. Budge (*Untersuchungen über das Nervensystem*, 1841) et Eigenbrodt (*Leitungsgesetz
im Rückenmark*, 1846) ont conclu de leurs expériences que la marche des impressions sensitives était croisée. Plus récemment, Brown-Séquard [1] est arrivé
au même résultat, et a constaté que l'entre-croisement n'avait pas lieu en un point
limité, mais dans toute la longueur de la moelle. Après la section d'une moitié de
la moelle au niveau de la dixième vertèbre dorsale, cet auteur a toujours trouvé
la sensibilité notablement diminuée ou tout à fait abolie dans le membre inférieur
du côté opposé, et exaltée au contraire dans celui du même côté. Pratiquait-on
la section au niveau de la 2e ou 3e cervicale, il y avait abolition de la sensibilité
de toute la moitié opposée du corps y compris l'oreille et la région occipitale. En
divisant la moelle sur la ligne médiane à la portion lombaire on annulait complètement la sensibilité dans le train postérieur alors que les mouvements volontaires étaient conservés. Brown-Séquard a corroboré ces résultats par une série
d'observations cliniques, et depuis lors un certain nombre d'autres auteurs les ont
également confirmés. Cette donnée, sur laquelle nous reviendrons, a une importance capitale pour la pathogénie et le diagnostic des affections de la moelle.

Cependant la doctrine de Brown-Séquard ne nous semble pas à l'abri de toute
objection, et il n'est pas bien démontré pour nous que toutes les fibres sensitives
se croisent dans l'intérieur de la moelle et cela aussitôt après leur entrée dans
cet organe. Brown-Séquard admet cinq modes de sensibilté, savoir : la sensibilité
au toucher, au chatouillement, à la douleur, le sens tactile et le sens musculaire :
la conduction des quatre premières se croise dans la moelle spinale, et celle de
la cinquième dans la moelle allongée ou plutôt en deçà.

Nous ne devons pas dissimuler que les conclusions de Brown-Séquard ont été

(1) Brown-Séquard, *Comptes rend.*, 1850, p. 700 ; 1855, p. 118 ; *Gaz. méd.*, 1855, p. 31 et 36 ; *Recherch.
expérim. sur la transmission croisée des impress. sensit.*, Paris, 1855 ; *Journal de Physiologie*, 1858
et 1859.

fortement attaquées par Schiff, et que de Bezold [1], arrivé au bout de ses expérimentations, déclara qu'il était impossible d'affirmer ou de nier avec certitude le
croisement des impressions sensitives. Néanmoins l'examen attentif des cas pathologiques a fourni à la doctrine de Brown-Séquard un appui considérable.

Les preuves anatomiques de la transmission croisée de la sensibilité sont peu
nombreuses et peu certaines. Quoi qu'il en soit, on voit constamment un faisceau
qui se détache des racines postérieures, longe le bord externe de la corne postérieure jusque derrière la colonne de Clarke, et qui, de là, semble se diriger vers
la commissure grise; mais comme celle-ci est très pauvre en fibres nerveuses,
on a de la peine à croire que toutes les fibres sensitives puissent s'entre-croiser dans
son intérieur. Il est possible, à la vérité, que la commissure blanche prenne part
à cet entre-croisement, mais on n'a pas encore réussi à démontrer qu'elle envoie
des traînées de fibres vers les cornes postérieures.

§ 3. **Pouvoir réflexe de la moelle.**—Des observateurs déjà anciens, tels que Rolle,
Whytt, Legallois, etc., avaient remarqué que la moelle n'était pas uniquement un
appareil de transmission, mais qu'elle jouissait d'une individualité propre comme
centre d'innervation, et qu'après l'ablation de l'encéphale, elle était susceptible de
transformer des excitations en mouvements. Prochaska a donné à ces derniers
phénomènes le nom de *réflexes*, mais il ne les a pas distingués des sensations, et
les a considérés comme des mouvements instinctifs. Il n'échappa pas au coup d'œil
pénétrant de Marshall Hall que ces mouvements étaient d'une nature tout à fait
spéciale, et qu'ils différaient absolument des mouvements volontaires. Le célèbre
physiologiste a reconnu qu'ils avaient leur centre dans la moelle, et il admit pour
les expliquer l'existence d'un système spécial de fibres qu'il appela excito-mo-
trices. On sait que J. Müller était d'une opinion toute différente, et qu'il rapportait
les mouvements réflexes aux mêmes fibres que celles qui conduisent les sensations [2].
Ces fibres sont en communication d'une part avec le cerveau, de l'autre avec les
éléments moteurs de la moelle, et elles sont susceptibles, lorsque la première de ces
communications est interrompue, de transmettre directement leur excitation aux
éléments moteurs de la moelle. La théorie de Müller a été généralement admise.
Les physiologistes allemands en particulier s'y sont ralliés et l'ont défendue dans
son ensemble jusqu'à ce jour. Tout récemment encore, il est vrai, certains auteurs
en sont de nouveau revenus à admettre des fibres réflexes spéciales ; ce qui les a
trompés, c'est qu'ils ont vu les racines nerveuses destinées aux membres inférieurs, naître en quatre faisceaux distincts, et ils se sont dit qu'à chacun de ces
faisceaux il pouvait fort bien incomber une fonction spéciale. Beresin [3] crut
remarquer que des trois racines postérieures qui concourent à former le plexus
sacré de la grenouille, la supérieure ne jouissait d'aucune propriété réflexe, et
était purement sensible, tandis que les inférieures étaient mixtes. Paschutin a prétendu que des quatre racines motrices correspondantes, deux seulement avaient
des propriétés réflexes. Mais ces assertions ont été victorieusement combattues par
Koschewnikoff [4], par Sanders-Ezn [5] et par Hein [6].

Quant aux conditions anatomiques qu'implique le mécanisme des réflexes, il est
de toute évidence qu'il faut que l'excitation se transmette d'une fibre sensitive

---

(1) Bezold, *Uber die gekreuzten Wirkungen des Rückenmarks,* (Zeitschrift f. wissenschäftl. Zoologie,
Band XI, p. 307).

(2) Müller, *Physiologie du système nerveux,* trad. par Jourdan. Paris, 1840.

(3) Beresin, *Ein experimenteller Beweis dass die sensiblen und excit. motorischen Nervenfasern
beim Frosch verschieden sind. (Centralblatt,* 1867.)

(4) Koschewnikoff, *Ueber die Empfindungsnerven der hinteren Extremitäten beim Frosch* (Reichert u. Du Bois-Reymond's *Archiv. für Anatomie,* 1868.

(5) Sanders-Ezn. *Vorarbeit für die Erforschung der Reflexion Mécanismen im Lendenmark des
Frosches,* Aus. d. psychol. Institut zu Leipzig, 1867.

(6) Hein, *Diss. inaugur.* Königsberg, 1867.

à une fibre motrice : le tout est de savoir par quelle voie. Pendant quelque temps on a expliqué cette transmission par la juxtaposition des fibres dans la substance grise : l'excitation d'une fibre était censée se propager à sa voisine par voie de contact (Volkmann) ; cette opinion sembla d'autant plus plausible que les fibres de la substance grise n'ont pas de gaîne médullaire. Malheureusement pour cette théorie, de nombreux faits vinrent prouver que les fibres nerveuses n'ont pas besoin de gaîne médullaire pour être parfaitement isolées. Nous voici dès lors obligés à rechercher dans des dispositions anatomiques spéciales la transmission réflexe des excitations. Il se pourrait fort bien que les fibres communiquent directement entre elles dans la substance grise, mais il est plus probable que cette communication s'effectue par l'intermédiaire des cellules nerveuses. Une démonstration anatomique directe de ce fait n'est pas aisée à fournir. Il fut un temps où l'on expliquait tout par des anastomoses entre les prolongements des cellules, mais on reconnut bientôt combien ces assertions étaient erronées. Deiters, il est vrai, a constaté d'une façon générale la continuité des cellules avec les fibres nerveuses, mais il n'a pas pu montrer une seule cellule reliant deux fibres de fonctions différentes. Le trajet si compliqué des fibres dans la substance grise ne permet même pas de s'assurer que des éléments sensitifs se rendent du côté des cellules motrices. Quoi qu'il en soit, la communication des fibres sensitives et motrices par l'intermédiaire des cellules est tellement probable que nous avons pris l'habitude de la regarder comme démontrée et d'expliquer, par ce mécanisme, les phénomènes réflexes.

Les fibres sensitives, sympathiques peuvent-elles aussi être le point de départ de réflexes? Pickford a prouvé que la défécation, la miction sont dues à des réflexes, et Valentin a pu, en excitant les intestins d'animaux décapités, y déterminer des mouvements. Schiff de son côté a démontré que la muqueuse intestinale saine ne provoquait aucun réflexe. Inversement, des nerfs spinaux sensitifs peuvent déterminer des réflexes dans les muscles innervés par le sympathique : telles sont les contractions des vésicules séminales pendant le coït, etc.

Tous les centres nerveux jouissant de la propriété de transmettre les excitations d'une fibre à une autre, il est rationnel de rapporter cette propriété à l'élément qui est particulier à ces centres, à la cellule nerveuse.

Le pouvoir réflexe est dévolu à tous les centres nerveux. Pour le cerveau la chose est de toute évidence, et Cl. Bernard a le premier démontré le fait pour le grand sympathique. Mais c'est la moelle qui est le centre réflexe par excellence, c'est chez elle que Legallois et Purkinje avaient déjà observé le phénomène, et que M. Hall et J. Müller ont pu l'analyser : c'est là aussi que Arnold *(die Lehre von Reflexfunctionen*, Heidelberg, 1842) et Volkmann (Wagner's *Handwörterburch)* ont pu étudier les lois des réflexes. Ces deux auteurs ont été les premiers qui aient constaté qu'une excitation légère ne détermine des contractions que dans les muscles situés directement au-dessous du point excité, ce qui est tout à fait en harmonie avec ce que Schröder van der Kolk nous a appris plus haut au sujet de la distribution des nerfs sensitifs et moteurs ; ils ont vu aussi que des excitations plus fortes font sentir leurs effets dans un plus grand rayon et peuvent même donner lieu à des contractions réflexes qui ébranlent tout le corps.

Les lois relatives à la propagation des réflexes ont été établies par Pflüger [1]. Comme elles ont été déduites en partie d'observations pathologiques, elles peuvent réciproquement apporter de grandes lumières pour l'explication des faits cliniques, et c'est cette raison qui nous engage à les reproduire ici.

1. *Loi de l'unilatéralité.* — Quand une excitation sensitive n'est suivie de mouvements réflexes que dans un côté du corps, ces mouvements se font toujours et sans exception du côté sur lequel a porté l'excitation.

2. *Loi de la symétrie* [2]. — Lorsqu'une excitation, en même temps qu'elle

(1) Pflüger, *Ueber die sensorischen Functionen des Rückenmarks*, 1853, Berlin.

(2) Cette seconde loi, de même que la première, nous prouve que les fibres qui servent aux réflexes ne subissent aucun entre-croisement dans la moelle. Aussi on ne réussit jamais par une excitation portée sur

provoque des mouvements dans un côté, met en jeu des muscles du côté opposé, ces derniers sont toujours les homologues de ceux qui sont entrés en contraction dans le côté excité, c'est-à-dire que jamais des réflexes portant sur les deux moitiés du corps ne produisent des effets croisés.

3. *Loi de l'intensité.* — Lorsque les réflexes portant sur deux points symétriques sont d'inégale intensité, les plus forts se montrent dans le côté sur lequel a été appliquée l'excitation.

4. *Loi de la direction et de l'irradiation.* — La direction des fibres sensitives vers les motrices est d'avant en arrière dans le cerveau, de bas en haut dans la moelle, tendant toujours vers le bulbe.

a) Quand après avoir irrité un nerf crânien sensitif (et dans cette catégorie nous comprenons aussi les nerfs des sens), on examine quel est le nerf moteur qui répond, on constate ou bien que les racines des deux nerfs sont situées à peu près au même niveau dans l'organe central, ou bien que la racine motrice est située plus en arrière que l'autre. Si le mouvement réflexe se propage à des nerfs voisins, ceux-ci sont toujours plus rapprochés du bulbe que les premiers.

b) Quand une excitation portée sur un nerf sensitif spinal, après avoir déterminé des mouvements dans les nerfs moteurs situés à peu près à son niveau, s'étend à d'autres nerfs voisins, ceux-ci sont toujours placés plus haut, jamais plus bas que les premiers.

5. *Loi de la généralisation.* — Quand une excitation sensitive provoque des réflexes, ceux-ci ne peuvent se manifester que d'après trois modes de répartition :

a) Le réflexe se montre dans les muscles dont les racines motrices sont à peu près de même niveau que les fibres sensitives excitées ;

b) Quand le réflexe intéresse au contraire des muscles très éloignés, ce sont toujours ceux innervés par la moelle allongée (tétanos, épilepsie, rires et pleurs convulsifs, spasme pharyngé) ;

c) Enfin la réaction se généralise à tous les muscles du corps.

Telles sont les lois de Pflüger. — La transmission d'une excitation d'une fibre nerveuse à une autre ne se manifeste pas toujours sous forme d'un mouvement réflexe dans le sens que nous avons indiqué, quoique ce soit le cas de beaucoup le plus ordinaire pour la moelle ; elle peut encore se faire d'une fibre motrice à une autre et produire les *mouvements associés,* ou d'une fibre sensitive à une autre et déterminer les *sensations associées* (sympathie), ou d'une fibre motrice à une fibre sensitive, ce qui amène les *sensations réflexes.* Tous ces processus physiologiques reposent sur le même mécanisme, leur trait d'union doit toujours être recherché dans la cellule nerveuse. Ils sont d'une importance secondaire pour ce qui regarde la moelle : qu'il nous suffise de les avoir mentionnés ici.

§ 4. **Modération de l'action réflexe.** — Certaines influences ont la propriété d'entraver les réflexes et même de les enrayer complètement; d'autres ont la propriété inverse. Parmi les influences les plus remarqubles de la première catégorie, il faut ranger cette action modératrice que le cerveau ou certaines parties du cerveau exercent sur la marche des réflexes. *A priori* on peut dire que l'influence normale que le cerveau exerce sur l'activité réflexe est modératrice, car après l'ablation de l'encéphale les phénomènes réflexes acquièrent une intensité extrêmement considérable. En outre, par l'excitation de certaines parties du cerveau on peut empêcher ou entraver les réflexes habituels (Setschenow). Une incitation volontaire énergique peut produire le même effet; nous pouvons dominer ainsi tous les réflexes, la toux, l'éternument, le chatouillement, etc. Setschenow place les cen-

un membre inférieur à déterminer des réflexes dans le membre supérieur de l'autre côté. Ce n'est que dans le cas où le point d'interruption entre le cerveau et la moelle siège dans le bulbe au niveau des pyramides que les réflexes se manifestent du côté opposé.

tres modérateurs, chez l x grenouille, dans les couches optiques : l'excitation de
cette région produit, en effet, une grande dépression du pouvoir réflexe; celui-ci
est grandement accru, au contraire, par une section au-dessous des tubercules
quadrijumeaux ou à travers le bulbe.

On a signalé également de ces influences modératrices dans la moelle elle-même.
En effet, non-seulement l'excitation des parties cérébrales indiquées par Setschenow, mais encore, d'après Herzen[1], toute excitation considérable de n'importe
quel point du système nerveux central ou périphérique détermine une grande
diminution du pouvoir réflexe. Il ne faudrait pas rechercher la cause de ce phénomène dans une suractivité imprimée aux centres modérateurs des réflexes; elle
tient à ce qu'à la suite de violentes excitations l'impressionnabilité pour des excitations modérées est diminuée. Sestchenow a répété de concert avec Paschutin les
expériences de Herzen, et il se prononce nettement pour une action modératrice
effective. Goltz[2] explique ces faits au moyen d'une hypothèse : « Tout centre,
dit-il, qui est chargé de concourir à un acte réflexe donné, entre moins facilement
en jeu pour accomplir cet acte lorsqu'il est sollicité d'autre part par des influences
nerveuses étrangères à l'acte en question. »

Sans nous prononcer plus catégoriquement sur l'explication qu'il convient de
donner à ces phénomènes, nous nous contenterons de leur conserver leur dénomination de *modérations de l'action réflexe. (Reflexhemmung).* Ajoutons aussi
qu'ils ont été étudiés avec soin par d'autres auteurs que ceux que nous avons cités.
Les recherches de Nothnagel[3] sont tout à fait concordantes, et Lewisson[4] a institué toute une série d'expériences très probantes dans un but spécialement clinique. Nous nous réservons d'y revenir plus loin en détail.

De tout ce qui précède il résulte que de vives excitations des nerfs sensitifs peuvent affaiblir considérablement les mouvements réflexes et même les abolir momentanément.

§ 5. **De la moelle comme centre de perception.** — Pflüger, dans son célèbre travail que nous avons déjà plusieurs fois cité, a prétendu que la moelle épinière
était douée de la faculté de percevoir les impressions et il a su étayer cette assertion par des expériences ingénieuses. Cette proposition heurtait de front les anciennes idées; car autrefois on ne se contentait pas de regarder le cerveau comme
le siège unique de la perception, mais on allait jusqu'à chercher à localiser cette
faculté dans un point central de cet organe; aussi les hardies conceptions de Pflüger
produisirent-elles un grand émoi. Il ne nous paraît pas utile de passer en revue
ici toutes ses observations. Elles tendent à prouver qu'après la décapitation de la
grenouille la moelle n'est pas une machine passive, bonne simplement à fabriquer
des réflexes, mais qu'elle est susceptible d'agir, quoiqu'à un léger degré, avec discernement et mesure. Goltz a combattu cette opinion et a donné des faits observés
une explication toute différente[5]. Il part de ce principe qu'il ne faut attribuer à
l'intervention de l'âme les mouvements occasionnés par des irritations et des
atteintes venant du dehors, que dans les cas seulement où ils présupposent du discernement et de la réflexion et non pas lorsqu'ils se laissent aisément expliquer
par un mécanisme passif; et il déclare que dans ces conditions il ne saurait reconnaître aucune espèce d'âme à la moelle. En suivant ses déductions logiques et

---

(1) Herzen, *Expériences sur les centres modérateurs de l'action réflexe*, Turin, 1868.
(2) Goltz, *Beiträge zur Lehre vom den Functionen der Nervencentren des Frosches*, Berlin, 1859.
(3) Nothnagel, *Zur Lehre von klonischen Krampf* (Virchow's *Arch. für pathol. Anat.*, Band XLIX).
(4) Lewisson, *Ueber Hemmung der Thätigkeit der motorischen Nervencentren durch Reizung sensibler Nerven.* (Du Bois, Reymond's und Reichert. *Arch. für Anat. und Physiolog.*, 1869, Heft 2,
p. 255, 266.
(5) F. Goltz, *Königsberg. med. Jahrb.*, II, Heft 2, p. 189 et *Beiträge zur Lehre von den Functionen
der Nervencentren des Frosches*, Berlin, 1869.

rigoureuses on comprend combien il est difficile de se rendre compte de ce qu'il faut entendre par le mot « âme », et combien il est souvent délicat de dire si tel mouvement est le produit ou d'un mécanisme réflexe très compliqué ou bien de la réflexion. Nous n'entrerons pas plus loin dans ce débat, et cela nous est d'autant plus permis que chez l'homme la moelle épinière n'est certainement douée d'aucune faculté qui puisse même de loin être comparée à une fonction psychique. Il fut un temps où l'on ne connaissait pas l'action réflexe et où l'on était tenté d'attribuer à des excitations motrices nées sur place dans la moelle les mouvements si vifs et si remarquables qui se produisent lorsque cet organe a été séparé du cerveau : cette confusion avec les mouvements volontaires pourrait encore bien se produire de nos jours.

§ 6. **Coordination dans la moelle.** — Les cellules nerveuses de la moelle sont probablement groupées de telle façon qu'à chaque groupe appartient une fonction distincte ; ainsi, par exemple, les cellules qui commandent aux extenseurs sont réunies, de même celles qui dirigent les fléchisseurs : dans ces conditions, quand une excitation parviendra à un groupe donné, elle pourra facilement y déterminer une action commune, non-seulement dans toutes les fibres d'un muscle, mais encore dans tous les muscles tendant à un même but, dans les fléchisseurs, les extenseurs, etc. Chez la grenouille les mouvements réflexes tels que les décrivent Pflüger et Goltz sont plus compliqués ; mais ce ne sont point là, à proprement parler, des mouvements coordonnés.

On avait pendant longtemps revendiqué en faveur de la moelle une autre espèce de coordination. Bellingeri avait autrefois avancé que la substance grise était chargée de la transmission des impressions sensitives et la blanche de la transmission de l'impulsion motrice : en outre, suivant cet auteur, les cordons postérieurs présideraient aux mouvements de flexion, les antérieurs aux mouvements d'extension. Cette manière de voir avait été acceptée avec certaines réserves par Valentin et Budge, mais elle a été abandonnée sans retour après les expériences de Longet, van Deen, Schiff et autres. De son côté, Harless [1] avait prétendu que le centre des mouvements de flexion était situé dans le bout inférieur de la moelle, et celui de l'extension dans le bout supérieur : cet auteur fondait ses assertions sur les phénomènes qu'on observe chez la grenouille lorsqu'on pratique diverses sections à travers la moelle en allant de haut en bas. On voit d'abord se produire de vifs mouvements de flexion dans les membres inférieurs et, au contraire, lorsqu'on coupe le bout inférieur de la moelle, ces mêmes membres exécutent des mouvements d'extension tout aussi énergiques. Schiff a donné l'explication de ces faits : au moment où l'on sectionne le bout supérieur de la moelle, il se manifeste des mouvements réflexes dont le but est d'écarter l'agent irritant ; ce n'est que plus bas que la moelle contient des fibres motrices qui sont destinées aux membres inférieurs et dont la section détermine de forts mouvements d'extension.

Quoi qu'il en soit, cette disposition des cellules nerveuses en groupes qui correspondent à des fonctions distinctes et qui commandent à des fibres périphériques données, n'est pas ce que l'on appelle positivement la coordination des mouvements. Celle-ci suppose un mécanisme bien plus compliqué, grâce auquel des muscles et des groupes musculaires ayant une action différente, et situés parfois très loin les uns des autres, travaillent à l'unisson pour produire un effet déterminé. C'est ainsi que la respiration, la toux, l'éternument sont des mouvements coordonnés : ils sont tous les trois indépendants de la volonté, surviennent spontanément, se règlent automatiquement et sont sinon tous, du moins quelques-uns, des mouvements purement réflexes. On voit par là qu'un mouvement réflexe peut

---

(1) Müller's *Archiv. für Anatomie und Physiologie*, 1846.

être en même temps un mouvement coordonné. Les centres de ces trois espèces
de mouvements sont situés, comme on sait, dans la partie supérieure du bulbe;
lorsque celui-ci est séparé de la moelle épinière, ils n'ont plus lieu. Bien différents de ceux-ci sont les mouvements coordonnés volontaires proprement dits, en
tête desquels nous rangeons la station, la marche, la locomotion en général, et
pour ce qui regarde spécialement les bras, la préhension. On reconnaît à première vue que ces divers mouvements résultent de la coopération harmonique
de divers groupes musculaires, en partie très éloignés les uns des autres. Bischoff
avait observé que cette coordination se produisait encore après l'ablation des
hémisphères cérébraux, et l'on avait conclu de ce fait que le siège de la coordination musculaire était situé dans la moelle épinière (Volkmann). Mais la proposition, énoncée sous cette forme, n'est pas exacte. Il est certain que la coordination motrice est un mécanisme en grande partie indépendant du sensorium et des
hémisphères cérébraux. Ainsi, l'homme peut exécuter des mouvements coordonnés lorsque le sensorium est troublé, et réciproquement les mouvements volontaires sont souvent fort mal coordonnés, le sensorium étant intact. Il faut en
conclure que les hémisphères cérébraux, la conscience du moi, la volonté, n'ont
rien de commun avec la coordination des mouvements. Les recherches de Charcot,
de Lussana et les belles expériences de Goltz, ont montré que lorsque sur une
grenouille on sépare le cerveau d'avec la moelle, au niveau du bord inférieur de
la protubérance, l'animal respire encore et remue ses pattes lorsqu'on les irrite,
mais qu'il n'est plus en état d'exécuter des mouvements saltatoires ou natatoires,
ni de conserver son équilibre, ni de se retourner lorsqu'il est couché sur le dos.

Nous n'entrerons pas dans le détail de ces expériences qui ont pour but de déterminer le siège des centres de coordination. Toutes concordent pour prouver que
ceux-ci sont situés dans l'isthme de l'encéphale et dans le cervelet : la protubérance et les tubercules quadrijumeaux participent aussi à cette fonction ; les opinions ne sont partagées que sur la question de savoir si la protubérance doit être
comprise dans cette énumération.[1]

Nous sommes autorisés à étendre à l'homme les résultats de ces expériences,
ils sont suffisamment confirmés par les observations cliniques. Tout le monde sait
que les maladies de la protubérance troublent la station, la marche et la préhension, et cela bien avant que les mouvements volontaires soient abolis. L'anatomie
pathologique ne fournit que des résultats douteux, touchant les tubercules quadrijumeaux et le cervelet ; mais elle démontre surabondamment que la moelle
épinière, quelque intacte qu'elle soit, n'est pas capable de produire des mouvements coordonnés, lorsque sa communication avec le cerveau est rompue dans
l'intérieur de la protubérance.

Jaccoud (*Les Paraplégies et l'ataxie du mouvement*. Paris, 1864) place la faculté coordinatrice dans la moelle épinière et plus spécialement dans la substance grise postérieure. Il distingue
une coordination volontaire, qui émane du cerveau, lequel envoie l'impulsion nécessaire pour un
mouvement donné et en mesure la force, et une coordination automatique, laquelle reçoit l'impulsion et l'exécute avec mesure sans participation ultérieure de la volonté ou de la conscience. Or cette coordination automatique ainsi définie n'est autre chose que ce que nous entendons proprement par la coordination, et nous savons depuis les premières recherches sur
des grenouilles et des pigeons décapités, qu'elle est indépendante du cerveau, de l'organe de la
volonté et de la conscience. Jaccoud, se fondant sur les premières recherches de Volkmann, place
le siège de cette coordination automatique dans la moelle et regarde comme la condition *sine
qua non* de sa production l'intégrité des irradiations spinales et de l'action réflexe. Il trouve
la preuve de cette opinion dans ce fait que des animaux décapités peuvent encore exécuter
des mouvements coordonnés, et même il range les mouvements réflexes parmi ces derniers.
Jaccoud ne précise pas bien les différences qui existent entre ce qu'il appelle mouvements

_____

[1] Les recherches de Legros et Onimus sur les mouvements choréiformes du chien tendent de nouveau
à localiser, du moins en partie, la faculté coordinatrice dans les cellules nerveuses des cornes postérieures
de la moelle.

associés et mouvements coordonnés. Il est incontestable que les mouvements réflexes sont associés, c'est-à-dire qu'ils portent sur un groupe de muscles dont les nerfs émanent de points voisins de la moelle, par exemple, les fléchisseurs ou les extenseurs; mais ils ne sont pas coordonnés, c'est-à-dire qu'ils ne produisent pas par une action commune un effet déterminé et voulu, et que cette action, une fois qu'elle est en train, ne se poursuit pas spontanément. Nous voulons bien que l'on discute pour savoir si les mouvements habituels qu'exécute la grenouille décapitée (mouvement de repousser, d'essuyer) sont coordonnés ; mais nous avons établi qu'il faut admettre dans la moelle allongée des centres de coordination pour la respiration, la toux et d'autres mouvements analogues : si nous cherchons à préciser le siège de coordination pour la locomotion (marche, saut, natation) et les mouvements des bras (saisir, serrer, etc.), les recherches des auteurs français et allemands sont unanimes pour affirmer que ces centres se trouvent situés, non pas dans la moelle, mais dans le mésocéphale et le cervelet. Nous sommes donc obligé de déclarer que l'exposé théorique très complet de Jaccoud, la théorie de l'ataxie (du mouvement) qui en est le corollaire, ne concordent pas avec les données physiologiques, quoique leur auteur si érudit les ait encore reproduits dans son *Traité de Pathologie interne* (Paris, 1870, I, p. 333) Nous avons exposé nos idées sur la question dans un article du *Archiv. für Anatomie* de Virchow *(Ueber Muskelsinn und Ataxie)*, auquel nous renvoyons le lecteur pour de plus amples détails.

Quoique la moelle épinière ne soit pas l'organe de la coordination et n'en contienne pas les centres, elle a néanmoins sur cette dernière une influence réelle. Les maladies des cordons postérieurs, le cerveau, la protubérance et le cervelet étant intacts, ont comme symptôme prédominant un trouble de la coordination qui, quoique la motilité soit conservée, finit par rendre la marche, la station et la préhension tout aussi impossibles que s'il s'agissait d'une affection de la protubérance ou du cervelet. Mais si la moelle épinière ne contient pas les centres de coordination, on doit se demander de quelle nature sont les troubles fonctionnels qu'amène l'altération des cordons postérieurs. A cette question se rattachent les longues discussions passionnées qu'a fait naître la théorie de l'ataxie. Nous entrerons dans de plus longs détails sur ce sujet à propos de cette maladie elle-même; remarquons seulement en passant qu'elle a soulevé un autre problème physiologique, à savoir, l'influence que la moelle épinière normale exerce sur les muscles et leurs fonctions.

§ 7. Tonicité musculaire. Action des racines postérieures sur les antérieures. —

J. Müller, le premier qui ait fait mention de la tonicité musculaire, a émis la proposition suivante : Tous les muscles volontaires se trouvent pendant la vie dans un état constant de tension modérée, dû à une faible excitation involontaire qui se propage de la moelle sur les nerfs moteurs. Henle corrobora cette hypothèse par de nouveaux faits sur lesquels nous ne pouvons pas insister ici. R. Heidenhain la soumit à une démonstration expérimentale plus rigoureuse et se prononça contre l'existence de la tonicité musculaire telle qu'elle est définie ci-dessus. La théorie fut reprise avec quelques modifications par Brondgeest, L. Hermann et Cohnstein : d'après ces auteurs, il se produit, sous l'influence d'une excitation continue de certains nerfs sensitifs (excitation indépendante de la position des membres), une légère contraction réflexe de beaucoup de muscles des extrémités et du tronc. On connaît les observations qui ont été faites sur la position des membres d'une grenouille suspendue, avant et après la section des racines postérieures.

Harless a signalé le premier une autre espèce d'action que les racines postérieures exercent sur les antérieures. Il admet que les fibres sensitives du sciatique de la grenouille exercent sur les fibres motrices du même nerf une action qui augmente l'excitabilité de ces dernières. E. Cyon a institué des expériences analogues et a prétendu que les racines spinales antérieures se trouvent constamment dans un état d'excitation tonique causée par des influences périphériques qui leur arrivent par la voie des racines postérieures. Guttmann [1] a confirmé les conclusions de Cyon. Au contraire, de Bezold et Uspensky n'ont pu découvrir aucune influence

---

[1] Guttmann. *Med. Centralblatt.* 1867, 44.

des racines postérieures sur l'excitabilité des antérieures; ils ont constaté qu'après l'ouverture du canal spinal, l'excitabilité des racines antérieures diminue progressivement, que les postérieures soient sectionnées ou non. Plus récemment, G. Heidenhain (Pflüger's *Archiv*. 1871, Band IV), après de nouvelles expériences, s'est énergiquement prononcé contre l'opinion qui accorde aux racines postérieures la propriété d'agir sur les racines antérieures en augmentant leur excitabilité.

Une autre étude nous offre le plus grand intérêt, c'est celle de l'action de la sensibilité sur la motilité. Pannizza, le premier, a remarqué qu'en coupant les racines postérieures des chèvres on déterminait, outre l'abolition de la sensibilité, des troubles moteurs spéciaux. Les mouvements conservent leur force, mais ils sont mal assurés, maladroits, et l'animal en est peu maître. Stilling et Schiff ont fait des observations analogues. Mais ce ne fut que plus tard qu'on attribua les troubles de la coordination à l'abolition de la sensibilité.

Cette idée se trouve expressément énoncée dans la *Physiologie* de Longet, où elle sert de corollaire à des observations cliniques qui semblaient mal concorder avec les données de la physiologie. Dans un cas de dégénération limitée exclusivement aux cordons postérieurs, on avait observé des troubles moteurs considérables, ce qui était si peu d'accord avec les connaissances physiologiques d'alors que Cruveilhier dit qu'il ne croit pas qu'aucune expérience physiologique puisse jamais infirmer ce fait, qui se trouve cependant en contradiction formelle avec les idées que l'on a aujourd'hui sur le siège de la sensibilité dans les racines et les cordons postérieurs, et celui de la motilité dans les racines et les cordons antérieurs. Ici aucune illusion, aucune erreur ne lui semblait possible : et pourtant c'était une erreur.

Longet a démontré que la contradiction n'était qu'apparente. Si nous admettons, dit-il *(Anatomie et physiologie du système nerveux*, I, p. 276), que le rôle des cordons postérieurs consiste uniquement dans la transmission des sensations, comment se fait-il que lorsqu'ils sont altérés, nous ayons à enregistrer, outre les troubles de la sensibilité, de la faiblesse, du désordre et un manque d'ensemble dans les mouvements musculaires? Sans nul doute la première condition de l'exécution harmonieuse des mouvements doit être recherchée dans le sentiment même de leur production. Comment un animal qui, par la destruction des faisceaux postérieurs, a perdu la sensation des mouvements exécutés par ses membres abdominaux, qui n'a plus conscience de leur attitude, qui enfin ne sent plus avec ceux-là le sol sur lequel il pose, pourrait-il marcher régulièrement, conserver son équilibre, et faire agir ses membres avec leur énergie, leur promptitude et leur harmonie premières? Cl. Bernard soumit aussitôt la question au contrôle de l'expérience ; ici viennent se placer également une série d'expériences que nous avons entreprises avec J. Rosenthal et qui ont été publiées dans notre Mémoire sur la dégénération grise (p. 174-176). Nous avons plus tard modifié ces expériences, comme on peut le voir dans les Archives de Virchow (Band XI, p. 170-203) *Zur grauen Degeneration der hintern Rückenmarksstränge)*.

De ce qui précède il ressort que la motilité n'est pas absolument indépendante de la sensibilité. Lorsque celle-ci est abolie, la motilité est troublée en ce sens que les mouvements sont déréglés, maladroits, capricieux, sans pour cela rien perdre de leur force brute. Cl. Bernard attribue ce phénomène à la perte du sens musculaire, due à ce que les branches des nerfs sensitifs réparties dans les muscles ont cessé d'être en communication avec le système nerveux central; en effet, l'altération des nerfs cutanés seuls n'est pas suivie de ces mêmes effets. Nous avons cherché à démontrer par un grand nombre d'expériences et d'observations cliniques que tous les nerfs sensitifs sans distinction concourent à la coordination des mouvements.

Étant donnés les faits relatés ci-dessus, il est impossible de nier l'influence que les racines postérieures normales exercent sur l'activité motrice. Mais il est bien autrement difficile de dire jusqu'à quel point on peut invoquer cette influence pour expliquer certains points de la pathologie et en particulier l'ataxie. On a aussi voulu faire servir à cette explication les expériences citées plus haut, d'après lesquelles les fibres postérieures auraient sur les antérieures une action qui consisterait à augmenter leur excitabilité. Mais outre que ce fait n'est rien moins que prouvé,

_____

(1) Claude Bernard, *Leçons sur la Physiol. et la Pathol. du syst. nerveux*, Paris, 1858, I, p. 246.

on ne voit pas de quelle façon il pourrait favoriser la coordination motrice. Nous reviendrons sur ces points de doctrine plus tard, lorsque l'analyse des phénomènes pathologiques nous y amènera.

§ 8. **Influence trophique de la moelle sur les nerfs périphériques.** — Les nerfs périphériques séparés des centres nerveux ne sont plus susceptibles de remplir aucune fonction apparente ; l'irritation périphérique n'est plus perçue et ne peut plus être transmise aux fibres motrices qui ne reçoivent plus d'incitation volontaire ni réflexe. Par conséquent, si nous faisons abstraction des nerfs qui sont en relation avec les ganglions du sympathique, nous pouvons dire que la communication avec la moelle est indispensable pour le fonctionnement des nerfs périphériques. Cela ne veut pas dire que ceux-ci, même séparés de la moelle, ne puissent être le siège d'une activité tout à fait semblable à leur activité physiologique : en effet les nerfs moteurs, bien que sectionnés, répondent néanmoins avec leur énergie normale aux excitations dont ils sont l'objet ; le fait est plus difficile à démontrer pour les fibres sensibles, mais il peut à peine être révoqué en doute : cependant, ce reste de vitalité n'est que transitoire. Lorsqu'un nerf moteur est séparé de la moelle, il perd assez rapidement la propriété de répondre aux excitations artificielles soit mécaniques, soit chimiques, soit électriques, et même le muscle auquel il se distribue cesse d'être irritable. En même temps que le nerf perd son aptitude fonctionnelle, il s'altère dans sa structure : cette double décadence, physiologique et anatomique, a été depuis Waller l'objet de nombreux travaux. Les fibres motrices séparées de la moelle s'atrophient ; leur volume diminue progressivement ; leur myéline se coagule, puis se désagrège, pour subir ensuite la dégénérescence graisseuse et enfin être résorbée ; le cylindre-axe reste seul au milieu de la membrane de Schwann devenue flasque, il finit également par dégénérer et disparaître, de manière que la fibre nerveuse est anéantie dans sa totalité. Le muscle passe par des phases analogues : les fibres deviennent plus grêles, plus pâles, et enfin granuleuses ; elles s'affaissent et finissent par disparaître complètement ; et entre les quelques maigres fibres qui persistent, il se développe de la graisse et un tissu conjonctif résistant et riche en noyaux. Pendant longtemps les éléments restent dans un état de conservation suffisante pour qu'une régénération soit encore possible. Dès que la communication avec la moelle est rétablie, la fonction apparaît de nouveau peu à peu. On est, par conséquent, fondé à admettre que la nutrition et le fonctionnement de l'appareil moteur périphérique sont liés à sa communication avec la moelle, bien qu'un certain nombre d'observations ne soient pas favorables à cette opinion [1].

Si nous recherchons quelles sont les parties des centres nerveux qui sont le siège de cette influence trophique, nous trouvons que Griesinger, Clarke, etc., ont, il y a déjà longtemps, conclu d'après leurs observations que c'est à la substance grise qu'est dévolu ce rôle et que les altérations de cette substance sont suivies de l'atrophie des muscles. D'après les dernières recherches sur l'atrophie musculaire progressive, sur la paralysie bulbaire (labio-glosso-laryngée) et la paralysie infantile, on peut admettre comme probable que ce sont surtout les grosses cellules de la substance grise des cornes antérieures qui possèdent une influence trophique, et que l'intégrité des fibres nerveuses périphériques dépend de leur communication avec les cornes antérieures et de l'intégrité des cellules nerveu-

---

(1) Philippeaux et Vulpian (*Note sur des expériences prouvant que des nerfs séparés des centres nerveux peuvent, après s'être altérés complètement, se régénérer tout en demeurant isolés des centres, et recouvrer leurs propriétés physiologiques. Compt. rend. de l'Acad. des scienc.,* 1859) sont arrivés à des résultats tout opposés. Sur des chiens, des cochons d'Inde, des poules, ils ont vu des troncs nerveux tout à fait séparés de la moelle se régénérer complètement après avoir parcouru toutes les phases de la dégénérescence (sciatique, médian, lingual, hypoglosse). D'après Schiff, ces résultats ne s'obtiennent que sur des animaux jeunes ; Landry les nie absolument.

ses [1]. — Il est impossible de décider actuellement jusqu'à quel point le sympathique jouit de propriétés trophiques. Nombre d'auteurs (Remak, A. Eulenburg, etc.) ont considéré le sympathique comme le nerf trophique par excellence; mais cette assertion n'est fondée, jusqu'à présent, sur aucune expérience probante.

Il est encore plus difficile de résoudre la question en ce qui concerne les fibres nerveuses sensitives. Comme après leur séparation d'avec les centres nerveux, elles ne peuvent manifester leur activité sous aucune forme, il est extrêmement difficile de les interroger, et on en est réduit à l'observation anatomique. D'après les recherches de Schiff et Waller, elles s'atrophient également lorsqu'elles sont séparées de la moelle et passent par les mêmes phases que les fibres motrices. Mais les cellules nerveuses dont dépend leur nutrition semblent être situées non pas dans la moelle, mais bien dans les ganglions spinaux. Si l'on coupe les racines postérieures au-dessus de ces ganglions, il ne se produit aucune espèce de dégénération.

À ces phénomènes nutritifs des nerfs périphériques se rattachent leurs propriétés électriques; ce sujet sera traité dans la partie consacrée à la pathologie.

§ 9. **Influence de la moelle sur les muscles involontaires.** — 1. *Appareil circulatoire.* — a) *Cœur.* Les mouvements du cœur sont réglés par le nerf vague et les plexus cardiaques émanés du sympathique. L'origine du nerf vague dans le bulbe prouve l'influence de ce centre d'innervation sur les mouvements cardiaques. Il n'est pas rare que des affections qui atteignent le bulbe aient leur retentissement du côté du cœur, lequel peut aussi être influencé indirectement par une altération de la tonicité vasculaire.

b) *Nerfs vaso-moteurs (trophiques).* — L'influence de la moelle sur le calibre des vaisseaux a été l'objet de nombreuses recherches. Il est prouvé que les fibres nerveuses vaso-motrices sont contenues dans les cordons antérieurs d'où elles émergent avec les racines antérieures. Comme l'anatomie est restée impuissante à démontrer la distribution de ces fibres, c'est l'expérimentation physiologique qui s'en est chargée. Les altérations de la moelle entraînent la dilatation des artères. Pflüger a réussi, en électrisant les racines antérieures, à rétrécir notablement le calibre des artères du mésentère et de la membrane natatoire chez la grenouille. D'après les expériences de Schiff, les nerfs vaso-moteurs du pied et de la jambe ne quittent pas le côté correspondant de la moelle épinière, tandis que ceux de la cuisse et du tronc s'entre-croisent. De Bézold n'a pu constater aucun entre-croisement de ce genre. Suivant cet auteur, les vaso-moteurs se terminent dans la moelle et, d'une façon plus précise, dans la substance grise. L'action du grand sympathique sur le calibre des vaisseaux étant bien connue, grâce aux travaux de Cl. Bernard, on peut inférer des expériences de de Bézold que les fibres du sympathique proviennent de la moelle. Pour ce qui concerne la répartition des fibres vaso-motrices dans la moelle, il est certain que la portion inférieure en renferme moins que la supérieure. Goltz admet pourtant que la moelle tout entière influe sur la tonicité vasculaire et qu'elle émet des fibres vaso-motrices dans toute son étendue. Ludwig et Thiry, après avoir séparé la moelle du cerveau au niveau de l'atlas, ont électrisé la surface de section : toutes les branches de l'aorte se sont rétrécies et ils ont voulu voir dans ce fait une preuve de la non-terminaison des fibres vaso-motrices dans la moelle. Budge, en agissant sur la protubérance du lapin, a pu aussi déterminer le rétrécissement de tout l'arbre artériel.

Mais comme nous savons que la contraction des artères est un phénomène

---

[1] La théorie de l'action trophique des cellules nerveuses de la moelle, en opposition avec le sympathique, a été exposée complètement dans un récent article de Vulpian (*Compte rendu de l'Acad. des Scien.* 1872, LXX, n° 15. *De l'Altération des muscles, qui se produit sous l'influence des lésions traumatiques ou analogues des nerfs. Action trophique des centres nerveux sur le tissu musculaire.*

48   PHYSIOLOGIE DE LA MOELLE   [PATHOL.

réflexe qui se produit très aisément, surtout si l'animal est très excitable, nous ne
regardons pas comme tout à fait concluantes les expériences ci-dessus mentionnées.
Celles qui ont pour résultat une dilatation durable des vaisseaux sont d'un plus
grand poids. Il faut probablement ranger dans cette catégorie certaines lésions
de la moelle cervicale ou de la protubérance, lesquelles exercent une influence
sérieuse sur la régularisation de la chaleur, comme on le verra plus loin.

Goltz[1] a démontré que la moelle avait également une action considérable sur
les phénomènes d'absorption et d'endosmose, qu'il croit pouvoir rapporter à des
changements particuliers de la paroi vasculaire, tandis que Bernstein (Berl. Klin.
Wochenschrift, 1872, n° 28) prétend les attribuer à une paralysie de la tonicité
vasculaire. — Nous n'avons pas à examiner ici jusqu'à quel point la moelle a une
influence trophique et si l'on doit admettre l'hypothèse de nerfs trophiques spéciaux, ou si les phénomènes vaso-moteurs sont suffisants pour expliquer l'influence
de la moelle sur la nutrition. Il est certain que cette influence existe : les phénomènes les plus importants auxquels elle donne lieu sont du domaine de la pathologie et seront étudiés plus loin.

2. *Du centre cilio-spinal* (Budge). — Les nerfs moteurs de l'iris sont sous la
dépendance de la portion cervicale de la moelle. L'excitation des racines antérieures des 2e et 3e paires spinales, de même que celle du segment de moelle situé
entre la 6e paire cervicale et la 3e dorsale, détermine la dilatation de la pupille,
tant que ces racines et le tronc cervical du sympathique sont intacts. En séparant
le sympathique du centre spinal tel qu'il vient d'être indiqué, on produit le rétrécissement de la pupille. Schiff, en agissant plus haut sur la moelle, a pu obtenir la
dilatation et le rétrécissement, et Salkowski [2] a fait voir que cette propriété
s'étend vraisemblablement jusque dans la moelle allongée.

3. *Centre génito-spinal* (Budge). — Le centre de l'érection n'est pas situé dans
le cervelet, mais dans la moelle: nous en avons une première preuve dans l'érection
et l'éjaculation qui accompagnent les traumatismes de ce dernier organe. Budge
a donné le nom de centre génito-spinal à une région de la moelle lombaire du
lapin, qui régirait les mouvements de la vessie des canaux éjaculateurs, des vésicules séminales, de l'utérus et de la partie inférieure du rectum (centre ano-
spinal).

Budge, qui a étudié très attentivement les mouvements de la vessie, a démontré,
ainsi que Giannuzzi, que l'excitation de la 3e et de la 4e paires sacrées ou encore
celle de la moelle, au niveau de la 3e à la 5e paires lombaires, provoquait une contraction de la vessie.

En ce qui concerne l'utérus, Körner prétend qu'il reçoit, par l'intermédiaire des
nerfs sacrés et du plexus lombo-aortique, des fibres motrices que l'on peut exciter
dans l'intérieur de la moelle lombaire (au niveau de la dernière vertèbre dorsale chez la femme, de la 3e ou 4e lombaire chez les animaux). Frankenhäuser
au contraire, considère les nerfs de la moelle se rendant à l'utérus comme des nerfs
d'arrêt, et les nerfs sympathiques comme des nerfs moteurs proprement dits.
Kehrer déclare que ce sont les nerfs sacrés qui sont les moteurs.

La moelle exerce une action importante sur les sphincters. On reconnaît à ces
derniers une tonicité permanente émanant de la moelle. Les recherches de Heidenhain, de Sauer, de Wittich, etc., ne sont pas favorables à l'existence de cette
tonicité et rapportent le phénomène à l'élasticité : celle-ci serait de temps en temps
vaincue par les contractions du rectum qui président aux évacuations. Budge a
démontré que quand la vessie était en train de se vider, on ne pouvait enrayer

(1) Goltz, *Ueber den Einfluss der Nervencentren auf die Aufsaugung* Pflüger's, Arch., V. p. 53-76.
(2) Salkowski, *Dissert. inaugur.*, Königsberg, 1867.

cet acte en électrisant une partie quelconque de ses parois ou bien le col vésical, que l'on y parvenait, au contraire, constamment en irritant l'extrémité cutanée de l'urèthre ou bien le muscle bulbo-caverneux.

4. *Mouvements intestinaux.* — Goltz[1] a tout récemment étudié expérimentalement l'influence de la moelle sur les mouvements de l'œsophage et de l'estomac et il est arrivé à ce résultat inattendu que les contractions de ces organes deviennent plus vives après les lésions de la moelle. Ilnous semble que c'est dans cette observation qu'il faut rechercher l'explication d'un fait clinique peu connu, celui de diarrhées incoercibles à la suite de lésions et d'affections profondes de la moelle lombaire.

§ 10. **Influence de la moelle sur les sécrétions.** — Il est probable que la moelle exerce une action sur la sécrétion salivaire, de même que sur l'ovulation, la menstruation (Pflüger) et sur l'élaboration du sperme. Il est nécessaire de consacrer une étude plus détaillée à l'influence de la moelle sur la sécrétion urinaire.

C'est Krimer (Horn's *Archiv.* 1819) qui, croyons-nous, a le premier institué sur des chiens des expériences dans ce sens. En étudiant l'influence de la section de la moelle sur l'évacuation de l'urine et des fèces, il a remarqué que lorsque la section portait sur la portion dorsale ou lombaire, ou bien lorsque toute la moelle était détruite à partir de la dernière vertèbre cervicale, l'urine devenait claire comme de l'eau et contenait beaucoup de sels et d'acides[2], mais peu de matières extractives : au contraire, l'ablation du cerveau et du cervelet ne modifiait que très peu les propriétés du liquide sécrété. Il découvrit plus tard que les lésions du bulbe arrêtent instantanément la sécrétion urinaire.

Les expériences d'Eckhard (*Beiträge, etc.* Giessen, 1870, Band V, Heft 2, p. 153) ont donné les résultats suivants : « La section de la moelle entre la 6e et la 7e vertèbre cervicale amène aussitôt un arrêt durable de la sécrétion urinaire, et cela tout aussi bien du côté où le nerf splanchnique a été conservé, que de celui où il a été préalablement coupé. Dans les premières minutes qui suivent la section on voit bien, en général, suinter encore quelques gouttes d'urine, mais c'est là un détail insignifiant, car bientôt s'établit un arrêt absolu de la sécrétion. Des sections faites plus haut ont constamment le même effet; plus bas elles donnent des résultats variables. Immédiatement au-dessous du point indiqué tout à l'heure, l'effet reste encore sensiblement le même; à mesure que l'on s'en éloigne, on le voit manquer plus complètement. J'ai vu persister durant trois heures l'arrêt en question. » Nous n'avons chez l'homme aucune observation qui puisse être comparée aux expériences d'Eckhard. Mais ce qui est surtout frappant dans les lésions de la moelle, c'est la modification non pas dans la quantité, mais dans la qualité de la sécrétion. Dupuytren a remarqué que dans la paraplégie une sonde séjournant dans la vessie se couvrait plus rapidemennt d'incrustations salines que dans n'importe quelle maladie. Brodie a trouvé l'urine alcaline dans les affections de la moelle; aussi il fut un temps où l'on croyait que cette réaction alcaline dépendait directement de la suppression de la fonction spinale, et l'on établit un rapport entre la sécrétion abondante des phosphates et la lésion et l'atrophie du système nerveux central. Est-il besoin de faire remarquer que la précipitation des phosphates tient uniquement à la réaction alcaline, et que celle-ci est à son tour un effet de la stagnation de l'urine dans la vessie par suite de la paralysie? Le trouble de la sécrétion urinaire est très important au point de vue pathologique, et sera étudié ultérieurement.

[1] Pflüger's *Arch.*, 1872, Band VI, p. 616-642.
[2] Il n'est pas exact que, comme l'affirme Jäger, l'urine devienne alcaline aussitôt après la fracture des vertèbres.

CHAPITRE III

ANATOMIE PATHOLOGIQUE GÉNÉRALE

§ 1. Considérations générales et méthodes. — § 2. Altérations macroscopiques. — § 3. Altérations microscopiques. — § 4. Régénération de la moelle.

§ 1 Considérations générales et méthodes. — Les altérations anatomo-pathologiques de la moelle sont extrêmement variées. Tous les processus pathologiques qui peuvent se développer dans le système nerveux sont susceptibles d'atteindre la moelle. La situation de cet organe entre le cerveau d'un côté et les nerfs périphériques de l'autre, est éminemment favorable pour permettre aux maladies de se propager de chacun de ces deux départements extrêmes vers le centre médullaire, et réciproquement les affections spinales peuvent s'étendre jusqu'au cerveau ou jusqu'aux nerfs. Cette tendance prononcée à l'envahissement est précisément une particularité très remarquable, qui fait que toutes les maladies nerveuses ont de la disposition à se généraliser. Et il ne faudrait pas croire que ce sont seulement les lésions organiques graves qui affectent de préférence cette marche envahissante; ce sont au contraire les maladies à substratum anatomique insignifiant ou nul, celles que nous attribuons volontiers à des troubles purement fonctionnels qui s'irradient et se généralisent le plus volontiers.

L'anatomie pathologique du système nerveux a réalisé dans ces derniers temps des progrès sérieux. Nous connaissons aujourd'hui les altérations anatomiques de toute une série de maladies que l'on considérait autrefois comme de simples névroses; on avait, il est vrai, découvert çà et là dans ces maladies quelques lésions organiques, mais on avait regardé ces dernières comme une conséquence des troubles fonctionnels. Aujourd'hui, de toutes les maladies du système nerveux, celles de la moelle épinière occupent sans contredit le premier rang quant à l'exactitude des connaissances anatomiques. Ni pour les nerfs périphériques, ni pour le cerveau, ni pour le sympathique, nous ne possédons des données anatomo-pathologiques aussi précises ni aussi étendues. Cela tient à ce que dans la moelle les processus pathologiques si souvent incurables, hélas! laissent après eux des traces appréciables, lors même qu'ils ne tuent qu'après des années; de plus l'examen de la moelle, quelque difficulté qu'il présente, est chose relativement aisée si on le compare à celui du cerveau, et il est toujours possible d'y procéder avec une exactitude suffisante. Si néanmoins nous n'avons pas dans tous les cas des notions satisfaisantes sur la nature des altérations organiques et sur leur connexité avec les symptômes observés pendant la vie, il n'en reste pas moins acquis que l'anatomie pathologique peut et doit servir de base à l'observation clinique; c'est là un fait constant qui a pu être contesté naguère encore, mais qui aujourd'hui serait à peine passible de quelque objection sérieuse.

Les progrès de nos connaissances dans cette branche ont été réalisés par des chercheurs qui ont bien mérité de la science, et qui se sont surtout efforcés de perfectionner les méthodes techniques. Sous ce rapport, un pas sérieux a déjà été fait le jour où l'on a trouvé un procédé plus simple pour ouvrir le canal vertébral. Ce procédé, il est vrai, nécessite encore un temps assez long, et on ne pratique l'ouverture du rachis que lorsque l'on a des raisons toutes spéciales pour le faire; cependant la chose ne souffre aucune difficulté sérieuse dans nos salles d'autopsie: malheureusement en dehors de la pratique hospitalière, cette difficulté vient s'ajouter à tous les autres obstacles contre lesquels on se heurte lorsque l'on veut faire des nécropsies.

Ce qui a par-dessus tout facilité l'étude de la moelle ce sont les perfectionnements qui ont été apportés aux procédés employés pour le durcissement et les coupes : grâce à eux, les progrès de l'anatomie pathologique ont suivi de près ceux de l'anatomie normale. Le durcissement par l'acide chromique, que Hannover a prôné le premier, le durcissement par le bichromate de potasse[1], ainsi que la méthode de Clarke pour éclaircir les préparations, ont rendu possibles des recherches anatomo-pathologiques exactes. Grâce à ces méthodes, on peut aujourd'hui plus facilement se rendre compte de l'extension des processus pathologiques et des altérations qu'ont subies les tissus normaux. Ainsi, rien qu'après le durcissement dans l'acide chromique, les parties malades se différencient déjà à l'œil nu par leur teinte plus claire. Nous sommes redevables à Westphal de l'emploi et de la vulgarisation de cette méthode qui rend tant de services. La méthode de Clarke est, après les précédentes, la plus importante et la plus utile ; c'est elle qui jusqu'à présent a fourni les meilleurs résultats. Son emploi varie quelque peu suivant les observateurs, mais la différence n'est jamais bien grande.

Voici la méthode que nous employons : après avoir incisé la dure-mère de chaque côté et divisé la moelle en fragments de 3 à 6 centimètres, nous mettons ceux-ci à durcir pendant 24 heures dans de l'alcool, puis nous les plongeons ou, ce qui vaut mieux, nous les suspendons dans une dissolution assez concentrée de bichromate de potasse[2]. Il est important d'avoir une grande quantité de liquide. Celui-ci doit être renouvelé d'abord fréquemment, puis moins souvent. Le durcissement préalable dans l'alcool offre l'avantage que si les précautions relatives au renouvellement du liquide sont quelque peu négligées, cela n'a pas grand inconvénient. Au bout de 6 à 8 semaines la moelle est assez durcie pour qu'on puisse au moyen du rasoir y pratiquer des coupes fines. Passé ce délai elle continue à durcir, mais en général elle est encore après 4 ou 6 mois en assez bon état pour qu'on obtienne de bonnes préparations. A mesure que la moelle séjourne plus longtemps dans le bichromate, elle se rétrécit, les fibres et les cellules deviennent plus petites, mais on n'en discerne que mieux la forme et la disposition des éléments. Les éléments nerveux prennent une teinte verdâtre et se différencient par là des parties malades et de la névroglie. Quand il faut un examen minutieux, il est bon que l'on puisse, même encore après plusieurs mois, faire des préparations et comparer entre eux les résultats obtenus à divers degrés de durcissement. Dans ces derniers temps nous avons aussi employé le bichromate d'ammoniaque (2 à 5 0 /0) ; mais nous ne lui avons reconnu jusqu'à présent aucun avantage spécial, et il exige un temps encore plus long pour le durcissement.

Les coupes sont colorées au carmin et éclaircies d'après les procédés ordinaires au moyen de l'essence de térébenthine ou de girofle, de la créosote ou de la benzine. L'essence de girofle, bien qu'elle n'agisse pas très rapidement, a l'avantage de ne pas avoir cette odeur désagréable qui rend si incommode l'emploi de la créosote et de la benzine. Du reste nous nous servons toujours d'alcool et de térébenthine comme éclaircissants et ne faisons usage de l'essence de girofle que pour corriger certaines imperfections. Nous avons employé outre le carmin d'autres substances colorantes, sans leur trouver aucune supériorité réelle. Quand on ne met en pratique qu'une seule méthode, toujours la même, on se familiarise avec elle et on apprend à reconnaître les altérations les plus délicates. En général, on se borne à faire des coupes transversales. Des coupes longitudinales sont moins concluantes, on peut s'en convaincre rien qu'en se rappelant la disposition normale des fibres.

Nous considérons la méthode de durcissement complétée par les procédés de Clarke et Gerlach comme le plus important de tous nos moyens d'examen, mais il ne faudrait pas en conclure qu'on ne doit point examiner la moelle à l'état frais : au contraire, plus elle est fraîche, plus l'examen fournit de bons résultats, et si nous ne craignions pas qu'on se méprît sur le sens de nos paroles, nous dirions que

---

(1) Récemment Gerlach a recommandé le bichromate d'ammoniaque en solution de 2 % comme étant théore plus avantageux.

(2) Il est très important d'avoir la moelle dans le plus grand état de fraîcheur possible. Plus elle est fraîche, mieux elle durcit ; quand elle est déjà ramollie par un commencement de décomposition, il arrive fréquemment qu'elle ne durcit plus. L'état de santé ou de maladie est peut-être plus important encore pour la réussite du durcissement. Des durcissements mal réussis permettent néanmoins de constater les plus gros détails, tels que l'extension des lésions.

les résultats ainsi obtenus sont les plus précieux au point de vue des lésions microscopiques. Mais lorsqu'on veut étudier l'étendue, la distribution et le degré de
ces altérations organiques, lorsqu'on cherche la raison des troubles fonctionnels
observés pendant la vie, c'est le durcissement qui donne les meilleurs résultats,
parce qu'il permet d'examiner les éléments dans leurs rapports respectifs.

Il faut donc au moment de l'autopsie faire des préparations par dissociation, par
roulage ou pratiquer de petites coupes ; on examinera dans l'eau ou le sérum. Il
ne s'agira pas alors d'étudier la disposition des fibres ou bien les prolongements
des cellules nerveuses ; mais on distinguera nettement certains détails tels que la
dégénérescence graisseuse des fibres nerveuses, leur tuméfaction et leur hypertrophie. Ces préparations fraîches permettront de reconnaître également la pigmentation et la multiplication des noyaux dans les cellules nerveuses, les altérations
de la tunique conjonctive des vaisseaux, de même que la présence de corps granuleux. Par contre, le tissu conjonctif sera plus facile à examiner après durcissement.

On se trouvera bien d'ajouter à ces préparations fraîches de l'ammoniaque ou
de la potasse, afin de faire gonfler les fibres conjonctives et d'éclaircir le tout
L'addition de glycérine rendra la préparation encore bien plus claire. On pourra
de cette manière déjà se faire une idée des altérations essentielles. Lorsque la consistance de la moelle est par trop diffluente, on n'a qu'à faire durcir la pièce pendant un ou deux jours dans l'alcool. On peut enfin compléter l'examen au moyen
de la lumière polarisée dans laquelle la myéline se distingue facilement des autres
parties par sa double réfraction.

Les méthodes indiquées nous permettent de nous rendre compte des altérations
morbides et de leur répartition, mais il reste encore bien des desiderata et bien
des divergences d'opinion relativement aux lésions histologiques. C'est ainsi qu'il
est bien difficile d'arriver à une conception exacte de l'inflammation aiguë et plus
encore de l'inflammation chronique dans le tissu nerveux. Nous nous abstiendrons
de toute considération théorique, et nous nous en tiendrons à l'exposition des
lésions existantes. L'étude détaillée de chaque processus morbide en particulier
trouvera sa place dans la partie spéciale où nous prendrons toujours pour base
les données fournies par l'anatomie pathologique. Nous ne ferons ici que jeter un
coup d'œil d'ensemble sur les altérations macroscopiques en général, et sur les
altérations des divers éléments.

§ 2. Altérations macroscopiques. a) *Hypérémie et anémie.* — Il n'est pas hors de
propos de dire quelques mots sur ce sujet, parce qu'il arrive fréquemment qu'on
se base sur les mots de *congestion, anémie, riche vascularisation* et autres employés dans les relations d'autopsies, pour en tirer des conclusions importantes.
On ne saurait nier que la quantité de sang contenue dans la moelle est sujette à
varier, et que ces variations peuvent être accompagnées de symptômes sérieux,
mais il est très difficile de trancher cette question en présence du cadavre. Il y a,
en effet, un facteur qui agit bien plus puissamment sur l'état de réplétion des
vaisseaux que n'ont pu le faire les diverses influences qui se sont exercées pendant la vie, c'est la pesanteur, qui fait que sur le cadavre le sang gagne les parties
déclives. Or, la plupart des cadavres étant couchés sur le dos, il se produit vers
la moelle et surtout vers sa partie postérieure une accumulation de sang d'autant
plus abondante, que le sujet est plus sanguin et que la moelle est plus ramollie.
En revanche, lorsque le cadavre a été couché sur le ventre, nous trouvons la
moelle pâle, exsangue. Il s'ensuit qu'on ne doit se prononcer qu'avec une extrême
réserve sur l'état de congestion ou d'anémie de la moelle, et qu'en général il ne
faut jamais y ajouter une importance capitale.

b) Les *hémorrhagies*, tant les capillaires, celles en piqueté que celles plus

considérables, tant dans la substance grise que dans la blanche, ne sont pas difficiles à reconnaître. Dans la suite, elles font place à une pigmentation jaune ou
brunâtre due à la transformation de la matière colorante du sang.

c) *Changements de consistance.* — La moelle normale a la consistance ferme,
élastique que l'on connaît et qui, moins prononcée à la région dorsale, acquiert
son maximum aux lombes. Une diminution dans la consistance, un ramollissement, accompagne les processus les plus sérieux, les plus intenses, avec ou sans
changement de coloration (ramollissement rouge ou jaune, ramollissement blanc).
Devant un ramollissement notable, lorsque l'on n'a pas affaire à un degré avancé
de putréfaction, on ne saurait douter qu'il s'agit d'une altération morbide. Mais il
faut se méfier des ramollissements moins prononcés, surtout lorsque l'on a pratiqué une section transversale, ou qu'il y a eu lésion de la pie-mère. Après la mort
la moelle s'imbibe rapidement du liquide céphalo-rachidien, surtout lorsque celui-
ci est abondant, et il se développe une espèce de ramollissement blanc caractérisé
par ce fait que la substance médullaire est diffluente et bombe fortement au-dessus du plan de section; il n'y a pourtant là qu'un phénomène cadavérique. C'est
là moelle dorsale qui se ramollit le plus vite; aux régions cervicale et lombaire la
consistance est plus ferme, se laisse moins facilement entamer par la putréfaction
commençante. Pour être certain qu'il s'agit d'un ramollissement pathologique, il
faut naturellement rechercher les altérations morbides microscopiques, et en
particulier la présence de corps granuleux.

L'augmentation de consistance, l'induration de la moelle (du tissu nerveux en
général) constitue un processus à part, *la sclérose.* A l'œil nu, cette dernière
ne se caractérise parfois que par une consistance plus ferme que l'on constate surtout en faisant des incisions. L'illusion est facile dans l'appréciation de ces faits,
et il est arrivé qu'on a pris pour atteintes de sclérose des parties parfaitement normales. En général, la sclérose s'accompagne d'un changement de coloration dû à
la disparition d'une partie des éléments nerveux : lorsqu'on divise la moelle, la
surface de section se déprime et elle a une teinte gris jaunâtre, gris rougeâtre, et
même gris de fumée. Nous nous occuperons plus tard des diverses formes de sclérose et des altérations qui s'y rattachent. Disons seulement qu'il y a des scléroses
très-réelles sans augmentation de consistance de la moelle.

d) *Changements de couleur.* — Ils n'ont aucune signification quand ils se
bornent à de légères nuances. Ainsi la substance blanche peut avoir une teinte
rosée ou jaunâtre, et la substance grise peut être gris rougeâtre ou gris foncé et
ainsi de suite. La substance blanche présente parfois aussi une teinte vaguement
grise, sans qu'elle soit le moins du monde altérée : tels sont les cas où la section
est oblique, ceux où l'éclairage arrive latéralement, etc. Des changements de
couleur plus prononcés méritent toujours de fixer l'attention, et, pour peu qu'on
en ait l'habitude, ils sont faciles à reconnaître et à apprécier. La rougeur due à
une imbibition sanguine ou même de petites hémorrhagies, la coloration jaune
causée par des ramollissements, la teinte grise occasionnée par des dégénérations
ou des scléroses, se reconnaissent aisément. Ici nous placerons une remarque qui
s'applique également aux changements de consistance, c'est qu'un résultat microscopique positif autorise une conclusion précise, tandis qu'un résultat négatif ne
permet nullement de conclure à l'intégrité de la moelle. Les méthodes histologiques que nous avons exposées, lorsqu'elles sont bien employées, nous mettent à
même de découvrir des altérations profondes dans des moelles qui, à l'œil nu ou
même à un examen histologique superficiel, ont été regardées comme tout à fait
saines.

e) *Changements de forme et de volume.* — Les vices de conformation, de
même que le développement de tumeurs, ne vont pas sans de notables modifica-

tions de la forme aisément reconnaissables. Il n'est pas aussi simple de saisir et d'évaluer des changements moins accentués.

Les différences dans le diamètre de la moelle ne fournissent que des données peu sûres pour cette appréciation. Les mensurations que nous avons données plus haut n'ont qu'une exactitude approximative et nous ne savons pas dans quelles limites elles sont susceptibles de varier. Il est certain qu'il existe des atrophies et des hypertrophies portant sur des segments isolés ou même sur la totalité de la moelle, mais c'est à peine si l'on pourrait les constater en se basant sur les variations dans le diamètre de la moelle ou dans la quantité du liquide rachidien.

On trouve parfois la moelle remarquablement mince sans qu'il soit possible d'y découvrir aucune altération morbide; d'autres fois, au contraire, l'examen histologique fait découvrir des lésions atrophiques sans qu'il y ait aucune diminution de l'épaisseur de l'organe.

Les anomalies portant sur le volume du canal central n'ont pas non plus une signification pathologique bien précise. Néanmoins elles sont souvent liées, de même que les changements de diamètre, à des processus morbides.

L'attention doit être attirée tout particulièrement sur les défauts de symétrie. Il n'est pas bien démontré que dans la moelle normale les deux moitiés soient rigoureusement symétriques non-seulement quant à leur aspect extérieur, mais encore quant à leur conformation, au volume et au développement de leur substance grise, à la disposition des faisceaux nerveux et des groupes de cellules nerveuses. Sur plusieurs points, entre autres à l'entre-croisement des pyramides, il y a un manque manifeste de symétrie. Il n'est pas rare non plus qu'en pratiquant une section transversale en d'autres points, on obtienne une surface de section imparfaitement symétrique; cela peut tenir à ce que la coupe n'est pas toujours exactement horizontale. De plus grands écarts dans la symétrie sont nécessairement pathologiques et méritent toujours de fixer notre attention. Ils ont une signification toute particulière quand ils portent sur la substance grise, mais la chose s'applique également aux cordons blancs, aux colonnes de Clarke, aux groupes de cellules nerveuses, etc. Pour apprécier ces différences, on se sert avec avantage de la loupe, avec un grossissement de 4 à 15 diamètres. Ces asymétries peuvent tenir à ce que certaines parties, soit les cordons, soit les cornes, etc., se sont ratatinées; dans d'autres cas, elles sont dues à l'atrophie, notamment à l'atrophie secondaire. Cependant, lorsque, à mesure que les fibres nerveuses s'atrophient, il se développe une grande quantité de graisse (corps granuleux), le cordon ne perd pas de son volume. De même une atrophie bien nette, par exemple l'atrophie musculaire progressive, peut se développer sans rétraction des cornes ni des cordons. Nous ne sommes pas encore suffisamment édifiés sur certaines atrophies asymétriques, surtout celles de la substance grise s'accompagnant de paralysie, et dont la cause et la pathogénie nous échappent complètement.

§ 3. **Altérations microscopiques.** — a) *Fibres nerveuses. α. Hypertrophie et gonflement.* — Les fibres nerveuses centrales ayant des diamètres très différents, il est très difficile de dire que telle fibre a augmenté de volume lorsqu'elle ne présente aucune autre altération. Cependant on observe, dans le domaine où le voisinage de points atrophiés, des tubes nerveux d'un diamètre exceptionnellement grand; nous en avons cité qui avaient jusqu'à 15 et 20 μ de diamètre dans des cas de dégénération grise et d'atrophie scléreuse : cela peut bien être considéré comme de l'hypertrophie. Dans les inflammations et les ramollissements, ces hypertrophies sont plus fréquentes et plus prononcées : il n'est pas rare alors de trouver des tubes nerveux qui ont doublé et même triplé de volume. C'est surtout sur le cylindre-axe que porte le gonflement, la gaîne médullaire n'est que légèrement hypertrophiée, elle peut même être atrophiée dans ces cas : quant au cylindre-axe, qui se distingue aisément sur une coupe transversale ou que l'on peut isoler sur une assez grande étendue par la dissociation, il est gonflé et transformé en une bandelette large, irrégulière, présentant çà et là des varicosités ; de plus, il est friable et contient de nombreuses granulations graisseuses. Les fibres centrales dépourvues de myéline et les prolongements des cellules nerveuses offrent ces mêmes altérations. Souvent les fibres ainsi modifiées ressemblent aux fibres de la rétine, et parfois même elles laissent voir dans leur intérieur les mêmes grains semblables à des noyaux. Ces lésions appartiennent, non pas à l'hypertrophie vraie, mais au ramollissement, à la tuméfaction, et on les trouve dans ces cas au milieu des parties ramollies et riches en sucs.

β. L'*atrophie des fibres nerveuses*, avec diminution de leur diamètre, est tantôt simple, c'est-à-dire qu'elle n'est liée à aucune altération de structure, tantôt elle s'accompagne de fragmentation de la myéline et de dégénérescence graisseuse. Le type de ce second genre d'atrophie est celle que Waller a découverte sur les fibres motrices lorsqu'elles sont séparées des centres nerveux. Elle a souvent été décrite depuis, et récemment avec un soin particulier par Erb. Cette atrophie débute par la coagulation de la myéline, laquelle se fragmente ensuite et devient graisseuse ; plus tard, la gaîne médullaire se résorbe, le cylindre-axe persiste seul, mais finalement il devient graisseux à son tour, s'atrophie et alors toute la fibre est perdue. On peut observer les mêmes phénomènes sur les fibres de la moelle, surtout dans les cas de ramollissement d'origine traumatique et dans l'atrophie musculaire progressive. L'atrophie simple consiste seulement dans un amincissement graduel de la fibre dont la myéline diminue et finit par disparaître jusqu'à ce que le cylindre-axe disparaisse à son tour. Avant que la myéline ne soit complètement résorbée, elle semble subir des modifications chimiques, car en ce moment elle se laisse colorer par le carmin et ressemble par conséquent davantage au cylindre-axe. Cette atrophie simple des fibres de la moelle s'accompagne habituellement de la production de corps granuleux dans le tissu interstitiel. La dégénération secondaire de Türck en offre des exemples types. L'atrophie par compression, dans les cas de tumeurs, par exemple, appartient aussi à cette catégorie, bien qu'elle s'accompagne en général de symptômes que l'on est convenu d'appeler réactionnels.

Une troisième forme d'atrophie c'est la sclérose. Elle consiste également dans une disparition graduelle de la myéline sans dégénérescence graisseuse ; mais en même temps le cylindre-axe prend une consistance plus ferme et son tissu est brillant, homogène. Nous ne discuterons pas la question de savoir si cette espèce d'atrophie est un processus à part ou si elle est déterminée par une rétraction de la gangue conjonctive.

γ. L'*infiltration calcaire des fibres nerveuses de la moelle* est un phénomène exceptionnel (Förster, Virchow).

b) *Cellules nerveuses*. α. *Pigmentation*. — Presque toujours l'on trouve autour des noyaux des cellules nerveuses un dépôt de pigment jaune-brun et granuleux. On sait que certains points ont de ce pigment en si grande abondance qu'ils ont reçu le nom de substance noire ou cendrée. Une pigmentation aussi intense ne se rencontre que rarement dans la moelle. Le pigment augmente dans la vieillesse, il se trouve toujours en abondance autour des points atrophiques, et alors nous pouvons hardiment le considérer comme d'origine pathologique. Quoi qu'il en soit, il n'est pas démontré qu'une forte pigmentation peut à elle seule entraver sérieusement le fonctionnement des cellules nerveuses.

β. *Hypertrophie*. — Dans les foyers de ramollissements riches en sucs, on trouve de la tuméfaction et du ramollissement des cellules nerveuses aussi bien que des fibres. Les cellules augmentent considérablement de volume, deviennent troubles, fortement granuleuses et graisseuses, au point qu'on distingue peu ou point les noyaux. En même temps les prolongements à protoplasma présentent des altérations semblables. Plus tard, ces cellules deviennent très friables et se détruisent [1]. Jolly a vu, dans des foyers d'encéphalite, des cellules nerveuses à deux noyaux qu'il considère comme un produit de segmentation [2]. Nous avons nous-même trouvé dans des foyers de myélite de ces mêmes cellules avec deux noyaux.

γ. *Vacuole.* — Il n'est pas rare de rencontrer dans les cellules nerveuses, d'ordinaire en même temps qu'une dégénérescence granulo-graisseuse, une, deux, rarement trois grosses vacuoles sphériques, vésiculeuses; cela s'observe, par exemple, dans les myélites d'origine traumatique ou spontanée.

δ. *Atrophie* et *sclérose.* — Une distinction entre ces deux formes est encore plus difficile à établir pour les cellules que pour les tubes nerveux. Les cellules se ratatinent, se déforment, deviennent globuleuses, plus denses; en même temps elles prennent un reflet plus brillant et une consistance plus ferme. Le noyau n'est pas apparent ou ne se voit que vaguement; il peut lui-même être ratatiné ; le contenu de la cellule est en général fortement pigmenté, granuleux ou brillant.

Il est extrêmement rare de rencontrer une infiltration calcaire des cellules nerveuses spinales (Förster).

c) *Tissu conjonctif, névroglie.* — Les altérations de ce tissu sont d'une importance capitale pour la pathologie, surtout si l'on considère que les explications théoriques que l'on a données sur la nature des processus morbides ont surtout cherché à se baser sur l'état de la névroglie. On a voulu comparer ces processus à ceux qui se passent dans le foie et les reins, mais l'analogie est loin d'être complète; néanmoins la comparaison peut s'admettre jusqu'à un certain point.

Étudions brièvement les altérations pathologiques qui ont pour siège la névroglie.

α. *Corps granuleux* [3]. — Ils constituent l'altération la plus fréquente et par conséquent la plus intéressante à étudier. On sait que ces éléments étaient jadis considérés comme la preuve de l'existence d'une inflammation (corps inflammatoires de Glüge) et que ce sont les travaux remarquables de Reinhardt qui ont fait abandonner cette manière de voir. On les avait regardés également comme le critérium de l'inflammation dans les centres nerveux, jusqu'au jour où l'on reconnut qu'ils existaient également dans tous les processus nécrobiotiques. Aussi on ne les regarde plus comme caractéristiques d'un processus quelconque.

On les rencontre dans les processus pathologiques les plus variables dépendant de la nécrobiose. Bien plus, il n'est pas démontré qu'ils soient toujours d'origine morbide. Déjà Türck et Joffe ont attiré l'attention sur la présence fréquente de

---

(1) O. Wyss a donné une description très détaillée de cette destruction des cellules nerveuses dans le ganglion de Gasser. *Beitrag zur Lehre der Herpes-Zoster (Arch. d. Heilk.*, 1871, p. 261, 293).

(2) *Ueber traumatische Encephal.* Wien, 1869.

(3) Th. Simon (de Hambourg), *Ueber den Zustand des Rückenmarks in der Dementia paralitica, und die Verbreitung der Körnchenzelben Myelytis. (Arch. f. Psych. in Nervenkrankh.*, I, p. 583, 625 et II, p. 109.

Jastrowitz. *Studien über die Encephalitis und Myelitis des ersten Kindesalters (ibidem,* II, p. 389, 414 ; III, p. 163-213).

Parrot, *Archives de Physiol. normale et patholog.*, Paris, I, p. 530, etc.

Jolly. *Ueber traumatische Encephalitis,* Wien, 1869.

Stricker und Leidesdorf. *Studien über die Histologie der Entzündungsheerde. (Wien. Akad. Sitzungsber.* 1865.)

L. Meyer, *Ueber die Bedeutung der Fettkörnchen und Fettkörnchenzellen im Rückenmark und Gehirn (ibidem,* III, p. 1-65).

W. Sander, *Ueber das Vorkommen und die Verbreitung von Körnchenzellen im Rückenmark (ibidem,* I, p. 706-729).

Tigges, *Das Vorkommen von Körnchenzellen im Rückenmark und dessen klinische Bedeutung; (Zeitschr. f. Psychiatrie,* Band 29).

corps granuleux dans la moelle. Tout récemment, Th. Simon a démontré qu'un examen minutieux les fait découvrir extrêmement souvent chez des individus qui, pendant la vie, n'avaient présenté aucun symptôme qui pût se rapporter à leur existence, et qui avaient succombé à d'autres affections, tuberculose, pneumonie, anémie, etc. L. Meyer a confirmé cette assertion par des recherches nombreuses ; on les trouve également souvent et en quantité notable chez des vieillards qui, durant la vie, n'ont éprouvé aucun trouble dans la sphère cérébro-spinale. A une période peu avancée de la vie, on doit les considérer comme faisant normalement partie de la composition des centres nerveux. Après que Virchow eût attiré l'attention sur la présence de ces éléments dans le cerveau et la moelle de l'enfant, Hayem [1], qui les découvrit chez une douzaine d'enfants âgés de cinq jours à un mois, révoqua en doute leur signification pathologique. Nous devons aux recherches minutieuses et répétées de Jastrowitz (loc. cit.) la connaissance de ce fait que dans le cerveau et la moelle de l'embryon humain ces corps granuleux appartiennent à l'évolution normale, qu'ils se développent dans la substance moléculaire et qu'ils disparaissent à mesure que se multiplient les cellules à myéline. Pour ce qui regarde la moelle, ils disparaissent d'abord dans le bulbe et persistent le plus longtemps dans les cordons postérieurs. En général, on ne les trouve plus sur le fœtus à terme, et jamais après les premières semaines : leur persistance au delà de ce délai doit être considérée comme morbide.

De ce qui précède il résulte que la présence de corps granuleux dans la moelle n'a que peu ou n'a point de signification, et qu'on ne saurait en conclure quoi que ce soit. Lorsqu'on rencontre quelques-uns de ces éléments dans la moelle d'un adulte, surtout lorsqu'ils appartiennent aux vaisseaux, on ne doit pas en inférer qu'il y a un état pathologique ; mais lorsqu'ils existent en grande quantité, la chose est anormale, et peut mettre sur la voie d'un processus morbide quelconque ; on se convaincra que ces corps ont pris, en se multipliant, la place des éléments nerveux. Ils ne peuvent pas rendre compte des troubles fonctionnels dont la raison d'être ne peut être fournie avec certitude que par la destruction ou la dégénérescence des éléments propres de la moelle.

Les corps granuleux appartiennent à la névroglie. Il est vrai qu'on a prétendu qu'ils peuvent se développer dans les fibres nerveuses, et nous devons convenir que des fragments d'un cylindre-axe qui s'est hypertrophié et a subi la dégénérescence graisseuse, ont parfois une grande ressemblance avec un amas de corps granuleux. Mais à peu près tous les histologistes sont unanimes à reconnaître que les corps granuleux proviennent des cellules conjonctives par l'accumulation dans celles-ci de granulations graisseuses. Stricker et Leidesdorf distinguent des corps granuleux et des cellules granuleuses, ces dernières pourvues d'une enveloppe, les premiers composés de granulations jusqu'à la périphérie. Leur présence n'est pas toujours un indice de désorganisation, ainsi que nous l'a déjà démontré le développement embryonnaire. D'après Stricker et Leidesdorf, chaque cellule embryonnaire débute par être une cellule granuleuse. Même dans des foyers inflammatoires, il ne faudrait pas, sans autre forme de procès, les regarder comme un indice de nécrobiose. Stricker, aussi bien que Jolly, en observant ces corps sur la platine chauffante y ont découvert des mouvements amiboïdes (et aussi moléculaires) et, d'après Jolly, un certain nombre de ces éléments se transforment en fibres granuleuses et concourent plus tard à former le tissu cicatriciel.

Quant à leur origine, on considère les corps granuleux en grande partie comme le produit de la dégénérescence graisseuse des cellules conjonctives de la névroglie ou des globules blancs qui pénètrent dans ce tissu par diapédèse. Leur grande

_____

[1] Hayem. *Études sur les diverses formes de l'encéphalite*, Paris, 1869.

abondance permet d'admettre ou qu'ils peuvent se multiplier par prolifération, hypothèse autorisée par ce fait qu'ils contiennent souvent deux noyaux, où qu'ils arrivent par voie d'immigration. L. Meyer a cherché à démontrer qu'ils se développent dans la tunique conjonctive des vaisseaux et qu'ils cheminent le long des petits vaisseaux. Jolly pense également qu'ils proviennent en majeure partie de la paroi des capillaires, des veinules et des artérioles, et que le petit nombre seulement est formé par les cellules conjonctives et les leucocytes. Il n'est pas invraisemblable que, dans les cas d'inflammation, les globules blancs se transforment en corps granuleux aussitôt après avoir traversé la paroi vasculaire. De Recklinghausen a vu sous l'influence d'un apport considérable d'acide carbonique, des leucocytes se remplir de gouttelettes graisseuses. En liant une artère de la langue chez une grenouille, nous avons vu au bout de 24 heures les globules blancs soustraits au courant circulatoire, remplis de pigment granuleux et de gouttelettes de graisse. On comprend qu'une dégénérescence analogue des leucocytes puisse se produire dans les foyers de la myélite (et de l'encéphalite), dans les cas toutefois où la diapédèse n'est pas assez active pour qu'il y ait formation de pus.

Ailleurs, au contraire, les corps granuleux sont l'indice d'un emmagasinement de graisse, c'est ce que Jastrowitz admet pour les corps granuleux de l'embryon. De même, quand un foyer ou un cordon de la moelle s'atrophie sans se rétracter, il se développe de nombreux corps granuleux entre les fibres malades. Leur production dans ce cas rappelle celle des cellules graisseuses qui se forment dans les interstices des fibres musculaires en voie d'atrophie; du reste, ces deux lésions marchent souvent de pair.

β. *Formation de pus.* — La suppuration proprement dite, l'abcès, est extrêmement rare dans la moelle : parfois il se produit une infiltration purulente, très localisée, dans l'interstice des fibres nerveuses. Dans les points enflammés et ramollis, on aperçoit à côté de gros corps granuleux d'autres éléments plus petits qui ressemblent beaucoup aux globules de pus et qui probablement se transforment en corps granuleux.

γ. *Corpuscules amyloïdes.* — On sait que la substance amyloïde est constituée par de petits globes sphériques ou ovoïdes, possédant un reflet mat tout particulier, plus petits en général que les corps granuleux, et formés de couches stratifiées et concentriques. C'est Purkinje qui le premier a découvert les corpuscules amyloïdes, et c'est Virchow qui, par l'action de l'iode, a démontré leur analogie avec l'amidon végétal. On les rencontre presque exclusivement dans le tissu nerveux (mais aussi dans la prostate et le poumon, d'après Friedreich), rarement dans les nerfs périphériques, très fréquemment dans les centres nerveux. Pourtant on ne les trouve jamais dans la gaîne de Schwann elle-même, bien que la fragmentation de la myéline donne parfois lieu à des figures analogues. Ils sont disséminés entre les éléments nerveux, aussi bien dans la substance blanche que dans la grise; il n'est pas rare de les trouver accumulés soit autour des vaisseaux ou du canal central, soit dans la substance corticale et dans les racines, et de préférence dans les racines postérieures. Leur mode de répartition diffère donc sensiblement de celui des corps granuleux. On en trouve en petite quantité dans beaucoup de processus morbides, même dans la myélite aiguë; ils se montrent en grand nombre dans les cas d'atrophie et de sclérose où, par contre, les corps granuleux sont rares. Ils existent parfois en quantité notable chez les vieillards dans le cerveau, dans la moelle, autour du canal central, dans la substance grise et autour des vaisseaux dégénérés. Quoique leur origine pathologique soit bien démontrée, leur présence est encore moins concluante que celle des corps granuleux, car ils n'étranglent ni ne détruisent les éléments nerveux, et ils ne sont pathognomoniques pour aucun genre d'affections. Il est vrai qu'on a voulu se baser sur leur existence pour établir une dégénérescence amyloïde de la moelle, mais il n'y a pas d'exemple bien probant de cette forme morbide. Les corpuscules amyloïdes existent parfois en très grande abondance sans donner lieu à aucun symptôme spinal sérieux.

δ. *Rétraction et sclérose.* — L'altération du tissu conjonctif désignée sous le nom de sclérose est très fréquente. Elle consiste en une condensation, et d'ordinaire en une induration de la névroglie; d'habitude aussi la moelle change de teinte et les éléments nerveux subissent une atrophie partielle. Il n'est pas rare de trouver le tissu atteint de sclérose, mou, lâche et riche en sucs, au point qu'on dirait qu'il ne s'agit plus là d'une sclérose; ses travées conjonctives mêmes ne sont alors pas épaisses, mais forment au contraire un réseau très fin, comme cela se voit si fréquemment dans la dégénération grise des cordons postérieurs. Quoi qu'il en soit, dans la plupart des cas, les tractus fibreux deviennent plus épais, plus brillants, se rétractent et prennent un aspect ondulé. Le type de ce genre de lésions se trouve dans la sclérose en plaques, dans laquelle les fibres de la névroglie sont indurées, nacrées, et où il y a en même temps une forte condensation de la substance médullaire. Les éléments nerveux sont étouffés au milieu de ce tissu induré; ce dernier ne contient que rarement des corps granuleux, souvent, au contraire, des corpuscules amyloïdes, et les vaisseaux ont subi une altération spéciale. Dans les plaques elles-mêmes et dans leur voisinage on rencontre :

ε. *De grands éléments étoilés* parfois très nombreux et très volumineux. Ils possèdent un contour très net et de nombreux prolongements dont quelques-uns sont larges et se laissent poursuivre fort loin. Leur contenu est homogène, se colore en rouge par le carmin, et on le voit se continuer au loin dans beaucoup de prolongements, lesquels sont par conséquent creux. Ces éléments renferment presque toujours un noyau ovale, pointillé, à contours très nets, placé contre la membrane d'enveloppe, se colorant peu ou point. En outre, on distingue dans l'intérieur un ou deux, rarement trois noyaux sphériques. Sauf dans un cas de ramollissement de la moelle, nous n'avons jamais vu ces éléments frappés de dégénérescence graisseuse, même lorsqu'il y avait dans leur voisinage de nombreux corps granuleux. On les observe constamment dans l'atrophie et aussi dans les périodes avancées de la myélite; parfois leur nombre est colossal aussi bien dans la substance grise que dans la blanche; ils n'ont aucun caractère pathognomonique. Il est plus que probable qu'ils proviennent des éléments étoilés normaux de la névroglie, lesquels augmentent passivement de volume par suite de la rétraction du tissu ambiant. Il est de plus vraisemblable que par leurs prolongements qui sont creux à cet effet, ils communiquent avec le système lymphatique.

ζ. *Hypertrophie et hyperplasie du tissu conjonctif.*—Cette hyperplasie existe bien certainement, mais nous pensons qu'elle n'est pas aussi fréquente que beaucoup d'auteurs ont bien voulu le dire. Et notamment nous prétendons que les tractus fibreux ondulés qui existent dans la dégénération grise et dans la sclérose en plaques, ne sont nullement dus à une néoformation de tissu conjonctif : ils sont formés, à notre avis, par la trame conjonctive qui s'est affaissée, rétractée, épaissie, et qui a pris une disposition ondulée par suite de son élasticité, comme cela a lieu pour les gaînes élastiques des nerfs périphériques. On peut sur des coupes obliques s'assurer que cette disposition ondulée tient au réseau conjonctif : en effet, ce qui sur la coupe transversale apparaît comme un réseau très fin, se montre comme un tissu plissé sur la coupe longitudinale. Cette particularité est facile à voir dans les cordons postérieurs, dans lesquels les fibres ont souvent un trajet oblique; on la constate également sur les pyramides dans la sclérose en plaques.

Cette réserve faite, l'hyperplasie conjonctive dans la moelle ne saurait cependant être mise en doute, mais elle n'est pas très commune. Dans la sclérose disséminée, on trouve sur la tunique externe des vaisseaux, des épaississements tels qu'on est autorisé à y voir une néoformation de tissu conjonctif. — Il y a production nouvelle de tissu cellulaire lâche dans la cicatrisation ou l'enkystement des points ramollis ou des foyers hémorrhagiques.

Il se forme du tissu conjonctif nouveau en plus grande abondance dans les cas de néoplasmes proprement dits, par exemple lorsqu'il y a hypertrophie et induration de la substance gélatineuse qui entoure le canal central, ou encore dans les cas de gliômes, de tubercules, etc.

d. *Vaisseaux.*—La dégénérescence graisseuse des vaisseaux se voit très fréquemment; elle accompagne la plupart des processus morbides qui ont la moelle pour siège, et elle se montre aussi indépendamment d'eux. Partout où l'on voit des corps granuleux, on peut dire que les artérioles, les veinules et les capillaires sont altérés, à tel point qu'on a placé dans les vaisseaux le point de départ de ces altérations (L. Meyer, Jolly). On rencontre aussi cette dégénérescence graisseuse des parois vasculaires et cette accumulation de corps granuleux dans la tunique cellulose, pendant le cours des maladies aiguës (tuberculose, typhus, fièvre puerpérale. — Buhl, Simon), ou bien chez les vieillards. Ces lésions n'ont par elles-mêmes aucune importance, bien qu'il ne soit pas impossible que la gêne circulatoire qui en résulte entrave la nutrition et cause des troubles fonctionnels avant que les éléments nerveux ne présentent aucune altération apparente. A cette dégénérescence sénile des vaisseaux se rattache la production de petits amas de pigment jaunâtre et aussi de grains calcaires : mais il est rare de constater une infiltration calcaire prononcée dans les vaisseaux de la moelle.

Les petits vaisseaux présentent souvent, avec ou sans altération graisseuse, une dégénérescence scléreuse : leur paroi s'épaissit, devient homogène, brillante, on dirait d'une dégénérescence amyloïde, moins la réaction caractéristique. Dans la moelle comme dans le cerveau, on voit souvent une sclérose disséminée des petits vaisseaux, mais on la trouve sur une plus grande échelle et intéressant des vaisseaux de plus gros calibre dans toutes les scléroses de la moelle, par exemple dans la dégénération grise des cordons postérieurs; c'est néanmoins dans la sclérose en plaques qu'elle est le plus manifeste : là, les vaisseaux sont très épaissis, très brillants, leur lumière est rétrécie, au point qu'il survient parfois de la thrombose et ils sont entourés d'une gaîne conjonctive fortement épaissie, riche en noyaux, souvent aussi en corps granuleux. Pourtant on ne saurait dire si dans ces cas l'altération vasculaire a été primitive ou secondaire.

Nous avons déjà fait mention de l'infiltration calcaire des vaisseaux et nous avons dit qu'elle était rare ; la production de petits anévrismes disséquants est également un fait exceptionnel dans la moelle.

Nous allons maintenant nous occuper d'une question qui intéresse au plus haut point le clinicien :

§ 4. **Régénération de la moelle.** — Jean Müller dit dans son *Manuel de Physiologie* (trad. Jourdan) :

« Eu égard à la reproduction du cerveau et de la moelle épinière, il n'existe aucun fait qui prouve que la destruction d'une partie de la masse de ces organes soit jamais réparée complètement par une formation de nouvelle matière nerveuse. Arnemann a bien vu, chez les chiens auxquels il avait enlevé vingt-six à cinquante-quatre grains de cerveau, qu'au bout de sept semaines la plaie était remplie d'une substance gélatiniforme et jaunâtre, qui se dissolvait dans l'eau avec plus de facilité que celle du cerveau; mais il reste à savoir si c'était là réellement de la matière cérébrale. La destruction des couches superficielles du cerveau n'entraîne souvent aucune conséquence fâcheuse, quand elle n'est point accompagnée de compression ou d'irritation. Quant aux lésions de la moelle épinière, on sait que malheureusement elles sont incurables. D'après Flourens, les plaies du cerveau avec perte de substance se ferment aisément; mais il n'y a pas reproduction proprement dite de la substance cérébrale, comme l'admettait Arnemann [1]. »

En ce qui concerne le cerveau, nous avons des observations plus récentes qui militent en faveur de la possibilité d'une régénération réelle. H. Demme croyait pouvoir affirmer le fait d'après ses recherches sur des blessés. On connaît aussi les expériences de Voit sur les conséquences de l'ablation des hémisphères cérébraux chez les pigeons. Un de ces animaux avait survécu cinq mois à l'opération et était arrivé peu à peu à un rétablissement à peu près complet des fonctions cérébrales [2]. Voit a constaté dans ce cas qu'à la place des hémisphères enlevés il s'était formé une substance blanche qui présentait tout à fait l'aspect de la substance cérébrale blanche et qui se continuait sans ligne de démarcation bien tranchée avec les pédoncules cérébraux. Elle avait la forme des deux hémisphères, était séparée par une cloison et on voyait même dans son intérieur une disposition qui rappelait les ventricules cérébraux. Le microscope révéla dans toute la masse des tubes nerveux à myéline et à double contour, et des cellules nerveuses très nettes. Voit parle de ce cas comme du premier dans lequel on ait constaté la reproduction du tissu cérébral avec restauration des fonctions.

Quant à la moelle, Kempten nous apprend que chez des pigeons on a observé la cicatrisation après une simple section transversale. Flourens a également institué des expériences pour élucider cette question. Une section longitudinale du renflement lombaire chez un lapin était à peu près complètement guérie après trois mois, et les mouvements étaient aussi libres qu'avant l'opération. Une section transversale à travers le même renflement avait également guéri au bout de quelques mois. Flourens en conclut que les plaies de la moelle aussi bien que celles du cerveau sont susceptibles de réparation et de guérison, d'où résulte le rétablissement des fonctions [3]. Brown-Séquard [4] sectionna sur un pigeon la moelle dans toute son épaisseur au niveau de la 5e dorsale. L'animal recouvra graduellement l'intégrité de toutes ses fonctions, y compris les fonctions génitales. L'examen histologique, pratiqué avec le concours de Robin, fit constater la réunion intégrale des deux surfaces de la plaie. Chez un autre pigeon, on vit des cellules nerveuses et des fibres parfaitement régénérées dans l'endroit même où avait porté la section. Masius et Vanlair ont fait connaître, en 1870 [5], des recherches consciencieuses et complètes sur la régénération de la moelle chez la grenouille; cinq de leurs expériences démontrent que cette faculté de régénération est très étendue, que non-seulement la moelle guérit après une simple section, mais encore qu'après une perte de substance considérable elle peut se régénérer par formation de substance nouvelle et récupérer son fonctionnement normal. Six mois après l'opération, la sensibilité et les mouvements volontaires étaient complètement revenus. Voici les renseignements histologiques fournis par ces deux auteurs : Le 25 mars 1869, on enlève à une grenouille 0m,002 de la moelle lombaire ; quelques mois après, la perte de substance était comblée par une masse gélatineuse jaunâtre qui englobait les deux bouts de la moelle ; dans cette masse on constata des cellules rondes ou ovales sans prolongement, mais de plus des

(1) J. Müller, *Manuel de Physiologie*, trad. par Jourdan, Paris, 1851, p. 339.

(2) *Sitzungsberichte d. k. bayer. Akad. der Wissenschaften*, II, 1868.

(3) Flourens, *Ann. des Sc. naturelles*, t. XIII, p. 113, 1828.

(4) Brown-Séquard, *Sur la Faculté de régénération des plaies de la moelle épinière*. (*Méd. Exam.* 1852, p. 379.) — *Régénération des tissus de la moelle épinière*. Compt. rend. de la Soc. biolog., 1850. — *Gaz. méd.* 1850.

(5) Masius et Vanlair, *Recherches expérimentales sur la régénération anatomique et fonctionnelle de la moelle épinière*, Bruxelles, 1870. (*Mém. de l'Acad. roy. de méd. de Belgique*).

cellules bipolaires et multipolaires munies de grands prolongements, d'un noyau distinct et d'un protoplasma granuleux ; les auteurs pensent que ces éléments étaient des cellules nerveuses. Ils observèrent également des éléments de grandeur variable, brun foncé, fortement granuleux et sans prolongements, dans lesquels ils crurent reconnaître des cellules nerveuses en voie de dégénérescence pigmentaire. Ils virent enfin au milieu de la substance fondamentale, délicate, granulée et gélatineuse des fibres irrégulières, aplaties, contenant çà et là un noyau et qu'ils prirent pour des fibres de Remak. Sur les deux bouts sectionnés ils constatèrent du ramollissement partiel, des corps granuleux et de la pigmentation des cellules nerveuses. La substance gélatineuse située entre les deux bouts de la moelle était ici l'analogue de celle qu'Arnemann avait trouvée dans le cerveau : il s'y était développé des cellules nerveuses et des fibres de Remack ; les cellules étaient plus nombreuses que les fibres et mieux formées, les auteurs en ont conclu qu'elles avaient dû se montrer les premières. — A mesure que cette régénération s'effectuait, les fonctions de la moelle se rétablissaient dans les parties situées au-dessous de la section. Après l'opération, les membres inférieurs étaient complètement paralysées, la motilité volontaire y était abolie, les mouvements réflexes seuls étaient conservés. Lorsque l'animal fut sacrifié, la conduction était plus ou moins rétablie dans la moelle, tant pour la volonté que pour la sensibilité. Un fait à noter, c'est que toujours la motilité réapparaissait plus vite que la sensibilité. Cette différence tiendrait, d'après les auteurs, à ce que pendant la vivisection les racines sensitives auraient été séparées de leur centre trophique, ce qui n'aurait pas eu lieu pour les motrices. La motilité se rétablissait d'abord à la cuisse, puis à la jambe, en dernier lieu au pied.

Bien que ces expériences ne démontrent une grande facilité de régénération de la moelle que chez la grenouille, nous devons en conclure qu'il n'est pas impossible qu'il se passe quelque chose d'analogue chez les animaux plus élevés et chez l'homme. Des recherches mériteraient d'être entreprises dans ce sens sur les animaux supérieurs [1]. La clinique nous fait envisager comme vraisemblable la faculté de régénération de la moelle chez l'homme, sans pourtant la prouver d'une manière précise. A la suite de blessures, d'hémorrhagies et de ramollisssements, il n'est pas rare de constater des améliorations graduelles si frappantes que force est d'admettre une régénération partielle des endroits lésés. Nous n'avons pas besoin de faire ressortir l'importance qu'a cette question au point de vue du pronostic de beaucoup d'affections spinales.

Une autre question qui a également trait à la régénération, c'est celle de savoir jusqu'à quel point des éléments dégénérés de la moelle, et en particulier les fibres nerveuses, peuvent revenir à leur état normal. Si nous envisageons ce qui se passe dans la dégénération secondaire, il n'est presque pas permis de mettre en doute que les cordons dégénérés sont capables de revenir à leur structure normale lorsque la cause de leur altération, une compression par exemple, vient à cesser. Mais le fait n'a pas encore été directement démontré. Quant à savoir jusqu'à quel point des fibres ou des cellules primitivement dégénérées peuvent recouvrer leur structure et leurs fonctions normales, nous n'avons, pour ainsi dire, aucun élément pour décider la question. Il est vrai que si nous nous rappelons ce qui a lieu pour les nerfs périphériques, lesquels, malgré l'atrophie la plus avancée, peuvent encore récupérer leurs fonctions, il ne nous paraîtra pas invraisemblable que

[1] Elles ont été instituées récemment par Paul Dentan (*Quelques recherches sur la régénération fonctionnelle et anatomique de la moelle épinière*. Diss. inaugur. Berne, 1873), sous la direction du prof. Naunyn. L'auteur a opéré sur des chiens nouveau-nés sur qui il pratiquait des sections et des excisions de la moelle. Il a pu constater également la grande facilité de régénération de la moelle d'après le rétablissement de ses fonctions. La cicatrice contenait du tissu conjonctif, des capillaires et des fibres nerveuses grêles et pâles, mais pas de cellules nerveuses.

dans la moelle, des fibres nerveuses dégénérées et atrophiées reviennent à l'état normal. Cette présomption est confirmée par le fait des améliorations que l'on observe parfois dans le cours des maladies spinales chroniques. En tous cas, nous pouvons dire que tant que le cylindre-axe persiste, un retour à l'intégrité fonctionnelle est très possible, et que par conséquent l'existence de lésions anatomiques avancées n'exclut pas, comme on a voulu le dire, la possibilité de succès thérapeutiques. Cela doit encourager nos recherches et nos efforts en dépit de l'expérience qui nous montre chaque jour combien la régénération des parties altérées de la moelle se fait lentement et incomplètement, et combien notre intervention est généralement impuissante lorsque nous nous trouvons en présence de lésions graves et anciennes.

CHAPITRE IV

SYMPTOMATOLOGIE GÉNÉRALE DES MALADIES DE LA MOELLE

I. — FORMES SYMPTOMATIQUES DES MALADIES DE LA MOELLE. — § 1. Paralysies; 1. Paraplégies (cérébrale, spinale, périphérique, vaso-motrice). Paralysie douloureuse. Paralysie par compression. Paralysie urinaire. Paralysie réflexe. Paralysie dans l'hystérie. Dans les maladies aiguës. Paralysies toxiques. Paralysie intermittente ; 2. Paralysie brachiale ; 3. Paralysie générale spinale. Paralysie ascendante aiguë ; 4. Paralysie croisée ; 5. Hémiplégie spinale ; 6. Paralysie isolée d'un membre ou d'un groupe musculaire. — § 2. Paralysies atrophiques. — § 3. Convulsions : 1. Tétanos, Tétanie, Hydrophobie ; 2 Epilepsie spinale ; 3. Paralysie agitante et tremblement. — § 4. Troubles de la coordination. Ataxies. — II. ANALYSE DES DIVERS SYMPTOMES. — § 5. Symptômes dépendant de l'appareil moteur. a. Essai de la force musculaire. b. Nutrition des muscles. c. Action de l'électricité. d. Augmentation de l'irritabilité mécanique. e. Essai de la contractilité réflexe. f. Symptômes spasmodiques. Convulsions toniques, contractures, raideur, contractions fibrillaires. — § 6. Symptômes dépendant des nerfs sensitifs ; 1. Douleur, Hyperesthésie ; 2. Anesthésies ; 3. Paralysies partielles de la sensibilité (analgésie, troubles du sens du toucher, du sens de la pression, du sens thermique, du sens musculaire) ; 4. Retard de la conduction sensible ou motrice. — § 7. Symptômes dépendant du grand sympathique : 1. Couleur des téguments ; 2. Température locale ; 3. Influence sur la température générale du corps. — § 8. Troubles trophiques : 1. Atrophie musculaire. Hypertrophie musculaire ; 2. Développement du tissu graisseux ; 3. Hypertrophie des éléments de la peau, Exanthèmes ; 4. Décubitus ; 5 Modifications dans les os et les articulations ; 6. Influence sur la nutrition générale ; § 9. Symptômes du domaine de la vie végétative : 1. Respiration ; 2. Digestion ; 3. Sphère génitale ; 4. Appareil urinaire, rétention d'urine, cystite et pyélite. Urémie et ammoniénie. — § 10. Autres symptômes qui peuvent accompagner les maladies de la moelle : 1. Fonctions cérébrales ; 2. Sens ; 3. Troubles de la parole.

I. — FORMES SYMPTOMATIQUES DES MALADIES DE LA MOELLE ÉPINIÈRE

Nous allons donner un aperçu général des principales formes symptomatiques que peuvent revêtir les affections de la moelle. Ce qu'on observe le plus fréquemment, ce sont des paralysies qui se manifestent elles-mêmes sous des formes diverses et conduisent dans chaque variété à des conclusions diagnostiques différentes.

§ 1. **Paralysies.** — 1. *Paraplégies (paraparésies).* — La forme typique des paralysies spinales, c'est la *paraplégie*, la *paralysie transversale* qui porte sinon exclusivement, du moins de préférence, sur les membres inférieurs. Les premiers observateurs qui se soient occupés des lésions du rachis ont fait ressortir la relation qui existe entre les paraplégies et les maladies de la moelle ; aussi on n'hésita pas à examiner la moelle chaque fois qu'on se trouvait devant une paraplégie. La paraplégie type, complète, consiste en une abolition absolue ou presque absolue de la motilité et de la sensibilité dans les deux membres inférieurs, avec paralysie simultanée des sphincters de la vessie et de l'anus ; les membres supérieurs restent complètement libres ou sont peu atteints. Les paraplégies ainsi définies présentent dans leur intensité, leur extension, leur cause et leur marche une très grande diversité ; leur domaine est très étendu, et il est nécessaire de les diviser en plusieurs groupes.

Anciennement les paralysies en général, aussi bien que les paraplégies, étaient regardées comme des entités morbides. Mais lorsqu'on apprit à connaître les altérations pathologiques des centres nerveux, la paraplégie descendit au rang de symptôme. Néanmoins on restait persuadé que les formes graves seules avaient un substratum anatomique et l'on se refusait à admettre la même origine pour celles qui évoluaient favorablement ou dont les autopsies ne fournissaient que des résultats négatifs. Ainsi on distingua la paraplégie causée par la myélite et la paraplégie sans lésion matérielle (idiopathique, essentielle). Cette question « Existe-t-il des paraplégies indépendantes de la myélite ? » posée comme sujet de prix donna naissance au travail si important de Raoul Leroy d'Étiolles (1858). Cet auteur distingua de nombreuses espèces de paraplégies sans lésion médullaire et les classa d'après leur étiologie [1]. La division de Sandras est analogue. Jaccoud, qui en 1864 publia une monographie sur les paraplégies, les a divisées en quatre catégories : 1° les paraplégies organiques; 2° les ischémiques; 3° les dyscrasiques; 4° les fonctionnelles [1]. Cette division mi-partie étiologique et mi-partie anatamo-pathologique n'a aucune espèce d'avantage, ni au point de vue de la conception générale du sujet, ni au point de vue du diagnostic. De fait une division des paraplégies faite au point de vue de la pathogénie et du diagnostic, est très difficile à établir. Depuis longtemps on a complètement séparé des paraplégies quelques formes morbides bien caractérisées, particulièrement l'atrophie musculaire et les ataxies, qui ne sont pas à proprement parler des paralysies. Le mot paraplégie implique l'idée de paralysie, c'est-à-dire de perte de la puissance motrice volontaire. Les paraplégies ainsi comprises sont très nombreuses et présentent selon leur intensité, selon le siège de la lésion anatomique, selon les symptômes les plus saillants, selon l'étiologie, de grandes variétés qui sont importantes au point de vue du diagnostic et du traitement. Nous ne trouvons pas partout toute la précision désirable, néanmoins il existe de nombreux éléments qui peuvent servir de base à un diagnostic différentiel : aussi nous allons énumérer rapidement les formes symptomatiques les plus importantes.

Selon le degré de la paralysie, nous distinguons : 1° les *paraplégies avec paralysie complète* ou presque complète (paralysie vésicale, etc.), dans lesquelles la marche est impossible, 2° les *paraparésies*, dans lesquelles la marche n'est pas absolument impossible, mais très difficile; 3° la *faiblesse paralytique*, dans laquelle la marche est possible, mais la force musculaire est compromise, et enfin 4° la *faiblesse* des membres inférieurs avec ou sans tremblement, dans laquelle les mouvements sont incertains et causent une prompte fatigue, comme cela se voit par exemple dans la faiblesse sénile.

Toutes les paraplégies n'ont pas pour cause des maladies de la moelle épinière. Il faut distinguer, outre les paraplégies de *cause spinale*, celles qui sont de *cause cérébrale* ou de *cause périphérique*, et ces dernières se subdivisent à leur tour en : a) *paraplégies myopathiques;* b) *paraplégies névropathiques;* c) *paraplégies vaso-motrices.*

Paraplégies de cause cérébrale (encéphaliques). — Les maladies du cerveau peuvent réaliser le tableau symptomatique de la paraplégie, lorsque la paralysie des jambes étant très prononcée, celle des bras ne l'est que très peu. Dans ces cas, on a rarement affaire à des lésions qui atteignent à la fois les deux hémisphères : le plus souvent la paraplégie est engendrée par une altération du cervelet, de la protubérance, ou des faisceaux pyramidaux. Lorsque la protubérance ou le cervelet sont comprimés par des tumeurs ou des abcès, il se produit des paralysies analogues à celles qu'amènent les affections de la moelle, et même des ataxies bien nettes. Le diagnostic différentiel n'est que rarement difficile ; d'ordinaire il est facilité par la préexistence et l'existence actuelle de symptômes spéciaux (paralysie croisée, troubles de la parole, signes du côté des pupilles et du trijumeau, troubles de la coordination).

a) *Paraplégies myopathiques.* — Leur existence, à parler rigoureusement, n'est pas démontrée. Anciennement, alors que les recherches pathologiques faites sur la moelle des paraplégiques aboutissaient si fréquemment à des résultats né-

(1) Raoul Le Roy d'Étiolles, *Des paralysies des membres inférieurs ou paraplégies, recherches sur leur nature, leur forme et leur traitement.*
(2) Jaccoud, *Les paraplégies et l'ataxie du mouvement.* Paris, 1864.

gatifs, on pensa que la cause anatomique d'un certain nombre de paraplégies avait son siége, non pas dans la moelle elle-même, mais dans les organes moteurs périphériques. On interpréta de cette façon les cas dans lesquels il y avait seule- ment paralysie motrice, sans participation ni de la sensibilité ni des sphincters ; on pouvait encore expliquer de la même façon les troubles de la sensibilité. Les recherches sur l'action du curare, notamment l'œuvre si connue de H. Fried- berg [1] démontrèrent la possibilité des paralysies myopathiques. Aran et Duchenne avaient déjà fait admettre que l'atrophie musculaire progressive était d'origine musculaire. Mais depuis on a trouvé, précisément dans cette maladie, des altéra- tions considérables de la moelle, et cette découverte a fortement ébranlé la doc- trine des paralysies myopathiques. La possibilité de leur existence ne peut cepen- dant pas être niée [2], puisqu'elles existent d'une façon indiscutable après l'ab- sorption du curare, de la nicotine, de la conicine, mais elle n'est rien moins que démontrée dans les processus pathologiques (paralysies rhumatismales), ou dans d'autres empoisonnements (paralysies saturnine, arsenicale, phosphorique).

b) *Paralysies dues à une névrite.* — Nous comprenons sous ce titre les cas dans lesquels une névrite marque le début de la maladie, se propage jusqu'à la moelle et donne naissance à la paraplégie. Cette forme morbide a été dans ces derniers temps en grande faveur auprès des pathologistes, car elle facilite l'explication de certains complexus symptomatiques. Cependant la doctrine de la névrite est basée jusqu'à ce jour presque exclusivement sur le développement et la marche des symptômes et manque de base anatomique démontrée, ce qui la rend très vulné- rable. Il est certain que les lésions des nerfs périphériques peuvent produire des paralysies qu'on peut désigner sous le nom de paralysies *névropathiques :* c'est ce qui existe dans les paralysies faciales et dans celles de cause traumatique. Il en est de même lorsque les deux sciatiques sont lésés ou comprimés soit par une tumeur, soit par l'utérus en rétroflexion ; un certain nombre de paraplégies qui surviennent pendant la grossesse ou l'accouchement, doivent aussi être rangées dans cette catégorie. Mais la chose n'est plus aussi simple, lorsque l'étiologie est obscure, lorsque les symptômes sont variables et peu nets, lorsque par exemple la paralysie est accompagnée d'un amaigrissement peu sensible, lorsque l'excita- bilité électrique est conservée et qu'il y a des douleurs irradiées. Les paralysies de ce genre peuvent se voir après un refroidissement et même au cours d'un rhu- matisme articulaire : on les désigne sous le nom de paralysies *rhumatismales ;* elles sont ordinairement très étendues et peuvent affecter la forme paraplégique. L'ensemble des symptômes, la terminaison favorable démontrent qu'il n'est pas irrationnel de les considérer comme d'origine névropathique, c'est-à-dire péri- phérique, mais le fait n'est pas bien prouvé. On peut en dire autant des névrites ascendantes qui, en se propageant jusqu'à la moelle, peuvent amener des para- plégies : telles sont les névrites hystériques, traumatiques, etc.

c) *Paralysies vaso-motrices.* — Leur existence est douteuse : les symptômes vaso-moteurs (dilatation et rétrécissement des vaisseaux) s'observent très com- munément au cours de toutes les paraplégies et en particulier de celles d'origine spinale, mais il ne paraît pas très probable que ces troubles vaso-moteurs, cau- sent à eux seuls des paraplégies : ils peuvent occasionner aux pieds comme aux mains des douleurs et des perturbations fonctionnelles et réaliser ainsi le tableau clinique d'une paraplégie apparente. (Nothnagel, *Die vasomotorischen Neurosen. Deutsches Arch. f. klinische Medicin.*, Band II, p. 173-193). Lendet

---

[1] H. Friedberg. *Pathologie und Therapie der Muskellähmung.* Weimar, 1858.
[2] Bouchut admet encore une forme de paralysie infantile, d'origine myopathique, qui aurait son siège dans les fibres musculaires elles-mêmes *(Bull. gén. de Thérap.*, août 1872 et *Traité pratique des ma- ladies des nouveau-nés, des enfants à la mamelle et de la seconde enfance*, 7ᵉ édition, Paris, 1878.

attribue encore aux paralysies vaso-motrices des désordres nerveux qui surviennent à la suite des maladies chroniques (*Étude clinique des troubles nerveux périphériques vaso-moteurs survenant dans le cours des maladies chroniques. Arch. génér. de Médecine*, Paris, 1864, février et mars). Ces manifestations, peu étudiées jusqu'à présent, consistent en troubles de la sensibilité, de la motilité et de la température : ce sont des sensations douloureuses, des fourmillements, des douleurs fulgurantes, de la faiblesse paralytique, plus rarement de la contracture accompagnée de paralysie ou de convulsions ; à ces symptômes s'ajoute habituellement de la douleur spinale. Ils apparaissent à la suite des maladies chroniques, surtout de la phthisie, après les affections du foie, de l'intestin et de l'utérus. Mais l'auteur n'a nullement démontré que les symptômes en question sont de nature vaso-motrice.

En se fondant sur leur caractère le plus saillant, on a divisé les paraplégies en plusieurs espèces qu'il est utile de connaître au point de vue du diagnostic.

a. *Paraplégie douloureuse.* — Cruveilhier a distingué une paraplégie douloureuse et une paraplégie non douloureuse. D'ordinaire, dit-il, la paraplégie douloureuse est produite par une tumeur qui comprime lentement la moelle, tandis que la paraplégie non douloureuse a pour cause une maladie du tissu même de la moelle. Quoique la signification symptomatique de la paraplégie douloureuse n'ait pas une valeur absolue, d'après Cruveilhier lui-même, puisqu'il emploie l'expression « d'ordinaire », elle a cependant une grande importance séméiotique, en ce sens que la plupart des paraplégies dues à une compression lente sont très douloureuses, tandis que la douleur appartient bien plus rarement aux paraplégies qui reconnaissent une autre origine. Des maladies des vertèbres, des fractures, des tumeurs des méninges rachidiennes présentent toutes également ce symptôme. Charcot, en 1865, a attiré l'attention d'une façon plus particulière encore sur la paraplégie extrêmement douloureuse que l'on observe dans le cancer des vertèbres. Nous en reparlerons à propos de cette maladie.

b. *Paraplégie par compression.* — Cette espèce de paraplégie peut être rapprochée de la précédente, en ce sens que la paraplégie douloureuse, elle aussi, est le plus souvent le fait d'une compression. Mais, dans les paraplégies par compression proprement dite, le symptôme douleur n'est nullement constant ; il fait notamment défaut dans les cas où la compression de la moelle est survenue rapidement ou bien lorsqu'elle est tellement forte que toute communication est interceptée entre les parties inférieures du corps et le cerveau. La paraplégie par compression s'accompagne de symptômes qui la font reconnaître aisément, entre autres d'une grande exagération des mouvements réflexes. Lorsque la moelle est comprimée fortement par une vertèbre luxée ou par une tumeur, elle se comporte comme si elle était sectionnée transversalement. La conduction motrice et sensitive est interrompue, mais la moindre excitation périphérique est suivie de mouvements réflexes extrêmement intenses dont le malade n'a pas conscience ; ses jambes sont lancées en l'air ou bien sont prises de convulsions cloniques. Ce phénomène démontre que la conduction n'est interceptée que dans un point limité de la moelle et que toute la portion située au-dessous de ce niveau est saine et livre passage au réflexe. Même dans les cas où la compression est incomplète, il peut se faire que l'excitabilité réflexe soit très exaltée, mais alors ce symptôme a une signification moins certaine que lorsque la paralysie est totale. D'ordinaire les paralysies par compression n'arrivent que lentement à un degré assez élevé pour interrompre d'une manière absolue la conduction dans la moelle ; mais il se montre déjà de bonne heure une exagération du pouvoir réflexe. La plupart de ces cas se rapportent à des affections vertébrales qui diminuent d'avant en arrière la lumière du canal rachidien et compriment ainsi la moelle. Habituellement alors nous voyons la motilité diminuer beaucoup et rapidement et la sensibilité rester intacte. A ce moment, l'exaltation de la contractilité réflexe est parfois telle qu'on se demande si l'on n'assiste pas à des mouvements intentionnels quasi convulsifs, analogues à ceux que l'on produit chez un sujet bien portant en lui piquant la plante du pied avec une aiguille. Quand on a lieu de suspecter la bonne foi du malade, l'appréciation est chose délicate et il est déjà arrivé qu'on a pris pour des mouvements intentionnels de véritables réflexes, uniquement parce qu'on regardait le malade comme simulateur. Donc ce qui caractérise la plupart des paralysies par compression, celles où, comme dans la carie vertébrale, la moelle est comprimée d'avant en arrière, c'est l'exagération des réflexes et l'absence de troubles sensitifs. Dans les fractures et les luxations des vertèbres, c'est aussi le plus souvent la partie antérieure de la moelle qui est comprimée par le corps d'une vertèbre, et la compression est souvent plus forte d'un côté que de l'autre : il en résulte des paralysies analogues aux précédentes. Les réflexes obéissent aux lois de Pflüger : quand il y a compression de la moelle dorsale, ils restent toujours localisés au côté correspondant [1]; lorsque le siège de la compression est très élevé, qu'il occupe la moelle allongée, nous voyons le réflexe se produire sur le côté opposé : c'est ce qu'on remarque dans la carie des vertèbres cervicales supérieures ou dans les cas rares de tumeurs dans cette région.

Les tumeurs qui prennent naissance sur la dure-mère ou l'arachnoïde siègent le plus souvent latéralement. On voit alors les symptômes de compression commencer d'un seul côté, puis augmenter et s'étendre progressivement. Habituellement, dans ces cas, il y a de fortes douleurs et des troubles de la sensibilité.

Les affections du parenchyme de la moelle, quand elles sont circonscrites, amènent les mêmes phénomènes. Lorsque la conduction spinale est détruite par un foyer hémorrhagique occupant la substance grise, par un ramollissement circonscrit ou par une tumeur qui a pris naissance à l'intérieur de la moelle, les symptômes sont très analogues à ceux que cause la section de la moelle, et, par conséquent, à ceux que nous avons décrits plus haut. Cependant alors l'exagération du pouvoir réflexe est rarement aussi évidente et elle n'est que passagère ; d'ordinaire nous la voyons diminuer à mesure que la lésion spinale s'étend [2]. En général, l'augmentation du pouvoir réflexe dans les affections circonscrites de la moelle n'est ni aussi constante ni aussi accentuée que dans les paralysies par compression ; dans nombre de ces cas, ce symptôme fait complètement défaut, même alors que l'affection médullaire reste circonscrite et que l'extrémité inférieure de la moelle est intacte sur une grande étendue. Il est difficile d'expliquer ces faits par la physiologie, mais il est important de les connaître, vu que dans la compression de la moelle avec ramollissement strictement localisé au point comprimé, l'augmentation du pouvoir réflexe peut faire défaut. Nous citerons plus bas des cas de carie vertébrale ou de tumeurs, dans lesquels il y avait compression lente de la moelle sans augmentation des réflexes ou avec une augmentation seulement passagère : on observait au lieu des réflexes, des douleurs irradiées qui provoquaient des secousses convulsives et même des mouvements d'élévation dans les membres inférieurs, mais il n'y avait pas de véritables mouvements réflexes déterminés par une excitation périphérique.

c. *Paraplégies urinaires.* — Les paraplégies consécutives aux maladies des

---

[1] Munnkopf a cité une exception à cette règle : la moelle était comprimée par une collection de pus située dans le tissu conjonctif de la dure-mère; généralement les réflexes restaient localisés au membre qu'on irritait, seulement de temps en temps le membre opposé entrait aussi en contraction.

[2] Probablement il y a alors une altération descendante de la substance grise sans lésion macroscopique appréciable. Au microscope on constate des altérations qui portent surtout sur les cellules nerveuses et que l'on peut poursuivre très bas dans la moelle.

voies urinaires sont connues depuis Stanley; avant lui on les regardait comme des *paraplégies réflexes :*

d. *Paraplégies réflexes.* — On appelait ainsi les paraplégies qui, sans lésion appréciable de la moelle, étaient soi-disant consécutives à des maladies périphériques siégeant sur le trajet des réflexes. Nous étudierons la théorie de ces paralysies dans la *deuxième partie* et nous verrons qu'elles sont dues en majeure partie aux paralysies causées par des névrites ou par des myélites. On range encore dans cette catégorie, outre les paraplégies urinaires, les paraplégies dysentériques, hystériques et traumatiques.

e. Beaucoup de paralysies se distinguent de toutes les autres, en ce qu'elles ont une étiologie déterminée, en ce qu'elles dépendent d'états pathologiques précurseurs ou contemporains; la paralysie alors ne prend pas toujours la forme paraplégique, mais encore bien d'autres formes dont quelques-unes même ne sont pas habituelles aux affections de la moelle. La marche de ces paralysies diffère de celle des affections primitives de la moelle : elle n'est cependant pas assez nette ni assez caractéristique pour qu'on puisse baser sur elle des signes absolument positifs. La nature et même le siège des lésions anatomiques dont relèvent ces paralysies ne sont pas encore entièrement connus, aussi la classification étiologique est-elle généralement encore usitée. Dans cette classe il faut ranger :

Les *paralysies consécutives à l'hystérie* ou dépendant de cette maladie ;

Le groupe important des *paralysies consécutives aux maladies aiguës ;*

Les *paralysies par intoxitation* et un grand nombre d'autres paralysies très variées quant à leur physionomie et à leur marche.

Mentionnons encore les *paralysies intermittentes.* Déjà d'anciens auteurs en ont rapporté des exemples : Romberg *Nervenkrankheiten,* p. 752 et 755) raconte l'observation suivante : Une femme de soixante-quatre ans, bien portante la veille, est prise tout d'un coup d'une paralysie des membres inférieurs avec émission involontaire d'urine. En sortant de son lit elle remarque qu'elle ne peut ni se tenir ni faire quelques pas sans tomber. Le lendemain, la malade conduite par sa fille vient trouver le médecin, mais elle ne se plaint plus que de douleurs dans les jambes; la miction obéit à la volonté. Le surlendemain à la même heure, les symptômes reviennent semblables à ce qu'ils étaient l'avant-veille. On prescrit de la quinine et il ne survient plus d'attaques nouvelles. Cavaré cite un cas tout à fait analogue. (*Observation d'une paralysie générale du sentiment et du mouvement affectant le type intermittent. Administration du sulfate de quinine. Guérison.* — *Gazette des Hôpitaux,* 1853, p. 89). Une femme de vingt-quatre ans, d'un tempérament nerveux, accouchée depuis trois jours, étant assise devant le feu pendant qu'on faisait son lit, avait la veille ressenti dans les pieds des fourmillements qui s'étendaient jusque dans les aines, le tronc et les membres supérieurs. La parole était gênée au point que la malade ne pouvait plus se faire comprendre. Fièvre sans céphalalgie, paralysie générale, gêne dans la déglutition. Trois heures après le début de la paralysie les symptômes diminuèrent et la chaleur devint moins forte, la langue et les membres recouvrèrent leurs fonctions, la paralysie disparut et tout sembla terminé. Mais le lendemain à trois heures du matin, la malade ressentit de nouveau des bouffées de chaleur qui parcouraient tous les membres, le corps se couvrit de sueur et en même temps reparurent les fourmillements, la paralysie et les troubles de la parole comme le jour précédent. A sept heures du matin, ces symptômes étaient encore très intenses, et la paralysie ne disparut qu'à cinq heures du soir. Le lendemain matin la malade se trouvait tout à fait bien, mais à trois heures de l'après-midi, la paralysie revint comme les jours précédents. On prescrivit alors 0g,60 de sulfate de quinine à répéter le soir et après l'absorption de cette dernière dose, il n'y eut plus de retour de la paralysie et la malade guérit rapidement.

On a remarqué des paralysies intermittentes irrégulières chez les hystériques, de même chez les épileptiques; Romberg (*Klinische Wahrnemungen)* en rapporte un exemple remarquable. — Les paralysies intermittentes dépendant de l'ischémie sont également intéressantes à étudier ; depuis longtemps on connaît la boiterie intermittente du cheval qui est causée par l'ischémie d'une jambe. Charcot a observé un cas analogue chez l'homme : la paralysie survenait graduellement dès que le malade avait marché un quart d'heure; après quelques minutes de repos la marche était de nouveau possible, mais après environ vingt minutes, la paralysie revenait et forçait le patient à s'arrêter de rechef. A l'autopsie de cet homme, on trouva que l'artère iliaque primitive gauche était le siège d'un anévrysme, tandis que le bout inférieur de l'artère était remplacé par un cordon fibreux, et que ses deux branches terminales avaient un calibre notablement inférieur à celles du côté opposé. Frérichs a vu aussi une paralysie intermittente chez un homme de vingt-sept ans atteint d'endo-péricardite. Il y avait de la faiblesse du membre inférieur droit : lorsque le malade avait fait quelques pas il sentait dans toute la jambe des douleurs sourdes et un fort engourdissement qui l'empêchaient de continuer sa route. Au repos, ces symptômes n'existaient pas. Les expériences faites par Schiff sur des chiens, ont donné des résultats analogues ; il leur liait l'aorte abdominale et il survenait des troubles de la motilité volontaire, non pas dans le repos, mais lorsque les animaux agitaient fortement leurs membres postérieurs.

2. *Paraplégie brachiale (Diplegia brachialis. Paralysie des deux bras).* — Il existe des paralysies des deux bras sans participation des membres inférieurs. On n'a qu'à considérer la structure et les fonctions de la moelle épinière, pour se convaincre combien il est difficile qu'une compression, un foyer inflammatoire intéresse la substance médullaire, de façon que les fibres affectées aux membres supérieurs soient seules atteintes, celles qui se rendent aux membres inférieurs restant intactes. Les lésions qui amènent ces paralysies brachiales sont soit des névrites ou des hémorrhagies, soit des atrophies dépendantes ou voisines de l'atrophie musculaire progressive. Les conditions de la paralysie isolée des deux bras se trouvent réalisées le plus aisément dans les cas où un coagulum sanguin englobe les racines nerveuses. Ollivier, Schutzenberger et d'autres auteurs en citent des exemples. Des foyers de myélite, des compressions, plus rarement des blessures peuvent aussi retentir seulement sur les bras, sans intercepter la communication entre le cerveau et les extrémités inférieures, mais cela pendant un certain temps seulement, parce que la lésion s'étend bientôt dans le sens transversal. Il peut se faire aussi, mais rarement, qu'une myélite diffuse descendante cause des troubles très marqués dans les bras et très peu intenses dans les membres abdominaux.

3. *Paralysie générale spinale.* — Elle consiste dans une paralysie très étendue qui affecte simultanément les quatre membres, bien que tous les quatre ne soient pas toujours également intéressés. On peut encore comprendre sous cette rubrique une maladie de la moelle allongée dans laquelle il y a paralysie de la langue, difficultés dans la parole et la déglutition : plus tard, les muscles respirateurs sont eux-mêmes atteints, ce qui occasionne la mort. La sensibilité est quelquefois intacte et le jeu des sphincters n'est pas toujours entravé. Cette paralysie si étendue peut être le résultat de lésions variées aussi bien circonscrites que diffuses. Naturellement il faut, pour que les membres supérieurs soient atteints, qu'il y ait une lésion du renflement cervical, lésion qui peut être plus ou moins étendue. L'expression de *paralysie générale spinale* ne sert par conséquent qu'à désigner une forme de paralysie, et non pas une entité morbide nettement caractérisée par ses symptômes et ses lésions anatomiques. On a voulu combler ce vide par une symptomatologie mieux déterminée. Duchenne (de Boulogne) a décrit [1], en 1861, sous le nom de *Paralysie générale spinale antérieure,* une forme de paralysie qui est bornée à la motilité et peut, dès lors, être localisée dans la partie antérieure de la moelle ; les principaux symptômes de cette forme sont : 1° Faiblesse et paralysie progressive des mouvements volontaires, intéressant d'abord les membres inférieurs puis les supérieurs ; 2° Dès le début, abolition ou diminution de la contractilité électromusculaire dans les membres paralysés ; 3° Atrophie en masse et dégénérescence graisseuse des muscles paralysés. Duchenne rapporta plus tard ces états paralytiques à une altération des cellules des cornes antérieures, dont l'atrophie subaiguë serait probablement le substratum anatomique de la maladie. Celle-ci se développe sans douleurs, sans troubles de l'intelligence ni des fonctions végétatives ; au début il y a généralement faiblesse

[1] Duchenne, de Boulogne, *Électrisation localisée.* 3e édit.

d'un ou de deux membres, plus fréquemment des inférieurs; puis cette faiblesse envahit successivement tous les membres soit sous la forme hémiplégique, soit sous la forme croisée; il n'y a ni fièvre ni douleurs; petit à petit la parésie devient paralysie complète; dans la dernière période les quatre membres ne sont plus seuls en cause, mais il y a en outre des troubles de la parole et de la déglutition. Quelquefois, la maladie s'arrête et les mouvements volontaires reviennent; l'excitabilité électrique elle-même reparaît. Il peut y avoir guérison sans la moindre infirmité, mais le plus souvent la maladie aboutit à la mort.

Cette description se rapproche beaucoup de celle d'une maladie analogue décrite par Landry (Gaz. hebd., 1859, 29 juillet et 5 août), sous le nom de paralysie ascendante aiguë. Il ne s'agit pas là d'un type morbide toujours semblable à lui-même, mais cette forme est assez nettement caractérisée pour que d'autres auteurs aient publié des observations sous le même titre. C'est une paralysie qui procède de bas en haut : commençant par les extrémités inférieures, elle s'étend rapide-ment aux parties postérieures; elle n'atteint pas seulement les membres thoraci-ques, mais la moelle allongée est intéressée; il survient des troubles de la déglutition et de la parole, et il n'est pas rare que la mort soit due à la paralysie des muscles respirateurs. Tantôt le mal reste stationnaire, tantôt il rétrocède et guérit presque aussi rapidement qu'il s'était développé. La contractilité électrique des muscles est intacte. Les autopsies donnent des résultats négatifs. On a publié plu-sieurs fois depuis des observations analogues. M. Bernhardt [1] en a cité un cas recueilli à la clinique de C. Westphal; le malade mourut et l'examen microsco-pique de la moelle ne dévoila aucune altération. Ainsi l'opinion de Duchenne que nous avons indiquée tout à l'heure ne peut, d'après cela, être acceptée qu'à titre d'hypothèse. Le cas de Bernhardt s'était développé au cours d'une variole et est à rapprocher pour cela d'un cas de Gubler observé dans les mêmes conditions, et du cas de Landry, survenu après une pneumonie : ces observations appartiennent donc à la classe des paralysies consécutives à des maladies aiguës. Cependant on cite des cas dont la marche a été la même, sans qu'il y ait eu maladie aiguë: telles sont les observations de Ollivier, Hayem et d'autres auteurs. O. Bayer [2] a aussi publié un cas à marche analogue qui semblait de nature syphilitique et qui fut guéri par un traitement antisyphilitique. La paralysie ascendante ne forme pas, comme on le voit, un groupe bien homogène. Il est même très probable que des lésions circonscrites, siégeant dans la partie supérieure de la moelle ou des lésions ascen-dantes, peuvent engendrer les mêmes symptômes. Des myélites ont assez souvent une marche analogue: nous n'avons qu'à rappeler les deux cas de myélite que nous avons rapportés dans notre travail sur les paraplégies urinaires, le second surtout qui amena la mort et qui présenta l'image parfaite de la paralysie ascen-dante. Or, comme dans la plupart des cas, les autopsies, malgré des recherches très soigneuses, n'ont révélé aucune lésion, Bærwinkel a émis l'opinion qu'il s'agis-sait d'une congestion de la moelle; Ollivier déjà avait présumé qu'il devait en être ainsi dans des cas analogues; Hayem trouva une fois une assez forte rougeur de la substance grise de la moelle allongée. Cette altération insignifiante, pas plus que l'hypothèse d'une congestion, ne suffisent pour expliquer la gravité de cette affec-tion dont le substratum anatomique ne nous est pas encore bien connu. Notons encore que quelques cas d'hydromyélie peuvent suivre une marche analogue : nous y reviendrons en temps et lieu.

4. Paralysie croisée (paralysis cruciata, alternans, transversa). — Nous

---

(1) Bernhardt, Beitrag zur Lehre von der acuten allgemeinen Paralyse (Berl. klin. Wochenschrift 1871-47.
(2) Bayer. Heilung einer acut ascendirenden Spinalparalyse unter antisyphilitischer Behandlung. (Arch. d. Heilkunde).

entendons par cette expression une paralysie qui porte en partie sur un côté du corps, en partie sur l'autre côté. La forme la plus fréquente des paralysies de ce genre est celle qu'a décrite Gubler comme étant un symptôme essentiel des maladies de la protubérance : il y a alors paralysie faciale d'un côté et paralysie des deux membres du côté opposé. La paralysie faciale a ceci de particulier dans ces cas, qu'elle ressemble aux paralysies d'origine périphérique et non à celle qui a l'habitude d'accompagner les hémiplégies dépendant des maladies du corps strié : toutes les branches du facial sont prises, mais celles qui se distribuent aux yeux et au front sont particulièrement atteintes; en outre, cette paralysie faciale se complique d'une diminution rapide de la contractilité électrique.

La paralysie croisée résulte de lésions siégeant dans les points où les fibres motrices de la moelle ont déjà opéré leur croisement et où le facial sort de la moelle allongée, c'est-à-dire que ces lésions occupent ou la partie supérieure de la moelle allongée ou la partie inférieure de la protubérance ou bien ces deux endroits à la fois. Dans des cas rares, cette forme de paralysie peut aussi être engendrée par deux foyers morbides, dont l'un, par exemple, intéresse le facial à la périphérie et dont l'autre est situé dans la moelle. Il est à peu près impossible de poser le diagnostic dans ces cas exceptionnels.

Une autre forme de paralysie croisée est celle dans laquelle un membre inférieur d'un côté et un membre supérieur du côté opposé sont atteints. La cause de cette paralysie est une lésion de l'intérieur des pyramides qui atteindrait après leur croisement les fibres qui se rendent aux membres abdominaux et intéresserait avant leur croisement celles qui vont aux membres thoraciques. Comme le croisement a lieu sur une certaine étendue, il n'est pas difficile de saisir le mode de constitution de cette paralysie, bien que nous ne puissions pas déterminer très exactement la situation spéciale des différentes fibres. Beaucoup de maladies de la moelle amènent une paralysie croisée plus ou moins marquée; on la voit particulièrement dans les paralysies dites secondaires qui se développent en se propageant de la périphérie vers le centre, et on l'observe notamment dans les paralysies dysentériques et typhiques.

Ajoutons que Remak décrit un cas clinique sous le nom de *Spasmus alternans transversus*. A la suite d'une commotion de la moelle il s'était développé dans une jambe et dans le bras du côté opposé de la parésie avec des convulsions toniques qui éclataient chaque fois que le malade essayait de marcher.

5. *Hémiplégie spinale* [1]. — On ne saurait dire que les maladies de la moelle épinière causent souvent l'hémiplégie type, telle qu'on l'observe si fréquemment à la suite des maladies cérébrales. Nous venons de voir qu'une affection de la moelle allongée peut engendrer une hémiplégie croisée. Nous désignons sous le nom d'*hémilégie spinale* une paralysie causée par une affection de la moelle portant sur les deux membres d'un même côté, avec intégrité du facial et des nerfs crâniens en général. Cependant, les pupilles peuvent être intéressées par l'intermédiaire du centre cilio-spinal et les vaso-moteurs de la face par l'intermédiaire du grand symphatique. La lésion d'une pyramide ou la compression de la moelle allongée d'un seul côté peut engendrer de ces hémiplégies et il peut se faire alors que la motilité soit seule atteinte : nous avons observé nous-même un exemple de ce genre dans un cas de carie, avec déplacement latéral et torsion de la deuxième vertèbre cervicale, d'où était résultée une diminution dans le diamètre latéral du canal rachidien et par suite une compression de la pyramide gauche. Dans l'atrophie

[1] Brown-Séquard. *On spinal Hemiplegia.* (*Lancet*, 1858. Novbr., Decb.) *Lectures on the Physiology and Patholog. of the central nervous System*, 1860. Voyez aussi Kussmaul, dans *Canstatt's Jahresbericht*, 1870, p. 33.

musculaire progressive, dans la paralysie infantile, la paralysie reste souvent pendant un temps assez long, limitée à un seul côté. — Le tableau clinique est plus complexe quand la sensibilité est affectée en même temps que la motilité.

On observe souvent des paralysies auxquelles on donne improprement le nom d'hémiphégies spinales; c'est ce qui arrive quand un côté de la moelle est forte‑ment atteint et l'autre peu, de telle façon qu'on peut croire à l'existence d'une hémiplégie; ce n'est que par un examen plus approfondi qu'on se rend compte de la paralysie incomplète du côté opposé. Cette erreur peut être commise dans tous les cas de myélite diffuse, voire même dans le tabes dorsalis, à tel point que Remak a décrit une forme spéciale de cette maladie sous le nom de tabes hémiplégique. Autant que nous avons pu nous en assurer, nous avons toujours pu constater dans ces cas une participation, quelque faible qu'elle fût, du côté opposé.

Les maladies qui s'attaquent à un seul côté de la moelle présentent un intérêt spécial, depuis les belles expériences de Brown-Séquard sur la section unilatérale de la moelle. Nous avons parlé plus haut des croisements de la conduction sen‑sitive dans la moelle et des conséquences de la section unilatérale de la moelle chez les animaux. Les études de Brown-Séquard sur l'hémiplégie spinale s'appuient non ‑seulement sur ses expérimentations, mais encore sur vingt observations prises sur l'homme. Les sections de la moelle cervicale ont pour conséquence les phéno‑mènes suivants :

A. Du côté blessé :

1). Paralysie des mouvements volontaires, du sens musculaire, des vaisseaux sanguins (température plus élevée) ;

2). Au tronc et aux membres, exaltation de la sensibilité au toucher, aux pi‑qûres, à la chaleur, au froid, à l'électricité, etc. ;

3). Symptômes de paralysie des vaso-moteurs de la face et des yeux (hyper‑thermie, hyperesthésie, étroitesse de la pupille, légère contracture de quelques muscles de la face);

B. Du côté opposé :

1). Anesthésie des deux membres portant sur tous les modes de sensibilité, à l'exception du sens musculaire ;

2). Pas de paralysie motrice.

La paralysie peut persister pendant fort longtemps dans ces cas, sans qu'il sur‑vienne une amyotrophie notable.

Les observations que Brown-Séquard [1] a recueillies sur l'homme confirment la conclusion qu'il a tirée de ses expériences, à savoir, qu'il se produit une paralysie motrice du côté de la lésion, que par conséquent il n'y a pas de croisement des fibres motrices dans la moelle, mais qu'il existe chez l'homme, aussi bien que chez les animaux, un croisement des fibres sensitives dans la moelle. Dans tous les cas où le pédoncule cérébral, la protubérance ou la moelle allongée étaient malades d'un côté, on a trouvé de la paralysie et de l'anesthésie du côté opposé (20 cas). Le croisement des fibres sensitives a donc lieu au-dessous de la moelle allongée. Les lésions spinales unilatérales, situées plus bas que la moelle allongée, atteignent les fibres motrices avant leur croisement et les fibres sensitives après leur croise‑ment, d'où paralysie motrice du même côté que les lésions et anesthésie du côté opposé ; les observations démontrent en outre que les nerfs sensitifs des membres inférieurs se croisent aussitôt après leur entrée dans la moelle épinière.

Brown-Séquard distingue l'hémiplégie spinale, dans laquelle les deux membres d'un même côté sont atteints, et l'hémiparaplégie, et il désigne sous ce nom une

(1) Brown-Séquard. Journal de Physiol. normale et pathol., 1867, 1868, 1869. — Courses of lectures on the Physiology and Patholog. of the central nervous system. Philadelphie, 1860.

hémiplégie bornée au train postérieur. Il base cette subdivision sur quatre observations cliniques :

1). Un cas d'hémorrhagie de la moelle observé par Monod en 1832 ;

2). Un cas de tumeur comprimant un côté de la moelle, publié par Charcot
en 1869 ;

3). Un cas de tumeur du côté droit, appartenant à Oré (1853) ;

4). Un cas de Johnston, remontant à 1866, dans lequel il s'est probablement
agi d'un épanchement de sang dans la moelle. Plus tard, Redcliffe[1] a publié deux
cas à rapprocher des précédents, et Bazire[2] un autre. Les recherches de Brown-
Séquard[3] ont obtenu en Allemagne l'attention qu'elles méritent. Schiff, Bézold
et d'autres ont apporté leur contingent d'expérimentations; M. Rosenthal[4] et plusieurs auteurs aussi ont publié des observations cliniques. Nous empruntons à
M. Müller[5] un exemple très curieux d'hémiparaplégie spinale.

A. S., âgée de vingt-un ans, reçut deux coups de couteau dans le dos le 11 novembre 1867 de
la main de son amant pris d'un accès de jalousie ; elle s'affaissa aussitôt et fut dans l'impossibilité de se relever. Le médecin qui fut appelé constata que l'intelligence était libre, qu'une
assez grande quantité de sang s'écoulait de la blessure et qu'il y avait paralysie complète du
membre inférieur gauche. La malade se plaignait de douleurs dans le membre paralysé, mais
surtout d'une gêne dans la respiration et de douleurs constrictives en ceinture, à la partie inférieure de la poitrine. La miction ne pouvait pas se faire spontanément.

État actuel. — La malade est bien nourrie, c'est une personne un peu trapue, anémique,
aux lèvres pâles ; les extrémités sont un peu froides; de fortes gouttes de sueur découlent du
front. Temp. 37°,6. P. à 88. Respiration très accélérée et superficielle à 68. A droite de la
4e vertèbre dorsale deux blessures transversales sont situées l'une au-dessous de l'autre à un
pouce de la ligne médiane et dirigés obliquement en avant et à gauche ; autour de ces blessures, léger emphysème sous-cutané. Les mouvements volontaires des deux membres supérieurs
sont libres ; le membre inférieur gauche est complètement paralysé, le droit ne l'est pas. La
température de la jambe gauche semble être un peu inférieure à celle de la droite. Les muscles
abdominaux du côté gauche paraissent également paralysés; du moins le muscle droit du
côté droit forme une saillie dure, tandis qu'à gauche les muscles abdominaux sont manifestement relâchés. La pupille gauche est plus étroite que la droite. Un attouchement superficiel
n'est pas perçu, depuis le 4e espace intercostal et au-dessus : au contraire des excitations plus
intenses (pression, coup, chaleur) sont très vivement ressenties du côté gauche et produisent
à la malade l'effet de fortes piqûres. A droite les excitations les plus fortes ne sont pas ressenties. Bruits du cœur normaux, A droite, à partir de la 3e côte, en arrière et en descendant,
matité, respiration légèrement bronchique et râles crépitants. *Diagnostic :* Plaie par instrument piquant de la moelle avec section complète de sa moitié gauche et épanchement sanguin
dans la plèvre droite.

Le soir, à cause d'une exacerbation de la douleur, on prescrit une injection de 1 centigramme
de chlorhydrate de morphine qui produit plusieurs heures de sommeil pendant lesquelles on
observe de légères convulsions du membre supérieur gauche. Vers minuit, douleurs dans le
côté paralysé. La malade a des envies fréquentes d'uriner, mais ne peut pas vider seule sa
vessie ; le cathétérisme donne issue à 800 centimètres cubes d'une urine trouble et contenant
beaucoup de mucus. Jusque vers le matin quelques paroxysmes douloureux accompagnés le plus
souvent de forte gêne de la respiration, d'oppression et d'anxiété.

12 novembre. Vers le matin, sueurs abondantes rien qu'à la tête, au cou et à la partie supérieure de la poitrine. Paralysie dans le même état qu'hier. Les muscles du membre inférieur
gauche et du côté gauche du ventre ne réagissent pas du tout sous l'influence du courant interrompu ; par contre, un courant très léger détermine de vives douleurs. A droite, au contraire,
les muscles se contractent bien sous l'influence de l'électricité et des courants assez forts
n'amènent aucune douleur.

Vers le soir, nouvelles douleurs par accès qui partant de la blessure s'irradient vers le côté
et la jambe gauches, en même temps dyspnée et sensation d'angoisse. Temp. 38°,4. P. 128.

---

(1) Redcliffe. *Lancet,* mai 1865.

(2) Bazire. *Ibidem,* 1865, II.

(3) Brown-Séquard. *Journ. de Physiologie de l'homme et des animaux* de 1863 à 1865. — *Archives de
Physiologie* de 1867 à 1870.

(4) Rosenthal. *Handbuch der Nervenkrankheiten.* Erlangen, 1870. — *Traité des maladies du système
nerveux,* traduction par le dr Lubanski. Paris, 1878.

(5) W. Müller. *Beiträge zur pathologischen Anatomie und Physiologie des menschl. Rückenmarks,*
Leipsig, 1871.

13 novembre. Vers midi douleurs violentes dans le côté et dans la jambe gauche; douleurs en ceinture autour de la taille, dyspnée. Pendant le sommeil, crampes fréquentes, notamment dans les membres du côté gauche, dans les muscles du ventre, dans le diaphragme et dans les muscles de la nuque. Urine alcaline, sédimenteuse. Paralysies dans le même état. Temp. 38°3. Pouls 112.

15 novembre. Les paroxysmes douloureux se répètent plus fréquemment et sont plus intenses. La malade ne parvient à soulever un peu le membre inférieur droit qu'avec effort. Les piqûres pratiquées pour les injections hypodermiques ne sont pas du tout senties de ce côté, tandis qu'une pression un peu forte cause des douleurs violentes dans les muscles de la partie inférieure gauche du corps. Transpiration abondante des parties supérieures du corps. Règles.

16 novembre. Le côté droit est manifestement paralysé. La limite de la paralysie est au 4e espace intercostal. Anesthésie comme précédemment. L'épanchement pleural se résorbe. Grande faiblesse.

18 novembre. L'hyperesthésie du côté gauche diminue; la paralysie du côté droit s'est de nouveau amendée au point que la malade peut un peu remuer les orteils et le pied. Anesthésie du côté droit comme antérieurement.

20 novembre. Depuis quelques jours catarrhe vésical très pénible. La paralysie persiste à gauche, l'anesthésie à droite. A gauche des courants peu intenses sont perçus, mais sont moins douloureux que précédemment, tandis que les muscles ne réagissent pas; à droite l'électricité produit des effets inverses.

22 novembre. Décubitus au sacrum; le membre inférieur gauche maigrit plus vite que le droit: actuellement il a 4 centimètres de moins de circonférence que ce dernier.

26 novembre. Aux symptômes précédents qui n'ont pas changé, se joint de l'hésitation dans la parole; la malade cherche ses mots, a des idées enfantines et son intelligence est obtuse.

4 décembre. Le décubitus continue; de temps en temps fortes douleurs en ceinture, à droite anesthésie et diminution de la motilité, à gauche paralysie. Troubles vésicaux persistants. Dépérissement progressif; sueurs profuses. Œdème des extrémités inférieures.

16 décembre. La maigreur et la faiblesse augmentent. Le membre inférieur droit ne peut plus se mouvoir. L'anesthésie existe toujours à droite et l'hyperesthésie à gauche, mais ces symptômes sont moins manifestes que dans les premiers temps. Forte fièvre avec quelques frissons.

21 décembre. Dépérissement considérable. Langue tremblante; l'hyperesthésie du côté gauche a disparu pendant ces derniers jours et a fait place à une anesthésie complète. D'autre part, à droite également, la paralysie est devenue complète; à partir du 4e espace intercostal; frissons répétés. Peau fraîche. Mort le 24 décembre à 3 heures de l'après-midi.

Autopsie le 25 décembre 1867 à 9 heures du matin. Cadavre de taille moyenne, ayant appartenu à un sujet vigoureux. Rigidité cadavérique considérable. Grand amaigrissement. Peau jaunâtre, tissu cellulaire sous-cutané peu riche en graisse, muscles d'un rouge brunâtre, un peu plus pâles et plus maigres à gauche qu'à droite. Figure effilée. Pupille gauche légèrement dilatée, brunâtre, assez ferme. Thorax bien symétrique, abdomen rétracté. Décubitus superficiel à la base des deux omoplates; décubitus plus profond de la largeur d'une main au sacrum et sur la fesse droite; décubitus grand comme une pièce de 5 francs au-dessus de l'épine iliaque postéro-supérieure gauche.

Voûte crânienne d'épaisseur normale; table interne lisse. Dure-mère d'une épaisseur normale, assez riche en sang; sa face interne est lisse et brillante; dans le sinus longitudinal un caillot cadavérique assez volumineux. Arachnoïde non épaissie; dans les espaces sous-arachnoïdiens une quantité considérable d'un liquide clair. Pie-mère assez riche en sang; la surface du cerveau est normale; les sillons sont légèrement élargis, la substance cérébrale tant blanche que grise, est assez ferme. Ventricules latéraux de volume normal contenant un liquide clair. Pas de modifications dans les différentes parties du cerveau.

Dans la région dorsale droite, à côté de l'apophyse épineuse de la 4e vertèbre dorsale deux cicatrices cutanées horizontales séparées l'une de l'autre d'un centimètre dans le sens vertical; la plus élevée est située à environ 0m,003 à droite de l'extrémité supérieure de la base de l'apophyse épineuse, l'autre à côté de l'extrémité inférieure de cette même base, un peu plus éloignée de la ligne médiane.

En enlevant la peau, on voit sous la cicatrice supérieure, à droite de l'apophyse épineuse de la 4e vertèbre dorsale, une cavité grande comme une grosse noix, remplie d'un liquide jaunâtre contenant quelques flocons de pus; cette cavité va en se rétrécissant à travers les muscles jusque vers le canal vertébral et renferme un fragment de la lame d'un couteau de poche dont le tranchant est dirigé vers la ligne médiane et le dos en dehors. L'apophyse épineuse de la 4e dorsale est séparée à sa base de la lame vertébrale et on peut l'enlever après l'ablation des parties molles. La section osseuse est lisse, noirâtre et recouverte d'une mince nappe de pus. Après qu'on a enlevé l'apophyse épineuse, la lame du couteau reste encore fixée très solidement, mais on sectionne avec la gouge la partie voisine de la lame vertébrale droite et on peut alors retirer le fragment métallique sans difficulté hors du canal vertébral. — Dans le tissu graisseux qui entoure la dure-mère spinale, on constate depuis la 2ᵉ dorsale en haut jusqu'à la 10ᵉ en bas, une infiltration œdémateuse et hémorrhagique de ce tissu qui est devenu trouble. Au-dessus et au-dessous, ce tissu est normal. La dure-mère spinale est fortement distendue, à la partie dorsale inférieure elle est translucide et pâle; en remontant vers la plaie, elle augmente en épaisseur, devient rouge et présente de nombreux points hémorrhagiques. Au-dessus de la plaie, on observe les mêmes lésions qui vont en décroissant jusqu'à la 5ᵉ cervicale. A 0ᵐ,002 au-dessous du 3ᵉ nerf dorsal, la dure-mère est coupée transversalement dans toute sa moitié gauche à l'exception d'un pont mesurant 0ᵐ,003 de large; la section empiète de 0ᵐ,002 sur la ligne médiane en arrière; en avant elle s'arrête exactement à cette ligne. En remontant depuis la plaie jusqu'au bord antérieur de la fosse occipitale, on trouve la dure-mère recouverte sur sa face interne d'un léger dépôt membraneux peu adhérent, jaune pâle, muni de vaisseaux. L'arachnoïde et la pie-mère sont assez solidement soudées avec la dure-mère au pourtour de la plaie; l'arachnoïde est fine et transparente dans la portion lombaire et la région dorsale inférieure; au voisinage de la blessure elle devient blanchâtre, opaque et épaisse. Dans l'espace sous-arachnoïdien existe un liquide légèrement teinté en jaune, plus abondant que normalement. Près de la plaie la pie-mère est fortement hypérémiée et cet état congestif se poursuit jusqu'à une certaine distance. La moelle est divisée transversalement d'arrière en avant et de droite à gauche, à 0ᵐ002 au-dessous de la 3ᵉ paire dorsale; la section porte sur tout le côté gauche et elle s'étend en arrière jusqu'à un demi-millimètre au delà de l'émergence des racines postérieures; en avant sa limite médiane se confond avec le sillon antérieur; les bords de la plaie spinale sont fortement gonflés, d'un rouge brun pâle et sont recouverts d'une mince couche de pus. En pratiquant des sections transversales on constate que les parties voisines de la plaie ne présentent d'autre altération qu'une certaine rougeur de la substance grise et une assez grande diminution de consistance; dans les autres parties la moelle a un aspect normal.

Des observations de lésions aussi exactement localisées à une moitié de la moelle sont en réalité très rares. Mais assez souvent on trouve une moitié de la moelle plus atteinte que l'autre, particulièrement dans la myélite de la région dorsale inférieure ou de la région cervicale, ou bien encore dans les myélites de cause périphérique consécutives à des névrites ascendantes. Dans ces cas la doctrine de Brown-Séquard se confirme encore: en effet, du côté où la motilité est le plus atteinte, la sensibilité est le moins affectée, du côté où la motilité est le moins lésée, la sensibilité est le plus compromise: sans doute cette alternance de la paralysie sensitive et motrice n'est pas toujours aussi nette que dans l'exemple que nous avons rapporté, mais elle est toujours passible de la même interprétation. Au point de vue du diagnostic, la chose est très importante: en effet, il n'est pas rare de rencontrer des paralysies d'un membre abdominal, d'autres parties du tronc ou des membres thoraciques, accompagnées d'une parésie plus ou moins grande de la sensibilité, tandis que le côté opposé est entièrement intact; il est alors permis de conclure que la paralysie procède des troncs nerveux ou des racines nerveuses. C'est ce qui arrive dans les maladies des vertèbres dorsales inférieures ou lombaires supérieures, quand les troncs du plexus sacré sont atteints, ou bien encore dans beaucoup de paralysies consécutives soit à la méningite spinale, soit à des maladies aiguës. Lorsque au contraire dans un membre la motilité est atteinte et la sensibilité reste intacte, tandis que le membre du côté opposé présente des troubles appréciables de sensibilité sans paralysie motrice, il est permis de conclure qu'on a affaire à une affection limitée à une moitié de la moelle sans participation essentielle des troncs nerveux, car les fibres sensitives ne sont atteintes qu'après leur croisement.

6. *Paralysie isolée d'un membre ou d'un groupe musculaire.* — Dans les maladies de la moelle, il peut aussi survenir des paralysies tout à fait localisées à un membre ou même à un groupe musculaire donné. Il y a des traumatismes de la moelle tellement limités qu'il en résulte une paralysie bornée à quelques groupes musculaires d'un membre, comme par exemple dans les cas de Schützenberger. De même, dans la paralysie infantile ou dans l'atrophie musculaire progressive commençante, etc., le processus peut se localiser à un membre. Il devient alors difficile de conclure des symptômes à une affection de la moelle, en admettant que

la sensibilité soit intacte ou ne soit troublée que dans le membre paralysé. La maladie à la suite de laquelle la paralysie s'est développée fournit alors des points de repère pour le diagnostic, ou bien c'est le processus morbide dont cette paralysie isolée n'est que la première manifestation qui sert de guide; mais il faut pour cela que ce processus soit déjà connu comme constituant une maladie de la moelle, ce qui est le cas, par exemple, pour l'atrophie musculaire progressive ou pour la paralysie spinale infantile ; enfin, on peut se baser aussi sur la marche des symptômes et sur la coexistence d'un symptôme spinal bien caractérisé. Ces paralysies ne possèdent d'ailleurs aucun cachet spécial et il est très difficile de les distinguer d'avec des paralysies dues à des névrites, à des compressions ou au rhumatisme.

§ 2. **Paralysies atrophiques.** — Un phénomène fréquent dans les paralysies d'origine spinale, c'est l'amaigrissement des muscles atteints : presque toujours leur volume diminue. La rapidité avec laquelle cet amaigrissement s'effectue est très variable. Dans la paralysie par compression, dans la myélite circonscrite, l'amyotrophie ne survient qu'après une longue période d'inaction et elle n'atteint presque jamais un degré élevé. D'autres fois, au contraire, nous voyons les muscles paralysés devenir rapidement flasques, mous et atrophiés. Dans le premier cas, l'atrophie est la conséquence de l'inertie, elle est tardive et incomplète parce que l'excitabilité réflexe étant conservée, l'inaction est elle-même incomplète. Dans le second cas, au contraire, le centre trophique des fibres motrices est intéressé, ou bien les racines nerveuses ou les troncs nerveux sont eux-mêmes malades : l'amaigrissement se fait de la même façon que lorsqu'un nerf moteur périphérique est séparé de la moelle, son centre trophique.

Il faut distinguer avec soin des paralysies les formes morbides dans lesquelles l'atrophie musculaire est le symptôme essentiel, celui qui apparaît dès le début de la maladie, indépendamment d'une paralysie motrice proprement dite. C'est l'atrophie qui, dans ces cas, est la cause du trouble fonctionnel, de la faiblesse, et il n'y a pas, à vrai dire, de paralysie ; aussi longtemps qu'il y a un reste de muscle et qu'il existe de la substance contractile, la contraction peut avoir lieu sous l'influence de la volonté, mais la force de cette contraction a diminué dans la même proportion que la masse musculaire elle-même. Ces atrophies peuvent rester localisées à un groupe musculaire, ou bien, lorsque la thérapeutique n'intervient pas, elles ont de la tendance à s'étendre et créent, par le fait même de cette extension, un danger sérieux. Ces états morbides étaient anciennement confondus avec les paralysies ; depuis Bell, Aran, Cruveilhier, Duchenne, etc., ils forment un groupe à part. Leur étude se rattache à celle de l'atrophie musculaire progressive, de la paralysie bulbaire progressive (Wachsmuth), de la paralysie atrophique infantile et peut-être aussi de la paralysie pseudo-hypertrophique. En dehors de ces types morbides bien caractérisés, on observe aussi une atrophie musculaire réelle à la suite de la paralysie saturnine; on connaît également une atrophie musculaire héréditaire et de plus, il est des cas qui débutent par une inflammation et qui amènent à côté d'autres symptômes avec ou sans paralysie, des amyotrophies plus ou moins étendues. La localisation, l'extension et l'intensité varient dans ces cas dont la marche et la terminaison sont loin d'être les mêmes que dans l'atrophie musculaire progressive.

On voit aussi des amyotrophies, après certaines maladies aiguës, notamment après le typhus et la diphthérie.

On ne sait pas encore si toutes ces amyotrophies ont pour cause la même lésion, et si dans toutes les mêmes éléments nerveux sont intéressés. Tout d'abord on rangea, avec Cruveilhier, l'atrophie musculaire progressive parmi les maladies de la moelle ; plus tard, avec Aran, Duchenne et Friedberg, l'idée d'une maladie musculaire primitive tint le haut du pavé; ensuite on mit en avant le sympathique

pour expliquer les troubles trophiques : cette théorie fut émise par Remak et acceptée par Eulenburg, Guttmann *(loc. cit.)* et d'autres auteurs. Enfin les recherches microscopiques sont venues démontrer, au moins pour plusieurs de ces maladies, que l'atrophie des muscles est accompagnée de lésions parallèles dans les
fibres nerveuses et les cellules nerveuses des cornes antérieures : de telle sorte
que, ou bien il s'agit d'une atrophie portant sur le système moteur en général, ou
bien il faut considérer les cellules nerveuses des cornes antérieures comme les
centres trophiques des fibres motrices. Depuis longtemps déjà on savait que le
centre trophique des fibres motrices est situé dans la substance grise, et d'une
façon plus précise, au niveau du point d'émergence des racines nerveuses ; ce fut là
la conclusion que Waller tira de ses recherches. D'après l'opinion de Clarke, les
atrophies musculaires sont l'indice d'altérations de la substance grise, mais il faut
ajouter de cette partie de la substance grise où est situé le centre trophique des
muscles atteints, admettant, bien entendu, qu'il ne s'agisse pas d'une affection
périphérique ni d'une lésion des racines nerveuses : la théorie de Remak qui veut
que le sympathique ait une influence directe sur la nutrition des muscles n'est
appuyée jusqu'à ce jour sur aucune observation précise. La dégénérescence et
l'atrophie des grandes cellules nerveuses des cornes antérieures plaide fortement
en faveur de l'opinion de ceux qui y placent le centre trophique.

§ 3. **Convulsions.** — 1. *Tétanos et affections analogues.* — Les maladies qui
appartiennent à ce groupe sont caractérisées par des contractions toniques constantes ou présentent des exacerbations et des rémissions. Dans le tétanos proprement dit, les muscles du dos et de la mâchoire (trismus) sont particulièrement
atteints, tandis que les muscles des membres n'entrent en jeu que plus modérément et seulement par paroxysmes. Nous décrirons plus particulièrement cette
maladie dans notre deuxième partie. Disons seulement ici que sa cause est une augmentation anormale du pouvoir réflexe dans une proportion plus ou moins grande.
Nous avons démontré plus haut qu'il faut considérer la substance grise comme le
siège du pouvoir réflexe : aussi croyons-nous qu'elle est altérée dans le tétanos,
bien que ni les dissections ni les recherches microscopiques n'aient encore démontré cette altération. On peut regarder le tétanos toxique comme le type le
plus simple de tétanos. Beaucoup d'agents chimiques ont la propriété d'augmenter
légèrement le pouvoir réflexe de la moelle : tels sont l'opium, la morphine, l'alcool, l'éther, le chloroforme, la picrotoxine et la nicotine ; la strychnine l'exagère
considérablement [1]. Sous l'influence de cet agent, la conduction reste intacte
dans les nerfs moteurs et sensitifs, mais il se développe une exaltation énorme du
pouvoir réflexe ; les moindres excitations centripètes amènent les contractions les
plus énergiques de tout le corps et l'animal ne tarde pas à succomber. Les expériences démontrent, d'autre part, que la strychnine n'augmente pas l'excitabilité
des troncs nerveux ; appliquée sur les nerfs moteurs, elle n'a aucune action, et si
après l'ingestion du poison, on vient à séparer ces troncs nerveux d'avec la moelle,
ils ne prennent plus part aux convulsions tétaniques. On ne peut pas davantage
admettre que la strychnine augmente l'excitabilité des nerfs sensitifs : en effet, à
la fin de la vie de l'animal on est obligé d'employer des excitations périphériques
assez fortes pour obtenir quelque effet.

Le poison agit donc directement sur la substance grise de la moelle et lui est
apporté par le sang. Schröder van der Kolk a trouvé dans des cas de tétanos dus
à la strychnine, le renflement lombaire fortement injecté et même parsemé de
petits points hémorrhagiques. Cayrade a soutenu que la strychnine n'agit que sur

---

[1] Nous avons observé récemment du trismus dans deux cas d'empoisonnement par l'oxyde de carbone ; un des malades guérit après quelques jours, l'autre succomba ; mais tous deux eurent des convulsions tétaniques.

les extenseurs; mais son assertion ne se fonde que sur cette remarque qu'aux membres inférieurs l'action des extenseurs est prépondérante.

Les maladies tétaniques, spontanées ou traumatiques dont nous nous occuperons plus tard, sont plus ou moins analogues au tétanos causé par la strychnine. L'hydrophobie *(lyssa humana)* se rattache à ce groupe : elle est également une maladie à convulsions réflexes.

Sous le nom de *tétanie* ou *tétanille* on désigne une maladie à contractions musculaires toniques intermittentes; elle a une marche beaucoup moins aiguë et un pronostic beaucoup moins grave que les affections dont il vient d'être question. Enfin on observe fréquemment l'augmentation du pouvoir réflexe comme symptôme d'autres maladies nerveuses.

La commotion de la moelle et la méningite spinale s'accompagnent parfois de symptômes analogues à ceux du tétanos. La commotion amène quelquefois une très grande exagération du pouvoir réflexe, mais ce symptôme disparaît ordinairement après quelques jours et il n'y a pas de trismus. Dans la méningite cérébro-spinale il survient de la raideur musculaire et des contractures qui n'occupent pas uniquement la nuque, mais amènent un véritable opisthotonos ; on a même vu dans cette maladie, mais très exceptionnellement, une sorte de trismus. Les symptômes concomitants que nous exposerons dans notre deuxième partie permettent de distinguer cette espèce de méningite d'avec le tétanos ; mais on s'explique comment les anciens médecins ont pu considérer le tétanos comme une rachiomyélite ou une myéloméningite.

2. *Épilepsie spinale* [1]. — Anciennement on attribuait à la moelle un rôle prépondérant dans les convulsions de l'épilepsie : les travaux plus modernes, particulièrement ceux de Kussmaul et de Tenner ont démontré que la part essentielle revient dans cette maladie au cerveau et à la moelle allongée et que la moelle épinière n'agit que comme un simple conducteur. La moelle à elle seule ne peut produire aucune contraction coordonnée sans la coopération des organes coordinateurs et c'est dans la protubérance et la moelle allongée que ceux-ci sont localisés (Schiff, Brown-Séquard). Le plancher du quatrième ventricule est considéré comme le district principal dont l'incitation produit des convulsions généralisées. Nothnagel a montré par des recherches expérimentales remarquables qu'on pouvait encore plus exactement spécifier la partie du plancher du quatrième ventricule qui commande aux convulsions [2]. Les limites en sont les suivantes : la limite inférieure est située à l'extrémité supérieure de l'aile grise : au-dessus de ce point, on ne réussit plus à provoquer des convulsions ; la limite supérieure, Nothnagel a pu la suivre jusqu'à peu près au-dessus du locus cæruleus, pas tout à fait jusqu'à la limite inférieure des tubercules quadrijumeaux ; la limite interne, sur le milieu, est formée par le bord externe des éminences térètes ; la limite latérale externe est plus difficile à préciser : en haut elle est en dehors du locus cæruleus; plus loin en descendant elle répond au bord interne du noyau de l'acoustique, et enfin, tout en bas, au cordon grêle. Quant à la profondeur de ce district, elle ne semble pas être très considérable : longtemps avant que l'aiguille ne touche la gouttière basilaire en avant, les convulsions ont lieu : Nothnagel a conclu de ses expériences qu'il faut rechercher le centre propre des convulsions dans la protubérance, et que la moelle allongée par elle-même, détachée de la protubérance n'est pas capable d'engendrer des convulsions généralisées. Il faut donc regarder les convulsions produites par la moelle allongée, comme étant de nature réflexe. Ce qu'il y a de certain, c'est que le domaine générateur des convulsions dans la moelle allongée coïncide à peu près avec la place des noyaux gris et des fibres d'origine des nerfs crâniens sensi-

(1) Schrœder v. d. Kolk. *Bau und Function der Medulla spinalis oblongata, und nächste Ursache und rationell Behandlung der Epilepsie, übersetzt von Theile.* Braunschweig, 1859. — Brown-Séquard, *Lectures,* etc., Philadelphia, 1870. — *Comptes rendus de l'Acad. des sciences,* 1856, janv. oct. *Archives générales,* 1856.— *Researches on Epilepsy.* Boston, 1857. — *Journal de Physiologie,* 1858.

(2) *Die Entstehung allgemeiner Convulsionen vom Pons und der Med. oblongata aus.* (Virchow's. *Arch. für pathologische Anatomie,* 1868, Bd XXXIV, p. 1-12).

tifs ; notamment, d'après Schröder van der Kolk, la grosse portion du trijumeau tire ses fibres d'origine de presque toute la longueur du bulbe.

Ces recherches sont complètement d'accord avec les faits cités plus haut, qui indiquent la protubérance et les tubercules quadrijumeaux comme centres des mouvements coordonnés, tandis que la moelle n'y prend pas part, et avec les recherches de Brown-Séquard, qui établissent des relations étroites entre l'irritation du trijumeau et l'épilepsie.

Les recherches de Schröder van der Kolk aussi indiquent une connexion intime entre la moelle allongée et l'épilepsie, et l'auteur regarde la moelle allongée comme le foyer essentiel et habituel de l'épilepsie chez l'homme. De fait, des maladies bien constatées du bulbe ont donné naissance à des attaques épileptiques. Nous rappellerons ici une observation de Bouillaud citée par Ollivier, dans laquelle on a noté des convulsions épileptiformes alors qu'il existait un foyer apoplectique dans les deux tiers postérieurs de la moelle allongée, et un cas de Mesnet ayant trait à une hémorrhagie dans le quatrième ventricule. Certainement il existe des observations d'hémorrhagies de la moelle allongée dans lesquelles on n'a pas vu de convulsions ; par contre, d'autres lésions bulbaires bien moins profondes ont été accusées à tort ou à raison de causer l'épilepsie.

Schröder van der Kolk surtout attira l'attention sur les hypérémies et les dilatations vasculaires de la moelle allongée et rechercha dans ces altérations la cause de l'épilepsie. Ces lésions vasculaires sont d'une démonstration bien délicate et offrent une base bien fragile pour la pathogénie de l'épilepsie. L'action de petites hémorrhagies dans la moelle allongée a quelque chose de plus positif, et C. Westphal [1] a fait dans ce sens des recherches intéressantes. Il réussit, continuant les expériences de Brown-Séquard, à produire sur des cochons d'Inde des attaques convulsives en leur frappant sur la tête ; les convulsions ainsi produites avaient le même caractère que celles des animaux rendus artificiellement épileptiques par Brown-Séquard. Une attaque ou assez fréquemment une série d'attaques se manifeste instantanément, ou bien de quelques secondes à une minute après qu'on a frappé l'animal. L'attaque terminée, le cochon d'Inde se retrouve alerte, ou bien reste plongé quelques moments dans une sorte de stupeur. Lorsque l'attaque a été légère, elle cesse au bout de quelques minutes et l'animal redevient aussi vif que précédemment. On ne réussit pas non plus tout de suite à produire une attaque par l'excitation des parties cutanées que Brown-Séquard a désignées sous le nom de *zone épileptogène*, mais après quelques semaines, il suffit de pincer la peau dans la zone épileptogène d'un ou des deux côtés, surtout à l'extrémité inférieure de l'angle de la mâchoire, pour amener une attaque analogue à celle que Brown-Séquard déterminait en lésant la moelle. Ces animaux ont aussi des attaques épileptiques spontanées. Enfin Westphal a remarqué comme Brown-Séquard la tranmission héréditaire de la maladie.

Les lésions que Westphal a trouvées comme conséquence immédiate du coup étaient situées dans la moelle allongée ou dans la partie supérieure de la moelle cervicale, tandis que les hémisphères, le cerveau et le cervelet, les pédoncules cérébraux, le pont de Varole, la corne d'Ammon, les ventricules étaient intacts. Il a rencontré constamment sur les sections transversales de la moelle allongée et cervicale de petites hémorrhagies dont la grosseur variait depuis celle d'un point extrêmement petit jusqu'à celle d'une tête d'épingle, et qui étaient irrégulièrement répandues dans la substance grise et dans la substance blanche, de telle façon que la section offrait un aspect moucheté.

Très souvent la lésion s'étendait en descendant sur la partie cervicale infé-

---

[1] *Uber künstliche Erzeugung von Epilepsie bei Meerschweinchen (Berl. klin. Wochenschrift,* 1871, n° 38.)

rieure et même sur la partie dorsale de la moelle. En même temps il existait ordinairement un épanchement sanguin à l'intérieur de la dure-mère spinale et dans
certains cas rares, un épanchement insignifiant à la base du cerveau.

Après ces intéressantes expériences on se demande si chez l'homme une forte
violence agissant sur le crâne peut amener des lésions anatomiques analogues et
l'épilepsie. Nous avons nous-même fait la réponse à cette question par une observation prise sur l'homme. Elle répète si complètement les expériences faites sur
les cobayes qu'on ne peut guère mettre en doute la concordance exacte des accidents, d'autant que d'autres symptômes indiquaient la participation de la substance de la moelle allongée et cervicale. Elle est publiée dans les Archives de
Virchow (tome LV, p. 1 à 12), mais à cause de l'intérêt qu'elle présente nous la
transcrivons ici.

*Chute sur la tête. — Épilepsie; — Parésie des membres inférieurs avec ralentisse-
ment de la conduction motrice.* — J. P., négociant âgé de trente-trois ans, ne compte parmi
ses antécédents morbides qu'une pneumonie survenue l'année précédente; il n'a jamais souffert
d'épilepsie ni de maladie nerveuse; aucune maladie de ce genre n'existe dans sa famille. Au
milieu du mois de décembre dernier il tomba dans la rue : le front et le nez heurtèrent violemment contre une pierre; il se releva, saigna beaucoup par le nez et par la bouche, mais retomba
aussitôt privé de connaissance; on le porta dans une maison voisine où il reprit ses sens et il
put rentrer chez lui. Dans les quinze jours qui suivirent il n'éprouva d'autre trouble que de
temps en temps une douleur sourde dans la région du front, ce qui ne l'empêchait pas de vaquer
à ses affaires. Dans les premiers jours de janvier, au moment où il était en train de se lever,
il eut une perte subite de connaissance; quand il revint à lui il était couché dans son lit. On
l'avait trouvé étendu sans sentiment; on ne sait combien de temps il était resté dans cet état;
il en sortit avec une forte douleur frontale qui a persisté jusqu'à ce jour. Dans la même journée,
seconde attaque semblable qui ne dura qu'un quart d'heure; les jours suivants, plusieurs fois
chaque jour, attaques analogues, mais de durée variable. Dans les semaines suivantes il fut
pris de vomissements violents et d'un hoquet qui durait assez longtemps, le tout chaque fois
après les repas. Cette situation persista jusqu'au milieu de février; après quoi le malade resta
couché plusieurs jours sans connaissance, avec délire, mais sans convulsions. Quand il revint à
lui il remarqua qu'il avait un érysipèle du cuir chevelu.

Pendant le temps que cet érysipèle mit à guérir (11 à 12 jours) il n'eut pas d'attaque,
mais les vomissements continuèrent. Les douleurs de tête étant revenues, il s'adressa à la clinique. Il est à noter encore que pendant quelque temps il y a eu de la paresse de l'ouïe et que
la parole a été presque incompréhensible.

6 mars. *État actuel.* — Le malade est bien constitué, assez vigoureux; son teint est celui
d'un homme bien portant. Il se plaint de céphalée, de faiblesse et surtout d'attaques convulsives qui éclatent de temps en temps. La céphalée part de la bosse frontale gauche, qui a été
particulièrement intéressée lors de la chute et s'étend en haut jusqu'au-dessus de la tête, à
gauche jusqu'à l'oreille. La pression sur ces parties n'est que peu sensible, mais la peau est
hyperalgésiée. Pas de douleurs à la partie postérieure de la tête, ni aux dents ni à la face. La
céphalée est à son minimum après l'attaque, puis elle va augmentant jusqu'à l'attaque suivante.
Le sommeil est en général mauvais, ne dure que quatre à cinq heures. Le patient se trouve
mal à son aise et éprouve une telle lassitude dans les membres qu'il garde constamment le lit.
Depuis quelques jours seulement, il se lève durant quelques heures dans la journée. Quand il
est resté longtemps assis, il éprouve dans les deux jambes une sensation désagréable qui disparaît de nouveau avec la position horizontale. La force des mains est assez bien conservée et elles
ne se fatiguent pas très vite. En revanche la marche est incertaine, mais non ataxique ; le malade
se plaint plutôt de la difficulté qu'il aurait à soulever les jambes. Il est incapable de tout travail intellectuel, il se fatigue très vite ; la lecture, l'écriture, etc. amènent des douleurs de tête.

Le 14 avril on note dans l'observation, relativement aux mouvements, l'usage des mains est
presque complètement libre. Au contraire depuis 8 jours à peu près le malade se plaint de difficultés dans la marche, particulièrement sur un sol pavé ; la marche est lente et traînante. Le
malade ne peut pas lever ses pieds, qui traînent sur le sol. La musculature des membres inférieurs est en bon état; les mouvements isolés sont vigoureux. Un peu de diminution de la sensibilité en descendant à partir des genoux. Plus de céphalée. Les attaques sont plus rares.

12 avril. Le malade se plaint de l'augmentation de la faiblesse des jambes, particulièrement
à droite. Marche lente et traînante. Quand il veut marcher droit vers un point déterminé, il
dévie à gauche.

Les symptômes les plus accusés à ce moment consistent en ce que la marche est difficile et
très lente, que les pieds traînent par terre, que les pas sont très petits.

Plus tard, la force des jambes mesurée isolément reste intégrale (jamais il n'a été menacé de

tomber, quand bien même il parcourait seul un assez long espace), mais la marche continue à
être extrêmement lente; il n'est pas capable, même au prix des plus grands efforts, de faire
plus de cinquante pas à la minute, et courir lui est absolument impossible; cette lenteur des
mouvements est également très manifeste, lorsqu'il veut lever et redresser le pied ou bien remuer les orteils; le temps nécessaire à l'exécution de ces mouvements est double du temps que
met à les faire un sujet bien portant; lorsqu'il répète les mêmes mouvements au prix d'une
grande fatigue, cette lenteur s'accentue encore davantage. Les mouvements des mains et de la
langue sont aussi très lents, mais moins cependant que ceux des jambes.

Les expériences de Brown-Séquard [1] nous ont fait connaître une autre relation entre l'épilepsie et la moelle épinière. En 1850 déjà Brown-Séquard remarqua que chez les animaux (ces faits s'étudient très facilement sur les cochons
d'Inde), quelques semaines après une blessure de la moelle dans la région dorsale
ou lombaire, il survient des attaques tout à fait analogues aux attaques d'épilepsie. Ces attaques se répètent tantôt plusieurs fois par jour, tantôt tous les deux
ou trois jours seulement. Mais ce qu'il y a de particulier, c'est qu'elles peuvent
être provoquées par l'irritation de la peau dans des régions déterminées. Elles
consistent en convulsions cloniques de presque tous les muscles de la tête, du tronc
et des membres; l'animal semble avoir perdu la connaissance ou au moins la sensibilité; il y a d'abord convulsion de la glotte et à la fin de l'accès une période de
prostration et d'immobilité absolue. La partie de la peau dont l'irritation peut
amener ces singuliers effets est celle qui recouvre l'angle inférieur de la mâchoire et qui s'étend de là vers l'œil, l'oreille et l'épaule; la seule irritation du
tégument cutané est capable de faire naître l'attaque, et l'irritation directe des
nerfs n'a aucun effet; la moelle est-elle lésée d'un seul côté, la peau de ce même
côté acquiert la propriété d'engendrer des convulsions. La cause de ces phénomènes
n'est pas à rechercher dans la sensibilité, qui n'est pas plus grande dans la zone
épileptogène qu'ailleurs; il faut plutôt admettre une espèce particulière d'irritabilité qui part de l'expansion cutanée de certains nerfs centripètes et amène les
convulsions épileptiques par réflexe. Plus tard Brown-Séquard a obtenu les
mêmes effets en sectionnant, sur des cochons d'Inde, un ou les deux nerfs sciatiques. Cette expérience démontre qu'une affection épileptiforme peut avoir son point
de départ dans les nerfs périphériques tout aussi bien que dans la moelle. Ces
recherches d'abord peu remarquées furent reprises et pleinement confirmées par
C. Westphal.

L'analogie de ces expérimentations avec des observations prises sur l'homme
n'est pas absolument complète. Brown-Séquard dit bien qu'une maladie de la
moelle ou de ses enveloppes ou bien une affection d'un nerf périphérique peut être
chez l'homme le point de départ de l'épilepsie; il s'appuie sur l'autorité de Bonet,
Lieutaud, Morgagni, Portal, Esquirol, mais il n'en est pas moins vrai qu'on n'a jamais vu des cas tout à fait évidents d'épilepsie consécutive à une affection de la
moelle, malgré la fréquence relative des maladies spinales. Il n'en est pas de même
pour les nerfs périphériques, dont la lésion est assez souvent une cause d'épilepsie,
et l'existence d'une épilepsie réflexe n'est pas douteuse : on connaît l'épilepsie due
à l'irritation causée par les vers, l'épilepsie amenée par des calculs biliaires ou
urinaires, et on trouve dans la littérature médicale un certain nombre d'observations dans lesquelles elle a été engendrée par des blessures des nerfs. Un cas particulièrement intéressant a été cité par Pflüger dans son travail sur les fonctions

(1) Brown-Séquard, D'une affection qui survient sur les animaux ayant eu une moitié latérale de
la moelle épinière coupée. — (Comptes rendus de la Société de Biologie, 1850, p. 105. Gaz. méd. de
Paris, 1850, p. 651 et 895). — Recherches expérimentales sur la production d'une affection convulsive
épileptiforme à la suite des lésions de la moelle épinière. — (Compt. rend. de l'Acad. des Sciences.
Paris. 1856. — Arch. général. de 1856). — Researches an Epilepsy; its artificial proauction in animal,
and its etiology nature and treatement, Boston. 1857. — Lectures, etc. (Lancet, 1861). — Acte sur des
faits nouveaux concernant l'épilepsie consécutive aux lésions de la moelle épinière. (Journal de Physiologie, I, 1856, p. 472,-478.)

sensitives de la moelle. Billroth a publié récemment (Langenbeck's *Arch. für klinische Chirurgie*. Band XIII, 3) une observation remarquable d'épilepsie réflexe. Après une forte contusion des fesses il survint dans la jambe droite une violente névralgie accompagnée de mouvements convulsifs. Dans la neuvième semaine on observa des accès avec convulsions générales, et dans quelques-uns d'entre eux il y eut perte de connaissance. On mit à nu le nerf sciatique : on n'y trouva rien d'anormal, mais néanmoins la violence et la fréquence des attaques diminuèrent progressivement à dater de ce moment jusqu'à guérison complète.

Brown-Séquard appelle encore l'attention sur les nombreux états morbides que peut causer l'irritation des nerfs centripètes : telles sont les différentes formes de l'aliénation mentale, la catalepsie, l'hystérie, la chorée, l'hydrophophie, le tétanos, les convulsions localisées et même la paralysie générale progressive. L'irritation périphérique détruite, la maladie peut quelquefois guérir. L'observation suivante se rapporte à des convulsions choréiques avec excitation psychique.

Un garçon de quatorze ans fait un matin en se levant un tel vacarme que son père vient voir de quoi il s'agit. Il trouve son fils en chemise, très agité, parlant de la façon la plus incohérente et brisant les meubles ; il le prend entre ses bras, le couche et aussitôt l'enfant se calme et ne se rappelle plus du tout le désordre qu'il a causé. Il dit qu'en sortant de son lit il a ressenti quelque chose d'extraordinaire, mais qu'il n'a éprouvé rien de pénible, et il croit avoir fait un mauvais rêve. Cinq heures après, le médecin trouve le malade dans son lit, lisant tranquillement, content, avec un pouls calme : il lui dit de se lever et aussitôt la scène change ; au moment où l'enfant pose les pieds par terre, ses dents claquent convulsivement et il est sur le point de tomber en avant. On le recouche et aussitôt le calme revient ; il raconte alors qu'il a éprouvé la même sensation que lorsqu'il s'est levé le matin. Le jour précédent il avait marché pieds nus dans la rivière pour y prendre du poisson. On ne voyait pas aux pieds la moindre blessure, mais lorsqu'on pliait par en haut le gros orteil droit, toute la cuisse se contractait et les orteils se heurtaient convulsivement ; aussitôt qu'on lâchait le gros orteil, ces phénomènes cessaient. Par une recherche plus minutieuse, on trouva tout à l'extrémité de la pulpe de l'orteil et dans la partie superficielle de la peau un petit grain de sable à peine gros comme la tête d'une épingle ; il n'existait, du reste, ni rougeur ni sensibilité particulière. Quand on pressait ce point, il se faisait quelques convulsions et le malade accusait une sensation étrange. On enleva le grain de sable et tous les symptômes disparurent sans retour.

3. *Paralysie agitante et tremblement.* — La paralysie agitante est celle dans laquelle les membres sont secoués par des convulsions cloniques continuelles. Cette agitation a pour cause les contractions alternatives des groupes musculaires antagonistes. — Tous les membres et même la tête peuvent en être atteints simultanément. D'autres fois la paralysie n'est que partielle et alors elle affecte habituellement la forme hémiplégique, ou bien elle est localisée sur un seul des membres thoraciques. Le degré de la paralysie est variable ; parfois il y a un affaiblissement considérable des mouvements volontaires, mais jamais on n'observe de paralysie complète. Dans certains cas il n'existe même pas de paralysie proprement dite, et la faiblesse apparente n'est due qu'à la gêne qu'amènent pour l'usage du membre les secousses involontaires dont il est constamment agité. Les causes anatomiques de cette maladie ne sont pas entièrement connues ; mais il est certain que ce sont des lésions diverses siégeant en partie dans le cerveau, en partie dans la moelle. Nous avons publié une observation de paralysie agitante de cause cérébrale : la maladie portait sur le bras droit et l'autopsie démontra l'existence d'un sarcome dans la couche optique gauche. Dans la paralysie consécutive à une apoplexie cérébrale on peut voir aussi la paralysie agitante sur les membres atteints ; Oppolzer a observé une fois le fait et nous-même avons vu un cas de ce genre. D'autres fois il existe des foyers de sclérose dans la protubérance, le bulbe et la moelle elle-même, de telle façon qu'il semble que les cas les plus nets et les plus accentués de cette maladie sont en relation intime avec la sclérose en plaques (Charcot, Vulpian et autres) ; nous aurons à revenir sur cette affection avec plus de détails. Joffroy (*Gaz. des hôp.* 1872, n° 107) a toujours trouvé une dilatation du canal cen-

tral de la moelle avec prolifération de ses éléments épithéliaux et des points scléreux dans le bulbe.

La physiologie pathologique de la paralysie agitante n'est pas faite. Dans notre
observation on pouvait admettre une irritation continuelle par pression de la
tumeur; dans d'autres cas une semblable explication n'est pas possible. Lorsqu'il
y a sclérose en plaques nous serions porté à admettre que les centres de la coordination sont atteints dans la protubérance.

A côté de la paralysie agitante se place le *tremblement* qui s'en rapproche
beaucoup. Il consiste en ce que les mouvements, au lieu de s'exécuter franchement,
nettement, sont interrompus par de courtes saccades d'où résultent de véritables
oscillations; même lorsque les membres sont au repos, il y a un balancement
oscillatoire quelquefois très marqué pour la tête. On peut se demander, quoique
la chose soit assez généralement admise, si le tremblement est dû à une contraction discontinue des muscles. Les mouvements calmes et réguliers des muscles
respirateurs et du pharynx plaident contre cette explication, et l'incertitude dans
les mouvements paraît causée plutôt par une contraction alternative des muscles
antagonistes, ce qui fait que le mouvement n'est pas seulement tremblé, mais souvent aussi saccadé. Cela est particulièrement visible dans les maladies fébriles
graves, notamment dans le typhus et dans la pneumonie des buveurs; les secousses
musculaires involontaires et continuelles qu'on observe souvent dans ces maladies
sont connues sous le nom de *soubresauts des tendons*, et leur analogie avec l'ataxie
est si grande qu'on a donné à ces fièvres le nom de *fièvres ataxiques*. Il s'en faut
de beaucoup que le tremblement soit toujours le compagnon de la faiblesse musculaire; combien est-il de buveurs qui tremblent continuellement et qui sont très
vigoureux! Les causes du tremblement sont inconnues. Son début est très variable. La fatigue et la faiblesse, les influences psychiques, l'excitation, l'embarras,
la frayeur, la joie produisent facilement un tremblement de tout le corps et une
trémulence musculaire, etc. On peut observer un tremblement habituel chez de
tout jeunes gens tout à fait bien portants; quelquefois il atteint tous les membres
d'une famille; on le voit chez les vieillards (tremblement sénile) et chez les buveurs;
plus rarement il est causé par l'usage de l'opium, assez fréquemment il est symptomatique de l'empoisonnement chronique par le mercure (tremblement mercuriel);
dans l'intoxication par le plomb, il y a également du tremblement (tremblement
saturnin); enfin on l'a noté chez les grands fumeurs et l'expérimentation démontre que les grenouilles intoxiquées avec la nicotine sont prises d'un violent tremblement.

§ 4. **Troubles de la Coordination. Ataxies.** — En traitant de la physiologie nous
avons établi que les centres coordinateurs des mouvements ne sont pas situés
dans la moelle, mais au-dessus de la moelle allongée, dans la protubérance,
les tubercules quadrijumeaux et le cervelet. Aussi lorsque nous observons dans
des maladies spinales un trouble de la coordination, la protubérance étant elle-
même malade, ce n'est pas dans une lésion des parties centrales de la moelle qu'il
faut rechercher la cause de ce phénomène, mais bien dans ce fait qu'il y a interruption ou trouble de l'action que les centres coordinateurs exercent sur les cellules nerveuses de la moelle.

L'action des centres coordinateurs dépend de leur communication avec la
moelle : sont-ils séparés d'elle, il n'y a plus de coordination des mouvements: des
groupes musculaires peuvent parfois entrer encore en action synergique par réflexe, mais il n'y a plus de mouvement coordonné proprement dit. Si l'on voulait
considérer comme coordonnés certains mouvements que l'on observe sur les grenouilles décapitées, nous ferions remarquer d'abord que ces mouvements n'ont
lieu que lorsque la décapitation a été pratiquée très haut dans la moelle allongée,

et en second lieu qu'on n'a rien observé de semblable sur les animaux supérieurs ni sur l'homme. Chez ces derniers les mouvements réflexes n'ont jamais le carac- tère d'un mouvement entrepris dans un but déterminé : tout au plus voit-on une jambe se mouvoir tout entière, ce qui tient à ce que certains groupes musculaires synergiques sont innervés par le même nerf. Et si l'on voulait encore contester ce point, il nous suffirait pour notre démonstration de considérer comme mouve- ments coordonnés (le mot étant pris dans un sens étroit) la locomotion (marche et station) et la préhension avec les mains : chacun sait que ces actes ne peuvent pas être coordonnés par la moelle seule et que lorsque les muscles qui y contribuent sont séparés du centre coordinateur, les mouvements cessent d'être possibles. De plus il est des cas dans lesquels la coordination fait défaut sans qu'il existe de paralysie musculaire ou au moins de paralysie intense. L'impulsion de la volonté peut mettre en mouvement les muscles isolés, mais pour les faire servir à un but déterminé il faut l'intervention des centres coordinateurs. Il est remarquable d'un autre côté que ces centres sont incapables, à eux seuls, sans la coopération de l'impulsion volontaire venue des cellules cérébrales, de produire les actes com- plexes de la préhension, de la marche, et qu'ils ne peuvent donner naissance à aucun acte réflexe lorsqu'on les excite : quelques centres situés dans la moelle allongée font exception, règlent des mouvements involontaires et sont irritables par réflexe : ce sont les centres de la respiration, de la toux, de l'éternument, de la déglutition, etc.

1. *Ataxie spinale du mouvement.* — L'influence des centres coordinateurs sur la moelle peut être entravée ou abolie, d'abord par une lésion de ces centres eux-mêmes, c'est-à-dire par une affection de la protubérance, du cervelet et peut- être aussi des tubercules quadrijumeaux. En second lieu une altération de la moelle elle-même est capable de rompre les communications avec les centres coor- dinateurs. On ne saurait nier (et pourtant la chose est impossible à prouver) qu'une rupture de ce genre ne puisse avoir lieu sur les voies motrices, car elle produit un affaiblissement de la force motrice des muscles isolés, ce qui entrave les mouvements d'ensemble. Il est à remarquer toutefois, que certains sujets at- teints de myélite, tout en développant encore une force musculaire considérable, ont une marche incertaine et se fatiguent vite, tandis que des individus faibles mais bien portants, ayant des muscles moitié moins forts, marchent incomparable- ment mieux.

Chose curieuse, c'est la lésion des parties postérieures de la moelle qui porte le plus grand préjudice à la coordination des mouvements locomoteurs et de préhen- sion : comme le centre coordinateur de ces mouvements n'existe certainement pas dans la moelle, nous avons à rechercher la cause du mal dans une interruption de la communication entre ces centres et les cordons postérieurs. Nous étudierons, à propos des différentes maladies, comment il se fait que ces cordons, auxquels la physiologie assigne des propriétés essentiellement sensitives et esthésodiques, jouent un rôle capital dans la coordination; qu'il soit établi seulement dès main- tenant que la sensibilité est nécessaire pour la coordination et que son anéantis- sement amène des troubles importants dans cette dernière.

2. *Ataxie des buveurs.* — Les buveurs présentent quelquefois un trouble de la coordination assez semblable à la forme précédente. La marche a la même in- certitude : elle est chancelante et titubante, les jambes sont projetées d'une façon insolite. La marche dans cette maladie chronique rappelle celle de l'ivresse aiguë. Cette ataxie est le plus souvent accompagnée d'hyperesthésie, sans autre trouble de la sensibilité. On ne sait pas si la cause en est une altération du cer- velet ou de la moelle [1].

_____

[1] Hillis *Alcoholic Paraplegia (Lancet,* 1872, vol. I, n° 10.)

3. *Ataxie des hystériques.* — Cette forme se présente avec la même physionomie que les deux précédentes : l'ataxie est quelquefois tellement intense que les malades sont incapables de se tenir debout et de marcher, bien qu'au lit ils puissent très bien mouvoir leurs membres. Cette maladie a quelques rapports avec les paralysies du sens musculaire que Landry a décrites chez les hystériques. Les symptômes, comme ceux de l'hystérie en général, se modifient sans raison apparente et ont une marche très capricieuse.

4. *Ataxie consécutive à des maladies aiguës.* — Eisenmann [1] a pris pour des ataxies un grand nombre de paralysies incomplètes, notamment les paralysies diphthéritiques. Il semble avoir oublié que pour affirmer un trouble de la coordination il ne suffit pas d'une apparente contradiction entre la conservation de la force musculaire et le trouble dans l'usage des membres. Les paralysies consécutives à la diphthérie ne sont pas habituellement des ataxies, mais après la diphthérie comme après d'autres maladies aiguës, il peut survenir des ataxies. Dans ces derniers temps on a décrit des ataxies consécutives à la variole (Westphal) et au typhus (Ebstein). Dans ces cas il survient une ataxie manifeste du mouvement, sans trouble de la sensibilité et avec un trouble de la parole, lequel est également de nature ataxique. Ces symptômes indiquent une lésion de la protubérance ou de la moelle allongée, et Ebstein a trouvé dans un cas une altération de cette dernière. On peut aussi ranger ici un fait que nous avons publié et dans lequel l'ataxie était la suite d'une blessure, consécutive par conséquent à un traumatisme, comme dans d'autres cas elle est consécutive à des maladies aiguës : (Virchow's *Archiv.*)

5. Les *affections de la protubérance et du cervelet* ne font pas partie essentielle de notre sujet ; cependant leurs symptômes sont facilement confondus avec ceux des maladies spinales, et quelques mots sur ce point seront utiles. Dans les observations de maladies du cervelet, on ne trouve pas toujours signalés les troubles de la coordination motrice, et en effet des lésions très étendues du cervelet restent souvent à l'état presque latent et ne donnent naissance qu'à des symptômes insignifiants. D'autres fois le malade a une démarche incertaine, et de la tendance à tomber en arrière ou à marcher à reculons [2]. Duchenne [3] a cherché à établir le diagnostic différentiel entre les ataxies de cause rachidienne et celles dues à une altération du cervelet. Les ataxies cérébelleuses se reconnaissent à une sorte de vertige et de lourdeur analogues à ceux de l'ivresse alcoolique, tandis que dans l'ataxie spinale il y a manque de coordination, mais absence de vertige. L'ivresse donne également lieu à de l'ataxie, mais dans la station debout l'ivrogne oscille d'un côté à l'autre et d'avant en arrière, tandis que l'ataxique fait des mouvements brusques ; en marchant, l'ivrogne décrit des zigzags, il ne peut pas avancer en ligne droite, il traîne en quelque sorte ses pieds après lui ; le tabétique, malgré ses oscillations, va droit devant lui, ses oscillations sont celles d'un individu qui cherche à conserver son équilibre ; il craint de tomber, il a perdu la mesure de ses mouvements et il éloigne la jambe plus que ne le nécessite l'étendue du pas. L'ivrogne a toujours un sentiment de vertige, il suppose que tout tourne au-

---

[1] Eisenmann. *Die Bewegungsataxie,* Wien, 1863.

[2] Laborde, *Tumeur hystique volumineuse du cervelet, comprimant une portion du bulbe rachidien et le nerf pneumo-gastrique droit à son origine ; paraplégie incomplète et défaut de coordination des mouvements ambulatoires ; symptômes remarquables du côté des fonctions respiratoires,* etc. (*Union médicale,* 1859, t. V, p. 356).

Hérard. *Observation de kyste séreux ayant détruit la presque totalité du lobe du cervelet ; défaut de coordination des mouvements des membres, absence de paralysie de la motilité et de la sensibilité* (*Union médicale,* 1860, t. VIII, p. 233.)

[3] Duchenne (de Boulogne). *Diagnostic différentiel entre les affections du cervelet et l'ataxie* (*Gaz. hebd. de Méd. et de Chirurgie,* 1864, 29 et 31).

tour de lui; c'est ce vertige qui est la cause de l'incohérence de ses mouvements. Les affections du cervelet produisent des effets analogues à ceux de l'alcoolisme aigu. Les ataxies consécutives à des maladies de la protubérance sont également intéressantes. Elles sont très manifestes et ont une grande analogie avec l'ataxie locomotrice progressive. La protubérance appartenant aux centres coordinateurs, il n'est pas étonnant de trouver l'ataxie parmi les symptômes des lésions protubérantielles, mais cette ataxie n'est nullement constante, et on ne sait pas encore exactement quels sont les points de la protubérance qui doivent être atteints pour qu'elle se manifeste. Comme les affections de la protubérance amènent des symptômes analogues à ceux de l'ataxie proprement dite, et qu'elles ne dépendent pas de troubles sensitifs, il est important de les étudier, d'autant qu'elles s'associent assez souvent à des maladies spinales. Des lésions très diverses de la protubérance, telles que foyers multiples de sclérose, abcès, tumeurs de toute nature, hémorrhagies, ramollissements, peuvent engendrer des symptômes d'ataxie : nous ne voulons pas insister plus longtemps sur ce point, mais nous citerons une observation qui nous semble particulièrement instructive. Elle a trait à une femme qui, à la suite d'un rétrécissement mitral, eut des symptômes d'embolie cérébrale et d'aphasie ; son état s'était amélioré, lorsque deux ans après il survint une nouvelle attaque avec ataxie motrice bien nette, ce qui nous fit diagnostiquer des embolies dans la protubérance : l'autopsie et les recherches microscopiques nous donnèrent pleinement raison.

Mme G., 44 ans, entre pour la première fois à la clinique médicale de Königsberg le 19 octobre 1869 ; ses parents ont toujours été bien portants ; elle-même n'a pas été malade dans sa jeunesse ; il y a sept ans, à la suite d'un violent effort, elle sentit comme des piqûres et des battements dans la région du cœur, et ces symptômes n'ont jamais disparu depuis. Quant à la cause de sa maladie actuelle, elle ne peut rien en dire, si ce n'est que depuis plusieurs semaines elle habite un logement humide. Hier au soir à neuf heures et demie elle a été brusquement et sans prodromes frappée d'apoplexie ; tout le côté droit est resté paralysé et la parole a été complètement perdue. Elle ne sait pas bien expliquer si la perte de connaissance a été complète ; toutefois elle ne se souvient que peu de ce qui s'est passé.

19 octobre. *État actuel.* — Femme assez faible, maigre. L'intelligence semble lucide autant qu'on peut le constater en l'absence de la parole. Aphasie presque complète, quelques sons peuvent seuls être émis ; cependant la malade semble comprendre tout ce qu'on lui dit. La face est un peu tirée vers la droite. La langue se remue librement. Hémiplégie droite très prononcée ; le bras est complètement paralysé ; la jambe droite se meut légèrement. La sensibilité est notablement diminuée dans tout le côté droit. Au cœur on constate un rétrécissement de l'orifice auriculaire gauche avec une notable hypertrophie du ventricule droit.

Au bout de quelques semaines il y a une amélioration si sensible que la malade quitte l'hôpital dès le 5 novembre. Elle pouvait se promener dans la salle sans aucune aide ; elle parvenait avec quelque difficulté, il est vrai, à mettre sa main sur sa tête, la sensibilité était redevenue normale. La parole était encore un peu difficile ; elle était entrecoupée : il y avait souvent de petites pauses entre les mots, mais il ne manquait plus de mots. État général bon.

Le 29 mars 1871, la malade est de nouveau reçue à la clinique. Elle présente l'état suivant : amaigrissement ; face pâle ; les lèvres seules sont fortement colorées et cyanosées. La malade est couchée sur le dos, mais elle se couche à son gré tantôt d'un côté, tantôt de l'autre ; elle peut se retourner seule dans son lit. L'intelligence, conservée d'une façon générale, a cependant quelque chose d'enfantin ; les pleurs et le rire alternent sans raison. Pas de fièvre. Au cœur on constate les mêmes lésions qu'antérieurement.

Léger strabisme divergent, surtout lorsque la malade regarde à droite. Pupilles également dilatées ; pas de troubles de la vision. La partie gauche de la face se contracte un peu plus énergiquement que la droite. La commissure labiale gauche est un peu plus abaissée que la droite, il s'en écoule de la salive. La langue a tous ses mouvements ; déglutition normale. Parole très altérée ; il n'y a plus comme anciennement de l'aphasie, il ne manque pas de mots, les mots ne sont pas pris les uns pour les autres, mais la prononciation est confuse, il y a du bégayement, une articulation incomplète (anarthrie). Les mouvements des bras sont libres, ceux du bras droit un peu plus difficiles que ceux du gauche, mais ils sont très nettement ataxiques, vacillants et saccadés ; la malade est incapable de manger ou de boire seule ; une cuiller qu'elle essaye de porter à la bouche n'y arrive jamais du premier coup ; quand on l'invite à saisir rapidement un objet, sa main passe à côté. Pas de douleurs dans les bras. Sensibilité normale.

Les mouvements des jambes sont libres, mais évidemment ataxiques, ils sont saccadés avec de fortes oscillations. Il n'y a pas de différence de volume entre les deux membres abdominaux et leur force est assez grande. Malgré cela la malade ne peut ni se tenir debout ni marcher : quand on essaye de la faire marcher en la soutenant sous les deux bras, on voit la jambe se lever brusquement et rapidement, puis aussitôt frapper violemment le sol sans arriver à y prendre un point d'appui. Pas de douleurs ni de troubles de la sensibilité dans les jambes.

Nous ajoutons encore l'état au 19 avril.

Il y a un certain degré de démence ; rires et larmes sans motif.

La bouche est encore un peu tirée vers la droite ; les mouvements des yeux sont libres. La langue est bien mobile, la déglutition se fait mieux ; la parole est plus compréhensible. La pression des deux mains est assez forte et sensiblement égale des deux côtés ; la résistance des bras aux mouvements qu'on leur imprime est assez grande et presque égale pour les deux membres : toutefois le droit est un peu plus fort. Les mouvements des deux bras sont ataxiques, surtout à gauche, de telle sorte qu'avec la main gauche la malade ne peut pas porter la nourriture dans sa bouche, qu'elle la verse, etc. Sensibilité normale. Les mouvements des jambes sont assez libres et vigoureux, la malade étant couchée ; l'ataxie motrice n'est pas, dans ces parties, aussi marquée qu'antérieurement et la patiente peut faire quelques pas lorsqu'on l'aide. Elle perd l'équilibre avec une extrême facilité, quand elle essaye de se tenir debout toute seule. Sensibilité normale.

Le 20 avril il survient assez subitement une attaque avec perte de connaissance ; la figure est très tirée vers le côté droit, et le côté gauche est fortement paralysé. Nous pouvons omettre la description plus détaillée des symptômes. La malade est couchée presque sans connaissance. Elle ne réagit presque pas quand on l'appelle ou quand on la secoue. Respiration stertoreuse, irrégulière, avec des pauses de presque une minute. Pouls 140 à 150 jusqu'au soir du 21. Quelques heures avant la mort la température était montée à 41°,6, pouls : 150.

L'*autopsie* faite par le professeur E. Neumann ne fait rien découvrir d'anormal dans la moelle. Les méninges cérébrales sont saines ; les parois artérielles minces. Dans le tronc de l'artère sylvienne droite un peu avant l'endroit où elle se divise, il y a un caillot assez ferme, en partie décoloré. Dans la partie postérieure de la troisième circonvolution frontale gauche on constate un petit point coloré en jaune qui n'intéresse que la couche superficielle et se perd peu à peu dans les parties voisines. Dans le milieu du corps strié gauche on voit un endroit jaunâtre assez profondément déprimé qui correspond à un ramollissemend qui s'étend jusqu'à la surface de la 3e circonvolution frontale et jusqu'à l'insula de Reil. Le tissu ramolli est partout pigmenté en jaune et est comme membraneux à sa partie inférieure. La protubérance offre en général une consistance un peu diminuée ; à la coupe on voit quelques parties un peu ramollies, mais sans changement de coloration. Ces points deviennent plus visibles et plus nettement limités par le durcissement dans l'acide chromique. Après durcissement on peut reconnaître trois très petits foyers de ramollissement dus à des embolies situées au milieu de la substance propre de la protubérance et qui laissent intactes les fibres des pyramides.

Au cœur, rétrécissement de l'orifice mitral.

La marche et la filiation des symptômes sont donc les suivants : rétrécissement de l'orifice mitral ; en octobre 1869, embolie de l'artère sylvienne gauche ; ramollissement du corps strié gauche et de l'insula de Reil avec aphasie ; plus tard, en mars 1871, plusieurs petites embolies dans la protubérance, qui amènent l'ataxie motrice ; enfin une nouvelle embolie de l'artère sylvienne droite avec terminaison mortelle.

6. *Chorée (danse de Saint-Guy).* — On ne peut pas rapporter à une lésion anatomique déterminée ce trouble bien connu de la coordination. Beaucoup supposent que la cause en est une affection de la moelle épinière. Mais on peut objecter ce que nous avons déjà dit, que les affections de la moelle n'engendrent pas par elles-mêmes des troubles dans la coordination. Récemment, plusieurs auteurs (Arndt, L. Meyer, etc.) ont pensé qu'il s'agissait plutôt d'une lésion de l'encéphale : c'est la concomitance si fréquente de troubles intellectuels et de maladies mentales avec la chorée qui fait pencher vers cette dernière opinion. Si l'on ne veut pas admettre une affection générale de tout le système nerveux, il est certainement vraisemblable de considérer les centres coordinateurs comme le siège de la maladie, et nous comprendrons ainsi comment le cerveau est si facilement malade dans la chorée. Nous ne pouvons donc pas envisager la chorée comme une maladie de la moelle et nous n'en parlerons pas sous ce titre, quoique les nouvelles recherches de Legros et Onimus tendent à la rapporter de rechef à une lésion matérielle de cet

organe [1]. Ces auteurs ont étudié les mouvements choréiformes de trois chiens qui étaient choréiques à un haut degré : chez tous les trois, les membres antérieurs étaient atteints, mais plus fortement d'un côté; un ou plusieurs muscles étaient spécialement affectés; les observateurs ont fait usage de la méthode graphique.

Détermination du siège anatomique de la chorée, d'après Legros et Onimus. — Il ne peut être question de fixer le siège de la chorée dans les muscles ou les nerfs périphériques, car la section des nerfs fait disparaître les mouvements choréiques : la moelle seule est en jeu et on peut préciser quelles parties de cet organe sont intéressées. Plusieurs expérimentateurs ont annoncé la persistance des mouvements rhythmiques après la section transversale de la moelle : Chauveau l'ayant pratiquée entre l'atlas et l'occipital chez un chien atteint de chorée, cet animal, bien qu'il fût privé de mouvements volontaires, présentait encore les mêmes secousses choréiques violentes qu'avant l'opération. Carville et P. Bert ont publié des observations analogues, et la marche ultérieure des phénomènes confi me ces faits : les chiens vivent de deux à trois jours; immédiatement après l'opération, les mouvements choréiques sont plus lents; dans un cas ils ont cessé complètement pour reparaître spontanément après quatre à cinq minutes et ils ont duré tant que l'animal n'a pas été trop affaibli. Quand on arrête la resp ration, la chorée disparaît, les mouvements sont moins forts et moins nombreux; ils cessent au bout de une à deux minutes, mais reparaissent progressivement à mesure qu'on insufle de l'air.

La chorée n'est donc pas sous l'influence directe du cerveau; cependant elle peut sans aucun doute être engendrée par des maladies cérébrales (hémorrhagie, ramollissement). On peut aussi constater expérimentalement l'influence du cerveau sur la chorée : les sensations voluptueuses et la crainte peuvent amener momentanément quelques secousses; les mouvements s'arrêtent dans le sommeil, mais ils cessent tout aussi bien sous l'influence des anesthésiques dont l'action porte spécialement sur les cellules sensitives de la moelle, ce qui fait déjà supposer que les cellules sensitives ou les nerfs qui en émergent sont le siège de la maladie. Sur deux chiens on dénude la moelle dans une étendue de 0m,20 : il suffit d'effleurer légèrement avec un scalpel la surface des cordons postérieurs pour déterminer une véritable explosion de mouvements choréiques; lorsque la moelle se refroidit par son contact avec l'air, toutes les manifestations choréiques sont entièrement abolies; on les fait réapparaître en réchauffant la moelle à l'aide d'éponges imbibées d'eau chaude. La section des racines postérieures n'amoindrit en rien les mouvements; l'ablation d'une partie des cordons postérieurs et des cornes postérieures les diminue; l'ablation complète de ces parties les fait disparaître. D'après ces expériences, Legros et Onimus concluent que le *siège de la chorée est situé dans les cellules des cornes postérieures ou dans les fibres qui relient ces cellules aux cellules motrices.*

Le courant induit produisait une contraction tétanique des muscles; le courant constant appliqué à la périphérie et dirigé dans un sens ou dans un autre, diminuait la fréquence et l'intensité des mouvements; appliqué sur la moelle il les augmentait. Les recherches nécroscopiques ne montrèrent rien d'anormal.

II. — ANALYSE DES DIVERS SYMPTOMES

§ 5. **Symptômes dépendant de l'appareil moteur.** — En face d'un malade, il faut avant tout bien établir la forme et l'étendue de la paralysie, ce qui est généralement facile, grâce à l'existence des lésions fonctionnelles. Cependant, ce que nous avons dit de l'ataxie prouve qu'un examen superficiel n'est pas toujours suffisant : la cause des perturbations fonctionnelles des muscles peut être située tout autre part que dans les appareils moteurs, et de plus ces perturbations ne sont elles-mêmes pas toujours très évidentes. Qui dit paralysie motrice dit diminution de la force musculaire; il faut donc savoir faire :

a) *L'essai de la force musculaire.* — Lorsqu'il y a paralysie complète d'un membre ou de groupes musculaires isolés d'un membre, une fois qu'on a constaté l'impossibilité absolue du mouvement volontaire, toute autre recherche est superflue et il n'y a aucun intérêt clinique à mesurer la force des mouvements réflexes, admettant qu'il en existe. Mais lorsque la paralysie n'est pas complète, nous devons chercher à en déterminer le degré. En général, il suffit d'indiquer à peu près l'étendue encore possible des mouvements qui persistent et de dire, par

(1) Legros et Onimus. *Quelques recherches sur les mouvements choréiformes du chien.* (Journal d'Anatomie, de Charles Robin, 1879, p. 403-418).

exemple : mouvement faible des orteils, difficulté ou impossibilité de soulever la
cuisse. Quand on note la résistance que les muscles atteints opposent à un obstacle, on obtient déjà une notion plus exacte ; on emploie ce mode de mensuration
lorsque l'observateur indique l'effort qu'on est obligé de faire pour amener l'avant-
bras ou la jambe du malade de la flexion à l'extension. En multipliant un peu ces
investigations, en comparant entre eux les deux membres, ou bien les membres
sains avec les membres malades, nous pouvons apprécier assez exactement le
degré de la paralysie. Mais dans quelques cas où l'emploi de ces moyens n'amène
pas de résultats ou bien dans lesquels une mesure plus précise est nécessaire, on
peut faire usage du dynamomètre, comme le conseille Duchenne. On mesure avec
cet instrument la force avec laquelle chaque muscle se contracte : moins le mouvement est compliqué, plus la mensuration est juste. Nous pouvons juger d'une
manière approximative la force normale des muscles malades en faisant la contre-
épreuve sur les muscles sains homologues. N'oublions pas que la paralysie indique
une diminution de la force de contractilité du muscle, c'est-à-dire une diminution
du poids que la section transversale du muscle peut supporter : c'est sur ce principe qu'est basée la méthode dynamométrique. Quand nous sommes appelés à
faire un diagnostic différentiel, nous devons employer le dynamomètre : c'est
grâce à lui que Duchenne a démontré que dans l'ataxie locomotrice proprement
dite la force musculaire reste intacte ; dans la pratique ordinaire cet instrument
est rarement employé.

Nous appelons donc *paralysie, faiblesse paralytique*, employant les mots
dans leur sens strict, cet état des muscles volontaires dans lequel la force contractile volontaire est diminuée. L'atrophie musculaire progressive ne rentre pas
dans cette définition, bien que le résultat fonctionnel produit par l'atrophie soit
identique à celui qu'amène la paralysie ; dans cette maladie, la force musculaire
est sensiblement diminuée, mais en même temps la substance musculaire elle-
même a disparu et la force de contraction peut être à peu près normale proportionnellement au volume du muscle.

Il faut distinguer la *force de contraction* et la *longueur du travail* qu'un
muscle peut fournir ; et à ce point de vue on envisage moins un muscle isolément
qu'un groupe de muscles destinés à agir énergiquement.

En pratique, l'examen de cette dernière propriété est plus important que celui
de la force contractile, car la diminution de la force de contraction serait peu gênante pour les malades si, en général, la longueur du travail que les muscles sont
capables de fournir n'était pas diminuée. Il est, du reste, très difficile de mesurer
exactement cette dernière diminution. Quand il s'agit de différences considérables,
lorsque la marche et la station ou bien la préhension sont impossibles ou fortement
entravées, le jugement peut se formuler sans peine ; mais la chose demande plus
d'attention quand les troubles fonctionnels n'apparaissent qu'après un travail prolongé des muscles, à la suite d'une fatigue inusitée ou lorsque la marche, le saut,
un travail manuel délicat, sont seuls gênés. Les troubles plus légers se dévoilent
par une fatigue extrêmement rapide des muscles dans la marche, dans le travail,
par une certaine raideur et une certaine incertitude dans les mouvements, par un
tremblement qui apparait rapidement, surtout après certains actes fatigants, tels
que l'ascension d'un escalier, la danse, etc., ou bien enfin, lorsqu'il s'agit des
bras et des mains, par une modification dans l'écriture, de la maladresse dans les
travaux manuels, etc.

Généralement la force de contraction et la durée du travail musculaire ne sont
pas proportionnelles l'une à l'autre. Très souvent, et pour des causes diverses, la
seconde propriété est plus en souffrance que ne semble l'indiquer l'état de la première. Aussi est-il probable qu'il peut exister alors des troubles dans la synergie

musculaire ou dans l'incitation volontaire, ou encore un désordre quelconque dans la contraction elle-même, mais cette étude est encore peu avancée aujourd'hui.

À cette question de la longueur du travail musculaire se rattache l'examen de la station et de la marche qui, dans les maladies de la moelle, présentent souvent des particularités dignes d'intérêt. Pour ce qui est de la station, la faiblesse des membres inférieurs peut se reconnaître d'abord à ce que les malades désirent ne pas rester debout longtemps ou qu'ils sont forcés de s'appuyer alors qu'ils sont debout : la durée de la station debout est alors en somme diminuée. Plus tard, lorsque le malade est debout, son équilibre est instable, il oscille d'un côté à l'autre comme l'ivrogne : c'est particulièrement ce qu'on voit chez l'ataxique. Quand la faiblesse augmente, la station est peu solide, le sujet écarte ses jambes, il se plie légèrement en avant ou s'appuie sur un bâton. On sait que l'ataxique ne peut pas marcher dans l'obscurité ou les yeux fermés (Romberg). Les malades atteints de pseudo-hypertrophie musculaire (lipomatose) ont une attitude particulière : pour se tenir debout ils rejettent fortement les épaules en arrière et avancent l'abdomen. Dans l'atrophie musculaire, où le siège des lésions est le même, la station offre le même caractère.

Quant à la marche, c'est certainement chez les ataxiques qu'on observe les modifications les plus manifestes : ils lèvent leurs jambes à une hauteur insolite, ils jettent leurs membres de côté et frappent le sol avec la plante du pied ou avec le talon. D'autres ataxiques ont une marche plus ou moins semblable sans qu'elle soit cependant aussi nettement caractéristique. Le mouvement comme par projection du choréique est plutôt une contraction saccadée qui peut amener la chute du malade, qu'un mouvement toujours égal à lui-même et trop ample comme chez l'ataxique. — La marche, dans beaucoup de formes de myélites chroniques, est tout à fait différente : elle est raide, pesante et manifestement pénible ; cela tient à des contractures de quelques muscles, par exemple des adducteurs qui ne sont plus que difficilement mis en mouvement et ne permettent plus d'élever facilement la jambe, ni de marcher librement. En prolongeant la marche, on augmente les contractures, de telle façon que la raideur et la lenteur de la progression vont toujours grandissant. Dans les cas de myélite chronique avec faiblesse sans contractures, la marche est pesante, les jambes traînent à terre, les articulations des hanches et des genoux ne se fléchissent pas convenablement, le malade marche péniblement comme s'il piétinait dans une épaisse couche de sable ou d'argile ; ses pas sont petits et lents. Enfin dans l'atrophie musculaire, lorsqu'elle atteint les jambes, ou bien la marche devient vacillante comme dans la paralysie pseudo-hypertrophique, ou bien les membres sont lancés avec force : ceci a lieu particulièrement lorsque les extenseurs du pied, surtout les muscles péroniers, sont paralysés et que le pied qui a été élevé retombe par son propre poids ; le malade est obligé alors, pour marcher, d'élever fortement la jambe afin d'empêcher les orteils de heurter le sol ce qu'il fait en soulevant la hanche et projetant le membre comme dans l'hémiplégie ; puis, pour arriver à poser le pied, il le lance avec force en avant et l'appuie soit sur la plante, soit sur le talon : il se fait ainsi une marche à caractère titubant et à mouvements lancés ; lorsque les deux membres sont alors intéressés, il y a une grande ressemblance avec la marche de l'ataxique, bien qu'un examen approfondi permette de distinguer facilement les deux maladies.

b). A l'essai de la force des muscles se rattache la recherche de l'état de leur *nutrition*.

α. *Atrophie musculaire.* — L'atrophie est loin d'être toujours en rapport avec l'intensité et la durée de la paralysie, mais elle varie avec l'espèce et le siège de la lésion anatomique. Dans la plupart des maladies qui affectent les éléments moteurs de la moelle, il survient un amaigrissement des muscles paralysés ou affaiblis, mais l'époque à laquelle apparaît cet amaigrissement ainsi que le degré qu'il atteint sont variables. — Dans les maladies spinales circonscrites la nutrition des muscles se fait généralement bien pendant longtemps, absolument comme dans les maladies cérébrales. Aussi longtemps que les muscles paralysés, c'est-à-dire les muscles séparés de leurs centres de volition, restent en rapport avec leurs centres trophiques médullaires, ils ne subissent qu'un amaigrissement très lent qu'on a l'habitude de rapporter à l'inaction. L'amaigrissement des muscles paralysés porte surtout sur les extrémités des membres, sur les muscles des pieds et des mains, sur les péroniers ; ces muscles peuvent s'atrophier au point de disparaître complètement. Cette atrophie causée par l'inaction se voit dans presque toutes les paralysies de cause spinale, mais n'atteint pas en général un degré très élevé. Elle se manifeste avec d'autant plus de rapidité et d'intensité, que l'action musculaire est plus compromise et que le pouvoir réflexe est plus diminué. Dans les paralysies par compression avec réflexes intenses, l'atrophie arrive lentement ; mais là aussi, après un certain temps, elle ne fait pas défaut. La conservation du volume normal des muscles dans la dégénération grise des cordons postérieurs est remarquable : l'excitabilité des parties motrices est généralement très grande dans cette maladie ; l'appareil moteur ne souffre pas lorsqu'il n'y a pas de complication et les muscles conservent longtemps une constitution normale ; mais lorsque les troubles fonctionnels sont tels que le malade ne peut plus quitter le lit (dans ce que nous avons appelé le stade paraplégique), on voit apparaître un amaigrissement et une dégénérescence graisseuse tels qu'on n'en observe pas de plus intenses sur les membres inférieurs dans aucune autre maladie spinale. Le malade offre alors le tableau suivant : Impossibilité de la marche et de la station debout, amaigrissement extrême des jambes, déviation des orteils (troubles de sensibilité) ; en même temps le patient peut encore mouvoir ses jambes volontairement dans le lit et ordinairement même les lever ; les mouvements sont incertains, faibles, ataxiques au plus haut point. La contractilité électrique est presque toujours à peu près normale.

Les atrophies musculaires proprement dites sont absolument différentes de ces atrophies par inaction : il y a alors séparation des parties motrices périphériques d'avec leurs centres trophiques spinaux (paralysies périphériques, névrites ou paralysies par lésion des racines nerveuses), ou bien ce sont les centres trophiques eux-mêmes qui sont malades : (atrophie musculaire progressive, etc.). Dans ces cas, atrophie et paralysie marchent parallèlement, l'amaigrissement progresse vite et atteint en peu de temps un degré tel qu'on ne peut plus le considérer comme une simple conséquence de l'inaction musculaire.

β. *Hypertrophie musculaire.* — La lipomatose des muscles est une fausse hypertrophie ; d'après W. Müller, elle doit être distinguée de l'atrophie musculaire progressive dont on la sépare avec une certaine hésitation, car il n'est pas sûr qu'elle ne soit pas sous la dépendance de la moelle épinière. L'apparition d'une véritable hypertrophie des muscles à la suite de maladies des nerfs est fort intéressante : on ne la connaît que depuis ces derniers temps et on en possède quelques exemples seulement. L. Aüerbach a décrit un cas où un bras était hypertrophié, Berger, trois cas dans lesquels c'était une jambe, et enfin on doit à Hitzig deux autres cas[1]. Aüerbach et Berger ont constaté sur des fragments excisés des muscles malades qu'il s'agissait d'une hypertrophie portant sur la fibre musculaire elle-même sans augmentation du tissu conjonctif interstitiel ou graisseux. Ils considèrent cet état comme la première période de la lipomatose musculaire.

Cette manière de voir est en contradiction avec celle de Charcot, qui, dans un

(1) *Berliner klin. Wochenschrift*, 1872, 40.

cas de pseudo-hypertrophie, a vu des fibres musculaires à tous les degrés de dégénérescence ; mais toutes, même les moins avancées, offraient déjà une atrophie manifeste. Hitzig voudrait considérer l'hypertrophie musculaire vraie comme un processus morbide spécial.

c). *Action de l'électricité.* — Marshall Hall, le premier, éveilla l'attention des médecins sur l'importance diagnostique et pronostique des recherches électriques dans les paralysies [1]. Il s'occupa surtout du diagnostic et énonça la loi suivante : Dans les paralysies spinales la contractilité électrique des muscles est amoindrie ; les contractions produites par le courant sont affaiblies ou nulles ; dans les paralysies cérébrales, au contraire, la contractilité électrique est augmentée parce que l'influence enrayante du cerveau est devenue nulle. Duchenne (de Boulogne) s'éleva contre ces assertions et il s'établit une vive discussion entre ces deux auteurs. Aujourd'hui on sait, à ne plus en douter, que la loi de Marshall Hall est fausse et il faut se reporter aux explications d'Althaus pour comprendre comment il a pu être amené à la formuler. Althaus pense que Marshall Hall a confondu sous le nom de *paralysies cérébrales* toutes les paralysies dans lesquelles les muscles sont soustraits à l'influence du cerveau, ce qui peut avoir lieu non-seulement dans les maladies encéphaliques, mais encore dans les maladies de la moelle, et que dans les *paralysies spinales* il a rangé, non pas les paralysies causées par une maladie de la moelle, mais celles dans lesquelles les nerfs sont soustraits à l'influence de la moelle. Même comprise ainsi, la loi de Marshall Hall sur l'irritabilité électrique des muscles n'a qu'une valeur très relative, car la contractilité électrique est loin d'être toujours la même dans les différentes maladies spinales. Todd a démontré déjà par ses recherches que la loi de Marshall Hall n'est pas applicable à tous les cas ; il a trouvé la contractilité électrique des muscles paralysés généralement augmentée dans les maladies cérébrales lorsque ces mêmes muscles étaient le siège de contractures ; au contraire, la contractilité électrique était fortement diminuée alors que les muscles étaient relâchés et atrophiés. Les nombreuses recherches de Duchenne (de Boulogne), faites avec tant de soins, nous ont fait connaître cette question d'une façon complète [2].

Des observations plus récentes, notamment celles faites avec le courant continu, ont ajouté quelques faits nouveaux aux travaux de Duchenne ; entre autres nous citerons la connaissance des contractions diplégiques de Remak et celle de l'augmentation de contractilité électrique dans les muscles paralysés.

La réaction des muscles paralysés sous l'influence de l'électricité est très variable. L'opinion émise par Marshall Hall que dans la recherche de cette réaction se trouvait une méthode de diagnostic ne s'est réalisée qu'en partie ; en l'admettant on a même été conduit à des erreurs. En regardant comme caractéristique l'état de la contractilité électrique dans les paralysies périphériques, on arrive à considérer comme des maladies périphériques l'atrophie musculaire et bien d'autres affections encore qui avaient été rangées parmi les maladies de la moelle : des recherches plus récentes sont venues démontrer en effet la nature spinale du plus grand nombre d'entre elles.

La façon dont les muscles paralysés se comportent vis-à-vis de l'électricité marche de pair avec leur nutrition. Il y a cependant quelques exceptions à cette règle. Quelquefois des muscles malades ont évidemment perdu en partie leur contractilité électrique, tandis qu'ils se contractent sous l'influence de la volonté et sont d'un volume normal ; d'autres fois des muscles très atrophiés réagissent encore très bien sous l'influence du courant électrique. Cependant on peut dire en thèse

---

[1] Marshall Hall. *On the condition of the muscular irritability in the paralytic Muscles* (*Medico-chirurg. Transactions*, série II, vol. IV).

[2] Duchenne (de Boulogne). *De l'Électrisation localisée*, 3e édition. Paris, 1872.

générale que le tissu musculaire sain se contracte sous l'influence de l'électricité et que cette propriété diminue à mesure que les fibres musculaires s'atrophient et dégénèrent. Les recherches souvent reprises depuis Waller sur la dégénération descendante des fibres nerveuses motrices ont démontré combien est intime cette relation entre l'état trophique d'un muscle et son état de contractilité électrique dans les paralysies périphériques, aussi bien que dans les spinales et les cérébrales. On peut rencontrer des cas faisant exception. Nous rappelions tout à l'heure la remarque facile à constater qu'a faite Todd, que les muscles atrophiés de membres frappés d'hémiplégie peuvent présenter une diminution de leur contractilité électrique.

La paralysie par le curare et par des poisons analogues fait exception en ce que ces agents toxiques portent leur action sur le muscle et abolissent par là sa contractilité électrique. Existe-t-il d'autres maladies analogues des muscles? On l'a admis, et Friedberg, dans l'étude qu'il a faite des myopathies, cherche à le démontrer; la chose néanmoins reste fort douteuse. Nous savons, il est vrai, que quelquefois dans l'atrophie musculaire progressive la contractilité électrique disparaît de très bonne heure; mais le point de départ, même dans ces cas, semble néanmoins résider dans une lésion spinale. On peut en dire autant de la paralysie spinale aiguë de Duchenne.

Généralement, dans les maladies de la moelle (abstraction faite des paralysies atrophiques), il n'y a pas une perte considérable de la contractilité électro-musculaire, pas plus qu'il n'y a amaigrissement très notable. Ce n'est que lorsque les nerfs des parties paralysées sont séparés de leurs centres trophiques, que cette contractilité périclite en même temps que la nutrition et, sauf dans quelques cas exceptionnels, parallèlement à la nutrition. Ainsi on ne peut pas toujours conclure d'une amyotrophie spinale à une lésion des cornes antérieures, car il est bien évident que si les racines qui partent de ces cornes sont intéressées, l'effet produit sur les muscles sera identique. De même des névrites, en se propageant jusqu'à la moelle, amènent fréquemment des atrophies bien évidentes; il en est également ainsi des maladies des vertèbres, des myélites, des tumeurs, lorsqu'elles intéressent les racines nerveuses.

Ici se place une importante remarque de Duchenne qui dit que, dans les maladies de la partie inférieure de la moelle lombaire, il y a d'ordinaire diminution rapide de la nutrition des muscles et de leur contractilité électrique : il est de fait que dans ces cas les cellules nerveuses du renflement lombaire sont souvent atteintes, d'où résulte une dégénération qui se continue le long des nerfs de la queue de cheval; lorsque la lésion siège plus haut et que la partie inférieure de la moelle reste intacte, la nutrition, la contractilité électro-musculaire et généralement même le pouvoir réflexe, sont conservés et l'atrophie ne se produit que lentement, par le fait de l'inaction des muscles.

Une découverte allemande qui a une grande portée dans les applications de l'électricité à la médecine est celle qu'a faite d'abord Baierlacher sur le facial, et que E. Neumann a reprise et étudiée avec plus de soin. Ces observateurs ont établi que, à un certain degré de la paralysie, le courant induit est sans effet, tandis que le courant galvanique non-seulement amène une réaction, mais même une contraction plus énergique que du côté sain. Depuis, la vérité de ce fait a été établie bien souvent et démontrée expérimentalement par Erb; on l'a constatée également dans les processus atrophiques dépendant de la moelle, particulièrement dans l'atrophie musculaire progressive et dans la paralysie saturnine.

(1) Friedberg, *Pathologie und Therapie der Muskellähmungen*. Weimar, 1862.

Disons encore quelques mots au sujet des *contractions diplégiques* de Remak [1] sur lesquelles Fieber a fait une série d'observations et de recherches. Quand on applique le pôle positif (cuivre) d'une batterie galvanique dans la fosse auriculo-temporale (au voisinage du ganglion cervical supérieur), et le pôle négatif (zinc) sur le côté de la colonne vertébrale (au-dessus de l'apophyse épineuse de la 5ᵉ cervicale d'après Remak, au-dessous d'après Fieber), on provoque au moment de l'ouverture ou du renversement du courant, de fortes secousses musculaires dans les deux membres supérieurs, mais plus intenses du côté du pôle négatif. Remak et Fieber pensent que la direction du courant telle que nous l'avons indiquée, est importante pour la production du phénomène, tandis qu'aux yeux de Bénédikt elle est indifférente. Remak a observé ces phénomènes dans le stade de début de l'atrophie musculaire progressive, et dans le rhumatisme noueux et il les attribue à une irritation du sympathique ; Bénédikt, au contraire, les considère comme des manifestations réflexes et les a rencontrés particulièrement dans les cas où le pouvoir réflexe était augmenté et où le sympathique était très sensible à la pression. Fieber est parvenu à produire ces mêmes phénomènes avec le courant faradique, ce qui avait été contesté par Remak. D'après Fieber, il survient dans ce cas une simple sensation de tiraillement ou des contractions fibrillaires, ou bien de véritables contractions qui, par la continuation de l'irritation, deviennent des convulsions plus ou moins fortes et peuvent offrir l'image d'une chorée partielle. A. Eulenburg a trouvé aussi que [2] la disposition du courant telle qu'elle avait été indiquée par Remak n'était pas nécessaire pour produire la contraction diplégique ; on peut la provoquer sur presque toute la surface du corps, aussi bien en croisant le courant qu'en le laissant d'un seul côté, ou qu'en appliquant les deux pôles à la partie cervicale ou à la partie dorsale. Il considère ces contractions comme de nature absolument myopathique et il dit que les ganglions du sympathique n'y sont pour rien. Elles peuvent naître lorsque la volonté est abolie ou qu'il existe une irritabilité exagérée des centres réflexes et des muscles eux-mêmes. Elles ne jouent pas un rôle thérapeutique plus utile que celles produites par les courants galvaniques ou faradiques en général.

Il nous reste encore à parler de quelques symptômes dépendant des appareils moteurs et qui peuvent se montrer dans plusieurs maladies de la moelle sans constituer des types morbides proprements dits.

d) L'*augmentation de l'irritabilité mécanique* a la même signification que l'augmentation de la contractilité sous l'influence du courant galvanique ; elle a été constatée par Hitzig et Erb dans les paralysies périphériques, et on l'observe assez souvent dans les maladies de la moelle. Quand on presse ou quand on pince les muscles paralysés, ces derniers se contractent : c'est sur les adducteurs de la cuisse et les fléchisseurs de la jambe que le phénomène se produit le plus facilement. Quand il existe, il y a toujours en même temps une exagération de l'excitabilité électrique et le plus souvent aussi une exaltation du pouvoir réflexe. Nous ne croyons pas néanmoins qu'il faille considérer ces contractions comme de nature réflexe, car on ne les a pas observées dans des cas où le pouvoir réflexe était manifestement augmenté : dans ces cas le pincement de la peau ne les provoquait pas, lui qui est la source la plus féconde des réflexes. Nous avons, quant à nous, vu ces phénomènes dans des lésions circonscrites de la partie supérieure du renflement lombaire. Nous devons aussi mentionner ici la facilité extrême avec laquelle l'excitation mécanique amène les contractions propres des muscles. On sait qu'en frappant un muscle on produit facilement un petit gonflement circonscrit qui disparaît rapidement : chez un malade atteint d'affection spinale avec atrophie moyenne, nous pouvions en les frappant légèrement avec la paume de la main, amener sur presque tous les muscles du corps une légère saillie qui disparaissait lentement ; de même en recherchant l'état de la sensibilité, nous produisions sous la pointe de l'aiguille de nombreuses petites élévations papillaires (chair de poule).

e) *Essai de la contractilité réflexe.* — L'examen de la contractilité réflexe se fait, comme on sait, par l'irritation périphérique à l'aide d'agents mécaniques ou, selon Bénédikt, d'une façon très commode à l'aide de l'électricité. On obtient le

(1) Remak, *Applic. du courant constant*, etc. Paris, 1865.
(2) A. Eulenburg. *Centralbl. f. med. Wissensch.*, 1863, nᵒ 3.

plus facilement des contractions réflexes en irritant la plante des pieds ou la peau de la jambe, ou bien encore la face interne de la cuisse. Dans les cas types l'effet produit est une forte contraction musculaire qui élève toute la jambe, ou bien ce sont des convulsions cloniques dans des muscles du membre. Des réflexes moins intenses se manifestent par des contractions musculaires trop faibles pour produire un mouvement appréciable ou simplement par un mouvement des orteils. L'exaltation de la contractilité réflexe est toujours un symptôme important : elle tient tantôt à une hyperesthésie, tantôt à une excitabilité excessive de la substance grise, comme dans le tétanos. Quand il y a paralysie, l'exaltation de la contractilité réflexe prouve qu'au-dessous de la partie de la moelle malade il subsiste de la substance médullaire intacte ou presque intacte, grâce à laquelle la transmission de l'irritation centripète se communique plus facilement aux fibres motrices qu'au cerveau. D'après cela il s'agit presque toujours dans ces paralysies de lésions circonscrites, qu'elles siègent dans la moelle ou qu'elles soient le fait d'une compression. La conservation de la contractilité réflexe permet aussi, comme l'a montré Duchenne, de conclure à la conservation de la contractilité électro-musculaire. Mais on ne peut pas admettre inversement que lorsque la contractilité réflexe est abolie, la substance médullaire soit malade jusqu'à son extrémité inférieure.

f). *Symptômes spasmodiques.* — Il n'est pas rare de voir des contractions tétaniformes lorsque les racines motrices sont irritées. Les plus connues sont celles de la nuque dans la méningite spinale : elles produisent ce symptôme important de la maladie, la *raideur :* les mouvements de flexion et d'extension sont gênés ou abolis, ceux de rotation restant libres. Dans d'autres affections encore on observe la raideur de la nuque, particulièrement dans les maladies des fosses occipitales inférieures qui compriment la moelle allongée, telles que les tumeurs ou les abcès du cervelet; dans ce cas, en même temps que la rigidité, il y a souvent rotation de la tête vers un côté. Dans les maladies des vertèbres cervicales supérieures, il apparaît de temps en temps, lorsque le malade cherche à faire des mouvements, des contractions analogues de nature réflexe ; le même phénomène peut se produire, ainsi que nous l'avons observé récemment, par le fait du développement d'une tumeur de l'arachnoïde au niveau des vertèbres cervicales inférieures.

Dans la méningite cérébro-spinale, ce ne sont pas seulement les muscles de la nuque qui sont le siège de ces contractures, mais on constate aussi une raideur bien nette des membres causée par l'irritation inflammatoire des racines motrices.

La *rigidité des muscles*, la *raideur musculaire*, est un symptôme analogue souvent observé, mais peu étudié. Il consiste dans la difficulté qu'éprouve le muscle à passer d'un état à un autre, aussi bien lors des contractions volontaires que des involontaires; le muscle contracté ne revient que lentement à son volume primitif. Cette raideur met obstacle aux mouvements communiqués : les mouvements volontaires des muscles ainsi raidis sont lents, lourds, maladroits, et il n'est pas difficile de voir que le malade a besoin d'un grand effort pour produire la contraction; une fois contractés, les muscles restent dans cet état, et, pour les ramener au repos, il faut de nouveau un pénible effort de la part des antagonistes. Quand on se fait serrer la main par un malade de ce genre, la pression est ordinairement assez forte, mais on sent bien qu'elle persiste malgré l'ordre de la volonté, et on est obligé de retirer sa main comme d'un étau. Nous avons eu occasion d'observer une fois ces phénomènes remarquables chez un jeune homme très bien portant d'ailleurs, et extraordinairement bien musclé dont nous résumons ici l'observation.

D. 28 ans, marchand, a des parents, des frères et des sœurs bien portants, à l'exception d'un frère atteint d'une maladie musculaire semblable à la sienne. Lui-même, à part les maladies habituelles à l'enfance et une fièvre intermittente survenue en 1854, a toujours été bien portant. La maladie dont il se plaint consiste en une certaine raideur dans tous les mouvements; il en a toujours souffert, au moins depuis le temps auquel sa mémoire peut le reporter, sans qu'il soit survenu aucune modification appréciable dans son mal.

19 avril 1836. *État actuel.* — Le malade est trapu, large des épaules, très gras. La musculature, surtout celle des membres, est celle d'un athlète; les mollets au repos ont 0ᵐ,47 de circonférence; les muscles n'offrent rien d'anormal à l'extérieur. Le malade a un aspect florissant; tous ses organes ont, comme ses muscles, l'apparence d'une santé parfaite. Il se plaint seulement d'une raideur inusitée, caractérisée par ce fait que les muscles volontaires n'obéissent pas promptement à la volonté et que les mouvements intentionnels s'arrêtent à moitié chemin, les muscles restant dans un état de rigidité tétanique.

La parole est un peu lente et embarrassée, sans qu'il y ait cependant du bégayement. Quand le malade tire la langue et veut la porter un peu rapidement d'un côté à un autre, elle demeure un certain temps immobile au milieu de la bouche avant qu'il puisse la mouvoir. Il a remarqué en lisant qu'il ne peut pas toujours diriger immédiatement sa vue là où il le désirerait. Le globe de l'œil suit assez bien le doigt, cependant par en haut les mouvements ne sont pas continus, mais intermittents.

Les contractions volontaires de la face offrent une grande lenteur, et une raideur semblable se manifeste surtout dans l'extension des mains et des doigts. Quand le malade ne fléchit les doigts qu'à demi, il peut les redresser complètement et rapidement; si au contraire, il ferme fortement le poing, il lui est impossible d'étendre aussitôt les doigts: il redresse alors lentement et péniblement un doigt après l'autre: on dirait qu'il a à vaincre une grande résistance. Mais lorsqu'il a fait cette manœuvre plusieurs fois de suite, l'extension devient facile et les muscles sont plus souples. Du reste, la force des muscles est considérable, en rapport avec leur volume, et l'électricité agit normalement. Les membres inférieurs présentent exactement les mêmes manifestations que les supérieurs. Le malade raconte que lorsqu'il se lève de sa chaise, la marche est difficile et incertaine, les jambes sont complètement raides et il est menacé de tomber; quand il a marché quelque temps, la marche se fait tout à fait normalement. La raideur devient plus manifeste encore lorsque, après avoir marché quelque temps, il s'est assis et veut recommencer sa promenade; cette rigidité musculaire est une infirmité très pénible; elle empêche le sujet de danser et de courir et l'a fait exempter du service militaire. Malgré plusieurs traitements, le mal ne s'est pas modifié, il n'a ni augmenté ni diminué.

Ce trouble fonctionnel n'est pas, croyons-nous, très rare dans les maladies de la moelle et notamment dans différentes lésions diffuses des appareils moteurs. Nous ne l'avons pas encore observé dans les atrophies, mais nous l'avons vu dans un cas de paralysie ascendante aiguë et très nettement dans un cas de paralysie avec folie, dans lequel on trouva après la mort une atrophie considérable de la substance grise de la moelle. Il se passe quelque chose d'analogue lorsque dans les paralysies de cause cérébrale les muscles incomplètement paralysés sont en voie de se contracturer. Nous avons eu occasion de nous en convaincre il y a peu de temps dans un cas d'hémiplégie : le bras était fortement mais non complètement paralysé ; avec quelque effort le malade arrivait à fléchir le coude et à lever l'avant-bras; lorsque l'impulsion volontaire cessait, celui-ci retombait très lentement par suite du relâchement graduel du biceps ; en lui imprimant des mouvements, on ne pouvait l'allonger que lentement et l'on sentait une résistance anormale. Dans ce cas une contracture était en voie de se produire; la contractilité électro-musculaire était parfaitement intacte.

Chez un enfant atteint d'hémiplégie de cause encéphalique on a observé les mêmes phénomènes dans le biceps et les extenseurs de la main ; la faradisation des muscles se comportait normalement.

Cette rigidité se rapproche à certains égards des états cataleptiques : les muscles en effet gardent les attitudes que leur ont données des contractions actives ou passives et ne se relâchent que lentement sous le poids du membre. Il est difficile de donner l'explication du phénomène, mais nous sommes porté à croire qu'il y a dans ces cas une consistance plus grande de la musculine, comme dans la rigidité cadavérique.

Les *contractures* sont plus rares dans les maladies de la moelle que dans les maladies du cerveau. Dans bien des cas elles apparaissent lorsque le malade est resté longtemps dans une position donnée : ainsi dans beaucoup de paralysies des membres inférieurs quand les malades gardent le lit d'une façon continue, on voit survenir des contractures des jumeaux avec pied bot équin. Nous observons également des contractures dans la période paraplégique du tabes, comme dans toutes les paralysies dues à des myélites ou à des atrophies des membres inférieurs, lorsque ces paralysies sont intenses et exigent le séjour au lit. Nous avons noté la contracture des jumeaux dans un cas de paralysie hystérique qui força la malade à rester couchée pendant plus d'un an. Chez d'autres paralytiques qui restent beaucoup assis, il se fait des contractures des fléchisseurs de la cuisse et quelquefois les jambes sont rétractées de façon qu'elles prennent la position qu'elles ont chez un individu accroupi, et parfois elles restent dans cette situation. — Les contractures paralytiques peuvent aussi être causées par l'action prépondérante des antagonistes des muscles paralysés : par exemple, contracture des muscles tibiaux, lorsqu'il y a paralysie des péroniers ; contracture des fléchisseurs de l'avant-bras lorsqu'il y a paralysie des extenseurs ; contracture des muscles de l'abdomen lorsqu'il y a paralysie des muscles de la région lombo-sacrée avec incurvation de la colonne vertébrale.

Quelques maladies de la moelle sont très souvent et de très bonne heure accompagnées de la contracture de certains groupes musculaires sans paralysie des antagonistes : elles paraissent être alors le résultat ou d'une irritation directe des éléments moteurs ou d'une irritation réflexe par participation des racines sensitives (contractures spasmodiques ou réflexes). En général elles cessent pendant le sommeil et sous l'influence du chloroforme, ou bien elles produisent des postures anormales qui rendent impossibles la station et la marche, ou bien enfin elles rendent la marche raide et la gêne augmente à chaque pas. Dans les myélites traumatiques et rhumatismales, ces contractures sont fréquentes et s'établissent généralement au bout de quelques mois. Ce sont surtout les paralysies consécutives aux maladies aiguës qui occasionnent des contractures plus ou moins intenses : nous en avons vu un assez grand nombre d'exemples après le typhus et quelques-uns après des pneumonies.

Enfin les contractures naissent facilement à la suite d'affections douloureuses, à la suite par conséquent de beaucoup de névrites et d'affections articulaires. On les voit aussi dans l'hystérie.

Charcot a observé deux hystériques dont l'une avait une contracture des deux membres d'un même côté, dont l'autre souffrait d'une contracture des deux membres inférieurs.

Voici ces observations, que nous rapportons textuellement :

OBSERVATION I. — Etch..., aujourd'hui âgée de 40 ans, est atteinte depuis vingt mois d'hémiplégie gauche. Le membre supérieur gauche est le siège d'une rigidité considérable, ainsi qu'en témoignent la difficulté que l'on éprouve à exagérer la flexion et l'impossibilité d'obtenir l'extension complète. Le membre inférieur gauche est dans l'extension, ses diverses parties sont pour ainsi dire, dans une attitude forcée. Ainsi la cuisse est fortement étendue sur le bassin, la jambe sur la cuisse. Le pied offre la déformation de l'équin varus le plus prononcé. En outre, les muscles adducteurs de la cuisse sont, eux aussi, fortement contracturés.

En somme, toutes les jointures sont également rigides, et le membre, dans son ensemble, forme comme une barre inflexible, car, en le saisissant par le pied, vous pourrez soulever et tout d'une pièce, la partie inférieure du corps de la malade. J'insiste sur cette attitude du membre inférieur, parce qu'elle est très-rare dans l'hémiplégie liée à l'existence d'une lésion cérébrale en foyer, et qu'elle est, au contraire, pour ainsi dire la règle dans la contracture hystérique.

Dans ce dernier cas, la flexion permanente de la cuisse et de la jambe, si j'en juge d'après mes observations, est un fait réellement exceptionnel.

Il s'agit d'une *contracture permanente*, dans l'acception rigoureuse du mot ; je me suis assuré qu'elle ne se modifie en rien pendant le sommeil le plus profond ; elle ne subit pas, dans la journée, d'alternatives d'aggravation et de rémission.

Seul, le sommeil provoqué par le chloroforme la fait disparaître, pour peu que l'intoxication ait été poussée un peu loin.

Bien que chez notre malade la contraction hémiplégique date, je le répète, de près de deux ans, la nutrition des muscles n'a pas souffert sensiblement. La contractilité électrique est restée à peu près normale.

En redressant fortement la pointe du pied, on détermine dans le membre inférieur contracturé une trépidation qui persiste quelquefois pendant longtemps, alors que le pied abandonné à lui-même, a repris son attitude primitive. Vous savez que cette même trépidation se rencontre très habituellement dans la paralysie avec contracture liée à une lésion organique spinale, lorsque, par exemple, les cordons latéraux sont sclérosés ; mais je l'ai observée également dans nombre de cas où la contracture hystérique s'est terminée tout à coup par la guérison ; vous voyez par là que ce phénomène n'a pas, au point de vue du diagnostic anatomique, une valeur absolue [1].

OBSERVATION II. — Alb..., âgée de 21 ans, enfant trouvée, est atteinte depuis deux ans environ d'une contracture permanente des membres inférieurs qui sont, comme vous pouvez le constater, dans l'extension et tout à fait rigides. De même que chez Etch..., la contractilité musculaire n'est pas amoindrie. Les membres sont amaigris, mais d'une façon générale, et cet amaigrissement tient à ce que la malade est affectée de vomissements presque incoercibles qui l'empêchent de s'alimenter suffisamment. On note, en outre, une analgésie à peu près complète des membres paralysés.

Voici maintenant des circonstances vraiment décisives qui permettent d'établir le diagnostic. a), Alb... a des attaques hystériques depuis l'âge de 16 ans ; — b), elle est atteinte depuis quatre ans d'une rétention d'urine réclamant ordinairement le cathétérisme ; — c), elle présente un ballonnement énorme de l'abdomen ; — d), les régions ovariennes sont douloureuses à la pression, et en insistant un peu dans l'exploration, on ne tarderait pas à provoquer une attaque hystérique ; — e), la contraction des membres inférieurs est survenue tout d'un coup, sans transition, et c'est là un point que nous avons fait ressortir déjà dans l'observation précédente. Or, de semblables symptômes ne s'observent pas dans la progression de la sclérose des cordons latéraux.

_____

(1) Dès 1868, dans mes leçons de la Salpêtrière, j'ai appelé l'attention sur le tremblement particulier qui, chez certains sujets atteints de paralysie ou seulement de parésie des membres inférieurs, se produit dans le pied lorsque, saisissant avec la main l'extrémité de celui-ci, on le redresse brusquement (Voir P. Dubois. *Étude sur quelques points de l'ataxie locomotrice progressive*, thèse de Paris, 1868).

La trépidation ainsi provoquée s'arrête, en général, aussitôt qu'on cesse de maintenir le pied dans la flexion dorsale, elle persiste cependant quelquefois un peu après. Limitée au pied dans beaucoup de cas, elle s'étend souvent au membre tout entier et se propage même quelquefois au membre inférieur de l'autre côté. Dans le cas où le tremblement dont il s'agit peut être provoqué par la manœuvre indiquée plus haut, il se manifeste fréquemment aussi, soit spontanément, du moins en apparence, soit sous l'influence des mouvements que fait le malade pour se dresser dans son lit, pour en descendre et mettre le pied à terre, ou encore pour marcher.

La *trépidation provoquée* ou *spontanée* du pied se montre dans les circonstances variées où les faisceaux latéraux de la moelle épinière sont devenus, dans une certaine étendue, le siège d'un travail lent de prolifération conjonctive. Ces conditions sont, on le voit, les mêmes que celles où, plus tardivement que le tremblement, se produit la *contraction permanente*. Aussi la trépidation spontanée ou provoquée, soit limitée au pied, soit généralisée, s'observe dans la *sclérose symétrique des cordons latéraux*, dans la sclérose en plaques toutes les fois que les foyers spinaux occupent les faisceaux latéraux dans une étendue de plusieurs centimètres de longueur; on les observe lorsque la *sclérose descendante* s'est établie consécutivement à la compression de la moelle déterminée par une tumeur, à la *myélite transverse* aiguë ou subaiguë, ou encore dans la *sclérose latérale consécutive à certaines lésions du cerveau*, telles, entre autres, que le ramollissement en foyer ou l'hémorrhagie des corps opto-striés, intéressant la capsule interne. La trépidation en question n'est donc pas l'apanage d'une maladie en particulier ; elle se lie à des maladies d'origine très-diverse, mais auxquelles la sclérose latérale est un trait commun. Toutefois, sa présence dans les cas de contracture hystérique, terminée brusquement par la guérison, montre qu'elle ne saurait être rattachée toujours à l'existence d'une lésion matérielle et appréciable des faisceaux latéraux (Dubois, loc. cit. — Charcot et Joffroy. *Arch. de Physiologie*, 1869, p. 632 et suiv. — Charcot, *Leçons sur les Maladies du système nerveux*, 1re édition, 1872-1873, pp. 218, 307, 319).

Tout récemment, M. Westphal et M. Erb ont consacré chacun à l'étude de ces symptômes, un travail accompagné de vues physiologiques ingénieuses. Suivant ces auteurs, la *trépidation provoquée du pied* (laquelle est désignée par M. Westphal sous le nom de *Füssphänomen*) serait un phénomène réflexe, ayant son point de départ dans les tendons (Erb, *Sehnenreflexe bei Gesunden und bei Rückenmarkskranken. Archiv für Psychiatrie*, IV Bd, 3e Heft, *p. 792, 1875.* — C. Westphal. *Ueber einige Bewegungs Erscheinungen an gelähmten Gliedern*. Même recueil, p. 883. — Erb. *Ueber ein wenig bekannten spinalen Symptomencomplex*, in *Berliner klin. Wochenschrift*, 1875, n° 26).

Dans quelques cas de paralysie des membres supérieurs, lorsqu'il s'agit par exemple d'hémiplégie consécutive à une lésion de la capsule interne, et que la contracture permanente n'est pas trop accentuée, on réussit à produire, en redressant vivement les doigts, un tremblement spasmodique de la main, ne tout semblable à la *trépidation provoquée du pied* (J.-M. Charcot).

Charcot [1] ajoute qu'il est à peu près impossible de formuler un pronostic certain : la guérison peut être soudaine sous l'influence surtout d'une émotion morale vive, ou bien la maladie reste incurable.

Il faut encore citer les contractures qui se manifestent surtout dans les mains à la suite d'atrophie musculaire. A mesure que les muscles atrophiés et leurs tendons se raccourcissent, les doigts se fléchissent et se rétractent pour constituer finalement ce que les auteurs français nomment la *main en griffe* (Voir Duchenne, *Elect. localisée*, fig. 112, p. 496).

Convulsions cloniques. — On appelle convulsions cloniques des contractions musculaires involontaires (sous forme de crampes) qui se succèdent rapidement, mais cependant avec des interruptions suffisantes pour que les muscles reprennent dans les intervalles leur première longueur. Nous savons que la convulsion tonique résulte également de contractions se succédant très rapidement : la distinction entre les deux espèces de convulsions n'est donc qu'une question de degré, mais leur physionomie n'est nullement la même. Souvent les convulsions toniques et cloniques se succèdent et alternent entre elles. Les convulsions toniques si nettes du tétanos ne se changent pas, il est vrai, en contractions cloniques, mais les contractions cloniques épileptiques sont souvent interrompues par des contractions toniques de plus longue durée, comme le tétanos, le trismus, l'opisthotonos. Certaines contractions cloniques appartiennent, comme l'épilepsie, aux convulsions coordonnées, auxquelles il faut rapporter aussi les contractures professionnelles. Dans d'autres circonstances il n'y a pas de mouvements coordonnés, mais des contractions cloniques de quelques muscles ou de quelques groupes musculaires isolés.

Les causes des convulsions cloniques sont en partie encore obscures. Cependant beaucoup d'observations, particulièrement celles de convulsions des muscles innervés par le facial, démontrent que les réflexes jouent un rôle important dans son étiologie, et beaucoup d'auteurs considèrent la moelle comme l'organe qui sert d'intermédiaire à ces réflexes : mais ce n'est pas le lieu d'insister sur cette opinion. Cependant il existe une espèce d'exaltation généralisée de l'irritabilité qui se manifeste par une tendance extrême aux convulsions et qu'on a désignée sous le nom de *spasmophilie*. On observe de temps en temps chez les personnes impressionnables, nerveuses, particulièrement chez les femmes, des convulsions passagères ou persistantes de la face, des mâchoires, des bras, etc. : les causes occasionnelles sont des impressions psychiques ou la menstruation ; d'ordinaire il y a simultanément de l'hyperesthésie, de telle façon que quand les convulsions sont très étendues, cela indique qu'il y a exaltation du pouvoir réflexe dont la cause, bien que n'étant pas précisée, réside probablement dans une lésion de la substance grise de la moelle.

Quelques formes de contractions sont en relation plus étroite avec la moelle : ainsi Remak pense que le torticolis spasmodique est dû à une myélite cervicale. Beaucoup de maladies de la moelle s'accompagnent de convulsions cloniques consistant surtout en secousses et qui sont de nature réflexe. Les excitations de la moelle causent également des contractions cloniques tout aussi bien que les blessures, les hémorrhagies ou les commotions, et on les voit aussi se produire chez les animaux, les grenouilles, par exemple, que l'on a décapités ou auxquels on a coupé la moelle en travers. Dans les paralysies incomplètes, il se produit des contractions cloniques analogues dans les muscles qui obéissent encore à la volonté : lorsque les malades veulent faire un mouvement, ils sont agités de contractions cloniques telles que pour ne pas tomber, ils sont obligés de prendre un point d'appui.

---

(1) Charcot. *De la contracture hystérique (Gaz. des hôp.*, 1871, 140 et 141) et *Leçons sur les maladies du système nerveux*, recueillies par Bourneville, 1re série: Paris; 1872-1873, p. 305 et suivantes.

Les convulsions cloniques ont été étudiées expérimentalement par Nothnagel [1]. Ses expériences démontrent que l'anémie de la moelle ne cause pas elle-même la convulsion clonique, mais qu'une irritation de la moelle est nécessaire pour la produire. Il employait les irritants mécaniques et électriques qu'il portait sur les nerfs moteurs périphériques et il déterminait ainsi une contraction tétanique continue; lorsqu'il les appliquait sur la moelle et qu'il ne tombait pas précisément sur une racine nerveuse, il voyait naître une contraction clonique intermittente. Les expériences antérieures de Schiff et de Deen, au contraire, ont montré que là où les cordons postérieurs ne contiennent plus de fibres impressionnables à la douleur, la moelle peut être sectionnée sans qu'il se produise de contractions dans la partie postérieure du corps. D'où il suit que les contractions cloniques consécutives à la section transversale de la moelle sont de nature réflexe et qu'il est nécessaire que l'irritation passe à travers la substance grise. On a cherché à expliquer comment une seule irritation pouvait donner naissance à des convulsions interrompues, en disant que l'excitation, pour passer des fibres nerveuses sensitives dans les cellules nerveuses et de là dans les fibres motrices, éprouve d'assez grandes résistances, ce qui peut transformer une excitation continue en un mouvement discontinu. Il ne faut pas oublier non plus l'intervention des muscles antagonistes.

Contractions fibrillaires. — Elles consistent dans de petits tremblements de faisceaux musculaires isolés, tremblements quelquefois très intenses et comprenant parfois des faisceaux assez grands, mais jamais tout un muscle. Elles ne sont jamais suivies d'aucun effet mécanique. Elles constituent un symptôme important de l'atrophie musculaire progressive dans laquelle elles ne manquent que très rarement; on les observe aussi dans les traumatismes des nerfs et de la moelle et voire même accidentellement chez des personnes bien portantes, surtout sous l'influence brusque du froid, lorsqu'on se déshabille, par exemple.

Mouvements associés. — Quand, en même temps qu'un muscle exécute un mouvement volontaire, un autre muscle se contracte et produit un mouvement non voulu, nous avons sous les yeux le phénomène que l'on appelle *mouvement associé.* C'est là, comme on le sait, une manifestation très commune dans la vie physiologique, qui se produit surtout quand un muscle ou un groupe musculaire se contracte violemment. Plus l'impulsion est grande, plus sont nombreux les muscles qui entrent secondairement en jeu, de telle sorte qu'on peut parler, comme l'a fait Nothnagel, d'une irradiation de l'impulsion volontaire qui, par l'effort, prend une extension plus considérable. Les mouvements associés semblent, dans les cas de paralysie, obéir à la même loi que les mouvements associés physiologiques, mais l'effet qu'ils produisent est, comme on le conçoit, tout différent. Normalement les mouvements associés sont un renfort utile du mouvement intentionnel, mais dans les cas pathologiques, au contraire, ils le troublent d'ordinaire beaucoup. Dans les paralysies incomplètes, il faut un effort très énergique de volonté pour produire une contraction, laquelle s'accompagne alors de mouvements associés dans les muscles sains ou moins malades; mais ces mouvements associés ont leur vigueur normale, tandis que ceux des muscles paralysés sont faibles, de telle sorte que la résultante diffère essentiellement du but vers lequel tendait le mouvement intentionnel. Hitzig [2] a observé ce phénomène dans les paralysies faciales en voie de guérison, et Nothnagel [3] a décrit les mouvements associés comme des irradiations de l'influx volontaire dans un cas de paralysie trauma-

(1) Nothnagel, *Zur Lehre vom klonischen Krampf* (Virchow's *Arch. für pathol. Anatomie.* 1876, vol. XLIX, p. 267-290).
(2) Hitzig, *Archiv für Psychiatrie und Nervenkrankh.,* III, 2.
(3) Nothnagel, Ibidem, III, 1.

tique. On a assez souvent l'occasion de les étudier : on sait que quand les extenseurs de l'avant-bras sont paralysés, le malade, en voulant étendre ses doigts, arrive au contraire à les fléchir. Dans la parésie incomplète des membres inférieurs, les mouvements associés, grâce à l'effort toujours croissant nécessité par la marche, augmentent à chaque pas que fait le patient, de telle sorte qu'il est bientôt sur le point de tomber. Chez les hémiplégiques, ce phénomène prend une forme très régulière : quand on pique la plante du pied du côté paralysé, on produit de la douleur et le malade cherche à retirer sa jambe, ce qui lui est impossible ou au moins très difficile ; mais si on continue à causer de la douleur, le malade élèvera bientôt sa jambe saine. On observe les mêmes phénomènes sur les membres thoraciques. Ces actes sont involontaires et se produisent aussi chez les somnambules et les personnes endormies. Tous ces faits rappellent les expériences bien connues de Pflüger sur des grenouilles : lorsque le membre qu'on irrite est attaché, l'animal se sert du membre libre, qui pourtant n'est pas excité.

Ralentissement de la conduction motrice. — Nous nous occuperons de ce phénomène en même temps que du ralentissement de la conduction sensitive.

§ 6. **Symptômes dépendant des nerfs sensitifs.** — 1. *Douleur. Hyperesthésie.* — a) La *douleur de tête (céphalée)* est une complication assez fréquente des maladies de la moelle ; elle se rencontre, par exemple, dans les affections spinales fébriles, dans la méningite, dans l'hystérie, etc. ; on voit aussi et plus souvent encore la céphalalgie accompagner les affections névralgiques dont le point de départ est dans la moelle allongée ou cervicale. Le trijumeau, lui aussi, est souvent en souffrance dans les maladies rachidiennes : dans la dégénération grise des cordons postérieurs, il y a des douleurs névralgiques dans les joues, le front et dans les parties innervées par le trijumeau, douleurs qui ont le même caractère que celles qui, dans la même maladie, existent dans les membres ; de même, la sclérose en plaques, les myélites de la moelle cervicale et la paralysie bulbaire peuvent s'accompagner de douleurs sur le trajet du trijumeau.

Ce que l'on observe plus fréquemment encore, c'est la douleur occipitale qui est la compagne ordinaire des maladies des vertèbres supérieures ou des myélites et des méningites de la partie supérieure de la moelle ; elle est généralement bilatérale, quelquefois unilatérale et peut, comme la névralgie occipitale, s'étendre jusqu'au front.

b) La *rachialgie*, tout en étant un symptôme fréquent des maladies spinales, manque dans beaucoup d'entre elles ; elle peut aussi, d'autre part, être amenée par des altérations siégeant dans les muscles ou les aponévroses (lumbago rhumatismal), ou bien être produite par des névralgies ou par une sensibilité anormale des vertèbres, sans qu'il existe aucune maladie de la moelle : ainsi, chez les personnes nerveuses, chez les femmes hystériques, elle est très fréquente, ce qui a amené l'idée d'une irritation de la moelle et la doctrine de l'*irritation spinale.* De même, chez les hypochondriaques on remarque des douleurs analogues accompagnées d'un ensemble symptomatique auquel on peut conserver le même nom d'irritation spinale et dont nous traiterons dans la deuxième partie de cet ouvrage.

Mais, laissant de côté cette forme de névrose, nous devons dire que la douleur spinale est un symptôme important et fréquent de beaucoup de maladies de la moelle. Le plus souvent la douleur a son siège dans les reins ; elle est très intense dans la méningite spinale, les hémorrhagies de la cavité arachnoïde, les tumeurs de la queue de cheval, les maladies vertébrales et les myélites ; on l'observe probablement aussi dans les hyperémies simples et dans les stases veineuses consécutives à la constipation. C'est ensuite, par ordre de fréquence, dans la nuque et entre les épaules, dans le dos et les lombes qu'on a à noter la douleur spinale. Dans la méningite, elle est en général très étendue ; le malade la ressent sur toute la longueur du rachis, mais elle est particulièrement intense à la nuque et aux reins. Dans les maladies circonscrites des vertèbres (fracture, carie, carcinome), des méninges et de la moelle, la douleur est généralement circonscrite aussi et elle sert souvent à déterminer le siège de la lésion. La rachialgie est ou bien perçue et accusée spontanément par le malade qui en indique le siège, ou bien elle n'est produite que par les investigations médicales. On attachait anciennement une grande importance aux différents moyens proposés pour la faire apparaître; on a conseillé pour cela de presser les apophyses épineuses, de passer sur le rachis une éponge imbibée d'eau chaude, de presser les épaules ou d'y porter un coup sec, de faire sauter le malade du haut d'une chaise : toutes ces manœuvres n'ont pas une bien grande valeur, parce qu'elles fournissent plutôt des signes subjectifs qu'objectifs. Parmi ces divers procédés, c'est la pression et la percussion des vertèbres qui donnent les meilleurs résultats, mais encore une fois, les symptômes subjectifs, comme la douleur, n'ont de valeur diagnostique réelle que lorsqu'ils sont accusés avec précision et que le médecin ne conserve aucun doute sur leur existence. D'ordinaire il y a dans les maladies graves, en même temps que de la rachialgie, une raideur ou une gêne dans les mouvements de la colonne vertébrale, et la douleur augmente lorsqu'on imprime des mouvements au rachis; cela se voit surtout dans les maladies des vertèbres et dans la méningite.

c) La *douleur en ceinture* consiste en une douleur névralgique partant des vertèbres, s'étendant autour du tronc et s'accompagnant d'un sentiment de constriction. C'est au milieu de la partie dorsale du rachis que cette sensation est le plus intense et elle s'accompagne à ce niveau d'une oppression très pénible; plus bas, à l'abdomen, elle amène un sentiment de tension et de compression sur la vessie et le rectum. On rencontre ce symptôme non-seulement dans les vertèbres, mais aussi dans la myélite et très fréquemment dans le tabes.

d) Les *douleurs névralgiques irradiées* occupent les départements nerveux périphériques tels qu'ils ont été décrits par Vogt et Türck; elles suivent la longueur des membres ou prennent la forme de la névralgie intercostale ou lombaire ou cervicale. Bien qu'en général elles aient le caractère des névralgies et soient causées par l'irritation des racines nerveuses dans l'intérieur de la moelle ou du canal rachidien, elles présentent une intensité, une localisation et une physionomie variables suivant les différentes maladies de la moelle : elles sont irradiées et déchirantes dans les maladies vertébrales : elles sont particulièrement violentes dans le cancer des vertèbres et siègent le plus souvent aux reins, à côté de la colonne vertébrale, tandis que dans la carie elles occupent surtout les parties latérales du thorax; elles sont lancinantes et fulgurantes dans la méningite; plus sourdes, paroxystiques dans la myélite; accompagnées d'engourdissements et de fourmillements dans les hémorrhagies; tout à fait caractéristiques dans le tabes et parfois si fortes que Remak a décrit une espèce particulière de cette maladie sous le nom de *tabes douloureux*. Elles sont alors contondantes, s'accompagnent d'un sentiment de forte pression et sont localisées en un point très limité; elles apparaissent et disparaissent brusquement ou sautent d'une place à une autre; elles siègent dans les os, les articulations, les masses musculaires, rarement dans la peau. Quand ces douleurs sont moins intenses et qu'elles ne consistent qu'en de légers tiraillements ou en quelques élancements, elles peuvent être comparées aux douleurs rhumatismales.

e) *Hyperesthésies.* — L'hyperalgésie de la peau et des muscles a le même siège que les douleurs névralgiques; elle est surtout fréquente dans la méningite et dans les maladies unilatérales de la moelle : le côté opposé est alors anesthésié (Schiff, Brown-Séquard).

f) *Fourmillements.* — Les fourmillements accompagnent beaucoup de maladies de la moelle, en particulier celles où les racines nerveuses sont comprimées à leur sortie du rachis, notamment par des tumeurs ou des épanchements sanguins ; ils donnent alors une sensation très forte d'engourdissement et de picotement et souvent en même temps de brûlure. Dans d'autres maladies de la moelle le fourmillement est moins pénible. Quelquefois il est dû à des actions vaso-motrices, lorsque les doigts et les orteils *meurent*, pour employer l'expression vulgaire.

On observe quelquefois mais rarement dans les maladies de la moelle des *démangeaisons*, surtout chez les vieillards (pruritus senilis): la cause de ce phénomène nous échappe.

2. *Anesthésies.* — L'affaiblissement de la sensibilité se manifeste au malade par une sensation d'obtusion, de duvet : il sent comme s'il avait des gants ou comme s'il marchait sur du sable ou de la ouate. Lorsque l'anesthésie est plus prononcée, les malades s'en aperçoivent par la perte de diverses perceptions tactiles : ceux qui s'observent bien, distinguent même par la comparaison avec les parties saines, des troubles très minimes dans leur sensibilité. On sait du reste combien sont inexactes les allégations de beaucoup d'entre eux : souvent ils prétendent sentir parfaitement bien alors que l'investigation clinique démontre des désordres très grands dans la sensibilité.

La recherche des troubles sensitifs est plus difficile encore que celle des troubles moteurs, et il peut facilement arriver que l'observateur tout aussi bien que le malade, méconnaisse des troubles assez prononcés. C'est dans ces derniers temps seulement qu'on a attribué sa véritable valeur à cette recherche et qu'on a reconnu que l'état de la sensibilité méritait une grande attention : aussi a-t-on inventé des méthodes perfectionnées pour interroger les différentes espèces de sensibilité. La base de toutes les recherches physiologiques et pathologiques sur ce sujet est le travail si souvent cité de E.-H. Weber sur le toucher et la sensibilité générale[1]. Pour étudier complétement la sensibilité il faut rechercher l'état de toutes ses propriétés, de la façon que nous indiquerons brièvement[2]. Mais comme ces expériences demandent beaucoup de temps et ne sont pas toujours indispensables, il est nécessaire de pouvoir se faire rapidement une idée du degré de l'anesthésie. La méthode la plus simple pour mesurer l'anesthésie consiste à produire des impressions douloureuses plus ou moins intenses ; et ce qu'il y a de plus facile et de meilleur pour cela, c'est de piquer avec une épingle les parties qu'on veut examiner : on produit ainsi une irritation qui est supportée facilement par le patient et dont on modifie aisément l'intensité, ce qui permet de comparer très vite les différentes régions de la peau les unes avec les autres.

Cette méthode si simple est la plus usitée, elle est fort à recommander et donne des renseignements suffisants sur beaucoup de points importants. On peut en outre exercer des pressions sur la peau, la pincer, la toucher avec les doigts, avec un métal, par exemple, le manche d'une cuillère, et on se rend compte ainsi avec une grande célérité et d'une façon assez complète de l'état de la sensibilité. Ces recherches donnent aussi des éléments pour juger jusqu'à quel point le malade est capable de localiser ses sensations et de préciser ses impressions tactiles.

On emploie aussi pour déterminer le degré de l'anesthésie le compas de Weber ou l'æsthésiomètre de Sieveking[3]. Sans vouloir nier que ces instruments puissent donner de bonnes informations, nous croyons leur emploi peu utile : ces méthodes sont longues, assez fatigantes, les résultats n'en sont pas contrôlables par l'observateur : les réponses du malade sont incertaines et dans les meilleures conditions on ne peut obtenir que la mesure de l'acuité du sens tactile qui est loin d'être toujours proportionnelle à l'acuité de la sensibilité.

Nous avons préconisé une autre méthode[4] qui consiste à déterminer la sensibilité de la peau (sensibilité électro-cutanée) à l'aide d'un courant faradique.

Cette méthode nous donne les mêmes renseignements que l'emploi de l'épingle, surtout pour la sensibilité à la douleur mais moins précis pour la sensibilité tactile. On n'a qu'à mesurer la force du courant employé et l'on pourra établir ainsi des points de comparaison avec d'autres parties du corps et avec des sujets bien portants ; cependant cette méthode elle aussi, est trop longue et demande trop de temps pour la pratique clinique usuelle.

Dans les maladies de la moelle épinière, la sensibilité est souvent compromise

(1) Weber. *Tastsinn und Gemeingefühl* (*Wagner's Handwörterbuch der Physiologie*. Braunschweig).
(2) On trouve dans le livre de A. Eulenburg : *Die functionnelle Störungen des Nervensystems*, des renseignements exacts et complets sur ce genre de recherches.
(3) Sieveking, *British and foreign medico-chirurg. Review*. London, 1858.
(4) Virchow's *Arch.* 1864, Band XXXI, p. 1-34. — *Untersuchungen über die Sensibilität in gesunden und kranken Zustande.*

de diverses façons et à un degré très variable. Dans la plupart des paralysies complètes ou à peu près complètes, dues à des inflammations, des blessures ou des compressions de la moelle, la sensibilité est affectée à peu près au même degré que la motilité, mais il n'y a jamais un rapport exact entre l'intensité et la répartition des troubles moteurs et sensitifs. Bien plus, dans certaines maladies spinales, la sensibilité n'est pas ou n'est que peu en souffrance, tandis que la motilité est compromise au dernier point, et inversement les fonctions sensitives peuvent être très intéressées, tandis que les mouvements restent tout à fait libres. Les malades, dans leurs récits, donnent toujours une importance très grande aux lésions motrices qui, à leurs yeux, constituent leur infirmité et leur malheur; ils prêtent peu d'attention aux troubles de la sensibilité, à moins qu'il n'existe de fortes douleurs, et il est rare que les malades se rendent compte eux-mêmes que l'anesthésie est préjudiciable à l'activité motrice. On peut même dire que le plus souvent pour l'observateur lui-même la paralysie prend le pas sur les lésions de la sensibilité. Cependant, l'importance de ces dernières est grande au point de vue du diagnostic. L'extension et l'intensité de l'anesthésie indiquent la participation de la partie postérieure sensitive de la moelle, et son extension surtout fournit des points de repère pour faire juger la marche progressive de la maladie. De plus, la répartition de l'anesthésie dépend beaucoup de la nature de la lésion anatomique, ce qui peut amener le médecin à des conclusions de grande valeur. Dans l'anesthésie, les différents genres de sensibilité ne sont pas toujours également atteints; tantôt la sensibilité tactile est plus intéressée que la sensibilité à la douleur, tantôt c'est l'inverse qui a lieu, et il n'est pas rare qu'un genre de sensibilité soit assez particulièrement affecté pour qu'on emploie l'expression de *paralysie partielle de la sensibilité*.

3. *Paralysies partielles de la sensibilité.* — Chaque espèce de sensibilité peut être abolie isolément ou être accompagnée d'une altération seulement très faible des autres espèces. Les troubles fonctionnels qui en résultent ont éveillé l'attention des pathologistes, surtout en ces derniers temps. Nous distinguons avec E.-H. Weber la sensibilité à la douleur, la sensibilité tactile, la sensibilité à la température et le sens musculaire. Presque toutes ces espèces de sensibilité peuvent être atteintes isolément.

a). *Analgésie ou perte de la sensibilité à la douleur.* — Le malade (ou l'animal mis en expérience) perçoit les sensations tactiles, mais il ne sent plus la douleur, même quand on fait usage des agents qui amènent normalement une douleur très violente. L'exemple le plus connu de cet état est fourni par les sujets éthérisés ou chloroformisés qui ont conservé en partie leur connaissance et le sens tactile, tandis que la sensibilité à la douleur n'existe plus : les malades supportent les opérations sans manifester de douleur, et racontent après leur réveil qu'ils ont eu conscience de tout ce qu'on leur a fait et qu'ils ont tout senti, ils peuvent le raconter, bien qu'ils ne l'aient pas vu et cependant ils n'ont éprouvé aucune douleur. On observe des faits analogues chez les hystériques, les aliénés et aussi dans des maladies de la moelle et même dans des lésions des nerfs périphériques. Comme nous l'avons rappelé plus haut, Schiff produisait expérimentalement l'analgésie en faisant une section transversale de la moelle jusqu'aux cordons postérieurs exclusivement : les animaux ainsi opérés ne manifestaient plus aucune douleur, bien qu'ils possédassent encore la sensibilité tactile. Non-seulement les terminaisons des nerfs, mais les troncs nerveux eux-mêmes (les sciatiques) possèdent, ainsi que Schiff l'a vérifié expérimentalement, une sensibilité tactile distincte de la sensibilité à la douleur.

Ces expériences ne spécifient pas absolument la cause anatomique de l'analgésie chez l'homme. Quand ce symptôme se manifeste dans une affection de la moelle, il n'est pas très facile de déterminer si la substance grise ou les cordons postérieurs sont malades isolément ou bien simultanément [1].

L'analgésie est la plus anciennement connue parmi les pertes partielles de sensibilité. On raconte d'un médecin appelé Vieusseux qu'il était insensible aux impressions douloureuses et qu'il pouvait parfaitement bien tâter le pouls. Beau a remarqué que des individus atteints de paralysies saturnines ne ressentaient plus la douleur, tandis que le sens du toucher existait encore. Spring [2] cite l'observation d'un malade atteint d'analgésie hémilatérale qui avait conservé intégralement la sensibilité à la pression et entièrement perdu la sensibilité à la température : lorsque la sensibilité à la douleur se rétablit, tout ce que le malade touchait lui semblait chaud, même l'eau glacée. On observe les mêmes faits dans les maladies du cerveau. Mosler et Landois [3], dans un cas de tumeur de l'hémisphère gauche, ont noté la paralysie de la sensibilité à la pression et de la sensibilité de position, alors que le toucher et la sensibilité générale étaient intacts ; ils ont vu des faits analogues dans l'hystérie et l'atrophie musculaire progressive. Puchelt (*Heidelberger Annalen*, 1847) a publié des observations de ce genre dans lesquelles il y avait forte anesthésie et conservation de la sensibilité à la température et qu'il a considérées comme des paralysies partielles.

b). *Sensibilité au toucher.* — Cette sensibilité se mesure avec le compas de Weber. D'après les expériences de Schiff elle est abolie par la section des cordons postérieurs. Nous avons souvent observé chez l'homme que les lésions des cordons postérieurs amènent des troubles profonds du sens du toucher, tandis que la sensibilité à la douleur et à la température restent intactes. Dans les hyperesthésies, la sensibilité au toucher est généralement atteinte sans participation des autres espèces de sensibilité, même lorsqu'il y a de l'hyperalgésie.

c). *La sensibilité à la pression* est la faculté d'estimer la différence de poids de deux objets placés l'un après l'autre sur la même surface cutanée. La paralysie isolée de cette espèce de sensibilité (apsélaphésie) a été décrite par Eigenbrodt [4]. Il a fait connaître des cas dans lesquels cette sorte de sensibilité était altérée, tandis que la sensibilité à la douleur et à la température ainsi que le sens musculaire étaient normaux ; nous avons pu vérifier l'observation de cet auteur et nous avons montré que cet état existe très nettement chez les tabétiques : en interrogeant chez ces malades la sensibilité à la pression on se rend bien mieux compte des troubles qu'ils présentent dans la sphère sensitive. Les autres espèces de sensibilité, loin d'être respectées, sont le plus souvent notablement compromises. Quant à l'altération de la sensibilité à la pression, elle est quelquefois extraordinaire chez ces malades : alors qu'ils sentent assez bien les attouchements, ils ne peuvent pas distinguer si on dépose sur leurs orteils ou sur leurs doigts des poids de une ou bien deux livres, ou même des poids de dix ou de vingt livres.

Pour rechercher ce genre de sensibilité, il est nécessaire d'abolir autant que possible le sens tactile : aussi ne faut-il pas placer les poids sur la peau elle-même, mais interposer une planchette mince sur laquelle on pose doucement les poids sans produire de secousse. Weber a établi certaines données auxquelles il faut se rapporter ; ainsi il a trouvé que les extrémités des doigts sont capables de distinguer une différence de poids dans le rapport de $\frac{29}{30}$. Aubert et Kammler [5] ont recherché la pression minima qui puisse être perçue et ils ont trouvé qu'elle variait beaucoup suivant les diverses parties du corps et qu'elle présentait de grandes oscillations

(1) Landois et Mosler, *Neuropatholog. Studien über verschiedene Formen von Lähmungen sensibler und motorischer Nerven, partielle Empfindungslähmung (Berl. klin. Wochensch.* 1868, n° 36).
M. Rosenthal (*Wochenblatt d. Gesellsch. d. Aerzte.* 1869, n° 9) rapporte l'histoire d'une femme atteinte de carie des vertèbres cervicales, chez laquelle il y avait paraplégie avec analgésie, tandis que la sensibilité tactile était conservée. Alfred Fournier a décrit l'analgésie syphilitique (*De l'Analgésie syphilitique secondaire. Annales de Dermatologie et de Syph.*, 1869, n° 9). La sensibilité au toucher reste normale et la piqûre profonde avec une épingle ne cause pas de douleur, mais seulement une impression. Dans les premiers mois de la période secondaire, on observe une autre forme d'analgésie avec anesthésie. Toutes les observations de Fournier ont été prises sur des femmes.
(2) Spring, *Revue médicale*, 1864, II, p. 483.
(3) Mosler et Landois, *Berl. klin. Wochenschr.* 1868, n° 36.
(4) Virchow's *Archiv für pathologische Anatomie*, Ueber die Diagnose der partiellen Empfindungslähmungen ins besondere der Tatsinlähmung, Drücksinlähmung (apsélaphésie). III, 5 et 6, p. 571-581.
(5) Kammler, *Dissert. inaug.* Breslau, 1858,

entre 0ᵍ,002 à 0ᵍ,5 ; sur les ongles des doigts elle est de 1ᵍ,00. Il faut dans ces essais que le sujet ne puisse pas indirectement se rendre compte du poids dont on fait usage, aussi lui ferme-t-on les yeux ; ceci n'est cependant pas possible chez tous, notamment chez les tabétiques qui, les yeux fermés se trouvent très incommodés et ont même littéralement peur. Nous avons fait construire pour parer à ces inconvénients deux gobelets en bois identiques, munis de couvercles et d'anses, et que nous remplissons de balles de plomb. Mais alors que le malade ne sent pas si on place sur lui ou si l'on enlève des poids de 5 à 10 livres, il est impossible de faire l'expérience autrement qu'en lui fermant les yeux.

A. Eulenburg a imaginé un instrument spécial qu'il nomme baresthésiomètre. Il a indiqué le maniement de cet appareil et les résultats qu'il a obtenus sur les différentes parties du corps. Voyez *Ein vereinfachter Verfahren zur Drucksinmessung (Berl. klin. Wochenschr.* 1869, n° 44) et *Lehrbuch der functioneller Nervenkrankheiten* (Berlin, 1871.)

d). *La sensibilité à la température* est celle qui permet de distinguer la température des objets touchés.

Pour l'interroger E.-H. Weber se servait de deux vases pleins d'eau à des températures différentes, dans lesquels il faisait plonger successivement le même doigt. Nothnagel [1] employait deux gobelets de 0ᵐ,06 de haut et 0ᵐ,04 de large munis d'une anse horizontale et d'une table de bois verticale destinée à recevoir un thermomètre; il y avait doubles parois en bois entre lesquelles était placée une substance mauvaise conductrice de la chaleur, des cendres, par exemple; le fond était en ferblanc et le vase pouvait se fermer facilement à l'aide d'un couvercle à charnières. Weber a trouvé que la plupart des individus perçoivent très nettement des différences de 0º,20 à 0º,24 Fechner et Nothnagel ont même dit 0º,1. D'après ce dernier, c'est entre 27º et 33º que les différences les plus petites sont perçues; la sensibilité diminue peu jusqu'à 39º, puis elle va baissant assez vite pour donner lieu à de la douleur à 49º. En sens inverse, la sensibilité diminue assez lentement de 27º à 14º, plus vite de 14º à 7º. Au-dessous, il y a perception douloureuse.

Nothnagel est à peu près le seul qui ait fait des recherches pathologiques par des méthodes exactes. Sur des points enflammés de la peau il a constaté une augmentation considérable de la sensibilité à la température, et une diminution dans les cas de troubles de la sensibilité générale. Mosler (*loc. cit.*) rapporte une observation remarquable de paralysie partielle. Il faut aussi ranger ici la plupart des cas décrits par Puchelt et qu'on a souvent observés depuis lui, dans lesquels il y a une grande diminution de l'acuité de la sensibilité tactile, tandis que la perception du chaud et du froid est en apparence conservée : on observe fréquemment cet état dans les maladies de la moelle, notamment dans le tabes, souvent aussi dans les anesthésies et les paralysies hystériques et dans les anesthésies périphériques; mais pour le diagnostic on ne peut rien inférer de son existence et sa signification, comme celle des paralysies partielles de la sensibilité en général, est incertaine et hypothétique. Si chaque espèce de sensibilité avait ses nerfs spéciaux doués d'une énergie différente, on pourrait arriver à des conclusions très nettes ; mais c'est là une hypothèse peu vraisemblable. On peut concevoir autrement l'existence des différentes sortes de sensibilité, ainsi que l'a fait Weber pour la sensibilité à la température et après lui Wunderlich et Fick. Mais pourquoi la sensibilité à la température reste-t-elle si souvent intacte, alors que la sensibilité en général est atteinte? c'est ce que nous ne savons pas : tout ce que nous pouvons dire c'est, avec Uspenky, qu'il semble que dans les troubles de la sensibilité, c'est la sensibilité à la température qui reste le plus longtemps indemne.

e) *Le sens musculaire.* — Ch. Bell a décrit le premier le sens musculaire qu'il a rapporté aux nerfs sensitifs épanouis dans les muscles. «A l'aide de ces nerfs », dit-il [2], en parlant du système de filets nerveux qui relient au cerveau les muscles volontaires, « le cerveau reçoit une impression par laquelle il acquiert une notion de l'état et du degré de fonctionnement des muscles. Nous sentons la fatigue

_____

(1) Nothnagel, *Zur Physiologie und Pathologie der Temperatursinns (Deutsches Arch. f. klin. Medicin,* Band 11, p. 284.

(2) Ch. Bell, *The Nervous system of the human Body.* London, 1830.

et l'effort, ce qu'a de pénible une posture trop longtemps gardée, la douleur des convulsions. Nous avons dans notre main le pouvoir de peser : qu'est cela, sinon une dépendance de la force musculaire? Nous ressentons les changements les plus imperceptibles dans les mouvements musculaires et reconnaissons ainsi la situation qu'occupe notre corps et ses membres », etc.

E.-H. Weber *(loc. cit.)* expose des idées analogues sur le sens musculaire et la plupart des physiologistes modernes ont décrit ce genre de sensibilité d'après le tableau exposé par Ch. Bell. Weber rapporte au sens musculaire la propriété de percevoir l'étendue de l'effort nécessaire pour surmonter un obstacle (sens de la force musculaire). « L'expérience nous apprend quel est l'effort que doivent développer certains muscles pour placer nos membres dans une situation déterminée et les y maintenir ; c'est là une notion associée avec la sensation de l'effort, de telle façon que cette dernière sensation nous donne à chaque instant l'idée de la situation de nos membres. »

A l'encontre de cette théorie, on a soutenu que les muscles ne jouissent d'aucune sensibilité. Bichat déjà avait fait remarquer le peu de sensibilité que manifestent les muscles dans les vivisections et les amputations. Schiff, après la section des racines nerveuses dans la partie lombaire de la moelle, trouva tous les filets nerveux contenus dans les muscles, atteints de dégénérescence graisseuse et les considéra pour cela comme étant tous moteurs. Remak aussi dénia aux muscles toute sensibilité. Ces objections ont une certaine valeur, mais elles ont contre elles ce fait positif, à savoir, que le trijumeau se distribue en majeure partie dans des muscles et que tous les nerfs sont accompagnés de nerfs sensitifs (Bell) ; de plus les muscles sentent d'une façon particulière et bien connue la fatigue et la contraction ; enfin Duchenne (de Boulogne) a montré qu'un muscle mis à nu sent bien nettement la contraction produite en lui par un courant faradique (sensibilité électro-musculaire [1]) : partant la sensibilité des muscles peut être considérée comme étant une chose démontrée. Mais cette sensibilité constitue-t-elle une propriété semblable à celle décrite par Bell et par Weber? C'est là une autre question souvent controversée. Spiess fait remarquer que la sensibilité des aponévroses ou des petits troncs nerveux voisins des muscles a été souvent prise pour de la sensibilité musculaire. Quelques auteurs ont mis en cause la sensibilité articulaire pour expliquer les phénomènes rapportés à la sensibilité des muscles. Nous-même avons traité cette matière dans notre monographie sur la dégénération grise des cordons postérieurs de la moelle (Berlin, 1863) et plus tard dans un article sur l'ataxie et le sens musculaire (Virchow's, *Arch.* Bd XLVII, p. 321). Il est nécessaire, pour étudier le sens musculaire, de distinguer en lui deux propriétés spéciales : cette distinction avait déjà été indiquée par Weber.

1). *Le sens de la force* est la propriété par laquelle on peut estimer la lourdeur des poids soulevés. Weber a cherché et trouvé le degré du sens de la force en faisant abstraction autant que possible du toucher ; nous pouvons, grâce à lui, distinguer des différences de poids de 39 : 40. Cette propriété est, ainsi que Eigenbrodt l'a démontré d'abord, jusqu'à un certain point indépendante de la sensibilité. Il a vu des malades chez lesquels la sensibilité à la pression était notablement diminuée conserver normal ce sens de la force; nous avons nous-même pu faire très nettement cette remarque sur les malades atteints de tabes, et dans notre travail ci-dessus cité nous avons montré que le sens de la force est conservé aux membres inférieurs, alors qu'aucune sensibilité musculaire ne se manifeste sous l'influence des courants faradiques les plus intenses. L'explication de cette contradiction apparente est que l'estimation de la différence suit des lois psychophysiques, elle est

[1] Duchenne (de Boulogne), *de l'Électrisation localisée*, 3ᵉ édition.

indépendante de la sensibilité, mais elle repose sur une impression que produit le poids dans les muscles, les tendons et les articulations : la cause de la sensation, c'est-à-dire le poids, devra être d'autant plus considérable que la sensibilité sera plus affaiblie [1]. Il peut donc se faire, comme le démontrent les observations de Eigenbrodt, que le sens de la force reste intact en dépit d'une paralysie intense de la sensibilité.

2). *La sensation de la position des membres* est, comme nous l'avons montré, indépendante de l'action musculaire, puisqu'elle persiste entière dans les paralysies motrices, tandis qu'elle est plus ou moins en souffrance dans toutes les parésies de la sensibilité. Nous n'examinerons pas ici la part qui revient dans la production de ce phénomène aux nerfs sensitifs des muscles, mais nous avons aussi cherché à démontrer que d'autres nerfs encore, ceux de la peau, etc., y concourent également.

Pour rechercher cette propriété on imprime à un membre des mouvements passifs que le patient ne voit pas et qu'il décrit selon les sensations qu'il en a. Nous avons proposé pour mesurer plus exactement le degré de cette sensation spéciale un petit appareil qui permet de lire sur une échelle l'angle parcouru par le membre aussitôt que le sujet a conscience que ce membre a changé de place.

A l'état normal cette perception est extrêmement délicate.

On peut aussi faire l'essai de la sensation de la position des membres en donnant à un membre une position déterminée (les yeux du sujet étant fermés) et l'engageant à placer l'autre membre dans une position semblable. Cette expérience faite sur des hommes sains montre également une grande finesse dans les perceptions.

A ce qui précède se rattache 3), *Le sens de l'équilibre et de la position normale.*— Ce sens est, comme on le sait, très développé chez l'homme et chez les animaux. Beaucoup de nerfs sensitifs y participent, non-seulement les nerfs des muscles, mais ceux de la plante des pieds et des articulations ; le centre de cette sensation est situé, comme l'ont démontré les recherches de Goltz, au-dessus de la moelle allongée. Peut-être faut-il considérer les canaux demi-circulaires de l'oreille interne comme l'organe propre de l'équilibre (Flourens Goltz).

Au point de vue pathologique l'étude du sens musculaire offre un grand intérêt parce qu'à cette question se rattache celle de l'influence de la sensibilité sur la motilité, c'est-à-dire celle du mécanisme de la coordination motrice. Comme les troubles du sens musculaire sont fréquents, il nous faut examiner par quelles lésions du système nerveux elles sont causées.

Les cas dans lesquels le sens musculaire est perdu sans que la sensibilité soit autrement intéressée présentent un intérêt tout particulier. Le premier cas de ce genre a été observé par Ch. Bell et c'est sur ce fait qu'il a fondé sa théorie du sens musculaire. Une femme qui allaitait son enfant fut paralysée du mouvement d'un côté et en même temps de la sensibilité du côté opposé. Avec le bras qui avait conservé sa force musculaire elle pouvait porter son enfant et le maintenir au sein aussi longtemps qu'elle regardait le nourrisson, mais dès que l'attention de la mère était détournée, les muscles se relâchaient et elle laissait échapper l'enfant. Dans E.-H. Weber on trouve une observation analogue. Landry [2] et Duchenne [3] ont poussé plus loin l'étude du sens musculaire, et Duchenne identifie la paralysie du sens musculaire avec la paralysie électro-musculaire. Cette paralysie n'est pas toujours accompagnée de troubles moteurs dans les muscles atteints, mais c'est là cependant la règle générale et quelquefois même il existe une perte complète des

---

[1] M. Bernhardt, dans un travail récent sur l'étude du sens musculaire *(Arch. f. Psych. und Nervenkrankh.*, Band III, 3, p. 618-635), a adopté nos idées en ce qu'elles ont d'essentiel.

[2] Landry, *De la Paralysie du sentiment d'activité musculaire.*

[3] Duchenne (de Boulogne), *De l'Électrisation localisée et de son application à la pathologie et à la thérapeutique.* 3e édition. p. 763. Paris, 1872 ; *Identité de la paralysie électro-musculaire et de la paralysie du sens musculaire*, de Ch. Bell.

mouvements volontaires. Les troubles de la motilité qu'on observe dans l'anesthésie musculaire sont d'essence quasi-ataxique et peuvent comme ceux de l'ataxie
elle-même être corrigés par les yeux. Landry a observé (*loc. cit.*) de ces cas avec
ataxie. D'autres fois l'anesthésie musculaire se voit chez des hystériques ; parfois
aussi elle complique les paralysies rhumatismales. Nous citons ici une observation
très remarquable de Duchenne.

Mme D., âgée de 50 ans, avait eu à la suite d'une violente émotion une attaque de nerfs avec
symptômes de suffocation, à la suite de laquelle elle avait perdu le sommeil et l'appétit, et il
survint une chlorose avec engourdissement des mains et des pieds. Ces symptômes augmentèrent au point que la marche devint difficile et que la malade laissait échapper de ses mains,
dès qu'elle essayait de les regarder, les objets qu'elle y avait placés. Les membres inférieurs
étaient insensibles à la piqûre et au pincement ; un peu d'hyperesthésie seulement à la face
interne des cuisses. On fit un traitement dirigé contre une affection de la moelle, mais les symptômes s'aggravèrent de jour en jour. La force des muscles était absolument normale dans toute
la cuisse et dans les bras. La contractilité électro-musculaire était éteinte aux pieds, aux cuisses,
aux mains et aux avant-bras. Dans ces régions, l'excitation de la peau et des os par l'électricité
ne produisait aucune sensation, sauf toutefois à la face interne des cuisses qui, nous l'avons dit,
était hyperesthésiée ; lorsque la malade fermait les yeux, elle ne percevait pas les mouvements
passifs des doigts et de la main provoqués par l'électricité ou mécaniquement. Elle pouvait,
sans les regarder, mouvoir les mains, la cuisse, les pieds, mais alors elle ne ressentait pas les
contractions musculaires, il lui était impossible de rester debout ni de marcher, et elle laissait
tomber ce qu'elle tenait dans la main. Quand au contraire elle voyait, elle conduisait ses
mouvements à leur but, sans aucune incoordination.

Outre cette paralysie du sens musculaire, Duchenne décrit encore une paralysie
de *la conscience musculaire*, qui, d'après lui, existerait chez certains malades,
lesquels, étant atteints d'anesthésie, ne peuvent mouvoir les membres anesthésiés
qu'en s'aidant de la vue, à tel point que dans l'obscurité ils semblent entièrement
paralysés. D'autre part, beaucoup de malades anesthésiés, chez lesquels la sensibilité est même complètement abolie, peuvent mouvoir leurs membres sans y voir
clair, et c'est pour cela que Duchenne conclut que les anesthésiés qui sont paralysés dans l'obscurité ont perdu une fonction spéciale qu'il nomme *conscience
musculaire*. C'est avec raison que ce terme a été attaqué et rejeté, mais les faits
observés n'en sont pas moins parfaitement exacts : depuis, on en a décrit de semblables, comme contingent à l'étude de l'ataxie et de l'influence de la sensibilité
sur la motilité, et on a beaucoup étudié aussi l'influence de la vue sur la sensibilité.
Quelques observations curieuses ont été citées tendant à amener à cette conclusion
aventurée que l'appareil visuel est en relation directe avec les centres coordinateurs.
Nous sommes incapables d'éclaircir complètement cette question : nous ne savons
pas mesurer exactement toutes les manifestations de la sensibilité, et de plus il nous
est impossible de tenir un compte assez précis de l'individualité des sujets étudiés.
Cependant il est un fait bien constaté, c'est que dans les cas où le sens musculaire
(c'est-à-dire la perception de la situation des membres) est diminué, le malade, en
regardant ses membres et suivant de l'œil ses mouvements, peut suppléer par la
vue jusqu'à un certain point au défaut de sensibilité ; l'idiosyncrasie doit aussi
jouer un rôle dans ces conditions.

4). *Diminution de la conduction.* — Ce phénomène remarquable et rare a été,
croyons-nous, observé d'abord par J. Cruveilhier sur des malades souffrant de la
moelle épinière ; il a vu un ralentissement de la conduction tel qu'entre l'application
du courant et la perception il s'écoulait de quinze à vingt secondes [1]. Depuis on a
cité plusieurs fois des faits analogues ; nous-même les avons constatés ; cependant on n'a pas noté des ralentissements aussi grands que dans le cas de J. Cruveilhier, et quatre à cinq secondes se passant entre l'excitation et la perception
constituent déjà un ralentissement considérable.

(2) J. Cruveilhier, *Anat. pathol.* In-fol., livraison XXXVIII, p. 9.

Déjà dans ses premières recherches, Helmholtz [1] a montré que le refroidissement des nerfs à 0° peut abaisser jusqu'à la dixième partie de la normale, le temps nécessaire pour la conduction nerveuse. Schiff [2] a également constaté dans ses expériences sur la moelle le ralentissement de la conduction. Moins il y a de substance grise intacte, lorsqu'on a sectionné sur des grenouilles ou des lapins la partie antérieure ou postérieure de la moelle, plus grande est la diminution de conduction. En même temps l'impression sensitive peut être très vive.

Il y a quelques années, nous avons fait avec notre ami F. Goltz une série d'expériences sur ce sujet; elles ont porté en partie sur des grenouilles, en partie sur des hommes malades. Nous nous sommes servis pour nos mesures, des appareils enregistreurs installés par Wittich et qui ont été décrits dans *Zeitschrift für rat. Medicin*, vol. XXXI, p. 106. Dans nos expériences sur les grenouilles, nous avons constaté, comme Schiff, que la section transversale de la partie postérieure de la moelle amène un ralentissement évident de la conduction sensitive ; nous avons produit également ce ralentissement, mais plus rarement, par le froid et aussi par la pression (compression ou ligature des nerfs). C'est par ce moyen que nous avons obtenu le ralentissement le plus considérable : le tracé obtenu ayant environ dix fois plus d'étendue que normalement, la conduction était dix fois plus lente.[3]

Dans nos recherches sur des malades (dans deux cas de dégénération grise des cordons postérieurs) nous nous sommes servis de l'appareil suivant : une forte barre de laiton verticale porte un bras horizontal mobile ; ce bras se termine par un autre plus petit qui forme également une articulation mobile. Ce second bras porte à son extrémité un bouton percé à sa base et pouvant recevoir un fil communiquant au pôle d'une pile ; le plus petit bras est relié au bras horizontal par un ressort, de telle façon que lorsqu'on presse sur ce bras il descend et qu'il remonte seul dès que la pression cesse. Pour examiner une région de la peau, on approche le bras de l'appareil de la partie du corps à étudier, assez pour qu'il la touche; sur la peau elle-même on attache une mince plaque de cuivre qu'on met en communication à l'aide d'une vis avec l'autre pôle de la pile; dans les cas d'anesthésie plus intense, on fait usage d'une seconde plaque garnie de pointes sur sa face interne. Au moment où l'on presse le bouton qui vient alors toucher la plaque de cuivre, l'impression sensitive se produit et en même temps le courant se ferme ; le stylet commence à inscrire sur l'appareil enregistreur. Aussitôt que le malade perçoit l'impression, il se retire et le courant se trouve interrompu. La courbe inscrite par l'appareil enregistreur indique donc l'espace de temps écoulé entre le commencement du courant et la perception de la sensation. Quand le sensorium du malade et la motilité de la main sont intacts, on peut considérer la perception et sa transmutation en un ordre de la volonté comme immédiates, de sorte qu'on a la mesure du temps écoulé entre l'excitation périphérique et la perception centrale. Cette durée se calcule d'après la vitesse connue de la rotation du tambour de l'appareil enregistreur.

Nous transcrirons ici quelques résultats de nos expériences. Nos recherches ont été faites sur un malade atteint de dégénération grise, d'ataxie très marquée et d'un ralentissement très évident de la conduction sensitive. L'autopsie qui fut faite quelque temps après fit tomber tous les doutes qu'on aurait pu avoir sur le diagnostic. Les nombres indiquent le temps mesuré par la longueur de la ligne tracée par le stylet de l'appareil.

1. Des mesures prises sur des sujets sains avec le même appareil, à l'époque à laquelle on expérimentait sur les malades, ont donné les chiffres ci-dessous :

Avant-bras gauche.	0,1 secondes.
Dos de la main.	0,15 —
Bras.	0,09 —

2. Les mensurations faites sur notre malade, d'abord sans nous servir de la plaque garnie de pointes.

[1] Helmholtz, Müller's *Arch. für Anatomie*. 1850, p. 276.
[2] Schiff, *Physiologie*, p. 245.
[3] Nous avons fait remarquer, et le fait est intéressant, que lorsque la conduction était diminuée ou abolie par le fait de la ligature d'un nerf, cette ligature venant à être enlevée, la conduction reparaissait et redevenait à peu près de force et de vitesse normales. Récemment Busch a cité une observation qui se rapporte à notre sujet : seize mois après une blessure qui avait amené la compression du nerf radial par un fragment osseux (les muscles innervés par le radial étaient paralysés et atrophiés), la résection de ce fragment fut pratiquée et le malade put instantanément étendre le deuxième et le troisième doigts. *Berl. klin. Wochenschr.*, 1872, 34.

ce qui rendait l'éveil de la sensibilité très difficile, fournirent pour la jambe les nombres suivants, beaucoup plus forts que ceux qu'on obtient d'ordinaire :

$$4,1 \text{ secondes.}$$
$$5,1 \quad —$$
$$3,1 \quad —$$

Dans des observations ultérieures faites avec la plaque à pointes, on trouva, au contraire :

$$2,6 \text{ secondes.}$$
$$2,6 \quad —$$

et en exerçant une forte pression, de manière à faire naître une sensation douloureuse :

$$1,5 \text{ secondes.}$$
$$1,2 \quad —$$

Sur le trochanter gauche . . . . 1,75 —
Sur l'avant-bras gauche (partie dorsale à 0ᵐ,08 de l'articulation du poignet) 0,3 —
Sur le dos de la main . . . . 0,5 —
$$0,5 \quad —$$
$$0,41 \quad —$$

Pour mesurer la sensibilité à la température, nous avons, dans notre appareil, remplacé la plaque de cuivre par un fil de cuivre et le bouton du petit levier de l'appareil par une plaque de cuivre de la grandeur d'une pièce de cinq francs refroidie dans la glace. Nous avons trouvé :

Chez un sujet sain . . . . 0,28 secondes.
Chez notre malade, à la jambe . . . . 0,63 —
$$0,55 \quad —$$
$$0,4 \quad —$$
Chez notre malade, au poignet . . . . 0,28 —

Ces résultats ne représentent qu'une très petite partie de ceux que nous avons recueillis ; car nous nous bornons à citer ici les expériences qui ont le mieux réussi. Nous avons fait des recherches chez un second tabétique chez lequel le ralentissement de la conduction n'était pas aussi nettement accentué. Les chiffres obtenus dans chaque expérience particulière sont très variables. Nous ne rapporterons que les suivants :

Expérience faite le 8 avril sur la jambe avec la plaque à pointes.

La circonférence du tambour enregistreur mesure 0ᵐ,54 ; chaque révolution dure 5 secondes.

Les diverses courbes mesuraient :

1) 0ᵐ,162		6) 0ᵐ,150		11) 0ᵐ,178	
2) 0ᵐ,538		7) 0ᵐ,177		12) 0ᵐ,552	
3) 0ᵐ,121		8) 0ᵐ,290		13) 8ᵐ,191	
4) 0ᵐ,243		9) 0ᵐ,182			
5) 0ᵐ,171		10) 0ᵐ,374			

Comme on le voit, les différences sont grandes. Il ne faut cependant pas les rapporter seulement à la variabilité de la conduction, mais encore à la différence de l'attention du malade et aux illusions. Le chiffre moyen de 2, 6 secondes est donc plutôt trop petit que trop grand.

Des expériences que nous venons de rappeler découlent les conclusions suivantes :

1° La conduction était surtout ralentie à la jambe et redevenait normale à mesure qu'on se rapprochait du trochanter ; elle était plus ralentie à la main qu'à l'avant-bras ; mais sur l'avant-bras même, la vitesse de la conduction était à peu près moitié moindre que sur un sujet sain ;

2° Sur la jambe la conduction était très ralentie sous l'influence de courants faibles, puisqu'elle était de 5 secondes, c'est-à-dire de $\frac{1}{50}$ de la vitesse normale ; la vitesse de la conduction devenait plus rapide par l'emploi de courants plus forts, et devenait $\frac{1}{10}$ à $\frac{1}{6}$ de la vitesse normale avec des courants très forts.

3° La conduction sensitive thermique était aussi diminuée, mais moins que la conduction algésique ; la vitesse était de 1/3 à 1/5 de la vitesse normale et elle restait normale dans la main, alors que la main indiquait une vitesse de 1/5 à 1/3 de la vitesse normale pour la sensibilité à la douleur.

C'est dans le tabes dorsalis qu'on a observé le plus souvent et le plus nettement le ralentissement de la conduction. Dans cette maladie, non-seulement les cordons postérieurs sont souvent malades, mais encore la substance grise est fréquemment atteinte, ce qui donne raison aux expériences de Schiff, non pas pleinement toutefois, parce que d'ordinaire la lésion de la substance grise n'occupe pas une grande épaisseur et ne va pas jusqu'aux cornes antérieures ; il faut dire par contre qu'elle est très étendue en longueur.

A ce ralentissement de la conduction qu'on observe fréquemment dans le tabes à des degrés moindres, se rattachent quelques autres phénomènes dignes de remarque. La sensibilité est généralement affaiblie, mais cependant elle n'est pas abolie et il n'est pas rare de trouver une hyperalgésie telle que lorsqu'on produit une impression douloureuse, les malades tressautent et même poussent des cris. Il est intéressant de remarquer qu'en même temps la faculté de percevoir simultanément dans un temps déterminé plusieurs impressions sensitives est toujours altérée. D'après Preyer chaque nerf moteur ou sensitif est capable, dans l'intervalle d'une seconde, de subir environ 33 excitations et de les transmettre ; nous pouvons donc distinguer environ 33 impressions dans une seconde ; cette faculté est très diminuée chez les tabétiques.

Lorsque l'on pique la peau d'un homme sain avec une aiguille plusieurs fois de suite (2 ou 3 fois), quelque forte que soit la piqûre, le sujet peut dire assez rapidement le nombre et l'intensité des piqûres qu'on a faites ; les tabétiques en sont incapables : ils disent bien ressentir une, deux ou trois piqûres, mais la perception qu'ils ont éprouvée est peu nette, on voit qu'ils devinent, et si l'on vient à mettre plus d'intervalle entre les piqûres, on trouve qu'il faut, pour que la perception soit bien claire, un temps à peu près égal à celui dont la conduction est diminuée. On pourrait conclure de là qu'on n'a pas affaire à un ralentissement portant également sur tout le trajet de la sensation, mais qu'il existe des obstacles plus ou moins longs à vaincre et que dans les nerfs, l'irritation augmente les forces de tension jusqu'à ce qu'elles aient surmonté les résistances. A ceci se rattache encore un autre phénomène, celui des sensations tardives. Une première décharge de l'influx nerveux (qu'on nous permette cette expression) n'amène pas toujours le repos dans les nerfs ; d'autres moins intenses se font sentir après, et vont en s'éteignant graduellement : c'est ce qu'on est en droit de conclure de l'existence de sensations qui se répètent quelquefois très tard après l'excitation. Les malades qui présentent ce phénomène, surtout lorsqu'on les examine pendant longtemps, manifestent dans l'intervalle des excitations, des sensations qui sont même parfois douloureuses ; on cesse de les piquer ou de les pincer et néanmoins ils accusent des sensations qui surviennent longtemps après l'iritation primitive ou qui empiètent tellement les unes sur les autres qu'on est obligé de suspendre la séance.

D'après les expériences de Schiff, il est très rationnel de rechercher la cause du ralentissement de la conduction dans la substance grise de la moelle ; mais il faut cependant remarquer que ce phénomène est très variable chez le même malade, et qu'un traitement électrique peut l'améliorer et le guérir.

Helmholtz, comme nous l'avons dit, a constaté que le ralentissement de la conduction motrice pouvait être produit par le refroidissement dans les nerfs moteurs. Nous avons étudié ce phénomène au point de vue pathologique avec notre collègue de Wittich [1]. Nous avons expérimenté sur trois malades qui présentaient beaucoup d'analogies : la durée du ralentissement n'est pas à comparer avec celle qu'on observe dans les nerfs sensitifs, et n'atteint quelquefois que le triple de la durée normale. Chez un malade, nous avons vu se produire un fait identique à celui des sensations tardives : les muscles excités ne revenaient pas immédiatement au repos, mais produisaient encore deux ou trois mouvements qui se succédaient rapidement. Au point de vue clinique, ce qu'il est important de noter, c'est le ralentissement des mouvements, par exemple dans la marche, la parole, les exercices manuels. Nos trois cas indiquent que le siège de ce phénomène est situé dans les

---

(1) Virchow's *Archiv für patholog. Anatomie*, Bd XLVI, p. 476-493, et plus tard, même Recueil, Bd LV, p. 1 à 12.

appareils de la coordination, car dans tous trois il y avait des lésions de la protubérance ou de la moelle allongée ; on n'a pas encore, jusqu'à ce jour, constaté ce
ralentissement dans d'autres maladies de la moelle, on ne l'a pas non plus produit
par des expériences sur les animaux.

§ 7. **Symptômes dépendant du grand sympathique.** — L'influence de la moelle épinière sur les nerfs vaso-moteurs est très manifeste et la moelle émet dans toute
sa longueur des nerfs vaso-moteurs qui probablement accompagnent les racines
antérieures ; aussi les symptômes vaso-moteurs qui peuvent se produire dans les
maladies de la moelle sont-ils nombreux et variés.

1. *Couleur des téguments. Augmentation du calibre des vaisseaux.* — Il
n'est pas rare d'observer de la pâleur des parties paralysées : les pieds, lorsqu'ils
sont paralysés, sont pâles ou bien cyanosés et froids ; quelquefois il y a en même
temps une véritable crampe vaso-motrice avec fourmillements ; on observe plus
rarement de la rougeur avec dilatation des vaisseaux ; quelquefois, aussi il survient de l'œdème [1]. Nous n'avons jamais constaté de modification dans la réaction des fibres musculaires des vaisseaux, et toujours, en passant le doigt sur la
peau, nous l'avons vue comme d'habitude d'abord pâlir, puis rougir.

2. *Température locale.* — Généralement les malades éprouvent une sensation
de froid dans les parties paralysées, particulièrement dans les extrémités inférieures ; l'observateur aussi constate une certaine fraîcheur de la peau en même
temps que la pâleur ou la cyanose. Les membres supérieurs se comportent de la
même façon et on ne note que rarement une élévation de la température [2]. Ces
phénomènes dépendent de l'influence qu'ont les actions musculaires sur le cours du
sang, influence qui se manifeste, comme on le sait, par l'accélération du cours du
sang dans les veines, puis secondairement dans les capillaires et les artères. Si
cette impulsion musculaire vient à cesser, le mouvement du sang se ralentit, et il
se fait une stase dans les petites veines, d'où coloration cyanotique et abaissement
de la température.

Lorsque les artères augmentent en même temps de calibre, l'apport plus considérable et plus rapide du sang fait monter la température. Inversement, dans beaucoup de cas, il se produit, exactement comme dans les névralgies, une contraction
réflexe des vaisseaux, et il n'est pas rare d'observer les symptômes d'une névrose
vaso-motrice à côté d'une paralysie : les mains et les pieds sont froids, il y a de
l'engourdissement, des fourmillements, qui augmentent par le froid et diminuent
par la chaleur. C'est pour cela qu'on voit beaucoup de paraplégiques les pieds soigneusement enveloppés dans des couvertures de laine.

L'action exercée sur la température s'étend à tout le membre, comme il est facile
de le démontrer à l'aide du thermomètre pour le membre supérieur. Généralement

---

[1] R. Laycock, *Clinical Inquiries into the influence of the nervous system on the production and
prevention of dropsies, and on the means and methods of successfull treatment (Edinb. med.
Journal* 1866. March 775, 795). Laycock croit que le système nerveux a une grande influence sur la production et la localisation des hydropisies. Il distingue une hydropisie hémiplégique, une paraplégique et
une sympathique. L'hydropisie paraplégique atteint les deux membres inférieurs, souvent aussi la face, et
peut être accompagnée d'albuminurie. Dans un cas, la syphilis était l'élément causal et avec l'apparition
de douleurs névralgiques coïncida la disparition de l'hydropisie. Dans un autre cas, l'hydropisie se développa après l'hémiplégie. Mais les faits rapportés par l'auteur ne sont ni positifs ni décisifs.

[2] H. Folet, *Sur la température des parties paralysées (Gaz. hebd. de Méd. et de Chir.*, 1867, n°12 et 14)
dit : Le plus souvent, au début d'une hémiplégie, il y a élévation de la température ; il est rare qu'il n'y
ait pas une différence et plus rare encore qu'il y ait abaissement de la température comparativement au
côté sain. La différence est de 0°,3 à 0°,9, rarement elle est supérieure à 1°,0. La contracture n'a aucune
influence ; une saignée pratiquée sur le bras malade fait descendre la température. La lésion anatomique
n'a pas non plus d'influence. La guérison fait disparaître la différence ; après une longue durée du mal,
non pas après des mois, mais après des années, la température finit par arriver au-dessous de celle du
côté sain. La température moyenne des malades n'est pas modifiée. C'est la paralysie des vaso-moteurs qui
cause ces phénomènes. Il y a turgescence des veines, le pouls est plein. Brown-Séquard a démontré expérimentalement qu'après section du plexus brachial le sang veineux du bras devient sang artériel.

la température prise dans l'aisselle du côté malade est de 0°,1 à 0°,2, quelquefois
0°,5 plus basse que du côté sain, et cela dans les paralysies cérébrales aussi bien
que dans les spinales ou dans l'atrophie musculaire progressive. Il résulte de ces
mensurations que le sang est moins chaud dans l'aisselle du côté malade que dans
celle du côté non paralysé. La cause de ce phénomène peut être le refroidissement
plus grand du sang, grâce au ralentissement de la circulation dans le bras paralysé, ou bien aussi par suite de la disparition de l'action musculaire qui tarit une
source de chaleur. Quand, ce qui a lieu quelquefois, la température du côté paralysé est plus élevée de quelques dixièmes de degrés, cela tient à une accélération
de la circulation sanguine due à une augmentation de calibre des artères [1].

3. *Influence sur la température générale du corps.* — Les anciens auteurs se
sont déjà préoccupés de cette question, Weinhold a vu la température de la
cavité thoracique d'un chien tomber de 25° à 16° après destruction de la moelle
épinière. Dans les recherches de Philippe Wilson, en 34 minutes, la température
est descendue de 36°,67 à 23°,89 après destruction de la moelle lombaire. Krimer,
au contraire, a trouvé que lorsqu'on irritait le bulbe par une solution d'ammoniaque, la température du corps s'élevait à 75° F. [2]. Chossat, dans ses expériences
de section transversale de la moelle, a toujours obtenu une diminution de la
température et d'autant plus forte que la section portait plus bas. Aussi a-t-il supposé que ce n'était pas la section elle-même de la moelle, mais la paralysie simultanée du sympathique qui produisait la chute de la température, que le sympathique était la source de la chaleur animale, et que sa destruction causait la mort
par manque de production de chaleur. Legallois a démontré que tout ce qui gêne
la respiration a pour résultat un abaissement de la température, aussi était-il
enclin à rapporter à cette cause l'abaissement de température produit par les
lésions spinales, et il ne reconnaissait à la moelle aucune action directe sur la
formation de la chaleur. Parmi les observations faites sur des malades, la plus
connue et la plus souvent citée est celle de Brodie dans laquelle, avec une lésion
traumatique des vertèbres cervicales, il existait une notable élévation de la température. Il s'agissait d'un malade de l'hôpital Saint-Georges, chez lequel il y
avait eu fracture des 5e et 6e vertèbres cervicales avec extravasation de sang dans
les méninges et déchirure de la moelle cervicale. La respiration était exclusivement diaphragmatique, très lente (5 à 6 respirations par minute à la fin de la vie),
le pouls petit, la face livide; la mort survint après vingt-deux heures. Le thermomètre placé entre le scrotum et la cuisse monta jusqu'à 111° F (44° C). Brodie,
dans des expériences sur des animaux, a obtenu une élévation de la température
par des blessures de la partie supérieure de la colonne vertébrale.

Ces observations étaient presque oubliées, lorsque Wunderlich [3] nota, dans un
cas de tétanos rhumastimal, une température de 44°,75 et une température *post
mortem* de 45°2; cette élévation de température durait encore 55 minutes après
la mort. Dans un autre travail, Wunderlich [4] rapporte non seulement de nouveaux cas de tétanos avec élévation de la température, mais encore un certain
nombre d'observations d'autres névroses dans lesquelles on a noté une température très élevée pendant l'agonie, sans aucune complication capable d'expliquer
cette hyperthermie. Il cite notamment un cas d'épilepsie qui causa la mort, la
température étant de 41°,75, et un cas de convulsions hystériques où la température était de 43°. Plus tard, Erb a publié des faits analogues [5]. Wunderlich tire

---

(1) En sectionnant une moitié de la moelle, Brown-Séquard a produit une augmentation de la température dans le membre postérieur correspondant, une diminution dans l'autre.
(2) Krimer, *Dissert. sur l'influence du système nerveux sur la chaleur animale.* Paris, 1820.
(3) Wunderlich, *Bemerkungen zu einem Fall von spontanem Tetanus* (Wagner's Arch., 1861, p.547).
(4) Wunderlich, *Ueber die Eigenwärme am Schluss tödlicher Neurosen* (Ibidem, 1864, p. 205).
(5) Erb, *Deutsches Archiv für klin. Medicin.* Band I.

de ses recherches la conclusion que, par suite des modifications survenues dans le système nerveux central, modifications inconnues dans leur essence, la régularisation de la chaleur animale est ou abolie ou troublée.

A ces observations cliniques se rattachent des expériences récentes sur l'influence de la moelle sur la chaleur du sang. Brown-Séquard a trouvé que la section d'une moitié de la moelle dorsale amenait une élévation de la température dans le membre postérieur du côté de la section et un abaissement dans l'autre membre. Ce résultat a été confirmé par Schiff. Notons encore les observations [1] de Tscheschichin qui, ayant fait des sections transversales de la moelle en différents endroits, a constaté une diminution de la température, qu'il a considérée comme le résultat de la dilatation paralytique des vaisseaux sanguins, de la pléthore veineuse, etc. Lorsque, au contraire, il sectionnait sur des lapins la moelle allongée au niveau de son union avec la protubérance, la température commençait à s'élever en même temps que le pouls augmentait de fréquence; au bout d'une heure le thermomètre était monté de 39°,4 à 41°,2, et au bout de deux heures à 42°,6. Tscheschichin conclut qu'il y a dans le cerveau un centre modérateur de la température du sang dont l'ablation permettrait aux centres spinaux de fonctionner outre mesure.

Presque en même temps ont paru les travaux de Naunyn et de Quincke (Reichert's *Arch. für Anatomie*, 1869, p. 174) et ceux de H. Fischer (*Centralblatt f. d. med. Wissensch.*, p. 1869, p. 259). Naunyn et Quincke ont obtenu des élévations de température après écrasement de la partie supérieure de la moelle cervicale, mais seulement en protégeant avec soin les animaux contre le refroidissement; lorsqu'on négligeait cette précaution, la température baissait. Les auteurs pensent que, en même temps que se produit une augmentation de la production de chaleur, il se fait une dilatation des vaisseaux cutanés, d'où une déperdition considérable de calorique qui amène l'abaissement de la température : si l'on empêche cette déperdition, la température s'élève considérablement. Fischer a constaté à son tour et plusieurs fois des élévations notables de température chez l'homme, après des blessures des vertèbres cervicales. Des expériences faites sur des chiens et sur des lapins ont conduit aussi à cette conclusion que la section transversale complète de la moelle cervicale amène une élévation immédiate de température de 0°,5 à 1°,7.

Les sections complètes de la partie dorsale ou lombaire, au contraire, ne produisent pas d'augmentation de la chaleur; des observations de blessures de la moelle cervicale prises sur l'homme et des expériences pratiquées sur des lapins auxquels on a sectionné les cordons antérieurs, ont montré une diminution de la température et Fischer admet les conclusions suivantes : 1) Dans la moelle cervicale il existe un centre régulateur de la température; son excitation amène une diminution de la chaleur, sa paralysie une augmentation; 2) il faut rechercher ce centre dans les cordons antérieurs de la partie cervicale de la moelle.

Il faut encore citer les recherches de Heidenhain qui, après avoir séparé la moelle allongée de la protubérance, a vu la température s'élever.

Récemment on a de nouveau émis des doutes sur la valeur démonstrative de ces expériences : J. Rosenthal et Riegel en particulier ont critiqué la méthode employée par Naunyn et Quincke. J. Rosenthal considère l'augmentation de calibre des vaisseaux périphériques comme la conséquence de la section de la moelle à sa partie supérieure, et cette dilatation vasculaire devrait, par le fait d'une déperdition plus grande de calorique, amener nécessairement un abaissement de la température.

Mais quels que soient les doutes qui existent sur le résultat des expériences, quelle que soit la théorie de ces phénomènes, les observations faites sur l'homme permettent d'affirmer que dans certaines maladies de la moelle épinière il se fait au moment de l'agonie une élévation extraordinaire de la température. Les maladies dans lesquelles cette augmentation de chaleur se produit, sont tout d'abord le tétanos et les lésions traumatiques de la moelle cervicale, puis quelques névroses dont les relations avec la moelle pourraient paraître douteuses : parmi elles nous citerons plusieurs cas d'épilepsie intense, d'éclampsie hystérique, la méningite cérébro-spinale. D'autres maladies de la moelle allongée et de la protubérance peuvent amener des symptômes semblables; dans une hémorrhagie de la moelle allongée, nous avons observé au moment de la mort une augmentation de chaleur. Dans les maladies de la protubérance, le thermomètre monte aussi, quoique généralement il n'atteigne que 38° ou 39°. Cependant de nombreuses maladies de la moelle cervicale et allongée n'amènent jamais, même à la fin de la vie, aucune

---

(3) Tscheschichin, Du Bois-Reymond, und Reichert *Arch. für Anatomie.* 1866, p. 152.

élévation de la température. Les lésions des parties inférieures de la moelle causent plutôt une diminution de chaleur.

On n'a pas encore déterminé avec certitude l'état des vaisseaux dans les cas d'augmentation de température observés chez l'homme. Naunyn et Quincke admettent une dilatation : c'est l'opinion la plus vraisemblable et celle que partage Rosenthal. Dans les maladies de la moelle cervicale, il y a quelquefois chez l'homme une coloration rouge des téguments avec un sentiment de chaleur dans la région colorée, en même temps le pouls bat plus fort et plus fréquemment et les artères sont larges.

§ 8. **Troubles trophiques** [1]. — Nous n'avons pas à examiner ici la question théorique : existe-t-il dans la moelle des nerfs trophiques particuliers, et par quel mécanisme se produisent les troubles trophiques? Nous voulons seulement étudier les troubles trophiques dans leurs rapports avec les affections spinales.

1. Les troubles trophiques les plus constants et les plus importants, dans les maladies de la moelle, portent sur les muscles des membres paralysés, qui s'atrophient presque toujours. Dans un certain nombre de cas, cette atrophie est le résultat de l'inaction plus ou moins absolue à laquelle ils sont condamnés. Elle n'atteint alors habituellement qu'un degré modéré, et est rarement assez prononcée pour que les saillies musculaires disparaissent et que la contractilité électro-musculaire soit abolie : d'ordinaire, les muscles du pied et de la main sont les seuls qui s'atrophient fortement, plus rarement ce sont ceux du mollet et les péroniers, et alors, après la mort, ces muscles sont pâles, amincis et leurs fibres musculaires sont en partie farcies de granulations graisseuses. Le repos prolongé des muscles ne cause une atrophie aussi élevée que dans les cas où une paralysie complète a duré très longtemps et nécessité un séjour prolongé au lit *(tabes dorsalis)*. Dans une autre catégorie de maladies spinales, le centre trophique musculaire semble être malade primitivement et les muscles sont frappés d'une atrophie qu'il ne faut pas confondre avec la paralysie : c'est là ce qui a lieu dans ces maladies dans lesquelles on vient de démontrer une atrophie des cellules nerveuses multipolaires des cornes antérieures. C'est aussi une atrophie de ce genre qui se produit dans les cas où les racines motrices de la moelle prennent part au processus morbide.

Du reste, nous avons déjà entretenu le lecteur de cette question de l'atrophie et de l'hypertrophie des muscles.

2. A l'amyotrophie se joint souvent un autre trouble trophique, le *développement du tissu graisseux*. Ce phénomène n'est nullement constant : en général le tissu graisseux augmente alors dans l'interstice des masses musculaires et dans le tissu conjonctif qui enveloppe les vaisseaux et les nerfs et qui est situé entre les faisceaux musculaires. Les muscles ainsi dégénérés sont flasques, d'un rouge pâle, et présentent des stries ou des points jaunâtres : c'est ce que l'on observe particulièrement dans l'atrophie musculaire progressive et dans la paralysie saturnine ; on le voit souvent aussi très nettement dans les muscles de la langue, dans les cas de paralysie bulbaire progressive ; cet état est également très marqué dans la paralysie infantile intense et dans le pied-bot congénital : dans ce dernier cas, ce sont les jumeaux et les péroniers qui sont atteints.

Cette dégénérescence graisseuse intra-musculaire arrive à son maximum dans la lipomatose musculaire ; elle est alors si considérable que les muscles semblent hypertrophiés, aussi a-t-on employé pour la désigner le mot de *pseudohypertrophie*. Entre les fibres et les faisceaux musculaires qui sont en partie normaux, en partie atrophiés, il se fait un énorme développement de tissu graisseux, formé de

---

[1] Samuel, *Die trophischen Nerven*. Leipzig, 1860.— Mitchell, Morehouse et Keen, *Gunshot wounds*, etc. 1864. — Charcot, *Des lésions trophiques consécutives aux maladies du système nerveux (Mouvement méd.* 1870, 23-32).

grosses cellules adipeuses ; ce tissu sépare les faisceaux musculaires les uns des autres et produit ainsi l'atrophie d'un certain nombre d'entre eux ; on le retrouve sous forme de gouttelettes graisseuses plus petites dans les interstices des fibres musculaires elles-mêmes, interstices qui sont élargis et riches en noyaux. Ces altérations sont surtout marquées dans les muscles gastro-cnémiens dont le volume devient celui des muscles d'un athlète, tandis que leur force est au-dessous de la normale : lorsqu'ils se contractent, ils ne sont pas durs comme des muscles sains ; ils ont, au contraire, une consistance molle et pâteuse. On ne saurait encore affirmer d'une façon absolue si, dans ces cas, la maladie a son siège primitif dans les muscles eux-mêmes ou dans les centres nerveux.

3. A la dégénérescence graisseuse se rattache l'*hypertrophie des éléments de la peau*. D'ordinaire la peau qui entoure les membres atrophiés s'épaissit et le tissu cellulaire sous-cutané prend part à cet épaississement ; les plis de la peau deviennent plus gros et plus durs ; c'est sur les portions déclives où, lorsque le sujet est couché, sur les parties postérieures du corps, que ce phénomène est le plus apparent, ce qui prouve que les nerfs trophiques ne sont pas seuls en jeu, mais que le ralentissement de la circulation et la stase du sang dans les petits vaisseaux jouent aussi un rôle dans l'étiologie de cette hypertrophie cutanée. C'est à la même cause qu'il faut rapporter l'hypertrophie de la peau qu'on observe aux membres inférieurs, notamment aux jambes, à la suite d'œdème par stase : l'épiderme de la peau hypertrophiée est généralement sec et ridé, jaunâtre, recouvert de poils plus abondants, et il s'enlève par plaques ; les ongles finissent par devenir comme des massues, ils se recourbent et ils prennent une couleur d'un brun jaunâtre, ils sont cassants et offrent des rayures profondes.

Ces modifications trophiques sont les conséquences ordinaires des lésions nerveuses périphériques avec atrophie musculaire, ainsi que l'ont établi Mitchell, H. Fischer et Schieferdecker par des observations prises à notre clinique ; elles ne démontrent rien, croyons-nous, relativement à l'existence de nerfs trophiques particuliers, tandis qu'on les explique très bien par la stase qui a lieu dans le système capillaire par suite de l'inaction musculaire : on les observe sur les membres paralysés, surtout sur les membres supérieurs après les apoplexies cérébrales et assez souvent aussi dans les paralysies de cause spinale.

Les exanthèmes vrais sont plus rares que les symptômes précédents dans les maladies spinales. Le plus fréquent de tous c'est le zona qui accompagne la méningite cérébro-spinale et qui alors occupe de préférence la face. On voit aussi le zona dans d'autres affections spinales où, d'après Bärensprung, il serait l'indice d'une altération des ganglions spinaux. Charcot et Cotard ont observé le zona dans un cas de cancer vertébral (*Gazette méd.*, 1866, nᵒ 15) ; Wyss dans un cas de suppuration du ganglion de Gasser (*Arch. der Heilkunde*, 1871) ; H. Schmidt, après une contusion de la colonne vertébrale (*Berl. klin. Wochenschr.*, 1864, nᵒ 11). Un homme étant tombé d'une hauteur de 3 mètres, gardait le lit depuis huit jours souffrant dans la partie lombaire de la colonne vertébrale et dans la cuisse gauche. Il y avait amélioration, mais non guérison complète lorsque, au bout de trois semaines, apparut une éruption de zona accompagnée de fièvre, de céphalalgie et de violentes douleurs sur le trajet du nerf grand abdomino-génital, petit abdomino-génital et génito-crural, qui tous proviennent du 1ᵉʳ et du 2ᵉ nerf lombaires.

Dans quelques cas d'atrophie musculaire progressive on a également observé des vésicules de herpès sur le trajet du nerf radial. Au cours de l'ataxie il survient des éruptions papuleuses, lichénoïdes ou pustuleuses, de l'urticaire et du zona qui suivent le trajet des nerfs malades et qui coïncident généralement avec une recrudescence des douleurs fulgurantes.

4. *Décubitus*. — La mortification de la peau connue sous le nom de *décubitus*

est un symptôme qui mérite une grande attention. D'abord et surtout sur les points sur lesquels le malade est couché, il se fait des eschares sèches, noirâtres, semblables à du cuir, autour desquelles se forme une zone inflammatoire; elles se détachent alors et laissent une ulcération plus ou moins profonde, de mauvais aspect, qui a une grande tendance à s'étendre et à se recouvrir d'un liquide sanieux et qui, placée dans les meilleures conditions possibles, ne se nettoie et ne se guérit que très lentement.

C'est généralement au sacrum que le décubitus se montre d'abord, grand comme une pièce de cinq francs; son apparition dans les maladies de la moelle est toujours un signe fâcheux, car on ne parvient à l'arrêter qu'exceptionnellement : le plus souvent il gagne en largeur et en profondeur et cause des désordres épouvantables. Assez souvent il se développe aussi aux trochanters, quelquefois entre les genoux quand ceux-ci reposent l'un sur l'autre. Une forme rare de gangrène cutanée analogue au décubitus prend quelquefois naissance, dans le tabes et dans d'autres paralysies, sur le dos des orteils, particulièrement du gros orteil : chez ces malades, lorsqu'ils gardent longtemps le lit et que leurs muscles sont très atrophiés, la pression des couvertures fait étendre les pieds et les orteils : la peau du gros orteils se trouve ainsi tendue et comprimée, ce qui finit par amener une gangrène tout à fait semblable au décubitus : la peau se mortifie, les tendons et les ligaments sont mis à nu et l'articulation elle-même peut être ouverte et détruite.

Sous le nom de *décubitus aigu* Samuel désigne la formation rapide d'une eschare qui apparaît sous forme d'une tache érythémateuse recouverte de vésicules ; son lieu de prédilection est le siège, ou en général les parties qui ont été longtemps comprimées. Les vésicules crèvent dès le premier ou le second jour et à leur place on voit une surface livide sous laquelle il y a une infiltration sanguine de la peau, parfois du fascia superficialis et même des muscles. La plaie gagne rapidement en surface et en profondeur : dans les cas favorables, elle se limite et se nettoie; dans les autres elle continue à s'étendre et devient ichoreuse. Déjà J. Bright a observé ce décubitus après des paraplégies traumatiques; on le voit dans les cas graves d'apoplexie cérébrale et de typhus, où il peut causer des pertes de substance énormes. Dans les paralysies de cause spinale, il se développe particulièrement au sacrum et aussi aux trochanters : bientôt les muscles, les ligaments sont mis à jour et se nécrosent; il s'écoule une sanie fétide, et il survient de l'infection purulente avec embolie pulmonaire. Le canal rachidien peut être mis à nu de cette façon et ouvert, ce qui amène une méningite ascendante, rapidement mortelle; à l'autopsie on trouve le canal sacré et vertébral en partie rempli de pus. Dans d'autres cas, ce décubitus amène une infiltration phlegmoneuse et purulente très étendue.

On regarde ordinairement le décubitus comme une manifestation trophique sur laquelle les maladies de la moelle auraient une influence toute particulière. Cependant les parties exposées à une compression continue sont les seules qui soient frappées de nécrose, comme on peut s'en assurer chez les individus complètement paralysés qui restent couchés sans pouvoir bouger. L'anesthésie joue là un rôle considérable, en ce sens que la pression continue est supportée sans douleur et que le malade n'est pas sollicité à changer de position. De plus, lorsque les urines et les matières fécales sont rendues involontairement, ces déjections ramollissent les téguments du dos et les irritent. Des soins et une grande propreté peuvent retarder et atténuer de beaucoup ces accidents; mais, si la paralysie persiste longtemps, il est impossible à la longue d'éviter le décubitus.

Beaucoup d'auteurs, parmi lesquels Charcot, ne croient pas que la compression, la macération par les déjections, etc. rendent un compte suffisant de l'apparition du décubitus, surtout du décubitus aigu grave. Il nous paraît cependant que ces formes graves apparaissent précisément lorsque toutes les mauvaises conditions se trouvent réunies, lorsque le malade, complètement paralysé et anesthésié, ne peut pas changer de position dans son lit, lorsque les mêmes points de la surface cutanée supportent sans cesse le poids du corps, lorsque par conséquent des thromboses peuvent se faire facilement dans les vaisseaux et que de plus les déjections viennent encore baigner les excoriations qui se produisent. Quand le malade a encore assez de sensibilité pour ne pas supporter une position toujours identique, ou bien quand il a conservé assez de force musculaire pour se mouvoir lui-même, en général le décubitus n'apparaît pas ou du moins il est peu étendu. C'est pour cela que dans le tabes nous ne l'observons que lorsque l'affaiblissement musculaire est à son comble. Les formes graves de décubitus appartiennent aux traumatismes et aux compressions de la moelle dans lesquelles motilité et sensibilité sont également annulées. Il est certain que la pathogénie est la même ici que pour l'ophthalmie consécutive à la section du trijumeau. Le danger du décubitus explique la grande importance pratique qu'il a dans les maladies spinales : un grand nombre de malades meurent par le fait du décubitus et de la cystite, et leur vie serait sauvée si l'on pouvait écarter ces deux complications. Dans les cas où des paralysies intenses durent des mois sans changement, il est presque impossible d'éviter le décubitus et la cystite, mais alors qu'il s'agit de semaines ou de quelques mois seulement, alors qu'une amélioration de la paralysie est possible ou vraisemblable, comme cela est le cas dans beaucoup de myélites, de commotions et d'hémorrhagies spinales, il est extrêmement important d'empêcher ou de circonscrire le décubitus, afin de conserver les forces et la vie du malade jusqu'au jour où l'on peut attendre l'amélioration de la paralysie.

Il existe encore d'autres formes de gangrène [1] : ainsi, pendant le cours d'un certain nombre de maladies de la moelle, on voit se manifester de la gangrène sur divers points du corps, sans qu'il soit possible d'accuser la compression ; on attribue ces accidents aux lésions du système nerveux.

5. *Modifications dans les os et dans les articulations*. — On observe sur les membres paralysés depuis longtemps, outre les modifications trophiques déjà mentionnées, du gonflement des os et des articulations. Cela se voit très souvent au membre supérieur dans les cas d'hémiplégie ; toutes les phalanges, les os du carpe et du métacarpe prennent part à ce gonflement tout à fait indolore : les épiphyses notamment, peuvent devenir très volumineuses ; au pied, ce sont les malléoles et les os du tarse qui sont le siège du gonflement. On peut donner de ces faits la même explication que celle que nous avons indiquée pour les altérations trophiques de la peau. Elles ne démontrent pas l'existence de nerfs trophiques spéciaux, et le gonflement osseux ou articulaire est dû au ralentissement de la circulation du sang, à la dilatation des capillaires et des petites veines. Les expériences de Schiff nous indiquent le rapport qu'il y a entre ces altérations et la paralysie : la section des nerfs qui se rendent aux membres postérieurs ou bien la destruction de la moelle lombaire, n'ont pas pour conséquence l'augmentation de calibre des seuls vaisseaux des muscles et des ligaments, mais aussi de ceux du périoste et des os. Lorsque la paralysie avait duré pendant un certain temps chez l'animal adulte, l'os du membre s'atrophiait, son volume diminuait, la cavité médullaire s'agrandissait, et le périoste s'épaississait. Les animaux plus jeunes et plus vivaces présentaient déjà, quelques semaines après la section des nerfs, une hypertrophie des os.

Du reste, ces mêmes phénomènes se voient après les paralysies périphériques avec atrophie. Dumesnil décrit un cas de ce genre : il y avait atrophie nerveuse périphérique, et tandis que les muscles s'atrophiaient, la peau, les os et les articulations s'hypertrophiaient ; les articulations des phalanges étaient enflées, sans rougeur ; les doigts, légèrement fléchis, ne pouvaient pas être étendus, et l'obstacle à la flexion était évidemment une modification dans l'article lui-même.

Remak [2] est certainement un des premiers qui ait appelé l'attention sur cette affection trophique des os. Dans l'atrophie musculaire progressive du bras et de la main il survient, comme il l'indique, des gonflements des os du carpe qui cèdent à des courants continus passant par le sympathique cervical. D'après Remak, l'arthrite déformante est aussi sous l'influence du système nerveux, et il a voulu la désigner sous le nom d'*arthritis myelitica*.

Charcot et Gubler ont décrit, en 1868, des arthropathies consécutives aux apoplexies cérébrales : il y a vascularisation et prolifération cellulaire abondante dans

---

[1] Granger Stuart, *Gazette hebdom.* 1867, 12.

[2] Remak, *Ueber den Einfluss der Centralorgane des Nervensystems auf Krankheiten der Knochen und Gelenke (Deutsche Klinik*, 1863, et *OEsterreich. Zeitschrift*).

les synoviales, et partant inflammation. Ils ont attiré l'attention sur des modifications de même genre qui se produisent dans la paralysie saturnine [1]. Nicaise a publié des observations analogues [2]. Le gonflement atteint les gaînes tendineuses des extenseurs des doigts, et se montre un ou deux mois après l'apparition de la paralysie. La cause n'en est pas l'intoxication saturnine, mais la paralysie, car le même fait a été observé chez un homme atteint d'hémiplégie. Les observations de Fournier sont du même ordre [3].

Charcot a fait (*Archives de Physiologie*) en 1868 une remarque fort intéressante qui a été le point de départ des travaux ultérieurs de Ball : dans le cours de l'ataxie il se manifeste souvent des arthropathies distinctes de toutes les autres par leurs symptômes et leur marche : il y a des épanchements considérables dans les articulations et dès le début des lésions étendues des cartilages et des os.

Dans les névrites on observe des altérations articulaires moins graves, avec moins de douleur et de gonflement, que ces névrites soient simplement périphériques ou qu'elles soient accompagnées d'une maladie de la moelle. C'est ainsi qu'après les affections nerveuses consécutives au typhus, à la dysenterie, on peut voir assez souvent un gonflement intense avec sensibilité et rougeur des articulations des pieds et des genoux ; mais ces lésions articulaires peuvent se montrer dans d'autres régions : nous avons vu à la suite de dysenterie des gonflements douloureux des articulations des doigts, absolument comme dans l'arthrite noueuse.

Ces troubles trophiques reconnaissent parfois aussi des causes morales : dans notre service à la clinique de Strasbourg, un certain nombre de malades rapportaient à un accès de frayeur survenu pendant le siège de 1870 la première apparition de l'arthrite noueuse. L'hystérie aussi amène des manifestations articulaires. Brown-Séquard cite un cas rare d'affection du genou qui était consécutive à une section de la moelle et qui occupait le même côté que la section. Enfin les névrites périphériques sont souvent accompagnées de désordres articulaires.

De plus on observe souvent avec des douleurs névralgiques ou névritiques irradiées des douleurs articulaires sans modification appréciable des jointures. Nous avons rencontré assez souvent ce fait dans le tabes, et d'autre part on connait de reste l'arthralgie saturnine et l'arthralgie hystérique.

On a cherché à rendre responsables de ces arthropathies certains nerfs trophiques déterminés ; Benjamin Ball en particulier, a rapporté les arthropathies du *tabes dorsalis* à la lésion de certains groupes de cellules [4]. Nos recherches ne nous permettent pas d'accepter cette manière de voir. Ici encore nous ne trouvons pas de preuve convaincante de l'existence des nerfs trophiques. Les gonflements articulaires consécutifs à des paralysies s'expliquent par la paralysie des nerfs vaso-moteurs et la dilatation des vaisseaux sanguins ; quant aux arthropathies, elles semblent tenir à une irritation (névrite), ou à une paralysie des nerfs sensitifs, et elles présentent aussi de grandes analogies avec l'ophthalmie névropathique. Nous avons, sur un lapin, détruit avec de la potasse caustique le nerf sciatique ; il se produisit, outre l'atrophie des muscles, une arthrite tibio-tarsienne, les cartilages s'atrophièrent, les épiphyses s'ulcérèrent et il s'y développa des abcès caséeux absolument comme dans l'arthropathie tabétique : il nous semble que dans cette expérience aussi, la participation des nerfs sensitifs a joué un rôle considérable.

6. *Influence des maladies de la moelle sur la nutrition générale.* — Ordinairement les malades atteints d'affections de la moelle conservent l'appétit et le sommeil ainsi que leur embonpoint. Il n'est pas rare de voir des individus souf-

[1] Charcot et Gubler, *De la Tumeur dorsale des mains dans la paralysie saturnine. Union méd.* 1868, 78-80.

[2] Nicaise, *Du Gonflement du dos des mains chez les saturnins* (Gaz. méd. de Paris. 1868).

[3] Fournier, *De la Tuméfaction de la région dorsale, des tendons, des extenseurs des doigts et de leurs gaînes tendineuses avec arthrite métacarpo-phalangienne par suite d'hémiplégie de cause cérébrale chez les sujets non saturnins (Union méd. 1869, n° 17).*

[4] Benjamin Ball, *Des Arthropathies consécutives à l'ataxie locomotrice.* Paris.

frant de myélite ou de tabes, qui ne peuvent que peu ou pas du tout marcher, avoir un aspect florissant et un certain embonpoint. Les complications qui produisent de la fièvre comme le décubitus, la cystite ou des douleurs intenses, viennent compromettre la nutrition. Cependant dans certains cas il semble que la maladie de la moelle ait sur la nutrition une influence particulière que nous ne nous expliquons pas bien; ainsi on voit beaucoup de tabétiques maigrir à une période avancée de la maladie : leur peau et leurs muscles diminuent de volume, leur face devient pâle. L'hystérie, si variable dans ses symptômes, existe souvent chez des femmes bien nourries, ayant l'apparence de la bonne santé, mais il n'est pas rare non plus que les personnes atteintes de cette maladie soient maigres, offrent un aspect misérable, sans qu'on puisse rapporter ces symptômes à la chlorose : on admet alors un état morbide particulier qu'on a désigné sous le nom de *marasme hystérique*.

L'amaigrissement se conçoit aisément lorsque la cause de la maladie est un néoplasme malin comme la tuberculose ou le cancer des vertèbres.

On a cru voir une influence spéciale des maladies de la moelle et des maladies nerveuses en général sur la nutrition dans ce fait que les urines sont plus riches en phosphates; on se souvient que le phosphore est abondant dans le tissu nerveux et on a attribué à ce corps inflammable et éclairant (étrange conception!) un rôle important dans les fonctions nerveuses. Ces sédiments urinaires si riches en phosphore sont dus à la décomposition de l'urine et la richesse absolue de l'urine en phosphore n'est pas démontrée...

§ 9. **Symptômes du domaine de la vie végétative**. 1. *Respiration*. — Les lésions situées au-dessus de la 3e vertèbre cervicale sont d'un pronostic grave; car lorsqu'elles sont profondes et qu'elles abolissent les fonctions de la moelle à ce niveau, la respiration s'arrête par paralysie du pneumogastrique, du phrénique et des muscles respirateurs. Lorsque le nerf phrénique reste intact, la vie peut se maintenir, alors même que les autres nerfs qui président à la respiration sont paralysés; cependant dans ces cas la respiration n'est pas complète et les maladies de la moelle avec paralysie des muscles respirateurs, à l'exclusion de ceux innervés par le phrénique, ont une issue rapidement fatale s'il ne survient pas d'amélioration. Ces troubles respiratoires peuvent tenir à plusieurs causes : Moritz[1] prétend que dès le second jour après la blessure, on voit survenir la gêne respiratoire, et que lorsque la mort a lieu le second ou le troisième jour, elle est la conséquence de l'insuffisance de la respiration : celle-ci devient fréquente, on entend des râles disséminés, l'expectoration est impossible par suite de la paralysie des muscles respirateurs et il survient de l'hyperémie et de l'œdème pulmonaires; Moritz croit qu'il se produit une *bronchite paralytique* par augmentation du calibre des vaisseaux, comme dans les expériences de Cl. Bernard. Le danger provenant des poumons atteint déjà son maximum de gravité dès le deuxième ou le troisième jour.

2. Le *tube digestif* est peu intéressé dans les maladies de la moelle. L'appétit ne périclite que lorsqu'il y a de la fièvre ou de fortes douleurs; l'estomac lui-même n'est pas malade. Des auteurs français ont décrit des crises gastriques qui dans le tabes surviennent de temps en temps sans cause apparente et consistent en du malaise et des vomissements. Nous avons remarqué nous-même des symptômes analogues dans la myélite chronique.

Dans un certain nombre d'affections de la moelle dorsale supérieure on constate du météorisme. D'ordinaire il y a de la constipation, quelquefois de la diarrhée, comme nous l'avons dit à propos de la physiologie. Le symptôme digestif le plus

(1) Moritz, *Ueber die Fracturen der untern Halswirbel.* 1867.

important est le trouble dans les fonctions du sphincter anal. Généralement il y a au début une constipation qui cède d'abord aux médicaments, mais qui produit facilement des coliques et une diarrhée dysenterique. Un symptôme très pénible c'est un ténesme anal intense souvent lié à du ténesme vésical : c'est là un accident qui peut devenir extrêmement douloureux et causer la plus grande des souffrances des malades atteints de tabes ou de myélite. Mais ce qu'on observe le plus fréquemment, c'est l'incontinence plus ou moins complète des matières fécales : ou bien le besoin de la défécation n'est plus du tout ressenti et elle se fait sans que le malade en ait conscience, ou bien le besoin est ressenti par moment, mais la défécation le suit instantanément, avant que le malade ait pu atteindre le vase ; tout cela est pénible au dernier degré et même met la vie en danger, comme nous l'avons déjà fait remarquer, parce que c'est une cause puissante de décubitus.

3. Dans la *sphère génitale* nous n'observons de symptômes dépendant des maladies de la moelle que chez l'homme. Chez la femme la menstruation suit son cours régulier dans les cas chroniques, et jamais on n'a noté d'influence sur la fécondité.

L'action exercée par les maladies spinales sur l'appareil génital de l'homme est directe : la commotion de la moelle a presque toujours pour conséquence l'érection du pénis et l'émission de sperme ; même chose a lieu dans les cas de blessures avec ou sans fracture des vertèbres : l'érection dure pendant des heures et quelquefois pendant des journées entières. Dans toutes les formes du tétanos il y a également une excitation génitale et sur la fin l'érection et les pollutions sont habituelles.

L'augmentation du sens et de la puissance génésiques a été observée au début du tabes (Trousseau). En général, les affections chroniques de la moelle conduisent peu à peu à l'impuissance ; c'est ce qui arrive communément dans le tabes et parfois même de bonne heure : c'est pour cette raison qu'on est porté, même encore de nos jours, à regarder cette maladie comme causée par des excès vénériens. Dans les autres maladies de la moelle, l'impuissance, tout en étant la règle, n'est pas aussi prononcée.

4. *Appareil urinaire.* L'influence de la moelle sur les fonctions vésicales est démontrée anatomiquement et physiologiquement. Les nerfs qui innervent les muscles moteurs de la vessie sortent de la moelle avec le 2e et le 3e nerf lombaires ; leur excitation amène des mouvements de la vessie. Les nerfs sensitifs au contraire se rendent au sympathique et par son intermédiaire excitent par réflexe les filets moteurs : d'où il résulte que le sympathique n'est pas par lui-même moteur de la vessie et que l'intervention de la moelle est indispensable. De plus il est certain que l'état du sphincter, sa sensibilité aussi bien que sa motilité, ont une bien grande importance pour le fonctionnement de la vessie. C'est la sensibilité qui, lorsque le réservoir urinaire est plein, manifeste un sentiment de pression et amène par réflexe la contraction du muscle vésical ; lorsqu'il y a paralysie de la sensibilité, les choses se passent moins régulièrement : la vessie se remplit, et c'est seulement lorsqu'elle est distendue que la contraction réflexe se produit, mais elle est incapable de vaincre complètement l'occlusion du sphincter : la vessie alors se vide involontairement et incomplètement à l'insu du malade. Il se fait ainsi des stagnations dans la cavité vésicale, celle-ci ne se vidant qu'en partie quand elle est distendue. Quoique les nerfs qui se rendent à la vessie sortent de la moelle lombaire, cette partie de la moelle n'est pas régulatrice de la fonction urinaire. En effet la section et la compression de la moelle dorsale et cervicale troublent les fonctions vésicales, bien que le cercle des réflexes reste intact et que la seule correspondance avec le cerveau soit interrompue. Budge a pu aussi, par des excitations du pédoncule cérébral et du corps strié, produire des mouvements de la vessie. La

participation du cerveau, bien que celle de la conscience ne soit pas nécessaire, est donc indispensable pour le fonctionnement régulier de la vessie [1].

Quelquefois la paralysie de la vessie est précédée d'une contraction très violente et très douloureuse du sphincter : il se produit un ténesme intense et l'organe se vide incomplètement. Ce sont là des douleurs névralgiques qui peuvent exister aussi au sphincter anal et qui souvent dans le tabes et la myélite causent de si grands tourments aux malades.

La paralysie des sphincters est un symptôme extrêmement important à observer pendant le cours des maladies de la moelle. Lorsqu'elle est incomplète, elle peut perdre une partie de sa gravité, grâce à une attention très assidue du malade et de son entourage, mais lorsqu'elle est très prononcée elle impose toujours un pronostic extrêmement réservé; et la raison en est dans la possibilité de la formation du décubitus, comme nous l'avons déjà dit, et aussi dans la probabilité de l'apparition de la cystite. Grâce à la stagnation de l'urine dans une vessie paralysée et qui ne se vide qu'incomplètement, il se fait, et quelquefois avec une rapidité très grande, une décomposition alcaline avec formation de sédiments phosphatés (particulièrement de phosphate tribasique) et consécutivement il survient du catarrhe vésical ; alors non-seulement l'urine reste alcaline, mais il s'y développe une grande quantité de vibrions et de bactéries, et lorsqu'elle est expulsée, elle répand déjà une fort mauvaise odeur ; en même temps il y a une cystite intense pendant laquelle la paralysie du muscle vésical non-seulement continue, mais même augmente. La stagnation de l'urine et sa décomposition peuvent porter leur influence plus loin par l'intermédiaire des uretères, et donner naissance à une pyélite qui amène une inflammation diphthéritique de la muqueuse, tandis que les bassinets sont remplis d'un pus sale et fétide. De là, l'inflammation se propage le long des interstices des canalicules rénaux et il se forme de nombreux petits abcès qui font saillie à la surface externe du rein ; celui-ci est alors augmenté de volume, mou, offre plusieurs nuances, notamment des teintes verdâtres au voisinage des petits foyers purulents.

La paralysie du sphincter vésical est un état grave qui ne rétrocède et ne guérit que rarement ; le plus souvent elle conduit à la cystiste, à la pyélite et à la mort.

L'état général est compromis par la fièvre qu'engendre la cystiste purulente ; cette fièvre est intense, irrégulièrement rémittente, accompagnée de frissons répétés et de sueurs profuses ; plus elle dure et plus souvent elle revient, plus vite elle détruit les forces du malade et l'épuise.

Avant l'apparition de ces accidents il se manifeste souvent dans les conditions que nous venons de dire des symptômes tout à fait analogues à ceux de l'urémie : vomissements violents ou diarrhée avec symptômes cérébraux tels que céphalée, somnolence, sopor et délire au milieu desquels les malades succombent.

Treitz et Jacksch ont employé pour désigner cet état le mot ammoniémie : il y aurait résorption de l'ammoniaque formée par la décomposition de l'urine, et ce

---

[1] D'après Budge, l'irritation des pédoncules cérébraux et du corps restiforme, aussi bien que l'irritation de la moelle lombaire, amènent des contractions de la vessie. L'irritation venue du cerveau passe par les cordons antérieurs et va jusqu'aux 3e et 4e nerfs sacrés. La cause des paralysies vésicales peut être, d'après Althaus : 1° une maladie cérébrale; 2° une maladie spinale; 3° une maladie des nerfs moteurs ou sensitifs de la vessie. Entre les centres postérieures des 3e, 4e et 5e nerfs sacrés, la partie lombaire de la moelle et les nerfs sacrés moteurs correspondants, il y a un circuit réflexe. Quand la cause de la paralysie vésicale est de nature cérébrale, Althaus place le pôle positif sur le pubis, le négatif derrière la tête. Lorsque la cause est spinale, il met le pôle négatif sur la colonne lombaire, le positif derrière la tête. Quand la cause est locale, il agit de la même façon ou bien il met les deux pôles au-dessus du pubis. Le pôle positif, assez grand, reste stable, et le négatif est promené pendant 3 ou 4 minutes sur la colonne vertébrale. Il emploie 50 à 60 éléments Daniel (?). Jamais Althaus ne dirige l'électricité directement sur la vessie, de peur de décomposer l'urine et de trop irriter

serait là la véritable cause des accidents. Il est assez probable effectivement qu'il y a résorption d'ammoniaque et on pourrait admettre avec vraisemblance que cette résorption produit des symptômes analogues à l'urémie, mais nous ne croyons pas que cette explication soit la vraie et qu'il s'agisse dans ce cas d'autre chose que d'urémie. On ne saurait méconnaître l'importance du rôle que joue la difficulté qu'éprouve la vessie à se débarrasser de son contenu : on voit constamment dans l'incontinence, la vessie se vider d'une façon incomplète ; le malade étant habituellement couché, l'urine doit alors affleurer aux orifices inférieurs des uretères et opposer par conséquent un obstacle au libre écoulement de l'urine des reins dans la vessie : il peut ainsi se former une véritable stagnation urinaire, bien qu'il y ait incontinence ; la quantité d'urine émise est alors plus petite et les symptômes que nous avons décrits apparaissent. En vidant soigneusement la vessie à l'aide du cathéter et de la pression, on peut généralement les faire cesser, mais ils reviennent dès que l'urine s'accumule et stagne de nouveau.

On a attribué à la moelle non-seulement une influence sur le mécanisme de la vessie, mais encore une autre action qui n'est rien moins que démontrée. Jäger a émis l'opinion démentie par des recherches ultérieures, que, après les fractures des vertèbres, l'urine devenait immédiatement alcaline. Ségalas a montré expérimentalement que la section de la moelle ne modifie pas directement la composition de l'urine, et on a trouvé maintes fois l'urine acide dans les bassinets et alcaline dans la vessie. D'autre part on a voulu attribuer à une altération nerveuse la sécrétion abondante de phosphates.

Charcot est porté à rattacher les maladies des reins et de la vessie à des influences nerveuses trophiques spéciales. — Nous commençons par dire que la formation plus abondante de phosphates n'est nullement démontrée ; leur dépôt est le résultat de la décomposition alcaline de l'urine ; la stagnation et cette décomposition de l'urine suffisent, selon nous, pour rendre compte des accidents de cystite et de pyélite. — Nous avons parlé plus haut de l'influence de la moelle sur la quantité de l'urine sécrétée et des expériences d'Eckhard ; il existe par-ci par-là quelques observations cliniques qui plaident en leur faveur : dans un cas de séparation des 5e et 6e vertèbres cervicales avec déchirure de la moelle, Brodie n'a noté en 24 heures que 128 grammes d'urine, et lorsque le malade mourut, 26 heures après, la vessie n'en renfermait pas une quantité supérieure.

Le pronostic des accidents vésicaux est aussi grave que celui du décubitus ; un grand nombre de paraplégiques y succombent, alors que sans cette complication, la vie aurait pu se prolonger longtemps. Laissant de côté les affections de la partie cervicale, on peut dire que les maladies de la moelle n'atteignent aucun organe absolument indispensable à la vie : malgré la paralysie, malgré la douleur et les souffrances, la mort n'est pas imminente, l'appétit peut demeurer bon et la mine être florissante, et nous voyons des paraplégiques faire durer longtemps leur triste existence ; mais lorsque la vessie est prise d'une façon grave, la vie est en danger. On comprend donc que le pronostic variera considérablement selon qu'on pourra, ou non, enrayer la cystite et on voit quelle importance capitale prend ici le traitement. Nous reviendrons sur ce dernier point à propos du traitement général des maladies de la moelle.

§ 10. **Autres symptômes qui peuvent accompagner les maladies de la moelle.** — Parmi eux, nous citerons rapidement les suivants :

1. *Fonctions cérébrales.* — Les maladies de la moelle ne peuvent évidemment intéresser directement aucune fonction cérébrale, mais dans beaucoup d'entre elles le processus gagne l'encéphale et l'entraîne dans le cycle morbide. Plusieurs maladies spinales sont même remarquables par la facilité avec laquelle elles se propagent au cerveau ; d'autres, au contraire, ne l'atteignent jamais.

C'est dans la sclérose en plaques qu'on voit le plus souvent le cerveau et la moelle atteints simultanément ; la myélite ascendante gagne le cerveau assez souvent ; les inflammations de la pie-mère et de l'arachnoïde se propagent très facilement de l'encéphale à la moelle et vice versa ; dans le tabes, l'encéphale entre quelquefois en jeu : les nerfs oculo-moteurs, les nerfs optiques et acoustiques sont parfois intéressés et il peut survenir une véritable paralysie de l'intelligence qui a tous les caractères de la paralysie générale progressive ; dans la syphilis, la moelle et le cerveau sont souvent malades en même temps. Il est rare que les paralysies consécutives aux maladies aiguës remontent de la moelle au cerveau, cependant l'encéphale est atteint dans le cas de névrite ascendante : il n'y a pas précisément alors des lésions anatomiques bien appréciables, mais on a affaire à des névroses (migraine, épilepsie) et on a remarqué que les névralgies et les névrites amènent, surtout chez les femmes, une disposition au nervosisme et aux maladies psychiques.

En revanche beaucoup de maladies cérébrales gagnent la moelle. Tout d'abord il faut citer la dégénération secondaire descendante, de Türck et certaines lésions de la moelle qui, d'après les recherches de Westphal, accompagnent la paralysie générale progressive, puis la méningite cérébrale, qui gagne fréquemment la moelle. Les épanchements sanguins descendent souvent de la cavité crânienne dans la rachidienne et quelquefois des tumeurs, notamment des tubercules, apparaissent d'abord dans le cerveau et consécutivement dans la moelle.

On n'a jamais vu, jusqu'à présent, les dégénérations secondaires ascendantes de la moelle, consécutives à des maladies en foyers, à des tumeurs ou à des blessures, jamais non plus les processus atrophiques tels que l'atrophie musculaire progressive, la paralysie bulbaire ou la paralysie infantile, se propager de la moelle au cerveau.

Une autre relation entre les maladies de la moelle et le cerveau consiste dan l'apparition des symptômes cérébraux, sans lésion par continuité de tissus ; il survient de l'abattement et de la dépression, qui sont d'un pronostic très sérieux. Cette complication appartient aux cas graves : il y a obtusion de l'intelligence, état typhoïde, délire intense, rarement des convulsions et du coma, et le malade succombe généralement au milieu de ces symptômes. La cause de ces phénomènes nous échappe souvent ; quelquefois, mais très rarement, ils sont amenés par l'extension des lésions rachidiennes jusque dans l'encéphale, comme dans la myélite ascendante et la méningite ascendante. Lorsque la moelle allongée est fortement altérée, il peut apparaître des manifestations cérébrales avec difficultés dans la respiration et la déglutition : c'est de cette façon que la paralysie aiguë ascendante semble occasionner la mort au milieu de symptômes encéphaliques. Dans d'autres cas l'encéphale entre en jeu au moment où le décubitus et la cystite s'aggravent ; la fièvre hectique fait son apparition avec l'infection purulente, l'urémie ou l'ammoniémie.

Il est plus difficile d'expliquer certains symptômes cérébraux qui surviennent sans cause connue et d'autant plus facilement que la lésion spinale siège en un point plus élevé. Les blessures de la moelle cervicale se terminent assez souvent par la mort au bout de quelques jours, le malade ayant du délire et du coma sans que la lésion ait progressé par en haut et sans qu'on ait noté des troubles sérieux du côté des mouvements respiratoires : on peut accuser des troubles cardiaques et une altération de la tonicité vasculaire, mais les observations que l'on possède ne sont pas concluantes sur ce point. De même les affections pathologiques des vertèbres cervicales supérieures, telles que carie, cancer, etc. peuvent produire la mort avec des accidents cérébraux. Dans le tabes on peut observer une affection cérébrale qui est une véritable énigme : elle amène la mort, soit par délire et coma, soit par des symptômes typhoïdes avec peu ou point de fièvre. Nous avons vu mourir deux malades de cette façon ; on fit l'autopsie de l'un d'eux : le cerveau était intact et les symptômes cérébraux restèrent inexpliqués. (*Berl. klin. Wochenschr.*, 1864. Nothnagel : *Ein Fall von grauer Degeneration der hintern Rückenmarkstränge.*)

2. *Sens.* — Quelquefois l'ouïe est compromise dans les maladies de la moelle, par exemple, dans la méningite cérébro-spinale ; ou bien inversement une maladie de l'oreille est le point de départ d'une méningite spinale purulente descendante. Il peut se faire aussi qu'une blessure de la base du crâne atteigne en même temps l'oreille et la moelle allongée.

Beaucoup de maladies spinales, surtout de celles qui montent jusqu'à la moelle allongée, s'accompagnent de paralysies ou de parésies des muscles des yeux : telles sont la méningite, souvent le tabes, dans lequel ces paralysies se montrent de très bonne heure, plus rarement la paralysie bulbaire et la sclérose disséminée.

Des symptômes oculo-pupillaires ont été signalés dans la méningite, le tabes, et par Voisin dans l'atrophie musculaire progressive ; on les rencontre aussi dans la sclérose en plaques, dans les affections de la moelle cervicale, soit traumatiques, soit consécutives à une carie vertébrale. Des altérations siégeant plus haut peuvent amener du strabisme d'un œil, lorsque les pédoncules cérébelleux moyens sont intéressés, ou du strabisme convergent des deux yeux par paralysie des deux nerfs oculo-moteurs externes, lorsque la lésion porte sur la limite de la protubérance et de la moelle allongée.

L'atrophie du nerf optique a une grande importance dans le tabes et dans la sclérose, non-seulement parce qu'elle est une complication très sérieuse et incurable, mais encore parce qu'elle constitue un point de repère pour le diagnostic. Il faut citer encore les complications oculaires qui surviennent après la méningite cérébro-spinale : l'iridocyclite et l'atrophie du nerf optique, qui constituent également dans ces cas des infirmités graves généralement incurables.

Enfin, nous mentionnerons l'affection syphilitique de la rétine et les tubercules de la choroïde.

3. Les *troubles de la parole* dans les lésions de la protubérance et de la moelle allongée ont une grande importance pronostique et diagnostique. On observe dans ces cas l'*anarthrie*, dans laquelle il y a trouble de l'innervation des nerfs qui meuvent les muscles nécessaires à la parole. C'est surtout la paralysie de l'hypoglosse qui entrave considérablement l'articulation des sons ; quelquefois, et alors le trouble fonctionnel est moindre, c'est une affection du facial, laquelle fait que les labiales seules sont mal prononcées ; parfois aussi, lorsque les rameaux plus profonds du facial sont intéressés, les palatales sont mal articulées et le son émis est nasillard. En même temps, il existe fréquemment des troubles dans la déglutition. Le degré de l'*anarthrie* est naturellement en rapport avec l'intensité de la paralysie ; mais le mode des altérations du langage présente de nombreuses différences qui ne sont pas encore suffisamment étudiées. Cette complication accompagne les maladies spinales les plus diverses : c'est tantôt la myélite et la paralysie ascendante lorsqu'elles atteignent des points très élevés de la moelle, tantôt et surtout l'atrophie musculaire progressive (paralysie bulbaire) et plus rarement le tabes. On sait l'importance diagnostique des troubles de la parole au début de la paralysie générale progressive ; leur valeur est grande aussi pour le diagnostic de la sclérose en plaques cérébrale et spinale : la parole, dans ces cas, est difficile, lente, scandée d'une façon particulière, sans qu'il y ait à proprement parler paralysie de la langue ; il semble qu'on a affaire alors à un trouble de la coordination par lésion du pont de Varole. Nous en dirons autant des aphasies qui sont consécutives à certaines maladies aiguës, à la variole (Westphal : *Arch. für Psych. und Nervenkr.*

872, t. II, p. 376), au typhus, à la diphthérie et aux traumatismes. Nous avons cru voir que dans ces cas l'aphasie s'accompagnait d'autres troubles de la coordination et d'un ralentissement de la conduction motrice.

CHAPITRE V

DIAGNOSTIC, MARCHE, ÉTIOLOGIE ET TRAITEMENT

§ 1. Diagnostic. — § 2. Étiologie. — § 3. Marche. — § 4. Traitement. — Antiphlogistiques. — Révulsifs. — Traitement interne. — Traitement de l'état général. — Gymnastique. — Bains. — Électricité. — Traitement du décubitus et de la cystite.

§ 1. **Diagnostic.** — Le diagnostic des maladies de la moelle est loin de comporter toute la netteté et la précision désirables. Il est incontestable que ces dernières années ont vu s'accomplir de grands progrès dans l'étude de la symptomatologie, de la marche et de l'anatomie pathologique des maladies spinales ; mais bien des points obscurs restent encore à élucider. La plus grande difficulté consiste dans l'étude des processus morbides. L'organe malade (à part dans les maladies des vertèbres ou dans les cas où les nerfs optiques sont atteints) n'est accessible ni à la vue ni au toucher, et l'observateur est obligé de reconnaître la nature du processus anatomique rien que d'après le siège, l'extension et la marche des symptômes.

Or, peu de formes morbides sont jusqu'à ce jour assez nettement caractérisées pour permettre un diagnostic anatomique certain, et, malgré les progrès réels qui ont été faits dans cette voie, il subsiste encore bien des incertitudes. Généralement il est plus facile d'indiquer la relation des symptômes avec le siège et l'extension de la lésion anatomique, qu'avec la nature même de cette lésion : nous connaissons exactement la distribution des nerfs qui partent de la moelle, et grâce à cette connaissance, nous pouvons généralement déterminer et avec une assez grande précision quels sont les points de la moelle qui sont atteints : la limite supérieure de la lésion se détermine très aisément, la limite inférieure est plus difficile à spécifier; cependant on distingue bien les lésions circonscrites d'avec les lésions diffuses. Les notions que nous avons sur les fonctions spéciales des différents cordons de la moelle et de la substance grise, quelquefois une localisation latérale du mal, ou les atrophies musculaires nous permettent de fixer les limites de l'étendue des désordres anatomiques. Le plus souvent aussi on peut reconnaître avec exactitude si ce sont les vertèbres, les méninges ou bien la moelle qui sont altérées. Toutes ces déterminations sont relatives, nous le répétons, à l'extension de la lésion anatomique et c'est là la partie la plus facile du diagnostic. Nous ne pouvons presque jamais constater directement le processus anatomique comme nous le faisons, par exemple, dans les maladies pulmonaires, en examinant l'expectoration, dans les maladies du foie à l'aide de la palpation et de la percussion. Étant données, ces difficultés, il est tout à fait indiqué de conserver les espèces morbides basées uniquement sur les symptômes, d'autant plus que l'anatomie pathologique a démontré, dans ces derniers temps, que beaucoup de types morbides ainsi basés sur la symptomatologie, ont pleinement leur raison d'être. Quelques-uns de ces types cependant, ne sont plus admis aujourd'hui, et il en est encore qui disparaîtront grâce à de nouveaux progrès de l'anatomie pathologique. En décrivant les différentes formes des maladies de la moelle en particulier, nous prendrons comme guide, autant que faire se pourra, la base anatomique : nous ne saurions reconnaître comme constituant définitivement des entités morbides que celles qui sont caractérisées par un processus anatomique déterminé et par un ensemble de symptômes dépendant de lui. Cependant, comme la symptomatologie des maladies de la moelle est beaucoup plus riche que leur anatomie patholo-gique, force nous sera de décrire aussi certains types morbides universellement admis et bien caractérisées par leurs symptômes.

§ 2. **Étiologie.** — Nous résumerons ici les points les plus importants afférant à l'étiologie générale.

1. *Age.* Les maladies de la moelle sont de tous les âges et elles sont assez fré-quentes. Le fœtus lui-même peut en être atteint dans le sein maternel : on voit chez lui des arrêts de développement et des maladies inflammatoires de la moelle, ainsi que nous l'a appris Virchow. Pendant l'accouchement, il peut so faire des blessures ou des hémorrhagies ; après la naissance, le trismus peut apparaitre. Dans la première enfance, la méningite tuberculeuse n'est pas rare. On observe assez souvent chez l'enfant des scléroses et des tumeurs médullaires, notamment des gliômes, des myxomes, des tubercules ; puis viennent les caries vertébrales (spondylarthrocace), la chorée, la paralysie infantile. Dans la jeunesse et l'âge adulte, les blessures et les refroidissements sont des agents étiologiques fréquents, puis ce sont les excès de tous genres, l'infection syphilitique et l'alcoolisme ; la plupart des maladies chroniques de la moelle : myélite, tabes, atrophie musculaire progressive, appartiennent à cette période de la vie.Alors aussi, comme dans l'en-fance, surviennent les nombreuses paralysies spinales consécutives aux maladies aiguës et les paralysies sympathiques et réflexes auxquelles s'ajoutent les para-lysies par intoxication. Chez la femme, l'état puerpéral et les maladies utérines sont causes de nombreuses maladies spinales. Plus tard, on observe l'arthrite ver-tébrale déformante, le cancer des vertèbres et des lésions de la moelle qui ne sont pas encore suffisamment connues, mais qui se rattachent à une atrophie sénile de la substance nerveuse et à une altération sénile des vaisseaux.

2. *Sexe.* — L'influence du sexe n'est pas bien grande dans la genèse des mala-dies de la moelle, si ce n'est pour celles qui dépendent de l'utérus ou de la puer-péralité.Les femmes sont plus sujettes aux formes hyperesthésiques, qui se ratta-chent en partie à l'hystérie, en partie à la névrite propagée ; les convulsions, l'hyperesthésie, l'épilepsie, se développent plus facilement dans le sexe féminin, mais on les voit aussi chez l'homme. Les affections traumatiques des vertèbres, de la moelle, des nerfs, de même que les maladies chroniques, tabes, sclérose, atrophie musculaire progressive, sont plus communes chez l'homme, mais ne cons-tituent pas des raretés chez la femme.

3. *Les traumatismes* sont une des causes les plus ordinaires des maladies spi-nales. Ce sont d'abord les blessures par coup de feu, par instruments piquants ou contondants qui amènent des lésions osseuses, mais qui rarement pénètrent direc-tement jusqu'à l'intérieur du rachis ; puis les fractures, les luxations, la com-motion [1] ou la contusion du rachis ; enfin les blessures des nerfs qui occasionnent le tétanos, l'épilepsie, la névrite, les paralysies traumatiques réflexes. Il faut en-core citer des maladies graves, mais dont le rapport avec le traumatisme est moins évident : carie des vertèbres après blessure, myélite chronique, tumeurs, etc.

4. *L'influence rhumatismale* engendre un grand nombre de maladies de la moelle : quelques observations démontrent l'influence directe et très nuisible du froid ; nous voyons le trismus chez les enfants nouveau-nés lorsqu'ils ont été bai-gnés dans de l'eau trop froide ; la méningite peut débuter immédiatement après un bain froid, ou bien c'est la myélite, ou bien encore le tabes qui ont été consé-cutifs à un refroidissement répété des pieds. Feinberg a démontré expérimentale-

---

[1] Il faut rattacher à cette étiologie les commotions de la moelle dues à des accidents de chemin de fer. En Angleterre, grâce aux procès où cette question est venue en cause, ces commotions ont acquis une telle importance qu'on en a fait une espèce particulière sous le nom de *Railway-Spine.*

ment, à Krowno, comment la myélite peut être produite par un refroidissement considérable de la moelle.

5. Aux influences traumatiques et rhumatismales il faut joindre les *fatigues exagérées*, surtout coïncidant avec un refroidissement, qui causent la myélite ou le tabes. C'est ce qu'on observe chez les soldats après des marches forcées ou le séjour au bivouac. Des efforts musculaires peuvent occasionner l'atrophie musculaire progressive et d'autres lésions atrophiques de la moelle.

6. La *syphilis* par lésion des os, des méninges, de la substance nerveuse ou par formation de tumeurs, peut amener des maladies de la moelle.

7. Les *maladies aiguës* engendrent un groupe particulier d'affections spinales.

8. Les maladies de l'appareil *génito-urinaire*, celles du tube *digestif* et notamment du *rectum*, causent les paralysies dites réflexes.

9. Les *affections de l'utérus* par les névrites qu'elles font naître et par la disposition qu'elles créent pour les névroses, donnent le jour à des convulsions de tout genre, à l'épilepsie, aux paralysies hystériques, etc.

10. Les *intoxications* par le plomb, le phosphore, l'arsenic, le curare, la conicine, la strychnine, l'alcool, etc., sont cause de maladies de la moelle.

11. *Influences épidémiques et contagieuses.* — En dehors de la syphilis, la contagion directe ne joue pas un grand rôle dans l'étiologie des maladies de la moelle. Il existe cependant une méningite cérébro-spinale épidémique et les paralysies consécutives aux maladies aiguës se rattachent aux épidémies. Le tétanos, si fréquent dans les hôpitaux en temps de guerre, est en partie rapporté à des influences contagieuses ou miasmatiques, sans que la chose ait été jusqu'à ce jour démontrée.

12. Des *maladies générales* comme la tuberculose, le cancer, amènent secondairement des maladies de la moelle et de ses enveloppes.

13. L'*hérédité* peut être invoquée dans le tabes, les névroses, l'atrophie musculaire progressive et les lipomatoses.

14. *Les maladies de l'appareil vasculaire* sont des agents étiologiques rares : on a vu l'embolie de l'aorte jouer un rôle, ainsi que de petites embolies dans la moelle, ou bien encore des lésions des vaisseaux de la moelle.

15. Il nous reste à parler des causes *psychiques*. Certaines maladies nerveuses, surtout les maladies convulsives, attaquent parfois un grand nombre d'individus à la fois, de telle sorte qu'on peut prononcer le mot d'*épidémie* : c'est ce qui a eu lieu au moyen âge pour la danse de Saint-Guy; on a également enregistré l'histoire d'épidémies d'épilepsie, de chorée, etc. On a accusé l'imitation d'être cause de la multiplication de ces cas singuliers ; ce sont les jeunes sujets doués d'un tempérament excitable, et notamment les jeunes filles, qui seraient particulièrement portées à cette imitation.

Il vaut mieux admettre comme facteur étiologique et sans plus définir, l'*impression morale*. Bouchut [1] s'est servi pour désigner ces faits de l'expression de *contagion nerveuse* ou *psychique*, qui a été employée également par d'autres auteurs et qui désigne très bien la chose [2]. La contagion psychique amènerait même, dit-on, des maladies qui sont bien réellement des maladies de la moelle [3]. Cette cause a été invoquée, non-seulement pour la chorée, les attaques hystériques

---

[1] E. Bouchut. *De la Contagion nerveuse (Union médicale*, 1862).
[2] Remak. *Ueber nervöses Contagium (Deutsche Klinik.* 1864, n° 46).
[3] La contagion nerveuse franchit même les limites des maladies nerveuses. D'après une croyance populaire, la réceptivité pour les maladies contagieuses ou épidémiques est augmentée par les influences psychiques, par la crainte d'être atteint, mais aussi par l'excitation, et certainement tout praticien peut citer des exemples de cette vérité. Le rire, le bâillement, le vomissement sont contagieux. Nous avons vu un jeune homme atteint d'ictère, qui attribuait sa maladie à la rencontre qu'il avait faite en chemin de fer d'un ictérique qui lui avait paru répugnant.

et épileptiques, mais encore pour quelques cas de tétanos et d'hydrophobie. Russell Reynolds [1] a cherché à établir par des observations la réalité de cette étiologie. Il raconte l'histoire d'une jeune dame devenue parésique sous l'influence de la peur au moment où son père était frappé de paraplégie.

Ces états peuvent persister longtemps et faire croire à la coexistence d'une maladie de la moelle avec une maladie du cerveau; ils sont cependant complètement distincts des maladies mentales, de l'hystérie ou de l'hypochondrie, tout à fait étrangers à la simulation, et doivent être rangés dans la catégorie des maladies par imagination qu'on a eu le tort de vouloir nier.

La frayeur et plus rarement la joie peuvent amener des maladies nerveuses : on dit vulgairement de la frayeur qu'elle paralyse et raidit les membres; elle peut causer des convulsions, la chorée, l'épilepsie, et l'on a vu des paralysies hystériques naître et disparaître sous l'influence de la peur. Les paralysies engendrées par des excitations psychiques intenses, surtout par la frayeur, méritent une mention toute spéciale.

Todd [2] parle d'une *paralysie émotionnelle* qui se montre chez les hommes et chez les femmes d'un caractère hypochondriaque : la parole se perd généralement, mais revient après peu de jours. Chez un malade de ce genre la parole fut abolie après une forte émotion et recouvrée au bout d'une semaine; deux ans après, à la suite d'une nouvelle émotion, le patient se vit frappé d'une hémiplégie qui occupait le côté gauche du corps et de la face; la paralysie n'était pas complète et elle s'améliora au bout de peu de temps; cependant après des mois il y avait encore des restes appréciables de cette affection. La littérature médicale renferme un certain nombre d'exemples où ces *paralysies par frayeur* ont affecté la forme spinale. Dans Ollivier on trouve deux observations d'épilepsie spinale à la suite de fortes émotions [3]. Engelken en cite une autre qu'il emprunte à Sam. Hine [4]. Nous avons vu récemment une paralysie survenue brusquement pendant la frayeur causée par un incendie : elle présenta exactement les symptômes et la marche d'une myélite aiguë. Nous avons été placé à Strasbourg dans d'excellentes conditions pour étudier l'influence de la frayeur sur les paralysies et sur les autres maladies nerveuses : un grand nombre d'affections nerveuses et même d'autres maladies se rattachent, d'après les affirmations positives des malades, aux frayeurs et aux émotions auxquelles ont été soumis les habitants de cette ville pendant le siège qu'ils ont soutenu depuis le mois d'août jusqu'au mois d'octobre 1870.

§ 3. **Marche**. — La plupart des maladies de la moelle ont une marche chronique. La méningite exsudative, le tétanos, l'hydrophobie et les hémorrhagies sont à peu près les seules qu'on puisse considérer comme aiguës, et encore lorsqu'elles n'amènent pas promptement la mort, elles laissent derrière elles des troubles fonctionnels ou des complications qui peuvent les prolonger longtemps. Presque toutes les autres maladies de la moelle progressent doucement et conduisent par une marche lente soit à la guérison, soit à la mort. Ces allures chroniques prises par ces maladies les rendent d'une grande importance pour le praticien, et montrent, d'une façon bien palpable, la faiblesse et l'insuffisance de nos remèdes. Pourtant, si nous n'avons pas lieu de nous enorgueillir de nos résultats thérapeutiques, la marche lente de la maladie rend notre intervention plus facile et nous permet, en expérimentant plusieurs médications, d'arriver en définitive à de bons résul-

---

(1) Russell Reynolds, *Brit. med. Journal*, 1869, novembre.
(2) Todd. *Clinical Lectures*, p. 779, ed. by Beale, London, 1861.
(3) Ollivier. *Traité des maladies de la Moelle épinière, contenant l'histoire anatomique, physiologique et pathologique de ce centre nerveux*, 3e édit. Paris, 1837.
(4) Sam. Hine. (*Med. Times*, 1865).

tats, quoique les améliorations que nous produisons soient peu promptes et peu
appréciables aux yeux. Il y a là encore un champ vaste et fertile ouvert aux
investigations de la science ; pour le parcourir avec fruit, il nous faut des éléments
de diagnostic plus solides que ceux que nous possédons : alors les guérisons ne
seront plus regardées, ainsi que cela a lieu souvent encore, comme des faits
extraordinaires, résultats du hasard, et le même cas se représentant, la même
médication pourra lui être appliquée d'une façon méthodique.

§ 4. **Traitement.** — Le traitement des maladies de la moelle, tout en restant
au-dessous de ce que nous souhaiterions qu'il fût, a néanmoins réalisé des progrès
bien réels. Il est encore des maladies spinales incurables, surtout lorsqu'elles
ont duré un certain temps; mais le diagnostic ayant gagné en précision, on peut
reconnaître dès le début les symptômes de certains états morbides, y porter remède et arriver ainsi à des résultats meilleurs qu'anciennement : c'est ce qui a
lieu par exemple dans le tabes, l'atrophie musculaire progressive, la myélite aiguë.
Un diagnostic plus exact nous permet aussi une appréciation plus judicieuse de
nos agents thérapeutiques. Quelquefois le traitement employé est suivi de résultats
merveilleux et l'on est naturellement porté à exagérer la portée de la médication ;
ce reproche a été souvent encouru par l'électrothérapie; d'autres fois, au contraire,
on éprouve un insuccès complet qui donne prise à l'opinion si souvent émise de
l'inanité de la thérapeutique et de l'inutilité absolue de toute investigation diagnostique minutieuse; comme toujours la vérité réside entre ces deux extrêmes :
plus le diagnostic d'une affection spinale sera solidement assis, mieux nous con-
naîtrons la marche naturelle du *processus* et moins nous aurons de chances de
tomber dans l'un ou l'autre de ces excès.

Les maladies spinales, et notamment les paralysies, qui ont des causes si diverses,
ont beaucoup de symptômes communs et souvent une marche identique, de telle
sorte que la thérapeutique, elle aussi, a beaucoup de points communs et que les
mêmes médications sont applicables à des maladies différentes. Nous allons exposer
brièvement les principales méthodes de traitement, de façon à n'avoir plus, lorsque
nous parlerons de la thérapeutique spéciale, qu'à exposer les indications particulières et les méthodes à employer dans chaque espèce de maladie.

1. La *méthode antiphlogistique*, par des saignées locales et par le froid appliqué localement, est souvent employée à la période de début. On applique le froid
pendant un temps souvent assez long sur un point circonscrit ou sur toute la longueur du rachis et l'on fait usage pour cela d'une vessie contenant de la glace.

Kroppmann [1], a préconisé un appareil spécial qui consiste en une boîte profonde de 0m,15 sur 0m,20 de long, et de 0m,20 de large; sur le fond reposent deux
ressorts en spirale portant un double fond sur lequel on met la glace ; des trous
permettent à l'eau de s'écouler et les ressorts poussent sans cesse la glace vers le
couvercle ; le couvercle lui-même dépasse la boîte de 0m,14 dans tous les sens et
repose par son bord sur une ouverture pratiquée à cet effet dans le matelas.
L'appareil d'Eulenburg est analogue.

2. *Révulsifs* [2]. — Les moxas et les cautères sont beaucoup moins usités
aujourd'hui qu'anciennement. Leur utilité est contestable: ils occasionnent des
douleurs, de longues suppurations, et, appliqués au bas du rachis, ils augmentent la
prédisposition au décubitus; quelquefois on les prescrit encore dans les affections
vertébrales, rarement dans la myélite chronique, presque jamais dans les cas de
dégénération. Les vésicatoires qu'on entretient, la teinture d'iode, les pommades
révulsives sont à essayer, bien que les résultats qu'ils donnent soient médiocres.

[1] *Ein Apparat zur Warmenziehung an der Wirbelsäile (Berliner klin. Wochenschrift,* 1870. 48).
[2] Nous renvoyons à la thérapeutique spéciale l'examen du traitement chirurgical de certaines maladies de la moelle; nous ne dirons donc rien ici des appareils d'extension.

3. On fait usage du *mercure* et de *l'iode* dans presque toutes les formes aiguës de paralysies, alors même que la syphilis n'est pas soupçonnée. L'effet de ces médicaments n'est pas infaillible, mais il est assez évident dans beaucoup de cas pour qu'on puisse avoir quelque confiance dans leur emploi. On conseille le mercure dans la méningite, les hémorrhagies, la myélite ; l'*iodure de potassium*, d'après Brown-Séquard, est surtout indiqué pour favoriser la résorption des exsudats de la moelle épinière ; on peut dès lors le recommander dans les différentes formes de paraplégies et particulièrement dans la myélite, la méningite, les congestions de la moelle, dans les caries vertébrales suite de syphilis et même de scrofulose. Dans ces cas les médecins anglais prescrivent des doses progressivement croissantes jusqu'à 4ᵍ à 8ᵍ ; Brown-Séquard ne donne que 0ᵍ,20 à 0ᵍ,25 deux fois par jour. On peut faire une solution de 6ᵍ à 8ᵍ d'iodure de potassium dans 180ᵍ de véhicule et faire prendre progressivement 2, 3 et 6 cuillerées à bouche par jour.

4. Les médicaments *stimulants* les plus usités sont la *strychnine*, le *quinquina* et le *fer*. La strychnine est le stimulant par excellence de la substance grise, mais elle doit être employée avec précautions. Pendant longtemps et bien à tort ce médicament a été abandonné, mais il a été de nos jours remis en grand honneur et on l'administre surtout par la méthode sous-cutanée : on fait une solution de 0ᵍ,05 d'azotate de strychnine dans 10ᵍ,00 d'eau et on injecte 10 à 20 divisions de la seringue ; ou bien on donne à l'intérieur 2 milligrammes une, deux ou trois fois par jour jusqu'à ce qu'il survienne quelques faibles secousses musculaires. Le quinquina et le fer sont des toniques recommandés avec raison dans les maladies nerveuses et qui semblent même favoriser la régénération des nerfs ; les effets qu'ils produisent sont surtout utiles dans les paralysies consécutives aux maladies aiguës. Brown-Séquard range aussi *l'huile de foie de morue* parmi les toniques à conseiller.

5. Quelques médicaments ont des indications spéciales : *l'ergotine*, d'après Brown-Séquard, produirait la contraction des vaisseaux de la moelle : de là son indication dans l'hyperémie, la congestion, la myélite récente. La *belladone* au contraire diminuerait le calibre des vaisseaux d'où son emploi dans l'atrophie et l'anémie. L'*arsenic*, anciennement très employé dans les névroses et les paralysies, n'est plus usité aujourd'hui que dans la chorée et avec des résultats incertains dans la paralysie agitante. On a attribué au *nitrate d'argent* ou *chlorure d'or* et *de sodium* une action particulière sur le système nerveux. Le *phosphore* a été préconisé de nouveau il y a peu de temps comme devant guérir différentes paralysies ; en 1863 il a été conseillé par Delpech contre la paralysie des ouvriers qui travaillent le caoutchouc et qui sont intoxiqués par le sulfure de carbone [1], ultérieurement par Guéneau de Mussy dans le tremblement mercuriel, dans les hémiplégies, dans les paralysies rhumatismales et le tabes ; on emploie surtout l'*huile phosphorée* et le *phosphure de zinc* : son action n'est pas encore bien démontrée.

6. *Narcotiques et calmants.* — Tous les nervins : la *valériane*, le *castoréum*, le *musc*, etc., le *bromure de potassium*, l'*extrait de chanvre indien*, la *morphine*, l'*opium*, le *chloral* trouvent leurs indications dans les douleurs souvent atroces qui tourmentent les malades. L'opium est très bien supporté, particulièrement dans les affections fébriles des méninges.

7. Les *frictions* sur les membres paralysés avec divers liniments (*liniment volatil, ammoniacal, camphré*, etc.), avec des alcoolés aromatiques ou excitants, des onguents ou des huiles (*onguent nervin, opiacé, jusquiamisé*), sont très souvent

---

[1] Delpech. *Mémoire sur les accidents que développe chez les ouvriers en caoutchouc l'inhalation du sulfure de carbone en vapeur.* Paris, 1856. — *Nouvelles recherches sur l'intoxication que détermine le sulfure de carbone. L'Industrie du caoutchouc soufflé.* Paris, 1863.

mises en usage, et le public les regarde comme des agents thérapeutiques très puissants; les médecins sont portés à les considérer plutôt comme inutiles, attendu qu'ils ne sont pas appliqués au foyer de la maladie, mais sur les parties périphériques dont les fonctions seules sont secondairement en souffrance. Néanmoins ces médicaments sont restés en usage et on leur attribue bien des succès; les recherches modernes sur l'action des bains et sur l'application des courants induits sur les membres paralysés font admettre la possibilité qu'une influence heureuse sur la marche de la lésion centrale puisse être produite par une action périphérique.

8. *Traitement général.* — Le traitement diététique est d'une importance capitale dans les paralysies chroniques. Toutes les conditions hygiéniques fortifiantes (air pur, bonne alimentation, idées gaies) sont avantageuses dans les paralysies, de même que toutes les conditions inverses sont défavorables. On peut se demander ce qui est préférable du repos ou de l'exercice musculaire, et il est impossible de répondre d'une manière générale. Dans les inflammations récentes ou assez récentes des vertèbres et aussi de la moelle, il faut avant tout prescrire le repos et même le repos au lit pendant un temps assez long. Nous insistons surtout sur la nécessité du repos dans les ramollissements et les hémorrhagies : dans ces cas, il faut un certain temps pour que les tissus primitivement malades aient recouvré un peu de solidité; les mouvements et les efforts amènent très facilement des rechutes ou des hémorrhagies dans le foyer primitif : c'est ainsi qu'on voit des myélites s'aggraver et même devenir mortelles lorsque le malade, déjà en voie de guérison, se lève trop tôt ou bien se met à travailler. Dans les ramollissements, il faut également éviter toute trépidation, notamment celle que cause la voiture ou le chemin de fer. D'autre part, dans les cas chroniques, le séjour prolongé au lit est nuisible : la nutrition des muscles souffre si on ne les exerce pas un peu; leur motilité peut se perdre au point qu'il est impossible de la rappeler.

9. *Bains.* — L'usage, dans les paralysies, des bains de toute espèce est très ancien, et les faits démontrant leur efficacité sont très nombreux. Certaines stations thermales sont renommées depuis des années ou plutôt depuis des siècles par leur action curative dans les paralysies [1]. On a bien mis en doute l'efficacité des bains eux-mêmes, car on comprend difficilement comment ils peuvent agir sur les lésions cérébrales et médullaires : en voyant beaucoup de paralysies résister à toute espèce de bains, on a été porté pendant quelque temps à regarder les cas heureux comme le résultat du hasard, et cela d'autant plus facilement que les stations les plus renommées sont précisément celles où l'eau est la moins minéralisée; mais toutes les critiques ne sauraient prévaloir contre l'expérience des siècles. De plus, on a fait des recherches pour expliquer l'action des bains, et si elles n'ont pas élucidé la question, elles en ont du moins préparé la solution. En 1870, Basch et Dietl ont commencé ces recherches. Dans une dissertation, publiée sous les auspices du professeur Benecke de Marbourg, le docteur W. Santlus expose que la sensibilité cutanée est notablement augmentée par les bains chauds : cette augmentation, déjà rendue sensible par le bain chaud simple, est plus intense sous l'influence des bains de sel, et plus grande encore sous celle des bains gazeux d'acide carbonique.[2] Notons encore l'action que les bains chauds et surtout les bains gazeux d'acide carbonique exercent sur la circulation périphérique et profonde; de plus il est possible et même probable qu'ils ont une action réflexe sur les centres nerveux. On peut de cette façon, sinon s'expliquer l'action des bains, du moins comprendre que les guérisons qui ont été signalées ont pu être bien réelles et ne sont ni controuvées ni inventées.

---

[1] Voyez Durand-Fardel, Le Bret et Lefort, *Dictionnaire des Eaux minérales.* Paris, 1859-1860.— Barrault. *Parallèle des Eaux minérales de France et d'Allemagne.* Paris, 1872.

[2] Santlus, *Ueber den Einfluss der Chlornatriumbäder auf die Sensibilität der Haut,* Marburg, 1871.

Les bains nous semblent surtout indiqués lorsqu'il s'agit d'aider un travail de résorption ou une régénération ; au contraire leur effet est moindre et peut même être dangereux dans les inflammations ou les ramollissements récents. La façon dont les bains sont employés dans les paralysies est très-variable. On admet en pratique :

1°) Les *bains chauds simples ou additionnés d'espèces aromatiques*, de valériane, de camomille, de malt, etc. Leur température varie de 32° à 38°. Il faut ranger dans cette catégorie les bains de Teplitz, Wildbad, Ragaz, Gastein, qui ont une si légitime renommée pour la cure des maladies de la moelle ; 2°) *les bains chauds salins* avec addition de sel de cuisine, de sel marin, ou encore les stations de Rehme, Colberg, Tölz, Nauheim, Kreuznach ; on emploie utilement aussi les eaux faiblement minéralisées telles que Kösen, Alexisbad, Baden-Baden ; 3°) *les bains sulfureux* préparés avec du sulfure de potassium et les stations de Aix-la-Chapelle, Nenndorf, Baden (Suisse), Baden (Autriche) ; 4°) *les bains ferrugineux*, qui ont été recommandés dans ces derniers temps ; les plus actifs seraient les bains de boue minérale ; Franzensbad, Rippoldsau, Schwalbach, Cudowa, appartiennent à cette catégorie ; 5°) *les bains de mer*, qui sont très excitants et que nous pensons devoir être exclusivement réservés pour les cas chroniques ; 6°) *les douches chaudes ou froides* dirigées sur les parties paralysées ou le long de la colonne vertébrale ; 7°) *l'hydrothérapie*, souvent conseillée comme particulièrement efficace dans le tabes : c'est une opinion à laquelle nous ne saurions nous ranger ; 8°) les *bains de vapeur*, préconisés dans les affections accompagnées de douleurs rhumatoïdes ou névralgiques.

10. *Gymnastique médicale*. — Par ce mot on entend une gymnastique méthodique usitée pour combattre certaines affections. Elle repose sur ce principe que le muscle se nourrit et se fortifie par l'action, tandis que l'inaction l'affaiblit et même l'atrophie quand il est paralysé. L'excitation méthodique de l'action musculaire par des mouvements actifs et passifs, la gradation de cette excitation quant à l'intensité et la durée de l'exercice, la mise en jeu de groupes musculaires ou de quelques muscles, c'est là ce qui constitue une méthode curative à employer dans tous les cas de faiblesse musculaire : elle a produit des résultats très-favorables et elle est à conseiller surtout comme un adjuvant d'autres traitements, soit qu'on alterne la gymnastique et ces traitements, soit qu'on les fasse marcher de front. C'est dans les cas de faiblesse et d'atrophie des membres ou de certains groupes musculaires, particulièrement dans la paralysie infantile ou dans les états consécutifs à des lésions spinales plus ou moins guéries, que la gymnastique rend surtout service ; elle est moins utile (et il en est malheureusement de même des autres traitements) dans les paralysies à marche progressive dans lesquelles elle se recommande cependant quelquefois dès le début de la maladie, pour favoriser certaines autres méthodes thérapeutiques.

11. *Électricité*. — a) *Courant induit*. — Lorsqu'on fait passer un courant induit par la moelle épinière d'un animal en mettant les deux extrémités de la moelle en rapport avec les deux pôles, on produit un tétanos général de tous les muscles du tronc et des membres. On obtient le même résultat à l'aide de courants induits très-forts, en introduisant simplement les électrodes sous la peau, ainsi qu'on l'a fait dans des expériences sur des chiens. Le tétanos ainsi produit persiste quelque temps (de 1/2 à 1 minute chez la grenouille) après la rupture du courant. L'irritation de la moelle allongée amène également des contractions générales.

La faradisation directe de la moelle serait donc dangereuse, et elle n'a jamais été tentée comme moyen curatif. Mais l'électrisation des membres paralysés dans les maladies spinales, a été, depuis les travaux de Duchenne, souvent employée pour le plus grand bienfait des malades. L'excitation faradique périphérique peut, comme le pense Duchenne, s'étendre par réflexe jusqu'à la moelle et l'exciter à son tour. Mais c'est sur les nerfs périphériques que le courant induit a le plus d'action ; il améliore considérablement les symptômes spinaux périphériques et peut ainsi agir indirectement mais très favorablement sur la moelle elle-même. La faradisation peut s'adresser aux muscles paralysés aussi bien qu'aux nerfs sensitifs : l'électrisation des muscles paralysés a pour but d'exciter leur activité, de conserver et de fortifier leur nutrition, alors même que tout mouvement volontaire ou réflexe est aboli. Il est très-possible que dans les paralysies spinales comme dans celles d'origine périphérique, l'on arrive ainsi à modérer l'amaigrissement et la perte de la contractilité, et que grâce à l'électricité la force et la conduction nerveuses reviennent plus vite, au moment où la lésion spinale se guérit. Dans les cas d'atrophie musculaire la faradisation des muscles donne des résultats favorables, et Duchenne a publié des succès thérapeutiques remarquables qu'il a obtenus notamment dans la paralysie infantile. Dans les paralysies atrophiques, traumatiques et autres, le courant induit devrait son utilité à son action sur les nerfs dilatateurs des vaisseaux et sur les nerfs trophiques (Duchenne) [1]; toutefois la faradisation n'arrête pas toujours les progrès de l'atrophie.

La faradisation a aussi une action sur les contractures. En appliquant le courant sur les muscles antagonistes des muscles contracturés, on amène fréquemment une contraction des premiers qui fait cesser la contracture des seconds.

Les muscles que l'on faradise ainsi pendant des semaines se raccourcissent graduellement. Les résultats de la faradisation sont surtout très-bons dans les contractures dues à la paralysie atrophique de certains groupes musculaires, et aussi dans les paralysies périphériques, par exemple dans celles consécutives au typhus. Quelquefois on parvient aussi à guérir des contractures spasmodiques. D'après Remak il est utile de faire agir le courant continu sur les muscles contracturés ou sur la moelle.

Le courant interrompu appliqué sur la peau produit une excitation très vive des nerfs sensitifs : aussi constitue-t-il un agent thérapeutique précieux contre toute espèce d'anesthésie ; il est particulièrement efficace contre les anesthésies d'origine périphérique ; son action sur les anesthésies d'origine spinale, tout en étant plus lente, est cependant évidente ainsi qu'on peut le voir lorsque les troubles de la sensibilité sont la cause des troubles moteurs, et le meilleur exemple qu'on puisse citer c'est le tabes, maladie dans laquelle nous avons, il y a déjà longtemps, recommandé la faradisation cutanée ; et depuis lors cet agent thérapeutique n'a cessé de nous donner de bons effets. On peut vanter encore ses bienfaits dans la paralysie hystérique compliquée d'anesthésies intenses. La faradisation des muscles est également à employer dans les cas d'anesthésie musculaire. Dans d'autres maladies de la moelle, les troubles de la sensibilité ne jouent pas un rôle aussi grand et l'indication est moins pressante ; toutefois elle subsiste encore pour bien des cas. Remarquons de plus que la faradisation locale peut aussi maintes fois influencer d'une façon très heureuse la paralysie des sphincters, ce symptôme si pénible étant souvent lié à une anesthésie considérable des parties génitales, du périnée et de la peau des fesses ; Schulz de Vienne a également cité des succès dans les cas de diminution de la puissance virile.

On n'a jamais eu à se louer beaucoup de la méthode qui consiste à déterminer des contractions réflexes au moyen du courant faradique.

b) *Courant continu*. Il est difficile de se prononcer au sujet de l'action thérapeutique du courant continu. Remak, pour faire l'apologie de sa méthode, s'est

(1) Duchenne (de Boulogne). *Arch. génér. de Médecine*, 1870. — *De l'Électrisation localisée et de son application à la pathologie et à la thérapeutique*. Paris, 1872, 3e édition.

lancé dans des exagérations enthousiastes ; aussi le public médical s'est-il montré
froid et sceptique. Cependant les besoins de la pratique ont engagé les médecins
à essayer le courant continu dont Remak avait annoncé tant d'effets merveilleux, et
quelques succès surprenants ont produit chez plusieurs disciples la même exalta-
tation que chez le maître. Nous ne demandons pas mieux que d'être impartial, et
nous voulons bien croire que toutes ces exagérations tenaient à ce que chaque cas
heureux était immédiatement inscrit à l'actif du traitement : avec un peu plus de
réflexion, on aurait pu comprendre que l'intervention du courant continu avait pu
coïncider avec le moment où il se préparait une amélioration spontanée qui se
serait faite sans lui ; on oubliait aussi que les résultats surprenants ne sont pas
rares dans les maladies nerveuses, parce que leur diagnostic est fort incertain
et qu'on ne connaît pas bien leur marche naturelle. Avec toutes les méthodes
thérapeutiques, on observe des faits inattendus, tantôt favorables, tantôt fâcheux :
il en est de même pour le courant continu. On a étudié avec soin la marche des
paralysies périphériques, particulièrement de la paralysie faciale, et nous savons
comment quelques séances d'électrisation peuvent produire des effets vraiment
extraordinaires : la marche de la maladie alors a très bien préparé les voies; mais
c'est en vain que l'on s'attendrait à des effets semblables si l'on électrisait à une
autre période de la paralysie. Il en est de même dans bien des affections paralytiques spinales, et lorsqu'on songe à l'incertitude du diagnostic, au peu que nous
savons sur l'évolution spontanée de ces maladies et sur leur symptomalogie, on
comprend comment les uns portent aux nues le traitement électrique, tandis que
d'autres le rejettent absolument.— Voilà comment l'action thérapeutique du courant continu dans les affections de la moelle a été longtemps mise en doute. Les
observateurs impartiaux n'ont pas, jusqu'à présent, à se vanter de résultats bien
merveilleux : les dégénérations profondes, les formes aiguës graves des maladies
de la moelle se montrent rebelles au courant continu comme aux autres méthodes
de traitement. Des recherches récentes faites avec soin nous ont appris qu'avec le
courant continu, nous pouvons agir directement sur la moelle et régler jusqu'à
un certain point cette action; mais on peut encore agir indirectement sur elle par
la voie des réflexes et par l'intermédiaire du grand sympathique.

Nous allons exposer les connaissances actuelles sur la galvanisation de la moelle,
et nous dirons comment se sont formées les différentes opinions sur la question.

Remak [1] a émis l'opinion que l'action catalytique du courant continu, laquelle
est capable de dissiper des inflammations chroniques, des exsusats ou des stases,
peut aussi être mise à profit pour la moelle et qu'elle produit un effet thérapeutique
favorable, en dépit des obstacles opposés au courant par les enveloppes osseuses.
Les preuves de cette assertion, il les tire de l'amélioration produite par le courant
continu dans un grand nombre de maladies de la moelle (traumatiques, rhumatismales, tabes, etc.); comme rien n'est plus trompeur et plus propre à créer des illusions que des guérisons imprévues, les succès vantés par Remak engagèrent le
public médical à se tenir sur la réserve et à n'accepter que sous bénéfice d'inven-
taire les assertions de l'auteur.

On contesta la possibilité de faire passer un courant dans la moelle à travers les
enveloppes osseuses (Ziemssen) [2], mais force fut bien de reconnaître que les organes
nerveux centraux pouvaient être électrisés à travers les enveloppes osseuses tout
aussi bien que d'autres organes profondément situés [3]. Puis vinrent les importantes
recherches de Erb [4] : ayant trépané le crâne sur un cadavre, cet expérimentateur

---

(1) Remak. *Galvanothérapie*, Trad. française, p. 232, Paris, 1860.
(2) Ziemssen. *Die Electricität in der Medicin*, 1866.
(3) J. Rosenthal. *Electricitätslehre für Mediciner*. Berlin, 1862.
(4) Erb. *Galvanotherapeutische Mittheilungen*. (*Deutsches Arch. f. klin. Medicin* 1867, Band III.
p. 247).

mit le cerveau en communication avec une cuisse de grenouille préparée pour
servir de galvanomètre ; avec 10 ou 14 éléments Bunsen, quand il plaçait les électrodes à côté des oreilles, il obtenait des contractions de la cuisse de la grenouille
chaque fois qu'il renversait le courant. Des expériences analogues, faites sur la
moelle, ont donné des résultats moins évidents ; cependant, se fondant sur des recherches opérées sur le vivant, Erb se crut en mesure d'affirmer qu'un courant
continu peut agir sur la moelle à la condition qu'il ait une intensité suffisante. Cette
opinion a été admise par presque tous les pathologistes et électropathes. Brenner
démontre l'action du courant sur la moelle par l'expérience suivante : employant
24 éléments, il applique l'un des électrodes au niveau de la première vertèbre dorsale
et l'autre vers la deuxième ou troisième lombaire ; lorsqu'on ferme le courant, on
obtient des sensations excentriques dans la jambe, le pied et les orteils ; ces sensations sont moins évidentes au moment où l'on renverse le courant. Ziemssen [1] a
écrit récemment qu'en faisant agir un fort courant galvanique de 24 à 30 éléments
sur les vertèbres dorsales supérieures et les lombaires moyennes, en se servant de
larges électrodes, et en changeant fréquemment la direction du courant on peut,
au moment où celui-ci est descendant, obtenir des contractions dans ceux des muscles de la cuisse qui sont innervés par le sciatique. — Plus tard, on a pensé qu'on
pouvait à son gré déterminer la direction et la localisation du courant. Ce fut Benedikt [2], de Vienne, qui alla le plus loin dans cette voie : il distingua les courants
galvaniques des racines nerveuses rachidiennes, des nerfs rachidiens, des muscles,
des enveloppes de la moelle qui, tous, peuvent encore être divisés en courants
ascendants ou descendants. Pour les courants des racines nerveuses rachidiennes,
on place le pôle cuivre au point le plus élevé de la partie malade et on promène le
pôle zinc sur le côté de la colonne vertébrale dans toute l'étendue de cette partie
malade ; l'intensité se mesure suivant la sensibilité du sujet, les suites et les résultats de l'opération ; d'ordinaire on fait passer ainsi le pôle zinc à 40 reprises différentes. On emploie la galvanisation le long de la colonne vertébrale lorsqu'il y a
des symptômes d'irritation spinale, en faisant usage de courants faibles ; dans les
symptômes de dépression, on électrise les nerfs et les muscles, sur lesquels on promène 40 fois environ le pôle zinc, le pôle cuivre restant immobile.

La méthode de Brenner [3], *méthode polaire*, part d'un principe différent de
celui qui préside à la méthode de Benedikt. Brenner pense que les deux pôles ont
une action différente et qu'il n'est pas toujours possible en électrothérapie de faire
passer à son gré un courant dans une direction donnée, et il arrive à conclure « que
les effets thérapeutiques sont toujours dus à l'application exacte des pôles sur le
siège même de la maladie et jamais à la direction du courant. Il n'existe pas
jusqu'à ce jour d'observation clinique démontrant qu'une direction particulière du
courant ait amené la guérison là où un courant autrement dirigé avait échoué ».

En même temps parurent deux mémoires, celui de G. Burckhardt [4] et celui
de W. Filehne [5]. Le premier de ces auteurs fut conduit aux résultats suivants
par des expériences sur le cadavre : 1) les courants peuvent influencer et parcourir dans un sens déterminé les grands troncs nerveux, soit que ces troncs soient
isolés, soit qu'une partie du plexus ou de la moelle se trouve comprise dans le

[1] Ziemssen. *Die Electricität in der Medicin*, 1872.
[2] Benedikt, *Electrotherapie*, Wien, 1868.
[3] *Untersuchungen und Beobachtungen auf den Gebiete der Electrotherapie*, Leipzig, 1868.
[4] Burckhardt, *Ueber die polare Methode. (Deutsch. Arch. f. klin. Med.* 1870, Band VIII, p. 100-115).
[5] Filehne. *Die electrotherapeutische und physiologische Reizmethode (Deutsches Arch. f. klin. Med.*, 1870, VIII, p. 573-586) et *Beiträge zur Lehre vom Zuckungsgesetz des absterbenden Nerven (Ibidem* X, p. 401-419). — *Ueber die Erregbarkeit degenerirender Nerven (Berl. klin. Wochenschr.* 1869, n° 30).

circuit; 2) il est possible de déterminer exactement le sens du courant dans la moelle. — Le second arrive à des conclusions qui sont identiques avec celles de Brenner et conformes aux lois de Pflüger. Il faut donc avec Erb [1] considérer la méthode polaire comme la mieux établie de nos jours et appliquer le courant sur l'endroit malade lui-même.

Quant aux effets du courant continu sur la moelle [2], ils ont d'abord été

(1) W. Erb a publié un aperçu et une critique vraiment remarquables de la méthode polaire. Nous appelons une attention particulière sur ce travail publié dans Volkmann, *Klin. Vorträge*, n° 46. Leipzig, 1872, décembre, et intitulé: *Ueber die Anwendung der Electricität in der innern Medicin*. Straus, professeur-agrégé à la Faculté de médecine de Paris, a exposé avec quelques détails ces données nouvelles d'électro-pathologie dans le *Nouveau Dictionnaire de Médecine et de Chirurgie pratiques*, article Muscle, tome XXIII, p. 325.

(2) Outre les ouvrages cités dans le texte, nous énumérerons encore quelques travaux relatifs à cette question :

1) Uspensky, *Ueber der Einfluss des constanten Stromes auf das Rückenmark (Centralblatt, 1869, p. 577)*, a obtenu sur des grenouilles les résultats suivants:

1. Les courants de courte durée n'ont aucun effet;

2. Les courants de longue durée (20 à 25 minutes) ascendants et descendants paralysent la moelle, les ascendants plus rapidement que les descendants;

3. a) Les courants ascendants de 5 à 10 minutes de durée augmentent le nombre des mouvements respiratoires, affaiblissent ou abolissent les mouvements réflexes; les mouvements redeviennent bientôt ce qu'ils étaient avant.

b) Les courants descendants de même durée affaiblissent les mouvements respiratoires, tandis que les mouvements réflexes persistent longtemps. Après l'opération, l'animal est privé de mouvements volontaires et généralement il succombe après quelques heures. La moelle se comporte donc absolument comme un nerf périphérique, c'est-à-dire que, au pôle positif, la contractilité et la conductibilité sont diminuées, tandis qu'elles sont augmentées au pôle négatif.

2) En 1870 et 1871, le docteur Rabow a fait à notre clinique, à Königsberg, des recherches sur l'action du courant continu; elles ne peuvent pas être considérées comme donnant des résultats définitifs; nous citerons cependant quelques-unes de ces observations :

1. Femme de 25 ans qui s'observait très-bien elle-même. Paralysie consécutive à un typhus, avec parésie des deux membres inférieurs, contracture peu intense, mais nette cependant, dans l'articulation du genou droit, datant de dix semaines.

Courant continu avec 22 éléments (Pincus). Pôle positif à la cuisse droite, négatif à la première vertèbre lombaire. Quelques minutes après l'application du courant, la malade « sent que les tendons de la cuisse s'allongent et se relâchent ». On prolonge pendant 10 minutes la séance, après laquelle la jambe droite est dans une extension normale.

2. A. R. Jeune fille de 18 ans. Paralysie consécutive à un typhus avec une contracture assez marquée du genou gauche. Courant continu avec 26 éléments (Pincus); pôle positif à la cuisse gauche, négatif à la première vertèbre lombaire. Après dix minutes, extension presque complète du genou. La malade dit qu'elle ressent « de l'allongement et du relâchement dans les tendons ». Au bout de quelque temps, la contracture réapparaît; nouvelle séance d'électrisation. La malade sent de nouveau du relâchement et de l'allongement dans les tendons, puis après, elle éprouve un sentiment de chaleur et bientôt la sueur couvre ses deux pieds. La contracture a presque disparu au bout de dix minutes, et après deux séances elle est complètement guérie.

Chez la même malade, il y avait parésie du bras gauche avec hyperesthésie; impossibilité de fermer le poing à gauche. En recherchant la contractilité électrique, on obtient avec 16 éléments une faible contraction dans les fléchisseurs de l'avant-bras. On applique le courant continu pendant 15 minutes, le pôle positif sur les vertèbres cervicales, le négatif sur l'extrémité externe de la clavicule gauche. Pendant la séance, sensation de chaleur dans la main gauche. Le thermomètre placé dans cette même main monte, et tandis qu'il monte, il est tenu plus fortement. La contractilité électrique est augmentée notablement, car deux éléments déjà produisent des contractions. La main se ferme mieux, le bras se lève plus facilement.

3. Cz., homme de 23 ans. Atrophies musculaires consécutives à une myélite. Un examen préalable démontre que 14 éléments sont nécessaires pour obtenir des contractions dans chacun des avant-bras. On applique pendant 15 minutes 14 éléments (Pincus) le pôle positif sur la colonne cervicale, le négatif sur l'extrémité acromiale de la clavicule gauche. Le thermomètre fortement attaché dans la main gauche marque 35°,5 après 20 minutes d'application. Pendant l'électrisation, le malade ressent dans le bras droit une augmentation de la température; le thermomètre monte à 36°,3 et est encore à ce niveau 10 minutes après la fin de la séance. Il ne faut maintenant plus que 12 éléments pour obtenir des contractions dans l'avant-bras droit, 10 pour en produire dans l'avant-bras gauche.

4. S., homme de 53 ans. Myéloméningite. L'essai de la contractilité électrique indique la nécessité de 21 éléments pour mouvoir les cuisses. Application d'un courant continu de 30 éléments (Pincus), le pôle positif à la fesse gauche, le négatif à la cinquième vertèbre dorsale. Aussitôt après la séance, le malade accuse une sensation de chaleur qui rayonne depuis le pôle négatif jusque dans le mollet droit et la plante du pied droit. Cette sensation varie, disparaît et revient. Pas de sensation de ce genre dans le membre inférieur gauche. Après la séance il y a diminution notable de la douleur dans les reins et les jambes. On constate que la jambe gauche peut être levée plus haut que précédemment, et que la sensation de fatigue est moindre.

Deux jours après, nouvelle séance. Dans les muscles de la cuisse gauche, on obtient des contractions observés par Nobili et Matteucci, plus tard, par Ranke (*Zeitschrift für Biologie*, II). Nobili a remarqué qu'à l'aide du courant continu on pouvait arrêter les convulsions chez la grenouille ; Matteucci a repris cette observation et l'a mise à profit pour traiter le tétanos causé chez la grenouille par la strychnine. Ranke a établi que dans le tétanos strychnique des grenouilles on obtient la cessation des contractions en dirigeant le courant dans un sens ou dans l'autre. De même le courant peut faire cesser les réflexes sur les grenouilles décapitées. Mendel, s'appuyant sur ces expériences, a préconisé le courant continu dans le tétanos chez l'homme ; nous aurons à en reparler. L'action du courant continu sur les contractures a été indiquée par Remak : elle est particulièrement appréciable dans les contractures toniques (non paralytiques) qui sont peut-être de nature réflexe ; ainsi on voit souvent les contractures consécutives au typhus cesser et parfois comme par enchantement, lorsqu'on fait passer par la moelle un courant continu. Après la séance d'électrisation la contracture cependant se rétablit et la guérison définitive n'a lieu que lentement. Cette action du courant continu, aussi bien dans le tétanos que dans les contractures, se rapproche de celle des narcotiques, en

avec 26 éléments. On applique pendant 12 minutes un courant continu de 30 éléments, mais en plaçant le pôle positif à la fesse droite. Au bout de 5 minutes, on renverse le courant et le malade accuse un fourmillement qui part de la hanche gauche et descend dans la jambe. Dans tout le membre inférieur droit, un sentiment de chaleur partant de la hanche. Cinq minutes après, nouvelle inversion du courant, suivie d'un sentiment de chaleur semblable et de courte durée. Immédiatement après la séance, l'hyperesthésie est diminuée dans la jambe droite. La contractilité musculaire se manifeste avec 22 éléments. Les deux jambes peuvent être levées plus haut et plus facilement.

Troisième séance deux jours après dans les mêmes conditions que la seconde. 22 éléments sont nécessaires pour faire contracter les muscles de la cuisse gauche. On emploie 20 éléments comme la première fois. Trois minutes après le début de la séance, sensation de fourmillement partant du pôle négatif et descendant dans tout le côté gauche ; dans la jambe droite, sensation de chaleur. Après la séance, l'hyperesthésie a diminué dans la jambe droite. L'élévation des deux jambes est plus facile.

5. N., homme de 45 ans. Myélite chronique (sclérose disséminée), paraparésie, réflexes intenses des deux côtés lorsqu'on pique le gros orteil avec une épingle. Application du courant continu (26 éléments Pincus), le pôle positif à la hauteur de l'épine de l'omoplate, le pôle négatif à 0m,13 plus bas. Après 5 minutes, la contractilité réflexe des jambes a augmenté notablement et cette augmentation persiste après la séance, qui a duré 15 minutes. Quelques jours après, les électrodes étant placés de la même façon, il n'y a, après 15 minutes, qu'un peu d'augmentation de la contractilité musculaire dans la cuisse.

6. K., jeune fille de 21 ans. Atrophie musculaire progressive peu avancée. Les contractions électriques s'obtiennent sur les deux avant-bras avec 12 éléments. Application de 12 éléments (Pincus), le pôle positif sur la quatrième vertèbre cervicale, le négatif 0m,10 plus bas. Après 10 minutes, on produit des contractions avec 8 éléments et également 10 minutes plus tard.

7. A., homme de 45 ans. Dégénération grise. Application d'un courant continu de 20 éléments (Meidinger), le pôle positif entre les deux épaules, le négatif 0m,16 plus bas ; 40 éléments étaient nécessaires pour obtenir des contractions dans les deux cuisses. Après une séance de 10 minutes, la contractilité est légèrement augmentée. En même temps le malade se plaint de ce que les plantes des pieds et les orteils sont comme morts.

De ces observations on peut tirer les conclusions suivantes, relatives à l'action du courant continu dans les maladies de la moelle, alors qu'un électrode au moins est appliqué sur la colonne vertébrale :

1. *Sensations subjectives.* — Sensation d'augmentation de force, de diminution de la fatigue dans les muscles atteints et sensation de chaleur assez fréquemment accusée par les malades. D'autres sensations, diminution de la douleur, fourmillements ou sentiment de froid, ont été trop peu constantes pour qu'on puisse conclure quelque chose à leur égard.

2. *Phénomènes objectifs.* a) Dans un certain nombre de faits, élévation de la température dans la main et aussi dans le pied quelquefois accompagnée de sécrétion de sueur ; b) accroissement de la force motrice prouvée par l'amplitude plus grande des mouvements des muscles paralysés ; c) augmentation de la contractilité électrique ; d) accroissement du pouvoir réflexe ; e) cessation des contractures. Nous avons observé plusieurs fois ce dernier fait, qui est très net dans les contractures par trop anciennes qui succèdent à la myélite, mais n'est plus constatable d'ordinaire dans les contractures anciennes et très prononcées ; f) quelquefois diminution de l'hyperesthésie.

Il faut remarquer, et les observations qui précèdent le prouvent, que les effets du courant continu ne se sont pas produits constamment dans tous les cas, et pourtant nos malades ont été suivis avec une attention soutenue.

Dans presque toutes nos observations, l'effet n'a été que passager : tantôt il cessait au moment où l'on enlevait les électrodes, tantôt il persistait quelque temps après l'issue de la séance. Dans les cas favorables, l'état morbide primitif ne revenait pas avec la même intensité ; il y avait amélioration successive, qui finissait même par aboutir à la guérison. Nos observations ne donnent naturellement pas le dernier mot sur la question, mais elles sont une contribution importante à l'étude encore très incomplète du mode d'action du courant continu dans les affections de la moelle.

particulier de celle du chloroforme et est probablement à rapporter, pensons-nous, à la diminution de l'excitabilité réflexe. Lorsqu'un segment de nerf est traversé par un courant continu intense, ce segment est insensible aux autres excitants, de telle sorte que les excitations réflexes, elles aussi, restent sans effet. D'après Baierlacher, le courant, quel que soit son sens, exerce une action paralysante sur la partie qu'il traverse, et cette action est plus marquée avec le courant descendant; après l'ouverture du courant la moelle réagit de nouveau sous toutes les irritations.

On a étudié l'action du courant continu sur les nerfs vaso-moteurs, et généralement on la rapporte à la galvanisation du sympathique; cependant on place d'habitude les électrodes de telle façon que la moelle est aussi traversée par ces courants et, quand on applique directement les électrodes sur les vertèbres cervicales, on obtient d'ordinaire, mais non constamment, une élévation de la température d'un des deux bras de 0°5 à 1°. Ce sont là des résultats rapportés par M. Meyer et que nous pouvons confirmer d'après les recherches de Rabow. Souvent les malades accusent immédiatement après la galvanisation un sentiment de chaleur dans les membres paralysés, et l'on a observé aussi une hypersécrétion de sueur.

R. Heidenhain le premier a signalé le refroidissement produit par l'application du courant continu sur les muscles; c'est là un point qui mérite d'être pris en considération dans les maladies spinales aussi bien que l'augmentation de l'excitabilité motrice. Après les séances d'électrisation, les malades se sentent plus vigoureux, les mouvements sont plus libres et leur amplitude est plus grande. Pour ce qui est de l'action catalytique, à laquelle Remak attribue une si grande confiance dans les inflammations et les dégénérations, elle est pour le moins très incertaine; cependant nous voulons bien admettre que des dégénérations ont été arrêtées, que des états atrophiques ont rétrocédé et que des régénérations ont pu être favorisées de cette façon.

Remak, Benedikt et aussi M. Meyer et d'autres auteurs ont indiqué la galvanisation du sympathique au cou comme la méthode d'électrisation par excellence dans les maladies de la moelle et du cerveau. Un des électrodes est placé sous l'angle inférieur de la mâchoire, et le second sur les vertèbres cervicales ou sur le sternum; c'est l'expérience qui décidera de l'utilité de cette pratique; mais il n'est ni démontré ni même vraisemblable que de cette façon on agisse principalement sur le sympathique et que ce soit à son intervention qu'il faille attribuer les quelques succès obtenus.

La galvanisation des nerfs périphériques est presque aussi importante que celle de la moelle elle-même. L'action sur les muscles est, il est vrai, passagère, mais elle est évidente: après le passage du courant leur force augmente, leurs mouvements sont plus libres, le sentiment de faiblesse et de fatigue y est moindre; la sensibilité est plus grande aussi et elle peut être améliorée d'une façon durable. Nous avons déjà parlé de l'utilité et de l'importance de l'électrisation périphérique à propos de la faradisation; dans la galvanothérapie on peut utilement associer l'électrisation centrale à l'électrisation périphérique, en plaçant le pôle positif exactement au niveau du siège de la lésion spinale et en promenant le négatif sur les muscles ou sur la peau. On agit de cette façon sur les contractures, absolument comme en électrisant la moelle seule. On peut exciter plus fortement certains groupes musculaires en renversant le courant. L'excitation des nerfs cutanés sur de larges surfaces est très-importante et ne doit pas être négligée.

Un grand nombre de névrites sont en relation avec les maladies de la moelle : là encore l'électrothérapie périphérique a une importance particulière. L'indication principale est alors le traitement de la maladie primitive, de la névrite, et dans cette affection le courant continu, d'un avis général, rend des services signalés,

Mentionnons encore en passant l'emploi de la *machine électrophore de Holtz*. Nous avons encore trop peu de renseignements sur son utilité; mais elle constitue un appareil perfectionné pour l'emploi de l'électricité produite par le frottement. Benedikt rejette absolument cette méthode du domaine de l'électrothérapie. Schwanda énonce les propositions suivantes:

1) Dans les paralysies, les courants que Holtz désigne comme courants de tension, soulagent comme les courants faradiques;

2) Dans les paralysies de la sensibilité cutanée ils ont une action bien plus énergique;

3) L'action la plus marquée est celle qui porte sur les fibres musculaires lisses et sur les vaisseaux de la peau: il survient de la chair de poule, et les raies faites sur la peau sont d'une pâleur qui dure de 10 à 30 minutes.

Fieber [1] a trouvé la machine de Holtz particulièrement utile dans les anesthésies cutanées; mais dans les paralysies spinales elle ne doit être employée, selon lui, que lorsqu'il n'y a pas de symptômes d'irritation, notamment dans les paralysies saturnines; mais elle est à recommander dans les paralysies hystériques et traumatiques et dans l'atrophie musculaire progressive; dans le tabes au contraire elle ne donne généralement pas de bons résultats.

Nous ne nous sommes jamais servi nous-même de cette machine.

Nous ajoutons ici comme appendice:

12. *Traitement du décubitus et de la cystite dans les maladies de la moelle.* — La fréquence et l'importance de ces deux complications des maladies spinales nous engagent à dire un mot ici de leur traitement.

La thérapeutique du décubitus découle de l'étiologie de cet accident: il se développe sur des points déterminés de la surface cutanée, consécutivement à une pression longtemps prolongée ou par suite de la macération de la peau par les déjections; ces deux causes nous fournissent des indications thérapeutiques et nous pouvons négliger ici l'influence directe des nerfs sur la production du décubitus, influence qui est encore contestée. Dans les cas graves de paralysie où le décubitus est à craindre, c'est-à-dire lorsque les malades ne peuvent plus se mouvoir et que grâce à l'anesthésie, ils supportent sans se plaindre cette immobilité, il faut veiller avec grand soin à changer la position, de telle façon que les mêmes surfaces cutanées ne supportent pas toujours le poids du corps. Lorsque le décubitus commence, il faut de temps en temps coucher le malade sur le côté, et si la chose n'est pas possible, faire usage de coussins appropriés et de matelas à air et à eau. Quand on le peut, il faut de temps à autre faire asseoir le patient. On ne saurait guère recommander la position couchée sur le ventre, qui est extrêmement incommode et ne tarde pas à amener le décubitus sur l'épine iliaque antérieure et supérieure. Il est nécessaire de prêter la plus grande attention à l'irritation que produisent sur la peau les déjections et la literie elle-même. Pour diminuer l'effet irritant de cette dernière, on se sert des matelas à air ou à eau et de tissus élastiques, notamment de cuir souple. Des soins attentifs et une propreté scrupuleuse peuvent diminuer la macération par les urines et les fèces; en tenant toujours sèche et en enduisant de graisse (*graisse d'oie ou de porc, beurre de cacao, cérat, blanc de baleine, etc.*) la peau des fesses, on diminue les chances qu'elle a de se laisser imprégner; il faut recommander aussi les lavages alcooliques (*alcool et vinaigre, alcoolé de camphre*). Lorsque le décubitus existe, il faut, en suivant les mêmes préceptes, tâcher de prévenir son extension et traiter localement la plaie avec le plus grand soin par les procédés connus (*emplâtre contre le décubitus* [2], *vin camphré, huile phéniquée, glycérine, etc*). etc). Nous recommandons les pom-

(1) Fieber. *Wien. Med. Wochenschr.*, 1869.
(2) En voici la formule d'après la pharmacopée allemande: P. écorce de chêne 16, eau distillée 80, sous-

mades et les huiles qui assouplissent la peau, tandis que les fomentations aromatiques et autres favorisent la macération. Les emplâtres ne peuvent être mis en
usage que contre les petites ulcérations. L'expérience démontre que dans les cas
graves de paraplégie, en dépit de tous les soins, le décubitus ne peut être évité,
mais qu'il est possible de le contenir dans de certaines limites, ce qui est très
important, car après quelques semaines ou quelque mois, la maladie spinale peut
rétrograder, de telle sorte que l'essentiel c'est de conserver la vie du malade assez
longtemps pour lui permettre d'atteindre le moment de cette amélioration.

Quant à la cystite, nous trouvons également les indications de son traitement
dans les troubles mécaniques qui la causent. Au début de la rétention, il faut éviter
une stagnation trop grande de l'urine et une trop forte distension de la vessie : d'où
la nécessité du cathétérisme pratiqué régulièrement une ou deux fois par jour.
Nous sommes loin de nier que le cathétérisme, surtout souvent répété, ne soit
exempt de dangers ; aussi faudra-t-il le faire avec précaution pour éviter toute
déchirure et toute fausse route et pour ne pas introduire dans la vessie des germes
putrides. Lorsqu'il survient de l'incontinence d'urine au lieu de rétention, on peut
protéger les malades de la souillure de l'urine à l'aide d'urinoirs chez l'homme,
d'éponges chez la femme. Il faut se rendre compte surtout, si avec de l'incontinence il n'existe pas en même temps de la rétention et une distension de la vessie,
ce qui a lieu fréquemment. La stagnation résultant de la rétention amène le
catarrhe vésical et toutes ses funestes conséquences, telles que gêne dans l'écoulement de l'urine par les uretères et symptômes d'urémie ou d'ammoniémie. Il
est alors nécessaire de vider la vessie par la pression ou à l'aide du cathéter. Des
soins assidus peuvent écarter le catarrhe ou le maintenir dans des limites si restreintes qu'il ne présente aucun danger. Lorsqu'il existe, les prescriptions curatives sont à peu près les mêmes que les préventives, mais il est important d'éviter
tout ce qui pourrait rendre l'urine alcaline ; ainsi il faut proscrire les boissons
gazeuses, les acides végétaux, et l'usage des fruits ; il faut ordonner au contraire la
viande et le laitage avec des boissons abondantes et rendre l'urine plus acide à
l'aide du tannin. Lorsqu'il se fait une décomposition putride, ces remèdes sont
incapables de s'opposer à la fermentation alcaline, et il faut alors laver la vessie avec de l'eau chaude additionnée d'acide chlorhydrique à 5 p. 100 ou de
l'acide phénique ; l'usage interne de l'acide phénique, bien que ce médicament soit
éliminé par l'urine, ne semble avoir aucune influence sur le catarrhe de la vessie
ni sur les reins. — La position couchée sur le dos, surtout lorsque le siège est
fortement enfoncé, comme cela a lieu dans les paralysies graves, est certainement une condition qui favorise la stase de l'urine dans la vessie et indirectement
dans les bassinets ; aussi, autant que la paralysie le permettra, faudra-t-il faciliter mécaniquement l'écoulement de l'urine hors de la vessie en soulevant le
malade pour le faire uriner. Dans quelques cas, cette manœuvre est d'une grande
importance, et elle peut à elle seule ramener le fonctionnement normal de la vessie :
rien n'arrête mieux le catarrhe vésical que d'amener cet organe à se vider
régulièrement, complètement, spontanément, et c'est ainsi que nous voyons
souvent les accidents de catarrhe diminuer au fur et à mesure de l'amélioration
de la paralysie ; mais il est bien certain que, avant même que la paralysie ne
disparaisse, on peut, en levant le malade, faciliter mécaniquement le fonctionnement de l'appareil urinaire. L'importance de cette pratique est surtout grande
dans les paralysies incomplètes dues à la myélite ou au traumatisme avec une affection vésicale d'intensité moyenne ou bien dans les cas où, par suite d'une lésion du

acétate de plomb liquide 8 ; après filtration et réduction au huitième ajoutez glycérolé d'amidon 5. — Le
vin camphré est souvent employé en Allemagne.

canal, le cathétérisme est devenu impossible : on retrouvera dans nos observations des exemples de ce fait. Lorsque la paralysie et le catarrhe de la vessie persistent longtemps sans se modifier, cet état n'est pas seulement une complication très pénible, sans laquelle le malade se trouverait beaucoup mieux, mais il présente des dangers sérieux et il est nécessaire de traiter tout particulièrement l'affection vésicale. Nous avons déjà dit plus haut l'importance que nous attachons, dans ces cas, à l'existence de l'anesthésie qui éteint chez le sujet les sensations réflexes et les envies d'uriner ; on constate même une anesthésie remarquable de la peau à l'hypogastre, au périnée, au scrotum, au pénis, aux grandes lèvres, etc., et même de l'anesthésie de l'urèthre et du col de la vessie. La faradisation locale ou la galva-nisation sont souvent utiles chez les tabétiques par exemple. Nous n'avons pas encore employé la galvanisation de la muqueuse uréthrale ni du col de la vessie. Althaus [1] place le pôle négatif sur la colonne lombaire, le positif sur le pubis ; ce dernier, dont l'électrode est aussi large que possible, reste fixe, tandis que l'autre est promené tout le long de la colonne vertébrale. Jamais Althaus n'introduit les électrodes directement dans la vessie, de peur de décomposer l'urine et de produire une irritation trop forte.

(1) Althaus. *On Paralysis of the bladder, and its treatment by the constant galvanic current.* (*Brit. med. Journal* 1871, p. 568-581.)

DEUXIÈME PARTIE

PATHOLOGIE SPÉCIALE

SECTION Iᵉʳᵉ

VICES DE CONFORMATION

CHAPITRE PREMIER

VICES DE CONFORMATION DE LA MOELLE (1)

§ 1. Amyélie. — § 2. — Atélomyélie. — § 3. Diplomyélie. — § 4. Anomalies des dimensions de la moelle. § 5. Syringomyélie. Hydromyélie. — § 6. Hydrorhachis congénitale et Spina bifida.

§ 1. Amyélie ou absence totale de la moelle. — La moelle peut faire défaut complètement, mais ce vice de conformation n'existe jamais seul ; il se complique toujours de l'absence du cerveau ; du moins on ne l'a observé que chez des monstres anencéphales. « La moelle, dit Meckel [2], semble être la partie essentielle de tout le système nerveux. En effet on rencontre la moelle sans le cerveau, tandis que l'inverse n'a jamais lieu, aussi bien dans la série animale que dans le développement anormal de l'embryon. » Seulement la moelle peut être détruite chez le fœtus sans que le cerveau soit intéressé simultanément.

L'absence complète de tout le système nerveux central (amyélencéphalie, Béclard [3]), aussi bien du cerveau que de la moelle, n'est pas un phénomène absolument rare : Morgagni en a rassemblé quelques cas ; Lallemand, Geoffroy Saint-Hilaire [4] et d'autres encore en ont cité des exemples.

Il existe parfois dans l'amyélencéphalie, à la place des organes nerveux centraux une poche irrégulière, située derrière la tête et se prolongeant plus ou moins bas le long du rachis. Elle est remplie d'une sérosité jaunâtre visqueuse. Habituellement cette poche crève pendant l'accouchement et on ne la trouve plus après la naissance ; à sa place il subsiste quelques lambeaux irréguliers sans trace de moelle ni de cerveau. En avant, cette poche est formée par la face postérieure des corps vertébraux, laquelle est tapissée de la dure-mère qui est recouverte elle-même de l'arachnoïde et de la pie-mère. La peau s'amincit d'habitude aussitôt qu'elle arrive sur les côtés de la poche, et elle manque sur la poche elle-même. L'enveloppe de cette dernière est parfois constituée en entier par la dure-mère, mais celle-ci peut se comporter comme la peau, s'amincir sur les côtés et puis faire défaut, de sorte que la paroi postérieure reste constituée par la pie-mère seule. Il est tout naturel que cette membrane, en raison de sa minceur, éclate au moment de la naissance. Les vertèbres présentent une fissure s'étendant sur toute la longueur ou sur une partie seulement du rachis. Mais il ne faudrait pas croire pour cela

---

(1) Voy. A. Förster. *Die Missbildungen des Menschen systematich dargestellt.* Iena 1865. — Ollivier. *Traité des maladies de la moelle épinière, 3ᵉ édition.* Paris, 1837. — Bouchut. *Maladies des nouveau-nés,* 1878. — Cruveilhier. *Traité d'anat. patholog.* vol. V. — Meckel. *Handbuch,* etc., I.

(2) *Handbuch d. mensch. Anat.* 1815.

(3) Clarke (*Philosoph. Transact.* 1793) a cité un cas où le système nerveux faisait défaut en entier ; ce fait est unique dans la science.

(4) Isid. Geoffroy Saint-Hilaire. *Histoire des anomalies de l'organisation chez l'homme et chez les animaux.* Paris, 1832-1836.

que le spina bifida soit une conséquence nécessaire de l'absence ou de la destruction de la moelle.

Les racines nerveuses se comportent d'une manière variable dans l'amyélie : tantôt on trouve vis-à-vis des trous de conjugaison une série de petits renflements blanchâtres; tantôt les racines sont constituées par des filaments qui se fixent à la membrane d'enveloppe et s'y perdent.

Reste la question de savoir si, dans ces cas d'amyélie, la moelle n'a jamais existé ou bien si le liquide jaunâtre et consistant qui remplit les membranes d'enveloppe et y occupe la place de la moelle, ne représente pas le rudiment de la substance médullaire. Geoffroy Saint-Hilaire, se basant sur l'embryologie, qui nous enseigne qu'originairement la cavité cérébro-spinale est occupée par une sérosité limpide, admet qu'à un moment donné du développement normal, l'état de la moelle et du cerveau est analogue au liquide que l'on retrouve dans l'amyélie [1] : il s'agirait donc là d'un arrêt de développement. Par contre, Morgagni a émis l'idée que l'amyélie était le produit d'une hydropisie interne. Il est de fait qu'on a bien des raisons pour admettre que la moelle et ses enveloppes déjà formées peuvent être plus ou moins complètement détruites par de la sérosité qui s'accumule dans leur intérieur, y devient de plus en plus abondante et dilate les méninges au point qu'elles finissent par se rompre. Cette manière de voir a été adoptée par Meckel et d'autres, et elle a pour elle des observations du genre de celle de Dugès : il existait un spina bifida très étendu, les membranes seules étaient rompues ou bien détruites, et la moelle plus ou moins bien formée reposait avec ses racines nerveuses sur le fond de la gouttière rachidienne. On peut encore citer à l'appui de cette opinion les arguments suivants : 1° La persistance des nerfs périphériques; nous savons bien qu'on a voulu voir dans ce fait une preuve que les nerfs se développent indépendamment du système nerveux central, mais cette opinion n'est guère admissible, vu qu'à l'état normal les nerfs se développent toujours après les centres nerveux ; 2° Ollivier a fait ressortir ce fait que l'amyélie n'a pas jusqu'à présent été observée pendant les premiers temps de la vie embryonnaire, mais seulement chez des fœtus de 7, 8 ou 9 mois.

§ 2. **Développement incomplet de la moelle. Atélomyélie** (Béclard). — 1. *Imperfection de la portion supérieure de la moelle lorsque le cerveau manque (anencéphalie) ou lorsqu'il y a une absence plus ou moins totale de la tête et du tronc (acéphalie).* — Lorsque le cerveau manque en même temps que le mésocéphale et le cervelet, la partie supérieure de la moelle a une conformation assez nette. Nous reproduisons ci-après une observation très intéressante due à Ollivier :

Une femme de 40 ans accoucha de deux jumeaux, dont l'un, du sexe féminin, était anencéphale, et l'autre, du sexe masculin, était bien conformé : le premier était, du reste, sauf l'anencéphalie, bien développé comme le sont d'habitude les jumeaux venus à terme. Ollivier vit l'enfant deux heures après la naissance. Les yeux étaient constamment fermés; il poussait des cris fréquents qu'on calmait facilement en introduisant le petit doigt dans sa bouche : il exerçait alors des mouvements de succion répétés; il agitait ses membres avec assez de force et serrait entre ses doigts les objets qu'on plaçait dans ses mains. Ollivier le revit au bout de trois heures : les pieds et les mains étaient devenus violets et froids; la respiration ne se faisait plus à des intervalles aussi rapprochés, les cris étaient moins forts et moins fréquents : on lui donna à plusieurs reprises de petites cuillerées de vin vieux sucré. Cet état empira de plus en plus et l'enfant mourut dans un véritable état d'asphyxie vingt heures et demie après sa naissance. — En enlevant avec précaution les téguments de la base du crâne on trouva une substance mollasse violacée qui correspondait à la selle turcique et qui était entourée et recouverte par un tissu très vasculaire comme caverneux, lequel adhérait à la glande pituitaire et enveloppait cet organe, qui semblait plus développé que d'habitude. Les nerfs optiques formaient deux petits

[1] Isid. Geoffroy Saint-Hilaire. *Histoire des Anomalies de l'organisation.*

LEYDEN. *Moelle épinière.*   10

tubercules blancs au centre de la partie postérieure de chaque globe oculaire : on voyait les deux renflements allongés des nerfs olfactifs étendus sur la lame de l'éthmoïde. Des os du crâne les uns manquaient et les autres étaient rudimentaires, mais il n'y avait pas de *spina bifida*, et le bout supérieur de la moelle correspondait à la 1ʳᵉ vertèbre cervicale ; ses membranes étaient très injectées, rouges et évidemment enflammées ; sa partie supérieure naissait insensiblement d'une substance pulpeuse, d'un brun rougeâtre. A la place de la protubérance il y avait une lamelle de substance grise, très molle, de forme carrée, très mince, commençant au-dessous de cette substance d'un brun rougeâtre dont on vient de parler. Au-dessous de cette lame carrée la moelle s'élargissait beaucoup, et sa forme, quoique irrégulière, était analogue à celle du bulbe rachidien. A l'endroit où elle se continuait avec la lame carrée, elle se divisait en trois branches : une supérieure qui se portait en haut et en dehors et pénétrait dans le conduit auditif interne ; une externe et inférieure, dont la direction était transversale, passait par le trou déchiré postérieur et formait le nerf vague ; l'interne se réunissait à celle du côté opposé sur les côtés du sillon médian de la face antérieure. Au-dessous de cette trifurcation les bandes latérales étaient plus larges, plus épaisses, formaient postérieurement les côtés du 4ᵉ ventricule et correspondaient ainsi à la fois aux corps restiformes et aux olives. La partie comprise entre elles et divisée par le sillon médian correspondait évidemment aux éminences pyramidales : le reste de la moelle n'offrait rien de particulier ; elle descendait jusqu'au milieu du corps de la 2ᵉ vertèbre lombaire.

Béclard a rassemblé des exemples d'acéphalie ; mais il n'a pas bien expliqué comment se comportait la moelle dans ces cas. Une fois, plusieurs vertèbres cervicales manquaient, et la moelle était tellement défectueuse et grêle à sa partie supérieure qu'il n'y avait absolument aucune trace des trois premières paires dorsales. Malacarne cite un fait dans lequel tout le tiers supérieur de la moelle faisait défaut et où il y avait en outre une fissure tout le long du rachis. Dans un autre cas, la moelle se divisait en deux cordons à sa partie supérieure. Le reste de la moelle se comporte d'habitude normalement de même que les méninges. Le canal vertébral est d'ordinaire incurvé en avant, mais normal d'ailleurs ; parfois il est fissuré. En général, le nombre des vertèbres n'est pas au complet.

Les causes de ces vices de conformation sont les mêmes que pour l'amyélie.

2. *Malformations de la portion inférieure de la moelle.* — Elles peuvent également être plus ou moins accentuées. Mayer, de Bonn, a relaté le cas d'un monstre arrivé à terme chez lequel les organes urinaires manquaient totalement et les organes génitaux étaient très incomplètement formés ; la moelle se terminait brusquement à la 12ᵉ vertèbre dorsale dans un renflement mollasse en forme de massue : les nerfs du plexus lombaire avaient un aspect normal.

3. *Division sur une plus ou moins grande étendue de la moelle en deux moitiés latérales (Diastématomyélie).* — Cette anomalie se produit lorsque la moelle subit un arrêt de développement au moment où elle se compose de deux filaments aplatis, situés côte à côte à la partie antérieure du canal vertébral (du 3ᵉ au 4ᵉ mois). En général, il y a en même temps anencéphalie. Zacchias et Manget, et plus tard Hull et Billard, ont rapporté des exemples de ce vice de conformation. Dans d'autres cas, on a vu une division incomplète limitée à l'une des parties, supérieure ou inférieure. Dugès a observé un cas de scission de la portion cervicale et Grachuys de la portion sacrée.

Ollivier relate l'observation suivante :

Anencéphalie. — *Spina bifida complet sans interruption de la peau, diastématomyélie complète.* — Le fœtus, de sept à huit mois environ est anencéphale, et le rachis bifide est divisé dans toute son étendue, de manière que les lames des vertèbres forment avec le corps une surface plane. La base du crâne est recouverte d'une sorte de capuchon pendant le long du dos et formé par une membrane molle, très-mince, d'un rouge vif. En soulevant cette poche on voit les téguments du dos sans aucune solution de continuité jusqu'à la hauteur de la 4ᵉ vertèbre dorsale, de sorte qu'il n'existe aucune apparence extérieure qui puisse faire soupçonner l'existence d'un *Spina bifida* complet. A la [hauteur indiquée les téguments se terminent brusquement en formant un bord arrondi, et la membrane de la poche se continue au-dessous de la peau en s'enfonçant entre elle et le rachis aux apophyses transversales duquel elle adhère. Le canal vertébral à demi membraneux renferme la moelle épinière, laquelle consiste en deux petits filets blancs assez solides, un peu arrondis postérieurement, aplatis antérieurement, contigus l'un à l'autre, fort étroits et présentant dans leur ensemble le volume d'une plume de corbeau. En haut, ils se confondent avec la substance pulpeuse sanguinolente qui remplit la poche de la base du crâne ; inférieurement, ils se terminent à la hauteur des premières vertèbres lombaires par un grand nombre de petits filets dont la réunion forme ce qu'on appelle la queue de cheval. Des parties latérales de chacun de ces filets naissent un grand nombre de nerfs qui sont tous privés de leur ganglion spinal. Les nerfs grand-hypoglosse, glosso-pharyngien et pneumo-gastrique sont très développés au cou. Le fœtus avait dû vivre jusqu'à sa naissance, car il n'offrait aucun commencement de putréfaction : on ne sut s'il avait donné quelques signes de vie en venant au monde.

§ 3. **Moelle double, diplomyélie.** — Ce vice de conformation s'observe chez les monstres doubles, et on voit en même temps dans ces cas le rachis se scinder en un point quelconque et devenir double lui aussi. Les deux moelles se rapprochent de plus en plus l'une de l'autre et finissent par se fusionner en un tronc commun. Nous trouvons dans Haller un exemple de ce genre. Dans certains cas, le dédoublement du rachis ainsi que de la moelle a lieu à la partie inférieure. Nous connaissons peu les particularités de structure que présentent les moelles doubles, surtout à leur point de rencontre. Prochaska[1] a dessiné la moelle d'un monstre dont le corps était double à sa partie supérieure : elle n'avait un tronc unique qu'à la portion lombaire, seulement, sur le côté par lequel s'effectuait la soudure, les nerfs diminuaient graduellement de volume et disparaissaient totalement au-dessous du point de fusion. Serres dit qu'on trouve un canal qui occupe le point de contact des deux moelles et qui s'étend jusqu'à l'extrémité du tronc commun.

§ 4. **Anomalies des dimensions de la moelle.** — Nous avons vu plus haut que la moelle se termine chez l'adulte à la 2e vertèbre lombaire. Keuffel l'a vue se terminer une fois dès la 11e dorsale et une autre fois se prolonger jusqu'à la 3e lombaire : dans ces deux cas, rien n'avait pu faire soupçonner l'anomalie durant la vie. On trouve en particulier la moelle très longue dans les cas de *spina bifida* où les parties ont conservé la même disposition qu'elles avaient pendant les premiers mois de la vie fœtale : or, à cette époque, la moelle se continue jusque dans le sacrum. Et, en effet, Morgagni et Béclard, après Keuffel, ont observé chez un enfant atteint de *spina bifida* une moelle se prolongeant jusque dans l'intérieur du sacrum. Des observations analogues ont été faites en assez grand nombre.

Le raccourcissement de la moelle a été noté également ; le cas de Meyer cité ci-dessus en est un exemple.

Souvent on a constaté des anomalies dans le diamètre de la moelle : dans un grand nombre de ces cas, l'augmentation de diamètre tenait à ce que la moelle était divisée en deux cordons qui étaient juxtaposés. Uccelli a publié (*Arch. génér. de méd.* 1824, t. V, p. 303) un exemple d'hypertrophie congénitale de la moelle : le fœtus était un monstre qui présentait de nombreuses malformations, et entre autres une absence complète des extrémités supérieures. Le cerveau était vicieusement conformé, n'avait pas de circonvolutions, par contre la moelle avait une épaisseur double en grosseur de l'état normal chez un fœtus de cet âge (6 à 7 mois)[2].

Le volume des divers segments de la moelle est en raison directe des nerfs auxquels ils donnent naissance. Serres a vu le renflement lombaire manquer chez un monstre qui était né sans membres abdominaux ; chez un autre qui n'avait pas de bras, le renflement cervical faisait défaut, et chez un veau qui présentait le même vice de conformation, il a observé le même phénomène.

§ 5. **Cavité centrale dans la moelle. Syringomyélie. Hydromyélie.** — Chez l'embryon humain, à la fin du premier mois, il se forme dans la sérosité grisâtre et transparente, qui occupe la place de la moelle à venir, deux petites lames qui

[1] Prochaska. *Adnotat. acad.* Pragae, 1780.
[2] Uccelli. *Clinique externe de l'hôpital de Santa Maria Nuova.* Florence, 1823.

se soudent d'abord par leur bord postérieur, de manière à laisser un canal au centre de la moelle. Entre le 5e et le 6e mois, ce canal semble disparaître. Charles Étienne, qui le premier l'a découvert, a affirmé qu'il persistait toute la vie et se continuait dans l'intérieur du cerveau par l'intermédiaire du 4e ventricule. Colombo, Bauhin, Malpighi ont partagé cette opinion. Plus tard on a admis que le canal central disparaissait vers le 5e ou le 6e mois. Ce n'est que depuis Stilling que l'on sait d'une façon positive qu'il est persistant. Parfois on trouve ce canal dilaté de la grosseur d'une plume à écrire et même davantage, de manière que la moelle représente un tuyau creux. La dilatation peut occuper toute la longueur de la moelle ou bien une portion seulement, par exemple, le renflement cervical ou lombaire. D'autres fois on a trouvé deux ou trois de ces cavités. Toutes ces anomalies ont été découvertes accidentellement chez des sujets qui, durant la vie, n'avaient offert aucun symptôme spinal et avaient atteint un âge assez avancé. Aussi Calmeil prétend-il avec raison que si l'on examinait la moelle de tous les cadavres, on trouverait fréquemment, non-seulement une cavité médiane ou les deux cavités latérales isolément, mais encore toutes les trois ensemble.

Une des premières observations de ce genre a été rapportée par Morgagni qui, sur un pêcheur vénitien, rencontra le canal central dilaté ; celui-ci était plus rapproché de la face postérieure que de l'antérieure, il était entouré de substance grise et ne communiquait nullement avec les sillons médians. En haut, il s'étendait jusqu'à cinq travers de doigt au-dessous de la moelle allongée, et il était assez large pour admettre l'extrémité du petit doigt. Portal[1] rapporte l'exemple suivant :

Un domestique du ci-devant duc de Crouy fut atteint d'un engourdissement dans les extrémités ; elles devinrent œdémateuses, s'enflèrent considérablement : les extrémités supérieures s'engourdirent et perdirent l'usage du mouvement ; elles s'enflèrent aussi beaucoup, ainsi que tout le corps. Cependant le malade urinait assez copieusement, ne se plaignait pas de la soif ; sa respiration était encore libre ; il tomba dans l'assoupissement et mourut.

A l'ouverture du corps, à laquelle j'assistais, on trouva beaucoup d'eau épanchée dans le cerveau et dans le canal vertébral ; les ventricules du cerveau en étaient pleins, et la moelle épinière en contenait aussi dans sa substance. On vit dans son milieu un canal qui se prolongeait jusque vers la troisième dorsale, dans lequel on eût pu introduire une grosse plume à écrire [1].

Rochette et autres ont relaté des faits analogues.

Calmeil, de son côté, en a observé deux[2]. Sur un aliéné, il découvrit deux cavités latérales dans la moelle ; elles avaient chacune de 0m,06 à 0m,08 de longueur et présentaient des rétrécissements de distance en distance. Dans le second cas, il y avait persistance des cavités latérales et de la médiane à la fois. Les parois de ces canaux étaient fermes et ceux-ci avaient le volume d'un petit tuyau de plume. Le canal central était limité en avant par la commissure grise, s'étendait en arrière jusqu'à l'extrémité du sillon médian, et sur les côtés il était séparé des canaux latéraux par une mince cloison. Ces derniers étaient situés au centre de chaque moitié de la moelle et se terminaient brusquement. Au delà, la moelle était complètement normale. Calmeil a rencontré la même anomalie sur un mouton.

Nous devons à A. Nonat[3] un très bel exemple de ce genre, dans lequel la moelle était représentée par un canal multiloculaire rempli d'une sérosité limpide et communiquant en haut avec le 4e ventricule par l'intermédiaire du *calamus scriptorius*. Il s'agissait d'un homme de 34 ans qui avait commencé par se plaindre d'une douleu dans la nuque et jusqu'au bas du dos ; puis étaient survenues des crampes et de la faiblesse dans les extrémités inférieures, de la paresse de la vessie et du rectum. La maladie dura à peu près un an, et l'on diagnostiqua un

(1) Portal. *Cours d'anatomie médicale* ou *Éléments de l'anatomie de l'homme*. Paris, 1803, t. IV, p. 117-118.
(2) Calmeil. *Dictionnaire de Médecine* en 30 vol. 2e édition. Paris, 1839, t. XX, art. Moelle.
(3) Nonat. *Recherches sur le développement accidentel d'un canal rempli de sérosité dans le centre de la moelle épinière* (Arch. gén. de médecine, Paris 1838, I, p. 287-301).

ramollissement de la moelle. A l'autopsie on vit la portion cervicale gonflée et légèrement molle. Au niveau de la 5e vertèbre cervicale, la moelle était creusée à son centre d'une cavité occupée par une masse sanguinolente, noirâtre : il s'était probablement fait une hémorrhagie dans le canal central, ou bien encore la cavité avait été creusée par l'hémorrhagie elle-même, comme cela se voit dans la congestion cérébrale.—Köhler et Jolyet [1] ont rapporté des faits analogues. Ce dernier auteur a trouvé le canal central béant dans toute la longueur de la moelle ; en bas il n'y avait qu'un canal unique et central ; plus haut il en existait deux, l'un central, l'autre latéral ; au-dessus du renflement lombaire il y en avait deux latéraux, et enfin dans la partie cervicale supérieure il existait trois canaux ayant tous les trois sensiblement le même calibre.

Outre ces observations, la littérature médicale en possède encore un assez grand nombre d'autres, de sorte que la dilatation du canal central ne doit pas être regardée comme une bien grande rareté. Lenhossek l'a rencontrée d'abord dans des cas tératologiques, puis dans le ramollissement gris et l'hydrocéphalie aiguë. Frommann (l. c. I, p. 79), dit avoir observé à la région cervicale une dilatation du canal central qui était ouvert et formait une fente dont la largeur était de 9 millimètres et demi : le revêtement épithélial était bien conservé et il n'y avait aucune désorganisation dans les parties voisines. Friedreich a vu le canal central dilaté à la région dorsale inférieure dans un cas de dégénération grise des cordons postérieurs, et Virchow [2] rapporte qu'il lui est arrivé trois ou quatre fois de rencontrer une dilatation soit cylindrique, soit en chapelet chez des sujets qui avaient succombé avec tous les symptômes du tabes : il est à supposer que dans ces cas il existait une anomalie congénitale qui avait continué à se développer pendant la vie, et avait amené l'atrophie de la moelle.

Enfin, nous possédons des observations assez nombreuses dans lesquelles des symptômes spinaux, en particulier des atrophies musculaires et des paralysies, se sont montrés pendant la vie et ont amené la mort dans un délai assez court, en tout cas suffisamment court pour qu'on ne puisse pas songer à une lésion congénitale. L'altération la plus frappante dans ces cas consistait en une ectasie du canal central fréquemment combinée avec des lésions du voisinage, telles que ramollissement ou induration ; parfois même on trouvait le canal oblitéré en certains points.

On s'est demandé si dans tous ces cas il s'agissait d'une malformation congénitale et quelle interprétation il fallait donner aux symptômes observés. Jusque dans ces derniers temps, on admettait que l'ectasie était toujours congénitale et sans gravité, et que dans les cas observés on avait eu affaire à une affection spinale purement accidentelle (hémorrhagie, ramollissement, tumeur). En effet, disait-on, les symptômes spinaux n'ont pas été assez anciens pour être rattachés à une hydromyélie congénitale. Virchow pensa que la dilatation congénitale créait une prédisposition pour le développement d'une affection spinale ultérieure. Après les observations de plus en plus nombreuses qui ont été publiées récemment, nous sommes forcé d'admettre qu'il y a toute une catégorie de faits dans lesquels il existe une relation directe entre les symptômes observés pendant la vie et l'altération du canal central, et que ces cas ne sauraient être rapportés à une anomalie congénitale. Aussi sommes-nous contraint de reconnaître qu'il existe une forme spéciale d'affection spinale qui a été désignée par Hallopeau sous le nom de *sclérose périépendymaire* [3] ; il en sera question plus bas. Mais à côté de ces

(1) Jolyet, *Sur un cas d'anomalie du canal central de la moelle épinière* (Gaz. méd. de Paris, 1877).
(2) Virchow, *Die Betheiligung des Rückenmarks an der Spina bifida und der Hydromyélie* (Arch. für pathologische Anatomie, Band XXVII, p. 573. Berlin, 1863).
(3) Hallopeau, *Contribution à l'étude de la Sclérose diffuse périépendymaire* (Gazette médicale de Paris, 1870).—*Nouveau Dictionnaire de médecine et de chirurgie pratiques*, article Moelle, t. XXII, 1876.

hydromyélies, il s'en trouve nombre d'autres qui sont découvertes fortuitement à l'autopsie, et dans lesquelles il ne s'est pas manifesté pendant la vie le moindre symptôme spinal. L'intégrité des fonctions de la moelle, l'absence de toute espèce de lésion dans le voisinage et dans l'épendyme, tout nous porte à croire qu'il s'agit alors d'une malformation congénitale. Nous devons le penser d'autant plus que les recherches de Lenhossek nous ont appris que les vices de conformation du cerveau et de la moelle s'accompagnent volontiers d'hydromyélie. Force nous est d'admettre que celle-ci, lorsqu'elle est congénitale, peut exister sans entraver le fonctionnement de la moelle : peut-elle, en se compliquant accidentellement d'une hémorrhagie ou d'un ramollissement de voisinage, donner lieu à des manifestations morbides comme cela est arrivé dans le cas de Nonat? c'est ce que nous ne saurions dire actuellement. Quoi qu'il en soit, la majeure partie de ces cas d'ectasie du canal central qui se sont accompagnés de paralysie ou d'atrophie, appartiennent très vraisemblablement à une sclérose centrale (périépendymaire). C'est dans cette catégorie qu'il faut ranger le cas de Gull, Clarke, ceux de Schüppel, de Grimm, de Köhler, de Brown-Séquard, d'Ollivier, etc., dont il sera question plus loin.

§ 6. **Hydrorhachis congénitale et spina bifida.** — L'hydrorhachis est l'accumulation d'une quantité anormale de sérosité dans le canal vertébral, de même que l'hydrocéphalie est une accumulation anormale de sérosité dans la cavité crânienne. En général, mais pas toujours, l'hydrorhachis s'accompagne d'une dilatation au moins partielle du canal vertébral et d'une soudure incomplète des vertèbres ou *spina bifida;* cette coïncidence n'étant pas constante, il faudrait bien se garder de confondre les deux choses. La sérosité peut être située en dehors de la moelle dans les larges mailles de la pie-mère qui se dilatent soit en totalité soit par places (sacciforme) : c'est l'*hydrorhachis externe.* Parfois il existe en même temps une accumulation de liquide entre la dure-mère et la colonne vertébrale, comme dans un cas cité par Ollivier. Le liquide peut faire hernie, soit à travers les trous de conjugaison *(méningocèle* de Spring [1], *hydroméningocèle* de Virchow), soit à travers les lames vertébrales non soudées.

D'autres fois la sérosité est située dans l'épaisseur de la moelle, soit dans le canal central, soit dans les espaces veineux de la substance grise : c'est l'*hydrorhachis interne,* l'*hydromyélie.* Cet état est le même que celui dont il a été question au paragraphe précédent: le canal central est dilaté en forme de cylindre ou bien de chapelet. Ces ectasies peuvent être assez prononcées sans qu'il y ait dilatation du canal vertébral. Quelquefois le gonflement de certains points de la moelle est tel qu'il en résulte de gros kystes au-dessus et au-dessous desquels le canal central est oblitéré et qui s'accompagnent d'une fissure des vertèbres *(hydrorhachis kystique interne).* Les hydrorhachis interne et externe peuvent aussi coexister. La manifestation la plus frappante de l'hydrorhachis, celle qui s'impose à l'attention du praticien, c'est l'existence sur le dos du nouveau-né de sacs mous plus ou moins volumineux et faisant hernie à travers la colonne vertébrale fissurée. La conformation vicieuse des vertèbres qui accompagne presque toujours ces tumeurs et qui constitue le *spina bifida* tient à ce que les vertèbres forment, non pas un canal clos, mais une gouttière béante en arrière. Cette anomalie peut affecter des degrés variables, Fleischmann [2] en distingue trois : 1° division totale de la vertèbre, corps compris; 2° absence plus ou moins complète des lames vertébrales; 3° défaut de réunion des pièces, bien développées d'ailleurs, de la vertèbre. La première de ces formes est la plus rare; Tulpius en rapporte un exemple. La colonne vertébrale, à

---

(1) Spring. *Hernie du cerveau.* Bruxelles.
(2) Fleischmann. *De vitiis congenitis circa thoracem et abdomen, commentat. anatomico-pathologica.* Erlangen, 1811.

partir de la dernière dorsale jusqu'au sacrum, était séparée en deux moitiés distinctes, et la fente antérieure était recouverte par le péritoine. Le deuxième degré est moins rare, il consiste en ce que les lames d'une ou de plusieurs vertèbres font défaut en tout ou en partie. Enfin dans le troisième degré, les vertèbres sont complétement formées, mais leurs lames restent séparées au lieu de se souder. L'espace compris entre les pièces non réunies est variable : il peut ne mesurer que quelques millimètres et Ruysch cite un cas où la fente n'était que de la largeur d'un pois. D'autres fois les lames vertébrales sont beaucoup plus distantes l'un de l'autre, elles sont repoussées en dehors au point de se continuer en ligne droite avec la face postérieure du corps de la vertèbre. Nous devons encore signaler une anomalie observée par Béclard et consistant en ce que les apophyses épineuses seules font défaut, les lames étant complétement développées et réunies entre elles.

Le champ occupé par ces malformations est très variable. Elles peuvent ne porter que sur une seule vertèbre, comme elles peuvent atteindre la colonne vertébrale dans toute son étendue. Le plus souvent le *spina bifida* intéresse un certain nombre de vertèbres dans les régions cervicale et dorsale, et de préférence dans la lombaire et forme en ces points des sacs plus ou moins proéminents.

Description du sac. — Au-dessus de la gouttière rachidienne anormale on voit s'élever une tumeur qui contient la moelle, ses enveloppes et de plus de la sérosité, qu'il s'agisse d'une hydrorhachis interne ou bien externe. Cette tumeur est ronde ou bien pyriforme, molle, rénitente et élastique; d'ordinaire elle est située sur la ligne médiane en un point qui correspond aux apophyses épineuses et aux lames vertébrales : ce n'est qu'exceptionnellement qu'elle siège latéralement. Tantôt elle est sessile, à large base d'implantation et lisse; tantôt elle est pédiculée et bosselée; on a aussi observé la forme bilobée. D'habitude elle laisse reconnaître à son centre une dépression ombiliquée qui a déjà été retracée dans les dessins de Froriep, mais dont la signification n'est connue que depuis Virchow. Lorsque la fissure intéresse un plus grand nombre de vertèbres, le sac devient allongé, et lorsque le rachis est fendu du haut en bas, il existe sur toute son étendue une tumeur semi-cylindrique et allongée.

Le volume de ces tumeurs varie depuis celui d'une noix jusqu'à celui d'une tête d'enfant. Le siège le plus habituel est au milieu de la région lombaire ou au sacrum, plus rarement à la région dorsale ou cervicale. Souvent on trouve simultanément plusieurs tumeurs le long du rachis. Lorsque la tumeur est ronde, elle masque la base sur laquelle elle est implantée; lorsqu'elle est allongée, on perçoit de chaque côté les lames vertébrales, sous forme de petites nodosités dures et légèrement saillantes.

La tumeur peut être translucide, mais généralement elle est opaque. Sa consistance est molle, un peu pâteuse, élastique; souvent elle est fluctuante et en partie réductible. Lorsque les tumeurs sont petites, les téguments sont à peine modifiés; mais lorsqu'elles sont plus volumineuses la peau est ordinairement amincie et elle a au sommet de la saillie une teinte cyanosée ou rouge. En général leur surface est lisse, rénitente, quelquefois elle est ridée, présente des enfoncements irréguliers et des dépressions ombiliquées. Assez souvent on réussit à réduire en partie la tumeur en la comprimant. Lorsqu'il en existe deux, on voit l'une se gonfler et se tendre à mesure qu'on comprime l'autre. Lorsqu'il y a une hydrocéphalie concomitante, on peut, en pressant sur la tête, faire gonfler le sac du spina bifida. Et réciproquement lorsque l'on comprime celui-ci, on détermine un état de stupeur, une espèce de somnolence et tous les symptômes d'une compression du cerveau. La position de l'enfant influe également sur l'état du sac : si l'on tient l'enfant debout le sac se tend et devient dur; inversement, si on le couche, la tumeur devient flasque et molle, surtout si on maintient la tête plus basse que le reste du corps.

Mais il ne faudrait pas croire qu'il existe toujours des signes aussi nets de la mobilité du liquide et de sa libre communication avec la cavité crânienne. Mentionnons encore les mouvements spontanés que l'on constate fréquemment dans le sac et qui rappellent à s'y méprendre les mouvements du cerveau mis à nu ou ceux que l'on perçoit aux fontanelles des nouveau-nés. On distingue aisément les battements isochrones avec ceux du cœur : les mouvements dus à la respiration sont moins apparents, mais dans l'expiration forcée, surtout pendant le cri, on voit très nettement le sac se tendre et devenir plus ferme. Cependant on ne constate pas non plus dans tous les cas ces signes qui dénotent une large et libre communication du contenu du sac avec la cavité rachidienne.

Membranes d'enveloppe. — Il peut arriver, mais rarement, que la peau manque au niveau de la tumeur ; alors la paroi de cette dernière est simplement formée par la dure-mère, l'arachnoïde et la pie-mère ; on a même vu la dure-mère faire défaut : dans ce cas la pie-mère est épaissie, recouverte de vaisseaux nombreux, volumineux, fortement injectés, qui lui donnent une couleur rouge uniforme.

Le sac est rempli en majeure partie par une sérosité claire, citrine, qui, par son aspect et sa composition chimique ressemble entièrement au liquide céphalo-rachidien, ainsi que l'ont démontré les analyses répétées de F. Hoppe.[1]

Quant à son *origine*, le spina bifida est congénital et est dû à un arrêt de développement. Ollivier *(loc. cit.)* rapporte des cas où il se serait montré plusieurs années après la naissance à la suite d'une hydrorhachis. Le plus remarquable est celui de Genga relaté par Morgagni [2].

Un enfant de 4 ans devint hydrocéphale à la suite d'une contusion à la tête. Un mois après il se montra une tumeur au coccyx qui fut ouverte : il s'écoula du liquide en assez grande abondance, et à mesure qu'il s'échappait, le volume de la tête diminuait en proportion. En appuyant la main sur la partie postérieure de la tête on voyait le liquide s'échapper par jet de la piqûre faite au sac. Probablement que le liquide accumulé dans le canal vertébral avait, en pressant sur la partie inférieure, déterminé une fissure à travers laquelle le sac avait peu à peu fait hernie.

Abstraction faite de ces cas exceptionnels, le *spina bifida* compliqué d'hydrorhachis survient congénitalement ; en effet, l'on comprendra aisément que la production de ces tumeurs après la naissance doit être extrêmement rare, si l'on se rappelle que leur première condition est une fissure vertébrale, laquelle ne peut se réaliser que dans les premières périodes de l'ossification. Néanmoins il est possible qu'une tumeur siégeant dans l'épaisseur de la moelle ou à sa surface provoque l'atrophie ou la résorption de plusieurs lames vertébrales, ainsi que cela peut s'observer pour les anévrysmes, les poches hydatiques, et très exceptionnellement pour les cas d'épanchements dans les méninges rachidiennes.

En ce qui concerne la *fréquence* du spina bifida, nous ne possédons que les données statistiques de Chaussier qui, à la Maternité, sur 23,293 enfants a rencontré 132 fois des vices de conformation dont 22 fois de l'hydrorhachis ; celle-ci constituait donc la sixième partie des malformations, et elle était la plus fréquente après le pieds bot.

État de la moelle. — Parfois il coexiste avec l'hydrorhachis d'autres vices de conformation de la moelle, tels que ceux qui ont été décrits ci-dessus, à savoir, la séparation de la moelle en deux cordons, une hydropisie centrale, et fréquemment surtout une longueur insolite de l'organe. Dans la majorité des cas celui-ci s'étend jusqu'à l'extrémité du canal sacré ; on sait que normalement il est bien plus court et se termine à la première ou deuxième vertèbre lombaire. C'est surtout

---

(1) Hoppe., *Ueber die chemische Zusammensetzung der Cerebrospinalflüssigkeit (Virchow's Arch.* 1859, p. 391).

(2) Morgagni, *De sedibus et causis morborum*, etc. *epist.* 12, sect. 3.

lorsque la tumeur a son siège à la région sacrée qu'on a occasion de voir ces augmentations de longueur : on peut expliquer facilement cette coïncidence par ce
fait que non-seulement les troncs nerveux, mais encore l'extrémité inférieure de
la moelle contractent habituellement des adhérences avec les parois du sac, ce qui
s'oppose au retrait de l'organe.

Il arrive encore assez souvent, qu'en même temps que l'hydrorhachis externe
qui est la cause du spina bifida, il existe une hydrorhachis interne qui détermine
un renflement circonscrit de la moelle, laquelle en ce point a la forme d'un kyste.
Le tissu médullaire est alors étalé sous forme de membrane ; il est aminci, enveloppé de la pie-mère, dilatée qui assez fréquemment se rompt par places. La
moelle est alors ramollie, atrophiée : Cruveilhier a trouvé dans une de ces cavités
un caillot sanguin [1].

Le spina bifida congénital peut coexister avec d'autres vices de conformation,
notamment des organes génitaux : on a entre autres rencontré souvent en même
temps une extrophie de la vessie (Revolat, Voisin)[2]. Aussi a-t-on voulu voir une
relation intime entre ces deux espèces de malformations; mais leur coexistence
n'est pas assez constante pour qu'il soit permis de voir là autre chose qu'une simple
coïncidence. On a encore observé concurremment d'autres malformations, telles
qu'imperforation de l'anus, absence d'un rein ou d'un testicule, pieds vicieusement conformés ; nous avons déjà dit qu'il existait souvent en même temps une
hydrocéphalie. Abstraction faite de ces anomalies concomitantes, le développement
des enfants atteints de spina bifida se fait souvent très normalement : ils sont
vigoureux, bien nourris et ne présentent aucun trouble fonctionnel; d'autres fois
au contraire, ils sont petits, malingres, amaigris, leurs membres inférieurs sont
mal conformés, déviés ou même complètement paralysés.

Marche et terminaison. — Bien que les enfants porteurs de spina bifida naissent viables, leur vie n'en est pas moins très menacée, et il est rare qu'elle se prolonge longtemps. Born cite un enfant qui vécut dix ans ; dans un autre cas
la mort ne survint que dans la vingtième année, et dans un cas de Camper la vie
fut conservée durant vingt-huit ans. Un autre exemple plus curieux encore concerne une femme de vingt-neuf ans, venue au monde avec une petite tumeur qui
était située au bas de la colonne vertébrale et qui augmenta lentement jusqu'à égaler
le volume d'une tête d'homme : cette femme jouissait d'ailleurs d'une santé parfaite. Enfin Schwagermann parle d'un malade atteint de spina bifida et qui vécut
jusqu'à la cinquantaine. — Quoi qu'il en soit, la mort survient en général de bonne
heure et d'autant plus tôt que la tumeur est plus volumineuse. Très fréquemment
les enfants ne se développent pas, s'affaiblissent, deviennent misérables et tombent
dans un marasme auquel ils succombent. La cause la plus habituelle de la mort,
c'est la rupture du sac, laquelle peut s'effectuer avant ou pendant l'accouchement, mais qui d'ordinaire n'arrive que plus ou moins longtemps après la naissance. La tumeur grossissant graduellement, les téguments sont tiraillés et s'amincissent, et c'est là une première condition qui favorise la rupture du sac; de plus ils
peuvent encore s'ulcérer par suite des irritations extérieures qui sont inévitables ;
bref, ils finissent par devenir extrêmement ténus et par éclater. Le plus souvent
alors la mort survient au milieu de convulsions généralisées ; mais cette terminaison fatale n'est nullement constante, et pas plus que chez les animaux la mort
n'est la conséquence obligée de l'ouverture du canal vertébral et de l'écoulement
du liquide rachidien. La mort rapide, lorsqu'elle arrive, est le fait de l'écoulement
brusque du liquide céphalique ; elle peut être évitée si l'on a soin de maintenir la

---

[1] Cruveilhier, *Anatomie pathologique du corps humain*. in-folio.
[2] Voyez une observation de Léopold dans A. Herrgott : *De l'exstrophie vésicale dans le sexe féminin*. Thèse inaugurale, Paris, 1874.

tête très basse ; elle est moins fréquente également lorsque la sérosité ne s'échappe que lentement et en partie seulement. Aussi a-t-on vu plusieurs fois le malade survivre à la rupture du sac. Il est des cas où dès la naissance il existe sur le sac une ouverture fistuleuse à travers laquelle le liquide s'écoule d'une façon continue ou bien intermittente.

Bérard a publié l'histoire curieuse d'un enfant qui naquit avec un spina bifida à la région lombaire et dont le sac présentait la cicatrice d'une ancienne rupture. D'autres observations dues à Cruveilhier et à Ollivier tendent également à faire admettre que les parois de la tumeur peuvent déjà se rompre pendant la vie intra-utérino et se cicatriser ensuite. Chez la femme de vingt-neuf ans dont nous avons fait mention plus haut, il semble aussi que le liquide s'écoulait de temps à autre à travers un orifice extrêmement fin.

Lorsqu'il n'y a pas mort instantanée après la rupture du sac, il survient, et cela d'autant plus rapidement que l'ouverture aura été plus grande, de l'inflammation et de la suppuration de l'arachnoïde dans l'intérieur du sac. Le liquide qui s'écoule devient louche, purulent et fétide ; de la fièvre, de la prostration, indiquent le développement d'une arachnoïdite purulente, et la mort arrive au milieu de convulsions généralisées. A l'autopsie, on trouve un exsudat inflammatoire dans les méninges. Cruveilhier cite un cas dans lequel la moelle était entourée dans toute sa longueur d'une membrane infiltrée de pus [1].

Étiologie. — On admettait jadis que l'hydrorhachis était causée par un arrêt de développement remontant à une époque où le système nerveux central n'est représenté que par une masse liquide : cette opinion a été depuis longtemps abandonnée par cette raison bien simple que l'hydrorhachis siège, non pas dans l'épaisseur de la moelle, mais dans l'intérieur des membranes. D'autres auteurs ont voulu rattacher cette hydropisie à des troubles dans la circulation utéro-fœtale, et l'on s'est même servi, pour l'expliquer, des enroulements si fréquents du cordon ombilical. On a aussi accusé les affections et les contusions utérines survenues pendant la grossesse. D'après Ruysch, il existerait toujours une lésion antérieure de la moelle épinière. La théorie de Cruveilhier a été pendant longtemps admise sans contestation : d'après cet auteur le spina bifida serait dû à une adhérence de la moelle et de ses membranes avec les téguments externes, adhérence contractée avant la formation des arcs vertébraux cartilagineux, et empêchant leur développement ou au moins leur réunion ultérieure. Mais cette explication ne s'applique pas à tous les faits, vu qu'on ne retrouve pas toujours ces adhérences : il est vrai qu'elles peuvent avoir disparu à un moment donné, mais cela est inadmissible pour les cas où la peau est exempte de toute espèce d'altération.

Virchow (*Pathologie des tumeurs*, tome Ier, p. 173 et suiv.) pense qu'il se forme de bonne heure par places des hygromas (hydroméningocèles), lesquels se développent de préférence dans la partie inférieure du canal vertébral que la moelle abandonne à une période peu avancée. Parfois le liquide ne s'accumule que dans ce tissu lâche de l'arachnoïde au milieu duquel sont plongés les nerfs de la queue de cheval ; mais en général on voit la moelle elle-même se continuer en un long filament qui pénètre dans le sac, au fond duquel il se fixe. C'est alors que le sac présente cette dépression ombiliquée dont il a déjà été question et qui est due à l'insertion de la moelle. A première vue, les nerfs de la queue de cheval semblent fixés au hasard et sans ordre dans le sac, mais à un examen plus approfondi on reconnaît qu'ils quittent la moelle tous en même temps, qu'ils adhèrent encore ensemble dans une certaine étendue à la paroi du sac pour former ensuite des anses qui se dirigent en haut et en avant et qu'ils vont, à la façon ordinaire, former le ganglion

[1] J. Cruveilhier. *Anatomie pathologique du corps humain*, in-folio.

spinal et perforer la dure-mère [1]. Par conséquent dans la majorité des cas le liquide du spina bifida est contenu dans l'espace sous-arachnoïdien et baigne les racines nerveuses ainsi que la moelle ; parfois la dure-mère forme encore de son côté des sacs isolés et clos. Quant au canal central, il n'est pas intéressé d'ordinaire, mais parfois aussi il est le siège de dilatations kystiques assez volumineuses (hydrorhachis interna cystica) qui peuvent à leur tour être causes de spina bifida.

Traitement. — 1. *Ponctions répétées.* — L'observation ayant appris que la rupture du sac n'était pas toujours suivie de mort et pouvait même, comme dans le cas de Terris, aboutir à la guérison, on dut songer à obtenir un effet analogue par la thérapeutique. Lorsque le sac a été vidé par une ponction capillaire, il s'affaisse, mais se remplit de nouveau en peu de temps ; aussi sera-t-il nécessaire de pratiquer plusieurs ponctions qui, combinées avec une compression méthodique, pourront réduire graduellement le volume de la tumeur.

C'est Abernethy qui a fait les premiers essais au moyen d'un trocart fin, mais ses tentatives n'ont pas été heureuses. Richter de même a perdu tous ses opérés. Cependant A. Cooper a obtenu une guérison après neuf ponctions, bien que dans la suite il ait compté moins de succès que de revers. Rosetti et Robert ont enregistré des résultats heureux, et même le premier de ces deux opérateurs est parvenu à guérir un enfant qui était né paralytique. Pearson, Hickmann et Probart ont également opéré avec succès. Au contraire Berndt a échoué sur trois malades : l'un des enfants succomba douze jours après la première opération, et les deux autres au bout de trois semaines.

On voit que les résultats de cette méthode opératoire sont très aléatoires et qu'elle fait courir des dangers sérieux à l'enfant. Néanmoins elle compte des succès relativement nombreux, et l'on n'a pas cessé d'y avoir recours, parce que de toutes les méthodes employées elle est encore une des moins périlleuses et que d'ailleurs le malade livré à lui-même succombe presque toujours. On peut donner issue au liquide au moyen d'un fin trocart ou de préférence par une ponction capillaire comme cela se pratique actuellement pour beaucoup d'opérations du même genre. Après la ponction on exerce une compression bien égale au moyen d'une bande. Lorsque le sac s'est de nouveau rempli peu à peu, on recommence l'opération : moins le liquide se reproduit vite, plus le pronostic est favorable.

Il n'existe aucune contre-indication bien positive à cette méthode, qui a procuré des guérisons, même sur des sujets paraplégiés. Cependant on admet qu'il faut, pour qu'elle réussisse, que les téguments externes soient intacts. Lorsque la dure-mère est mise à nu, elle ne se referme pas après la ponction.

2. *Le séton*, dont l'emploi a été conseillé d'abord par Desault et Mathey, n'est pas à recommander, l'expérience qu'en a faite Portal prouvant surabondamment qu'il détermine une inflammation toujours mortelle.

3. *La ligature*, qui a été prônée par Bell, Dunning et Tulpius, peut être employée lorsque la tumeur est pédiculée, mais elle donne des résultats à peine meilleurs que le séton. La partie comprise au-dessous de la ligature se gangrène rapidement et doit être enlevée à temps.

4. La *compression méthodique* a été conseillée par Abernethy et par Cooper, mais tentée sans grand succès. Heister a relaté un cas heureux. En général, la compression n'agit que comme palliatif : elle fait disparaître la tumeur lorsque celle-ci est petite ; mais après qu'on a enlevé le bandage, le sac proémine de nouveau, absolument comme cela a lieu pour les hernies.

5. Il n'est pas besoin d'énumérer parmi les moyens curatifs les *dérivatifs* tels

---

[1] Voy. les fig. 24 et 25 de Virchow. *Pathologie des tumeurs*, traduit de l'allemand, par Paul Aronssohn, I. p. 177 et 178.

que cautères, vésicatoires, frictions de toute sorte, qui ont été employés autrefois contre le spina bifida : nous en dirons autant des médicaments administrés à l'intérieur dans le but de provoquer la résorption du liquide.

6. *La ponction suivie d'injection iodée* a été exécutée pour la première fois par Velpeau [1] et Chassaignac [2]. Cette méthode est celle qui a donné les meilleurs résultats, et elle est actuellement la plus usitée. En 1862, Légerie a publié une observation très remarquable concernant une petite fille de neuf mois et demi. Le sac était situé à la région lombaire et avait la grosseur d'une orange ; il s'était déjà ouvert spontanément à deux reprises, mais s'était chaque fois refermé presque aussitôt. Les membres inférieurs étaient paralysés, les supérieurs parésiés. L'injection iodée (teinture d'iode et eau à parties égales) fut suivie d'amélioration dès le 15e jour : 6 mois après, l'enfant pouvait marcher, et au bout de 27 mois, la tumeur était ratatinée et n'avait plus que le volume d'une grosse noix ; l'enfant était bien développée, seulement il y avait encore de l'incontinence d'urine. Des praticiens français et américains ont également fait connaître des succès. Sur 7 cas, Brainard et Crawford (*Lancet*, 1866, I, 9) en ont guéri 5 par l'injection d'une solution aqueuse d'iode et d'iodure de potassium (solution de Lugol). Un enfant de trois mois, porteur d'un sac du volume d'une grosse noix, fut pris aussitôt après l'injection de convulsions qui se calmèrent après 24 heures, et la guérison survint sans aucun autre accident nouveau. Caradec [3], se basant sur des expériences personnelles, recommande également l'injection iodée. Cet auteur est très circonspect : pour commencer, il fait d'abord des injections très peu concentrées et en très petite quantité, et augmente progressivement le titre et la dose de l'injection [4].

Nous devons rappeler aussi l'injection d'autres liquides irritants. Monod a conseillé les injections d'alcool, non-seulement dans le spina bifida, mais encore dans l'hygroma, l'hydrocèle, etc. On commence par retirer au moyen de la seringue de Pravaz quelques gouttes du liquide de la tumeur que l'on remplace par autant de gouttes d'alcool. Le Dr Révillout (*Gaz. des hôp.*, 1872, n° 101) prône cette méthode, à laquelle il doit le succès suivant : un enfant de 13 jours était porteur d'un spina bifida volumineux : on lui fit durant plusieurs semaines successives des injections d'alcool d'après la méthode qui vient d'être indiquée ; l'enfant restait chaque fois comme ivre durant 24 heures ; la tumeur diminua peu à peu de volume sans que le liquide qu'elle contenait eût le moins du monde changé d'aspect.

7. Les *applications de collodion* ont été recommandées et employées avec succès par Behrend [5]. L'auteur se servait d'abord d'un mélange de collodion et d'huile de ricin à parties égales, puis de 4 de collodion pour 1 d'huile de ricin, et enfin de collodion pur. Par-dessus, il appliquait un bandage compressif composé d'une lame de caoutchouc, maintenue par une bande roulée. Il parvint de cette façon à faire disparaître totalement en trois mois une tumeur du volume d'une petite orange et qui était située à la limite des régions lombaire et sacrée.

Cette méthode a besoin d'être contrôlée par de nouvelles expériences, mais une fois qu'il sera bien avéré qu'on peut en attendre d'heureux résultats, son innocuité la fera préférer de beaucoup aux ponctions simples ou suivies d'injections iodées.

On a encore employé avec succès d'autres méthodes opératoires telles que l'écrasement, l'in-

(1) Velpeau, *Des injections médicamenteuses dans les cavités closes*. Paris, 1846.
(2) Chassaignac, *Gazette des Hôpitaux*, 1851, 26 mars.
(3) Caradec, *Considérations sur le traitement du spina bifida* (*Union médicale*, 1867-20. 30).
(4) Journée, *Étude sur le Spina bifida*. Thèse de Strasbourg, 1867. Cet auteur dit que de toutes les méthodes employées, l'injection de teinture d'iode seule mérite confiance, comme l'ont appris les expériences de Velpeau, Chassaignac et autres. Il ajoute que c'est Brainard qui a le mieux décrit le manuel opératoire. On ponctionne au moyen de la seringue de Pravaz, on laisse écouler une quantité de liquide pour le moins équivalente à la quantité de teinture d'iode qu'on veut injecter. On se sert d'abord de solutions iodées faibles, et plus tard on les prend plus concentrées. Il faut laisser l'enfant se développer et devenir vigoureux avant de l'opérer : on se contentera en attendant, de protéger le sac. L'auteur a pu rassembler 18 cas dont 14 guérisons.
(5) Behrend, *Journal für Kinderkrankheiten*, 1868.

cision (Hoffmann et Genga), l'excision (Brenner et Tawbridge) : cette dernière échoua entre les mains de Roux et fut reprise par Dybourg qui, sur trois cas, obtint deux guérisons. Henderson a publié un cas intéressant de spina bifida guéri par l'excision : il s'agit d'un enfant de 18 mois porteur d'une tumeur ayant la grosseur d'une orange; Henderson excisa un lambeau elliptique, sutura les lèvres de la plaie qui guérit par première intension; l'enfant prospéra, seulement il avait de chaque côté un léger degré de pied bot varus et talus.

Les succès obtenus jusqu'à ce jour se rapportent en grande partie à des cas dans lesquels il n'existait aucune communication avec la moelle ou bien une communication très étroite, et ils se répartissent, d'après Malgaigne, comme il suit : 6 reviennent à la ponction, 2 à l'incision, 3 à l'excision, 3 à la ligature, 2 à la compression, en tout 16 succès à côté d'un nombre considérable d'échecs. Lorsqu'il n'existe aucune communication avec la moelle, ce dont on peut s'assurer au moyen de la ponction, l'excision est le procédé le plus simple.

En terminant ce chapitre, nous rappellerons que Virchow décrit une espèce de *tumeur sacrée* ou *coccygienne,* qui tient à un développement hyperplasique de la moelle[1]. Le pédicule de ces tumeurs se continue sans interruption dans l'intérieur du canal vertébral avec la *filum terminale.* Leur aspect fait penser à un développement exubérant de la substance grise. On y trouve des cellules triangulaires munies de prolongements, qui ressemblent aux cellules nerveuses de la couche corticale du cerveau. Virchow *(loc. cit*, p. 284) relate un cas type et en donne une description détaillée.

SECTION II
MALADIES DES ENVELOPPES DE LA MOELLE

CHAPITRE PREMIER
MALADIES DES VERTÈBRES

CONSIDÉRATIONS PRÉLIMINAIRES SUR LE DIAGNOSTIC EN GÉNÉRAL. — I. Spondylarthrocace. Mal de Pott. Carie vertébrale. — II. Affections syphilitiques des vertèbres. — III. Arthrite déformante des vertèbres. Goutte vertébrale. — IV. Rétrécissements divers du canal vertébral. — V. Usure des vertèbres par compression: 1. par des anévrysmes de l'aorte thoracique ou abdominale; 2. hydatides des vertèbres. — VI. Cancer de la colonne vertébrale. Paraplégie douloureuse. — VII. Luxations des vertèbres. — VIII. Fractures de la colonne vertébrale. Plaies par armes à feu.

CONSIDÉRATIONS PRÉLIMINAIRES SUR LE DIAGNOSTIC EN GÉNÉRAL

Il n'entre pas dans notre plan d'étudier en détail toutes les affections des vertèbres : nous n'avons à nous occuper ici que de celles d'entre elles qui peuvent donner naissance à des symptômes capables de simuler des affections de la moelle ou de celles qui intéressent cette dernière et les nerfs qui en émanent. Les maladies les plus importantes des vertèbres, celles aussi qui retentissent le plus fréquemment sur la moelle sont la carie, le cancer et les lésions traumatiques; il faut y ajouter encore les cas plus rares d'arthrite déformante, de carie syphilitique, d'atrophie par compression, surtout à la suite d'anévrysmes, et enfin les quelques échantillons connus d'hydatides des vertèbres.

La séméiotique des affections vertébrales comprend en premier lieu les symptômes inhérents à la lésion osseuse elle-même. Un de ses signes les plus impor-

----

[1] Virchow. *Pathologie des tumeurs*, traduit de l'allemand par Paul Aronssohn, tome II, p. 147 et III p. 283.

tants est *la rachialgie* dont il a déjà été question plus haut (Pathologie générale,
p. 101). Il est vrai de dire que ce symptôme est loin d'être constant et qu'il peut
faire défaut, surtout au début des affections des vertèbres ; d'un autre côté, il peut
exister indépendamment de toute lésion vertébrale, comme cela arrive fréquemment chez les personnes nerveuses ; c'est ainsi que la sensibilité maladive de
quelques vertèbres isolées constitue un des principaux symptômes de ce qu'on
est convenu d'appeler l'*irritation spinale.* Parfois cette rachialgie purement
nerveuse est extrêmement vive et aiguë. Une pression modérée suffit pour la provoquer et un attouchement léger la fait apparaître plus nettement qu'une pression
plus forte. Elle peut aussi se manifester spontanément dans une ou plusieurs vertèbres déterminées et même s'accompagner de douleurs névralgiques irradiées et
d'une certaine raideur de la colonne vertébrale, et cependant l'on n'a affaire
dans ces cas qu'à une hyperesthésie d'origine hystérique ou autre qui tantôt
disparaît en quelques jours, tantôt est très rebelle et offre des exacerbations
et de rémissions notables. La connaissance des faits de ce genre a jeté un
grand discrédit sur la douleur dorsale en tant que signe diagnostique ; aussi les
méthodes nombreuses que l'on s'est ingénié à inventer autrefois dans le but de
faire apparaître une douleur rachidienne latente, ont-elles beaucoup perdu de leur
importance. Lorsque la rachialgie n'est, ni assez vive, ni assez constante, pour
qu'il ne puisse subsister le moindre doute relativement à son existence, il faudra
bien se garder d'accorder à ce signe une valeur diagnostique sérieuse. On a proposé, pour exagérer et rendre évidente une douleur rachidienne latente, de frapper
un coup sur les épaules du malade ou de la faire sauter du haut d'une chaise ;
c'est ainsi que pour s'assurer si l'articulation coxo-fémorale est douloureuse, on
presse sur le grand trochanter. On a aussi eu recours à une forte pression exercée sur les apophyses épineuses : mais tous ces procédés ne sont que d'un faible
secours, et même si l'on a affaire à des individus nerveux, on court le risque de
les entendre accuser des souffrances bien plus grandes que celles qu'ils ressentent
réellement. Il est facile, en effet, en pressant fortement sur une vertèbre, d'y provoquer la douleur à volonté ; mais en interrogeant avec soin les vertèbres voisines
ou éloignées, on se convaincra qu'on peut arriver à produire le même effet. Un
procédé qui a joui d'une plus grande vogue que les précédents, c'est celui de
Copeland, qui consiste à promener sur la colonne vertébrale une éponge imbibée
d'eau chaude : la sensation de chaleur est normale au niveau des parties saines et
devient douloureuse à la hauteur des parties malades ; on parvient souvent de
cette façon à découvrir, en un point donné du rachis, une hyperesthésie latente,
qui peut tenir, il est vrai, à une affection vertébrale en voie de développement,
mais tout aussi bien à de l'hystérie ou à l'irritation spinale.

Malgré toutes ces objections et ces réserves, la douleur spontanée ou à la pression n'en reste pas moins un des symptômes les plus importants de la pathologie
des vertèbres. La méthode qui, selon nous, donne les meilleurs résultats consiste
à interroger à plusieurs reprises les vertèbres, soit par la pression, soit par la
percussion à l'aide d'un marteau et d'un plessimètre : on peut de cette façon contrôler l'exactitude des réponses du malade et apprécier le degré de l'hyperesthésie. Plus celle-ci est vive, constante et nettement accusée, plus aussi on devra
accorder de valeur à ce signe ; mais n'oublions pas qu'il sera rarement suffisant
pour qu'on puisse, lorsqu'il existe seul, conclure à l'existence d'une affection
vertébrale.

A côté de ce symptôme s'en place un autre, *la gêne des mouvements de la
colonne vertébrale*, et plus particulièrement de cette partie de la colonne où est
située la vertèbre malade. Ce signe est surtout bien évident aux parties du rachis
qui jouissent d'une grande mobilité, c'est-à-dire aux régions cervicale et lom-

baire : il l'est moins à la partie dorsale. Cette gêne s'accuse par de la roideur dans l'attitude que prend le malade en marchant ou en se tenant debout ou assis ; elle devient bien plus apparente pendant les mouvements qui mettent fortement en jeu la colonne vertébrale : c'est ainsi qu'elle s'accentue davantage pendant la course, et qu'elle devient surtout manifeste quand le malade se baisse pour ramasser un objet : il n'y parvient qu'à grand'peine, il s'aide des bras tant qu'il peut et tient le dos raide, de façon que sa tête et son cou soient droits ou légèrement inclinés, mais jamais déclives.

La cause de cette raideur doit être rapportée principalement à un endolorissement des articulations vertébrales : c'est ce qui fait que ce phénomène est particulièrement frappant dans la spondylarthrocace ; mais elle peut aussi tenir à de la douleur dans la vertèbre elle-même ou bien à une immobilité des articulations par le fait d'un gonflement ou d'une ankylose : aussi ce symptôme existe-t-il dans le carcinome, l'arthrite déformante, mais surtout dans les luxations.

Enfin le troisième symptôme inhérent à l'os lui-même, c'est *la déformation*. Celle-ci peut, dans la spondylarthrocace, être le fait du gonflement de l'os et de la production d'hyperostoses volumineuses dans le voisinage des parties cariées ; mais elle tient, dans l'immense majorité des cas, à un déplacement consécutif à une fracture ou à une luxation. Ce déplacement détermine notamment au haut de la région dorsale la saillie d'une ou de plusieurs apophyses épineuses, et il en résulte cette forme de cyphose si caractéristique, la cyphose angulaire. Dans les autres portions du rachis, celles à convexité antérieure, il ne se produit qu'un affaissement de la voûte, et il arrive rarement qu'on constate une saillie regardant en arrière. Au cou, le gonflement des vertèbres atteintes se sent très bien en général, surtout lorsqu'il est encore augmenté par l'infiltration des parties molles. D'autres déformations de forme variable sont occasionnées par les fractures et les luxations des vertèbres ; enfin il y en a aussi qui sont causées par le carcinome, lequel amène dans les apophyses épineuses ou transverses et même dans les muscles avoisinants la formation de noyaux cancéreux qui font saillie en arrière sous la forme de tumeurs dures, aplaties, parfois très volumineuses.

À côté de ces symptômes locaux dépendant de l'altération des vertèbres, il en existe d'un ordre différent qui dérivent de la moelle et des nerfs. Ils sont rarement dus à ce que le processus morbide se propage aux méninges ou à la moelle elle-même mais leur cause la plus habituelle, est un rétrécissement du canal vertébral ou des trous de conjugaison. Ce sont les nerfs dont le trajet est contigu à la vertèbre malade qui sont atteints en premier lieu : ils deviennent le point de départ de douleurs névralgiques, lancinantes dont l'intensité est variable et dont le domaine varie également suivant le siège de la lésion. La diversité de la nature, de la distribution et de l'acuité de ces douleurs fournit des renseignements précieux pour le diagnostic. Lorsque la lésion osseuse siège sur le trajet des nerfs périphériques, il peut en résulter dans tel ou tel membre une parésie ou une paralysie possédant tous les caractères des paralysies d'origine périphérique. Mais, d'une façon générale, ces paralysies sont l'exception, et la participation des nerfs se manifeste plutôt par des accidents névritiques ou névralgiques.

La participation directe de la moelle n'est pas un fait précisément très commun ; lorsqu'elle se produit, ce n'est pas toujours d'après le même mode. Parfois le processus se propage des vertèbres aux méninges, principalement à la dure-mère, et il en résulte une sorte de pachyméningite. Ce n'est qu'exceptionnellement que la dégénérescence tuberculeuse ou carcinomateuse des vertèbres gagne la moelle elle-même, car la dure-mère est un rempart solide qui s'oppose à la marche envahissante de ces néoplasies. Ce qu'on observe le plus habituellement, c'est une altération circonscrite de la moelle au niveau de la lésion osseuse : tantôt l'inflammation, au lieu de rester bornée aux vertèbres, se propage à la moelle et y détermine un ramollissement qui peut dans certains cas gagner jusqu'au centre; tantôt une tumeur ou un abcès fait saillie dans l'intérieur du canal rachidien et comprime la moelle : une hémorrhagie peut produire le même effet. Mais le fait de beaucoup le plus commun, c'est une compression de la moelle par le déplacement des os, que cette compression survienne brusquement par le fait d'une fracture ou d'une luxation, ou qu'elle s'effectue lentement comme dans la carie, par suite de l'affaissement graduel des os altérés. Il est vrai que, dans ces dernières circonstances, la compression peut aussi se produire presque instantanément ou du moins très rapidement. Quoi qu'il en soit, elle est toujours due à une inflexion et à un rétrécissement du canal vertébral. Mais ce qu'il y a de remarquable et ce qu'il ne faut jamais perdre de vue, c'est la facilité avec laquelle la moelle supporte ces changements de calibre du canal rachidien. Des déplacements considérables peuvent subsister sans qu'on observe le moindre trouble dans les fonctions spinales. Ce qui est bien étonnant, c'est que les degrés extrêmes de la scoliose, ceux dans lesquels la moelle est forcément violentée, subsistent le plus souvent sans la moindre gêne fonctionnelle : une paralysie engendrée par une scoliose est un fait presque inouï. De même, il arrive fréquemment que les déviations dues à la spondylarthrocace ou aux fractures ou bien aux luxations ne s'accompagnent d'aucun symptôme spinal. On voit en particulier bien souvent des cyphoses angulaires persister sans paralysie : ce n'est que lorsque le point comprimé de la moelle devient le siège d'un ramollissement inflammatoire, comme cela est surtout le cas à la suite des déplacements brusques, que se développent des symptômes paralytiques manifestes.

Les maladies les plus diverses des vertèbres pouvant donner lieu à des symptômes communs, on voit que le diagnostic différentiel présentera parfois de grandes difficultés et qu'on sera exposé à des méprises. Il est facilité la plupart du temps par la connaissance des causes, de l'âge, de la marche de la maladie et par la physionomie générale de l'affection. Néanmoins, on ne sera pas toujours à l'abri des confusions et des erreurs.

I. — SPONDYLARTHROCACE. — MAL DE POTT. — CARIE VERTÉBRALE

Cette maladie, dont la connaissance exacte et la description sont dues à Pott [1], consiste en une inflammation chronique conduisant au ramollissement et à la fonte des vertèbres, laquelle s'accompagne souvent d'une altération de la moelle et de symptômes paraplégiques, ainsi que Pott lui-même l'a déjà fait remarquer.

Anatomie pathologique. — On est loin d'être d'accord sur la nature du processus morbide du mal de Pott. Un certain nombre d'auteurs, chirurgiens pour la plupart, admettent plusieurs formes; ce qu'il y a de certain, c'est que le point de départ n'est pas toujours le même. Dans beaucoup de cas, surtout chez les adultes, l'affection débute par les articulations et se range alors dans la caté-

(1) Pott, *Remarks on that kind of Palsy of the lower limbs, which is frequently found to accompany a curvature of spine*, etc., London, 1776.
Further Remarks on the useless state of the lower Limbs in consequence of a curvature of spine, London, 1782.
Autres ouvrages ayant trait à la question :
Paletta, *Anatomisch-pathologische Beobachtungen über die mit Lähmungen verbundene Krümmung des Rückgrats.* Tübingen, 1794.
Sœmmering, *Bemerkungen über Verrenkungen und Bruch des Rückgrats.* Berlin, 1793.
Copeland, *Observations on the symptoms and treatment of the diseased spine, more particularly relating to the incipient stages ; with some remarks on the consequent palsy.* London, 1815.
R.-W. Bampfield, *Essay on curvatures and diseases of the spine.* London, 1824.
H. Bühler, *Ueber Wirbeltuberculose und über den Krebs der Wirbelsäule.* Zurich, 1846.
Rust, *Abhandlungen aus dem Gebiete der Medicin, Chirurgie,* I., p. 176 et suivantes. Berlin, 1834.

gorie des tumeurs blanches, dans l'arthrocace, dans ce que Billroth a décrit sous le nom d'*arthrite fongueuse*. Ce sont les disques intervertébraux qui sont atteints d'abord, soit isolément, soit de concert avec les articulations interapophysaires. Il se développe dans la synoviale une inflammation chronique, insidieuse, progressive, donnant lieu à un exsudat peu abondant et amenant une très vive sensibilité, notamment pendant les mouvements qui se passent dans l'articulation; les parties molles voisines, ligaments et périoste, participent de bonne heure à l'inflammation, puis vient le tour de l'os : il résulte de tout cela un gonflement que l'on est tenté de rapporter uniquement à l'os. A une période plus avancée il survient des désordres graves dans l'articulation, les cartilages sont détruits, les os sont mis à nu, se carient et se ramollissent sur une grande étendue; en même temps les ligaments se prennent aussi, l'articulation devient lâche, ce qui prédispose aux déplacements et aux subluxations, particulièrement lorsque le corps de la vertèbre a diminué de consistance par le fait de l'ostéomyélite. Les désordres sont parfois portés à un degré extrême; non seulement l'articulation tout entière est détruite, mais encore la plus grande partie d'une ou de plusieurs vertèbres est ramollie et transformée en une bouillie claire, caséeuse, renfermant des débris osseux. C'est le fibro-cartilage intervertébral qui résiste le plus longtemps à cette fonte et on le trouve complètement intact ou à peu près au milieu de la masse osseuse. Cette forme qui débute par les articulations ne s'accompagne en général que d'une suppuration peu abondante.

D'autres fois c'est l'os qui est le point de départ du processus morbide. Chez les sujets prédisposés, de préférence chez les jeunes, il se forme dans le corps de la vertèbre un foyer inflammatoire suivi de ramollissemnt et de nécroses partielles. Le travail pathologique arrive jusqu'à l'articulation et s'y continue. Les tissus voisins, ligaments et périoste participent à l'inflammation, absolument comme dans la tumeur blanche; à ce moment il n'est plus possible de reconnaître quel a été le point de départ, et c'est avec raison que Volkmann a pu désigner cet état sous le nom de *panarthritis*. Les articulations deviennent aussi lâches et même plus que dans la forme précédente : la destruction du tissu osseux est favorisée par la marche et la station debout, et l'affaissement de la vertèbre devient imminent. Ici la suppuration est en général plus abondante, il se forme des collections d'un pus épais et caséeux qui peuvent rester sur place ou bien fuser lentement dans diverses directions que nous apprendrons à connaître plus loin.

Ce ne sont pas seulement les petits foyers purulents que l'on trouve sous le périoste, qui ont la consistance caséeuse; on voit aussi çà et là dans le tissu médullaire de l'os de petits foyers caséeux, jaunâtres, gros comme un grain de millet et ressemblant, à s'y méprendre, à des tubercules. On les rencontre, d'ailleurs, dans toutes les formes de l'arthrite fongueuse, et ils se développent d'habitude dans les franges de la synoviale. Nous devons à Köster une étude approfondie de cet important sujet et nous renvoyons à son travail ainsi qu'à celui de Volkmann, car nous ne devons pas faire ici une exposition détaillée des affections articulaires [1]. Une chose importante à savoir, ce serait la relation qui existe entre l'inflammation des vertèbres et la tuberculose qui l'accompagne si fréquemment : il paraîtrait que l'affection vertébrale est tantôt la cause, tantôt l'effet de la tuberculose.

Ultérieurement, les désordres articulaires, le ramollissement du tissu spongieux de la vertèbre, la fonte des cartilages et de l'os, prédisposent aux déplacements. La vertèbre malade s'affaisse plus ou moins brusquement, et il en résulte une déformation qui varie suivant les diverses régions du rachis. Le plus fréquemment l'apophyse épineuse fait saillie en arrière (*cyphose à angle aigu* ou de *Pott*).

(1) Volkmann, *Handbuch der allgemeinen Chirurgie*. Erlangen.

D'autres fois l'altération porte sur trois ou quatre vertèbres, et il se forme une gibbosité plus arrondie (*cyphose à angle obtus*). Il peut arriver que ce déplacement se fasse en même temps un peu de côté, ce qui est indiqué par la situation occupée par l'apophyse épineuse.

La cyphose à angle aigu est le plus nettement dessinée lorsqu'elle porte sur les vertèbres dorsales : c'est dans ce cas en effet que les apophyses épineuses peuvent le plus facilement faire saillie en arrière. La colonne lombaire a sa convexité tournée en avant, les pièces osseuses qui la composent sont plus solidement unies les unes aux autres, aussi les apophyses ne peuvent-elles pas aussi aisément venir proéminer en arrière, et il ne survient qu'un aplatissement de la voussure des reins. La même remarque s'applique à la région cervicale qui, elle aussi, est convexe en avant.

Outre ces incurvations anormales, il peut se produire d'autres déformations qui sont dues, non plus à la vertèbre elle-même ou à la production d'exostoses et d'ostéophytes, mais à une infiltration et à un épaississement des parties molles périarticulaires et même du périoste. Celui-ci, lorsqu'il est fortement tuméfié, peut faire croire à un gonflement de l'os lui-même. On voit survenir aussi dans ce cas des déformations importantes par suite de subluxation, particulièrement à la région cervicale. Il est rare qu'un abcès donne lieu à une déformation quelconque dans le mal de Pott.

À une période ultérieure, le processus peut devenir stationnaire, ce qui est volontiers le cas lorsqu'il s'est effectué une luxation complète ou incomplète. En effet, les extrémités articulaires malades étant délivrées de la pression sous laquelle elles se ramollissaient et s'ulcéraient, recommencent à se trouver dans de meilleures conditions de nutrition : aussi peut-il survenir alors, non-seulement un arrêt du processus morbide, mais encore une guérison complète. Celle-ci s'effectue par ankylose, les surfaces articulaires altérées se soudant entre elles. L'os altéré redevient ferme, et il subit de plus une sorte d'éburnation, c'est-à-dire que son tissu devient dur et compact. La formation d'exostoses et d'ostéophytes au pourtour de l'articulation, contribue encore à sa solidité et à son immobilité. C'est de cette façon que la partie malade récupère sa solidité et qu'elle est capable de nouveau de supporter la colonne osseuse qui repose sur elle ; en même temps la sensibilité morbide a disparu avec l'inflammation elle-même. On voit donc qu'il y a guérison, mais en général celle-ci se fait au prix d'une déformation persistante.

Les nerfs rachidiens, les méninges et la moelle peuvent être intéressés de diverses façons dans le processus morbide.

Les nerfs rachidiens qui émergent au niveau des vertèbres altérées sont compris de bonne heure dans le travail pathologique qui se propage à l'entour des articulations. C'est surtout le tissu conjonctif situé dans l'intérieur et au pourtour des trous de conjugaison qui se congestionne et s'infiltre ; en même temps le nerf lui-même est atteint. On a trouvé les troncs nerveux tantôt rouges et tuméfiés, tantôt englobés dans une masse de pus caséeux, c'est-à-dire affectés de névrite dans le premier cas, de périnévrite dans le second. Au bout d'un temps plus long, ces nerfs ont été rencontrés grêles, atrophiés, gris rosés par transparence ; on a même vu des cas où la substance nerveuse avait totalement disparu et où les troncs nerveux étaient réduits à des filaments formés uniquement de la gaîne conjonctive (Bouvier). Le microscope nous apprend que ces nerfs en voie d'atrophie sont frappés de dégénérescence granulo-graisseuse et qu'en même temps il existe parfois des corps granuleux dans l'interstice des tubes nerveux. Les racines antérieures et les postérieures sont atteintes à peu près simultanément. Cette altération des racines provient fréquemment de l'inflammation antérieure des troncs nerveux sans qu'il y ait participation de la moelle ; lorsqu'il y a myélite,

il est de règle de voir les racines nerveuses correspondantes en voie de dégénération et ultérieurement d'atrophie.

Les méninges, la dure-mère en particulier, prennent non pas constamment
mais fréquemment part à l'altération des vertèbres. Ce n'est qu'exceptionnellement
que la dure-mère est tout à fait intacte : elle est pour le moins épaissie et trouble et très souvent elle est recouverte d'une couche de pus caséeux[1]. Ces altérations de la dure-mère portent sur sa face externe, celle qui regarde les vertèbres,
et appartiennent par conséquent à la périméningite ou à la péripachyméningite
(voy. au chapitre suivant). L'inflammation et l'infiltration se propagent de l'os à
la dure-mère qui devient terne, s'épaissit et se sépare de la face interne de la
vertèbre ; son feuillet externe se détruit et le tissu conjonctif qui est situé entre
lui et le feuillet interne s'infiltre d'un pus épais et caséeux ; cette infiltration ne
dépasse pas les limites de l'altération osseuse elle-même. Dans certains cas, elle
est très considérable, écarte les deux feuillets de la dure-mère, déprime fortement
l'interne comme ferait une tumeur, et détermine ainsi la compression de la
moelle. Il peut même arriver que le pus provenant des vertèbres se fraye une voie
du côté du canal vertébral et proémine fortement dans son intérieur sous la
forme d'un abcès situé sous la dure-mère, qui est décollée sur une étendue de
0^m,03 à 0^m,06. Ce n'est qu'exceptionnellement que le processus se propage jusqu'à
la face interne de la dure-mère. Vulpian l'a trouvée recouverte une fois d'une
forte membrane d'un gris rosé dans laquelle le microscope fit reconnaître un
lacis vasculaire très fin.

Enfin, la moelle elle-même peut prendre part au processus morbide[2], mais
cela n'arrive en général que lorsque l'affection des méninges a duré un certain
temps. Dans cette participation de la moelle, il y a surtout un facteur pathogénique qui saute aux yeux et qui est considéré comme la cause principale des paralysies : nous voulons parler de la compression. Celle-ci peut se trouver réalisée de
plusieurs façons dans le cours d'une carie vertébrale. C'est particulièrement dans
les cas où il y a une subluxation pathologique ou une fracture des vertèbres ramollies, que les apophyses épineuses font saillie en arrière et que le canal vertébral est
infléchi et rétréci à sa partie antérieure. Dès qu'il existe une cyphose un peu prononcée, on peut dire qu'il y a inflexion et rétrécissement du canal rachidien. Ce
rétrécissement et cette inflexion ne sont pas toujours très considérables et ils ne
sont pas non plus en rapport avec le degré de la cyphose. Très souvent ils subsistent
sans compromettre aucunement les fonctions de la moelle ; on voit même, non-seulement dans le mal de Pott, mais encore dans la scoliose, des incurvations et des
déviations prononcées du rachis, ne s'accompagner d'aucune altération de la moelle,
à tel point qu'il est permis de se demander si d'une façon générale la compression
suffit à elle seule pour déterminer une paraplégie. Autrefois la chose ne faisait
aucun doute : ainsi Boyer attribuait les paraplégies dans la cyphose angulaire à la
flexion qu'éprouve la moelle. D'autres chirurgiens ont, à son exemple, considéré
la paraplégie comme la conséquence d'une compression de la moelle sans altération
de texture. Plus récemment, un examen microscopique plus exact nous a appris
que la moelle subit, au niveau de la lésion osseuse, une altération profonde consistant en une myélite avec ramollissement, et cela, qu'il y ait compression ou non.
Toutefois il y a des exemples qui prouvent que la compression seule peut déterminer une paraplégie bien avant le délai nécessaire pour qu'une myélite ait pu se

[1] Voy. E. Wagner, *Pathol.-anat. und klin. Beiträge zur Kentniss der Gefäss. nervev.* (Arch. der
Heilkunde. 1870, p. 323).
[2] Voyez les ouvrages de Pott et de Paletta et parmi les modernes : A. Shaw, *Inclusion of the spinal
cord in caries of the spine.* Holmes, *System of Surgery.* London, 1870, vol. IV, p. 102. Michaud : *Sur la
méningite et la myélite dans le mal vertébral.* Paris, 1871.

développer. Cela se voit surtout dans les déplacements brusques et c'est ce qui explique comment une paraplégie survenue instantanément peut, si l'on pratique l'extension de la colonne vertébrale, disparaître promptement (en 25 heures, comme dans une observation de Brown-Séquard).

Mais, en thèse générale, la moelle s'enflamme soit par le contact des vertèbres et des méninges malades, soit à la suite de la compression. Cette dernière est parfois insignifiante; on a même vu des cas où la moelle, loin d'être comprimée, était tuméfiée au niveau de la carie, et où, malgré cela, il s'était manifesté une paraplégie. Ordinairement il existe une compression limitée et très modérée avec un léger étranglement de la moelle; les compressions plus intenses avec atrophie constituent des exceptions, mais il peut arriver que le calibre du canal vertébral soit réduit de telle façon que la moelle mesure à peine le cinquième de son diamètre normal. La compression ne s'exerce d'ordinaire pas uniformément; elle porte soit sur la face antérieure, soit sur un côté, d'où il résulte que les différents cordons de la moelle ne sont pas également étranglés. Parfois l'organe est légèrement tuméfié au-dessous de la portion comprimée. Cette dernière est presque toujours fortement ramollie, et il n'est pas rare de la trouver transformée en une bouillie diffluente. D'autres fois le ramollissement est moins avancé et l'on parvient encore à faire une section transversale, mais sur celle-ci il n'est plus possible de distinguer ni substance blanche ni substance grise, et elle offre un aspect irrégulièrement granuleux ou tacheté. Dans tous les cas où il y a un ramollissement intense, le microscope décèle une destruction complète du tissu : les éléments nerveux sont envahis par une dégénérescence graisseuse avancée et ont en grande partie disparu; à leur place on trouve d'innombrables corps granuleux avec quelques corpuscules amyloïdes, des vaisseaux en dégénérescence graisseuse et des débris du tissu nerveux. Le ramollissement diminue vers en haut et vers en bas et fait assez rapidement place à la substance nerveuse d'aspect normal; toutefois le microscope révèle encore, à une certaine distance, des modifications intimes de structure dans les cellules nerveuses et dans la névroglie des cordons blancs, et cela, soit en remontant, soit en descendant; il est même possible de découvrir encore çà et là de petits foyers de myélite. Quoi qu'il en soit, le processus inflammatoire proprement dit reste toujours très circonscrit et ne s'étend guère au delà des limites des vertèbres altérées. Les phénomènes histologiques de ce ramollissement sont exactement ceux de la myélite; aussi les décrirons-nous plus bas à propos de cette dernière affection, nous bornant pour le moment au court aperçu qu'on vient de lire.

La dégénération secondaire ne tarde pas à se montrer au-dessus et au-dessous du point ramolli, ascendante dans les cordons postérieurs, descendante dans le segment postérieur des cordons latéraux. Découverte en premier lieu par Ludwig Türck (de Vienne), cette dégénération a été bien étudiée depuis. Nous en avons nous-même publié un cas type en 1863 [1]; d'autres observations ont été relatées par Bouchard, Charcot, etc. Cette altération spinale sera décrite en détail plus loin. Disons seulement ici que les petits foyers éloignés de myélite disséminée dont il a été question plus haut se trouvent sur le trajet des cordons dégénérés. La dégénération secondaire demande au minimum six mois pour se développer : s'il s'est écoulé un délai moindre entre l'apparition du foyer myélitique primitif et la mort, il est en général impossible de découvrir aucune trace de dégénération; au delà de ce délai, au contraire, les cordons dégénérés, surtout les cordons postérieurs ascendants, offrent déjà à l'œil nu un aspect gris transparent nettement accusé. Mais d'ordinaire l'altération ne se révèle par aucun caractère macroscopique; on la reconnaît à l'aide du microscope, qui décèle la présence des corps granuleux signalés par Türck ; en outre si l'on fait durcir la moelle pendant quelques semaines dans le bichromate de potasse, il se produit une différence de nuance nettement tranchée, les cordons dégénérés prenant une teinte claire qui permet de les distinguer à première vue du tissu sain.

Il est intéressant de savoir actuellement ce que sont devenues les lésions anatomiques dans les cas où la paraplégie a rétrocédé après avoir duré un certain temps. Les faits de ce genre sont indéniables et prouvent que la lésion anatomique de la myélite est susceptible de régression et d'une guérison plus ou moins complète. Nous verrons au chapitre de la myélite que cette affection, quand elle est de moyenne intensité, peut encore aboutir à un complet rétablissement. C'est aussi ce qui se passe ici. Il y a même des exemples curieux de régénération de la moelle; tel est celui que nous fournit Michaud *(loc. cit.).* D'après cet auteur, il subsiste, une fois la paraplégie guérie, un étranglement, une atrophie partielle et une sclérose (?) de la moelle; de même la dégénération secondaire reste manifeste. Dans un cas de ce genre la moelle était réduite au cinquième de son volume normal, la substance blanche était sclérosée ; il ne restait de la substance grise qu'une corne antérieure fortement atrophiée, et pourtant la malade avait pu marcher. Après une période de paralysie accompagnée de contracture, les mouvements s'étaient rétablis, et la malade, guérie de sa paraplégie, succomba cinq ans plus tard à une coxalgie. Le microscope démontra que cette moelle, tout atrophiée qu'elle était, avait une texture à peu près normale : les fibres nerveuses en particulier étaient parfaitement intactes et il n'y avait aucune trace de myélite. Jusqu'à quel point peut-on admettre qu'il y a eu là une régénération réelle de la moelle, c'est ce que l'observation anatomique ne permet pas de préciser.

Nous avons à mentionner une autre conséquence de la carie vertébrale, *l'abcès par congestion.* Nous avons déjà fait remarquer qu'il n'y a pas dans tous les cas production abondante de pus, avec formation d'abcès. En particulier, lorsque l'affection débute par les articulations, la suppuration est souvent presque nulle et l'ulcération de l'os se borne à une sorte d'atrophie par compression. D'autres fois, au contraire, la suppuration est très abondante : ainsi lorsqu'il existe dans l'os lui-même des foyers d'inflammation et de ramollissement, ils finissent par se confondre en un foyer unique rempli d'un pus caséeux. Ces excavations contiennent en outre très fréquemment de petits séquestres qui jouent le rôle de corps étrangers et activent encore la suppuration. Peu à peu le pus arrive dans l'articulation et de là à l'extérieur ; ou bien il peut se montrer sous le périoste et se faire jour de ce côté. Le pus de ces abcès est toujours caséeux et très épais parce que la lenteur avec la quelle ils se forment donne le temps aux parties liquides de se résorber et aux globules de pus de subir la fonte graisseuse. Pendant quelque temps ces collections caséeuses restent confinées dans les vertèbres, puis à un moment donné elles cheminent en obéissant à la pesanteur et vont se faire jour sur des points parfois très éloignés. Exceptionnellement elles se frayent une voie dans l'intérieur du canal vertébral lui-même, où elles se rassemblent derrière le ligament postérieur des vertèbres, et déterminent l'infiltration purulente du tissu conjonctif avoisinant (périméningite ou péripachyméningite) ; elles écartent les deux feuillets de la dure-mère et compriment la moelle. Ces abcès intrarachidiens n'ont jamais un trajet bien long, ils restent localisés au niveau de la vertèbre malade et donnent naissance à des symptômes de compression tout à fait analogues à ceux qu'aurait produits le déplacement de la vertèbre. Par contre, les abcès qui fusent à la face antérieure ou latérale du rachis ont des trajets souvent très longs avant d'apparaître à l'extérieur. La région de prédilection à laquelle ils viennent affleurer varie avec le niveau de la vertèbre altérée.

a). Les abcès qui ont leur point de départ dans la colonne cervicale se dirigent

derrière les muscles longs du cou et font saillie à la paroi postérieure du pharynx,
qu'ils repoussent en avant : c'est ainsi que se trouve créée une des variétés les plus
intéressantes d'abcès rétropharyngiens. Les symptômes auxquels ils donnent lieu
sont très nets. Tout d'abord, la déglutition est très pénible et très gênée, ce qui ne
tient pas uniquement à l'obstacle mécanique qui bouche l'entrée de l'œsophage,
mais encore à ce que chaque tentative de déglutition est extrêmement douloureuse ;
mais, admettant même que le mouvement de déglutition s'opère malgré la souffrance, les aliments ne pénètrent pas pour cela dans l'estomac : ils reviennent
par le nez ; quelquefois le malade ne parvient même pas à calmer sa soif. En outre,
la pression exercée par la tumeur détermine un besoin continuel d'avaler, ce qui,
grâce à la vive sensibilité de la région et à l'absence de déglutition effective, devient
une véritable torture. La difficulté de la déglutition a un autre effet, c'est l'accumulation continuelle de salive dans la bouche. A la dysphagie s'ajoute la gêne de
la parole et de la respiration, due à la pression qu'exerce la tumeur sur le larynx ;
les douleurs s'irradient du cou vers les oreilles et jusque dans la région occipitale.
En inspectant la gorge ou en y introduisant le doigt, on peut en général reconnaître la tumeur. Cependant, lorsque celle-ci n'est pas très volumineuse, ce qui
est souvent le cas, il faut une certaine habitude et une grande attention pour ne
pas commettre d'erreur, car la configuration de la face antérieure des vertèbres
cervicales, telle qu'elle s'offre à la vue et au toucher au fond de la gorge, est sujette à de grandes variations.

Les abcès provenant de la colonne vertébrale ne se présentent pas toujours derrière le pharynx ; ils peuvent cheminer sur les côtés du cou et venir faire saillie
au-dessus de la clavicule en dehors du sterno-mastoïdien, ou bien fuser le long du
plexus brachial et se faire jour dans l'aisselle.

b). Les abcès par congestion de la région cervicale inférieure et dorsale supérieure sont ceux qui ont les plus grands trajets à parcourir. Le grand surtout
ligamenteux antérieur s'épaissit par le fait de l'inflammation, empêche le pus de
se faire jour en avant dans les cavités thoracique et abdominale et le force à descendre de plus en plus sous l'influence de la pesanteur. L'abcès, contenu par ce
ligament vertébral antérieur, chemine dans le tissu cellulaire lâche qui entoure
l'aorte, traverse ainsi toute la cavité thoracique, pénètre dans l'abdomen, accompagne l'aorte et l'iliaque et, suivant le trajet des vaisseaux fémoraux, vient se
montrer au-dessous du ligament de Poupart, sous la forme d'un abcès du psoas.
Ce n'est pas ici le lieu d'exposer la symptomatologie si connue de ces derniers
abcès ; nous devions simplement rappeler qu'ils peuvent avoir leur origine dans
les dernières vertèbres cervicales ou les premières dorsales.

Cependant ces abcès, pendant leur longue route, changent quelquefois de direction. Ils peuvent se faire jour du côté du dos et s'y ouvrir, ce qui est une terminaison relativement favorable. On connaît de rares exemples où ils se sont vidés dans
la cavité thoracique ou abdominale, ou bien dans le péricarde, et ont déterminé
dans ces séreuses une inflammation purulente à marche suraiguë. On a rapporté
des observations curieuses où l'abcès s'est vidé dans l'œsophage et la trachée.
Lambl en cite un cas : le malade rejeta par la toux de petits fragments d'os cariés,
et il se développa au dos un emphysème sous-cutané, très étendu, dont la cause
se devine aisément.

Friedreich (Virch. Arch. für pathologische Anatomie ; Band XXX, p. 377-405), observa
à plusieurs reprises dans les crachats d'un enfant de 7 ans ans atteint des cyphose, des morceaux d'os plus ou moins volumineux qui étaient formés de tissu spongieux carié : quelques-uns
de ces fragments avaient la grosseur d'un pois ; ils provenaient vraisemblablement des vertèbres altérées. On a aussi vu le pus perforer les bronches. Knox [1] décrit un abcès par carie ver-

tébrale qui se fraya une route à travers le diaphragme et s'ouvrit dans le poumon. Sewal [1] en a vu un qui fit irruption dans le côlon.

c). Les abcès de la partie dorsale inférieure et de la colonne lombaire fusent facilement le long du psoas iliaque jusqu'au ligament de Poupart et se montrent tantôt à la face antérieure, tantôt à la face postéro-interne de la cuisse; ils peuvent même s'ouvrir dans l'articulation de la hanche. On a vu aussi, mais rarement, le pus se vider dans la vessie, le côlon ou le vagin.

Symptômes. — Les premiers symptômes consistent en une sensibilité douloureuse des articulations vertébrales et des vertèbres malades; à cela se joignent d'autres manifestations dues aux nerfs les plus rapprochés qui, comprimés par suite du gonflement du tissu fibreux avoisinant et irrités par l'infiltration inflammatoire de la zone conjonctive dans laquelle ils sont plongés, finissent par être entraînés dans le processus morbide. Ces symptômes du début se développent très lentement et insensiblement. De même que les lésions anatomiques de la spondylarthrocace ont une marche traînante, de même les manifestations qu'elles déterminent au début sont vagues, en apparence insignifiantes, et échappent facilement à notre attention. Il est pourtant d'une grande importance pratique de savoir reconnaître ces premiers symptômes, car la thérapeutique est ici d'autant plus efficace qu'elle intervient de meilleure heure. A une période plus avancée, il n'est souvent plus possible d'enrayer le processus ou au moins d'éviter les déformations. Ce diagnostic du début demande beaucoup d'attention et de discernement, et il faut à ce moment savoir apprécier à leur juste valeur des symptômes qu'on serait tenté au premier abord de considérer comme anodins; souvent ils ne consistent qu'en légères souffrances qui se montrent, puis disparaissent, mais se répètent et reviennent avec une grande ténacité : ce sont ces douleurs qu'il s'agit de savoir reconnaître et rapporter à leur véritable cause. Depuis Pott, les cliniciens ont indiqué des moyens nombreux destinés à faciliter ce diagnostic de la première heure. Nous rappellerons ceux que nous avons déjà signalés : la pression sur les apophyses épineuses, l'éponge chaude de Copeland, la pression ou le coup sur les épaules, le saut du haut d'une chaise, etc. Behrend, Adams, Eulenburg, etc., se sont particulièrement attachés à analyser les premiers symptômes du mal de Pott.

D'après Behrend une attitude raide et mal assurée, une démarche chancelante constituent l'un des premiers signes. W. Adams rend attentif sur la gêne qu'éprouvent les malades en s'asseyant ou en se retournant [2]. M. Rosenthal [3] dépeint ainsi les symptômes initiaux : le malade se tient de travers et penché d'un côté, prend bien garde, lorsqu'il fait un effort, de ne pas bouger la partie inférieure de la colonne vertébrale; il ressent des douleurs irradiées et de la faiblesse dans les extrémités; la pression et la percussion des apophyses épineuses peuvent être tout à fait indolentes. M. Rosenthal recommande le courant continu comme un excellent moyen d'exploration; on applique les deux électrodes très près l'un de l'autre : on détermine de cette façon au niveau de la région malade une douleur qui peut s'irradier jusqu'en avant. D'après Eulenburg [4], voici quels sont les premiers symptômes : 1° le malade se tient de travers, il évite surtout de se baisser et de se relever et se fatigue vite pour peu qu'il fasse une marche un peu longue; 2° il se plaint à la poitrine ou à l'épigastre d'une tension douloureuse plus ou moins persistante que le repos fait disparaître.

Bien que les symptômes de la maladie soient au fond toujours les mêmes, ils se présentent néanmoins, suivant le niveau du point affecté, avec des physionomies tellement différentes qu'ils donnent lieu à des types morbides spéciaux que nous allons décrire séparément. Nous commencerons par la carie des vertèbres dor-

---

(1) *Amer. Journal of med. sciences*, 1832.

(2) W Adams, *Lateral and other forms of curvature of the Spine.*

(3) Rosenthal, *Beobachtungen über Wirbelerkrankungen und consecutive Nervenstörungen* (*Zeitsch. f. pract. Heilkunde.* 1866, n° 46 et *Wiener med. Presse.* 1866, n° 42-45).

(4) Eulenburg, *Vortrag über frühzeitige Diagnose und Behandlung des Pott'schen Rückgratleidens, Verhandlungen der Hufeland'schen Gesellschaft.* 25 mai 1860) *Allgem. med. Centralzeitg.* 1860: n° 48.

sales, car c'est la forme la plus commune, celle où les symptômes sont les plus simples, les plus faciles à analyser et en quelque sorte typiques.

1. *Carie des vertèbres dorsales.* — Behrend a signalé chez les enfants, comme un des premiers signes, une fatigue survenant très vite qui ne leur permet de se tenir debout ou de circuler que pendant de courts instants. Quand les enfants ont déjà marché, ils n'ont plus aucun goût ni pour aller ni pour courir; ils préfèrent les jeux où ils peuvent rester assis, se tiennent volontiers appuyés et vont même jusqu'à prendre la position horizontale; on peut constater une certaine faiblesse dans les reins et les jambes. Cependant, ces symptômes ne sont pas bien frappants, et ils peuvent fort bien passer inaperçus pour peu que les parents ne soient pas très vigilants. Dans la suite, l'attitude de l'enfant devient gauche, raide, et sa marche est chancelante. Adams prétend que lorsque le malade se met sur son séant, se retourne ou se baisse, il existe une gêne qui dénote une raideur dans la colonne vertébrale; les mouvements de torsion sont particulièrement pénibles. Quant à constater de la douleur au niveau d'une vertèbre quelconque, il ne faut guère y songer chez un enfant.

Chez l'adulte, les symptômes sont identiques, sauf que la douleur locale rachidienne se découvre chez lui plus aisément et plus tôt : il y a gêne identique dans les mouvements de la colonne vertébrale, surtout dans ceux de torsion et de flexion; de même lorsque le malade marche ou court, on est frappé de la raideur de son maintien; tous les mouvements il les exécute lentement, maladroitement, et il n'y apporte plus la souplesse accoutumée. L'intensité de ces symptômes initiaux est sujette à varier : ils peuvent disparaître durant un certain temps, ou bien le malade les surmonte en faisant des mouvements répétés, mais en général ils sont tenaces. Il y a des cas tellement insidieux à leur début et pendant leur cours, que l'on ne s'aperçoit de la maladie que le jour où il se produit une gibbosité. Dans nombre de cas, le processus est tellement bénin, qu'il passe presque inaperçu. Les enfants contractent des déformations considérables sans que leur entourage en soupçonne rien, sans avoir jamais gardé le lit, sans s'être jamais plaints; et finalement ils guérissent en dépit de toutes les imprudences qu'on leur voit commettre. Entre ces formes bénignes et les cas graves, on observe tous les degrés intermédiaires. Le début peut sembler favorable et le malade succomber plus tard par suite de suppuration et d'épuisement. Ripoll (*Sur l'arthrite vertébrale*, 1868), pour expliquer cette différence dans la gravité, admet deux formes distinctes : 1° l'affection siège primitivement dans les articulations; 2° les os sont affectés en premier lieu (carie et tuberculose); la première forme aboutirait généralement à la guérison, la seconde à la mort.

Les premiers symptômes sont engendrés par les affections articulaires par lesquelles la maladie débute. Ce n'est pas que cette arthrocace fongueuse, à marche sourde et chronique, soit très douloureuse par elle-même, elle ne le devient que lors des mouvements. Et de même que l'on voit, lorsque d'autres articulations sont enflammées et douloureuses, se développer des contractures musculaires qui immobilisent ces articulations malades, de même aussi les articulations vertébrales sont amenées à l'état de repos par des *contractures* qui impriment une certaine raideur à tous les mouvements du corps et plus spécialement, cela se comprend, à ceux qui mettent en jeu les articulations du rachis : tels sont les mouvements de torsion ou bien ces mouvements d'ensemble du rachis dans lesquels le poids de la partie supérieure du corps tire fortement sur la partie malade, l'action de se baisser, par exemple.

Parmi les symptômes très précoces, il faut aussi compter *les douleurs irradiées*. Celles-ci sont occasionnées par l'altération déjà décrite des troncs nerveux leur point de passage à travers les trous de conjugaison; aussi les voit-on surtout apparaître de bonne heure lorsque les articulations interapophysaires sont affectées ; elles occupent en général les deux côtés, parfois l'un d'eux seulement. Les nerfs intéressés sont douloureux dans toute la région à laquelle ils se distribuent, mais très rarement on observe concurremment de la parésie musculaire. A une période plus avancée de la maladie, les douleurs irradiées sont assez constantes et fortement accusées. Dans la carie des vertèbres dorsales, elles occupent le trajet d'une ou de plusieurs paires nerveuses intercostales. Lorsqu'elles sont bilatérales, elles donnent la sensation d'une ceinture ou d'un cercle qui enserrerait la poitrine, et il en résulte souvent alors un sentiment très pénible d'oppression que le malade rapporte à l'épigastre. Ce phénomène est souvent peu marqué au début de la maladie, et il peut même manquer totalement pendant assez longtemps, mais il apparaît quelquefois, dès les premiers temps, sous la forme d'une névralgie unilatérale qui occupe surtout le milieu de l'espace intercostal. Lorsqu'il survient des accidents de ce genre, particulièrement chez des enfants, l'attention doit aussitôt être éveillée ; on ne pourra pas, à la vérité, se baser uniquement sur eux pour porter le diagnostic, mais ils devront nous engager à examiner le malade plus à fond. Il est à remarquer, d'ailleurs, que ces névralgies du mal de Pott ne sont pas toujours très vives ; les douleurs occasionnées par les mouvements le sont bien davantage. Au repos et dans la position horizontale, les douleurs irradiées disparaissent d'ordinaire assez rapidement, et ce fait a sa valeur, car dans le cancer des vertèbres, c'est le contraire qui arrive.

La douleur vertébrale, lorsqu'elle est bien manifeste, a une grande valeur diagnostique ; mais souvent elle est difficile à mettre en évidence, surtout au début. Il arrive ici ce que l'on observe pour la pression sur le trochanter dans la coxalgie : lorsque la sensibilité est très vive, le symptôme apparaît nettement ; lorsqu'elle l'est moins et surtout lorsqu'il existe des contractures musculaires, ce signe est très trompeur, et c'est dans ces cas surtout qu'il serait précieux. Nous ne voulons pas nier que l'on ne puisse, chez beaucoup de malades, diagnostiquer avec certitude le mal de Pott en pressant sur les apophyses épineuses ou en leur imprimant avec les doigts des mouvements de latéralité, mais ces épreuves sont sujettes à caution et ont fait commettre bien des erreurs : en tous cas pour qu'on puisse leur accorder quelque confiance, il faut les pratiquer avec une grande circonspection et y revenir à plusieurs reprises. Des personnes délicates en effet accusent facilement de la douleur au niveau d'une apophyse donnée, alors que leur rachis est parfaitement sain ; au contraire des sujets moins impressionnables ne se plaignent de rien, alors même qu'ils sont porteurs d'une vertèbre malade.

Avec le temps, la gêne occasionnée par l'affection vertébrale s'accentue chaque jour davantage. La marche est incertaine, on est frappé de la raideur et pour ainsi dire de la timidité avec laquelle s'exécutent les mouvements du rachis, surtout la torsion et la flexion en avant. Ces mouvements finissent par devenir totalement impossibles, le malade ne peut dès lors plus se baisser et s'il veut ramasser un objet, il allonge ses bras tant qu'il peut. A ce moment le diagnostic ne présente plus guère de difficulté ; du reste, il va être confirmé par un nouveau symptôme qui ne tardera pas à apparaître, s'il ne l'a déjà fait, nous voulons parler de la *déformation*. Celle-ci peut être, mais rarement, le résultat de la tuméfaction de la partie malade : il n'y a que la colonne cervicale qui soit assez accessible au toucher pour qu'on puisse y constater un gonflement de ce genre. A la colonne dorsale, la déformation est toujours le résultat d'un affaissement du corps des vertèbres détruites, lesquelles se fracturent ou se subluxent ; d'où déplacement. L'apophyse épineuse fait saillie en arrière et c'est ainsi que se trouve créée la forme la plus caractéristique de la cyphose du mal de Pott : c'est elle qui est la plus commune à la région dorsale ; mais l'on observe aussi des cyphoses à plus grand rayon dans les cas où plusieurs vertèbres sont intéressées en même temps et fléchissent toutes un peu en avant. Nous avons déjà dit qu'il peut aussi se faire des scolioses. — La déformation se produit en général lentement, insensiblement, mais elle peut se faire brusquement. Quelquefois la maladie a suivi une marche tellement insidieuse que c'est seulement au moment où apparaît la déviation du rachis qu'on se rend compte des quelques symptômes vagues présentés antérieurement par le malade. L'affaissement brusque des vertèbres ramollies est provoqué par une cause occasionnelle quelconque, telle qu'un mouvement vif pour se redresser, un effort pour soulever un poids, un coup ou une chute. Ces déplacements soudains amènent parfois des paralysies instantanées, mais cette conséquence n'est pas fatale, vu que des cyphoses survenues soit brusquement, soit lentement, peuvent exister sans aucun symptôme paralytique. Le déplacement a en général une influence favorable sur la maladie osseuse : les surfaces articulaires, débarrassées du corps qui pressait sur elles, se trouvent dans de meilleures conditions de nutrition. Le processus commence par rester stationnaire, puis il retrocède et finit par guérir ; la déviation subsiste presque toujours après la guérison. Mais il y a d'autres dangers qui menacent le malade : ce sont les lésions de la moelle et les abcès par congestion. Ces derniers ont été décrits plus haut au point de vue diagnostique et anatomo-pathologique ; quant à leurs symptômes propres, il n'entre pas dans notre cadre de les exposer.

Les symptômes des *lésions spinales* découlent de l'exposé anatomique détaillé que nous avons donné ci-dessus. Nous avons vu que les nerfs rachidiens qui correspondent aux vertèbres affectées commencent par être atteints de névrite et qu'il en résulte des douleurs irradiées, comme névralgiques ; à la région dorsale, elles affectent la forme d'une névralgie intercostale, s'accompagnent parfois de zona et donnent la sensation d'un cercle enserrant la poitrine. L'altération des méninges est très-circonscrite et n'amène aucun symptôme bien net : c'est peut-être bien elle cependant qui, dans certains cas, cause les douleurs rachialgiques ainsi que les douleurs irradiées. Mais les phénomènes les plus sérieux et les plus intéressants sont ceux qui dérivent de la lésion spinale elle-même, que celle-ci ait été causée par une pachyméningite ou bien qu'elle soit le fait de la compression : elle se manifeste par l'apparition d'une paraplégie, laquelle est souvent incomplète et plus prononcée d'un côté que de l'autre. On observe tous les degrés, depuis la faiblesse paralytique jusqu'à la paraplégie complète avec paralysie des sphincters. La cause de cet accident réside, nous l'avons déjà dit, dans une myélite circonscrite qui peut être occasionnée soit par une pachyméningite, soit par là compression consécutive à un déplacement osseux. Il est rare qu'une dislocation brusque des vertèbres amène une paraplégie sans qu'il y ait myélite ; mais l'inflammation de la moelle n'est jamais là qu'un phénomène passager, car une compression aussi prononcée ne pourrait pas persister longtemps sans déterminer un ramollissement de la moelle.

La lésion que la carie vertébrale occasionne dans la moelle est donc une myélite circonscrite, laquelle s'accompagne presque toujours d'une compression plus ou moins prononcée : même quand il y a périméningite, il existe outre la myélite un certain degré de compression. Mais il n'y a aucun rapport constant à établir entre l'intensité de la myélite et le degré de la compression.

Dans la majorité des cas, il n'importe pas grandement de savoir lequel des deux facteurs, de la compression ou de la myélite, doit être le plus incriminé, ni si la compression est occasionnée par une péripachyméningite ou par les fragments osseux. Au point de vue du pronostic et du traitement, la connaissance de ces faits n'a qu'une importance minime. Mais pour la physiologie pathologique et pour l'analyse clinique des autres maladies de la moelle, il est du plus haut intérêt de savoir rattacher chaque symptôme à la lésion anatomique dont il procède. Or nous pouvons dire que la paralysie qui survient chez les malades atteints de cyphose et surtout de cyphose par carie des vertèbres dorsales, réalise le type le plus parfait de la *paraplégie par compression*. Nous avons déjà dit que cette paraplégie reconnaît pour son symptôme le plus saillant une *exaltation de la contractilité réflexe* dans les membres paralysés : plus la paralysie est complète, plus aussi ce symptôme est accentué. Les malades ne sont pas en état de soulever leurs jambes, ni même de remuer leurs orteils ; mais vient-on à chatouiller la plante des pieds, aussitôt pieds et orteils s'agitent, les genoux se fléchissent et même toute la cuisse se plie et se soulève. On obtient les mêmes réflexes, quoique moins constamment, en agissant sur quelque autre point de la surface des membres abdominaux. Parmi les effets réflexes les plus singuliers qui aient été cités, il faut compter celui de ce petit garçon de six ans (v. l'observation I, p. 173) chez lequel une excitation de la face interne des cuisses déterminait non-seulement un mouvement dans les crémasters, mais une forte érection.

On observe encore cette exagération du pouvoir réflexe, quoique à un degré moindre, lorsque la paralysie est moins complète ; on constate même parfois quelque indice de ce phénomène alors que le malade peut encore marcher.

Souvent cette exaltation de la contractilité réflexe se manifeste par des contractures. On détermine des contractures passagères dans les membres paralysés en leur imprimant des mouvements passifs lesquels sont immédiatement suivis de contractions musculaires réflexes qui immobilisent le membre. Parfois les membres abdominaux sont dans un état de flexion permanente comme dans l'observation d'Ollivier que nous reproduisons ci-dessous ; on parvenait bien à les étendre, mais des contractions involontaires brusques les ramenaient dans leur position primitive, les cuisses fléchies sur le ventre et les jambes sur les cuisses.

En général, malgré un état complet de paralysie, les muscles conservent, dans le mal de Pott, leur nutrition et leur contractilité électrique. Ce n'est que très lentement qu'ils s'atrophient sous l'influence de l'inaction.

Quant à la *sensibilité*, lorsqu'elle est atteinte plus tard et à un moindre degré que la motilité, il y a par ce fait une puissante présomption en faveur de la paraplégie par compression. L'anatomie pathologique nous rend compte de ce phénomène : en effet la compression de la moelle porte toujours sur la face antérieure, aussi bien dans les cas où il y a déplacement des os avec saillie en arrière d'une portion de vertèbre, que dans ceux où la suppuration se propage d'avant en arrière et finit par envahir la dure-mère. Il n'est pas rare de trouver la sensibilité presque intacte alors que la paralysie est déjà complète. Ce n'est que dans des cas extrêmement rares que la compression est assez forte pour abolir à la fois la motilité et la sensibilité. Lorsque celle-ci est sérieusement compromise, on est en droit d'en inférer qu'il existe une myélite intense [1].

Les autres symptômes ne présentent rien de spécial. En somme, la paraplégie par compression est caractérisée par une paralysie qui porte plus sur le mouvement que sur la sensibilité et par l'exagération de la contractilité réflexe.

Mais il faut bien se rappeler que la moelle peut être comprimée sans que ces symptômes soient bien manifestes; les réflexes en particulier sont souvent très faibles et disparaissent pendant le cours de la maladie. Il est possible que cela tienne à

[1] Même dans les cas où la myélite est le fait principal et la compression l'accessoire, les symptômes moteurs l'emportent sur les sensitifs. Une abolition complète de la sensibilité est une grande exception. Il est également très-rare de voir la sensibilité plus compromise que la motilité; l'observation de Tavignot où dans un mal de Pott il existait une paralysie de la sensibilité avec conservation du mouvement, est unique dans son genre (Bouvier. *Leçons cliniques sur les maladies chroniques de l'appareil locomoteur, professées à l'hôpital des Enfants malades.* Paris, 1858).

une extension de la myélite, particulièrement vers le bas le long de la substance grise ; mais cette hypothèse ne se vérifie pas toujours à l'autopsie. On peut dire que d'une façon générale les caractères que nous avons indiqués comme étant ceux de la paraplégie par compression, sont surtout prononcés chez les enfants et les sujets jeunes et qu'ils le sont moins chez les personnes plus âgées.

Les douleurs sont, d'après Cruveilhier, un symptôme important de la compression de la moelle [1] : il est certain qu'elles existent fréquemment dans la paraplégie du mal de Pott. Mais, d'après ce qu'il nous a été donné de voir, nous ne croyons pas que ce symptôme soit bien constant ni bien accentué dans les cas de compression pure et simple. Les enfants ne se plaignent que rarement de douleurs et lorsqu'ils souffrent, c'est de douleurs irradiées qui correspondent à la vertèbre affectée: elles siègent, par exemple, dans les espaces intercostaux pour la carie des vertèbres ; quelquefois, mais rarement, ils accusent des douleurs lancinantes ou des crampes douloureuses dans les jambes. Or ces signes nous semblent plutôt appartenir à la myélite, et nous les avons surtout constatés dans l'obs. V (p. 177) où il y avait à la fois myélite et péripachyméningite, et ce rapprochement mérite d'être signalé.

Il se produit encore dans la sphère sensitive d'autres symptômes qui sont en rapport avec le degré de la paralysie : c'est, dans les cas très intenses, de l'anes-thésie, de l'hyperesthésie ou de l'hyperalgésie. On constate fréquemment des troubles de la sensibilité tactile en même temps qu'une hyperesthésie cutanée, phénomènes qui semblent dépendre de la compression. Vulpian (*Leçons sur la physiologie du système nerveux*, Paris, 1866) et Bastian ont constaté, dans leurs expériences sur la compression des nerfs, que la compression ayant aboli complè-tement le sens du toucher, le pincement de la peau détermine des douleurs plus vives qu'à l'état normal. On observe aussi parfois un ralentissement dans les trans-missions sensitives.

Marche et terminaisons. — La paraplégie apparaît en général graduellement. Le malade ressent d'abord une fatigue inaccoutumée quand il marche ou se tient debout; puis cette faiblesse augmente, et finalement les jambes ne peuvent plus supporter le poids du corps. Cela peut durer des mois, et d'habitude les aggrava-tions surviennent comme par saccades. Ce n'est que par exception que la paraplégie se montre brusquement, et encore cette invasion n'est jamais brusque dans le sens rigoureux du mot, c'est-à-dire sans prodromes ; lorsque le fait se présente par hasard, c'est qu'il y a eu fracture avec déplacement des vertèbres : la cause occa-sionnelle peut avoir été un effort musculaire exagéré comme celui qui est néces-saire pour soulever un lourd fardeau, ou bien une chute, ou simplement un mouve-ment brusque. Le déplacement ainsi produit est parfois assez étendu pour qu'il en résulte une cyphose avec compression de la moelle. Un début rapide, mais pas pré-cisément brusque, se voit plus habituellement : dans ce cas, l'apparition de la paraplégie n'est nullement contemporaine de la déformation. Cette dernière peut déjà être assez ancienne au moment où la paralysie entre en scène : elle est par conséquent le fait de la myélite par compression et elle débute comme dans la myélite. Durant quelques jours et même quelques semaines, le malade éprouve par moments, dans une jambe ou dans les deux, des douleurs vagues et des crampes. Puis en un temps très court qui varie entre quelques heures et deux ou trois jours, il survient une paraplégie très forte et ensuite tout reste dans le *statu quo;* d'au-tres fois, au bout de quelques semaines, il se produit une nouvelle recrudescence qui laisse le malade dans une situation encore plus grave ; il est plus rare de voir la paralysie progresser lentement et d'une façon continue.

La marche ultérieure de l'affection spinale est dans la majorité des cas défavo-

---

[1] Cruveilhier, *Traité d'Anatomie pathologique.*

rable. Plus la paralysie est complète, plus aussi le pronostic est mauvais. Dans les cas les plus graves où la paraplégie est absolue, il survient rapidement du décubitus et de la cystite, et la mort arrive en quelques semaines. Mais en somme, le dénouement est ordinairement moins hâtif. D'habitude la maladie traîne en longueur, et de nouvelles complications ont le temps de naître et d'épuiser les forces du malade, ou bien encore il peut se produire une amélioration. Les *complications* consistent en cystite, abcès par congestion, tuberculose pulmonaire, etc., et amènent la mort à une échéance variable qui souvent est postérieure de nombreux mois au début de la paraplégie.

Cependant, ainsi que Leudet [1] l'a fait remarquer, l'amélioration, voire même la guérison sont possibles et même relativement fréquentes. Lorsque la paraplégie est apparue brusquement à la suite d'un déplacement des vertèbres, elle peut disparaître avec la même rapidité quand les fragments ont été remis en place : Brown-Séquard cite un cas curieux où la paralysie a duré 25 heures. Mais cette heureuse issue ne se reproduit pas souvent. D'ordinaire, la paraplégie est due à la myélite et partage le sort de cette dernière. L'amendement de l'affection vertébrale et de l'irritation qu'elle entretient est la première condition de l'amélioration de la myélite; mais ce n'est que graduellement et dans l'espace de plusieurs mois que les symptômes d'excitation diminuent; les mouvements redeviennent possibles, le malade peut se tenir debout, puis marcher à l'aide de béquilles, etc. Dans les cas récents et peu graves, la guérison est très possible; il existe même des exemples où la paraplégie s'est guérie et a reparu, puis s'est de nouveau guérie et ainsi de suite à plusieurs reprises.

Le *traitement* doit principalement viser l'affection osseuse : repos dans la position horizontale, immobilisation autant que faire se pourra des articulations malades, extension, air pur, bains, telles sont les bases du traitement : on ne devra songer à intervenir directement contre la myélite que lorsque tous les signes d'irritation auront disparu.

Le *pronostic* est toujours sérieux, mais il n'est pas absolument désespéré, et dans les cas graves seulement la vie est directement menacée. Généralement il existe une paraplégie incomplète qui dure des mois et des années; un traitement chirurgical et médical peut encore assez souvent procurer une amélioration et même la guérison.

Pour donner une idée des symptômes et de la marche de la carie dorsale, nous consignons ici les observations suivantes :

OBSERVATION. I.—*Carie des vertèbres dorsales supérieures. Cyphose à angle obtus. Paraplégie complète. Forte exaltation de la contractilité réflexe. Érection réflexe.*

Auguste L., âgé de 6 ans, fils d'ouvrier, a toujours, au dire du père, été bien portant jusqu'à l'année dernière. A cette époque il eut la rougeole, dont il a très bien guéri. Peu de temps après il a fait une chute d'un escalier d'une hauteur de douze marches; personne néanmoins n'a été témoin oculaire de cet accident. Trois semaines après, en mai 1872, les parents remarquèrent que l'enfant tenait sa tête inclinée à gauche et avait le coup raide; il n'accusait aucune douleur, et rien ne pouvait faire penser que l'enfant fût malade. Des anamnestiques qui sont très-incomplets, il ressort que dans le courant du mois d'octobre dernier il survint une paraplégie qui dure encore aujourd'hui.

22 février 1874. *État actuel.* Le malade est un enfant assez délicat, pâle et assez mal nourri; il est couché sur le dos et ne peut ni se dresser sur son séant ni changer de position. Température normale; pouls à 104; tête libre; regard clair; physionomie naturelle. Le petit malade se plaint de douleurs qui surviennent de temps en temps dans les jambes et n'accuse aucune autre souffrance. Les mouvements intentionnels sont totalement abolis aux jambes. Les bras sont libres et exécutent tous les mouvements. Il n'y a pas de paralysie faciale, les pupilles sont égales, la parole et la déglutition normales. — Le membre abdominal droit est un peu plus maigre que le gauche. Les deux sont si bien paralysés que le malade ne peut pas même remuer

[1] Leudet (de Rouen), *Curabilité des accidents paralytiques consécutifs au mal vertébral de Pott* (Société de biologie, 1862-63, tome IV, p. 102).

les orteils. Mais si l'on vient à exciter la peau, il se manifeste de vifs mouvements réflexes plus prononcés à gauche qu'à droite. Si avec une épingle on pique fortement la peau à droite, on voit peu à peu le genou se soulever et se fléchir, tandis qu'à gauche le même effet s'obtient avec des piqûres beaucoup moindres. Si l'on pince la peau de la face interne des cuisses et des jambes, les seconds se fléchissent vivement et involontairement sur les premières et le membre lui-même se fléchit dans son entier, puis on voit se produire peu à peu une érection du pénis qui augmente jusqu'à devenir complète : habituellement cet organe se trouve un peu turgescent, dans une semi-érection. D'ordinaire aussi les membres inférieurs sont légèrement fléchis, ce qui tient à un peu de contracture des fléchisseurs de la cuisse. Si l'on écarte les membres de leur position ordinaire le malade ne parvient pas à les y ramener spontanément. Les deux jambes ont un aspect normal ; la droite semble un peu plus fraîche au toucher que la gauche. La sensibilité est assez bien conservée. Des piqûres d'épingle même faibles sont nettement perçues et rapportées à leur siège exact : ni hyperesthésie, ni ralentissement de la transmission sensitive. Incontinence de l'urine et des matières fécales.

La tête est constamment inclinée à gauche. Si l'on dresse le malade sur son séant, il ne peut pas s'y maintenir et retombe en arrière. La colonne vertébrale présente de la 3e à la 5e vertèbre dorsale une saillie arrondie sur laquelle on sent facilement les apophyses épineuses, lesquelles sont sensibles à la pression ; la percussion y détermine également de vives douleurs et fait baisser fortement la tête vers l'épaule gauche. Lorsqu'on cherche à redresser la tête, on rencontre une raideur considérable qui tient, au moins en partie, à une contracture musculaire.

Le thorax est large à sa partie supérieure et quelque peu déformé. Poitrine en carène. Respiration costo-abdominale. Le murmure vésiculaire et les bruits du cœur sont normaux, ni toux ni expectoration. Peu d'appétit, ventre un peu ballonné.

Traitement. — Badigeonnage de teinture d'iode sur la région malade. Iodure de potassium à l'intérieur. Application d'un bandage extenseur.

Le 5 mars l'état du malade est à peu près le même. Le pénis est toujours en demi-érection. Lorsque l'on pince la face interne des cuisses, l'érection se complète graduellement.

Nous revoyons pour la dernière fois le petit malade le 6 mai, il se trouve toujours dans le même état, se plaint très peu, supporte patiemment son infirmité ; de temps en temps il accuse quelques douleurs dans les jambes, notamment lorsque l'on irrite la peau dans le but de déterminer des réflexes. Appétit bon, face un peu pâle. La tête est inclinée à gauche au point que la joue touche l'épaule. Les mouvements tant actifs que communiqués de la tête sont parfaitement libres. Le malade peut se dresser péniblement sur son séant quand on le soutient des mains, et il retombe en arrière aussitôt qu'on lui retire cet appui. Lorsqu'on secoue ou qu'on percute les apophyses épineuses de la 3e à la 5e vertèbre, on occasionne moins de douleurs que par le passé. Les jambes sont toujours paralysées, légèrement fléchies, d'aspect normal sans œdème, et leur température est la même des deux côtés. Si l'on invite le malade à exécuter quelques mouvements avec les jambes, il n'y parvient nullement et il cherche à fournir le mouvement demandé en s'aidant du tronc. Les réflexes sont toujours très vifs. Lorsque l'on pique la plante des pieds, les genoux fléchissent et se soulèvent brusquement. Les phénomènes du côté du pénis persistent toujours au même degré : en même temps que l'érection se produit, la cuisse se soulève vivement et se fléchit sur le tronc : ces réflexes s'accompagnent de vives douleurs qui arrachent des gémissements au malade. Il n'y a plus de contracture, seulement si l'on imprime des mouvements passifs aux jambes, si l'on essaye, par exemple, de les étendre, on éprouve quelque résistance due à une contracture réflexe des muscles.

Étant donné le jeune âge du sujet, l'épreuve de la sensibilité ne peut pas se faire avec la rigueur voulue. Le malade dit qu'il ressent les piqûres d'épingle, seulement il ne parvient ni à les compter ni à les localiser. La pression ne détermine aucune douleur, l'érection seule s'accompagne de vives souffrances. Paralysie complète des sphincters.

OBSERVATION. II. — *Carie des 3e, 4e et 5e vertèbres dorsales. Cyphose. Paraplégie. Exagération des réflexes.* — F. R., fils d'un jardinier, âgé de 17 ans, raconte que sa mère vit encore et se porte bien et que son père est mort il y a quelques mois d'une affection qui semble avoir eu son siège au poumon, car il toussait beaucoup et crachait du sang. Jusqu'en février 1867, R. a joui d'une bonne santé ; à ce moment, sans cause connue il fut pris à la hanche gauche de douleurs qui s'étendaient jusqu'aux jambes ; cependant il n'était pas obligé de garder le lit constamment. Au bout de quinze jours, sans le moindre traitement, tout rentra dans l'ordre et la santé fut bonne jusqu'au mois de juillet suivant. A ce moment R. commença à ressentir dans la colonne vertébrale des douleurs d'abord peu intenses qui ne l'empêchaient pas de se livrer à ses occupations, bien que, s'il faut l'en croire, sa colonne vertébrale fût déjà un peu voûtée à ce moment. En automne, les souffrances devenant plus vives le forcèrent à interrompre son travail, mais non à garder le lit. Lorsqu'il faisait une course rapide, il était pris de palpitations. Après quelques semaines de repos il se trouva tellement bien qu'il put battre en grange. En décembre il remarqua qu'il se fatiguait facilement à la marche et notamment lorsqu'il voulait fournir une longue carrière ; il lui semblait qu'il allait tomber de fatigue. Cette gêne de la marche ne fit que s'accroître, et au 1ᵉʳ janvier 1868 il pouvait à peine faire quelques pas. Peu à peu il lui devint presque impossible de soulever la jambe ou le pied gauches ; le membre inférieur droit était moins atteint. Jamais il n'y avait eu aux jambes la moindre douleur ni le moindre trouble de la sensibilité. A partir de ce moment le malade ne put plus se remuer ni se lever sans qu'on l'aidât. Il se manifesta aussi une certaine gêne du côté de la vessie et un peu de constipation.

Juillet 1868. *État actuel.* Jeune homme bien constitué, assez bien nourri, passablement musclé. La physionomie est naturelle, les lèvres sont un peu cyanosées. Le malade est couché sur le dos, n'accuse aucune douleur et ne se plaint que de sa paralysie. Température normale, pouls à 88.

Le patient ne peut pas remuer ses membres inférieurs, les supérieurs sont libres. On constate au milieu de la colonne dorsale une gibbosité fortement saillante, non pas aiguë, mais plutôt arrondie, dont le sommet correspond aux 5ᵉ et 6ᵉ vertèbres dorsales. La pression ou la percussion n'y déterminent aucune douleur, il n'y a pas non plus de déplacement latéral. La peau du dos est saine. Les mouvements intentionnels des jambes sont complétement abolis. Par contre, lorsque le malade fait des mouvements avec la partie supérieure du corps, la partie inférieure s'agite également, la jambe droite en particulier est prise de convulsions cloniques violentes qui durent un certain temps. Lorsque l'on cherche à imprimer des mouvements aux jambes, on y réussit d'abord assez bien, mais on ne tarde pas à être arrêté par des contractions réflexes : si à ce moment on soulève la cuisse, on voit la jambe rester tendue et ne se fléchir que lentement par son propre poids. Un léger attouchement n'est pas perçu, il en est de même des piqûres superficielles ; mais lorsqu'elles sont plus fortes, elles sont nettement ressenties à droite, plus vivement à gauche. La sensibilité à la température n'est guère compromise. Il n'y a aucun retard dans la perception des impressions sensitives. Toutes ces épreuves provoquent de fréquentes contractions réflexes. Le malade ne peut pas contracter volontairement les muscles abdominaux, ce dont on s'assure lorsqu'il soulève la tête ou lorsqu'il tousse. Les côtes se soulèvent pendant l'inspiration et le diaphragme joue bien. La sensibilité est aussi nette à la peau du ventre qu'à la main. La vessie est pleine, le malade est obligé de faire de grands efforts pour expulser l'urine comme pour évacuer les matières, mais il n'y a jamais eu d'incontinence.

Le sommet du poumon droit offre de la matité et des râles. Au cœur, souffle systolique, au niveau de l'artère pulmonaire ; dans le 2ᵉ espace intercostal gauche on entend le second bruit renforcé : à ce même endroit le choc du cœur est fort, appréciable à l'œil et à la main ; de temps à autre, surtout lorsque le malade fait un mouvement, on perçoit dans le 2ᵉ espace intercostal gauche un frémissement très net qui ne modifie en rien le souffle.

OBSERVATION III. — *Carie de la colonne dorsale inférieure. Cyphose, paralysie incomplète et atrophie des jambes. Exaltation des réflexes. Sensibilité intacte.* — G. P., cordonnier, âgé de 20 ans, entre à l'hôpital le 3 novembre 1869 : il raconte que sa mère avait toujours été maladive, mais que son père s'est toujours bien porté. La mère est morte il y a longtemps, le malade ne peut nous dire à la suite de quelle maladie. A l'âge de 7 ans il fit une chute du haut de trois escaliers et déjà trois semaines après ses parents remarquèrent une saillie le long de la colonne dorsale. Un médecin fut consulté et appliqua un séton. Au bout de 3 mois, P. se leva porteur de la déformation qui existe encore aujourd'hui. A l'âge de 16 ans il y eut un commencement de paralysie dans la jambe gauche : ses camarades lui firent observer qu'il boitait. Pourtant il pouvait encore marcher sans canne et sa situation était en somme supportable. L'été dernier il prit des bains et de l'huile de foie de morue ; mais son état empira tellement dans l'espace de 8 semaines qu'il fut obligé de cesser tout travail et qu'il ne put plus circuler sans l'aide d'un bâton. Ce dont il se plaignait surtout, à ce moment, c'était une faiblesse et une diminution de la sensibilité dans la jambe gauche. La vessie commençait aussi à se prendre. C'est dans cet état que le malade arrive à notre clinique.

État actuel. — Sujet amaigri, faible de constitution ; muscles volumineux. Il peut se lever, ne souffre pas, la seule chose dont il se plaigne c'est de sa paralysie. Les bras sont libres. A la partie inférieure de la colonne dorsale on constate une forte gibbosité arquée, en même temps qu'une scoliose droite. On sent partout les apophyses épineuses ; les arcs vertébraux semblent considérablement épaissis ; ni les premiers ni les seconds ne sont sensibles à la pression. Les muscles des membres inférieurs sont assez développés, sauf ceux du mollet, qui sont maigres ; aux deux jambes la température est sensiblement la même. Le malade peut fléchir le genou gauche, mais pas complétement ; il peut aussi l'étendre et soulever le membre dans cette attitude. Le malade est surtout gêné pour plier tout à fait ce genou, lorsqu'il est resté couché quelque temps avec les jambes étendues. Lorsqu'on cherche soi-même à le plier, on rencontre quelque résistance de la part des extenseurs de la cuisse, mais en somme on y parvient encore assez facilement. Le pied est dans la position du pied équin et le malade ne peut le remuer : on ne peut pas non plus lui imprimer des mouvements très-étendus et lorsqu'on cherche à le fléchir, il survient une contracture involontaire des extenseurs du gros orteil. La jambe droite est dans le même état avec cette différence que les mouvements y sont un peu plus faciles et plus étendus et que le malade peut remuer le pied. La contractilité électrique est conservée.

Le malade circule dans la chambre en se soutenant aux meubles, il fait même quelques pas à l'aide d'une canne. Les deux pieds, mais surtout le gauche, traînent sur le sol. Au pied gauche les piqûres d'épingle sont perçues nettement, rapidement et rapportées à leur siège exact, et cependant le malade ne sent pas le sol lorsqu'il marche. En piquant la plante de ce même pied on provoque de violentes contractions réflexes qui agitent tout le membre. A droite, les piqûres ne sont pas nettement perçues et sont très inexactement localisées. Le malade dit qu'elles lui font l'effet non pas d'une piqûre, mais d'un simple attouchement, et il ne sait pas dire si on le touche du doigt ou si on le pique avec l'épingle. Les piqûres de la plante déterminent également de violents réflexes. La sensibilité électro-cutanée est beaucoup moindre dans la jambe droite que dans la gauche, et il faut de forts courants pour que le malade accuse quelque douleur. Les troubles du côté de la vessie et du rectum sont insignifiants. Les muscles abdominaux se contractent bien. L'état général, le sommeil et l'appétit sont très bons.

Remarques. L'affaissement de la vertèbre altérée s'est accompagné de scoliose droite ; il en est résulté un rétrécissement du canal vertébral à gauche. C'est ce qui explique pourquoi la jambe gauche a été d'abord seule paralysée et l'est toujours plus que la droite. En outre, conformément aux expériences de Brown-Séquard (voyez p. 35), la sensibilité était plus compromise à droite qu'à gauche. L'affection osseuse siège en regard de la partie supérieure du renflement lombaire ; de là les douleurs s'irradient jusque dans la cuisse gauche, et la paralysie a quelque peu le caractère des paralysies périphériques, en ce sens qu'il y a atrophie de la jambe et paralysie plus marquée des muscles péroniers. Toutefois l'exaltation des réflexes était bien manifeste.

OBSERVATION IV. — *Cyphose à angle aigu de la dernière dorsale supérieure, avec début insidieux. Au bout d'un an, apparition d'une paraplégie qui s'accroît insensiblement et devient très forte ; diminution de la sensibilité. Après six mois, celle-ci revient, les mouvements reparaissent également, mais d'une façon lente et insensible.*

Marguerite B..., paysanne, âgée de vingt ans, raconte qu'elle a perdu sa mère de bonne heure, que son père vit encore et est bien portant, et qu'elle-même a toujours joui d'une bonne santé jusqu'à l'âge de dix-sept ans. A cette époque, elle commença à éprouver des douleurs dorsales à la suite desquelles se montra une gibbosité qui persiste encore. La malade ne peut nous donner d'autres renseignements quant au développement, à la cause et à la succession de ces accidents initiaux. Quoique l'incurvation de la colonne vertébrale fût aussi prononcée au début qu'elle l'est aujourd'hui, la marche resta libre pendant une année, au bout de laquelle apparut une faiblesse progressive des deux pieds. Le pied droit finit par être à peu près complètement paralysé ; le gauche l'était moins et la malade pouvait encore, lorsqu'on la soutenait, aller de son lit à son fauteuil. Pendant les six mois qui suivirent le moment où la paralysie avait atteint son apogée, les deux jambes restèrent à peu près insensibles, puis la sensibilité se rétablit de nouveau, plus complètement à gauche qu'à droite. Neuf mois après, la malade entra à l'hôpital de Brumath, où on la traita par la cautérisation au fer rouge et par des bains aromatiques et salés. Elle dit qu'après deux mois de ce traitement il était survenu une certaine amélioration. Dans la suite, elle fit encore un séjour d'un mois dans le même établissement et y prit des bains sulfureux. Le reste du temps elle le passa chez elle, sans aucun traitement. La paralysie était telle qu'elle ne pouvait rester que couchée ou bien assise dans un fauteuil ; la jambe gauche resta toujours un peu plus forte que la droite. En mars 1873, elle entra à l'hôpital de Strasbourg, parce qu'on lui avait conseillé de se faire traiter par l'électricité.

27 mars 1873. *État actuel.* La malade est assez fortement charpentée, pas très grande ; la face est pleine, un peu pâle et bouffie (face de scrofuleux). La physionomie est calme et naturelle ; pas de fièvre, pas d'œdème, pas d'éruption. La malade ne souffre pas, la seule chose dont elle se plaigne, c'est de ne pas pouvoir marcher. Les bras sont libres, elle peut assez facilement se mettre sur son séant et se tenir assise sur son lit. A la colonne vertébrale on constate une gibbosité aiguë, fortement saillante, mesurant environ 4 centimètres de hauteur et correspondant à peu près aux 7e, 8e et 9e dorsales. Au-dessous du point cyphosé, la colonne lombaire offre une courbure compensatrice à convexité antérieure. Les mouvements, aussi bien que la percussion des vertèbres malades, ne provoquent pas la moindre douleur.

Les deux genoux sont légèrement contracturés ; la malade ne peut pas les étendre complètement, et soi-même on n'y parvient pas. La jambe droite est en même temps dans une légère rotation en dedans ; la jambe correspondante est dans l'attitude du genou en dedans, et le pied est dans la position du valgus équin ; au-dessous du cou-de-pied du même côté, se trouve une cicatrice large et profonde qui occupe presque tout le travers de la face dorsale du pied ; il n'est pas difficile de s'assurer que tous les tendons des muscles extenseurs ont été divisés à cet endroit et que c'est là la vraie cause de l'équinisme ; la malade ne peut remuer aucun orteil, à l'exception du gros. On ne réussit pas non plus sans peine à imprimer des mouvements à ce pied. La jambe gauche se soulève librement et se fléchit de même sur le bassin ; la flexion du genou n'est pas gênée, mais l'extension ne se fait pas complètement : on peut la rendre intégrale en pressant et en tirant sur le membre, mais c'est au prix d'assez vives douleurs. Le membre gauche possède une assez grande force qui toutefois n'équivaut pas à la normale. — La jambe droite est très-lourde, la malade ne réussit à la soulever qu'en faisant un grand effort, et encore elle ne parvient pas à la lever aussi haut que l'autre : il en est de même des mouvements de flexion et d'extension qui sont plus difficiles et moins étendus. Lorsqu'on cherche soi-même à mouvoir ce membre, on voit s'exagérer la contracture des fléchisseurs du genou. En s'appuyant sur deux personnes, la malade parvient à se tenir debout et même à faire un ou deux pas ; mais les genoux ne veulent pas s'étendre, les pieds traînent lourdement sur le sol ; cependant, si on la soutient convenablement, elle exécute régulièrement les mouvements de progression, sans le moindre soupçon d'ataxie.

La sensibilité est à peu près intacte aux membres inférieurs : les piqûres les plus légères y sont nettement perçues et quant à leur siège et quant à leur nombre. Il n'y a aucun retard dans la transmission des impressions sensitives ; en outre, la malade affirme qu'elle sent aussi bien aux jambes qu'aux bras. Aucune hyperesthésie ni à la pression ni à la piqûre. Par contre, la contractilité réflexe est tant soit peu augmentée ; car lorsqu'on pique la plante de l'un des pieds on voit toute la jambe s'agiter. La contractilité électrique est normale. La nutrition des muscles a un peu souffert, ils sont flasques et aplatis : ceux du mollet surtout ont diminué de volume ; la cuisse gauche est un peu plus vigoureuse que la droite ; la circonférence du mollet gauche mesure 0m,27, celle du droit, 0m,25. Celle des deux cuisses est sensiblement égale.

Le traitement a consisté dans l'emploi du courant continu et de l'huile de foie de morue. On a cherché à remédier à la contracture des genoux au moyen de l'électricité et de l'extension continue. Au bout de six semaines les forces sont un peu revenues aux jambes, pas beaucoup, il est vrai, mais il y a incontestablement du mieux.

OBSERVATION V. — *Carie des deux premières vertèbres dorsales. Péripachyméningite. Compression de la moelle. Myélite.*

Mme Grieb, âgée de 69 ans, a perdu ses parents de bonne heure, mais ne sait de quelle maladie ils sont morts. Elle a souvent été malade dans son enfance, entre autres elle a souvent eu des adénites et des éruptions. Elle prétend que, dès l'âge de 14 ans, elle a ressenti dans les reins une espèce de faiblesse et de tension qui s'augmentait et devenait même douloureuse lorsqu'elle se baissait ou se retournait. Elle a été réglée à 15 ans sans accident et ses époques ont apparu régulièrement. Mariée à 18 ans, elle a eu, dans l'espace de 24 ans, 10 enfants dont 6 sont morts et dont 4 vivent encore. Les travaux domestiques auxquels la malade était obligée nécessitaient souvent de violents efforts et l'exposaient à des refroidissements perpétuels ; elle souffrait souvent de douleurs dorso-lombaires, mais ne gardait jamais le lit. A 40 ans, les douleurs devinrent plus vives, s'irradièrent dans la jambe droite et s'accompagnèrent de crampes dans les orteils, au point que la malade fut condamnée au lit pour quelque temps. A 48 ans, elle eut un typhus assez grave et pendant la convalescence elle remarqua des crampes non douloureuses dans les jambes ; les douleurs de reins persistaient sans modification aucune. Après la mort de son mari, elle se plaça comme femme de ménage et fut exposée à des refroidissements et à des fatigues de toute sorte ; il y a 2 ans, elle éprouva de la faiblesse dans tous les membres, de vives douleurs aux reins et à la poitrine et se mit à tousser. Ces accidents disparurent à leur tour, mais elle ne put pas continuer ses travaux de femme de ménage et la faiblesse allant toujours en croissant, elle se rendit auprès de l'un de ses fils. A son arrivée, elle se mit en devoir de déballer sa malle lorsqu'elle fut prise d'une si violente douleur de reins qu'elle fut obligée de se mettre immédiatement au lit. Quelques applications de ventouses diminuèrent les souffrances, mais il persista des tiraillements dans les reins, de la fatigue et une faiblesse paralytique dans la jambe droite, et en outre des douleurs irradiées et des crampes dans les pieds. A cette époque, elle n'avait encore éprouvé ni fourmillements, ni picotements, ni douleur en ceinture. — Au commencement du mois de novembre de l'année passée, comme son infirmité continuait à s'aggraver, on lui conseilla de se faire galvaniser. Elle alla sept fois, soutenue par une aide, pour se faire électriser, mais la septième fois les jambes refusèrent leur usage et on fut obligé de la transporter chez elle. A dater de ce moment, elle ne quitta plus le lit ; les douleurs de reins étaient si intenses la nuit, qu'elles lui arrachaient des cris et qu'on fut obligé de lui administrer de la morphine. Il survint de la constipation et de la rétention d'urine. Il y a huit jours, on chercha à mettre la malade debout, mais elle s'affaissa sur elle-même et s'aperçut que sa jambe gauche était complètement paralysée : depuis ce jour. il y a émission involontaire des selles et de l'urine.

7 février 1872. *État actuel.* La malade est assez bien constituée, quelque peu décrépite, pâle, amaigrie. Sa physionomie exprime la souffrance, ses traits sont crispés, son intelligence est nette. Elle se plaint de vives douleurs dans les reins, de paralysie des deux jambes, de douleurs dans le bras droit (elle ne peut dire à quelle époque celles-ci remontent), de la perte du sommeil et de l'appétit. Les douleurs dorsales sont situées assez haut, entre les deux épaules ; elles sont toujours assez fortes, mais moindres que dans ces derniers temps. Leur maximum est entre les épaules, d'où elles s'étendent jusque dans les omoplates, mais pas plus en avant. Parfois elles s'irradient dans les jambes où elles sont situées très profondément et vont jusque dans les orteils. Elles s'accompagnent de crampes. De l'épaule droite elles gagnent quelquefois le coude. Le bras gauche

et la tête sont libres ; les mouvements de cette dernière se font bien ; il n'y a pas de paralysie faciale ; les deux pupilles sont égales ni rétrécies, ni dilatées. Les mouvements intentionnels du bras gauche s'exécutent librement, il en est de même de ceux de l'épaule, du même côté. La malade peut aussi soulever son bras droit, mais ce mouvement est loin d'avoir la même force que du côté opposé et, de plus, il est douloureux : cette douleur se dirige de l'omoplate vers le bras et est située profondément dans les os. Lorsqu'on presse sur les muscles du bras droit ou que l'on pince la peau de cette région, on provoque de la douleur, cette hyperesthésie n'existe pas à l'avant-bras ; pour le reste, la sensibilité est intacte.

La malade ne peut pas remuer ses jambes qui restent fixées dans la demi-flexion ; elle n'est pas capable de changer de position ni d'exécuter le moindre mouvement avec ses jambes, pas même de remuer un peu les orteils. La peau est normale, sa température est un peu plus basse à gauche. La sensibilité est considérablement amoindrie aux deux jambes ; lorsqu'on presse fortement sur un point, on détermine des fourmillements ; les piqûres d'épingles et les forts pincements ne sont pas ressentis. Lorsque l'on pique à plusieurs reprises la plante des pieds, on détermine des mouvements réflexes qui sont plus marqués à droite qu'à gauche, mais qui ne sont jamais bien forts. On parvient à imprimer des mouvements aux cuisses, sans qu'il survienne des contractures. La jambe gauche est quelque peu amaigrie, mais non la droite. A l'abdomen, la sensibilité est encore très obscure, mais en meilleur état qu'aux jambes. Les limites de l'anesthésie sont tracées d'une manière assez rigoureuse pour la 4e ou la 5e côte. Au-dessus de cette ligne de démarcation, la sensibilité est à peu près normale. Décubitus assez étendu au sacrum. Urine rouge, acide, peu abondante. — Dans la moitié supérieure, la colonne dorsale présente une gibbosité arrondie. A ce niveau, il n'existe ni gonflement ; ni tumeur. Les apophyses épineuses des vertèbres dorsales supérieures sont saillantes, leur pression est douloureuse et la percussion l'est encore davantage. Quand la malade tourne la tête à droite, les douleurs sont augmentées ; aussi la tient-elle habituellement inclinée vers la droite.

Au début on constate quelques légers mouvements fébriles. (Temp. : matin, 36°,9, P. 96, R. 20 ; soir, temp., 38°6, P. 100, R. 20.) Le pouls est petit et faible, les artères sont athéromateuses.

Ces symptômes persistèrent sans grands changements. Les forces diminuèrent à vue d'œil ; il y eut du coma et du délire ; le jour de la mort, la température s'éleva assez haut (7 février matin : temp. 36°,8 ; 8 février, à 11 h. du matin, 39°,9, P. 100, R. 36 ; à midi, peu de temps après la mort, temp. : 39°,5 ; une heure après, 39°,4).

La malade mourut le 8 février, à 11 h. 1/2 du matin.

Autopsie. — A l'ouverture du rachis, on constate que le tissu cellulo-graisseux qui entoure la pie-mère est hyperémié et infiltré. Au moment où l'on enlève les apophyses épineuses des 4e et 5e dorsales, on voit sourdre un liquide purulent. A ce niveau, la dure-mère est adhérente dans toute son étendue au périoste vertébral, par l'intermédiaire d'un tissu infiltré de pus. La moelle présente en ce point un étranglement qui ne mesure que 0m,015 de hauteur : le diamètre de la partie étranglée est inférieur de 0m,002 à celui des points situés au-dessus et au-dessous, et son tissu est un peu ramolli, tandis que plus haut et plus bas la moelle a son aspect normal. A la face postérieure du corps de la 4e et de la 5e dorsales on trouve du pus ; le tissu osseux est ramolli et une sonde traverse facilement les vertèbres de part en part. Le pus fourni par le foyer osseux s'est fait jour du côté du canal vertébral, il baigne de tous côtés la dure-mère sur une étendue de 0m,03 et comprime la moelle. Du côté de la cavité thoracique on trouve, à droite de la 4e vertèbre dorsale, une tumeur bombée, aplatie, tendue, fluctuante, revêtue de la plèvre et du périoste vertébral : lorsqu'on l'incise, il s'en écoule un pus épais et l'on arrive dans une excavation qui a tout près de 0m,01 de diamètre. Dans le point comprimé, la moelle est ramollie, rétrécie, aplatie de droite à gauche ; son tissu renferme des corps granuleux, mais pas en très-grand nombre. La dure-mère est épaissie, recouverte de pus sur sa face externe : au-dessus et au-dessous, elle est normale. Après durcissement, l'étranglement est toujours apparent ; dans tous les points de la substance blanche on constate que les tubes nerveux sont devenus plus grêles et moins nombreux, et que le tissu conjonctif interstitiel est abondant, fortement coloré en rouge par le carmin et parsemé de corps granuleux. La substance grise a été un peu déprimée par le fait de la compression, mais elle renferme un grand nombre de cellules nerveuses. Vers en haut et vers en bas, les lésions de la moelle ne se laissent pas poursuivre fort loin, et il n'y a aucune trace de dégénération secondaire.

Remarques. Le diagnostic présentait ici quelques difficultés. Il n'était pas aisé de reconnaître qu'on avait affaire à une affection des premières vertèbres dorsales ; mais l'âge avancé de la malade, l'intensité des douleurs et le degré modéré de la déformation pouvaient faire croire plutôt à un carcinome. La lésion spinale ne se manifestait pas par les symptômes intrinsèques de la compression, vu que la sensibilité était fortement atteinte et que la contractilité réflexe n'était que faiblement accrue. D'autre part, les symptômes observés n'étaient pas assez tranchés pour qu'il fût permis de diagnostiquer une périméningite.

2. *Carie des dernières vertèbres cervicales et des premières dorsales.* — Les

symptômes qui procèdent directement de l'affection osseuse ne diffèrent en rien de ceux qu'amène la carie des vertèbres dorsales moyennes et inférieures. Gêne et douleur dans les mouvements du rachis, surtout dans ceux de torsion et de flexion en avant, attitude raide, sensibilité des vertèbres affectées, et enfin déformation et déplacements, tout cela a lieu d'une façon identique; par contre, les symptômes dépendant du système nerveux ne sont plus les mêmes.

Les douleurs irradiées suivent une autre voie qui leur est tracée par le trajet des nerfs qui émergent de la moelle à ce niveau. On sait qu'à cet endroit se trouvent le renflement cervical et l'origine des racines du plexus cervical : aussi s'explique-t-on pourquoi les douleurs irradient si fréquemment dans les membres supérieurs; elles partent de la nuque, se dirigent vers l'épaule et le bras jusqu'au coude, voire même jusqu'à la main. Le plus ordinairement les symptômes névritiques se bornent à ce seul phénomène, mais quelquefois il se produit de la faiblesse et même de l'atrophie musculaire dans un bras ou dans les deux.

Lorsque la moelle est intéressée, c'est toujours par suite de péripachyméningite, de myélite ou de compresssion. Le siège de la paralysie est commandé par le siège de la lésion spinale elle-même. Le renflement cervical étant atteint, les membres supérieurs sont paralysés, tantôt isolément, tantôt de concert avec les inférieurs : c'est cette dernière éventualité qui est la plus fréquente. Habituellement les bras ne sont pas pris dans leur ensemble : l'un des deux peut être respecté ou bien n'être atteint qu'à un degré moindre; l'autre n'est lui-même pas frappé dans sa totalité : tout cela dépend du niveau et de l'intensité de la lésion de la moelle. Il faut aussi se rappeler que le ramollissement peut facilement s'étendre aux racines nerveuses ou à la portion de substance grise qui correspond à l'origine des nerfs cervicaux et brachiaux : il en résulte des troubles trophiques, de l'atrophie des muscles du bras, une diminution de la contractilité électrique; quant au pouvoir réflexe, au lieu d'être exagéré, il diminue ou s'éteint même tout à fait.

La paraplégie est sujette aux mêmes variétés que dans la carie dorsale. Tantôt les jambes restent entièrement libres et la paralysie ne porte que sur l'une des extrémités supérieures ou sur les deux à la fois (diplégie brachiale, paraplégie cervicale, Gull); Marshall Hall, Brodie, Ollivier, etc., ont cité des observations de ce genre. Il est probable que dans ce cas il y a compression des racines nerveuses à leur passage à travers les trous de conjugaison; et la paralysie doit alors être rangée parmi celles d'origine périphérique et névritique dont elle porte les caractères principaux, à savoir, les douleurs et l'atrophie. Toutefois, on a aussi vu une myélite cervicale déterminer une paralysie limitée aux deux bras.

Un autre symptôme qui peut apparaître dans le cours de la carie cervico-dorsale, c'est la dilatation ou le rétrécissement ou encore l'immobilité de l'une des pupilles. On sait depuis Budge que le centre cilio-spinal est situé dans la moelle cervicale et que lorsqu'on irrite cette dernière, on détermine des phénomènes du côté de la pupille. Il se peut aussi que le sympathique souffre par suite de l'altération des vertèbres voisines. — Des exemples de symptômes pupillaires ont été cités par A. Eulenburg [1] et par Rollet [2].

Nous citerons les observations suivantes comme exemple du genre.

OBSERVATION VI. — *Carie des vertèbres cervicales inférieures avec déformation. Inclinaison de la tête. Paralysie avec atrophie du bras gauche. Parésie des deux jambes. Contractilité réflexe exagérée.* — J. Sch..., âgé de 7 ans, entré à l'hôpital le 20 juillet 1869. On rapporte qu'à l'âge de 2 ans il est tombé du haut d'une table, qu'immédiatement après il s'est

[1] Eulenburg, *Ein Fall von Spondylis cervicalis mit einseitiger Mydriasis spastica.* Greifswald med. Beitr. III, p. 81-83, 1864.
[2] E. Rollet *(Wien. med. Wochenschr.* 1864).

développé sur le côté droit du cou une grosseur qui s'est ouverte au bout d'un certain temps et a donné issue à une quantité considérable de pus. L'ouverture est restée fistuleuse, elle a continué jusqu'aujourd'hui à fournir du pus, mais il n'y eût d'abord aucun symptôme qui pût se rapporter à l'affection actuellement existante : les personnes de l'entourage du malade se refusent absolu- ment à croire qu'il puisse y avoir une relation quelconque entre la maladie ancienne et la nou- velle, car l'enfant apprit très-bien à marcher et ne témoignait aucune gêne des bras. Il commença à devenir malade l'an dernier vers Noël ; à cette époque il eut une fièvre éruptive que l'on croit avoir été la scarlatine. Il n'était pas encore complétement rétabli lorsque toute la famille fut obligée d'évacuer son domicile et d'habiter une grange pendant plusieurs semaines. Le petit convalescent se trouva exposé à des refroidissements répétés à la suite desquels il ressentit des tiraillements douloureux dans les bras ; ces douleurs persistèrent un certain temps, et lorsqu'elles cessèrent, l'enfant était complétement paralysé des quatre membres. La paralysie s'améliora bientôt dans les membres supérieurs à la suite de frictions, et le bras droit recouvra même tout à fait son ancienne force. Quant aux jambes, leur état ne s'amenda que légèrement jusqu'au mo- ment de l'entrée à l'hôpital. La miction fut gênée dès le début, elle ne s'effectuait qu'au prix de grands efforts : jamais il n'y a eu émission involontaire de l'urine.

25 juillet 1869. *État actuel.* L'enfant est assez bien développé pour son âge ; il ne peut pas quitter le lit, reste constamment couché sur le dos, ne parvient pas à se tourner sur le côté ; mais lorsqu'on le place sur le flanc il peut y rester. L'intelligence est nette et le sommeil bon. L'en- fant se plaint de douleurs à l'extérieur et à l'intérieur du cou et dans le bras gauche, notamment au coude et à la main. La face est un peu bouffie, mais elle est colorée à peu près comme celle d'un enfant sain. La tête est fortement penchée en avant, au point que le menton touche la poitrine. Le petit malade ne peut ni soutenir sa tête ni la renverser en arrière, par contre il la fait bien aller à droite et à gauche. Les muscles de la nuque sont fortement tendus : lorsque l'on presse sur les apophyses épineuses des vertèbres cervicales inférieures l'enfant accuse de vives douleurs. La nuque est gonflée, toutes les lignes y sont effacées et il est impossible d'y distinguer ni muscles ni vertèbres. La proéminence n'est presque pas marquée, les apophyses épineuses des quatre ver- tèbres situées immédiatement au-dessus ne se perçoivent que difficilement, c'est celle de la 5ᵉ vertèbre cervicale qui fait la plus forte saillie en arrière. Du côté droit du cou on sent sous la peau la colonne cervicale tuméfiée (déplacée ?). Il n'est pas possible de reconnaître les apophyses transverses ; quant aux muscles de ce côté du cou, ils sont contracturés. La pression sur les ver- tèbres tuméfiées n'est que peu sensible, il en est de même des mouvements communiqués au cou, lesquels sont d'ailleurs très-limités. Au milieu du cou, à droite, se trouve une fistule de la lar- geur d'un pois, recouverte de gros bourgeons charnus qui donne issue à une petite quantité d'un pus séreux. Le stylet pénètre à 0ᵐ,05 dans la direction de la colonne vertébrale, mais n'arrive pas sur l'os : lorsqu'on cherche à aller plus avant, on provoque de vives douleurs. Les ganglions sous-maxillaires et cervicaux sont quelque peu tuméfiés à droite. En examinant le fond de la gorge, on ne constate aucune altération, si ce n'est une légère hypertrophie des amygdales.

La face n'est pas déviée, les mouvements de la langue sont libres, la parole est nette, la déglu- tition n'est pas gênée. Les pupilles sont égales et se contractent bien. La sensibilité de la face n'est nullement atteinte. Le bras droit se meut librement et est tout aussi fort qu'auparavant : le gauche, par contre, est notablement affaibli ; le malade ne peut exécuter aucun mouvement avec l'articulation scapulo-humérale ; les mouvements du coude sont possibles, mais extrêmement limités. On peut plier et étendre le coude sans éprouver de résistance ; lorsque l'on pousse l'ex- tension jusqu'à son extrême limite, l'enfant dit qu'on lui fait mal. La main est fortement immo- bilisée dans la flexion et l'adduction, les doigts sont tendus et légèrement écartés, le malade ne parvient pas à les remuer pas plus qu'à amener sa main à faire une ligne droite avec l'avant- bras. Tout le bras gauche est amaigri, les muscles sont flasques, l'atrophie de l'éminence thénar et des interosseux est particulièrement marquée. La sensibilité du bras n'a pas souffert ; il n'y a pas non plus de douleurs, sauf des tiraillements dans l'articulation du poignet. — Les deux jambes sont parésiées : le malade peut à peine les bouger et il est incapable de marcher ou de se tenir debout ; il ne fléchit le genou que très incomplétement et très lentement, tandis qu'on y arrive soi-même très facilement ; quand on cherche à l'étendre, on rencontre une assez grande résis- tance de la part des muscles qui entrent en contraction réflexe. Les mouvements intentionnels des pieds et des orteils sont complétement impossibles. L'épreuve avec l'épingle démontre que la sensibilité est bien conservée ; lorsqu'on pique fortement la peau, tout le membre est agité de mouvements réflexes bien plus énergiques et bien plus étendus que ceux que le malade exécute volontairement. La jambe gauche est un peu plus fortement atteinte que la droite.

La contractilité électrique est intacte au bras droit ; à gauche, il faut employer des courants assez forts pour déterminer des contractions, mais les muscles de la main et notamment ceux de l'éminence thénar se contractent à peine. La circulation et la respiration n'offrent rien de spécial. La miction est gênée, elle nécessite de grands efforts et le malade reste souvent une journée entière sans émettre une seule goutte d'urine. Il y a aussi de la constipation.

Prescriptions. Bains d'eaux mères de Kreuznach. Huile de foie de morue.

Après deux mois de ce traitement, les symptômes se sont légèrement amendés.

Remarques. Les symptômes intrinsèques de la [compression ont été très nets aux extrémités inférieures : les mouvements volontaires étaient fortement compromis, tandis que la sensibilité n'avait pas souffert, et en même temps la contractilité réflexe était exagérée. La vessie et le rectum étaient atteints. Les extrémités supérieures prenaient part à la paralysie : l'affection osseuse siégeait au niveau du renflement cervical ; les deux bras ont commencé par être paralysés, mais bientôt le droit est rentré en possession de ses fonctions, le gauche a continué à rester immobile; mais cette paralysie ressemblait à celles d'origine périphérique, vu que les muscles s'atrophiaient et perdaient leur contractilité électrique. Il y avait des douleurs névritiques irradiées dans les extrémités supérieures, mais sans exaltation du pouvoir réflexe. La carie occupait les 5e, 6e et 7e cervicales qui se sont affaissées, ce qui a été cause que la tête retombait sur la poitrine et ne pouvait être soulevée ni par le malade ni par une main étrangère. Les mouvements de rotation étaient libres. Le déplacement de la colonne cervicale s'est effectué en arrière et vers la droite, comme cela était facile à constater : il en est résulté que le côté gauche du renflement a eu le plus à souffrir et que le bras gauche a été frappé de paralysie alors que le droit est resté libre.

Nous citerons encore deux observations empruntées à Ollivier [1] :

OBSERVATION VII. — Louis Raguenaut, âgé de 16 ans, fut froissé violemment par une corne de vache à la partie supérieure du dos, au niveau des 2e et 3e vertèbres dorsales. Les téguments furent déchirés superficiellement, mais les os n'éprouvèrent aucune altération sensible. Au bout de huit jours, il ressentit tout à coup de la faiblesse dans les membres inférieurs; insensiblement les mouvements de progression devinrent plus difficiles et la constipation plus prolongée ; mais il urinait toujours à volonté. La plaie fut cicatrisée en trois semaines. Comme la paraplégie faisait des progrès, on pratiqua un séton à la nuque, il ne produisit aucune amélioration dans l'état du malade qu'on transporta à l'hôpital de Vendôme le 10 septembre 1825, trois mois environ après l'accident. On appliqua quatre cautères au niveau des deux premières vertèbres dorsales.

Le 10 octobre 1825, le malade, examiné par Ollivier, présentait les symptômes suivants : paralysie complète du mouvement dans les membres inférieurs et les muscles du tronc, ce qui l'empêche de pouvoir rester assis sans être soutenu. La sensibilité est très-obscure ; on peut le pincer et le piquer sans qu'il témoigne de la douleur ; l'insensibilité des téguments existe jusqu'à la hauteur de la 6e côte au niveau du bord supérieur de laquelle la sensibilité reparaît. Elle est intacte dans la peau des membres supérieurs. La flexion complète des doigts est impossible, de sorte que le malade ne peut rien serrer fortement dans ses mains: cependant les mouvements du bras sur le tronc et de l'avant-bras sur le bras n'ont éprouvé aucune altération ; il ne trouve pas qu'il y ait moins de chaleur dans les parties paralysées que dans celles qui ne le sont pas ; mais elles ne sont le siège d'aucune transpiration et la peau en est sèche.

Les symptômes qu'on vient de décrire subirent peu de changement : une eschare assez large se forma au sacrum, fit des progrès rapides ; la nécrose superficielle de cet os et celle du grand trochanter du côté gauche, accompagnée d'un décollement étendu de la peau et des muscles voisins ne tarda pas à aggraver beaucoup l'état du malade. Des secousses convulsives des membres inférieurs eurent lieu dans les derniers jours qui précédèrent la mort du malade qui eut lieu le 19 octobre 1826.

Autopsie. Corps peu amaigri, membres inférieurs infiltrés; gibbosité très-prononcée; formée par les apophyses des 2e et 3e vertèbres dorsales; ulcération et nécrose du sacrum déjà indiquée ; une once environ de sérosité limpide distend le tiers inférieur du canal de la dure-mère. Vis-à-vis la gibbosité le cordon rachidien revêtu de ses membranes forme une déviation du corps de la 2e vertèbre dorsale qui forme une saillie anguleuse dans le canal vertébral; le corps de la 3e vertèbre est presque entièrement détruit; les extrémités articulaires des côtes correspondantes sont nécrosées superficiellement et détachées du rachis : une sanie noirâtre et fétide les entoure.

Au-dessus de l'angle saillant formé par la 2e vertèbre dorsale, la moelle est ramollie. Son tissu n'a qu'une consistance pultacée et les nuances diverses des deux substances qui la forment sont complètement disparues; on ne trouve qu'une matière blanchâtre et crémeuse, mais sans injection des parties voisines; les vaisseaux de la pie-mère n'en offrent aucune et la portion de moelle inférieure à la gibbosité reprend tout à coup sa consistance ordinaire : les derniers nerfs lombaires et sacrés, ainsi que les ganglions de ces derniers sont baignés dans une sanie putride. Leurs enveloppes ont une couleur noirâtre ; les fibres nerveuses sont d'un rouge foncé jusqu'à une petite distance du renflement lombaire.

« Ce malade, ajoute Ollivier, nous fournit un exemple des accidents particuliers qui résultent de la dénudation des parties postérieures du bassin. J'observai de nouveau ici l'inflammation des

---

(1) Ollivier (d'Angers), *Traité des maladies de la moelle épinière.* 3e édit. Paris, 1837, t. I, p. 426 et 434.

nerfs lombaires et nous avons vu que dans les derniers temps les membres inférieurs furent agités de mouvements convulsifs. Que cette névrite soit produite par le contact des matières putrides au milieu desquelles ces nerfs se trouvent plongés ou par l'extension de l'inflammation des parties ulcérées, toujours est-il qu'elle existe souvent alors. »

OBSERVATION VIII. — *Carie des premières vertèbres dorsales. Paralysie complète du mouvement avec contraction des membres inférieurs. Paralysie incomplète de la sensibilité. Excrétion involontaire des matières fécales et de l'urine* [1]. — Henri-Paul Lerat, âgé de 21 ans, entra à l'hôpital Saint-Louis le 30 novembre 1821; il se plaignait de ressentir une douleur vive, profonde et continue dans la poitrine sans pouvoir exprimer autrement le mal qu'il éprouvait. La respiration était facile; aucun symptôme n'indiquait qu'il existât quelque affection des organes de la digestion; du reste, toutes les fonctions s'exécutaient comme dans l'état naturel. Au bout d'un mois, le malade accusa comme siège de son mal la partie postérieure et supérieure du thorax. On regarda cette douleur comme le résultat d'une affection rhumatismale et l'on prescrivit les bains sulfureux; il en avait déjà pris trois lorsqu'un matin, étant aux lieux d'aisances, en faisant effort pour aller à la selle, il éprouve une douleur vive dans la partie supérieure du dos et il tombe en même temps paralysé des membres inférieurs. Transporté dans son lit, on reconnut facilement une gibbosité formée par l'apophyse épineuse de la 2ᵉ ou 3ᵉ vertèbre dorsale. Malgré l'application répétée de cautères, la déformation du rachis resta la même, et, depuis cette époque, ce malade est dans l'état suivant : paralysie complète des membres abdominaux, qui sont constamment rapprochés de la partie antérieure du tronc, les jambes étant fléchies sur les cuisses et celles-ci l'étant sur le bassin. Assez ordinairement on ne peut que difficilement les étendre; d'autres fois, au contraire, leur extension est facile; mais toujours il arrive après un temps variable que la rétraction a lieu tout à coup. La volonté du malade n'influence en aucune manière l'exécution de ces mouvements brusques. La peau des membres abdominaux et de tout le tronc jusqu'à trois travers de doigt au-dessus de l'ombilic, a perdu beaucoup de sa sensibilité et est le siège d'un fourmillement continuel. Les fonctions de la vessie et du gros intestin jouissent de toute leur intégrité. Depuis que la courbure du rachis s'est plus prononcée, la respiration est devenue moins libre; le malade fait des inspirations courtes et fréquentes et est toujours essoufflé. L'appétit est bon, le sommeil tranquille; en un mot, il ne se plaint d'aucun malaise notable. A la partie supérieure de la région lombaire, du côté gauche, il existait une tumeur du volume d'un œuf de pigeon, souple, rénitente, sans changement de couleur à la peau et manifestement fluctuante, ayant tous les caractères d'un abcès par congestion.

Dans l'espace d'une année, la sensibilité de la peau augmenta peu à peu et insensiblement elle revint à son état naturel. La motilité revint aussi suffisamment pour que le malade pût allonger ses membres à volonté et n'éprouvât plus ces rétractions subites et involontaires que nous avons signalées. L'abcès par congestion avait triplé de volume, mais la peau n'était pas altérée.

3. *Carie des dernières vertèbres dorsales inférieures et des premières lombaires.* — Cette affection se distingue des précédentes en ce que les douleurs nerveuses suivent les trajets des nerfs cruraux et sacrés. Lorsque c'est la 11ᵉ ou la 12ᵉ vertèbre dorsale qui est atteinte, les douleurs consistant en une sensation de pesanteur, de tension et de pression, se dirigent le long des lombes vers la hanche ou la partie antérieure de l'abdomen. On observe assez souvent un ténesme vésical douloureux et fort pénible, accompagné de dysurie et de difficultés pour vider entièrement la vessie. Il peut également y avoir du ténesme rectal avec une sensation fort incommode au périnée. Plus tard les douleurs s'irradient dans les cuisses, de préférence le long du nerf crural à la face antérieure et interne du membre jusqu'à la hauteur du genou. Dans d'autres cas plus rares, elles suivent le trajet du sciatique jusque dans le mollet et les orteils. Lorsque les douleurs sont vives, elles occasionnent par le fait même une faiblesse des jambes, le malade peut être empêché de marcher pendant un délai fort long sans qu'il existe une paralysie proprement vite. Mais si le processus va progressant, si la moelle se trouve comprimée, il se produit une paraplégie réelle avec amaigrissement rapide des membres paralysés, sans que d'ailleurs la sensibilité soit sérieusement atteinte. Lorsque la carie siège assez haut, à la 11ᵉ ou 12ᵉ dorsale, on peut encore constater une exaltation de la contractilité réflexe; mais plus bas on ne l'observe plus guère. La

[1] Ollivier, *Maladies de la moelle épinière.*

paralysie de la vessie et du rectum se manifeste dans les cas où la compression est très prononcée.

Voici un exemple de cette forme du mal de Pott :

OBSERVATION IX. — H..., 24 ans, invalide, contracta sa maladie au service militaire. Le 18 avril 1861, en faisant un effort pour soulever une pièce de canon, il éprouva instantanément dans les reins une douleur qui ne l'empêcha pas néanmoins de continuer la manœuvre. Le lendemain matin les souffrances étaient tellement vives qu'il fut obligé de se faire porter malade. Ces douleurs partaient des reins et se dirigeaient en demi-cercle de chaque côté autour du tronc jusque dans les aînes; il semblait au malade qu'il avait le corps étreint dans un cercle. A ce moment, il n'éprouvait dans les jambes ni faiblesse ni souffrance d'aucun genre. Il resta quatre mois à l'hôpital militaire, tantôt couché, tantôt circulant de côté et d'autre. On lui posa des ventouses, des vésicatoires et on fit des frictions. On le renvoya chez lui, et 6 mois après l'accident ; il se montra dans les reins une gibbosité qui fut d'abord peu prononcée, mais qui devint plus saillante de jour en jour. En même temps, son état empira, les douleurs devinrent plus fortes et il survint dans les reins de la faiblesse qui alla en augmentant. Pendant l'hiver de 1861-62, il ressentit dans les membres inférieurs des tiraillements qui s'étendaient depuis la face interne des cuisses jusque dans les pieds. Les jambes finirent par être tellement faibles que le malade ne put plus quitter le lit. Il ne pouvait presque pas les remuer, car lorsqu'il essayait de le faire, il était assailli par des douleurs atroces. Il existait au niveau de la vessie une cuisson qui était particulièrement incommode au moment de la miction : celle-ci était normale d'ailleurs, mais il y avait de la paresse du rectum. A cette époque, le malade fut traité dans une maison de santé où on lui fit des badigeonnages à la teinture d'iode, et on lui appliqua un appareil destiné à redresser sa gibbosité : après quelques mois de ce traitement, l'amélioration était notable, les douleurs avaient disparu, et le malade pouvait mieux mouvoir ses jambes. Celles-ci restèrent néanmoins faibles ; il persistait aussi quelques douleurs lombaires, ainsi que la sensation de constriction autour de l'abdomen, tout cela peu intense d'habitude, mais s'exaspérant aux changements de temps.

24 février 1862. *État actuel.* Homme vigoureux, un peu amaigri : face pâle, intelligence nette, humeur triste et chagrine. Accès de fièvre irréguliers. Le malade ne quitte pas son lit, il se plaint de quelques douleurs très-supportables qui se dirigent des reins vers les cuisses ; il peut remuer les jambes, mais faiblement; la marche est possible, mais incertaine et chancelante. Les membres inférieurs ont subi un amaigrissement qui semble être plus qu'un amaigrissement ordinaire, la sensibilité y est normale, la contractilité réflexe n'y est pas augmentée non plus. Il existe au niveau de la dernière vertèbre dorsale une gibbosité saillante, à angle très-aigu. La vessie et le rectum fonctionnent bien. — Les poumons présentent les signes d'une tuberculose assez étendue.

4. *Carie des premières vertèbres cervicales.* — Cette forme mérite une description à part, d'abord parce qu'elle fait courir au malade des dangers sérieux et immédiats, et ensuite parce que ses symptômes sont extrêmement remarquables et intéressants à étudier. Comme elle est plus complexe que toutes les autres, nous l'avons réservée pour la fin. Les douleurs irradiées suivent le trajet des branches occipitales et des premières paires cervicales; au début, on croirait avoir affaire à une névralgie occipitale ou bien cervicale. Les symptômes ultérieurs, sensibilité des vertèbres, gêne dans les mouvements et déformation, sont ici ce que nous les avons vus pour les formes précédentes; mais ce qu'il y a de spécial à la région, c'est d'une part que les mouvements si étendus du cou et de la tête sont entravés, et d'autre part que l'altération de la moelle porte sur un point de l'organe qui est directement nécessaire à la vie et dont les lésions se manifestent par des symptômes dignes de toute notre attention. C'est pour ces motifs que la carie des vertèbres cervicales supérieures a si longtemps captivé l'attention des observateurs. Ollivier en cite plusieurs exemples qui sont du plus haut intérêt [1]. Mais Rust surtout [2] a beaucoup contribué à éclaircir l'histoire et le diagnostic de cette affection, à tel point qu'elle mérite bien le nom de *maladie de Rust* qui lui a été donné.

(1) Ollivier, *Maladies de la moelle épinière.* 3e édition. Paris, 1837.
(2) Rust, *Abhandlungen*, I, p. 196 et s.

Le début est signalé par des douleurs siégeant dans le cou et le larynx, qui sont facilement prises pour des douleurs rhumatismales. Elles peuvent aussi s'irradier vers l'occiput et simuler une névralgie occipitale uni ou bilatérale. Ces symptômes initiaux ne font pas soupçonner la gravité du mal, car ils sont peu intenses, et de plus un traitement antirhumatismal ou antinévralgique peut les faire disparaître pour un certain laps de temps. Mais elles reviennent de nouveau et avec une persistance telle que l'attention finit par s'éveiller et que l'on procède à un examen plus approfondi de la région. En y appliquant une éponge d'eau chaude d'après le procédé de Copeland, ou en exerçant une pression profonde sur l'espace compris entre l'atlas et l'axis, on détermine de la douleur. Dans la suite, les douleurs du cou et de la nuque deviennent plus intenses, les mouvements sont de plus en plus gênés et l'on s'aperçoit que la nuque est comme raide. A chaque mouvement de tête, les douleurs occipitales deviennent intolérables. Le malade éprouve une sensation de lourdeur dans la tête et une raideur à peu près absolue dans le cou aussi est-il obligé de tenir la tête immobile; quand il la redresse ou quand il change de position, on le voit soutenir son occiput avec une ou deux mains. *Cette action de soutenir sa tête, que le malade exécute instinctivement et sans en avoir conscience, et à laquelle il ne manque jamais toutes les fois qu'il quitte la position assise pour se coucher, est un signe pathognomonique de la carie des vertèbres cervicales supérieures.*

On voit aussi le malade, au lieu d'appliquer avec précaution la main sur son occiput, se saisir par les cheveux pour s'aider à se soulever. Ces signes si caractéristiques sur lesquels Rust appelle toute notre attention, viennent faciliter le diagnostic.

A une période plus avancée, la tête s'incline en avant (pas toujours) et latéralement, le plus habituellement vers la droite, puis elle revient à sa position normale et finit par s'incliner en arrière et à gauche, c'est-à-dire dans un sens diamétralement opposé.

A ce moment, à tous les accidents déjà existants vient se joindre de la gêne de la déglutition et de la respiration; puis la moelle se prenant à son tour, il se produit des crampes, des convulsions, des paralysies partielles occupant surtout les membres supérieurs, de l'aphonie, et toutes les manifestations de la fièvre hectique : au milieu de tout cela la physionomie revêt une expression particulière de souffrance. En général, la nuque ne présente rien de particulier à l'extérieur. Parfois dans la dernière phase de l'affection, après le plus léger mouvement de rotation de la tête il se produit, par suite du frottement des vertèbres altérées l'une sur l'autre, une crépitation et même un craquement qui est perçu par le malade et les assistants. La vie peut se prolonger encore pendant des mois au milieu de ces souffrances et de ces infirmités, et la mort survient quelquefois par les progrès de l'épuisement, mais plus souvent d'une manière brusque et inattendue. Sur les 10 cas de Rust 6 fois les malades moururent subitement, les 4 autres s'éteignirent dans le marasme. Toujours à l'autopsie on a trouvé des collections purulentes entre l'œsophage et l'axis, et de plus l'atlas et l'axis présentaient une altération de leur périoste et de leurs ligaments. Le siège primitif se trouvait toujours dans l'articulation soit de l'occipital avec l'atlas, soit de l'atlas avec l'axis. Dans les cas où la mort était survenue brusquement, il y avait ou une fracture de l'apophyse odontoïde, ou une extravasation sanguine provenant d'une artère vertébrale ulcérée, ou bien un épanchement de pus dans la plèvre.

Sous le rapport étiologique, Rust dit que ses malades étaient ou bien scrofuleux (rachitiques, arthritiques ?) ou bien syphilitiques; il compte aussi parmi les causes les plus funestes et aussi les plus incontestables, le transport de lourds fardeaux sur la tête.

Nous n'avons que peu de chose à ajouter à cette description dont les principaux traits sont empruntés au traité de Rust. Cet auteur nous apprend en outre, de
concert avec Ollivier et d'autres auteurs, que, au début et même à une phase plus
avancée, le diagnostic de cette affection présente de grandes difficultés : on a vu
des malades tomber tout à coup frappés de mort subite, à la grande surprise des
médecins qui n'avaient pas reconnu la maladie. La mort était amenée dans ces
cas par une fracture de l'apophyse odontoïde d'où luxation de l'atlas sur l'axis et
compression de la moelle. Etant donnée cette difficulté du diagnostic, nous devons
attacher une grande valeur au symptôme signalé par Rust, à savoir, l'habitude
qu'ont les malades de soutenir leur tête avec la main lorsqu'ils se mettent sur leur
séant ou se recouchent. Ce signe est également mentionné dans les observations
d'Ollivier et de Sédillot et nous avons nous-même eu occasion de le constater. Il
faut être prévenu toutefois qu'il n'est pas rigoureusement pathognomonique de la
carie des vertèbres cervicales : nous l'avons rencontré dernièrement chez un
malade qui était porteur, non d'une carie, mais d'un carcinome de l'axis. Ce qu'il y a
de plus important pour le diagnostic après ce sympt me capital, c'est la gêne des
mouvements dans les articulations malades. On sait que l'articulation occipito-
alloïdienne exécute les mouvements de flexion et d'extension de la tête, et que
l'articulation de l'atlas avec l'axis est chargée de la rotation. Lorsque ces articulations sont le siège d'une arthrite fongueuse, leurs mouvements sont vite entravés, et
c'est là un signe très important. *Lorsqu'il y a gêne des mouvements de rotation
avec conservation des mouvements de flexion, on est en droit d'admettre une
affection limitée à l'articulation de l'apophyse odontoïde avec l'atlas, avec
ou sans luxation de cette apophyse.* C'est ce symptôme qui nous a permis de
poser le diagnostic dans une observation qui sera consignée plus bas, alors que
tous les autres signes de carie vertébrale n'étaient que peu accusés et transitoires. Nous croyons qu'il suffit à lui seul pour asseoir notre jugement ; seulement, nous le répétons, il n'est pas absolument spécial à la carie.

Les symptômes du côté de la moelle présentent un grand intérêt. Il n'est pas
rare de voir la mort succéder d'une façon tout à fait inattendue à des manifestations en apparence insignifiantes : Ollivier en cite des exemples. La cause de la
mort est alors une luxation avec déplacement, laquelle est facilitée par la désorganisation des ligaments et peut survenir à la suite d'un mouvement brusque. Sédillot rapporte une observation [1] où la vertèbre était noyée dans du pus et où les
ligaments étaient détruits par la tuberculose. Il y eut luxation et mort subite sans
paralysie ; seulement, depuis longtemps, le malade était obligé, chaque fois qu'il
voulait faire un mouvement, de se soutenir le menton avec la main. L'observation
suivante due à Ollivier *(loc. cit.,* p. 596) est un exemple encore bien plus rare de
la luxation de l'occipital sur l'atlas.

OBSERVATION X. — L..., âgé de 22 ans, n'avait jamais joui d'une bonne santé ; depuis longtemps il éprouvait un engourdissement général et était atteint d'une toux fréquente avec expectoration muqueuse ; de temps en temps, légers mouvements fébriles.

Admis à l'infirmerie de la prison de Bicêtre le 1er février, il se plaint, en outre, d'une douleur
violente à la partie postérieure du cou ; léger gonflement et pression douloureuse au niveau des
1re et 2e vertèbres cervicales ; la tête, penchée sur le côté gauche, reste immobile ; les membres
thoraciques et abdominaux sont engourdis ; la déglutition est difficile.

Le 15 février, une hémoptysie se manifeste. Au mois de juillet, la paralysie des membres thoraciques est complète ; celle des membres abdominaux ne le devient qu'au mois d'août. A cette
époque, la tête est tout à fait immobile. Le malade meurt tout à coup dans un mouvement imprimé à la tête pendant qu'on lui administre des soins de propreté.

Autopsie. Les parties molles de la région postérieure du cou sont dégénérées en une substance lardacée, blanchâtre ; le condyle droit de l'occipital est carié ; la partie supérieure de la
masse latérale droite de la 1re vertèbre et l'apophyse odontoïde sont aussi profondément cariées,

(1) C. Sédillot, *Gazette médicale de Paris.* 1833, p. 622.

les ligaments transverse et odontoïdiens dégénérés, et ramollis. La moelle allongée présentait une espèce d'étranglement résultant de la compression causée par la partie postérieure et gauche du rebord du trou occipital, car cet os était véritablement luxé sur la 1ʳᵉ vertèbre.

Cette observation, ajoute Ollivier, offre beaucoup d'analogie avec celle que Schupke a rapportée dans sa dissertation (Berlin, 1816) : l'altération occupait également le condyle droit de l'occipital et la surface articulaire correspondante de l'atlas. La tête était penchée du côté gauche. La paralysie qui s'était d'abord manifestée dans le membre supérieur droit s'empara bientôt de celui du côté gauche et le malade mourut subitement. — Dans un autre cas, cité par le même auteur, le malade était tourmenté depuis longtemps d'une douleur à la nuque et d'une difficulté d'avaler qui augmentait graduellement lorsque, un mois après le début de la maladie, les membres se paralysèrent. Les mouvements revinrent et furent de nouveau anéantis et le malade, mourut tout à coup. A l'autopsie, on trouva l'arc antérieur de l'atlas brisé en plusieurs petits fragments et le postérieur divisé en deux. Les ligaments qui unissent ces vertèbres et leurs surfaces articulaires étaient entièrement détruits, ainsi que les masses latérales. L'apophyse odontoïde faisait saillie au milieu du trou occipital. La moelle épinière était ramollie. Dans un cas analogue, Gros trouva un caillot sanguin au centre du ramollissement et un épanchement de sang dans le canal vertébral.

D'autres fois, la luxation ne se fait pas avec une si grande brusquerie, et le déplacement n'est pas tellement considérable que la mort en soit la conséquence immédiate : il survient alors une paralysie plus ou moins étendue des membres, mais la vie est conservée. D'après ce qui a été dit dans les paragraphes précédents, on doit s'attendre à trouver également ici des paralysies très variables quant à leur siège : tantôt l'un des bras est seul atteint, tantôt ce sont les deux, tantôt il y a hémiplégie, tantôt les quatre membres sont frappés à la fois; il peut même y avoir paralysie croisée. Dans le cas que nous allons raconter, il se produisit une hémiplégie presque soudaine, comme apoplectique, et ce qui la faisait ressembler encore davantage à une hémorrhagie cérébrale, c'est que le malade pouvait encore circuler quelque temps après ; et pourtant il y avait luxation entre l'atlas et l'axis. A une phase ultérieure, on eût pu croire à une paralysie par compression, car la sensibilité était moins compromise que la motilité, les réflexes étaient fortement exagérés et ils présentaient une particularité due au siège élevé qu'occupait la lésion dans la moelle : ils se produisaient du côté opposé à celui sur lequel portait l'exaltation; ainsi lorsque l'on irritait la jambe gauche, c'étaient les membres droits qui entraient en mouvement.

Voici cette observation :

OBSERVATION XI. — *Carie de l'atlas et de l'axis, destruction des articulations entre ces deux vertèbres, altération de l'apophyse odontoïde. Subluxation avec rotation partielle de l'axis et rétrécissement du canal vertébral. Compression de la moelle d'abord plus accusée d'un côté.* — A. F...; étudiant en droit, âgé de 25 ans, appartenant à une famille saine, s'est toujours lui-même bien porté, n'a jamais présenté aucun symptôme de scrofule. Il n'a jamais eu d'autre maladie que la rougeole, puis la scarlatine dans son enfance, et, à l'âge de 13 ans, une fièvre intermittente qui a duré six semaines ; au commencement de décembre 1867, chancre syphilitique à la verge : il parut après dix jours d'incubation, dura quinze jours et guérit sans cicatrice ni induration. En février 1868, nouveau chancre à bords indurés et qui se ferma au bout de huit semaines. Dans l'intervalle il était apparu une éruption de points rougeâtres, particulièrement accusés au front, et les ganglions cervicaux et inguinaux s'étaient tuméfiés. L'éruption disparut par l'usage des eaux sulfureuses d'Aix-la-Chapelle, mais l'adénite persista. Jusqu'à l'hiver 1868-69 la santé fut bonne. A la fin de 1868, l'éruption reparut plus intense et le genou droit devint le siège d'un gonflement très douloureux : néanmoins l'état général était bon, sauf un peu d'amaigrissement et d'affaiblissement, le visage était pâle et les cheveux étaient presque tous tombés. Le malade fit un traitement par les frictions, à la suite duquel l'exanthème disparut complètement, les ganglions diminuèrent et le genou guérit. Il se trouva tout à fait bien jusqu'en septembre 1869 : vers cette époque, il éprouvait souvent, le matin, en se réveillant, *une sensation de raideur dans la nuque* qui gênait les mouvements de la tête : *lorsqu'il remuait celle-ci, il ressentait de légères douleurs dans la nuque.* La pression ne provoquait aucune souffrance. Parfois, durant la nuit, la raideur du cou était telle *qu'il était obligé de s'aider de ses mains pour changer sa tête de place.* Ces phénomènes n'étaient pas également accusés tous les jours, ils l'étaient surtout lorsque le temps était froid et brumeux, et parfois ils duraient des journées entières. Il n'y avait pas de douleurs spontanées. Mais en décem-

bre 1869, après une certaine amélioration due à l'emploi de bains de vapeurs, le malade éprouva
une douleur sourde à l'occiput d'abord, puis dans le front et dans le côté droit de la face : ce
n'était pas une douleur bien vive, elle survenait par accès qui duraient plusieurs jours, cessait
souvent pendant une semaine pour reprendre ensuite pendant huit jours; elle était surtout forte
vers le matin. Plus tard, il s'y ajouta des tiraillements dans l'oreille gauche et parfois il lui semblait qu'on lui rongeait le sinciput. L'état général était assez bon. Le 21 mai 1870, le malade, en
s'habillant, s'aperçut d'une certaine faiblesse dans le bras droit : quelques jours auparavant, il
avait ressenti dans les deux mains une espèce de picotement qui était plus fort à droite. Les
mains étaient froides, insensibles et couvertes de sueur. Le même jour où la faiblesse apparut dans
le bras droit, elle se montra également dans la jambe gauche, quoique à un degré moindre. Il
n'y avait pas de douleurs dans les bras, mais les picotements y étaient permanents. La nuit, le
malade s'aperçut de secousses musculaires spontanées qui n'étaient ni intenses ni douloureuses,
et qui ne se montraient jamais durant le jour. Quelques jours après, les jambes étaient également
assez faibles, surtout la droite, mais elles étaient encore assez solides pour que le malade pût
arriver à l'hôpital à pied et sans canne; il n'y a jamais eu ni picotements ni douleurs de ce côté,
seulement par-ci par-là quelques mouvements convulsifs pendant la nuit. Pas de paralysie faciale.
La miction a toujours été régulière : une certaine constipation est à l'état permanent. Jamais,
durant tout le cours de la maladie, le malade n'a éprouvé de douleurs dorsales.

9 mai 1870. *État actuel.* Homme assez vigoureux, passablement bien musclé, un peu maigre,
à face pâle, jaunâtre et amaigrie. Peu de cheveux, pas de trace d'ictère. Le malade passe presque
toute sa journée dans le lit, parce qu'il se sent trop faible lorsqu'il est levé. L'intelligence est
nette et le sommeil tranquille. Actuellement il n'y a aucune souffrance, mais le malade se plaint
d'éprouver souvent dans le côté droit de la tête des douleurs qui, néanmoins, ne deviennent jamais
bien vives. Il se plaint, en outre, de paralysie du bras droit et de faiblesse de la jambe du même
côté. La peau est sèche, sa température semble normale. Sur le front, on constate de nombreuses
petites taches brunes, larges comme des lentilles qui se retrouvent également sur la face et sur le
cuir chevelu. Sauf un peu d'acné, il n'y a aucune éruption sur le reste du corps et les tibias ne
présentent aucune inégalité. Les ganglions inguinaux sont tuméfiés, indurés et indolents, de même
que les sous-maxillaires et les cervicaux. Ni cicatrice ni induration sur la verge.

Les pupilles sont égales et se contractent bien, les mouvements des yeux sont libres. A la face,
il n'y a ni paralysie ni trouble de la sensibilité. Le malade prétend qu'il entend moins bien, particulièrement à droite; pourtant l'épreuve avec la montre ne dénote aucune diminution appréciable
de l'ouïe. L'acuité visuelle est conservée. La parole est un peu lente et traînante : F... dit qu'il n'a
aucune difficulté de prononciation, mais qu'il a quelquefois de la peine à trouver ses expressions.
Les mouvements de la langue sont tout à fait libres et la déglutition se fait bien. L'intelligence
est nette, mais la mémoire a diminué et le travail de cabinet fatigue plus que par le passé.

Les deux bras sont assez bien nourris, sauf que le deltoïde droit est plus faible que le gauche :
en général les muscles sont un peu flasques. Les deux bras sont amaigris au dire du malade. La peau
a sa couleur normale, les mains sont légèrement moites. Le malade peut porter sa main droite
derrière le dos, mais pas sur la tête : les mouvements du membre sont lents et pesants, il ne peut
opposer qu'une faible résistance aux mouvements qu'on cherche à lui imprimer, la main ne serre
que très faiblement; au repos, les doigts sont fléchis; cependant le malade peut les étendre et
faire le poing. Le coude est fléchi à angle droit par suite d'une légère contracture du biceps. —
Le bras gauche peut exécuter tous les mouvements, se porter sur la tête, etc.; néanmoins cela
se fait avec une certaine douleur et quelque faiblesse. La contractilité faradique n'est pas diminuée, mais le courant détermine des contractions cloniques qui persistent quelque temps. Le malade raconte aussi que lorsque l'on presse sur certains points, par exemple sur l'extrémité inférieure du biceps, il se produit des secousses dans le bras. Il survient aussi quelques secousses
spontanées, particulièrement pendant la nuit, mais on ne constate pas de contractions fibrillaires.
La sensibilité est diminuée aux deux avant-bras et dans la moitié inférieure des bras, à gauche
plus qu'à droite. Le malade confond souvent la nature de l'impression tactile. Ces épreuves
provoquent fréquemment des mouvements réflexes dans les bras. Sauf des picotements dans la
main droite, il n'existe aucune sensation anormale.

Membres inférieurs. Le malade peut marcher sans canne dans la rue, mais il est mal assuré
sur ses jambes et craint toujours qu'elles ne se dérobent sous lui. Quand il a marché quelque
temps, il se sent plus ferme. Le pied droit traîne quelque peu, le gauche se soulève bien. La démarche n'est pas franche, le malade dévie facilement de la ligne droite et est entraîné à gauche :
il ne présente aucun signe d'ataxie, ainsi il peut se tenir debout les yeux fermés sans chanceler.
Quand il est courbé, les jambes semblent avoir toute leur liberté, leurs muscles sont bien conservés des deux côtés, quoiqu'un peu flasques; leurs téguments ont leur coloration et leur température normales. Lorsqu'on cherche à les étendre, le malade est en état d'opposer une résistance vigoureuse qui pourtant, à droite, n'est pas en rapport avec le volume des muscles. La contractilité électrique est normale. Contractilité réflexe très vive. Parfois, dans la nuit et le matin,
il se produit quelques mouvements convulsifs spontanés dans les jambes. La sensibilité y est
intacte. Il n'y a que depuis quelques jours qu'il s'est manifesté quelques troubles du côté de la

vessie consistant en ce que le malade ne peut se retenir aussitôt que le besoin d'uriner se fait sentir. Défécation normale ; appétit conservé.

Ces symptômes prouvaient jusqu'à l'évidence qu'il existait une lésion circonscrite dans la partie supérieure de la moelle cervicale, et comme il y avait eu des accidents syphilitiques répétés, nous crûmes avoir affaire à une gomme ou à un ramollissement syphilitique. Il est vrai que dès lors on aurait pu porter le diagnostic, si l'on avait fait bien attention à ce fait que le malade était obligé de soutenir sa tête avec ses mains, mais ce symptôme ne fut remarqué que plus tard, en même temps que la gêne des mouvements de la tête. La paralysie, qui était plus prononcée à droite qu'à gauche, avait à peu près la forme d'une paralysie par compression, car la contractilité reflexe était exaltée et dans les membres inférieurs il y avait conservation de la sensibilité à côté d'une paralysie sérieuse du mouvement.

On prescrivit l'iodure de potassium, et plus tard, cette médication étant restée sans effet, des frictions mercurielles.

Il sembla se produire d'abord une certaine amélioration, les mouvements de la main gauche devinrent plus libres et plus forts ; mais ce mieux, au lieu de se maintenir, fit bientôt place à une aggravation. Le malade se plaignit fréquemment de douleurs de tête, le bras droit se paralysa complètement, la contractilité réflexe s'exagéra, ainsi que l'excitabilité de certains muscles aux agents mécaniques : ainsi, lorsqu'on pressait sur le grand pectoral, on le voyait se contracter énergiquement et amener le bras en contact avec le tronc. La paralysie fit également des progrès dans le bras gauche et dans les jambes ; là aussi il y eut exagération des réflexes. C'est à ce moment qu'on s'aperçut que ceux-ci gagnaient également le côté opposé au côté excité : lorsque l'on piquait la plante d'un pied, les deux jambes entraient en mouvement, seulement celle du côté où avait été portée la piqûre s'agitait plus vivement ; de plus, tout le corps était pris de tremblements convulsifs qui persistaient longtemps encore après que l'excitation avait cessé ; la persistance des mouvements était longue, surtout dans les membres inférieurs. Lorsqu'on piquait ou pressait la peau du thorax, on provoquait des mouvements réflexes dans les bras, même dans le bras droit qui était complétement paralysé. Si l'on venait à piquer la paume de la main, le bras correspondant seul s'agitait et jamais l'autre. Une excitation portant sur la peau du dos déterminait aussi des secousses convulsives et un tressautement momentané dans tout le corps.

Le 27 mai on remarqua pour la première fois que le malade exécutait parfaitement les mouvements de flexion et d'extension de la tête et très mal ceux de rotation. En cherchant à imprimer des mouvements à cette dernière, on constata une certaine raideur et de la sensibilité dans les muscles de la nuque : il n'y a de douleurs spontanées que dans le côté gauche de la tête. L'intelligence est complétement nette, la parole et la déglutition ne sont pas troublées. La paralysie est devenue telle que le malade ne peut faire aucune espèce de mouvement : il a complétement perdu l'usage de ses deux bras ; il n'y a que les doigts de la main gauche qu'il remue encore un tout petit peu. Même à ce moment la sensibilité n'est que peu diminuée. La jambe droite est à peu près complétement paralysée, la gauche un peu moins. La contractilité réflexe est très exagérée : si l'on vient à exciter la peau à l'un des deux membres inférieurs, tous deux sont agités par une série de secousses cloniques qui persistent longtemps après que l'excitation a cessé. Lorsqu'on pique la jambe droite, la gauche entre en mouvement, et si la piqûre est un peu forte, les mains sont également prises de mouvements. Si l'on pique la jambe gauche, le réflexe reste borné à ce membre.

Depuis quelques jours, le malade dit qu'il rejette beaucoup de mucosités et de salive : il y a de la fièvre ; la température qui, jusqu'à présent, avait oscillé entre 36°,9 et 37°,2 et n'était montée qu'une seule fois à 38°,2, s'élève, le 29 mai au matin, à 40°,2 avec 140 pulsations et 32 respirations ; dans l'après-midi, elle se maintient à 39° avec 120 pulsations et 28 respirations. Il y a de la chaleur sans frissons ; on constate des symptômes de dyspnée, tels que contraction énergique des muscles du cou, en particulier du sterno-mastoïdien, élargissement des ailes du nez, abaissement du larynx et du maxillaire inférieur. Le jeu du thorax ne s'effectue que grâce à l'élévation des premières côtes, la respiration abdominale est nulle. Le malade tousse beaucoup, expectore péniblement des mucosités abondantes. Intelligence nette.

Les mouvements de latéralité de la tête sont considérablement gênés, mais ne provoquent pas de douleur, pas plus que la pression sur les vertèbres cervicales. Il n'existe aucune tuméfaction ni sur les côtés du cou ni au niveau des apophyses épineuses ; du côté du pharynx on ne découvre non plus aucune déformation de la colonne vertébrale. Les ganglions cervicaux sont tuméfiés et indurés des deux côtés.

Le pouls est à 102, les radiales sont dilatées, la peau ne paraît pas chaude, il y a eu des sueurs pendant la nuit. Les bruits du cœur sont nets. On ne peut ausculter la poitrine qu'à la partie antérieure et on n'y constate rien de particulier. 630 centim. cub. d'une urine acide, claire, rougeâtre ; D. 1026 ; ni albumine ni sucre ; 3,42 d'urée pour 100, c'est-à-dire 21 gr. 55.

30 mai...	Mat. Temp.,	40°.2	Pouls,	108	Resp.,	26.
	Midi. —	39°,6	—	144	—	24.
	Soir. —	38°,5	—	128	—	20.

On donne 1 gramme de quinine.

La rotation de la tête est surtout limitée vers la droite; vers la gauche elle se fait un peu mieux : lorsque le malade veut forcer le mouvement, il éprouve de la douleur. La tête se fléchit très bien en avant. L'état des paralysies et des réflexes n'a pas varié; la sensibilité est toujours à peu près normale.

7 juin. Fortes sueurs nocturnes. Beaucoup de dyspnée, les muscles du cou se contractent énergiquement. Expectoration puriforme abondante. 1135 centim. cub. d'une urine rougeâtre contenant des traces d'albumine; D. 1029; 3 pour 100 d'urée ou 24 gr. 22 par jour.

17 juin. La température qui, depuis douze jours, était retombée à 37°,3, recommence à monter le soir à 39°,4; pas de frisson.

18 juin. Au matin 41°, pouls 120, respiration 32. Les mains et le corps sont brûlants; le front est couvert de sueur, la face est pâle. Les radiales sont assez larges, le pouls fort, non dicrote; à midi, la température rectale s'élève à 40°,9. Sueurs profuses. 700 centim. cub. d'une urine trouble, pesant 1027, sans albumine; 3,1 pour 100 d'urée ou 21 gr. 7.

Le 19 juin au matin la temp. est à 39°,8, le pouls à 136, les inspirations au nombre de 32. Les radiales sont larges, le pouls fort. 970 cent. cubes d'une urine pesant 1,025 et contenant 28,99 d'urée. Soir, temp. 40°,2 ; P. 112 ; R. 32.

Date		Temp.		Pouls		Resp.			Urine		Densité		Urée
20 juin..	Mat. Temp.,	38°,6	Pouls,	104	Resp.	36.							
	Soir. —	39°,7	—	132	—	36	Quinine.						
21 juin..	Mat. Temp.,	37°,7	Pouls,	112	Resp.	24	Urine, 800 cent. cub. Densité, 1027 Urée, 26°,4						
	Soir. —	39°,4	—	108	—	32	—	1130	—	—	1021	—	27°,69
22 juin..	Mat. —	38°,5	—	116	—	28	—	1220	—	—	1018	—	31°,23
	Soir. —	39°,0	—	120	—	28							
23 juin..	Mat. —	38°,2	—	96	—	32	—	1900	—	—	1012	—	37°,1
	Soir. —	38°,6	—	108	—	26							
24 juin..	Mat. —	38°,6	—	124	—	32	—	1400	—	—	1015		
	Soir. —	38°,6	—	108	—	28							
25 juin..	Mat. —	38°,6	—	104	—	26	—	1310	—	—	1016		
	Soir. —	39°,4	—	108	—	28							
26 juin..	Mat. —	37°,8	—	104	—	24	—	1500	—	—	1012		
	Soir. —	38°,6	—	116	—	28							
27 juin..	Mat. —	38°,2	—	188	—	28	—	1300	—	—	1014		
	Soir. —	39°,6	—	112	—	32							
28 juin..	Mat. —	38°,6	—	116	—	28	—	1800	—	—	1014		
	Soir. —	38°,6	—	112	—	28							
29 juin..	Mat. —	38°,8	—	124	—	28	—	1400	—	—	1016		
	Soir. —	38°,6	—	132	—	32							
30 juin..	Mat. —	38°,8	—	116	—	32							
	Soir. —	39°,6	—	132	—	30	Quinine, 1°,5						
1er juillet..	Mat. —	38°,6	—	112	—	28							
	Soir. —	38°,8	—	128	—	32							
2 juillet.	Mat. —	39°,4	—	124	—	32							
	Soir. —	39°,6	—	112	—	30							
3 juillet.	Mat. —	39°,5	—	108	—	36							
	Soir. —	39°,7	—	128	—	40	Quinine, 1°.						
4 juillet.	Mat. —	38°,8	—	104	—	26							
	Soir. —	39°,6	—	124	—	32							
5 juillet.	Mat. —	39°,2	—	116	—	28							
	Soir. —	39°,6	—	128	—	26							
6 juillet.	Mat. —	38°,8	—	116	—	28							
	Soir. —	39°,2	—	128	—	36							
7 juillet.	Mat.. —	38°,9	—	108	—	26							
	Soir. —	39°,4	—	120	—	40							

Mort.

Autopsie. — Le trou occipital semble rétréci et irrégulier; cela tient : 1° à ce que à droite la dure-mère est repoussée en dedans par un tissu dense, blanchâtre, fibrillaire qui mesure environ 3 millimètres d'épaisseur; 2° à ce que à l'as est situé obliquement par rapport au condyle occipital et déplacé vers la gauche, de façon que le canal vertébral est incliné à gauche à sa partie supérieure; 3° à ce que l'apophyse odontoïde proémine fortement en avant et semble tuméfiée. On détache facilement la dure-mère à ce niveau et un fragment de l'apophyse odontoïde vient avec.

Après avoir enlevé les deux vertèbres cervicales supérieures, on constate que l'apophyse odontoïde est complètement altérée, que les deux facettes articulaires supérieures de l'axis sont transformées en deux éminences rugueuses, irrégulières et anguleuses, et qu'entre les deux, l'arc antérieur de l'axis est fortement échancré à sa partie supérieure : à ce niveau l'os est inégal, carié et recouvert d'une grande quantité de pus caséeux; les deux articulations inférieures de l'atlas sont également rugueuses et cariées, la droite plus que la gauche. Le bord supérieur de l'apophyse épineuse de l'axis présente à droite un point rugueux et dans le voisinage on rencontre plusieurs petits fragments osseux. On se rend compte à présent que la saillie qui existait à droite du trou occipital était formée par l'arc antérieur de l'axis. Le bord antérieur du trou condylien est également légèrement rugueux. La substance cérébrale est ferme et contient une assez grande quantité de sang ; ni le cerveau ni le cervelet n'offrent aucune altération, il en est de même de la protubérance et du bulbe. — Cadavre fortement amaigri, muscles pâles et flasques. Des deux côtés, le poumon présente des adhérences anciennes. Le myocarde et l'endocarde sont sains. Le tissu pulmonaire est friable, très hypérémié en arrière et en bas ; il est parsemé de petits foyers caséeux ayant le volume d'une tête d'épingle ; dans le lobe inférieur le tissu qui sépare ces foyers est dense, friable, brun rougeâtre ou brun grisâtre. Dans ce même lobe la muqueuse bronchique est fortement congestionnée et contient une abondante sécrétion d'un mucus spumeux. Dans le lobe supérieur les granulations sont très discrètes et celles du sommet sont en partie crétifiées. La paroi des bronches est amincie ; elles sont irrégulièrement dilatées et contiennent une secrétion purulente ; au sommet on trouve une grosse caverne cloisonnée à parois lisses. Dans le poumon droit les adhérences sont tout aussi solides ; entre le diaphragme et le poumon il existe une infiltration sanguine des deux feuillets pleuraux. On trouve dans tout le poumon des petits nodules miliaires, transparents, sphériques, et saillants ; quelques-uns présentent à leur centre un commencement de caséification. Au sommet du même poumon on trouve des cavernes bronchiques confluentes.

Remarques. — 1° Les symptômes de l'affection osseuse étaient peu accusés. La seule chose qui aurait pu y faire penser c'est que le malade avait raconté qu'il avait été obligé de s'aider des mains pour soulever sa tête. Ce symptôme disparut avec la douleur au moment où s'effectua la subluxation et de ce moment ce fut la paralysie qui domina la scène.

2° Cette paralysie avait le caractère de celles par compression en ce que la motilité seule était intéressée et qu'il y avait exagération des réflexes. A un moment donné, les quatre membres étaient atteints. Les réflexes ont confirmé les lois de Plüger, ils se sont propagés d'une moitié du corps à l'autre à travers la moelle allongée. La luxation latérale a déterminé une hémiplégie spinale avec faiblesse du côté gauche. On n'a pas pu constater le croisement des troubles sensitifs.

3° L'élévation de température de la dernière période peut être attribuée à la compression de la moelle allongée, surtout puisqu'elle avait fait défaut antérieurement : mais on ne saurait l'affirmer avec certitude à cause de la tuberculose pulmonaire concomitante.

4° A ne considérer que les antécédents on eût pu croire avoir affaire à une manifestation syphilitique ; mais les lésions n'ont rien révélé de positif à cet égard, et la tuberculose pulmonaire nous ferait plutôt croire que l'affection a débuté par une arthrite fongueuse de nature également tuberculeuse.

Il existe aussi des observations dans lesquelles la luxation n'a donné lieu à aucun phénomène spécial et même où l'affection aboutit à la guérison. Rust et Ollivier en citent des exemples : telle est l'observation suivante relatée par ce dernier (*loc. cit.*, p. 408).

OBSERVATION XII. — *Carie avec destruction de l'apophyse odontoïde : luxation de la 1ʳᵉ et de la 2ᵉ vertèbre cervicale sans compression de la moelle.* — Renée Aligon, âgée de 38 ans, domestique, entra à l'Hôtel-Dieu d'Angers le 24 juillet 1818. Elle éprouvait depuis longtemps à la partie postérieure et supérieure du cou une douleur fixe qui fut inutilement combattue par les vésicatoires et les ventouses. Cette douleur augmentait dans les mouvements de la déglutition et dans les grandes inspirations ; elle fut toujours en croissant et devint bientôt insupportable par le moindre mouvement de la tête, laquelle se renversa bientôt un peu en arrière. La malade était dans l'état suivant quand elle entra à l'hôpital : le cou était raide, ses muscles, fortement contractés, semblaient par cette action permanente s'opposer pour ainsi dire à tout mouvement de la tête qui était en même temps rapprochée de la poitrine antérieurement, de manière que la peau du cou formait en avant plusieurs plis profonds sous la mâchoire inférieure. Immédiatement au-dessous de la protubérance occipitale externe on sentait une tumeur saillante formée par l'apophyse épineuse de la seconde vertèbre : une forte pression exercée avec le doigt un peu au-dessus de cette tumeur causait une vive douleur. La déglutition était difficile ; la respiration était un peu gênée, mais il n'y avait aucune altération dans la sensibilité et le mouvement des membres inférieurs. On employa de nouveau les dérivatifs sans plus de succès ; l'état de la malade fut constamment le même jusqu'au mois de septembre, même année. Vers cette époque une toux dont elle ne s'était pas plainte d'abord et qui existait depuis quelque temps s'exaspéra davantage et fut accompagnée d'une fièvre continue très intense ; il y avait un amaigrissement notable. La malade mourut le 17 septembre.

Autopsie. Amaigrissement général, gibbosité à la partie supérieure et postérieure de la région cervicale formée par l'apophyse épineuse de la 2ᵉ vertèbre ; nulle altération de la peau en ce point. Dans le crâne et le cerveau il n'y avait rien d'anormal. L'apophyse odontoïde était entièrement détruite par la carie ; ses ligaments latéraux et le ligament transverse de la 1re vertèbre n'existaient plus ; la face postérieure du corps de la 2e vertèbre était rugueuse, inégale ; la portion correspondante de la dure-mère rachidienne était épaissie et décollée depuis le trou occipital jusqu'au corps de la 3e vertèbre cervicale ; il n'y avait aucune trace de pus dans les environs. Cette destruction de l'apophyse odontoïde et des ligaments avait causé un déplacemen en avant de la 1re vertèbre sur la 2e ; les capsules articulaires s'étaient relâchées graduellement de manière que les surfaces articulaires de l'atlas ne recouvraient plus que la moitié antérieure des surfaces articulaires de l'axis. La cavité des méninges rachidiennes contenait une quantité assez abondante de sérosité limpide. La moelle n'était nullement comprimée par l'arc postérieur de la 1re vertèbre. La destruction de l'apophyse odontoïde avait rendu cette portion antérieure du canal rachidien plus profonde et formait un plan très incliné en avant qui compensait plus que suffisamment la saillie postérieure formée par l'arc de l'atlas. La substance de la moelle n'était pas ramollie ni injectée dans ce point. Les poumons contenaient un grand nombre de tubercules.

Marche et terminaison. — Le spondylarthrocace a toujours une marche traînante qui embrasse en général des mois et des années. Même les cas à marche rapide, ceux par exemple qui se terminent relativement vite par la mort, durent presque toujours plusieurs mois. Quant à la guérison, elle exige d'ordinaire un certain nombre d'années. Néanmoins, il est des cas qui ont une marche exceptionnellement bénigne : l'affection vertébrale ne s'accuse que par quelques douleurs et une légère raideur dorsale, au point que c'est à peine si l'on peut garantir le diagnostic. Il n'est pas rare par exemple de voir un enfant vigoureux faire une chute et se plaindre quelque temps après de douleurs insignifiantes qui disparaissent bientôt et sont depuis longtemps oubliées, lorsque tout d'un coup il se montre une gibbosité qui vient trahir l'existence d'une affection vertébrale sérieuse. Cette déformation est quelquefois très peu accusée, les symptômes peuvent s'amender graduellement, et la guérison s'effectue en quelques mois. On observe tous les degrés intermédiaires entre ces types bénins et ceux éminemment graves où le malade, enfant ou adulte, éprouve de vives douleurs et une gêne notable lorsqu'il essaye de mouvoir son rachis, et finit par souffrir des complications les plus graves qui mettent sa vie en danger. Lorsque l'arthrite fongueuse est arrivée à une certaine phase, il survient un affaissement du corps de la vertèbre et il en résulte un déplacement et une cyphose à angle aigu. L'affection peut dès lors entrer dans une nouvelle voie plus favorable, absolument comme cela a lieu pour les affections du même genre dans les autres articulations. La pression à laquelle l'os malade était soumis et qui en déterminait l'inflammation et le ramollissement, cesse tout à coup et il peut s'établir un travail de réparation. Il arrive assez souvent que les deux fragments osseux se soudent entre eux dans la position qu'ils occupent ; cette ankylose rend à la colonne vertébrale la solidité qu'elle avait perdue ; quant aux douleurs, il n'en est plus question. Cette œuvre de réparation avance très lentement, mais aboutit à la guérison, au prix d'une gibbosité, il est vrai. Si dans l'intervalle la nutrition et les forces du patient se sont maintenues dans un état satisfaisant, si aucune complication grave n'est intervenue, le sujet récupère une santé assez bonne.

L'état général se conserve satisfaisant chez beaucoup de malades, surtout lorsque ceux-ci ont un bon tempérament et que l'affection reste dans le mode mineur. Cette bénignité des symptômes généraux permet, lorsqu'elle existe, un pronostic favorable, mais elle n'existe pas toujours. Très fréquemment les malades sont déjà chétifs, scrofuleux et débilités de naissance, et quand ils ne le sont pas, ils le deviennent, grâce à la longue durée de la maladie, au séjour au lit, aux mauvaises digestions et à la fièvre. Mais ce qui abat par-dessus tout les forces du sujet, ce sont les *complications* qui mettent la vie en danger, à savoir : 1° les abcès par congestion, 2° la tuberculose, et 3° les lésions de la moelle. Voilà les causes les plus fréquentes de la mort ; pourtant ces complications peuvent être supportées durant un temps assez long, et elles sont même susceptibles de guérison.

1. Le danger *des abcès par congestion* consiste en ce qu'ils peuvent se vider dans le poumon, le péritoine, etc.; et aussi en ce qu'ils s'ouvrent spontanément ou artificiellement à l'extérieur : dans ce cas il s'établit une suppuration abondante et la mort arrive par épuisement ou par septicémie. Aussi on ne touche aux abcès par congestion que lorsque l'on ne peut plus faire autrement.

2. *Tuberculose.* C'est une des complications les plus fréquentes et elle peut être tantôt cause, tantôt effet. D'une part on sait que les arthrites fongueuses se développent de préférence chez des sujets scrofuleux et tuberculeux; d'autre part, et le fait est incontestable, la tuberculose peut aussi survenir secondairement, chez les malades atteints de carie. L'ostéite chronique qui accompagne l'arthrite fongueuse a, par suite de la texture spéciale du tissu osseux, une grande tendance à devenir caséeuse; il y a plus encore, les granulations que l'on observe dans les articulations malades offrent, d'après Koster, la composition du tubercule. On rencontre fréquemment dans le voisinage des os cariés des foyers caséeux lesquels peuvent devenir le point de départ d'une tuberculose généralisée de la façon qui a été indiquée par Buhl et démontrée expérimentalement par Villemin. Nous voyons encore assez souvent des sujets bien parfaitement sains contracter, à la suite d'un traumatisme, une spondylite et devenir tuberculeux au bout d'un temps plus ou moins long, sans que l'on puisse découvrir aucune disposition héréditaire ou autre. Habituellement c'est la tuberculose pulmonaire qui se développe, et quelquefois la tuberculose méningée. Nous tenons à citer à cause de sa rareté une observation qui nous est personnelle : c'est celle d'un petit garçon de treize ans qui, pour s'être livré à un travail au-dessus de ses forces, fut atteint de carie vertébrale et succomba dans la suite à un tubercule qui s'était développé dans la protubérance.

3. La *complication spinale* lorsqu'elle est intense et qu'elle s'accompagne de paralysie de la vessie et du rectum, met la vie en danger, absolument comme les paraplégies graves, par le fait de la cystite et du décubitus. Tant que la paralysie n'est pas complète et que la vessie fonctionne encore normalement ou à peu près, le danger n'est pas aussi menaçant, et tout dépend alors de la question de savoir si l'on arrivera à enrayer les progrès de l'affection spinale. Ce qu'il y a de sûr, c'est que l'apparition de la paralysie diminue de beaucoup les chances de guérison et même de vie, mais les exemples ne manquent pas où l'existence s'est prolongée pendant des années malgré la paraplégie et où celle-ci a même fini par rétrocéder et jusqu'à un certain point par guérir.

Le *pronostic* est toujours grave. Il s'agit toujours d'une maladie à longue durée qui fréquemment aboutit à une cyphose et assez souvent à la mort. La bénignité des symptômes initiaux n'impose nullement un heureux pronostic, l'expérience nous apprenant comment, à la suite de manifestations anodines, il peut ou bien se produire tout à coup un déplacement avec compression de la moelle, ou bien se développer des abcès par congestion et de la tuberculose qui conduisent à la phthisie et à l'épuisement. Il en résulte qu'à aucun moment de l'affection on n'est en mesure de promettre à coup sûr une heureuse issue. Mais ce que nous pouvons dire, c'est que beaucoup de cas ont une marche favorable et guérissent complètement en quelques mois sans intervention médicale bien active. Nous voyons parfois aussi des cas graves se terminer par la guérison après plusieurs mois de carie. Nous savons également que souvent après l'affaissement du corps de la vertèbre, l'état local devient stationnaire et s'améliore, que la colonne vertébrale recommence à se consolider et que tous les autres symptômes disparaissent graduellement. Chez des enfants et des adultes bien constitués et bien portants, lorsque l'affection a été la conséquence d'un traumatisme, les chances de guérison sont assez nombreuses ; les sujets tuberculeux ou scrofuleux au contraire courent grand risque de succomber.

L'apparition des complications est d'un fâcheux augure ; mais nous avons vu que même lorsqu'elles surviennent tout espoir n'est pas perdu. On basera son pronostic dans chaque cas particulier, sur l'état des forces, sur l'aspect du malade, sur l'existence de la fièvre hectique, du décubitus, de la cystite.

Le siège de l'affection influe lui-même sur le pronostic. La carie des vertèbres dorsales inférieures et des vertèbres lombaires est celle qui guérit le plus fréquemment, et dans cette région, étant donnée la solidité du squelette, les déplacements ne sont pas assez étendus pour déterminer une compression de la moelle. Le danger est bien plus grand pour la colonne cervicale, et la carie des deux premières cervicales peut notamment amener la mort par une compression brusque de la moelle allongée. Mais même dans ces cas on a des exemples de guérison.

Le *diagnostic* doit résoudre deux problèmes qui, tous deux, peuvent offrir des difficultés : 1° Y a-t-il une affection des vertèbres? 2° Cette affection étant admise, a-t-on affaire à une carie?

Au début, les symptômes sont vagues, et il est possible de confondre la carie vertébrale avec d'autres maladies. Des affections des méninges, des altérations circonscrites de la moelle, myélite ou tumeurs, s'accompagnent également de douleurs en ceinture et de névralgies, et donnent naissance à des paralysies exactement semblables à celles qu'engendre la compression dans la carie vertébrale. Cependant il est difficile que dans les affections qui ont un siège plus profond, la colonne vertébrale ait cette même raideur, que ses mouvements de flexion en avant et de rotation soient entravés au même degré que lorsque ce sont les articulations vertébrales elles-mêmes qui sont atteintes. Dès qu'il se produit une gibbosité, le diagnostic ne fait plus l'objet d'aucun doute.

D'un autre côté, des affections légères, presque insignifiantes, peuvent simuler une carie vertébrale commençante. M. Benedikt [1] fait remarquer que la paralysie de certains muscles vertébraux avec contracture secondaire des antagonistes, ou bien la contracture primitive de ces mêmes muscles, peuvent en imposer pour une carie vertébrale confirmée : il y a déviation du rachis, sensibilité de certaines vertèbres au centre de la déformation, douleurs spontanées, avec signes d'une compression de la moelle (?); mais la marche de la maladie, et surtout le traitement galvanique qui a pour effet une guérison très rapide, nous apprennent qu'il ne s'agit que d'un état très peu grave.

Un autre symptôme capable de donner le change, c'est la *rachialgie*, qui constitue le principal signe de l'irritation spinale. Elle consiste en une sensibilité, parfois très vive, d'une ou plusieurs vertèbres, avec des douleurs en ceinture; en même temps les mouvements de la colonne vertébrale sont extrêmement sensibles. Il n'est pas rare que ce syndrome fasse croire à une affection vertébrale grave qui n'existe pas, et d'un autre côté, une affection vertébrale commençante peut être prise pour une simple rachialgie *(tenderness of spine)*. Le diagnostic différentiel ne sera pas toujours très facile. Dans l'irritation spinale, la sensibilité des vertèbres est parfois tellement vive que la plus légère pression sur les apophyses épineuses provoque des douleurs intolérables. C'est précisément cette hyperesthésie des apophyses épineuses qui doit éveiller nos soupçons, surtout si une pression plus forte est supportée plus facilement. Quand il y a maladie des vertèbres, la sensibilité à la pression n'est jamais aussi exquise, ce qui frappe au contraire, ce sont les douleurs spontanées et la raideur de la colonne vertébrale, symptômes qui ne sont que peu accusés en général dans l'irritation spinale et qui ne s'y montrent que

(1) M. Benedikt, *Electrothérapie*, p. 312.

d'une façon tout à fait intermittente. Si l'observation prolongée du malade nous apprend que la douleur change de place, que le sujet est nerveux ou hystérique, et si l'on découvre quelque motif qui puisse expliquer cette rachialgie, le diagnostic d'irritation spinale sera élucidé, tandis que les conditions inverses plaideront en faveur de la carie vertébrale, dont l'existence pourra ainsi être reconnue avec quelque certitude bien avant l'apparition d'une gibbosité.

Lorsqu'on est fixé sur le siège du mal, il reste à en déterminer la nature. La carie peut être confondue avec l'arthrite déformante et même avec des fractures et des luxations d'origine traumatique, enfin avec le carcinome. Les éléments du diagnostic sont les suivants : 1) l'âge du sujet : la carie atteint en général les enfants et les jeunes gens, cependant elle peut aussi être observée plus tard, à 50 ans, et même au delà ; 2) c'est dans la carie que les symptômes articulaires, c'est-à-dire la raideur dans les mouvements de torsion, et plus tard la luxation et la subluxation, sont le plus nettement accusés ; 3) la forme de la gibbosité, la cyphose angulaire qui ne survient presque jamais en dehors de la carie vertébrale, mais qui, du reste, n'est nullement constante dans cette dernière affection ; 4) les abcès par congestion ; 5) la coexistence d'une tuberculose du poumon ou d'un autre organe. Avec ces points de repère, il sera en général possible d'asseoir le diagnostic ; pourtant il peut arriver, même à un clinicien consommé, de méconnaître au début l'existence et la nature d'une affection vertébrale ; nous en avons déjà cité des exemples et nous en rapporterons encore en temps et lieu.

Étiologie. — 1) *Age.* — Le jeune âge est particulièrement prédisposé à la carie vertébrale, qui est surtout fréquente entre 2 et 5 ans ; mais la maladie peut aussi frapper l'adulte et même le vieillard (voy. ci-dessus l'observation V, p. 177 ; concernant une femme de 69 ans).

2) *Sexe.* — Le sexe masculin est le plus fréquemment atteint.

3) La *tuberculose*, la *scrofulose* et le *rachitisme* sont des causes prédisposantes très puissantes. Les enfants provenant de parents tuberculeux, ceux qui sont malingres, scrofuleux ou rachitiques, fournissent un contingent considérable au mal de Pott. De même les adultes tuberculeux ou bien ceux qui appartiennent à des familles scrofuleuses contractent volontiers cette affection de même que des arthrites fongueuses d'autres articulations. Mais chez l'adulte, c'est plutôt l'inverse qui est la règle : le mal de Pott est le premier en date, et la tuberculose survient consécutivement.

4) Les *traumatismes* sont la cause la plus fréquente, comme pour les arthrites fongueuses en général. Des sujets sains et vigoureux peuvent contracter la maladie à la suite d'une violence, et à plus forte raison les scrofuleux et les tuberculeux. Le plus habituellement on a laissé choir l'enfant, ou bien il est tombé du haut d'une table ou d'un escalier ; pour l'adulte, la cause est une chute ou un coup sur la colonne vertébrale, plus rarement un mouvement forcé. Tous ces accidents ont pour conséquence de violenter et de distendre les ligaments des articulations vertébrales et d'offrir les voies grandes ouvertes à l'inflammation qui viendra s'établir d'une façon insidieuse. Comme cause de la carie des deux premières cervicales, il faut encore signaler le transport de lourds fardeaux sur la tête ; Rust insiste avec beaucoup de raison sur ce fait.

5) *Influences rhumatismales.* — Quelquefois, en recherchant avec la plus grande attention la cause du mal, on n'arrive à incriminer aucun des facteurs étiologiques qui précèdent : dans ces cas, on a l'habitude d'accuser l'action répétée des *influences rhumatismales.*

Traitement. 1. Pott prônait comme les meilleurs remèdes contre la carie vertébrale, les *révulsifs* consistant en moxas, cautérisations profondes et cautères appliqués de chaque côté des vertèbres malades. Cette méthode est également recommandée par Copeland et Rust. Depuis lors elle a été mise journellement en usage tant contre la carie des vertèbres que contre toutes les formes de la tumeur blanche, et on l'a considérée comme fournissant les meilleurs agents curatifs de ces affections. Mais déjà Armstrong et Baynton ont désapprouvé cette manière de faire. Bampfield pense que les cautères peuvent bien être utiles à la période d'inflammation et de suppuration, mais il préfère encore les émissions sanguines répétées, les vésicatoires également répétés et le repos. Les cautères ne sont pas tout à fait abandonnés à l'heure qu'il est, mais on les emploie plus discrètement et plus modérément, car ils n'ont pas une utilité bien manifeste; par contre, les douleurs et la suppuration qu'ils occasionnent épuisent et débilitent le patient; de plus les malades doivent presque toujours rester tranquillement couchés sur le dos, et la présence des cautères cause pour cela une gêne extrême.

Des dérivatifs moins énergiques, tels que le badigeonnage avec la teinture d'iode n'ont aucun inconvénient et peuvent être recommandés tant que dure l'inflammation.

2. Rust et d'autres encore ont conseillé les *émissions sanguines locales* dans le stade de début de l'inflammation; mais elles ne doivent pas rendre de bien grands services : étant donnée la marche traînante de l'affection articulaire, elles ne nous paraissent indiquées que lorsqu'il existe de fortes douleurs.

Tous ces moyens ont une efficacité plus que douteuse. Ici comme pour toutes les affections articulaires, il y a longtemps que les chirurgiens ont insisté sur le traitement mécanique, dont le premier agent se trouve être :

3. *La position.* On devra pendant longtemps faire prendre au malade une position telle que les tissus affectés ne supportent aucune espèce de pression. Pour obtenir ce résultat il est souvent besoin de prescrire le repos absolu au lit durant des mois entiers [1]. Il règne deux avis opposés au sujet de la méthode à employer, les uns préférant le décubitus dorsal, les autres le décubitus ventral. Baynton recommandait de faire coucher le malade sur le dos suivant un plan horizontal ou légèrement incliné. Bampfield vint ensuite prôner le décubitus ventral. Cette dernière position semble très bien appropriée pour soustraire les parties malades à toute pression, lorsque l'affection occupe certaines régions déterminées, mais elle ne convient pas en tout cas pour les points qui, comme la colonne dorsale, ont une courbure à convexité postérieure. Plusieurs cliniciens, Behrend entre autres, ont expérimenté cette méthode sur une large échelle et en vantent les avantages et les succès. Mais on ne saurait nier qu'elle est très incommode et qu'il faut du temps pour que les enfants s'y habituent ; Behrend a prouvé, il est vrai, qu'elle peut très bien être supportée des mois entiers. Mais il reste à démontrer si les avantages qu'on en retire sont assez grands pour contrebalancer ses inconvénients et la torture qu'elle impose aux pauvres petits malades déjà si éprouvés d'ailleurs.

Le traitement par la position couchée sur le dos ou sur le ventre demande à être continué pendant 3, 6 et même 9 mois. Dans ce délai le processus morbide est enrayé et remplacé par un travail de régénération avec formation d'une ankylose qui assure pour l'avenir la solidité de la colonne vertébrale. Mais un séjour aussi prolongé au lit ne saurait être sans inconvénients pas plus pour un adulte que pour un enfant : le malade s'impatiente, se démoralise et se débilite, et, chose plus grave encore, la faiblesse, le manque de mouvement et d'air pur, finissent par

[1] C'est J. Guérin qui le premier a employé le décubitus permanent comme moyen curatif de la carie vertébrale (*Traitement des excurvations tuberculeuses par le décubitus prolongé, Rapport sur les traitements orthopédiques* de Jules. Guérin à l'Hôpital des Enfants pendant les années 1843, 1844 et 1845. Paris, 1848, p. 161. L'affection était autrefois regardée comme incurable. On est parvenu à en arrêter le développement et à la guérir. Le moyen employé, c'est le décubitus prolongé sur le ventre, qui est recommandé et mis en usage par Jules Guérin, depuis 1841.

miner la constitution et retardent d'autant la guérison. Aussi l'on fera bien de faire sortir les malades au grand air aussitôt que possible ; pour les enfants cela sera très facile : on les transportera à l'extérieur dans leur lit ou dans une petite voiture ; en outre on devra les laisser s'asseoir et circuler de temps en temps, dès que cela pourra se faire sans occasionner de douleurs et sans compromettre le travail de consolidation.

4. *Extension.* — Pour empêcher encore plus complètement la pression des vertèbres les unes sur les autres, on a eu recours à l'extension, méthode qui a trouvé en Volkmann un défenseur ardent [1]. Baynton avait déjà recommandé le décubitus dorsal sur un plan incliné. Les nouveaux appareils à extension perfectionnés par Volkmann, qui rendent de si grands services dans le traitement des affections articulaires, trouvent également leur emploi ici. L'auteur part de ce principe que le processus morbide est entretenu en grande partie par le contact et la pression des corps vertébraux les uns contre les autres, et il en conclut que le meilleur moyen pour arrêter les progrès de ce travail de destruction, c'est une extension modérée de la colonne vertébrale : si l'on parvient à atteindre ce but, celle-ci sera bien vite immobilisée par la formation d'une cicatrice qui dispensera de continuer plus longtemps l'extension mécanique.

5. La *glace* peut être employée aussi bien contre le mal de Pott que contre les arthrites en général ; mais il est difficile de l'appliquer d'une manière suivie lorsque les malades sont couchés sur le dos. Il faut ou bien les faire coucher sur le ventre, ou bien recourir à l'appareil de Kroppmann que nous avons décrit plus haut (p. 131). Il est certain que la vessie de glace est bien supportée pendant fort longtemps, et rend des services dans la carie vertébrale comme dans les arthrites ; mais nous croyons que si l'on continuait l'usage du froid une fois que l'inflammation est enrayée, on pourrait ralentir encore le travail réparateur déjà si lent par lui-même.

6. *Appareils contentifs* [2]. — Ces appareils ont pour but, cela va sans dire, d'immobiliser les parties malades lorsque le sujet n'est pas couché, de soutenir les vertèbres ramollies et de les prémunir contre tout mouvement exagéré. Leur usage est très répandu. Giraldès recommande le bandage en gutta-percha, amidonné ou plâtré, particulièrement contre les affections de la colonne cervicale lorsqu'elle ne peut être maintenue autrement. Levacher a inventé et Jones a perfectionné un appareil destiné à soulager la colonne vertébrale en soutenant les épaules : une ceinture entourant le bassin sert de point d'appui à une tige qui se bifurque vers le haut, et qui livre attaché à deux sangles qui passent sous les bras et à l'aide desquelles on élève les épaules. Citons aussi le fauteuil de Cooper à siège étroit et à dossier pour maintenir le rachis étendu, ainsi que l'attelle recourbée en acier de Darwin. Ces appareils sont presque tous tombés en désuétude, ce qui ne veut pas dire que l'on ait renoncé à l'idée de remplir l'indication qu'ils se proposaient. Eulenburg [3] a inventé un corset à cuirasse dorsale qui est construit sur le moule en plâtre du tronc du malade. Pour immobiliser complètement la partie malade et permettre en même temps l'application du froid, il a ajouté à la partie postérieure de son appareil un réservoir en cuivre, dans lequel on peut introduire des morceaux de glace. Ces appareils et d'autres semblables et tout aussi simples, sont très utiles, soit lorsque le malade ne garde plus du tout le lit, soit lorsqu'on lui permet de se lever pendant une partie de la journée. Pour les tout petits enfants on fera bien de se servir du chariot ordinaire à roulettes, dans lequel

---

(1) Volkmann, *Handbuch der Chirurgie*. Erlangen. Band II, Abtheilung II.

(2) Voyez Gaujot, *Arsenal de la Chirurgie contemporaine*, tome I. Paris, 1867, section II, chap. II.

(3) Eulenburg, *Med. Centralzeitung*, 1858 et *Berl. klin. Wochenschrift*. 1867, n°° 10 et 11. *Demonstration eines zur Behandlung des Pott'schen Dorsal- und Lumbarwirbelleidens empfohlenen Apparates.*

on leur apprend à marcher : dans cet appareil ils ont les bras appuyés et le poids qui presse sur la colonne vertébrale se trouve diminué d'autant.

7. La *compression de la gibbosité* a été prônée par Bampfield. Cet auteur appliquait sur la gibbosité une plaque de plomb ou un sachet de sable, qu'il fixait au moyen d'un bandage compressif faisant le tour du thorax ; ces appareils étaient destinés à maintenir une pression uniforme ; on les adaptait tous les deux jours, pendant une demi-heure chaque fois. Bampfield prétend avoir retiré d'excellents résultats de cette méthode poursuivie avec persévérance. Harrison, Heine à Wurzbourg, etc., ont employé également la compression lente combinée avec l'extension. Ces procédés ont été vivement combattus par d'autres auteurs, en particulier par Eulenburg, qui les déclare dangereux.—Lorsque la moelle se trouve comprimée par suite d'un déplacement des vertèbres, on est en droit de chercher à la dégager au moyen d'une extension et d'une compression lentes, tandis qu'une réduction de force serait condamnable et dangereuse. Mais lorsque la cyphose ne se complique pas d'une affection spinale, on fera bien de ne pas intervenir, car la guérison avec une gibbosité persistante est un résultat satisfaisant, étant donnée la gravité du mal. De plus, nous avons vu que l'affaissement des corps vertébraux fait entrer le processus dans une nouvelle phase qui tend vers la guérison : en repoussant et en comprimant les extrémités osseuses, on risque d'intéresser la moelle, qui a pu être indemne jusque-là.

8. *Médication interne.* — Beaucoup d'auteurs vantent les avantages de l'*iodure de potassium* administré longtemps et à forte dose. Mais d'après des principes généralement admis, il faut y regarder à deux fois avant de soumettre à ce traitement prolongé des malades qui souvent sont déjà débilités et minés ou bien prédisposés à la tuberculose. — Nous conseillons plutôt l'*huile de foie de morue*, qui est en général bien supportée par les enfants ; mais il faut se garder d'en faire abus, car on troublerait l'appétit et la digestion, ce qui serait plus nuisible qu'utile ; aussi vaut-il mieux ne pas la prescrire lorsqu'elle est mal tolérée. Le *phosphate de chaux* est encore employé fréquemment dans le but de hâter la recalcification des os ramollis ; de nouvelles recherches sont nécessaires pour prouver que ce médicament jouit réellement de cette propriété, que Wegner lui a décernée. Nous recommandons en outre la médication tonique, le *lactate de fer*, les *ferrugineux légers*, l'*eau ferrugineuse*, le *fer réduit par l'hydrogène*, le *phosphate de fer*, le *quinquina*, la *rhubarbe* et les *amers*.

9. Les *bains* sont utiles. Les bains salins et les bains de mer chauds, les eaux mères de Kreuznach, etc., les cures thermales de Kreuznach, de Tölz, de Wittekind, de Colberg, etc., tout cela est à conseiller, à la condition d'être continué pendant plusieurs mois et à peu près journellement. Lorsque les douleurs sont vives, les bains sont contre-indiqués ; ce qu'il faut avant tout alors, c'est le repos, et les manipulations que nécessiteraient les bains ne serviraient qu'à exaspérer la douleur, à tourmenter le malade et à aggraver l'affection articulaire. En outre, de fortes douleurs sont l'indice d'une luxation imminente, ce qui est une raison de plus pour laisser les malades immobiles.

10. La *diététique générale* doit être celle qui est habituellement prescrite aux scrofuleux. Avant tout il faut un air vivifiant, autant que possible à la campagne, et mieux encore au bord de la mer. On donnera une nourriture légère d'où l'on exclura les acides, le pain, les pommes de terre, les légumes indigestes, etc. Les malades éviteront tout ce qui pourrait ébranler leur colonne vertébrale, ils ne devront faire aucun exercice violent, ne soulever ni ne porter aucun lourd fardeau, et même ne pas se baisser. On interdira absolument les courses en voiture, dont il est souvent fait abus sous prétexte d'hygiène : il vaut mieux que les malades fassent lentement des promenades à pied.

11. Les indications fournies par les *symptômes nerveux* sont en grande partie remplies par ce que nous venons de dire au sujet du traitement de l'affection osseuse. Il ne nous reste qu'à mentionner la *réduction* des fragments dans les cas où la moelle se trouve comprimée : elle devra toujours être pratiquée d'une façon très-circonspecte. On a préconisé les *sangsues* pour combattre l'affection spinale elle-même ; mais ce moyen est stérile par la raison que la cause du mal réside dans la compression ou dans la propagation de l'inflammation vertébrale. On a aussi vanté dans ce sens l'*iodure de potassium*, qui n'est utile qu'en tant qu'il peut agir sur les os ; quant à la *strychnine*, elle doit être rejetée tout à fait, vu qu'il existe déjà une contractilité réflexe exagérée. La *galvanisation* n'a pas grande action sur la paraplégie du mal de Pott ; par contre elle constitue le meilleur remède contre la névrite due à la compression des branches nerveuses à leur passage à travers les vertèbres altérées. — Les *bains salins* conviennent aussi bien à la paraplégie qu'à l'affection osseuse elle-même. Enfin, contre les douleurs, on administrera l'*opium*, le *chloral*, la *morphine* tant à l'intérieur qu'en injections sous-cutanées.

12. Pour le traitement des *abcès par congestion*, nous renverrons aux traités spéciaux de chirurgie ; rappelons seulement que l'expérience nous enseigne que leur ouverture, même pratiquée avec mille précautions, expose à la septicémie. Aussi Stromeyer n'a-t-il pas tout à fait tort de dire qu'ouvrir artificiellement un abcès par congestion est une légèreté impardonnable. Et pourtant dans bien des cas on y est forcé. Lorsque l'abcès menace de s'ouvrir spontanément, il vaudra encore mieux le vider par une ponction sous-cutanée ou au moyen de l'aspirateur que de le laisser s'ouvrir largement au dehors.

II. — AFFECTIONS SYPHILITIQUES DES VERTÈBRES [1]

Les affections syphilitiques des vertèbres peuvent siéger soit dans le périoste, soit dans le tissu osseux lui-même sous forme d'ostéo-myélite. Ce qu'il y a de plus fréquent c'est le gonflement du périoste (au tibia, à la clavicule, etc.) avec production ultérieure de tissu osseux et formation d'exostoses et d'hyperostoses. Ou bien encore il se développe sous le périoste ou dans l'os lui-même, des gommes qui ramollissent et détruisent le tissu osseux et qui en se résorbant laissent à leur place une perte de substance ; cela s'observe surtout au crâne où l'on trouve ainsi les spécimens les plus remarquables d'ostéoporose. Enfin il peut, par suite de l'ostéomyélite, se former du pus et de petits séquestres, d'où l'existence d'ulcérations osseuses analogues à celles qu'on observe dans la carie. On voit par ce qui précède que les manifestations syphilitiques des os sont nombreuses et multiples, et cependant en ce qui concerne les vertèbres il règne encore une grande obscurité. Il est certain que ces os peuvent tout aussi bien que le crâne, le tibia, le sternum, etc., devenir le siége d'exostoses, de carie et de nécrose syphilitiques ; mais les exemples bien authentiques en sont rares, et l'on en exagère la fréquence aussi bien dans les hôpitaux que dans la pratique civile. Le malade a-t-il eu la syphilis ou même soupçonne-t-on qu'il l'a eue, aussitôt malades et médecins s'empressent de faire remonter à cette cause l'affection dont il est porteur. Et surtout lorsque le diagnostic présente quelque obscurité, comme c'est, hélas ! fréquemment le cas pour les

(1) Voyez pour la bibliographie spéciale :
Gros et Lancereaux, *Des affections nerveuses syphilitiques*. 1861.
Yvaren, *Des métamorphoses de la syphilis*. Paris, 1854.
Passavant, *Syphilitische Lähmungen (Virchow's Arch. für pathologische Anatomie*. XXV, 1862).
Allain, *Compression de la moelle épinière par une ou plusieurs exostoses syphilitiques (Monit. des hôpit.* 1858).
E. Lancereaux, *Traité de la Syphilis*. Paris, 1866 ; 2ᵉ édition, 1874.
Louis Jullien, *Traité pratique des maladies vénériennes*. Paris, 1879.

affections du cerveau et de la moelle, vite on accuse la syphilis. Lorsqu'une personne a été ou croit avoir été atteinte de syphilis antérieurement, si elle vient à être frappée de paraplégie, on ne manque jamais de poser le diagnostic d'exostose vertébrale syphilitique. La pierre de touche, dans ces cas, est l'iodure de potassium, dont les heureux effets ne se font pas attendre longtemps si la syphilis est en jeu; mais cette épreuve n'a cependant pas une valeur absolue, car on voit des affections osseuses non syphilitiques être améliorées par l'iodure et d'autres qui sont positivement syphilitiques se montrer très rebelles à ce médicament.

En réalité les affections syphilitiques des vertèbres, loin d'être aussi communes qu'on le suppose généralement, sont au contraire une véritable rareté [1]. On en trouve, il est vrai, d'assez nombreux exemples dans la littérature médicale, mais les cas bien authentiques sont en somme clair-semés.

A une période qui est déjà loin de nous, on a relaté des observations d'affections syphilitiques des vertèbres, dont le diagnostic étiologique est cependant sujet à caution. Portal [2] cite un cas dans lequel il y avait destruction des 5e, 6e, 7e et 8e corps vertébraux avec rétrécissement du canal rachidien. Le malade présentait des accidents syphilitiques multiples. Godelier [3] parle d'un malade qui était atteint d'une paraplégie par le fait d'une exostose située au bas de la colonne vertébrale. Piorry a vu une périostose ou exostose de l'apophyse transverse de la 3e lombaire. Parmi les observations détaillées nous mentionnerons :

1) Une première due à Ollivier *(loc. cit.,* p. 422).

Carie syphilitique du corps de la 3e vertèbre cervicale, déplacement subit des fragments, paraplégie, accidents toujours croissants d'asphyxie, mort rapide.

2) Une seconde que le même auteur *(loc. cit.,* p. 119) cite comme un spécimen d'hématorhachis.

Syphilis constitutionnelle, carie de la 3e vertèbre cervicale avec ulcération des méninges : hydrorhachis consécutive bornée à la portion cervicale, raideur tétanique et violentes douleurs dans cette région. Paralysie incomplète des membres supérieurs avec conservation de la sensibilité. Gêne respiratoire; mort au 8e jour. — Autopsie. Épanchement sanguin dans la cavité rachidienne; la 3e vertèbre cervicale est cariée et fait communiquer le pharynx avec le canal vertébral par un orifice irrégulièrement arrondi, à travers lequel on peut passer l'annulaire. Au même point la dure-mère et l'arachnoïde sont ulcérées.

3) Un cas de Wilson *(Transactions of a Society for the improvement of med. and chirurg. Knowledge,* London, 1812, vol. III, p. 115-121).

Un jeune homme de 28 ans, bien constitué, éprouva en 1853 des douleurs vives dans le fond de la cavité orbitaire gauche, de la surdité de l'oreille du même côté, de plus une paralysie du sourcilier gauche et du droit interne du même œil. Pupilles dilatées, enrouement, gêne de la déglutition. La main et le bras du côté gauche sont déviés et paralysés, de même que le pied gauche. Les vertèbres cervicales et les épaules sont douloureuses. Le malade ne peut soulever la tête de dessus son oreiller, le sommeil est troublé par de vives souffrances. — Il a eu autrefois la syphilis, il porte des cicatrices sur le pied et des tuméfactions indolores sur le tibia. Quelques vertèbres cervicales gonflées, plusieurs autres présentent des hyperostoses. — Frictions mercurielles. — Séton à la nuque. — Décoction de salseparreille. — Quatre jours après, le malade commença à saliver; au 10e, il pouvait avaler, avait un sommeil tranquille et ne souffrait presque plus. La guérison fut à très peu près complète.

4) Un cas très intéressant dû à Autenrieth.

Destruction de la portion antérieure des trois premières vertèbres cervicales par

---

[1] Jaccoud (*les Paraplégies et l'Ataxie du mouvement.* Paris, 1864) dit, p. 223: « Dans la plupart des observations rapportées comme exemples d'exostose ou de périostose syphilitique, il ne s'agit après tout que d'un diagnostic probable ; de ce que la paraplégie a disparu sous l'influence d'un traitement spécifique, il s'ensuit, je le veux bien, que cette paraplégie était de nature syphilitique, mais il n'en résulte pas le moins du monde que la condition organique de la paralysie fût vraiment une tumeur osseuse ou périoste. »

[2] Portal, *Observations sur la nature et le traitement du rachitisme et des courbures de la colonne vertébrale.* Paris, 1797.

[3] Godelier, Procès-verbaux de la Société de médecine de Strasbourg, 3 janvier 1849.

une ulcération syphilitique perforante. — Un jeune homme de 20 ans présentait de son vivant à la suite d'un chancre diphtéritique, une ulcération à la gorge tellement profonde qu'on pouvait voir à travers la bouche la moelle épinière recouverte seulement par la dure-mère. A l'autopsie on trouva l'arc antérieur de l'atlas complètement détruit; la face antérieure de l'apophyse odontoïde était également malade; la perte de substance de l'atlas, qui laissait voir la moelle, était de 11 millimètres.

5) Une observation rapportée par Minich, de Padoue (*Annales de Thérapeu-tique*, t. V, p. 423).

Exostose de la 3e vertèbre dorsale, troubles nerveux multiples; iodure de potassium, guérison; mort par excès de boisson. — Un vieux militaire, ayant eu de nombreux accidents syphilitiques, éprouva de la faiblesse dans les jambes, de la paralysie des sphincters et de l'embarras de la parole. Ce dernier symptôme augmente au point que le malade ne pouvait plus se faire comprendre. En examinant la colonne vertébrale, on constate une saillie douloureuse vers la seconde vertèbre dorsale. Toutes les nuits le malade éprouve des douleurs intenses dans la tête et vers le point saillant de l'épine dorsale. (Iodure de potassium, vésicatoire volant, deux raies de feu au niveau de l'exostose).

A peine guéri, le malade s'enivre plusieurs jours de suite, et est trouvé mort dans son li[t]. Pas d'autopsie [1].

Mais, nous le répétons, les maladies syphilitiques des vertèbres sont rares. Le diagnostic devra avant tout établir qu'il existe réellement une affection des vertè-bres, en se basant sur les symptômes qui ont été exposés antérieurement et qui étaient très accusés dans les cas que nous venons d'énumérer. L'affection osseuse étant reconnue, on pourra admettre avec quelque certitude qu'elle est de nature syphilitique lorsqu'il y aura eu une infection spécifique antécédente, lorsque les autres causes de maladies vertébrales auront été éliminées et lorsqu'un traitement mercuriel ou ioduré aura eu une action efficace. On arrivera rarement à une cer-titude absolue, car cette affection ne présente aucun symptôme qui lui soit propre.

Le *traitement spécifique* sera institué chaque fois qu'il y aura simplement soup-çon de syphilis vertébrale, car c'est lui qui promet les meilleurs résultats, même lorsque l'affection osseuse n'est pas d'origine syphilitique; et dans tous les cas, il est sans danger, lorsqu'il est bien surveillé. Il consiste dans l'emploi du mercure, de l'iodure de potassium, des bains sulfureux en général, et en particulier de ceux d'Aix-la-Chapelle, pris à la source même [2]. Le *pronostic* d'une affection syphili-tique bien avérée des vertèbres est meilleur que celui des autres maladies de ces os ; mais il ne faudrait pas croire qu'il est absolument favorable, car assez souvent la médication antisyphilitique reste sans effet.

III. — ARTHRITE DÉFORMANTE DES VERTÈBRES. — GOUTTE VERTÉBRALE [3]

La présence de bourrelets osseux et d'ankyloses dans le rachis des vieillards a été signalée, il y a fort longtemps : déjà Wenzel et Charles Bell en ont donné des descriptions accompagnées de figures. Bampfield [4] dit que chez les personnes d'un certain âge, le bord antérieur des disques intervertébraux est souvent résorbé de façon que les corps de deux vertèbres voisines peuvent arriver à se

[1] Les observations que les auteurs citent après celle-ci et qui ont trait à des exostoses comprimant la moelle, ne nous paraissent pas avoir trait à des affections syphilitiques.

[2] Comp. l'opuscule du docteur B. Brandis, *Grundsätze bei Behandlung der Syphilis*. Berlin, 1870.

[3] Voyez aussi les ouvrages et les articles ci-dessous :
R. Volkmann, *Die Krankheiten der Bewegungsorgane* (Billroth und Pitha's Handbuch der Chi-rurgie. 1869, Band II, Abtheilung II, Liefer. 1, p. 556 et suivantes).
Lorinser, *Die Krankheiten der Wirbelsäule*. Billroth und Pitha's Handbuch. Band III, 2, p. 285 et suivantes.
Thaden, *Ueber Spondylitis deformans* (Archiv. für klinische Chirurgie. Band IV, p. 565-575).
Gurlt, *Beiträge zur pathologischen Anatomie der Gelenkkrankheiten*, p. 182.
[4] Bampfield, *l. c.*, p. 14.—Rokitansky, *Patholog. Anatomie*. — Virchow, *Archiv. für path. Anat.* 1869. *Zur Geschichte der Arthritis deformans*, p. 290-303 et *Pathologie des tumeurs*, traduit par Paul Arons-sohn, Paris 1869, tome II, p. 29.— Luschka, *Ueber Spondylitis deformans* dans *Halbgelenke des men-schlichen Körpers*. Berlin, 1858.

toucher et à se souder entre eux : telle est l'origine de la cyphose sénile, qui
est particulièrement fréquente dans les professions où le tronc est constamment
courbé en avant, chez les jardiniers, par exemple. La synostose des corps et des
petites surfaces articulaires latérales des vertèbres a été décrite par Rokitansky.
Elle consiste en une soudure des corps vertébraux entre eux après que le disque
intervertébral a disparu par résorption, par inflammation ou par suppuration ; ou
bien encore les bords des vertèbres sont reliés par des ponts de tissu osseux de
nouvelle formation, d'où résultent des nodosités transversales qui siègent d'ordinaire à la face antérieure, rarement à la face postérieure des corps vertébraux. —
D'après Gurlt, dans la vieillesse il se produit souvent une ossification des ligaments qui aboutit à une ankylose complète des vertèbres ; ces dernières ne sont
pas modifiées dans leur texture, c'est tout au plus si l'on y constate un léger degré
d'atrophie : elles sont reliées par des lamelles osseuses striées ou lisses ; on rencontre parfois une transformation analogue des ligaments longitudinaux. Souvent
aussi les lames sont soudées entre elles ; ou bien il existe entre les vertèbres comme
des ponts de tissu osseux nouveau, d'où une ankylose qui peut immobiliser la
colonne vertébrale dans presque toute sa longueur.

Toutes les transformations de ce genre concernant les vertèbres et leurs articulations ont été rapportées à l'arthrite déformante par Führer, Luschka, Bardeleben, R. Volkmann, etc.

L'arthrite déformante est caractérisée par une inflammation à marche excessivement lente qui détermine dans les articulations des modifications et des déformations considérables. L'articulation n'est ni détruite ni oblitérée, mais insensiblement elle s'altère et se *déforme ;* presque toutes ses parties constituantes prennent part au processus morbide : les surfaces osseuses s'aplanissent et s'aplatissent,
et leurs bords se renflent sous forme de bourrelets parfois énormes ; le tissu des
épiphyses est plus raréfié que normalement ; exceptionnellement, il peut au contraire
être condensé ; le cartilage est en voie de prolifération et d'ossification ; il subit
une désagrégation fibrillaire ou bien une usure par atrophie graisseuse, ce qui
entraîne des pertes de substance plus ou moins étendues ; la capsule articulaire
s'épaissit, son tissu devient comme tendineux, et même il peut s'ossifier en
partie.

Pour ce qui regarde spécialement les vertèbres, on y observe précisément
cette désagrégation, cette destruction et cette atrophie des disques cartilagineux dont quelques fragments peuvent même devenir libres. Au pourtour
des surfaces articulaires, il se forme de ces bourrelets que Gurlt a décrits avec un
soin particulier et qui, dans la région dorsale, se produiraient de préférence à
droite, si l'on en croit Wenzel. Ces bourrelets ne s'étendent que rarement à la face
postérieure des vertèbres, et n'ont jamais alors une épaisseur suffisante pour
rétrécir sensiblement le calibre du canal vertébral. Les articulations vertébrales
présentent les altérations de l'arthrite déformante et elles peuvent être éburnées.

L'arthrite chronique déformante s'observe non-seulement aux articulations des
corps vertébraux, mais encore à celles des apophyses articulaires ; dans ces dernières aussi les surfaces articulaires sont inégales, il y a production des bourrelets osseux, destruction du cartilage et le tout peut se terminer également
par la soudure des extrémités articulaires. Ordinairement, les trous de conjugaison
subissent ainsi une diminution notable de calibre, et les nerfs qui les traversent
peuvent s'en ressentir.

La terminaison habituelle de la maladie est l'ankylose telle que Wenzel l'avait
déjà observée et qu'elle a été décrite par Rokitansky.

Symptômes et marche. Au début les symptômes sont ceux d'une affection articulaire des vertèbres, mais qui se développent d'une façon insidieuse et presque

insensible. Les deux signes principaux, sensibilité et raideur articulaire, sont d'habitude très-accusés et quelquefois ils sont intenses et rebelles ; on les prend en général pour des phénomènes rhumatismaux parce qu'ils ont coutume de faire leur apparition durant la mauvaise saison et de s'exaspérer aux changemenis de temps. Il y a douleur, raideur et gêne des articulations malades; aussi les mouvements de rotation et de flexion sont-ils fortement entravés; en outre il persiste souvent des douleurs irradiées. Les choses restent dans cet état durant des mois et même des années, avec des intermissions et des exacerbations, puis tout peut rentrer dans l'ordre sans laisser de traces appréciables, ou bien il survient de l'ankylose. Cette dernière se remarque tout particulièrement lorsqu'elle porte sur des vertèbres qui, comme les cervicales, possèdent une grande mobilité, tandis qu'à la colonne dorsale ou lombaire, elle est à peine visible.

Quelquefois il est possible de sentir les exostoses, surtout lorsqu'elles siègont sur les lames vertébrales où elles sont accessibles à la palpation ; lorsqu'elles sont situées sur le devant du rachis on peut les percevoir du côté du pharynx ou en déprimant fortement la paroi abdominale. Un symptôme qui mérite d'être mentionné pour sa singularité, c'est un frottement ou une crépitation que l'on perçoit très nettement tantôt à la main, tantôt à l'oreille au moment où les articulations éburnées sont en mouvement : ce signe a été indiqué pour la première fois par Haygarth.

Étiologie. C'est la vieillesse qui est presque exclusivement prédisposée à cette affection, comme à l'arthrite déformante en général. Il est rare qu'on l'observe chez des jeunes gens. Todd l'a vue une fois chez un jeune homme de 25 ans, et Eulenburg chez une jeune fille de 12 ans. L'âge constitue la seule condition prédisposante connue. Il n'existe en particulier aucun lien de parenté entre cette affection et la goutte, Garrod le déclare formellement; il en est de même pour les autres cachexies et dyscrasies, comme la scrofule, la tuberculose, la syphilis : ce sont souvent des sujets sains et vigoureux qui, à un âge avancé, deviennent victimes de cette maladie.

Le *pronostic* n'est pas grave, en ce sens que la vie n'est pas menacée et que le processus morbide a une marche très lente. Les complications telles que les douleurs irradiées sont susceptibles d'être combattues; quant à l'affection elle-même, elle est à peu près incurable.

Participation du système nerveux. — 1) *De la moelle elle-même.* — L'arthrite déformante occasionne des rétrécissements et des déformations de la colonne vertèbre, surtout par la production d'une cyphose à grand rayon ; mais les rétrécissements parviennent rarement à un degré tel que la moelle puisse être comprimée. Nous ne connaissons aucun exemple authentique de compression de la moelle; nous ne nions pourtant pas que la chose soit possible. Virchow [1] a trouvé, sur des ossements exhumés dans un couvent, des spécimens très accentués d'arthrite déformante. Sur un axis, une vertèbre cervicale et deux lombaires, il existait sur les bords et par-dessus le cartilage des quantités considérables de tissu osseux nouveau, les surfaces articulaires étaient inégales, comme verruqueuses, les corps vertébraux avaient diminué d'épaisseur, et la lumière du canal vertébral était telle, qu'il est difficile d'admettre qu'il n'y ait pas eu quelque trouble du côté de la moelle

2) *Des troncs nerveux.* — Les productions osseuses périphériques diminuent le calibre des trous de conjugaison, ce qui, joint à l'inflammation des tissus périarticulaires, détermine des accidents névralgiques et névritiques qui occasionnent des douleurs sur le trajet des nerfs ainsi englobés. Ces douleurs ressemblent, à s'y méprendre, à celles du rhumatisme ou de la goutte, ce sont elles qui marquent souvent la phase de début de l'arthrite vertébrale déformante : on a l'habitude de

[1] Virchow. *Geschichte der Arthritis deformans (Archiv. für pathol. Anat.* 1869, p. 290-303).

les désigner sous le nom de « tiraillements. » Une grande partie des névralgies qui se manifestent chez les vieillards doivent très vraisemblablement être rapportées à une cause de ce genre. C'est surtout la région des vertèbres cervicales inférieures qui est fréquemment atteinte et qui donne naissance à des douleurs siégeant à la nuque, d'où elles s'irradient vers les épaules et les membres supérieurs. Dans sa *Monographie sur la névralgie brachiale*, Bergson a fait ressortir que cette dernière coexistait assez souvent avec l'arthrite déformante. Celle-ci doit être en particulier la cause de cette névrite descendante dans laquelle les dernières branches cervicales sont douloureuses à leur sortie des trous de conjugaison; on sent alors quelquefois sous le doigt les troncs nerveux enflammés et tuméfiés. Les douleurs qui, dans le principe, sont bornées au cou, où elles sont exaspérées par les mouvements, descendent ensuite dans l'épaule, dans le bras, et finalement dans l'avant-bras et la main ; en même temps on constate que les branches nerveuses sont sensibles à la pression bien au-dessous de leur point d'émergence. Ces douleurs sont parfois vives et rebelles, et alors elles sont très pénibles pour le malade et gênent considérablement l'usage du bras. Habituellement, mais pas toujours, elles occupent les deux membres supérieurs. Il est très difficile de reconnaître à coup sûr que ces névralgies tiennent à une arthrite vertébrale déformante; on se basera sur l'âge du patient, sur l'hyperesthésie et la raideur des vertèbres correspondantes, car les bourrelets osseux de nouvelle formation ne peuvent que rarement être perçus, et il en est de même du bruit de frottement. En même temps que les symptômes névralgiques, on constate des troubles vaso-moteurs, comme cela se voit aussi, d'ailleurs, dans d'autres névralgies, mais plus particulièrement dans la névralgie brachiale : ceci tient peut-être à une irritation simultanée du sympathique cervical, et la chose est tout à fait admissible, puisque Seligmann a observé une dilatation des pupilles dans quelques cas de névralgies cervicale et brachiale. Nous supposons connus les symptômes vaso-moteurs, tels que sensation de froid et insensibilité aux doigts, raideur, sueurs froides. Ces névralgies brachiales peuvent aussi s'accompagner d'une sensibilité et d'un léger gonflement des articulations, surtout de celles de l'épaule et des doigts. Enfin on les a vues déterminer des atrophies musculaires analogues à celles de l'atrophie musculaire progressive. C'est ainsi qu'on observe quelquefois chez des vieillards des névralgies rebelles, dont la cause probable est l'arthrite déformante, et qui, au bout de quelques mois, amènent une atrophie des muscles de la main, à commencer par ceux de l'éminence thénar. Cette atrophie a de la tendance à progresser, mais très lentement; elle occupe souvent, mais non constamment, les deux côtés à la fois. Plusieurs auteurs, entre autres Remak, ont admis deux formes principales d'atrophie musculaire progressive, l'une d'origine périphérique ou névritique, l'autre d'origine centrale ou myélitique. La seconde a été démontrée jusqu'à l'évidence dans ces dernières années, ainsi que l'atrophie des cellules nerveuses qui l'accompagne; l'existence de la première, de l'amyotrophie de cause névritique, n'est pas encore suffisamment prouvée, mais elle est très probable, et un bon nombre des cas de ce second groupe doit être compté à l'actif de l'arthrite déformante.

OBSERVATION. — Mme de H., âgée de 57 ans, atteinte d'accidents hystériques et de constipation, se plaignait depuis quelques mois de douleurs dans le membre supérieur droit qui s'étaient étendues depuis le cou jusqu'à la main; elles occupaient surtout l'épaule et le bras. Elles s'exaspéraient aux changements de temps et devenaient par moments très vives. Vers le haut elles s'étendaient jusqu'à la nuque. mais on ne constatait ni raideur ni sensibilité à la pression dans la colonne cervicale. Les frictions à l'alcool camphré et les bains de mer chauds étaient restés sans effet. Vers l'automne les douleurs se calmèrent peu à peu, mais il survint une faiblesse de la main telle que la malade ne put exécuter que difficilement les ouvrages manuels et qu'il lui fut presque impossible d'écrire. 7 mois après le début de l'affection, on constata une atrophie manifeste des muscles de l'éminence thénar ; les autres muscles n'etaient ni amaigris ni affaiblis et le bras était indemne.

Nous tenons à citer encore l'observation suivante qui nous est personnelle :

F. Th. facteur rural, âgé de 34 ans, entré à l'hôpital le 28 septembre 1868. *Arthrite déformante cervicale, rhumatisme chronique*. Homme de taille moyenne, assez bien constitué ; muscles flasques, face pâle, physionomie exprimant la souffrance. Le malade peut se lever, il se plaint de tiraillements douloureux qui de la nuque s'irradient vers le dos et les épaules. Quand il est assis, on est frappé de l'attitude raide du cou, lequel est un peu incliné en avant. A la face il n'y a ni déviation ni paralysie et les pupilles sont égales. Outre la raideur de la nuque le malade accuse une constriction de la poitrine, des douleurs dans les os des épaules et des bourdonnements d'oreille. Les bras ne se meuvent qu'avec peine. Les douleurs descendent le long du dos jusque dans les cuisses et même dans les jambes.

Lorsque le malade marche, il se balance latéralement, les jambes sont manifestement roides, se soulèvent lentement et glissent sur le sol ; la droite traîne un peu. En même temps la nuque et les reins sont raides, presque immobiles. Lorsque le malade veut mettre son habit, il est très embarrassé, les mouvements du trapèze et du grand dorsal semblent particulièrement gênés. Il peut lever le bras droit jusqu'à la verticale, la jambe jusqu'à l'horizontale seulement.

Les mouvements imprimés à l'épaule gauche sont également douloureux et il est impossible de l'amener de beaucoup au-dessus de l'horizontale ; ce sont les muscles grand dorsal et grand dentelé qui opposent le plus de résistance. Le coude et le poignet sont libres, non douloureux et ont conservé leur force. Quand le malade est couché, la raideur de la nuque est encore plus frappante, il ne peut pas amener son menton contre sa poitrine et lorsque l'on cherche à soulever la tête, tout le tronc se soulève en même temps. Les mouvements de latéralité ne peuvent être exécutés volontairement ; imprimés passivement, ils sont douloureux et très bornés. Lorsque le malade se dresse sur son séant il éprouve des douleurs du côté du sacrum. La pression des apophyses épineuses n'est pas douloureuse. Miction facile. Sensibilité intacte.

Après plusieurs semaines d'un traitement par l'iodure de potassium et les bains chauds, le malade sort guéri, tout en conservant encore une certaine raideur de la nuque.

L'arthrite déformante cervicale donne parfois lieu au *torticolis spasmodique* : celui-ci consiste en contractions cloniques qui ont leur siège de prédilection dans le trapèze et le sterno-mastoïdien d'un seul côté, mais qui peuvent aussi occuper d'autres muscles du cou tels que le splénius, les grand et petit obliques, et même les muscles de la face. A chaque secousse la tête est attirée vers le tronc, l'oreille tend à se mettre en contact avec l'épaule, tandis que le menton se porte en haut et vers l'autre côté. Les causes de ce tic sont encore inconnues, mais il est probable qu'elles sont multiples. Ce qu'il y a de certain, c'est qu'on n'a que rarement affaire à une maladie du nerf spinal, vu que tous les muscles atteints ne sont pas innervés par lui. Dès 1825, Desportes [1] émit l'opinion que beaucoup de ces tics pourraient bien tenir à une inflammation de la moelle cervicale. Il se fondait sur l'existence simultanée d'une douleur particulière, insupportable à la nuque et sur ce fait que souvent il se produit un arrêt ou une gêne de la respiration et que le malade ne peut pas changer sa tête de place comme il veut. Remak également s'est prononcé en faveur d'une myélite cervicale, mais sans en donner d'autre raison que la sensibilité des vertèbres cervicales à la pression. Il y a longtemps déjà qu'on a attribué le torticolis spasmodique à une affection des vertèbres elles-mêmes : il est certain qu'une irritation des branches nerveuses à leur passage à travers les trous de conjugaison, une névrite, rendrait bien compte des mouvements convulsifs ; de plus, cette hypothèse a pour elle ce fait que des affections vertébrales bien caractérisées peuvent présenter le torticolis parmi leurs symptômes. C'est ce que nous avons pu constater très nettement chez un soldat qui, devant Mézières, avait été blessé par un éclat d'obus qui lui avait éraflé le cou et qui avait probablement occasionné une contusion des apophyses transverses des vertèbres cervicales moyennes.

Kleist, soldat, reçut le 16 novembre 1870, à Mézières, un éclat d'obus qui coupa son manteau qu'il portait enroulé en bandoulière ; le choc fut tel que la marmite de campagne, qui

(1) Desportes, *Revue médicale*. 1825.

était bouclée sur le sac, fut projetée contre la nuque ; l'homme lui-même fut lancé contre un mur et de là sur le sol. Pendant qu'il était encore à terre un second obus vint éclater tout près de lui, blessa plusieurs de ses voisins, mais ne le toucha pas lui-même. Il perdit connaissance. Une fois revenu à lui, il ne pouvait plus parler, il avait la tête en feu et il se manifestait à la nuque les mêmes convulsions que celles que nous constatons encore aujourd'hui. Il s'écoula du sang par l'oreille gauche, il y avait des bourdonnements d'oreille étourdissants, l'acuité visuelle de l'œil gauche était diminuée ; tout le côté gauche était parésié au point que la marche était impossible. Actuellement le malade se plaint surtout de crampes douloureuses et violentes à la nuque.

2 février 1871. *État actuel.* — L'oreille droite est très sourde, néanmoins elle entend quand on crie en rapprochant la bouche du pavillon ; elle ne perçoit pas du tout le tic-tac de la montre. Du côté gauche il y a déchirure du tympan et surdité à peu près complète. — Mutisme à peu près complet également. L'articulation et la prononciation sont pour ainsi dire nulles, les consonnes ne sont pas rendues du tout et les voyelles le sont très indistinctement. Il n'y a pas aphonie absolue, la voix est seulement rauque et enrouée. Les mots ne sont pas confondus et en écrivant le malade ne les emploie jamais l'un pour l'autre. — L'œil gauche est intact, le droit est devenu myope, à ce que raconte le blessé ; il ne se ferme pas complètement, il est un peu plus saillant que l'autre et il a ses paupières plus écartées. La pupille droite est un peu plus dilatée que l'autre ; pas de strabisme. L'odorat et le goût sont complètement perdus. Il n'y a pas de déviation de la face, mais les traits sont un peu plus accentués à droite. Lorsque le malade ouvre la bouche, la face est tirée vers la droite, quoique les muscles gauches se contractent également. La bouche n'est pas déviée, mais le malade ne peut pas la fermer avec force ni siffler. Les ailes du nez sont à peu près immobiles. Le front est ridé. Le condyle gauche du maxillaire se déplace facilement et il s'échappe un peu de sa cavité lorsque le malade ouvre la bouche : ce mouvement est douloureux et pénible. Les mouvements de la langue sont très bornés ; le malade peut l'amener un tout petit peu au devant de l'arcade dentaire, et la porter un peu de côté ; quand il veut la tirer, elle est prise de contractions, se pelotonne et devient dure : elle n'est ni amaigrie ni ridée, seulement elle est habituellement portée en arrière. La déglutition est gênée, le malade avale souvent à faux et le bol alimentaire reste dans la bouche ; les liquides passent plus facilement. Les mouvements de latéralité de la tête sont très bornés, ceux de flexion et d'extension sont plus libres. Depuis la blessure il survient fréquemment des crampes des muscles de la nuque et du cou du côté gauche, qui durent de une à deux minutes et qui s'accompagnent souvent d'un écoulement de sang par l'oreille gauche. — Enfin il y a parésie et anesthésie de tout le côté gauche.

Nous avons eu aussi occasion d'observer chez une dame de 55 ans un torticolis spasmodique extrêmement douloureux : il y avait une vive sensibilité au niveau des apophyses transverses des 4e et 5e vertèbres cervicales, et dans ce même endroit on percevait par le toucher des tumeurs dures. La maladie dura longtemps avec des exacerbations et des intermissions. Nous posâmes le diagnostic d'arthrite déformante probable.

Après les vertèbres cervicales inférieures, ce sont les deux supérieures qui sont le plus fréquemment atteintes d'arthrite déformante : il en résulte une raideur de la nuque, et on distingue assez souvent dans ces cas un bruit de frottement. Il existe en même temps une névralgie occipitale ou cervico-occipitale qui affecte les allures d'une névralgie rhumastimale habituellement localisée ou plus prononcée à l'un des côtés et qui est extrêmement rebelle.

Rarement l'arthrite déformante donne lieu à des accidents névralgiques ou névritiques dans la moitié inférieure du corps, et pourtant elle n'est pas plus rare aux vertèbres inférieures qu'aux supérieures. Plusieurs auteurs ont voulu l'invoquer pour expliquer la faiblesse des jambes qui existe si fréquemment chez les vieilles personnes, mais tout ce qu'il est permis d'en dire, c'est que quelquefois elle peut probablement occasionner des névralgies rebelles soit lombo-abdominales, soit du membre inférieur. Si l'on considère en effet combien les dernières vertèbres sont peu mobiles et peu accessibles à nos moyens d'investigation, on comprend qu'il serait difficile de fournir la démonstration directe du fait. Dans les cas dont nous allons faire le récit, le diagnostic a été confirmé par l'existence du bruit de frottement.

OBSERVATION. — *Arthrite déformante des vertèbres lombaires.* — L. O., menuisier, âgé de 64 ans avait toujours joui d'une bonne santé, lorsqu'il y a vingt ans, il fut pris d'une vive douleur qui occupait l'un des côtés de la tête et revenait souvent. Puis il ressentit dans tout le membre gauche des tiraillements douloureux qu'il regardait comme de nature rhumatismale. Il continuait d'ailleurs à être vigoureux et bien portant. Il y a neuf ans, il s'aperçut pour la première fois qu'il portait au côté interne de la rotule gauche une tumeur du volume d'une noisette ; elle disparut, mais il s'en forma une toute pareille au côté externe, laquelle persiste encore aujourd'hui. La peau qui la recouvrait s'ulcérait de temps en temps et donnait issue à une sérosité claire, visqueuse et filante. Aujourd'hui la plaie est fermée et l'on sent au-dessous d'elle plusieurs petites tumeurs molles, élastiques, du volume d'une noisette. Le malade rapporte l'affection dont il se plaint actuellement à l'attitude courbée à laquelle sa profession le condamnait, et en même temps à la manœuvre de la scie et à d'autres travaux fatiguants. Le mal a apparu insensiblement, sans début précis. D'abord il existait seulement des douleurs dorso-lombaires qui étaient particulièrement intenses lorsque le malade se tenait courbé ; elles s'exaspéraient par la pression sur les artères lombaires, et elles augmentèrent graduellement. L'été dernier, le malade remarqua que lorsqu'il remuait la colonne vertébrale, il se produisait un craquement particulier dans les reins. Puis les douleurs s'étendaient des lombes vers le gras des fesses à droite d'abord, à gauche ensuite. Le 28 janvier de la présente année le malade ressentit tout à coup une violente douleur dans toute la cuisse gauche. Quand il voulut se lever, il ne put pas se dresser sur son membre, tant la souffrance était vive et il s'affaissa au pied du lit. La nuit suivante, des crampes très douloureuses se montrèrent dans le mollet gauche et elles avaient déjà disparu depuis quelque temps, que toute la jambe était encore engourdie. Ces paroxysmes ne se sont pas reproduits ; depuis la semaine passée le malade a éprouvé en urinant une vive douleur qui s'irradiait des lombes vers le bas-ventre et qui, dit-il, lui coupait la respiration.

Après un accès de janvier, le malade s'était fait traiter à la polyclinique de Kœnigsberg : on lui fit des badigeonnages de teinture d'iode sur la colonne lombaire et on lui prescrivit l'iodure de potassium à l'intérieur. Il garda le lit pendant trois semaines au bout desquelles ses souffrances avaient disparu.

La colonne lombaire ne présente aucune déformation, mais elle est très sensible à la pression en un point nettement limité : lorsque l'on applique la main à cet endroit, on perçoit un frottement rugueux à chaque mouvement. La douleur à la pression s'irradie de chaque côté vers les lombes ; à droite elle est plus forte qu'à gauche. Les cuisses ne sont ni sensibles à la pression ni amaigries, la sensibilité y est intacte. Les muscles des cuisses paraissent flasques et leurs mouvements sont un peu raides et mal assurés. Ce qu'il y a de plus saillant c'est une raideur dans les reins qui est particulièrement frappante lorsque le malade essaye de se baisser.

Traitement. — Pour guérir les troubles nerveux, il faut s'adresser à l'affection osseuse. Nous conseillons surtout l'iodure de potassium administré à dose croissante pendant plusieurs semaines consécutives. Ce moyen n'est pas infaillible, mais il est souvent très efficace. Il faudra peu compter sur le bromure de potassium, sur l'arsenic, sur le carbonate de fer et sur les médicaments usités contre le rhumatisme, tels que le colchique, l'aconit, etc. En même temps que l'iodure, on se trouvera bien des frictions narcotiques ou alcooliques, du liniment chloroformé et des injections sous-cutanées. On pourra aussi prescrire les bains chauds salés ou sulfureux, les bains de vapeur ou bien les fumigations avec l'ambre, la térébenthine, les aiguilles de pin, les fourmis, etc., qui jouissent d'une si grande faveur auprès du public. Ce qui est très efficace, ce sont les eaux minérales naturelles de Teplitz, de Wildbad, de Ragaz, etc., et en outre les eaux sulfureuses et salines.

Enfin, lorsqu'il y a névrite, l'électricité donne d'excellents résultats : un courant continu ascendant avec 8 à 12 éléments soulage souvent dès les premières séances et finit par procurer la guérison.

IV. — RÉTRÉCISSEMENTS DIVERS DU CANAL VERTÉBRAL

Il nous reste à traiter de certains rétrécissements qui sont le reliquat d'anciennes maladies dont il n'est pas toujours possible de déterminer la nature. Les malades qui en sont atteints présentent souvent pendant la vie des paralysies ou d'autres affections nerveuses dont l'explication va de soi dès que l'autopsie a révélé un rétrécissement du canal vertébral. Mais ces rétrécissements ont été aussi invoqués à tort, et l'on s'est trop souvent rabattu sur eux, lorsque l'on ne trouvait aucune autre lésion qui rendît compte des symptômes observés au lit du malade. Nous savons, en effet, avec quelle facilité étonnante la moelle supporte les rétrécissements qui surviennent graduellement dans le canal vertébral; cela se comprend, du reste, jusqu'à un certain point si l'on songe que le canal osseux a un calibre de beaucoup supérieur à celui de la moelle, particulièrement à la région cervicale. Il s'ensuit qu'il peut se rétrécir considérablement avant que la moelle ne soit comprimée; et même lorsque les choses en arrivent là, la compression de cet organe peut, suivant toute apparence, s'effectuer sans que ses fonctions soient compromises, à condition que cette compression s'établisse d'une façon lente et continue : les éléments nerveux subissent sans doute par le fait de l'étranglement, une diminution de volume, mais elle est compatible avec la conservation de leur action physiologique. Des observations multiples nous apprennent, en effet, que le rétrécissement du canal vertébral est très bien supporté, pourvu qu'il ne survienne pas brusquement et qu'il ne soit pas dû à une saillie qui s'avance à pic dans son intérieur. Par conséquent, quand on voudra invoquer le rétrécissement du canal rachidien pour expliquer des accidents spinaux, on sera tenu strictement à prouver que la moelle s'est trouvée ramollie ou atrophiée en un point donné, par le fait de l'étranglement qu'elle a subi. En parlant des exostoses syphilitiques, nous avons déjà fait remarquer qu'il faut qu'elles soient très volumineuses pour arriver à comprimer la moelle et que c'est à peine s'il se trouve par-ci, par-là, une observation probante au milieu de la multitude des cas dans lesquels on a cru pouvoir rapporter une paraplégie ou une paraparésie à une syphilis osseuse.

1. La cause la plus fréquente du rétrécissement du canal rachidien c'est la *scoliose* vulgaire. Les déplacements, torsions, atrophies partielles des vertèbres, etc., sont souvent considérables, et cependant la moelle n'en souffre pas. En pratiquant une section transversale à travers les vertèbres, l'on peut s'assurer jusqu'à quel point le canal est déformé et rétréci au sommet de la courbure, et l'on a de la peine à croire que la moelle logée en ce point puisse avoir conservé l'intégrité de ses fonctions. Des exemples de cette tolérance vraiment merveilleuse sont fournis par Cruveilhier[1], par Wenzel et d'autres encore. Aussi une scoliose ayant déterminé une compression de la moelle avec paralysie est-elle un fait presque inouï. Bampfield a rencontré une fois une gibbosité accompagnée de paraplégie et de troubles urinaires, mais elle n'était pas due à une carie[2]. Nous-même avons vu un sujet atteint d'une scoliose très prononcée, qui était faible des jambes et qui ne pouvait marcher et se tenir debout que difficilement et durant quelques instants seulement.

Ce qui est moins rare dans la scoliose, c'est le rétrécissement des trous de conjugaison par le fait du déplacement ou de l'atrophie des vertèbres, avec lésion des nerfs correspondants. Cette remarque nous rend compte des névralgies intercostales, lombaires ou abdominales dont souffrent souvent les malades et qui sont exaspérées par les mouvements de la voiture et tous les ébranlements analogues.

2. Des *exostoses* portant sur les corps ou les lames de plusieurs vertèbres ou sur les deux parties à la fois, déterminent des rétrécissements annulaires qui peuvent être très considérables. On en trouve des exemples dans l'ouvrage de Portal sur le rachitisme; dans un de ces cas, le rétrécissement provenait de trois vertèbres voisines. — Chez un autre sujet qui avait présenté de nombreuses manifestations syphilitiques, le canal vertébral était réduit à la moitié de son calibre au niveau des deux dernières vertèbres dorsales et des deux premières lombaires. — Vogel et Dittmar ont publié, en 1851, l'observation d'une jeune fille de seize ans, qui était

(1) Cruveilhier, *Anatomie pathologique du corps humain*. Livraison IV, planche 4.
(2) Bampfield, *An Essay on curvature and diseases of the Spine, including all the forms of distortion*. Philadelphia. 1844.

dévenue paralysée des quatre membres par le fait d'une exostose implantée sur la quatrième cervicale et s'étendant jusqu'au niveau de la sixième. — Un autre cas de tumeur vertébrale a été relaté par Eberth : il s'agissait d'un vieillard de quatre-vingt-treize ans, dont tous les nerfs situés au-dessous de la septième vertèbre dorsale étaient paralysés. L'autopsie fut pratiquée quatre jours après la mort, et on trouva une tumeur osseuse de la grosseur du poing au niveau des septième, huitième et neuvième vertèbres dorsales ; en pratiquant une section transversale on reconnut que la lumière du canal vertébral était réduite à une étroite fente au niveau de laquelle la moelle était désorganisée sur une longueur de 5 centimètres environ : il existait une dégénération ascendante des cordons de Goll depuis le point comprimé jusqu'à l'angle inférieur du quatrième ventricule. La tumeur se trouva être un ostéome. — Brown-Séquard reproduit dans ses leçons l'observation suivante due à Reid, professeur à l'Université de Saint-Andrews *(Physiological, anatomical, path. Researches,* 1848, p. 418) :

G. S., âgé de 42 ans, ressentait depuis plusieurs mois des douleurs à la région lombaire, dans quelques articulations et dans le dos : la tête était tournée vers l'épaule droite. Il y avait également dans les deux bras des douleurs qui allaient de l'épaule vers le coude. L'avant-bras et la main étaient raides et engourdis. Sueurs froides. Mort par une fièvre typhoïde intercurrente. — La moelle était comprimée au-dessus de l'axis par une exostose conique qui avait environ un centimètre de long, et qui était implantée en arrière et à la base de l'apophyse odontoïde. Cette tumeur avait occasionné une dépression très visible de la moelle, sur la ligne médiane immédiatement au-dessus de l'entre-croisement des pyramides. A ce niveau tout l'intérieur de la moelle était converti en une bouillie d'un rouge brun.

3. On a prétendu que le canal vertébral pouvait être rétréci par les *ligaments vertébraux épaissis,* et l'on a cité comme exemple de ce fait les deux observations suivantes d'Aston Key *(Guy's Hospital Reports,* 1838, avril). Les deux malades avaient été frappés d'une paraplégie qui s'était développée rapidement et qui avait amené la mort. Les autopsies révélèrent un rétrécissement du canal rachidien par une saillie des ligaments vertébraux. Dans le premier cas le ligament qui passait par-dessus le disque intervertébral entre la deuxième et la troisième vertèbre lombaire était induré, faisait saillie dans le canal dont le calibre était réduit d'un tiers, et comprimait notablement la moelle. Dans le second cas, le disque intervertébral situé au-dessous de la douzième vertèbre dorsale proéminait dans le canal, sous forme d'un bourrelet transversal et en rétrécissait sensiblement la lumière.

Nous devons dire que dans ces deux observations le rétrécissement du canal et la compression de la moelle ne sont pas décrits d'une manière assez explicite, et nous ne sommes pas éloigné de croire qu'il s'agissait là d'une arthrite déformante. Mais nous avons tenu à les rapporter parce que Bénédikt parle aussi de rétrécissement du canal par épaississement des ligaments dans un cas qui pour nous n'est autre chose non plus que de l'arthrite déformante.

4. Nous étudierons avec un soin tout particulier les rétrécissements qui surviennent à la *partie supérieure du canal rachidien,* par le fait surtout des altérations de l'occipital, de l'atlas ou de l'apophyse odontoïde.

a). *Hypertrophie de l'apophyse odontoïde.* — Dans deux cas de chorée grave terminés par la mort, Froriep a trouvé un gonflement de l'apophyse odontoïde.

L'un des malades, petit garçon de 10 ans, avait succombé au milieu de violentes convulsions : Froriep constata une forte hyperémie du cerveau et de plus à la partie antérieure et inférieure de la moelle allongée une fossette peu profonde, comme une empreinte qui aurait été laissée par le petit doigt. A ce point les méninges étaient troubles et épaissies. Le trou occipital était considérablement modifié dans sa forme ; au lieu d'un ovale à grand axe transversal, il avait

(1) Eberth, *Correspondenzblatt der Schweizer Aerzte,* 1872, 4, p. 71.

la figure d'un haricot à hile dirigé en avant, et cette disposition tenait à un gonflement de l'apophyse odontoïde.

Le second cas concerne un homme de 32 ans qui mourut au milieu d'accidents choréiformes ; l'apophyse odontoïde était allongée de 6 millimètres environ et faisait saillie d'autant dans le trou occipital. Le tissu osseux était normal.

Nous ne possédons pas d'autres faits de chorée relevant d'une cause analogue. Au point de vue physiologique, il n'est pas présisément rationnel d'admettre qu'un rétrécissement du trou occipital avec compression des pyramides puisse donner lieu à de la chorée, et il est bien possible que les symptômes constatés pendant la vie n'aient eu rien de commun avec l'altération de l'apophyse odontoïde. Peut-être bien aussi les accidents observés étaient non pas choréiques, mais épileptiformes.

b). *Refoulement de la partie inférieure de l'occipital avec ou sans anky-lose de l'atlas.* — On trouve parfois la partie inférieure de l'occipital, celle qui s'articule avec l'atlas, refoulée vers la cavité crânienne comme si la pesanteur de la tête avait agi sur l'os dont la consistance et la résistance ont diminué : il en résulte, outre un aplatissement des condyles, un rétrécissement plus ou moins considérable du trou occipital. Dans plusieurs cas de ce genre on a trouvé entre l'occipital et l'atlas une ankylose, soit que celle-ci eût été congénitale, soit qu'elle eût été le fait d'une arthrite. Dans une observation de Lobstein [1], il y avait aplatissement des condyles, rétrécissement du trou occipital, amincissement et enfoncement de l'apophyse basilaire.

c). Un autre cas très remarquable et très intéressant nous est fourni par Ollivier [2]. Le malade fut pris subitement de paraplégie et mourut deux ans après : y avait-il une relation entre ces accidents et l'altération certainement déjà ancienne trouvée à l'autopsie, c'est ce dont il est permis de douter. En tout cas voici ce que l'on rencontra : l'apophyse odontoïde faisait une forte saillie dans le trou occipital et avait déterminé une compression et une atrophie des pyramides et des olives. L'arc postérieur de l'atlas manquait ; l'arc antérieur et les masses apophysaires, très-rapprochées l'une de l'autre, étaient soudées avec l'occipital ; il en résultait un rétrécissement considérable du trou occipital à sa partie antérieure. Une membrane dense et fibreuse s'étendait de la moitié postérieure de la circonférence de ce trou à la partie postérieure des masses apophysaires auxquelles elle adhérait. Le trou occipital n'avait plus que le cinquième environ de son calibre normal.

Des particularités analogues se rencontrent assez fréquemment, et ce qu'il y a de plus commun dans le genre, c'est une ankylose des vertèbres cervicales supérieures avec rétrécissement du canal. Il peut exister entre l'occipital et l'atlas une ankylose congénitale qui gêne considérablement les mouvements de la tête, en particulier ceux de flexion [3]. On trouve aussi la 1re cerviale soudée avec la 2e, ou bien celle-ci avec la 3e. Ordinairement dans ces cas l'apophyse odontoïde fait une saillie plus ou moins prononcée dans le canal, dont elle diminue le calibre. Celui-ci peut aussi être rétréci par un déplacement brusque ou graduel des ver-

---

(1) Lobstein, *Anatomie pathologique.* Paris, 1833.
(2) Ollivier, *l. c.* I, p. 416-417, et figures, Pl. I.
(3) Des soudures congénitales de l'atlas avec l'occipital, où l'atlas était plus ou moins développé, plus ou moins déformé, ont été citées par Luschka (*Anatomie des Halses.* Tubingen 1862) et par Bockshammer (*Die angeborenen Synostosen an den Enden der beweglichen Wirbelsäule,* 1861. Tubingen). Le symptôme le plus frappant est, d'après ce dernier auteur, une gêne dans les mouvements de flexion de la tête, et il existe à la colonne cervicale une courbure compensatrice à concavité antérieure ou antéro-latérale. Friedlowsky, *Ueber Verengerung des For. Occip. magnum und des Anfangs des Canalis vertebralis (Oesterr. med. Jahrb.,* 1868, Band V u. VI). L'auteur relate 10 cas dont 7 congénitaux, 3 acquis. L'atlas était soudé en entier ou seulement par ses surfaces articulaires. Immobilité et attitude penchée de la tête. L'histoire des malades n'est pas retracée. Des 3 cas acquis, 2 étaient le fait d'une carie, et le troisième était occasionné par une tumeur de la grosseur d'une noix, siégeant dans la partie écailleuse de l'occipital.

tèbres les unes sur les autres : il existe dans la littérature médicale quelques exemples dans lesquels ce déplacement s'est produit d'une manière tout à fait insensible. En général, ainsi que Boyer le fait remarquer, l'articulation entre l'occipital et l'atlas n'est pas atteinte seule, mais de concert avec celle de l'atlas et de l'axis ; les ligaments sont englobés dans l'altération. La déviation des apophyses articulaires peut aussi être occasionnée par des exostoses qui se développent dans leur voisinage, par exemple, sur l'occipital.

Tous ces rétrécissements du canal vertébral, qu'ils soient situés au voisinage du trou occipital ou plus bas, ont pour la plupart été découverts par hasard à l'autopsie, et ne se sont révélés durant la vie par aucun symptôme appréciable : il faut en conclure qu'ils sont souvent bien supportés par la moelle qui n'en éprouve pas la moindre gêne pour son fonctionnement.

Cependant quand le rétrécissement est très-considérable, naturellement la moelle se trouve comprimée et son action physiologique en souffre. Les auteurs en citent un certain nombre d'exemples qui ne sont pas tous également probants. Pourtant la compression congénitale avec dépression et atrophie des olives et des pyramides peut bien occasionner une paraplégie, ainsi qu'Ollivier l'a observé à deux reprises différentes.

Solbrig (de Munich) a attiré l'attention sur une autre conséquence du rétrécissement du trou occipital, à savoir, l'épilepsie (1). Le premier cas observé par cet auteur a trait à un paysan de 27 ans, atteint d'imbécillité congénitale et qui, depuis l'âge de 4 ans, présentait des attaques épileptiques. A l'autopsie on vit la boîte crânienne fortement épaissie, l'extrémité supérieure du canal vertébral considérablement diminuée de calibre et la moelle notablement atrophiée à à ce niveau. Le rétrécissement tenait d'abord à ce que l'arc postérieur de l'atlas avait la forme non pas d'un arc, mais d'un angle assez aigu, et ensuite à ce que l'apophyse odontoïde portait une exostose grosse comme un pois qui faisait saillie dans le canal vertébral, comprimait les cordons antérieurs et avait creusé une fossette dans la moelle allongée. Cette observation fut suivie de neuf autres semblables : chez tous ces malades il y avait eu pendant la vie des accès épileptiques ou épileptiformes, et à l'autopsie on constata un rétrécissement de la partie supérieure du canal vertébral, soit par une saillie des apophyses innominées de l'occipital ou de l'arc postérieur de l'atlas, soit par un gonflement avec saillie de l'apophyse odontoïde.

La physiologie expérimentale est d'accord avec les observations et les conclusions de Solbrig. Bien que la moelle allongée ne soit pas, comme l'admet l'auteur, un organe important pour la coordination des mouvements, nous savons qu'on peut en l'irritant provoquer des accès épileptiformes, ainsi que nous l'ont appris les expériences de Kussmaul et celles plus récentes et plus rigoureuses de Nothnagel.

Ces rétrécissements du canal vertébral ne sont pas en général accessibles à nos moyens de diagnostic ni de traitement, cela va de soi ; toutefois on diagnostique assez facilement l'ankylose entre l'atlas et l'occipital, en se basant sur l'impossibilité des mouvements de flexion de la tête et sur les déformations et les déviations que l'on peut parfois constater à la colonne cervicale. Les indications thérapeutiques sont fournies soit par les douleurs névralgiques, soit par les signes d'une compression de la moelle, signes que nous avons appris à connaître dans la symptomatologie générale. Les principaux moyens thérapeutiques à employer sont l'*iodure de potassium*, que l'on ait affaire à des manifestations syphilitiques ou à

---

(1) Solbrig (de Munich), *Ueber die Verengerung des Einganges des Wirbelcanales in den mit Epilepsie oder epileptiformen Krämpfen verbundenen Seelenstörungen (Allgem. Zeitschrift für Psych)*, Band XXIV, 1867, p. 1-9).

de l'arthrite déformante, puis les *bains* dans les mêmes conditions que celles qui
ont été indiquées ci-dessus, et enfin l'*électricité* conformément aux principes déjà
exposés.

V. — USURE DES VERTÈBRES PAR COMPRESSION

Lorsque les vertèbres sont soumises à une pression continue et particulièrement
par le fait de tumeurs en voie de développement, elles s'atrophient, se résorbent
et se laissent éroder. Même chose se voit aussi sur d'autres os, notamment sur
ceux du crâne : lorsque la pression intracrânienne augmente, comme dans les cas
de tumeurs ou d'hydrocéphalie, les os du crâne s'amincissent et même sont perforés en certains endroits : c'est d'abord la table interne qui commence à s'atrophier, elle devient mince, se résorbe de manière qu'on ne la retrouve plus que
par îlots dans l'intervalle desquels la substance spongieuse du diploé est à nu. Le
sternum et les côtes peuvent également être perforés de cette manière par des
tumeurs siégeant dans le médiastin, notamment par des anévrysmes. Pour les vertèbres, les choses se passent absolument de la même façon : la lame externe de
tissu osseux compacte commence par s'atrophier, le tissu spongieux est mis à nu,
puis il est résorbé à son tour ; il en résulte des excavations profondes, le corps de
la vertèbre ayant disparu presque en entier ; enfin le canal vertébral est lui-même
perforé, habituellement en un point qui correspond à l'union du corps de la vertèbre avec les lames. Pendant ce temps il se fait dans le voisinage un travail de
réparation : au pourtour de l'excavation se développent des ostéophytes qui sont
parfois tellement abondants qu'ils forment comme une coque autour de la cavité.
Les disques invertébraux sont les plus longs à disparaître, et on les voit faire saillie
au milieu de l'excavation osseuse. En même temps le périoste interne s'épaissit et
constitue une paroi fibreuse résistante qui suffit souvent à maintenir fermé le
canal vertébral lorsque les os sont usés.

L'usure des vertèbres peut être occasionnée par de gros sarcomes siégeant dans
le médiastin postérieur, mais le fait est rare ; ce qui est bien plus important et
bien plus fréquent, c'est leur usure 1) par des anévrysmes, 2) par des kystes hydatiques.

1. *Usure des vertèbres par des anévrysmes de l'aorte thoracique ou abdominale.* — Ce sont les vertèbres dorsales, parfois les vertèbres lombaires, qui sont
usées dans les cas d'anévrysmes de l'aorte thoracique et abdominale : la résorption
a lieu exclusivement ou principalement à gauche, ce qui tient à la situation de
l'anévrysme lui-même. En général l'érosion porte sur plusieurs vertèbres, sur
trois, quatre et même cinq à la fois : leur substance présente des excavations volumineuses au fond desquelles on voit le tissu spongieux à nu. Lorsque les désordres sont considérables, le canal est ouvert sous la forme d'une fente, mais ordinairement il n'est privé à l'endroit malade que de son enveloppe osseuse, car le
périoste épaissi forme en général une paroi protectrice à la moelle. Entre les vertèbres frappées d'atrophie on voit souvent subsister les cartilages invertébraux qui
offrent plus de résistance au travail de destruction. L'atrophie a lieu de la manière
que nous avons indiquée plus haut : la pression continue exercée par la poche ané-
vrysmale, détermine la compression des capillaires voisins et par suite la fonte
de la couche osseuse correspondante, et ainsi de proche en proche. Les tissus voisins deviennent le siège d'une néoformation inflammatoire et finissent par ne faire
qu'un avec la tunique externe de l'aorte. La paroi de l'artère peut elle-même être
détruite par les progrès de l'ulcération, et alors la poche n'est fermée en arrière et
en dedans que par les surfaces osseuses érodées qui sont recouvertes de dépôts
de fibrine. A une période ultérieure, le canal vertébral est ouvert, mais nous avons

vu que la moelle reste efficacement abritée par le périoste épaissi et n'est que rarement lésée ou détruite.

Les progrès de l'usure s'accusent le plus souvent dans le cours de l'anévrysme
par de vives douleurs dans le dos et les reins, qui gênent et rendent même impossibles les mouvements de la colonne vertébrale; il y a en outre des douleurs irradiées qui suivent le trajet des nerfs correspondants, mais la paralysie spinale
complète est rare. Cependant on observe encore assez fréquemment de la faiblesse
et de la douleur dans les membres inférieurs, lorsque le canal vertébral a été mis
à nu. On a vu quelquefois l'anévrysme s'ouvrir dans le canal vertébral, et la mort
être une conséquence presque immédiate de cet accident.

Parmi les documents dont nous disposons, nous mentionnerons d'abord deux
observations dues à Marshall Hall. Le processus s'accusa d'abord par des névralgies périodiques et par des crampes dans les membres inférieurs, puis il se montra
chez l'un des malades du bégayement, et chez l'autre de violentes douleurs de
tête : les deux ressentaient de forts battements dans la poitrine et l'abdomen. A
l'autopsie la moelle épinière fut trouvée complètement intacte.

Froriep décrit (*Notizen*, IV, 4) un anévrysme de la crosse de l'aorte chez un
facteur rural, âgé de 25 ans : les 2e et 3e vertèbres dorsales étaient érodées. Pendant la vie, il y avait eu des douleurs dorsales périodiques, des accès tétaniques.
de l'hémiplégie, tous symptômes qui dénotaient une myélite. La mort survint au
milieu d'un paroxysme tétanique [1].

Citons encore un cas relaté par Ollivier (l. c., p. 465-467) :

OBSERVATION. — *Anévrysme de l'aorte thoracique, usure et destruction des vertèbres.
Rupture du sac du côté du canal rachidien. Compression de la moelle épinière par un
caillot sanguin. Paraplégie.* — Un malade éprouvait dans l'espace interscapulaire gauche une
douleur fixe qui de temps en temps devenait très vive et s'étendait dans tout le côté en suivant la
direction des nerfs intercostaux. Toute la partie du dos comprise entre la 4e et la 8e côte donnait par la percussion un son mat. Cependant le bruit respiratoire s'entendait bien et purement
dans cette partie; mais il était plus faible qu'ailleurs. Laënnec consulté affirma qu'il s'agissait
ou d'un anévrysme de l'aorte ou d'une carie vertébrale avec collection purulente derrière la
plèvre. Le malade fut frappé tout à coup d'une paraplégie incomplète qui fit penser que le sac
anévrysmal s'était ouvert dans le canal vertébral ; il succomba quelques heures après. — A
l'ouverture du corps on trouva effectivement une communication de près de six lignes de diamètre entre le fond du sac anévrysmal et le canal vertébral, communication qui répondait au
corps de la 8e vertèbre dorsale. Le sang qui avait pénétré par ce point avait décollé la dure-
mère dans une étendue de huit à dix lignes et formait un petit caillot oblong bien suffisant
pour comprimer la moelle et produire la paraplégie. Ce n'était pas cependant là la cause de la
mort ; car le sac anévrysmal s'était ouvert aussi plus en dehors dans la plèvre gauche, qui était
remplie de sang coagulé. La face interne des côtes était corrodée jusqu'à la hauteur de leur
angle, le corps des vertèbres l'était également. On put remarquer ici, comme dans tous les anévrysmes de l'aorte descendante, que l'usure du corps des vertèbres était beaucoup plus profonde
que celle des cartilages intervertébraux.

2. *Hydatides des vertèbres* [2]. — Le développement d'hydatides dans le canal
vertébral est un phénomène extrêmement rare. Dans la plupart des cas observés elles ont, comme dans le crâne [3], amené par leur développement croissant
une usure des os, et on les a vues parfois produire des désordres très étendus et
faire saillie à l'extérieur sous forme de poches fluctuantes : elles deviennent alors

[1] On trouvera dans Cruveilhier : *Anatomie pathologique du corps humain*, in-folio, des observations d'érosion des vertèbres par des anévrysmes. Le docteur Scheele en a également décrit un cas
recueilli à notre clinique à Königsberg, en 1866.

[2] Gurlt, *Krankheiten der Knochen und Gelenke*, p. 192. — Ollivier (d'Angers), *loco citato*. — Cruveilhier, *Anatomie pathologique*, in-folio. — Lebert, *Traité d'Anatomie pathologique*, in-folio. Paris,
1861, tome II, page 111. — Leuckart, *Die menschlichen Parasiten*. — Davaine, *Traité des entozoaires
et des maladies vermineuses*, Paris, 1860, 2e édit., 1877, p. 727. — Förster, *Handb. der speciell. pathol.
Anatomie*. — Bartels, *Ein Fall von Echinococcus innerhalb des Sackes der Dura Mater spin.*

[3] Comp. Westphal. *Berl. klin. Wochenschrift*, 1873, 16, et C. Viry : *Essai sur les cysticerques de
ténias qu'on observe dans le cerveau de l'homme*. Thèse de Strasbourg, 1867.

accessibles à nos moyens d'investigation et peuvent être diagnostiquées. Le point de départ de ces tumeurs est l'espace situé entre la dure-mère et les vertèbres ; on en a vu aussi qui siégeaient sous la dure-mère : on comprend facilement que dans le premier cas elles respectent la moelle et s'étendent plutôt du côté des vertèbres. Mais on a rencontré des hydatides dans différents os, et il n'est pas impossible qu'elles aient quelquefois leur lieu d'origine dans l'épaisseur même des vertèbres, d'où elles gagnent soit l'intérieur du canal vertébral, soit la périphérie du rachis.

Avant d'entrer dans de plus amples détails relatifs à cette singulière maladie, jetons un coup d'œil sur la bibliographie afférente à cette question. Les cas connus ne sont pas très abondants, cependant le nombre en est déjà respectable.

Les cas anciens ont été rassemblés par Ollivier (l. c. II, § 3, p. 527-559). La première observation remonte à l'année 1807.

OBSERVATION CL. —*Grossesse ; paralysie du mouvement et de la sensibilité des membres inférieurs ; accouchement spontané sans douleur. Mort le dixième jour. Acéphalocystes à l'extrémité de la dure-mère rachidienne et comprimant la moelle épinière.* — Le kyste était fortement adhérent au poumon droit, il était ovoïde, situé sur le côté droit des vertèbres dorsales dont la 3e et la 4e étaient érodées ; le trou de conjugaison correspondant était agrandi au point d'admettre l'extrémité du doigt. On trouva entre la dure-mère et le canal osseux une douzaine de vésicules hydatiques : la moelle était comprimée.

Le second cas est dû à Morgagni [2] (Ollivier, *Maladies de la moelle épinière*, II, p. 535). Nous le transcrivons ici intégralement.

OBSERVATION. CLI. — *Fourmillements et crampes douloureuses dans les membres abdominaux, suivis de la paralysie du sentiment et du mouvement ; constipation ; rétention de l'urine. Mort le neuvième mois. Acéphalocystes intermédiaires à la dure-mère rachidienne et aux vertèbres ; compression de la moelle épinière.*—Une femme, âgée de 26 ans, domestique, d'un tempérament lymphatique, et d'un embonpoint médiocre, jouissant habituellement d'une bonne santé, accoucha heureusement dans les derniers mois de l'année 1814. Dix mois après, elle commença à ressentir, sans cause connue, dans la région lombaire gauche, une douleur sourde, circonscrite, accompagnée d'un sentiment de pesanteur ; cette sensation était si peu incommode qu'elle ne s'en plaignit pas ; mais bientôt elle devint plus forte, et s'étendit dans une grande largeur : elle était lancinante, pulsative et rongeante, disait la malade. On ne distinguait rien à la vue ni au toucher. Toutes les fonctions étaient d'ailleurs comme dans l'état de santé ; les menstrues coulaient régulièrement. Cependant l'affection locale faisait des progrès sensibles, de sorte que sept mois après le développement de cette maladie, cette femme devint morose, irascible ; elle ressentait par intervalles, tantôt un fourmillement, tantôt des crampes avec une sorte de stupeur dans les membres abdominaux ; elle fut ainsi pendant quelque temps. Bientôt le mouvement et la sensibilité de ces parties diminuèrent d'une manière remarquable, et finirent par disparaître complètement. Cette paraplégie contraignit la malade à garder le lit : alors les règles se supprimèrent, et à ces symptômes, qui annonçaient bien évidemment une lésion du cordon rachidien, il se joignit une difficulté de l'excrétion, puis une rétention complète de l'urine et des matières fécales. Insensiblement il survint de l'anorexie, de la dyspnée, une fièvre lente et des escharres gangréneuses de la partie postérieure du bassin. La malade s'affaiblit de plus en plus, et mourut neuf mois après l'apparition des premiers symptômes (année 1815).

Autopsie. — Au-dessous du péritoine, près du rein gauche, on remarqua une tumeur saillante, rénitente, élastique, presque ronde, ayant le volume du poing, qui adhérait intimement aux 1er et 2e vertèbres lombaires : elle avait insensiblement déprimé et plus ou moins déplacé le rein gauche, le diaphragme et les faisceaux musculaires voisins. Cette tumeur était formée extérieurement par une membrane blanchâtre, dense, semi-coriace et remplie d'une quantité innombrable d'hydatides (acéphalocystes, Laënnec). Leur grosseur n'était pas la même : quelques-unes avaient le volume d'un œuf de pigeon ; les autres offraient un diamètre variable et moindre que celui d'un pois. Le fond de la tumeur semblait resserré entre les deux vertèbres lombaires indiquées, et formé dans cet endroit par le périoste de ces os, dont le tissu était érodé, creusé. Les trous intervertébraux qui donnent passage aux nerfs lombaires étaient tellement dilatés et si larges qu'on pouvait y introduire facilement l'extrémité du pouce : ils formaient ainsi un canal par lequel les acéphalocystes avaient pénétré entre le tube osseux et la dure-mère rachidienne.

[2] Morgagni, *De sedibus et causis morborum*, 1822, t. V, p. 168.

On ouvrit avec précaution le canal vertébral, et l'on vit des hydatides de toutes les grosseurs qui entouraient la méninge de tous côtés et comprimaient ainsi évidemment le faisceau des nerfs lombaires. De là la paraplégie et les autres phénomènes observés pendant la vie.

Le troisième cas relaté par Ollivier, *Maladies de la moelle épinière* (II, p. 538), est emprunté à Mélier (*Journal gén. de méd*. juillet 1825). Nous n'en donnerons que le résumé, car la reproduction détaillée serait trop longue.

OBSERVATION CLII. — *Douleurs dorsales anciennes, qui après trois ans se propagent aux extrémités inférieures et s'y accompagnent de spasmes et de secousses convulsives. Ultérieurement paralysie complète de la sensibilité et du mouvement. Acéphalocystes situées en dehors de la dure-mère spinale, ramollissement de la moelle au point correspondant.*

En ce qui concerne l'autopsie, disons seulement qu'en divisant les parties molles du dos on tomba sur un petit kyste qui était rempli de nombreuses petites vésicules hydatiques. En poursuivant cette tumeur on trouva les lames des 5e et 6e vertèbres dorsales érodées et usées absolument comme cela a lieu dans les cas d'anévrysme. Dans le canal vertébral on rencontra de nombreuses vésicules situées entre la dure-mère et les os. A ce point le canal vertébral était agrandi par suite de l'usure des os; quant à la moelle, elle était comprimée et ramollie.

Le quatrième cas d'Ollivier, *loc. cit.* (tome II, p. 456), est intitulé :

Épilepsie à accès augmentant sans cesse de fréquence.— Pendant cinq jours, coma profond suivi de mort. Acéphalocystes de la portion lombaire de la moelle.

Le cinquième cas est dû à Reydellet (*Dictionn. des Sciences méd.*, t. XXXIII, p. 564).

Douleurs lombaires précédées, durant plusieurs mois, d'une sensation de froid le long du dos. Insensibilité des extrémités inférieures ; conservation des mouvements. Ouverture d'un kyste au-dessous de la région lombaire. Communication de ce kyste avec les méninges rachidiennes. Paraplégie. — Mort au bout d'un an.

Nous reproduisons in extenso le cas suivant dû à Cruveilhier (*Anat. pathol. du corps humain*), liv. XXXV. Pl. VI in-folio.

Paraplégie extrêmement douloureuse. Kyste hydatique développé dans le canal rachidien entre la dure-mère et les lames des vertèbres. Compression et suppuration de la moelle.

Pelletan, âgée de 38 ans, est admise à l'infirmerie, le 3 juillet 1839, pour une paraplégie. Sa constitution est très forte, son teint animé, la nutrition parfaite, et l'observateur est péniblement impressionné par le contraste de la fraîcheur et de l'embonpoint d'une santé brillante, avec une lésion locale qui soustrayait la moitié inférieure du corps à l'empire de la volonté. Voici d'ailleurs quel était l'état des membres paralysés : paralysie complète des membres inférieurs, quant au mouvement volontaire. La motilité ne s'y trahit en quelque sorte que par des secousses douloureuses involontaires.

En opposition avec l'absence de mouvements volontaires, douleurs très vives, continuelles aux pieds, aux jambes, aux cuisses et aux reins. Il semble à la malade qu'un feu la dévore. L'action de soulever les membres inférieurs, le moindre mouvement qui leur est imprimé sont extrêmement douloureux. Bien plus, le contact, le simple contact, détermine un engourdissement ou fourmillement très douloureux, qui s'étend du point qui a été le siège du contact à toute la longueur du membre inférieur. Le chatouillement de la plante des pieds, mode d'exploration si important, ne provoque aucun mouvement, ce qui suppose, non l'absence de sensibilité, mais l'absence de motilité ; car ce chatouillement est perçu sous la forme de douleur. Je n'ai pas noté chez cette malade la lenteur de la perception des facultés tactiles que j'ai observée chez d'autres paraplégiques.

A quoi tient cette paraplégie ? J'examine, suivant l'usage, la colonne vertébrale ; je promène le doigt le long des apophyses épineuses, seule partie de cette colonne accessible à nos moyens d'observation ; pas la plus légère inclinaison de l'épine ; mais je découvre au niveau de la douzième vertèbre dorsale et de la 1re vertèbre lombaire, un point mou, dépressible, du diamètre d'une pièce de dix sous, faisant éprouver au doigt la sensation d'une espèce de vide, limité par un rebord osseux, évidemment formé par les apophyses épineuses, de telle sorte que l'idée me vient que cet écartement des apophyses épineuses pourrait bien n'être autre chose que le vestige d'un *spina bifida* incomplètement guéri ; or la malade, interrogée sur ce point, affirma positivement qu'on avait remarqué chez elle cette disposition dès sa plus tendre enfance.

Je fais tousser la malade, pour voir si, comme dans le *spina bifida*, l'expiration exercera quelque influence sur la petite saillie molle et dépressible ; et, en effet, il me semble reconnaître, à chaque effort de toux, une légère impulsion ; toutefois cette sensation n'est pas assez distincte pour que je puisse établir sur elle un diagnostic positif. Les commémoratifs ne m'éclairent pas davantage sur les causes de la paraplégie. Voici les antécédents :

Mariée à 19 ans, elle a eu deux couches fort heureuses. Son mari lui donna un écoulement, pour lequel on lui fit prendre une liqueur qui paraîtrait être la liqueur de Van Swiéten. Il y a trois ans qu'elle a commencé à éprouver des douleurs sourdes à la région lombaire, et de la faiblesse dans les membres inférieurs. Il y a un an, que, voulant soulever un baquet plein de linge mouillé et par conséquent très lourd, elle sentit un craquement à la région lombaire, et poussa un cri de douleur. C'est à cette époque et à cette circonstance que la malade fait remonter les souffrances aiguës des reins, qui, depuis ce moment, ne l'ont pas quittée. La progression devint de plus en plus difficile et par la faiblesse et par les douleurs vives et continuelles, qui d'abord bornées à la région lombaire, s'étendirent peu à peu à toute la longueur des membres inférieurs. A chaque fois que la malade essayait de marcher, il lui semblait que le sol était élastique ; elle éprouvait des secousses convulsives et était obligée d'y renoncer. Des secousses convulsives violentes et toujours très douloureuses se manifestaient spontanément au lit. Il y a cinq mois, qu'obligée de garder le lit, elle se décida à entrer à l'Hôtel-Dieu. C'est dans cet état qu'elle entra dans le service de M. Récamier, qui fit appliquer successivement quatre moxas sur les côtés de la petite tumeur, employer des frictions de diverses natures, et un traitement interne, que la malade n'a pu indiquer ; mais la paralysie et la douleur firent sans cesse de nouveaux progrès. Les secousses convulsives cessèrent, les urines et les selles furent rendues involontairement, et la malade fut dirigée comme incurable vers la Salpêtrière.

L'état de la malade resta stationnaire pendant une quinzaine de jours. Douleurs continuelles dans les reins, les cuisses, les jambes et les pieds. Elle redoute le plus léger contact. Morosité, mauvaise humeur, exigence extrême. La malade se plaint sans cesse des infirmières, qui lui prodiguent cependant les soins les plus dévoués.

Des excoriations se forment au sacrum d'abord, puis au niveau des grands trochanters. Aux excoriations succèdent bientôt de larges et de profondes eschares, sous la double influence de la pression et de l'action des urines. Chose remarquable ! les régions qui sont le siège d'eschares sont extrêmement douloureuses. La malade dit qu'elle serait tentée de se poignarder, tant ses souffrances sont vives. L'appétit se perd les premiers jours d'août ; dévoiement, nausées, vomissements, frissons quotidiens à des heures irrégulières et quelquefois d'une longue durée. Altération profonde et rapide des traits ; intelligence parfaite. Aux plaintes continuelles a succédé l'expression de la plus vive reconnaissance.

Les douleurs à la région des eschares ont remplacé les douleurs des reins ; les douleurs des cuisses et des pieds ont cessé. La malade ne se plaint que des jambes, qu'elle dit être chaudes comme du feu. Le 12 août, frisson qui fut de très longue durée. Vomissements vert-pré, décomposition de la face, parfaite intelligence. Les douleurs cessent, et la malade succombe le 15 août, un mois et douze jours après son entrée à l'infirmerie.

Ouverture. Nous examinâmes d'abord la région dorsale. Il fut facile de reconnaître, préalablement à toute dissection, non-seulement le point dépressible intermédiaire à l'apophyse épineuse de la douzième vertèbre dorsale et à celle de la première vertèbre lombaire, mais encore, dans les deux gouttières vertébrales sur les côtés de ce point, une fluctuation obscure. J'incisai avec précaution et je vis sous les muscles longs du dos atrophiés et réduits à une lame assez mince (fig. 1. KH, KH de l'atlas de Cruveilhier), une tumeur molle, fluctuante, tout à fait indépendante des muscles soulevés et qui occupait les deux gouttières vertébrales. La partie de tumeur qui occupait la gouttière gauche était beaucoup plus considérable que celle qui occupait la gouttière droite. Ces deux parties, réunies par une espèce d'isthme au niveau des apophyses épineuses, communiquaient entre elles ; car la pression exercée sur l'une d'elles retentissait manifestement sur l'autre. La portion médiane avait été seule appréciable pendant la vie. Les portions latérales ne faisaient pas, à l'extérieur, de saillie notable, vu la résistance des muscles, qui avaient en quelque sorte forcé les tumeurs à se développer dans le sens vertical. Ajoutez à cela que, pendant la vie, les gouttières vertébrales ne faisaient point de saillie au niveau des tumeurs, et qu'avant la dissection, la fluctuation était obscure.

Cette tumeur incisée, j'ai vu que nous avions affaire à un kyste hydatique, dont la poche fibreuse était peu épaisse et d'une blancheur remarquable, dont la matière contenue se composait d'une très grande quantité de poches acéphalocystes en débris, d'acéphalocystes vides, et de quelques acéphalocystes intactes, dont la présence décelait bien manifestement la nature de la lésion.

Après avoir étudié la région postérieure de la colonne vertébrale et avant de procéder à l'ouverture du canal rachidien, nous avons examiné la région antérieure de cette colonne, laquelle n'offrait aucune espèce d'altération.

La figure 2 de l'atlas de Cruveilhier représente l'arc vertébral séparé du corps des vertèbres à l'aide d'un trait de scie, dirigé sur les pédicules. On voit que la tumeur enkystée pénétrait dans le canal vertébral, que le kyste manquait au dedans de ce canal, et que la masse hydatique appuyait directement contre la dure-mère intacte, laquelle remplaçait le kyste dans le lieu correspondant. Au point de communication de la tumeur extérieure et de la tumeur intérieure existait une ouverture extrêmement étroite, pratiquée entre deux apophyses épineuses et aux dépens de ces apophyses.

La figure 3 de l'atlas de Cruveilhier représente la moelle épinière contenue dans sa gaîne fibreuse ouverte et appuyée contre le corps des vertèbres. La dure-mère avait échappé à toute espèce d'altération; il n'en était pas de même de la moelle épinière, qui, comprimée entre le kyste hydatique, d'une part, et la face postérieure du corps des vertèbres, d'autre part, avait éprouvé un amincissement extrême avec coloration brune.

La figure 4 représente la moelle épinière incisée au niveau du kyste hydatique et au-dessous. Toute la partie de moelle, inférieure au kyste, était convertie en une poche purulente. Il restait à peine une couche de tissu médullaire intermédiaire à la pie-mère et au pus. Encore cette couche manquait-elle en grande partie. Il restait également à peine vestige de moelle épinière, dans la portion de cette moelle qui était comprimée par le kyste.

Les apophyses épineuses et les lames des vertèbres entre lesquelles se faisait la communication de la portion de kyste extérieure et de la portion de kyste intérieure au canal rachidien, étaient érodés sans changement de couleur. Leur tissu était plus compacte.

Un cas analogue a été relaté par Dixon [1] : il existait un gros kyste hydatique sur le côté gauche de la dernière vertèbre cervicale ; la moelle n'était pas intéressée. —Esquirol [2] a rapporté l'observation d'une tumeur hydatique qui s'était développée dans la cavité même de la dure-mère. Lebert a rassemblé dans son *Anatomie pathologique* sept observations d'hydatides des vertèbres. Davaine [3] en cite dix. Deux autres sont dues, l'une à Förster, l'autre à Bartels ; nous allons transcrire cette dernière in extenso, d'abord parce que l'exposé en est très circonstancié et ensuite parce qu'il est, comme celui d'Esquirol, un spécimen d'hydatides développées à l'intérieur de la dure-mère. Nous mentionnons enfin une treizième observation appartenant à M. Rosenthal [4]. Le sac proéminait dans la cavité pleurale droite ; il avait usé les corps des 3º, 4º et 5º vertèbres dorsales et refoulé la moelle, qui était comprimée à cet endroit.

C. K..., cocher, âgé de 25 ans, entre le 28 décembre 1867 à l'hôpital de Kiel, pour une paralysie des membres inférieurs. Au mois d'août il a commencé à éprouver dans le bras gauche des douleurs qui, parties de la main s'étaient rapidement étendues à l'avant-bras, puis au bras, à l'épaule et à la région claviculaire. Plus tard les douleurs avaient également envahi le membre supérieur droit, mais elles avaient été moins vives de ce côté. En même temps il en avait éprouvé à la nuque et entre les deux épaules, au niveau de la 7ᵉ cervicale : la pression sur cette vertèbre ou les mouvements les exaspéraient. Il y avait également une sensation de constriction à la poitrine.

A la fin de novembre, le pied gauche devint insensible et de ce côté le malade croyait marcher sur du coton : l'anesthésie gagna rapidement la jambe, puis la cuisse, et au bout de très peu de temps elle fut complète ; bientôt ce fut le tour du membre inférieur droit où le même phénomène se répéta dans le même ordre et avec la même rapidité. Bref, la sensibilité disparut aux deux jambes en quinze jours, et, au bout de deux nouvelles semaines, le mouvement fut également éteint dans les deux jambes simultanément. Toutefois, deux jours avant son entrée, le malade pouvait encore faire le tour de la chambre, avec peine, cela est vrai, mais sans aide. Passé ces deux jours, il lui était devenu impossible d'exécuter avec ses jambes aucun autre mouvement que de remuer légèrement les gros orteils ; jusque-là il n'y avait eu dans les membres inférieurs ni crampes ni douleurs. Depuis que les jambes avaient commencé à faiblir, il s'était montré de la rétention d'urine et de l'incontinence des matières.

Au moment de l'entrée à l'hôpital, la paraplégie était complète ; mais une excitation galvanique ou autre provoquait quelques faibles contractions. La sensibilité était complètement éteinte à la jambe gauche ; à la droite, l'anesthésie occupait les départements innervés par le crural et l'obturateur. A la face postérieure de la cuisse droite, à la partie externe de la jambe et des pieds,

---

[1] Dixon, *Med. chir. Transact.*, vol. XXXIV, p. 315.
[2] Esquirol, *Bulletin de la Faculté de méd. de Paris*, 1817, t. V, p. 426.
[3] C. Davaine, *Traité des Entozoaires et des maladies vermineuses*, 2ᵉ édition, Paris, 1877, p. 726-728.
[4] Rosenthal, *Maladies du système nerveux*. Traduction française par le docteur Lubanski. Paris, 1878, p. 353.

un courant induit très fort déterminait un léger chatouillement. Mais ces vestiges de sensibilité et de motilité disparurent eux-mêmes quelque jours après.

L'anesthésie cutanée s'étendait des deux côtés jusqu'au niveau de la 7ᵉ vertèbre ; au-dessus, la sensibilité était intacte, toutefois la ligne de démarcation n'était pas bien nette. Les douleurs qui, au début, occupaient le plexus brachial gauche, avaient cessé complétement ; par contre elles avaient été remplacées par une anesthésie très incommode, en particulier à la main. En outre, les mouvements du bras gauche étaient faibles, lents et peu énergiques. Le bras droit était complétement libre. L'urine retirée par la sonde était acide et ne contenait ni pus ni albumine. Le diaphragme jouait bien. Les muscles abdominaux ne se contractaient que faiblement, comme on le constatait surtout aisément lorsque le malade toussait. Les muscles de la région lombaire et les deux psoas iliaques étaient paralysés.

Aucun point de la colonne vertébrale n'était douloureux, ni spontanément ni à la pression. La pupille gauche était constamment rétrécie et immobile, la droite normale. Rien au cœur, pouls régulier, pas d'élévation de température. Il se développa du décubitus et de la cystite. Au commencement de février, le malade se plaint pendant plusieurs jours de vives douleurs à gauche qui siègent entre la 4ᵉ et la 7ᵉ côte, et qui l'empêchent de dormir la nuit. Quelque temps après, on constate que l'anesthésie a remonté jusqu'au mamelon. La paralysie sensitive et motrice de la main gauche augmente également, sans cependant devenir complète. Par moments, il survient dans le bras gauche des paroxysmes douloureux, très violents, tandis que le bras droit continue à rester indemne ; pourtant celui-ci finit par faiblir à son tour. Dans les jambes, dans la droite surtout, il apparaît des spasmes douloureux pendant lesquels les muscles de la cuisse de ce côté deviennent un peu durs. Les souffrances sont si vives que tout sommeil est impossible ; mais à un moment donné elles cessent.

Le décubitus fait des progrès, il survient de la fièvre avec des frissons répétés, puis de l'œdème des extrémités. Le malade meurt le 4 avril 1868.

Voici ce que l'autopsie révéla du côté du canal vertébral. Dure-mère hypérémiée et contenant une grande quantité de sérosité limpide. La moelle a son aspect normal. Au moment où l'on incise la dure-mère, on voit une membrane épaisse comme crémeuse faire hernie immédiatement au-dessous du renflement cervical ; en ouvrant cette membrane d'un coup de ciseaux, on reconnaît qu'elle forme la paroi d'un kyste. Celui-ci renferme dans son intérieur de nombreuses membranes très fines que l'on reconnaît facilement pour être des vésicules hydatiques affaissées. A ce niveau la moelle est aplatie, et à sa partie postérieure elle est étranglée par un sillon profond ; à cet endroit son diamètre n'est que de quelques millimètres et ce qui reste d'elle est réduit en bouillie. Cette compression porte sur une étendue de 0ᵐ,035 ; le sac a 0ᵐ,05 de long et 0ᵐ,018 de large. A l'endroit du plus fort étranglement, le diamètre de la moelle est de 0ᵐ,01 et de 0ᵐ,015 immédiatement au-dessus. A 0ᵐ,075 au-dessous de ce premier kyste s'en trouve un second exactement semblable, situé également au côté gauche de la moelle, derrière le ligament dentelé et rempli lui aussi de sérosité limpide ; il a 0ᵐ,038 de long et 0ᵐ,011 de large. Cette tumeur a elle aussi aplati la moelle qui, au-dessous de ce point, est ramollie et réduite en une bouillie qui s'échappe au moment où l'on incise la pie-mère.

De l'examen de ces treize cas il résulte que les échinocoques n'ont siégé que deux fois (dans les cas d'Esquirol et de Bartels) dans l'intérieur de la dure-mère. Dans l'un et l'autre cas, la moelle était intéressée, ce qui donnait lieu à des symptômes dénotant une compression lente de la moelle elle-même et de ses racines, mais ces signes n'avaient pas suffi pour faire poser le diagnostic. Chez tous les autres malades, le kyste hydatique était situé en dehors de la dure-mère, entre cette membrane et les vertèbres, et en même temps la tumeur proéminait en dehors du rachis, soit vers les cavités internes du côté du corps des vertèbres, soit en arrière du dos ou aux lombes, après avoir usé une ou plusieurs lames vertébrales. Toujours le kyste situé dans l'intérieur du canal vertébral communiquait avec l'autre situé en dehors, tantôt par les trous de conjugaison fortement agrandis, tantôt à travers la perte de substance qu'avaient subie les vertèbres. Cette perte de substance était considérable dans les onze cas, que la tumeur eût eu pour point de départ l'intérieur ou l'extérieur du rachis, et dans un certain nombre d'entre eux le kyste né à l'intérieur avait considérablement dilaté le canal vertébral. La moelle était presque toujours intéressée : après être restée indépendante pendant un certain temps, elle avait fini par être comprimée, d'où le ramollissement, la paraplégie et la mort.

En ce qui concerne le siége primitif des hydatides, les cas d'Esquirol et de

Bartels démontrent qu'elles peuvent parfaitement se développer dans l'intérieur même du canal rachidien. Davaine admet que cela est arrivé cinq fois sur les dix cas qu'il a pu rassembler ; les cinq autres fois la tumeur avait eu son point de départ en dehors du canal ; elle peut aussi débuter dans les vertèbres elles-mêmes, ainsi que nous l'avons déjà dit.

Les *symptômes* sont ceux d'une affection des vertèbres ou d'une tumeur des méninges qui amènerait une compression de la moelle. Ceux du début sont causés par l'altération osseuse et par la compression que les troncs nerveux éprouvent dans l'intérieur des trous de conjugaison. Il en résulte des douleurs sur le trajet de ces nerfs, douleurs d'abord peu vives, mais qui augmentent bientôt en violence et s'accompagnent ultérieurement de fourmillements et d'engourdissement ; il survient de plus de la raideur au niveau des vertèbres malades, et Ollivier a très bien su apprécier et analyser ce symptôme dans le premier de ses cas ; il existe tout aussi bien lorsque la tumeur se trouve dans l'intérieur du canal vertébral que lorsqu'elle siège dans l'épaisseur des vertèbres elles-mêmes. « L'inclinaison de la tête, dit Ollivier, et la raideur du rachis étaient la conséquence d'une irritation permanente exercée par les parasites. » Le symptôme capital, le seul qui permette de poser le diagnostic avec une certitude absolue, c'est l'apparition d'une tumeur que l'on reconnaît de nature hydatique. Le cas s'est présenté quelquefois (obs. CLII d'Ollivier et obs. de Cruveilhier), mais il faut pour cela que la tumeur proémine vers le dos ou les lombes, où elle est accessible à nos moyens d'investigation et où une ponction exploratrice peut venir lever tous les doutes.

La moelle manifeste la violence dont elle est l'objet par des symptômes de compression, sur lesquels nous nous sommes déjà étendu et reviendrons encore. Dans quelques cas la sensibilité était perdue avant le mouvement, ce qui s'explique par ce fait que la tumeur occupait primitivement la face postérieure de la moelle.

Tous les cas connus jusqu'à ce jour se sont terminés par la mort : nous renvoyons toutefois le lecteur aux remarques faites par Cruveilhier, qui déclare qu'il serait possible d'intervenir et même avec de grandes chances de succès. On peut citer des exemples de traitement chirurgical heureux des hydatides cérébrales[1]. Il est vrai que du côté de la moelle les conditions sont moins favorables, vu que la cavité rachidienne est moins accessible et qu'il ne se produit pas des atrophies osseuses aussi étendues. Quoi qu'il en soit, il ne faut pas oublier qu'il est des cas où l'opération peut être tentée. Tout traitement qui ne consiste pas dans la destruction du kyste hydatique ne saurait être que palliatif et non curatif.

VI. — CANCER DE LA COLONNE VERTÉBRALE

Les vertèbres sont assez fréquemment envahies par les diverses formes de carcinome. Les symptômes auxquels cette affection donne lieu sont les mêmes que ceux qu'on retrouve dans d'autres maladies de la colonne vertébrale : ici aussi la moelle et les nerfs qui en émanent peuvent être intéressés de plusieurs manières. Les observations de cancer vertébral sont nombreuses, et les premières datent de fort loin. Déjà Bonet décrit [2] un encéphaloïde des vertèbres et des méninges lombaires. Nous retrouvons dans les leçons d'A. Cooper la description de noyaux cancéreux multiples qui avaient envahi la substance spongieuse de plusieurs vertèbres : dans un autre cas rapporté par le même auteur les vertèbres contenaient des noyaux cancéreux mous et leur forme était altérée. Benjamin Brodie [3] a publié également une observation, qui ne nous semble cependant pas à l'abri de

---

[1] Voyez. Westphal, *Berliner klin. Wochenschrift*, 1873, n° 18.
[2] Bonet, *Sepulcretum* (Lib. I, sect. 13, obs. IV, p. 730).
[3] Benjamin Brodie, *Pathological and surgical Observations on Diseases of the joints*, London, 1818, 5e édition, 1854.

toute critique. Abercrombie a rencontré une fois une tumenr d'aspect encéphaloïde dans le voisinage de la 3ᵉ vertèbre dorsale : toutes les pièces de la colonne vertébrale, le sacrum et l'os iliaque, étaient ramollis et en partie détruits. L'ouvrage d'Ollivier renferme également trois observations qui semblent pouvoir être comptées à l'actif du cancer. Cruveilhier [1] en a publié deux cas avec des planches magnifiques : dans le premier, il y avait eu un carcinome primitif du sein, et dans le second, un sarcocèle qui avait été enlevé six mois auparavant : chez ce malade, on trouva une altération de la 7ᵉ cervicale et une dégénérescence semblable des vertèbres dorsales ; dans le cours de la maladie, il était apparue une paraplégie extrêmement douloureuse. On trouvera épars dans les auteurs d'autres documents fort nombreux, parmi lesquels nous mentionnerons les travaux de Cæsar Hawkins [2], de Gull (Cases of Paraplegy, Guy's Hospital Reports, 1854), de Bühler (Ueber Wirbeltuberkulose und Krebs der Wirbelsäule. Zurich, 1846), et aussi un opuscule qui nous est personnel (Charité-Annalen. Berlin, 1863).

Malgré cette bibliographie, aussi riche qu'elle est éparpillée, le diagnostic du cancer vertébral reste toujours chose extrêmement ardue. Au début surtout, il est difficile d'arriver non pas au diagnostic, mais à une simple présomption, ce qui est regrettable au point de vue du pronostic. Néanmoins, nous connaissons suffisamment bien la marche de la maladie pour pouvoir poser dans certains cas un diagnostic exact.

Origine et propagation. — On observe aux vertèbres à peu près toutes les variétés de carcinome : la plus rare, c'est l'épithéliome, qui peut depuis l'utérus ou l'œsophage, gagner la colonne vertébrale. On rencontre plus fréquemment le squirrhe, l'encéphaloïde simple ou érectile, et enfin l'ostéosarcome et le myxome.

En général, la dégénérescence comprend plusieurs vertèbres ; le fait d'un cancer limité à une seule vertèbre est à peu près inouï. Souvent le nombre des vertèbres envahies est très grand ; aucune n'est à l'abri du mal : les dorsales, les lombaires, les sacrées, peuvent être atteintes comme les cervicales, et, parmi celles-ci, l'atlas et l'axis le sont aussi de temps en temps. D'ordinaire le néoplasme occupe le corps même de la vertèbre, lequel se tuméfie, mais pas assez néanmoins pour qu'il y ait rétrécissement du canal vertébral. La dégénérescence tend plutôt à envahir les apophyses latérales, d'où résulte une diminution de calibre des trous de conjugaison avec des douleurs névralgiques atroces. Des noyaux cancéreux peuvent se développer dans les lames vertébrales et même dans les apophyses épineuses, et de là se propager dans les muscles des gouttières vertébrales ; on voit alors apparaître dans le dos des tumeurs volumineuses et dures qui peuvent simuler la gibbosité du mal de Pott.

Le cancer vertébral peut être primitif ou secondaire. La variété qui survient primitivement, c'est habituellement le myxome, qui apparaît à la fois aux vertèbres et dans d'autres os, de préférence dans ceux des extrémités, qui atteint surtout les individus jeunes et conduit rapidement à la mort. En ce qui concerne l'origine secondaire, on a vu fréquemment le squirrhe et l'encéphaloïde faire leur apparition dans les vertèbres après ablation d'un cancer du sein : ils se montrent également à la suite d'un cancer de l'estomac ou de l'œsophage, d'un sarcocèle, etc. [3]

Symptômes. — Ici, comme dans le mal de Pott, il y a des symptômes qui dérivent de l'affection osseuse, et d'autres qui sont dus à la participation des nerfs et

(1) J. Cruveilhier, *Anat. patholog.*, livraison XX, pl. I, in-folio.

(2) Cæsar Hawkins, *Cancerous Disease of the spinal Column (Med. chirurg. Transactions.* London, 1841, vol. XXIV, ou second series, vol. VI.

(3) Léon Tripier (de Lyon) soutient dans sa thèse inaugurale, 1867, que le cancer des vertèbres se développe rarement à la suite d'un cancer des viscères, et fréquemment à la suite d'un cancer du sein. Auguste Ollivier et Prévost ont publié un cas de la première espèce : *Cancer du foie, des ganglions mésentériques, généralisation à la colonne vertébrale (Compt. rend. des séances et Mém. de la Société de Biol.* 4ᵉ série, t. IV, année 1867. Paris, 1868, p. 137).

de la moelle. Dans le cancer, les symptômes de la première catégorie restent souvent pendant très longtemps obscurs et indéterminés, ce qui rend le diagnostic très difficile, à tel point que l'on ne se doute souvent même pas que l'on a devant soi une affection profonde et grave; mais peu à peu la lumière se fait et l'apparition d'une tumeur et de symptômes spinaux vient faciliter le diagnostic.

Les symptômes du premier groupe, ceux dépendant de l'affection osseuse, ont de nombreux traits communs avec ceux du mal de Pott.

1). Les *douleurs vertébrales* sont souvent très vives, mais peuvent aussi manquer tout à fait; la sensibilité à la pression, à la percussion, etc., n'existe pas ou est très peu accusée. Les douleurs spontanées sont souvent violentes, térébrantes, paroxystiques, mais elles sont loin d'être aussi caractéristiques que les douleurs névralgiques, dont il sera question plus loin.

2). La *gêne dans les mouvements de la colonne vertébrale* n'est pas aussi prononcée que dans le mal de Pott, mais elle existe cependant. Les mouvements de rotation et de flexion du tronc sont particulièrement douloureux et bornés, ce qui a lieu également pour le mal de Pott. Cette concordance des symptômes est tout à fait remarquable pour les vertèbres cervicales supérieures, et en particulier pour l'axis : nous retrouvons dans le cancer des deux premières vertèbres cette gêne des mouvements de la tête qui a été décrite à propos de la carie; le malade s'aide également de la main pour soulever sa tête, et les mouvements de rotation de celle-ci sont de même très bornés. On lira plus loin un bel exemple de cancer de l'apophyse otonoïde que nous avons eu occasion d'examiner.

3). La *déformation* est un signe précieux pour le diagnostic de la lésion vertébrale. Cette déformation tient en grande partie au ramollissement des os, qui se sont affaissés, se comportant absolument comme un humérus, un fémur qui se fractureraient étant atteints de carcinome. Il en résulte un déplacement des fragments vertébraux, lequel s'accuse par la saillie de l'apophyse épineuse. Ces gibbosités ne sont pas très prononcées d'ordinaire, en tout cas jamais autant que dans le mal de Pott. Il peut survenir par le fait du déplacement une compression avec ramollissement de la moelle : plus habituellement la difformité dorsale tient à l'existence d'une tumeur néoplasique; lorsque cette dernière siège aux apophyses transverses ou même dans le corps vertébral lui-même, elle est parfois constatable, à la colonne cervicale ou lombaire par exemple, que l'on peut embrasser partiellement. D'autres fois les tumeurs occupent les apophyses épineuses, d'où elles envahissent les muscles des gouttières vertébrales, et se présentent sous la forme de bosselures dures, aplaties et mal limitées.

4). *Symptômes du côté des nerfs.* — Les douleurs lancinantes sont un signe d'une grande valeur. Elles suivent le trajet des troncs nerveux qui sont comprimés à leur passage à travers les trous de conjugaison; par conséquent, leur domaine varie suivant le siège et le nombre des vertèbres malades, comme cela a lieu d'ailleurs pour les autres affections du rachis. Mais ce qui caractérise par-dessus tout le cancer vertébral, c'est leur violence extrême, qui ne fait que croître avec le temps. Au début ce sont de simples douleurs névralgiques qui surviennent par paroxysmes, séparés par des moments de calme; mais ces paroxysmes ne tardent pas à être très violents, en même temps que les intermissions deviennent plus courtes et moins franches. Dans le principe, les narcotiques ont aisément raison de ces souffrances, mais plus tard ils demeurent sans action à quelque dose qu'on les prescrive, et le pauvre malade est torturé par les douleurs lancinantes les plus atroces qui impriment à sa physionomie une expression permanente de souffrance, qui lui enlèvent le sommeil et l'appétit et qui lui font souhaiter la mort comme une délivrance. Ces violentes douleurs qui siègent tantôt dans le dos, tantôt dans la nuque ou bien dans les membres, sont un signe important qui doit faire naître l'idée d'un cancer des vertèbres [1] ; mais il ne suffit pas à lui seul pour asseoir le diagnostic, car de même que tous les symptômes subjectifs, il est sujet à varier beaucoup d'un individu à l'autre. Tel malade surmonte sa douleur, tel autre n'aime pas à se plaindre, et l'on est obligé de lire sur sa figure la souffrance à laquelle il est en proie. De plus, d'autres affections vertébrales s'accompagnent de douleurs qui peuvent être également très vives, de sorte que ce symptôme ne saurait être considéré comme pathognomonique lorsqu'il existe seul. Gull a attiré l'attention sur une particularité qui mérite d'être signalée, à savoir, que dans le cancer des vertèbres dorsales, les fortes douleurs névralgiques siègent dans le dos tout près de la colonne vertébrale, soit d'un côté seulement, soit des deux côtés à la fois ; cette localisation particulière des douleurs a été signalée dans beaucoup d'observations de cancer vertébral, et elle constitue un signe d'une certaine valeur [2], mais il fait naturellement défaut lorsque le cancer siège autre part qu'à la région dorsale. Quand les vertèbres envahies correspondent à l'origine des nerfs des membres, la paralysie ou la paraplégie douloureuse pourront fournir des points de repère au diagnostic ; mais nous allons revenir bientôt sur ce sujet.

5). La *moelle elle-même* n'est pas aussi souvent intéressée que dans le mal de Pott, parce que la destruction des os et des articulations n'atteint pas aisément un degré suffisant pour qu'il en résulte des déplacements et une perforation du canal vertébral. La compression de la moelle par le néoplasme n'est elle-même pas un fait commun. Par contre on dirait qu'il suffit que la substance cancéreuse vienne à comprimer légèrement ou simplement à toucher les méninges non altérées pour qu'il se développe aussitôt de l'inflammation et du ramollissement dans la moelle. Il est vrai que dans certains cas ces lésions spinales ne sont ni très prononcées ni très étendues, mais d'autres fois le ramollissement gagne rapidement toute la longueur de la moelle et attaque particulièrement la substance grise, qui se convertit en une masse brunâtre et ramollie. C'est dans cet état que nous avons trouvé la moelle d'un sujet qui était mort dans le service de Traube et dont nous avons publié l'histoire *(Charité-Annalen)*. La paralysie se développe ici comme dans les affections aiguës de la moelle, en très peu de temps, et en douze ou vingt-quatre heures elle peut être complète ; presque toujours elle survient au milieu de vives douleurs (paraplégie douloureuse de Cruveilhier).

6). Aux symptômes que nous venons d'énumérer s'en ajoutent d'autres qui dérivent non plus du rachis, mais d'*autres organes*, et qui peuvent être d'un grand secours pour le diagnostic : nous voulons parler de l'existence d'autres tumeurs carcinomateuses, tant primitives que secondaires. Nous avons déjà dit que le cancer des vertèbres était souvent secondaire, qu'il succédait fréquemment à celui du sein, plus rarement à celui du testicule, du foie, de l'estomac ou de l'œsophage. La présence d'une tumeur de ce genre guidera et confirmera le diagnostic. Lorsque le cancer primitif est très développé et précède de fort longtemps celui du rachis, il est à peu près indifférent au point de vue pratique de savoir reconnaître ou non ce dernier. Mais il arrive fréquemment que la tumeur primitive n'est que peu

---

[1] Un cas de Charcot a présenté cette particularité intéressante, que du zona s'est développé sur le trajet des nerfs malades ; il mérite d'être mentionné pour ce fait.

[2] « Tout à fait au début, lorsque tous les autres symptômes font défaut, on désigne habituellement ces douleurs sous le nom de névralgiques. Ce mot de « névralgique » est très-commode pour désigner les symptômes, comme celui « d'idiopathique » pour expliquer les causes, et il expose à se contenter d'un examen superficiel. Mais il existe en général dans ces cas, des circonstances qui peuvent suffire à assurer le diagnostic. La douleur est plus ou moins caractéristique quant à sa durée et sa violence. Son siège à côté de la colonne vertébrale est également une raison suffisante pour se tenir sur ses gardes, car les douleurs névralgiques proprement dites ne se montrent presque jamais en cet endroit. De plus, pour peu qu'on cherche, on trouvera en général d'autres signes qui lèveront tous les doutes : par exemple on constatera des indices de compression des bronches lorsque l'affection occupe la colonne dorsale, ou bien l'on découvrira qu'un organe voisin est envahi par le néoplasme. » (Gull, *l. c.*).

développée ou qu'elle a été enlevée, comme cela peut être le cas pour un cancer du sein ou du testicule, ou bien encore que les accidents qu'elle occasionne ne sont rien en comparaison des violentes douleurs auxquelles donne lieu l'affection des vertèbres. Cette dernière joue alors le rôle principal, et il est urgent pour le pronostic comme pour le traitement, de savoir la diagnostiquer. — Lorsque le néoplasme siège primitivement dans les vertèbres, il faut rechercher si d'autres os plus accessibles à nos moyens d'investigation ne sont pas atteints simultanément.

Nous n'attachons qu'une importance secondaire à l'existence de ganglions durs et tuméfiés qui se montrent particulièrement à la partie latérale et postérieure du cou : leur induration peut avoir quelque chose de spécial, mais ce caractère est rarement assez tranché pour fournir un appoint sérieux au diagnostic.

7). La *cachexie* qui accompagne tout carcinome est un signe d'une grande valeur pour reconnaître les tumeurs cancéreuses profondément situées et soustraites à la palpation, comme cela est souvent le cas pour les cancers vertébraux. Elle survient d'assez bonne heure, probablement à cause de la violence des douleurs, de l'absence de sommeil et d'appétit : l'anorexie surtout est un symptôme précoce des néoplasmes carcinomateux, même de ceux qui n'intéressent en aucune façon les organes digestifs.

Quelque important que soit ce signe qui consiste dans de l'amaigrissement avec teinte jaune-paille des téguments et que l'on appelle cachexie, il ne faut pas oublier qu'il peut être doublement trompeur. En effet, on voit des sujets atteints de carie et de fractures des vertèbres devenir cachectiques, tandis que d'autres qui sont porteurs d'un carcinome ne le deviennent pas ou le deviennent fort tard. Tels sont en particulier les sujets jeunes qui sont atteints d'ostéosarcome à marche rapide, et qui succombent parfois avec les apparences d'une excellente santé.

8). La *fièvre* n'a ici aucune signification diagnostique. En général elle manque dans le cancer; lorsqu'elle se montre, c'est surtout comme épiphénomène des complications myélitiques ou autres.

Il peut aussi arriver qu'il se forme des collections purulentes au voisinage des tumeurs cancéreuses ; enfin ces dernières peuvent elles-mêmes s'accompagner de fièvre pendant leur période de croissance et de développement : mais tout cela ne nous apprend rien pour le diagnostic, vu que d'autres affections des vertèbres sont tantôt apyrétiques, tantôt accompagnées de fièvre.

L'étiologie a une grande valeur séméiotique :

1). *Age.* Entre quarante et soixante ans et au delà, il y a prédisposition au carcinome en général, à celui des vertèbres comme à celui d'autres organes. Cependant les diverses variétés de sarcome se montrent chez des sujets jeunes et même des enfants, et d'autre part des personnes âgées peuvent être atteintes d'affections vertébrales qui ne sont pas le cancer.

2). Le *sexe masculin* est le plus éprouvé.

3). La *préexistence de tumeurs carcinomateuses* dans d'autres organes constitue une menace. Nous en avons déjà parlé.

4). *Traumatismes.* Une chute ou un coup peuvent être la cause du cancer dans les vertèbres comme ailleurs. Un de nos malades attribuait son affection à ce que son commerce l'avait forcé à voyager de longues années, non-seulement en chemin de fer, mais encore dans des voitures où il se trouvait fortement cahoté : cette présomption ne nous a nullement semblé irrationnelle.

5). On attribuait autrefois une part bien plus large qu'aujourd'hui aux *influences psychiques*, surtout au chagrin. Le malade dont nous donnons plus bas l'histoire n'était prédisposé au cancer ni par son âge ni par sa constitution, et offre un exemple de l'influence que peuvent exercer les dépressions morales.

Marche. La maladie aboutit fatalement à la mort. Sa durée comprend plu-

sieurs mois, parfois un an et même plus. Les malades succombent aux progrès
de la cachexie et de la dénutrition avec de l'anasarque, ou bien la mort est la
conséquence de l'affection de la moelle ; dans quelques cas, surtout à la suite de
cancer des vertèbres cervicales supérieures, la mort arrive au milieu du délire et
du coma sans que rien à l'autopsie ne rende compte de ces symptômes ultimes.

Le traitement ne peut être que symptomatique et se borne à l'emploi de frictions narcotiques et des calmants en général. Au début les frictions chloroform-
ées et les injections sous-cutanées de morphine rendent des services signalés.
Aussitôt après l'injection, on voit les douleurs se calmer sans qu'on observe le
moindre symptôme général dû au médicament : le malade est comme régénéré, il
est délivré de ses souffrances et rempli de reconnaissance pour son médecin et
pour l'inventeur de cette médication bienfaisante ; l'effet produit dure toute la
journée, et il suffit d'une petite dose d'opium, de morphine ou de chloral pour le
prolonger pendant toute la nuit suivante et pour permettre le sommeil. Malheureusement l'efficacité de la médication ne se maintient pas longtemps aussi parfaite : bientôt le calme n'est plus complet, il faut augmenter la dose ; le médicament agit moins longtemps et le malade réclame deux, trois injections et même
plus dans les vingt-quatre heures ; pour que le remède soit efficace, il faut pousser jusqu'à l'hypnotisme et l'ivresse morphinique. Enfin les doses les plus outrées
ne parviennent plus à calmer les souffrances, et le malade comme le médecin
aspirent après le moment où cette situation lamentable aura un terme.

Paraplégie douloureuse (Voyez p. 66). Cruveilhier, se basant sur l'observation clinique, divisait les paraplégies en *douloureuses* et *non douloureuses*.
Ce grand anatomo-pathologiste, après avoir donné (livraison XXXV) l'observation de kyste hydatique des vertèbres que nous avons relatée ci-dessus, la
fait suivre des réflexions suivantes : « Je crois pouvoir conclure d'un certain
nombre de faits que la *paraplégie douloureuse* est en général le résultat d'une
compression exercée sur la moelle par une tumeur développée, soit dans le tissu
cellulaire sous-arachnoïdien, soit en dehors de la dure-mère, tandis que la *paraplégie non douloureuse* tient à une maladie du tissu propre de la moelle. On
conçoit d'ailleurs que la paraplégie par compression n'est accompagnée de douleur que dans le cas où la cause comprimante agit lentement, en irritant, sans
l'intéresser, le tissu propre de la moelle ; ainsi une paraplégie par fracture de la
colonne vertébrale, par luxation de la région cervicale, par carie ou ramollissement des vertèbres, est tout à fait sans douleur. On conçoit, en outre, qu'il arrive
une période où la paraplégie douloureuse et la paraplégie non douloureuse se
confondent, c'est celle dans laquelle la compression devient telle qu'il y a interruption complète entre la portion de moelle qui est au-dessus et la portion de
moelle qui est au-dessous de la cause comprimante, ou bien lorsque cette compression devient la cause d'une altération du tissu propre de la moelle [1]. »

En 1865, Charcot a éveillé l'attention sur la paraplégie douloureuse et sur les
thromboses artérielles qui surviennent dans certains cas de cancer.

Chez quatre femmes atteintes de cancer utérin, dit le professeur Charcot, l'oblitération absolue
de l'une des artères sylviennes par un caillot fibrineux a produit le ramollissement des parties
correspondantes du cerveau. C'était un ramollissement blanc occupant les parties des lobes antérieur et moyen qui atteignent à la scissure de Sylvius. Les tubes nerveux, réduits en parcelles
ténues, étaient là variqueux ; les cellules nerveuses ne présentaient pas là d'altération appréciable. A ces éléments se trouvaient mêlés des corps granuleux en assez grand nombre. Le thrombus était dense, décoloré, formé de couches fibrineuses stratifiées. Il se prolongeait dans les
ramifications principales de l'artère ; au delà et en deçà, la lumière des vaisseaux était libre.
Les tuniques vasculaires ne présentaient d'ailleurs aucune altération qu'on puisse rapporter à la
préexistence d'une artérite. Le début s'était d'abord opéré brusquement, sans prodromes. Il y
avait eu tout à coup hémiplégie complète absolue, avec flaccidité des membres et persistance des

(1) J. Cruveilhier, *Anatomie pathologique du corps humain*, livraison XXXV.

mouvements réflexes ; la face était déviée. Jusqu'à l'époque de la mort, qui avait eu lieu deux ou trois jours seulement après le début, les malades étaient restées dans l'état comateux.

Encore chez un sujet atteint de cancer utérin, l'oblitération de l'une des artères fémorales par un thrombus a produit une paralysie subite et complète des mouvements, ainsi qu'une anesthésie cutanée à peu près absolue du membre correspondant.

Les battements artériels étaient tout à fait supprimés. Le membre était froid et couvert çà et là de taches livides. La mort survint avant que le sphacèle se fût déclaré. Dans ce cas, comme dans les précédents, les veines principales des membres inférieurs étaient oblitérées par des caillots décolorés et évidemment de date ancienne.[1]

L'observation suivante que nous avons recueillie confirme les faits de Charcot et offre un exemple de paraplégie douloureuse.

Un malade atteint de carcinome de la vessie et du rectum était arrivé au dernier terme de l'émaciation et de l'anémie : on ne sentait presque plus le pouls aux radiales. Quelques jours avant la mort, des douleurs vives se montrèrent dans le pied et la jambe d'un côté d'abord, puis des deux côtés simultanément ; elles ne tardèrent pas à devenir continues. A partir de ce moment, le malade ne put plus se dresser sur ses jambes, dans lesquelles il avait déjà remarqué la veille une faiblesse considérable ; désormais il lui fut impossible de remuer les pieds et les orteils ; cependant les mouvements du genou et de la hanche étaient conservés ; les mouvements spontanés et les attouchements déterminaient des douleurs extrêmement vives dans les jambes ; les pieds, jusqu'au-dessus des malléoles, étaient glacés comme ceux d'un cadavre ; la peau y avait perdu son élasticité, les ongles étaient cyanosés, la sensibilité et la motilité y avaient complètement disparu, en un mot ils étaient tout à fait morts. On ne sentait pas battre la pédieuse et les veines superficielles n'étaient plus visibles. Les deux membres inférieurs étaient engourdis et refroidis jusqu'au milieu de la jambe, un peu plus haut d'un côté que de l'autre ; c'est au-dessus de cette limite que commençait l'hyperesthésie. Les deux cuisses avaient une température à peu près normale et l'on sentait les pulsations des deux fémorales. Les douleurs spontanées étaient si violentes qu'elles arrachaient au malade des gémissements continuels ; on ne put les calmer qu'au moyen de fortes doses de morphine. La mort survint quelques jours après, avant qu'on pût voir ni gangrène, ni cercle inflammatoire, ni taches livides.

Il résulte de ce que nous venons de dire que la paraplégie douloureuse constitue un syndrome, mais non une entité morbide ; telle est, d'ailleurs, l'opinion de Cruveilhier. Quoi qu'il en soit, ce syndrome est bien remarquable, car il ne survient qu'exceptionnellement dans la paraplégie, et on le rencontre dans les affections les plus diverses. On l'observe assez fréquemment, ainsi que le dit Cruveilhier, lorsqu'il y a compression de la moelle, et pourtant la douleur est loin d'être un épiphénomène obligé des paraplégies par compression, qu'elles surviennent lentement ou brusquement. Rare dans la carie vertébrale, la paraplégie douloureuse est plus fréquente à la suite du cancer des vertèbres et des tumeurs de la moelle. Sa cause efficiente la plus efficace semble être une infiltration ou une compression des racines postérieures dans leur trajet soit à travers les méninges rachidiennes, soit à travers les canaux de conjugaison. La paraplégie douloureuse se produit surtout lorsque les nerfs ainsi atteints sont ceux qui se rendent aux membres inférieurs, aussi est-elle un apanage des affections des dernières vertèbres dorsales ou de celles de la queue de cheval. Elle est donc, nous le répétons, un symptôme très important, mais elle ne saurait être considérée comme une maladie spéciale.

Les mêmes considérations s'appliquent aux membres supérieurs : la paralysie douloureuse des membres thoraciques est également une conséquence assez fréquente de la compression des racines nerveuses soit dans les méninges, soit dans les canaux de conjugaison.

C'est à dessein que nous n'avons pas parlé des symptômes qui sont particuliers au cancer dans les diverses régions de la colonne vertébrale, car nous n'aurions fait que répéter ce que nous avons dit antérieurement au chapitre de la carie. D'ailleurs la lacune, si lacune il y a, sera comblée par les observations ci-des-

(2) Charcot, *Sur la paraplégie douloureuse et sur la thrombose artérielle qui surviennent dans certains cas de cancer* (Société médicale des hôpitaux de Paris, 1865).

sous, qui sont relatives l'une à un cancer des vertèbres lombaires, l'autre à une tumeur des vertèbres dorsales, et la troisième enfin à un néoplasme des vertèbres cervicales : cette dernière mérite une attention spéciale, parce que les symptômes ont été absolument les mêmes que ceux qu'aurait produits la carie des vertèbres correspondantes, et ils ont permis de diagnostiquer le siège du mal : toutefois, comme il y avait une tuberculose pulmonaire concomitante, nous nous étions arrêté au diagnostic de carie vertébrale de nature tuberculeuse ; mais en méditant l'observation dans ses détails, on reconnaît bien la marche d'un cancer vertébral.

OBSERVATION I.— *Myxosarcome des vertèbres lombaires et de l'axis.*— F. C..., commerçant âgé de 49 ans. Le père est mort à un âge très avancé, d'une affection indéterminée, la mère est morte à 50 ans de phtisie pulmonaire. Aucun des enfants n'a été atteint d'affection de poitrine. Le sujet a été robuste et bien portant durant son enfance et n'a jamais présenté la moindre manifestation scrofuleuse. Sauf une « fièvre nerveuse » qu'il a eue à 20 ans, il n'a jamais été malade. En novembre 1870, il se refroidit et prit une pneumonie qui le tint au lit pendant huit semaines : il en garda une toux dont il ne s'est jamais débarrassé et une expectoration purulente verdâtre ; néanmoins il pouvait vaquer à ses affaires. A la fin de juillet 1871, il commença à ressentir vers le soir de légers frissons auxquels il n'attacha que peu d'importance. Au milieu d'août, il éprouva pour la première fois, au niveau des dernières vertèbres dorsales, une douleur très vive, mais nettement limitée : cette dernière était térébrante, s'exagérait lorsque le malade s'asseyait ou se baissait ; aussi lorsqu'il voulait ramasser un objet, il évitait avec soin de fléchir le tronc et préférait s'accroupir. Bientôt ces douleurs gagnèrent les hanches et les cuisses jusqu'aux genoux, en même temps elles prirent un caractère lancinant et elles étaient parfois tellement vives que le malade avait de la peine à marcher : elles disparaissaient pendant le repos. Il n'existait à ce moment, ni faiblesse, ni picotements, ni convulsions d'aucun genre. En septembre, d'après l'avis de son médecin, le malade commença à garder le lit qu'il n'a plus quitté depuis. A cette époque il se montra de l'affaiblissement et de l'amaigrissement dans les membres inférieurs, au point que, quelques jours avant son entrée à l'hôpital, le malade ne pouvait pas faire un pas sans s'appuyer aux meubles ; ce qui lui était particulièrement difficile, c'était de soulever les pieds, par exemple de monter une marche d'escalier. Ces troubles de la motilité étaient surtout prononcés lorsque les pieds étaient froids, ce qui arrivait souvent. La sensibilité était intacte et le malade sentait bien le sol. La nuque était raide, et, sur ce point, voici ce que raconte le malade : quelques jours après s'être mis au lit, il éprouva dans la nuque des douleurs qui entravaient absolument les mouvements de la tête. Si, n'étant pas couché, il s'avisait de laisser aller sa tête sans la soutenir, aussitôt il était pris de douleurs intolérables ; lorsqu'on l'aidait à se mettre sur son séant, il était obligé de maintenir sa tête avec sa main. Ce symptôme fut très aigu dès le principe ; plus tard, il y eut quelques intermissions, mais plus jamais le malade ne put laisser aller sa tête sans la soutenir. Au commencement d'octobre, il remarqua sur le côté gauche du cou une forte tuméfaction dont le point de départ semble avoir été un ganglion légèrement engorgé. — La déglutition et la respiration ont toujours été libres ; dans les bras il n'y a jamais eu aucune douleur. La miction a toujours été normale ; il y a eu de la constipation, mais pas de paralysie proprement dite du rectum. De temps à autre, il semble au malade qu'au niveau du rebord inférieur des côtes il est étreint comme dans un cercle. Jamais de fièvre, jamais de syphilis ; dans les derniers temps qui ont précédé la maladie actuelle, C... dit avoir eu de grands chagrins occasionnés par des pertes d'argent.

27 novembre 1871. *État actuel.* Sujet assez bien constitué, amaigri, à face pâle, gardant toujours le lit ; vu qu'il ne peut ni se tenir debout ni marcher. Il se plaint de douleurs dans les lombes, s'irradiant jusque dans les orteils et devenant parfois très violentes. Sensation de constriction autour du tronc. De plus, le malade accuse des douleurs dans la tête, le front, l'occiput, le cou et la nuque, douleurs qui s'irradient souvent dans les bras, lesquels deviennent alors tout engourdis. Lorsque le malade veut soulever sa tête, il passe la main à plat derrière l'occiput. On peut parfaitement faire exécuter à la tête des mouvements de flexion et d'extension sans déterminer aucune souffrance ; par contre, les mouvements de rotation sont très limités et très douloureux.

A la face il n'y a aucune trace de paralysie ni de déviation ; les pupilles sont égales et se contractent bien ; la langue est libre, la parole et la déglutition ne sont nullement gênées. Sur le côté gauche du cou il existe une tumeur ganglionnaire qui s'étend jusqu'à la nuque. Au niveau des vertèbres cervicales supérieures on constate une certaine déformation et une vive sensibilité ; on ne distingue pas bien les apophyses épineuses qui semblent épaissies. Du côté du pharynx on ne trouve aucune tumeur. Les sterno-mastoïdiens se contractent très bien ; de même les mouvements des bras sont tout à fait libres, seulement les muscles sont amaigris et la pression de la main droite est un peu plus faible que celle de la gauche. — Les muscles des membres inférieurs sont également amaigris ; le gauche est œdématié jusqu'à la hanche. Les mouvements des deux membres inférieurs sont très limités, le malade ne peut pas les soulever, mais il remue bien les orteils, moins librement à gauche qu'à droite. Lorsqu'on pince ou lorsqu'on pique la peau de la plante des pieds, on voit se produire à peine quelques mouvements réflexes. La sensiiblité est à peu près intacte. Les muscles abdominaux se contractent pendant la toux, mais faiblement. Le diaphragme a son jeu normal.

Au niveau des dernières vertèbres dorsales et des premières lombaires il existe une tuméfaction arrondie qui est très douloureuse à la pression et qui est située rigoureusement sur la ligne médiane.

Le thorax est aplati et les espaces intercostaux sont agrandis : il y a une légère submatité au niveau de la clavicule gauche ; à cet endroit l'inspiration s'entend à peine, l'expiration est rude et l'on perçoit quelques râles sonores à grosses bulles. Expectoration assez abondante, jaune verdâtre, épaisse, nummulaire et contenant des fibres élastiques. Langue légèrement chargée, appétit mauvais, selles rares. Urine de quantité et de qualité normales. Temp., 37o,4, p. 76, resp. 20.

2 décembre. La température est toujours de 37o, mais le malade est agité, il a des conceptions délirantes, il prétend qu'on cherche à lui faire violence, il veut quitter son lit, etc.; en même temps il se lamente et gémit, il accuse des souffrances dans les reins, les côtes et la nuque; il se plaint tantôt d'une épaule, tantôt de l'autre. Il serre fortement avec la main droite, plus faiblement avec la gauche. Les mouvements des orteils, des pieds, des genoux et des hanches sont très limités et la sensibilité est un peu obtuse dans ces parties. Les réflexes ne sont pas exagérés. Les deux pieds sont œdématiés et l'épiderme s'en détache par larges plaques ; les muscles sont atrophiés. Les symptômes pectoraux persistent toujours.

7 décembre. La nuit dernière, le malade a beaucoup déliré et aujourd'hui il n'a pas sa pleine connaissance ; il laisse aller sous lui ; la paralysie des jambes est à peu près complète et la sensibilité y est fortement diminuée. Les deux cuisses sont très œdématiées. Râles trachéaux commençants.

8 décembre. Temp. 38o,4, p. 128, resp. 28, délire continu, perte de connaissance à peu près complète. Extrémités refroidies et cyanosées, pouls petit et très fréquent, respiration embarrassée. Mort.

Autopsie pratiquée par M. le Dr Perls. Les apophyses épineuses des deux dernières vertèbres dorsales sont converties en une grosse tumeur qui affleure au-dessous du *fascia superficialis :* elle est molle, certaines de ses parties tombent en détritus et elle contient dans son épaisseur de petits débris osseux. Lorsqu'on la sectionne, on reconnaît qu'elle est formée d'une masse transparente avec des marbrures opaques d'un blanc jaunâtre. L'apophyse épineuse de la troisième dorsale est transformée en une tumeur analogue de plus petit volume. L'espace compris entre les apophyses épineuses de l'axis et de la 3e cervicale est comblé par une tumeur qui a le volume d'une prune, qui proémine dans l'intérieur du canal vertébral et qui, sur une section, se montre également composée d'une masse transparente avec des marbrures jaunâtres. La face postérieure de la dure-mère rachidienne ne présente aucune altération. Après avoir retiré la moelle on reconnaît que le ligament vertébral postérieur est soulevé presque tout le long de la colonne dorsale par des tumeurs molles analogues aux précédentes. La dure-mère est également intacte à sa face antérieure ; ce n'est qu'au niveau de l'axis que cette membrane s'épaissit sans présenter d'ailleurs aucune dégénérescence. La moelle a sa consistance et sa couleur normales, sauf au-dessus du renflement cervical, où elle est un peu molle. Les coupes transversales ne font découvrir aucune altération.

Le crâne et la dure-mère correspondante sont sains, la pie-mère de la face convexe du cerveau est œdématiée et trouble. Le cerveau a une consistance molle, mais n'offre d'ailleurs rien de particulier. A la partie antérieure du trou occipital, au niveau de l'apophyse odontoïde, la dure-mère est repoussée en dedans par une tumeur molle qui a plusieurs millimètres d'épaisseur. Le point correspondant de la moelle allongée est légèrement aplati et les pyramides antérieures sont un peu ramollies. Au moment où l'on enlève l'axis, l'apophyse odontoïde se fracture à sa base, et l'on voit alors que la tumeur recouverte par la pie-mère se confond avec le corps de l'axis, lequel est tuméfié. Après avoir divisé l'apophyse odontoïde, on reconnaît qu'elle est envahie par le néoplasme. De même les corps des vertèbres lombaires renferment des noyaux cancéreux dans leur épaisseur. Sur le côté du cou sont situés deux paquets de glandes qui présentent une dégénérescence identique. Quelques-uns des ganglions de l'aine sont également tuméfiés. En outre, à la surface des 5e, 6e et 12e côtes, il existe quelques noyaux aplatis ; on trouve aussi dans les deux fosses iliaques des tumeurs volumineuses qui ont leur point de départ dans l'os des iles ; celle de droite a 0m,10 de diamètre, elle est hémisphérique, d'une consistance assez ferme et ramollie à son centre. Les deux muscles iliaques sont repoussés en avant et fortement infiltrés par de la sérosité. Le sommet du poumon gauche renferme une caverne du volume d'une pomme, au voisinage de laquelle le tissu pulmonaire est induré. Le sommet droit est friable et contient d'abondants dépôts crétacés. Dans le reste du poumon on trouve de petits foyers caséeux. Le cœur et les reins sont sains.

OBSERVATION II. — *Carcinome des vertèbres dorsales* [1]. — P., tourneur, âgé de 49 ans, entre à l'hôpital le 22 mars 1862 ; à son arrivée, il se plaint de fréquents vomissements, mais surtout de douleurs qui siègent au niveau des 8e, 9e et 10e côtes et qui s'irradient depuis le rachis jusqu'à la ligne médiane en avant ; en pressant profondément ou en plissant la peau, on ne les augmente pas sensiblement. Les piqûres d'épingles sont mieux perçues sur le côté gauche du thorax que sur le droit. Ces symptômes datent de plusieurs semaines, ils sont survenus sans cause connue et sont allés en s'aggravant jusqu'à ce jour. Il n'y a jamais eu ni ictère ni hématémèse. Le sujet dit qu'il a maigri depuis le commencement de sa maladie. On prescrit des injections sous-cutanées de morphine.

23 mars. Les douleurs se sont calmées. Le déjeuner a été rendu presque aussitôt. L'appétit est bon, l'épigastre n'est pas sensible.

31 mars. Le malade se plaint de vives douleurs à droite, de la 8e à la 10e côte entre la ligne mamillaire et l'axillaire : ces douleurs ne sont pas exagérées par la pression, mais par la respiration et la toux.

Dans le cours du mois de juin la jambe droite d'abord, puis les deux deviennent raides et difficiles à mouvoir. Tous les mouvements s'exécutent, mais ils sont extrêmement faibles, beaucoup plus que ne semble le comporter l'état général du malade, qui ne peut même plus quitter son lit. C'est à ce moment que le professeur Traube posa la diagnostic de carcinome des vertèbres. Les choses en restèrent là pendant quelque temps lorsqu'un jour la scène changea brusquement.

12 août. Le malade rapporte que dans ces temps passés il a constamment ressenti des douleurs circulaires compliquées d'une sensation de constriction autour du tronc : elles avaient augmenté de jour en jour, elles lui arrachaient parfois des cris et ne permettaient d'autre sommeil que celui procuré par les narcotiques. Les vomissements étaient rares, mais il n'y avait pas d'appétit. Depuis six semaines le malade n'avait pas quitté son lit. Les jambes n'avaient pas perdu leur usage, mais la marche était impossible à cause de la faiblesse des reins. Le ventre qui auparavant était rétracté, s'était ballonné depuis huit jours, le fonctionnement de la vessie et du rectum était normal, sauf un peu de constipation. Ce matin à 10 heures le malade était tranquillement couché dans son lit, les genoux fléchis, lorsque tout d'un coup, ses jambes glissèrent spontanément et s'allongèrent ; lorsqu'il voulut les ramener il remarqua qu'il ne pouvait plus bouger la jambe gauche, la droite, au contraire, obéissait bien : il chercha à soulever sa jambe paralysée avec sa main et constata qu'elle était devenue à peu près insensible. A 4 h. 1/2 du soir il fut pris d'une pressante envie d'uriner, mais la vessie refusant son usage, on fut obligé de pratiquer le cathétérisme. A 6 heures le pied gauche se paralysa à son tour. Actuellement à 6 h. 1/2 c'est à peine s'il peut légèrement remuer les orteils et le pied. Depuis le début de ces accidents les membres inférieurs sont le siège de douleurs lancinantes qui s'étendent jusque dans les orteils, mais qui ont l'air de vouloir cesser. En outre le patient éprouve dans le ventre une sensation de pression, « il lui semble, dit-il, qu'on lui arrache les entrailles. » — La sensibilité est fortement diminuée dans les deux jambes. A mesure qu'on se rapproche du tronc l'anesthésie est moindre, mais elle est encore très accentuée jusqu'au rebord des dernières côtes. Aux pieds et aux jambes c'est à peine si les plus fortes excitations sont perçues et l'analgésie est absolue. A la partie supérieure du tronc, la sensibilité semble être conservée ; néanmoins elle n'y est pas tout à fait normale, particulièrement dans les bras.

Le malade est couché sur le dos et est plongé dans le collapsus ; il est pâle, fortement amaigri, a l'aspect cachectique, sa physionomie exprime la peur et le découragement ; il a sa pleine connaissance et craint de mourir. La température extérieure est normale, les extrémités inférieures sont plus fraîches que le reste du corps. L'abdomen est ballonné, légèrement tendu mais indolent. Le malade se lamente.

13 août. Les douleurs lancinantes ont cédé à une injection hypodermique et le malade a bien dormi. Ce matin il y a une paraplégie complète du mouvement et de la sensibilité : les excitations même les plus fortes ne sont plus perçues. Quand on pique la plante des pieds, il se produit de légers mouvements réflexes dans les orteils. L'anesthésie s'étend jusqu'à la hauteur de la crête iliaque ; plus haut il existe une étroite zone où la sensibilité est simplement diminuée. Pas de selles depuis deux jours, l'urine retirée au moyen de la sonde est neutre, rougeâtre et trouble.

Commencement de décubitus au sacrum. De la 8e à la 10e apophyse épineuse dorsale s'étend une tumeur aplatie qui est très sensible à la pression. Le malade tousse depuis 15 jours et rend des crachats verdâtres diffluents, presque sans écume et composés presque uniquement de pus. La percussion et l'auscultation ne révèlent rien que de normal. Langue chargée, pas d'appétit, pas de vomissements.

16 août. Le malade se plaint de douleurs dans le dos, surtout entre les deux épaules. Malgré la morphine il n'a pas dormi. La paraplégie est toujours dans le même état. Depuis il semble au malade que son bras droit est engourdi. L'urine fournie par le cathétérisme est très trouble et

[1] E. Leyden, *Ueber Wirbelkrebs (Charité-Annal.*, Berlin, 1863, 3, p, 54-78).

légèrement alcaline. Le patient tousse continuellement, mais n'a pas la force d'expectorer. Le collapsus va en augmentant.

17 août. Le malade a bien dormi grâce à la morphine, seulement il a été tourmenté par des envies de tousser. Ce matin encore il a une toux grasse, mais il ne rend que peu de crachats. Il a sa pleine connaissance. Pouls 112. La paraplégie est toujours complète, il n'y a plus qu'au pied droit qu'on peut réussir à provoquer quelques faibles contractions réflexes. Les os des membres inférieurs sont le siège d'une sensation de pression. Dans le bras gauche il y a des picotements, des chatouillements, de l'engourdissement, mais la sensibilité ainsi que la motilité semblent y être intactes. L'urine amenée par la sonde a une odeur nauséabonde, elle est fortement alcaline et laisse déposer un sédiment blanchâtre abondant. Selles involontaires.

18 août. Le malade a mal dormi, il se plaint d'étourdissements passagers, de douleurs dans toute la longueur de la colonne vertébrale et de picotements dans le bras droit. Du reste il est toujours dans le même état. L'urine s'écoule goutte à goutte, le décubitus du sacrum augmente et il s'en développe deux autres aux trochanters.

19 août. Nuit mauvaise en dépit de la morphine. Toux pénible, expectoration à peu près nulle. Les douleurs rachidiennes ont cessé. L'urine ressemble à de la lavure de chair, elle est alcaline, dégage une odeur infecte, contient des flocons de mucus et un abondant dépôt purulent.

21 août. Peu de sommeil. Les douleurs lombaires sont vives; le malade n'a presque plus la force de tousser ni même de parler. Les décubitus augmentent.

22 août. Vives douleurs dans les reins et dans le bras gauche. Yeux à demi fermés. Le collapsus est à son comble.

24 août. Douleurs au périnée et dans le pénis. Extrémités froides, pouls à peine perceptible. Mort dans la soirée.

Autopsie pratiquée par M. le professeur de Recklinghausen. Les apophyses épineuses et les lames des 8e, 9e et 10e vertèbres dorsales sont extrêmement molles et friables et en certains points il ne subsiste d'elles que quelques petites parcelles osseuses ; elles sont converties en une masse blanchâtre ou rougeâtre quelque peu friable ; on trouve également un dépôt de cette même substance sur la face externe de la dure-mère spinale et dans les muscles des gouttières vertébrales ; on rencontre notamment à gauche un noyau gros comme un œuf de poule, et ramolli à son centre ; à droite, la substance musculaire renferme plusieurs autres noyaux moins volumineux. Le dépôt néoplasique de la dure-mère mesure 7 centimètres en arrière et 2 en avant. A ce niveau, cette méninge est épaissie et fortement injectée sur sa face interne. Au-dessus et au-dessous de ce point la dure-mère est à peu près normale, seulement elle est trouble et d'un blanc nacré du haut en bas. Dans son intérieur existe une sérosité rougeâtre et louche, mais aucune adhérence ; sa face interne présente une forte vascularisation, depuis le siège de la tumeur jusqu'à la queue de cheval. La pie-mère est très trouble en avant aussi bien qu'en arrière, et en regard de la tumeur elle est considérablement épaissie jusqu'à la partie supérieure du renflement lombaire. — La moelle a une bonne consistance partout, sauf au siège de la tumeur. En pratiquant une section en regard de la première vertèbre dorsale on voit une partie des cordons postérieurs bomber très fortement au-dessus du plan de section sous forme d'une masse gris rougeâtre et peu consistante. En remontant, la lésion occupe une zone plus étroite, mais conserve la même teinte ; en descendant elle se rapproche de plus en plus de la commissure ; elle a son maximum au niveau de la 2e vertèbre lombaire où elle mesure 6 millimètres de longueur ; à cet endroit, elle semble s'étendre jusqu'à la périphérie et ses cordons sont fortement ramollis.

Au niveau de l'affection vertébrale, la moelle est considérablement aplatie, sa substance est molle, surtout dans la région des cordons postérieurs. Au-dessous, la moelle est encore assez ferme, sauf sa partie postérieure qui est quelque peu molle et hypérémiée : les cordons postérieurs et latéraux sont légèrement grisâtres ; le cordon antérieur est à peu près normal. De plus, on voit entre les points d'émergence des racines postérieures de petits nodules blanchâtres extrêmement friables. Quelques-uns des nerfs de la queue de cheval sont grêles et plus transparents qu'à l'état normal. Le cerveau, la moelle allongée et la protubérance ne présentent rien de particulier.

Le cadavre est fortement amaigri, ventre très rétracté. Nombreuses adhérences pleurales. A gauche, entre le diaphragme et le lobe inférieur du poumon, il y a du sang et des dépôts fibrineux récents. Cœur assez volumineux, valvules normales.

L'estomac contient une sérosité noirâtre. Les reins sont volumineux, les bassinets sont dilatés, leur muqueuse a une teinte rouge, hémorrhagique, les uretères sont larges. Le foie contient un noyau cancéreux à peu près sphérique et mesurant 13 millimètres de diamètre. Le canal digestif ne présente rien de particulier. L'aorte et l'œsophage sont légèrement adhérents au rachis au niveau de la 10e vertèbre dorsale et en cet endroit les vertèbres sont légèrement tuméfiées. Les 8e et 9e côtes présentent des deux côtés de fortes saillies qui sont recouvertes par la plèvre à peu près saine mais très congestionnée. En pratiquant des sections transversales sur ces côtes on reconnaît que les extrémités articulaires sont saines, mais que les parties voisines sont parsemées de gros noyaux cancéreux. La 10e vertèbre est aplatie et transformée en une masse rougeâtre friable qui ne renferme plus que quelques débris osseux. L'œsophage est intact dans sa partie supérieure, mais rétréci à sa partie inférieure au point d'admettre à peine l'index. Cette portion rétrécie mesure 7 centimètres de long, elle intéresse toute la circonférence de l'organe : celui-ci est formé en ce point par une masse d'un blanc nacré creusée de petites cavités, et quand on la comprime, on fait sortir de la surface de section des bouchons blanchâtres : la muqueuse est inégale et présente comme des brides cicatricielles.

Examen microscopique. — Tous les noyaux néoplasiques appartiennent au cancroïde. La substance rougeâtre et ramollie de la moelle renferme : a) de nombreux globules sanguins; b) une grande quantité de gros amas de corps granuleux dans lesquels on distingue des noyaux et des gouttelettes de graisse; c) de fines gouttelettes graisseuses; d) et des débris de substance nerveuse composés : 1° par des fibres nerveuses d'un volume extrêmement variable, les unes très larges présentant un piqueté très fin à leur centre, les autres grêles et étroites; 2° par des cylindres-axes ou des prolongements de cellules nerveuses : ces prolongements sont remarquablement volumineux, ils ont certainement 3 ou 4 fois leur volume normal; ils sont, en outre, très friables, très pâles et contiennent des granulations qui leur donnent un aspect fortement granuleux; 3° des cellules nerveuses très pigmentées et granulées dont les unes sont gonflées, mais qui pour la plupart n'excèdent pas les dimensions normales. — Les éléments que nous venons d'énumérer se reconnaissent partout dans la masse ramollie. Le durcissement dans l'alcool et l'acide chromique ne réussit qu'imparfaitement; néanmoins il permet de voir les tubes nerveux gonflés, lesquels sont presque tous situés dans l'épaisseur des cordons postérieurs : on n'y distingue pas de gaîne médullaire, ni aucune séparation en substance centrale et en substance enveloppante, on n'y voit qu'un pointillé qui se colore très vivement en rouge, d'où il est permis de croire qu'on a sous les yeux le cylindre-axe dégénéré.

Remarques. — Il faut admettre que le cancroïde a eu son point de départ dans l'œsophage, qu'il y a déterminé les symptômes du rétrécissement œsophagien, que de là il s'est étendu au rachis et qu'il est resté à peu près stationnaire dans son siège primitif en même temps que les symptômes digestifs du début s'amendaient. Au point de vue clinique, le phénomène le plus frappant, celui qui a primé tous les autres c'est l'existence de violentes douleurs névralgiques : elles ont tourmenté le malade durant des mois entiers et avant l'apparition des premiers phénomènes paralytiques indiquant une participation de la moelle. La paraplégie est survenue brusquement en quelques heures, tandis que le ramollissement qui en était là cause avait évidemment suivi une marche lente et progressive. Il faut noter avec soin la rachialgie et les douleurs dans le bras gauche, dont le malade s'est plaint à la période ultime; elles ont nécessairement eu pour cause l'extension du ramollissement le long des cordons postérieurs jusqu'à la partie cervicale : cette marche ascendante du ramollissement dans les cordons postérieurs est elle-même un fait très intéressant.

OBSERVATION III. (Ludwiger, *De specimine quodam carcinomatis columnæ vertebralis.* Diss. inaug., Regimonti, 1866). — F.-M..., bottier, âgé de 62 ans, issu de parents sains, a eu dans sa jeunesse la variole et la fièvre intermittente; il y a 10 ans, il a été atteint de pneumonie; il y a 6 ans, étant tombé d'une échelle, il s'est fracturé deux côtes; il guérit de cet accident sans complication. Il fait remonter sa maladie actuelle au mois de mars 1865. A cette époque, il fut pris sans cause connue de douleurs dorsales qui se calmaient par des frictions alcooliques, mais reveenaient bientôt après : ces douleurs ne tardèrent pas à devenir continues et affecter une violence extrême. Vers Noël, elles se généralisèrent à tout le corps au point que le malade fut obligé de cesser son métier. Il y a 7 semaines environ, il remarqua de la faiblesse dans la cuisse droite, ce qui le faisait tomber souvent et le forçait à faire usage d'une canne pour marcher. La paralysie augmenta graduellement et le malade fut obligé de garder le lit; c'est à peine s'il pouvait soulever ses deux jambes; il éprouvait aussi de temps en temps des douleurs dans la région des aines; il ne parvenait qu'au prix de grands efforts et de vives douleurs à se mettre sur son séant et à se retourner dans son lit. Appétit bon, pas de vomissements, constipation, miction normale.

18 mai 1865. *État actuel.* Le sujet est décrépit, fortement amaigri, ses muscles sont flasques. Il est couché, le dos légèrement élevé et les jambes étendues. Il se plaint de douleurs à l'hypogastre, de paralysie des jambes et d'envies fréquentes d'uriner. Le thorax est bien conformé et la percussion n'y révèle rien d'anormal. A l'auscultation, on entend des râles sibilants très étendus; le malade tousse fréquemment, et chaque fois alors il se comprime le ventre pour diminuer la douleur. Les extrémités supérieures sont libres et vigoureuses; le malade ne parvient à fléchir très légèrement le genou qu'en faisant les plus grands efforts; la jambe gauche est plus faible que la droite et les douleurs y sont aussi plus vives. La sensibilité est notablement diminuée à partir de la région ombilicale. La contractilité réflexe est augmentée dans les jambes; de faibles excitations qui ne sont même pas perçues du malade y déterminent des contractions musculaires. Lorsque le malade essaye de s'asseoir dans son lit, il souffre beaucoup et pousse des gémissements. Aucune déformation de la colonne vertébrale; lorsqu'on interroge la sensibilité des vertèbres à la pression, le malade ne fournit que des réponses peu précises.

26 mai. Le malade se plaint de douleurs continues en ceinture à la base du thorax, lesquelles

sont très fortes et empêchent le sommeil. Commencement de décubitus au sacrum. La paraplégie est complète, les orteils même ne peuvent exécuter le plus léger mouvement. La contractilité réflexe est encore exagérée, la contractilité électrique est conservée. L'anesthésie est à peu près complète dans les membres inférieurs, elle ne diminue qu'au niveau des aines, elle est peu prononcée à la paroi abdominale. L'urine dégage une odeur ammoniacale, infecte et laisse déposer une grande quantité de pus.

2 juin. Pouls 110, resp., 22. Collapsus intense. Face pâle, cyanosée, perte de connaissance; yeux à demi fermés; le patient ne pousse plus aucune plainte. Décubitus très étendu, urine fétide et contenant toujours beaucoup de pus. La paraplégie est toujours la même, seulement la contractilité réflexe a à peu près totalement disparu.

Autopsie pratiquée le 16 juin par le professeur de Recklinghausen. Depuis la 8e jusqu'à la 12e vertèbre dorsale, on trouve entre les apophyses épineuses une masse molle qui entoure ces apophyses sans pénétrer dans leur intérieur; cette même substance cancéreuse, molle, pénètre dans les muscles profonds des gouttières vertébrales, mais sans y former une tumeur saillante; elle envoie aussi un petit prolongement dans le 9e espace intercostal. Elle proémine également dans l'intérieur du canal vertébral, mais n'a aucune adhérence avec la dure-mère qui ne se trouve nullement altérée par ce voisinage. Après avoir enlevé la moelle, on constate que le grand surtout ligamenteux postérieur est intact; toutefois, du côté gauche, il est envahi par la tumeur sur une étendue de 0m,008 environ, mais sans qu'il en résulte la moindre saillie. La pie-mère est fortement hyperémiée, sans être autrement malade. La moelle semble saine dans son ensemble, cependant sa consistance est quelque peu molle. Au point comprimé, sa substance est plutôt ferme, la blanche est grisâtre et légèrement transparente. Dans la portion lombaire, la moelle se laisse facilement déchirer; enfin sa portion la plus inférieure est fortement ramollie et, à cet endroit, la pie-mère est remplie par une espèce de détritus. Le diamètre de la moelle, au point comprimé, est de 0m,007 sur une longueur de 0m,01 environ : au-dessus et au-dessous de ce point, il est de 0m,010.

Sur le côté gauche du rachis, au niveau de la première vertèbre lombaire, existe une tumeur rougeâtre, très molle, qui fait corps avec cette vertèbre; celle-ci est dégénérée dans toute sa moitié gauche, et on la traverse facilement d'outre en outre avec le scalpel; le grand surtout ligamenteux postérieur est soulevé par cette tumeur. Les autres vertèbres sont intactes, même la 12e, sur le côté de laquelle la tumeur que nous venons de décrire fait saillie. Dans les reins on trouve de petits foyers de suppuration; les bassinets sont dilatés, leur muqueuse a une teinte rouge hémorrhagique et est recouverte de quelques dépôts diphtéritiques. La vessie est ronde, grosse comme le poing; ses parois sont épaissies et elle contient un liquide rougeâtre, louche et sale : sa muqueuse est rouge et recouverte également par quelques masses croupales.

VII. — LUXATIONS DES VERTÈBRES

Les luxations des vertèbres se produisent soit à la suite de traumatismes graves (*luxations brusques*), soit comme conséquence d'une affection pathologique de ces os ou de leurs articulations. Ces dernières luxations que l'on désigne sous le nom de *spontanées* se font en général lentement; cependant elles peuvent survenir brusquement ou du moins se révéler tout d'un coup par des symptômes suraigus. Cette distinction en luxations brusques et en luxations lentes est très importante, d'abord parce que la cause est essentiellement différente dans les deux cas et ensuite parce que le pronostic et surtout le traitement sont tout autres suivant que l'on a affaire aux luxations du premier ou du second genre. On s'accorde à dire généralement que la moelle supporte mieux les déplacements vertébraux lorsqu'ils sont lents que lorsqu'ils sont brusques : cette proposition n'est vraie que jusqu'à un certain point. Il est certain qu'une compression lente répartit ses effets sur toute l'épaisseur de la moelle, de sorte que chaque élément pris isolément a moins à souffrir; de plus une compression graduelle détermine moins facilement des phénomènes inflammatoires; cependant, même dans ces cas, nous trouvons encore assez souvent des traces de myélite et même de gonflement inflammatoire. Mais les déplacements brusques des vertèbres sont suivis incomparablement plus souvent de la contusion de la moelle et d'une myélite qui peut aboutir à la suppuration et à la formation d'abcès. Cependant la raison principale pour laquelle les luxations traumatiques sont supportées moins facilement par la moelle que les luxations spontanées, c'est que les premières s'accompagnent en général de déplacements bien plus étendus. En effet, la force qui provoque la séparation de deux vertèbres est toujours considérable, et une fois que la résistance est vaincue, elle épuise son effet à déplacer considérablement les surfaces articulaires (luxation complète). Au contraire, les luxations spontanées se font lentement et elles sont entravées par des phénomènes réactionnels qui se passent dans les parties malades ou bien par le traitement qu'on leur oppose (luxation incomplète, subluxation). L'expérience nous apprend que dans l'un et l'autre cas, lorsqu'il se fait une déformation du rachis à angle aigu dont le sommet proémine dans l'intérieur du canal vertébral, la moelle est grièvement blessée, tandis que quand l'inflexion a lieu à angle obtus, la moelle n'est que légèrement atteinte dans son fonctionnement [1].

1. *Luxations traumatiques des vertèbres.* Peut-il y avoir luxation des vertèbres sans qu'il y ait fracture concomitante? c'est là une question qui a été beaucoup controversée et qui, aujourd'hui encore, n'est pas tout à fait tranchée. Hippocrate, se fondant sur des considérations anatomiques, déclare *a priori* qu'une luxation vertébrale sans fracture est impossible [2], et beaucoup d'auteurs, même parmi les modernes, partagent cet avis ; pour d'autres, une luxation non compliquée de fracture n'est admissible que pour les vertèbres cervicales ; d'autres enfin pensent que la chose est possible, quoique rare, même pour les vertèbres dorsales et lombaires ; ce qu'il y a de certain c'est qu'on en a publié des exemples. Mais les adversaires de cette doctrine, Wenzel entre autres, élèvent des doutes sur l'exactitude de ces observations et pensent qu'il y a eu chaque fois fracture. Ce qu'il y a de certain, c'est que si l'on considère la structure de la colonne vertébrale et la solidité avec laquelle ses diverses pièces sont unies entre elles, on est amené à admettre que les fractures doivent se produire bien plus facilement que les luxations, et la possibilité de luxations non compliquées de fractures reste hors de doute pour les seules vertèbres cervicales. La plupart des observations concernent les deux premières cervicales; déjà pour les cervicales inférieures les exemples sont bien plus rares, mais cependant existent. Dans le *Selecta medica Francofurtensia* on trouve une observation où il y avait luxation entre la 5e et la 6e cervicale ; dans un cas de Home et d'Ollivier la 7e cervicale était luxée sur la 6e.

D'après Malgaigne, la fréquence des luxations des six dernières vertèbres cervicales, est en raison directe de leur mobilité physiologique [3]. E. Blasius [4] a rassemblé 81 observations authentiques dont 8 se rapportent à la 2e cervicale, 13 à la 3e, 12 à la 4e, 21 à la 5e, 20 à la 6e et 7 à la 7e. Dans cette statistique les chiffres ne sont pas en raison tout à fait directe de la mobilité. Blasius a également trouvé que les fractures intéressaient le plus fréquemment les 5e et 6e cervicales, puis la 7e, d'où il faut conclure que ce sont ces vertèbres qui sont les plus menacées par les violences extérieures.

Quant aux genres, on divise les luxations des vertèbres en unilatérales, bilatérales et en diastasis. La luxation unilatérale se fait habituellement en avant et plus souvent vers la gauche que vers la droite. Depuis Malgaigne, on sait combien était mal fondée l'opinion de ceux qui admettaient que les luxations unilatérales étaient plus communes que les bilatérales; cet auteur a en effet pu rassembler 54 cas des dernières et 27 des premières. Les bilatérales se font, elles aussi, le plus souvent en avant.

---

(1) Hueter, *Zur Lehre von Luxationen (Langenbek's Archiv für klinische Chirurgie.* Band **IX**, 1868, p. 933).

(2) Hippocrate, *Œuvres complètes. Des Articulations,* traduction Littré. Paris, 1844, tome IV, p. 199-201.

(3) Malgaigne, *Traité des fractures et des luxations,* tome II, p. 357.

(4)) E. Blasius, *Die traumatischen Wirbelverrenkungen (Prager Vierte'jahrschrift,* 1869, Band 103 et 104).

Rust prétend qu'il peut se produire des luxations des vertèbres ailleurs que dans la colonne cervicale, et il fonde son dire sur des observations de Bell, de Hervison, de Rüdinger, etc. Quant à nous, nous n'avons pu en découvrir, dans la littérature médicale, aucun exemple bien authentique.

a) *Luxation des six dernières vertèbres cervicales.* — Le premier signe de ces luxations consiste dans une position anormale de la tête : elle est portée soit du côté vers lequel s'est faite la luxation, soit du côté opposé ; le cou n'a plus sa forme ni sa direction normale, le plus souvent il est fléchi en avant, de manière que le menton se trouve rapproché de la poitrine ou d'une épaule ; plus rarement c'est l'inverse qui arrive, et alors c'est l'occiput qui est rapproché de la nuque. D'habitude, on trouve la face dirigée du côté opposé à la luxation. Les mouvements tant actifs que passifs de la tête sont limités, et ceux qui ont leur siège dans les vertèbres lésées sont complètement abolis. A la face postérieure du cou, on trouve une apophyse épineuse déviée vers l'un des côtés et à sa place une dépression. Parfois on peut aussi constater un déplacement des apophyses transverses ; d'autres fois les arcs vertébraux et l'apophyse épineuse font saillie en arrière, mais il existe presque toujours un certain degré de torsion.

La moelle peut être intéressée immédiatement et se trouver comprimée ou contusionnée par suite du rétrécissement du canal vertébral : on voit alors se produire des phénomènes paralytiques qui ont tous les caractères de la paralysie par compression. Ce qui prouve que, dans un certain nombre de cas, la compression est la cause unique de la paralysie, ce sont les faits où la réduction de la luxation a fait cesser immédiatement les symptômes paralytiques. Mais la moelle peut encore être atteinte de plusieurs autres manières : c'est ainsi que la compression brusque peut donner lieu dans la moelle à une contusion avec hémorrhagie qui devient le point de départ d'une myélite consécutive. D'autres fois, par suite de la commotion, il se produit une hémorrhagie dans la substance de la moelle ou dans l'espace sous-arachnoïdien. Lorsque le déplacement acquiert un degré extrême, la lumière du canal vertébral peut être réduite à rien ou à presque rien, et alors la moelle est divisée plus ou moins complètement en deux tronçons séparés.

Mais ces divers phénomènes ne sont nullement la conséquence obligée des luxations vertébrales, ils peuvent même complètement faire défaut, absolument comme dans les cas où le canal rachidien est rétréci par un autre mécanisme : on les voit même manquer dans les luxations bilatérales, et le degré de la déformation est loin de donner toujours la mesure des accidents spinaux.

P. Daucé a signalé un symptôme curieux, à savoir, une mydriase double. *(Luxation incomplète de la 6ᵉ vertèbre cervicale sur la 7ᵉ ; mydriase binoculaire se déclarant au moment de l'accident et cessant trois jours après. Gaz. des hôpit.,* 3 août 1867, n° 91). Une observation de Leroy *(Gaz. des hôpit.,* 1866, n° 104, p. 109) est également très intéressante, elle est relative à une luxation bilatérale complète en avant de la 6ᵉ vertèbre cervicale sur la 7ᵉ ; le malade n'entra à l'hôpital qu'au bout de 18 jours. On essaya en vain de faire la réduction. Les membres étaient paralysés, les inférieurs complètement, les supérieurs incomplètement. Il y avait de vives douleurs dans la nuque et la tête était légèrement déplacée en arrière. La 7ᵉ cervicale était fortement proéminente. Mort au 70ᵉ jour. On trouva une luxation de la 6ᵉ cervicale sur la 7ᵉ avec fracture d'une apophyse transverse de cette dernière.

Les observations de Richet sont des exemples curieux de luxations des vertèbres cervicales inférieures. *(Deux observations de luxation de la portion cervicale du rachis, suivies de réflexions pour servir à l'histoire de cette affection. Gaz. des hôp.* 1863, 144).— Pierre B... homme d'équipe, âgé de 22 ans, était tombé d'une hauteur de quinze pieds environ, la tête en avant, du haut d'un wagon de charbon et était devenu paralysé complètement de la sensibilité et du mouvement à partir du mamelon : les muscles pectoraux étaient paralysés et la respiration ne s'opérait que par le diaphragme. On trouva un déplacement de la 5ᵉ vertèbre cervicale. Le toucher pratiqué dans le pharynx ne fournit aucun renseignement. Les tentatives de réduction restèrent infructueuses. Le malade mourut au 7ᵉ jour. A l'autopsie on constata une luxation de la 5ᵉ cervicale sur la 6ᵉ ; le disque intervertébral était déchiré ainsi que le ligament longitudinal postérieur et une portion de l'antérieur. On ne trouva pas trace de fracture. L'apophyse

.

SPÉC.] LUXATIONS DES VERTÈBRES 233

articulaire inférieure gauche de la 5ᵉ cervicale était située à 0ᵐ,005 en avant de la facette articulaire correspondante de la 6ᵉ ; l'apophyse articulaire inférieure droite de la 5ᵉ était déplacée en arrière et était également éloignée de 0ᵐ,005 de la facette correspondante de la 6ᵉ : il y avait par conséquent une luxation latérale due à une rotation de la vertèbre supérieure de gauche à droite. L'obstacle à la réduction tenait à ce que l'apophyse articulaire inférieure gauche de la 5ᵉ était accrochée par son bord inférieur. Le trou de conjugaison gauche était rétréci par suite de la luxation, le nerf était comprimé et la moelle était ramollie au niveau de la partie luxée.

La seconde observation de Richet a trait à un garçon de 12 ans qui n'entra à l'hôpital que deux mois après l'accident : ce dernier avait été causé par le choc d'une voiture contre le derrière de la nuque. Il y avait une abolition totale de la motilité et une abolition partielle de la sensibilité au bras droit ; le bras gauche n'était que faiblement paralysé, et il n'existait aucun autre trouble fonctionnel. La face était fortement tournée vers la droite, le menton était incliné vers la clavicule du même côté ; les apophyses épineuses des six premières vertèbres cervicales présentaient une convexité postérieure, les apophyses transverses du côté gauche formaient une convexité dirigée en arrière, celles du côté droit une concavité regardant à droite. On diagnostiqua une luxation de la 3ᵉ sur la 4ᵉ cervicale ou de la 4ᵉ sur la 5ᵉ. On chloroformisa le malade et l'on réussit à opérer la réduction. La motilité des bras s'améliora aussitôt et au bout d'un certain temps toute trace de paralysie avait disparu [1]. Richet attribue avec raison la paralysie des bras à une compression des troncs nerveux dans l'intérieur des canaux de conjugaison.

La subluxation des dernières vertèbres cervicales est relativement fréquente : la cause doit en être cherchée dans la direction oblique des apophyses articulaires. Boyer indique comme signe du déplacement de l'une des articulations latérales une rotation permanente de la tête vers le côté opposé, rotation survenue brusquement à la suite d'un traumatisme. Ph. de Walther en a observé un cas chez un enfant de 3 ans 1/2 : la tête était portée en arrière au point de toucher presque la région interscapulaire, le cou formait une courbe à convexité antérieure. Le même auteur a vu également une luxation incomplète de la 5ᵉ cervicale sur la 6ᵉ, avec paralysie des quatre extrémités, dyspnée et mort rapide, chez un homme sur le cou duquel avait passé une roue de voiture.

Martini énumère les symptômes de la luxation unilatérale incomplète des vertèbres cervicales. La tête prend une direction oblique que le malade peut changer au prix de quelques efforts et de violentes douleurs, aussi maintient-il toujours la tête dans la même position ; sur l'un des côtés on constate une saillie des muscles de la nuque qui est surtout prononcée au milieu du cou : les muscles ainsi saillants sont contracturés. Du côté opposé, la musculature de la nuque présente une dépression, une fossette du volume d'une cuiller à bouche. Il est impossible de sentir les apophyses épineuses, cependant on voit très nettement que la ligne médiane est infléchie latéralement et que sa convexité est tournée du côté des muscles contracturés ; le sterno-mastoïdien correspondant est également contracté, et le larynx est aussi porté du même côté.

Il se produit parfois sous la peau de la nuque des ecchymoses qui correspondent à la partie déprimée. Les symptômes subjectifs sont de la douleur à la nuque, de la sensibilité lors des mouvements de rotation et de flexion ; parfois ces mouvements sont assez étendus ; de plus il existe des douleurs dans l'épaule, du vertige et, lorsqu'il y a compression de la moelle, des fourmillements dans les membres. Il peut aussi survenir des paralysies et des convulsions dans les membres.

Nous reproduisons ci-dessous une observation de luxation de la 6ᵉ cervicale qu'il nous a été donné d'observer.

Luxation de la 6ᵉ cervicale. Contusion de la moelle épinière. Paralysie généralisée. Hyperesthésie croisée. Fracture des deux omoplates. — F. L..., ouvrière, âgée de 17 ans, entre à l'hôpital le 12 janvier 1865. Elle raconte que la veille, à 7 h. 1/2 du soir, elle a sauté par la fenêtre d'un deuxième étage pour échapper aux mauvais traitements de son père. Elle ne sait

(1) Richet, *Bulletin de la Société de Chirurgie*, séance du 25 novembre 1863.
(2) Martini, *Wochenbl. d. Zeitschr. d. Gesellschaft d Aerzte zu Wien*, 1864, nᵒ 18-23

plus comment elle est tombée, tout ce qu'elle peut dire, c'est qu'elle est restée sans connaissance jusqu'à son entrée à l'hôpital. Elle n'a pas eu de vomissements, elle se plaint de douleurs dans les épaules et les bras, de frissons et de chaleur.

Au dire des assistants, ses épaules auraient porté sur la traverse d'une fenêtre et le dos sur le sol gelé, mais non pavé.

On constata, lors de l'entrée de la malade, une paralysie complète des deux jambes et du bras droit; le bras gauche était lui-même incomplètement paralysé. La région des omoplates est le siège de vives douleurs et d'une crépitation très étendue. Le matin suivant, les deux membres inférieurs sont encore inertes, mais la sensibilité existe jusqu'aux pieds inclusivement. Le bras gauche est redevenu libre, le droit est toujours paralysé et fléchi. Émission involontaire des selles et de l'urine. Les deux pupilles sont égales, et la malade a sa pleine connaissance. On s'assure qu'il n'y a aucune fracture du rachis; par contre, on découvre que la région cervicale est très sensible et qu'elle cesse de l'être à partir de la 7e vertèbre.

On prescrit des sangsues et des applications de glace.

    14 janvier : Temp. Mat. 38°,0. — Soir : 40°,0
    15 janvier : Temp. Mat. 38°,4. — Soir : 39°,2
    19 janvier : Temp. Mat. 39°,7. — Soir : 39°,5
    20 janvier : Temp. Mat. 39°,6. — Soir : 39°,7

La malade meut légèrement son bras droit, qui est fortement fléchi : les doigts sont immobiles. La mobilité revient un peu au pied droit. La sensibilité est presque normale. Urine et selles involontaires. Commencement de décubitus.

23 janvier. Temp.: M. 39°5, S. 40°.

24 janvier. Le progrès obtenus dans ces derniers jours sont peu marqués, la malade peut remuer légèrement les orteils et le cou-de-pied La jambe droite est toujours complètement inerte; le genou est un peu fléchi en légère rotation externe. La malade y accuse des douleurs, quoique l'on n'y constate rien d'anormal. La sensibilité est bien conservée, mais il y a de l'hyperalgésie et les réflexes sont exaltés des deux côtés, plus fortement à droite. Les deux coudes sont fléchis, ainsi que les doigts. Le bras droit est complètement paralysé sans contractures, la main est œdématiée. A gauche, les mouvements de pronation et de supination sont seuls possibles et le coude est légèrement contracturé. La sensibilité est intacte, sauf une vive hyperesthésie de la main gauche. Le ventre est ballonné, non douloureux.

27 janvier. Temp.: M. 38°,2; S. 39°. Les muscles du bras gauche sont remarquablement flasques, ceux du bras droit et des jambes ont une bonne tonicité. Sensibilité intacte, à l'exception d'une hyperalgésie du bras gauche. Les vertèbres cervicales sont très sensibles, notamment la 5e; mais on ne constate ni déformation ni déplacement; par contre, en imprimant au rachis des mouvements de latéralité, on perçoit une légère crépitation. Depuis trois jours on remarque que les muscles intercostaux restent tout à fait immobiles et que les côtes ne prennent pas part aux mouvements respiratoires. Le diaphragme joue bien. Miction et selles involontaires.

Le décubitus augmente, bien que la malade se couche souvent sur le ventre.

    5 février : Temp. Mat. 39°,4. — Soir : 41°,6
    6 février : Temp. Mat. 39°,4. — Soir : 40°,4
    7 février : Temp. Mat. 39°,5. — Soir : 39°,6

A 6 heures du soir, la malade est prise d'un frisson. Soif vive, intelligence nette. Lorsque la malade est couchée sur le dos, elle ne souffre pas, mais lorsqu'on la retourne sur le ventre, elle a des souffrances atroces. La tête est à peu près immobile. La malade peut mouvoir un petit peu le coude et les doigts du côté droit, mais nullement l'épaule. La main est œdématiée; entre les doigts, il y a des excoriations qui causent des démangeaisons. La main gauche est absolument inerte et les doigts sont à demi fléchis; elle est froide, tandis que la main droite a la même température que le reste du corps. La jambe gauche est également un peu plus fraîche que la droite, cette dernière est complètement paralysée, tandis qu'à droite les orteils sont libres et le genou peut être légèrement fléchi et soulevé. Les côtes sont toujours immobiles, le diaphragme fonctionne bien et il n'y a pas de gêne absolue de la respiration. La malade ne peut pas tousser à cause des douleurs. Les muscles abdominaux sont totalement paralysés. Émission involontaire des selles et de l'urine. Hyperesthésie générale. De très légères excitations déterminent de vive douleurs; il suffit de presser un peu sur la peau des épaules ou de plisser un peu celle du coude. Lorsque l'on chatouille la plante des pieds, on détermine des réflexes très douloureux, et cela plus facilement à droite qu'à gauche. L'hyperesthésie est, elle aussi, plus vive à droite qu'à gauche. Décubitus au sacrum et entre les deux omoplates; commencement d'érysipèle à la fesse droite. La température de la peau est très élevée, les téguments sont chauds et secs, la face est injectée, les radiales sont petites et dépressibles. Pouls 124 ; resp. 24 régulière.

28 février. Temp.: M. 39°. P. 116 ; S. 39°,5. P. 112.

La malade peut mouvoir aujourd'hui le pouce gauche, mais non le poignet. La jambe gauche reste toujours dans le même état, la droite est inerte, mais le moindre attouchement y détermine des mouvements réflexes très étendus et très douloureux. Hyperesthésie très vive. Le décubitus fait des progrès. Catarrhe vésical. Selles involontaires. La faiblesse et l'amaigrissement vont en augmentant : sueurs profuses, diurnes et nocturnes.

1 mars...	Mat. Temp.,	39°,1	Pouls,	124
	Soir.	39°,4	—	128
3 mars...	Mat. —	38°,6	—	104
	Soir. —	39°,6	—	128

Depuis deux jours, la malade se plaint de crampes très douloureuses dans les jambes ; ces dernières sautent en l'air au moindre attouchement et ces convulsions se produisent, même lorsqu'on marche dans la chambre. La malade est réveillée par ces mêmes mouvements convulsifs, qui sont toujours plus vifs à droite qu'à gauche. Les deux bras sont à peu près inertes. L'hyperesthésie est telle que la malade pousse un cri dès qu'on lui touche la peau. Il y a des décubitus au dos, aux genoux et aux coudes : au sacrum, il y en a un de la largeur de la main. De temps en temps il survient des tremblements musculaires qui ressemblent à des frissons. Sueurs profuses continuelles, collapsus général, pouls petit.

16 mars. Temp. 40°, p. 128. Très grand affaissement, selles involontaires, vomissements. Paralysie totale des membres et du tronc. La respiration ne se fait plus que par le diaphragme. Les mouvements réflexes et l'hyperesthésie ne sont plus aussi intenses. La malade se plaint de maux de tête.

19 mars. m. Temp. 39°,2, p. 148, s. 38°,9. Vomissements bilieux incessants. Le malade souffre de partout et se plaint de constriction dans la région du cou. Le pouls est à peine perceptible et il y a des râles à la partie postérieure des deux poumons. L'intelligence n'est plus nette et il y a du délire nocturne.

20 mars. m. Temp. 38°,6, p. 136 ; soir 40°,4, p. 160.

22 mars. m. Temp. 40°. Mort.

Autopsie. — La colonne vertébrale ne présente rien d'anormal à sa surface externe : la dure-mère spinale n'offre rien de particulier, et la pie-mère est simplement hypérémiée sur sa face postérieure. La moelle fait une forte saillie angulaire en arrière au niveau de la 5e vertèbre cervicale ; après avoir enlevé la moelle, on voit que le corps de cette vertèbre est porté en arrière, d'où résulte une inflexion angulaire de la colonne vertébrale. Quelques adhérences de la dure-mère avec la pie-mère à sa partie antérieure partout intacte, sauf à la partie supérieure du cou, où elle est ardoisée. La moelle a sa forme et sa consistance normales dans sa portion cervicale supérieure : au niveau de la 5e cervicale, elle présente un sillon transversal sur sa face antérieure, et en ce point elle semble ramollie et rétrécie ; la portion située immédiatement au-dessous est également un peu ramollie sur une longueur de 0m,16. Sur une coupe pratiquée à travers la moelle cervicale, on voit qu'en ce point la moelle est molle, pâle ; la substance grise, et plus particulièrement la corne gauche, se dépriment fortement au-dessous du plan de section. La région dorsale inférieure et la région lombaire de la moelle ont leur consistance normale, et la substance grise se montre de niveau avec la blanche.

Cerveau pâle, sans autre particularité. Décubitus nombreux. Les muscles sont pâles, flasques et amaigris. La cavité abdominale contient une petite quantité de sérosité limpide. Les deux cavités pleurales sont vides ; cœur normal. La plèvre est recouverte d'un dépôt de fibrine, et présente des extravasations sanguines. On trouve dans les poumons de nombreux petits foyers d'hépatisation rouge et grise, dont le volume varie de celui d'un pois à celui d'une noix, les reins sont volumineux et assez fermes, leur substance corticale offre des stries jaunâtres. La vessie est contractée et contient une petite quantité d'une urine claire et rouge. On enlève la colonne vertébrale et l'on constate que l'inflexion qui a été signalée plus haut tient à ce que la 6e vertèbre cervicale est luxée en arrière sur la 5e, les axes de ces deux vertèbres forment entre eux un angle de 40° environ ; le cartilage intervertébral est complètement divisé en deux parties, dont la postérieure est située à la partie supérieure de la 6e cervicale, et l'antérieure a conservé sa place normale.

Remarques. — Les symptômes spinaux ont été d'emblée ceux de la paralysie par compression. La faible participation de la sensibilité, l'hyperesthésie, les vives douleurs (paraplégie douloureuse) et plus particulièrement l'exagération des réflexes qui, pendant plusieurs semaines, est allée en augmentant, tout concorde pour faire admettre qu'il y avait plutôt compression que contusion de la moelle. Lorsque cette dernière est déchirée par des esquilles, la contractilité réflexe disparaît rapidement : en se basant sur cette donnée, on serait peut-être arrivé à diagnostiquer la luxation, ce qui aurait pu influer sur le traitement.

b) Luxation des deux premières vertèbres cervicales. — 1. La *luxation de la première cervicale sur l'occipital* est niée par un grand nombre d'auteurs en raison de la solidité des moyens d'union des deux os (C. Wenzel. *Ueber die Krank-heiten am Rückgrath*, Bamberg, 1827). Cependant on en possède quelques exem-ples qu'il serait difficile de révoquer en doute (cas de Bouisson [1], Harrisson, Ch. Bell., etc.). La terminaison à peu près constante a été la mort, et à l'autopsie on a trouvé soit une compression ou une contusion de la moelle allongée, soit une hématorhachis. Cependant on cite des faits où cette luxation n'aurait pas été im-médiatement suivie de mort et où le blessé aurait même survécu.

Un homme de 32 ans fut atteint par une vergue qui le lança contre une poutre ; il perdit con-naissance, fut pris d'une dyspnée extrême avec râles; le pouls était lent avec des arrêts, les pupilles étaient dilatées, les membres étaient algides et les extrémités inférieures paralysées. On trouva l'atlas luxé sur l'occipital et on fit la réduction. Le lendemain, le malade se plaignit de vives douleurs à l'occiput et cracha du sang. Peu à peu il récupéra l'usage de ses jambes et put marcher avec des béquilles. *(Edinb. Journal.* Avril 1813).

2. La *luxation de l'atlas sur l'axis* est la plus fréquente parmi toutes les luxa-tions de la colonne cervicale, ce qui tient à la mobilité relativement grande de cette articulation. Bennet, Dussault, Petit, Ch. Bell, etc. en ont rapporté des exemples. Les ligaments qui fixent l'apophyse odontoïde sont déchirés de même que les liga-ments latéraux ; la tête retombe en avant et l'apophyse épineuse de l'axis vient faire saillie du côté de la nuque. Dans ces cas, l'apophyse odontoïde comprime la moelle allongée, ce qui amène la paralysie des extrémités ou bien la mort subite. Lorsqu'il n'y a luxation que d'une seule des apophyses articulaires, il survient aussi le plus communément des phénomènes de paralysie, mais on a vu des cas de ce genre où la réduction a pu être obtenue. Desault et Seifert en rapportent un cas ; Schuh *(Wien. med. Wochenschr.*, 1865, 1.) en cite deux autres. En outre, Maisonneuve rapporte l'observation qui suit :

OBSERVATION. — Une jeune fille de 16 ans était atteinte d'une tumeur blanche de l'ar-ticulation atloïdo-axoïdienne avec tuméfaction dans la région sous-occipitale, inclinaison de la tête en avant, léger engourdissement des membres supérieurs, lorsque, le jour même de son entrée à l'Hôtel-Dieu, le 24 mars 1864, un mouvement brusque de la tête détermina une luxation des deux premières vertèbres et, par suite, une paralysie complète des quatre membres et du tronc, sauf le diaphragme, dont les mouvements continuèrent à entretenir la respiration. Il était évident que dans ces conditions la malade avait à peine quelques heures à vivre, et que la réduction des vertèbres luxées constituait l'unique chance de salut. Aussi, quoique dans la science il n'eût été fait, que je sache, aucune tentative de ce genre, je ne crus pas devoir refuser à la malade cette dernière ressource. Plaçant donc mes deux mains, l'une sous le menton, l'autre sous l'occiput, j'exerçai sur la tête une traction douce et continue pendant que deux aides mainte-naient le tronc et les épaules. Après une demi-minute environ qui nous parut bien longue, un léger soubresaut accompagné d'un bruit de frottement très distinct vint indiquer que la question était résolue. Un changement brusque s'était évidemment opéré dans les rapports des parties osseuses, et la tête aussitôt put être ramenée à sa position normale.

Au même instant la malade jetait un cri de joie, disant qu'elle sentait la vie revenir dans ses membres. En effet, je reconnus non sans une vive satisfaction, que la sensibilité et même le mou-vement commençaient à renaître dans toutes les parties paralysées.

Des précautions minutieuses furent prises pour maintenir exactement la tête ; aussi, dans le cours de la journée, les choses ne cessèrent-elles de s'améliorer, de sorte que le lendemain, 26 mars, la paralysie avait déjà presque entièrement disparu, et qu'au bout de huit jours il n'en restait plus de traces.

Nous avons cru, néanmoins, devoir soumettre la malade à un traitement destiné à prévenir tout accident et à consolider les articulations, et aujourd'hui, 27 juin, la malade peut être con-sidérée comme entièrement guérie [2].

3. Nous devons encore mentionner la *luxation isolée de l'apophyse odontoïde*, laquelle apophyse peut, sans qu'il y ait luxation de l'atlas avec l'axis, franchir le liga-

[1] Bouisson (de Montpellier), *Mémoire sur la luxation traumatique de l'articulation occipito-atloï-dienne. Tribut à la Chirurgie.* Paris, 1858, t. I, p. 83.
[2] Maisonneuve, Note sur un cas de luxation spontanée des premières vertèbres cervicales, avec para-lysie complète des membres et du tronc, guéris par la réduction des vertèbres luxées. *(Comptes rendus de l'Académie des sciences*, séance du 27 juin. *Gazette médicale de Paris*, 1864, n° 28, page 429.)

ment transversal de l'atlas et amener la mort par compression de la moelle allongée. Lorsqu'on saisit un animal par la tête et par la queue, et qu'on opère des tractions en sens opposé, on peut déterminer la mort subite, et il n'est pas difficile de s'assurer que celle-ci a été causée par l'apophyse odontoïde qui s'est échappée de dessous le ligament transverse et a comprimé la moelle [1]. C'est de cette façon que succombent certains enfants qui, pendant l'accouchement, sont extraits par les pieds ; toutefois Hecker a démontré que la cause habituelle de la mort, dans ces cas, est la déchirure de la moelle. On observe le même genre de mort sur des enfants que, par manière de jeu, on soulève et tient suspendus par la tête. Il est certain que cette détestable plaisanterie peut occasionner la mort, ainsi que cela est arrivé dans un cas très connu et extrêmement curieux, rapporté par J.-L. Petit : Le fils unique d'un ouvrier était allé dans la boutique d'un voisin qui s'était mis à jouer avec l'enfant : il le souleva de terre en lui appliquant une main sous le menton et l'autre à l'occiput. A peine l'enfant eut-il quitté le sol qu'il se mit à se débattre vivement, se luxa la tête et mourut instantanément. Le père arriva aussitôt et, emporté par la colère, lança contre son voisin un couteau de sellier qu'il tenait à la main. Le bout tranchant du couteau s'enfonça dans la nuque en divisant les muscles et, s'engageant entre la 1re et la 2e vertèbre cervicale, il pénétra jusqu'à moelle qu'il coupa net. De cette façon, la mort fut occasionnée dans les deux cas par la même lésion. — Cette même luxation peut se produire chez l'adulte sous l'influence d'une très grande force. Voici ce que dit Louis à ce propos [2] : « A Paris, un pendu a presque toujours la tête luxée, parce que la corde placée sous la mâchoire et l'os occipital fait une contre-extension : le poids du corps du patient, augmenté de celui de l'exécuteur, fait une forte extension. Celui-ci monte sur les mains liées qui lui servent comme d'étrier ; il agite violemment le corps en ligne verticale, puis il fait faire au tronc des mouvements demi-circulaires alternatifs et très prompts d'où naît ordinairement la luxation de la 1re vertèbre. » — Il existe enfin une observation de C. Bell qui prouve que cette luxation peut être produite par un mouvement brusque de la tête [3].

Un homme poussait une brouette ; au moment de quitter la chaussée pour monter sur le trottoir il fut arrêté par le rebord de ce dernier et fit plusieurs efforts pour vaincre l'obstacle : enfin il ramena sa brouette en arrière et, la poussant avec force, il tomba et ne fit plus un mouvement : lorsqu'il arriva à l'hôpital de Middlesex, il était mort. A l'autopsie on constata que l'apophyse odontoïde s'était échappée de son anneau ligamenteux et avait déchiré la moelle allongée.

Outre ce cas, Ch. Bell en a observé deux autres dans lesquels cette luxation a amené la mort.

Les causes de la luxation des vertèbres cervicales sont le plus communément la chute sur la tête ou sur la nuque, le choc d'un fardeau, ou un traumatisme grave quelconque sur le cou ; d'autres fois cette partie du corps porte en tombant sur une saillie angulaire. Les recherches de Martini nous donnent une idée de la force qui est nécessaire pour produire cette luxation : en effet cet expérimentateur a dû d'abord déchirer les ligaments jaunes et en partie le disque intervertébral avant de pouvoir obtenir le moindre déplacement entre les vertèbres. Une cause plus rare mais très remarquable, c'est l'extraction du fœtus par les pieds, que nous avons déjà signalée plus haut ; ajoutons encore l'action de soulever les enfants par la tête et les culbutes sur la tête (un cas de Desault concernant un enfant, trois autres relatifs à des adultes). Une autre cause très intéressante, ce sont les contractions musculaires brusques : cette étiologie se rapporte surtout aux cinq dernières cervicales. Malgaigne a observé une luxation de l'atlas produite de cette

(1) Comp. Ollivier (d'Angers), *Dictionnaire de méd.*, t. IV. Paris, 1833, p. 297 et *Maladies de la Moelle épinière*, 3e édition. Paris, 1837, t. I, part. III, chap. 3.
(2) Louis, *Archives générales de Médecine*, 1836, t. XI.
(3) Ch. Bell, *Exposé du syst. nat. des nerfs*, traduction française, p. 140.

façon [1]. Schuh a vu survenir une luxation latérale gauche de la 3e cervicale à la suite d'un brusque mouvement de rotation vers la droite [2]. Le cas de Maisonneuve que nous avons rapporté page 236 rentre également dans cette catégorie ainsi que celui de Ch. Bell.

La première indication du traitement est naturellement la réduction de la luxation. Celle-ci a été obtenue assez fréquemment et est venue mettre fin aux symptômes alarmants dus à la compression de la moelle. Même lorsqu'il n'y a aucun symptôme de paralysie, la luxation de la colonne cervicale s'accompagne d'une attitude si gênante du cou et de la tête, que la réduction devient indispensable. Mais ce qu'il ne faut jamais perdre de vue, c'est que lorsque ces tentatives échouent, on fait courir au malade des dangers sérieux, car on peut augmenter d'une façon notable les déplacements. Aussi Boyer et d'autres auteurs conseillent-ils de ne pas tenter la réduction dans les cas de subluxation où la moelle est restée intacte [3]. Ph. de Walther, au contraire, se fondant sur son expérience personnelle, se prononce pour la réduction dans tous les cas : c'est cette ligne de conduite qui a été adoptée dans ces derniers temps, avec les précautions convenables, bien entendu, et assez souvent on est arrivé à des résultats brillants ou au moins satisfaisants. Quant aux méthodes à employer, nous ne nous en occuperons pas ici, cette étude étant du ressort de la chirurgie. Disons seulement qu'il faut presque toujours pratiquer l'extension de la tête ; Heister conseille de fixer les épaules et de saisir la tête avec les mains. Martini, ayant pratiqué sans résultat l'extension le malade étant couché, le fit mettre debout, le souleva du sol par la tête et arriva ainsi à opérer la réduction en se servant de la pesanteur du corps comme moyen d'extension. D'ailleurs, en général, il a été obligé de faire plusieurs tentatives (jusqu'à sept) [4].

Après la réduction, il est nécessaire de maintenir les parties soit par des coussins, soit par des attelles, soit encore au moyen d'un appareil amidonné. Adams employait un appareil spécial en cuir ; Moritz recommande la cravate plâtrée.

VIII. — FRACTURES DE LA COLONNE VERTÉBRALE [5]

La connaissance des fractures de la colonne vertébrale est aussi ancienne que l'histoire des affections spinales. Hippocrate [6] et Galien en ont vu des exemples et savaient qu'elles déterminent la paralysie de la partie du corps située au-dessous du niveau de la fracture. Depuis, de nombreuses observations sont venues enrichir la bibliographie afférente à cette question, et aujourd'hui elle est très volumineuse. Il n'est pas, du reste, difficile de recueillir soi-même des observations de fractures de vertèbres, dans les grands hôpitaux surtout. Ces fractures et les conséquences qui en résultent pour la moelle présentent un certain nombre de traits qui sont toujours les mêmes, et qui rappellent les autres affections vertébrales dont nous avons traité précédemment ; aussi peut-on dire a priori à quel ordre de symptômes on doit avoir affaire dans ces cas. Il n'entre pas dans le plan de ce livre de nous occuper des fractures du rachis sous le rapport chirurgical,

---

(1) Malgaigne, *Traité des fractures et luxations*, tome II, p. 372.
(2) Shuh, *Gazette médicale de Paris*, 1841, p. 91.
(3) Boyer, *Traité des maladies chirurgicales*, tome IV.
(4) Voyez Tuson : *On the use of extension in injuries of the spine*, 1re édit. Times, 1844, Aug.
(5) Gurlt, *Handbuch der Lehre von den Knochenbrüchen*. Berlin, 1864, II, 1-191. — Moritz, *Die Brüche der Wirbelsäule im Bereich der unteren Halswirbel* (Petersb. med. Zeitschr., 1867). — Th. Bryant, *On Fractures and Dislocations of the spine* (Lancet, 1867, avril). — C. Rothe, *Ueber Fractur, Compression und Infraction der Wirbelsäule*. Hall, 1867, Inaug. Dissert. — Maunder, *Case of trephining of the spine, Death from pyæmia* (Med. Tim. and Gaz. 1867, févr.). — John Ashhurst, *Injuries of the spine*. Philadelphia, 1867, etc.
(6) Hippocrate, *Œuvres complètes*, traduction Littré, tome IV. Des articulations.

mais uniquement au point de vue du retentissement qu'elles peuvent avoir sur la moelle. Toutefois, ce retentissement étant essentiellement différent suivant la variété de la fracture elle-même, force nous est d'empiéter un peu sur le domaine de la chirurgie. Nous nous baserons surtout sur les travaux de Gurlt [1] qui a rassemblé et analysé 291 cas. Ce nombre prouve à lui seul que les fractures vertébrales ne sont pas une bien grande rareté, quoiqu'elles ne forment que la 300e partie des fractures en général. Tantôt la lésion n'intéresse qu'une seule vertèbre, tantôt plusieurs ; toutes les vertèbres indistinctement peuvent se fracturer, mais celles qui y sont particulièrement prédisposées, ce sont les 5e et 6e cervicales, la dernière dorsale et la première lombaire. On ne possède aucun exemple authentique d'une fracture de la 5e lombaire.

Les fractures vertébrales peuvent affecter des formes aussi variées que celles des autres os. On observe : 1° des fractures incomplètes, fissures (ou infractions), survenant soit isolément, soit de concert avec d'autres fractures : on les découvre accidentellement à l'autopsie, car il est impossible de les diagnostiquer durant la vie ; 2° l'écrasement des vertèbres qui a été décrit en premier lieu par Middeldorf ; il peut occasionner un rétrécissement notable du canal vertébral et une lésion de la moelle ; on le rencontre surtout aux vertèbres dorsales inférieures et aux lombaires, et il est en général la conséquence d'une compression de la colonne vertébrale ou d'une chute ; 3° la fracture avec déplacement, qui constitue la variété la plus commune.

Tantôt le déplacement se fait entre les fragments osseux, tantôt il est le résultat d'une luxation concomitante ; nous avons vu au chapitre précédent quelle grande affinité il y a entre les fractures et les luxations, au point que toute luxation d'une vertèbre dorsale s'accompagne presque nécessairement d'une fracture, pour le moins des apophyses articulaires. La fracture d'une vertèbre a pour conséquence une déformation qui peut être visible à l'extérieur et qui peut aussi porter sur le canal vertébral et donner lieu à des symptômes spinaux graves. Les diverses pièces qui composent la vertèbre sont sujettes aux fractures. Nous passons sous silence la fracture isolée des apophyses épineuses parce qu'elle n'a aucun retentissement sur la moelle, et nous ne nous occupons que de celles des lames et des corps des vertèbres. Dans les deux tiers des cas observés les corps étaient intéressés : cela surtout pour la région lombaire et pour la partie inférieure de la région dorsale ; à la portion cervicale, au contraire, les arcs sont fracturés dans la moitié des cas. Les fractures des corps des vertèbres affectent en général une direction transversale ou oblique : le fragment supérieur glisse sur l'inférieur ; ce dernier fait saillie dans l'intérieur du canal rachidien qu'il rétrécit, et va comprimer et contusionner la moelle ; en même temps il y a une inflexion de la colonne vertébrale au point lésé. Les lames, lorsqu'elles sont brisées, sont repoussées de côté ou en avant, et dans les deux cas elles peuvent rétrécir le canal vertébral et comprimer la moelle. Ces rétrécissements du canal vertébral par le fait du déplacement des fragments osseux sont la cause habituelle mais non constante des paralysies qui forment le cortège ordinaire des fractures du rachis et les rendent si dangereuses pour la vie.

La moelle se trouve comprimée ou contusionnée et quelquefois même broyée par un des fragments, généralement par le fragment inférieur. Même lorsque le déplacement est très étendu la dure-mère n'est déchirée qu'exceptionnellement, à moins qu'elle ne soit perforée par quelque esquille. Mais un phénomène qui manque rarement ce sont les extravasations sanguines. Sans parler de celles qui se font dans les muscles et les interstices musculaires, dans les parties du dos où a porté le choc,

(1) Gurlt, *Handbuch der Lehre von den Knochenbrüchen*. Berlin, t. II, 1864.

il s'en effectue d'autres dans l'intérieur du canal rachidien. Le plus communément le sang épanché se trouve en dehors de la dure-mère, entre elle et le canal osseux, et alors il provient des plexus veineux très riches qui se trouvent à cet endroit ; il s'accumule plus volontiers à la partie postérieure, là où le tissu cellulo-graisseux qui sépare la dure-mère du canal osseux est plus lâche ; la dure-mère peut même être décollée et repoussée en dedans, de telle sorte qu'à son tour elle va comprimer la moelle. Il arrive rarement que la dure-mère étant déchirée, le sang s'épanche en quantité notable dans sa cavité. Les vaisseaux de la pie-mère peuvent également se rompre et laisser épancher du sang à la surface de la moelle ou dans son épaisseur : ces hémorrhagies restent toujours, il est vrai, très circonscrites, mais comme elles s'accompagnent constamment d'une déchirure du tissu nerveux, elles peuvent contribuer au développement de processus graves. On peut observer de ces lésions de la moelle avec ruptures vasculaires dans des points éloignés du siège de la fracture ; mais il va de soi que les désordres les plus fréquents et les plus graves se font en général au niveau même de la lésion osseuse. A cet endroit la moelle est déprimée, étranglée, comme enfoncée : le plus souvent la dépression correspond à la face antérieure ou bien à la face latérale de la moelle. Lorsque le déplacement est très étendu, cet organe est complètement aplati, écrasé et même divisé, au point que l'étui formé par la pie-mère est, dans une certaine longueur, vide de substance nerveuse. Dans les cas qui ne sont pas tout à fait aussi graves, on trouve la moelle gonflée en regard de la fracture ; mais en augmentant de diamètre elle a diminué de consistance et sa substance est dans un état de ramollissement rouge, hémorrhagique. On constate des fissures longitudinales dans l'épaisseur de la moelle, dues à ce que le sang a suivi le trajet des fibres et s'est creusé des cavités allongées mesurant de 0^m,01 jusqu'à 0^m,03 d'étendue et même plus (*Röhrenblutungen*, hémorrhagies en tuyaux). Toutes ces lésions ne se poursuivent guère au delà du foyer de la fracture, et à peu de distance de là la moelle a de nouveau sa consistance normale. Toutefois le microscope permet de découvrir sur une plus grande longueur des altérations intimes dues à une myélite en voie d'extension. De plus, au bout d'un certain temps, on constate les dégénérations ascendante et descendante absolument comme dans la carie vertébrale, et d'une façon générale le processus morbide a beaucoup d'analogie avec celui que l'on observe à la suite d'affections vertébrales d'une autre nature, c'est-à-dire qu'on a affaire à une myélite consécutive à une contusion, à une déchirure ou à une compression. Les altérations histologiques sont les mêmes que dans la myélite et seront décrites avec cette dernière.

Dans quelques cas exceptionnels le ramollissement aboutit à la formation d'un abcès ; nous reviendrons sur ce mode de terminaison.

Etiologie. La cause unique, c'est le traumatisme ; il n'y a donc à considérer que la prédisposition du sujet et le genre de traumatisme.

1. *La prédisposition aux fractures des vertèbres* est créée par toutes les affections qui diminuent la solidité des os, telles que la carie, l'atrophie, etc. Les individus jeunes et du sexe masculin, étant très exposés aux violences extérieures, présentent souvent aussi des fractures des vertèbres. Il est à remarquer que les enfants, qui sont si fréquemment atteints de lésions traumatiques, jouissent d'une grande immunité, grâce à l'élasticité de leur colonne vertébrale, qui neutralise en partie l'action des violences extérieures.

2. Quant au genre de violences, on cite des cas où la *contraction musculaire* aurait suffi à elle seule pour déterminer la fracture. Lasalle rapporte l'histoire d'un aliéné auquel on avait mis la camisole de force et qui, cherchant à se débarrasser, avait renversé d'abord la tête fortement en arrière, puis l'avait ramenée brusquement en avant ; il s'était produit une diastasis entre la 5e et la 6e cer-

vicale avec fracture de plusieurs apophyses. Réveillon raconte le cas d'un soldat qui, au bain, se jetant à l'eau la tête la première, s'aperçut tout à coup que l'eau était très-basse, et porta brusquement la tête en arrière pour ne pas heurter contre le fond; dans ce mouvement il se fractura la 5e cervicale en travers. On a également fait la remarque que chez le cheval des efforts musculaires violents occasionnaient souvent une fracture de la colonne vertébrale ou une déchirure des disques intervertébraux. Ces observations forment le pendant de celles citées au chapitre précédent, où des luxations des vertèbres ont été produites par des contractions musculaires.

Quant aux fractures vertébrales ordinaires, on les distingue en *directes* et *indirectes*. Ces dernières sont de beaucoup les plus fréquentes : elles sont causées surtout par une chute d'un lieu plus ou moins élevé, par le choc d'un corps pesant tombant d'une certaine hauteur sur le tronc ou sur la tête, par des éboulements, et enfin par une flexion ou une extension exagérée de la colonne vertébrale. Quelquefois la fracture indirecte reconnaît une cause minime, telle qu'une chute du haut d'un lit ou de quelques degrés d'un escalier, surtout une chute en arrière. On a aussi vu des personnes tomber avec un fardeau pesant sur le sol ou sur un escalier et se fracturer le rachis.

Dans la plupart de ces fractures indirectes, c'est le corps de la vertèbre qui est intéressé avec ou sans les lames : ce détail a son importance pour le pronostic et le traitement. Les lieux de prédilection de la fracture des corps vertébraux en général sont les points où la partie dorsale de la colonne s'unit à la partie lombaire d'une part et à la cervicale d'autre part. C'est sur ce fait que Malgaigne a basé sa théorie de la fracture des vertèbres par les mouvements exagérés du rachis; il est de fait que c'est dans les deux points que nous venons de mentionner que la colonne vertébrale a sa plus grande mobilité [1].

Les fractures directes sont beaucoup moins communes, elles sont produites par une violence quelconque, telle qu'un choc ou un coup sur la nuque ou sur le dos. La partie postérieure de la colonne vertébrale est à peu près seule exposée à des traumatismes de ce genre, aussi les apophyses épineuses et les lames sont-elles les plus grièvement et les premières intéressées par la force mise en action, qui achève de s'épuiser dans le corps des vertèbres. C'est de cette façon que se produisent les fractures par coups de pied de cheval, coups de bâton, par le passage d'une roue de voiture, etc. D'après la statistique de Malgaigne, les fractures des lames vertébrales et des apophyses épineuses ne reconnaissent jamais d'autre cause [2].

Les fractures compliquées des vertèbres forment une catégorie à part : Gurlt rapporte un cas où le sujet étant couché fut piétiné par des vaches. La plupart des plaies des vertèbres par instruments tranchants et par armes à feu appartiennent à cette catégorie; nous leur consacrerons un paragraphe spécial.

Symptômes. Les symptômes généraux qui accompagnent la fracture des vertèbres sont :

a) Très-souvent la *perte de connaissance et le collapsus* (shok) par suite de la commotion du cerveau et de la moelle. Habituellement ces accidents disparaissent sans laisser de trace, mais on a observé des cas de mort subite sans qu'on ait trouvé à l'autopsie aucune lésion de la moelle qui pût rendre compte de cette terminaison fatale; c'est ce qui arrive par exemple lorsque la fracture occupe la colonne dorsale; il est probable qu'il s'agit alors d'un shok occasionné par la commotion; ce n'est pas seulement dans les premiers moments que ce collapsus

[1] Voyez sur ce point: Daniel Mollière, *Recherches expérimentales et cliniques sur les fractures indirectes de la colonne vertébrale.* Lyon, 1872.
[2] Malgaigne, *Traité des fractures et des luxations.* Paris, 1855, t. II.

LEYDEN. *Moelle épinière.* 16

par shok est à craindre, mais il peut encore survenir après plusieurs jours et occasionner la mort. Tantôt le malade frappé du shok ne reprend plus ses sens et reste plongé pendant un ou deux jours dans le même collapsus avec algidité et absence de pouls; tantôt le collapsus ne se montre qu'au bout d'un ou deux jours, parfois il est précédé d'un délire agité très violent, et la mort survient au bout de quelques heures. Dans le chapitre iii de la troisième section de cet ouvrage, nous aurons à revenir sur la question du shok de la moelle.

b) Des *douleurs très-vives* partant du siège de la fracture s'irradient autour de la poitrine ou de l'abdomen ou bien dans les membres et s'accompagnent de contractions fibrillaires.

c) Il existe une *déformation* correspondant au siège de la fracture. Nous avons déjà vu que ce signe peut faire défaut, mais lorsqu'il manque le diagnostic est très difficile et très hasardé, d'autant plus que la crépitation est tout à fait exceptionnelle et ne s'observe que dans les cas rares où les fragments osseux jouissent d'une grande mobilité. Quant à la déformation, elle est très variable, le plus souvent l'apophyse épineuse de la vertèbre fracturée fait saillie en arrière et peut être déplacée latéralement; il peut aussi arriver qu'il y ait enfoncement de la partie postérieure des lames vertébrales, lesquelles dans ce cas s'écartent aussi de la ligne médiane.

d) L'*érection* et l'*émission de sperme* sont des symptômes à peu près constants de la commotion de la moelle dans les cas de fracture vertébrale. La pollution ne se produit qu'au moment même de l'accident, et il est rare qu'elle se répète dans la suite, mais il arrive très-souvent que le pénis reste durant des journées entières dans un état de semi-érection, et cela même dans les cas où les membres inférieurs sont complètement paralysés. Ce phénomène se produit surtout lorsqu'il y a contusion de la région cervicale; il manque plus volontiers quand la fracture occupe la région dorsale ou lombaire. Parfois l'érection se prolonge pendant plusieurs jours et jusqu'à la mort.

e) Dans des cas exceptionnels, il y a des *vomissements incoercibles.*

f) Enfin viennent les *signes directs d'une affection de la moelle.* Une conséquence rare de la commotion spinale, qu'il y ait ou non fracture vertébrale, est le *tétanos.* Nous en avons pourtant vu deux exemples dans des cas où une ou plusieurs vertèbres avaient été écrasées: il survint du tétanos qui aboutit à la mort, sans qu'à l'autopsie on puisse découvrir une hémorrhagie ou une lésion quelconque de la moelle. Il se pourrait bien que le tétanos ait été causé par la contusion des troncs nerveux dans l'intérieur des canaux de conjugaison.

On a vu, mais rarement, l'épilepsie se montrer à la suite des fractures vertébrales; mais c'est là une conséquence qui n'est jamais immédiate et qui ne se manifeste qu'au bout d'un temps plus ou moins long. Brown-Séquard a pu rassembler 12 cas de ce genre.

Le symptôme spinal qui est de beaucoup le plus constant, c'est la *paralysie* de la partie du corps située au-dessous de la fracture. Lorsque la moelle est complètement broyée, il ne subsiste plus aucune communication entre ses deux tronçons, et partant il n'y a plus trace de mouvement volontaire ni de sensibilité, et il survient une paralysie complète de la vessie et du rectum. Le pouvoir réflexe peut être plus ou moins bien conservé. La compression de la moelle existe souvent; mais dans ces cas il y a toujours des lésions profondes de la substance médullaire, qui se trouve contusionnée, ramollie et enflammée, et ces altérations s'étendent en dehors de leur foyer primitif: c'est ce qui explique comment les réflexes, au lieu d'être exagérés, sont plus souvent diminués.

La paraplégie n'est pas toujours complète. On peut alors, par l'analyse des symptômes, arriver à reconnaître sur quelle partie de la moelle porte la compression. En général la motilité est plus compromise que la sensibilité, parce que la moelle se trouve le plus souvent comprimée à sa partie antérieure. Lorsqu'on trouve un côté plus paralysé que l'autre, il faut admettre qu'il y a déplacement latéral. Ces conclusions, qui peuvent avoir leur importance pour le traitement, sont parfaitement légitimes, en tant que la cause de la paralysie réside dans la compression de la moelle par les fragments osseux; mais comme la paralysie peut être due aussi à une extravasation sanguine considérable ou à une myélite grave, ces explications perdent un peu de leur valeur.

Les membres paralysés sont fréquemment le siège de douleurs irradiées plus ou moins vives, surtout dans les cas où la fracture se trouve au niveau de l'un des renflements cervical ou lombaire. En même temps que ces douleurs, se déclarent des accidents convulsifs qui consistent parfois en des secousses énergiques de tout le membre, mais plus habituellement en contractions fibrillaires ou en contractions de faisceaux musculaires. La contractilité électrique et la nutrition des muscles des membres paralysés se comportent absolument comme dans les autres formes de myélite par compression. Le plus souvent elles restent toutes les deux intactes pendant assez longtemps, et ce n'est qu'à la longue que les muscles maigrissent un peu par le fait de l'inaction. Ce n'est que dans les cas où la fracture occupe la région lombaire, que l'on observe une atrophie rapide avec diminution de la contractilité électrique, ainsi que Duchenne (de Boulogne) l'a signalé [1]; les troncs nerveux et les muscles atrophiés offrent alors les mêmes altérations que dans les paralysies périphériques (Erb, Ziemssen, etc.). Les mêmes phénomènes de dénutrition avec perte de la contractilité électrique peuvent apparaître dans les muscles des membres supérieurs, lorsque la fracture occupe le niveau des racines nerveuses qui concourent à former le plexus brachial.

A la paralysie des muscles volontaires peut venir s'ajouter tout le cortège des symptômes spinaux : la paralysie du rectum et de la vessie, la cystite, la pyélite, le décubitus, tous accidents qui concourent à hâter le terme fatal.

Nous devons actuellement analyser les signes propres aux fractures de chacune des portions du rachis.

1. *Fracture des deux vertèbres cervicales supérieures*. — Elle entraîne, comme conséquence ordinaire, la mort instantanée, par compression de la moelle. Celle-ci est due à ce que, quand l'arc postérieur de l'atlas est séparé d'avec l'antérieur ou qu'il y a fracture de l'apophyse odontoïde à sa base avec déchirure des ligaments, l'atlas se déplace en avant par rapport à l'axis, et vient se presser sur la moelle. Cependant cette terminaison n'est pas constante : indépendamment des cas où la mort n'est survenue qu'après plusieurs heures, on en a vu d'autres où la vie s'est prolongée plusieurs jours ou des semaines entières; on connaît même des exemples de guérison obtenue sans aucune infirmité sérieuse. Il est évident que dans ces cas heureux il n'y avait pas, dès le début, un déplacement notable des fragments. Il a pu arriver aussi alors ce qui a lieu dans la carie et le cancer, à savoir, que la moelle elle-même est restée parfaitement intacte, et que les symptômes doivent être rapportés uniquement à la lésion osseuse; aussi ces derniers présentent-ils dans ces cas une grande analogie avec ceux que nous avons étudiés dans les paragraphes précédents Il ne faut pas perdre de vue que ces cas primitivement bénins peuvent encore, après plusieurs jours, être suivis de mort subite. Il suffit d'un mouvement brusque exécuté volontairement ou subi par le malade, pour qu'un déplacement considérable se produise et que la moelle allongée soit comprimée.

L'observation suivante est un exemple de ces cas dans lesquels l'accident n'a

---

[1] Duchenne (de Boulogne), *De l'Électrisation localisée*, 3e édition.

donné lieu, pendant assez longtemps, qu'à des symptômes dont la gravité ne répondait assurément pas à celle de la lésion. La myélite qui se développa à la partie supérieure de la moelle au niveau même de la fracture, se manifesta par des symptômes paralytiques à début insidieux et amena la mort au sixième jour. Les symptômes dus à la fracture elle-même étaient très nets et consistaient dans de la gêne et de la douleur qui s'opposaient aux mouvements de la tête. A l'autopsie, on trouva un ramollissement traumatique circonscrit avec de petites hémorrhagies et un gonflement très manifeste des fibres nerveuses.

OBSERVATION. — G. R., musicien, âgé de 67 ans, entré à l'hôpital le 4 janvier 1864, mort le 10 du même mois. Dans la nuit du 31 décembre cet homme allait d'un établissement à l'autre pour y faire de la musique; il se grisa, fit une chute dans un escalier et tomba sur le front. Il put se relever presque aussitôt et retourner tout seul à la maison : seulement, à dater de cet instant il souffrit de vertige, de dyspnée, de troubles de déglutition et d'une raideur douloureuse à la nuque : en outre, la parole se modifia, devint nasillarde et balbutiée. Par moments il sentait comme un craquement à la nuque, seulement il dit déjà avoir éprouvé la même sensation antérieurement depuis une chute qu'il a faite il y a 30 ans et qui n'a du reste pas eu d'autre suite. Le malade rapporte en outre qu'il y a deux ans, il a été traité à la Charité pour un catarrhe bronchique et pour des tiraillements douloureux qui siégeaient entre les deux épaules et s'étendaient jusque dans les bras.

On constate d'abord quelques petites ecchymoses au-dessus de l'œil droit. Du côté du pharynx, on découvre une saillie anormale au niveau des vertèbres cervicales supérieures; le voile du palais est repoussé en bas par cette saillie. L'entrée du larynx et du pharynx est rétrécie, la déglutition est gênée et douloureuse, de plus il y a de la dyspnée. Les mouvements de la tête sont très limités, et le malade est obligé de prendre des précautions infinies lorsqu'il se dresse sur son séant; au moindre mouvement mal calculé, il ressent des douleurs très vives à la nuque. Lorsqu'on cherche à imprimer des mouvements à la tête, on détermine le craquement dont il a été question plus haut. Il n'y a aucune paralysie ni à la face ni aux membres.

Le 6 janvier le malade se plaint de tiraillements dans l'épaule droite et de diminution de la sensibilité et de la motilité dans le bras du même côté. Le lendemain ces symptômes se sont légèrement amendés, mais par contre le bras gauche est devenu à peu près complétement inerte et insensible.

Le 8 janvier, il y a une hémianesthésie gauche à peu près complète. A la jambe notamment, on peut enfoncer des épingles très profondément sans que le malade en ait aucunement conscience. La jambe droite est parésiée, mais elle se soulève encore un peu. La paralysie persiste toujours dans le bras gauche et la sensibilité y est fortement diminuée. A droite, les mouvements du bras sont plus libres, mais cependant ne jouissent pas de toute leur intégrité. La contractilité réflexe n'est pas exagérée : pas d'élévation de température, pouls à 64. Le malade sent toujours le même craquement lorsqu'il remue la tête.

Le 9 janvier, la paralysie gagne de plus en plus en même temps que l'intelligence commence à s'obscurcir. Dans la nuit, il y a du délire, la paralysie devient complète à gauche, augmente à droite au point que le bras droit devient également tout à fait inerte. Coma. Mort.

Autopsie pratiquée le 12 janvier. Canal vertébral.—Les sinus veineux situés en dehors de la dure-mère sont gorgés de sang ; la dure-mère elle-même est fortement distendue par une grande quantité de sérosité ; à la région cervicale supérieure, cette membrane est très hypérémiée à sa surface externe, mais non épaissie ; sa face interne est normale. La pie-mère est fortement augmentée à ce même niveau, et la moelle a une consistance très molle. En faisant une coupe à 0m,02 au-dessus du bulbe, on découvre de petites extravasations sanguines dont deux dans la corne postérieure et une autre plus volumineuse dans le cordon latéral gauche ; à partir de ce niveau, et sur une longueur de 0m,014 en remontant, la substance grise gauche est creusée d'une cavité allongée remplie d'un tissu rougeâtre ; il y en a une semblable mais plus petite et plus étroite dans la corne postérieure droite. La moelle ne présente aucune altération à la surface. Le reste de la moelle cervicale est quelque peu ramolli, offre une teinte rosée dans sa substance grise, mais en somme n'offre aucune altération bien profonde. La substance blanche de la portion dorsale a une couleur rosée et est passablement molle ; plus bas, la consistance et la coloration de l'organe sont tout à fait normales. On trouve une grande mobilité entre les deux premières vertèbres cervicales. Après avoir enlevé la dure-mère, on constate que l'apophyse odontoïde est fracturée à sa base, mais est restée en place, grâce à l'intégrité de ses ligaments. Les deux petites facettes de la fracture sont lisses avec de petits pores qui sont ceux de la substance spongieuse de l'os. Ce n'est que par cet aspect spongieux que l'on arrive à distinguer le point fracturé de l'atlas, tant il se continue nettement avec les surfaces avoisinantes. Entre les deux fragments, on ne trouve rien de spécial, ni sang épanché ni tissu de nouvelle formation.

Comme le point enflammé de la moelle est situé tout à fait en regard de la fracture, il est rationnel d'admettre qu'au moment de l'accident, il y a eu contusion de la moelle par l'axis. Il est hors de doute que la cause de la fracture a été la chute faite dans la nuit du 31 décembre, car les surfaces fracturées ne sont pas soudées et les espaces médullaires de l'os sont encore à nu.

La moelle présente à sa partie supérieure immédiatement au-dessous du croisement des pyramides les lésions de la myélite commençante. La substance ramollie contient une grande quantité de corps granuleux. Il y a de petits foyers hémorrhagiques microscopiques dans l'interstice des éléments nerveux; les fibres nerveuses offrent d'une manière très nette un gonflement du cylindre-axe, qui est trouble et granuleux. Au-dessus et au-dessous du ramollissement, la moelle reprend ses caractères normaux.

Rien de particulier dans le cerveau. Adhérences très étendues dans les poumons. Cœur volumineux et flasque. L'aorte est dilatée à son origine et recouverte d'ulcérations athéromateuses.

Gurlt a rassemblé plusieurs cas analogues très intéressants; nous reproduisons ici l'un des plus remarquables qui est dû à Spangenberg (*Med. Vereins-Zeit.* 1843, p. 29).

En 1839, un sous-officier fit une chute de cheval; sa tête porta de côté sur un sol peu dur; il se remit en selle, fit encore près de 4 kilom. et, au moment de mettre pied à terre dans un village, il ressentit un brusque craquement dans la nuque et s'affaissa sans connaissance. Lorsqu'au bout de quelques minutes, il revint à lui, il lui fut impossible de lever la tête, et il n'y parvint qu'en s'aidant de ses mains; et de même étant debout, il était toujours obligé de la soutenir de la même façon. On le mit en voiture pour le conduire à l'hôpital, mais il ne put supporter les cahots, et on fut obligé de le porter pendant une partie du chemin. Voici ce que l'on constate à son entrée : sur le pariétal gauche, bosse sanguine de la largeur d'un écu; au haut de la nuque, gonflement notable qui se prolonge des deux côtés du cou et est plus prononcé à droite; au centre de cette tuméfaction, en un point qui correspond à l'axis, il existe une saillie dure et mobile qui ressemble tout à fait à l'épine de la proéminente. Lorsque l'on presse sur cette saillie ou que le malade se dresse sur son séant, et surtout lorsqu'il tourne la tête de côté, même très légèrement, il éprouve de violentes douleurs et perçoit souvent le craquement dont il a déjà été fait mention. Il est dans une angoisse continuelle et répète qu'il a grand'peur de s'être cassé la nuque. Lorsque la tête est droite et non appuyée, elle retombe en avant au bout de quelques minutes jusqu'à rencontre du menton avec le sternum. Il est impossible de sentir de crépitation, et il n'existe aucun signe qui indique une lésion de la moelle. On fait coucher le malade sur le dos et on ordonne le plus grand repos. Au bout de dix jours, les accidents inflammatoires avaient presque disparu, seulement le sommeil ne voulait pas revenir. Le gonflement qui occupait la nuque et les deux côtés du cou s'était en grande partie dissipé, mais la petite saillie dure persistait comme par le passé. Au bout de deux mois, le malade put quitter son lit sans aide, seulement il était toujours obligé de soutenir sa tête. On lui fit un appareil avec lequel il put se promener, quoique le craquement de la nuque persistât toujours. Six mois après, les douleurs du cou se firent de nouveau sentir; la déglutition, surtout celle des solides, devint difficile, le malade éprouva une grande lassitude dans les membres et perdit l'appétit et le sommeil. Il lui fut impossible de supporter son appareil et on observa tous les symptômes d'une inflammation chronique de la colonne cervicale. Grâce à un traitement approprié, on obtint, au bout de 7 mois, une grande amélioration, et le malade put reprendre ses promenades, la tête soutenue par un appareil à ressorts d'acier. Il resta dans cet état pendant 18 mois, au bout desquels les accidents reparurent. Au-dessus de la clavicule droite, il s'était formé un abcès qui donna issue à un pus séreux; il survint de la fièvre hectique et de l'anasarque et, 27 mois après sa chute, le malade succomba sans avoir présenté le moindre symptôme d'une irritation de la moelle.

A l'*autopsie*, on trouva les apophyses transverses des 3e et 4e cervicales cariées et le corps de toutes les vertèbres cervicales malade. L'arc postérieur de l'atlas était fracturé des deux côtés, immédiatement en arrière des apophyses articulaires; il était carié et en grande partie résorbé. De même le corps, les apophyses transverses et l'apophyse odontoïde de l'axis étaient fracturés. La moelle était normale.

Enfin il est des cas qui se terminent non pas par la mort, mais par la guérison plus ou moins complète : le sujet meurt d'une maladie quelconque qui n'a rien de commun avec la fracture et ce n'est que par hasard qu'on découvre sur le cadavre les traces du traumatisme. C'est ce qui est arrivé pour une fracture de l'atlas et de l'apophyse odontoïde avec luxation de l'articulation occipito-atloïdienne [1].

Un homme de 32 ans tombe d'une voiture de foin sur la nuque, perd connaissance, revient à lui au bout de quelques instants et fait à pied tout près d'un kilomètre. Il va consulter un chirurgien qui lui pratique une saignée et lui prescrit un purgatif. Trois jours après il peut reprendre

[1] *Notizen*, de Froriep, 1837, n° 18.

ses occupations et ne garde qu'une légère raideur à la nuque et un petit gonflement au niveau de la 2ᵉ cervicale. Plusieurs mois après, il éprouve de la douleur pendant la déglutition, sa voix s'altère et on constate une tumeur à la face postérieure du pharynx à la hauteur de l'axis. Des sangsues et des exutoires appliqués sur la nuque restent sans effet. Le malade demeure dans le même état et, un an plus tard, il meurt d'une pleurésie. A l'autopsie, on trouve l'atlas fracturé en deux endroits et les fragments réunis par des cals osseux.

Gurlt a rassemblé dans son Traité que nous avons déjà souvent cité, 7 cas analogues desquels on peut rapprocher celui de Ph. Beraud [1]. Cette lésion grave datait probablement de fort longtemps, elle fut trouvée accidentellement chez une femme de 40 ans, morte de dysenterie. — Enfin G. Hutchinson [2] rapporte un cas qui ne fut suivi de mort que deux ans après.

Le diagnostic de ces fractures est souvent très difficile, parfois même impossible. Les signes les plus caractéristiques sont les mêmes que ceux des autres affections vertébrales et se retrouvent bien tranchés dans les différentes observations que nous venons de relater. Nous ne ferons que rappeler les principaux : 1) *la douleur à la nuque* limitée d'une manière plus ou moins précise à une vertèbre déterminée ; 2)la *gêne* et la *douleur lors des mouvements* : la nuque est raide et immobile ; elle ne peut exécuter aucun mouvement de rotation lorsque l'apophyse odontoïde est fracturée ; le malade ne peut, étant debout, laisser aller sa tête sans la maintenir ; il la soutient pendant qu'il se dresse ou qu'il se recouche ; 3) le *déplacement* et la *déformation*, lesquels sont appréciables du côté de la nuque ou du pharynx ; 4) les *symptômes spinaux* : ceux-ci parfois bénins et se bornant à un peu de gêne de la déglutition ou de la respiration, d'autres fois bien plus graves et consistant en paralysie de la langue, du voile du palais, et en manifestations paralytiques très variables aux membres thoraciques et abdominaux avec conservation du pouvoir réflexe ; 5) la *dépression* ou l'*élévation de la température* sont des symptômes fréquents, mais non constants, dont l'origine et la signification ont été suffisamment étudiées page 114 et suivantes.

La *marche* et le *pronostic* découlent de ce qui précède. Le plus souvent la fracture des deux premières cervicales occasionne la mort soit instantanément, soit dans l'espace d'une heure. Lorsque le déplacement est nul ou insignifiant, le sujet peut survivre à l'accident, mais succomber au bout de quelques jours par le fait d'une myélite, ou au bout de plusieurs mois et même de quelques années, par suite d'une affection chronique de la colonne vertébrale. Enfin il peut arriver que la vie ne soit nullement compromise, que la fracture se guérisse petit à petit et que le sujet vive encore des années. Mais en dépit de ces cas heureux, il n'en est pas moins constant que 98 pour 100 des fractures des deux premières cervicales se terminent par la mort.

2. *Fracture des vertèbres cervicales inférieures* [3]. Les 3ᵉ, 4ᵉ et 5ᵉ vertèbres cervicales sont celles qui se fracturent le plus volontiers : lorsque dans ces cas la moelle est atteinte, elle l'est au niveau de l'origine des nerfs phréniques ; aussi quand la lésion médullaire est profonde, elle peut amener une mort rapide, voire même instantanée par arrêt de la respiration. Mais ici il peut arriver que les lésions spinales soient insignifiantes et qu'il n'y ait aucun danger de mort. Il existe dans la littérature médicale certaines observations dans lesquelles ces fractures, après n'avoir donné lieu au début à aucun phénomène alarmant, ont, à la suite d'un mouvement du malade, causé la mort subite par asphyxie : il est probable

[1] Ph. Beraud, *Cas de Fracture ancienne de l'apophyse odontoïde avec soudure complète de son sommet à l'occiput et luxation partielle de l'atlas en avant* (Arch. gén., 1863, II, p. 100).
[2] G. Hutchinson, *Case of Fracture of the odontoïd process with peculiar symptoms.* London, *Hosp. Reports,* 1868, p. 210.
[3] Moritz, *Die Brüche der Wirbelsäule im Bereiche der unteren Halswirbel.* (Petersb. med. Zeitsch.), 1867.

qu'il a dû se faire dans ces cas un déplacement brusque des fragments avec compression simultanée des deux nerfs phréniques. Dans certains de ces cas c'est le
malade lui-même qui détermine l'explosion des accidents en faisant un mouvement
brusque ; dans d'autres, c'est une personne étrangère qui est cause occasionnelle
de la mort : une fois c'est un barbier qui, en rasant un client lui tourne la tête
de côté, une autre fois c'est une fille qui veut embrasser son père, etc.

Le cas suivant, rapporté par Dupuytren, nous semble très intéressant :

Un ouvrier, âgé de 28 ans, entra à l'Hôtel-Dieu en 1825 avec une paralysie de la vessie et des
membres, occasionnée par une chute sur la nuque. La paralysie était plus prononcée à gauche
qu'à droite, et dans les extrémités inférieures que dans les supérieures. Après deux mois et demi
d'un traitement ayant consisté en repos, saignées, ventouses et sangsues, le malade entra en convalescence et quitta l'hôpital, ne souffrant plus que d'une légère faiblesse de la cuisse droite.
Malgré les recommandations qui lui furent faites, il parcourut à pied une longue distance et fut
repris de sa paralysie : il s'affaissa et fut obligé de passer la nuit à la belle étoile. Le lendemain,
on le rapporta à l'hôpital plus paralysé que jamais : les membres abdominaux n'avaient plus ni
force ni sensibilité, et les supérieurs étaient dans le même état. Il y avait dans le bas de la nuque
une vive douleur qui s'étendait jusque dans l'épaule gauche. La vessie et le rectum étaient paralysés. Le malade succomba au 34e jour par le fait d'eschares.

A l'autopsie, on trouva le corps de la 4e vertèbre cervicale fracturé à sa partie inférieure ; en
même temps il y avait fracture des apophyses articulaire et transverse gauches de la 5e cervicale, ce qui avait permis à la 4e de glisser en avant et de comprimer la moelle. A ce niveau, cette
dernière présentait un sillon circulaire et nettement limité, analogue à celui de l'intestin dans les
hernies étranglées. En pratiquant une section longitudinale, on trouva qu'en ce point la moelle
était convertie en une masse brunâtre ayant la consistance du tissu fibreux : cette transformation
était particulièrement accusée sur une tache étroite, allongée, ayant environ une ligne d'épaisseur : en ce point, les méninges étaient plus adhérentes et plus fermes que partout ailleurs. —
On admit que cette singulière altération datait de l'accident initial et qu'elle constituait une véritable cicatrice de la moelle.

Les fractures qui siègent au-dessous de la 4e vertèbre cervicale se font dans le
domaine du plexus brachial, lequel s'étend de la 5e cervicale à la 3e dorsale. On
s'attend dès lors à trouver dans ces cas des manifestations du côté des membres
supérieurs. Or, en consultant les auteurs, nous voyons que dans le quart des observations à peine il y a eu, dès le début, de la paralysie brachiale, le plus souvent la
paralysie complète ne remonte d'abord pas plus haut que le milieu de la poitrine ;
il est tout à fait exceptionnel qu'elle aille, dès le principe, jusqu'aux épaules et aux
clavicules, et parfois elle s'arrête déjà à l'ombilic. Mais en général la paralysie va
progressant et le jour même ou le lendemain elle commence à se montrer avec
plus ou moins d'intensité dans l'un des deux bras. Elle est rarement totale ; ordinairement elle intéresse la motilité seule, très rarement la sensibilité seule, et il
est rare aussi qu'elle envahisse tout le membre : c'est ainsi qu'elle peut occuper
l'avant-bras et la main et respecter l'épaule et le bras ou vice versa ; quelquefois
même les extenseurs de l'avant-bras sont seuls atteints. Cette localisation restreinte
indique que la lésion spinale est très limitée ou qu'il s'agit simplement d'un épanchement de sang autour des troncs nerveux à leur origine. Très souvent ces
paralysies partielles s'accompagnent, dans certains groupes musculaires, de
convulsions toniques ou cloniques qui peuvent devenir extrêmement violentes.
Habituellement on observe aussi dans ces cas une paralysie plus ou moins complète des muscles thoraciques, de sorte que la respiration ne se fait plus que par le
diaphragme seul ou aidé des muscles cervicaux. Les mouvements expiratoires
sont incomplets et pénibles ; il en est de même de la toux et de l'éternument.
Parfois la parole et la déglutition sont gênées.

Les signes locaux consistent d'abord dans une *déformation* qui est sensible, soit
à la nuque où on trouve une apophyse épineuse tantôt saillante, tantôt enfoncée,
tantôt repoussée latéralement, soit au pharynx, lequel présente une saillie anormale. Lorsqu'on comprime la partie lésée ou lorsqu'on lui imprime un mouvement,

on détermine une vive douleur ; la mobilité des fragments n'est pas très étendue, comme il est dit dans beaucoup de traités didactiques ; elle est au contraire très restreinte par suite de la contracture musculaire. La tête peut conserver sa position normale et la pleine liberté de ses mouvements ; d'autres fois elle est immobilisée avec la face dirigée en avant ou de côté ; le cou peut avoir diminué de longueur. La crépitation n'est perçue que très exceptionnellement.

On a quelquefois occasion d'observer dans ces cas des *phénomènes vaso-moteurs* tels que de la rougeur de la face avec pâleur du tronc, ou bien inversement de la rougeur du tronc et des membres avec pâleur de la face. On a noté aussi dans certains points une abondante sécrétion de sueur. C'est également à la suite de fractures de la colonne cervicale qu'on a noté ces élévations de température qui ont été le point de départ des recherches relatives à l'action du système nerveux comme organe régulateur de la chaleur du corps. A la période ultime, il se manifeste des symptômes cérébraux, tels que délire, coma.

3. Lorsqu'il y a *fracture de l'une des dix dernières vertèbres dorsales*, la moelle se trouve lésée au-dessous du lieu d'origine du plexus brachial. Jamais dans ces cas on n'observe ni excitation ni paralysie dans les membres supérieurs, à moins que ces symptômes ne soient engendrés ultérieurement par une myélite à marche ascendante. La *paralysie porte sur les membres inférieurs* et s'étend jusqu'à la region inguinale ; parfois elle comprend les muscles abdominaux : il peut aussi y avoir paralysie de la vessie et du rectum. Le degré de la paralysie n'est pas toujours le même et l'un des membres peut être plus fortement atteint que l'autre, comme on se l'explique très bien. Les exemples de ces fractures sont relativement nombreux ; nous nous contenterons de donner le suivant.

OBSERVATION. — *Chute sur le dos d'une hauteur de 16 mètres. — Paraplégie. — Paralysie des sphincters. — Hyperesthésie et anesthésie. — Décubitus. — Frissons. — Pleurésie à droite. — Mort au 35e jour. — Fracture du rachis en deux endroits. — Ramollissement jaune. — Cystite. — Phlébite du plexus vésical. — Pneumonie métastatique.*

F.., peintre en bâtiments, âgé de 26 ans, entré à l'hôpital le 18 octobre 1862, avait fait le même jour une chute de 16 mètres de haut dans laquelle le côté droit du tronc avait porté sur une poutre. Il ne peut donner le moindre détail sur sa chute, quoiqu'il assure ne pas avoir perdu connaissance un seul instant.

19 octobre. *État actuel.* Le sujet est bien constitué et vigoureux, il a sa pleine connaissance ; il est couché sur le dos et incapable de se dresser sur son séant ni de se retourner. La température cutanée est de 39°,6 le pouls à 104. En couchant le malade sur le côté, on sent sur la colonne vertébrale au niveau de l'angle inférieur de l'omoplate une saillie dirigée en arrière; en outre, l'apophyse épineuse de la 7e ou de la 8e dorsale est légèrement déviée à gauche. Cet examen n'est pas extrêmement douloureux; il n'existe ni crépitation ni mobilité exagérée.

Le malade se plaint surtout de vives douleurs dans tout le tronc, douleurs qui prennent une nouvelle acuité au moindre mouvement ou dès qu'il parle; le contact, même celui du bois de lit ou de la couverture, les exaspère; elles sont particulièrement vives au côté interne des cuisses et dans le dos. Il indique en outre du gonflement du ventre et des jambes, qui sont paralysées et anesthésiées.

La face est anxieuse, mais elle n'offre aucune trace de paralysie, pas plus que les bras. La respiration est assez fréquente, superficielle, costale et abdominale sans aucun concours de la part des muscles cervicaux. Abdomen légèrement ballonné, mais souple. Borborygmes incessants. Le malade ne ressent aucune envie ni d'uriner ni d'aller à la selle.

La motilité et la sensibilité sont intactes dans la partie supérieure du corps jusqu'au niveau de la lésion vertébrale. Par contre, sur la paroi abdominale le moindre attouchement et la moindre piqûre sont extrêmement sensibles. La sensibilité des parties génitales est diminuée. La sonde pénètre dans la vessie sans difficulté et sans douleur. Aux lombes et dans le dos, à partir de la 8e vertèbre dorsale, il existe à gauche et à droite une vive hyperesthésie ; de même à la face interne des cuisses ; de là elle va en diminuant à mesure que l'on descend et finit par faire place à l'anesthésie. A la face antérieure des cuisses, la sensibilité n'est que peu altérée ; par contre, à la face postérieure elle est très affaiblie. Au-dessous des genoux les plus fortes pressions, les piqûres les plus profondes ne sont plus perçues ; toutefois à la partie antérieure de la jambe gauche jusqu'aux malléoles il persiste un léger vestige de sensibilité. La paraplégie est complète. Les excitations cutanées ne provoquent pas le moindre mouvement réflexe. Si après avoir soulevé les jambes on les abandonne à leur propre poids, elles retombent comme une masse. Il n'y a aucune espèce de contracture. La température des extrémités inférieures est sensiblement la même que celle du reste du corps.

20 octobre. M. Temp. 37°,6. Pouls 72. Le sommeil est impossible à cause des douleurs dorsales ; cependant il y a plus de calme. La respiration est tout à fait égale et le malade ne souffre pas de dyspnée. L'hyperesthésie est moindre qu'hier à la paroi abdominale, mais subsiste toujours. Les piqûres assez fortes sont actuellement perçues dans la jambe droite ; à gauche la sensibilité est à peu près normale en avant ; en arrière elle est fortement diminuée au-dessus du genou et totalement abolie au-dessous. La paralysie est toujours la même. Un lavement qui a été administré a été en partie rendu involontairement. On est obligé de sonder le malade et on retire une urine acide, claire, sans albumine. Soir : temp. 38°,2. Pouls 80.

21 octobre. M. : temp. 37°,4. Pouls 72. Les joues sont fortement colorées. Le front et le corps sont en moiteur. L'hyperesthésie a un peu diminué ; pour le reste il n'y a aucun changement. Soir : temp. 38°. Pouls 80.

22 octobre. Temp. 37°,3. Pouls 82. Le malade se plaint fort de tiraillements douloureux qui se produisent par moments dans le dos et dans les jambes et qui l'empêchent de dormir. L'hyperesthésie subsiste toujours. Décubitus. La région vésicale est insensible à la pression. L'urine est un peu louche et trouble.

24 octobre. Temp. 37°,5. Pouls 80. L'hyperesthésie a à peu près disparu à la paroi abdominale ; elle existe encore à un léger degré sur les membres abdominaux. Le ventre est un peu ballonné et rend un son tympanique. Constipation : on n'obtient de selles qu'à force de lavements et de purgatifs. L'urine est alcaline et louche au sortir de la vessie : elle sort par regorgement. La paralysie n'a pas varié. Soir : temp. 39°,3.

25 octobre.	Mat.	Temp.,	38°,5	Pouls,	112
	Soir.	—	39°,4	—	120
26 octobre.	Mat.	—	38°,5	—	114
	Soir.	—	38°,6	—	116
27 octobre.	Mat.	—	38°,4	—	108
	Soir.	—	38°,3	—	108

Grâce à des injections répétées d'eau tiède, le catarrhe vésical s'est un peu amendé.

29 octobre. Matin : temp. 38. Pouls 84. Le malade est couché sur le dos. La gibbosité dorsale s'est accentuée et forme actuellement un angle assez aigu ; elle n'est pas douloureuse et ne présente aucune mobilité anormale. Le décubitus au sacrum n'a pas gagné en profondeur, mais s'est élargi. L'intelligence est nette ; le malade se plaint de ballonnement, d'une sensation de constriction dans le ventre, et d'une paralysie complète de la motilité et de la sensibilité dans les jambes. Il n'y a plus de douleurs spontanées ni de sueur. Pas de dyspnée, les poumons sont libres, le pouls régulier, la langue nette, l'appétit bon. Après avoir pris de l'huile de ricin le malade a des selles involontaires. L'urine s'écoule spontanément à de petits intervalles ; elle est louche, alcaline, contient du mucus et du pus et dégage une odeur désagréable.

Au dos et aux aines la sensibilité est normale, mais elle est obtuse aux parties génitales. Dans le quart supérieur de la face interne des cuisses il subsiste encore un certain degré d'hyperesthésie ; à la face antérieure, à droite comme à gauche, la sensibilité est à peu près normale, tandis qu'à la face postérieure et au-dessous du genou elle est notablement diminuée. Dans le tiers inférieur de la jambe, surtout à la partie postérieure, l'anesthésie est complète. La température des membres inférieurs est essentiellement la même que celle du reste du corps. Les membres abdominaux sont complètement inertes, et on peut leur imprimer toute espèce de mouvements, vu qu'il n'existe aucune contracture. La contractilité réflexe n'est pas augmentée. Soir : temp. 39°,1. Pouls 120.

17 novembre. Pouls 136. Au-dessous et en dehors du mamelon droit on entend un bruit de frottement, et il y a de la matité jusqu'à la 3° côte. Les espaces intercostaux ne sont que peu sensibles à la pression. La motilité et la sensibilité sont toujours dans le même état. A l'endroit du décubitus il s'est formé un abcès qui a fusé vers la région anale au-dessous des muscles fessiers.

19 novembre. Les deux jambes, particulièrement la droite, sont fortement œdématiées. Il existe de violentes douleurs spontanées immédiatement au-dessus de l'anneau crural droit, et ce point est douloureux à la pression. Frisson dans l'après-midi.

20 novembre. Violents frissons dans la soirée, se répétant le 21 et le 22. Le décubitus est recouvert d'une couche grisâtre qui se détache par lambeaux. Le catarrhe vésical est très intense et l'épanchement est allé en augmentant dans la plèvre droite. Collapsus. Pouls à 168.

Mort le 22 novembre dans l'après-midi.

Autopsie pratiquée le 23 novembre. Il existe une forte hypérémie à la face interne des lames vertébrales : celles des 8e et 9e vertèbres dorsales présentent une fissure qui se continue sur les apophyses épineuses, mais ne s'étend pas jusqu'à leur bord supérieur. En certains points cette fissure mesure deux millimètres de largeur et elle est comblée par une substance noirâtre. A la face antérieure du canal vertébral on constate deux fortes saillies qui correspondent l'une à la 8e et l'autre à la 12e dorsale. Après avoir enlevé les parties molles on découvre qu'en ces deux points les lames vertébrales sont fracassées : les fragments font saillie dans l'intérieur du canal vertébral et à la 12e dorsale le fragment qui proémine ainsi est même mobile.

Au niveau de la partie inférieure de la moelle allongée, la dure-mère est très adhérente et présente sur sa face interne un dépôt ardoisé qui est particulièrement prononcé en arrière. Cette exsudation se continue jusque sur la queue de cheval, mais n'est pas partout aussi accusée. Vers le haut, il existe sur la dure-mère des taches ardoisées, plus étendues en avant qu'en arrière. La pie-mère présente à la partie postérieure de son bout inférieur une forte congestion avec un léger rétrécissement et un certain trouble. Quant à la moelle, elle est très molle dans toute son étendue, mais plus particulièrement vers le bas. On l'endommage beaucoup pendant qu'on ouvre le canal vertébral ; cependant il est encore possible de reconnaître que l'extrémité inférieure de la moelle lombaire est transformée en une masse ramollie et grisâtre. Au-dessus des fractures la moelle est pâle, mais n'offre à part cela rien de particulier.

4. *Les fractures des vertèbres lombaires* comptent, grâce à la solidité de ces os, parmi les lésions vertébrales les plus rares. Elles peuvent ne s'accompagner d'aucun déplacement et partant d'aucune paralysie. Il faut du reste un déplacement déjà considérable et un grand rétrécissement du canal vertébral avant que la moelle lombaire ou la queue de cheval ne soient comprimées et entravées dans leur fonctionnement. La première vertèbre lombaire est avec la 12e dorsale celle qui se fracture le plus souvent, et la cause habituelle de cette fracture est, soit une compression de la colonne vertébrale, soit un chute sur les pieds. Les symptômes sont les mêmes que ceux que l'on observe pour les autres affections de ces mêmes vertèbres. Il se manifeste des *douleurs* qui s'irradient dans les membres inférieurs, le long des branches des nerfs crural et sciatique. La *paralysie* est souvent plus marquée d'un côté que de l'autre ; elle porte sinon exclusivement du moins principalement sur les muscles des jambes et ceux de la région postérieure des cuisses. L'anesthésie affecte une distribution analogue : les jambes et la partie postérieure des cuisses et des fesses sont presque totalement insensibles. La compression des nerfs de la queue de cheval se manifeste par des *fourmillements* qui sont les mêmes que ceux qu'on éprouve lorsqu'un membre s'engourdit ; ils sont surtout accentués aux jambes, souvent pénibles et même douloureux. A la partie antérieure des cuisses jusqu'aux genoux la *sensibilité* est peu diminuée, et même souvent on y constate une vive hyperesthésie, au point que les malades poussent des cris au moindre attouchement. La paralysie des membres inférieurs rappelle tout à fait les paralysies d'origine périphérique : la contractilité réflexe est abolie ou réduite à presque rien ; dans les muscles paralysés la dénutrition et la perte de la contractilité marchent rapidement; à l'autopsie on trouve ces muscles fortement atrophiés, pâles, graisseux et renfermant cette prolifération nucléaire qu'Erb a décrite pour les paralysies d'origine périphérique ; il se produit des contractions fibrillaires. Les troncs nerveux subissent également la dégénérescence graisseuse. La vessie et le rectum sont en général paralysés, leurs sphincters sont insensibles ; mais parfois au lieu d'anesthésie on constate de l'hyperesthésie avec du ténesme très douloureux et de la rétention d'urine.

Ces fractures sont assez fréquentes. Nous allons cependant en citer un exemple.

Fracture de la dernière vertèbre dorsale et de la première lombaire. Paraplégie. Mort au bout de cinq mois. — F. R..., maçon, âgé de 32 ans, entré à l'hôpital de Königsberg le 15 novembre 1869, mort le 19 décembre de la même année. Cet homme, né de parents sains, s'est toujours lui-même bien porté. Il y a dix-huit mois, il était occupé à démolir un vieux bâtiment, lorsqu'un pan de mur de 6 mètres de long et de 4 mètres de haut s'écroula sur lui : il avait vu le danger et avait voulu se sauver, malheureusement il avait fait un faux pas, était tombé et avait été recouvert de décombres sur tout le corps, sauf sur la tête qui était restée libre. Il n'avait pas perdu connaissance et était resté cinq minutes environ avant d'être débarrassé. On fut obligé de le porter chez lui, car il ne pouvait pas marcher; la tête et les membres supérieurs seuls étaient libres, tandis que la portion inférieure du tronc était tout à fa t inerte. De violentes douleurs se manifestèrent presque aussitôt et pendant huit jours le malade eut une forte fièvre : les premiers jours, on fut obligé de le sonder et il n'allait à la selle qu'avec des lavements. Au bout de huit jours, il se manifesta de l'incontinence d'urine : cette dernière s'écoulait goutte à goutte, et à plusieurs reprises on fut obligé de pratiquer le cathétérisme et de presser sur la région hypogastrique pour débarrasser la vessie de son trop plein; depuis ce moment, il y a des selles involontaires. Par moments, il se produit dans les extrémités inférieures des convulsions douloureuses et des fourmillements dans les jambes. Les douleurs n'ont été violentes que dans les premiers jours. Dès le principe, la sensibilité a été presque complétement abolie dans les fesses, la face postérieure des cuisses, dans les jambes et les pieds; elle était mieux conservée à la partie antérieure des cuisses. Le malade pouvait à peine remuer un peu les genoux. Jamais il n'y a eu de douleurs dorso-lombaires, jamais non plus de sensation de constriction autour du corps. La paralysie ne s'est pas notablement modifiée depuis le premier jour jusqu'aujourd'hui.

19 novembre 1869. *État actuel.* Le malade est bien constitué, les muscles des bras sont encore assez volumineux, bien qu'au dire du malade ils aient considérablement maigri. Le pannicule graisseux n'est pas très abondant; la face est pâle; la température est légèrement au-dessus de la normale. Le malade ne quitte pas le lit, il est presque toujours couché sur le dos, mais il peut se mettre sur le côté et garder assez longtemps cette position. Il se plaint d'être paralysé des jambes, d'être gêné pour uriner et pour aller à la selle et d'éprouver des tiraillements douloureux dans les aines chaque fois qu'il cherche à uriner. Il mange et dort bien. La face et les membres supérieurs sont complétement libres; les muscles du thorax et de l'abdomen se contractent bien. Les jambes sont légèrement œdémaciées; il y a un commencement de décubitus aux deux hanches; le pied gauche est dans l'adduction, et toute la jambe correspondante est en rotation interne. Les seuls mouvements que le malade puisse exécuter sont de légères rotations de la cuisse en dedans et en dehors, un peu d'adduction et une faible flexion du genou; il ne parvient absolument pas à remuer les pieds. On fait faire facilement presque tous les mouvements aux deux jambes; cependant les genoux ne peuvent pas être complétement fléchis, par suite d'une forte résistance de la part du triceps crural. On peut faire exécuter à la hanche des mouvements dans tous les sens. Par moments, il se produit des convulsions musculaires spontanées, mais qui ne sont ni très fortes ni très douloureuses. — La sensibilité est très diminuée dans les pieds; cependant de fortes piqûres y sont encore perçues. Il y a aussi une notable hyperesthésie aux jambes. La limite de l'anesthésie est assez nettement tracée par une ligne qui passerait à un centimètre et demi au-dessus de la rotule : à partir de cette ligne jusqu'aux pieds, le malade ressent également des fourmillements, mais il n'y a pas de douleurs dans cette région. La sensibilité électro-cutanée est considérablement amoindrie : des courants qui ne peuvent pas être supportés par les assistants ne déterminent dans les pieds qu'une légère cuisson; à la jambe, la sensibilité est un peu meilleure, et au-dessus de la ligne indiquée, elle est très vive. A la partie postérieure des cuisses (domaine du sciatique), l'anesthésie, sans être aussi considérable que dans les jambes, est pourtant plus prononcée qu'à la partie antérieure (domaine du nerf crural). En ce qui concerne la contractilité électro-musculaire, les courants induits les plus forts ne déterminent absolument aucune espèce de contraction dans les jambes, tandis qu'avec des courants moins forts, on provoque des contractions très énergiques dans les muscles de la face antéro-interne des cuisses, lesquels sont bien nourris et vigoureux; ceux de la face postérieure (biceps, semi-tendineux, etc.) sont notablement amaigris, flasques, et ne se contractent nullement sous l'influence des plus forts courants; du côté gauche, la motilité et la sensibilité sont un peu mieux conservées qu'à droite. On constate une déformation de la colonne vertébrale au niveau de la 1re vertèbre lombaire, dont l'apophyse épineuse, proéminant en arrière et à droite, forme une saillie arrondie du volume d'une grosse noix. A la partie inférieure du sacrum se trouve une ulcération anfractueuse assez profonde de la largeur de la main. L'urine s'écoule goutte à goutte sans que le malade soit capable de la retenir; de temps à autre, il y a pendant deux jours de la rétention d'urine. Lorsque le malade fait de grands efforts, il parvient à expulser quelques gouttes d'urine. Cette dernière est trouble, nauséabonde, fortement alcaline, et laisse déposer une grande abondance de pus et de phosphates. Les selles sont également involontaires. Actuellement, il a de la diarrhée.

Traitement : Iodure de potassium et courant continu.

20 novembre. A 1 heure de l'après-midi, temp.: 40°, pouls 120, resp. 24; à midi, léger frisson; il y en a eu déjà un la veille à la même heure. L'urine est très trouble, fortement alcaline. On prescrit des irrigations de la vessie de trois en trois heures.

		Temp.	Pouls	Resp.
21 nov.	Mat.	37°,6	100	28
	Soir.	39°,0	116	28
30 nov.	Mat.	39°,6	108	32
	Soir.	40°,4	116	30

Le malade se plaint de chaleur, de mal de tête et de tiraillements douloureux répétés dans les jambes. Le sommeil est agité, l'appétit mauvais ; cette nuit, il y a eu des vomissements. L'amaigrissement et l'affaiblissement vont en augmentant. Décubitus pultacé d'un mauvais aspect, gagnant en surface et en profondeur. Urine abondante, fétide, fortement alcaline. A la face postérieure des deux cuisses, la peau est brûlante et rouge ; la rougeur disparaît sous la pression du doigt.

12 déc.	Mat. Temp.,	38°,9	Pouls,	120	Resp.,	24	
	Soir. —	40°,0	—	120	—	28	

Le malade a peu dormi la nuit dernière, il a déliré, et vers le matin il était en sueur. Il se trouve assez bien, mais est très affaissé. Anorexie, soif vive. Les jambes présentent des taches rouges, irrégulières à leur face postérieure. Le pouls est très petit. La paralysie et le décubitus sont toujours dans le même état. Selles et urine sont rendues sans que le malade en ait conscience.

18 déc.	Mat. Temp.,	37°,4	Pouls,	104	Resp.,	24	
	Soir. —	39°,0	—	96	—	16	

Collapsus très intense. Hoquet depuis hier. Le pouls est à peine perceptible aux radiales. Respiration irrégulière.

Mort le 19 décembre.

Autopsie. La portion gauche de la 12e vertèbre dorsale présente une mobilité manifeste. L'apophyse épineuse est fortement portée vers la droite, de sorte qu'entre elle et celle de la 1re lombaire il existe une profonde anfractuosité. La lame gauche de la 12e dorsale est brisée net à son point de réunion avec le corps, et l'on trouve également un fragment qui s'est détaché de l'arc de la 1re lombaire. Le corps de cette dernière est dénudé de son périoste et offre latéralement une perte de substance de la grosseur d'un pois. En aucun de ces points il n'y a même l'ébauche d'un cal. La dure-mère est déchirée en regard de la fracture, mais les bords de la déchirure ne sont ni épaissis ni modifiés d'aucune façon. Le commencement de la queue de cheval et le bout inférieur de la moelle, au niveau de la 12e vertèbre dorsale sont fortement comprimés ; en ce point on trouve sur la pie-mère une infiltration jaunâtre purulente, très nettement limitée et mesurant environ un centimètre de longueur. Au-dessus, jusqu'à l'extrémité supérieure du renflement lombaire, cette méninge offre une infiltration séreuse. Toute la partie supérieure de la moelle, y compris l'extrémité supérieure du renflement lombaire, est ferme et normale ; la partie inférieure de ce même renflement est, au contraire, aplatie et très ramollie. Les racines antérieures, qui tirent leur origine du renflement lombaire sont grêles, gris rougeâtres, translucides ; les autres cordons nerveux de la queue de cheval n'offrent aucune altération.

On fait des sections transversales dans le renflement lombaire : à la partie supérieure, la substance médullaire est molle et bombe au-dessus du plan de section ; les cornes postérieures surtout n'ont ni leur teinte ni leurs contours bien précis : à la partie moyenne, la moitié latérale droite paraît notablement aplatie, la corne postérieure gauche est ramollie, jaunâtre, mal limitée, et il en est de même de la substance blanche qui l'avoisine : à la partie inférieure, immédiatement au-dessus de la queue de cheval, la substance médullaire est complètement ramollie et transformée en une bouillie jaune rougeâtre, et c'est en vain qu'on chercherait à y reconnaître les contours de la substance grise et de la substance blanche. Rien de particulier dans le reste de la moelle, de même que dans le crâne et le cerveau. Les membres inférieurs sont fortement amaigris, et leurs muscles sont flasques. L'uretère droit est dilaté et à la grosseur d'un doigt, ses parois sont épaissies et il renferme une grande quantité d'un liquide trouble jaunâtre, sanieux. L'uretère gauche est également dilaté. La paroi vésicale présente en certains points jusqu'à 0m,01 d'épaisseur ; la muqueuse est inégale, anfractueuse, recouverte de petites incrustations dures et brunâtres. Les bassinets sont considérablement dilatés et distendus par une bouillie sanieuse. Les reins sont volumineux ; à travers la capsule, on distingue de nombreux petits points blanchâtres, entourés chacun d'une auréole de forte hyperémie. Sur une section, on voit que la muqueuse du bassinet est injectée, cotonneuse, et en partie infiltrée d'une matière jaunâtre ; la substance médullaire du rein renferme de nombreux petits foyers purulents qui sont la plupart réunis par groupes.

Le microscope décèle dans la substance ramollie de la moelle de nombreux corps granuleux, des globules de pus et des débris nerveux en dégénérescence graisseuse. On trouve, en outre, une dégénération ascendante de la portion interne des cordons postérieurs.

Diagnostic. Le diagnostic des fractures des vertèbres est d'une très grande importance pour le pronostic et le traitement, aussi exige-t-il une extrême précision. On ne peut guère confondre les fractures qu'avec d'autres lésions traumatiques des vertèbres, il n'est pas possible de les confondre avec la carie, par exemple. Le diagnostic est en général facile lorsqu'il existe une déformation manifeste : il est vrai qu'on peut dans certain cas se demander si celle-ci est bien le

fait du traumatisme et si elle n'existait pas déjà antérieurement; mais les ana-
mnéstiques et les symptômes concomitants permettront de résoudre facilement
cette question. Ce qui est plus délicat, c'est de savoir si la déformation doit être
attribuée à une fracture ou bien à une luxation. A proprement parler, la question
ne peut se poser que pour la colonne cervicale, vu que dans les autres parties du
rachis les luxations s'accompagnent presque toujours de fracture, le contraire
arrivant si rarement qu'on peut ne pas en tenir compte dans la pratique. Aux
vertèbres cervicales supérieures, il arrive souvent qu'il y ait à la fois fracture et
luxation : lorsqu'il existe un déplacement considérable avec gêne notable des
mouvements, on sera autorisé à admettre la luxation ; tandis que la crépitation
perçue par le médecin ou le malade indiquera qu'il y a fracture. La question de
savoir si une luxation s'accompagne ou non de fracture n'a pas une bien grande
importance pratique, ce qu'il importe de reconnaître avant tout, c'est si le déplacement est assez prononcé pour comprimer la moelle. Dans l'un et l'autre cas les
indications pour et contre la réduction seront les mêmes.

Il est urgent de savoir distinguer une fracture vertébrale d'avec une commotion
de la moelle. On sait que par commotion on entend toutes les lésions de la moelle
survenant sans lésion de la colonne osseuse ; il se fait en général de petites déchirures de la substance médullaire avec hémorrhagie, d'où résultent des paralysies
qui ressemblent tout à fait à celles qui sont occasionnées par les fractures des
vertèbres. L'importance du diagnostic se comprend, le pronostic étant essentiellement différent dans les deux cas. Les paralysies dues à des fractures de vertèbres sont extrêmement graves, le plus souvent mortelles et ne sont en général
susceptibles d'aucune amélioration. En effet, elles tiennent à un rétrécissement
du canal rachidien et à une lésion le plus souvent irréparable de la moelle. Les
déchirures de la moelle avec hémorrhagie peuvent, il est vrai, aboutir rapidement à une issue fatale, mais elles permettent cependant d'espérer une amélioration et le rétablissement des fonctions tout aussi bien que dans les cas d'hémorrhagie cérébrale.

Il n'est pas toujours très facile de distinguer ces deux espèces de lésions traumatiques des vertèbres. Le diagnostic des fractures est très embarrassant lorsqu'il
n'existe aucune déviation du rachis. On pourrait croire qu'il n'est qu'une simple
affaire de curiosité dans les cas où la moelle n'est pas comprimée, ce qui peut
quelquefois arriver ; mais les exemples que nous avons relatés ci-dessus prouvent
que les fractures des vertèbres guérissent très difficilement, et qu'elles peuvent,
après un temps relativement long, se compliquer d'un brusque déplacement qui
occasionne une compression mortelle de la moelle. Aussi, lorsqu'un traumatisme
a porté sur le rachis, est-il toujours très-important de savoir s'il y a fracture
vertébrale, que la moelle soit intéressée ou non. Lorsqu'il n'existe pas de déplacement, il faut interroger avec soin tous les autres signes qui ne diffèrent pas essentiellement de ceux des affections vertébrales d'une autre nature. En première
ligne se place la douleur soit spontanée, soit à la pression en un point fixe du
rachis : pour la découvrir, nous recommandons de percuter l'apophyse épineuse.
Puis vient la gêne des mouvements, qui est particulièrement significative quand
il s'agit des vertèbres cervicales. Enfin nous mentionnerons les douleurs irradiées
qui, il est vrai, n'ont pas une signification pathognomonique, car elles accompagnent l'hématorrhachis.

Le diagnostic doit encore s'enquérir du siège de la fracture et de la situation
des fragments, car cette question est d'une grande importance au point de vue
des indications de la trépanation et de la réduction. Lorsque la moelle est comprimée à sa partie antérieure, le trépan ne saurait rendre de grands services, car
il est impuissant à faire disparaître une saillie située sur la face antérieure du

canal rachidien. Au contraire, lorsque la compression provient de la face postérieure, on est à peu près sûr de pouvoir la lever, et quand elle se fait de côté, on
a également des chances d'y parvenir. Pour résoudre la question on cherchera
d'abord si la fracture est de cause directe ou indirecte et à quelle espèce de déformation on a affaire. Si les apophyses épineuses sont enfoncées, il est probable
que la compression provient de la face postérieure ; si elles font saillie en arrière,
c'est le contraire qui sera vraisemblable. En outre une paralysie portant principalement sur le mouvement, indique une compression antérieure ; celle qui intéresse
surtout la sensibilité indique une compression postérieure ; celle qui est plus prononcée d'un côté est l'indice d'une compression latérale. Quoi qu'il en soit, on
devra peser ces divers signes avec un grand soin et beaucoup de discernement
pour être autorisé à en tirer des conclusions pratiques pouvant servir de base à
une intervention thérapeutique directe.

Marche. — L'expérience nous enseigne que les fractures vertébrales guérissent
très difficilement, et qu'elles peuvent persister longtemps avant qu'il y ait seulement trace d'une formation de cal. Presque toujours la production de tissu osseux
nouveau est très pauvre : les fragments sont réunis par du cartilage, et il se forme
une espèce de pseudarthrose. La plupart des guérisons de fracture vertébrale ont
porté sur la dernière dorsale et la 1re lombaire. Sur 19 observations de guérison, 9 concernent la 1re lombaire.

Il ne faut pas perdre de vue non plus que la lésion vertébrale, quand elle
n'aboutit pas à la mort, peut avoir d'autres conséquences très graves. C'est ainsi
que l'entorse qui accompagne la fracture peut dégénérer en arthrite fongueuse,
laquelle à son tour donne naissance à la carie vertébrale et à tous les accidents
graves qui escortent cette dernière.

La contusion ou la déchirure de la moelle sont suivies instantanément de symptômes de paralysies, et lorsqu'elles siègent très haut, elles peuvent rapidement
causer la mort par arrêt de la respiration ; c'est ce qui arrive quand la fracture
intéresse l'une des quatre premières vertèbres cervicales et lèse la moelle au-dessus
du point d'émergence du nerf phrénique. Lorsque la fracture est située plus bas,
la mort ne survient pas aussi rapidement ; cependant encore alors, dans bien des
cas, le blessé peut mourir brusquement, ou au moins très vite, tant par le fait du
shok que par celui des lésions concomitantes ; mais en l'absence de ces accidents,
une blessure de la moelle située au-dessus de la 4e vertèbre cervicale est, durant
un temps assez long, compatible avec la vie ; toutefois si la paralysie persiste
sans amélioration, elle finit, ainsi que nous l'avons vu dans la pathologie générale,
par amener la fièvre hectique et la mort par suite de cystite et de décubitus.

Le *pronostic* des fractures vertébrales est presque toujours défavorable : il
dépend du siège de la fracture et de la gravité des symptômes existants ; la plupart des cas se terminent par la mort. La cause de la mort doit presque toujours
être attribuée à la lésion de la moelle, sans compter le danger créé par les lésions
concomitantes ou les suppurations ultérieures. Il en résulte que le pronostic est
d'autant moins défavorable que la blessure de la moelle est elle-même moins
grave ; mais le pronostic ne saurait être bénin en aucun cas, car dans tous il peut
se produire des déplacements ultérieurs ou de la suppuration. La lésion spinale
entraîne la mort par suite de la suppression de fonctions indispensables à la vie,
et en particulier de la respiration : c'est ce qui explique que, lorsque la moelle
cervicale est intéressée à sa partie supérieure, le malade succombe souvent brusquement ou en peu d'heures. Et nous ne voulons pas seulement parler ici des
fractures de l'atlas et de l'axis qui tuent par compression de la moelle allongée,
mais encore de celles des 3e et 4e vertèbres cervicales où la moelle étant touchée
au-dessous du point d'émergence du nerf phrénique, la mort arrive aussi très rapi-

dement. La moelle peut être comprimée plus bas sans qu'aucune des fonctions essentielles de la vie soit compromise : alors la vie peut se maintenir durant des semaines et des mois, et la mort est presque toujours causée par le développement du décubitus et de la cystite. Cette dernière apparaît graduellement par suite de la paralysie complète de la vessie ; quant au décubitus, il tient à l'impotence, à l'anesthésie et à la malpropreté. La suppuration et la fièvre, ou encore l'urémie, épuisent le malade et hâtent le terme fatal. Aussi faut-il s'opposer par tous les moyens possibles au développement de la cystite et du décubitus. L'expérience nous apprend qu'on ne peut pas à la longue empêcher ces accidents lorsque la paralysie de la vessie et du rectum est complète, tandis que les conditions sont meilleures quand il n'y a qu'une légère paralysie de la vessie.

La *durée* de la maladie est très variable : la mort peut être subite, amenée par shok ou asphyxie, ou bien la vie peut se prolonger pendant plusieurs mois, et on observe toutes les durées intermédiaires. Plus le siège de la fracture est bas, plus la marche est lente. Lorsqu'une des vertèbres cervicales supérieures est fracturée, la mort est généralement instantanée ; cependent il existe des cas, même de fracture de l'apophyse odontoïde (celui que nous avons rapporté plus haut en est un exemple) où le sujet a survécu jusqu'à dix jours, et même une année ; on possède même des exemples de guérison. La durée des fractures des quatre dernières cervicales comporte en moyenne de un à sept jours, celle des vertèbres dorsales de deux à trois semaines. Néanmoins, A. Cooper déjà a observé des cas où la survie fut d'un an. — En ce qui touche les vertèbres lombaires, le pronostic ne comporte pas une grande précision : sur quatre cas, Bampfield en a vu trois se terminer par la mort au troisième jour, et le quatrième durer dix semaines. La plupart de ces malades meurent de la quatrième à la sixième semaine, mais ils peuvent vivre toute une année. Toutes ces données sont sujettes à des exceptions qui ne sont pas très rares ; en effet, la mort n'est nullement la terminaison constante de toutes les fractures du rachis : on connaît, comme nous l'avons dit, des cas de guérison. Boyer compte en moyenne 1 cas de guérison sur 30. Sur les 270 cas rassemblés par Gurlt, 52 ont guéri, mais de ce dernier nombre il faut encore déduire ceux, et ils sont nombreux, qui ont occasionné la mort dans la suite.

Les divers modes de *terminaison* sont donc : 1) la mort ; 2) la guérison ; 3) la guérison incomplète avec une paralysie ou une faiblesse paralytique persistante ; 4) le développement ultérieur d'une carie vertébrale ; 5) le tétanos (rare) ; 6) l'épilepsie, qui a été observée dans un seul cas : la fracture portait sur les 3e et 4e cervicales, et avait été accompagnée au début d'engourdissement des bras et des jambes ; la paralysie s'amenda entre le 4e et 5e jour, mais fut remplacée par des accès épileptiformes qui ont toujours persisté depuis.

Traitement. — Nous ne parlerons pas ici du transport des blessés : on trouvera tout ce qui y est relatif dans les traités de chirurgie. La première indication à remplir c'est :

1. La *réduction de la fracture.* — Il va de soi qu'elle doit toujours être tentée lorsque par le fait du déplacement il existe des symptômes spinaux alarmants ; et l'on a de la peine à comprendre comment on a pu dire que la paralysie contre-indiquait la réduction.

Il est vrai que la réduction n'a pas donné jusqu'à présent des résultats bien brillants : dans certains cas, les tentatives de réduction n'ont pas réussi, et là où elles ont abouti, on n'a obtenu aucune amélioration des symptômes spinaux. De plus, dans les manipulations que l'on est obligé de faire un peu à l'aveugle, on est exposé à léser la moelle plus gravement qu'elle ne l'était au début, soit par les esquilles, soit par le déplacement des fragments eux-mêmes. Pour les dernières cervicales en particulier, la réduction n'a fourni que des résultats peu satisfaisants : cela tient peut-être à ce que la luxation concomitante des apophyses arti-culaires était un obstacle à la réduction. Pour les vertèbres lombaires on a été plus heureux, et sur 15 cas la réduction a été exécutée onze fois avec un succès complet ou partiel. Les tentatives de réduction consistent en une forte extension avec contre-extension au moyen de moufles [1].

2. *L'immobilisation.* La position couchée sur le dos suffit en général pour maintenir les fragments en place ; mais pour la colonne dorsale il est besoin d'au-tres moyens de contention, et la cravate plâtrée est alors indiquée.

3. *Le mode de couchage.* En général on couche le malade sur un matelas de crin ; mais il vaut mieux faire usage d'appareils qui permettent à la fois d'immo-biliser la colonne vertébrale et de soulever facilement le siège pour procéder aux soins de propreté. Dans ce but on peut se servir d'une gouttière de Bonnet en fil de fer dans laquelle le malade peut être soulevé au moyen d'une poulie sans être dérangé de sa position [2].

4. Le *traitement de l'affection spinale* est essentiellement symptomatique. Les antiphlogistiques locaux ne doivent être recommandés qu'avec une grande réserve. Autrefois on pratiquait toujours une saignée au début, ce qui ne se fait plus de nos jours et n'a pas de raison d'être. L'application de la glace est très incommode et ne pourra jamais être employée que passagèrement, lorsque les douleurs seront trop vives.

On se rappelle que nous avons dit que le traitement devait empêcher le déve-loppement de la cystite et du décubitus. Il faut sonder la vessie régulièrement et avec beaucoup de soin, en évitant de blesser le canal uréthral et en procédant avec la plus scrupuleuse propreté. On évitera le décubitus en couchant le malade dans des positions convenables et en veillant à ce qu'il ne se souille pas avec ses déjections. En y mettant les soins nécessaires on peut, de cette manière, retarder des mois entiers le développement de ces dangereux accidents et donner à la paralysie le temps de s'amender.

Le traitement direct de l'affection spinale se fait d'après les procédés générale-ment usités, et lorsqu'elle consiste en extravasations sanguines, il est permis de compter sur un certain succès. Au bout de quelques mois le sang extravasé est en grande partie résorbé et le travail de régénération s'établit, ce dont on s'aper-çoit à une rétrogradation plus ou moins marquée des symptômes spinaux. Lors-qu'au contraire la paralysie est due à une contusion de la moelle et à un rétrécis-sement du canal vertébral par suite du déplacement des fragments, il ne faut pas compter sur une amélioration sensible. Réciproquement lorsqu'on constate un déplacement et que les symptômes de paralysie persistent durant plusieurs semaines sans amélioration notable, on peut en inférer que la moelle est contusionnée.

Nous avons déjà dit combien tous ces modes de traitement sont stériles ; la plu-part des blessés sont morts et la mort a été le résultat d'une contusion ou d'une compression de la moelle ; aussi a-t-on dû songer à empêcher autant que possible les fragments osseux de blesser la moelle, et dans ce but on a mis en œuvre, il y a déjà bien longtemps, certains procédés opératoires.

5. On peut *mettre à nu le foyer de la fracture*, enlever les esquilles et redres-ser les lames vertébrales enfoncées.

[1] Crawford, *Case of Fracture of the spine, treated successfully by extension* (Brit. a. for. med. Review, 1844, janv). — Tuson, *On the use of Extension in injuries of the spine.* (Med. Times, 1844.) Entre autres Wolleston et Maunder rapportent deux cas où la réduction a été pleinement obtenue (Lancet, 1865). Dans l'un de ces cas, il y avait une paralysie peu prononcée, et la guérison fut complète ; le second, qui s'accom-pagnait d'une paralysie plus grave, fut néanmoins amélioré, mais le malade finit cependant par mourir de cystite. Un cas très-intéressant a été publié dans la *Gazette des Hôpitaux*, 1873, n° 14.
[2] Voyez Bonnet (de Lyon), *Thérapeutique des maladies articulaires*,

6. On peut *trépaner* le rachis ou *réséquer* une partie de vertèbre. Maty [1], le premier, a eu l'idée d'appliquer le trépan sur la colonne vertébrale. Cette opération fut pratiquée pour la première fois sous la direction d'A. Cooper, par Henry Cline, à l'hôpital Saint-Thomas ; elle resta sans effet, la paralysie persista et le malade mourut au 19e jour : à l'autopsie on trouva la moelle déchirée dans toute son épaisseur. En 1822, Ferd. Tyrrel tenta de nouveau l'opération sur un homme de 25 ans, au second jour de la fracture : il en résulta une amélioration immédiate de l'anesthésie ainsi que de la paralysie de la vessie et du rectum ; cependant le malade succomba 12 jours après l'opération. Malgré ces insuccès et beaucoup d'autres encore, l'opération a été entreprise bien souvent dans ces derniers temps, abritée sous le nom et l'autorité d'A. Cooper. Elle fut combattue par Ch. Bell, qui la déclara insensée. Il s'éleva entre les deux illustres chirurgiens une lutte qui fut poursuivie avec une violence regrettable. Depuis peu, l'opération a encore eu un regain de vogue en Allemagne, en France et en Angleterre ; mais voyant la pauvreté des résultats, les chirurgiens l'ont laissée tomber en désuétude, et aujourd'hui elle n'est plus pratiquée que par les chirurgiens téméraires et entreprenants du nouveau monde [2]. En Angleterre et en Allemagne elle est à peu près abandonnée, et de fait les résultats ne sont guère encourageants. Gurlt a pu rassembler 21 cas dont 17 se sont terminés par la mort ; quatre opérés ont survécu, mais jamais on n'a obtenu une guérison complète.

Brown-Séquard, se basant sur des considérations plus théoriques que pratiques, a voulu remettre cette opération en honneur et lui a consacré plusieurs articles [3]. Il formule ses arguments dans les propositions suivantes : 1° Mettre la moelle à nu ne constitue pas une opération dangereuse. 2° Habituellement, lorsqu'il y a eu fracture de vertèbre, la mort est la conséquence d'une pression ou d'une irritation mécaniques exercées sur la moelle, et non de la déchirure partielle ou totale de cet organe. 3° Une plaie de la moelle peut se réunir de telle façon que les fonctions de l'organe se rétablissent. 4° Lorsqu'on a enlevé des fragments de vertèbres, ils peuvent être remplacés par du tissu osseux nouveau. 5° L'opération est très possible : ce qui le prouve surabondamment ce sont les essais qui en ont été faits dans les cas de fractures vertébrales. En dépit de ces raisons et du nom de leur auteur, la trépanation n'a que peu de partisans. En effet, elle n'a fourni jusqu'à présent que des résultats détestables et on ne peut guère espérer en obtenir de meilleurs : la cause en est que les lames vertébrales sur lesquelles le trépan peut agir ne sont que rarement fracturées et que le plus souvent la compression de la moelle est produite par le corps même de la vertèbre.

Quoi qu'il en soit, on en reviendra toujours à se persuader que dans certains cas on devrait pratiquer l'opération. Quand on a fréquemment occasion de voir des blessures de ce genre qui retiennent les malades au lit pendant des semaines et des mois, qui peu à peu entraînent à leur suite la cystite et le décubitus et qui mènent pas à pas leurs victimes au tombeau, on est fatalement amené à se demander s'il ne serait pas possible de sauver quelques-uns de ces malheureux. Il est

---

(1) Déjà antérieurement (V. *Heister's Chirurgie*, 1747) on avait émis l'idée d'écarter, par la résection ou l'élévation, les fragments osseux qui compriment la moelle épinière.

(2) Porter (*Amer. med. Times*, 1863, n° 17) rapporte deux trépanations de la colonne cervicale inférieure : l'un des opérés mourut au bout de 4 jours et l'autre survécut sans avoir retiré aucun bénéfice de l'opération. — S. Gordon en cite un autre cas (*Case in which the operation of trephining of the spine was performed. Lancet*, 1865, II, 25) concernant un homme de 31 ans, qui était atteint depuis deux mois d'une fracture de la colonne vertébrale avec paralysie des extrémités inférieures, de la vessie et du rectum. Gordon enleva avec le trépan les lames vertébrales qui comprimaient la moelle. Peu de jours après l'opération la paraplégie s'amenda, le malade parvint de nouveau à s'asseoir et à sortir en voiture, mais ne put plus jamais se tenir debout. A la suite de cette opération, il s'éleva une discussion, dans laquelle les avis des chirurgiens touchant la valeur de la trépanation du rachis furent très-partagés.

(3) *Course of Lectures, on the Physiology and Pathology of the central nervous system.* Philadelphia, 1860. Appendix. — *Trephining in cases of fractures of the spine* (Lancet, 1863, n° 17).

certain que si dans le nombre on parvenait à en sauver rien qu'un, il faudrait pratiquer la trépanation, absolument comme on tente la trachéotomie dans le croup. Cette manière de voir s'impose d'une façon d'autant plus pressante que l'on acquiert la conviction que dans la plupart des cas c'est la compression qui est la cause de tous les acidents. Nous savons bien qu'on a dit qu'il fallait accuser moins la compression que la myélite qui en est la conséquence, mais nous sommes obligé de nous ranger à l'avis opposé, qui est celui de Brown-Séquard. Les expériences de ce dernier auteur et les phénomènes qui surviennent à la suite des contusions du rachis prouvent que les plaies de la moelle sont susceptibles d'une grande amélioration et même de régénération ; et la preuve en est la terminaison favorable de ces contusions en opposition avec la gravité des fractures des vertèbres. Les ramollissements occasionnés par la compression ont une marche beaucoup moins favorable et n'aboutissent pas à la régénération. La paralysie dans ces cas, au lieu de s'améliorer, persiste de longues semaines sans le moindre changement jusqu'à ce que la cystite et le décubitus viennent présager le terme fatal.

Dans ces conditions, il semble rationnel de tout tenter pour sauver des malades qui, si on n'intervient pas, sont voués à une mort certaine. Il est vrai qu'il ne faut pas se faire d'illusion au sujet du résultat des opérations : le succès est possible lorsque la moelle est comprimée en arrière ; il l'est encore lorsque la compression est latérale, mais il est très problématique dans les cas malheureusement les plus fréquents où la compression porte sur la partie antérieure. En tous cas, il ne faut jamais s'attendre à voir l'opération suivie d'un effet immédiat, car les observations existantes prouvent qu'il n'en est jamais ainsi, car on a affaire, non pas à une compression pure et simple, mais à une contusion avec ramollissement de la moelle. En faisant cesser la compression, on ne résout qu'une moitié du problème, mais on crée la possibilité d'une guérison ultérieure, laquelle ne se fait jamais que lentement et incomplètement. Il ne faut donc pas s'étonner si l'on n'a obtenu aucun résultat dans les cas où la moelle était déchirée dans presque toute son épaisseur ; mais alors s'il n'y a que du gonflement et du ramollissement inflammatoire sans destruction notable du tissu nerveux, on peut espérer un rétablissement fonctionnel au moins suffisant pour le maintien de la vie. Ainsi si l'on médite l'observation du nommé F. R. (p. 250), on ne peut se défendre de l'idée que si l'on avait diminué la compression on aurait amendé d'autant la paralysie de la vessie et peut-être sauvé le malade. Il est tout naturel que les chirurgiens préfèrent des opérations plus brillantes à celle qui nous occupe et qui a toujours été ingrate ; cependant notre avis est qu'ils feront bien de songer de nouveau à la trépanation du rachis. Cette dernière est indiquée d'une façon toute spéciale dans les fractures par armes à feu, dans lesquelles la cause agit le plus souvent par la face postérieure et où les esquilles ne sont pas difficiles à atteindre. Quoi qu'il en soit, on devra déjà s'estimer heureux si l'on sauve la vie du malade et ce n'est que tout à fait exceptionnellement qu'on arrivera à guérir, même incomplètement, la paralysie.

Fractures de la colonne vertébrale par armes à feu. — Les fractures de la colonne vertébrale par armes à feu se distinguent de toutes les autres fractures des vertèbres, en ce qu'elles se compliquent toujours de l'ouverture du canal vertébral en un point quelconque. Le plus souvent les projectiles pénètrent en arrière ou de côté, et alors le trajet de la balle est en général court. Moins fréquemment le projectile a à traverser, pour gagner le rachis, la poitrine ou l'abdomen, ou, arrivant latéralement, il doit parcourir un long trajet avant d'arriver à la colonne vertébrale. Les lésions des parties molles ne sont considérables que dans les blessures par éclats d'obus, lesquels, frappant à la partie postérieure, déchirent la peau et les muscles d'abord, puis pénètrent dans les os de la colonne. H. Fischer a indiqué la manière de reconnaître la présence et la place du projectile [1]. Souvent ce dernier reste engagé dans le corps des vertèbres qu'il fracture et dont les fragments pénètrent dans la moelle épinière. D'autres fois il s'enfonce dans le canal vertébral et y reste enclavé transversalement. Ailleurs enfin ce sont les lames vertébrales qui sont réduites en fragments.

Les conséquences de ces lésions sur la moelle épinière ne sont naturellement à envisager que dans les cas où la mort n'est pas amenée rapidement par d'autres altérations, c'est-à-dire dans les cas où la blessure de la moelle et ses conséquences constituent l'élément essentiel; ces cas ne sont pas entièrement rares et les plaies de la colonne vertébrale par armes à feu appartiennent à la catégorie des blessures les plus graves.

La proportion de ces blessures n'est pas très considérable. D'après les relevés statistiques de Fischer, elles ne se produisent que 36 fois sur 100 cas dans les guerres modernes. Mais comme ce résultat comprend aussi les simples contusions de la moelle, les blessures proprement dites du rachis ne comportent que la moitié du chiffre indiqué. Néanmoins les lésions graves du rachis ont été observées encore assez souvent dans les dernières guerres.

La moelle peut être intéressée de diverses manières dans les blessures du rachis. Il peut se développer une méningite spinale lorsqu'il se forme du pus autour des fragments osseux et lorsque ce pus se corrompt et finalement fuse dans le canal vertébral. En général on observe alors une péripachyméningite spinale, laquelle se propage comme une inflammation phlegmoneuse ordinaire dans le tissu cellulaire graisseux situé entre le feuillet périostique du canal vertébral et la dure-mère rachidienne. Pourtant on observe aussi dans ces cas des méningites purulentes proprement dites, surtout lorsque la dure-mère a été déchirée. Cette complication se produit principalement dans les blessures vertébrales en apparence insignifiantes, celles où la moelle et ses méninges n'ont pas été atteintes, comme cela a lieu par exemple lorsque le projectile a brisé une ou plusieurs lames vertébrales. Nous avons vu un cas de ce genre en 1864, dans la guerre du Schleswig-Holstein, chez un soldat auquel une balle avait fait une plaie en séton d'une épaule à l'autre, et avait enlevé en passant l'apophyse épineuse de la 3e vertèbre dorsale. Il n'existait aucun signe qui indiquât une lésion quelconque de la moelle, mais il se développa, dans ce long trajet sous-cutané, une sanie purulente, qui finit par se frayer une issue à travers l'ouverture faite par la fracture de l'apophyse épineuse, jusque dans le canal vertébral, et le blessé succomba à une méningite spinale diffuse.

Une autre conséquence plus frappante des blessures vertébrales avec ouverture du canal rachidien, c'est la méningite cérébrale; J. Rosenthal et Fischer ont attiré les premiers l'attention sur sa production. Rosenthal a le tout premier fait une communication dans ce sens au congrès des naturalistes de Giessen. Ces deux auteurs avaient remarqué à plusieurs reprises qu'à la suite de lésions de vertèbres il s'était, au bout d'un certain temps, développé une méningite que rien ne pouvait expliquer. Lücke [2] a publié une observation analogue. Rosenthal et Fischer attribuent la production de la méningite à l'écoulement du liquide céphalo-rachidien, d'où il résulterait que le cerveau frottant directement contre la base du crâne qui est très mobile, se trouve exposé à une irritation continuelle. Klebs et Socin ne partagent pas cette manière de voir, et ils considèrent la méningite comme le résultat d'une inflammation phlegmoneuse de nature septique.

[1] H. Fischer. *Kriegschirurgie.*
[2] A. Lucke, *Kriegschirurgische Aphorismen*, Berlin, 1865.

Mentionnons encore ici un cas de Demme, dans lequel le canal vertébral étant ouvert, la moelle et les méninges sont venues faire hernie à travers la plaie.

La conséquence la plus ordinaire des blessures vertébrales est une lésion directe de la moelle, et sous ce rapport ces blessures ne diffèrent guère des frac- tures vertébrales dues à d'autres causes. Les accidents spinaux qui consistent dans la paralysie, ne sont pas toujours dus à une pression exercée par les frag- ments, mais peuvent aussi être occasionnés par un épanchement sanguin autour de la moelle. Dans d'autres cas, c'est le projectile lui-même qui déchire la moelle. Liddell [1] cite deux cas dans lesquels la moelle cervicale fut lésée directement par le projectile. Il se produisit une abolition totale de la motilité et de la sensibilité dans le tronc et les membres ; le diaphragme seul n'était pas paralysé. La mort survint par asphyxie. Dans un troisième cas, la balle était restée engagée dans une vertèbre sans déterminer aucune compression de la moelle ; au quatrième jour se déclara du tétanos. Hutin (*Gaz. méd. de Paris*, 1849, p. 765) décrit une pièce intéressante recueillie sur un invalide âgé de 34 ans.

Cet homme avait en 1835 reçu une balle qui avait atteint la 1ʳᵉ et la 2ᵉ vertèbre lombaire : paraplégie instantanée ; peu à peu les mouvements avaient reparu dans la jambe gauche, mais à droite ils étaient restés abolis jusqu'à la mort : miction et défécation normales. L'autopsie fit découvrir la balle qui, pendant 14 ans était restée engagée dans le canal vertébral : elle avait déchiré la moitié droite de la moelle épinière et de la queue de cheval, avait respecté le côté gauche et s'était fixée solidement dans l'os. Peut-être bien, si l'on eût pratiqué à temps l'extrac- tion du projectile, la moelle aurait-elle guéri complètement.

On a même trouvé la balle dans le canal vertébral : le cas cité par Lücke en est un exemple remarquable. Demme fait mention d'une observation recueillie pendant la guerre d'Italie, dans laquelle la balle était située derrière la dure-mère et com- primait la moelle.

Dans une autre série de faits, la moelle est contusionnée et déchirée par les fragments osseux déplacés, et souvent dans ces cas ce sont des esquilles qui pénè- trent dans l'organe et le lacèrent. Il résulte de ces diverses lésions d'abord des déchirures et des hémorrhagies, et le plus souvent les méninges sont intéressées ; plus tard il se développe une réaction inflammatoire avec ramollissement, et il se forme du pus, en particulier autour des esquilles et du projectile : c'est là une des rares causes des abcès de la moelle épinière.

Les troubles fonctionnels qui sont causés par les lésions de la moelle varient suivant le degré et le siège de la lésion, et nous pourrions répéter ici ce que nous avons dit à propos des autres fractures des vertèbres. Il y a en général paralysie de la vessie et du rectum. On a aussi occasion d'observer des paralysies incomplètes et très limitées des membres. Parmi les symptômes locaux, nous devons citer une douleur extrêmement vive.

Diagnostic. — Il n'est d'habitude pas difficile de reconnaître d'une façon géné- rale que la moelle est atteinte. Quant à savoir de quelle nature est la lésion, la chose n'est pas aisée, et pourtant elle importe beaucoup au point de vue du pro- nostic et du traitement. La première question à résoudre est celle de savoir s'il y a simplement une contusion ou s'il existe une fracture des vertèbres. Tantôt ce sont les symptômes spinaux, tantôt ceux de la lésion vertébrale qui prédominent. On basera son diagnostic sur l'existence de déplacements osseux, sur la direction du trajet de la balle, et en général sur tous les symptômes qui permettent de dia- gnostiquer une affection de la colonne vertébrale. Puis il faudra rechercher si la lésion de la moelle est due à un épanchement sanguin ou à des esquilles, ou bien au projectile lui-même, ou encore si la moelle est irritée par la présence de ces

(1) Liddell, *On injuries of the spine, including concussion of the spinal cord*, illustrated with cases. (*Amer. Journal of med. Sc.*, 1864, oct. p. 305-328.)

corps étrangers. La réponse à ces diverses questions ne sera certainement pas facile, néanmoins, d'après ce que nous avons dit précédemment à ce sujet, on sera en droit de conclure à une irritation par esquilles, dans les cas où les souffrances acquéreront une intensité exceptionnelle. La persistance de l'irritation rend facilement compte de cette vive douleur ; de plus cette irritation détermine dans la suite une réaction inflammatoire violente : les malades sont en proie aux plus affreuses tortures qui durent jusqu'à la mort, laquelle ne survient parfois que lentement. Fischer donne encore comme signe de l'irritation de la moelle par des esquilles, l'existence de contractures, de convulsions et de violentes névralgies.

En opposition avec ces cas qui sont les plus communs, on en trouve parfois d'autres très remarquables, dans lesquels la moelle fait preuve d'une très grande tolérance, et même supporte bien les corps étrangers qui la pénètrent. Ces derniers peuvent séjourner longtemps dans la moelle, ainsi que le démontre une pièce conservée au Collège des chirurgiens : un fragment osseux, détaché d'une vertèbre lombaire, avait fendu la moelle dans une longueur de trois centimètres et s'y était fixé ; le malade survécut un an. Dans un autre cas, relaté dans l'ouvrage de Mitchell, Morehouse et Keen [1], la balle était restée encastrée dans le canal de la colonne cervicale. Il en résulta une paralysie complète des quatre membres ; néanmoins les mouvements des extrémités inférieures revinrent au bout de six mois ; au bout de neuf ils avaient reparu en partie dans le bras droit et presque complètement dans le bras gauche. Dans un troisième cas, la balle avait traversé les lèvres, la langue, le palais, et s'était fixée dans la 3e vertèbre cervicale. La sensibilité et la motilité furent aussitôt abolies dans tous les membres, mais avaient déjà reparu au bout de 1 heure et demie dans les membres inférieurs et au bout de 24 heures dans le bras gauche ; dans le bras droit, les troubles de la sensibilié disparurent très lentement, et la motilité resta à peu près perdue jusqu'au moment où l'ouverture d'un abcès de la langue donna issue à une dent et où l'on fit l'extraction de la balle située dans le corps de la vertèbre ; il survint alors une guérison complète.

Pronostic et marche. — Le pronostic est en général très grave, cependant les exemples ne manquent pas dans lesquels ces lésions furent bien supportées et aboutirent à une guérison complète ou incomplète. Les anciens auteurs citent déjà de ces cas de guérison. Fischer, qui confond dans sa statistique les blessures de la colonne vertébrale avec celles de la moelle, trouve une mortalité moyenne de 26, 7 p. 100. Les résultats obtenus pendant la guerre d'Amérique sont loin d'être aussi favorables [2]. Sur 187 blessures par armes à feu de la colonne vertébrale, 7 seulement eurent une heureuse issue ; dans 6 de ces cas, il y avait seulement fracture des apophyses épineuses ou transverses, dans le 7e la balle, après avoir fracturé l'apophyse de la 4e vertèbre lombaire, s'était logée dans le canal vertébral, d'où elle fut extraite avec le fragment osseux.

Le temps pendant lequel le blessé survit varie suivant le siège et l'intensité de la lésion. Des déchirures considérables de la moelle ne sont compatibles que peu de temps avec la prolongation de la vie. Les fractures qui siègent au-dessus de la 4e vertèbre cervicale tuent en général en peu de jours par la paralysie des muscles respirateurs. Des déchirures ou des compressions de la portion inférieure de la moelle cervicale, lorsqu'elles sont complètes, ne permettent pas la survie au-delà d'une semaine. Les blessures de la région lombaire sont souvent supportées durant des mois (de 6 à 12 mois) ; leur marche est à peu près la même que dans

(1) Mitchell, Morehouse and Keen, *Gunshot Wounds and other injuries of nerves.* Philadelphia, 1864.

(2) *Report on the extent and nature of the material availed for the preparation of a medical and surgical History of the Rebellion.* Philadelphia, 1865.

tous les autres cas de fractures vertébrales compliquées de compression et d'altération de la moelle. Plus la paralysie de la vessie et du rectum est prononcée, plus rapidement se produisent de la cystite et des eschares au sacrum, qui entraînent la mort par épuisement.

Traitement. — Il n'y a que peu d'indications spéciales pour le traitement des blessures de la colonne vertébrale par armes à feu. Les méthodes et les principes généraux de la chirurgie trouvent ici leur application : la première indication est de débarrasser la plaie des corps étrangers, des souillures, des caillots, etc., puis de mettre le blessé dans le repos absolu, le décubitus horizontal, de faire des applications de glace, etc. Nous aurions peu de chose à ajouter à ces indications générales, si nous ne devions nous occuper spécialement ici de l'indication qui consiste à débarrasser la moelle de la compression dont elle peut être victime. La présence d'un projectile dans la plaie ne peut être décelée que très rarement par le stylet explorateur ; par contre, les symptômes d'une compression considérable et d'une irritation par des esquilles et des fragments osseux sont parfois d'une grande netteté, surtout lorsqu'il existe des douleurs atroces et sans trêve. L'indication consistant à extraire les esquilles qui sont accessibles et qui blessent et irritent la moelle, va de soi et a déjà été remplie avec succès dans l'antiquité. Déjà Paul d'Egine pratiquait l'extraction d'armes, d'instruments, de projectiles, etc. A. Louis relate le fait d'une plaie du dos par arme à feu avec paralysie des membres inférieurs et de la vessie. On fit l'extraction de la balle ; au 4e jour on trouva dans le fond de la plaie des esquilles qui comprimaient la moelle ; on les enleva avec précaution, il s'établit une suppuration abondante, et les membres inférieurs recouvrèrent peu à peu la motilité et la sensibilité.

Faut-il faire plus dans ces cas et aller rechercher les esquilles qui ne sont pas apparentes ? C'est là une question qui touche à la trépanation de la colonne vertébrale, et nous renvoyons le lecteur à ce que nous avons dit à propos de cette opération ; mais nous ne pouvons nous empêcher de répéter que dans beaucoup de cas l'opération est déjà indiquée par cette seule considération que le malade marche à une mort certaine au milieu des plus vives douleurs, tandis que l'extraction des esquilles rend possible la conservation de la vie et une amélioration notable. Plus le siège de la blessure est bas, et plus on peut espérer un résultat favorable.

Ollivier (d'Angers) donne des exemples intéressants de ce genre de blessures [1].

Blessure par arme à feu de la partie supérieure de la colonne cervicale. Fracture de l'axis, compression de la moelle. Mort au quatrième jour ; et I, p. 373. Blessure à la partie supérieure et latérale du cou. Paralysie instantanée généralisée à tous les membres, au tronc, à la vessie et au rectum. Dyspnée, extinction de voix, etc. Diminution progressive des accidents, guérison après un délai de six mois, avec paralysie persistante du bras gauche seulement.

En outre A. Lücke relate deux observations [2].

P. 94. Coup de feu dans la moelle. Mort après 13 jours ; et p. 95, écrasement de la colonne vertébrale. Mort après 8 jours par méningite cérébrale aiguë.

Nous ne connaissons de la dernière guerre, que les relations de Socin et Klebs. Ils relatent onze observations sur lesquelles il n'y a eu que trois morts : dans quatre cas (une fois au cou, trois fois au dos) les apophyses épineuses étaient seules atteintes. Parmi les six blessures de la colonne lombaire, s'en trouvaient deux avec fracture comminutive des apophyses épineuses, qui guérirent sans accident ; les deux qui furent suivies de mort étaient compliquées de plaies pénétrantes de l'abdomen. Enfin, dans deux cas où la moelle était intéressée, il y eut guérison : ces deux cas sont intéressants malgré la sobriété des détails (l. c., p. 100-101).

[1] Ollivier (d'Angers), *Maladies de la moelle épinière.* Paris, 1837. I, p. 360.
[2] A. Lucke, *Kriegschirurgische Aphorismen.* Berlin, 1865.

A. M., blessé à Gravelotte le 18 août. Plaie d'entrée à droite de la 4ᵉ lombaire. La balle n'a pas été retrouvée. Paralysie des membres inférieurs et de la vessie. Rétention d'urine, selles involontaires, catarrhe vésical intense. Diverses tentatives pour retrouver le projectile restent infructueuses. Grâce à des soins très minutieux, de nombreuses eschares qui s'étaient développées successivement en divers points, guérirent. Un traitement électrique prolongé n'apporta que peu d'amélioration à la paralysie; au contraire, la sensibilité revint à la cuisse et à la jambe où elle avait totalement disparu dès le début. Après 119 jours, le malade dont l'état général était satisfaisant, fut évacué sur Baden-Baden, où la paralysie disparut presque totalement dans une jambe et s'amenda dans l'autre.

A. B., blessé également à Gravelotte. Plaie d'entrée au-dessus de l'épine iliaque postérieure et supérieure droite. Ouverture de sortie à gauche au niveau de l'angle de la dernière côte. Paralysie des extrémités inférieures. Paralysie de la vessie avec émission d'urine involontaire et par gouttes. Décubitus au sacrum et aux trochanters. Plus tard il se déclara un catarrhe vésical rebelle. Avec une saignée on réussit à arrêter toutes ces complications. A la fin de mars le malade était en état de marcher avec des béquilles et d'être évacué sur Baden-Baden.

CHAPITRE II

MALADIES DES MÉNINGES RACHIDIENNES

Altérations sans application clinique: ossification ; pigmentation ; hydrorhachis externe; petits kystes de la queue de cheval. Remarques générales sur le diagnostic. — I. Congestions et hypérémies des méninges rachidiennes. — II. Hémorrhagies des méninges rachidiennes : 1. Autour de la dure-mère rachidienne ; 2. dans la cavité arachnoïde: hématorrhachis. Apoplexie du canal spinal : a) Hémorrhagies. par immigration. — b) Traumatiques. — c) Spontanées. — III. Inflammations de la dure-mère spinale — 1) Péripachyméningite spinale. Périméningite spinale. — 2) Pachyméningite chronique. — 3) Pachyméningite spinale interne ou hémorrhagique. — IV. Inflammations de l'arachnoïde et de la pie-mère rachidiennes : 1) Méningite spinale et cérébro-spinale exsudative (Méningite simple, consécutive à une otite, etc.). — Méningite cérébro-spinale épidémique. 2) Méningite cérébro-spinale tuberculeuse. — 3) Méningite chronique. — V. Tumeurs intrarachidiennes : a) Tumeurs des méninges. — Tumeurs de la queue de cheval. — b) Tumeurs de la substance médullaire. — c) Tubercules de la moelle.

Au point de vue anatomique, les affections rachidiennes (de la dure-mère ou de la pie-mère avec l'arachnoïde ou bien des trois enveloppes simultanément) sont les plus fréquentes parmi les maladies du système spinal. Il n'existe pour ainsi dire pas de lésion anatomique de ce système à laquelle les méninges ne prennent part d'une façon ou d'une autre. Dans les maladies des vertèbres ce n'est que tout à fait au début que les méninges ne sont pas intéressées ; mais bientôt la suppuration, l'inflammation chronique gagnent la dure-mère ; lorsque c'est le parenchyme médullaire lui-même qui est primitivement atteint, la pie-mère ne tarde pas à devenir malade à son tour. Dans les blessures des vertèbres ou de la moelle, les méninges sont presque toujours atteintes, soit qu'elles soient blessées ou déchirées elles-mêmes, soit qu'elles deviennent le point de départ d'hémorrhagies, soit qu'elles prennent part à l'inflammation consécutive. Les congestions et les hémorrhagies des méninges sont extrêmement fréquentes; enfin les maladies aiguës ou chroniques du parenchyme de la moelle sont précédées ou accompagnées d'altérations plus ou moins marquées des méninges. Si l'on reste sur le terrain exclusif de l'anatomie pathologique, le domaine de la méningite spinale est extrêmement vaste et on peut sous ce titre traiter de presque toutes les maladies rachidiennes. Mais si l'on veut étudier la méningite cliniquement, c'est-à-dire faire l'étude des symptômes de méningite appréciables au lit du malade, en tant qu'ils peuvent être utiles pour le diagnostic et pour le traitement, on ne considérera pas comme des cas de méningite ceux dans lesquels les méninges ne sont intéressées qu'accessoirement, et la méningite, au point de vue clinique, ne comprendra que les faits dans lesquels les symptômes méningés se présentent au praticien avec une physionomie propre et des manifestations fournissant des indications spéciales : c'est ce qui arrive lorsque la méningite existe seule, ou bien lorsque, à côté d'autres affections, elle joue un rôle prépondérant ou du moins important. Quand l'affection méningée n'est qu'accessoire et sans valeur pour la symptomatologie et l'intelligence de la maladie, nous pourrons ne pas la décrire à part et nous lui consacrerons une courte étude à propos de chacune des maladies qu'elle escorte. Dans ce chapitre, nous ne traiterons que des affections dans lesquelles la maladie des méninges fournit les traits essentiels du tableau clinique.

Les *lésions anatomiques des méninges rachidiennes* sont analogues à celles des méninges encéphaliques. Cette analogie est particulièrement grande lorsqu'il s'agit de la pie-mère et de l'arachnoïde, elle est moins marquée en ce qui concerne les tumeurs et les hémorrhagies. Les hémorrhagies cérébrales qui se font dans la cavité de l'arachnoïde proviennent, dans bien des cas, de la dure-mère ou de l'inté rieur du cerveau, tandis que les hémorrhagies spinales ont leur source ordinaire dans la pie-mère si riche en vaisseaux. Les différences sont plus évidentes encore dans ce qui a trait à la dure-mère. Déjà au point de vue anatomique, la dure-mère rachidienne diffère notablement de la cérébrale : les lésions des sinus, si importantes en ce qui regarde la dure-mère encéphalique, n'existent pas dans la dure-mère rachidienne, attendu qu'il n'y a pas de sinus analogues dans le rachis ; par contre, le riche lacis veineux situé entre les deux feuillets (périoste et dure-mère propre-ment dite) de la dure-mère rachidienne prédispose à des troubles circulatoires, à des hypérémies, à des stases et à des hémorrhagies. Dans le tissu cellulo-graisseux situé entre ces deux feuillets, il peut se faire des inflammations, des fusées puru-lentes, des épanchements et des néoplasmes, toutes lésions dont la dure-mère cérébrale n'offre pas les pendants ; il n'y a en revanche dans la dure-mère spinale presque rien d'analogue aux ossifications, aux granulations de Pacchioni de la dure-mère cérébrale. La pachyméningite hémorrhagique est beaucoup plus rare dans le rachis que dans le crâne. Quant aux tumeurs de la dure-mère, on peut les comparer aux fongus de la dure-mère cérébrale, mais les symptômes sont complètement différents dans les deux cas.

Avant de passer à l'examen des formes morbides en particulier, nous devons parler de quelques modifications pathologiques des méninges, auxquelles on a attribué anciennement une très grande importance, parce qu'on les rattachait à certaines maladies : l'anatomie pathologique a démontré aujourd'hui qu'elles n'ont pas cette valeur et sont purement accidentelles.

1. *Ossification de la dure-mère et de l'arachnoïde rachidiennes*. — Cette ossification est extrêmement rare. Andral a trouvé sur le cadavre d'un homme d'âge moyen la dure-mère ossifiée dans une étendue de 0^m,05 de long et de 0^m,03 de large. On a rencontré plus souvent de petites rugosités osseuses semblables à des ostéophytes sur la face externe de la dure-mère. Dans la pachyméningite chro-nique on voit assez fréquemment des épaississements ostéiformes qui renferment des dépôts crétacés concentriques tout à fait analogues au psammome cérébral.

Les lésions les plus communes sont de petites plaques osseuses qu'on rencontre sur l'arachnoïde ; ce sont de petites lamelles d'un blanc sale, larges de 6 à 9 milli-mètres, plates, ovales ou plutôt ayant la forme de lentilles, plus épaisses au centre que sur les bords ; on en trouve de différentes grandeurs, particulièrement sur la surface postérieure de la moelle, où elles sont quelquefois très nombreuses, encla-vées dans l'arachnoïde ; elles existent, mais beaucoup moins souvent et en nombre moins considérable, sur la surface antérieure de la moelle ; elles sont rares à la région cervicale. Ces plaques ont d'abord été décrites comme des plaques cartila-gineuses par Morgagni, Ollivier, Lebert, mais elles sont constituées, non par du cartilage, mais bien par du tissu osseux (Virchow). Elles sont formées par des couches concentriques ou parallèles et renferment de petits corpuscules étoilés dans une substance fondamentale très légèrement striée, mais presque homogène. Elles sont situées dans l'épaisseur de l'arachnoïde, à la surface de laquelle elles affleurent presque, et elles donnent à la méninge un aspect légèrement rugueux et strié. On leur attribuait anciennement une signification pathologique : Esquirol, Ollivier et d'autres auteurs les ayant trouvées sur des épileptiques, ont voulu établir une relation entre ces lésions et l'épilepsie ; on les a regardées aussi comme la cause du tétanos, de la chorée, jusqu'à ce qu'il ait été démontré par de nombreuses observations cadavériques qu'elles sont simplement accidentelles et ne donnent lieu à aucun symptôme morbide.

2. *Pigmentation de l'arachnoïde rachidienne.* — On a regardé la pigmentation de l'arachnoïde comme le produit d'inflammations anciennes ou au moins d'hypérémies. Elle apparaît le plus fréquemment dans la région cervicale et donne à la méninge un reflet grisâtre tirant sur le noir, appréciable déjà à l'œil nu. La première description qui en ait été faite semble appartenir à Valentin [1]. D'après Virchow [2], on la trouve d'une façon constante sur la partie antérieure de la moelle allongée et de la moelle cervicale ; elle se présente à l'œil nu sous forme de taches ou de points bruns ou noirâtres ou bien sous l'apparence d'une couche continue légèrement réticulée d'un brun noirâtre. Ces modifications sont superficielles et ne se retrouvent pas dans la profondeur du tissu arachnoïdien ; quelquefois elles se continuent dans le tissu interstitiel. Histologiquement elles sont formées de cellules étoilées ou fusiformes, munies d'un noyau et analogues aux cellules pigmentaires de la choroïde.

On a voulu attacher à cette pigmentation une signification pathologique. Leubrucher *(Allegem. med. Centralzeitung*, 1860, n° 22) a annoncé que trois fois il avait trouvé chez des épileptiques sur les côtés de la moelle allongée une pigmentation de l'arachnoïde qu'il est porté à considérer comme le résultat d'une arachnoïdite chronique.

L'existence fréquente, presque constante, des cellules pigmentaires dans l'arachnoïde (Virchow) prouve qu'elles n'ont absolument rien de pathologique.

3. *Hydrorhachis externe.* — L'hydrorhachis externe consiste dans une accumulation de liquide en quantité anormale dans la cavité arachnoïde. Cette maladie forme le pendant de l'hydrocéphalie externe, mais elle en diffère, grâce à la disposition de l'arachnoïde spinale, qui présente un tissu conjonctif lâche et à grosses mailles situé entre la dure-mère et la moelle, et non un sac proprement dit. Le liquide est contenu dans les grandes mailles, et il y a ainsi plus d'analogie avec l'œdème de la pie-mère cérébrale [3]. Nous avons exposé plus haut comment l'accumulation anormale de liquide peut être cause du *spina bifida* dans les premiers temps de la vie fœtale. L'accumulation de liquide avec fissure des vertèbres a été désignée sous le nom de *hydrorhachis dehiscens* par opposition avec la forme que nous décrivons ici et qu'on a nommée aussi *hydrorhachis incolumis* (J.-P. Frank) [4]. Ce dernier consiste donc en une accumulation trop grande de liquide dans les mailles de l'arachnoïde spinale et est analogue à l'hydrocéphalie externe. Quelquefois le liquide est beaucoup plus abondant que normalement, mais il est bien difficile de fixer dans quelles limites varie, à l'état physiologique, la quantité de la sérosité ; quoi qu'il en soit, on en trouve une proportion tout à fait insolite chez les vieillards, les sujets atteints de maladies cérébrales et certains

---

(1) Valentin, *Verlauf und Endigung der Nerven*, page 43.
(2) Virchow, *Pigment und diffuse Melanose der Arachnoïdis (Archiv für pathologische Anatomie*, Band XVI, 1859, p. 180).
(3) Virchow, *Pathologie des Tumeurs*, traduit de l'allemand par Paul Aronssohn, tome I.
(4) J.-P. Frank, *Traité de Médecine pratique*, traduit du latin par J.-M.-C. Goudareau, 2ᵉ édition. Paris, 1842, t. II, p. 52.

paralytiques. Les anciens médecins rangeaient l'hydrorhachis externe dans la classe des hydropisies sous le nom *d'hydropisie rachidienne* et la croyaient de nature inflammatoire (hydrorhachis chronique de Jos. Frank et Ollivier). Ollivier la considère comme la suite de congestions veineuses de la moelle avec ou sans augmentation de l'exsudation séreuse. On a décrit cette maladie comme une forme spéciale (J. Frank) donnant naissance à des paralysies chroniques : la démonstration de cette conception semblait facile à faire, car dans beaucoup d'autopsies de paraplégiques on ne trouve rien d'anormal dans la moelle elle-même, sinon une grande abondance de liquide céphalo-rachidien. Mais aujourd'hui nous savons qu'un examen macroscopique négatif de la moelle ne suffit pas pour prouver l'intégrité de cet organe, et souvent l'histologie vient démontrer qu'une moelle regardée comme saine est altérée, de sorte que les observations citées ne sont rien moins que probantes; elles prêtent autant à l'arbitraire que la doctrine des congestions de la moelle et de ses méninges. D'après nos connaissances actuelles sur la sécrétion et la circulation du liquide cérébro-spinal, il n'est pas probable que son accumulation dans le canal rachidien puisse troubler les fonctions de la moelle ou bien que sa sécrétion puisse se faire sous une pression assez forte pour amener des lésions fonctionnelles : une telle augmentation de pression ne peut se concevoir que sous l'influence d'une inflammation et d'une exsudation intenses. On doit donc admettre comme une chose possible que, dans les congestions de la méningite aiguë, il se produit une transsudation du liquide rachidien telle que la moelle peut en être comprimée jusqu'à un certain point. Mais une simple hydropisie consécutive à un trouble circulatoire ou à une congestion veineuse de la moelle ne saurait amener une hydrorhachis externe suffisante pour causer par compression de la moelle des symptômes paralytiques. Les voies qui permettent au liquide spinal de s'écouler et à la pression de s'égaliser sont si nombreuses qu'il est impossible d'admettre une élévation permanente de pression, sans qu'il existe une congestion franchement inflammatoire. Aussi nous regardons aujourd'hui l'hydrorhachis externe non pas comme le résultat d'une transsudation liée à une augmentation de pression, mais bien comme la conséquence d'une disproportion entre le calibre de la moelle et celui du canal rachidien : plus le diamètre du canal rachidien est grand, plus celui de la moelle est relativement petit et plus il y aura de liquide interposé. Dans les cas où la moelle est diminuée de calibre, dans la vieillesse, dans les maladies mentales et dans les atrophies d'autres causes, la quantité du liquide céphalo-rachidien est notablement augmentée, sans qu'on puisse attribuer la paralysie à cette augmentation ; la paralysie s'explique bien plus naturellement par l'atrophie de la moelle. Rien n'empêche de conserver l'expression hydrorhachis externe, mais dans le sens qu'y attachaient Frank et Ollivier. Du temps d'Ollivier déjà la doctrine de l'hydrorhachis incolumis était bien peu solide, comme le prouve le passage suivant de cet auteur dans son Traité de la moelle épinière. « Il est souvent difficile, dit-il, de déterminer si le liquide céphalo-rachidien est augmenté au point de constituer une véritable hydrorhachis, car ce liquide est plus abondant à un âge avancé que dans la jeunesse et aussi parce qu'il suffit qu'il soit augmenté de bien peu pour causer la faiblesse des membres. Et cependant, ajoute-t-il, il semble démontré que les congestions veineuses, avec ou sans augmentation de liquide rachidien, peuvent être la cause effective des symptômes nerveux, indépendamment de toute altération de la substance médullaire, des nerfs et des méninges, et la méningite cérébro-spinale peut également produire une forte exsudation séreuse du liquide, mais au milieu de symptômes particuliers. »

4. Disons encore un mot des petites *tumeurs cystiques* qu'on trouve quelquefois sur la queue de cheval : elles n'entraînent aucune manifestation morbide lors

qu'elles ne dépassent pas un certain volume et ne produisent pas de symptômes paralytiques ou névritiques. Elles s'accompagnent en général d'épaississement et d'adhérence des méninges entre elles, mais sans atrophie ou dégénération des nerfs. On les a observées dans la méningite chronique et aussi en même temps que des tumeurs de la queue de cheval.

Quand on étudie la *symptomatologie* des affections des méninges, on voit qu'il existe un grand nombre de symptômes communs aux différentes espèces: ils sont dus à l'irritation des méninges ou des racines nerveuses qui les traversent, donnent un caractère assez bien déterminé aux maladies dépendant des enveloppes membraneuses de la moelle et constituent pour la séméiotique une base d'autant plus certaine qu'ils sont plus marqués. Cependant on ne les rencontre pas toujours tous en même temps, et c'est à la sagacité et à l'expérience de l'observateur qu'il appartient d'arriver au diagnostic. Ces symptômes sont les suivants :

1. *Rachialgie.* Ce symptôme, quoiqu'il appartienne aussi aux maladies des vertèbres et de la moelle et qu'il existe même dans de simples névroses, a cependant une grande valeur pour le diagnostic des affections méningées. En général la douleur est très marquée dans ces maladies, elle est ressentie au repos et s'exagère par les mouvements; elle est perçue au niveau de quelques vertèbres seulement ou s'étend sur toute la longueur de la colonne vertébrale; la pression ne l'augmente pas beaucoup, mais plutôt la percussion.

2. A ce symptôme se rattache la *raideur de la colonne vertébrale*. Le malade ne peut qu'incomplètement se dresser, s'asseoir ou se courber en avant; il lui est également difficile de se coucher sur le côté, et on a de la peine à lui faire prendre cette position. Le point de la colonne vertébrale où siège la lésion méningée présente la raideur la plus forte. Les reins et la portion du rachis située entre les épaules sont les parties le plus souvent atteintes; il faut citer aussi la raideur si connue de la nuque. Dans les cas les plus intenses, le rachis se courbe en arrière, comme dans l'opisthotonos, ou bien il se fait des incurvations latérales.

3. L'*hyperesthésie* constitue le troisième symptôme important; elle est surtout évidente lorsqu'on presse ou bien lorsqu'on pince la peau ou les muscles. Quelquefois la peau est anesthésiée, mais les muscles sont tellement sensibles, qu'à la moindre pression le malade pousse des cris. Généralement cependant la peau est hyperesthésiée: ce phénomène, rarement appréciable aux membres supérieurs, est surtout marqué aux extrémités inférieures.

4. Les *douleurs irradiées* de nature névralgique sont tantôt très intenses, tantôt peu marquées; l'irradiation a lieu surtout dans les membres; on constate aussi des douleurs à l'épigastre.

5. Les *spasmes musculaires* sont de nature réflexe et dus à l'hyperesthésie; leur siège dépend de celui de la maladie ; on les observe surtout au cou, où elles constituent la raideur de la nuque, mais on les a constatés aussi dans d'autres parties, sous forme d'opisthotonos et de pleurothotonos.

Les *paralysies* et les *anesthésies* n'appartiennent pas en propre aux maladies des méninges, mais elles peuvent être amenées par des complications et par des compressions secondaires, ou bien encore les mouvements sont gênés par le fait d'une hyperesthésie considérable.

Les symptômes que nous venons d'énumérer ont une certaine analogie avec ceux des maladies des vertèbres; ils en diffèrent par l'extension plus grande de la douleur le long du rachis, par l'hyperesthésie périphérique et par l'absence de déformation. On les explique par l'irritation des méninges (diffuse ou circonscrite) et par l'irritation des racines des nerfs rachidiens. Cependant dans quelques cas on ne peut en donner l'explication : le diagnostic sera d'autant plus précis qu'ils seront plus marqués et plus nombreux. Nous traiterons de l'étiologie et de la marche des maladies des méninges, ainsi que de quelques autres symptômes, à propos de chacune d'entre elles prise en particulier.

I. — CONGESTIONS ET HYPÉRÉMIES DES MÉNINGES RACHIDIENNES

Dans les autopsies, on trouve les vaisseaux des méninges plus ou moins remplis de sang. Les vaisseaux de la pie-mère tout aussi bien que les plexus veineux de la dure-mère tantôt contiennent peu de liquide, tantôt regorgent d'un sang foncé, et en même temps les vaisseaux de la pie-mère sont tendus et flexueux. Mais il est difficile de conclure de ces états cadavériques à ce qui pouvait exister pendant la vie : la distribution du sang après la mort dépend moins de la distribution du sang pendant la vie que de la position donnée au cadavre et du degré de décomposition. Nous couchons généralement les cadavres sur le dos, et le sang se porte vers les vaisseaux de la moelle qu'il distend : à mesure que la décomposition fait des progrès, la matière colorante du sang se diffuse et produit une coloration rouge des tissus. Malgré ces causes d'incertitude, lorsqu'il y aura eu hypérémie des méninges tout à fait certaine, l'autopsie pourra la démontrer. Il n'est pas rare qu'il y ait alors des petites hémorrhagies punctiformes sur la pie-mère ou sur la face interne de la dure mère, ou bien des hémorrhagies dans le tissu conjonctif cellulo-graisseux qui entoure la dure-mère. On a encore considéré comme une conséquence de ces congestions une plus grande abondance de liquide céphalo-rachidien (hydrorhachis externe) qui, pensait-on, causait des paralysies par compression de la moelle. Nous venons de démontrer un peu plus haut que cette augmentation de pression n'est pas plus démontrée que celle que le liquide céphalo-rachidien produirait sur le cerveau, et qui n'est ni prouvée ni probable.

Dans les cas suraigus de méningite épidémique, on trouve une hypérémie méningée bien évidente avec sécrétion exagérée de liquide céphalo-rachidien ; il n'y a pas alors d'exsudation, grâce à la rapidité de la marche du processus, mais bien congestion inflammatoire active avec élargissement des vaisseaux et augmentation de leur contenu, coloration rosée, et de petites hémorrhagies plus ou moins abondantes : l'hypérémie dans ces conditions n'est que le premier degré de l'inflammation. On trouve aussi de l'hypérémie lorsque des convulsions ont amené la mort, comme dans le tétanos, l'éclampsie, les convulsions dues à la dentition, la chorée, et aussi dans les intoxications qui causent la mort par convulsions et par asphyxie (asphyxie par le charbon, la strychnine, l'acide prussique). Dans ces cas, les plexus veineux de la dure-mère sont le siège de l'hypérémie et l'on peut supposer que les troubles circulatoires et respiratoires engendrés par les convulsions sont eux-mêmes les causes de cette stase veineuse ; mais alors l'autopsie ne saurait rendre compte des symptômes de la maladie et l'hypérémie n'apparaît que comme la conséquence des symptômes ultimes et non comme l'expression de la cause effective de la mort.

Dans la plupart des autres circonstances, l'hypérémie et la congestion de la moelle qu'on note assez souvent dans les autopsies, ne sont pas assez marquées pour faire admettre l'existence d'une congestion pendant la vie ; on les rencontre le plus souvent dans les régions où elles peuvent être produites par l'accumulation mécanique du sang après la mort ; aussi la valeur qu'on leur attribue est-elle très incertaine, bien qu'on ait cherché souvent à expliquer par elles des symptômes dont on ne trouvait ailleurs aucune cause appréciable.

En présence de l'incertitude dans laquelle nous laisse l'anatomie pathologique de l'hypérémie, on a basé sur cet état maintes déductions théoriques. On a admis, ce qui est à démontrer, que l'abondance du sang dans les plexus veineux dépendrait en majeure partie de l'état de la respiration et de la circulation qui amènerait une prédisposition aux stases sanguines. Combien facilement se produiraient alors des stases dans les maladies des organes respiratoires (asthme, emphysème), dans les maladies du cœur (insuffisances, anévrysmes) et même dans les maladies utérines et du bas-ventre avec stase dans le système porte ! Si l'on songe en outre que des congestions de ce genre sont aisément suivies d'une transsudation plus forte de liquide rachidien (hydrorhachis externe), on voit que l'on pourrait ainsi rendre la congestion responsable d'un grand nombre de symptômes spinaux.

Combien n'y a-t-il pas d'affections de la moelle se terminant par la mort qui ne permettent de reconnaître aucune modification anatomique autre qu'une hypérémie problématique, et pourtant cette dernière a paru suffisante pour expliquer les symptômes observés ! Combien d'autres maladies de la moelle offrent un début si rapide et une si prompte disparition des symptômes, qu'une congestion, une fluxion vers la moelle semble seule pouvoir en rendre compte !

Aussi comprend-on pourquoi l'étude des congestions de la moelle a si peu de bases solides. Certains auteurs ont considérablement élargi le domaine de ces congestions ; d'autres au contraire ont fortement nié leur influence. Parmi les premiers il faut ranger tout d'abord J.-P. Frank [1] et Ollivier. J.-P. Frank admet des causes nombreuses de l'hypérémie de la moelle : suppression des règles, du flux hémorrhoïdal, grossesse, maladies chroniques du bas-ventre et de l'utérus, tous états accompagnés ordinairement de douleurs dans les reins et dans les membres inférieurs, de névralgies, de faiblesse et de tremblement, qui même peuvent conduire à la paralysie des jambes et à des convulsions épileptiformes et tétaniques. J.-P. Frank admet même une congestion de la moelle dans le frisson de la fièvre et à la suite d'une irritation intestinale. Ollivier donne à la congestion un champ presque aussi vaste : il cherche à démontrer que les congestions du cerveau pouvant produire l'hémiplégie, les congestions de la moelle peuvent de même amener la paraplégie. La brusque apparition et parfois aussi la brusque disparition de symptômes paralytiques graves, quelquefois leur retour et leur nouvelle disparition ne sont, d'après lui, possibles d'aucune autre explication, l'autopsie démontrant l'intégrité de la substance médullaire et ne faisant constater qu'une hypérémie de méninges. Mais si nous examinons la symptomatologie décrite dans les observations d'Ollivier, nous la trouvons bien vague et bien peu précise. Il note un engourdissement plus ou moins considérable des membres avec faiblesse des mouvements, qui gagne successivement de bas en haut ; les malades ont une paralysie généralisée mais incomplète. La guérison n'est pas rare, les mouvements et la sensibilité reviennent et tous les symptômes disparaissent de haut en bas, en sens inverse de leur apparition ; l'intelligence reste constamment intacte. Cette description se rapporte en partie à ce que Landry a décrit sous le nom de *paralysie ascendante aiguë*, maladie pour laquelle nous n'avons pas encore de base anatomique certaine et que Bärwinkel, à cause de cela, est porté à attribuer à la congestion. Il est à peine besoin de remarquer qu'il y a là une hypothèse possible, mais non tout à fait satisfaisante. De plus, Ollivier (d'Angers) rapporte à la congestion des méninges une série d'observations dans lesquelles on a observé des douleurs de reins ou des douleurs irradiées et une paralysie incomplète liée à des maladies du bas-ventre (gastro-entérite, fièvre typhoïde) et notamment à la suppression des règles, au refroidissement ou à la suppression de la transpiration des pieds, ou bien des paralysies suite de maladies rénales (Stanley). Ainsi Ollivier, cet auteur dont les travaux ont rendu de si importants services à la pathologie nerveuse, rapporte à la congestion, à la *pléthore spinale* un grand nombre d'af-

---

(1) J.-P. Frank, *De vertebralis columnæ in morbis dignitate. Oratio academ.* Pavia, 1791.

fections qui ont ce caractère commun que l'autopsie ne démontre aucune lésion
appréciable, et que pendant la vie, la maladie a une marche irrégulière et guérit
quelquefois avec une rapidité tout à fait imprévue. Pour beaucoup de ces cas,
nos connaissances sont aujourd'hui plus avancées, pour d'autres nous n'en savons
pas plus qu'au temps d'Ollivier. Mais admettre comme cause de ces derniers faits
la congestion, c'est toujours s'en rapporter à une chose non démontrée et qui
n'a pas été acceptée sans contestation. Ollivier déjà se plaignait de ce que Abercrombie ait dit que l'histoire des congestions de la moelle est basée plutôt sur des
idées théoriques que sur des faits. Dans les temps plus récents, on n'a pas fait
grand fond sur la doctrine de la pléthore spinale ; cependant on lui a attribué
quelques symptômes plus ou moins importants. Ce sont particulièrement les douleurs lombaires, le sentiment de faiblesse dans les jambes qui existe au début et
pendant le cours de beaucoup de fièvres, notamment de la fièvre typhoïde et de la
variole ; puis les douleurs lombaires et irradiées quelquefois liées avec la faiblesse
des extrémités inférieures qui apparaissent dans la pléthore abdominale et les
lésions du bas-ventre, et enfin les symptômes analogues consécutifs à la suppression d'un flux sanguin habituel, menstrues ou flux hémorrhoïdal. Quelques autres genres de maladies ont également été rattachés à la pléthore spinale : nous
avons déjà nommé la paralysie ascendante aiguë [1] ; en outre Leudet [2] attribue
à la congestion de la moelle les symptômes qui surviennent après des chutes ou
de violents efforts. — Brown-Séquard [3] indique les symptômes suivants comme
appartenant à la congestion de la moelle et de ses enveloppes : 1) fourmillement
alternant avec de l'engourdissement, surtout dans les doigts et les orteils ; 2) douleur légère dans le rachis ; 3) fréquemment exagération morbide de la sensibilité,
coexistant même avec l'engourdissement ; 4) dans beaucoup de cas de paralysie,
les mouvements des membres paralysés sont beaucoup plus faciles lorsque le
malade est couché que lorsqu'il est debout : cela est dû non à une différence dans
le degré de la congestion, mais à ce que la quantité du liquide cérébro-spinal dans
la partie inférieure de la cavité spinale est plus grande lorsque le malade est
debout que lorsqu'il est couché. Au contraire, la congestion des vaisseaux médullaires s'exagère lorsque le sujet est couché et surtout sur le dos : aussi lorsque le
malade atteint de congestion de la moelle se lève après une nuit de repos et essaye
de marcher, la paralysie est-elle plus intense. Dans le courant de la journée, lorsque le malade ne se couche pas, la paralysie diminue. Ce serait là, d'après l'auteur, un des signes les plus importants de la congestion spinale.

Même en présence de ces symptômes, l'idée de congestion reste hypothétique :
si nous pouvons admettre la fluxion et la congestion de la moelle pour rendre
compte des symptômes fugitifs, il nous paraît cependant très douteux que la mort
puisse être causée par une simple congestion. Pour les cas de ce genre, parmi lesquels nous devons ranger la plupart des observations de paralysie ascendante
aiguë, il est plus sage de déclarer que nous ne connaissons pas leur substratum
anatomique, que de leur en imposer un purement hypothétique. Il ne nous paraît
même pas vraisemblable que des symptômes paraplégiques sérieux puissent être
le fait d'une simple congestion, et quand on admettrait cette possibilité, on ne
saurait citer des observations pour la prouver. Etant donnée la richesse vasculaire

(1) C'est également au diagnostic hypérémie de la moelle que le docteur M. Steiner conclut dans un cas
où la marche de la maladie a été analogue à celle de la paralysie ascendante ; les symptômes diminuèrent
rapidement sous l'influence d'un traitement antiphlogistique et la guérison eut lieu. La maladie avait eu
pour cause des efforts musculaires (*Arch. der Heilk.* 1870, p. 233).

(2) Leudet (de Rouen), *Sur la congestion de la moelle survenant à la suite de chutes et d'efforts violents (Arch. gén.* 1863).

(3) Brown-Sequard, *Lectures on the Diagnosis and Treatment of the principal forms of paralysis
of the lower extremities.* London, 1861, p. 68 ; trad. par Richard Gordon. Paris, 1864, p. 78.

toute spéciale des méninges, on peut admettre que les congestions doivent amener des signes d'irritation spinale, c'est-à-dire des douleurs lombaires ou irradiées, dans les membres inférieurs, avec fourmillements, etc., de la raideur dans les mouvements et de la faiblesse passagère. Lorsque ces symptômes se présentent concurremment avec une stase dans la circulation porte, avec une suppression de menstrues, de flux hémorroïdal ou d'une transpiration des pieds, quand ils sont fugaces et très accentués, on peut, pensons-nous, admettre l'existence d'une congestion de la moelle et de ses enveloppes. Mais là encore rien n'est absolument certain : il persiste toujours quelque chose d'aléatoire lorsqu'on se rattache à l'idée de congestion. Aussi la thérapeutique est-elle alors un essai, une tentative de démonstration du diagnostic et elle n'a pas la base certaine d'une indication précise.

On prescrit les antiphlogistiques (ventouses au sacrum, sangsues à l'anus, au vagin), plus tard le mouvement, les purgatifs, surtout les salins, les bains tièdes, les bains froids, les bains de mer, les douches sur les reins.

A cause de l'incertitude même du type morbide, nous ne rapporterons aucune observation. Celles d'Ollivier sont très intéressantes, mais on peut se demander s'il s'est bien agi, dans les cas qu'il cite, de congestion de la moelle.

II. — HÉMORRHAGIES DES MÉNINGES RACHIDIENNES

1. *Hémorrhagie autour de la dure-mère rachidienne.* On trouve assez souvent dans les autopsies des épanchements de sang situés entre la dure-mère et le canal osseux ; le sang est répandu dans le tissu cellulo-graisseux dans une étendue plus ou moins grande. Les nombreux plexus veineux de cette région donnent facilement naissance à des hémorrhagies actives et passives ; le sang est en majeure partie coagulé et accumulé dans la partie postérieure et autour des racines nerveuses ; le reste du tissu de la dure-mère est imbibé de sang. Il est rare que cette méninge paraisse soulevée et comprimée. Cet état anatomo-pathologique n'est en relation positive avec aucune manifestation clinique et les malades ont succombé à une toute autre affection. Il faut citer parmi ses causes, d'abord les traumatismes soit des vertèbres seules, soit de la dure-mère, ou bien les commotions dans lesquelles le sang s'épanche le long de la dure-mère sur une étendue plus ou moins grande. En général cependant, ces épanchements de sang restent assez limités, parce que le tissu conjonctif, surtout en avant, leur oppose facilement une digue.

Mais il n'est pas rare d'observer des hémorrhagies de la dure-mère, sans traumatisme, notamment dans toutes les formes de tétanos et de trismus. La surface externe de la dure-mère est alors fortement colorée en rouge et imbibée de sang ; le tissu périméningé est rempli d'un sang noirâtre, en partie coagulé. Nous avons déjà eu occasion de dire qu'anciennement l'observation de ce fait avait fait penser que le tétanos était dû à une méningite ou à une myéloméningite ; cependant Ollivier déjà avait rejeté cette explication, le sang étant répandu tantôt dans la cavité arachnoïde, tantôt au dehors de la dure-mère. En général on ne considère plus aujourd'hui ces épanchements sanguins comme la cause du tétanos, mais comme la conséquence des troubles circulatoires qu'il produit, qu'ils soient dus aux contractions musculaires ou qu'ils proviennent de la gêne de la respiration. Cette manière de voir trouve sa confirmation dans les autopsies des animaux tétanisés par la strychnine et chez lesquels on constate des hémorrhagies semblables dans les méninges. — De même dans les maladies qui amènent la mort au milieu des convulsions, on trouve des hémorrhagies dans le tissu cellulo-graisseux ; c'est ce qu'on observe dans l'éclampsie, les convulsions de la dentition, le trismus des

nouveau-nés, les intoxications et les asphyxies, etc. Pendant longtemps on a été
porté à regarder ces hémorrhagies ou bien une périméningite imaginaire, comme
la cause de la maladie, tandis que dans ces cas aussi les hémorrhagies ne doivent
être considérées que comme la conséquence des troubles de la circulation. — Dans
les maladies aiguës ou chroniques du cœur accompagnées de stases veineuses dans
le système porte, on rencontre plus rarement dans la dure-mère des épanchements
sanguins analogues quoique moins marqués : dans ces conditions la gêne de la
circulation s'établit progressivement et la prédisposition aux hémorrhagies est
moindre que lorsque l'entrave apparaît subitement ; cependant on a vu quelquefois ces hémorrhagies même dans la phtisie tuberculeuse.

Dans tous ces cas on peut se demander si les hémorrhagies existaient longtemps
avant la mort. Il est plus vraisemblable d'admettre qu'elles se sont faites dans les
dernières heures de la vie, peut-être pendant l'agonie. Nous ne sommes autorisés
à leur rapporter aucun symptôme : non-seulement les symptômes graves du tétanos, de l'éclampsie etc. ne sont pas sous leur dépendance, mais elles n'expliquent
même pas les symptômes accessoires de ces maladies.

Dans les hémorrhagies de la dure-mère consécutives à des traumatismes (fractures des vertèbres, commotions etc.) et dont nous avons déjà parlé, les symptômes du traumatisme prédominent et ceux de l'hémorrhagie méningée se trouvent relégués au second plan ; cependant il ne faut pas oublier qu'une hémorrhagie peut comprimer les racines nerveuses. Mais ce n'est que par exception qu'un
épanchement de sang en dehors de la dure-mère est capable de déterminer des
symptômes appréciables : il faut pour cela une force considérable qui déchirera
le tissu cellulaire et comprimera la moelle indirectement en pressant sur la dure-
mère. Ollivier (tome I, p. 465) rapporte un exemple d'ouverture d'un anévrysme
dans le canal vertébral ; il l'a observé avec Laennec et il semble unique. Nous
avons reproduit cette observation *in extenso* (p. 212).

2. *Hémorrhagies dans la cavité arachnoïde. Hématorrhachis. Apoplexie
spinale.* — On trouve des hémorrhagies dans la cavité arachnoïde, presque aussi
souvent que dans le tissu cellulo-graisseux qui entoure la dure-mère, mais elles
sont notablement moins abondantes, les vaisseaux veineux étant beaucoup moins
importants. Elles consistent généralement en quelques petits points hémorrhagiques sur la surface interne de la dure-mère ou bien dans le tissu de la pie-mère,
tandis que le liquide rachidien est plus ou moins teinté en rouge. Des hémorrhagies aussi petites ne donnent évidemment naissance à aucun symptôme et sont dues
aux mêmes causes que les hémorrhagies de la dure-mère, c'est-à-dire à des troubles circulatoires et respiratoires. On les trouve également dans le tétanos, le
trismus, l'éclampsie, l'asphyxie et d'autres états de ce genre. Déjà Cotugno avait
remarqué que le liquide rachidien des nouveau-nés morts asphyxiés pendant l'accouchement était rougi par le sang. De plus toutes les maladies dans lesquelles
il y a prédisposition aux hémorrhagies, amènent des épanchements de sang dans
le liquide rachidien ; telles sont le purpura hœmorrhagica, le scorbut, puis les
formes hémorrhagiques des exanthèmes, notamment la variole hémorrhagique,
dans lesquelles il se fait aussi de petites hémorrhagies dans le parenchyme médullaire. — Il faut rapprocher de ces faits les hémorrhagies qui surviennent dans
la méningite spinale : nous avons dit déjà, à propos de la congestion, que lorsque
dans cette maladie la suppuration n'a pas eu le temps de se faire, on trouve les
exemples les plus nets d'hypérémie et d'hémorrhagie. On rencontre plus souvent
de nombreuses petites hémorrhagies dans le tissu de la pie-mère avec teinte
rosée du liquide rachidien (voyez Mannkopf, *Meningitis cerebro-spinalis,*
1866). Nous rapportons plus bas quelques observations dans lesquelles, à côté
d'une méningite suppurée bien nette, il existait de grands épanchements sanguins

dans la cavité arachnoïde, mais qui ne semblent pas avoir eu une influence bien grande sur les symptômes.

Les hémorrhagies plus étendues qui se font dans la cavité arachnoïde offrent un intérêt clinique plus considérable ; elles semblent donner naissance à des symptômes plus graves et engendrent un type morbide particulier l'*apoplexie du canal spinal*. Le sang, en général foncé et coagulé, tantôt n'occupe que la hauteur d'une ou deux vertèbres, tantôt remplit la majeure partie du canal rachidien ou le canal tout entier ; il peut même se continuer avec un épanchement semblable intracrânien. Les caillots se déposent sur la dure-mère et autour des racines, le liquide rachidien est trouble et sanglant. Ces lésions anatomiques ne sont pas rares à la suite de traumatismes ; nous en rapporterons plus bas des exemples recueillis par Ollivier et par d'autres auteurs. Nous avons déjà eu à nous en occuper, à propos des blessures des vertèbres, et nous aurons à y revenir en traitant de la myélite traumatique. L'anatomie pathologique des hémorrhagies est assez simple dans les cas récents ; les cas anciens qui nous montreraient les modifications que subissent ultérieurement les épanchements sanguins sont en réalité rares ; aussi ces modifications sont-elles peu connues. On trouve bien dans les blessures anciennes des vertèbres qui ont amené la mort après plusieurs mois, des restes d'hémorrhagies consistant en pigmentation des méninges, en légères adhérences de la dure-mère et de la pie-mère, mais il s'agit alors de petites hémorrhagies sans conséquences cliniques, et on a rarement occasion de voir d'anciennes hémorrhagies abondantes ; aussi, nous le répétons, leurs modifications sont-elles peu connues, et on peut en particulier se demander comment ces épanchements se comportent vis-à-vis de la pachyméningite hémorrhagique : sont-elles la cause ou la conséquence de la maladie? Nous répondrons à cette question par des observations en étudiant le pachyméningite.

Les hémorrhagies spinales sont souvent concomitantes avec d'autres lésions traumatiques : fractures des vertèbres, déchirures de la moelle, mais quelquefois aussi l'hémorrhagie existe seule.

On distingue plusieurs formes d'hémorrhagies ;

a) Les hémorrhagies qui n'ont leur source ni dans la moelle ni dans ses enveloppes, mais proviennent d'un autre organe. C'est alors du cerveau qu'elles immigrent le plus ordinairement ; elles peuvent être très abondantes et remplir toute la cavité arachnoïde. Le sang peut provenir de différentes parties du cerveau. Les apoplexies cérébrales primitives ne donnent généralement pas énormément de sang, mais quelquefois elles sont assez copieuses pour que, après destruction du corps strié, le sang passe dans les ventricules latéraux et arrive par les troisième et quatrième ventricules jusque dans le canal rachidien. Cet écoulement a lieu plus fréquemment dans les apoplexies de la protubérance et du cervelet qui détruisent plus facilement la substance médullaire et ont leur pente naturelle vers la base du cerveau. Ces hémorrhagies considérables font naître les symptômes apoplectiques dans leur plus grande intensité et amènent rapidement le coma et la mort après quelques heures, de telle sorte qu'il ne peut guère être question de symptômes rachidiens. Il faut aussi ranger ici les hémorrhagies cérébrales traumatiques qui, lorsqu'elles sont abondantes, passent également dans le canal vertébral. Ollivier (loc. cit. II, p. 82) cite un exemple de ce genre.

Coup d'épée dans la région temporale gauche. Division de la veine méningée. Épanchement du sang dans le rachis et le crâne. Convulsions générales. Mort au bout de trois heures.

Nous ne transcrirons pas les symptômes qui ont été le résultat de l'hémorrhagie cérébrale. A l'autopsie, lorsque après l'extraction du cerveau, on pencha le cou du cadavre sur le bord de la table, il s'écoula du canal rachidien une grande quantité de sang noir, très fluide et encore tiède. Après avoir ouvert le rachis, on trouva la cavité des méninges rachidiennes encore remplie de ce liquide ; un sang rouge et écumeux soulevait le feuillet intérieur de l'arachnoïde qui n'était uni que lâchement à la pie-mère par des filets celluleux. La substance médullaire était blanche sans aucune injection notable et d'une consistance ordinaire.

L'apoplexie des nouveau-nés qui est la suite d'accouchements lents et laborieux est aussi une cause d'hémorrhagie dans l'arachnoïde. Le sang s'épanche dans la cavité crânienne et de là dans le canal rachidien. Cruveilhier en a figuré un remarquable exemple [1]. Enfin, à la suite d'autres ruptures vasculaires, du sang peut être versé dans le canal rachidien. Nous avons parlé de la rupture d'un anévrysme qui s'est ouvert en dehors de la dure-mère spinale. A. Cooper rapporte une observation dans laquelle une artère vertébrale s'étant rompue, le sang se répandit dans le canal vertébral.

b) L'apoplexie méningée la plus fréquente est celle de *cause traumatique.* Elle est due à la déchirure des vaisseaux de la pie-mère, ou à une fracture des vertèbres avec déchirure de la dure-mère, de telle sorte que le sang s'écoule dans l'arachnoïde de dehors en dedans. Il y a souvent en même temps des contusions et des déchirures de la moelle ; mais ordinairement on a affaire à des contusions sans fractures ni distensions : nous en citerons tout à l'heure des exemples. C'est à des distensions du rachis qu'il faut attribuer les hémorrhagies dans la cavité arachnoïdienne chez les nouveau-nés, à la suite d'opérations obstétricales. Mauthner [2] rapporte plusieurs cas dans lesquels des enfants qui avaient été extraits par les pieds étaient frappés de paraplégies qu'il attribue à des hémorrhagies ; mais comme les opérations obstétricales peuvent encore amener d'autres lésions de la moelle et même des déchirures, cette explication paraît douteuse. — La quantité de sang épanché, et l'étendue de l'épanchement sont, comme on se l'imagine aisément, très variables. Quand il y a blessure des os, déchirure ou écrasement de la moelle, il se manifeste des symptômes graves qui masquent ceux de l'hémorrhagie. Plus l'hémorrhagie est importante relativement aux autres symptômes, plus aussi est grand son rôle clinique, et dans un certain nombre de cas elle est la principale, sinon l'unique cause des symptômes ; c'est ce que nous voyons dans les *méningo-apoplexies traumatiques pures.* Les grands épanchements de sang de ce genre ne sont pas bornés à une partie déterminée de la pie-mère, mais, sortant du canal rachidien, ils gagnent la cavité crânienne et les ventricules cérébraux, ainsi que semblent le prouver des observations d'Ollivier.

c) La troisième classe comprend les *apoplexies méningées spontanées,* celles qui se font sans cause appréciable. On peut les comparer aux apoplexies cérébrales spontanées, bien que la cause ordinaire de ces dernières ne semble pas avoir d'influence sur les apoplexies méningées ou médullaires. En effet Traube pense que l'apoplexie cérébrale est généralement précédée par une hypertrophie du cœur et cette lésion n'a pas d'action sur l'apoplexie méningée. Les impressions psychiques et les efforts musculaires jouent certainement un rôle étiologique ; mais les causes les plus ordinaires sont les arrêts de la circulation dans l'abdomen et la suppression de flux sanguins (menstrues ou hémorrhoïdes). Comme l'apoplexie méningée spontanée est rare, cette étiologie ne peut pas être absolument affirmée, quoique les observations lui donnent une grande probabilité.

Les *symptômes* de l'apoplexie méningée sont peu caractéristiques dans les cas graves mortels. Alors, ou bien il y a complication d'autres lésions, ou bien le sang est tellement abondant qu'il gagne l'encéphale, et les symptômes cérébraux prenant le dessus causent la mort : dans ces deux conditions les symptômes médullaires font tout à fait défaut ou restent accessoires ; dans les cas moins graves, au

(1) Cruveilhier, *Anatomie pathologique du corps humain,* in-folio, 15ᵉ livraison, planche I.
(2) Mauthner, *Die Krankheiten des Gehirns und Ruckenmarks bei Kindern.* Wien, 1844.

contraire, le cerveau est indemne et l'on peut étudier les symptômes spinaux. Nous les divisons en deux groupes :

a) Ceux qui dépendent du développement et de la marche de l'hémorrhagie ;

b) Ceux qui sont le résultat d'une irritation plus ou moins intense des méninges.

Au premier groupe se rapportent le début brusque, que l'apoplexie soit spontanée ou de cause traumatique, la douleur intense, l'absence ou la presque absence de la fièvre, plus tard la résorption qui amène l'amélioration ; au second se rattachent la douleur spinale, la raideur du rachis, les douleurs excentriques, les fourmillements, l'hyperesthésie périphérique, les spasmes musculaires et quelquefois les paralysies incomplètes et passagères.

On observe le mieux et le plus facilement ces symptômes dans les hémorrhagies spinales traumatiques et, grâce au début et à la marche du mal, on peut, dans ces cas, affirmer le diagnostic, même sans la preuve fournie par l'autopsie. C'est également dans les cas de moyenne intensité que l'analyse des symptômes est le plus facile, tandis qu'elle est généralement impossible dans les cas graves rapidement mortels. Nous citerons d'abord quelques observations d'hémorrhagies dans la *partie inférieure de la colonne vertébrale* :

I. Ollivier, *Maladies de la moelle épinière*, t. II, p. 126. — *Chute sur les pieds et sur les reins ; commotion de la moelle. Violentes douleurs dans la région lombaire ; paraplégie incomplète ; raideur des muscles des membres inférieurs. Pendant la nuit fortes douleurs dans les reins avec sensations de chaleur brûlante. Mort le quatrième jour avec déviation de la bouche et phénomènes apoplectiques. Hématorrhachis. Épanchement de sang dans les ventricules du cerveau. Méningite spinale.*

G. C., homme de 50 ans, était occupé le 2 août 1816 à charger du foin dans un grenier, lorsque la planche sur laquelle il était debout se brisa ; il tomba d'abord sur les pieds, puis sur les fesses. Immédiatement transporté à l'hôpital, il présenta les symptômes suivants :

Le blessé pousse des cris de douleur et porte de temps en temps ses mains sur les dernières vertèbres dorsales qu'il désigne comme le siège de violentes douleurs. Paralysie complète du membre inférieur gauche, incomplète du droit avec contracture permanente des deux membres. Pouls fort et vibrant (?), il en est de même au cœur. — On fit une saignée, et immédiatement après le malade recommença à se plaindre de douleurs extrêmement intenses qui s'étendaient depuis le dos jusqu'aux parties lombaire et sacrée et qui étaient accompagnées d'une forte sensation de chaleur dans ces régions. Le décubitus dorsal était très pénible, d'autant plus qu'il n'était pas capable de modifier sa position. Les membres supérieurs avaient conservé la liberté de leurs mouvements. L'urine s'écoulait facilement, le ventre était libre. — Les douleurs dans le dos et dans les lombes augmentèrent encore, le malade les comparait aux piqûres les plus aiguës. — Le lendemain, délire intense (saignée, compresses froides, boissons acides). Le soir, fièvre (ventouses scarifiées sur la colonne vertébrale), somnolence persistante. Le troisième jour au matin les douleurs avaient un peu diminué, mais la paralysie persistait. L'urine s'écoulait involontairement. Le soir, nouvelle exacerbation. Le quatrième jour, dépression générale, changement de coloration et mouvements convulsifs de la face ; mort vers minuit au milieu de contractions cloniques des membres supérieurs et du cou avec déviation de la bouche, stertor, et écume à la bouche comme dans l'apoplexie.

Épanchement de sang dans les ventricules du cerveau, un peu de liquide séreux ; plexus choroïdes injectés de sang ; sur toute la hauteur du rachis jusqu'au sacrum les méninges sont remplies d'une grande quantité de sang noir mêlé de sérum. Les méninges montrent des signes évidents d'inflammation aiguë.

Nous ajouterons à cette observation deux faits personnels dans lesquels le diagnostic, bien qu'il ne soit pas prouvé par l'autopsie, ne saurait être douteux en présence de la cause qui est traumatique, des symptômes, et de la marche qui aboutit à la guérison.

II. C. O., ouvrier âgé de 30 ans, entré le 18 février 1871. — Le malade a toujours été bien portant, lorsque le 10 décembre 1870, étant monté sur un chêne pour abattre des branches, il glissa, et tomba sur la terre d'une hauteur d'environ 4m,50. Il ignore quelle partie du corps a porté, car il est resté étendu sur la place pendant un quart d'heure environ ; les assistants lui apprirent plus tard qu'il était tombé sur les pieds, puis sur les fesses. On le ramassa au bout d'un quart d'heure sans qu'il eût repris connaissance, et on chercha à le mettre debout, mais on ne put y parvenir. Quand il revint à lui, il éprouva dans les reins et dans les deux cuisses une douleur tellement forte qu'il gémissait sans interruption et poussait des cris aigus. Toute la partie inférieure du corps était devenue insensible et immobile, et les jambes restaient étendues, là où on les plaçait. Le blessé fut ramené chez lui sur un traîneau et on le mit au lit. Un médecin fut appelé; il prescrivit 24 ventouses à appliquer dans la région sacrée, et une friction. Le même jour, le malade remarqua encore que l'urine s'écoulait involontairement et sans douleur.

La douleur rachidienne persista avec toute son intensité pendant trois jours, sans que le malade pût fermer l'œil. Le quatrième jour, elle diminua et en même temps la sensibilité revint un peu dans la jambe gauche. Il prit ce jour-là un purgatif qui amena des selles involontaires. La douleur diminua progressivement; la sensibilité revint petit à petit à la jambe gauche, mais la droite resta complètement anesthésiée jusqu'à la troisième semaine; ce ne fut qu'à ce moment que la sensibilité reparut en commençant par les orteils et en remontant vers la racine du membre. Pendant la quatrième semaine, le malade quitta le lit avec l'aide de deux personnes, à cause de la difficulté qu'il avait pour placer convenablement les jambes. Bientôt il parvint à s'appuyer d'abord sur la jambe gauche, puis sur la droite, et dans la neuvième semaine, il pouvait marcher seul, tout en traînant un peu la jambe droite. La sensibilité était normale, sauf dans la région coccygienne. Les sphincters restaient paralysés, la fonction génitale était éteinte; il existait un peu de douleur dans la jambe droite. C'est pour ces symptômes que le malade vint demander secours à la clinique de Königsberg.

3 mars *État actuel.* Homme vigoureux. Pas de fièvre; pas d'anesthésie; pas d'œdème. Il est levé toute la journée. Il se plaint : 1) d'insensibilité aux fesses et aux parties génitales; 2) de petites douleurs dans la région lombo-sacrée droite, survenant aussi bien dans la station couchée que pendant la marche; 3) d'une sensation de piqûre semblable à celle que produirait une aiguille, dans les deux cuisses, surtout à droite, et particulièrement pendant la marche et la miction; pendant la miction, il s'y joint un sentiment particulier de faiblesse; 4) de ne pas sentir le passage de l'urine et des fèces; malgré sa vigilance, il laisse souvent aller sous lui; 5) d'être gêné dans la marche par son pied droit; 6) de l'absence de toute érection, et par moments d'émission de sperme.

Les deux membres inférieurs sont vigoureux, également colorés. Dans la position couchée, la jambe gauche repose normalement; à droite le pied est un peu abaissé et son bord interne est un peu tiré en haut. Les mouvements du pied droit, notamment l'extension, sont moins complets qu'à gauche; les muscles de la jambe semblent moins volumineux et moins durs qu'à gauche. La cuisse droite est aussi forte que la gauche. — Aux fesses, deux cicatrices de décubitus ancien. Fesse droite un peu plus flasque que la gauche. — Insensibilité un peu moins forte à droite qu'à gauche à la plante du pied, au pied et à la jambe, à peu près égale à la cuisse, intacte dans la région de aines et sur l'abdomen forte anesthésie; sur les parties génitales, le pénis et le scrotum; sur la partie postérieure de la cuisse droite, sensibilité très diminuée, ainsi que sur les deux fesses jusqu'aux trochanters, et en haut jusqu'au sacrum. Marche un peu lourde et incertaine; le pied droit est pendant, ce qui oblige le malade à élever la jambe plus que normalement.

On prescrit des bains et l'électricité.

Les symptômes et la marche de l'affection ne permettent pas de douter qu'à la suite de la chute il s'est fait un épanchement de sang dans la partie inférieure du canal rachidien; cet épanchement a comprimé la moelle assez pour produire la paraplégie. Les symptômes persistants de paralysie pourraient faire admettre la possibilité d'une petite déchirure de la substance médullaire à droite, bien que ces symptômes aient pu être causés par l'hémorrhagie elle-même.

III. Georges Br..., cocher, âgé de 28 ans, est admis le 24 septembre 1872 à la clinique médicale de Strasbourg. Le 21 septembre, à 4 h 1/2 du soir, son cheval s'étant emporté, Br... fut jeté de son siège sur la chaussée. Les reins et la partie supérieure de la cuisse droite portèrent. Il ne perdit pas connaissance, mais essaya de se relever, s'aidant de ses mains, sans pouvoir y réussir complètement à cause de fortes douleurs qu'il ressentait dans les reins et qui irradiaient vers la hanche droite. Des personnes du voisinage arrivèrent et, le prenant sous les bras, le firent asseoir; il eut alors une syncope qui dura environ trois minutes. Quand il revint à lui, il se trouva tout à fait bien et voulut regagner sa voiture, mais il fut obligé de reconnaître qu'il lui était impossible de se lever à cause de violentes douleurs pongitives. En même temps il eut une sensation particulière: il lui semblait qu'on lui versait de l'eau chaude depuis les reins jusqu'aux genoux; cette sensation fut bientôt accompagnée d'un frissonnement assez fort et suivie de sueurs. Les pieds et les jambes jusqu'aux genoux lui semblaient endormis. — Trois quarts d'heure après, le blessé ayant été amené en ville, il survint tout à coup dans les deux régions inguinales de violentes douleurs, et il éprouva la sensation d'un lien qui, partant des reins, lui eût fortement comprimé la partie inférieure du thorax. Pendant le transport, il s'appuyait principalement sur les mains, les douleurs étant très vives dans la position assise. Une demi-heure après, il arriva chez lui et on le coucha; il remarqua alors qu'il ne pouvait que très peu soulever la jambe droite et pas du tout la gauche; il était aussi incapable de changer de position dans son lit. Après une application de 14 ventouses scarifiées, la douleur lombaire et la sensation de contraction disparurent; par contre, les douleurs de la région inguinale augmentèrent; elles s'irradièrent sur la face interne de la cuisse jusque dans le genou, et cela d'une façon plus marquée à droite qu'à gauche. À la partie interne des cuisses, il ressentait de la tension qui empêchait les mouvements d'abduction. Pendant la nuit, il eut des envies d'uriner violentes et répétées. — Le lendemain, les jambes peuvent se mouvoir un peu mieux, surtout la jambe gauche, mais les douleurs persistent dans la région inguinale, de même que le sentiment d'engourdissement jusqu'aux genoux et la sensation de tension entre les cuisses. Pas de secousses musculaires.

Le 24 septembre, au soir, le malade entre à l'hôpital; la nuit, il dort mal, ce qu'il attribue à ce qu'il n'est pas habitué à rester couché sur le dos, et à ce que l'engourdissement augmente, surtout dans la jambe gauche lorsqu'il se couche sur le côté.

On prescrit 8 sangsues sur les reins, de la glace et une friction mercurielle. Le soir, injection de morphine.

26 septembre au matin, temp. 37°; pouls 64; resp. 16.

Le malade est toujours dans le décubitus dorsal et il ne peut changer de position sans s'aider de ses mains. L'intelligence est nette. Il se plaint : 1) d'éprouver dans les deux régions inguinales des douleurs qu'il décrit comme des douleurs pongitives et qui s'étendent, à la hauteur du pli inguinal, autour de la cuisse; 2) d'une paralysie qui l'empêche de se lever sans le secours de ses mains ; 3) d'envies fréquentes d'uriner. Il n'y a de sommeil que sous l'influence de la morphine pour la raison déjà indiquée. Lorsque le malade veut se dresser, il est obligé de s'appuyer avec ses deux mains et il ne peut rester dans la position assise, le corps plié en avant. Pas de déformation de la colonne vertébrale. Depuis le haut du rachis jusqu'à la 1re lombaire inclusivement, rien de particulier lorsqu'on presse ou percute les vertèbres; mais depuis la 2e jusqu'à la 4e lombaire, la pression et la percussion des apophyses épineuses sont douloureuses, et le malade tressaille lorsqu'on percute sur les côtés du sacrum. Pas de douleur spontanée dans cette partie, si ce n'est dans le décubitus latéral.

Les jambes sont étendues, bien musclées. Lorsque le malade cherche à rapprocher les pieds, il se fait seulement une légère rotation de la cuisse, mais l'adduction véritable est impossible. Les mouvements des orteils sont libres, ceux des pieds sont lourds et limités, mais possibles. La jambe droite peut être élevée d'environ 0m,30, la gauche seulement à une hauteur équivalant à la largeur de la main et cela au prix de grands efforts. Après plusieurs épreuves, les mouvements diminuent d'énergie. La flexion du genou est très incomplète. Dans tous les mouvements les douleurs de la région inguinale sont beaucoup augmentées. En fléchissant la jambe sur la cuisse, on éprouve une résistance dans la cuisse due à une rigidité spasmodique des muscles. Pas de contractions fibrillaires. Le pouvoir réflexe n'est pas augmenté. Pas de symptômes vaso-moteurs. La sensibilité est diminuée sur la partie inférieure du ventre et sur la face interne des cuisses, surtout à droite.

Les symptômes s'améliorent de jour en jour d'une façon si remarquable que, déjà le 28, le malade peut se promener et que le 30 il demande à quitter l'hôpital.

D'après ces observations, qui nous ont montré des cas d'intensité moyenne avec issue favorable, les symptômes utiles au diagnostic sont les suivants :

1. *L'apparition brusque (apoplectique) des symptômes graves*. Dans les traumatismes, la chute sur les pieds ou les reins, ou bien le choc sur le dos sont la cause immédiate de l'hémorrhagie. Les symptômes se développent alors avec une grande violence et atteignent rapidement une intensité notable ; pendant les heures suivantes, cette intensité peut encore augmenter sous l'influence de la réaction inflammatoire consécutive, mais cependant après 6, 12 ou 24 heures, ils ont presque toujours atteint leur maximum. Dans ces cas, le fait du traumatisme est un signe important pour le diagnostic hémorrhagie. Mais lorsqu'il s'agit d'hémorrhagies spontanées, le début brusque, apoplectiforme, a une valeur diagnostique très grande, comme nous le prouverons tout à l'heure par des exemples.

Le début, que la maladie soit traumatique ou spontanée, est presque toujours accompagné d'une vive douleur et de cris, puis le malade tombe sans force ; ses membres ne lui obéissent plus; l'intelligence demeure généralement intacte; d'autres fois, cependant, il y a syncope et même syncope mortelle. Puis se montrent les signes du *shok*, de la commotion générale, lesquels disparaissent vite, le plus souvent pour faire place aux symptômes de l'hémorrhagie.

2. La *rachialgie* est le symptôme le plus constant, comme dans la méningite. La douleur est intense et sa localisation permet de désigner le siège de l'hémorrhagie; la douleur est généralement ressentie dans les reins, parfois entre les

épaules ou à la nuque ; d'autres fois elle est plus étendue et indique un épanchement occupant la plus grande partie ou la totalité du canal vertébral ; elle n'est
pas augmentée par la pression sur les apophyses épineuses, mais par les mouvements, l'action de s'asseoir, de se retourner, etc. Il en résulte :

3. *De la raideur de la colonne vertébrale.* Ce symptôme est aussi important
que dans la méningite spinale. La raideur est surtout évidente sur la partie de la
colonne vertébrale où siège l'hémorrhagie ; elle est plus ou moins étendue ou localisée. Il est rare de la rencontrer à la nuque. Raideur et douleur se manifestent
ordinairement lorsque le malade s'asseoit ; on observe assez souvent aussi de la
raideur dans les reins, de telle façon que le malade est dans l'impossibilité absolue
de s'asseoir ou de se baisser.

4. *Douleurs irradiées.* Quand l'hémorrhagie siège à la partie inférieure de la
colonne, les douleurs s'irradient dans les muscles inférieurs, jusqu'aux hanches,
aux genoux ou aux orteils. Au tronc existe un sentiment de constriction douloureuse. Ces douleurs irradiées sont en général très intenses, elles sont causées par
la pression du sang sur les racines des nerfs et présentent souvent des particularités caractéristiques : les malades les décrivent comme des fourmillements douloureux, comme de l'engourdissement ou des brûlures ; elles rappellent ainsi les
sensations bien connues que produit la pression sur le sciatique ou le cubital ;
cependant ces sensations n'existent pas toujours. Quelquefois l'irradiation ne se
fait pas seulement vers les membres inférieurs, mais aussi vers d'autres points,
par exemple dans la région inguinale, dans la région cervicale, périnéale, etc.

5. L'*hyperesthésie* semblable à celle qui existe dans la méningite n'est pas
constante, mais très fréquente dans les apoplexies spinales. Elle se manifeste surtout aux membres inférieurs sous forme de sensibilité exagérée à la pression des
muscles ou de la peau : c'est à elle qu'il faut rattacher la douleur pendant la
miction ou les érections, ainsi que les envies douloureuses d'aller à la garde-
robe.

6. Les *spasmes musculaires* ont pour cause, soit la pression sur les racines
motrices, soit des réflexes engendrés par l'hyperesthésie ; elles amènent une espèce
de rigidité musculaire des adducteurs de la cuisse, par exemple : on pourrait bien
la vaincre, mais au prix de grandes douleurs pour le patient.

7. Il existe généralement des *symptômes de paralysie ;* quelquefois ils ne sont
que le résultat de la douleur et disparaissent avec elle. Il n'est pas rare que dès le
début il y ait paralysie réelle, paraplégie surtout, comme conséquence de la pression exercée sur la moelle, ou aussi d'une lésion de la moelle elle-même qui compliquerait l'hémorrhagie. La marche de la maladie indique seule la cause réelle
de la paralysie. L'anesthésie s'observe quelquefois en même temps que l'hyperesthésie, et atteint de préférence la peau de la jambe et du pied et même de la fesse
et du périnée. Plus tard, l'hyperesthésie et l'anesthésie disparaissent ; les anesthésies circonscrites, celles du sphincter anal, des fesses, du périnée, de la vessie,
des parties génitales, persistent quelquefois plus ou moins longtemps et même
toujours.

8. *Affections des sphincters.* — On peut observer la rétention de l'urine et
des fèces avec spasme ; plus rarement il y a paralysie des sphincters ; mais ces
symptômes n'ont pas d'importance diagnostique. Notons encore l'érection du pénis
qui existe au début de la maladie.

Les *hémorrhagies de la partie supérieure du canal vertébral* sont beaucoup
plus rares. Les symptômes varient suivant le siège de l'affection. Les traumatismes qui amènent les hémorrhagies dans la partie lombaire du canal sont, comme
nous l'avons vu, la chute sur les pieds, plus rarement un choc dans le dos ; ceux
qui causent les hémorrhagies de la partie supérieure sont une chute en arrière sur

la nuque, un choc dans la région de la nuque ou une forte courbure des vertèbres cervicales. De même que les fractures siègent le plus fréquemment dans la 1re lombaire ou bien la 6e et la 7e cervicale, de même les hémorrhagies méningées ont leur lieu de prédilection au niveau de ces mêmes vertèbres. Les symptômes locaux sont analogues, quand la lésion existe à la hauteur du renflement cervical, à ceux qu'on observe quand l'hémorrhagie s'est faite dans la portion lombaire du rachis. Nous trouvons par conséquent une forte douleur entre les épaules, la raideur et l'immobilité de la colonne vertébrale au lieu malade ; les douleurs irradient dans la nuque, le cou et surtout les bras qui sont le siège d'une hyperesthésie avec ou sans anesthésie ; les mouvements des bras sont raides et douloureux ; quelquefois, il y a une véritable diplégie brachiale. Il ne peut y avoir de paralysie intense des membres inférieurs et des sphincters que dans les grands épanchements qui compriment la moelle, encore serait-elle passagère. Au bout de quelque temps, le sang est résorbé et l'amélioration survient. Il peut persister des restes d'anesthésie, une légère parésie, ou, comme dans l'observation ci-dessous, une névrite brachiale descendante, quelquefois persistante et pouvant même aboutir à l'atrophie des muscles.

Nous avons eu tout récemment l'occasion d'observer un cas de ce genre.

Un journalier, âgé de 43 ans, tomba à la renverse du haut d'une voiture sur le côté de laquelle il était assis ; sa nuque et la partie postérieure de sa tête portèrent sur le sol : il se produisit ainsi un fort tiraillement des vertèbres cervicales ; le blessé resta un instant sans connaissance ; revenu à lui, il put se lever et même marcher, mais il ressentit les plus vives douleurs dans la région inférieure de la colonne cervicale. En même temps il survint une paralysie des deux bras avec de fortes douleurs ; le malade comparait celles-ci à des brûlures, à des fourmillements et à un engourdissement douloureux. C'est dans cet état qu'il fut apporté à l'hôpital. Il ne peut marcher, quoiqu'il lui soit possible de remuer les jambes. Douleurs très violentes à la nuque, entre les épaules et fourmillements douloureux dans les bras. Raideur et douleur dans la nuque à chaque mouvement, grande sensibilité des vertèbres cervicales inférieures à la pression et à la percussion ; mais nulle déformation, nul gonflement des parties molles ; les muscles de la nuque sont tendus. Le sommeil est troublé, car au moindre mouvement de la tête, le patient tressaille de douleur. Les bras sont immobiles, comme paralysés, les doigts sont fléchis dans la main ; les mouvements imprimés aux doigts et aux bras sont douloureux. Sensation de fourmillements et de tiraillements douloureux dans les bras. Sensibilité cutanée émoussée aux doigts et aux mains, mais perception d'une pression un peu forte de la peau et surtout des muscles. On prescrit de la glace, des sangsues sur l'endroit malade, de l'opium, des frictions mercurielles. Après quinze jours, les mouvements de la tête sont assez libres, les bras sont mobiles et le malade se lève. Mais une névrite du bras gauche persiste, laquelle cependant, grâce à l'iodure de potassium et à l'électricité, disparaît presque complétement 15 jours après.

Pour ce qui est des *apoplexies méningées spinales*, leur existence semble prouvée aujourd'hui par les autopsies et les observations prises au lit du malade. Les symptômes sont analogues à ceux des apoplexies méningées d'origine traumatique et leur début apoplectiforme, comme leur terminaison favorable, confirme le diagnostic d'*hémorrhagie*.

Nous en trouvons deux cas dans Ollivier :

Obs. LXXXVII, t. II, p. 129. — Il s'agit d'une femme de 40 ans qui souffrait de douleurs de reins telles qu'elle ne pouvait pas s'asseoir. Ces douleurs allèrent en augmentant, il survint des convulsions qui durèrent cinq à six heures et la malade mourut. Le canal vertébral était rempli de sang qui recouvrait l'émergence des nerfs sacrés (queue de cheval).

Obs. LXXXIV, p. 112. — Elle se rapporte à un homme de 43 ans. Nous nous bornerons à rappeler le titre de l'observation :

Douleurs de tête et congestions répétées vers la tête. Excitation générale sans paralysie de la sensibilité ni de la motilité. Le jour suivant, une douleur très vive occupe l'occiput et s'étend à toute la région dorsale ; tête fortement renversée en arrière sans raideur tétanique. Mouvements faciles, non douloureux. Pas d'augmentation de la sensibilité. Au 6e jour, raideur tétanique de tout le tronc, sensibilité partout diminuée. Rétention d'urine, constipation. Délire d'abord passager, puis persistant. Mort le 9e jour. Épanchement de sang dans les ventricules du cerveau.

Charles Bernard [1] a publié une observation intéressante de ce genre :

Le 27 février, on amena à l'hôpital de la Charité une femme de 24 ans sans connaissance et sur laquelle, jusqu'au moment de sa mort, il ne nous fut fourni que des renseignements vagues et erronés. Outre la perte de sentiment, on constata, le soir même, de la raideur et un certain renversement du cou en arrière, la conservation du mouvement dans les membres, une abolition presque complète de la sensibilité, de la dilatation des pupilles et un état tout au moins normal de la circulation qui paraissait même un peu ralentie. Pendant la nuit, la malade resta dans le même état, laissa échapper ses urines et poussa, de temps en temps des cris aigus.

Le 28 février, à neuf heures du matin, la position de cette femme n'avait pas subi de changement notable. Dans le décubitus dorsal, les yeux ouverts et les pupilles assez largement dilatées, elle ne semblait avoir aucune conscience de ce qui l'environnait et ne répondit pas, bien entendu, aux questions que nous lui adressâmes. Elle remuait spontanément les membres qui n'offraient pas de traces de raideur, de contracture ni de paralysie ; quand on soulevait les bras, la malade les laissait tomber assez doucement.

La raideur et le renversement du cou observés la veille au soir avaient disparu. La mâchoire inférieure était agitée de mouvements très fréquents d'abaissement et d'élévation. Quant à la sensibilité cutanée, elle était évidemment très émoussée, sinon abolie ; un pincement fort et énergique était presque toujours suivi, au bout d'un instant fort court, d'un de ces cris que poussait très souvent cette femme et qui ressemblaient assez bien à ceux que poussent les hystériques. Le pouls, lent comme la veille, battait 66 à 70 fois par minute et ne présentait ni force ni résistance ; la température de la peau était normale, il n'y avait pas de fièvre. La langue était molle et humide. La respiration était également normale. Enfin, l'état général de cette femme, qui était jeune (elle avait 24 ans et exerçait la profession de domestique), indiquait une bonne santé habituelle et annonçait, ainsi que les renseignements qui nous étaient indirectement donnés, que la maladie était récente.

Deux affusions froides furent administrées et produisirent, immédiatement après, quelque soulagement.

Le soir, l'état était à peu près le même, plus grave seulement, et une raideur, en quelque sorte tétanique, de tout le dos, et qui empêcha de faire asseoir la malade pour l'ausculter, était survenue et s'accompagnait d'une extension forcée et d'une contracture des membres. Le pouls était encore plus lent que le matin.

La malade succomba le 29 février, à 5 heures du matin, sans avoir rien offert qui ait spécialement attiré l'attention.

Cette fille se plaignait, depuis quatre ou cinq jours au moins, d'un malaise général, consistant en une courbature, de la céphalalgie, une sensation de barre à l'épigastre et de l'inappétence, quand, le 26 février, elle se coucha sans rien indiquer de plus. Le lendemain matin, le 27, c'est-à-dire quarante-huit heures à peine avant la mort, sa maîtresse la trouva, le matin, sans connaissance, les membres et les mâchoires agités de mouvements convulsifs et presque continuels, les yeux ouverts, les pupilles dilatées, état dans lequel elle est restée jusqu'au moment de son admission à l'hôpital, qui eut lieu le soir même.

L'autopsie faite vingt-huit heures après la mort, nous a montré des lésions multiples tout à fait inattendues et paraissant se rapporter à la même disposition générale. Le corps n'a pas subi une émaciation considérable ; il indique la force et la santé, au milieu de laquelle cette fille a été frappée. Procédons maintenant par ordre dans l'examen des lésions anatomiques.

Rachis. — L'enlèvement de l'arc postérieur des vertèbres laisse voir une grande quantité de sang noir et fluide infiltrant les parties molles du dos et remplissant le canal rachidien dans toute sa longueur. Le sang se trouve épanché d'une part, entre les surfaces osseuses et la dure-mère, de l'autre, dans le tissu sous-arachnoïdien postérieur, entre la dure-mère et le feuillet pariétal de l'arachnoïde ; c'est dans cette partie que le sang se trouve en plus grande quantité, et enfin dans la cavité même de l'arachnoïde. Dans cette dernière on ne rencontre que peu de liquide sanguin ; il se trouve principalement réuni sous forme d'un petit caillot, mince, allongé, à la région dorsale et sur la face antérieure de la moelle. Toute la surface du cordon médullaire présente son aspect ordinaire ; il n'y a pas trace d'injection anormale, ni d'épanchement sous la membrane propre.

Quant à la substance médullaire, dont il est toujours difficile d'apprécier la consistance, elle paraît également saine, pas plus injectée que d'habitude, peut-être un peu plus ramollie à la région cervicale.

Crâne. — Ici nous trouvons une congestion générale très prononcée, tant à la surface des méninges que dans l'épaisseur de la substance cérébrale, qui d'ailleurs n'offre ni foyer hémorrhagique ni ramollissement.

[1] Observation d'hémorrhagie rachidienne suivie de réflexions. — (Union médicale, 1856, n° 62, p. 25 et Bulletin de la Société médicale des hôpitaux.)—Voir aussi : Boscredon : Sur l'hémorrhagie méningée spinale ; thèse de doctorat, Paris, 1855. — Hayem, Des hémorrhagies intra-rachidiennes, thèse de concours, Paris, 1872.

Le sang qui remplit le cerveau est noir et épais. Et de la substance blanche, au lieu de voir sortir des gouttelettes d'un sang rouge et vermeil, on voit sourdre un sang noir et veineux.

Thorax. — Les deux poumons sont gorgés d'une quantité considérable de sang noir qui n'est pas épanché, mais bien infiltré dans les mailles du parenchyme. — Le cœur a son volume normal ne renferme pas de caillots, mais contient une certaine quantité de sang, en tout semblable à celui dont nous avons déjà signalé partout l'abondance.

Abdomen. — Ce qui tout d'abord attire l'attention, c'est l'existence, dans l'épaisseur des différents replis du péritoine, mais surtout dans le mésentère et dans le grand épiploon et vers le bord libre ou intestinal, de petites taches noires, d'un volume variant d'un grain de semoule à une forte lentille. Ces taches sont formées par du sang noir épanché dans le tissu cellulaire sous-péritonéal et constituaient de petites hémorrhagies multiples. Cette disposition est d'autant plus régulière, que le reste de la surface du péritoine, tant pariétale que viscérale, n'offre aucune injection anormale, ce qu'on serait en droit d'attendre d'après la présence de ces taches ecchymotiques. La surface interne des intestins, depuis l'estomac jusqu'au rectum, ne présente non plus aucune lésion à signaler et pas de coloration morbide.

Les reins, le foie et la rate sont gorgés de sang noir et visqueux, qui donne à tous ces organes une coloration très foncée.

Du col de l'utérus, qui est assez largement entr'ouvert, s'échappe une assez grande quantité d'un sang noirâtre et liquide, qui paraît provenir de la surface de l'utérus, dont les parois sont fortement injectées. Mais, particularité encore fort importante à signaler, les ovaires sont petits, et c'est en vain qu'on cherche à leur surface les traces soit d'une vésicule très développée et sur le point de se rompre, soit de la rupture d'une des vésicules ovariennes ou de la cicatrice récente d'une ulcération de l'organe. En un mot, les ovaires se présentent à nous comme ils s'offrent en dehors et même assez loin de la période menstruelle.

Ces observations [1] nous paraissent démontrer suffisamment l'existence d'hémorrhagies spontanées de la moelle. Ollivier rapporte en outre d'autres histoires cliniques sans autopsie et à terminaison favorable, dans lesquelles la guérison rapide après des symptômes graves est un argument en faveur du diagnostic hémorrhagie méningée, qu'il leur attribue. L'étiologie de ces cas morbides est tantôt une suppression des règles, tantôt une impression morale. Les symptômes n'ont rien de caractéristique.

Dans la seule observation de Charles Bernard, nous trouvons des symptômes manifestes d'irritation méningée semblables à ceux de la méningite, mais la malade était privée de sentiment, les renseignements sur le début de la maladie et la connaissance des symptômes subjectifs nous font défaut.

Nous ajouterons ici l'histoire d'un malade que nous avons vu et soigné à Kowno avec le D\u02b3 Feinberg en 1871. Les symptômes et la marche nous semblent assez caractéristiques pour nous permette d'affirmer notre diagnostic malgré la guérison.

M. Z..., employé, âgé de 44 ans, d'assez forte constitution, bien portant jusqu'à ce jour, malgré une vie assez irrégulière ; pas d'antécédents syphilitiques. Depuis plusieurs années, il a eu souvent de la constipation et des tumeurs hémorrhoïdales à la suite desquelles il éprouvait souvent des douleurs de reins avec sensation d'oppression sur la poitrine et entre les épaules. De temps en temps existait un flux hémorrhoïdal qui cependant ne s'était pas tari à l'époque des accidents que nous allons rapporter. Parfois, M. Z... éprouvait de légères difficultés en urinant : en général, cependant, sa santé était excellente et resta telle jusqu'au début de la maladie actuelle. Le 27 février, il monte en voiture en parfaite santé pour aller au théâtre ; pendant la route il éprouve une douleur insolite dans les reins et dans l'abdomen, comme « des gaz qui se déplaceraient » ; c'est désagréable, mais pas assez cependant pour qu'il y attache grande importance. Mais à peine est-il au théâtre depuis une demi-heure que la douleur des reins prend une telle véhémence que le malade se met à pousser des cris et qu'on est obligé de le rapporter chez lui. Pendant ce temps les douleurs gagnent les membres inférieurs qui, trois heures après, sont paralysés et raides, de telle sorte que le patient ne peut plus ni marcher, ni se tenir debout, ni se remuer. Ces fortes douleurs persistent malgré une saignée ; dans les jambes, elles sont liées à une sensation de déchirure et de brûlure, et sont accompagnées de fourmillements très pénibles.

_____

[1] A ce sujet se rattache encore une observation de Candy (*Journal de Médecine de Lyon*, 1842, p. 198). Hémorrhagie dans le canal vertébral chez un homme de 57 ans. Le sang entourait la moelle au niveau de la 3ᵉ vertèbre dorsale sur une hauteur de 0ᵐ,06. Les symptômes ont été : fièvre, douleur de reins, raideur de tout le tronc, contraction continue des muscles thoraciques qui produisait une véritable paralysie. Gêne dans la déglutition. Oppression.

De fortes doses de morphine procurent quelque repos pendant la nuit et font cesser les douleurs. Dans le courant de la journée suivante, les douleurs de reins diminuent un peu, les fourmillements persistent dans les jambes, mais assez amoindris pour que ces membres puissent être
un peu bougés. Après trois jours, le malade essaye de se lever et de faire quelques pas avec des
béquilles. Mais alors surviennent des troubles du côté de la miction. Aussitôt après l'attaque, il
y avait eu rétention d'urine et le cathéter avait dû être employé : l'opération avait été difficile,
très douloureuse pour le patient, et avait amené une perte de sang. Les jours suivants, il y avait
eu de la cystite avec réaction alcaline de l'urine, ce qui avait amené la fièvre et diminué considérablement les forces. Néanmoins la rétention d'urine continue. On tente alors de nouveau le
cathétérisme qui amène derechef du sang et fait éclater les plus violentes douleurs. La cystite,
les douleurs, la fièvre persistante font envisager l'état comme sérieux : avec la fièvre, les symptômes médullaires s'aggravent de nouveau, tout en restant d'une intensité moyenne ; les douleurs
de reins sont modérées, mais présentent de temps en temps des exacerbations et des irradiations
dans les jambes. Les fourmillements avec l'engourdissement persistent, et le malade perçoit
quelquefois la sensation d'une brûlure. La sensibilité est amoindrie, surtout aux fesses et vers
les parties génitales. Pas de réflexe lorsqu'on pique avec une épingle ; une forte pression sur les
jambes est perçue. Les mouvements de la colonne vertébrale, en particulier ceux nécessaires
pour s'asseoir sont un peu moins raides que les jours précédents, mais néanmoins entravés et
accompagnés d'une augmentation de la douleur. Les mouvements des jambes se sont améliorés
au point que le malade essaye de se lever, mais il s'affaisse sur lui-même.

Traitement : Repos au lit ; glace et sangsues sur les reins ; frictions mercurielles. A l'intérieur, pilules de coloquinte. Soins relatifs à la nécessité de vider la vessie : comme le cathétérisme est impossible, au moins actuellement, on ordonne des applications chaudes et on recommande de dresser le malade chaque fois qu'on le fait uriner.

On parvient de cette façon à faire se vider régulièrement la vessie ; la fièvre alors cesse, les
signes du catarrhe vésical diminuent et l'état général s'améliore complètement.

Nous trouvons ici la preuve de l'importance du traitement de l'affection vésicale dans les maladies de la moelle épinière. La cystite avait mis notre malade en danger de mort, alors que la
rétrocession des autres symptômes dépendant de la maladie de la moelle aurait permis un pronostic favorable.

Avec l'amélioration de l'affection vésicale, l'état du sujet devient meilleur aussi : le sommeil, l'appétit et les forces reviennent. Les douleurs disparaissent peu à peu presque intégralement. Après trois semaines de traitement par les frictions mercurielles, les mouvements dans le
lit sont presque entièrement libres ; il n'y a plus de douleur que dans les pieds ; la sensibilité est
également à peu près normale aux deux pieds. L'anesthésie est plus marquée sur toute l'étendue
des fesses, sur le périnée et sur les parties génitales ; dans ces régions, la sensibilité tactile et la
sensibilité douloureuse restent notablement diminuées. Il persiste de plus un sentiment de constriction d'arrière en avant, autour du ventre. Le malade ayant de nouveau essayé de se lever,
fléchit sur lui-même, les jambes refusant leur service. On ordonne l'iodure de potassium.

A partir de ce jour, on engage le malade à faire de petites tentatives pour essayer ses jambes,
dont la force augmente de telle sorte que bientôt il peut de nouveau marcher. A partir de ce
moment, l'amélioration progresse lentement, mais d'une manière continue. L'anesthésie des
fesses et des parties génitales, ainsi que les troubles urinaires, persistent encore. Le malade
prend pendant quelque temps de 1 à 2 milligr. 1/2 de strychnine deux fois par jour, puis du
quinquina et des bains salins. Après trois mois, il est pour ainsi dire guéri. On l'envoie faire une
cure complémentaire à Nauheim.

La *marche* des apoplexies méningées spinales a été exposée en majeure partie
à propos de la symptomatologie, car cette marche constitue un élément séméiotique
très important. Nous avons mis en relief le *début* brusque. La *durée* de la maladie est variable. L'apoplexie de la moelle peut-elle tuer subitement comme l'apoplexie cérébrale ? Duverney semble avoir le premier répondu à cette question par
l'affirmative, en se basant sur une observation très incomplète. J.-P. Frank partage cette opinion en se fondant sur un cas publié par Duhamel dans lequel les
symptômes de l'apoplexie n'auraient pas eu d'autre cause qu'une hémorrhagie spinale. Ollivier a combattu énergiquement cette manière de voir et, d'après lui, les
observations démontrent suffisamment que les symptômes de l'hémorrhagie rachidienne ne sauraient être les mêmes que ceux de l'hémorrhagie cérébrale. En réalité, dans la plupart des cas d'apoplexie de la moelle, les symptômes cérébraux font
défaut : il n'y a pas perte de connaissance, tandis qu'il existe de fortes douleurs et
des paralysies. Cependant on ne saurait nier que la marche de l'apoplexie spinale ne

puisse être rapide et analogue à celle de l'apoplexie cérébrale, particulièrement dans les cas où la quantité de sang est assez abondante pour remonter jusque dans la cavité crânienne, ainsi que semblent le prouver les observations mêmes d'Ollivier.

Nous voyons aussi dans les maladies de la moelle, notamment dans celles par traumatisme, survenir de bonne heure des symptômes cérébraux dont la cause n'est pas bien évidente et qu'on est obligé de rapporter au shok. Nous aurons à insister en parlant des blessures de la moelle sur ce que nous avons déjà dit à propos des fractures des vertèbres, que quelquefois des blessures, même de la partie inférieure du rachis, qui paraissent insignifiantes ou du moins peu dangereuses pour la vie, amènent rapidement la mort au milieu de manifestations cérébrales et dans le collapsus. On ne saurait donc nier la possibilité d'une marche rapide, apoplectiforme et les observations de Duverney et de Duhamel, quand même elles laisseraient quelques doutes dans l'esprit, ne doivent pas être rejetées sans examen parmi les fables.

Dans les cas moins graves, les symptômes ont généralement leur summum d'intensité aussitôt après le traumatisme et diminuent un peu sous l'influence de la thérapeutique, puis après deux ou quatre jours, il se fait une exacerbation due à la réaction inflammatoire qui peut être plus ou moins intense et d'une durée plus ou moins longue; dans les cas d'hémorrhagie exempts de complications, la durée de cette exacerbation ne dépasse pas quinze jours; d'ailleurs dans les cas d'intensité moyenne, la marche de la maladie est caractérisée par ce fait que, parallèlement à la résorption du sang extravasé, il se fait une amélioration lente et non continue des symptômes dont on obtient en général une cessation plus ou moins complète; après quatre à six semaines, il subsiste d'ordinaire encore des restes de l'attaque. Cette marche favorable peut être troublée par l'apparition de la méningite, par des complications diverses, par une cystite précoce ou par le décubitus, qui mettent en danger les jours du malade. Il est évident que la marche de la maladie est ralentie par la coexistence de lésions du parenchyme médullaire qui exposent à la mort par les paralysies intenses qu'elles produisent, surtout par la paralysie des sphincters, ou bien qui amènent des accidents persistants de paralysies et d'atrophies musculaires. Il est très difficile de diagnostiquer au début une lésion du parenchyme médullaire, et c'est tardivement seulement que la paraplégie ou les paralysies persistantes viennent la démontrer. Dans notre troisième observation, page 276, la paralysie persistante des muscles péroniers et de la vessie rendent cette lésion très probable.

Le *diagnostic* se fonde sur le début brusque, les symptômes d'irritation des méninges, la marche et l'étiologie. Le diagnostic différentiel d'avec les apoplexies de la substance médullaire n'est pas toujours facile, mais il est possible quand on se base sur les symptômes que nous avons énumérés. Le diagnostic différentiel d'avec l'apoplexie cérébrale ne peut offrir de difficultés que lorsque le début brusque est accompagné de perte de connaissance et que la mort est rapide; dans les cas ordinaires l'intelligence reste intacte et la forme de la paralysie, les douleurs, etc., ne laissent aucun doute sur l'existence de l'affection spinale. Il est plus difficile de reconnaître dès le début les complications telles que fractures des vertèbres, lésions de la substance de la moelle, etc., qui cependant modifient singulièrement le pronostic. Des paralysies intenses, tout aussi bien que des paralysies sérieuses des sphincters, éveillent toujours la pensée d'une participation du parenchyme de la moelle. — Plus les symptômes que nous avons décrits sont marqués, plus le diagnostic est net et affirmatif. Mais ces symptômes n'existent pas toujours tous; pourtant, même alors, un examen attentif et l'expérience peuvent amener le médecin à diagnostiquer l'apoplexie méningée avec plus ou moins de certitude; les symptômes d'irritation des méninges sont particulièrement propres à amener ce résultat.

Pronostic. Le pronostic de l'apoplexie méningée, comme celui des hémorrhagies en général, est relativement favorable, une fois le premier danger passé. Lorsque, immédiatement après le début, les symptômes ont atteint leur plus grande intensité, il est possible, jusqu'à un certain point, de prévoir la suite des événements. La mort peut survenir au début ou immédiatement après par suite de complications, par shok, ou bien par irruption du sang dans la cavité du crâne. Pendant les jours suivants, des complications du même genre qu'on ne saurait prévoir, amènent parfois la mort ; mais ce danger va chaque jour diminuant et n'existe plus après quatre à six jours. Après cette époque, il y a lieu d'espérer une notable amélioration et même la guérison, sauf lorsque la cystite, le décubitus ou la lésion de la moelle viennent assombrir le pronostic. Cependant, même en l'absence de ces complications, on ne saurait pronostiquer avec certitude une guérison, car assez souvent il persiste des troubles consécutifs, bien que la guérison complète ne soit pas une terminaison rare de la maladie.

Dans les cas d'intensité moyenne, la maladie a une *durée* de 4, 6, 8 semaines, puis les suites demandent encore des soins pendant plusieurs semaines ou même pendant des mois. Les troubles consécutifs consistent surtout en névrites, en paralysies partielles, atrophie ou faiblesse des sphincters.

Traitement. 1) Au moment ou immédiatement après l'attaque, il faut chez les personnes vigoureuses pratiquer une *saignée*. C'est de cette façon qu'on combattra le mieux les symptômes du collapsus et du shok ; l'emploi d'*irritants de la peau*, du *vin*, des *analeptiques*, etc., tend au même but.

Dès que le diagnostic de l'hémorrhagie est établi et que son siège est assez délimité, on institue le traitement local.

2) C'est ainsi qu'on place sur la colonne vertébrale des *vessies pleines de glace ;*
3) Qu'on prescrit les *saignées locales* à l'aide de ventouses et de sangsues, surtout pendant les deux premiers jours; mais on les répétera ultérieurement, plus ou moins souvent, selon la constitution du sujet.

4) On ordonne la *morphine* ou le *chloral* pour calmer les douleurs.

Dans les cas légers, ce traitement suffit, et déjà après 3 ou 4 jours il y a une telle amélioration qu'il devient inutile de plus intervenir. Dans les cas graves, dans lesquels, après 3 ou 4 jours, certains symptômes, les douleurs notamment, ne font que s'amender, tandis que la paralysie persiste, il faut continuer la médication, mais, outre la glace et les saignées locales répétées, on prescrira contre l'inflammation possible les moyens suivants :

5) Le *mercure*, sous forme de pommade mercurielle, 1 à 2 grammes par jour, ou de calomel à l'extérieur, 5 grammes deux ou trois fois par jour.

6) Il faut diriger contre les complications du côté de la vessie le traitement dont nous avons déjà parlé. Contre la constipation, il sera surtout fait usage des *drastiques* violents.

7) Le traitement général est soumis aux règles fondamentales du traitement des hémorrhagies : *repos au lit*, même dans les hémorrhagies spontanées dont la cause est incertaine; la *température* doit être maintenue *fraîche*, etc. Beaucoup de malades ne supportent pas le décubitus dorsal et préfèrent le décubitus latéral. On peut essayer de les faire coucher sur le ventre : cette position est plus commode pour faire les applications de glace, mais généralement elle n'est pas longtemps supportée.

On traite les paralysies consécutives par les moyens ordinaires : *Iodure de potassium, strychnine, quinquina, fer, bains, électricité.*

III. — INFLAMMATIONS DE LA DURE-MÈRE SPINALE

Les symptômes des maladies de la dure-mère spinale offrent une grande analogie avec ceux des affections de la pie-mère et de l'arachnoïde ; le voisinage de ces membranes, leur distribution et leurs relations analogues avec la moelle et les nerfs l'expliquent suffisamment. Cependant le développement, la marche, le pronostic et le traitement des inflammations de la dure-mère, présentent des particularités qui non-seulement justifient, mais encore nécessitent une analyse clinique spéciale. Le mode de début, la propension et l'extension ne sont pas les mêmes et la marche tend à être chronique : ces différences rendent le diagnostic possible dans un certain nombre de cas et fournissent des données importantes pour le traitement. Aussi, si souvent au lit du malade, nous devons nous déclarer satisfaits lorsque nous avons formulé le diagnostic *méningite spinale*, sans détermination plus précise, il est utile, dans beaucoup d'autres cas, de spécifier avec plus ou moins de probabilité la forme particulière de cette méningite.

1. *Pachyméningite spinale externe. Périméningite spinale. Péripachyméningite spinale.* — D'anciennes observations déjà ont signalé que dans la méningite spinale, la dure-mère peut être atteinte isolément et que l'exsudation se fait, non pas dans la cavité arachnoïde, mais entre la dure-mère et les vertèbres. Bergameschi [1] cite une observation dans laquelle on a trouvé un épanchement séreux entre les os et la dure-mère spinale. Lallemand en a publié une autre dans laquelle il a constaté au même endroit une quantité considérable de sang. Ollivier d'Angers a vu chez un sujet atteint de myélite cervicale un épanchement de sang (de nature inflammatoire) en dehors de la dure-mère. Pourtant la description de ces faits permet de douter qu'il se soit agi d'une inflammation du tissu cellulo-graisseux qui entoure la dure-mère. Ce même doute s'impose pour les observations d'Albers [2], intitulées chacune *Perimeningitis medullæ spinalis*. La première se rapporte à un homme de 23 ans qui, à la suite d'un refroidissement, éprouva des douleurs et des tiraillements entre les épaules et jusques à la tête ; plus tard, sueurs nocturnes ; le quatrième jour, difficultés pour ouvrir la bouche, tremblements de tout le corps, sentiment de constriction dans la partie inférieure de la poitrine, contractions musculaires douloureuses, tête déviée en arrière. A l'autopsie, la dure-mère est, à sa surface externe, d'un rouge sombre, depuis la 5e vertèbre cervicale jusqu'à la 11e dorsale ; sa surface interne est d'un rouge vermillon et non transparente mais épaissie. La description des symptômes ne se rapporte pas d'une façon indubitable à une inflammation exsudative, mais plutôt à un tétanos qu'à une méningite. La seconde observation d'Albers est celle d'un homme de 38 ans atteint de raideur dans les membres inférieurs et de douleur fixe dans la fesse gauche. Cette douleur augmenta et s'irradia après quelques mois, suivant la direction du nerf sciatique. Les mouvements étaient gênés, les masses musculaires étaient flasques et amaigries. Le malade éprouvait des douleurs lancinantes dans la région lombaire et un sentiment de constriction autour du ventre. Finalement il y eut paraplégie complète avec rétention d'urine et des fèces et la mort eut lieu dans le délire. A l'autopsie, Albers trouva dans la région lombaire la dure-mère rouge vermillon et épaissie, et, dans l'intérieur de la cavité qu'elle forme un liquide rouge et limpide.

Il n'est pas besoin d'insister pour faire voir que dans cette seconde observation pas plus que dans la première, la description anatomique ne prouve pas l'exis-

[1] Bergameschi, *Suila mielitide stenica*, 1820.
[2] Albers, *Journal für Chirurgie und Augenheilkunde* 1833 . et *Pathologische Anatomie*. Bonn, 1836

tence pendant la vie d'une inflammation de la dure-mère : les symptômes graves
qu'on a enregistrés se rapportent à une lésion profonde de la moelle elle-même.
Les observations citées jusqu'à cette époque ne démontraient donc pas d'une façon
indubitable l'existence d'une pachy– ou d'une périméningite spinale. Cependant
on avait déjà noté quelques cas dans lesquels on avait trouvé du pus dans les
mailles du tissu cellulaire qui entoure la dure-mère[1]. Dans Ollivier, tome II,
p. 272, on lit une observation qui a pour titre :

*Contractions tétaniques permanentes accompagnées de symptômes de méningite céré-
brale. Mort au 9e jour. Exsudation à la base de l'hémisphère gauche et dans le milieu de
la région dorsale au-dessous de l'arachnoïde ; infiltration gélatineuse du tissu cellulaire
en dehors de la dure-mère spinale.*

D'après la description qu'en donne Ollivier, ce cas doit être rangé sans hésitation dans ce paragraphe ; en même temps il montre un exemple de combinaison
d'arachnitis avec une pachyméningite. Plus tard nous trouvons dans Jaccoud
(*Paraplégies*, etc., p. 229) un cas emprunté à Simon[2] qui n'est que très incomplètement décrit au point de vue clinique. Il s'agit d'un homme sur les antécédents
duquel on n'a rien pu apprendre ; reçu à l'hôpital pour une paraplégie dont il
mourut quelques semaines après son entrée. A l'autopsie, on trouva dans les
espaces intercostaux, tout à fait contre la colonne vertébrale une série d'abcès
renfermant chacun de 30 gr. à 60 gr. de pus. Les troncs nerveux, à leur sortie des
trous de conjugaison étaient littéralement baignés dans le pus ; en outre il y
avait de nombreux abcès dans le psoas et dans les muscles spinaux et sacrés. A
l'ouverture du canal vertébral, la dure-mère apparut revêtue d'une couche d'un
liquide purulent ; la cavité arachnoïdienne était également pleine de pus qui se
répandait jusque dans la cavité du crâne. La moelle et le tissu subarachnoïdien
étaient sains.

Ce n'est que dans ces derniers temps qu'on a publié des observations qui mettent hors de doute l'existence d'une inflammation exsudative propre du tissu cellulo-graisseux situé entre les parois du canal rachidien et la dure-mère. Il ne
s'agit donc pas d'une inflammation de la dure-mère elle-même, mais du tissu qui
l'enveloppe, de telle sorte que le nom de *péripachyméningite spinale* semble être
le meilleur qu'on puisse employer. Des observations de cette maladie ont été
publiées en 1868 par Traube et Mannkopf[3] ; une autre recueillie à notre clinique
de Königsberg a servi de base à la dissertation de H. Müller[4].

Anatomie pathologique. La maladie consiste dans une inflammation exsudative du tissu cellulaire graisseux qui entoure la dure-mère, lequel arrive à la
suppuration. La suppuration est circonscrite ou diffuse. Dans le premier cas la
lésion se limite sur une étendue qui équivaut en hauteur à celle d'une ou de deux
vertèbres ; il se produit une collection purulente qui soulève particulièrement la
partie postérieure de la dure-mère, proémine dans la cavité rachidienne et produit ainsi une compression plus ou moins forte de la moelle. Dans la forme diffuse la suppuration s'étend plus ou moins et souvent d'une façon irrégulière, de
telle sorte qu'il existe plusieurs foyers presque isolés ; correspondant aux parties
les plus lâches du tissu cellulaire ; elle est surtout développée sur la face postérieure. Contrairement à l'arachnitis, la périméningite n'a aucune tendance à
s'étendre au cerveau, car le tissu cellulaire graisseux devient plus rare à mesure
qu'on s'élève et il est même exceptionnel de le rencontrer dans la partie cervicale.
La combinaison avec l'arachnitis suppurée n'est pas rare, comme le prouvent les

---

(1) Revue de la clinique de Baudelocque. *Gazette médicale.* Paris. 1835.
(2) Simon, *Suppuration, sive Inflammation of the spinal theca* (*Med. Times and Gazette.* 1855, p. 19).
(3) *Berliner klin. Wochenschrift.*
(4) Müller. *Ueber Peripachymeningitis spinalis.* (Königsberg, mars 1868).

cas d'Ollivier et de Simon ; la première observation de Traube montre aussi une inflammation commençante de l'arachnoïde en même temps qu'une péripachyméningite.

Il semble donc que l'inflammation nenaît pas spontanément dans le tissu cellulograisseux qui entoure la dure-mère, mais s'y développe secondairement en se propageant de l'extérieur dans le canal rachidien. En effet :

1). Le point de départ est souvent une maladie des vertèbres (carie), lorsque le pus ne trouve pas d'issue à l'intérieur, mais descend dans le canal vertébral : il pénètre alors, soit par derrière, soit par côté, dans l'espace compris entre le canal osseux et l'étui que forme la dure-mère, entoure cette méninge sous forme d'une infiltration purulente circonscrite, annulaire du tissu cellulo-graisseux et comprime ainsi la moelle. Cette forme de la péripachyméningite a été décrite au chapitre précédent, nous en avons donné des exemples (observ. V, p. 177) et nous n'en parlerons plus ici : elle est compliquée de carie des vertèbres, et les symptômes de cette dernière maladie sont généralement prédominants.

2). Une autre cause de la pachyméningite peut être le décubitus, lorsque ce dernier s'est étendu jusqu'au sacrum et a amené l'ouverture de la partie inférieure du canal rachidien. Les exemples en sont rares. Cependant Duchek [1] en a cité un et il en existe encore d'autres.

3). Il faut rapprocher de ces cas une observation très remarquable parue dans le journal anglais la *Lancet* en 1862. Un séquestre s'était formé dans une vertèbre à la suite de névrose ; la suppuration dénuda les méninges qui plus tard s'ulcérèrent et se perforèrent, de sorte que la moelle elle-même formait le fond de l'abcès. Un cas d'Ollivier présente des analogies avec le précédent. Une ulcération syphilitique du pharynx avait détruit les vertèbres et ouvert le canal rachidien.

4). Des faits bien plus intéressants encore sont ceux dans lesquels la cause n'est plus une maladie des vertèbres, mais bien une inflammation phlegmoneuse du tissu cellulaire situé en dehors du canal vertébral et dans laquelle les produits de la suppuration font accidentellement issue dans le rachis par les trous de conjugaison : cette marche a été observée par Traube [2] et par Mannkopf [3]. Dans le cas de Mannkopf le début a été une angine phlegmoneuse maligne (angine de Ludwig); dans celui de Traube, une suppuration du psoas; dans le cas de Müller, le point de départ a été une production sarcomateuse située dans le tissu sous-pleural et qui avait pénétré par les trous de conjugaison dans le tissu cellulaire périméningé.

Symptômes. Si nous analysons les symptômes d'après les observations que nous avons citées, nous trouvons en somme ceux de la méningite spinale. Nous les énumérerons rapidement ici, devant en reparler encore à propos de la forme ordinaire de la méningite. En général le diagnostic de la méningite spinale est aisé, il n'y a de difficulté que pour déterminer sa forme spéciale. Le diagnostic de la péripachyméningite spinale est rendu possible par quelques symptômes insolites, par le début, la marche et surtout l'apparition d'abcès.

1° La *douleur lombaire* est un symptôme que l'on retrouve dans toutes les observations détaillées ; elle siège soit au niveau des reins, soit entre les épaules, ou bien elle occupe toute la longueur de la colonne vertébrale jusque dans la nuque et le derrière de la tête; son intensité est variable.

2° *Les douleurs irradiées, fulgurantes, à exacerbations périodiques.* Le malade les perçoit entre les épaules ou dans les flancs, d'où elles vont gagner les membres.

3° *Raideur de la colonne vertébrale.* On ne trouve notée qu'une fois la raideur de la nuque, car l'extension de la suppuration jusqu'aux vertèbres cervicales

(1) *Prager Vierteljahrschrift*, 1853, Band I, p. 20.
(2) Traube, *Beitrage*, etc. Berlin. II, vi, p. 1039 et 1043.
(3) *Berliner klinische Wochenschr.*, 1864, n° 4 et suivants.

supérieures se fait difficilement ; mais la rigidité des autres vertèbres a été en général très marquée ; les mouvements du rachis, et en particulier ceux qu'il faut faire pour se lever, sont accompagnés des plus grandes douleurs. Il est plus rare de noter une tension analogue dans les muscles des membres inférieurs ; elle est alors généralement amenée par les mouvements.

4° *L'hyperesthésie* de la peau et des muscles, notamment aux membres inférieurs, est rendue évidente à l'aide d'une pression modérée ou par le pincement.

5° Les *manifestations paralytiques* semblent être plus fréquentes que dans la méningite spinale. Elles ont apparu le plus souvent à une période assez avancée de la maladie, sous forme d'une paraplégie plus ou moins complète, généralement accompagnée de signes de compression de la moelle, tels que contractions involontaires et augmentation de l'excitabilité réflexe. Ces symptômes étaient même prédominants dans l'observation de Mannkopf, tandis que les signes d'affection méningée n'étaient que peu marqués.

6° Les *affections de la vessie*, d'abord rétention, puis paralysie, n'ont pas été observées d'une manière constante.

7° La *fièvre* est en relation avec la suppuration, elle est irrégulière, subaiguë, sans type déterminé, et d'intensité variable.

Les symptômes que nous venons d'énumérer correspondent à la méningite spinale et ne diffèrent de ceux de la forme habituelle de cette maladie que par la non-participation de la région cervicale, la raideur de la nuque étant rare, et par la présence fréquente et assez hâtive de paralysies.

Pourtant il est possible de diagnostiquer la périméningite avec plus ou moins de précision, en s'aidant des signes qui indiquent que l'inflammation des méninges s'est propagée du dehors à l'intérieur du canal rachidien ou bien qu'elle gagne vers l'extérieur. Les signes les plus importants sont d'abord :

8° Les *abcès* qui se développent dans le voisinage de la colonne vertébrale, et sont par conséquent accessibles au diagnostic, ainsi que Traube en particulier l'a fait ressortir :

9° Les *inflammations et les suppurations* situées de telle sorte qu'elles peuvent pénétrer dans le canal vertébral par les trous de conjugaison, comme par exemple les suppurations consécutives aux blessures, au décubitus, plus rarement à l'angine phlegmoneuse de Ludwig, à la péripleurite, etc.

La *terminaison* de la maladie dans les cas connus jusqu'à ce jour a été la mort ; mais avant notre époque il n'a pas été question d'établir un diagnostic particulier et spécial de cette forme morbide, et il est probable qu'anciennement bien des cas de péripachyméningite ont été confondus avec la méningite spinale. En envisageant la nature de la lésion, il n'est pas invraisemblable de supposer qu'elle peut tout aussi bien aboutir à la guérison que la méningite spinale, qu'elle le peut même plus facilement, n'ayant pas de tendance aux complications du côté de l'encéphale. Les cas publiés jusqu'à ce jour ne sont que des cas graves qui ont amené la mort par formation d'abcès étendus, par compression de la moelle ou par suite de l'existence d'un néoplasme malin. L'observation personnelle que nous rapportons ci-dessous prouve que la mort n'est pas nécessairement la terminaison de la maladie.

Quant au *traitement*, nous n'entrerons pas dans de très amples détails à cause du petit nombre des observations aujourd'hui connues. Les bases en doivent être les mêmes que dans la méningite spinale ; les abcès et les suppurations, etc., demandent des soins particuliers qui sont ceux que l'on met en usage ordinairement en pareil cas.

Traube *(Gesammelte Abhandlungen*, II, 6, p. 1039) rapporte deux observations de péripachyméningite spinale. Voici la première :

Homme de 23 ans, constructeur de machines, entré le 15 janvier 1863, mort le 26 mars. La maladie s'est déclarée brusquement dans la nuit du 8 au 9 janvier à la suite d'un refroidissement; par un frisson, douleurs de tête et douleurs de reins très violentes. Le 9, le malade essaye encore de travailler; le 10 même, il peut encore sortir, mais déjà la marche est très pénible. Aux douleurs des reins se joignent bientôt des douleurs de même genre dans la nuque, et il éprouve de la gêne pour fléchir la tête en avant. Ce n'est que depuis quatre jours qu'il se plaint de douleurs dans les membres inférieurs. Constipation depuis trois jours. En examinant le malade, dont la physionomie exprime la douleur, on constate ce qui suit : Le malade peut encore faire quelques pas, mais il tient la tête raide; lorsqu'il veut se coucher, il n'arrive que progressivement à la position horizontale, la tête restant toujours raide. Rien du côté des vertèbres. Sensibilité des deux côtés des apophyses épineuses; hyperalgésie dans les membres inférieurs. Miction un peu difficile; corpuscules de pus dans l'urine. Temp. 38°,9, p. 72, resp. 26. La maladie ne se modifie qu'après plusieurs jours pendant lesquels on fait des applications de ventouses scarifiées et des frictions avec l'onguent mercuriel, tandis que le calomel est prescrit à l'intérieur. Le 9 février, la fièvre a diminué, la température n'étant plus que de 38°,2. Un moment, les injections sous-cutanées d'acétate de morphine avaient diminué les douleurs, mais ensuite l'état va toujours s'aggravant et la sensibilité s'augmentant. — D'après ces symptômes, le diagnostic de *méningite spinale* doit être formulé, méningite limitée à la partie inférieure de la moelle, puisque les membres supérieurs sont entièrement libres. — Au cours de la maladie, il se forme un abcès à gauche des vertèbres lombaires, lequel s'étend par en haut jusqu'à la dernière dorsale et a une longueur de 0m,17 et une largeur de 0m,06; il est très douloureux et fluctuant; on l'ouvre et il donne issue à une quantité énorme de pus louable. Le malade se remet petit à petit, cependant l'appétit ne revient pas et le pronostic reste réservé, lorsque le 26 le sujet meurt subitement.

Autopsie. — A gauche de la ligne médiane, dans la région dorsale, trois petites ouvertures fistuleuses qui conduisent dans un foyer purulent siégeant dans les muscles des gouttières vertébrales; les muscles de la couche profonde, situés au-dessous de la dernière vertèbre dorsale notamment, sont parcourus par des trajets purulents qui aboutissent à la saillie postérieure des apophyses transverses, lesquelles sont en partie dénudées et rugueuses; la sonde introduite dans ces trajets s'y enfonce de 0m,05 en se dirigeant vers la ligne médiane. Après enlèvement de la moelle, on constate que plusieurs de ces trajets communiquent avec le canal rachidien par l'intermédiaire des trous de conjugaison. Ils renferment un pus verdâtre. Au niveau de la peau, l'orifice des fistules est tapissé comme par une muqueuse. La dure-mère est dans toute son étendue plus épaisse que normalement, mais cet épaississement est énorme au-dessous des deux dernières vertèbres dorsales; elle est en partie couverte par la pie-mère, en partie soudée avec elle. A la partie inférieure, là où la dure-mère est fortement épaissie, la pie-mère est aussi plus épaisse que d'habitude, et à l'intérieur de son tissu qui est gonflé se trouvent quelques foyers purulents punctiformes ou linéaires. En outre, depuis la région dorsale jusqu'au trou occipital, la pie-mère est en beaucoup d'endroits infiltrée de sang dans tout son pourtour. Une suffusion sanguine de la pie-mère, analogue mais beaucoup plus forte, existe dans la région de la moelle allongée et de la protubérance jusqu'au chiasma. Le cerveau et la moelle ne présentent rien d'anormal à l'œil nu. Dans la partie supérieure des deux psoas on trouve quelques petits foyers purulents en relation immédiate avec les nerfs qui traversent le muscle, mais non avec les vertèbres.

L'observation suivante est celle d'un de nos malades. Bien que l'autopsie fasse défaut, nous croyons le diagnostic assez positif pour la citer comme un exemple de guérison.

M. L..., journalière, 48 ans, entrée à la clinique de Strasbourg le 26 novembre 1872.

Antécédents. — Variole à l'âge de 12 ans; fièvre intermittente à 13 ans; depuis, elle a été bien portante; elle est réglée régulièrement depuis l'âge de 14 ans. — Elle rapporte au mois d'août 1872 le début de sa maladie. Au temps de la moisson, elle pouvait encore travailler : pourtant, à cette époque, elle a eu une indisposition avec frisson, sans que cependant elle ait interrompu son travail. Un jour, cette indisposition fut assez forte pour la contraindre à aller se coucher immédiatement après avoir terminé sa journée. Le lendemain, elle remarqua dans la région inguinale gauche, au niveau du canal crural, une tumeur de la grosseur d'un œuf de poule. Cette tumeur augmentant de jour en jour, elle consulta un médecin qui prescrivit des ventouses; le gonflement n'en persista pas moins et la malade se trouva bientôt dans l'impossibilité de se mouvoir dans son lit et elle dut rester couchée sur le dos. Après être demeurée cinq semaines sans soins médicaux, elle sentit un jour comme quelque chose qui aurait éclaté dans son ventre, et l'abdomen gonfla fortement; elle n'eut pas de vomissements. Le médecin, appelé de nouveau, fit une incision près de l'épine iliaque antérieure et supérieure et donna issue à une forte quantité de pus. Après avoir suppuré trois semaines, la plaie se cicatrisa; mais la malade ne pouvait mouvoir sa jambe gauche que très difficilement, et il lui était impossible de marcher sans béquilles. En même temps elle éprouva des douleurs dans la jambe gauche et parfois des fourmillements. Il n'y avait pas encore alors, d'après les affirmations positives de la patiente, de douleurs de reins. Ces dernières ne furent ressenties qu'au commencement de novembre et furent violentes; la faiblesse de la jambe augmenta au point que la marche devint presque tout à fait impossible. Jamais de perte involontaire d'urine.

Au moment de l'entrée à l'hôpital, douleurs intenses dans les reins, tantôt brûlantes, tantôt piquantes, irradiant de la région lombaire jusque entre les épaules et autour de l'abdomen, et empêchant le sommeil. Plus tard la malade se plaint de douleurs qui débutent dans le genou gauche, gagnent le pied et s'accompagnent de fourmillements pénibles. Les douleurs sont plus fortes dans la position assise. Temp. entre 36°,4 et 38°,2; pouls entre 80 et 100.

16 décembre. Matin : temp. 37°,0, p. 104, resp. 36.—Peu de sommeil la nuit. Douleurs constrictives dans la région stomacale, irradiant dans la jambe droite. — Dans la jambe gauche douleurs qui partant du genou irradient jusqu'à la pointe du pied. — Le soir : temp. 38°,7, p. 124, resp. 47. — Fortes douleurs dans les reins et douleurs irradiées depuis la région inguinale droite jusque dans le genou; de plus allant le long de la colonne vertébrale vers l'épaule droite. Elles reviennent par paroxysmes et alternent les unes avec les autres. La malade ne peut rester assise que pendant peu de temps. Grande sensibilité à la pression sur les apophyses épineuses des vertèbres dorsales inférieures et lombaires supérieures.

22 décembre. Violentes douleurs dans la jambe droite qui s'étendent depuis la hanche jusque dans le genou et sont tellement intenses qu'il y a peu de sommeil. La pression sur les muscles et sur les os des membres inférieurs est très sensible. Lorsque la malade se met sur son séant on ne remarque pas précisément une raideur très grande de la colonne vertébrale, mais les douleurs deviennent plus fortes. Elles sont localisées dans les régions dorsale inférieure et lombaire supérieure ; de là elles s'étendent vers les flancs et remontent le long de la colonne vertébrale jusqu'au niveau des épaules. La percussion de toutes les apophyses épineuses est douloureuse : cette douleur a son minimum dans le milieu de la région dorsale. Ce matin la malade a éprouvé des douleurs qui s'étendaient jusque dans l'épaule gauche. Les mouvements de la tête sont non-seulement limités, mais encore douloureux. Souvent des douleurs traversent les jambes et les font tressaillir. Les mouvements des jambes sont libres ; la sensibilité est peut-être un peu diminuée ; notable hyperesthésie lorsqu'on presse les muscles ou lorsqu'on pince la peau. 1400 gr. d'une urine pâle, d'une densité de 1011. Matin : temp. 38°, p. 100, resp. 32; soir : temp. 38°,6, p. 112, resp. 52.

On prescrit : Frictions avec l'onguent mercuriel ; 5 gr. d'iodure de potassium dans 180 gr. de liquide, une cuillerée à bouche 3 fois par jour.

27 décembre.				
Mat. Temp.,	37°,8	Pouls,	92	Respir., 32.
Soir. —	39°,2	—	100	— 28.

Les mouvements des jambes sont faibles, tremblés, mais non ataxiques. Quand la malade est couchée elle peut élever ses jambes de 0m,16 à 0m,20 au-dessus de son lit ; les mouvements de flexion de la hanche et du genou, les mouvements des orteils sont possibles, mais faibles et sans énergie. La sensibilité de ces parties ne semble pas souffrir. La jambe droite est complètement étendue, la gauche, légèrement fléchie dans l'articulation du genou, ne peut pas être étendue complètement ; quand l'observateur fait lui-même l'extension, celle-ci est douloureuse. Le pincement et la pression de la peau ne sont pas pénibles ; il n'en est pas de même de la pression des muscles. Douleurs spontanées des deux côtés dans les articulations, surtout dans le genou ; aujourd'hui ces douleurs sont plus fortes dans le genou droit que dans le gauche. Les articulations coxo-fémorales se meuvent librement. — La pression des mains est vigoureuse ; pas d'hyperesthésie dans les bras ; dans le coude droit douleurs spontanées ; de même dans la partie supérieure de l'avant-bras droit, où la pression sur les muscles provoque un peu de douleur. — Aujourd'hui pas de douleur pour s'asseoir. La percussion des vertèbres est douloureuse depuis le milieu du dos jusqu'en bas ; douleurs dans les reins vers le côté gauche. Abdomen souple, peu gonflé ; flanc gauche douloureux à la pression ; cependant il se laisse déprimer assez profondément ; on ne perçoit rien qui ressemble à une tumeur ; on n'en rencontre pas non plus en arrière dans la région lombo-sacrée.

Après quatre semaines du traitement indiqué, les douleurs diminuent considérablement ; les mouvements sont plus libres et plus forts. La malade peut rester levée pendant plusieurs heures et un peu se promener dans la salle. Cependant les jambes sont faibles et elles tremblent souvent. De temps en temps il y a encore des douleurs dans les reins, entre les épaules, mais surtout dans la jambe gauche; par intervalles, il y a même encore une élévation passagère de température.

Prescription le 18 janvier 1873 : trois bains chauds par semaine. Teinture de quinquina composé : 20 gouttes, 3 fois par jour.

Quoique l'état soit devenu meilleur, et que les forces de la malade aient repris, la marche de l'amélioration est traînante et entrecoupée par des aggravations.

Le 1er avril l'état est le suivant : temp. 36°,7, p. 80, resp. 20. La malade a le facies d'une personne bien portante, elle est bien nourrie ; pendant presque toute la journée elle reste levée, elle peut marcher doucement, mais aime à se soutenir, les jambes tremblant facilement : le tremblement persiste quelque temps même lorsqu'elle s'assied. De temps en temps elle se plaint de douleurs qui parcourent le bras, les reins ou la jambe gauche. La jambe gauche est toujours très faible. Les mouvements de la colonne vertébrale sont assez libres; plus d'hyperesthésie aux jambes. — Prescription : Solution de Fowler.

Remarques. — Nous trouvons d'une façon évidente dans cette observation les signes d'une méningite lente. Les principaux symptômes observés étaient l'hyperesthésie, des douleurs irradiées, la raideur de la colonne vertébrale, des douleurs de reins et des lombes s'étendant jusqu'aux épaules, plus tard une hyperesthésie surtout musculaire, bien nette quoique peu intense. Les membres inférieurs n'étaient pas à proprement parler paralysés, mais se mouvaient difficilement, étaient faibles, tremblants; la jambe gauche était atteinte.

Le point de départ de cette méningite insidieuse a été une suppuration qui, à la suite d'une incision, s'est vidée au niveau de l'épine iliaque antéro-supérieure gauche et a produit d'abord des symptômes de névrite dans la jambe correspondante; puis des signes d'une méningite étendue se sont montrés rapidement et la maladie a suivi son cours avec des élévations de température assez fortes qui permettent de la considérer comme de nature exsudative (purulente).

2. Pachyméningite chronique. Périméningite chronique. — Aux faits de périméningite exsudative que nous venons de rapporter s'en rattachent d'autres qui ont avec eux une grande analogie, tant par leur début et par leur marche que par leurs symptômes, mais qui évoluent d'une façon plus lente et sans fièvre. Les symptômes méningés, en particulier l'hyperesthésie cutanée et musculaire des membres inférieurs, sont d'ordinaire très marqués; les douleurs excentriques sont moins fortes, de telle sorte que les fonctions des membres abdominaux sont troublées sans qu'il y ait véritable paralysie; il y a en outre une rachialgie remontant depuis les reins, se fixant entre les épaules, s'irradiant dans ces dernières et les bras et même jusque dans l'occiput : quelquefois les bras sont plus atteints; accidentellement il y a de la raideur dans la nuque; les fonctions urinaires et rectales ne sont pas troublées. Tous ces symptômes ne sont pas toujours immédiatement appréciables ni au grand complet; une hyperesthésie considérable est le phénomène le plus constant et le plus marqué. Les formes morbides dont nous parlons sont surtout consécutives à des inflammations chroniques de l'abdomen, notamment à des inflammations du petit bassin ou à des maladies inflammatoires thoraciques, à des pleurites, à des péripleurites à marche traînante. Les névrites amènent également ces formes d'affections spinales, et nous reviendrons sur ce point. Dans tous ces cas, nous voyons s'associer aux symptômes de la maladie primitive qui a une marche très lente, des symptômes rachidiens qui, à en juger par les principaux d'entre eux, doivent être rapportés particulièrement à une lésion des méninges. Ils offrent dans leur développement et dans leurs caractères une analogie complète avec ceux de la péripachyméningite, seulement leur marche est chronique, ils ne sont pas accompagnés de fièvre et ne sont par conséquent pas le résultat d'une lésion franchement inflammatoire. La lésion anatomique qui les engendre n'est pas bien définie, car dans les rares autopsies qui ont pu être faites, on ne l'a pas encore trouvée et démontrée avec évidence. Aux symptômes souvent très considérables que nous observons pendant la vie ne correspond qu'une lésion anatomique insignifiante, si insignifiante même qu'on ne saurait pas toujours affirmer qu'il s'agit là de quelque chose d'anormal. Nous ne pouvons donc pas établir le diagnostic anatomique de ces cas, et force nous est d'attendre que des recherches nouvelles aient fait le jour sur cette question. Cependant nous croyons qu'on est autorisé, par les symptômes et par la marche, à rapprocher ces faits de la péripachyméningite, et à admettre qu'une inflammation primitive à marche lente envahit le tissu connectif périvertébral, puis pénètre par les trous de conjugaison jusque dans le canal rachidien. — Il est inutile d'analyser les symptômes avec détails, puisqu'ils reproduisent plus ou moins exactement ceux de la péripachyméningite, et que le lecteur les trouvera décrits dans les observations. La différence consiste dans l'absence de fièvre et de paralysie et dans la lenteur de la marche.

Marche. — Les symptômes apparaissent quelquefois très vite et comme par une attaque pendant le cours de la maladie primitive : il se développe souvent une hyperesthésie très pénible qui détruit les forces des malades en leur enlevant le sommeil et l'appétit. Quand les symptômes sont aussi intenses, ils peuvent persister assez longtemps et comprendre presque tout le système nerveux; ils rétrocèdent après des semaines ou des mois, quelquefois plus tôt, quelquefois plus tard. Par eux-mêmes ils ne menacent pas la vie : ils n'ont pas de tendance à se propager au cerveau, et ils ne s'associent qu'exceptionnellement à d'autres manifestations graves.

Il nous paraît douteux que ces formes se compliquent de myélite. Dans les affections secondaires de la moelle, consécutives à la dysenterie, à la névrite, la myéloméningite est, il est vrai, assez commune; mais des observations ultérieures seules démontreront si, dans ces cas, la méningite a son point de départ dans la dure-mère. Cependant la maladie que nous étudions n'est pas sans danger; comme elle accompagne d'autres maladies, le pronostic de ces dernières doit d'abord entrer en ligne de compte. Des inflammations chroniques, des inflammations tuberculeuses ont leur gravité propre que la pachyméningite augmente par les douleurs, par le décubitus et en enlevant les forces. Il paraît même possible que dans quelques cas la pachyméningite peut par elle-même amener une terminaison mortelle, et cela par le fait de douleurs excessives. Nous rapporterons à l'appui de cette opinion une observation très remarquable : l'autopsie a été faite par le professeur E. Neumann qui n'a trouvé que des adhérences insignifiantes des méninges; néanmoins, par sa marche et ses symptômes, cette observation doit être placée ici, et elle est bien faite pour montrer l'importance des faits de ce genre.

H., femme non mariée, 43 ans, entrée à l'hôpital de Königsberg le 21 novembre 1870, morte le 15 décembre. La malade a toujours été faible, mais bien portante. Quelque temps avant sa maladie, elle a dû s'astreindre à des travaux corporels fatigants. La maladie pour laquelle elle vient à l'hôpital a commencé il y a un peu plus de quatre mois par de la diarrhée et de la douleur de reins. Peu de temps après, il se fit par le vagin un fort écoulement de pus. Quatre semaines environ après l'ouverture de cet abcès, apparurent des douleurs irradiées avec sensation de tiraillement qui occupaient les deux jambes et qui s'étendaient le long du trajet du sciatique jusque dans les pieds et même dans les orteils. En même temps la malade fut forcée de cesser son travail, tant les jambes devinrent faibles, et bientôt après il lui fut impossible de marcher, non pas autant par le fait d'une paralysie qu'à cause des douleurs qui avaient amené une faiblesse consécutive. Puis les douleurs remontèrent le long de la colonne vertébrale jusque dans les épaules et les bras. Incontinence d'urine.

État actuel. La malade est d'une constitution faible, elle est pâle et amaigrie; l'intelligence est intacte, mais la malade est très excitée et disposée à pleurer; l'expression de la physionomie indique de fortes souffrances. Elle se plaint effectivement de violentes douleurs par tout le corps; elle ne peut ni se tenir debout ni marcher. Lorsqu'elle est étendue sur son lit, elle peut assez bien mouvoir ses jambes, cependant les mouvements sont sans force et interrompus par des contractions cloniques. Tous les mouvements spontanés sont extrêmement douloureux; il lui est presque impossible de s'asseoir dans son lit, tant la colonne vertébrale est raide et douloureuse. Hyperesthésie générale considérable et telle qu'à presque chaque mouvement la malade pousse des cris. La moindre pression sur les muscles ou sur les os, sur un pli de la peau, amènent des douleurs intenses. Les membres supérieurs sont moins sensibles. La rétention d'urine est tellement pénible que, malgré les grandes douleurs que cause la sonde, on est obligé plusieurs fois de pratiquer le cathétérisme. Du vagin s'écoule un liquide abondant, crémeux et très riche en pus. L'examen reste incomplet à cause de la persistance de l'hymen et de la grande sensibilité de la patiente. Appétit et sommeil mauvais. *Pas d'élévation de la température.* On prescrit : injections astringentes dans le vagin, alimentation tonique, quinquina; pour la nuit, alternativement morphine et chloral. — Pendant un temps très court, l'état paraît s'améliorer. L'écoulement vaginal disparaît presque complètement et la sensibilité des parties génitales diminue, l'hyperesthésie générale s'affaiblit, le sommeil et l'appétit sont un peu meilleurs. Puis, sans motif appréciable, l'hyperesthésie augmente de nouveau. Elle devient tellement intense que la malade ne se laisse littéralement pas toucher et refuse tout aliment et tout médicament. La nuit il se fait des secousses convulsives dans les bras et même dans la tête; la malade crie et se lamente sans cesse. Enfin le délire arrive, d'abord la nuit, puis il y a de l'obnubilation le jour aussi, et enfin le collapsus augmentant, la mort a lieu le 15 décembre.

L'*autopsie*, pratiquée par M. le professeur Neumann, donne des résultats à peu près nuls. La dure-mère spinale est mince ; sur sa face postérieure, les veines sont très gorgées de sang Dans la partie cervicale, plusieurs adhérences entre la dure-mère et l'arachnoïde. Plus bas, les méninges sont libres et ont leur aspect ordinaire. La moelle a sa consistance habituelle, les nerfs de la queue de cheval semblent sains. Sur les côtés de la moelle, surtout dans la région dorsale, on trouve de nouveau un assez grand nombre d'adhérences lâches, assez étendues, qui existent aussi à la partie antérieure. Sur une section, on voit la moelle très anémiée, mais de consistance et d'aspect normaux. Au niveau de la moelle allongée, adhérences avec la pie-mère englobant les troncs nerveux. Sur le cerveau, la pie-mère est œdématiée, un peu trouble ; la substance cérébrale est pâle. Rien aux poumons ni au cœur. Vessie distendue. Scybales dans le rectum. Dans le col de l'utérus, un peu de mucus hyalin. La muqueuse du vagin est tomenteuse. Dans le tissu cellulaire du petit bassin, pas d'inflammation appréciable.

La seule lésion anatomique constatable a donc été l'adhérence entre la dure-mère et l'arachnoïde ; cette adhérence était assez marquée pour pouvoir être considérée comme morbide. On rencontre souvent dans les autopsies des adhérences plus petites, surtout dans la région cervicale, et elles n'ont aucune signification pathologique. La dure-mère n'offrait pas de modification appréciable, pas plus que le tissu cellulaire graisseux qui l'entoure ; le tissu cellulaire du petit bassin semblait sain. La filiation des accidents survenus pendant la vie a été la suivante : de l'utérus et du vagin enflammés, l'inflammation s'est propagée, par l'intermédiaire du tissu cellulaire du bassin, jusqu'au canal rachidien lombaire, où elle a déterminé de la pachyméningite. Les symptômes plaident en faveur de cette interprétation, qui n'a pas été, il est vrai, corroborée suffisamment par l'autopsie. On pourrait supposer que les lésions anatomiques avaient disparu, tandis que l'hyperesthésie avait persisté. En tous cas, cette mort survenue sans lésion anatomique est très curieuse.

Le cas suivant offre des symptômes tout à fait analogues de pachyméningite ; ils ont apparu chez un jeune homme à la suite de pleurite et de péritonite tuberculeuses. L'autopsie ne satisfait pas non plus tout à fait l'esprit, elle montre une périnévrite certaine et une péripachyméningite chronique probable.

Eugène St., négociant, âgé de 22 ans, entré à l'hôpital de Strasbourg le 9 avril 1873, mort le 16 mai 1873. — Il y a quatre semaines et demie, il a été pris de frisson, suivi de chaleur avec dyspnée, toux et point de côté à droite. Depuis quelque temps avant l'apparition de ces symptômes, il se trouvait mal à son aise, souffrait de la tête, avait peu d'appétit, dormait mal et se sentait affaibli. Il fut obligé de garder le lit ; la toux, sèche au début, n'a amené qu'après huit ou dix jours quelques crachats rares mêlés d'un peu de sang. Il prétend que sa température est montée jusqu'à 40°. Dans ces derniers temps, il a eu quelques frissons et, de plus, l'intelligence aurait été un peu troublée. Le malade affirme qu'il n'est pas buveur, mais il a mené depuis plusieurs années une vie très irrégulière.

10 avril. *État actuel.* Matin, temp. 36°,5, pouls 120, respir. 28 ; soir, temp. 38°,3, pouls 132, respir. 32. — Le malade est de taille moyenne, assez faible, ses muscles sont minces et peu fermes ; peu de graisse. Face pâle, sèche, non œdématiée. Visage défait. Aspect maladif ; lèvres un peu cyanosées. Artère radiale étroite ; pouls rapide de tension à peu près normale. Gêne dans la respiration et point de côté à droite. A la percussion : à droite en avant, depuis la 5e côte, en arrière depuis l'épine de l'omoplate, matité jusqu'en bas ; à ce niveau, respiration affaiblie ; à la limite supérieure de la matité, respiration bronchique. La percussion est un peu douloureuse sur la paroi latérale droite du thorax. Elle est douloureuse aussi et donne de la matité à gauche, en arrière et en bas, depuis la 9e côte. La toux, peu fréquente, est sèche ; pas de crachats ; 700 gr. d'une urine foncée, sédimenteuse ; pas d'albumine ; densité, 1026. On diagnostique : pleurite des deux côtés, probablement de nature tuberculeuse. On prescrit digitale et nitre pour faciliter la diurèse et par suite la résorption. Mais ces médicaments sont mal tolérés : il survient des vomissements et des douleurs de ventre ; l'appétit, qui était déjà mauvais, devient pire : on ordonne de la décoction de quinquina.

Le 14 avril, douleurs frontales, constrictives, et de temps en temps, douleurs dans l'abdomen et dans les pieds. La pression sur l'abdomen et sur les pieds est pénible ; les pieds cependant ne présentent rien de particulier à l'examen ; mais déjà à cette époque, on s'aperçoit que le malade ne peut plus s'asseoir et qu'il lui est difficile de se relever ; on est obligé de l'aider pour qu'il y parvienne. Pas de modification dans les organes respiratoires.

Mat. Temp., 37°,3 Pouls, 120.
Soir.   —   39°,2   —   130 Respir., 34.

30 avril. Le malade est couché, affaissé; la figure est misérable, les lèvres sont cyanosées. Pendant la nuit, il y a eu peu de sommeil; délire. Très peu d'appétit. Dyspnée; toux pénible sans expectoration. Pas de modification sensible lorsqu'on examine les poumons. Urine toujours peu abondante. Temp. 36°,7, p. 144, resp. 32. L'après-midi, on fait une ponction dans le thorax dans le 5e espace intercostal et on retire environ 300 cent. cub. d'un liquide d'un jaune rougeâtre, assez clair, très riche en albumine.

1er mai. La ponction semble n'avoir pas eu grande influence sur l'état du malade. La respiration est un peu plus facile, la nuit a été un peu meilleure. Le malade se plaint avec plus de netteté d'un sentiment de grande fatigue et d'une sensation d'engourdissement dans les pieds, qui lui paraissent froids comme glace, quoique leur température et leur coloration soient normales. La piqûre de la peau des pieds n'est perçue que lorsqu'elle est très forte; un pli qu'on fait à la peau est traversé par une épingle sans qu'il y ait manifestation de douleur; les orteils se meuvent spontanément, mais leur sensibilité est très diminuée. Au-dessus de l'articulation tibio-tarsienne, les sensations sont normales; mais la moindre pression sur les muscles ou les os de la jambe est tellement sensible qu'elle fait pousser des cris au malade. Il élève les jambes doucement; la flexion du genou se fait sans douleur. Pas d'œdème, ni d'ulcérations; température et coloration des pieds et des cuisses normales.   Le malade, même aidé, ne peut s'asseoir que très incomplètement. Il se plaint et crie, et il y a une raideur très marquée de la colonne vertébrale. En même temps il accuse des douleurs dans les reins, dans l'abdomen et dans les membres. La physionomie exprime une extrême fatigue. Nous laissons de côté la description détaillée des symptômes thoraciques. On fit une seconde ponction qui donna issue à 600 cent. cub. de liquide; mais cette fois encore l'opération ne modifia pas la situation. L'épanchement du côté droit resta à peu près au même niveau; la matité, à gauche, en arrière, ne changea pas; à la fin, les douleurs abdominales redevinrent très fortes lorsque le malade se remuait, sans qu'aucun épanchement fût constatable. La prostration générale des forces, la marche fâcheuse de la maladie confirmaient l'opinion que la pleurite chronique double était en relation avec la formation de néoplasmas malins, probablement de tubercules, et que, d'autre part, l'affection nerveuse caractérisée par l'hyperesthésie était le résultat des progrès d'une inflammation lente envahissant la dure-mère. Nous insisterons dans ce qui suit sur les symptômes de cette inflammation.

3 mai. Le malade se plaint depuis ces jours derniers de violentes douleurs dans les jambes qui, tandis que le membre est immobile, partent du genou et s'irradient jusque dans les orteils. Ces douleurs donnent la sensation d'une déchirure et d'une tension; mais il n'y a pas de fourmillements. Ces sensations viennent par saccades, semblent être assez intenses et troublent le sommeil. Pas de douleurs dans les reins ni dans les bras. Une pression même très faible, lorsque par exemple on saisit la jambe avec la main et qu'on presse très légèrement, fait pousser les hauts cris au malade, qui décrit la douleur qu'il éprouve comme étant épouvantable. Pas de différence entre le côté droit et le gauche. La pression sur les pieds est moins pénible. Le pincement de la peau n'est douloureux que lorsqu'on emploie une certaine force; on constate une anesthésie assez considérable à la piqûre et aux attouchements, qui cesse vers les pieds. La pression sur les os est généralement assez douloureuse pour faire crier le sujet. La peau du ventre et de la partie inférieure du thorax est à peine hyperesthésiée; la pression sur les muscles des lombes est sensible. La toux n'est pas douloureuse. Lorsqu'on pique fortement la plante des pieds, à la douleur s'associent des contractions réflexes. Pour ce qui est de la motilité, tous les mouvements sont possibles, mais évidemment ils sont très faibles, se font lentement et avec effort, de telle sorte que la jambe fléchie sur la cuisse ne peut être élevée que très peu. On ne sent pas de contracture lorsqu'on fait faire soi-même des mouvements; mais les mouvements passifs un peu étendus, comme par exemple une forte pression du genou, arrachent des cris de douleur au malade. Les mouvements volontaires des orteils sont assez faciles. Les deux jambes ont leur coloration et leur température naturelles; pas d'œdème. Le malade ne peut pas s'asseoir dans son lit à cause de la grande douleur produite par les mouvements et aussi à cause d'une raideur marquée de la colonne vertébrale. Pas de déformation du rachis, qui n'est douloureux ni à la pression ni à la percussion. Pas de douleurs spontanées dans les reins; les bras sont tout à fait libres. Urine acide, foncée, rare; pas d'incontinence.

11 mai. { Mat. Temp., 36°,9 Pouls, 132.
          { Soir. —   38°,1   —   160.

Délire pendant la nuit; le jour non plus l'intelligence n'est pas tout à fait nette. Le malade se plaint surtout de douleurs dans les jambes. Respiration superficielle, très fréquente; pouls petit. Collapsus général. Le malade ne peut que très peu élever les deux membres inférieurs. La pression sur les muscles et les os est extrêmement douloureuse. Peau anesthésiée. Raideur dans la colonne vertébrale; pas de raideur de la nuque; bras tout à fait libres. Abdomen sensible à la pression depuis avant-hier; diarrhée avec des selles mêlées d'une écume sanguinolente; selles et urines involontaires. Mort le 16 mai.

Autopsie pratiquée par le Dr Zahn (Le cadavre avait été couché sur le ventre). — Les vaisseaux de la dure-mère ne sont pas remplis d'une quantité anormale de sang; les vaisseaux de la

pie-mère, au contraire, sont gorgés de sang sur toute l'étendue de la moelle. La cavité arachnoïde renferme une forte quantité de liquide teinté par le sang. La dure-mère est de consistance normale; au haut de la région dorsale, à droite et un peu en arrière, elle a une couleur
d'un brun jaunâtre; plus bas, à la fin de la région dorsale et à l'endroit où les nerfs la traversent, deux points ecchymotiques; nulle part de dépôt; la pie-mère est légèrement trouble et œdématiée par places. A sa face antérieure, la dure-mère spinale est pâle, seulement dans la région
dorsale plusieurs petites ecchymoses. Lorsqu'on retire la moelle, on trouve la surface antérieure
de la dure-mère plus adhérente que normalement à la partie dorsale et à la partie lombaire. Le
tissu cellulaire est à ce niveau assez dense sans être toutefois épaissi ni infiltré; moelle normale.
— Dans le crâne, légère pachyméningite hémorrhagique. Dans le sinus transverse droit, thrombose marastique. Le cerveau lui-même est normal. — Dans la cavité pleurale droite, un exsudat
séreux assez considérable avec des dépôts de fibrine; sur la plèvre, un grand nombre de tubercules miliaires. Du côté gauche, léger exsudat et tubercules sur la plèvre. Les viscères abdominaux sont agglutinés, le péritoine est couvert de tubercules d'un blanc jaunâtre. Les tubercules
sont surtout abondants dans le petit bassin, le péritoine y est épaissi; le tissu conjonctif sous-péritonéal du petit bassin est dur et épais, et les nerfs sciatiques sont englobés dans un tissu analogue; ces nerfs eux-mêmes sont d'apparence normale. L'épaississement du tissu sous-péritonéal
s'étend jusqu'aux vertèbres lombaires, mais on ne peut saisir les traces du passage direct de l'inflammation à travers les trous de conjugaison jusqu'à la dure-mère et au tissu cellulo-graisseux
qui l'entoure.

   Remarques. — L'autopsie nous fait voir une périnévrite des deux nerfs sciatiques qui rend
compte d'une partie des symptômes : notamment de l'hyperesthésie des jambes. La propagation
jusqu'à la moelle, jusqu'au tissu conjonctif situé entre la dure-mère et le périoste, n'est pas
positivement démontrée. Cependant les adhérences de la dure-mère, les signes de congestion (injection de la pie-mère, liquide céphalo-rachidien sanguinolent) alors que le cadavre a été couché
sur le ventre, la rendent très vraisemblable.

   Notre troisième observation présente des symptômes tout à fait semblables, à la
suite de pleurite, avec terminaison par la guérison.

   J. S., domestique, jeune fille de 20 ans, entrée à l'hôpital de Königsberg, le 23 octobre 1871. —
Diagnostic : Pleurite double, Péripachyméningite. — La malade n'a eu pendant son enfance
d'autre maladie que la rougeole. Elle a toujours été assez faible; depuis l'âge de 15 ans elle
est chlorotique, a des battements de cœur et de temps en temps des maux de tête : à part cela
elle a toujours été bien portante et capable de travailler. En 1869, elle a été traitée pour chlorose. La menstruation était régulière, mais accompagnée de douleurs de reins. En mars 1870,
elle a éprouvé des points dans le côté gauche et de la dyspnée avec une forte fièvre; elle est
restée couchée à cette époque pendant six semaines. Depuis, elle a été bien portante jusqu'au
13 de ce mois. Ce jour-là, tandis qu'elle montait des escaliers, elle a senti des points douloureux et la respiration lui a manqué. Ces points ont débuté en bas à droite, puis de là se sont
étendus dans les épaules, ensuite de nouveau en bas à droite et dans la région des deux clavicules, enfin en avant sur le côté gauche du thorax. En même temps il y avait de la chaleur, de
la fièvre et de la toux. Elle ne se coucha que le 19, ayant remarqué un léger gonflement des
pieds; en même temps douleurs dans les tibias et les creux poplités. Le jour suivant elle est
reçue à la clinique.

   État actuel. — La malade est d'une faible complexion, assez maigre, pâle; les pieds sont
légèrement œdématiés. La physionomie est calme; l'intelligence est lucide. Elle se plaint de
fortes douleurs dans les deux côtés de la poitrine et d'une toux très pénible. L'expectoration est
rare, d'un jaune grisâtre, elle mousse comme de la salive. Dyspnée assez forte.

     Mat. Temp. 39°,4 Pouls, 124 Respir., 44.
       Soir. — 39°,2 — 120 — 40.

1800 gr. d'urine d'un jaune clair. D = 1008; pas d'albumine.

   A la percussion, son normal dans les deux fosses sus-épineuses. A droite, en partant du milieu de l'omoplate, son mat dont le timbre diminue en descendant jusqu'au rebord des côtes
inférieures. Dans la partie supérieure de la matité, respiration bronchique qui va s'amoindris-
sant par en bas; pas de râles. A gauche, en arrière, dans la partie inférieure de la poitrine, matité et respiration diminuée. En avant, à droite, la matité ne commence qu'à la 5e côte, mais
sur le côté la limite de cette matité suit une ligne oblique ascendante. Les espaces intercostaux
inférieurs droits sont très sensibles à la pression. Vibrations thoraciques presque partout
abolies.

		Temp.	Pouls	Resp.
25 octobre.	Mat.	38°,2	116	32.
	Soir. —	39°,9	120	44.
26 octobre.	Mat. —	38°,6	112	44.
	Soir. —	39°,8	120	44.
27 octobre.	Mat. —	37°,5	104	36.
	Soir. —	39°,4	108	40.

Le traitement a consisté d'abord dans l'emploi d'un certain nombre de ventouses, puis dans des applications chaudes et des frictions; à l'intérieur on a donné la quinine et, à cause des douleurs intenses qui existaient, on a pratiqué des injections de morphine.

30 octobre. — Hier au soir, la malade se plaignait comme d'habitude de douleurs très fortes dans le côté gauche, surtout dans le voisinage de la clavicule, irradiant de là dans le cou et l'épaule et augmentant par la toux. Décubitus dorsal avec affaissement; pâleur de la face; pas d'œdème. Pouls large, facilement dépressible. Toux fréquente, quinteuse, pénible. Expectoration rare, visqueuse, écumeuse, blanc-grisâtre, avec quelques minces stries de sang. La matité en arrière à gauche est un peu plus élevée, sans modification à droite. Vibrations thoraciques abolies des deux côtés. Murmure vésiculaire affaibli en arrière à gauche, où l'on perçoit quelques râles à bulles fines; à droite, en haut, respiration bronchique faible; en bas silence. Pas d'appétit.

1er novembre. — Depuis quelques jours, mais surtout depuis hier, la malade accuse des douleurs dans toute l'étendue des deux jambes. Ces douleurs viennent à des intervalles de temps rapprochés, surtout le jour, et sont parfois tellement fortes qu'elles lui arrachent des cris : la toux les augmente. Il y a aux membres inférieurs, surtout aux jambes, mais remontant en avant à peu près jusqu'au nombril, en arrière jusqu'à la dernière vertèbre dorsale, une hyperesthésie assez considérable pour qu'une pression légère sur la peau ou sur les muscles provoque de la douleur. Le sens tactile est intact et les sensations sont bien localisées. Pas de troubles de la motilité. De temps en temps, contractions musculaires involontaires tantôt dans une jambe, tantôt dans l'autre. Pas d'hyperesthésie des membres inférieurs.

La colonne vertébrale se meut assez bien, cependant lorsque la malade se baisse beaucoup en avant ou bien lorsqu'on exerce une forte pression sur les vertèbres, il y a de la douleur. La miction est facile. 750 cent. cub. d'urine jaune clair, limpide, sans albumine.

A partir de ce moment, nous avons donc sous les yeux les signes certains d'une méningite spinale liée à une pleurite double. Les premiers symptômes se rapportant à la méningite semblent d'ailleurs avoir commencé presque aussitôt que la pleurite elle-même. On ne modifie pas le traitement.

4 novembre. Les points de côté et la toux ont notablement diminué. Cependant, sur la clavicule gauche, et au-dessous d'elle, il persiste encore de la douleur. L'aspect de la malade est bien meilleur.

Mat. Temp., 37°,6 Pouls, 92 Respir., 28
Soir. — 38°,7 — 96.

La matité, en arrière des deux côtés, a diminué en intensité et en étendue; sa limite supérieure s'est abaissée d'environ 3 cent. Vibrations thoraciques perceptibles des deux côtés, quoique très faiblement. Respiration affaiblie en bas; pas de râles. Toux modérée. Expectoration presque nulle. Hyperesthésie dans le même état.

6 novembre. Temp. 38°,8. Points douloureux à gauche, en haut dans la région de la clavicule, et en bas dans la paroi thoracique gauche. Plus de douleurs dans les tibias depuis plusieurs jours, mais en revanche, douleurs assez fortes dans les reins. La pression sur les muscles des jambes et le pincement de la peau sont peu sensibles. En se dressant sur son lit, la malade accuse de légères douleurs dans la partie inférieure de la paroi thoracique gauche et dans les reins; ces douleurs augmentent si elle vient à se courber fortement en avant. La percussion des apophyses épineuses est sensible. Les symptômes de la pleurésie ont encore rétrocédé. Le 14 novembre, en arrière et à droite, frottement très net.

Tous les symptômes vont s'améliorant lentement, mais progressivement. A peine quelques petits mouvements fébriles.

30 novembre. La malade est convalescente; depuis quelques jours elle a passé plusieurs heures hors de son lit; la marche est encore entravée par la sensibilité persistante des jambes. L'hyperesthésie, quoique beaucoup diminuée, n'est pas abolie. Appétit et sommeil bons. Joues colorées. La matité en arrière, des deux côtés a presque complètement disparu. Toux encore assez forte et assez fréquente.

On prescrit du malate de fer et un liniment chloroformé.

Le 15 décembre, la malade sort, encore faible, il est vrai, mais guérie.

Nous pourrions encore rapporter, comme exemple de début par une névrite, l'histoire d'un amputé. Chez ce sujet il se développa, depuis le moignon jusqu'à l'échancrure sciatique, une sensibilité extrême, puis de fortes douleurs dans les reins et les vertèbres jusqu'aux épaules, et des douleurs un peu moins intenses dans la jambe saine. Nous renonçons à transcrire l'observation complète de ce malade, car les symptômes et la marche ont été semblables à ce que nous avons noté dans les deux observations précédentes.

Le *traitement* de ces pachyméningites secondaires est très important.

1) La première indication à remplir est la guérison de la maladie primitive. De

la gravité de celle-ci dépendent les indications pour un traitement spécial de l'affection spinale. Lorsqu'en effet, la maladie primitive est très grave ou même seulement dangereuse, elle tient si bien le premier rang, au point de vue thérapeutique, que l'affection spinale ne peut être que l'objet d'un traitement symptomatique dirigé surtout contre les douleurs. Lorsque l'affection primitive est curable, cette cure est également la base du traitement de l'affection spinale secondaire : c'est ce qui arrive notamment dans les névrites, dans les inflammations chroniques du petit bassin, qu'elles partent des ovaires, de l'utérus ou des instestins ; ces maladies sont quelquefois moins difficiles à traiter que la pachyméningite secondaire.

Le traitement de la pachyméningite elle-même est le suivant :

2) Dans beaucoup de cas dans lesquels le malade a été très affaibli par la maladie primitive, les médicaments *toniques* sont les meilleurs à employer pour amener la résorption de l'hypérémie et de l'exsudation, d'où l'usage du quinquina, du fer, des eaux ferrugineuses, du séjour à la campagne. L'huile de morue est également à conseiller.

3) L'*iodure de potassium* est très efficace chez les personnes qui n'ont pas été trop affaiblies ou qui se sont déjà relevées.

4) Les *bains chauds*, avec ou sans addition de malt ou de plantes aromatiques, sont d'une utilité égale. Quant aux stations thermales, nous avons vu les meilleurs résultats à Téplitz, Wildbad, Ragatz, Gastein. En général, les bains salés et salins ne sont pas aussi utiles, au moins dans les cas récents. Dans les cas rebelles, les *bains froids* et les *bains de mer* sont à prescrire, et on peut essayer également le *traitement hydrothérapique*.

5) Dans les cas récents, plus aigus et accompagnés de fièvre, la méthode *antiphlogistique* trouve son emploi. On prescrit les ventouses, les sangsues, les mercuriaux, les dérivatifs : vésicatoires, pommade stibiée, teinture d'iode.

6) Pour diminuer les douleurs on conseille le repos, la chaleur, des embrocations huileuses, des liniments chloroformés, le chloral, l'opium, la morphine, cette dernière surtout localement et par la méthode hypodermique.

3. *Pachyméningite spinale interne ou hémorrhagique.* — Elle se rapproche de l'affection de même nom de la dure-mère cérébrale à laquelle elle est tout à fait semblable par ses lésions anatomiques. On trouve, comme sur le cerveau, la surface interne de la dure-mère revêtue d'une membrane fibrineuse couverte de points hémorrhagiques plus ou moins grands. Elle est d'un jaune brun, couleur de rouille et même rouge de sang, se laisse assez facilement détacher de la dure-mère et présente, comme dans l'encéphale, un riche réseau vasculaire de nouvelle formation qui prédispose aux hémorrhagies. Dans les cas les plus intenses, toute la dure-mère est revêtue d'une membrane de ce genre qui même se continue sur la dure-mère cérébrale ; dans d'autres cas cette membrane n'existe qu'à la partie inférieure de la dure-mère ou, seulement en quelques endroits. Simultanément le liquide rachidien renferme plus ou moins de sang. La pie-mère est quelquefois trouble et imbibée de sang ; souvent elle est tout à fait normale.

Quoique cette affection ne paraisse pas être très rare, on n'en possède que peu d'observations et son étude clinique est encore très incomplète.

1) Les premières observations recueillies et les plus nettes ont été prises sur des *aliénés*, chez lesquels il semble que la pachyméningite spinale hémorrhagique interne est toujours associée à l'affection intracrânienne analogue. On trouve deux faits de ce genre dans une dissertation d'A. Meyer [1] : Dans la première observation il s'agit d'un homme de 32 ans, atteint de maladie mentale, lequel, après

---

[1] Meyer. *De Pachimeningitide cerebro spinali interna.* Bonn, 1861.

être tombé dans une stupeur générale, succomba. On put rapporter à l'inflammation chronique de la dure-mère spinale les douleurs déchirantes et la faiblesse qu'il avait éprouvées. A l'autopsie, on vit la dure-mère cérébrale ramollie, recouverte sur presque toute la circonférence du cerveau d'une pseudo-membrane hémorrhagique ; sur la surface interne de la dure-mère spinale il y avait une fausse membrane jaunâtre, épaisse d'environ 3 millimètres, pigmentée et organisée qui s'étendait depuis la troisième vertèbre cervicale jusqu'au bas de la région dorsale ; sa plus grande épaisseur se trouvait au niveau des vertèbres dorsales supérieures et de là elle allait en diminuant en avant et en bas. Le cerveau était atrophié ; la moelle épinière normale. Le second cas a trait à un homme de 33 ans également atteint de maladie mentale avec tous les symptômes de la paralysie générale. On trouva sur la face interne de la dure-mère cérébrale et spinale presqu'à l'extrémité inférieure de la partie dorsale, une fausse membrane dure, très adhérente, d'un jaune rougeâtre, formée de tissu fibreux, traversée par un certain nombre de vaisseaux sanguins assez larges ; la structure de cette membrane était identique sur le cerveau et sur la moelle. A l'intérieur de la pseudo-membrane, il y avait çà et là quelques petits extravasats sanguins et des accumulations de pigment jaunâtre.

On a vu et publié plusieurs fois des observations analogues recueillies sur des sujets atteints d'affections mentales. Dans le travail très détaillé de Th. Simon [1], nous en trouvons plusieurs dans lesquelles la méningite est combinée à d'autres affections de la moelle, notamment l'observation XVI : Forte démence ; quelques idées de grandeur ; mort dans une attaque d'apoplexie. A l'autopsie, pachyméningite cérébro-spinale, atrophie cérébrale, corps granuleux de la myélite dans les cordons latéraux. « Sur la face interne de la dure-mère spinale jusqu'au tiers inférieur de la moelle, existe une membrane d'un brun de rouille traversée par des vaisseaux et qu'on peut dédoubler en plusieurs feuillets. Les méninges sont troubles sur une grande étendue dans la région dorsale. » Et plus loin, observation XXVI : « Paralysie d'une durée de près de huit ans ; au début plusieurs attaques d'apoplexie et de convulsions qui cessèrent avec les troubles de motilité. Démence augmentant graduellement, finalement tuberculose. *Autopsie.*—Pachyméningite cérébro-spinale externe et interne de la plus grande intensité. — La moelle était le siège d'une pachyméningite spinale d'une intensité peu commune. La dure-mère et la pie-mère sont soudées dans toute l'étendue de la partie dorsale ; dans la région cervicale et lombaire, elles sont reliées par des brides isolées plus ou moins larges de tissu connectif, entre lesquelles on voit, sur la face interne de la dure-mère, les épaississements de la pachyméningite. Dans la région dorsale, la soudure est tout à fait complète et les deux membranes avec les produits de la pachyméningite forment une couche épaisse d'environ $0^m,3$ à $0^m,6$. »

2) D'autres fois, mais plus rarement, on a vu la pachyméningite spinale interne hémorrhagique être le résultat de l'*alcoolisme chronique*, absolument comme la maladie encéphalique analogue. D'après Magnus Huss [2], l'inflammation chronique des méninges cérébrales et rachidiennes n'est pas une conséquence rare de l'alcoolisme chronique. Mais cet auteur ne dit pas dans quelle proportion il a observé la forme hémorrhagique. Magnan et Bouchereau ont publié une observation intitulée : *Alcoolisme chronique avec accès subaigu ; accès épileptiformes un an après l'entrée à l'asile ; attaque apoplectiforme en dernier lieu. Hémorrhagies cérébrales, dilatations anévrysmales dans le cerveau, hémorrhagies rétiniennes avec anévrysmes miliaires dans la rétine, pachyméningite rachi-*

---

[1] Th. Simon, *Ueber den Zustand der Rückenmarks in der Dementia paralytica.* (Griesinger's Archiv, 1 et 2.

[2] Magnus Huss, *Die chronische Alkoholkrankheit,* etc., aus den Schwedischen von g. v. d. Burch. Stockholm, 1852.

dienne [1]. — Dans ce cas encore, la pachyméningite spinale est liée à une maladie mentale. Les symptômes d'affections chroniques de la moelle à la suite d'alcoolisme ne sont pas rares ; ils se manifestent surtout sous forme d'une hyperesthésie très grande [2] ; en même temps il y a de la rachialgie ; mais on n'a pas publié, à notre connaissance, de faits pathologiques se rapportant à cette forme hyperesthésique. La faiblesse des jambes n'est souvent que la conséquence de l'hyperesthésie ; les symptômes pourraient bien dès lors se rapporter à une pachyméningite chronique, mais l'existence des lésions pachyméningitiques n'est pas encore démontrée pour ces cas.

3) La troisième forme de la pachyméningite spinale interne hémorrhagique est la forme *traumatique*. Nous n'en avons trouvé d'exemple nulle part, mais nous pouvons en citer un qui est très instructif au point de vue de ses symptômes et que nous avons recueilli.

Le 7 décembre 1872, on apporte à la clinique de l'hôpital civil de Strasbourg le nommé Théodore Gönner, portier, âgé de 61 ans. Il est sans connaissance ; sa femme nous apprend qu'après avoir été bien portant pendant sa jeunesse, plus tard, depuis environ 20 ans, il a souffert de rhumatismes, surtout dans les bras, souvent aussi il eut des douleurs de tête et des douleurs dans la jambe gauche. Dans ces deux dernières années, le rhumatisme est devenu plus fort et a forcé Gönner à garder le lit à deux reprises différentes. A part cela, quoique faible, il n'a jamais été bien malade. Au dire de son maître, il boit assez volontiers et, il y a environ 15 jours, s'étant fortement enivré, il est tombé sans connaissance sur la voie publique. La femme, au contraire, et le malade plus tard affirment que cette perte de connaissance avec chute dans la rue a été le résultat d'une attaque. La perte de connaissance n'a pas duré longtemps ; le jour suivant, l'intelligence était revenue, le malade se plaignait de douleurs dans les reins et dans la jambe gauche, et il ne pouvait qu'avec l'aide d'autres personnes se rendre du lit à son fauteuil. Depuis cet accident, il n'a presque pas quitté le lit. Dix jours après cette chute, la parole est devenue confuse ; pendant ces trois derniers jours, il est resté couché comme endormi, laissant aller sous lui et avalant machinalement la nourriture qu'on lui ingurgitait. D'après l'affirmation de sa femme, jusques il y a trois jours, l'intelligence et la parole étaient tout à fait normales.

8 décembre. *État actuel.* Le malade est un homme petit, faible, décrépit. Peau flétrie, jaunâtre, non œdématiée. Figure flasque, pâle. Intelligence abolie. Temp. 37°,2 ; p. 72 à 81 assez petit, de tension normale. Il est couché sur le dos dans un état comateux ; la physionomie est hébétée et exprime la souffrance. De temps en temps, il ouvre les yeux ; le regard erre alors sans expression et sans se fixer. Lorsqu'on le secoue, il ouvre les yeux et regarde ceux qui l'entourent ; en lui demandant plusieurs fois et énergiquement son nom et son âge, il répond lentement, mais exactement et en articulant bien. A toutes les autres questions qu'on lui adresse sur sa maladie, sur ses souffrances, etc., il ne répond que par un murmure inintelligible Abandonné à lui-même, il retombe aussitôt dans le repos ; les yeux alors sont fermés, la bouche est entr'ouverte, la respiration stertoreuse ; de plus elle est inégale et irrégulière, de temps en temps il y a des pauses de 1/2 minute. Il n'y a pas de paralysies ni de déviation de la face ; les deux pupilles sont étroites mais égales. Si l'on enfonce la pointe d'une épingle dans la figure, il se fait des contractions très fortes et douloureuses dans tous les muscles (hyperesthésie). On ne constate pas non plus de paralysie des membres. Il remue spontanément la main gauche, mais il peut aussi tenir la droite élevée. Lorsqu'on imprime des mouvements aux bras et aux jambes, on éprouve une résistance comme s'il se faisait de légères contractions. La langue n'est pas déviée, elle est très sèche, parcheminée. La déglutition est un peu gênée. — Les jambes sont étendues. Elles bougent lorsqu'on les pique, la gauche plus facilement que la droite. Aucune des deux ne peut être soulevée, mais le malade fléchit les genoux. Il a une certaine tendance à laisser ses membres dans la position qu'on leur a donnée ou qu'ils ont prise. Lorsqu'on pince la peau de la cuisse, lorsqu'on presse les muscles, il semble qu'on produit de fortes douleurs : il se fait des mouvements réflexes, et, malgré le repos, le malade gémit à haute voix. Les muscles des jambes opposent un obstacle assez fort aux mouvements passifs et quelques-uns, les adducteurs notamment, se contractent un peu. Il y a une raideur de la nuque assez considérable qui empêche de redresser la tête. Il y a en outre, une grande raideur de toute la colonne vertébrale, qui est rigide comme une barre, ce qui amène l'impossibilité de redresser le patient pour l'asseoir. Aucune déformation des verté-

---

(1) *Comptes rendus des séances et Mémoires de la Société de biologie*, 5ᵉ série, t. I, année 1869. Paris, 1870, p. 35. Voyez aussi la thèse pour l'agrégation de Hayem. *Des hémorrhagies intrarachidiennes.* Paris, 1872, page 89.

(2) Leudet, *Forme hyperesthésique de l'alcoolisme chronique.* (*Arch. gén. de méd.* 1877, t. I, p. 39.)

bres; aucun point douloureux vertébral. Pas d'otorrhée. Abdomen un peu ballonné, non douloureux. Vessie non distendue; l'urine s'écoule involontairement. — On prescrit de l'infusion
d'arnica avec de la liqueur ammoniacale anisée.

Ces symptômes se rapportent entièrement, abstraction faite de la non-perception de la douleur
due à l'absence de l'intelligence, à une méningite cérébro-spinale, seulement la fièvre fait défaut.
Il est difficile de croire à une méningite simplement inflammatoire. Les renseignements incertains
fournis par la femme ne permettent pas de décider si la chute a été le résultat de l'ivresse ou
d'une attaque d'apoplexie. Si l'on admet la première hypothèse, les symptômes ultérieurs peuvent
être rattachés à la chute, d'autant plus que des excoriations encore existantes sur le front et les
paupières indiquent que la tête a porté; mais alors l'aggravation des symptômes seulement depuis
treize jours, la perte de connaissance existant aussi depuis trois jours seulement, ne présentent
pas un tableau symptomatique bien concordant. Cependant il n'est pas impossible que la chute
ait été la cause de la maladie et qu'il y ait eu à sa suite commotion, puis hémorrhagie dans le
cerveau, et peut-être dans la moelle, d'où inflammation consécutive.

Les jours suivants, l'état du malade est désespéré. Le 13 novembre, temp. 37°,4, 162 pulsations; coma complet; 36 respirations par minute, bruyantes et irrégulières; déjections involontaires; le décubitus commence. Le lendemain, d'une façon bien imprévue, l'état se trouve amélioré, le malade répond aux questions, tire la langue lorsqu'on le lui ordonne, ouvre les yeux et
semble comprendre. Raideur de la nuque diminuée; il mange et paraît avoir de l'appétit.
Temp. 37°,6, p. 120, resp. 36.

Le 5 décembre, il essaye de se dresser sur son lit en s'aidant des bras; la colonne vertébrale est plus flexible. Parole encore incompréhensible. Intelligence moins obtuse. Appétit bon.
L'amélioration fait encore des progrès. L'intelligence se dégage de plus en plus; les forces commencent à augmenter; l'aspect du malade est meilleur. Les symptômes d'hyperesthésie, de raideur musculaire, de raideur de la nuque disparaissent. Il se plaint seulement de douleurs au
sacrum causées par un décubitus grand comme la paume de la main et qui entrave évidemment
la guérison. On parvient cependant à le faire cicatriser, grâce à des soins minutieux de propreté, à des changements fréquents de position et à un pansement phéniqué, lorsque, dans les premiers jours du mois de janvier, il survient, sans cause appréciable, de la fièvre et de la toux. Le
malade perd assez rapidement ce qu'il a regagné, a souvent des étouffements pendant la nuit;
l'appétit disparaît de nouveau, l'expectoration devient abondante et répand une très mauvaise
odeur. Temp. 40°, p. 132, resp. 44. Mort à minuit.

Autopsie faite par le professeur de Recklinghausen. Sur les reins, décubitus superficiel; en
un point, les tissus sont teints en gris sale jusqu'au niveau des os. La cavité de la dure-mère est
fluctuante et distendue. Pas d'adhérences anormales entre la dure-mère et la pie-mère; mais à la
partie inférieure, à la région lombaire et à la queue de cheval, il y a de grandes plaques blanches en partie recouvertes d'indurations calcaires. *La face interne de la dure-mère est d'un
brun de rouille, couleur qui provient d'une membrane qui se laisse assez bien séparer
de la dure-mère et dans laquelle existent d'assez nombreux extravasats sanguins. Le
commencement du filum terminale a la même couleur brunâtre, sans qu'on trouve autre
part, sur la pie-mère, rien d'analogue;* elle est seulement un peu jaunâtre dans sa partie
lombaire. La pie-mère, dans sa moitié inférieure, présente quelques plaques osseuses, elle n'est
pas trouble; injection assez forte de ses vaisseaux dans la partie postérieure. La dure-mère, abstraction faite de la fausse membrane qui la recouvre, est d'une épaisseur normale et parsemée
seulement de nombreuses taches et de points blanchâtres. Moelle assez molle dans toute son
étendue; piqueté sanguin assez abondant, surtout à la partie postérieure, mais pas de modifications importantes La dure-mère cérébrale offre à sa base une couche assez épaisse de fausses
membranes brunâtres. La pie-mère est colorée en jaune du côté gauche. La dure-mère se laisse
facilement enlever du cerveau. Substance cérébrale normale. Les vaisseaux de la base n'ont
éprouvé presque aucune modification. Du côté gauche, sur la convexité, la dure-mère présente
comme une substance friable et stratifiée de plusieurs millimètres d'épaisseur; cette masse se
continue sur la partie gauche de la tente du cervelet. Du côté droit, sur la dure-mère, qui revêt
les fosses cérébrales antérieures et moyennes de nombreux points brunâtres; sur la fosse cérébrale moyenne gauche, une grosse membrane brune. En grattant les os du crâne, on découvre
une fissure commençant à la bosse pariétale gauche, descendant obliquement en bas et en avant
et se terminant à la base de l'apophyse zygomatique. Pas de déplacement des fragments, quoique
les bords de la fissure soient assez mobiles. Dans les poumons, plusieurs foyers peu anciens
de gangrène avec pneumonie récente autour d'eux.

Remarques. — L'autopsie nous dévoile une fissure causée évidemment par la chute qui a eu
lieu il y a six semaines. Cette fissure a été suivie d'une hémorrhagie peut-être lente, laquelle
s'est étendue à la base de la fosse cérébrale moyenne vers le trou occipital et de là dans le canal
rachidien.

Il en est résulté de l'inflammation d'où les symptômes de méningite cérébro-spinale. Cette
méningite a rétrocédé et le malade semblait se remettre, lorsque la mort a été amenée par une

complication pulmonaire imprévue. Cette observation pose la question de savoir dans quelles relations se trouve la pachyméningite hémorrhagique avec les hémorrhagies méningées. Il y a eu à ce sujet, comme on le sait, de nombreuses discussions. Les auteurs français, en particulier, ont considéré l'hémorrhagie comme secondaire, tandis que Heschl et Virchow ont attribué la priorité à l'inflammation et considéré les hémorrhagies comme consécutives. Nous n'avons pas à discuter la question ; mais rappelons-nous que les symptômes de la pachyméningite hémorrhagique cérébrale se montrent souvent après des apoplexies méningées. Dans le cas qui nous occupe, on pourrait admettre que, à la suite de la fissure du crâne, il s'est fait une hémorrhagie, que le sang s'est répandu dans le canal rachidien et que là, pendant six semaines, sous l'influence d'inflammations consécutives se sont formées les lésions évidentes de la pachyméningite pseudo-membraneuse. Les expériences instituées à Königsberg, par le Dr Sperling, et qu'il a publiées dans le *Centralblatt*, en 1871, et dans sa dissertation inaugurale (1871) militent en faveur de cette manière de voir.

Après ces exemples et ces remarques, il nous paraît inutile d'insister encore sur les symptômes et la marche de la pachyméningite hémorrhagique.

IV. — INFLAMMATION DE L'ARACHNOÏDE ET DE LA PIE-MÈRE RACHIDIENNES

I. Méningite spinale et cérébro-spinale exsudative. — L'inflammation exsudative des méninges rachidiennes envahit le plus ordinairement la pie-mère, l'arachnoïde et la face interne de la dure-mère. L'exsudat se forme dans la pie-mère et dans le tissu lâche de l'arachnoïde, trouble le liquide rachidien et forme des dépôts sur la face externe de la dure-mère. Nous avons ainsi une maladie analogue à la méningite cérébrale exsudative, et l'analogie est d'autant plus complète que les deux affections existent souvent simultanément, ce qui s'explique par la communication de la cavité arachnoïde encéphalique avec la rachidienne ; les mouvements du liquide céphalo-rachidien tels que les ont admis Magendie [1] et Ecker, tels que les a démontrés expérimentalement Quincke, transportent l'inflammation de l'encéphale au rachis et réciproquement. D'autre part, le tissu lâche de la pie-mère est un terrain tout aussi favorable à la formation du pus que le tissu cellulaire sous-cutané, de telle sorte que la méningite se rattache par bien des côtés aux affections phlegmoneuses.

L'étendue de l'exsudat est variable ; en général il est considérable, et il n'est pas rare qu'il envahisse toute la longueur de la moelle, surtout dans les cas dans lesquels l'arachnoïde cérébrale est atteinte en même temps. L'exsudat est ou fibrineux ou purulent. La pie-mère est hypérémiée, épaissie, dure, infiltrée, jaunâtre ou d'un jaune vert. Le liquide cérébro-spinal est trouble et floconneux. En général l'infiltration affecte une disposition presque toujours la même : elle est beaucoup moins prononcée sur la face antérieure de la moelle que sur la postérieure sur laquelle elle siège parfois exclusivement; la raison de ce fait semble devoir être recherchée dans l'action de la pesanteur. En général la moelle allongée est indemne ou à peu près. Mais comme dans les cas graves les symptômes bulbaires sont d'ordinaire manifestes, il faut admettre que l'exsudat y est enlevé par les mouvements du liquide céphalo-rachidien.

A côté de cette infiltration fibrino-purulente, la pie-mère présente une coloration rouge et une forte injection, et fréquemment de petites hémorrhagies plus ou moins nombreuses. L'exsudat est tantôt très abondant, tantôt très pauvre, et dans ce dernier cas on ne constate qu'une forte hypérémie, qui peut elle-même faire défaut. Nous reviendrons sur ce sujet.

Quand l'inflammation passe du rachis à l'encéphale ou vice versa, on trouve la pie-mère cérébrale enflammée et infiltrée absolument de la même façon. L'arachnoïde est presque saine; les espaces sous-arachnoïdiens sont remplis d'exsudats

(1) Magendie, *Recherches sur le liquide céphalo-rachidien ou cérébro-spinal*. Paris, 1842.

troubles; il est rare que le processus envahisse les ventricules cérébraux; le plus souvent la base et la partie postérieure de l'encéphale sont le siège principal ou même unique de la méningite cérébrale; quelquefois l'affection reste localisée d'un côté, quelquefois elle gagne aussi la convexité surtout vers le vertex.

Il nous est impossible, tant les rapports entre les deux maladies sont intimes, de séparer complètement la méningite spinale de la méningite cérébrale. Nous analyserons plus particulièrement les symptômes spinaux, mais nous ne saurions les isoler absolument d'avec ceux que produit l'inflammation encéphalique. Nous distinguons, d'après leur étiologie, plusieurs espèces de méningites cérébro-spinales dont les symptômes ont souvent beaucoup d'analogie, mais qui offrent des différences très grandes relativement au pronostic et au traitement.

La plus importante de ces espèces est la *méningite cérébro-spinale épidémique*; nous l'étudierons à part; les autres ont avec elle des rapports très étroits, abstraction faite de l'étiologie; nous allons les passer rapidement en revue pour arriver à la méningite épidémique, que nous traiterons plus à fond.

1. *Méningite cérébro-spinale consécutive à des blessures du crâne ou du rachis.* — Elle est dans le premier cas descendante, ascendante dans le second. L'extension à la moelle d'une méningite traumatique cérébrale n'est pas commune, mais a été observée; le développement d'une méningite spinale après une blessure des vertèbres n'est pas ordinaire non plus. La cause prochaine de cette méningite est l'irritation mécanique des méninges ou la pénétration de substances, notamment d'organismes, capables de produire l'inflammation. Fischer [1] attribue la méningite cérébrale consécutive à des blessures de la tête à l'irritation mécanique exercée sur la pie-mère par des esquilles qui sont constamment agitées par le liquide céphalo-rachidien. C'est dans le mouvement du cerveau consécutif à l'écoulement du liquide céphalo-rachidien que Fischer et J. Rosenthal ont trouvé la cause de cette méningite de la base que l'on observe quelquefois à la suite de coups de feu ayant ouvert le canal rachidien. Nous avons déjà dit (p. 259) que cette opinion n'est pas partagée par tous les auteurs, et que Klebs et Socin ont regardé comme cause de la méningite la pénétration de pus et de produits inflammatoires dans la cavité rachidienne.

2. *La méningite consécutive à des ulcérations* se rapproche de la méningite traumatique, car l'ulcération fait pénétrer du pus dans le canal vertébral. C'est là le point de départ des très rares méningites consécutives au décubitus, lorsque celui-ci a creusé assez profondément pour ouvrir la partie inférieure du canal rachidien [2]. La méningite alors s'étend à travers le canal vertébral, quelquefois jusque dans la cavité crânienne. La méningite spinale peut naître d'une façon analogue dans les affections vertébrales, nous en avons cité quelques rares exemples à propos des maladies des vertèbres. Plus exceptionnellement encore on a vu un foyer purulent étranger au rachis, par exemple une caverne pulmonaire, se vider dans le canal rachidien après l'avoir perforé (Cruveilhier).

3. *Méningite due à la rupture ou à l'ouverture artificielle d'un spina bifida.* La marche est rapidement mortelle. Nous en avons déjà parlé à propos des vices de conformation.

4. *L'otite interne et la carie du rocher* sont des causes assez fréquentes de méningites, lorsque l'inflammation de l'oreille interne gagne les méninges par le labyrinthe, ou bien lorsque le pus pénètre dans le conduit auditif interne en suivant la gaine du nerf acoustique. Il se développe alors une inflammation des méninges

---

[1] H. Fischer, *Kritisches und Experimentelles zur Lehre von der Trepanation (Arch. f. klin. Chirurgie.* Band VI, 595).

[2] Duchek a publié une autopsie de ce genre. *Pragervierteljahrschrift*, 1853, t. I, p. 20.

qui tantôt est rapide, et tantôt offre des symptômes anodins et insidieux avec des exacerbations et des rémissions. Cette inflammation peut rester longtemps circonscrite aux parties voisines du rocher ou bien s'étendre rapidement à une grande partie de la surface du cerveau. Souvent, au contraire, c'est vers la base qu'elle se propage, elle va du rocher vers les fosses occipitales et gagne le canal rachidien, d'où il résulte une méningite cérébro-spinale type, qui par ses symptômes ressemble tout à fait à la méningite cérébro-spinale épidémique. Le diagnostic différentiel se base alors sur l'existence antérieure d'une otite interne et sur les symptômes du début, qui ont leur point de départ dans l'oreille. Lorsque les anamnestiques font défaut, il y a une cause d'erreur résultant de ce fait qu'à la suite de méningite cérébro-spinale, il peut y avoir otite avec écoulement purulent, et il peut arriver, lorsqu'on ne connaît pas l'époque d'apparition de cette otite, qu'on la regarde comme la cause de la méningite, alors qu'au contraire elle en est la conséquence. Des suppurations d'autres os du crâne deviennent très rarement causes de méningite ; cependant on a vu la carie de la lame criblée de l'ethmoïde, par exemple, occasionner l'inflammation des méninges.

5. *Méningite cérébro-spinale sporadique*, qu'on peut aussi dénommer *méningite cérébro-spinale* (la méningite exclusivement spinale est très rare) *simple*.

On la divise en *a)* méningite primitive et *b)* méningite secondaire. Cette dernière se développe, comme la méningite cérébrale de la convexité, à la suite des maladies aiguës infectieuses. Lorsqu'il y a une épidémie plus ou moins considérable de méningite cérébro-spinale, les autres maladies aiguës se combinent facilement avec la maladie épidémique, et ce fait s'observe plus souvent chez l'enfant que chez l'adulte ; cette complication est surtout fréquente à la suite de la pneumonie [1] et de la scarlatine, et dans certaines épidémies plus que dans d'autres ; on connaît aussi quelques exemples de méningite consécutive au typhus et à la rougeole. Cette forme de méningite n'est spéciale que par son invasion, qui se fait pendant le cours d'une maladie aiguë ou à sa suite ; à part cela, par ses symptômes et son anatomie pathologique, elle est tout à fait semblable au typhus cérébro-spinal. Quant aux cas de méningite sporadique simple primitive [2], on ne leur trouve pas d'autre étiologie que les refroidissements dus à un abaissement de la température ; cette forme ressemble en général à la méningite épidémique de moyenne intensité : tout en étant sporadique, elle peut cependant frapper un certain nombre d'individus à une époque donnée, ce qui la rapproche encore de la forme épidémique.

6. Enfin la forme la plus importante est la *méningite cérébro-spinale épidémique*. Grâce à son extension et à sa gravité, elle a été la mieux étudiée et est la mieux connue, tant au point de vue anatomo-pathologique qu'au point de vue clinique et thérapeutique. Elle ne se distingue pas des méningites sporadiques, ainsi que l'a déjà dit Mannkopf, par les symptômes eux-mêmes, mais par sa gravité. Il ne sera donc pas nécessaire de détailler la symptomatologie des cinq espèces qui précèdent ; nous pourrons la déduire de l'étude de la méningite cérébro-spinale épidémique, et nous borner à décrire cette dernière.

Méningite cérébro-spinale épidémique.

Historique [3]. — La méningite épidémique n'a éveillé l'attention des médecins

---

(1) H. Immermann et A. Heller, *Pneumonie und Meningitis (Deutsches Arch. für klinische Medicin Bd V, p. 41).*

(2) Bierbaum, *Die Meningitis simplex.* Leipzig, 1864.

(3) Consulter, outre les auteurs cités plus loin : Faure Villar, *Rec. des mém. de méd. milit.*, t. XLVIII, 1840. — Tourdes, *Histoire de l'épidémie de méningite cérébro-spinale qui a régné à Strasbourg en*

allemands que récemment, et ce n'est que depuis 1863 que cette maladie a pris en Allemagne une grande extension. Avant cette époque elle ne présentait qu'un intérêt historique et était considérée comme une rareté; c'est à peine si on croyait à la possibilité de la diagnostiquer. Cependant ce n'est pas une maladie nouvelle. Elle a été observée par plusieurs médecins depuis 1837 et 1840 en France, en Italie, en Suisse, où elle a fait des incursions épidémiques importantes, et elle a été à cette époque, l'objet d'études pathologiques et thérapeutiques extrêmement remarquables. Elle sévit surtout sur la population militaire, qui semble avoir été son agent de propagation et qui l'a communiquée à la population civile. Depuis 1848 et 1849 la maladie se perd de plus en plus; nous en apprenons quelques nouvelles par des relations venues d'Espagne, du Portugal et de Suède. Cependant elle prend une grande extension en Amérique, où elle a sévi surtout pendant la guerre de 1862 à 1864 [1].

En Allemagne, Rinecker a observé, en 1850, à Würzbourg, quelques cas isolés (*Verhandl. der phys. med. Gesellsch. in Würzburg*, 1850) auxquels on a prêté peu d'attention. Des épidémies plus sérieuses se sont manifestées en 1863 et 1864, d'abord dans le Schleswig, à Liegnitz pendant l'été de 1863, à Neissethal en avril 1864, puis à Bromberg et à Stettin; en même temps on a vu la maladie à Berlin, surtout dans la garnison; dans la vieille Prusse (district de Carthaus et de Behrend), il y a eu une épidémie très étendue; une épidémie moindre dans la Prusse orientale et la partie voisine de la Pologne et de la Russie; puis la maladie a traversé le centre de l'Allemagne, passant par Eisenach, Weimar, et a gagné l'Allemagne du sud (Erlangen, Nürnberg, 1864). On l'a observée dans le duché de Bade, dans le Wurtemberg, et on a noté quelques cas à Vienne. Cette marche de l'épidémie a été l'origine de beaucoup d'observations et de nombreux mémoires dont les premiers offrent naturellement le plus d'intérêt. Nous ne rappellerons ici que les travaux d'ensemble de E. Mannkopf et de A. Hirsch, et celui de E. Klebs [2] sur l'anatomie pathologique, et enfin les mémoires de Wunderlich [3], Ziemssen [4], Niemeyer [5] et d'autres encore. — Depuis cette époque la maladie s'est montrée sous forme de petites épidémies moins graves et moins étendues que les premières. Elle semble à présent avoir élu domicile dans notre pays, et elle se montre sous la forme sporadique, mais avec une intensité plus grande à certaines époques de l'année. A Königsberg nous avons pu en observer un certain nombre de cas presque chaque année, surtout en hiver; quelquefois le nombre a été assez considérable pour qu'on ait pu prononcer le nom de petite épidémie. Nous avons eu également ment occasion de constater cette maladie à Strasbourg.

Anciennement on lui a donné des noms variables : *cérébro-spinitis, typhus apoplectique, typhus cérébral, fièvre cérébrale, phrénésie, céphalalgie épidémique;* on emploie aujourd'hui les dénominations de : *méningite cérébro-spi-*

1840 et 1841. Paris, 1842. — C. Broussais. *Histoire des méningites cérébro-spinales.* Paris, 1843 et *Recueil des mém. de méd. milit.* t. LIV, p. 1 à 115. — Boudin. *Arch. gén.*, 1849; *Traité de géographie et de statistique médic.* Paris, 1857, t. II, p. 564; *Recueil de mém. méd. milit.*, 2ᵉ série, t. IX, p. 1. — L. Laveran. *Relation de l'épidémie de méningite cérébro-spinale observée à Metz de 1847 à 1849* et, du même auteur, *Méningite cérébro-spinale in Dict. encyclop. des sciences méd.* — Michel Lévy. *Gazette médicale.* Paris 1859, et voir enfin pour compléter cette bibliographie et l'étude de cette question : A. Laveran. *Traité des maladies épidémiques des armées.* Paris, 1875, p. 414 et suiv. et Jaccoud, *Traité de pathologie interne.* Appendice, 1877, p. 271 et suiv.

(1) Les derniers détails historiques ont été fournis par Hirsch : *Handbuch der histor.-geograph. Pathologie,* Erlangen, 1864, t. II, p. 624-657. — *Die Meningit.-cerebr. spin. epid.* Berlin, 1866 et *Berliner klinische Wochenschrift,* 1864, nᵒ 33.

(2) Klebs, Virchow's *Archiv für pathologische Anatomie.* Band XXXIV, p. 327-379.

(3) Wunderlich, *Archiv der Heilkunde.* 1864, B. V., p. 417.

(4) Ziemssen, *Deutsches Archiv. für klin. Medicin,* Band I, 1866.

(5) Niemeyer, *Die epidemische cerebro-spinalmeningitis nach Beobachtungen in Grossherzogthum Baden.* Berlin, 1865.

nale ou de *typhus cérébro-spinal;* son nom populaire en Allemagne est *raideur de la nuque*, qui lui vient de son symptôme le plus saillant.

Anatomie pathologique. — Les résultats nécroscopiques diffèrent peu de ceux des cas sporadiques. D'après E. Klebs (*loc. cit.*), la pie-mère est, dans le cerveau, le siège exclusif de l'inflammation; très exceptionnellement la dure-mère est légèrement atteinte. Le pus est surtout abondant à la base, sur la protubérance et le cervelet; sa quantité va en décroissant jusqu'à l'intérieur de la scissure de Sylvius, et de là le dépôt remonte vers le vertex; la pie-mère est trouble dans une grande partie de son étendue, sans éclat, et présente au microscope une riche prolifération cellulaire. Dans quelques cas, les cavités cérébrales renferment aussi un liquide trouble, purulent, dans d'autres la substance cérébrale présente de petits foyers disséminés d'encéphalite sous forme de points rouges.

Dans le rachis, la pie-mère est aussi le siège principal de l'infiltration, mais il n'est pas rare que la face interne de la dure-mère soit recouverte d'un exsudat fibrineux. L'infiltration purulente occupe surtout la paroi postérieure du canal rachidien; la paroi antérieure ne présente que de légères modifications, à peine appréciables au microscope; et même en arrière, les deux tiers supérieurs de la partie dorsale n'offrent que des dépôts purulents presque microscopiques; les parties les plus affectées sont la région cervicale inférieure et la région lombaire. Souvent le pus est réparti en petits foyers disséminés qui forment des élevures. Une fois Zencker a vu un liquide purulent dans le canal central de la moelle. Les exsudats solides sont fibrino-purulents, ont souvent une viscosité assez grande et renferment de la mucine (Klebs).

Mais dans d'autres observations appartenant surtout aux anciens auteurs français, les résultats fournis par les autopsies ont été négatifs ou à peu près. Il s'agit alors de cas foudroyants qui se sont terminés par la mort en quelques heures. On a trouvé il est vrai, mais pas constamment, du pus formé déjà après douze heures de maladie. Nous-même avons observé deux cas à mort rapide : dans l'un, l'autopsie ne nous a montré que de l'hyperémie et plusieurs petites ecchymoses dans la pie-mère cérébrale; dans le second, les recherches nécroscopiques ont été tout à fait négatives. Il faut, pour que le jour se fasse sur ces cas, que la marche de l'infection soit mieux connue. En attendant, force nous est de nous contenter de l'analogie qui existe avec la scarlatine fruste sans scarlatine et de dire : *meningitis sine meningitide.*

À l'exception de ces lésions méningées, la substance du cerveau et de la moelle ne présente rien de bien spécial : elle est molle, quelquefois œdématiée, parfois il y a dans le cerveau des foyers disséminés d'encéphalite (avec ramollissement et corps granuleux, Klebs). — D'après Mannkopf, la substance cérébrale est souvent hyperémiée, mais quelquefois aussi elle est pâle; d'autres fois il y a des points ramollis avec des hémorrhagies et des corps granuleux; dans les cas dans lesquels il était survenu de la myélite, Mannkopf a vu la prolifération cellulaire inflammatoire se continuer le long des vaisseaux dans les sillons antérieur et postérieur, et, dans le parenchyme médullaire lui-même. — L'augmentation de la rate est un symptôme assez constant dans les cas récents; dans les cas anciens, la rate est petite et flasque. Les plaques de Peyer sont hypertrophiées, les éléments du rein et du foie sont en état de tuméfaction trouble; les muscles volontaires et le cœur subissent la transformation granuleuse; Zenker y a trouvé des points pâles qui présentaient le début de la dégénérescence cireuse; il s'y joint quelquefois une inflammation interstitielle avec formation de pus et d'abcès. — Il y a souvent des indices de broncho-pneumonie. Une fois Klebs a rencontré une endocardite récente. Enfin, le même auteur a trouvé les articulations enflammées (épuisement et gonflement de la synoviale); Corbin et Zenker ont noté aussi l'inflammation purulente des articulations ; enfin Klebs a signalé un amaigrissement très frappant.

Symptômes et marche dans la méningite épidémique. — Il est assez rare de constater des prodromes. Quand il y en a, ils durent peu de temps, un ou deux jours, très exceptionnellement plus longtemps. Leur durée et leur intensité ne permettent pas de conclure à la gravité de la maladie qui les suivra, car les cas les plus légers comme les plus graves peuvent se développer sans symptômes avant-coureurs. Ces derniers sont vagues et n'ont rien de caractéristique; ils consistent en un sentiment de faiblesse et de malaise associé à une céphalée plus ou moins intense; quelquefois dans les derniers jours du stade prodromique, il survient le soir de petits frissonnements. La maladie débute habituellement, mais non constamment, par un frisson plus ou moins fort qui dure d'une demi-heure à une heure et qui se termine par de la chaleur. Avec la fièvre apparaissent des douleurs de tête, puis des vomissements, et bientôt après la raideur caractéristique de la nuque.

Aussitôt que ces symptômes existent, la maladie se trouve constituée et on la reconnaît facilement en temps d'épidémie. Mais maintes fois les signes de la maladie n'ont pas tout de suite un aspect aussi caractéristique. Dans les cas bénins, ils se montrent successivement et ne sont pas toujours très accusés : le frisson est remplacé par des frissonnements légers et répétés; quelquefois même il n'existe aucune sensation de froid et la fièvre peut être très modérée; la céphalalgie est très peu intense, les vomissements sont rares ou font complètement défaut, la raideur de la nuque enfin peut n'être que peu marquée et n'apparaître qu'après plusieurs jours. Dans ces conditions le diagnostic ne saurait être affirmatif dès le début. Chez les enfants, le manque de renseignements précis cause aussi de l'incertitude pendant les premiers jours. Enfin les cas graves, foudroyants, ont assez souvent une symptomatologie qui s'écarte du type ordinaire : la céphalalgie n'existe pas lorsqu'il y a coma ou délire violent, la raideur de la nuque n'est pas bien marquée et il n'y a pas de vomissements. Le diagnostic serait alors très difficile, s'il n'était pas facilité par la connaissance qu'on a de l'existence d'une épidémie.

La marche ultérieure est très variable quant aux symptômes et à la durée, au point qu'on ne saurait tracer un tableau complet et typique de la maladie. On a cherché à remédier à cette difficulté en distinguant diverses périodes, et on a pensé rendre compte des différences dans l'intensité et dans la marche par la création de plusieurs formes.

R. Whytt divise la méningite tuberculeuse, que l'on peut comparer à la méningite épidémique, en trois stades : 1° *stade de la turgescence;* 2° *stade de l'épanchement ;* 3° *stade de la paralysie.* Cette division a été accueillie avec une grande faveur, car elle facilite beaucoup l'intelligence des symptômes et de la marche de la maladie. Dans la méningite cérébro-spinale, le premier stade manque généralement à cause de la rapidité avec laquelle se fait l'exsudation. Il n'y aurait donc lieu de distinguer que deux périodes : l'une d'*inflammation ou d'irritation inflammatoire*, et l'autre de *paralysie*. Mais les symptômes afférents à ces deux stades se croisent de tant de façons différentes qu'une distinction absolue est impossible et qu'il faut nous contenter d'une division générale en *symptômes irritatifs* et en *symptômes paralytiques* : même dans les cas qui traînent en longueur, la maladie se compose de rémissions et d'exacerbations dont l'intensité et la durée sont variables, mais ont beaucoup d'analogie les unes avec les autres.

Quant à la distinction des *différentes formes*, on est allé beaucoup trop loin ; cependant nous croyons qu'il est légitime et indiqué d'admettre certains types qui ont une physionomie à part. Nous adopterons la division de A. Hirsch et décrirons : 1) la méningite *foudroyante* (*m. siderans, acutissima, apoplectica*) ;

2) la forme *abortive* ; 3) la méningite *aiguë* ou *subaiguë*, qui est de durée et d'intensité variables et embrasse la grande majorité des cas.

1) *Méningite foudroyante*. Elle est caractérisée par le début instantané et le développement rapide des symptômes graves qui sont assez intenses pour amener la mort, le plus souvent avec une extrême rapidité. Cette forme est spéciale aux épidémies graves, elle n'a pas encore été vue dans les cas sporadiques, mais elle a été décrite lors des premières épidémies françaises avec tout ce qu'elle a d'effrayant. Elle a été observée de nouveau dans les épidémies de ces dernières années ; pour notre part, nous en avons vu trois cas. Un individu très bien portant est frappé brusquement pendant son travail dans les champs, dans sa maison, le soldat à l'exercice, l'enfant au milieu de ses jeux. Généralement pendant une période qui dure une, deux ou trois heures, il y a une céphalalgie progressive, puis survient un délire violent suivi de convulsions, de vomissements, de raideur de la nuque d'oppression, puis de collapsus avec pouls fréquent, petit, facilement dépressible, et la mort arrive de 6 à 36 heures après le début. « They perish », écrit Saunders, « as if destroyed by the action of a virulent poison ». — « Des militaires », dit Tourdes (*loc. cit.*), « tombaient comme foudroyés, et l'on transportait à l'hôpital dans un état désespéré des hommes qui, peu auparavant, faisaient leur exercice sans se plaindre. » C. Broussais (*loc. cit.*) donne également une description très nette de ces terribles symptômes : « Les symptômes étaient un délire violent, une agitation convulsive, une raideur générale des membres, bientôt suivie de prostration et de coma ; tantôt le pouls était plein et fréquent, d'autres fois lent et faible ; la mort arrivait promptement quelquefois, en quelques heures, le plus souvent dans les trois ou quatre premiers jours. »

2) *Méningite abortive*. — Cette forme, déjà connue par les anciens auteurs français, a été étudiée à fond par A. Hirsch ; nous en avons vu un assez grand nombre de cas à Königsberg, pendant une petite épidémie que nous avons suivie dans cette ville. Elle était caractérisée surtout par une raideur plus ou moins marquée de la nuque avec douleurs dans les muscles de la nuque et par une céphalalgie avec paroxysmes parfois très violents. Les autres symptômes : vomissements, insomnie, fièvre, manquaient parfois complètement, de telle sorte que pendant un ou deux jours les malades ne gardaient pas du tout le lit, se livraient à leur travail, surtout à l'intérieur de leur maison ; pourtant dans les cas un peu plus graves ils étaient souffrants pendant plusieurs jours. Quelquefois cependant, il y avait aussi des symptômes légers de rachialgie et d'hyperesthésie. La durée, quelque minimes que fussent les symptômes, était encore de dix à quinze jours, pendant lesquels la raideur de la nuque et les maux de tête cessaient et revenaient. En l'absence de toute épidémie, c'est à peine si on songerait à rapporter ces symptômes bénins à une affection quelque faible qu'elle soit des méninges, mais pendant le cours d'une épidémie on voit tous les intermédiaires, depuis les symptômes les plus graves jusqu'aux plus fugaces, de telle sorte qu'il n'est plus permis de douter de l'existence de la forme abortive de la méningite cérébro-spinale.

3) *Méningite aiguë ou subaiguë*. — C'est là la forme ordinaire, typique, qui possède des symptômes bien nets que nous allons analyser.

1. *Céphalalgie*. — La céphalalgie est un symptôme si constant et si frappant qu'anciennement il a servi à désigner la maladie. Elle occupe généralement toute la tête, particulièrement le front et les tempes, rarement l'occiput. Même dans les cas où l'on a trouvé la convexité saine ou au moins sans exsudats purulents, la douleur n'en occupait pas moins la région frontale. Cette céphalalgie est le plus souvent très forte : les malades gémissent ou même poussent des cris, enfoncent la tête dans leurs coussins ou la tiennent à deux mains ; quelquefois les manifestations de la douleur sont épouvantables : non-seulement les malades se lamentent et

crient, mais ils sautent hors de leur lit et tombent dans une véritable rage; ils lancent des coups de poing autour d'eux, renversent tout ce qui est sur leur passage sans que plus tard ils se souviennent de ce qu'ils ont fait. Ce délire maniaque n'est pas une conséquence directe de la méningite cérébrale, mais bien de la douleur, ainsi que Tourdes l'a fait remarquer très judicieusement; ce qui prouve que les malades sont *enragés par le fait de la douleur*, c'est que, la douleur passée, le délire cesse. D'ordinaire la douleur a des exacerbations et des rémissions, mais à des intervalles et avec des retours très variables. Il y a des exacerbations subites de la douleur pendant la nuit et durant le sommeil ; le malade alors pousse des cris. Le symptôme connu sous le nom de *cri hydrencéphalique* est particulièrement fréquent chez l'enfant, mais s'observe aussi chez l'adulte.

2. *Vomissements.* — Le vomissement est un symptôme fréquent de plusieurs maladies du cerveau ; il est généralement précoce, il reparaît avec l'exacerbation de la céphalalgie, cesse ordinairement à une période plus avancée de la maladie ou reparaît plus ou moins souvent. Dans quelques cas, les vomissements sont excessifs, fréquents et opiniâtres; ils durent alors pendant presque tout le temps. Le pronostic est dans ces cas très grave, en ce sens que la nutrition est fortement compromise, que le collapsus se trouve augmenté et que le retour des forces et la guérison deviennent impossibles, même lorsque les autres symptômes s'amendent. Au commencement de la maladie, le vomissement a une assez grande importance diagnostique.

3. La *rétraction du ventre* est, comme le dit Traube, non pas la conséquence d'une contraction des muscles du ventre, lesquels sont flasques, mais bien le résultat du rétrécissement des intestins, qui dépend, tout comme le vomissement, de l'irritation du pneumo-gastrique. Ce symptôme est utile pour le diagnostic au début de la maladie, mais n'est pas toujours très marqué. Le gonflement du ventre, qui est généralement donné comme un symptôme paralytique des derniers moments, peut, dans les cas graves, exister dès le début. Il est rare qu'il n'y ait pas rétraction de l'abdomen, mais ce signe n'est cependant pas aussi constant ni aussi marqué que dans la méningite tuberculeuse, dans laquelle on observe véritablement *le ventre en bateau.*

4. La *constipation* est la conséquence du rétrécissement de l'intestin. Le plus souvent elle persiste pendant toute la durée de la maladie; quelquefois, à la suite de complications ou d'une irritation intestinale par la présence des matières, elle cède la place à une diarrhée abondante.

5. *Raideur de la nuque.* — C'est là le symptôme le plus constant et le plus évident. Cette raideur consiste en une contracture tétanique, réflexe des muscles de la nuque, surtout des splénius, dont on peut constater par le toucher la forte tension et qui sont très sensibles à la pression. La tête est tirée vers la nuque comme dans l'opisthotonos et tous les efforts actifs ou passifs pour la faire fléchir en avant sont inutiles et très douloureux. La raideur n'affecte pas toujours le même degré : lorsque le malade est couché tranquillement, elle est à peine appréciable, mais elle apparaît lorsqu'il veut fléchir le cou ou lorsqu'on cherche à imprimer des mouvements passifs à la tête; on se rend compte alors de l'obstacle qu'opposent les muscles de la nuque : en plaçant sa main derrière la tête du malade, on peut le redresser tout d'une pièce, sans que sa tête fléchisse en avant. Dans d'autres cas, la raideur de la nuque n'est pas absolue, les mouvements de la tête sont limités, mais possibles jusqu'à un certain point. L'intensité de ce symptôme est soumise à bien des variations; elle augmente avec l'exacerbation de la maladie et diminue avec elle. Remarquons encore que la raideur ne porte que sur les mouvements de flexion et que ceux de rotation restent complètement libres. — La raideur de la nuque est toujours accompagnée de douleur : dans les cas graves, il y a douleur spontanée considérable, même dans la position couchée et immobile,

et elle est plus pénible pour les malades que la céphalalgie elle-même; dans les cas moins graves, elle ne survient que de temps en temps ou seulement lorsqu'on presse les muscles ou que le malade veut redresser sa nuque.

Dans deux cas, à une période avancée de la maladie, nous avons vu, au lieu de la raideur des muscles de la nuque, une paralysie de ces muscles avec impossibilité de soulever la tête ou de la maintenir levée; en imprimant des mouvements on ne constatait pas la moindre résistance musculaire. Dans un de ces cas, il y avait eu au début contraction tonique, dans l'autre, le malade et les assistants affirmaient qu'elle n'avait pas existé.

La raideur de la nuque est un des symptômes les plus précieux pour le diagnostic, car elle existe presque toujours dans la méningite cérébro-spinale, tandis qu'elle se rencontre rarement dans d'autres maladies, ou du moins ne présente jamais la même constance.

Nous n'avons pas à établir ses caractères distinctifs pour les cas dans lesquels on l'observe dans d'autres affections cérébrales fébriles et chroniques (tumeurs de la partie postérieure de l'encéphale et du cervelet), qu'on ne peut guère confondre avec la méningite, mais il est important de se rappeler qu'une raideur de la nuque tout à fait analogue est un prodrome fréquent du typhus, et qu'elle persiste assez longtemps pendant le cours de cette maladie; il faut se souvenir aussi que la raideur de la nuque n'est que la conséquence de l'affection de la moelle allongée ou de la partie supérieure de la moelle cervicale, et non de la méningite spinale, car on l'observe dans la méningite cérébrale avec hydrocéphalie, surtout dans la forme tuberculeuse.

Les symptômes suivants sont au contraire la conséquence immédiate de la lésion des méninges rachidiennes.

6. *Rachialgie*, et en particulier *douleur de reins*. La douleur de la colonne vertébrale est à la méningite spinale ce que la céphalalgie est à la méningite cérébrale; la douleur occupe quelquefois toute la longueur de la colonne vertébrale, mais elle est en général surtout marquée aux reins, qui sont parfois son siège unique. Dans bien des cas cette douleur est tellement violente, que les malades s'en plaignent plus que de la céphalalgie; dans d'autres cas elle est moins forte, rémittente et elle augmente avec le processus morbide lui-même. Les mouvements de la colonne vertébrale exagèrent la douleur dorsale; se dresser et s'asseoir dans le lit deviennent chose très pénible et même impossible pour le malade; de même les secousses de la toux ou la percussion sur les apophyses épineuses exagèrent beaucoup la rachialgie. Cette sensibilité amène des spasmes musculaires dont nous parlerons tout à l'heure.

7. Les *douleurs irradiées* le long des nerfs des membres s'observent surtout sur les membres postérieurs, plus rarement sur les membres inférieurs; elles consistent en douleurs fulgurantes paroxystiques qui augmentent particulièrement à la suite de mouvements ou de secousses imprimées au malade, ou bien par la pression sur les apophyses épineuses. Il faut rapprocher de ces douleurs la *douleur épigastrique* notée par A. Hirsch et d'autres auteurs, que nous avons nous-même constatée plusieurs fois, et qui donne une sensation de pression très pénible et dont les patients se plaignent beaucoup. — Plus rarement les malades accusent des sensations analogues de pression sur d'autres points du corps; plus rarement aussi ils éprouvent des fourmillements.

8. L'*hyperesthésie* est un des symptômes les plus constants et les plus importants; elle siège surtout aux membres inférieurs, parfois au tronc, moins souvent aux membres supérieurs. Elle porte surtout sur la peau, mais aussi sur les parties molles plus profondes et particulièrement les muscles. On la reconnaît à ce fait que la pression sur les masses musculaires ou un plissement de la peau fait très-

sauter ou crier le sujet. En comparant les sensations ainsi obtenues avec celles fournies par d'autres parties du corps et en particulier par les bras, on voit immédiatement qu'elles sont morbides. Nous considérons ce signe comme un des plus précieux et des plus constants, car il n'existe, avec les mêmes caractères, que dans bien peu d'autres maladies. On ne le rencontre guère, si ce n'est dans les autres formes de méningites, que dans les typhus, au début ou pendant toute la durée de la maladie, surtout, mais non exclusivement chez les jeunes gens. L'intensité de l'hyperesthésie est variable, et elle est parfois si grande qu'on peut à peine mouvoir les malades, que dès qu'on touche leur lit, ils poussent des cris, et que, même lorsqu'ils sont plongés au milieu d'un profond sopor, on les voit s'agiter.

9. Les *spasmes musculaires* sont en relation avec l'hyperesthésie; le plus ordinaire, le plus important d'entre eux, au point de vue du diagnostic, c'est la raideur de la nuque dont nous avons déjà parlé. On observe de même, et presque aussi régulièrement, une raideur de toute la colonne vertébrale qu'augmentent tous les mouvements, notamment ceux que fait le malade pour se dresser sur son séant. Cette roideur du rachis est parfois si intense qu'elle simule complètement l'opisthotonos, l'emprosthotonos ou le pleurothotonos. Les muscles des membres, surtout des membres abdominaux, sont souvent le siège de spasmes semblables. Parmi les phénomènes de cet ordre notés plus rarement, il faut citer le trismus, que nous n'avons observé que rarement et d'une façon passagère. L'hyperesthésie et les spasmes musculaires donnent à la méningite une telle ressemblance avec le tétanos qu'il est bien possible qu'anciennement, alors que le diagnostic était moins précis, on ait pris souvent le tétanos pour une méningite ou une myélo-méningite.

Les symptômes que nous avons décrits jusqu'à présent sont, avec la fièvre, les signes habituels de la méningite cérébro-spinale, ceux qui aident à asseoir le diagnostic; dans un certain nombre de cas, il survient d'autres symptômes que nous allons exposer dans l'ordre des organes intéressés.

10. *Autres symptômes cérébraux.* Outre la céphalagie, les vomissements, le cri hydrencéphalique le délire maniaque, nous devons citer l'*insomnie*, qui existe pour ainsi dire toujours et qui, d'ordinaire, est en rapport avec l'intensité de la céphalalgie; elle est parfois très pénible, mais le plus souvent passagère, et les narcotiques en ont généralement raison. Avec les progrès de la maladie, l'intelligence est atteinte tôt ou tard; les pensées ne sont pas nettes, il y a excitation ou dépression avec délire et hallucinations, inquiétude, stupeur, plus tard somnolence et coma. Lorsque l'intelligence est fortement prise et qu'il y a de la dépression, le cas est toujours sérieux; cependant on voit assez fréquemment des malades qui sont restés longtemps dans cet état de sopor, en sortir et guérir. Dans les cas rapides, foudroyants, les symptômes de dépression se manifestent avec une rapidité extrême. Ajoutons encore qu'on a observé la perte de la parole pendant le cours de la maladie ou pendant la convalescence : il s'agissait alors aussi bien d'anarthrie que d'aphasie proprement dite.

11. *Convulsions.* Les plus graves sont des convulsions épileptiformes généralisées. On les observe surtout, et quelquefois dès le début, chez les enfants, mais on les rencontre aussi chez les adultes. Il y a parfois encore d'autres contractions cloniques localisées dans les membres, mais surtout dans la sphère de distribution du facial, d'un côté ou de deux côtés (contraction méningée du facial, rire sardonique), ou encore dans les muscles des yeux (nystagmus). A ce groupe de symptômes se rattachent de la difficulté dans la déglutition et des contractures douloureuses des extrémités.

12. *Paralysies.* Elles appartiennent presque toujours aux dernières périodes de la maladie, et sont même en partie des maladies consécutives. Ce qu'on ob-

serve le plus souvent, c'est la paralysie plus ou moins complète de l'oculo-moteur commun (dilatation de la pupille, strabisme divergent, blépharoptose), du droit externe avec strabisme convergent, ou du facial avec tous les caractères de la paralysie périphérique ; les filets qui se rendent au palais ne sont pas toujours atteints. Les paralysies de cause centrale, hémiplégie, paraplégie, paralysie d'une extrémité, sont beaucoup plus rares.

13. *Organes des sens.* On a observé pendant le cours de la méningite cérébro-spinale ou à sa suite, la perte du goût et de l'odorat. L'ouïe [1] et la vision [2] peuvent être atteintes, et ce sont là des complications fréquentes et graves.

Pour ce qui est de l'appareil auditif, on observe de la dureté de l'ouïe et de la surdité le plus souvent incurables : la cause en est une propagation de l'inflammation le long du nerf acoustique jusque dans le labyrinthe, d'où suppuration et atrophie de cet organe : il peut y avoir en même temps otorrhée. L'appareil auditif est ainsi attaqué au cours de la maladie ou consécutivement, ce qui est l'éventualité la plus fréquente, mais dans les deux cas le pronostic est mauvais ; ce n'est que par exception qu'on a observé la guérison de ces accidents, et le plus souvent l'ouïe reste dure ou même la surdité est complète. Si, comme cela est la règle, les deux oreilles sont prises, la surdité est absolue, ce qui, chez les jeunes enfants, amène la surdi-mutité.

Les complications du côté des yeux sont également importantes. a) La conjonctive, au fastigium de la maladie, est généralement très injectée, rouge, un peu gonflée. Dans bien des cas il se forme un chémosis considérable qui entoure toute la cornée. Nous avons déjà, en 1864 [3], publié deux cas de ce genre et insisté sur l'importance diagnostique de cette lésion. Le chémosis est le résultat en partie de l'infiltration purulente du tissu graisseux de l'orbite, en partie du développement d'une ophtalmie généralisée (irido-choroïdite). b) Les affections de la cornée, taies, ulcérations, sont en relation avec celles de la conjonctive. c) Les muscles des yeux peuvent être le siège de paralysies ou de convulsions (strabisme ou nystagmus). Il faut distinguer d'avec les paralysies, le regard divergent, errant, qui ne se fixe sur aucun objet et que l'on constate très ordinairement lorsque l'intelligence est peu nette. d) Au début de la maladie, les pupilles sont généralement rétrécies ; plus tard, il survient une dilatation unilatérale (paralysie de l'oculo-moteur commun) qui peut être d'un grand secours pour le diagnostic. Enfin, les deux pupilles peuvent se dilater outre mesure ; c'est là un signe qui indique que le cerveau ne fonctionne presque plus et que la mort est proche. e) L'amaurose est la conséquence soit d'une ophtalmie purulente généralisée (irido-choroïdite) avec décollement de la rétine et fonte du globe de l'œil, soit d'une névrite avec atrophie purulente du nerf optique : dans les deux cas, il y a propagation de l'inflammation par la gaîne des nerfs optiques (Schwaller) ; ces faits se produisent à une période avancée de la maladie ou consécutivement ; mais il est rare qu'on parvienne à arrêter cette extension de l'inflammation.

14. *Appareil digestif.* Nous avons déjà parlé du vomissement, de la rétraction du ventre, de la constipation, des douleurs épigastriques. Le vomissement est généralement, mais non toujours, accompagné de malaise. L'appétit est d'ordinaire faible ; la soif est vive. Quelquefois la rétraction du ventre est remplacée par du météorisme, la constipation par de la diarrhée. Cependant la diarrhée est en somme rare et ne se montre qu'à une période avancée, lorsqu'il y a complication

(1) A. Heller. *Zur anatomischen Begründung der Gehörstörungen bei Meningitis cerebro-spinalis* Deutsches Archiv f. klinische Medicin, 1877. Band IV, p. 482).
(2) Socin. *Beitrag zur Lehre von den Sehstörungen bei Meningitis* (Deutsches Arch. für klin. Med.. 1871; Band, VIII, p. 476. H. Wilson : *Diseases of the eye in cerebro-spinal meningitis* (Dublin, Quart. Journal, 1867, May).
(3) Virchow's *Arch. für pathologische Anatomie*, 1864, Band XXIX, p. 199,

de catharre gastrique; nous en avons observé un cas compliqué d'ictère. La langue n'offre rien de bien particulier : elle est blanche, rarement très sèche, fuligineuse seulement dans le coma. Il peut survenir de la stomatite à la suite de l'emploi des mercuriaux.

15. *Organes de la respiration.* — Dans les cas de moyenne intensité, la respiration est assez fréquente, régulière. Dans les cas graves, elle peut être très fréquente et difficile ; à la période ultime elle est inégale et irrégulière, surtout lorsqu'il y a compression ou œdème de la moelle allongée ; on observe, même ces arrêts réguliers qui constituent le phénomène respiratoire de Cheyne-Stokes. Chez les enfants, cette irrégularité survient facilement et disparaît de même ; chez les adultes, elle comporte un pronostic plus sérieux, mais pas absolument fatal. Les complications provenant de l'appareil respiratoire lui-même ne sont pas très fréquentes. Souvent on note du catarrhe. Nous avons vu plusieurs fois des pleurésies unilatérales ou doubles. La pneumonie a avec la méningite une double relation : ou bien la pneumonie précède la méningite ou bien elle la complique : ce dernier cas est assez commun [1]. En temps d'épidémie, la méningite cérébrospinale est une complication fréquente plus ou moins grave de la pneumonie.

16. *Cœur*, la péricardite et l'endocardite sont rares ; nous n'en avons observé aucun exemple.

17. *Peau*, indépendamment des modifications de la température, il peut survenir des symptômes et des complications remarquables du côté de la peau. Tel est le zona que nous avons observé au moins dans les trois quarts des cas ; Frentzel et Ziemssen ne l'ont vu que dans la moitié. Le plus souvent il apparaît sur les lèvres, le nez, il est quelquefois très étendu sur les joues (zoster facialis), sur le front, les yeux, les oreilles ; il est plus rare au cou, au tronc, aux membres, aux fesses ; le plus souvent il apparaît dès les premiers jours, mais pas cependant avec le début de la maladie. Il a de l'importance au point de vue du diagnostic, mais non du pronostic. Dans bien des cas on voit sur le ventre et la poitrine quelques taches de roséole, parfois une éruption presque confluente de pétéchies (spotted fever). D'autres fois, surtout chez les enfants et chez les jeunes sujets, tout le corps se couvre d'une rougeur vive qui ressemble au début de l'exanthème scarlatineux ou à l'érysipèle et qui a déjà donné lieu à des confusions. Enfin on a observé plusieurs fois une urticaire généralisée. Il est plus rare de rencontrer l'œdème circonscrit de la face, des mains ou des articulations.

18. On a vu les *articulations* du genou, du pied, de la main, s'enfler, devenir douloureuses et être le siège d'un épanchement. Klebs y a constaté une certaine quantité de liquide visqueux, trouble, légèrement purulent. Dans le tissu cellulaire sous-cutané peuvent se former des abcès, quelquefois en très grand nombre.

Dans les cas de thrombose veineuse marastique, on observe le décubitus et l'œdème des membres.

19. *Appareil urinaire.* — L'urine est généralement copieuse dans la méningite spinale ; c'est là un fait sur lequel Traube [2] a attiré l'attention. Elle n'est rare que par exception, malgré l'intensité de la fièvre. Elle est le plus souvent claire et acide, ne renferme du sucre qu'exceptionnellement et d'une façon passagère (E. Mannkopf), assez souvent de l'albumine. Il est exceptionnel de rencontrer l'urine alcaline avec des dépôts, à la suite de cystite. La cystite et la néphrite aiguë sont des raretés. La vessie se vide généralement bien, quelquefois la miction est accompagnée d'un sentiment douloureux de pression. La paralysie de la vessie,

---

(1) Voyez Immermann et Heller, *loc. cit.*
(2) Voyez aussi Fr. Mosler *Neuropathische Entstehung der einfachen Harnruhr (Hydrurie) durch Mening. cerebr.-spin. epid.*, etc. (Virchow's *Arch. für pathol. Anat.*, Band LVIII, 1873, 44.)

lorsqu'il n'y a pas complication de paraplégie, est le phénomène le plus insolite. Mais dans les cas de stupeur ou de coma, il peut survenir de la rétention, une distension du réservoir urinaire, et lorsqu'on ne surveille pas, de la cystite ou des manifestations urémiques.

Nous arrivons maintenant aux symptômes généraux, c'est-à-dire à ceux qui sont indépendants d'une maladie locale, mais prouvent la participation de tout l'organisme.

20. *Position.* — Dans les cas d'intensité moyenne, le malade se couche toujours sur le dos pour se garer de la douleur, car tout mouvement et toute autre position sont très incommodes pour lui. Dans les cas de forte tension des muscles des gouttières vertébrales (opisthotonos), le décubitus dorsal devient impossible et le malade est obligé de se coucher sur le côté. Certains individus impatients changent fréquemment de position. Dans les attaques de délire maniaque, le malade saute du lit sans remarquer les douleurs ou plutôt poussé par elles, et on est obligé de le maintenir. Dans les dernières périodes du collapsus, le décubitus dorsal est passif et le malade est complètement affaissé.

21. *L'expression de la physionomie* du malade indique le plus souvent la souffrance qu'il endure. Le front est ridé, la bouche est ordinairement contractée par la douleur ; quelquefois le rire sardonique forme un singulier contraste avec l'expression du front et des yeux : l'aspect est alors celui du tétanique, comme l'a décrit König. La perte de l'intelligence, le coma ou l'excitation se peignent également sur la physionomie.

Au début de la maladie la face est turgescente plus tard avec la dénutrition ; elle devient pâle et émaciée.

22. *Nutrition.* — Au début, on a affaire le plus souvent à des sujets plus ou moins vigoureux et bien nourris, quoique des personnes faibles et anémiques puissent aussi être parfois atteintes de méningite. Dans les cas graves à marche lente, l'anémie et l'amaigrissement deviennent bientôt considérables. La face, les lèvres sont pâles, les joues sont creuses, les yeux enfoncés, le corps est d'une maigreur squelettique tellement remarquable sur le cadavre que Klebs y insiste et la compare à celle des cancéreux et des phtisiques : la marche de la maladie explique amplement cet amaigrissement sans qu'on invoque l'intervention du système nerveux. Les causes principales en sont : la durée de la maladie et la nutrition insuffisante ; mais il faut y ajouter la douleur et l'insomnie, deux choses qui portent une forte atteinte à la nutrition. Rappelons-nous seulement la durée de la maladie qui se prolonge quelquefois au delà de deux, trois, quatre et même six mois, et nous trouverons déjà une raison suffisante de l'émaciation. Nous avons conclu des pesées que nous avons faites sur les fébricitants que, en moyenne, un sujet atteint de fièvre arrive au bout de six à sept semaines aux limites de l'inanition s'il ne parvient pas à mieux se nourrir pendant ce temps. On conçoit dès lors avec quelle facilité la méningite conduit à l'inanition, alors que l'alimentation, même au moment de la rémission, souffre de grandes difficultés. Le principal obstacle à l'alimentation est le vomissement, qui est quelquefois extrêmement tenace, et de plus s'accompagne d'une répugnance extrême pour les aliments : c'est donc avec raison qu'on a proclamé de toute part l'importance de l'alimentation et il n'y a pas à douter que dans beaucoup de cas à marche lente, les malades succombent, non par le fait de la méningite, mais par inanition.

23. *Fièvre.* — Les pulsations de l'artère radiale sont presque toujours augmentées ; le ralentissement du pouls qui existe au début de la méningite tuberculeuse ne se montre que rarement dans la méningite épidémique (et purulente) et seulement lorsque la température est abaissée (cas de Ziemssen, *loc. cit.*). Plus tard le pouls devient fréquemment irrégulier ; chez les enfants souvent il n'est plus per-

ceptible. A la fin, sa fréquence est grande : il bat 120-140-160 fois, ce qui fait penserà des lésions du pneumo-gastrique. Un pouls dont la fréquence augmente constitue donc en général un signe fâcheux chez l'adulte; mais même avec 140 pulsations nous avons observé de l'amélioration.

Les qualités du pouls n'ont rien de très remarquable ; lorsque la fièvre est forte il est fort, rapide, de tension moyenne, rarement dicrote ; dans le collapsus, il est fréquent et petit.

La fièvre est un symptôme essentiel de la méningite épidémique et purulente. En général il y a, au moins pendant un certain temps, une fièvre à température élevée. En général, la maladie débute par un frisson et la température monte beaucoup; dans les cas à marche rapide elle s'élève rapidement jusqu'à son maximum et reste à ce niveau pendant plusieurs jours ; lorsque la terminaison est mortelle, ou bien la température tombe avec l'apparition du collapsus, ou bien elle devient excessive et conduit à l'agonie. On a noté des températures de 40° et au-dessus, une fois même 43°,75 [1], et en outre une augmentation *post mortem* de quelques dixièmes. Dans les cas à marche plus lente, la température baisse ordinairement après quelques jours et il s'établit un type rémittent irrégulier : la hauteur de l'exacerbation et le degré de la rémission varient chaque jour; assez souvent il y a des intervalles assez longs pendant lesquels le malade est tout à fait exempt de fièvre; on espère qu'il entre en convalescence, mais sans cause appréciable, il survient au bout de quelque temps une nouvelle ascension thermique qui peut être très forte et très dangereuse. En général cependant chaque exacerbation est moindre que la précédente, mais pas toujours, et la mort peut survenir lors de la troisième ou de la quatrième et même plus tard. Souvent il y ainsi alternative de montées et de descentes du thermomètre qui impriment à la maladie une marche traînante : chaque exacerbation remet la vie en danger ; si les exacerbations diminuent progressivement, le malade se remet pendant les rémissions et marche petit à petit vers la guérison ; mais si les exacerbations deviennent chaque fois plus fortes, les rémissions plus courtes et plus incomplètes, le sujet s'affaiblit de plus en plus et meurt par épuisement quelquefois après des mois ; dans un cas la mort a eu lieu après quatre mois.

Le type de la fièvre est donc variable, et présente certaines particularités qui ont fait distinguer différentes formes de la maladie :

a) La terminaison de la fièvre par crise est rare.

b) Quelquefois la fièvre présente des intermissions et des exacerbations (parfois avec frissons) tellement régulières, qu'elles simulent une fièvre intermittente, mais l'inefficacité de la quinine prouve qu'il ne s'agit pas dans ces cas d'une complication de malaria.

c) La même remarque s'applique au cas où la fièvre prend la forme récurrente.

d) Il se présente des cas dans lesquels la fièvre, pendant tout le cours de la maladie, n'est pas intense, dans lesquels elle ne dure que peu de temps, et où les symptômes caractéristiques de la maladie existent longtemps sans élévation de la température et se traînent pendant des semaines, simplement avec quelques mouvements fébriles passagers.

Marche et terminaisons. — La *durée* de la maladie est variable, les cas foudroyants et les cas abortifs ne durent que quelques heures ou quelques jours, de six à quarante-huit heures, de deux à trois jours. Les cas d'intensité moyenne se jugent quelquefois par crise après cinq, sept ou neuf jours, et mettent de quatorze à vingt jours pour arriver à la convalescence. Mais le plus ordinairement, la

_____

[1] Comparez C. A. Wunderlich, *De la température dans les maladies*, traduit de l'allemand par La-badie-Lagrave, Paris 1870 et aussi dans les *Archiv der Heilkunde*, 1864, Band V. 417 et Band VI 268.

marche est beaucoup plus lente : six semaines ne représentent pas une durée exceptionnelle, au contraire ; souvent la maladie se prolonge deux ou trois, voire même six mois, et davantage encore, en tenant compte des maladies consécutives.

Les *terminaisons* sont : la mort, la guérison et les maladies consécutives. Les cas foudroyants tuent presque tous ; cependant Casimir Broussais *(loc. cit.)* décrit un cas foudroyant qui a été suivi de guérison. La proportion des décès est très variable suivant les épidémies. Dans les épidémies les plus graves, il est mort jusqu'à 72 p. 0/0 des malades. A. Hirsch admet une mortalité moyenne de 37 p. 0/0. Dans les épidémies bénignes de Königsberg, les résultats ont encore été plus favorables.

Étioglogie. — 1. *Age.* La maladie attaque surtout les enfants : nous avons vu souvent des malades qui avaient à peine un an, mais les âges les plus menacés sont la seconde enfance et la première jeunesse ; pourtant la méningite peut survenir plus tard, et nous l'avons observée chez des personnes ayant passé la cinquantaine.

2. *Sexe.* — L'homme est plus fréquemment atteint que la femme. Cette différence de prédisposition des sexes semble ne pas exister dans l'enfance.

3. *Saisons.* — La plupart des épidémies se montrent dans la saison la plus froide, ou bien elles succèdent aux froids les plus rigoureux de l'hiver. Le plus souvent l'élévation de la température fait cesser les épidémies même les plus intenses ; mais alors nous voyons encore apparaître pendant les chaleurs des cas sporadiques et même épidémiques, et ce sont les personnes qui travaillent en plein soleil qui sont le plus gravement atteintes.

4. Les causes occasionnelles sont : un *refroidissement brusque* et intense, la *fatigue musculaire*, des *traumatismes* en apparence insignifiants. Cette dernière cause paraît très efficace en temps d'épidémie. C'est ainsi que lors d'une petite épidémie nous avons vu la méningite se développer après une chute sur la partie postérieure de la tête, et une autre fois une cas mortel survenir chez un jeune homme qui, au bain, s'était jeté à l'eau la tête la première.

5. *Influence épidémique et contagion.* — Par son mode d'apparition et son extension, la méningite cérébro-spinale est une *maladie épidémique :* à certains moments elle s'étend considérablement et s'attaque à un grand nombre de sujets avec une intensité insolite. Elle est certainement contagieuse, quoique à un degré peu considérable. Elle est transmissible, surtout par les personnes qui, venant d'un lieu où elle sévit, la transportent dans un autre lieu : le fait a été notamment constaté pour les troupes en marche ; au voisinage de l'individu qui sert de transfert, quelques personnes deviennent malades, et peu de temps après l'épidémie éclate.

La méningite appartient au groupe des maladies épidémiques infectio-contagieuses. La nature du contage n'est pas connue ; les recherches sur la nature animée des contages qui, dans ces derniers temps, ont prouvé au moins la vraisemblance de cette théorie, ont aussi leur valeur dans cette maladie. Nous pouvons dire que la méningite se rattache complètement aux autres maladies infectieuses par les lésions qu'elle produit ; rappelons seulement la roséole, les pétéchies et l'albuminurie, puis les altérations du foie, de la rate, des reins, du muscle cardiaque et des autres muscles. Mais dans la méningite, contrairement à la règle ordinaire pour les maladies infectieuses, il y a, tout comme dans la pneumonie fibrineuse, une affection inflammatoire, et les symptômes les plus importants sont subordonnés à l'inflammation locale. On peut, avec Niemeyer, faire ressortir cette particularité, mais il n'y a pas, d'après nous, grande importance à y attacher. Nous n'arrivons pas à mieux comprendre l'essence de la maladie parce qu'il nous est possible d'expliquer la plupart des symptômes par l'inflammation d'un organe,

Pronostic. Au lit du malade il est presque impossible de formuler un pronostic certain. Les cas foudroyants sont très graves, mais non nécessairement mortels. Les cas abortifs sont généralement sans danger, mais peuvent aussi, d'une façon inattendue, prendre une tournure grave. Quant aux autres cas, on ne peut pas prévoir si leurs conséquences seront mortelles et quelle sera leur intensité. Pour établir un pronostic on pourra se baser sur les jalons suivants:

1. Dans le tout jeune âge, de un jusqu'à 2 ou 3 ans, le pronostic est grave, mais non absolument fatal.

2. C'est dans la seconde enfance et la jeunesse, lorsque les sujets sont vigoureux, que le pronostic est le meilleur.

3. Chez les femmes le pronostic est plus mauvais que chez les hommes.

4. Les symptômes de dépression (sopor, coma, paralysie du pneumogastrique, respiration irrégulière) sont des signes fâcheux, mais ils n'entraînent pas nécessairement la mort.

5. Des convulsions répétées, surtout chez les adultes, sont d'un funeste augure.

6. Les vomissements incoercibles et

7. Un degré avancé d'inanition ont une signification défavorable.

8. Une marche lente ne fait nullement présumer la guérison.

Diagnostic. Le diagnostic n'est en général pas difficile; il est facilité surtout par l'existence de l'épidémie. Quant au diagnostic différentiel, nous allons passer en revue les quelques maladies avec lesquelles on pourrait confondre la méningite cérébro-spinale épidémique.

1. *Méningite cérébrale.* Les symptômes qui indiquent une affection de la moelle sont: douleurs dans le dos et les reins, raideur de la colonne vertébrale, douleurs irradiées et hyperesthésie des membres inférieurs; ces symptômes, unis à ceux de la méningite cérébrale, démontrent l'existence d'une affection cérébrospinale. Nous ne rangeons pas la raideur de la nuque parmi les symptômes spinaux: elle est causée par l'irritation de la partie supérieure de la moelle cervicale, et nous sommes en mesure d'affirmer qu'elle peut exister dans la méningite cérébrale simple de la base ou dans la méningite de la base de nature tuberculeuse. Quoi qu'il en soit, ce symptôme est tellement caractéristique dans la méningite épidémique, qu'il est presque suffisant pour établir le diagnostic en temps d'épidémie.

2. *Autres espèces de méningite.* La méningite épidémique se distingue par l'épidémicité. Les symptômes eux-mêmes n'offrent presque aucune différence, ainsi que l'a déjà fait remarquer Mannkopf. Les symptômes, la marche de la fièvre, l'herpès, la roséole, sont identiques dans les cas sporadiques, et ils ne se distinguent pas de ce qu'on voit dans les cas traumatiques ou consécutifs à une maladie de l'oreille. Cependant, dans les cas sporadiques on n'a pas observé jusqu'à présent les formes les plus graves, mais on a vu des cas abortifs [1] qui sont d'ordinaire en relation avec les affections de l'appareil auditif.

Il nous resterait à décrire la forme tuberculeuse; mais nous y reviendrons bientôt; disons seulement qu'elle affecte une marche plus lente et accompagnée de moins de réaction et de fièvre.

3. *Typhus.* Les noms de typhus cérébral ou typhus cérébro-spinal qu'on a donnés à la méningite cérébro-spinale, indiquent que cette dernière maladie offre certaines ressemblances avec le typhus; nous ne saurions être de l'avis de ceux qui affirment que la distinction entre les deux affections est très-facile. Sans doute, lors-

[1] De même dans la pneumonie des jeunes sujets, on voit quelquefois des signes très légers de méningite qui disparaissent en quelques jours.

que tous les symptômes sont bien marqués, lorsqu'on a affaire à des cas typiques, le diagnostic est aisé, mais il n'en est pas de même dans les cas moins nets. Dans les deux maladies, il y a, au début, un ou plusieurs frissons suivis d'une forte fièvre; puis céphalalgie, douleurs de reins, symptômes cérébraux intenses, insomnie, stupeur. En général, la céphalalgie tient le premier rang parmi les symptômes de la méningite cérébro-spinale, mais elle est quelquefois très considérable aussi dans le typhus. Dans les deux maladies nous trouvons la roséole, les pétéchies, l'augmentation du volume de la rate.

Les signes mêmes qui sont considérés comme caractéristiques de chacune de ces deux maladies n'ont pas une signification absolue. Nous avons fait remarquer que la raideur de la nuque et l'hyperesthésie des membres inférieurs, le vomissement même peuvent survenir dans le typhus et être très-intenses dans la méningite; il peut donc arriver qu'au début d'une épidémie, ou bien lorsque les deux maladies règnent en même temps, on reste dans le doute malgré l'observation la plus attentive. Lorsque, pendant l'automne de 1870, le typhus éclata parmi les troupes qui assiégeaient Paris, on a pu hésiter devant un certain nombre de faits avant d'affirmer qu'il ne s'agissait pas de méningite cérébro-spinale. Les malades avaient une raideur de la nuque très accentuée, une céphalalgie intense, de l'hyperesthésie, le ventre plat, de la constipation et une température extrêmement basse. La marche ultérieure et les autopsies ont démontré qu'il s'agissait de typhus avec lésions intestinales très minimes.

La marche de la fièvre permet généralement d'asseoir le diagnostic au bout de quelques jours, mais il y a plusieurs symptômes caractéristiques qui le rendent possible presque dès le début. Nous insisterons surtout sur l'herpès, très commun dans la méningite, et qui semble n'avoir jamais été observé dans le typhus, puis sur la coloration rouge de la langue et des lèvres, si fréquente dans le typhus. D'ailleurs, dans la pratique on a rarement à faire le diagnostic différentiel, car les épidémies de typhus et de méningite ne coexistent que rarement; cependant nous avons eu occasion de l'observer quelquefois.

Il ne semble pas que la méningite et le typhus puissent attaquer en même temps le même individu; la méningite peut être consécutive au typhus, mais alors elle se manifeste généralement par des symptômes propres.

4. *Tétanos.* Malgré l'analogie incontestable qui existe entre le tétanos et la méningite, la confusion n'est guère possible. Le trismus, l'absence de fièvre, de vomissements, de céphalée, l'intégrité de l'intelligence font reconnaître le tétanos. Les symptômes spasmodiques offrent sans doute quelque ressemblance, mais tandis que le trismus est rare et peu marqué dans la méningite, il est le plus souvent le symptôme capital du tétanos : aussi le trismus et les phénomènes qui l'accompagnent permettent en général d'établir facilement le diagnostic différentiel.

5. Une observation attentive des symptômes et de la marche de la fièvre font distinguer sans peine la *fièvre intermittente* ou *récurrente*. La combinaison de la méningite et de la malaria ne nous paraît jamais être qu'apparente.

Complications. Nous les avons déjà nommées presque toutes à propos de la symptomatologie. Ce sont le catarrhe, la pneumonie, la pleurite, la péricardite, l'endocardite, l'inflammation des articulations, la diarrhée, l'ictère, la néphrite. Nous avons dit ce que nous pensons de la complication rare du typhus et des maladies des yeux et des oreilles.

Maladies consécutives. 1. Les principales sont les affections de l'œil et de l'oreille ; elles ne sont pas rares et sont très rebelles à tout traitement. On peut encore s'estimer heureux lorsque l'affection ne porte que sur un côté. Chez les enfants qui ne savent pas encore parler, la surdité amène la surdi-mutité et même les jeunes enfants qui savent déjà parler perdent la parole et deviennent muets.

2. Nous avons observé plusieurs fois chez des enfants la *perte de la parole* indépendante de la surdité. Souvent cela provient d'une faiblesse de la mémoire, mais quelquefois aussi il y a *anarthrie* avec paralysie de la langue, ou *aphasie* avec manque ou confusion des mots. Un traitement tonique améliore généralement cet état en quelques mois.

3. Il persiste quelquefois et pendant longtemps une *faiblesse de l'intelligence* ou de la mémoire, comme à la suite d'autres maladies graves. Nous n'avons pas observé de faiblesse intellectuelle incurable, bien qu'elle puisse durer pendant des mois et même des années.

4. La *céphalalgie* persiste après la maladie et même quelquefois pendant long-temps, et parfois elle se manifeste par de violents paroxysmes ; on peut l'attribuer à un reste de lésion anatomique.

5. *Paralysies*. Elles se montrent au cours de la maladie comme complications, ou ultérieurement comme maladies consécutives. Elles dépendent du cerveau ou de la moelle ; ce sont des hémiplégies, des paraplégies ou des paralysies d'un membre isolé. Les lésions anatomiques causales sont insuffisamment connues : Klebs a trouvé plusieurs fois une encéphalite chronique avec des petits foyers punctiformes ; quelquefois dans des paralysies même étendues on n'a rien rencontré ; c'est ainsi que chez un jeune homme qui avait présenté une hémiplégie complète, nous n'avons constaté que de l'œdème cérébral. De même, les processus qui président aux paralysies spinales ne sont qu'incomplètement connus : Mannkopf a observé de petites hémorrhagies dans la substance médullaire et a vu l'inflammation se propager le long des vaissaux et des travées conjonctives, jusque dans l'intérieur de la moelle. Le pronostic de ces paralysies ne saurait être absolument favorable ; cependant dans la majorité des cas elles guérissent au bout de quelques mois. Quelquefois il n'y a qu'une faiblesse des extrémités inférieures qui dépend probablement de la pression exercée par l'exsudat ou de l'hyperesthésie et qui disparaît avec la résorption. Dans d'autres cas la paralysie doit être attribuée à une extension de l'inflammation au parenchyme de la moelle. L'observation suivante en est un exemple.

Eugène A., âgé de 5 ans, entre le 10 juillet 1869 à la clinique médicale de Königsberg. On diagnostique : *myélite avec méningite cérébro-spinale*. Ce jeune garçon, qui avait été bien portant dans la première année de sa vie, fut atteint plus tard d'une adénite et d'une otorrhée qui guérit en 15 jours, sous l'influence d'injections d'infusion de camomille. A l'âge de 21 mois, il a eu la coqueluche et plus tard le typhus. L'an dernier vers Noël il a eu la rougeole, et au mois d'avril de cette année, une pneumonie. Le jour de l'Assomption, étant à l'église avec ses parents, il est pris d'un frisson suivi de forte chaleur ; le soir on est obligé de le mettre au lit et il se plaint d'avoir mal dans la tête et dans la poitrine. Le jour suivant, vomissements répétés, délire, raideur de la nuque et rétraction de la tête entre les épaules. Puis perte complète de l'intelligence ; la main droite est pelotonnée et parfois il survient des convulsions qui agitent les membres et tout le corps. Urines et selles involontaires. Après trois semaines, amélioration ; la marche est facile ; sommeil et appétit bons, etc., seulement la parole, qui était devenue complètement incompréhensible, ne se modifie pas. Le malade dort beaucoup pendant la journée : il se plaint toujours de fatigue et de douleurs dans la tête qui irradient de l'oreille droite vers l'occiput et le cou. La mère remarque qu'il se produit des secousses brusques dans les mains et dans les pieds. Il y a quinze jours la mère ayant emmené son garçon pour sortir, s'aperçut qu'il tombait souvent et il devint si faible qu'elle dut le porter. Un jour l'enfant est trouvé couché par terre dans la chambre, les yeux contournés et dans l'impossibilité de se relever. A la faiblesse des jambes s'est jointe une faiblesse de la main droite, de telle sorte que pour manger il emploie la main gauche. La paralysie augmente les jours suivants, au point que la marche devient tout à fait impossible. Ces jours derniers la faiblesse a gagné le bras gauche ; la miction est difficile et ne se fait qu'au prix de grands efforts. Constipation.

25 juin 1872. — *État actuel.* Le malade est un garçon assez bien développé pour son âge ; il est couché sur le dos et ne peut se mettre lui-même sur le côté ni supporter longtemps le décubitus latéral ; il lui est impossible aussi de se redresser dans son lit. Figure pâle ; physionomie naturelle ; intelligence intacte ; sommeil un peu agité. Il n'éprouve rien d'incommode lorsqu'il est couché tranquillement. Pas d'élévation de température ; pas de fièvre ; p. 120, resp. 24. —

La tête est mobile dans tous les sens ; pas de déviation de la face ; le malade peut plier le front, tirer la langue, qui n'est pas déviée, rire, siffler, etc., pas de gêne dans la déglution ; pas de déviation de la luette ; pupilles également dilatées ; vision normale. Pas d'écoulement par les oreilles ; ouïe intacte ; pas de douleurs. — Bras gauche libre dans tous ses mouvements ; il semble aussi fort qu'avant la maladie. La musculature du bras droit un peu plus flasque que celle du gauche ; mouvements des articulations de l'épaule et du coude libres ; il n'y a de troubles moteurs que dans la main et les doigts. La main est un peu amaigrie, l'éminence thénar est molle et amincie, les espaces interosseux sont excavés ; le poignet est fléchi, mais le malade peut l'étendre complétement ; le pouce est étendu, les phalanges des autres doigts sont en extension complète, les deux dernières phalanges sont légèrement fléchies ; les doigts ne peuvent être entièrement étendus sous l'influence de la volonté, mais on n'éprouve pas de résistance pour les redresser soi-même. Au bras droit, pas de diminution appréciable de la contractilité électrique ni pour le courant continu ni pour le courant induit. La sensibilité est égale aux deux bras. — Les jambes sont étendues dans le lit, la musculature en est égale et en assez bon état. — Il reste impossible au petit malade de soulever ses jambes étendues sur son lit, mais il plie les genoux qu'il ramène vers le ventre, le pied traînant alors sur le lit ; la flexion des genoux est lente et pénible. Les pieds sont généralement fortement étendus ; leurs mouvements sont extrêmement limités, les mouvements des orteils très faibles. Tous ces symptômes sont plus accusés à gauche. Contractilité électrique partout conservée, mais affaiblie. Pas de diminution de la sensibilité. Plus de douleurs dans la jambe, mais l'articulation du genou gauche est encore un peu sensible à la pression. Miction et défécation faciles. Sommeil et appétit bons ; 800 cent. cub. d'urine d'un jaune clair, sans sucre ni albumine.

Depuis son entrée à l'hôpital il s'est fait des changements importants du côté de la parole, qui s'est beaucoup améliorée en même temps que les douleurs dans les jambes sont devenues moindres. A l'entrée la parole était difficile à comprendre, maintenant elle n'est presque plus gênée, et la langue se remue plus facilement. Au commencement le malade était incapable de mouvoir ses jambes et les moindres mouvements causaient des douleurs ; les mouvements passifs des jambes étaient très sensibles ; la paralysie a également rétrocédé. La jambe droite peut être soulevée étant étendue ; la gauche est un peu plus faible. Les douleurs ont cessé, la pression n'est pénible nulle part. Le traitement a consisté dans l'emploi de la teinture de quinquina composée et de bains salés.

Le 31 juin le malade peut s'asseoir dans son lit et rester assis. Il porte seul sa main droite sur sa tête. Les mouvements de l'articulation de l'épaule et de celle du coude sont pour ainsi dire libres. Quelques jours après, l'enfant est retiré de l'hôpital par ses parents, sans que ces derniers veuillent attendre une guérison complète.

Traitement. — Bien que le traitement de la méningite laisse encore beaucoup à désirer, nous avons quelque action sur cette maladie qu'il ne faut pas ranger parmi celles dont la mortalité ne serait pas augmentée par un traitement homœopathique. Dans les cas les plus graves nous sommes désarmés, et même dans les cas à marche lente et plus favorable, nous ne pouvons pas toujours arracher le malade à la mort ; cependant nous croyons qu'un traitement dirigé avec soin, adapté aux phases de la maladie, donne des résultats satisfaisants, et nous disposons de plus de ressources contre cette affection que contre beaucoup d'autres plus anciennement connues. Les principaux agents thérapeutiques dont nous faisons usage aujourd'hui, les médecins français les ont déjà employés dans les épidémies qu'ils ont observées ; c'est à eux aussi que revient l'honneur d'avoir étudié avec soin les symptômes, la marche et l'anatomie pathologique de la maladie ; cependant nous avons fait des progrès notables, tant dans la connaissance plus exacte du mal que dans les indications thérapeutiques. La marche lente de la maladie nous permet de formuler quelques règles générales de traitement, et si nous n'arrivons pas toujours à prévenir les accidents, nous parvenons souvent à les diminuer et même à les guérir.

Les médicaments que nous employons sont avant tout les *antiphlogistiques* :

1. *Saignée.* — Les médecins français, lors des premières épidémies et sous l'influence des idées de l'école de Broussais, ont préconisé les saignées et même les saignées répétées. Des médecins allemands, pendant les dernières épidémies, se sont également prononcés en faveur de cette méthode. Mais déjà anciennement et surtout plus récemment d'autres médecins l'ont rejetée, ayant observé que les

fortes pertes de sang faisaient augmenter la mortalité. Parmi les anciens adversaires de la saignée, il faut citer Tourdes, puis plus tard Michel Lévy, Wunderlich, Ziemssen, etc. Nous-même aussi nous en sommes généralement ennemi : nous l'avons rarement pratiquée et nous pensons que dans une maladie qui, dans les cas graves, prend une marche si lente, dans laquelle il se produit ultérieurement une anémie et une dénutrition si profondes, on doit être sobre de saignées. On n'a pour ainsi dire jamais montré un bon résultat dû à la saignée : elle n'est indiquée que lorsque la maladie débute avec une congestion tellement considérable vers la tête, qu'il y a à craindre une mort rapide; dans ce cas, une forte saignée immédiate est nécessaire. On peut encore la prescrire pour remplacer une application de sangsues rendue impossible par l'agitation du malade; il n'est pas démontré par des résultats heureux que la saignée ait été utile dans ces conditions; mais elle est incontestablement indiquée.

2. Les *saignées locales*, à l'aide de sangsues ou de ventouses, ne sont pas à repousser : nous prescrivons les sangsues à la tête, soit aux tempes, soit derrière les oreilles, soit à la nuque ; le long du rachis nous préférons les ventouses. L'indication des saignées locales est fournie ou par la céphalalgie ou par la rachialgie, qui diminuent presque toujours sous leur influence. Lorsqu'il y a exacerbation de la douleur, on les ordonne de nouveau, pourvu que l'état général du malade le permette. Dans presque tous les cas nous avons fait appliquer plusieurs fois des sangsues, de 6 à 12 d'abord chez les adultes, puis en nombre moindre à chaque nouvelle exacerbation. Mais dès que le malade devient fortement anémié, on se gardera bien de continuer les émissions sanguines qui augmenteraient le collapsus, ne seraient d'aucune utilité et aggraveraient l'anémie et partant la céphalalgie.

La saignée locale diminue les douleurs en même temps que l'intensité de l'inflammation; elle calme aussi, mais moins sûrement, les autres symptômes, notamment ceux de compression qui amènent les rechutes. La somnolence, l'irrégularité de la respiration, la dépression, sont également amoindries par la saignée locale, mais d'une façon moins certaine que la céphalalgie.

Chez les enfants et chez les sujets faibles il faut se régler d'après les forces du malade. Chez les enfants au-dessous d'un an, nous n'avons jamais prescrit de sangsues ; au-dessous de douze ans, nous appliquons très rarement une sangsue ; plus les enfants sont âgés et vigoureux, plus on peut être hardi dans l'emploi de ce moyen.

3. Le *froid* constitue une médication tout aussi importante que les saignées locales et son emploi est toujours indiqué : les malades le réclament presque constamment après qu'ils en ont fait usage. L'usage des vessies de glace n'est pas extrêmement satisfaisant, parce que ces vessies refroidissent le front, tandis que le siège de l'inflammation est situé plus en arrière. C'est pourquoi nous appuyons la partie postérieure de la tête de nos malades sur des sacs en caoutchouc remplis de petits morceaux de glace ou bien nous plaçons la nuque sur les coussins de forme allongée. Le plus souvent les malades supportent bien ce mode de traitement; quelques-uns cependant tirent la glace sur leur front. L'application des sacs de glace sur le dos est difficile, car elle est trop incommode pour les patients; il faudrait faire usage des appareils nouvellement préconisés par Kroppmann et Eulenburg. — Le traitement par la glace est continué aussi longtemps qu'il est agréable au malade ; ce n'est que plus tard lorsque les sujets pâlissent qu'on doit en être plus sobre.

4. *Mercure*. — On l'emploie sous forme de frictions ou de calomel à l'intérieur. Depuis longtemps le mercure est reconnu comme un antiphlogistique et est employé comme tel *intus* et *extra* dans toutes les maladies inflammatoires. Petit à petit il a été rejeté dans le traitement des maladies internes, son action antiphlogistique étant très douteuse et ses effets désagréables ou nuisibles amenant souvent

des complications fâcheuses, dans la méningite épidémique le mercure a encore conservé la confiance des médecins et nous-mêmes en faisons usage. Cependant les résultats qu'on en obtient ne sont pas très évidents : son emploi est d'autant plus indiqué que nous manquons d'agents plus puissants et que, avec un peu de soins on peut parer à ses inconvénients. Lorsque la maladie est de longue durée, il ne saurait être continué que pendant quelque temps (1, 3, 4 semaines), tout au plus jusqu'au début de la salivation, et en cas de rechute on peut y revenir une fois ou deux. Dans l'intervalle il faut se servir d'autres médicaments indifférents ou cesser l'emploi de tout médicament.

5. Le *traitement antifébrile* a été ordonné et mis en usage dans la méningite comme dans toutes les fièvres intenses.

Les *bains froids* de 16 à 20°, répétés plusieurs fois par jour selon l'élévation de la température du malade ont été préconisés : nous ne saurions être favorable à cette pratique, car la température reste rarement très élevée. Nous croyons qu'il est plus important d'agir localement sur l'inflammation et nous croyons qu'en général les méningitiques ne supportent pas bien les bains : les douleurs qu'ils éprouvent dans la nuque et la tête exigent le repos ; les mouvements que nécessitent des bains répétés augmentent les douleurs et aggravent l'état de telle sorte qu'on est obligé de recourir de nouveau aux sangsues. Il en est de même des affusions, qui, en général, ne sont pas bien supportées et qui ne sont à recommander que comme un excitant énergique dans les cas de sopor.

La *quinine*, à la forte dose de $1^g,50$, en une, deux ou trois doses, a été prescrite souvent par nous pour diminuer la température, et elle nous a donné des résultats satisfaisants.

A ce genre de traitement se rattachent encore les médicaments plus indifférents, légèrement antiphlogistiques comme les *acides*, le *nitrate de potasse*. La *vératrine* et la digitale ne sont pas tolérées à cause de la tendance aux vomissements.

6. Les *narcotiques* sont tout à fait indiqués contre les douleurs violentes et ils ont une influence très heureuse sur la marche de la maladie. L'*opium*, déjà recommandé par Chauffard et Forget [1], a été généralement employé dans les dernières épidémies, où il a rendu des services. Nous acceptons complètement cette pratique : l'opium calme la céphalalgie et procure le sommeil. De même lorsque le délire furieux est causé par la douleur, les *injections de morphine* réussissent très bien. Ce qu'il y a de mieux c'est de ne pas donner les narcotiques régulièrement, mais à fortes doses au moment des exacerbations et surtout vers le soir. Nous faisons prendre le soir de 3 à 5 centigrammes d'extrait d'opium ou bien de 1 à 2 centigrammes et demi de morphine, ou mieux encore nous pratiquons une injection hypodermique. Lorsque la douleur est très intense, la dose est renouvelée pendant la journée. On n'a pas observé de suites fâcheuses de cette pratique, et même de fortes doses sont bien supportées. Cette médication est interdite lorsqu'il survient du sopor ou de la somnolence, mais on n'a pas remarqué qu'elle ait jamais occasionné elle-même ces accidents.

L'action du *chloral* est analogue à celle de l'opium ou de la morphine ; on le donne à la dose de $0^{gr}50$ à 3 grammes. Il est surtout bien toléré lorsqu'il n'éveille pas les vomissements. D'autres narcotiques, comme l'*extrait de chanvre indien*, la *belladone*, sont peu usités et inutiles. Nous rangeons également parmi les médicaments inutiles le *bromure de potassium*, que ses propriétés calmantes ont fait prescrire, mais qui a semblé être sans effet.

7. Les *excitants* et les *analeptiques* servent à combattre la somnolence, le

[1] Forget, *Principes de thérapeutique générale et spéciale*, Paris, 1860, p. 534.
Hirsch prétend que, déjà avant lui, des médecins italiens avaient connu et préconisé ce remède, loc. cit., p. 178.

coma et les autres symptômes de dépression. Nous ordonnons de préférence une
infusion de 2 à 5 grammes d'*arnica* avec *éther et succinate d'amoniaque*. Le
camphre, le *vin*, les *éthers*, le *musc*, la *teinture de musc*, la *valériane* et plus
rarement les *affusions froides ou tièdes* ont la même propriété. Nous avons dit
déjà que nous n'aimons pas employer dans la méningite les bains ni les affusions,
mais nous considérons ces dernières comme des excitants très efficaces lorsqu'il
y a sopor et collapsus.

8. Les *dérivatifs* : vésicatoires ou pommades appliquées sur la nuque, les purgatifs (séné, coloquinte, etc.) ne peuvent guère donner de résultats pendant la
période d'état de la maladie, et de plus cette médication est incommode. Mais on
peut essayer plus tard les dérivatifs contre les douleurs de tête intenses qui per-
sisteraient.

9. L'*iodure de potassium* est utile pour favoriser la résorption lorsque après la
disparition de la fièvre l'hyperesthésie et les paralysies n'ont pas rétrocédé.
Traube a publié une observation dans laquelle l'iodure de potassium a été d'une
efficacité remarquable. Nous l'avons nous-même employé assez fréquemment,
généralement avec de bons résultats.

10. *Toniques*. L'*infusion ou la teinture de quinquina*, plus tard le *fer*,
l'*huile de foie de morue* etc., sont à conseiller au début de la convalescence
ou bien dans l'intervalle des exacerbations lorsque la fièvre est tombée ou
est peu forte.

11. L'*alimentation* doit être l'objet d'une attention spéciale dès le début. Nous
ne parlons pas de diète, le canal digestif n'étant pas malade, et il n'y a pour ainsi
dire pas de précautions à recommander quant au choix des aliments. Aussitôt
que le malade a de l'appétit, on peut lui donner à peu près ce qu'il désire. Nous
avons déjà insisté sur l'importance de la question d'alimentation ; elle est surtout
capitale dans les cas à marche lente dans lesquels la mort est due plutôt à l'inanition qu'aux progrès de la maladie. Il est probable aussi que la résorption de
l'exsudat se fait plus mal et que la maladie tire plus en longueur dans un organisme affaibli que chez un sujet bien nourri. C'est donc avec raison, qu'ici comme
dans la pneumonie, dans la pleurésie, etc., on considère les toniques et une bonne
nourriture comme facilitant puissamment la résorption. Il faut dès le début soigner l'alimentation et si, pendant que la fièvre est intense, le régime antifébrile
doit être observé, on peut cependant, par un choix méthodique et tout en consultant les goûts du malade, donner une alimentation substantielle. Pendant le cours
ultérieur de la maladie, on conseillera des aliments fortifiants et non pas seulement des bouillons avec des œufs, mais de la viande, du gibier, du caviar, des
huîtres, du vin, de la bière. Ce qui rend l'alimentation très-difficile, c'est le
vomissement, qui est très intense dans les cas graves et qui augmente si l'on force
les malades à manger, ces derniers prenant facilement les aliments en dégoût. Les
meilleurs médicaments à employer, parallèlement au traitement de la méningite
sont la glace, l'eau de Seltz ou le champagne frappé, l'éther acétique, les injections
de morphine au creux de l'estomac, les sinapismes et les vésicatoires à l'épigastre,
plus tard le sous-nitrate de bismuth (0 g.,5 à 2 g. chaque fois) avec la morphine.
Une cuillerée à bouche d'un vin blanc léger et froid est un très bon remède.
Malgré l'emploi de ces moyens, le vomissement reparaît quelquefois après chaque
repas et les malades alors maigrissent à vue d'œil. Les enfants surtout s'affaiblissent très rapidement, et la chose est grave. C'est dans ces cas que, depuis
plusieurs années, nous cherchons à nourrir par l'intestin à l'aide de lavements
avec bouillon, œufs et sucre ; grâce à la tendance à la constipation, ces lavements
sont bien gardés et nous croyons être parvenu plusieurs fois à sauver la vie de cette
façon. Plus tard nous avons employé pour l'alimentation par l'intestin le jus de

viande conformément aux recherches de Eichhorst et selon les règles tracées par Leube.

12. *Traitement des maladies consécutives.* Nous ne dirons rien du traitement des affections consécutives des yeux et des oreilles, qu'on trouvera dans les traités spéciaux. Les autres maladies consécutives sont, indépendamment de la faiblesse générale, l'affaiblissement de l'intelligence ou de la mémoire et des maladies nerveuses, surtout des douleurs de tête et des paralysies. Dans toutes ces affections le *traitement tonique* doit être conseillé. Une alimentation rationnelle, l'air pur, l'huile de morue, le quinquina, le fer, sont les remèdes principaux à mettre en usage. Il faut y ajouter les bains fortifiants avec le malt, avec certaines plantes, et lorsqu'il y a paralysie, les bains salins, ferrugineux ; plus tard on prescrira les bains de mer et l'électricité. En général la modification tonique produit d'heureux effets, il n'est que les hémiplégies et quelques paralysies intenses d'un ou de plusieurs membres isolés qui lui résistent et restent incurables ou n'éprouvent qu'une amélioration.

Nous ne publierons pas ici d'observations détaillées, vu qu'elles ne sont pas rares.

§ II. **Méningite spinale tuberculeuse et méningite cérébro-spinale tuberculeuse.** — La méningite spinale tuberculeuse est extrêmement rare ; il est possible cependant qu'elle soit plus souvent qu'on ne l'a pensé jusqu'à ce jour, associée à la méningite tuberculeuse de la base [1]. On l'a observée assez souvent lors des épidémies de méningite cérébro-spinale. Elle est caractérisée *anatomiquement* par l'existence de petites granulations tuberculeuses miliaires qui se développent dans la pie-mère cérébrale, surtout à la base du cerveau et aussi dans la pie-mère rachidienne. Ces granulations se développent au milieu de symptômes d'inflammation de la pie-mère, moins bruyants que dans la forme purulente. La pie-mère est rouge, trouble, épaissie ; elle présente une infiltration fibrinoso-purulente blanchâtre, quelquefois aussi jaunâtre ou verdâtre, dans le milieu de laquelle les granulations tuberculeuses miliaires sont englobées.

Les *symptômes* de l'affection rachidienne sont analogues à ceux de la méningite rachidienne épidémique et nous renvoyons le lecteur à ce que nous avons dit de cette dernière. La douleur dans le dos et les reins, la raideur de la nuque et de la colonne vertébrale, l'hyperesthésie, tels sont les phénomènes qui conduiront au diagnostic. Il y a souvent de l'herpès, surtout de l'herpès facialis. Dans un cas, nous avons vu du zona intercostal.

Le *diagnostic* de la méningite cérébro-spinale n'est donc pas en général très ardu ; la difficulté consiste plutôt à distinguer la forme exsudative de la forme tuberculeuse. Les points qui servent à établir le *diagnostic différentiel* sont, comme pour la méningite cérébrale tuberculeuse, les suivants :

1. L'*hérédité* de la tuberculose ;

2. La *constitution* du malade : anémie, apparence débile dès le début de la maladie ;

3. *Des accidents scrofuleux antérieurs :* broncho-pneumonie chronique et diarrhée ; aspect cachectique survenu rapidement ;

4. La *marche lente* de la première période, avec vomissements, céphalée, cri hydrencéphalique ;

(1) Voyez dans : *Bulletin de la Société anat.*, Paris, 1849, un travail de Lepelletier sur les symptômes et la marche du tubercule à la partie inférieure de la moelle. — Liouville, *Contributions à l'étude anatomo-pathologique de la méningite cérébro-spinale tuberculeuse*, Arch. de Physiol., Paris, t. III, p. 490, dit qu'il s'est assuré par des autopsies que chez les enfants la pie-mère spinale est plus souvent envahie par le tubercule qu'on ne l'a admis jusqu'à ce jour. — L. Colin. *Études cliniques de médecine militaire.* Paris, 1864. — A. Laveran. *Contribution à l'étude de la tuberculose aiguë* (Recueil des mém. de méd. mil. 1873, 3ᵉ série, t. XXIX, p. 15.

5. *L'absence de fièvre* ou une *fièvre modérée.* Il y a, il est vrai, des méningites purulentes sans fièvre ou avec peu de fièvre, mais seulement dans les cas légers, et cette absence de fièvre est de courte durée; les cas graves sont accompagnés de fièvre vive au moins de temps en temps;

6. La *marche extrêmement lente* et presque constamment progressive de la maladie. Un changement très grand dans l'intensité des symptômes est rare dans la forme tuberculeuse; on n'observe presque pas de ces rémissions que nous avons décrites plus haut; la maladie s'aggrave plus régulièrement, et l'état général ne s'améliore pas notablement. Cependant cette règle souffre des exceptions : on voit parfois un mieux très réel et même une disparition presque complète des symptômes;

7. *L'existence de tubercules dans d'autres organes.*— Chez les enfants, souvent les poumons n'en contiennent pas; de même chez les adultes il n'est pas rare que la tuberculose des méninges cérébrales survienne sans maladie pulmonaire. De Gräfe, Cohnheim, B. Fränkel, ont démontré avec l'ophtalmoscope des tubercules dans la choroïde : c'est là une découverte importante.

La *marche* est généralement lente, comme dans la méningite tuberculeuse de la base; la mort a été la *terminaison* de tous les cas de tuberculose constatée.

Le *traitement* ne peut être que symptomatique et se base sur les mêmes considérations que celui des formes précédentes.

Comme spécimen de cette affection, nous citerons l'observation suivante :

OBSERVATION — Lina V., domestique âgée de 32 ans, entrée à l'hôpital de Strasbourg le 24 juin 1873, avec le diagnostic : *méningite cérébro-spinale tuberculeuse.*

Anamnestiques. — La malade serait, dit-on, issue de parents sains : le père est mort à 64 ans, d'hydropisie, la mère à 67 ans, d'un épanchement dans la poitrine. Elle a quatre frères ou sœurs bien portants. Il n'y a jamais eu dans la famille, on l'affirme d'une façon absolue, de maladie nerveuse, de paralysie ni de tuberculose. — La malade a toujours été bien portante dans son enfance ; elle était régulièrement réglée, quoique les règles fussent douloureuses. Elle n'a jamais fait de maladie sérieuse.

Au dire de la portière de la maison, la patiente, pendant l'hiver dernier, a soigné des malades et s'est beaucoup fatiguée. Depuis, les forces ne sont pas bien revenues, et lorsque Lina V. est entrée dans sa condition actuelle, elle était encore très faible et n'avait pas d'appétit. Le 30 mai 1873, elle a été prise de frissons, de fortes douleurs frontales et temporales et de vomissements violents. Depuis, elle a été malade, sans cependant garder le lit. Elle allait et venait, faisait son travail, mais elle était obligée de se coucher plusieurs fois par jour. Les douleurs de tête continuèrent, il s'y ajouta des vertiges et des bourdonnements d'oreilles qui ne permirent plus qu'un sommeil souvent entrecoupé. Il survint de la constipation. Pendant tout ce temps la malade a beaucoup toussé, s'est plainte de souffrir de la poitrine et a rejeté des crachats muqueux. Elle accusait aussi des douleurs lombaires et épigastriques ; de temps en temps une sensation particulière dans les bras comme s'il y avait « un bruissement. » Elle sentait une grande fatigue dans ses jambes. Pour ce qui est de la fièvre, on dit seulement qu'elle avait souvent des frissons. Ces symptômes, cette faiblesse croissante et aussi les changements survenus dans son caractère frappèrent son entourage : il semblait qu'elle devenait folle, elle parlait comme une égarée, elle courait çà et là dans sa cuisine, elle faisait toute espèce de choses inutiles et insensées. Cet état d'excitation augmenta ; plus de sommeil la nuit, et dès le matin elle recommençait ses insanités, de telle sorte qu'elle fut dirigée le 21 sur l'hôpital, comme aliénée et envoyée dans le service des maladies internes avec le diagnostic de méningite.

État actuel. — La malade est une personne maigre, assez faible, elle est couchée sur le dos et semble sans connaissance. Les yeux sont presque toujours fermés, la tête est renversée en arrière, la physionomie est hébétée, les traits sont tirés par la douleur. De temps en temps elle gémit plaintivement ou remue ses mains, mais elle ne donne pas d'autre signe de connaissance. On a beau l'appeler, lui crier aux oreilles, la secouer, elle ne réagit pas du tout. L'urine s'écoule involontairement. Pas de selle.

Mat. Temp., 37°,0 Pouls, 76 Resp., 28.
Soir. — 38°,2 — 76 — 24.

Le profil est petit, dépressible. Pupille gauche plus dilatée que la droite. Les mains sont presque continuellement en mouvement. De temps en temps il s'y produit des contractions cloniques qui surviennent aussi, mais plus rarement, dans les membres inférieurs. Souvent elle grince des dents et est prise d'un tremblement qui lui parcout tout le corps. En essayant de soulever la tête, on constate une raideur bien évidente de la nuque; les mouvements de latéralité de la tête sont libres. Le reste de la colonne vertébrale est également raide et se meut difficilement. Si l'on essaye de fléchir la tête de la malade en avant, on soulève le corps tout entier; la raideur du rachis rend la position assise impossible. Les mouvements des bras sont volontaires et libres, tandis que les jambes, lorsqu'on les élève, retombent sur le lit. Les mouvements passifs n'indiquent aucune raideur ni contracture des muscles. La sensibilité est très émoussée et de fortes piqûres sont nécessaires pour amener des contractions douloureuses de la face. La diminution de la sensibilité semble être plus grande encore aux jambes, car de fortes piqûres n'amènent ni manifestations de souffrance ni mouvements; pas de réflexes. La pression sur les muscles et le pincement de la peau sont perçus aux membres supérieurs, mais non aux inférieurs.

Respiration un peu accélérée, régulière; pas de toux; pas d'expectoration. Rien d'anormal à l'auscultation ni à la percussion. — Abdomen plat; pas de roséole, pas d'herpès.

On prescrit : calotte de glace sur la tête; deux sangsues à chaque oreille, frictions mercuriellés. Teinture de musc : 5 gouttes toutes les deux heures, infusion de séné composée :

		Mat. Temp.;	37°,4	Pouls,	68	Resp.,	28.
26 juin.	Soir.	—	37°,0	—	72	—	24.
27 juin.	Mat.	—	38°,2	—	112	—	28.
	Soir.	—	38°,0	—	136	—	36.

La malade a pris un peu de bouillon et de café qu'on lui a ingurgité. Sa connaissance n'est pas revenue un seul instant. La nuit a été tranquille. Il y a eu abondante émission d'urine. Ce matin la malade est couchée comme précédemment sur le dos, elle est affaissée, elle gémit doucement; soubresauts de tendons continuels dans les mains. Le pouls à peine perceptible est très fréquent. Ni exanthème ni œdème. Coma profond dont on ne peut la réveiller par aucun moyen. Respiration inégale, peu accélérée, en général profonde et suspirieuse. Pupilles rétrécies. Déglutition très peu gênée. Ni hyperesthesie ni paralysie.

Prescription. — Un vésicatoire.

		Mat. Temp.,	38°,2	Pouls,	128	Resp.,	36.
30 juin.	Soir.	—	39°,0	—	128	—	42.

Pas de modification de l'état intellectuel. Collapsus augmenté. Face creusée, pâle, nez effilé, yeux fermés, pupilles contractées, regard fixe et sans expression; mouvements de l'œil droit moins faciles que ceux de gauche. De temps en temps contractions des extenseurs des membres supérieurs; membres abdominaux fortement étendus, mais mouvements passifs entièrement libres. Il est difficile de déterminer l'état de la sensibilité, car la malade ne réagit pas du tout. Elle n'a presque plus rien absorbé, cependant la déglutition ne semble pas gênée. De temps en temps hoquet et grincements de dents. Pouls filiforme, à peine sensible. La vessie distendue remonte presqu'à l'ombilic; la sonde amène 1200 cen¹. c. d'une urine jaune rougeâtre, acide, sans albumine, d'une densité de 1015.

Mort le 1ᵉʳ juillet, à une heure de l'après-midi.

Le diagnostic avait été *méningite cérébro-spinale*. On n'avait pas affirmé la nature de l'exsudation, car l'examen des poumons n'avait rien démontré d'affirmatif. L'examen ophtalmoscopique n'avait pas été fait.

Autopsie le 2 juin 1873 (Prof. de Recklinghausen). Cadavre assez amaigri. Cœur petit; sang complétement caillé. Dans les poumons, un grand nombre de tubercules miliaires réunis en groupes, quelques-uns gros comme des pois. Tubercules miliaires dans le foie, la rate et les reins. Dans le gros intestin, de toute petites ulcérations.

Dans les vertèbres, rien de particulier. Cavité de la dure-mère remplie de liquide. A l'extérieur, cette membrane ne présente rien de particulier. Lorsqu'on l'incise, elle laisse échapper plusieurs centimètres cubes d'un liquide trouble mais incolore. La face interne de la dure-mère est assez rouge et assez fortement soudée avec la pie-mère jusqu'à la partie lombaire. En outre, dans les régions dorsale et cervicale, on trouve une nappe de liquide sous l'arachnoïde, laquelle est opaque et blanchâtre. En examinant de plus près, on voit que le trouble est dû à de petits filaments. Pas de granulations évidentes sur la pie-mère. Sur la face interne de la dure-mère on trouve des petites éminences du volume des granulations miliaires, transparentes, qui ne sont pas jaunâtres à leur centre. A la partie cervicale, la dure-mère est un peu plus intimement soudée aux corps vertébraux que normalement. Vers le renflement lombaire, les altérations des méninges diminuent et, sur la queue de cheval, la pie-mère est saine. Pourtant, sur la pie-mère lombaire, on trouve encore çà et là quelques petits nodules troubles, de même sur les filaments qu'on aperçoit lorsqu'on enlève la dure-mère; on trouve quelques nodules analogues sur la face antérieure de la moelle; la pie-mère n'est que légèrement trouble; les vaisseaux ne sont pas très distendus; il n'y a pas d'accumulation insolite de liquide rachidien. — La moelle elle-même est un peu ramollie; à la coupe, elle bombe fortement, mais elle est presque normale.

Pas de déformation du crâne, pas de tension extraordinaire de la dure-mère cérébrale. La surface interne de la dure-mère comme la surface externe de la pie-mère est extrêmement sèche. Circonvolutions cérébrales assez aplaties. Veines de la pie-mère fortement gonflées et flexueuses. Sur la convexité, un assez grand nombre de tubercules, dont quelques-uns sont assez gros. Vers les parties latérales, ils deviennent plus abondants; il y a là aussi une infiltration œdémateuse jaunâtre des sillons. Rien d'anormal sur la face interne de la dure-mère. A la base, au voisinage du chiasma des nerfs optiques, infiltration très forte de la pie-mère qui est jaune pâle. Liquide abondant dans l'arachnoïde sans tubercules apparents. Amas tuberculeux abondants le long de la scissure de Sylvius; à ce niveau, la pie-mère est fortement épaissie dans toute son étendue; les tubercules sont surtout abondants à la partie postérieure de la scissure, qui paraît rouge. Les tubercules miliaires sont particulièrement visibles à droite, notamment le long des vaisseaux. En outre, le long de la scissure interhémisphérique, la pie-mère est parsemée de nombreux nodules. La partie médiane et postérieure du cerveau est très ramollie. Dans les ventricules latéraux, liquide rosé, dans lequel on trouve quelques débris cérébraux dus au ramollissement. La toile et les plexus choroïdiens sont un peu infiltrés, mais non recouverts de tubercules. Sur le cervelet, un grand nombre de petits tubercules. La substance du cerveau et du cervelet est très molle; vers la périphérie, elle est plus rouge que normalement.

§ III. Inflammation chronique de la pie-mère. Méningite chronique.

On observe souvent à l'amphithéâtre des altérations chroniques de la pie-mère, tout aussi bien que de la dure-mère. Des épaississements circonscrits, des pigmentations, des aspects troubles sont la conséquence des lésions locales des vertèbres ou de la moelle, par exemple, des affections traumatiques, de la carie vertébrale, etc. Ce que l'on voit plus nettement, ce sont les inflammations chroniques diffuses qui envahissent la totalité ou la presque totalité de ces membranes.

Dans la majorité des cas, les altérations sont plus marquées sur la face postérieure et leur intensité diminue de bas en haut. La pie-mère est épaissie, dure, fibreuse, trouble, et c'est à peine si à travers elle on distingue la moelle et les racines nerveuses. En même temps elle est très adhérente à la moelle, dont on ne peut la séparer qu'en entraînant des débris de substance nerveuse. L'arachnoïde est trouble, inégalement épaissie par places et granuleuse. La surface interne de la dure-mère prend généralement part à ces altérations; elle est irrégulièrement épaissie, trouble et recouverte de petits nodules miliaires. Ces derniers examinés au microscope se présentent comme des proliférations circonscrites de tissu conjonctif et offrent une disposition *concentrique*. La disposition et la structure sont identiques à celles qu'a décrites Virchow (*Pathologie des tumeurs* 1863-67, traduction française par P. Aronssohn) sous le nom de *psammome cérébral*. Dans la pie-mère, à côté des tractus du tissu conjonctif qui se continuent dans les cloisons, on voit les parois brillantes et épaissies des vaisseaux dégénérés. L'observation suivante offre un exemple de ces lésions anatomiques:

R. B..., femme de 60 ans, morte le 18 mars 1873.

Nous omettons l'histoire de la maladie, car les symptômes, autant que nous avons pu l'apprendre, ne permettaient pas de reconnaître une méningite chronique. La malade était paraplégique depuis un an; elle succomba aux suites d'un emphysème pulmonaire avec hydropisie par stase. A l'autopsie, on constata, outre l'emphysème pulmonaire, une méningite chronique rachidienne et une maladie de la moelle elle-même. Nous n'extrayons du récit détaillé de l'autopsie que la description de la méningite chronique due au professeur de Recklinghausen.

En dehors de la dure-mère spinale, rien de particulier. En dedans de la dure-mère, une assez grande quantité de liquide. En arrière, la dure-mère est fortement adhérente à la pie-mère. A la terminaison de la queue de cheval, dans le canal sacré, existent en dehors de la dure-mère, sur deux troncs nerveux, des tumeurs kystiques fusiformes; les nerfs qui les portent sont fortement soudés à la dure-mère. La pie-mère dans la partie tout à fait postérieure est fortement épaissie; le minimum de cet épaississement correspond à la région cervicale. La dure-mère est également épaissie, mais surtout à la région cervicale. Cet épaississement est formé par une membrane fortement adhérente, faiblement vascularisée, couverte de nombreuses petites nodosités transparentes. On ne peut séparer que difficilement la membrane de la face interne de la dure-mère; lorsqu'on l'a enlevée, on la trouve mince et les nodosités restent adhérentes à cette dernière, à la région dorsale, la face interne de la dure-mère est fortement vascularisée et porte de nombreuses nodosités analogues à des tubercules. On rencontre des nodosités semblables, mais beaucoup plus discrètes dans la pie-mère énormément épaissie. En avant, les adhérences de la pie-mère et de la dure-mère sont tout à fait insignifiantes, mais là encore on retrouve les mêmes nodules. — Dans la région dorsale et dans la région lombaire, les vaisseaux de la pie-mère sont injectés, les veines surtout sont fortement distendues; à la région cervicale, quelques points noirs sous la pie-mère. — La moelle est assez molle, lorsqu'on la coupe, la substance blanche fait saillie; il n'y a pas de lésion macroscopique notable, mais les lésions microscopiques sont considérables.

Lorsqu'on examine au microscope les parties épaissies de la surface interne de la dure-mère, on trouve un tissu conjonctif parsemé de nombreux noyaux et traversé par des vaisseaux. Les nodosités décrites plus haut et ayant la grosseur de grains de millet ne sont pas des tubercules, mais des amas de noyaux arrondis ou allongés sans aucune métamorphose graisseuse; par places, ils sont disposés en réseau et, en plusieurs points, ils entourent des granulations calcaires très brillantes et comme vésiculeuses qui répondent tout à fait à la description et au dessin de ce que Virchow a appelé le psammome cérébral. (*Pathologie des tumeurs*, 1862-1867, trad. fr. par P. Aronssohn, tome II, page 106.) Les épaississements de la pie-mère sont formés d'un tissu fibreux épais et solide.

Cette description peut être considérée comme le type de l'inflammation chronique de la pie-mère et de la dure-mère spinales, que ces deux méninges soient enflammées simultanément ou isolément. Le plus souvent on trouve dans les autopsies les lésions de la méningite chronique à côté d'autres altérations de la moelle, surtout dans les maladies chroniques qu'on a l'habitude de grouper sous le nom de scléroses. La sclérose n'est pas la compagne obligée de la méningite chronique, mais bien sa compagne habituelle, et la méningite est localisée aux mêmes points que la sclérose : ainsi dans la dégénération des cordons postérieurs, la pie-mère est, à la partie postérieure, épaissie, fibreuse et opaque. On peut se demander dans ces cas si la lésion de la pie-mère est secondaire à la lésion de la moelle ou si elle la précède. La question a été résolue de diverses façons ; elle n'est encore tranchée dans aucun sens. Notamment en ce qui concerne la dégénération des cordons postérieurs, la méningite nous semble secondaire et accessoire, puisqu'on ne la trouve pas dans les cas récents. Mais dans d'autres observations de myélite chronique, surtout de myélite disséminée, il serait possible que la méningite fût primitive, et alors elle acquerrait une grande importance au point de vue du traitement.

L'observation clinique nous offre une série de faits dans lesquels les symptômes nous font conclure au diagnostic myélo-méningite, et d'autres dans lesquels nous adoptons celui de méningite chronique. Nous étudierons plus tard la première de ces formes ; quant à ce que nous pourrions dire de la méningite chronique, nous l'avons exposé déjà en traitant de la pachyméningite chronique. Les symptômes spinaux sont nécessairement les mêmes, et consistent en rachialgie, gêne ou sensibilité douloureuse dans les mouvements de la colonne vertébrale, douleurs irradiées, hyperesthésie cutanée et musculaire, absence de fièvre. Il faudra en général nous contenter d'affirmer le diagnostic méningite chronique, sans plus spécifier. Les formes secondaires provenant de la périphérie sont regardées avec raison comme des cas de pachyméningite, mais la chose n'est pas constante et ne peut servir de base ni pour le diagnostic ni pour le traitement. On pourrait se demander aussi si les formes primitives (rhumatismales) atteignent toujours la pie-mère.

L'étude des méningites chroniques, on le voit, est encore pleine de lacunes. Il est important cependant de les reconnaître à leurs symptômes et d'étudier leur marche, car elles amènent rarement la mort par elles-mêmes et on ne les constate à l'autopsie que par hasard ou à titre de complications.

Un des points les plus importants de leur étude est de spécifier si, après avoir existé un certain temps, elles ont été accompagnées de maladies du parenchyme de la moelle et si elles peuvent conduire à la myélo-méningite ou à une forme quelconque de sclérose. Toutes ces questions reviendront plus tard à propos des affections du parenchyme de la moelle. La symptomatologie et le traitement de la méningite chronique se rapportent à ce que nous avons dit de la pachyméningite chronique [1].

V. — TUMEURS INTRARACHIDIENNES

a) *Tumeurs des méninges.* — Les tumeurs des méninges rachidiennes peuvent avoir leur origine sur la dure-mère ou sur la pie-mère, et être situées en dedans ou en dehors de la cavité arachnoïde. Dans tous les cas elles rétrécissent en un point le canal rachidien, et comme les os ne cèdent pas, il se produit une pression sur la moelle, ce qui engendre des symptômes graves de paralysie.

Les tumeurs situées en dehors de la dure-mère, si nous faisons abstraction des tumeurs osseuses, prennent naissance dans le tissu cellulo-graisseux situé entre la dure-mère et le périoste vertébral ; nous les avons déjà décrites en partie à propos de la péripachyméningite. La péripachyméningite exsudative se rattache à la question des tumeurs en ce sens que l'infiltration purulente peut former un gonflement circonscrit qui comprime la moelle. Mannkopf a inscrit dans le titre de sa première observation le mot *tumeur (Geschwulst)*, et dans notre observation de Mme Grieb (p. 177) l'infiltration purulente formait comme une tumeur dure comprimant la moelle. En outre il faut rappeler ici les néoformations qui se font dans le tissu conjonctif périméningé et dont nous avons parlé plus haut. Les deux observations suivantes empruntées à Ollivier sont du même genre ; elles se rapportent aussi à l'observation de Müller (voyez p. 286), le produit de nouvelle formation ayant pénétré de l'extérieur jusque dans le canal rachidien par les trous intervertébraux.

I. Abercrombie : *Des maladies de l'encéphale et de la moelle épinière*, trad. par A.-N. Gendrin, p. 539. — « Un jeune homme, âgé de quatorze ans, tomba d'un second étage sur le dos, qui fut le siège d'une contusion violente, sans qu'il y eût fracture ou déviation du rachis. Il continua de marcher, quoique éprouvant une faiblesse extrême ; mais trois jours et demi après l'accident, il se plaignit d'une violente douleur dans le dos, les jambes et les cuisses ; une tumeur se développa dans la région lombaire, et acquit un volume considérable ; sa surface était rouge, parcourue de veines dilatées. Dans peu de temps, une paraplégie complète se manifesta, avec incontinence d'urine, selles involontaires, amaigrissement de plus en plus grand et mort six jours après l'accident. On trouva à l'autopsie une masse fongueuse analogue à la substance médullaire du cerveau, qui prenait naissance de la moelle épinière, s'étendait de la 3e lombaire jusqu'au coccyx ; plusieurs vertèbres lombaires et dorsales étaient plus ou moins altérées par la carie. »

II. Ollivier, *loco citato*, t. II, p. 487. — Tumeur cancéreuse située sur la partie latérale gauche du cou, accompagnée de la paralysie incomplète du mouvement dans le membre thoracique de ce côté avec conservation de la sensibilité ; douleurs vives et engourdissement dans le membre du côté opposé ; tissu encéphaloïde développé dans le tissu cellulaire extérieur à la dure-mère de la région cervicale.

La dégénérescence cancéreuse s'étendait bien plus loin que les apparences extérieures ne l'avaient fait supposer ; elle s'étendait jusqu'au rachis, se prolongeait dans l'intérieur de la portion cervicale du canal rachidien par les trous de conjugaison, et le tissu filamenteux rougeâtre qui recouvre habituellement la dure-mère avait éprouvé la même transformation que celui qui réunissait les divers muscles du cou où siégaient extérieurement la tumeur et l'ulcère cancéreux. La dure-mère était ainsi doublée depuis la 2e vertèbre cervicale jusqu'à la 4e dorsale par une couche blanchâtre, d'un tissu dense, opaque, jouissant d'une certaine élasticité, en un mot, offrant tous les caractères d'un tissu encéphaloïde non ramolli ; cette couche recouvrait aussi les gaines fibreuses qui entourent les nerfs à leur sortie des trous de conjugaison et comprimait les nerfs du plexus brachial.

_____

(1) Remarquons encore qu'à la suite de syphilis il survient des maladies des méninges rachidiennes, et en particulier des épaississements fibreux de la dure-mère et de la pie-mère sur une étendue plus ou moins grande, analogues aux épaississements que Griesinger décrit pour la dure-mère cérébrale. On a observé également des tumeurs gommeuses sur les deux faces de ces méninges ; elles n'ont pas de manifestations cliniques à elles spéciales, mais à l'autopsie elles peuvent être importantes pour le diagnostic anatomique. Voyez Lancereaux, *Traité de la syphilis*, Paris, 1866, 2e édit., 1874. — E. Winge, *Méningit. spin. gummosa*, n° 554. *Magaz.*, XVIII, I, p. 84.

Les néoformations lipomateuses, dues à une prolifération du tissu graisseux périméningé et qui arrivent à l'extérieur par les trous invertébraux, sont très intéressantes. Virchow [1] a décrit un cas très remarquable de ce genre avec généralisation de lipomes dans d'autres organes ; cependant on peut se demander jusqu'à quel point les symptômes d'irritation et de paralysie sont à rattacher à cette altération. Arthur Johnson [2] rapporte une observation analogue : sous un *spina bifida*, il y avait au niveau des reins un lipome qui, à travers un trou sacré, se dirigeait vers la dure-mère ; la moelle était comprimée à l'intérieur du canal rachidien par une masse graisseuse, ronde, et sans enveloppe. On trouve également dans Obré [3] une observation de tumeur graisseuse à l'intérieur des méninges rachidiennes chez un enfant de trois ans. — Citons encore un cas très remarquable de chondrome publié par Virchow [4] : la tumeur, à peu près grosse comme une noisette, était située entre la dure-mère spinale et les apophyses épineuses et soudée à l'une et aux autres ; elle avait comprimé la moelle au point de causer une paralysie des membres inférieurs. Enfin il ne faut pas oublier les parasites qui se développent le plus souvent en dehors de la dure-mère, plus rarement dans la cavité arachnoïdienne. Nous avons parlé plus haut des échinocoques qui amènent l'usure des vertèbres ; elles peuvent aussi se comporter comme les autres tumeurs des méninges et se voient quelquefois à l'intérieur de l'arachnoïde. Les cysticerques sont plus rares, et jusqu'à présent on ne leur a pas encore reconnu de signification clinique ; ils peuvent se développer en même temps dans le cerveau et dans les annexes de la moelle ; le plus fréquemment ils sont situés dans le tissu cellulaire lâche de l'arachnoïde spinale [5].

Les tumeurs développées à l'intérieur de la cavité arachnoïde proviennent en partie de la dure-mère, en partie de l'arachnoïde ; il n'est pas rare de ne plus pouvoir constater leur point de départ. A l'exception des tumeurs parasitaires qui ont pris naissance à l'intérieur de la cavité arachnoïde, elles appartiennent presque toutes au groupe des sarcomes et des myxomes, et présentent parfois des cavités kystiques dans leur intérieur. Ces tumeurs ne sont pas très rares, et sont plus fréquentes que celles qui se développent dans la moelle elle-même. Les symptômes qu'elles amènent sont dus à la compression qu'elles finissent par exercer sur la moelle. Leur nature a peu d'influence sur les symptômes, un peu plus sur la marche, en ce sens que la rapidité de la croissance, la possibilité d'une diminution ou d'un état stationnaire dépendent de cette nature même. Le siège a une importance plus grande. Celles qui sont situées dans le sac spinal amènent fatalement la compression, puis l'atrophie et le ramollissement de la moelle, lorsqu'elles ont atteint un certain volume. Par contre, les tumeurs nées à l'extérieur de la dure-mère peuvent sortir du canal rachidien par les trous de conjugaison ou causer l'atrophie des vertèbres par compression et par conséquent, souvent elles n'engendrent pas de symptômes appréciables du côté de la moelle, notamment pas de paralysies, et elles ne compriment la moelle que quand elles sont devenues très grandes ou très dures (enchondromes, exostoses).

Le volume que doit acquérir une tumeur pour déterminer des symptômes de compression est variable suivant son siège et son degré d'élasticité. Des tumeurs grosses comme une noix peuvent donner naissance à des accidents graves et même mortels. D'autres plus petites sont parfois supportées sans produire de symptômes considérables : c'est ce qu'on a vu dans des cas de fibromes, de kystes et de névromes assez volumineux de la queue de cheval qui ont été découverts par hasard

(1) Virchow, *Archiv*, 1857, XI, p. 281-285.
(2) *Brit. med. Journal*. 1857. — Canstatt's *Jahresbericht für* 1857, III, p. 20.
(3) Obré, *Transact. of the pathol. Soc.*, 1851-1852, p. 248.
(4) Virchow, *Pathologie des tumeurs*, traduit de l'allemand par Paul Aronssohn, Paris, 1867, I, p. 513.
(5) C. Westphal, *Cysticerken des Gehirns und Rükenmarcks (Berliner Wochenschr.*, 1865, 43).

(Virchow, *Pathol. des tumeurs*, traduit par P. Aronssohn, t. III, p. 494 et d'autres auteurs).

La moelle dans ces conditions se comporte à peu près de la même façon que dans les compressions causées par les maladies des vertèbres; nous observons la compression simple avec atrophie ou le ramollissement inflammatoire. Ces deux lésions sont d'ordinaire si bien associées que l'on ne peut pas démêler ce qui appartient à l'un et ce qui est le résultat de l'autre. La compression amène la diminution de volume et l'aplatissement de la moelle au niveau de la tumeur. Celle-ci débute d'ordinaire sur le côté et déforme la moelle dans sa configuration tant extérieure qu'intérieure. Quelquefois la moelle comprimée est réduite à l'état de mince ruban; dans ces conditions les méninges sont le plus souvent épaissies et dures [1]; cette dureté se montre aussi dans les couches périphériques de la substance médullaire qui sont traversées par du tissu fibreux dur, et sont devenues le siège d'une sclérose; la substance centrale, au contraire, est presque toujours ramollie, diffluente, de couleur blanche ou rose grisâtre; elle renferme de nombreux corps granuleux, des débris de cellules et de fibres nerveuses. Au-dessus et au-dessous du lieu de la compression, la moelle reprend son volume et son aspect ordinaire, bien que sur des préparations fraîches ou durcies on reconnaisse déjà, suivant l'âge de la lésion, les dégénérations ascendante ou descendante qui partent du niveau de la tumeur. Lorsque la compression a lieu surtout d'un côté, le côté correspondant de la moelle est plus atrophié et les racines nerveuses sont particulièrement minces, plates, transparentes, et ont subi l'atrophie graisseuse.

D'autres fois (voyez l'observation du n° 2 de Wolf, p. 332), on trouve une compression faible bien que la paralysie ait été complète. Le parenchyme médullaire, au lieu de la compression, est très ramolli, diffluent, sa structure est effacée, il est parsemé de petites hémorrhagies; au-dessus et au-dessous la moelle peut même présenter un gonflement; la moelle et les méninges sont riches en sang et injectées; en un mot, il y a une myélite consécutive à la compression; les lésions microscopiques sont également celles de la myélite, et nous les décrirons en faisant l'histoire de cette maladie. Cette myélite s'étend facilement, en diminuant d'intensité, vers la partie supérieure, mais surtout vers le bas; il y a dans la substance blanche des altérations minimes, mais il en existe souvent d'appréciables dans les cellules nerveuses. Ultérieurement, l'altération gagne les nerfs périphériques : on trouve une dégénérescence graisseuse et une atrophie des fibres, et entre elles un riche dépôt de corps granuleux, et quelquefois à l'œil nu on voit les nerfs troubles, d'un jaune rosé, ramollis; parfois ils sont gonflés à leur émergence de la moelle comme dans l'observation du n° de Wolf. Enfin les muscles paralysés s'atrophient et subissent la dégénérescence graisseuse : ce sont là des altérations importantes à connaître pour s'expliquer les symptômes de la maladie.

La littérature médicale possède des observations assez nombreuses de tumeurs de la moelle; mais toutes les descriptions ne sont pas aussi exactes qu'on le désirerait. Elles appartiennent à Ollivier, Cruveilhier, Hunter, Longet [2], Brown-Sequard [3], Rühl [4], et il faut également consulter Jaccoud (*loc. cit.*).

Nous en rapporterons nous-même quelques exemples; deux d'entre eux ont été publiés par Traube, mais nous avons eu nous-même occasion de voir ces malades.

I. Traube, *loc. cit.*, p. 1012-1017. — R., aubergiste, âgé de 51 ans, entré le 23 octobre 1860, a eu il y a de longues années et pendant peu de temps une fièvre intermittente; pas d'autres

---

[1] Charcot, *Méningite hypertrophique de la région cervicale*. (Soc. de Biologie, 1869.)
[2] Longet, *Physiologie*, t. I.
[3] Brown-Séquard, *Course of Lectures on the physiology and pathology of the central nervous system*. Philadelphie, 1860.
[4] Rühle, *Greifswalder Beiträge*, I.

antécédents morbides. Il a eu une vie facile, affirme qu'il n'est ni buveur ni syphilitique. Pas de traumatisme sur le rachis. A la Pentecôte de 1859, pour la première fois, il a remarqué un gonflement avec rougeur de l'épaule droite ; en même temps l'articulation était raide et il éprouvait des fourmillements intenses dans le bras droit jusqu'à la main ; lorsqu'il palpait quelque chose avec les doigts, il éprouvait la sensation de duvet. La paraplégie s'accentua rapidement en même temps que la rougeur et le gonflement gagnaient de haut en bas ; dans l'espace de huit semaines, le bras droit avec la main gauche étaient rouges et gonflés, et il était complètement paralysé au milieu de septembre 1859. Au commencement de septembre, R. était encore allé à la chasse et avait porté son fusil à droite.

Dès le mois de juin de cette année, il avait remarqué une sensation de duvet dans la jambe droite ; au mois d'août, il se fit du gonflement et de la rougeur à partir de la hanche, et au bout de quatre semaines tout le membre était envahi. En même temps s'établit rapidement une paralysie avec des fourmillements, qui existe encore aujourd'hui ; cependant jusqu'en novembre 1859, la marche resta possible. A cette époque survint un gonflement léger avec rougeur de l'épaule gauche, sensation de duvet et quelques signes d'une paralysie qui fit de rapides progrès. A partir de ce moment la marche devint impossible. C'est à la fin de novembre 1859, que le malade fait remonter la perte des mouvements volontaires des quatre membres. Ses indications sur la date de la perte de la sensibilité sont moins précises ; cependant elle semble avoir été abolie en même temps que la motilité.

A la fin de décembre 1859 sont survenues des secousses douloureuses dans les bras et surtout dans les jambes : les membres étaient élevés, puis ils retombaient lentement. Les convulsions dans les jambes persistent encore aujourd'hui, tandis que celles des bras ne se montrent plus que de temps en temps. La rougeur des membres était variable, jamais très marquée et, depuis février 1860, elle a à peu près disparu. Les fourmillements ont continué sans changement.

Depuis quatre semaines, raideur complète du membre droit et, depuis cinq jours, du membre gauche, avec contracture simultanée non douloureuse de la jambe gauche dans la hanche et le genou.

Depuis quinze jours, l'urine ne peut plus être conservée ; depuis huit jours, les gardes-robes sont difficiles. Le malade n'a pas de renseignements sur la constitution de l'urine. Il y a environ quatre semaines, toux avec expectoration ; depuis huit jours, oppression croissante. Pas de douleurs dans la poitrine.

L'état général du malade pendant toute la durée de la maladie a été supportable ; pendant ces derniers temps, cependant, sueurs profuses. L'appétit et le sommeil ont toujours été bons.

Peu de temps après le début de la maladie (Pentecôte de 1859), le malade avait ressenti des douleurs térébrantes d'une intensité variable, au voisinage des vertèbres. D'abord elles avaient eu leur siège sur le haut des épines des omoplates, puis, abandonnant le haut du corps, elles étaient descendues successivement ; à la fin elles se faisaient sentir au niveau de la 8ᵉ et de la 9ᵉ vertèbre dorsale. Les points douloureux ne sont pas sensibles à la pression. Jamais de céphalalgie.

Pendant un certain nombre de mois, au début de la maladie, le traitement a consisté en une médication interne inconnue. Il y a six semaines on a fait usage pendant quinze jours d'une pommade avec laquelle on a frictionné tout le corps, ce qui a amené, sauf sur la tête, et au milieu de fortes démangeaisons, une éruption généralisée, qui existe encore.

État actuel. Le malade est un homme grand, bien bâti ; panicule graisseux encore assez abondant. Figure et lèvres colorées ; fine injection veineuse sur les joues. Intelligence tout à fait nette. Vision et ouïe en bon état ; pas d'écoulement par les oreilles ; pas de céphalalgie. Les deux bras sont étendus le long du corps, paralysés ; ce n'est qu'avec peine qu'on imprime des mouvements passifs dans l'articulation du coude ; les doigts, à l'exception du pouce, sont fléchis dans le creux de la main ; du côté gauche on ne peut les étendre ; à droite on ne peut étendre ni l'index ni le médius. Anesthésie complète, ce n'est pas dans la région scapulaire. Les jambes sont paralysées comme les bras ; les genoux sont fléchis, le gauche plus fortement que le droit ; les orteils sont étendus. Les contractures opposent aux mouvements passifs un obstacle insurmontable ; en essayant de le vaincre on produit de violents mouvements réflexes de flexion. La peau dans toute l'étendue des membres inférieurs est insensible. Le chatouillement de la plante du pied droit ne produit que de très faibles mouvements réflexes dans les orteils. Anesthésie complète de la peau du bas ventre, incomplète à la partie inférieure du thorax ; sensibilité intacte sur la partie supérieure de la poitrine, au cou et à la face. Pas d'altération de l'odorat. La langue n'est pas sensiblement déviée. Pas de paralysie des muscles de la face. Miction involontaire. Constipation. Inspiration bruyante, expiration difficile. Au moment de l'inspiration le larynx s'abaisse fortement ; les mouvements thoraciques ont peu d'amplitude et l'abdomen ne s'élève que légèrement. Une forte dilatation volontaire du thorax n'est pas possible. Expectoration abondante, homogène, muco-purulente. Peau très chaude, couverte (probablement par la suite de l'emploi de la pommade) des traces d'un eczéma ; écailles rouges, verdâtres en quelques endroits, sèches ou humides (au cou). Dans la région du cœur sonorité profonde sans matité ; à la pointe bruit systolique sourd avec souffle intense ; bruit diastolique également sourd,

De temps en temps, pendant l'examen, les deux membres abdominaux se contractent comme s'ils obéissaient à la volonté, quoique le malade n'ait aucune conscience de ces mouvements. — Rien d'anormal dans la région cervicale.

23 octobre. . Soir Temp., 37°,8 Pouls, 116 Resp., 36.
24 octobre. .   —   38°,0   —   220   —   36.

Du soir jusqu'à minuit sommeil et sueurs profuses. — Toux fréquente sans expectoration. — Le malade se plaint de contractions répétées, surtout à gauche : elles atteignent plus souvent les jambes que les bras. Intelligence intacte. Expression de la physionomie tranquille. Le membre inférieur droit est fortement fléchi au niveau de la hanche et du genou. — Respiration gênée. — L'urine s'écoule involontairement. — Les joues et les lèvres sont un peu pâles ; la peau est chaude et moite.

Soir. Temp., 39°,7 Pouls, 132 Resp., 40.

Forte dyspnée, stertor, toux fréquente sans expectoration. Face pâle, cyanosée. Sueurs profuses.

Mort vers minuit.

Autopsie le 26 octobre 1860. — Dans les deux plèvres un peu de liquide. Cœur gros, flasque ; valvules épaissies. Les deux poumons assez fortement dilatés ; leur partie postérieure est légèrement œdématiée et hyperémiée. — Intestins distendus. Rate très augmentée de volume. Reins gros ; glomérules fortement injectés, à peine un peu de trouble des tubes contournés, pupilles un peu pâles. Rien à l'estomac. Foie mou, petit, un peu graisseux.

Rien d'anormal aux vertèbres. En dedans de la dure-mère, un peu de liquide ; la dure-mère elle-même est légèrement imbibée de sang dans toute son étendue. Pas d'épaississement appréciable de la pie-mère. La moelle elle-même, vu la forte corpulence du sujet, a un diamètre moyen ; à sa partie inférieure, sa consistance est assez ferme ; elle diminue un peu en remontant. Dans le voisinage de la 7e vertèbre cervicale commence un ramollissement assez marqué qui a son maximum à environ 0m,05 plus haut, mais qui diminue de nouveau au-dessus. Une coupe pratiquée dans la région cervicale supérieure est un peu pâle. Dans les parties très ramollies la substance médullaire bombe fortement au-dessus du plan de section. Cela a lieu surtout à la hauteur de la 4e vertèbre cervicale ; cependant, même à ce niveau, on peut encore très bien distinguer la substance grise de la blanche qui est gélatineuse et transparente. Rien d'anormal sur les coupes pratiquées dans la partie dorsale ni dans la moelle allongée ; mais à environ 0m,01 au-dessous de cette dernière, la moelle est molle, surtout en un point situé à 0m,07 au-dessous de la limite inférieure de la protubérance. Sa consistance est tout à fait fluide. Cette partie est fortement comprimée par une tumeur de la grosseur d'un œuf de pigeon. Cette tumeur par sa surface antérieure est solidement adhérente à la paroi antérieure de la dure-mère ; par sa face postérieure, fortement convexe, elle proémine dans la cavité de la dure-mère et comprime les cordons antérieurs sans être adhérente à aucune de ces parties. La surface de la tumeur est bosselée ; les coupes sont lisses ; sur les limites du corps, on voit une écorce légèrement rouge embrassant une substance dure, blanche ; quand on la comprime il en sort un peu de suc blanchâtre.

Rien de particulier dans le cerveau.

II. Michel Wolf, cultivateur, âgé de 35 ans, entré à l'hôpital de Strasbourg le 13 juin 1872. — Il est né de parents bien portants ; dans son enfance, il a eu la rougeole ; à l'âge de 10 ans, la fièvre intermittente ; mais avant 1865, il n'a jamais été malade. Cette année-là, pendant le mois d'août, étant très occupé des travaux des champs, il s'est exposé à de nombreux refroidissements ; trois semaines environ après cette époque, il se réveilla 1/2 heure après s'être couché, avec une violente douleur sur la face postérieure du tiers supérieur de l'avant-bras droit ; cette douleur augmenta pendant le reste de la nuit, mais elle resta localisée en ce même point sans irradiation et sans s'exagérer par la pression. Le lendemain matin elle avait disparu, mais elle revint la nuit à la même place, elle disparaissait par moments puis se faisait sentir de nouveau, empêchant le sommeil. Les mêmes douleurs récidivèrent presque chaque nuit, mais leur intensité n'était pas extrême et le malade n'y prêtait qu'une faible attention. Dans la journée il était tout à fait à son aise, il avait bon appétit et pouvait, comme journalier, se livrer à des travaux même fatigants. Par intervalles cependant les douleurs devenaient tellement fortes qu'il sautait hors de son lit et parcourait la chambre en se lamentant. Cet état se continua ainsi pendant des années. Au mois d'avril 1872 cependant, les douleurs s'aggravèrent sans cause appréciable, elles gagnèrent l'articulation du poignet dont les mouvements devinrent pénibles et douloureux. En même temps elles s'étendirent à l'épaule droite et entre les épaules, intéressant particulièrement la partie inférieure de la région cervicale du rachis ; elles devenaient surtout fortes lorsque le malade tournait la tête de côté, la fléchissait en avant ou se baissait. Trois semaines plus tard (fin avril) apparurent tout à coup des douleurs très fortes dans les trois derniers doigts de la main droite et des douleurs moins grandes dans les trois derniers doigts de la main gauche. Le malade éprouvait la même sensation que s'il s'était heurté les doigts ou que s'ils étaient enflés ; en même temps sensations de plénitude, de fourmillement et d'engourdissement. A gauche, mêmes sensations mais moins intenses que dans le bras droit. Là elles étaient tellement fortes que le malade dut porter le bras en écharpe et ne put plus travailler. Environ 15 jours après il remarqua qu'il lui était impossible d'étendre et de fléchir complètement les doigts. La force de la main droite et de tout le bras droit diminua. — Après environ deux nouvelles semaines, les douleurs devinrent moindres (8 mai), mais il apparut une faiblesse progressive de la jambe droite : la marche devint difficile, et souvent le sujet fléchissait sur lui-même. Il n'y avait pas de douleur à la jambe, mais il semblait qu'elle était morte et qu'il avait le pied droit dans de l'eau froide. Lorsqu'il essayait de se lever, le pied droit s'étendait involontairement. A la fin de mai il se manifesta des fourmillements dans le pied gauche, surtout à la plante des pieds et aux orteils. Dans les deux cuisses, sensations de froid. Pas de sentiments de faiblesse dans la jambe gauche. Depuis 8 semaines, il éprouvait dans le bas-ventre un sentiment de constriction comme si on le serrait avec une corde. Depuis 6 semaines, amaigrissement dans les muscles de l'avant-bras droit. — Sphincters intacts ; appétit bon ; garde-robes normales.

21 juin. — *État actuel.* Le malade est solidement bâti, bien nourri, a l'apparence de la santé. Il garde le lit toute la journée. Pas de fièvre. Pas de troubles intellectuels. Il se plaint de douleurs dans les trois derniers doigts de la main droite, surtout à la région dorsale, plus fortes la nuit, donnant la sensation de tension, de brûlure et de gonflement ; de plus douleurs moindres dans l'avant-bras qui ne surviennent que la nuit et sont pongitives. De temps en temps douleurs dans le milieu du bras, plus rarement dans l'épaule droite au niveau de l'épine de l'omoplate, également pongitives et plus fortes la nuit. Du côté gauche douleurs analogues, mais beaucoup moins vives. Pas de douleurs dans les pieds, seulement de temps à autre fourmillements à gauche. Enfin à l'épigastre sensation de tension qui s'irradie vers la hanche droite.

Le malade dit en outre que son bras droit, mais non le gauche, est devenu plus faible ; les doigts de la main droite ne peuvent être convenablement fermés ; pas de céphalée, les sphincters fonctionnent bien, fonctions urinaires normales, sommeil généralement bon, quoique souvent troublé par les douleurs, pas de gêne de la parole ni de la déglutition, pas de déformation de la colonne vertébrale. Les mouvements de la tête, notamment ceux de rotation sont libres, mais la flexion de la nuque en avant est évidemment gênée. Le menton ne peut pas être amené jusque sur le sternum et pour l'en rapprocher le malade élève un peu l'épaule droite. La courbure normale de la colonne cervicale à concavité postérieure n'existe pas. La percussion de la tête et de la nuque n'est pas anormalement douloureuse, cependant, au dire du malade, le soir, lorsqu'il remue la tête, surtout lorsqu'il la fléchit, les douleurs dans les épaules augmentent. La musculature de l'épaule droite est en bon état, mais les muscles de l'avant-bras sont amaigris comparativement à ceux du côté gauche, les espaces interosseux de la main droite surtout le 3e et le 4e sont creusés, l'éminence thénar est plus flasque et moins volumineuse que celle de l'autre main. La paume de la main droite est couverte de sueur ; la température de la main et de l'avant-bras semble un peu plus élevée qu'à gauche ; rien aux ongles. La main ne peut pas être complètement fermée ; la pression qu'elle est capable d'exercer est presque nulle et elle n'est pour ainsi dire d'aucun usage. Pas de diminution dans les mouvements à gauche. Mouvements du pied droit libres, mais la flexion du genou paraît un peu moins énergique qu'à gauche. Sur la cuisse gauche sensibilité à la douleur plus grande qu'à droite. Pas de troubles de la sensibilité aux bras. Pas d'exagération du pouvoir réflexe.

D'après ces symptômes on pouvait déjà admettre l'existence d'une lésion qui, ayant commencé au niveau des 4e ou 5e nerfs cervicaux du côté droit, était partie des vertèbres ou des méninges, avait envahi la moelle et produit une lésion unilatérale. Il manquait cependant plusieurs des signes de la compression, notamment l'exagération du pouvoir réflexe.

Traitement. — 4 sangsues au niveau des dernières vertèbres cervicales, solution d'iodure de potassium à doses progressives, injections de morphine pour la nuit. Depuis le 3 juin, application du courant continu.

Les douleurs diminuent, alors l'état devient meilleur, mais on n'arrive pas à une bien grande amélioration et la faiblesse des jambes augmente au point que la marche est presque impossible. Lorsque le malade quitte le lit il éprouve de fortes douleurs dans la région hypogastrique qui lui paraît comme enfoncée. Fréquents fourmillements dans la main droite.

19 juillet. Depuis 8 jours le malade ne se lève plus que pour faire ses besoins et alors la marche est incertaine ; il y a surtout une grande faiblesse dans le genou droit. Les douleurs dans les épaules ont cessé ; fourmillements dans les doigts de la main droite, sensation de lourdeur et de duvet, mais non d'anéantissement. La sensation de constriction augmente encore lorsque le malade est hors du lit. Pas de douleurs dans les jambes ni dans les pieds.

Traitement. — Bains salins trois fois par jour.

La maladie semble un peu s'améliorer les jours suivants ; les douleurs cessent, la faiblesse est un peu moins grande et le malade peut rester levé pendant plusieurs heures par jour et se promener un peu, néanmoins l'amélioration s'arrête là. Il quitte l'hôpital dans cet état, mais une fois chez lui son état s'aggrave de plus en plus.

Le 10 septembre il rentre dans la situation suivante :

Le malade est plus pâle et plus amaigri que précédemment, les jambes paralysées ne peuvent être ni élevées ni fléchies ; tout mouvement des orteils est impossible. La jambe gauche est enflée (thrombose) ; la droite est d'aspect normal ; les muscles sont flasques. Peau sèche. La température de la jambe gauche paraît plus basse que celle de la droite. Les bras ne sont pas complètement paralysés, mais plus faibles que précédemment et la marche sans aide est impraticable. Les bras ne sont relevés qu'au prix de grands efforts, et ils tombent inertes très rapidement. A gauche la flexion et l'extension du coude se font, mais les doigts sont presque immobiles et demeurent à demi-fléchis. Les muscles du membre supérieur gauche, surtout ceux de l'avant-bras, sont amaigris.

La sensibilité est diminuée à la partie inférieure du corps, de telle façon qu'il semble au malade, qu'abstraction faite des douleurs que nous allons décrire, il n'a pas de jambes. Il laisse aller ses selles sous lui. La miction se fait volontairement, mais après des efforts assez prolongés. Pas de fièvre. P. 68, bon. Intelligence et paroles intactes. Sommeil troublé par les douleurs. Pas de céphalalgie. Sens intacts. Pas de contractions de la face. Pupilles également dilatées. Déglutition et mouvements de la langue normaux. Douleurs dans les épaules, dans les muscles du bras, dans la nuque jusqu'à la partie inférieure de la tête. Ces douleurs sont augmentées par les mouvements de la tête, surtout lorsque le malade essaye de s'asseoir ; elles ne le quittent presque jamais complètement, elles sont pongitives et surviennent brusquement ; elles ne s'irradient pas dans le bras gauche, mais dans le droit et vont jusqu'aux trois derniers doigts, surtout dans la première phalange de ces doigts. Douleurs perpétuelles dans la jambe droite, elles s'étendent depuis la partie externe de la cuisse, jusqu'à la pointe des orteils ; vers le soir et pendant la nuit elles sont tellement violentes qu'elles arrachent des cris ; elles donnent la sensation d'une grande pression.

Pas de déformation de la colonne vertébrale, mais la sensibilité et la gêne des mouvements, déjà observées persistent encore aujourd'hui. La rotation de la tête est libre, mais sa flexion est toujours limitée et douloureuse. Le malade peut incliner la tête à droite, mais très peu à gauche. Ces mouvements amènent des contractions douloureuses de la face et augmentent les douleurs dans les épaules ; les fortes contractions du sterno-cléido-mastoïdien et du trapèze amènent de la douleur dans les muscles du bras. — Le malade ne peut se redresser seul. Lorsqu'on le met sur son séant il éprouve dans le bras de violentes douleurs qui s'exaspèrent par la pression et la percussion des dernières vertèbres cervicales. Les apophyses épineuses ne sont pas sensibles spontanément. En les pressant et les percutant on provoque de violentes souffrances, tandis que la percussion et la pression des autres vertèbres cervicales et des vertèbres dorsales n'est pas douloureuse.

La sensibilité est complètement éteinte dans tout le bas du corps jusqu'au niveau des mamelons. Les piqûres, les pincements les plus violents ne sont pas perçus, pas plus que la température. Au-dessus de la troisième côte, sensibilité affaiblie ; de même dans les bras. A la partie postérieure du tronc l'anesthésie commence à la troisième vertèbre dorsale, elle est déjà très appréciable au niveau de l'omoplate ; au-dessous de l'angle de l'omoplate elle est absolue. — La contractilité faradique est diminuée aux bras, et en même temps les muscles sont atrophiés dans la même proportion. Sur les cuisses on n'obtient des contractions que difficilement, et pas du tout sur les jambes ; à gauche la contractilité électrique est plus faible qu'à droite.

Traitement. Sangsues sur les apophyses des dernières vertèbres cervicales. Frictions avec la pommade mercurielle. Injections de morphine. Cathétérisme régulier combiné avec la pression sur la vessie. Malgré ces précautions, il survient de la cystite passagère et des manifestations urémiques ; ces symptômes disparaissent cependant, grâce à un cathétérisme bien fait. Mais pendant ce temps l'appétit est en souffrance et par le fait de la fièvre, des douleurs et du peu d'appétit, les forces vont diminuant.

13 septembre.		Soir. Temp., 41°,0	Pouls, 108	Resp., 24.	
14 septembre.	Mat.	— 39°,6	— 104	— 20.	
	Soir.	— 40°,8	— 104	— 24.	*Prescript.*, 1g,00 de quinine.
15 septembre.	Mat.	— 37°,6	— 92	— 20.	Nausées. 500 cent. cub. d'urine alcaline sans albumine.
	Soir.	— 40°,4	— 100	— 20.	

25 septembre. Pendant la nuit peu de sommeil. Figure pâle, amaigrie. Expression de souffrance et d'apathie. Intelligence nette. Faiblesse ; de temps en temps nausées ; douleurs dans la nuque, les bras et surtout les jambes. Appétit nul. Pas de modifications dans les symptômes paralytiques. La sensibilité est complètement abolie jusqu'au niveau de la troisième côte. Au-dessus de cette limite, jusque dans les épaules et dans les bras, elle est beaucoup moins diminuée. Depuis le cou, passant sur les épaules et allant jusqu'à l'insertion du deltoïde, s'étend de chaque côté une zone dans laquelle la sensibilité est parfaitement bien conservée ; sur la face interne du bras elle est considérablement diminuée ; elle est en meilleur état à l'avant-bras et surtout à la main. Au tronc, au-dessous de la clavicule, la perception est très incertaine et nulle au-dessous de la troisième côte. — Pas de contractions de la face ; pupilles également dilatées. Dans les inspirations profondes les muscles du cou se contractent avec énergie. Mouvements de la langue, déglutition et parole parfaitement intacts. La respiration exclusivement abdominale avec forte

excursion de l'abdomen; dans les inspirations profondes on voit très bien la contraction des muscles intercostaux des trois espaces supérieurs et un mouvement, faible il est vrai, des côtes inférieures. Peu de toux; elle ne provoque pas de contraction des muscles du ventre.

Au-dessous de la 3ᵉ côte, la sensibilité, tant tactile qu'algésique et thermique, est abolie. La peau est jaunâtre; les manifestations vaso-motrices (rougeur à la piqûre, raie après le passage de la tête d'une épingle, etc.) sont normales. Jambes œdématiées à peau lisse et s'écaillant facilement. Pieds et orteils en demi-flexion; rougeur livide sur l'articulation métatarso-phalangienne des deux gros orteils; aux articulations des phalanges du second orteil une petite eschare (décubitus commençant). La température des jambes et des pieds semble, à la palpation, un peu élevée, mais pas plus que celle du tronc. Aucune trace de sensibilité, de motilité ni de manifestations réflexes. On imprime facilement des mouvements passifs sans rencontrer de contractures. — On sent la vessie au-dessus de la symphyse du pubis; elle se vide lorsqu'on la presse ou la frotte. Incontinence liée à la rétention. 600 cent. cub. d'urine d'un jaune sale, alcaline, d'une densité de 1012, renfermant de l'albumine. Les selles sont retardées et involontaires. Aux reins décubitus grand comme la main, assez profond, de mauvais aspect.

Les mouvements latéraux de la tête sont tout à fait libres; la flexion en avant est entravée comme anciennement et douloureuse lorsqu'on arrive à la limite du mouvement possible. La tête est un peu penchée vers le côté gauche; il est presque impossible de la fléchir vers la droite. Les mouvements actifs et passifs sont très douloureux, ainsi que toutes les expériences faites en vue du diagnostic. Pas de déformation des vertèbres cervicales inférieures, pas de douleur à la pression ni à la percussion; un peu de sensibilité à la 5ᵉ et à la 6ᵉ cervicales, lorsqu'on imprime une forte secousse. Pas d'adénite ni d'autres tumeurs au cou.

Mort le 28 septembre.

Autopsie pratiquée le 29 septembre (prof. de Recklinghausen). Grand décubitus au sacrum, avec dénudation de l'os. Rien de particulier aux corps des vertèbres. Les os étant sectionnés, la dure-mère en place, on n'aperçoit rien de particulier. Lorsqu'on l'incise il s'écoule un liquide rosé; pie-mère recouverte de petites plaques crétacées. Dans la région cervicale, dans l'étendue d'environ 0ᵐ,06 entre la dure mère et la pie-mère une adhérence fibreuse. A ce niveau la pie-mère est épaissie, blanchâtre à gauche, fortement colorée en rouge à droite, parsemée de quelques points sanguins. Cette altération s'étend à droite, depuis les racines postérieures des premiers nerfs cervicaux jusqu'à la partie supérieure du 7ᵉ. Dans les points où les nerfs traversent la dure-mère, il existe à gauche, des adhérences solides entre les deux méninges, tandis qu'à droite il n'y a, aux endroits correspondants, que des adhérences lâches. — La surface des quatre dernières vertèbres cervicales est un peu rouge, sans autre altération appréciable; du reste, rien à noter relativement aux nerfs; les fibres nerveuses paraissent bien un peu blanchâtres, mais n'offrent aucune atrophie. Le 4ᵉ nerf cervical, qui se distingue par sa consistance molle, est rougeâtre, et non blanchâtre comme d'habitude. — On trouve à ce niveau sur la pie-mère une tumeur provenant de l'arachnoïde et appuyée sur le côté droit de la moelle cervicale; la partie inférieure se laisse détacher assez facilement de la moelle, tandis que la partie supérieure y est soudée fortement. Cette tumeur est aplatie, longue de 0ᵐ,030 et large de 0ᵐ,012, elle forme un petit sac qui a été ouvert quand on a enlevé la dure-mère, de telle sorte que nous ignorons quel était son contenu. On voit sur sa face interne un tissu comme granuleux. La cavité a une étendue de 0ᵐ,004. Lorsqu'on a enlevé la partie inférieure de la tumeur, il reste au-dessous une partie de pie-mère indurée sur une longueur de 0ᵐ,015 environ; les limites de l'induration ne sont cependant pas nettement circonscrites; cette partie très rouge est le siège de petites hémorrhagies; toute cette lésion est limitée au côté droit. A la coupe, on découvre un espace creux aplati presque entièrement rempli de petits nodules blanchâtres ou rougeâtres et qui dépendent du tissu conjonctif de la pie-mère. Sous la tumeur la moelle est fortement comprimée et son arc médian décrit une convexité tournée vers la droite. La substance médullaire est à ce niveau fortement ramollie et le ramollissement s'étend encore en bas sur une étendue de 0ᵐ,043. La pie-mère, aux endroits comprimés, est pâle, peu riche en vaisseaux. Les racines postérieures sont plus grêles à cet endroit. La dure-mère en avant est fortement colorée; la pie-mère est très pigmentée sur toute l'étendue de la moelle cervicale. — Partout ailleurs la moelle est de bonne consistance, son apparence est normale, mais elle est partout très anémiée. — Rien de particulier dans le cerveau. — Cœur flasque, assez grand. — Poumons assez riches en sang, un peu œdématiés; léger catarrhe bronchique. — Rate molle, augmentée de volume. — Uretères non dilatés. — Sur la surface des reins, quelques petites rétractions; substance rénale assez riche en sang. Canaux rénaux en partie troublés, bassinets du rein droit légèrement enflammés. Vessie vide très hyperémiée en certains points; en un endroit dépôt diphtéritique avec commencement de perte de substance.

Muscles de la cuisse droite très flasques sans autre modification. Dans la veine fémorale, thrombus presque partout adhérent, ramolli à son centre, décoloré. Le grand pectoral et le petit pectoral droits, pâles. Deltoïde et biceps de coloration normale. Muscles internes de l'avant-bras plus amincis et pâles, les épicondyliens, surtout le long supinateur, sont vigoureux et rouges. Rien de particulier aux nerfs ni dans le plexus ni plus bas.

III. Marie H..., ouvrière de fabrique, âgée de 35 ans, entrée à l'hôpital de Strasbourg le 6 décembre 1872 avec le diagnostic : *tumeurs à la partie inférieure de la moelle dorsale.*

Anamnestiques. Ses parents, ses frères et sœurs, ont toujours été bien portants. Elle-même a toujours été un peu faible, elle a souvent souffert de migraines mais n'a jamais été véritablement malade. Elle a été réglée régulièrement et facilement depuis l'âge de 16 ans, et, à 29 ans, elle a mis au monde un enfant mort. Après cet accouchement, elle a senti des douleurs sous forme de tiraillements dans la jambe droite qui irradiaient du pied vers le genou ; elles avaient leur maximum dans le gras du mollet et de là se dirigeaient sur la partie externe de la cuisse jusqu'à la hanche ; en même temps, faiblesse de la jambe droite qui entravait la marche et forçait la malade à rester couchée. Après 3 mois de traitement par les vésicatoires, la malade a pu quitter le lit, mais la marche était presque impossible, grâce à la faiblesse de la jambe droite ; chaque fois qu'elle essayait de marcher, elle était prise de violents tremblements dans la jambe malade. Cependant l'état général restait bon. Les règles revinrent et la période menstruelle se passa sans complication, comme d'ordinaire. Pourtant ce ne fut que six mois après l'accouchement que les forces étant un peu revenues et les douleurs ayant disparu, elle put reprendre son travail.

En septembre 1871, après trois ans environ de bonne santé, les règles disparurent pendant trois mois sans cause connue, puis elle fut prise d'une diarrhée non sanglante qui dura huit jours et l'affaiblit beaucoup. Elle se rétablit cependant et resta bien portante jusqu'en mars 1872. A cette époque nouvelle faiblesse dans la jambe droite avec douleurs pongitives. La malade ne pouvait pas plier la jambe, à peine parvenait-elle à la remuer et elle dut de nouveau interrompre son travail ; il se joignit à cette faiblesse des sensations d'engourdissement, de fourmillements, qui la fatiguaient singulièrement. Les douleurs étaient presque continues et revenaient sous forme de paroxysmes très pénibles, surtout lorsqu'elle se fatiguait. — A la fin d'avril 1872 elle éprouva aussi des douleurs dans la jambe gauche, lesquelles, partant du pied, s'irradiaient le genou et allaient en diminuant vers la cuisse ; de plus il lui était impossible de plier le genou et de mouvoir la jambe. Cependant elle ne gardait pas continuellement le lit et passait facilement ses journées dans un fauteuil. Néanmoins, la marche était impossible, et la malade se traînait pour traverser sa chambre en se tenant aux meubles. Dans les mois de mai et de juin elle ne pouvait plus du tout remuer ses pieds qui lui semblaient froids et morts, et c'est alors seulement qu'elle remarqua qu'elle avait perdu toute sensibilité dans les jambes. A mesure que la motilité disparaissait, les douleurs diminuaient également dans les jambes et elles n'étaient plus guère perçues que dans les articulations du genou. En août 1872, elle alla à Soultz-les-Bains (Bas-Rhin), où, pendant 4 semaines, elle prit des bains chauds et des douches chaudes. Ce traitement lui fit du bien et elle put de nouveau s'appuyer sur ses jambes et marcher un peu lorsqu'on la soutenait. De retour chez elle, il lui fut même possible de marcher dans sa chambre à l'aide de béquilles. Mais cette amélioration ne fut pas de longue durée, car, dès octobre 1872, la faiblesse revint, telle qu'elle avait déjà existé et accompagnée des mêmes sensations d'engourdissement, etc. L'état général cependant restait bon.

Ce fut dans cette situation qu'elle entra à la clinique médicale de l'hôpital civil de Strasbourg le 6 décembre 1872.

Les conditions hygiéniques dans lesquelles avait vécu cette femme, notamment pour ce qui regarde la nourriture et le logement, avaient été relativement bonnes ; elle n'avait pas fait d'excès de travail et ne s'était pas exposée à des causes bien grandes de refroidissement ; elle n'avait souffert d'aucun traumatisme. Elle n'avait jamais eu de douleurs dans la région dorsale lombaire ou sacrée du rachis, mais bien un sentiment de pression des deux côtés dans la région des reins, et aussi des douleurs dans l'épigastre et les muscles du ventre lorsqu'elle essayait d'étendre les jambes. Rien du côté des sphincters.

25 février 1873. *État actuel.* La malade est une femme délicate, mais bien constituée ; elle a bonne mine. Sa physionomie exprime l'inquiétude. Intelligence parfaitement libre. Elle se plaint de ne pouvoir point marcher, d'éprouver dans les deux jambes jusqu'à la hanche un sentiment d'engourdissement et au niveau de l'ombilic une sensation pénible de constriction. Température et coloration de la peau normales. Rien aux poumons, ni au cœur ni au canal digestif. Pas de lésions psychiques. Pas trace de paralysie des organes des sens. Membres supérieurs parfaitement libres. Membres inférieurs fortement paralysés. La malade ne peut pas soulever sa jambe étendue sur le lit ni la plier au niveau du genou ; les mouvements des pieds sont seuls possibles et encore sont-ils assez pénibles et sans force. Lorsqu'on fléchit soi-même sa cuisse et qu'on la place dans une position donnée, la malade ne peut pas l'y maintenir, et le membre retombe par son propre poids. Si on cherche à l'étendre une fois qu'il est fléchi, les muscles, sous l'influence de la volonté, opposent une résistance considérable plus prononcée à gauche qu'à droite. La sensibilité est diminuée ; cependant, sur la face antérieure des deux cuisses, les piqûres sont perçues et leur nombre est indiqué rapidement et avec exactitude. Sur la face interne des mollets la sensibilité tactile est beaucoup amoindrie, surtout à droite. Sur la face externe des jambes, surtout de la jambe droite, les piqûres sont à peine senties. Sensibilité à la température conservée aux deux jambes. Aux pieds sensibilité encore moindre qu'aux jambes ; sur la peau de l'abdomen, la sensibilité est intacte. Pouvoir réflexe des deux jambes très augmenté ; en piquant la plante des

pieds, en pinçant la peau, etc., on produit de violentes contractions. Jamais de contractions spontanées. La nutrition des jambes est en assez bon état. Rien d'anormal à la peau, qui est seulement un peu flasque. Les muscles ne sont pas très vigoureux, ils sont un peu amaigris aux jambes ($0^m,22$ de tour au mollet droit, $0^m,23$ au gauche). Lorsqu'on renverse le courant, fortes secousses dans les jambes. La sensibilité électro-cutanée est notablement diminuée. — Pas de déformation de la colonne vertébrale, qui n'est douloureuse ni à la pression ni spontanément. Raideur de la nuque ; la malade éprouve de la difficulté à se mettre sur son séant, même en s'aidant de la corde suspendue au-dessus de son lit ; elle ne peut rester assise sans être soutenue ; toute seule, il lui est possible de rester assise en s'arcboutant sur ses bras.

Le traitement par l'iodure de potassium, par les bains, par l'électricité, et pendant un certain temps par la strychnine, et plus tard, pour faire plaisir à la malade, par le nitrate d'argent, n'amena aucun résultat favorable. Cependant au printemps de 1873 il y eut une petite rémission, la malade se trouvait mieux et passait quelques heures chaque jour appuyée plutôt qu'assise sur une chaise. Elle se plaignait, outre la paralysie, de douleurs dorso-lombaires et en ceinture ; elle affirmait n'éprouver ni douleurs irradiées dans les jambes ni contractions douloureuses.

28 août 1873. — La malade est couchée sur le dos ; en s'aidant des mains elle parvient à se coucher sur le côté. Pas de fièvre. La figure exprime la souffrance, mais elle est calme. Intelligence absolument intacte. La malade se plaint de ne pouvoir point marcher et aussi d'un tremblement dans les deux pieds tellement intense que tout le corps en est agité ; quelquefois il est accompagné de contractions telles que la cuisse est tirée vers le ventre et que le genou se fléchit. Enfin, sentiment de constriction au niveau de l'ombilic. Motilité et sensibilité des bras absolument normales. Rien d'insolite à la face ni du côté des organes des sens. Pas de déformation de la colonne vertébrale ; pas de douleurs spontanées ; la percussion et la pression des apophyses épineuses ne sont pas douloureuses depuis la nuque jusqu'à la 10e vertèbre dorsale, mais depuis ce point elles provoquent des souffrances surtout au niveau de la 1re et de la 2e lombaires. Lorsque la malade veut se mettre sur son séant, elle s'appuie sur une main et de l'autre saisit la corde qui descend du plafond et elle arrive ainsi à se placer dans la position demi-assise, mais elle ne parvient pas à s'asseoir complètement ni à fléchir la colonne vertébrale en avant ; lorsqu'elle l'essaye, il se produit des tremblements violents dans les jambes.

La jambe gauche est étendue un peu en rotation externe, le pied et les orteils légèrement fléchis en avant. Le genou gauche est fléchi à angle droit et la jambe est agitée par un tremblement continuel. La nutrition des deux jambes est en assez bon état ; à droite, les muscles sont un peu plus grêles qu'à gauche, surtout à la jambe. La peau est mince, peu riche en graisse, de coloration normale, rien de particulier aux ongles, aux cheveux ni à l'épiderme. En embrassant entre ses mains les mollets on sent les muscles se contracter vivement et continuellement. Les adducteurs de la cuisse sont tendus et opposent un vigoureux obstacle aux mouvements passifs. De même pour étendre la jambe fléchie, on éprouve une forte résistance musculaire. Lorsqu'on a complètement étendu les jambes, elles demeurent dans la position qu'on leur a donnée. La flexion passive du pied sur la jambe rencontre également une grande résistance, tandis que la flexion passive du genou est très facile.

La sensibilité des jambes est complètement éteinte ; on peut traverser la peau avec une épingle sans que la malade s'en doute. Sur l'abdomen jusqu'au niveau de l'ombilic la sensibilité est très diminuée.

La contractilité réflexe existe, et elle est fortement augmentée à droite : il se produit très facilement des contractions cloniques des jambes et lorsqu'on fait de fortes piqûres pour provoquer les réflexes, la jambe s'élève avec une grande énergie et les talons sont tirés vers les ischions. A gauche, il faut des piqûres pour amener des réflexes, qui ne se manifestent pas non plus avec tant d'intensité.

Pas de paralysie du tronc ; pendant la toux on voit les muscles du ventre se contracter. Sphincters paralysés : miction et défécation involontaires.

Au commencement d'octobre il survient une fièvre intense (de 39o à 40o,4 ; p. 108-124) à type rémittent irrégulier. En même temps vertiges, lourdeur de tête, douleur frontale, nausées : l'appétit disparaît ; la malade prend un aspect misérable. Pas de selles. L'urine n'exhale aucune mauvaise odeur. Les bains et la quinine amènent une rémission de la fièvre et un mieux réel ; mais les accidents fébriles reviennent avec des frissons ; le décubitus apparaît au sacrum et au niveau des trochanters. Vomissements. Collapsus et enfin délire.

Aucune modification importante ne s'était produite dans les paralysies ; seulement les contractures dans les jambes étaient devenues plus fortes, les membres inférieurs étaient fléchis sur le ventre et à la fin ne pouvaient plus être étendus. Les contractions réflexes étaient violentes. La malade se plaignait peu de douleurs depuis le début de la fièvre. La raideur de la colonne vertébrale était plus évidente encore dans les tentatives que faisait la malade pour se dresser sur son séant ou pour se retourner.

Mort le 6 novembre.

Autopsie pratiquée le 7 novembre par M. le professeur de Recklinghausen. (Le cadavre avait été couché sur le ventre).

Les courbures de la colonne vertébrale sont assez prononcées dans la partie dorsale. Dans cette région la dure-mère a un reflet bleuâtre ; on l'incise sur le côté et on constate dans la région lombaire la présence d'un liquide assez clair. Dans la partie dorsale supérieure, la moelle est recouverte de vaisseaux très dilatés et flexueux, lesquels font défaut dans la partie cervicale et à la queue de cheval. Depuis la 7ᵉ jusqu'à la 10ᵉ vertèbre dorsale, la dure-mère est soudée avec la moelle, qui lui est fortement adhérente ; elle est déprimée et repoussée vers la gauche ; elle est très ramollie en ce point, malheureusement elle a été endommagée par la scie. A côté de la moelle, à ce même niveau encore (7ᵉ à 10ᵉ dorsale) existe une tumeur dont la partie supérieure n'est que faiblement adhérente à la moelle, mais très adhérente à la dure-mère ; la partie inférieure de la tumeur, au contraire, est fixée à la moelle aussi solidement qu'à la dure-mère. La partie supérieure de la tumeur est longue de 0ᵐ,035, l'inférieure de 0ᵐ,045, au total, 0ᵐ,080 ; à sa partie supérieure elle est affaissée et consiste en une membrane kystique qui renferme un reste de liquide et de sang coagulé ; quant à la paroi du kyste, elle est infiltrée de sang ; de même la partie inférieure de la tumeur renferme un kyste analogue, et les deux cavités communiquent par un canal étroit ; toute la tumeur étant ouverte, elle mesure à l'intérieur 0ᵐ,098 de long et 0ᵐ,020 de large. Les parois sont d'un tissu transparent blanc jaunâtre, avec un piqueté hémorrhagique ; la cavité est traversée par de nombreux tractus fibreux. La dure-mère forme la paroi antérieure de la tumeur. La dure-mère n'est nulle part adhérente à la colonne vertébrale, qui est absolument intacte. La moelle est encore un peu ramollie au-dessus de la tumeur, mais bientôt elle reprend sa consistance normale. La partie lombaire est également dure, de couleur et de dimensions normales, seulement la partie postérieure der cordons latéraux semble un peu grisâtre.

Sur le sacrum et sur les deux trochanters, décubitus. Sur la cuisse gauche pustules rougeâtres. — Du côté gauche pleurite récente ; dans le lobe pulmonaire supérieur quelques nodules et de petites cavernes. — Poumon droit sain. — Reins assez gros ; sur leur surface une foule de foyers blanchâtres réunis par groupes ; quelques-uns, verdâtres, renfermant du pus ; bassinets fortement dilatés, surtout à droite, et remplis d'un liquide purulent, trouble et floconneux ; muqueuse fortement colorée en rouge. — Dans l'intestin, quelques abcès folliculaires.

Remarques. La marche et les symptômes de cette maladie ont été tellement nets qu'ils ont facilité le diagnostic de tumeur. On lui avait assigné pour siège, d'après les symptômes locaux, la 10ᵉ vertèbre. Le diagnostic se basait : 1) sur la marche lente et progressive de la lésion qui envahissait en largeur sans s'étendre en hauteur, attendu que les bras restaient libres, ni par en bas, puisque la nutrition et le pouvoir réflexe étaient conservés ; 2) sur les symptômes de compression : douleurs irradiées, sensation d'engourdissement, de constriction douloureuse et augmentation de la contractilité réflexe ; 3) sur la raideur de la nuque constatée dès le commencement, lors de l'entrée de la malade, et devenue beaucoup plus intense dans les derniers mois. Elle correspondait au siège de la tumeur, à la région dorsale inférieure.

Il était établi aussi par les anamnestiques que la tumeur avait débuté du côté droit, et il était dès lors très probable qu'elle partait des méninges, qui sont le point de départ habituel des tumeurs. La marche de la maladie est intéressante à cause de l'amélioration parfois très notable qui s'est produite à plusieurs reprises. Il est possible qu'il y ait eu diminution spontanée de la tumeur, mais il est plus vraisemblable d'attribuer ce mieux relatif à une diminution de la myélite par compression, laquelle est, comme on le sait, sujette à ces améliorations passagères. Le début, consécutif aux couches, est également à noter. Il y a eu probablement névrite sciatique, comme cela a lieu souvent à la suite d'accouchement [1] ; ce n'est que plus tard que la tumeur s'est développée consécutivement à l'influence nerveuse. Il n'est pas probable que, pendant la période de quatre ans, durant laquelle la malade est restée assez bien portante, la tumeur existât déjà ; son développement ne date que de 1872. — Aurait-on pu extirper la tumeur par trépanation ? Le diagnostic était assez certain, mais la difficulté provenait de l'étendue du néoplasme, qui aurait demandé l'ouverture du rachis sur la longueur de deux vertèbres ; puis il aurait fallu fendre la dure-mère et exposer la malade à tous les dangers d'une méningite diffuse.

IV. — Ollivier, *loc. cit.*, II, p. 477. *Au début, douleurs lancinantes dans l'abdomen et la poitrine, ensuite dans le bassin et les membres inférieurs ; plus tard, impossibilité de*

---

[1] Au point de vue étiologique, le cas rapporté par Gendrin dans une note ajoutée aux *Maladies de l'encéphale* d'Abercrombie, Paris, 1835, p. 546, est également intéressant. Une femme de 23 ans, accouchée depuis huit mois d'un enfant à terme, n'a plus été réglée. Entrée quatre mois après son accouchement à l'hôpital Cochin pour y être traitée du choléra, elle éprouva pendant sa convalescence une faiblesse extrême des membres inférieurs. Elle passa deux mois chez elle et rentra à l'hôpital Cochin le 18 juillet 1832. Les mouvements étaient très faibles, surtout à gauche où la sensibilité était altérée ; une douleur fixe existait à la jambe gauche depuis l'origine du nerf sciatique jusqu'à l'extrémité des doigts. Bientôt après, vives douleurs lombaires ; douleur intense dans les deux cuisses avec contraction douloureuse des orteils. Le 11 octobre la malade demanda à être transportée à l'hôpital Necker, où elle mourut épuisée le 13 au soir.

A l'autopsie, faite par le docteur Bricheteau, on trouva, à l'extrémité inférieure de la moelle, une tumeur blanche, dure, du volume d'une aveline, renfermée dans un kyste et légèrement ramollie au centre. Elle était placée entre les cordons du côté gauche ; le cordon antérieur gauche surtout était aplati. (Gendrin.)

marcher et attaques de convulsions dans ces derniers; insensibilité, immobilité et flexion avec rigidité de ces extrémités, qui sont le siège d'élancements très douloureux. Au niveau de la 10ᵉ vertèbre dorsale, tumeur cérébriforme derrière la moelle, qui est ramollie dans toute son épaisseur.

Thérèse Morin (1), ouvrière en linge, âgée de cinquante-deux ans, avait joui d'une assez bonne santé jusqu'en 1819, où elle commença à ressentir des douleurs lancinantes dans l'abdomen et dans la poitrine; elle les attribuait alors à la suppression de l'évacuation menstruelle, parce qu'elle avait éprouvé plusieurs fois un soulagement momentané par l'application de sangsues à la vulve. Au bout de quelques mois, ces élancements abandonnèrent le thorax et l'abdomen, et se firent sentir, avec beaucoup plus de violence qu'auparavant dans le bassin, les membres pelviens, et particulièrement le gauche. Les extrémités inférieures devinrent dès lors le siège des phénomènes les plus variés : elles étaient tantôt froides, tantôt brûlantes et engourdies; le plus souvent elles faisaient ressentir le prurit le plus douloureux; elles étaient ou complètement immobiles, ou agitées de secousses convulsives; assez fortes encore pour supporter le poids du corps de la malade, elles ne pouvaient exécuter aucun mouvement pour la marche. Il semblait aussi très souvent à la femme Morin que toutes ces parties, devenues incompressibles, imprimaient leurs formes sur les corps les plus durs. Enfin, au mois de février 1821, les membres commencèrent à s'atrophier et perdirent tout à fait le mouvement et la sensibilité. Tous les phénomènes ci-dessus étaient passagers et n'avaient rien de constant dans leur retour. La malade passait quelquefois plusieurs jours sans éprouver autre chose qu'un sentiment de fourmillement et des irradiations douloureuses qui, partant du bassin, semblaient suivre le trajet des nerfs.

La malade n'avait pas quitté le lit depuis quatre mois, lorsqu'elle entra, le 14 mai, à l'hôpital Necker. A cette époque, les extrémités inférieures, raides, ne pouvaient être fléchies qu'avec beaucoup de peine et en produisant des douleurs atroces. Elles étaient insensibles à toute excitation extérieure, mais toujours le siège d'élancements vifs, fréquents et très douloureux. Cependant, malgré cette rigidité des membres, les chairs étaient flasques et molles. La colonne vertébrale n'offrait aucune déformation, aucune saillie, et la malade n'accusait de douleurs dans aucun point de sa longueur.

L'état général paraissait d'ailleurs assez satisfaisant.

Tous ces symptômes persistèrent sans offrir aucun changement jusqu'au mois de janvier 1823, époque où les jambes commencèrent à se fléchir sur les cuisses, et celles-ci sur le bassin; en sorte qu'en peu de temps la flexion fut portée à un point tel que les talons étaient appuyés contre les fesses, et les genoux relevés sur la poitrine; l'extension forcée des membres était devenue aussi douloureuse que l'était autrefois la flexion, et quand on était parvenu à allonger ces extrémités, elles revenaient brusquement à leur première position, dès qu'on cessait les efforts de traction. Ce dernier état persista jusqu'à la mort, qui arriva le 6 octobre 1823, après une longue agonie.

Pendant la durée de cette longue et cruelle maladie, la malade eut, au mois d'octobre 1822, une pleurésie dont elle fut guérie.

Deux mois avant sa mort, plusieurs articulations du carpe et du métacarpe gauche, et celle du genou droit, s'enflammèrent. Les premières s'abcédèrent et suppuraient depuis six semaines quand la malade succomba. On employa sans succès, pendant quelques jours, la strychnine, qui détermina des secousses convulsives et parut aggraver momentanément les souffrances. On administra également l'acétate de morphine à la dose d'un grain, sans aucun succès.

Autopsie cadavérique. On trouva à l'ouverture du cadavre les poumons excavés et remplis de tubercules. Cette affection n'avait pas été soupçonnée.

Le poumon gauche adhérait partout à la plèvre costale, du côté où avait eu lieu la pleurésie.

Les articulations ci-dessus désignées contenaient un liquide purulent; leurs cartilages étaient rugueux et paraissaient détruits dans quelques points.

Le cerveau était sain; le cervelet, en bon état d'ailleurs, offrait en arrière, le long de son bord, sur chacun de ses lobes, une bandelette longue d'un pouce et demi à deux pouces, d'une substance blanche, très ferme, très résistante, paraissant composée de fibres accolées suivant leur longueur, et très intimement adhérentes entre elles.

La moelle épinière était saine jusqu'au niveau de la dixième vertèbre dorsale, où se voyait à sa partie postérieure une tumeur contenue entre les deux feuillets de l'arachnoïde. Cette tumeur oblongue, représentant un ovoïde de deux pouces environ de longueur et couchée longitudinalement dans le canal rachidien, était légèrement bosselée à sa surface, d'une consistance assez ferme, d'un blanc inégalement rosé, sillonnée par de petits vaisseaux qui pénétraient dans son intérieur. Incisée, elle parut composée d'une matière homogène, assez semblable à la substance du cerveau, mais plus ferme, d'une couleur légèrement rosée, et offrant, quand on la déchirait, des granulations petites, mais bien distinctes. Elle était parcourue dans tous les sens par des vaisseaux membraneux et très déliés; elle n'adhérait nullement à la moelle épinière qui, dans toute la partie qui lui correspondait, était ramollie dans toute son épaisseur à consistance de bouillie épaisse dans l'étendue de deux pouces environ, et qui, vers le point le plus volumineux de la

(1) Bayle, *Sur quelques points de la physiologie et de la pathologie du système nerveux, Revue médicale.* t. II, p. 48. avril 1824. Observation recueillie par le docteur Collin.

tumeur, semblait coupée transversalement; en sorte que les deux portions, isolées par un léger intervalle, représentaient deux cônes adossés par leur sommet. Un examen très attentif de la portion ramollie de la moelle ne laissa apercevoir aucune fibre qui ne participât à cette altération.

Les membres étaient atrophiés; le volume des nerfs ne paraissait pas diminué.

L'indication des rapports de la tumeur est trop vaguement exprimée pour qu'on puisse affirmer que cette production morbide appartînt à la dure-mère. Cependant, si l'on considère qu'elle n'adhérait aucunement à la moelle épinière, et qu'on dit qu'elle était contenue entre les feuillets de l'arachnoïde, on conçoit difficilement que, n'étant pas libre dans la cavité de cette membrane, elle n'ait pas été adhérente à la dure-mère par l'intermédiaire du feuillet séreux qui la tapisse.

V.—Traube, *loc. cit.*, II b., p. 1005. Nous nous bornons à citer le sommaire de cette observation.

Mixome comprimant la partie inférieure de la moelle dorsale. Début de la maladie 20 mois avant la mort, immédiatement après un fort refroidissement, avec douleurs intenses dans l'hypochondre gauche, qui sont augmentées par les mouvements des bras et les inspirations profondes et qui ne passent que plus tard sur l'épine dorsale. Quelques mois seulement après le début de la maladie, la motilité et la sensibilité diminuent dans les membres inférieurs. La paralysie se manifeste d'abord sur la jambe droite, puis sur la gauche et augmente par saccades. — 8 mois après le début de la maladie, paralysie motrice complète des membres inférieurs, paralysie presque absolue de la sensibilité. — Dans les quatre derniers mois, pouvoir réflexe exagéré avec perte entière des mouvements volontaires et de la sensibilité. — Dans les deux derniers mois, fièvre rémittente irrégulière et pyélonéphrite qui s'accuse par la présence du pus et du sang dans les urines.

On trouve dans Brown Séquard *(Course of Lectures on the Pathology, and Pathology of the central nervous system. —* Philadelphia, 1860, Case 12, 20, 35, 38, Hardy, *Arch. de méd.* 1834, vol. V, p. 229; Or., *Mémoires de la Société de Biologie* 1874; Gendrin, in Abercrombie; Annan, *American Journal of the medical sciences*, vol. II, july 1841) d'autres observations plus ou moins nettes de tumeurs intrarachidiennes. Cruveilhier aussi en cite de très remarquables.[1] Chez un des malades, les symptômes s'étaient montrés à la suite de fortes excitations psychiques, pendant qu'on se battait dans les rues à Paris.

Symptomatologie. — Si, nous reportant à ces observations et à d'autres analogues, nous essayons de décrire la symptomatologie des tumeurs des méninges, nous trouvons une série de symptômes qui par leur ensemble paraissent suffisants pour rendre le diagnostic possible, au moins dans bien des cas. Néanmoins ce diagnostic est très difficile à poser. Il n'y a pas de symptôme pathognomonique, pas même une série symptomatique spéciale aux seules tumeurs intrarachidiennes. Dans les différents cas, les symptômes ont présenté des variations assez notables et ceux mêmes qui, jusqu'à un certain point, pourraient passer pour caractéristiques n'ont pas existé d'une façon constante. On ne saurait arriver directement à la connaissance de la tumeur cachée profondément dans l'intérieur du canal spinal, et ce n'est que par une étude minutieuse de toutes les manifestations morbides que souvent nous pouvons tantôt affirmer le diagnostic, tantôt seulement le donner comme très probable.

En général les symptômes dus à des tumeurs sont analogues à ceux des affections des vertèbres, qui elles aussi amènent une compression localisée de la moelle. Il n'y a pas de déformation du rachis il est vrai, mais il y a raideur dans les mouvements de la colonne rachidienne au niveau du lieu malade. Si nous nous rappelons la marche des tumeurs provenant des méninges, nous voyons qu'elles naissent latéralement; qu'elles amènent d'abord des symptômes de compression sur les méninges et sur les racines nerveuses, de la douleur et de la raideur locale, des douleurs irradiées, puis des paralysies locales, de l'atrophie et de l'anesthésie; plus tard viennent s'ajouter des signes de compression de la moelle elle-même : convulsions, hyperesthésies, paralysies d'abord peu intenses. Plusieurs fois on a observé l'hémiplégie spinale (Brown-Séquard) comme conséquence d'une compression unilatérale. Finalement il s'établit des paraplégies complètes avec paralysie des sphincters, décubitus et cystite, qui amènent la mort.

(1) J. Cruveilhier, *Anatomie pathologique du corps humain*, in-folio, liv. XXXII, p. 17.

Les symptômes particuliers se rapportent à la paralysie par compression, et nous en avons indiqué plus haut les particularités plus ou moins caractéristiques.

1. Nous avons vu page 66 qu'un signe de la compression locale fréquent et important pour le diagnostic était l'*exagération du pouvoir réflexe* dans les membres paralysés : insensibles ou à peu près aux ordres de la volonté ils sont vigoureusement projetés en l'air lorsqu'on pique la plante du pied, ils se fléchissent dans la hanche et le genou, ou sont agités par de fortes secousses cloniques. Ce symptôme que nous avons appris à connaître dans les maladies des vertèbres, Duchenne [1], Rühle et d'autres en ont fait ressortir la valeur diagnostique : on observe alors les phénomènes qu'amène une section transversale de la moelle. Mais autant ce symptôme est important quand il existe, autant il est peu constant, comme nous l'avons déjà fait remarquer à propos des affections des vertèbres. Rühle pensait qu'on ne le rencontrait que dans les compressions lentes et non dans les paralysies causées par une compression brusque ; nous avons montré plus haut que le désaccord qui existe entre les faits cliniques et les expériences physiologiques était en relation avec l'extension d'un processus inflammatoire dans la moelle, qui se développe d'ordinaire dans les paralysies à début rapide, mais que l'on peut trouver dans les compressions lentes. Il ne s'agit pas là d'une dégénération descendante de Ludwig Türck, mais bien d'une myélite descendante de la substance grise surtout reconnaissable aux altérations des cellules nerveuses [2]. Celle-ci a son point de départ dans la myélite locale et explique suffisamment la disparition du pouvoir réflexe. D'ordinaire cependant, comme le prouvent les observations citées plus haut, nous voyons dans les cas de compression de la moelle par des tumeurs, le pouvoir réflexe conservé ou augmenté à un haut degré : dans ces cas l'altération de la moelle consiste notamment en atrophie et ramollissement par compression ; il est fréquent de voir s'ajouter de la myélite qui peut se développer lentement ou rapidement et amener, en s'étendant vers la partie inférieure, la diminution ou même l'abolition du pouvoir réflexe ; aussi n'est-il pas rare que ce symptôme existe d'une façon très nette au début, puis diminue en intensité et disparaisse. Plus l'affection locale siège haut, plus l'exaltation de l'excitabilité réflexe est manifeste ; lorsque la tumeur est située dans la région dorsale ou cervicale, les jambes font, spontanément ou quand on les excite, des mouvements très étendus et il se produit des contractures qui finalement mettent en contact les talons avec les ischions ; lorsque la tumeur siège plus bas, il se produit d'ordinaire seulement des secousses cloniques dans les jambes avec tension des extenseurs de la cuisse.

2. Le second symptôme important sur lequel Cruveilhier a attiré l'attention comme signe des paralysies par compression, c'est la grande *douleur* qui accompagne les paralysies : la *paraplégie douloureuse*. Ce symptôme n'est pourtant pas constant ; mais il est extrêmement rare qu'il y ait absence de douleurs s'irradiant dans les parties paralysées. Nous reparlerons plus bas en détail de ces douleurs.

3. A l'exagération du pouvoir réflexe se rattachent les *contractures*. Dans certains cas, elles sont tellement persistantes que la hanche et le genou sont fléchis et que le talon est ramené vers les ischions. Il est quelquefois absolument impossible de modifier cette position, ou bien on n'y parvient que progressivement et au prix de souffrances pour le malade. D'autres fois ce sont les adducteurs qui sont contracturés et on ne peut écarter les cuisses l'une de l'autre. Ces contractures,

---

[1] Duchenne (de Boulogne), *De l'électrisation localisée et de son application à la pathologie et à la thérapeut.*, 3ᵉ édition, Paris, 1872.

[2] Elle était bien évidente dans l'observ. II p.332, et on pouvait la poursuivre jusque dans le renflement lombaire.

résultat de l'exagération du pouvoir réflexe, ne sont pas, en somme, extrêmement fréquentes, elles manquent souvent, surtout dans les cas où la myélite prend le pas sur la compression.

4. La *raideur dans les mouvements de la colonne vertébrale* est un des symptômes les plus importants ; elle est semblable à celle qui accompagne les maladies des vertèbres et des méninges. Elle est surtout évidente lorsqu'elle porte sur les parties mobiles du rachis, comme dans l'observation II, p. 332, mais peut aussi être constatée sur d'autres points (observ. III, p. 336). Les mouvements sont gênés en totalité ou en partie et lorsqu'on cherche à en imprimer, on occasionne de fortes douleurs aux endroits malades, ainsi qu'une exagération des douleurs irradiées. Ce signe, que nous ne trouvons indiqué nulle part, est tout à fait analogue à la raideur unilatérale de la nuque qu'on observe dans les tumeurs du cervelet quand elles compriment la moelle allongée. Elle s'explique par la compression plus forte qui se produit au moment où les vertèbres se fléchissent. De nouvelles observations nous diront si ce symptôme est constant.

Les symptômes moins immédiats sont les suivants :

5. La paralysie existe le plus souvent sous forme de *paraplégie*. Au début de la maladie, il y a des *paralysies limitées* qui frappent un membre, un bras ou une jambe, ou peuvent se montrer sous forme *hémiplégie spinale*. La *sensibilité* est généralement en souffrance de bonne heure en même temps que la motilité. Dans une période ultérieure, lorsque la compression est devenue forte ou qu'il y a myélite, les formes graves de paralysies font leur apparition : motilité et sensibilité sont abolies, les sphincters, la vessie, l'intestin, sont paralysés, et la cystite et le décubitus amènent la mort.

6. Les *convulsions spontanées* sont presque aussi fréquentes que l'exagération du pouvoir réflexe (voyez l'observation du nᵒ Wolff, page 332), et semblent avoir une signification identique. Elles consistent en secousses quelquefois assez fortes pour que les membres convulsés soulèvent les couvertures ; elles surviennent en même temps que les douleurs lancinantes qui traversent les membres, et elles semblent pour cette raison se rattacher aux phénomènes de nature réflexe.

7. Il y a des *douleurs* de différentes espèces très importantes pour le diagnostic.

a) La *douleur de reins* est fréquente, mais non constante. C'est une douleur qui existe en un point déterminé de la colonne vertébrale, et qui correspond au siège de la tumeur. Elle s'étend à une, deux ou trois vertèbres, elle est spontanée ; elle diminue et cesse par intervalles ; elle est constrictive, rarement unilatérale, ou bien plus forte d'un côté que de l'autre ; le plus souvent elle occupe la ligne médiane. La pression et la percussion des vertèbres correspondantes l'exagèrent presque toujours ; elle est augmentée aussi et plus considérablement par les mouvements du rachis ; les mouvements de flexion l'exagèrent surtout, mais aussi ceux de latéralité, selon le siège de la maladie.

b) Les *douleurs irradiées* sont dues à la pression de la tumeur sur les racines nerveuses. Elles sont par conséquent de nature névralgique, elles s'irradient, sont déchirantes, lancinantes, constrictives, souvent d'une grande intensité, en général rémittentes ou intermittentes. Leur distribution est réglée par le trajet des nerfs affectés : ainsi, de la partie cervicale, elles gagnent les bras et sont en rapport avec les racines intéressées ; dans les tumeurs de la partie lombaire et surtout de la queue de cheval, elles vont des reins dans les membres inférieurs. Lorsque la tumeur siège dans la région dorsale, les douleurs ont le caractère d'une constriction souvent circulaire et siègent à des hauteurs différentes ; quand elles existent sur le thorax, elles sont accompagnées d'oppression ; à l'épigastre elles s'associent à de la gastralgie ; très souvent, lorsqu'elles affectent les membres, il y a sensation d'engourdissement, de fourmillements, tous phénomènes causés par la compression des nerfs. Dans bien des cas, elles restent limitées à un côté du corps, au moins pendant un certain temps; dans d'autres elles sont égales des deux côtés.

Il s'y joint souvent des manifestations *vaso-motrices*. Dans l'observation I (Traube) nous avons noté une dilatation des vaisseaux rendue appréciable par la rougeur de la peau. Dans d'autres cas il y a refroidissement des extrémités. On n'a pas, à notre connaissance, signalé le zona, mais comme il a été vu dans les cancers des vertèbres, il est très possible qu'on l'observe aussi dans les tumeurs de la moelle.

c) L'*hyperesthésie* ou l'*anesthésie* sont en relation avec les douleurs irradiées de la même façon que dans les névralgies de cause centrale en général.

8. Parmi les *manifestations trophiques*, la plus fréquente et la plus importante est le *décubitus* qui n'offre ici rien de spécial. On voit quelquefois d'autres affections de la peau, l'herpès, etc. L'état des muscles paralysés est important à considérer. Dans les cas types de paralysies par compression, la nutrition se conserve assez bien, tout comme l'action réflexe et la contractilité électrique : ce n'est que peu à peu qu'il se produit un peu d'amaigrissement. Les muscles contracturés deviennent rigides, comme nous l'avons dit, et leur excitabilité mécanique est augmentée ; ils s'atrophient généralement ; exceptionnellement ils peuvent s'hypertrophier et même il s'agit alors d'hypertrophie vraie. Nous avons actuellement dans nos salles une jeune fille atteinte de paraplégie douloureuse avec contractilité réflexe très exaltée : les jambes sont fortement fléchies et contracturées au point qu'on ne peut pas les étendre ; les fléchisseurs de la jambe, le semi-tendineux et le semi-membraneux, comme le biceps, sont le siège d'une forte hypertrophie, moindre à droite qu'à gauche ; les muscles hypertrophiés sont durs. Quand il survient une myélite rapide (ramollissement), il se fait une névrite des troncs nerveux avec atrophie graisseuse, et dans ces cas il se développe tout aussi rapidement une notable atrophie des muscles avec diminution et perte de la contractilité électrique. Enfin la tumeur peut, par une compression toute locale, amener des atrophies partielles, par exemple d'un bras, comme dans l'observation II, p. 332.

Marche. — Dans bien des cas, les premiers symptômes d'irritation des racines nerveuses ou des méninges embrassent une très longue période de temps et même des années, de telle sorte qu'il est à peine possible de comprendre leur signification. Dans d'autres cas, les choses marchent beaucoup plus vite, et la maladie aboutit très rapidement à une compression de la moelle ou à une myélite par compression. En général la rapidité avec laquelle se développent les symptômes est en rapport avec la vitesse de croissance de la tumeur ; ce n'est cependant pas toujours vrai, car la facilité plus ou moins grande de réaction de la moelle a aussi sa part d'importance. En général la marche de la maladie est lente, mais non régulière : elle ne correspond pas exactement à la croissance lentement progressive du néoplasme. D'ailleurs il n'est pas impossible que la tumeur elle-même se développe irrégulièrement, par saccades, que même par moments elle diminue. Mais les principales oscillations de la marche sont dues à la myélite qui, par essence, a un cours variable et peut tantôt s'aggraver et tantôt s'améliorer. Cette myélite par compression est analogue à une myélite aiguë : quelquefois elle se développe avec une extrême rapidité, elle est presque foudroyante et amène une paralysie intense en quelques heures ; le plus souvent cependant il y a eu d'abord des prodromes : douleurs, tensions, parésies dans les parties qui seront plus tard paralysées, puis apparaît assez soudainement une paralysie intense. Dans d'autres cas celle-ci ne s'établit pas complètement du premier coup, mais en plusieurs étapes séparées par quelques jours ou quelques semaines. Ces paralysies subites sont précisément celles qui sont susceptibles d'amélioration, bien qu'on observe rarement de véritables régressions. Néanmoins dans les cas de tumeurs intrarachidiennes, la paralysie progresse d'une façon continue : telle est la règle générale; pourtant il peut survenir accidentellement des améliorations qui s'expliquent par le fait de l'existence précoce de la myélite. Chose importante, l'affection de la moelle gagne toujours transversalement, c'est-à-dire qu'une paralysie d'abord incomplète d'un segment du corps devient complète suivant le sens transversal et que jamais la paralysie ne s'étend plus haut : les bras étaient-ils par exemple indemnes dès le début, ils restent indemnes jusqu'à la fin; la myélite peut, il est vrai, descendre et faire disparaître le pouvoir réflexe, mais c'est là une exception. La maladie est presque toujours chronique. Rarement la mort survient dans un espace de temps peu considérable (de un, deux à trois mois). D'ordinaire la maladie dure de longs mois et même des années ; de même que la croissance de la tumeur est souvent lente, de même que la myélite peut rester stationnaire ou même rétrocéder, de même aussi les symptômes ne sont pas toujours rapidement progressifs ; dans bien des cas ils restent longtemps stationnaires, comme cela se voit notamment dans les cas de tumeurs de la région lombaire: les malades vivent avec leur paralysie pendant des années et ne succombent souvent que par le fait d'un accident. D'autre part, lorsque la tumeur n'a pas de tendance à grandir, les symptômes de compression n'augmentent pas non plus. En général aussi la durée de la maladie est d'autant plus grande que la tumeur est située plus bas. La durée la plus longue appartient aux tumeurs de la queue de cheval, la plus courte aux tumeurs qui compriment la moelle allongée. Cependant l'observation du n° Wolff démontre que les tumeurs de la région cervicale peuvent avoir une marche lente et durer plusieurs années.

Pronostic.—Le pronostic est évidemment mauvais. Nous n'avons aucun moyen pour faire résorber les tumeurs ou pour arrêter leur évolution. Lorsqu'elles compriment toute la moelle, la paralysie complète ne tarde pas à apparaître, mais la rapidité de la croissance du néoplasme ne saurait être annoncée à l'avance. La maladie ne progresse pas toujours, elle peut rester longtemps stationnaire et même s'amender un peu. Le danger dépend de l'intensité de la paralysie et quelquefois du développement de la cystite et du décubitus. On n'a jamais observé ni amélioration considérable ni guérison, et la nature même de la maladie ne permet pas de l'espérer. La plupart des cas se terminent par la mort dans une période variant d'une demi-année à trois ans; chez quelques malades, la vie s'est prolongée plus longtemps. En formulant le pronostic, il faudra aussi se rappeler la difficulté du diagnostic, qui est entouré de nombreuses causes d'erreur.

Diagnostic. — Relativement au diagnostic, les symptômes les plus importants sont : douleur siégeant en un point de la colonne vertébrale, gêne localisée dans les mouvements du rachis, douleurs irradiées, exagération du pouvoir réflexe, augmentation successive, mais non régulièrement progressive, des symptômes de paralysie. — Les tumeurs des méninges peuvent être confondues avec presque toutes les maladies des vertèbres, des méninges et de la moelle, et ce n'est que par une observation très exacte, par une étude complète des symptômes et de la marche, qu'on peut donner quelque certitude au diagnostic différentiel.

Étiologie. — L'étiologie des tumeurs des méninges est tout aussi incertaine que celle des tumeurs en général. On invoque souvent le traumatisme, un coup contre la colonne vertébrale, un ébranlement (observat. d'Ollivier); dans d'autres cas on a accusé le froid, l'état puerpéral. Nous sommes porté à croire qu'une altération psychique comme la peur, par exemple, est une cause importante. Le docteur Kohts a cité un cas d'après Cruveilhier [1], et un autre observé à la clinique de

---

1) J. Cruveilhier, *Anatomie pathologique du corps humain*, in-folio, liv. XXXII, p. 17.

Strasbourg qui sont en faveur de cette opinion. Nous avons également vu des tumeurs du cerveau dont les premiers symptômes se sont manifestés après une impression morale très vive.

Traitement. — Il ne peut être question encore aujourd'hui que d'un traitement symptomatique destiné à diminuer la douleur, car nous ne connaissons aucun moyen d'arrêter la marche des tumeurs ni de les faire se résorber : le seul remède serait l'extirpation après trépanation de la colonne vertébrale. Ce traitement est absolument impraticable tout comme dans les fractures de la colonne vertébrale. Indépendamment de la difficulté du diagnostic, il faut considérer la gravité de l'opération qui laisserait peu d'espoir de succès. Pourtant, dans les cas désespérés, une tentative de trépanation serait suffisamment justifiée (voyez remarques de l'obs. III, p. 338).

Ajoutons quelques remarques sur les *tumeurs de la queue de cheval,* et sur celles de la partie la plus inférieure de la moelle (*filum terminale*). Nous avons déjà dit que, grâce à la grande largeur du canal rachidien inférieur, relativement aux fibres nerveuses qu'il contient, des tumeurs kystiques pas trop grandes peuvent y rester à l'état latent. Mais si ces tumeurs grandissent, il se manifeste des symptômes qui, à cause du siège de la lésion, diffèrent à certains égards de ceux que nous venons d'exposer. La paraplégie douloureuse est très marquée: les douleurs sont localisées dans les reins, d'où elles irradient dans les membres inférieurs ; elles sont déchirantes, lancinantes, très souvent accompagnées de fourmillements. Les symptômes se montrent d'un ou des deux côtés; il survient une paralysie de la motilité et de la sensibilité, quelquefois unilatérale au début, mais marchant progressivement vers la paraplégie complète; il s'y joint une paralysie des sphincters. Les muscles des jambes s'atrophient par suite de la pression sur les nerfs de la queue de cheval, et il survient de violentes contractures qui mettent les talons presque en contact avec les ischions. La durée de la maladie dépasse généralement plusieurs années.

Observation I. — Le Dr Benjamin, de Hambourg, a publié l'observation suivante (Virchow's *Arch.* XI, 1857, p. 87) comme un cas de névrome des méninges rachidiennes. Malade âgé de 60 ans ; pendant 7 ans douleurs parcourant les membres inférieurs, qui se paralysèrent bientôt ainsi que la vessie. Cet état persista sans modification jusqu'à la mort; la paralysie motrice n'eut aucune influence sur les douleurs, dont l'intensité au contraire augmenta toujours et atteignit même à la fin un degré presque insupportable. A l'*autopsie :* cerveau sain ; arachnoïde spinale épaissie. Au-dessous d'un gonflement de la paroi postérieure des méninges du canal sacré, on découvrit, après avoir sectionné ce gonflement, une tumeur piriforme située à 0ᵐ,06 de la terminaison de la queue de cheval et couchée sur elle; cette tumeur était grosse comme une olive, longue de 0ᵐ,03 environ; plusieurs troncs nerveux passaient sur elle, tandis que d'autres la traversaient ; elle était dure, d'un éclat nacré ; la surface de section offrait une structure analogue à la moelle et creusée de cavités ; le microscope y montrait des cellules de pus, de fines fibres nerveuses, des corpuscules amyloïdes et des granulations graisseuses.

Observation II. — J. W., soldat de 22 ans, éprouve de violentes douleurs qui, partant du sacrum, s'irradient vers les jambes Au bout d'un certain temps apparaissent des signes de parésie qui nécessitent son transport à l'hôpital. Les symptômes paralytiques augmentent jusqu'à constituer une paralysie complète, tandis que les douleurs continuent sans rien perdre de leur intensité. Enfin il survient du décubitus et de la cystite, et le malade meurt environ un an après l'apparition des premiers accidents. A l'*autopsie,* tumeur siégeant au commencement de la queue de cheval, dure et de la grosseur d'une petite noix. Moelle légèrement aplatie au-dessous de la tumeur, mais du reste parfaitement saine.

Nous rapportons encore à cette maladie deux cas que nous observons actuellement dans notre service à l'hôpital de Strasbourg. Comme les deux malades sont encore vivants, le diagnostic ne peut être donné que comme probable. L'histoire détaillée de l'un de ces malades a été rapportée par le Dr Koths, *loc. cit.*

b) Tumeurs de la moelle elle-même. — Les tumeurs de la moelle elle-même ont dans leur développement, leur marche et leurs symptômes la plus grande analogie avec les tumeurs des méninges, d'autant que la majeure partie de ces tumeurs tire son origine des méninges et de là va pénétrer dans la moelle, et c'est pour cela que nous en parlons ici. Dans quelques cas la nature anatomique des tumeurs de la moelle et des tumeurs de ses enveloppes est identique, dans d'autres il y a des différences, car les cystosarcomes ne se développent pas ausssi facilement dans le parenchyme médullaire que les myxomes et les gliômes. L'action sur la moelle est la même que celle produite par les tumeurs méningées : atrophie de la substance nerveuse consécutive à la compression ou bien paralysie par ramollissement inflammatoire. Quelquefois lorsque la tumeur part des méninges pour pénétrer dans la moelle et se substituer à elle, la situation est la même que dans un cas de tumeur méningée. Elle n'est pas identique quand la tumeur est centrale et se développe davantage dans le sens de l'axe longitudinal de la moelle; dans ces conditions son action mécanique n'est plus semblable, ce qui se révèle par des différences symptomatiques.

Les sarcomes de la moelle (myxosarcomes, gliosarcomes, fibrosarcomes) sont beaucoup plus rares que les tumeurs analogues des méninges. Leur histoire est assez peu riche. Virchow *(Pathol. des tumeurs,* trad. par P. Aronssohn, II, p. 376) dit qu'il n'a pas observé lui-même un seul cas de sarcome primitif du parenchyme médullaire, et que parmi les rares observations dont il a connaissance, pas une ne lui semble absolument certaine. La description des sarcomes, cancers, stéatomes, telle qu'on la trouve dans les observations anciennes, est le plus souvent insuffisante; c'est ce qui a lieu pour le cas de Sonnenkalb [1] : à l'autopsie d'un homme qu'il avait soigné pendant dix-huit ans, il trouva, au niveau de la 3e à la 5e vertèbres cervicales, la moelle gonflée et transformée en une masse ovale et dure du volume d'un œuf de pigeon; cette tumeur était parcourue à l'intérieur par des fibres rayonnées (stéatome); le reste de la moelle était plus petit et plus dur qu'à l'ordinaire. On trouve dans Gottschlak [2] une observation très remarquable due à Hutin. Un homme de 74 ans avait fait plusieurs chutes sur le dos sans qu'il y prêtât attention; il se développa progressivement chez lui une paraplégie qui devint extrêmement douloureuse à la fin. A l'autopsie on vit le renflement lombaire de la moelle fortement augmenté de volume; son centre était occupé par une tumeur fibreuse, blanchâtre, grosse comme une noisette. Förster a trouvé un sarcome de la moelle à l'autopsie d'un jeune homme de 18 ans; la tumeur occupait le centre de la moelle fort augmentée de volume et s'étendait dans presque toute sa longueur.

Plus récemment on a publié plusieurs cas de tumeurs de la moelle qui méritent l'attention non-seulement au point de vue des lésions anatomo-pathologiques, mais encore à cause de l'histoire clinique qui en a été faite.

Telle est une observation de Bouillaud *(Journal des connaissances médicales,* 1844, vol. XI, p, 40.)

Un jeune homme entré le 10 juin 1839 à l'hôpital de la Charité se plaint de douleurs dans l'épaule gauche et dans la nuque. Le lendemain il ne peut plus tourner la tête. Pas de paralysie motrice ni sensitive, mais le bras gauche est faible. Le 19 juin céphalalgie, p. 52 à 56; pas de paralysie, mais faiblesse des jambes. Le 25 mort au milieu de symptômes de méningite. A *l'autopsie* on trouve l'extrémité inférieure du segment cervical de la moelle fortement élargie; elle contient une tumeur cancéreuse grosse comme une forte olive, autour de laquelle la substance cérébrale est très ramollie. Elle siège sur la partie postérieure de la moelle et provient des méninges.

Oskar Schüppel a publié deux observations *(Das Gliom und Gliomyxom der Rückenmarks (Archiv der Heilkunde,* Band VIII, p. 113.)

OBSERVATION I. — Homme de 50 ans, buveur, qui n'est tombé malade que deux mois avant son entrée à l'hôpital. Il éprouva d'abord de la faiblesse dans le bras droit et de la difficulté pour

---

(1) Voy. Ollivier (d'Angers), *Maladies de la moelle épinière,* II, p. 402.

(2) Hutin, *Recherches et observations pour servir à l'histoire anatomique, physiologique et pathologique de la moelle épinière. (Nouvelle Biblioth. médicale,* 1828). Gottschlak's *Sammlung,* etc., t. II, p 39.

étendre les doigts de la main droite. Quatre mois après, au commencement d'août, raideur dans les reins et la nuque, qui fait qu'il ne peut se redresser qu'avec peine lorsqu'il est couché dans son lit; engourdissement des membres supérieurs, surtout à droite; il lui semble qu'il marche sur du duvet; il oscille quand on lui ferme les yeux; sensations analogues dans le bras droit. A la fin d'août, le bras gauche s'affaiblit; pression sur les nerfs du cou douloureuse des deux côtés. Aggravation progressive malgré l'emploi du fer rouge. Environ un an après son entrée à l'hôpital, le malade ne peut plus rester levé; douleurs dans les reins et fort œdème des deux bras; la pression sur la 7e cervicale est douloureuse; au lit il ne souffre pas. Au mois d'octobre de l'année suivante, la motilité est tellement diminuée que le malade ne peut accomplir dans son lit que les mouvements de flexion dans la hanche et le genou, etc., et cela sans force; marche et station impossibles. Sentiment de constriction autour de la taille. Diminution de la motilité dans les membres supérieurs, surtout dans les mains et les avant-bras, tandis que les deltoïdes et les muscles des épaules agissent avec vigueur; doigts à demi fléchis; avant-bras droit œdématié; pas de douleurs le long du rachis; urine et selles involontaires; décubitus; pas de fièvre. Pas de trouble intellectuel. Le 30 octobre, le bras droit est complètement paralysé, le gauche parésié. Les deux jambes sont très amaigries et froides. Plus tard diarrhée, décubitus, vomissements. — Mort le 19 novembre 1863. — A l'*autopsie*, scoliose vertébrale : les apophyses épineuses sont déviées en haut vers la droite, en bas vers la gauche. Le sac de la dure-mère est large; lorsqu'on l'a ouvert, on trouve sur la partie cervicale inférieure de la moelle une tumeur diffuse dont la partie la plus grosse a environ le volume du pouce d'un adulte. Au niveau de la tumeur la moelle cervicale est volumineuse; la partie supérieure et la moelle allongée sont d'épaisseur normale, la partie dorsale est plutôt amincie. La tumeur, vue à travers la pie-mère, semble d'un brun noirâtre; la pie-mère qui la recouvre est jaune brun, au-dessous moins brunâtre. Les veines sont très distendues. Les racines des 6e, 7e et 8e nerfs cervicaux sont, à droite, englobées dans la tumeur, normales à gauche. La tumeur située à la partie inférieure de la moelle cervicale est ellipsoïde; elle a 0^m,03 de long, 0^m,015 de large; c'est un gliome qui occupe surtout la partie droite de la moelle; seulement derrière la commissure elle empiète sur la gauche et comprime le cordon et la corne postérieurs. Entre le néoplasme et ce qui reste du tissu médullaire on trouve partout du sang récent, en certains points encore liquide; en haut, il s'étend jusqu'à la partie supérieure de la tumeur; en bas, l'hémorrhagie occupe à gauche toute la substance grise de la partie dorsale jusqu'à 0^m,04 au-dessus du renflement lombaire; à droite la substance grise dorsale jusqu'au milieu du renflement lombaire. Dans la partie cervicale de la moelle, trois kystes à parois lisses occupent le canal central, qui est élargi.

OBSERVATION II. — Jeune fille de 23 ans qui, subitement, en octobre 1865, fut prise dans les reins et dans la nuque de fortes douleurs qui durèrent quinze jours; en janvier étant enceinte de quatre mois, elle fit une chute sans conséquence directe, mais il se développa des douleurs constrictives autour du ventre plus intenses dans la position assise que dans la position couchée. En même temps fourmillements dans les deux jambes et dans le bras gauche. Depuis le commencement de février les douleurs augmentant, elle doit garder le lit. Trois semaines après gêne dans les mouvements des membres inférieurs avec des convulsions non douloureuses presque continues. La station était devenue impossible, mais elle pouvait remuer les jambes quand elle était couchée. Les douleurs s'étendaient du sacrum vers la nuque; peu à peu le bras gauche s'affaiblit et devint douloureux par moments. En juin accouchement naturel; la paralysie s'améliora et la marche redevint possible pourvu que la malade eût un point d'appui. Cette amélioration persista presque pendant quatre mois, lorsque tout d'un coup sans cause appréciable, quinze jours avant son entrée, la malade s'affaissa en marchant et se trouva dans l'impossibilité de se tenir debout; elle ne put plus exécuter avec les membres inférieurs que de légers mouvements; anesthésie, paralysie de la vessie, raideur douloureuse du cou, amaigrissement. Mort sept jours après. A l'*autopsie*, gliome de la moelle avec inflammation chronique des méninges. Scoliose[1], mais vertèbres saines. Moelle cervicale aplatie et fortement ramollie; partie inférieure de la moelle également ramollie; moelle augmentée de volume dans toute sa longueur, surtout dans sa partie cervicale. Une section entre la 1re et la 2e vertèbre cervicale laisse voir au centre une substance rosée presque transparente, fortement ramollie; à la périphérie il persiste encore un peu de substance médullaire blanche. Cette substance constitue un cylindre situé au milieu de la moelle, remontant jusqu'au bulbe, plus épais dans la partie cervicale, plus mince dans la partie dorsale et se prolongeant sans interruption jusqu'au renflement lombaire. La tumeur est bien limitée, homogène avec de petits extravasats sanguins. Au microscope sa partie centrale présente la texture du myxome, et celle du gliome à la périphérie.

E.-K. Hoffmann[2], médecin de l'asile d'aliénés de Meerenberg, près Harlem, a publié également plusieurs observations de ce genre.

(1) Schüppel admet que la scoliose n'a débuté qu'avec la maladie de la moelle. La courbure correspondait au côté où siégeait la tumeur, mais se trouvait un peu plus bas que celle-ci.
(2) E.-K. Hoffmann, *Beiträge zur Kenntniss der Geschwülste des Gehirns und Rückenmarks. (Zeitschrift f. rat. Medicin.* Leipzig und Heidelberg, Band XXXIV, p. 179, 1869, III^{er} Fall).

Gliomyxome dans la partie supérieure de la moelle lombaire. Accumulation considé-rable de graisse gélatiniforme sur la face externe de la dure-mère spinale.

Femme de 43 ans, entrée le 10 mai 1867, malade depuis neuf mois. Douleur dans la région lombaire, incurvation latérale de la colonne lomb i e; sensibilité des membres inférieurs exagérée presque jusqu'à l'hyperesthésie; urines et selles involontaires; marche chancelante; amaigrissement des deux jambes; troubles psychiques. — Après quelque temps, amélioration; la malade se lève; marche évidemment tabétique. En 1868 subitement mouvements convulsifs violents de tous les muscles; contractions réflexes au moindre attouchement léger. Temp. 40°. Mort.

Autopsie. — Dure-mère normale jusqu'à la 7e vertèbre dorsale. Arachnoïde trouble. Moelle normale jusqu'à la dernière vertèbre dorsale. Au niveau et en arrière, tumeur grosse comme un gland, jaune-rougeâtre, gélatineuse, située dans l'épaisseur de la moelle, soudée à la pie-mère mais non à la dure-mère. La tumeur a $0^m,043$ de long et $0^m,008$ de large; elle pénètre de $0^m,007$ dans la moelle; elle siège essentiellement dans les deux cordons postérieurs et un peu dans la partie postérieure des cordons latéraux; elle n'est pas exactement limitée et se confond progressivement avec le tissu de la moelle[1].

Si nous comparons les observations qui précèdent au tableau symptomatique des tumeurs des méninges, nous reconnaissons des analogies évidentes. Nous retrouvons un certain nombre des *symptômes* que nous avons reconnus être d'une grande importance pour le diagnostic des tumeurs des méninges: a) La *douleur* irradiée lancinante, souvent accompagnée de fourmillements. b) La *raideur de la colonne vertébrale* en rapport avec le siège et l'étendue de la tumeur. Nommons aussi la *scoliose* notée dans deux observations: la courbure s'était faite du côté de la tumeur. On ne dit pas si les muscles étaient le siège d'une contraction spasmodique, cependant l'analogie avec la raideur de la nuque et du rachis est frappante. Il est remarquable que dans les observations de tumeurs des méninges qui se développent assez souvent d'un côté on n'ait pas remarqué de scoliose [2]. c) Une *paralysie graduellement progressive* intéressant, suivant le siège de la tumeur, les membres inférieurs seuls ou en même temps les supérieurs. La paralysie est toujours précédée pendant un certain temps par la douleur. Dans la paraplégie avancée, la sensibilité est également atteinte et les sphincters sont paralysés. d) *La marche de la maladie* est en général progressive, mais il y a des arrêts qui durent, non pas seulement des mois, mais des années; on voit même des améliorations qui, ici encore, ont pour cause une rémission de la myélite par compression. Les aggravations surviennent le plus souvent subitement, sous forme apoplectique. e) *Les convulsions spontanées* douloureuses ou non, ainsi que *l'exagération du pouvoir réflexe*, sont rarement indiquées, mais sont quelquefois notées comme très intenses. Elles semblent n'avoir pas existé d'une façon constante, ni même très longtemps: ceci tient probablement à ce que la plupart des tumeurs de la moelle n'occupent pas un siège aussi limité que celles des méninges et n'agissent pas aussi évidemment par leur seule compression. Ou bien ces symptômes s'étendent sur une certaine hauteur de la moelle, ou bien il se joint au ramollissement une hémorrhagie s'écoulant au loin, ou bien enfin (et ceci est probablement une conséquence de la tumeur) le canal central de la moelle subit une dilatation ordinairement kystique dans la partie supérieure de la moelle. Pour toutes ces raisons, l'effet des tumeurs de la moelle n'est pas en général aussi localisé, au moins dans les périodes avancées, que celui des tumeurs méningées. Ce sont les tumeurs qui

[1] Oskar Schüppel (*Archiv der Heilkunde*, 1867, p. 136) remarque qu'on a déjà observé des tumeurs myxomateuses de ce genre et rappelle une observation de Hutin (*Bull. de la Société anat.*, t. II, p. 177), citée par Lebert (*Traité d'anatomie pathologique*, t. II, p. 107). Comme cette citation pourrait avoir plus tard une importance historique, nous ferons remarquer à notre tour qu'il nous semble n'être question, dans ce cas, que d'une dégénération grise des cordons de la moelle. On énumère comme symptômes: mouvements convulsifs des quatre membres, paralysie complète de la sensibilité et cécité. La moelle était, du haut en bas et en arrière, jaunâtre, transparente, brillante, semblable à une forte solution de gomme et entourée à l'intérieur d'une masse gélatineuse: les racines nerveuses postérieures avaient une couleur jaune grisâtre. La partie antérieure de la moelle était saine.
[2] Dans l'observation III, p. 332, il existait une forte scoliose dans la partie dorsale.

proviennent de la face interne de la pie-mère qui se rapprochent le plus des tumeurs des méninges. f) *L'étiologie*, autant qu'on peut la déterminer, est semblable; le jeune âge, l'état puerperal, la grossesse, la chute sur les reins, etc., y prédisposent. Il n'est pas encore certain que le *diagnostic* des tumeurs du parenchyme de la moelle soit possible. Cependant les symptômes signalés sont d'aussi bons jalons que ceux qu'on possède pour les tumeurs des méninges et dans certains cas, mais non dans tous, quand les signes les plus caractéristiques existent, on pourrait affirmer l'existence des tumeurs des méninges. Peut-on distinguer les tumeurs de la moelle de celles des méninges? Le petit nombre d'observations que nous possédons ne permet guère de répondre à cette question. La principale différence entre ces deux maladies, est l'étendue des altérations qu'elles causent dans la moelle : une myélite plus diffuse, au moins à une période avancée, et embrassant une certaine hauteur de la moelle, plaidera en faveur d'une tumeur médullaire. L'extension vers le bas ne peut guère être constatée que par la disparition du pouvoir réflexe et une atrophie musculaire notable; la propagation ascendante, qui est plus rare, est plus facile à reconnaître. Les tumeurs des méninges provoquent d'ordinaire une myélite par compression plus circonscrite et à sa suite une paralysie accompagnée des autres symptômes de compression et de l'augmentation du pouvoir réflexe qui persiste généralement pendant la presque totalité de la durée de la maladie et qui est en rapport avec les contractures qui surviennent dans les jambes. Cependant il y a aussi des observations de tumeurs méningées avec paralysie sans augmentation du pouvoir réflexe; mais ce sont le plus souvent des cas dans lesquels se développe une myélite par compression très aiguë et très intense.

Le lecteur jugera si ces différences dans les symptômes peuvent permettre un diagnostic différentiel. Dans la plupart des cas on se déclarera satisfait lorsqu'on aura pu affirmer l'existence d'une tumeur à l'intérieur du canal rachidien. Mais remarquons bien qu'il ne s'agit pas dans cette investigation d'un exercice puéril de diagnostic, mais qu'il est du devoir de la science de chercher à poser un diagnostic différentiel certain. Si l'idée d'une trépanation pour l'extirpation d'une tumeur rachidience peut se présenter à l'esprit, elle ne peut se rapporter qu'à une tumeur des méninges ou à une tumeur périphérique de la moelle : le diagnostic différentiel serait alors d'une importance pratique capitale.

c). *Tubercules de la moelle épinière.*—Les tumeurs tuberculeuses des méninges rachidiennes sont extrêmement rares, si même elles existent. On a souvent décrit sous le nom de tubercules, l'abcès caséeux qui, parti d'une vertèbre cariée, s'est étendu sur les méninges; on trouve il est vrai, à côté de lui, quelques éruptions miliaires plus ou moins volumineuses sur la dure-mère ou la pie-mère; mais nous n'avons pas pu trouver d'observation de tumeur tuberculeuse proprement dite des méninges spinales.

Les tubercules solitaires de la substance médullaire elle-même sont rares aussi, mais on en rencontre un certain nombre d'exemples dans la littérature médicale. Nous traiterons ce sujet dans ce chapitre pour la même raison qui nous a fait parler plus haut des tumeurs de la moelle.

Ollivier, il est vrai, ne rapporte que deux exemples de tubercules dans la moelle allongée. Abercrombie en cite plusieurs. Guersant a vu des tubercules dans la partie dorsale de la moelle [1]. Gerdon en a publié des observations très positives. Cependant toutes les anciennes observations qui parlent de tubercules, laissent toujours quelques doutes dans notre esprit. Lebert a réuni 12 cas de tubercules de la moelle [2]; 6 se rapportent à des malades de 15 à 25 ans; 4 à des sujets

---

(1) Voyez J.-F. Larcher, *Considérations sur le développement des tubercules dans les centres nerveux* thèse, Paris, 1832.

(2) Lebert, *Traité d'anatomie pathologique*, t. II.

350   MALADIES DES MÉNINGES RACHIDIENNES   [PATHOL.]

de 25 à 40 ans, 2 à des individus âgés de plus de 40 ans. Andral a observé un cas de tubercules de la moelle chez un homme de plus de 60 ans. Laurence a vu une masse tuberculeuse qui comprimait le cordon antérieur de la moelle au niveau de la dernière vertèbre cervicale et qui avait amené une paralysie du bras droit (*Gaz. méd. de Paris*, 1842, n° 17). La même année Fischer a décrit une tumeur tuberculeuse de la partie inférieure de la moelle (*Transact. of the prov. med. et surg. Assoc.* 1842).

L'observation suivante de Eager [1] est remarquable par son exactitude :

Une jeune fille de 13 ans souffrait depuis un an dans le côté gauche de la tête de douleurs circonscrites qui persistèrent quatre mois sans lésions intellectuelles, mais il existait un trouble dans l'articulation des mots, une sorte de bégayement, la langue était déviée à gauche; douleur dans la partie inférieure du cou, faiblesse dans les membres du côté droit avec tiraillements douloureux et enfin paralysie complète. Le plus petit mouvement des membres droits la faisait crier. Après 3 mois de séjour au lit, la malade recommença à marcher un peu. Il survint de la toux avec expectoration et diarrhée. Plus tard la face était déviée à gauche; la sensibilité était diminuée du même côté; douleur intense dans la région du cou avec contracture persistante et raideur des muscles du cou à droite; mêmes symptômes dans le bras et la jambe du côté droit.—*Autopsie.* — A $0^m,07$ au-dessous de la protubérance sur une étendue de $0^m,03$, la moelle était ramollie en une bouillie, légèrement rosée. Au milieu du tissu ramolli deux petits corps arrondis, d'un jaune verdâtre de la grosseur d'une noisette. A la coupe, ils étaient jaunes verdâtres, granuleux, homogènes et avaient l'aspect de tubercules; ils étaient soudés en arrière avec la dure-mère (?) et recouverts en avant par la substance blanche de la moelle. Au-dessus et au-dessous de cette lésion, la moelle semblait de consistance et de conformation normales.

W. Gull [2] a publié l'observation qui suit :

Perte progressive des forces dans le bras droit chez un enfant âgé de 8 mois; après 15 jours, le bras gauche s'affaiblit de la même façon; la tête est enfoncée entre les épaules; raideur de la nuque. Après un mois et demi, paralysie partielle des jambes; les muscles sont amaigris, surtout au bras droit. Contractions spasmodiques fréquentes dans les deux jambes, surtout dans la droite, qui est plus faible. Urine ammoniacale. Mort après 7 mois.
Autopsie. — Au niveau de la 6e et de la 7e vertèbres cervicales, la moitié inférieure du renflement cervical est élargie par la présence d'un tubercule (strumeux) qui a amené en ce point une absorption complète du tissu de la moelle. La tumeur semble avoir pris naissance dans le cordon postérieur droit et la partie postérieure du cordon latéral correspondant.

Virchow [3] nous fournit une belle observation :

Un homme de 39 ans, imprimeur sur étoffes de coton, d'une bonne santé antérieure, éprouve en février 1860 de forts tiraillements douloureux dans les vertèbres cervicales inférieures et dorsales supérieures qui s'étendirent progressivement jusque dans l'épaule gauche, dans tout le côté gauche du thorax et le membre supérieur gauche. Ces parties sont douloureuses au toucher; les mouvements volontaires sont abolis; les muscles atrophiés et en partie contracturés. Le malade meurt d'une pneumonie caséeuse. — A l'*autopsie* on trouve les nerfs du plexus brachial gris par places; la moelle augmentée de volume au voisinage des 3e et 4e vertèbres cervicales, dure surtout en arrière. A la section on découvre un tubercule dur, presque rond de $0^m,008$ de diamètre, occupant la moitié latérale de la surface de section; il a comprimé la substance grise des cornes vers la droite et atteint la surface de la moelle en avant : tout autour existe une zone d'un rouge grisâtre.

Nous devons au docteur J. Eisenschütz [4] le fait suivant :

Un petit garçon de 3 ans 1/2 fut atteint tout d'un coup de symptômes cérébraux et de parésie intense des deux jambes avec légère incontinence. Après 2 mois, paralysie complète avec anesthésie jusqu'à la 8e vertèbre dorsale. Mort au milieu des symptômes de la méningite tuberculeuse. On trouva des tubercules miliaires dans presque tous les organes; la pie-mère en était couverte; plusieurs tubercules dans le cerveau et dans le cervelet; la partie inférieure de la moelle dorsale était augmentée de volume, un peu transparente, et renfermait un tubercule caséeux, gros comme un pois.

(1) Gottschalk's *Sammlung zur Kenntniss der Gehirn und Rückenmarckskrankheiten*, 1838, II, p. 65-73.
(2) W. Gull, *Case of paraplegia.* — *Guy's hospital Reports*, 1858, p. 206.
(3) Virchow, *Pathologie des tumeurs*, traduit par Aronssohn, tome III, p. 102.
(4) Eisenschütz, *Archiv der Kinderheilkunde*, III, 1870.

Rapportons enfin l'observation intéressante publiée en 1873 par Hayem [1] :

Un menuisier, âgé de 37 ans, entre à l'hôpital le 8 août 1872 ; le 22 juillet, il avait, au moment de se lever, éprouvé dans la jambe gauche un engourdissement. Après deux jours cette sensation s'était étendue à la jambe droite ; cependant il travailla encore pendant trois semaines. Au moment de son entrée à l'hôpital il y a une paraplégie avancée ; pourtant quand on le soutient, il peut encore faire quelques pas. Quelques jours plus tard paralysie de la vessie ; muscles des jambes flasques et amaigris ; mouvements réflexes diminués ; œdème des pieds ; sensibilité cutanée abolie jusqu'à la hauteur de l'épine iliaque supérieure ; urine ammoniacale ; décubitus. Pas de douleur spinale ; pas de contractions douloureuses ; pas d'affection cérébrale. Pendant le mois de septembre fièvre, perte de l'appétit, râles dans la poitrine, etc. Mort le 26 septembre. — *Autopsie* faite le 28. Tubercules anciens dans les poumons. Moelle de consistance normale, excepté dans la partie lombaire, où elle est ramollie et présente à la coupe une tumeur centrale, dure, verdâtre, entourée de substance ramollie et fortement proéminente sur la surface de section : le tubercule de la moelle est long de 0m.014 ; il est situé à 0m.08 de la naissance du filum terminale.

Les observations que nous venons de rapporter offrent un mince canevas pour une analyse clinique et diagnostique. Les tubercules se comportent dans la moelle comme dans le cerveau : les symptômes qu'ils amènent ne dépendent qu'en partie et seulement lorsqu'il y a de gros tubercules, de la compression qu'ils produisent, et ces symptômes sont alors analogues à ceux des tumeurs. Dans des cas nombreux, ce n'est pas tant la tumeur qui détermine les symptômes que le ramollissement inflammatoire qui entoure le tubercule. Cependant une partie seulement des faits que nous avons cités offrent une symptomatologie qui se rapproche de celle des tumeurs de la moelle ; les douleurs violentes d'un membre avec fourmillements, la paralysie graduellement progressive, la raideur de la colonne vertébrale et plus rarement les secousses musculaires et les contractures, ont permis d'établir le diagnostic probable de tumeur. D'autres fois le tubercule est relativement petit et entouré d'un fort ramollissement. Les symptômes alors sont plutôt voisins de ceux d'une myélite (myélomalacie), et ne permettent d'établir que ce dernier diagnostic. Dans ces deux conditions il n'y a que peu de points de repère pour arriver à reconnaître la tuberculose de la moelle. Ce diagnostic sera probable quand, aux symptômes de tumeur ou de myélite se joindront ceux d'une méningite cérébro-spinale tuberculeuse qu'on pourra reconnaître ; au contraire une tuberculose pulmonaire ou intestinale qui se développerait simultanément ou postérieurement ne servirait pas au diagnostic, car dans un assez grand nombre de maladies de la moelle épinière, la mort est amenée par la tuberculose. — L'âge du malade est une notion de peu d'importance, car même dans l'enfance il peut survenir d'autres formes de myélite et d'autres tumeurs de la moelle ; cependant une tuberculose des poumons ou des glandes existant chez un enfant chez lequel il s'agirait de diagnostiquer une tumeur de la moelle, confirmerait l'idée de tuberculose médullaire. — Le siège de l'affection est le plus ordinairement la partie supérieure de la moelle : de même que le tubercule se développe plus fréquemment dans le cerveau et la protubérance que dans la moelle, ainsi la partie supérieure de la moelle le voit naître plus souvent que la partie lombaire. Il ne faut pas oublier non plus pour le diagnostic que cette affection est assez rare pour qu'on ait peu de chance de l'avoir en face de soi.

Il nous semble, dès lors, que les paralysies dépendant de la tuberculose de la moelle peuvent être prises tantôt pour des manifestations de tumeurs, tantôt pour des signes de ramollissement aigu, et que la nature tuberculeuse de l'affection peut être parfois soupçonnée, mais non diagnostiquée avec certitude. Il ne pourrait être question de traitement que dans les cas où il y aurait myélite. Il devra alors être réglé comme dans cette maladie ; mais l'existence du tubercule comme principe de l'affection enlèvera tout espoir d'un résultat thérapeutique favorable.

---

[1] Hayem, *Observation pour servir à l'histoire des tubercules de la moelle épinière (Archives de Physiol.*, 1873, t. V, p. 431).

SECTION III
MALADIES DU PARENCHYME DE LA MOELLE

CHAPITRE PREMIER
HYPÉRÉMIE, ANÉMIE, ISCHÉMIE

§ 1. Hypérémie de la moelle. — § 2. Irritation spinale. 1. Forme hystérique; 2. Forme abdominale; 3. Irritation spinale par épuisement. — § 3. Anémie et Ischémie de la moelle. 1. Paralysie par suite de chlorose. 2. Paralysie consécutive aux hémorrhagies. 3. Paralysies ischémiques : 1) par oblitération de l'aorte; 2) par embolie des vaisseaux de la moelle; 3) par thrombose. — Processus séniles : tremblement sénile; Faiblesse paralytique des vieillards; ramollissement sénile de la moelle.

§ 1. Hypérémie de la moelle. Congestion spinale (méningo-spinale), Pléthore spinale.

— La description de la congestion du parenchyme de la moelle ne peut être séparée de celle des méninges rachidiennes, et presque tous les auteurs ont réuni l'analyse de ces deux états (pléthore méningo-spinale). Nous en avons déjà parlé dans notre chapitre des maladies des méninges, et en nous posant ici de nouveau cette question : la substance de la moelle peut-elle être le siège d'une hypérémie? nous répondrons sans hésiter par l'affirmative, comme nous l'avons fait au sujet des enveloppes membraneuses de la moelle. Dans les autopsies on a fréquemment l'occasion de constater combien est variable la quantité de sang que renferme la moelle. La substance grise, plus riche en vaisseaux sanguins, paraît souvent légèrement gonflée, gris-rosé ou brunâtre, et l'on y distingue à l'œil nu un riche lacis de petits vaisseaux fortement gorgés de sang. Les gros troncs vasculaires qui avoisinent la commissure antérieure sont alors également distendus et comme bourrés de sang ; quant à la substance blanche, elle est plus ou moins teintée en rose et présente un piqueté rouge plus ou moins discret. Fréquemment, mais pas toujours, l'hypérémie des méninges coexiste avec celle de la substance médullaire; quand c'est le contraire qui arrive, cela tient surtout à ce que par suite du gonflement de la pie-mère et d'une grande abondance du liquide céphalo-rachidien, la moelle se trouve comprimée et exsangue.

Mais si l'existence d'une hypérémie cadavérique ne peut faire l'objet d'aucun doute, nous ne sommes pas autorisé pour conclure de ce fait à la possibilité d'une congestion de la moelle chez le vivant. Il est certain que l'hypérémie qu'on trouve sur le cadavre est souvent le résultat du décubitus et de la putréfaction ; aussi est-il difficile de dire avec certitude s'il se produit réellement pendant la vie des états congestifs de la moelle. En tous cas il est vraisemblable qu'il doit se faire des hypérémies passives lorsqu'il existe une stase sanguine dans d'autres organes, notamment quand il y a pléthore veineuse. Il doit aussi survenir des congestions actives de la moelle, ne fût-ce que dans le premier degré de l'inflammation de cet organe; mais il est de toute impossibilité de diagnostiquer avec certitude sur le vivant les troubles circulatoires de la moelle, et l'étude clinique de la congestion du cordon médullaire ne repose pas sur une base anatomique plus solide que celle de la congestion de ses méninges. Aussi, malgré l'autorité d'auteurs distingués qui ont formulé la symptomatologie de la pléthore spinale, nous ne pouvons pas être plus affirmatif sur ce sujet que nous l'avons été à propos de la congestion des méninges. Récemment encore, plusieurs auteurs ont rapporté à la congestion certaines formes de paralysies passagères, qu'il est plus naturel, dans l'état actuel de nos connaissances, de rapporter à de véritables myélites qui ne s'accompagnent d'aucune altération profonde, qui disparaissent avec une facilité relative et aboutissent à une guérison complète.

On a aussi voulu attribuer à l'hypérémie spinale certains symptômes que tous les anciens auteurs et quelques modernes, ont décrit sous le nom d'*irritation spinale*. Pour Ollivier, entre autres, l'irritation spinale n'est autre chose qu'une congestion de la moelle, et il décrit ces deux états dans un même chapitre. Malheureusement la doctrine de l'irritation spinale ne repose sur aucune base anatomo-pathologique ; or, dès que l'on s'écarte de ce fondement solide, on court le risque de tomber dans le vague, et c'est pour cela que l'irritation spinale est depuis longtemps discréditée, au point qu'elle est presque exilée des livres classiques de médecine. Et qu'on n'aille pas croire qu'il suffit d'invoquer l'hypérémie pour faire disparaître le peu de précision de la doctrine : cet état anatomique est lui-même trop peu net et ouvre toutes les portes aux interprétations arbitraires. Pour se rendre compte de ce qu'il y a de nuageux dans toute cette étude des hypérémies et des anémies de la moelle, on n'a qu'à parcourir le *Traité* de Hammond [1]. Cet auteur ne distingue pas seulement l'hypérémie de l'anémie de la moelle, la congestion active de la passive, mais encore l'anémie des cordons postérieurs de celle des cordons antérieurs ; pour lui, l'anémie des cordons postérieurs c'est l'irritation spinale, et de fait il a autant et aussi peu raison en cela qu'Ollivier et Andral quand ils rapportent l'irritation spinale à la congestion.

Nous croyons qu'il est plus convenable de conserver le mot *irritation spinale* pour désigner un symptôme connu, que de rattacher à cette expression l'idée d'une lésion anatomique problématique. Les symptômes qui constituent ce qu'on appelle l'irritation spinale ont une grande importance pratique ; pour les expliquer, ce qu'il y a encore de mieux, c'est d'admettre une irritabilité anormale du système nerveux : en effet, ces symptômes ressemblent à ceux des affections de la moelle, et on peut, avec quelque apparence de raison, les rapporter à une irritation de cet organe. Dans la pratique on n'a jamais pu se passer complètement de ce type morbide, malgré le discrédit scientifique dont il a été frappé.

§ 2 **De l'irritation spinale.** — *Historique.* — On peut considérer comme le point de départ de l'étude de l'irritation spinale le travail célèbre et si riche en aperçus de P. Franck (1791). Cet auteur attira l'attention des médecins sur l'importance du rôle de la moelle dans beaucoup de maladies et particulièrement sur le symptôme *rachialgie*, et il poussa les chercheurs dans cette voie. Les découvertes nombreuses et importantes qui se faisaient à cette époque relativement aux fonctions de la moelle, notamment l'étude de l'irritabilité, la découverte de la sensibilité récurrente, du pouvoir réflexe, etc., offraient dans bien des directions des horizons nouveaux aux médecins, mais conduisaient aussi à des théories nébuleuses et fantaisistes : c'est ce qui est arrivé notamment pour l'irritation spinale.

Les premiers mémoires portèrent sur la simple observation d'un symptôme jusque-là peu remarqué, la *douleur spinale*, symptôme qui à cause de sa banalité et de son vague était peu fait pour conduire à un diagnostic précis ; il sembla cependant suffisant à des esprits trop peu positifs pour faire admettre à lui seul l'existence d'une maladie de la moelle. Les résultats négatifs des autopsies firent penser qu'il ne s'agissait pas d'une maladie organique de la moelle, et l'on crut pouvoir interpréter avec l'irritation spinale toutes les affections spinales dont l'explication avait été obscure jusque-là. Le terme d'*irritation spinale* prit un sens analogue à celui du mot *névrose*, lequel, particulièrement chez les auteurs français, désigne encore aujourd'hui les affections pathologiques du système nerveux sans lésion anatomique. En effet, Hirsch a employé l'expression *névrose spinale* comme synonyme de *irritation spinale*. Les théories physiologiques et pathologiques obscures et les conceptions métaphysiques et fantaisistes tinrent le haut du pavé dans la doctrine de l'irritation spinale à tel point que les bons esprits ne tardèrent pas à la rejeter en masse, englobant le bon avec le mauvais.

Dès 1818, Nicod [2] publia un mémoire intitulé : *Observations de névralgies thoraciques,* dans lequel il appela l'attention sur la fréquence de ces névralgies.

---

[1] Hammond, *Traité des maladies du système nerveux,* traduit par Labadie-Lagrave, Paris, 1879.
[2] Nicod, *Nouveau journal de méd., chirur. et pharm.,* Paris, 1818, t. IV, p. 247.

En 1823, le Dr Stiebel dans un travail sur les idées de P. Franck qui parut dans *Rust's Magazin* insista sur l'importance qu'il y a à interroger le rachis dans diverses maladies, et il rapporta une observation de chorée dans laquelle il avait trouvé constamment de la sensibilité de la septième vertèbre cervicale.

De même Hinterberger montra la fréquence de la rachialgie et indiqua sa valeur diagnostique pour les maladies spinales.

Pendant ce temps un médecin anglais, le Dr Player [1], apportait des observations analogues, et en déduisait cette proposition qu'il existe une relation directe entre certains symptômes périphériques et un état morbide de la moelle, lequel peut être démontré par la pression sur la colonne vertébrale [2]. Ces idées eurent plus de retentissement après que le Dr C. Brown (de Glasgow) eut publié en 1828 des observations d'une affection non encore décrite, l'*irritation spinale* [3]. Pour lui, la douleur spinale (spinal tenderness) est distincte des maladies du rachis et de la moelle : ce symptôme capital apparaît lorsqu'on presse sur les apophyses épineuses des vertèbres, lorsqu'on passe sur elles une éponge imbibée d'eau chaude, ou lorsque le malade se baisse. Cette douleur peut n'avoir parfois qu'une cause tout à fait locale comme un spasme musculaire dû à la fatigue ou à une fausse position, etc., mais d'autres fois elle dépend d'états morbides, peut-être d'une dilatation des vaisseaux du cerveau et de la moelle. Cette explication rend compte des symptômes variables observés dans les différents cas.

Un an plus tard, Darwall [4] décrit quelques traits de cette maladie, notamment les symptômes gastriques et cardiaques ; il est d'avis qu'elle tient à des troubles circulatoires et en particulier à la congestion. Mentionnons encore ici l'ouvrage de Teale [5]. Mais ce qui contribua le plus puissamment à propager la doctrine de l'irritation spinale, ce fut la monographie des frères Griffin, basée sur l'analyse détaillée de 148 observations [6]. Les principales conclusions auxquelles arrivent leurs auteurs, sont les suivantes :

La sensibilité *(tenderness)* d'un ou de plusieurs points de la colonne vertébrale est un symptôme qui appartient à toutes les affections hystériques, à beaucoup d'autres troubles fonctionnels et à de nombreux processus nerveux et névralgiques. Souvent ce symptôme tient manifestement à un état pathologique particulier de certains nerfs spinaux, lesquels sont malades, probablement à leur origine. Dans tous les cas d'irritation de la partie cervicale ou de la partie dorsale supérieure de la moelle, il se produit des nausées, des vomissements, des douleurs d'estomac, des manifestations morbides dans les membres supérieurs, mais on n'observe ni douleur abdominale, ni dysurie, ni ischurie, ni hystéralgie, ni une participation quelconque des membres inférieurs ; dans les cas de sensibilité dorsale, au contraire, il survient des douleurs dans l'abdomen, dans la vessie, l'utérus, les testicules, les extrémités inférieures, tandis que les nausées, le vomissement, les symptômes dans les membres supérieurs font défaut. En général la douleur spinale se montre à la suite des affections de l'utérus ou des voies digestives, des excitations psychiques, de la fièvre, du typhus, de la mal'aria, etc. Les affections de ce genre sont rarement mortelles, et, même lorsque le malade est depuis de longues années en proie aux souffrances les plus vives, la terminaison est d'ordinaire favorable. Le traitement consiste dans l'éloignement de la cause, les saignées locales, les vésicatoires, les purgatifs, la belladone, la jusquiame, le changement d'air et de milieu.

Plus tard cette doctrine prit en Allemagne une tournure encore plus fantaisiste. Enz publia dans le *Rust's Magazin* (1834-35) des « observations sur plusieurs formes symptomatiques morbides qui tiennent à une sensibilité anormale des vertèbres. » Les maladies des organes les plus différents, la pleurésie, la pneumonie, par exemple, sont regardées par lui comme des conséquences de l'irritation spinale, pour la seule raison que dans ces maladies il y a de la douleur spinale. Dans ce même ordre d'idées, Kremers, ayant remarqué d'une façon assez constante de la rachialgie dans la fièvre intermittente, attribue cette maladie à une irritation spinale.

(1) Player, *Quarterly Journal of med. Sc.*, vol. XII, p. 428. Citation empruntée à Teal.

(2) « La plupart des médecins qui se sont occupés des affections médullaires ont pu remarquer que les symptômes paraissent souvent se rattacher à des maladies diverses ou dissemblables, et qu'ordinairement il existe des troubles fonctionnels des organes dont les nerfs émergent dans le voisinage de la partie lésée. La présence de douleurs dans les parties éloignées attira forcément mon attention et m'engagea à examiner souvent la moelle, et après quelques années d'études attentives, je me crois en droit d'affirmer que, dans un grand nombre de maladies, on peut observer des phénomènes morbides aux origines des nerfs qui se rendent à la partie malade ou aux branches spinales correspondantes, et si l'on explore l'épine dorsale, le malade éprouvera une douleur plus ou moins vive à la pression sur ou entre les vertèbres d'où émergent les nerfs susdits. » Player, cité par Hammond, trad. française, p. 431.

(3) C. Brown, de Glasgow, *On Irritation of the spinal nerves* (Glasgow, med. Journal, II, Mag. 1828.)

(4) Darwall, *On some formes of cerebral and spinal irritation*. (Midland med. Reporter, may 1829.)

(5) Teale, *On treatise on neuralgic diseases dependent upon irritation of the spinal marrow and ganglia of the sympathic nerve*, London, 1829.

(6) Griffin, *Observations on the functional affections of the spinal cord and ganglion nerves, in which their identity with sympathic nervous and simulated diseases is illustrated*, London, 1834.

Stilling fut celui qui contribua le plus à propager l'étude de l'irritation spinale et à la pousser dans la voie des systèmes et du doctrinarisme; son livre fut accueilli par le public médical avec un véritable enthousiasme [1]. Mentionnons encore, à côté de nombreux travaux plus modestes, les écrits importants de Eisenmann (article Spinalirritation dans Schmid's *Jahrbücher*, 1843 et 1844) et surtout l'œuvre de Hirsch, remarquable par sa profondeur et son érudition [2]. Eisenmann comprit dans le domaine de l'irritation spinale toute susceptibilité morbide existant dans une moelle non altérée : les manifestations sont très différentes, suivant la partie affectée. De même, Hirsch ne prend pour base aucune altération organique de la moelle, mais fait dépendre de l'irritation spinale les maladies organiques les plus disparates : « On peut soutenir, sans exagération, dit-il, que les affections de la moelle épinière peuvent revêtir les symptômes de presque toutes les maladies locales. »

La contradiction devait nécessairement se faire jour en présence de conceptions aussi bizarres, dans lesquelles l'esprit scientifique faisait si complètement défaut [3]. A peine née, l'irritation spinale trouva des adversaires, et elle retomba aussi vite qu'elle s'était élevée, car elle avait annoncé à grand fracas de magnifiques résultats thérapeutiques et ces promesses étaient restées sans effet. Parmi ses premiers et ses plus vigoureux adversaires se rangea le docteur A. Mayer, qui, dans plusieurs mémoires [4], démontra ce que cette doctrine avait d'inadmissible. Des hommes comme Griesinger et Henle l'abordèrent également avec les armes d'une critique sévère, et l'autorité de Romberg lui porta le coup mortel.

En France, l'irritation spinale n'a à peu près jamais pris pied, car en France bien plus tôt qu'en Allemagne, l'anatomie pathologique forma la base de la médecine. C'est pour cela qu'Ollivier chercha à expliquer par l'hypérémie et la congestion les observations des auteurs anglais et allemands. Se basant sur son autorité, beaucoup d'auteurs, particulièrement des Français, mais aussi des Anglais, des Américains et quelques Allemands, adoptèrent et développèrent sa doctrine de la congestion spinale. Nous avons cherché à montrer tout à l'heure que cette manière de voir n'a fait faire aucun pas à la question.

Mais la médecine française comprit encore l'irritation spinale d'une autre manière qui se rapproche davantage des doctrines anglaises et allemandes; nous voulons parler de l'*état nerveux*, *du nervosisme*. D'anciens auteurs s'étaient déjà occupés des phénomènes protéiformes qu'impliquent ces expressions : Hippocrate les mentionne. Sydenham, Rob, Whytt, Pougens, les ont décrits et ont employé pour les désigner les termes de : *état nerveux, diathèse, cachexie nerveuse* ou *marasme nerveux*. Une grande partie des symptômes compris sous ces dénominations appartiennent à l'hystérie, mais tous les individus nerveux sont loin d'être nécessairement hystériques ou hypochondriaques. Valleix tourna son attention vers les nombreuses douleurs névralgiques que l'on rencontre dans l'état nerveux : ses observations ont donc un lien de parenté avec les premiers travaux de Franck, de Nicod, de Stiebel, etc., qui forment le point de départ de l'étude de l'irritation spinale. Valleix décrit ces hyperesthésies étendues sous le nom de *névralgie générale* [5] et remarque qu'elles peuvent simuler des maladies graves des centres nerveux.

L'ouvrage de Bouchut sur le nervosisme [6] est très complet, mais non exempt d'erreurs. Nous ne parlerons pas de la forme aiguë qu'il a créée. — Dans la forme chronique, il n'y a pas de lésion anatomique, dit-il, bien que les symptômes simulent fréquemment des maladies avec lésion organique : en dépit de la gravité des manifestations morbides, les données fournies par les autopsies sont négatives. Les symptômes principaux dépendent du système cérébro-spinal, mais il s'y joint cependant des troubles de la digestion, de la circulation et de la respiration. On peut, dès lors, distinguer les symptômes cérébro-spinaux selon qu'ils intéressent le cerveau, les sens ou la moelle et avoir ainsi une *forme spinale* ou pour le moins des *symptômes spinaux du nervosisme*, lesquels se rapprochent singulièrement de l'irritation spinale. Bouchut cite : la faiblesse musculaire, les paralysies (hémiplégie et paraplégie), les convulsions, les contractures, les troubles de la sensibilité (névralgies, irradiations douloureuses, sensation de brûlure, de chatouillement, quelquefois de l'hyperesthésie et de l'anesthésie). Le nervosisme spinal, dit l'auteur, est accompagné de troubles de la sensibilité et de la motilité des membres qui font croire à une maladie de la moelle.

Dans ces tout derniers temps, on n'a plus été satisfait de ces états indéterminés à caractères peu nets et l'irritation spinale, aussi bien que le nervosisme, sont un peu tombés en discrédit :

(1) Stilling, *Physiologische, pathologische und medicinisch-praktische Untersuchungen über die Spinalirritation*, Leipzig, 1841.
(2) Hirsch, *Beiträge zur Erkentniss und Heilung der Spinal Nevrosen*, Königsberg, 1873.
(3) On avait laissé passer, sans les remarquer, les sèches observations de Türck (de Vienne.)
(4) D'abord en 1849, puis dans les *Archiv* de Wunderlich, il traita de l'insuffisance de la doctrine de l'irritation spinale.
(5) Valleix, *De la névralgie générale, affection qui simule des maladies graves des centres nerveux, et de son traitement. (Bull. de thérap.,* 1848, janvier, avril, mai.)
(6) Bouchut, *Du nervosisme aigu ou chronique et des maladies nerveuses*, cours professé à la Faculté de méd. de Paris, 1877.

on les a exilés dans le domaine de l'hystérie et de l'hypochondrie. Ce n'est que dans les traités spéciaux de pathologie nerveuse, là où l'on ne peut les passer sous silence, qu'on en fait mention et de temps en temps l'irritation spinale reparaît timidement sur l'eau. Ce sont particulièrement les auteurs anglais et américains contemporains qui lui restent fidèles. Ainsi le Dʳ Redcliffe [1] lui a consacré un article et Handfield Jones [2] (Studies of functional nervous disorders. London, 1870) une étude complète. En 1870, Hammond [3] s'est prononcé en faveur de l'existence d'une affection spinale spéciale qu'il ne faut pas confondre avec l'hystérie; elle a pour symptômes : 1) la sensibilité des vertèbres à la pression; 2) une douleur dans la moelle elle-même; 3) des symptômes périphériques : vertiges, bourdonnements d'oreilles, troubles visuels, sensation de constriction dans le front, insomnie, somnolence, gastralgie, dyspnée, anxiété précordiale. La cause serait pour Hammond l'anémie de la moelle; aussi il préconise le traitement par les toniques . fer, quinquina, zinc, les alcooliques, ou bien les agents qui facilitent l'apport du sang vers la moelle tels que strychnine, opium, phosphore, chaleur, galvanisation, décubitus dorsal. Il conseille, en outre, les dérivations vers la peau. Dans son grand ouvrage [4], Hammond a insisté de nouveau et même renchéri sur ces idées, puisqu'il fait de l'irritation spinale une anémie des cordons postérieurs de la moelle. Nous avons expliqué plus haut que cette opinion, de même que la création de ce type morbide nous semblent également insoutenables. Naturellement, nous ne voulons pas dire par là que les observations elles-mêmes ne soient parfaitement exactes. Enfin, il faut mentionner encore l'irritation spinale, telle que la conçoit Hatchin [5]. Cet auteur lui attribue les symptômes suivants : 1) Sensibilité rachidienne en un ou plusieurs points, et qu'augmente la pression; 2) douleurs dans la moelle elle-même (?); 3) symptômes périphériques : vertiges, bourdonnements d'oreilles, troubles visuels, sensation de plénitude et de tension dans le front, troubles dans le sommeil, douleurs névralgiques, troubles de la motilité, contractions fibrillaires, spasmes cloniques, chorée, aphonie, hoquets, paralysies essentielles. Les manifestations sont différentes suivant que l'irritation siège dans la partie cervicale, dorsale ou lombaire de la moelle.

Ce fait que les auteurs modernes, et précisément ceux qui tirent leurs observations de la pratique journalière, en reviennent toujours à l'irritation spinale, nous paraît démontrer qu'il existe des formes morbides, lesquelles, provisoirement au moins, doivent être, faute de mieux, désignées par cette expression *irritation spinale*. En envisageant froidement la doctrine de l'irritation spinale et en nous garant des écarts d'imagination, il nous semble qu'elle repose sur les deux données suivantes :

1) *L'existence fréquente de la douleur spinale* dans des affections très diverses, non-seulement dans des maladies de la moelle elle-même, mais encore dans des maladies locales d'autres organes;

2) *L'existence de névroses de la moelle*, c'est-à-dire d'affections spinales pour lesquelles on ne découvre aucune lésion anatomique et dont les symptômes capitaux sont du domaine de l'irritation (hyperesthésie, douleurs excentriques, spasmes), bien que ces affections puissent aussi conduire à l'anesthésie et à la paralysie. Nous allons examiner chacun de ces deux points.

1) *Sensibilité anormale des vertèbres* (Spinal tenderness). La douleur rachidienne est un symptôme fréquent et important de beaucoup de maladies de la colonne vertébrale, des méninges rachidiennes et de la moelle elle-même : aussi l'avons-nous étudiée déjà dans les deux parties de ce livre. Mais ce symptôme apparaît aussi dans des maladies de nature purement névralgique et qui en tout cas ne s'accompagnent pas d'une altération organique de la moelle. Dans ces cas la rachialgie qui constitue le symptôme capital de l'irritation spinale, est le plus souvent difficile à distinguer de la douleur due à des maladies propres de la colonne vertébrale ou de la moelle; néanmoins ce qui la distingue alors, c'est qu'elle a le caractère d'une hyperesthésie (tenderness) des vertèbres. Fréquemment ce symptôme est accusé spontanément par le malade, souvent aussi il est découvert par l'investigation médicale. En pressant sur les

[1] Redcliffe, in Russel Reynolds, A *System of Medicine*, London, 1868. Art. Spinal irritation.
[2] Handfield Jones, *Studies of functional nervous disorders*, London, 1870.
[3] Hammond, *New York Med. record*, février 1870. — On *spinal irritation*.
[4] Hammond, *Traité des maladies du système nerveux*, traduit par Labadie-Lagrave, Pairs, 1879.
[5] Hatchin, *New-York Med. record*, octobre 1851.

apophyses épineuses, en les percutant, en les secouant, en pressant sur le rachis une éponge imbibée d'eau chaude, on fait apparaître la douleur, qui est quelquefois intense. En général un léger attouchement ou une pression modérée sont plus vivement ressenties, au point que les malades en tressautent, tandis que des pressions plus fortes sont plus facilement supportées et même diminuent la souffrance. Le plus souvent la douleur est localisée au niveau de une ou deux vertèbres; elle est d'une intensité très variable, elle change souvent de siège, elle est ordinairement augmentée par les mouvements de la colonne vertébrale ; mais ce n'est que rarement et d'une façon passagère qu'on peut constater une véritable raideur du rachis. Avec la rachialgie surviennent des douleurs irradiées qui varient suivant le niveau du point douloureux rachidien.

Cette hyperesthésie de la colonne vertébrale s'observe dans un grand nombre d'affections périphériques, névralgiques, qui n'ont de commun entre elles que d'être de nature névralgique. C'est chez les individus dits nerveux que l'hyperesthésie rachidienne a de la tendance à s'associer aux maladies des différents organes et à prendre une extension, une intensité et une tenacité plus ou moins grandes. Nous allons examiner ce symptôme dans les principales parties du rachis.

a) *La sensibilité anormale de la colonne cervicale* s'observe dans les névralgies, en particulier dans celles du trijumeau (Trousseau), où la sensibilité s'étend souvent depuis le haut de la colonne vertébrale jusqu'à la septième vertèbre cervicale. Cette remarque est intéressante en ce que la circonscription des douleurs spinales est à mettre en regard des origines spinales du trijumeau dont les fibres originelles ont été poursuivies jusque dans la moelle cervicale. Dans les névralgies occipitales et cervicales on observe une sensibilité analogue de la colonne cervicale.

L'hyperesthésie des vertèbres cervicales est une manifestation fréquente de l'hystérie et aussi de la chorée (Stiebel).

b) *La sensibilité anormale de la partie dorsale du rachis* se manifeste dans les névralgies intéressant le trajet des nerfs qui ont leur origine à ce niveau. C'est ainsi que dans les névralgies cervico-brachiales, les vertèbres cervicales inférieures et les dorsales supérieures sont hyperesthésiées ; dans les névralgies intercostales, ce sont les dernières vertèbres dorsales (zona). La fièvre intermittente qui, comme on le sait, se manifeste fréquemment sous la forme de névralgies intermittentes (particulièrement du trijumeau ou des nerfs intercostaux) est souvent aussi accompagnée, dans sa forme typique, de douleurs de la région dorsale.

Il est intéressant de remarquer que les maladies de la poitrine et des organes splanchniques peuvent être accompagnées de douleurs spinales qui occupent particulièrement les vertèbres dorsales moyennes et inférieures. Cruveilhier[1] a montré qu'aux maladies de l'estomac, du cœur, des poumons, appartenaient des douleurs localisées en des points déterminés de la colonne vertébrale. Les affections de l'estomac ont leur *point dorsal* au niveau de la quatrième vertèbre dorsale; les maladies du cœur un point douloureux au niveau de la quatrième ou cinquième, les coliques hépatiques à la huitième ou neuvième. Nous savons que ces maladies organiques se combinent fréquemment avec des névralgies ; les maladies du cœur, en particulier les palpitations et l'angine de poitrine, s'accompagnent souvent de névralgies intercostales et brachiales. De même pour les maladies de l'estomac, et selon Traube[2], les douleurs intercostales peuvent être un symptôme important de l'ulcère de l'estomac. Les mêmes faits se remarquent dans le catarrhe gastrique, dans le cancer, dans les affections du foie, etc.

[1] Cruveilhier, *Bull. de thérap.* CXII, p. 388.
[2] Traube, *Zur Kenntniss von chronischen Magengeschwür.*

La rachialgie a une signification analogue. Elle est quelquefois particulièrement vive. Autant que nous avons pu nous en assurer nous-même, elle apparaît de préférence dans celles des affections de l'estomac qui s'accompagnent de développement de gaz et de ballonnement (cardialgie hystérique). Chez une dame âgée, qui présentait des symptômes nerveux n'ayant pas le caractère hystérique, nous avons vu pendant l'exacerbation d'un catarrhe gastrique, une douleur spinale si intense que les plus légers mouvements imprimés aux apophyses épineuses des quatrième et cinquième vertèbres dorsales faisaient tressauter la malade. Ces symptômes d'irritation spinale disparurent avec l'amélioration de l'affection gastrique. Chez une autre malade, une jeune dame vigoureuse, qui souffrait de temps en temps d'une gastralgie sujette à des alternatives d'exacerbation et de rémission et s'accompagnant de formation de gaz, les paroxysmes étaient marqués chaque fois par une sensibilité extrême des cinquième, sixième et septième vertèbres dorsales, avec un sentiment de lassitude dans les reins et des douleurs irradiant dans la nuque et les bras jusqu'aux coudes.

c) *La sensibilité anormale des vertèbres dorsales inférieures et des vertèbres lombaires* (y compris les *sacrées* et les *coccygiennes*) se manifeste le plus souvent en même temps que des névralgies (intercostales, lombaires, sciatiques, coccygiennes, etc.). En outre on l'observe dans le stade d'incubation des maladies fébriles, ou dans les affections, surtout dans les affections chroniques du bas-ventre, dans les maladies chroniques de l'intestin avec obstruction et hémorrhoïdes, dans les engorgements et les déviations de l'utérus. Dans ces derniers cas la douleur ne reste pas toujours localisée dans les vertèbres lombaires, mais s'étend aussi à d'autres parties de la colonne vertébrale; il s'y joint également des manifestations hyperesthésiques dans des organes éloignés, manifestations qui, par leur diversité, leurs transformations protéiques, leur évolution irrégulière, ont de toute antiquité préoccupé les médecins et fourni un nombre abondant de faits à l'irritation spinale.

D'après cette exposition, on voit que la douleur spinale est en réalité un symptôme fréquent et net qui peut accompagner les maladies organiques les plus disparates. On comprend comment ce symptôme, lors de sa découverte, a éveillé l'idée de la participation de la moelle à un certain nombre d'affections viscérales. Aujourd'hui nous ne pouvons lui accorder la même signification. Nous le regardons comme une manifestation analogue à celle des névralgies irradiées (sympathiques).

2) *Les types morbides qui tombent dans le domaine de ce qu'on a appelé l'irritation spinale* présentent parfois des symptômes analogues à ceux des affections organiques; mais la moindre intensité des symptômes, la terminaison favorable du mal ou la facilité avec laquelle il change de place, démontrent qu'on n'a pas affaire à une lésion organique, mais seulement à une congestion ou à un état irritatif. Le nombre de ces affections est considérable, mais on peut distinguer trois groupes qui, à côté de nombreuses analogies, offrent pourtant des différences suffisantes quant à leurs symptômes, leur étiologie et leur marche. Ces trois groupes sont : 1. *l'irritation spinale hystérique;* 2. *l'irritation spinale hypochondriaque* ou *abdominale* (hémorrhoïdale); 3. *l'irritation spinale anémique*, dans laquelle il faut ranger une forme à part, celle qui est *due à des pertes séminales.*

1. *L'irritation spinale hystérique* [1]. — On sait que l'hystérie fournit aux phénomènes de l'irritation spinale et aussi du nervosisme un contingent extrêmement considérable. On était enclin, et on l'est encore souvent, à rapporter à l'hys-

[1] Briquet, *Traité clinique et thérapeutique de l'hystérie*, Paris, 1859. — Frédéric Skey, *On Hysteria lectures delivered to the students of St-Bartholomews, Hospital*, 1866. — Bouchut, *Du nervosisme aigu et chronique et des maladies nerveuses*, Paris, 1860 ; 2e édit., 1877. — Duchenne (de Boulogne), *De l'électrisation localisée*, 3e édit., Paris, 1872. — Sandras, *Traité des maladies nerveuses*.

térie tous les symptômes protéiques de l'irritabilité nerveuse. C'est que l'hystérie
est le type le plus connu de ce genre d'affections et que nous donnons volontiers
son nom à tous les accidents nerveux mobiles, indéterminés, d'une constatation
purement subjective.

L'hystérie proprement dite présente un ensemble de troubles nerveux variés,
qui ont leur point de départ dans les organes génitaux de la femme. Parfois il
existe des processus morbides tels que inflammation chronique de l'utérus et de
ses annexes [1], déviations, flexions, abaissements, etc. ; dans d'autres cas, on ne
constate, comme causes efficientes, que des troubles fonctionnels : menstruation
irrégulière, aménorrhée, développement sexuel incomplet, parfois même les règles elles-mêmes ou leur première apparition ou bien encore la ménopause ; enfin
l'anémie et la chlorose, de même que la dyspepsie chronique, favorisent la disposition hystérique et conduisent à un nervosisme plus intense. Nous ne voulons pas
ici discuter la question de savoir s'il existe une hystérie sans état anormal des organes sexuels de la femme, nous ferons remarquer seulement qu'une hystérie née
de troubles des organes génitaux peut persister encore bien longtemps après que
ces troubles ont disparu.

Nous n'avons pas à traiter ici, même sommairement, des diverses manifestations
nerveuses de l'hystérie ; nous devons examiner seulement jusqu'à quel point elles
conduisent aux formes morbides qui ont été comprises dans le domaine de l'irritation spinale. Nous passons donc sous silence les hyperesthésies cutanées et musculaires (myosalgie), les névralgies, les paralysies partielles de la sensibilité, les
anesthésies et les divers phénomènes vaso-moteurs. Nous avons à nous occuper :
a) des *contractures* ; b) des *paralysies*, symptômes qui appartiennent à d'autres
maladies de la moelle, mais qui, ici, vu leur tendance au changement, vu aussi
leur concomitance avec les douleurs rachidiennes, ont été regardés comme appartenant à l'irritation spinale; c) de l'*ataxie hystérique*; d) de la *chorée hystérique*.

a) La *contracture hystérique*, quoique déjà observée antérieurement, a été
mise en relief dans ces derniers temps par les publications de Charcot et de ses
élèves. Nous commencerons cette étude avec Briquet, bien que, avant lui, des
observations analogues aient été faites, observations que Bourneville et Voulet
ont exposées avec soin [2]. Briquet [3] distingue des contractures passagères et des
contractures permanentes. Quelquefois la contracture apparaît soudainement
comme une des premières manifestations de l'hystérie, mais le plus ordinairement
elle se montre chez des personnes depuis longtemps atteintes de cette névrose.
Elle peut envahir presque toutes les parties du corps, les muscles des yeux, du
cou, des extrémités; quelquefois elle reste localisée à quelques muscles ; le plus
souvent elle s'empare de tout un membre ; son siège le plus fréquent est sur les
extrémités inférieures, où elle amène le pied bot hystérique (*talipedal distorsions*, Laycock). D'ordinaire elle s'annonce par des douleurs de tête, des fourmillements, des élancements douloureux et une sorte d'inquiétude dans la partie
qui sera le siège de la contracture. Ces prodromes durent quelques jours, enfin
tout d'un coup la contracture apparaît. La partie atteinte est dure et rigide, les
muscles sont en contraction permanente, ce qui amène des douleurs sous forme de
crampes ou de points très pénibles. Quand une extrémité est frappée, elle est le
plus souvent en extension, quelquefois en demi-flexion. Les malades ne sont pas
capables de plier les membres, et une main étrangère ne peut pas non plus modifier la position : ce n'est que lorsqu'il y a anesthésie concomitante que l'on y

---

[1] Charcot considère l'hyperesthésie ovarique comme un symptôme constant et caractéristique de
l'hystérie.

[2] Bourneville et Voulet, *De la contracture hystérique permanente*, Paris, 1872.

[3] Briquet, *Traité clinique et thérapeutique de l'hystérie*. Paris, 1859.

parvient (Chairou [1]). La contracture reste localisée à un membre, ou bien elle prend la forme hémiplégique; sa durée ordinaire est de un à deux jours; elle cède facilement à un traitement approprié et s'évanouit aussi soudainement qu'elle est apparue. La contracture permanente est plus rare; elle dure souvent pendant plusieurs années et laisse après elle une difformité avec perte des mouvements; cependant c'est à tort qu'on l'a considérée comme incurable.

La contracture hystérique permanente a été de la part de Charcot l'objet d'une étude toute spéciale. Il ajoute au tableau symptomatique établi par Briquet ce fait que la contracture persiste même pendant le sommeil, et qu'elle ne cède qu'à une chloroformisation poussée fort loin. Dans la forme hémiplégique il y a anesthésie du côté malade, ce qui constitue une grande différence d'avec l'hémiplégie spinale. En fléchissant fortement le dos du pied, on produit une trémulation convulsive intense et longtemps persistante du membre tout entier. Ce symptôme s'observe aussi assez fréquemment dans la paralysie dépendant d'une sclérose de la moelle. Ce caractère appartient à la contracture passagère, aussi bien qu'à la permanente. L'apparition de la contracture est ordinairement subite; mais les malades présentent depuis longtemps des manifestations hystériques évidentes, parmi lesquelles Charcot cite surtout le météorisme, l'hyperesthésie ovarique et l'ischurie. La contracture peut disparaître, même lorsqu'elle existe depuis plusieurs années: presque toujours la guérison est instantanée. Quelquefois cependant la contracture est absolument incurable, les muscles s'atrophient et leur sensibilité électrique diminue considérablement. Charcot pense que dans les cas de ce genre il a eu affaire à une sclérose des cordons latéraux de la moelle, tandis que dans les contractures récentes on ne trouve aucune lésion anatomique. Chez une personne hystérique s'était soudainement montrée, dix ans auparavant, une contracture simultanée des quatre membres; Charcot trouva à l'autopsie une sclérose symétrique des cordons latéraux qui s'étendait à toute la longueur de la moelle. Il faudrait donc admettre que dans la contracture hystérique il se produit des modifications d'abord passagères des cordons latéraux, puis ensuite des altérations matérielles plus profondes qui siègent surtout dans leur portion postérieure.

Cette opinion du célèbre clinicien français surprendra certainement. Jusqu'à présent nous sommes partis de cette idée fondamentale que l'hystérie n'amène pas de lésion anatomique, ce qui concorde parfaitement avec la mobilité, le vague et les symptômes contradictoires qui caractérisent cette affection. Si Charcot admet qu'il peut se produire dans la moelle une lésion organique à la suite d'un processus primitivement passager et souvent répété, on est obligé de se demander comment on distinguera ces processus hystériques des autres affections chroniques de la moelle. L'existence de symptômes hystériques concomitants ne prouve rien quant à la nature de la paralysie ou de la contracture, car il n'est pas rare que des femmes atteintes de maladies nerveuses chroniques soient hystériques ou puissent le devenir. Nous ne saurions donc nous ranger à l'opinion de Charcot ni regarder avec lui comme de nature hystérique la contracture qui a pour cause une sclérose. Aussi peut-on se demander s'il existe réellement une contracture hystérique permanente ou si cette contracture n'est pas bien plutôt le symptôme d'une sclérose de la moelle, laquelle, rien que par son incurabilité, se distingue déjà de l'hystérie. [2]

b) Les *paralysies hystériques* ont, dès l'antiquité, attiré l'attention des médecins; elles étaient vraisemblablement déjà connues d'Hippocrate. Mais toutes les observations antérieures étaient oubliées lorsque Wilson, en 1839, rassembla un

---

(1) Chairou, *Études cliniques sur l'hystérie, nature, lésions anatomiques, traitement*, Paris, 1870.
(2) Voyez Charcot, *Leçons sur les maladies du système nerveux*, recueillies par Bourneville. 1re série, 12e leçon, p. 346 et suiv. 3e édition. Paris, 1877.

certain nombre d'observations, et lorsque le docteur Macario [1], en 1844, publia
le premier travail d'ensemble sur le sujet. Depuis la monographie classique de
Briquet [2], les documents relatifs à cette question se sont accumulés. La paralysie
hystérique présente tous les degrés d'intensité [3], depuis la simple faiblesse des
membres jusqu'à la perte totale de la motilité. En somme, elle est un phénomène
fréquent. Briquet, sur quatre cent trente cas d'hystérie, compte cent vingt paralysies; Landouzy, sur trois cent cinquante cas d'hystérie, seulement quarante
paralysies. Elle se développe lentement ou apparaît brusquement, est précédée le
plus souvent par des crampes hystériques ou est annoncée par la somnolence,
la syncope, le coma, la léthargie. Une impression morale vive, un travail musculaire excessif, la brusque suppression des règles et même la disparition d'un autre
symptôme hystérique peuvent être regardés comme des causes occasionnelles.
La chlorose et l'anémie y prédisposent. La paralysie hystérique porte sur les
principaux muscles du tronc et des membres. Tantôt un seul membre est atteint,
c'est le plus souvent alors un bras; tantôt ce sont deux membres, soit les deux
bras ou les deux jambes, soit le bras et la jambe d'un côté; ou bien encore les
quatre membres sont frappés en même temps. Le plus souvent la paralysie est
associée à de l'anesthésie cutanée ou musculaire. Cela est d'accord avec l'opinion
de Duchenne qui, dans les paralysies hystériques, trouve la contractibilité
électro-musculaire toujours intense, et la sensibilité électro-musculaire fortement
compromise.

De toutes les formes de la paralysie hystérique, la paraplégie hystérique est
celle qui ressemble le plus aux paralysies causées par des maladies de la moelle.
Leroy d'Étiolles l'a décrite dans son travail si souvent cité et en a rassemblé
dix-sept cas; Briquet l'a rencontrée trente-quatre fois sur quatre cents hystériques. Elle s'observe le plus souvent sur des femmes jeunes, surtout entre
quinze et trente ans, rarement au delà de cet âge; toutefois on cite quelques cas
chez des sujets ayant trente-cinq, quarante et même cinquante ans. Cette paraplégie, elle aussi, se montre instantanément après une forte impression morale,
la cessation des menstrues, etc.; elle s'accompagne fréquemment d'hyperesthésie
cutanée, rarement de contracture. Elle a pour compagne ordinaire au début une
céphalée très pénible; lorsqu'elle se développe peu à peu elle s'annonce par des
tremblements musculaires ou un sentiment de froid, d'engourdissement dans les
extrémités inférieures. Le degré de la paralysie est très variable selon les cas :
tantôt les mouvements sont assez libres dans la position couchée, tantôt la
paralysie est complète. Voici ce qu'on observe d'habitude : les malades peuvent
se soulever hors de leur lit, font très bien les premiers pas, mais après quelques
minutes déjà la marche devient incertaine et elles s'affaissent. Il arrive fréquemment aussi que la paraplégie hystérique se complique d'anesthésie cutanée et
musculaire des extrémités atteintes. Les troubles trophiques font défaut; même
après une longue durée du mal, l'amaigrissement des muscles est insignifiant. Il

(1) Macario, Annales médico-psych., 1844.

(2) Nous faisons ici quelques citations bibliographiques qui ne peuvent pas avoir la prétention d'être
complètes : Chairou, Études cliniques sur l'hystérie, Paris, 1870. — Valleix, Paraplégie hystérique
(Gaz. des hôp., novembre 1849), a noté sur quarante-six cas d'hystérie, neuf fois la paraplégie et quatorze fois l'hémiplégie. — Esnault, Des paralysies symptomatiques de la métrite et le phlegmon péri-
utérin, thèse de Paris, 1855. — A. Veltin, Des paralysies sympathiques, des maladies de l'utérus et de
ses annexes, thèse de Paris, 1858. — Rustégho, Essai sur les paralysies hystériques, thèse de Strasbourg, 1859 (Anesthésie musculaire observée à la clinique de Schützenberger.) — Macario, Des paralysies hystériques (Annales méd. psych., 1844, janv.) — Duchenne (de Boulogne), loc. cit. Paralysie de
la sensibilité musculaire, p. 389. — Paralysie de la conscience musculaire, p. 424.

(3) Bouchut, Nervosisme, 2e édition, Paris, 1877, p. 145. décrit la faiblesse musculaire sous le nom
d'amyosthénie. La marche est pénible, fatigante ou complètement impossible par suite de la faiblesse des
jambes et de la pesanteur lombaire. Bouchut range l'amyosthénie parmi les états nerveux chroniques.

ne survient pas de décubitus. Cependant Redcliffe et Hammond disent en avoir observé un cas [1]. Souvent il y a de la tympanite, de la rétention d'urine et une constipation opiniâtre.

La marche de la maladie est le plus souvent lente et caractérisée par de l'instabilité et par des variations qui surviennent sans cause appréciable. Quelquefois cependant la maladie se maintient dans une fixité désespérante ; d'autres fois elle ne se montre qu'avec l'apparition des règles et disparaît avec elles (cas de Leroy d'Étiolles). Dans quelques cas rares on a noté une guérison spontanée, soit après la réapparition des règles, soit après des impressions agréables.

Il n'est pas présumable qu'il existe des lésions anatomiques : dans les quelques cas où l'on a pu faire l'autopsie le résultat a été négatif.

c) *L'ataxie hystérique.* — Briquet affirme que l'ataxie du mouvement est assez fréquente chez les hystériques, surtout lorsqu'il y a simultanément anesthésie cutanée et anesthésie musculaire. Les malades ne peuvent pas diriger leurs mouvements sans le secours des yeux, elles ne se rendent aucunement compte de l'action de leurs muscles. Tantôt, lorsque les yeux sont fermés, la volonté est tout à fait incapable à elle seule de déterminer des mouvements dans les membres, tantôt les mouvements sont irréguliers, mal coordonnés et ne vont à leur but qu'autant que la vue les dirige, mais deviennent incertains, vacillants, se font à rebours et même en sens inverse lorsque l'on prive la patiente de la vue ; Lasègue a publié en 1864 un cas très intéressant de ce genre [2].

Il s'agissait d'une jeune fille de dix-huit ans, atteinte de catalepsie, et chez laquelle la sensibilité était abolie au point qu'en la piquant avec une épingle, en la pinçant, etc., on ne déterminait aucun mouvement ; la contractilité électro-musculaire était conservée. Chose remarquable, toutes les parties dans lesquelles la sensibilité au toucher n'était pas éteinte, la malade pouvait les mouvoir, même les yeux fermés. Au contraire, les membres dont la sensibilité était perdue ne pouvaient pas être remués lorsque les yeux étaient fermés, et même la jeune fille n'avait pas conscience de la façon dont elle était couchée. Cependant elle pouvait marcher sans regarder ses pieds (p. 396). Lorsque la malade voyait, elle dirigeait tous ses mouvements avec une régularité parfaite ; lorsque les yeux étaient clos, les mouvements étaient maladroits, ataxiques et en partie inexécutables.

d) *La chorée hystérique* est rare. Elle ressemble à la chorée ordinaire ou bien elle est accompagnée de convulsions musculaires. On a décrit aussi une chorée rhytmique (Sée) dans laquelle l'agitation convulsive des muscles est continuelle et indépendante de la volonté ; tandis que dans la chorée commune les convulsions ne se manifestent que lorsque le malade veut exécuter un mouvement.

Le *diagnostic* des maladies spinales de nature hystérique n'est pas facile, car il est à peine possible d'en tracer un tableau symptomatique tout à fait net, et l'hystérie peut simuler toutes les maladies organiques imaginables. On attribue et avec raison une grande importance diagnostique à l'existence simultanée ou antérieure d'autres manifestations hystériques : boule, clou, troubles menstruels, etc. Charcot regarde comme les signes les plus caractéristiques de l'hystérie le météorisme, l'hyperesthésie ovarique, l'ischurie. Mais il peut bien se faire qu'en même temps que l'hystérie il existe des maladies organiques de la moelle, et il est très-certainement arrivé qu'on a pris pour une paralysie hystérique une dégénération profonde de la moelle, en se fondant sur le seul fait que la malade était hystérique. Il nous faut donc rechercher d'autres signes diagnostiques dans le caractère et la marche des manifestations spinales hystériques. L'incohérence des symptômes, qui sont si différents de ce que l'on voit dans les affections orga-

---

[1] Hammond, *Traité des maladies du système nerveux,* traduit par le docteur Labadie-Lagrave, Paris, 1879.

[2] Ch. Lasègue, *De l'anesthésie et de l'ataxie hystérique (Arch. génér. de médecine,* Paris, 1864, 6ᵉ série, t. III, p. 385-402.)

niques de la moelle a été considérée à juste titre comme caractéristique des
affections hystériques. « Lorsque, dit Sydenham, j'ai examiné avec soin une
malade et ne lui ai rien trouvé qui se rapporte à des maladies connues, je considère la maladie dont elle est atteinte comme étant l'hystérie. » Le plus souvent la
marche de l'affection offre des anomalies qui ne peuvent s'accorder avec le tableau
symptomatique d'aucune des maladies connues. Le caprice et la bizarrerie de
l'évolution morbide, l'irrégularité dans la succession des accidents, les alternatives de mieux et de pis sont des signes précieux pour le diagnostic.

Il est à remarquer aussi que si les maladies organiques de la moelle laissent
d'ordinaire des suites après elles, celles-ci font défaut, en tout ou en partie, dans
l'hystérie : cela est surtout vrai de l'amaigrissement musculaire et des modifications de l'excitabilité faradique et galvanique. En dépit de la gravité apparente
des symptômes, non-seulement la vie n'est pas en danger, mais encore dans la
plupart des cas il y a des guérisons temporaires ou au moins des améliorations si
notables qu'elles équivalent à la guérison ; il est vrai cependant qu'à chaque
instant il peut survenir une rechute. Après ce qui vient d'être dit, on peut se
demander si les affections spinales de nature hystérique sont incurables et si par
elles-mêmes elles peuvent amener la mort. On a cité des faits qui tendraient à le
faire croire, mais il n'est pas démontré que ces faits doivent être rapportés à
l'hystérie. Très- souvent les affections hystériques sont incurables, dans ce sens
qu'elles résistent à la thérapeutique et récidivent sans cesse ; mais lorsque les
accidents affectent une marche bien régulière, il est douteux qu'on ait affaire à
l'hystérie et il est probable qu'il existe alors des lésions organiques. On trouve
aussi dans la littérature médicale quelques cas de mort par hystérie, mais ils
ne sont rien moins qu'authentiques et il n'y a rien d'extraordinaire à ce que la
mort survienne par le fait d'une autre maladie dans le cours d'une manifestation
hystérique, paralytique ou autre.

En résumé, nous pensons que l'affection spinale de nature hystérique ne tient à
aucune lésion anatomique aujourd'hui démontrable. Nous ne pouvons donc pas
admettre qu'à sa période ultime elle amène une lésion organique, et nous regardons les faits de ce genre que Charcot a rangés sous le titre de *contracture
hystérique* comme n'étant pas du domaine de l'hystérie. Ils appartiennent tout
aussi peu à cette maladie qu'une ataxie ou une sclérose disséminée qui apparaî-
trait chez une personne hystérique. Si nous ne défendons pas fermement ce
point fondamental, le terme d'hystérie déjà très vague prendra un sens tout à fait
arbitraire.

Relativement au *diagnostic différentiel*, nous devons encore rappeler qu'un
certain nombre de processus morbides qui atteignent la moelle ont été et peuvent
être confondus avec l'hystérie. Parmi les maladies chroniques, il faut particulièrement citer la sclérose disséminée, qui présente parfois des symptômes analogues
à ceux de la paralysie hystérique : la paralysie due à cette sclérose offre également certains changements dans son décours, mais ces vicissitudes sont rarement
aussi marquées et aussi frappantes que dans l'hystérie.

L'ataxie, les paralysies consécutives à des maladies aiguës, les paralysies atrophiques ne peuvent guère être confondues avec les paralysies hystériques. En
revanche, on prend souvent pour elles des paralysies particulières au sexe féminin : telles sont les paralysies puerpérales, qui cependant s'en distinguent encore
assez facilement par leur étiologie. Mais ce que l'on confond le plus volontiers
avec les paralysies hystériques, ce sont les paralysies réflexes qui ont leur point
de départ dans l'utérus ou bien les paralysies chlorotiques et anémiques qui par
leur nature se rapprochent des paralysies hystériques et n'en diffèrent que fort peu.

Traitement. — Nous n'avons pas à exposer la thérapeutique complète de l'hystérie, mais nous devons nous borner à ce qui a trait aux manifestations spinales de cette affection. Aussi ne dirons-nous rien du traitement causal relatif aux affections utérines, à la chlorose, à l'anémie, et ne parlerons-nous ni des nervins, ni des antihystériques, ni des toniques, ni du fer, etc.

Le traitement spécial des manifestations nerveuses de l'hystérie est lui-même si complexe que nous ne pouvons citer que les agents les plus importants.

1. Les *narcotiques (opium, morphine, chloral, atropine, belladone, datura stramonium, chanvre indien)*, ont été préconisés pour combattre non-seulement l'hyperesthésie, mais encore la paralysie et la contracture. Charcot conseille, comme très efficaces dans la contracture hystérique, les injections sous-cutanées de sulfate d'atropine (0,05 pour 10 gr. d'eau; on injecte de 5 à 15 divisions de la seringue). Bouchut préconise l'opium et la morphine. Récemment on a employé avec succès dans la paralysie hystérique la *strychnine*; le meilleur mode d'emploi est l'injection hypodermique (azotate de strychnine 0,gr. 1, eau distillée 10 gr.; injecter 10 à 30 divisions de la seringue, une ou deux fois par jour).

2. Les *bains* étaient déjà employés dans l'hystérie du temps d'Hippocrate [1]. On fait usage des *bains tièdes ou chauds* (27° à 37° C.), soit simples, soit aromatiques, salés, ferrugineux, ou avec des aiguilles de pin. Les stations thermales les plus importantes sont : Schlangenbad, Teplitz, Wildbad, Ragatz, Landeck, Tölz, Rehme, Kreuznach, Franzensbad, Schwalbach, Rippoldsau, etc. Les *bains froids de rivière* ou *de mer*, ainsi que l'*hydrothérapie méthodique*, sont aujourd'hui usités. D'une manière générale nous ne conseillons pas leur emploi, car nous avons foi dans le vieil adage : *Frigus nervis inimicum.*

3. L'*électricité* est un agent thérapeutique puissant qui exige pour être employé, surtout dans l'hystérie, toute espèce de précautions. Duchenne (de Boulogne) [2] a trouvé la faradisation très active, et en a obtenu des guérisons rapides et inattendues, mais aussi des déceptions dans des cas tout à fait analogues. La forme paraplégique est celle dans laquelle les chances de guérison sont les moindres : Duchenne commençait à habituer les malades au traitement en les soumettant à des courants faibles dans de courtes séances, car les impressions nouvelles amènent le plus souvent des attaques d'hystérie. Ce que nous venons de dire se rapporte également au courant continu : ce dernier sera en général mieux supporté, étant moins douloureux que le courant faradique, mais on fera bien aussi d'y habituer petit à petit les malades.

2) *Irritation spinale abdominale ou hémorrhoïdale* (nervosisme gastrique de Bouchut).—L'état morbide dont nous avons à parler ici se développe plus souvent chez les hommes que chez les femmes; il apparaît le plus fréquemment dans la seconde moitié de la vie, au delà de quarante ans, et particulièrement dans la classe aisée, intelligente, vouée aux travaux intellectuels. Il se manifeste d'abord des irrégularités dans la digestion; quelquefois une indigestion ou un ictère catarrhal en marquent le début. Après cette attaque aiguë, il reste des troubles digestifs; l'appétit est capricieux; la digestion faite, il persiste souvent du malaise, une sensation de plénitude, de la distension du ventre; puis viennent des éructations fréquentes, de la flatulence, du pyrosis, des irrégularités dans les selles et surtout une tendance à la constipation. Ces troubles digestifs sont le prélude de manifestations nerveuses tellement variées, changeantes et bizarres, qu'on pourrait les placer à côté de l'hystérie; le plus souvent en même temps le moral est frappé : le malade croit qu'il est atteint d'une maladie grave et présente le tableau caractéristique de l'hypochondrie. « L'hypochondrie », dit Pougens, « consiste dans une mobilité morbifique des organes digestifs, jointe à l'altération nerveuse. »

(1) Hippocrate, *Œuvres complètes*, traduction Littré, t. II.
(2) Duchenne (de Boulogne), *Électrisation localisée*, p. 355. — *Paralysies hystériques.*

Le plus ordinairement cet état hypochondriaque est lié à un sentiment de pesanteur, de lourdeur dans l'abdomen, d'oppression, de gêne dans la respiration, qui fait que les malades poussent de fréquents soupirs. Assez souvent il y a de la céphalalgie frontale, plus rarement occipitale ou siégeant sur le vertex avec un sentiment pénible de constriction et de pression, comme si la tête était fortement comprimée dans un bandeau. Ces sensations pénibles, jointes à un teint jaunâtre et à un aspect maladif que le patient remarque en se regardant dans la glace, ou sur lesquels un entourage trop plein de sollicitude attire son attention, éveillent en lui l'idée d'une maladie grave, dont le siège serait dans le bas-ventre, les poumons, le cœur, et surtout dans le système nerveux ; en outre le malade est fréquemment épouvanté par un sentiment de vertige : il a peur de tomber dans la rue et appréhende de marcher seul ; redresse-t-il brusquement la tête, ce sentiment de vertige est si intense que les sens lui manquent pendant un instant, et qu'il se figure qu'une attaque d'apoplexie va l'enlever.

Parmi les maladies que redoutent les hypochondriaques il faut ranger les maladies organiques de la moelle ; en réalité ce ne sont pas les symptômes qui sont imaginaires, mais bien la signification que le patient leur attribue. L'apparition de phénomènes qui rappellent les maladies organiques de la moelle est un événement fréquent qui n'inspire pas seulement au malade, mais souvent aussi au médecin, la crainte de l'existence d'une affection médullaire grave. Anciennement ces symptômes ont été rapportés à l'irritation spinale, puis à la congestion (hémorrhoïdale) de la moelle ou au tabes hémorrhoïdal ; si nous nous en occupons ici, c'est pour les raisons énoncées plus haut. Le tableau qu'ils présentent est le suivant :

D'abord il apparaît de la douleur spinale (*tenderness of spine*) en différents points, à la nuque, entre les épaules, aux reins. Les vertèbres, particulièrement les quatrième et cinquième dorsales, sont très sensibles à la pression, à la percussion, à un léger attouchement. Puis viennent des douleurs irradiées : douleurs intercostales, épigastriques avec sentiment de constriction. Plus tard ces douleurs s'étendent du dos jusque dans les extrémités inférieures et s'accompagnent de toute sorte de sensations anormales. Les douleurs sont tantôt fixes, situées dans les épaules ou dans le gras de la cuisse, tantôt et le plus souvent erratiques ou suivant le trajet des nerfs. Les pieds et les mains sont le siège de fourmillements et d'engourdissements ; le malade ne sent plus la plante des pieds, mais y éprouve une sensation de duvet, ce qui rend la marche incertaine et chancelante. En même temps il y a une grande faiblesse musculaire, un sentiment de lourdeur et d'impuissance dans les muscles des membres, dans les membres inférieurs surtout, de sorte que les malades ne font quelques pas qu'avec effort, en tremblant et en croyant toujours qu'ils vont tomber. Cette crainte, jointe au vertige, les retient à la chambre et même quelquefois au lit. Pour peu qu'il survienne encore de la dysurie, une sensation de brûlure à la miction avec envies fréquentes d'uriner, de la constipation et une impuissance momentanée : aussitôt l'idée d'une affection organique de la moelle sera confirmée aux yeux du malade et pourra même se présenter à l'esprit du médecin.

Les symptômes affectent d'ordinaire la forme paraplégique : les extrémités inférieures sont le siège de faiblesse et de sensations anormales. D'autres fois cependant les membres supérieurs sont atteints ; il existe notamment des douleurs intenses dans les épaules et les mains, avec un sentiment de pesanteur, de lourdeur et de raideur. La forme hémiplégique est rare. La face reste indemne, mais la céphalée est fréquente.

La paralysie est le plus souvent d'un degré modéré ; les mouvements sont possibles, mais lourds, tremblés et incertains. D'ordinaire la marche est libre ; mais lorsqu'il y a du vertige le patient craint de tomber et il est persuadé qu'il ne peut marcher seul. Rarement la paralysie est complète : alors elle revêt plutôt le type hémiplégique que paraplégique et apparaît brusquement sous la forme d'une attaque apoplectique, bien qu'il y ait seulement du vertige sans perte de connaissance. La brusque disparition de cette paralysie, ses récidives et les symptômes nerveux concomitants, écartent l'idée d'une lésion anatomique. Ces états ont été décrits comme des hémiplégies réflexes. Il n'est pas toujours facile de déterminer leur nature avec certitude.

M. Th. Palmer. (*Lancet* 1863, décembre 19).—*On reflex.-hemiplegie*, cite Langston Parkes, qui dans son livre sur les maladies de l'estomac raconte l'observation d'une femme dyspeptique qui fut atteinte d'une hémiplégie que guérit un lavement purgatif. Palmer lui-même observa chez un homme de 63 ans une hémiplégie qui disparut en quelques heures après la prise d'un gramme de calomel. Bouchut cite des observations analogues.

Pihan Dufeillay (de Nantes) signale également un cas d'hémiplégie de cause dyspeptique. Il y avait dyspepsie, vertige, engourdissement des membres etc. : tout d'un coup après une fatigue inusitée il survint une hémiplégie gauche avec analgésie ; ces accidents disparurent rapidement [1]. Nous avons nous-même observé plusieurs cas semblables.

Marche. — L'apparition des symptômes spinaux est généralement lente et graduelle, cependant il est des cas où le début est rapide et même foudroyant. La marche ultérieure est traînante, capricieuse, difficile à prévoir. Les améliorations et les aggravations dépendent de la marche des troubles gastriques. Le plus fréquemment on parvient à améliorer, souvent à guérir; mais il y a une grande disposition aux rechûtes. Quelquefois aussi on observe une extrême ténacité et l'affection peut paraître incurable. En particulier chez les sujets mous et sans énergie elle est parfois très intense et très rebelle ; mais même dans ces cas il se produit des variations si grandes, surtout sous l'influence d'impressions morales, qu'il est impossible de croire à une lésion organique.

Le *diagnostic différentiel* d'avec les maladies organiques de la moelle se tire du développement, des symptômes et de leur marche tels que nous les avons énumérés, et il est en général facile. Mais en revanche il peut n'être pas aisé de distinguer d'avec l'irritation spinale abdominale l'hystérie, qui a beaucoup de rapports avec elle. Généralement on rapporte à l'hystérie les symptômes de ce genre observés chez les femmes : c'est un tort, car chez les femmes aussi on peut voir des paralysies dyspeptiques. Jaccoud en cite un exemple, *loc. cit.* page 369 :

« Une femme de 48 ans se plaint de faiblesse dans les jambes et de douleurs abdominales, avec constipation et diarrhée alternatives. Il me fut aisé de constater que cette prétendue faiblesse dans les jambes était une véritable paraplégie; étant couchée, la malade exécutait avec beaucoup de difficultés les mouvements commandés, la force de l'impulsion musculaire était grandement diminuée, surtout à gauche ; et dans la station debout, cette femme ne pouvait faire quelques pas qu'en traînant la plante des pieds sur le sol.

« De plus la sensibilité était notablement compromise dans le membre inférieur droit. La malade affirmait de la manière la plus positive que les douleurs de ventre, la constipation opiniâtre, puis la diarrhée avaient précédé de plusieurs semaines l'affaiblissement des jambes ; tout se réunissait donc pour justifier l'idée d'une paraplégie d'origine intestinale. Néanmoins, en raison des troubles de la sensibilité, en raison d'une douleur fixe au niveau des dernières vertèbres dorsales (douleur qui existait aussi dans les observations précédemment citées de Stanley), je rejetai ce diagnostic et conclus à l'existence d'une myélite. Ma conclusion ne péchait que par excès : une simple congestion rachidienne était en cause. Sans me préoccuper des accidents intestinaux, j'ai fait faire des applications de ventouses sur la région dorso-lombaire, et les phénomènes des deux ordres se sont amendés avec une rapidité surprenante. »

On peut se demander si dans ces cas il n'y aurait pas une hypérémie veineuse de la partie inférieure de la moelle, en particulier des plexus veineux qui entourent la dure-mère, hypérémie consécutive à la pléthore abdominale et à des stases dans la veine porte : la chose n'est pas inadmissible. Cependant la question des stases de la veine porte présente tant d'incertitudes et peut si difficilement être

[1] Pihan Dufeillay.

contrôlée objectivement que nous n'avons rien à gagner à cette hypothèse ; aussi préférons-nous conserver le terme d'*affection spinale abdominale (dyspeptique)*.

Le *pronostic* est en général plus favorable que dans la forme hystérisque. Non-seulement un diagnostic précis permet d'écarter la crainte d'une affection grave de la moelle, mais encore, par un genre de vie bien dirigé, en plaçant le malade dans des conditions favorables, on entrave presque toujours la maladie et on améliore la situation. Cependant il subsiste toujours une grande tendance aux récidives et aux recrudescences.

Le *traitement* doit surtout viser la dyspepsie chronique et l'affection hémorrhoïdale. Nous ne voulons pas aborder ce sujet trop vaste ; rappelons seulement l'importance qu'a dans ces cas l'usage des eaux de Carlsbad, Kissingen, Marienbad, Neuenahr, Tharasp, etc.

Pour que les cures à ces stations soient efficaces, il faut joindre aux bains un *exercice corporel régulier :* la marche, l'équitation, la gymnastique, etc. Dans les cas de faiblesse paralytique, la *gymnastique médicale* se recommande spécialement. Il faut également surveiller l'*hygiène cérébrale ;* tout travail intellectuel astreignant sera interdit ; on devra éviter les causes de dépression morale, rechercher au contraire les distractions et les impressions gaies. L'*air pur* de la campagne ou des bords de la mer est un agent curatif très-utile, tout aussi bien que l'air des forêts, surtout des forêts de pins et des montagnes, notamment au voisinage des glaciers. Quant aux *bains*, on les prescrit aussi bien *chauds* que *froids*. En général ces derniers ne sont pas aussi favorables que les premiers ; de même les bains de mer ne sont pas d'ordinaire bien supportés, tandis que les *frictions à l'eau froide*, les *douches* et une *hydrothérapie raisonnée*, surtout employée en été, sont très-efficaces. On envoie le plus souvent aux bains chauds de Téplitz, Schlangenbad, Wildbad, Ragatz, etc. ; les bains salins, les bains sulfureux et ferrugineux sont à conseiller. On n'a en général pas besoin de recourir à l'*électricité*, cependant dans quelques cas elle peut être mise en usage pour stimuler l'activité musculaire.

OBSERVATION I. — M. Sch., 42 ans, employé, de constitution délicate, très maigre, mais de musculature relativement forte, vient nous consulter avec la conviction qu'il est atteint d'une maladie de la moelle épinière. D'après ce qu'il nous raconte, il souffre depuis plusieurs années de troubles abdominaux et de manifestations hypochondriaques qui ont existé jusqu'à ce jour avec des alternatives d'aggravation et d'amélioration. Dans ces dernières années, au milieu d'occupations très astreignantes dépendant de sa profession, il a été pris de troubles nerveux et d'une faiblesse qui lui ont fait craindre une affection spinale. Il éprouve entre les deux épaules au niveau de la 4e ou 5e vertèbre dorsale des douleurs intenses qui changent de place et descendent le plus souvent jusque dans les reins. Il se trouve soulagé lorsqu'il presse ses reins contre un appui solide ou lorsque sa femme lui applique fortement la main sur les parties douloureuses. En outre il est apparu dans les membres inférieurs des douleurs qui sont associées à une sensation incommode de poids et de tension, et qui s'étendent depuis les fesses jusque dans les genoux, les mollets et les pieds. Dans les pieds surtout, elles sont pénibles et accompagnées d'engourdissements et de fourmillements sous la plante, et cela surtout lorsque les pieds sont froids. Depuis peu les bras aussi sont le siège de vives douleurs irradiées dont le point de départ habituel est au creux axillaire gauche. La force musculaire est conservée, le patient peut faire comme avant sa maladie tous les exercices gymnastiques, mais il se fatigue immédiatement et des douleurs musculaires intenses apparaissent surtout dans les bras (ceci a lieu, par exemple, lorsqu'il écrit, lorsqu'il coupe sa viande, etc.). La marche est incertaine, chancelante ; les jambes se fatiguent vite, quoiqu'il n'y ait jamais eu diminution de la sensibilité à la plante des pieds. Il y a souvent autour de la taille une constriction incommode et parfois même douloureuse ; la tête est souvent embarrassée ; il y a du vertige, des étourdissements, surtout lorsque le sujet redresse brusquement la tête. Céphalalgie fréquente le plus ordinairement unilatérale et s'accompagnant d'obscurcissement de la moitié correspondante du champ visuel. Enfin le malade raconte encore que souvent les pieds et les mains sont comme morts, deviennent pâles, froids et cyanosés.

L'examen objectif fait constater avec certitude l'absence de lésions du système nerveux. La marché est sûre et ferme, il n'y a pas trace d'ataxie, tous les mouvements musculaires sont précis et exécutés avec vigueur ; il n'est pas question de troubles de la sensibilité; le malade ne chancelle pas quand on lui ferme les yeux. En revanche dispositions intellectuelles hypochondriaques très nettes.

Le traitement a consisté dans la réglementation du régime, l'usage du sel de Carlsbad, une promenade journalière de une à deux heures, la diminution du temps accordé au travail. Au bout de quelques semaines, il y avait une amélioration bien évidente. En été, le malade fit quelques frictions à l'eau froide, prit des bains froids, passa plusieurs semaines à Tarasp, et les symptômes nerveux n'apparurent plus que de loin en loin avec peu d'intensité. Les troubles gastriques demandent encore aujourd'hui de grandes précautions dans le genre de vie.

OBSERVATION II. — Au mois de juin 1872 se présenta à nous un armurier, K., âgé de 54 ans. Il revenait de Wildbad où il avait été envoyé pour une maladie nerveuse ; là il avait subi sans succès une cure de quatre semaines et il était rentré chez lui, dans l'intention de se soumettre à un traitement par l'électricité. Il se plaint de faiblesse dans les pieds et d'incertitude dans la marche, qui ne peut être rapide ni longtemps prolongée; il se fatigue extrêmement et se trouve souvent sur le point de tomber. De plus il accuse des douleurs dans les reins, douleurs qui remontent le long de la colonne vertébrale jusqu'à la nuque. Ce qui est particulièrement pénible, ce sont des douleurs qui partant du creux axillaire gauche, s'irradient dans le bras et l'extrémité des doigts. La tête est souvent embarrassée, l'appétit est capricieux ; éructations fréquentes, constipation opiniâtre. A ces symptômes se joignent un moral affecté, le dégoût du travail. Il y a tantôt de l'insomnie, tantôt de la tendance au sommeil qui retient le patient au lit pendant de longues heures de la matinée. Cet état existe avec plus ou moins d'intensité depuis plus de cinq ans : avant cette époque K. était très actif, depuis il ne fournit que peu de travail et ne continue ses affaires qu'avec l'aide de son fils.

Le malade est un homme assez grand, bien bâti, vigoureux, il se tient courbé en avant, il est pâle, a une physionomie maladive et maussade, il n'est cependant pas précisément maigre. La marche est traînante, incertaine, sans énergie ; tous les mouvements aussi bien des jambes que des bras sont libres. Le côté gauche est le plus malade. La jambe gauche paraît plus faible que la droite; le bras gauche est sans force, mais ses mouvements sont libres. Il n'y a nulle part de trouble de la sensibilité. Le malade se plaint de fortes douleurs lancinantes qui s'étendent de l'aisselle gauche dans les mains et les doigts de ce même côté; la pression sur les troncs nerveux du bras est très douloureuse. En outre il y a, lors de la miction, des douleurs constrictives ou sous forme de crampes, de brûlures qui s'étendent sur tout le périnée jusqu'à l'anus; l'urine serait souvent, au dire du malade, épaisse, trouble, sédimenteuse ; elle est actuellement tout à fait normale. — Nous prescrivons le sel naturel de Carlsbad, une heure de promenade, une alimentation bonne mais légère, et défendons un séjour trop prolongé au lit.

Au bout de huit jours le malade était métamorphosé. La physionomie était sereine, l'apparence était celle d'un homme à peu près bien portant, les douleurs avaient disparu, la tête était libre, l'appétit bon, les jambes plus légères et plus fortes, les douleurs vésicales moindres. Malheureusement le mieux ne se maintint pas longtemps: quatorze jours après notre second examen, le malade nous écrivait : « L'amélioration a disparu. Je me trouve si épouvantablement faible et si opprimé par le mal qu'il ne m'est pas possible de me rendre auprès de vous. Les douleurs sous le bras gauche sont plus fortes que jamais, la paralysie des pieds, surtout du pied gauche, est telle que je ne sais pas comment je pourrais marcher. A chaque envie d'uriner il survient une constriction très pénible et une crampe au rectum, laquelle ne disparaît que lorsque, à force de presser, je parviens à rejeter quelques gouttes d'urine. J'ai dans tout le corps et continuellement une sensation comme si j'allais brûler ; il m'est impossible de supporter plus longtemps cet état. » Cette aggravation était causée par une constipation opiniâtre dont la disparition amena du mieux; ce mieux cependant ne dura pas longtemps et la maladie se continua par des alternatives semblables aussi longtemps que nous observâmes le malade, sans qu'il survînt une amélioration définitive. Enfin le patient se décida à se soumettre au courant continu qui, lui non plus, n'amena pas de résultat décisif.

Le malade décrivait sa maladie comme une affection de la moelle remontant à cinq ans avec paralysie des pieds, particulièrement du pied gauche, liée avec une très grande faiblesse nerveuse, un affaiblissement de la mémoire, des douleurs pénibles, souvent atroces à la vessie et au rectum. Nous revîmes K. un an après; il n'y avait aucun changement notable dans son état.

3) *Irritation spinale due à des influences débilitantes, particulièrement à des pertes séminales.* — Les diverses influences débilitantes amènent une faiblesse nerveuse qui se rapproche des formes ci-dessus décrites : nous n'aurons donc plus à tracer un tableau complet de ces états. L'irritation spinale due à ces causes est caractérisée par de l'hyperesthésie et de la faiblesse musculaire. La douleur ou la sensibilité anormale siège dans les reins, la poitrine, l'épigastre et amène une sensation de pression, de poids ou de piqûre, fréquemment d'oppres-

sion ; souvent il y a des palpitations et de la dyspnée. L'oppression se montre surtout après des efforts musculaires considérables. Dans le dos apparaît facilement
la douleur spinale caractéristique : elle s'exagère ou se décèle par la pression de
quelques apophyses épineuses, ou bien par l'emploi de l'éponge ou du galvanisme.
En faisant des mouvements, en se baissant, en restant longtemps assis, le malade
voit sa douleur s'augmenter ; elle diminue par le repos et la position horizontale ;
elle débute d'ordinaire dans les reins ou entre les épaules ; mais elle peut
aussi s'étendre à la nuque et derrière la tête. Il s'y joint des irradiations dans les
extrémités inférieures ou dans leurs articulations, dans l'épigastre et dans les
espaces intercostaux. En même temps que de l'hyperesthésie, il y a de la faiblesse
musculaire. De même que dans l'hystérie, les malades se fatiguent vite ; ils peuvent marcher, mais peu de temps et sont incapables de tout travail prolongé. La
fatigue est généralement accompagnée aussi de douleurs musculaires.

Aux symptômes spinaux se joignent de la douleur de tête, des migraines, de
l'insomnie ; le caractère devient irritable, capricieux, il y a de la tendance aux
larmes. La marche de la maladie est également variable, caractérisée par des
exacerbations et des rémissions non motivées ; les influences psychiques ont une
grande importance. Cependant ces alternatives ne sont pas d'habitude aussi marquées que dans les deux autres formes, car la cause du nervosisme tient ici à une
débilitation persistante.

Ces symptômes de nervosisme se développent sous différentes influences, par
exemple après des maladies graves de longue durée, comme le typhus, la variole,
la diphtérie, la fièvre intermittente, la cachexie paludéenne [1], après les longues suppurations, surtout lorsque les malades gravement frappés dans leur
nutrition ne se relèvent que très lentement. On pourrait confondre avec cet état
les degrés légers de paralysies consécutives à des malades aiguës ; mais dans ces
paralysies les autres signes de nervosisme font défaut. Une faiblesse nerveuse
analogue succède quelquefois aux pertes de sang (hémorrhoïdes, pertes utérines),
à une lactation longtemps prolongée, à des grossesses rapprochées, aux excès de
travail corporel ou intellectuel [2], comme elle peut être consécutive à des émotions psychiques.

Parmi les causes des faits rangés dans ce groupe il en est une qui depuis
longtemps a fortement éveillé l'attention des observateurs : nous voulons parler
des *pertes séminales considérables*. Cette maladie est d'autant plus intéressante
qu'elle est la base du tableau symptomatique du *tabes dorsalis*, tel que nous l'a
légué Hippocrate. Depuis il est presque passé en axiome que la spermatorrhée et
les excès vénériens sont des causes du *tabes dorsalis ;* cependant notre opinion est
qu'on a au moins exagéré la fréquence de cette cause. Il n'est pas rare que l'espèce de sensibilité spinale que nous avons à examiner ait été regardée et traitée
comme le premier stade de la consomption spinale.

La description que donne Hippocrate des maladies consomptives de la moelle (*tabes
dorsalis)* est la suivante : « La phtisie dorsale vient de la moelle ; elle attaque principalement
les nouveaux mariés et les gens adonnés aux plaisirs vénériens ; ils sont sans fièvre, ont bon
appétit et maigrissent. Si vous les interrogez, ils répondent que des espèces de fourmis leur semblent descendre de la tête le long du rachis ; après la miction ou la défécation, ils rendent
du sperme en abondance et aqueux ; ils n'engendrent pas, ils ont des pollutions nocturnes,
soit qu'ils couchent ou non avec une femme. En marchant, en courant, et surtout en montant
une côte ils sont pris de gêne dans la respiration et de faiblesse. La tête est pesante, les oreilles

(1) Fonssagrives, *Mémoire sur la névralgie générale, et notamment sur celle d'origine paludéenne.*
(*Arch. gén. de médecine*, Paris, 1856, I, p. 277-298).

(2) Russel, *Cases of paralysis induced by exhaustion of the spinal cord.* (*Med. Times*, 1867, vol. I,
p. 882.

(2) Hippocrate, *Œuvres complètes*, traduction Littré, t. VII. — *Des maladies*, liv. II, p. 78.

tintent. Au bout d'un certain temps, des fièvres fortes survenant, le malade succombe par la fièvre lipyrie. »

Nous avons déjà démontré il y a quelque temps[1] que cette description n'a rien de commun avec le tableau symptomatique du *tabes dorsalis* des modernes et qu'elle se rapporte seulement à la faiblesse et au nervosisme qu'amènent chez les jeunes gens les pertes séminales par suite d'onanisme ou d'excès dans le coït. Plusieurs médecins modernes ont, à l'exemple d'Hippocrate, attaché une importance particulière, trop grande peut-être, aux pertes séminales involontaires qui, à la suite d'anciens excès, surviennent chez les jeunes gens, le jour ou la nuit, sans érection, et ils ont voulu y voir l'indice d'une affection spinale imminente. Stoll accorde à ce symptôme une grande attention. Wichmann[2] décrit dans sa dissertation les pollutions diurnes involontaires. On formula cette proposition que les pollutions diurnes sont tantôt la cause, tantôt le seul symptôme de la phtisie de la moelle. Les pertes viennent de ce que les organes sexuels ne reçoivent plus de la moelle un influx nerveux suffisant et régulier ; d'où sécrétion trop abondante de sperme, élaboration incomplète qui amène l'infécondité, un état torpide des vésicules séminales, la faiblesse de l'érection, etc. — D'autre part cet état de la moelle occasionne l'amaigrissement du dos et des lombes, la faiblesse, le tremblement, la paralysie des extrémités inférieures, des fourmillements dans les reins, la constipation opiniâtre et l'incontinence d'urine. En Allemagne en particulier, l'histoire du *tabes dorsalis* se confondit avec cette symptomatologie et cette étiologie. Le Dr Schermer, dans une dissertation datée de 1819, se fondant sur Hippocrate, regarde la *tabes dorsalis* comme la tabescence qui s'établit à la suite d'excès dans les plaisirs vénériens, puisqu'on ne l'observe que chez l'homme et qu'elle est accompagnée de spermatorrhée. Mais quelques auteurs ont trouvé des causes au *tabes* en dehors des excès vénériens, par exemple, dans des contusions qui avaient atteint la région lombaire. On regarde aussi les flueurs blanches chroniques comme produisant chez la femme une maladie tout à fait analogue. En traitant de la symptomatologie l'auteur indique comme symptômes du début, particulièrement les fourmillements qui s'étendent depuis le rachis jusqu'aux membres, l'amaigrissement des muscles sacro-lombaires. Plus tard la faiblesse des jambes augmente, puis le malade perd la faculté de les mouvoir. Il s'établit des troubles vésicaux, enfin le patient n'a plus ni douleurs ni pollutions ; la fièvre hectique apparaît et après quelques années la maladie aboutit à la mort. A l'appui de la description de cette maladie considérée comme une étape d'un *tabes dorsalis* primitif, l'auteur rapporte une observation avec résultats nécroscopiques. La cause aurait été des excès vénériens. L'histoire du malade et les dessins qui accompagnent cette relation ne déterminent pas absolument la nature de la maladie ; cependant quelques symptômes et notamment la description de la marche du sujet permettent de rapprocher ce cas avec vraisemblance de notre *tabes* actuel. Dans les recherches nécroscopiques qui naturellement n'ont pas grande valeur pour nous, on signale une atrophie de la queue de cheval et on rappelle que Weidenbach[3] a trouvé la queue de cheval diminuée de volume chez des hommes morts de *tabes dorsalis* à la suite d'excès génésiques.

Nous voyons donc qu'à cette époque la conception hippocratique du *tabes* est élargie, qu'elle cherche à s'appuyer sur des états anatomo-pathologiques, particulièrement sur l'atrophie de la queue de cheval. On sait comment plus tard le *tabes dorsalis* a été identifié avec l'atrophie de la moelle et comment Romberg a établi un type morbide sous ce nom. Ce type n'a plus que peu de rapports avec la description d'Hippocrate, et le nom laissé par les livres hippocratiques a été attribué à une autre maladie très importante de la moelle épinière. (Voyez section III, chap. VIII, § Ier).

Nous ne voulons pas discuter ici la question de savoir si dans la dégénération grise de la moelle il y a des symptômes semblables ; mais nous pouvons affirmer que dans la très grande majorité des cas, les états morbides causés par les pertes séminales ne sont pas dus à une maladie organique de la moelle, mais consistent simplement en symptômes spinaux accompagnés de faiblesse nerveuse. Les malades ont une apparence misérable et cachectique, ils sont pâles, mais du reste assez bien nourris et même suffisamment bien musclés. Ils se plaignent de faiblesse musculaire, surtout dans les jambes ; cette faiblesse tend à la paralysie sans pourtant y aboutir jamais ; ils se fatiguent facilement et sont incapables d'un travail soutenu ; cependant la force musculaire de leurs mains et de leurs jambes est en bon état, la marche est ferme et se fait avec précision, bien qu'ils aient souvent une sensation de vertige et de titubation. A cela se joignent des sensations anormales

[1] Leyden, *Die graue Degeneration, der., hintern Ruckenmarksstränge*, Berlin, 1863, p. 4 et 5.
[2] Wichmann, *Dissertatio de pollutione diurna frequentiori, sed rarioris observata tabescentiæ causa*, Gœttingue, 1782.
[3] Weidenbach, *Dissert. inaug. de tabe dorsali*, Berolini, 1817.

et en particulier les fourmillements décrits par Hippocrate, qui courent le long des reins et de là dans la partie postérieure de la cuisse jusque dans les pieds. Dans les pieds ils éprouvent de l'insensibilité et une sensation de duvet. Rarement il existe des névralgies erratiques, plus fréquemment des difficultés dans la miction et la défécation et de l'impuissance apparente. Il s'y joint de la céphalée, du vertige, de l'embarras de la tête, des bourdonnements d'oreilles, des palpitations, etc., surtout une grande disposition à l'hypochondrie : celle-ci trouve un aliment tout prêt dans les idées qu'on a données au malade sur l'imminence du tabes et aussi dans les reproches qu'il s'adresse à lui-même. Dans ces conditions les malades viennent généralement consulter le médecin persuadés qu'ils ont une affection grave de la moelle et que leur fin est prochaine. Cependant la marche de la maladie démontre qu'il ne s'agit pas d'une lésion organique de la moelle. Parmi les nombreuses observations que Lallemand a réunies dans son livre si détaillé sur *les pertes séminales involontaires* (Paris, 1836-1843, 3 vol. [1]) on ne trouve aucune terminaison grave, encore moins un cas mortel [2]. Lorsque Hippocrate décrit les tabétiques succombant à la fièvre hectique, on peut reconnaître dans ce tableau la phtisie pulmonaire à laquelle succombent fréquemment, à la suite d'excès sexuels, les jeunes sujets prédisposés par hérédité. On n'observe jamais de paralysie proprement dite appartenant à une maladie profonde de la moelle, mais bien les symptômes décrits plus haut qui indiquent une faiblesse nerveuse, laquelle peut bien être ramenée à une irritation spinale produite par des excitations sexuelles fréquentes [3].

Le *pronostic* de cette forme d'irritation spinale est en général plus favorable que celui des autres formes. D'ordinaire on parvient à guérir les symptômes spinaux en un temps relativement court. Quelquefois il survient des symptômes graves par le fait d'un état hypochondriaque sérieux, lequel consiste surtout dans la peur qu'a le malade d'être impuissant et menacé de la phtisie spinale.

Le *traitement* consiste avant tout dans la suppression de la cause; il faut éviter toute excitation génésique et tout excès. Il est plus difficile de faire cesser les pollutions : anciennement on a employé pour cela toute espèce de remèdes et d'appareils. La *cautérisation* de Lallemand est elle-même presque abandonnée ; les appareils avec lesquels on tourmentait les malades, augmentaient le mal plutôt qu'ils ne l'amélioraient. Les *lavages à l'eau froide*, les *bains de siège*, les *bains froids de rivière*, sont d'un bon effet. Il faut éviter de se coucher sur le dos pendant le sommeil. Parmi les médicaments, le *camphre*, la *lupuline*, la *belladone*, le *castoréum*, se sont acquis une grande réputation. Le *chloral* à petite dose de 0ᵍ,50 à 1 gramme pris le soir est à conseiller. On a préconisé aussi la médication excitante, particulièrement la *strychnine*, l'*extrait de noix vomique*, la *teinture de noix vomique;* puis les toniques : le *fer*, le *quinquina*, l'*air pur*, les *bains froids*, les *bains ferrugineux*. A côté de ces indications étio-

---

[1] Nous citerons encore les auteurs suivants : Achille Bourton, *De l'influence du coït et de l'onanisme dans la station, sur la production des paralysies*, thèse de Paris, 1859. — J. Miksch, *Fälle von tabes dorsalis in Folge übermässiger Samenverschwendung*, dissert. Prague, 1840. Tous les malades guérirent ou furent améliorés.

[2] L. Laveran *(Gaz. hebd. de méd. et de chir.,* 1864, n° 49), rapporte le cas mortel suivant observé par lui au Val-de-Grâce : Un homme de 39 ans, vigoureux, qui avait eu longtemps des fièvres intermittentes, se livra au coït dans la station debout et éprouva deux jours après de la lassitude dans les extrémités inférieures, de la perte de la sensibilité, de l'engourdissement. Symptômes analogues dans les mains et les doigts. Parole libre. Pas de fièvre. Intelligence intacte. Dyspnée. Mort. Autopsie négative.

[3] J. Zeitteles décrit un cas frappant de ce genre qu'il a observé à Prague et qu'il intitule : *Hyperesthésie périphérique générale.* (Œsterr. med. Wochenschrift, 1841, 28.) Il s'agit d'un jeune homme de 17 ans, qui s'était adonné anciennement à l'onanisme, plus tard à la débauche et à l'ivrognerie. Il avait des pollutions diurnes et était tellement irritable que le plus léger attouchement produisait des convulsions et des tressaillements de tout le corps. La colonne vertébrale était extraordinairement sensible. L'auteur pense qu'une irritation spinale était la cause des phénomènes. Guérison après deux saisons à Franzensbad.

logiquesil y a un traitement psychique à faire : il faut autant que possible relever le moral du malade et chasser de son esprit la crainte qu'il a d'avoir gagné par sa propre faute une maladie incurable de la moelle.

Un traitement spécialement dirigé contre l'irritation spinale paraît superflu ; cependant beaucoup de médecins le préconisent encore. Non seulement Ollivier, mais aussi Trousseau [1], pensant qu'il s'agit d'une congestion de la moelle, conseillent des ventouses sèches ou scarifiées, des révulsions sur la colonne vertébrale à l'aide de badigeonnages avec le teinture d'iode et même de moxas et de cautères. Le médecin peut faire à son gré usage de remèdes insignifiants, mais les moxas et les cautères ne sont pour le malade que des tortures inutiles.

§ 3. **Anémie et ischémie de la moelle.** — L'anémie du parenchyme médullaire est aussi facile à reconnaître sur le cadavre que l'hypérémie. La substance blanche n'offre que très peu de petits points rouges, elle est d'un blanc pâle et privée de ce reflet rosé que lui donnent les capillaires, lorsqu'ils sont bien gorgés de sang ; la substance grise est plus grise que d'habitude et s'affaisse sur les coupes, tandis que la substance blanche œdématiée fait saillie. Mais cette anémie cadavérique ne permet nullement de conclure à l'existence d'une anémie semblable pendant la vie. La position du cadavre, la décomposition et surtout le ramollissement cadavérique (ramollissement blanc cadavérique) de la substance médullaire font paraître la moelle anémiée sur le cadavre dans des cas où elle ne l'était en aucune façon sur le vivant. Il est donc rare, à moins que les signes de l'anémie cadavérique ne soient très-prononcés, qu'on puisse en tirer quelque conclusion rétrospective sur ce qui a eu lieu pendant la vie. Aussi l'étude de l'anémie de la moelle et de ses symptômes est-elle aussi pleine d'incertitudes que celle de la pléthore spinale et a-t-on, l'imagination aidant, fondé sur cette anémie des formes morbides qui n'ont absolument rien de positif. La seule chose qui plaide en faveur de l'anémie spinale, c'est que la meilleure manière de la traiter est l'emploi, non plus de la saignée et des dérivatifs, mais bien des toniques, du fer, du quinquina, etc. — Hammond a poussé la subtilité jusqu'à distinguer deux sortes d'anémie spinale : celle des cordons postérieurs, qui serait la base de l'irritation spinale et celle des cordons latéraux, qui correspondrait à ce que d'autres auteurs appellent anémie de la moelle [2]. Nous ne saurions le suivre sur ce terrain.

Il existe cependant des observations qui démontrent que, sous l'influence d'une anémie générale, il peut se faire des paralysies spinales dépendant probablement de l'anémie de la moelle : on les désigne sous le nom de *paralysies anémiques*, c'est-à-dire de paralysies qui se développent au cours d'une anémie générale. Comme cause immédiate on a admis d'un côté qu'il existait une anémie de la moelle elle-même, de l'autre que les globules sanguins étaient diminués ou altérés (cachexie) et par conséquent incapables de subvenir à la nutrition normale de la moelle et du système nerveux en général. Les jambes souffrent le plus, ce qui s'explique par ce fait que ce sont elles qui ont la plus grande somme de travail à fournir.

Partant de cette idée, on a admis un certain nombre de formes de paralysies dues à un état anormal ou à une composition vicieuse du sang. Gubler et d'autres auteurs ont rapporté à l'anémie la plupart des paralysies consécutives aux maladies aiguës que nous pouvons aujourd'hui rapporter avec vraisemblance à des lésions anatomiques inflammatoires. Cependant il est encore deux formes de paralysies qui sont probablement attribuables à l'anémie, ce sont : 1) les *paralysies anémiques ou chlorotiques ;* 2) les *paralysies à la suite de pertes de sang.*

---

(1) Trousseau, *Clinique médicale de l'Hôtel-Dieu*, 5e édit., Paris, 1877.
(2) Hammond, *Traité des maladies du système nerveux*, traduit par Labadie-Lagrave, Paris, 1879.

Jaccoud range encore dans la catégorie des paralysies anémiques les paraplégies de la grossesse et les paralysies toxiques. Les premières relèvent certainement de causes multiples parmi lesquelles peuvent se rencontrer l'anémie et les pertes de sang. L'étiologie des secondes est encore peu expliquée, mais elle est certainement complexe et il n'y a pas, en général, de raison pour la rechercher dans l'anémie. — Barnier *(Des paralysies musculaires,* concours pour l'agrégation, Paris, 1866) range ces paralysies parmi les *musculaires* et distingue : 1) les paralysies par thrombose artérielle ; 2) les paralysies par altération du sang (cacochymie) qui comprennent celles consécutives à la chlorose, à l'anémie générale, aux cachexies et aussi aux maladies aiguës et aux empoisonnements; 3) les paralysies par altération des muscles (dyscrasie). — Sandras [1] traite des paralysies en question dans le chapitre de la *paraplégie nerveuse,* c'est-à-dire à propos de ces formes de paralysies dans lesquelles on ne trouve aucune lésion anatomique. Brück *(Rückblicke auf die drei letztverflossenen Saisons in Driburg. Ueber Lähmungen.* Casp. Wochenschrift, 1846) décrit une espèce de paralysie qu'il désigne d'après Brandis par l'épithète de *cachectique.* Elle serait causée par de longues maladies, des accouchements répétés, le typhus, des impressions déprimantes, surtout des troubles psychiques, l'hystérie, etc. et serait à rapporter à une mauvaise nutrition des nerfs; le remède souverain en serait le fer : tous ses malades guérirent.

1) *Paralysie chlorotique.* On observe souvent chez les chlorotiques la paralysie ou la faiblesse paralytique. Le plus souvent elle est accompagnée de divers symptômes de nervosisme et d'irritation spinale, de telle sorte qu'elle se rapproche des formes déjà décrites plus haut. Chez les chlorotiques il y a d'ordinaire maladie, vice de conformation ou développement incomplet du système génital, de sorte que les symptômes *nerveux* qu'on observe chez elles pourraient être rapportés à une irritation spinale engendrée soit par l'hystérie, soit par l'anémie. Sans insister sur cette question, nous voulons simplement constater ce fait que chez les chlorotiques on observe relativement souvent des états paralytiques. La paraplégie est la forme la plus ordinaire ; elle est complète ou bien il y a seulement une très-grande faiblesse : les malades ne peuvent faire que quelques pas dans la chambre. Les tremblements fibrillaires, les contractions spasmodiques de muscles isolés sont des symptômes qui accompagnent plus rarement ces paralysies; la vessie et le rectum ne sont pas intéressés; la sensibilité est généralement intacte ; quelquefois il y a de l'hyperesthésie, souvent un gonflement œdémateux des pieds. La paralysie se développe d'habitude insensiblement ; d'abord il se manifeste de la faiblesse bornée à un membre ou plus marquée dans un membre; les extrémités inférieures sont atteintes de préférence aux membres thoraciques. Plus rarement le début est brusque et en général alors il succède à une forte hémorrhagie. Mais quelle que soit la façon dont elle commence, cette faiblesse ne reste pas localisée dans la région primitivement atteinte, elle envahit les deux membres inférieurs, les bras et même les muscles du tronc, mais laisse pour ainsi dire toujours la vessie et le rectum indemnes. Il est rare que les muscles paralysés s'atrophient; la contractilité électrique est également conservée et le pronostic n'est pas défavorable.

Bouchut et surtout Sandras, R. Leroy d'Étiolles et d'autres auteurs encore, ont publié un certain nombre d'exemples de ces paralysies. Nous rapporterons une observation remarquable de van Biervliet [2]. Une jeune fille de la campagne, évidemment chlorotique, était atteinte d'une paraplégie complète qu'on ne pouvait rapporter qu'à la chlorose; elle guérit parfaitement après avoir pris du fer pendant deux mois. Dusourd [3] a cité l'histoire d'une jeune fille chlorotique, âgée de 18 ans qui tout d'abord ressentit dans les cuisses et dans les jambes une sen-

---

(1) Sandras, *Traité pratique des maladies nerveuses,* Paris, 1862. — Voir aussi Raoul Leroy d'Étiolles, *Des paralysies des membres inférieurs* ou *paraplégies, etc.,* Paris, 1858. — Colhevet, *Du diagnostic des paraplégies,* thèse, Paris, 1858.

(2) Van Biervliet (de Bruges), *Observation de paraplégie chlorotique (Annales de la Société de médecine de Gand,* 1861, t. XXXIX, p. 37).

(3) Dusourd, *Traité pratique de la menstruation,* 1857, p 372.

sation de fourmillements à laquelle succéda une faiblesse qui augmenta graduellement et devint telle, qu'au bout d'un mois la malade ne pouvait plus se tenir
debout; la guérison eut lieu également après l'emploi du fer continué sans interruption pendant près de trois mois. Landry rapporte plusieurs observations analogues. Voyez aussi Mordret : *Traité pratique des affections nerveuses dans
la chloro-anémie* (Paris, 1858).

Les paralysies chlorotiques s'observent naturellement d'une façon presque
exclusive chez les femmes; cependant on peut, exceptionnellement, les rencontrer chez l'homme, et Jaccoud rapporte l'observation d'un homme de 45 ans devenu très anémié par suite d'une fièvre intermittente rebelle; la faiblesse des
jambes devint telle, qu'elles refusèrent complètement leur service. — Il faut
pourtant dans ce cas ne pas oublier qu'il est possible qu'on ait eu affaire à une
paralysie consécutive à une maladie aiguë [1].

La *marche* des paralysies chlorotiques n'est pas, d'après les observations publiées jusqu'à ce jour, aussi irrégulière que celle des paralysies hystériques; elle
semble être plus continue, et la paralysie guérit en même temps que la chlorose.
Leur *durée* est généralement de plusieurs mois.— Le *traitement* s'adresse à la
chlorose, contre laquelle on emploie le *fer*, l'*eau ferrugineuse*, les *bains ferrugineux*. Si en dépit de ce traitement la paralysie ne cède pas, on fait usage
de la *strychnine*, des *bains*, de l'*électricité*.

2) *Paralysies consécutives à des hémorrhagies*. — L'apparition des paralysies consécutives à des pertes abondantes de sang semble être bien prouvée par
des faits. Déjà en 1848 Brassavola a observé une paralysie à la suite d'une épistaxis. La plupart des observations sont néanmoins de date récente : dans le service de Grisolle [2] on a recueilli l'histoire d'une femme de 24 ans qui eut une très
forte métrorrhagie dont elle guérit, mais qui resta fortement anémiée; lorsqu'elle
quitta l'hôpital après onze jours, elle ne pouvait presque pas marcher, ce qu'elle
attribuait à son extrême faiblesse. Elle resta trois semaines chez elle et ne s'occupa que des soins de son ménage, lorsque subitement, sans cause apparente, il
lui devint impossible de se tenir debout. On constata un peu d'anasarque généralisée; la circulation, la respiration, la digestion, étaient normales; pas d'albuminurie. Aucune douleur rachidienne, ni spontanée ni à la percussion; les membres inférieurs sont presque inertes; la malade ne peut changer de place qu'en
s'aidant de ses mains; les mouvements qu'elle imprime aux jambes semblent un
peu douloureux; la station est impossible. Le traitement fut uniquement tonique.

La même année, Moutard-Martin [3] publia trois intéressantes observations
consécutives à des hémorrhagies. Deux se rapportent à des femmes qui avaient eu
des métrorrhagies, la troisième à un homme qui, pendant le cours d'une dysenterie, avait eu une forte hémorrhagie intestinale et devint paraplégique. — Deux
ans plus tard Abeille [4] fit connaître le cas d'une femme paralysée à la suite
d'hémorrhagies survenues après un accouchement difficile, et celui d'une autre
femme qui avait fait une chute dans un escalier. Les deux malades furent guéries

[1] On peut citer de nombreuses observations de paralysies consécutives à des fièvres intermittentes et
qu'on a attribuées à l'anémie de la moelle. Handfield Jones raconte (*On funct. nervous disorders*, London, 1870, p. 83) qu'un homme de 42 ans fut pris subitement, pendant son travail, de douleurs dans les
reins avec insensibilité le long de la cuisse, rétention d'urine, selles involontaires, jambes paralysées et
anesthésiées, peau fraîche, intelligence saine. Un purgatif ne produisit aucun effet. On donna de la quinine, et le jour suivant la sensibilité revint et le malade put s'asseoir; après huit jours il marchait.—
Romberg aussi cite un cas de paralysie intermittente guérie par la quinine. Le début et la marche dans
ces cas ne correspondent certainement pas au tableau des paralysies consécutives aux maladies aiguës.
[2] Observation recueillie dans le service de M. Grisolle (*Gaz. des hôp.*, 1852).
[3] Moutard-Martin, *Paraplégies causées par les hémorrhagies utérines ou rectales (Société méd.
des hôpitaux*, Paris, 1852).
[4] Abeille, *Études cliniques sur les paraplégies indépendantes de la myélite*, Paris, 1854.

par un traitement tonique auquel on adjoignit à la fin l'usage de la strychnine. Landry [1] a vu un fait très remarquable : il s'agissait d'une femme de 23 ans, dont l'état général s'était amélioré en même temps que la paraplégie avait diminué ; mais il survint deux nouvelles hémorrhagies, et chaque fois la paralysie empira considérablement.

À ces paralysies consécutives à des métrorrhagies profuses, qui sont les plus fréquentes, se rattachent celles qui sont le résultat d'hémorrhagie intestinale ou d'hématurie. Ces dernières ont été surtout étudiées par Rayer [2].

Nous venons de parler du malade de Moutard-Martin, devenu paraplégique à la suite d'une hémorrhagie intestinale. Un de nos malades atteint de fièvre typhoïde, a été également frappé d'une paralysie à la suite d'hémorrhagies intestinales abondantes ; c'est le seul exemple de paralysie après perte de sang qu'il nous ait été donné d'observer.

Victor V..., boucher, âgé de 23 ans, entré à la clinique médicale de l'hôpital civil de Strasbourg le 9 décembre 1872. — *Iléotyphus. Symptômes de paralysie à la suite de fortes hémorrhagies intestinales.* — Le malade est un homme assez vigoureux, issu de parents bien portants. Il est pris, au cours d'une fièvre typhoïde dont nous omettons ici l'histoire détaillée, d'une forte hémorrhagie intestinale qui lui fait perdre environ un litre et demi de sang. On prescrit : glace sur le ventre ; perchlorure de fer 2 gouttes dans une cuillerée d'eau, d'abord tous les quarts d'heure, puis toutes les demi-heures ; injection sous-cutanée d'ergotine. Le lendemain nouvelle hémorrhagie presque aussi abondante. Le malade est pâle et anémique, faible et prostré ; artère radiale étroite ; pouls petit. Temp. le 13 : matin 38°,2, soir 39°,6 ; le 14 : matin 39°,0, soir 40°,0 ; pouls 96-108 ; le 15 : matin 38°,8, soir 40°,0, etc. Le 20 décembre il se plaint pour la première fois de ressentir dans les jambes de fortes douleurs qui existent bien depuis plusieurs jours, mais qui actuellement sont si pénibles qu'elles empêchent le sommeil ; elles partent des reins et gagnent les deux membres inférieurs, s'étendent jusque dans les orteils et sont particulièrement fortes dans les deux genoux. Lorsque le malade essaye de lever les jambes ou lorsqu'on imprime aux jambes des mouvements passifs, ces douleurs deviennent tellement intenses qu'elles arrachent des cris et des gémissements. La nuit surtout elles sont intolérables, empêchent le sommeil et font pousser des cris au malade. Les mouvements actifs des jambes sont très limités. En même temps hyperesthésie cutanée à la pression et à la piqûre, assez également étendue sur les deux membres inférieurs. L'aspect de ces membres, leur coloration, leur température (évaluée avec la main) n'offrent rien d'anormal. Membres supérieurs tout à fait libres. Pas de rachialgie. Pulsations des artères crurales appréciables et, vu l'état de faiblesse du malade, assez fortes. Temp. : soir 37°,6, p. 100. Prescriptions : bain tiède de 15 minutes. Injection de morphine.

22 décembre. Temp. : matin 38°,4, p. 92. Un peu de sommeil sous l'influence de la morphine. Le malade est pâle, sa physionomie exprime la souffrance. Les douleurs l'empêchent de mouvoir ses jambes ; elles partent des aines, s'étendent le long de la face antérieure des cuisses jusqu'aux genoux, où elles ont leur maximum ; de là elles gagnent les mollets et les malléoles. Aujourd'hui les pieds sont libres. Plus haut que les aines il n'y a pas de douleur. Rien à la vessie ni au rectum. Dans l'immobilité, qu'il a du reste gardée depuis hier, les douleurs sont supportables, mais le moindre mouvement amène les plus violentes souffrances ; il lui semble, dit-il, qu'on lui arrache les jambes. Les douleurs sont déchirantes et situées dans la profondeur des tissus. Cuisse étendue ; sa température est normale ; la peau a une bonne coloration ; les pulsations de la crurale sont visibles des deux côtés. La peau n'est sensible qu'à une forte pression ; la pression sur les muscles de la cuisse est très douloureuse. Jambes beaucoup moins sensibles ; mouvements des pieds assez libres. Mouvements volontaires des jambes presque complètement abolis, mais surtout, semble-t-il, à cause de la grande sensibilité qui empêche également le malade de s'asseoir, bien qu'il n'y ait pas de douleurs dans les reins eux-mêmes. À la contre-visite, il se plaint de ressentir depuis midi de forts battements dans les deux artères crurales : « Cela bat comme une montre », dit-il. Temp. : 38°,2, p. 104. Prescription : Injection de morphine.

23 décembre. Temp. : matin 38°,2, p. 88. La malade se trouve mieux. Les douleurs déchirantes dans les jambes ont beaucoup diminué, mais la toux ne lui a pas permis de dormir. Douleur dans les deux aines et dans les extenseurs de la cuisse ; flexion de la jambe douloureuse, mais possible. Pression sur les muscles encore sensible ; elle rend plus d'hyperesthésie cutanée. Pas de douleurs lorsque le malade reste immobile ; elles n'apparaissent que lorsqu'il fait un mouvement. Appétit bon. La physionomie exprime moins la douleur.

[1] Landry, *Recherches sur les causes et les indications curatives des maladies nerveuses*, Paris, 1855.
[2] Rayer, *Traité des maladies des reins*, Paris, 1840.

24 décembre. Cuisse droite encore un peu plus sensible que normalement à une forte pression; mouvements des jambes presque indolores.

26. Dans la cuisse droite, encore quelques douleurs lorsqu'on exerce une forte pression.

28. Cette sensibilité a disparu; cependant douleurs déchirantes pendant un certain temps durant la nuit.

31. Le malade se lève pour la première fois pendant une demi-heure. — La convalescence se fait régulièrement; de temps en temps encore quelques douleurs, surtout dans la cuisse droite, mais de moins en moins fortes. — Le 31 janvier, il sort guéri.

D'après les documents que nous avons analysés, il nous paraît certain que, à la suite d'hémorrhagies, il peut se développer des paralysies ou de la faiblesse paralytique des membres inférieurs. Le petit nombre d'observations que nous possédons, mis en regard de la fréquence relativement grande des fortes hémorrhagies, montre que ce sont cependant là des raretés pathologiques. Quelques-unes même des observations que nous avons citées peuvent avec raison inspirer des doutes : pendant les couches, par exemple, il y a, outre les hémorrhagies, d'autres causes de paralysies qu'il n'est pas toujours facile de spécifier. Mais il faut remarquer, d'autre part, que beaucoup de paralysies consécutives à des hémorrhagies peuvent être méconnues, attendu que les malades gardent le lit et qu'on est porté à considérer la faiblesse qu'ils éprouvent comme une conséquence de la perte de sang qu'ils ont subie.

Il est assez difficile de déterminer la cause immédiate des hémorrhagies anémiques, vu qu'il n'existe pas de recherches anatomo-pathologiques sur ce point. Du reste, leur début brusque et, en général, leur disparition rapide peuvent faire croire qu'il n'y a pas eu de lésion anatomique [1], que la diminution de la quantité du sang est la cause de la paralysie ; mais on peut se demander s'il est possible d'admettre dans tous les cas cette pauvreté en sang de la partie inférieure de la moelle. Il nous semble que, dans notre observation, l'intensité de la douleur, qu'on a notée aussi dans d'autres cas, permet de rapprocher cette paralysie des paralysies ischémiques : on peut supposer qu'à la suite d'une diminution subite de la masse du sang, les artères des membres inférieurs se contractent et ne laissent plus passer qu'une petite quantité de liquide, de sorte qu'il y a apport moins considérable du fluide nourricier, presque comme si l'artère iliaque était obturée : cet état disparaît au bout de quelque temps.

La durée de ces paralysies est courte. Elles ne se montrent pas toutes subitement ou immédiatement après les hémorrhagies, mais la plupart s'établissent graduellement, ont une marche régulière assez bénigne. La terminaison a toujours été favorable et ne s'est jamais fait attendre longtemps. Le traitement dirigé contre l'hémorrhagie et l'anémie consécutive est celui qui est le plus efficace contre la paralysie elle-même. Quelquefois la douleur fournit une indication particulière et demande l'emploi de la morphine et du chloral.

3) *Paralysies ischémiques.*

1. *Obturation de l'aorte.* — Nous rappellerons d'abord les faits expérimentaux qui permettent d'interpréter les faits pathologiques.

La plus ancienne recherche expérimentale sur ce sujet est celle qu'a faite en 1667 Nicolas Stenon [2]. Il a remarqué d'abord que lorsque sur des poissons on lie l'aorte abdominale, les muscles de la partie postérieure du corps perdent leurs mouvements volontaires et qu'ils les recouvrent chaque fois qu'on desserre le nœud. Cette expérience fut peu remarquée et ne fut reprise qu'en 1852 à Rostock par Stannius [4] et à Paris par Brown-Séquard [1]. Stannius constata immédiate-

---

[1] Eisenmann admet qu'il se fait une imbibition séreuse des méninges et de la substance de la moelle (*Constatt's Jahresber.*, 1853).

[2] Le docteur Adolphe Weill a publié à Strasbourg, en 1873, dans sa thèse inaugurale, l'histoire complète des expériences de Stenon.

[3] *Untersuchungen über Leistungsfähigkeit der Muskeln und Todtenstarre.* (Vierordt's *Archiv für physiolog. Heilkunde*, Jahrg. XI, p. 1-28, 1853.)

[4] Brown-Séquard, *Comptes rendus de l'Acad. des sciences*, 1851, t. XXXII, p. 855.

ment après l'opération une paralysie des membres postérieurs et la perte de l'excitabilité électrique ;
cependant les muscles se contractaient encore après plusieurs heures, puis devenaient durs et froids
et ne présentaient plus aucun signe de contractilité. D'ordinaire la rigidité des muscles paralysés
survenait au bout de trois à quatre heures. Il est arrivé à Stannius, comme à Brown-Séquard, de
voir la contractilité revenir dans les muscles et les nerfs moteurs après que la rigidité avait duré
un quart d'heure, puis même les mouvements volontaires se faire de nouveau, et enfin la sensibilité réapparaître. Le but de ces expériences était de démontrer que l'apport du sang est nécessaire pour faire fonctionner les muscles et les nerfs périphériques, de telle sorte que, en inter-
rompant et en rétablissant successivement la circulation du sang, on pouvait alternativement abolir
ou rétablir la fonction. — En 1869, J. Schiffer reprit ces expériences, et arriva à conclure que
les phénomènes obtenus sont, non pas des paralysies périphériques, mais des paralysies dues à
l'anémie de la portion inférieure de la moelle. Il se fondait sur cette remarque que la paralysie
des membres inférieurs s'établit aussitôt après la ligature de l'aorte, tandis que les muscles ne
meurent pas immédiatement et conservent pendant quelque temps leur contractilité électrique. De
plus la disposition anatomique des rameaux spinaux provenant des artères intercostales et lombaires indique que la ligature de l'aorte interrompt le cours du sang dans la partie inférieure de
la moelle. — A. Weil *(loc. cit.)* a confirmé par ses expériences les observations et les conclusions de Schiffer et il a pu démontrer à la partie inférieure de la moelle des changements de coloration, des stases sanguines et du ramollissement [1]. Au-dessous de la ligature on voit la veine
spinale postérieure fortement gonflée et d'un bleu foncé, tandis qu'au-dessus du lien constricteur
elle a sa coloration normale plus claire ; cette différence de coloration est en général très tranchée et très évidente. — Quant à la moelle elle-même, elle semble franchement anémiée au-dessous de la ligature et d'un blanc rosé au-dessus. L'irritation de la moelle au-dessous de la ligature
ne provoque pas de douleur chez les animaux mis en expérience, mais seulement de faibles
secousses musculaires ; au-dessus, au contraire, elle amène de vives douleurs. — Outre ces expérimentations, plusieurs de celles rapportées dans l'ouvrage remarquable de Kussmaul et de Tenner [2] ont trait à l'anémie de la moelle. Ces auteurs ont lié les artères sous-clavières à leur
origine et comprimé la crosse de l'aorte de façon que le sang arrivât encore au cerveau par les
carotides, mais non plus à la moelle. Après une minute, une minute et demie, il survenait une
paralysie, laquelle, commençant par les membres postérieurs, allait en remontant et finissait par
tuer l'animal par arrêt de la respiration.

Chez l'homme on a observé des obturations de l'aorte abdominale et des artères
iliaques primitives qui, comme dans les expériences de Stenon, ont amené rapidement une paralysie des jambes avec rigidité et mort des muscles. Dans la plupart des cas il s'est agi d'obturations emboliques de l'aorte immédiatement au-
dessus de la naissance des iliaques primitives ; il ne saurait donc pas être question
alors d'anémie de la moelle, comme l'ont signalé Schiffer et Weill, mais d'une
paralysie périphérique qui s'établit beaucoup plus lentement, dans un intervalle de
deux à trois heures. Souvent le thrombus, après être resté à cheval sur la bifurcation de l'aorte, se brise et est poussé dans les iliaques : dans ce cas encore,
l'analogie avec les expériences de Stenon est évidente. Le cours du sang étant
interrompu dans la partie inférieure du corps, il survient assez subitement une
paralysie des membres inférieurs ; en peu d'heures, la sensibilité et la motilité
sont complètement perdues, la rigidité musculaire s'établit et la contractilité
électrique disparaît. Le niveau auquel siège l'oblitération règle la hauteur de la
paralysie : les jambes seules peuvent être atteintes si l'embolus a cheminé assez
loin dans l'iliaque externe, tandis que lorsque l'aorte elle-même est oblitérée,
l'analogie avec les expériences de Stenon est parfaite. Les symptômes ultérieurs
dépendent de l'abolition ou du retour de la circulation : celle-ci peut être rétablie,
soit parce que le thrombus se brise, soit à l'aide des collatérales. Même après une
interruption complète de la circulation ayant duré plusieurs heures, les fonctions
peuvent reprendre leur jeu ; lorsque l'interruption a été incomplète, la chose est
naturellement plus facile encore. Mais quand la circulation ne revient pas à son
état normal, les membres inférieurs meurent et il survient au milieu des plus fortes

---

(1) En outre il a observé plusieurs fois, après la ligature de l'aorte, l'érection du pénis, des affections
de la vessie et du rectum.
(2) Kussmaul und Tenner, *Ueber den Ursprung der fallsuchtartigen Zuckungen, etc.*, (Moleschott's
Untersuchungen zur Naturlehre, 1857, Band III, p. 59.)

douleurs, une espèce de gangrène sénile qui fait périr le malade au bout de peu de temps [1].

La plus ancienne observation de ce genre semble être celle de Barth [2]. Elle a trait à une femme de 51 ans qui, quatre ans auparavant, avait été atteinte d'engourdissement des membres inférieurs, d'abord à droite, puis à gauche; au bout de deux ans, la paralysie était devenue complète. A deux reprises différentes il y avait eu de l'œdème des parties paralysées. Après deux nouvelles années la malade mourut et, à l'autopsie, on vit que l'aorte était obturée au-dessous des artères rénales par un caillot solide qui envoyait des prolongements dans les iliaques primitives et leurs divisions. Les membres recevaient du sang en quantité suffisante par les artères des parois abdominales et les anastomoses des branches de l'artère cœliaque, du moins il n'y avait pas trace de gangrène et il est probable que l'oblitération de l'aorte s'était faite lentement.

Schlesinger (Caspor's *Wochenschrift*, 1836) a publié une observation analogue.

Un autre cas, observé par Gull [3] et que Jaccoud et Hasse rapportent comme un exemple d'oblitération de l'aorte, ne nous semble pas devoir être rangé dans cette catégorie :

Un ébéniste de 34 ans éprouva tout d'un coup, en faisant un violent effort musculaire, une forte douleur dans la région lombaire ; au bout de quelques minutes, la douleur disparut, mais il se fit une paralysie complète de la sensibilité et de la motilité jusqu'au niveau des lombes. Quelques jours plus tard la sensibilité revint, le malade put faire quelques pas, mais cette amélioration durait à peine depuis peu de jours quand le mal récidiva et plus intense que la première fois. — Rien d'anormal à la colonne vertébrale, mais les pulsations de l'aorte et des artères des membres inférieurs font défaut, tandis que les mammaires sont dilatées. Ni œdème ni gangrène des membres inférieurs. Le malade put de nouveau marcher; mais les pulsations de l'aorte et de la fémorale ne reparurent jamais. — Il ne nous paraît pas probable qu'une oblitération de l'aorte et un développement collatéral de l'artère mammaire aient pu s'établir si rapidement et avec des symptômes si peu graves chez un homme de 34 ans. Il existait depuis longtemps un rétrécissement de l'aorte que l'on découvrit au moment où le sujet tomba malade. Il semblerait plutôt, d'après les symptômes et la marche, que la paralysie a été causée par une hémorrhagie dans les méninges rachidiennes.

Les observations d'oblitération de l'aorte au niveau de sa bifurcation par une embolie formée par un fragment arraché à un thrombus des valvules du cœur sont un peu moins rares. Déjà en 1844, Romberg a décrit, avec le talent qui lui appartient en propre, dans son livre sur les maladies du système nerveux *(Lehrbuch der Nervenkrankheiten*, p. 722-730), une observation de ce genre, bien qu'il n'ait pas reconnu alors la nature embolique du caillot. Il s'agissait d'un homme de vingt-neuf ans qui était tombé malade subitement; quinze jours après : paraplégie et anesthésie des membres inférieurs, œdème et ecchymoses, puis gangrène. Pas de pulsations de l'artère fémorale ; insuffisance mitrale. Mort après six semaines. A l'autopsie, caillot ferme, adhérent, rouge pâle, au-dessus de la naissance des artères iliaques primitives et se continuant dans ces deux artères.

Nous avons nous-même eu occasion de voir un cas de ce genre chez un homme de trente ans, qui depuis plusieurs années souffrait d'un rétrécissement mitral. Un jour étant aux lieux d'aisance il ressentit tout d'un coup une violente douleur et ne put pas se relever; on le rapporta dans son lit, les jambes sans mouvements et insensibles. Plus de pulsations dans les artères fémorales qu'on sentait sous le doigt comme des cordons durs. Le lendemain, au milieu d'atroces douleurs, il survint du gonflement des jambes et de la gangrène qui remonta jusqu'au milieu de la cuisse. Mort dix jours après le début des accidents. A l'autopsie, on trouva

---

(1) Dans un cas de ligature de l'aorte immédiatement au-dessus de sa bifurcation, il n'y eut point de paralysie des jambes, mais seulement un sentiment de violente brûlure dans les pieds (W. Stokes, *On temporary deligation of the abdominal aorte.* — *Dubl. Quart. Journ. of medic. Sc.*, 1859, n° 95).

(2) Barth, *Arch. gén. de méd.*, 1835. *Oblitération complète de l'aorte.* 2ᵉ série, t. VIII.

(3) Gull, *Paraplegia from obliteration of the abdominal aorta.* (*Guy's hosp. Reports.*, 1858.)

un fort rétrécissement mitral ; dans l'oreillette gauche un grand thrombus ancien et ramolli à son centre ; les deux artères iliaques oblitérées par des thrombus. — Le Dr Tutschek a publié récemment une observation intéressante [1] : le malade était un soldat âgé de vingt-deux ans ; il allait entrer en convalescence d'un érysipèle grave de la face, lorsqu'un soir vers dix heures il se plaignit subitement de fortes douleurs brûlantes et lancinantes dans les membres inférieurs qu'il ne pouvait mouvoir que très-difficilement, et en même temps d'un sentiment de froid aux mêmes endroits. Les pieds et les jambes dans leurs deux tiers inférieurs étaient froids comme marbre ; plus de mouvements volontaires ; mouvements communiqués très douloureux ; sensibilité éteinte aux pieds, diminuée au-dessus. Pas de pulsation dans les artères crurales, tandis que le pouls radial et les battements du cœur étaient assez forts. Mort trente-six heures et demie après le début de ces accidents, au milieu des plus atroces douleurs. A l'autopsie, on trouva les orifices du cœur sains, mais entre les colonnes charnues de nombreux thrombus faciles à déchirer et fortement adhérents. Dans l'aorte, à 0m,05 au-dessus de sa bifurcation, on découvrit une tumeur ferme se prolongeant dans les deux iliaques : cette tumeur n'était autre chose qu'un bouchon fibrineux très consistant [2].

Les oblitérations de l'aorte ou des iliaques primitives ne sont pas toujours, paraît-il, aussi rapidement mortelles, et peuvent n'occasionner que des paralysies peu intenses ou même passagères. La paralysie intermittente ou la boiterie intermittente est un accident rare mais bien remarquable, qui semble dû le plus souvent à des thromboses de l'aorte. On l'a observée d'abord sur les animaux. Chez le cheval les oblitérations de l'aorte ne sont pas du tout rares [3] ; dans bien des cas la circulation n'en est pas extrêmement gênée, et il n'en résulte qu'une paralysie passagère. Généralement on remarque d'abord, lorsqu'on presse le pas de l'animal ou lorsqu'on le fait trotter, qu'il est paralysé d'un membre postérieur ou de tous les deux ; au repos rien ne paraît. Plus tard les jambes de derrière et tout le train postérieur deviennent froids et secs, les animaux ne se traînent qu'avec peine et s'abattent après quelques pas. Jusqu'à ce jour on n'a pas observé de gangrène. Schiff a décrit des symptômes analogues chez les chiens auxquels il avait lié l'aorte : l'animal au repos pouvait encore exécuter des mouvements volontaires, mais dès qu'il faisait un effort un peu violent avec ses membres abdominaux, le train postérieur retombait sans force et on distinguait à peine quelques légers tremblements.

Nous possédons aussi quelques observations de paralysie intermittente chez l'homme, qu'il faut probablement rapporter à des embolies de l'aorte ou des iliaques. Nous en avons parlé p. 68.

Enfin, aux paralysies ischémiques appartiennent encore ces cas rares dans lesquels la paralysie est due à des thromboses artérielles autochtones formées dans les membres inférieurs, le plus souvent dans les jambes, à la suite d'anémie ou de cachexie profondes. Ces thromboses, qui peuvent causer la gangrène spontanée des membres, produisent, avant qu'elles n'aboutissent à la gangrène ou lorsqu'elles

[1] Tutschek, Ein Fall von vollständiger Verstopfung der Aorta abdominalis an der Theilungstelle in Folge wahrer Hertzthrombose, nach abgelaufener Erysepelas faciei, (Vortrag gehalten in der Sitzung des ærztl. Vereins in München vom 9 April 1873. — Ærtzt. Intelligenzblatt.)

[2] L'auteur cite encore cinq autres cas analogues d'embolie de l'aorte à la suite de thrombose du cœur : 1) Cas de Barnes relatif à une primipare (Amer. Journ. of med. Sc., 1873, jan.) 2) Cas de Psilander (Upsal), homme de 56 ans, Canstatt's Jahresbericht, 1869, B. II, p. 81 ; 3) Cas de O. Hjelt, homme de 50 ans, (épaississement fibreux du cœur et thrombose cardiaque) ; 4) Cas de Murchison, dans Transact of the Pathol. Society of London, 1863, à la suite d'un typhus ; 5) Observation faite sur un cheval par Saint-Cyr (Gaz. méd. de Lyon, 1863, 3.) — Voir aussi Hipp. Bourdon, Gaz. des hôp. 1866, p. 147, Oblitération des artères iliaques. Paraplégies et gangrène.

[3] Voyez Gurlt und Hertwig's Magazin, 1838 et 1843, et Bollinger, Koliken und Wurm Aneurysma des Pferdes, München, 1870.

ne doivent même pas y conduire, une faiblesse paralytique des membres inférieurs qui se développe au milieu des plus violentes douleurs. Les thromboses peuvent survenir à la suite de tous les états cachectiques et anémiques. Celles qui sont consécutives aux carcinomes ont été décrites par Charcot comme une forme de la paraplégie douloureuse; nous en avons parlé p. 66 et 223.

Le *traitement* ne saurait s'adresser directement à l'embolie ou à la thrombose des artères, et il ne peut être que symptomatique, destiné à soulager les douleurs et à permettre, en conservant la vie, le rétablissement d'une circulation plus ou moins parfaite par les collatérales.

2. Les *embolies de la moelle* se rattachent aux paralysies ischémiques dues à une embolie de l'aorte en ce qu'elles amènent l'ischémie du parenchyme médullaire, au moins dans une petite étendue. Les exemples d'embolie médullaire sont très rares; cependant nous devons conclure par analogie avec ce qui se passe dans le cerveau, que les embolies de la moelle doivent produire au bout de peu de temps des inflammations et des ramollissements dans le domaine des artères oblitérées.

La marche des embolies spinales a été étudiée expérimentalement par Panum [1]. Cet auteur introduisit sur des chiens, en sens contraire du cours du sang, une mince sonde élastique dans l'artère crurale jusque vers le niveau du bord inférieur de la dernière côte, et injecta une émulsion de petites boulettes de cire noire. Pendant l'injection il se produisit une trémulation particulière dans les muscles des membres postérieurs, laquelle cessa bientôt pour faire place à une paralysie complète de la sensibilité et du mouvement avec abolition de l'excitabilité réflexe. Un des animaux survécut à l'injection pendant vingt-deux heures, les autres moins de temps. On trouva les petits vaisseaux artériels de la moelle remplis de cire noire; entre les points ainsi obturés et le cœur, les vaisseaux étaient élargis et présentaient de nombreux petits extravasats sanguins; de plus dans les parties atteintes de la moelle il s'était formé un ramollissement rouge d'autant plus marqué, que l'animal avait vécu plus longtemps. Le liquide cérébro-spinal était teint en rouge. La partie supérieure de la moelle était normale, bien qu'on y trouvât quelques boulettes de cire. D'après ces expériences, les fonctions de la moelle nécessitent l'afflux sanguin exactement comme celles du cerveau. La trémulation musculaire notée au début de l'expérience est regardée par Panum comme le dernier phénomène d'excitation fourni par la moelle. Ces conclusions de Panum étaient très catégoriques, mais, chose singulière, Cohn [2] ayant fait des injections sur des chiens d'après la même méthode, observa lui aussi la faiblesse des membres inférieurs, mais ne trouva pas à l'autopsie les altérations que nous venons de décrire.

Vulpian a fait également dans l'artère crurale de plusieurs chiens des injections de poudre de lycopode ou de petits grains de tabac, en dirigeant l'injection dans le sens du cœur, et souvent il a pu constater une oblitération des artères spinales avec ramollissement rouge hémorrhagique de la substance grise de la moelle dans toute la partie correspondant aux artères oblitérées. Ce ramollissement se développe très vite, car on peut le rencontrer déjà au bout de vingt ou trente heures. (*Durée de la persistance du cours du sang dans les organes. Gaz. hebd.* 1861, p. 365, 411.)

Chez l'homme les embolies de la moelle sont très rares relativement aux embolies cérébrales, ce qui s'explique en partie par ce fait que les artères spinales

(1) Panum, *Experimentelle Beiträge zur Lehre von der Embolie* (Virchow's *Archiv für patholog. Anat.*, Band XXV, 1862, p. 303-339 et 433-551. — Et aussi, *Ueber den Tod durch Embolie in* Gunzburg's *Zeitschrift*, Band VII, p. 410.
(2) Cohn, *Klinik der embolischen Gefässkrankheiten*, Berlin, 1860.

sont très petites et que leurs ramifications se font presque à angle droit. Cohn
(loc. cit., p. 410) déclare n'en pas connaître une seule observation; plus tard Tuckwell [1] en a publié une très intéressante. Un garçon de quatorze ans avait été
atteint dix-sept jours avant sa mort d'une violente chorée avec délire maniaque ;
on entendait au cœur un bruit musical systolique; le malade mourut dans le coma :
à l'autopsie on découvrit dans le cerveau deux foyers récents de ramollissement,
grands comme des pièces de cinq francs, et dans l'artère cérébrale postérieure un
bouchon embolique. Dans la moelle, après durcissement on trouva dans la partie
cervicale inférieure et dans toute la partie dorsale un ramollissement central qui
atteignait les cordons postérieurs dans leur portion antérieure, celle voisine de la
commissure. Le microscope fit voir une petite artère oblitérée au milieu du ramollissement. Dans le cœur il y avait des végétations sur les valvules mitrale et
tricuspide.

Kirkes en Angleterre, Henri Roger en France, ont établi la relation qui existe
entre la chorée d'une part et le rhumatisme et les affections du cœur d'autre part ;
on est même arrivé à considérer le rhumatisme comme la cause habituelle de la
chorée. De petits fragments détachés de l'endocarde et poussés jusque dans le système nerveux central seraient la cause des symptômes choréiques. La seule chose
qui soit démontrée aujourd'hui, croyons-nous, c'est que la chorée coïncide souvent
avec l'endocardite, et quelques observations font admettre la possibilité d'une
relation entre des embolies médullaires et la chorée ; de ce nombre est celle de
Tuckwell que nous venons de citer et qui est cependant un fait bien exceptionnel. Les embolies capillaires ne sont pas extrêmement fréquentes dans les formes
habituelles de l'endocardite, et dans cette maladie les embolies capillaires de la
moelle n'ont pas été prouvées jusqu'à ce jour, que nous sachions. Mais dans
deux cas d'endocardite ulcéreuse grave qui amenèrent la mort au milieu de symptômes typhoïdes, nous avons pu démontrer de nombreuses embolies capillaires
dans la substance de la moelle : on ne les distinguait ni sur la pièce fraîche ni
après durcissement ; mais, après coloration par le carmin, elles apparurent sous
forme de petits points à peine gros comme des grains de sable. Au microscope, on
reconnaissait qu'elles étaient formées par un amas nettement circonscrit de petites
cellules fortement serrées les unes contre les autres (cellules de pus) ; au milieu
de ces amas ou à leur périphérie on distinguait presque toujours un petit vaisseau
artériel. Ces foyers microscopiques existaient également dans la substance blanche et la substance grise ; ils étaient répandus en très grand nombre tout le
long de la moelle et dans chaque coupe on en trouvait un, plus rarement deux ; ils
étaient un peu plus abondants dans la protubérance. Il est peu probable que ces
embolies capillaires soient en rapport avec le caractère de la fièvre dans l'endocardite. Cette fièvre, il est vrai, a en général le caractère ataxique, et les
mouvements saccadés et désordonnés qu'on y observe rappellent la chorée. Mais
la même chose arrive pour d'autres fièvres, notamment pour le typhus, sans
qu'on ait jamais rencontré jusqu'à ce jour l'état analogue de la moelle ou même
sans qu'il soit probable. Il est tout aussi peu prouvé que les embolies capillaires
sont capables de produire l'ataxie ou la chorée, et le cas de Tuckwell est peut-
être plutôt une fièvre ataxique qu'une véritable chorée.

D'après ce que nous avons dit, il est impossible de décrire les *symptômes,* la
marche et le *traitement* des embolies de la moelle.

3. *Thromboses de la moelle.* — Par analogie avec ce qui a lieu dans le cerveau, nous rangeons ici les thromboses des vaisseaux de la moelle. Nous connais-

---

(1) Tuckwell, *Some Remarks on maniacal chorea and its probable connexion with embolism,* illustrated by a case *(British and foreign med. Review,* 1867, octob.)

sons dans le cerveau des thromboses artérielles et veineuses; on sait peu de chose de ces deux genres de thrombose dans la moelle; pour ce qui est des thromboses veineuses, il ne saurait même en être question, du moins nous ne connaissons rien qui permette d'admettre seulement la probabilité de leur existence.

Au contraire les thromboses artérielles sont d'autant plus possibles que les lésions des vaisseaux de la moelle sont à ranger parmi les altérations que l'on rencontre le plus fréquemment, vu qu'elles existent dans presque tous les processus morbides qui ont la moelle pour siège. Dans les maladies aiguës (myélites) nous trouvons un épaississement considérable de la tunique externe des vaisseaux et surtout des petites artères; cette tunique est remplie d'éléments nucléaires, et souvent aussi d'un pigment jaunâtre et de nombreux corps granuleux. En général les vaisseaux conservent leur même calibre, et nous ne les avons jamais vus oblitérés par des thrombus. — Les affections chroniques de la moelle sont également accompagnées d'altérations des artères. Dans la sclérose les artères sont constamment épaissies par une substance homogène, brillante, qui rappelle la dégénérescence amyloïde, et leur lumière est toujours fortement rétrécie. De même que dans l'atrophie scléreuse du nerf optique on observe l'étroitesse du calibre des vaisseaux, de même ceux-ci sont épaissis et rétrécis dans les foyers de sclérose de la moelle et cette diminution de calibre va parfois jusqu'à une oblitération complète. On peut se demander si dans ces cas il n'y a pas une relation de cause à effet entre l'altération des vaisseaux et celle du parenchyme de la moelle; mais la chose n'est ni démontrée ni probable: dans le cerveau, où les lésions vasculaires sont mieux connues, nous voyons qu'elles sont suivies de ramollissements, mais non pas de scléroses. De plus les lésions vasculaires de la moelle sont en général assez diffuses et ne sont pas exactement limitées aux foyers de sclérose; enfin ce qui passe pour le nerf optique ne plaide pas non plus en faveur de cette hypothèse. Pour le moment il faut donc considérer les lésions vasculaires dans la sclérose comme un épiphénomène, mais non comme la cause première de la sclérose elle-même.

Il nous reste à nous occuper des altérations séniles de vaisseaux [1], qui jouent un si grand rôle dans le cerveau, où elles sont la cause des thromboses artérielles avec ramollissement sénile consécutif. Dans la moelle aussi il se produit pendant la vieillesse des modifications dans le système vasculaire; là, comme dans le cerveau, il se fait une dégénérescence graisseuse avec épaississement et sclérose portant surtout sur les petites artères. La formation de petits anévrysmes dans la moelle n'a été observée qu'une seule fois par Liouville; quant à l'épaississement scléreux des parois des artérioles, il se voit fréquemment et il a pour conséquence une diminution du calibre des vaisseaux, ce qui semble bien propre à entraver la nutrition de la moelle et à favoriser la formation de thromboses. Nous allons exposer l'état de cette question et nous traiterons en même temps des altérations séniles de la moelle en général : cette étude synthétique est d'autant mieux indiquée que les lésions vasculaires constituent le point de départ de la majeure partie de ces états morbides.

Des altérations séniles de la moelle. Les altérations que subit le système spinal pendant la vieillesse ont été beaucoup moins étudiées que celles qui se font dans le cerveau pendant cette période de la vie : ces dernières ont en tous cas une plus grande importance, car les états morbides et les troubles fonctionnels auxquels elles donnent naissance sont bien plus sérieux. Néanmoins l'étude des alté-

[1] Peut-être faudrait-il ajouter ici, et par analogie avec ce qui a lieu pour le cerveau, quelques cas de ramollissement syphilitique. Mais nous n'avons aucun document qui prouve qu'il s'agit bien dans ces cas d'altérations vasculaires; aussi ne traiterons-nous pas des maladies syphilitiques de la moelle à propos des thromboses, mais bien à propos des myélites secondaires. Voy. § 4 du chap. V de la IIIᵉ section;

rations séniles spinales mérite aussi d'être faite à part, attendu qu'il ne nous est pas permis d'affirmer sans plus ample informé que les choses se passent dans la moelle absolument comme dans le cerveau.

Anatomie pathologique. La colonne vertébrale elle-même subit des modifications pendant la vieillesse : elle perd sa flexibilité, les disques intervertébraux s'affaissent, ce qui cause une diminution de la taille (Quételet, Seiler); de plus les vertèbres se soudent facilement entre elles soit par ossification des ligaments, soit par production de tissu osseux nouveau[1]. Il se développe ainsi une forme d'arthrite spéciale au grand âge (*Spondylarthritis deformans*) qui s'accompagne de douleurs rhumatoïdes et qui amène l'immobilité presque absolue de certaines parties du rachis (voy. p. 201 et suiv.). Dans la vieillesse les méninges sont souvent épaissies et troubles : ce sont là des reliquats de méningites chroniques. La cavité arachnoïde est fréquemment remplie d'un liquide abondant (hydrorhachis externe), ce qui est attribué à la diminution du volume de la moelle (Magendie, Cruveilhier, etc.). Quant aux modifications de la moelle elle-même, que nous avons surtout en vue ici, elles ont été incomplètement étudiées jusqu'à ce jour. En tête, nous citerons l'atrophie de la moelle, qui forme le pendant de l'atrophie sénile du cerveau, et qui consiste dans une diminution du volume de la moelle : c'est elle la cause de l'hydrorhachis externe.

Cruveilhier considère l'atrophie sénile comme la plus fréquente de toutes les atrophies de la moelle. Rokitansky (*Pathologische Anatomie*, Wien, 1844, p. 858) décrit l'atrophie de la moelle qui survient en même temps que celle du cerveau ; elle a les mêmes caractères : diminution de volume, coloration blanc sale des cordons, tandis que la substance grise prend une teinte rouge brune ; la substance blanche s'indure et en même temps on observe dans l'arachnoïde des épanchements séreux, des opacités, des épaississements et des ossifications. Durand-Fardel donne les résultats des autopsies de 23 individus morts entre 60 et 62 ans. Chez une femme de 74 ans qui, depuis 9 ans avait des tremblements dans tous les membres et une ankylose incomplète des articulations sans douleur et sans déformation, la moelle était ferme dans sa totalité ; son tiers inférieur était même assez dur ; le renflement lombaire était peut-être un peu augmenté de volume, la substance grise était pâle. Dans tous les autres cas on n'avait noté sur le vivant aucun désordre nerveux. 15 fois la moelle fut trouvée d'apparence et de texture normales ; dans 5 cas elle était plus ferme et dans 2 moins consistante que d'ordinaire, mais il était impossible d'attribuer un caractère pathologique à ces états. Bien que, ajoute l'auteur, dans un certain nombre d'autopsies il nous ait paru que la moelle semblait avoir diminué de volume, nous n'avons pu cependant constater le même degré d'atrophie que dans le cerveau. — Geist[2] dit que chez le vieillard l'anatomie pathologique de la moelle est identique à celle du cerveau ; les cordons blancs sont d'un blanc sale ; la substance grise est brunâtre et consistante ; dans la cavité de l'arachnoïde il y a des épanchements séreux et l'arachnoïde elle-même présente un état trouble et des ossifications. La moelle peut être infiltrée de sérosité et gonflée ; plus fréquemment elle est atrophiée, auquel cas elle est devenue plus petite, plus mince et plus ferme, surtout dans la partie cervicale.

L'atrophie de la moelle chez les vieillards n'est donc pas, comme on le voit, un fait constant dans la vieillesse, et elle n'est jamais aussi prononcée que celle du cerveau ; loin de là, les cas bien nets d'atrophie sont à ranger parmi les exceptions, et d'une façon générale le diamètre de la moelle est le même dans la vieillesse qu'aux autres âges de la vie. Nos propres observations concordent pleinement sur ce point avec les résultats auxquels est arrivé Durand-Fardel.

Si nous exceptons quelques observations isolées, il n'a pas été fait, que nous sachions, de recherches histologiques suivies sur l'état de la moelle chez les vieillards. Il n'existe non plus aucune étude d'ensemble sur les maladies de la moelle chez les vieillards, pas même dans les traités spéciaux de Durand-Fardel et de Geist; des observations éparpillées çà et là chez ces auteurs et chez d'autres ne semblent pas avoir eu en vue les altérations amenées par l'âge.

(1) Luschka, *Die Altersveränderungen der Zwischenwirbelknorpel* (Virchow's *Archiv für pathologische Anatomie*, Band IX, p. 3).
(2) Geist, *Klinik der Greisenkrankheiten*, Erlangen, 1860.

Rappelons encore ici que Rokitansky a démontré l'atrophie des muscles chez le vieillard; l'intérieur du sarcolemme se transforme en une masse incolore ou légèrement trouble, contenant des corpuscules graisseux et des granulations pigmentaires brunes; à l'œil nu les muscles sont pâles ou brunâtres, et farcis de graisse.

Si nous faisons appel à nos propres recherches, nous trouvons que la moelle des vieillards peut offrir des altérations très diverses. Nous ne nous rappelons pas avoir vu un seul cas d'atrophie caractérisé par la diminution du diamètre de la moelle, mais nous avons rencontré des modifications histologiques qui étaient incontestablement de nature atrophique. La moelle du vieillard est en général ferme et se durcit plus vite et plus facilement que celle d'un jeune homme. La différence entre la substance grise et la substance blanche est mieux tranchée; on distingue aussi beaucoup mieux les origines des racines nerveuses. Les modifications microscopiques les plus remarquables et les plus fréquentes sont :

a) *La présence de très nombreux corpuscules amyloïdes* [1]. Ils sont accumulés autour du canal central ou bien on les trouve à la périphérie dans la couche corticale gélatineuse; ils existent aussi en plus ou moins grand nombre le long des vaisseaux; à mesure qu'on s'éloigne des vaisseaux, ils deviennent plus rares, mais on les rencontre dans les interstices des fibres nerveuses. Les racines nerveuses postérieures en contiennent à leur point d'émergence, mais pas plus loin, vers la périphérie. Ces corpuscules amyloïdes farcissent quelquefois ainsi la moelle dans toute sa longueur depuis le filum terminale jusqu'à la moelle allongée et la protubérance; même dans certains cas c'est dans la moelle cervicale et dans la moelle allongée qu'ils sont le plus abondants et qu'ils se montrent d'abord; ils sont particulièrement nombreux dans la couche corticale gélatineuse et au pourtour du canal central; ils sont plus discrets dans la substance gélatineuse de Rolando. A un moment donné ils peuvent aussi pénétrer dans la substance grise, mais cela n'arrive que rarement et à une période plus avancée : ils se montrent alors en très grande abondance autour des vaisseaux des cornes antérieures.—Bien que l'existence et la signification des corpuscules amyloïdes dans le système nerveux ne soient nullement élucidées, on peut cependant les considérer comme l'expression d'une atrophie chronique. Ils accompagnent presque toujours la sclérose chronique de la moelle, et on les a observés en quantité colossale dans quelques cas d'atrophie de la substance grise dans la paralysie infantile. Du reste on a noté encore d'autres signes d'atrophie, notamment :

b) L'*atrophie des cellules nerveuses.* — L'altération sénile la plus fréquente et pour ainsi dire constante des cellules nerveuses de la substance grise consiste dans une forte pigmentation. Les grandes cellules des cornes antérieures se remplissent d'un amas de granulations pigmentaires jaunes qui masquent le noyau. On considère cette forte pigmentation, tout aussi bien que celle des cellules de la couche corticale du cerveau, comme un signe d'atrophie; toutefois elle n'est pas particulière à l'atrophie sénile, on la voit aussi dans la sclérose; elle ne saurait en aucun cas être regardée comme la cause d'un trouble fonctionnel quelconque, vu qu'à l'état normal certains groupes de cellules sont extrêmement pigmentés, et que dans la moelle même, des cellules peuvent offrir une pigmentation tout à fait insolite, sans qu'il y ait eu pendant la vie aucune perturbation fonctionnelle appréciable.

L'atrophie des cellules nerveuses est un phénomène plus sérieux, qu'il nous a été donné d'observer une fois dans un cas type : les cellules des cornes antérieures étaient, surtout dans la partie dorsale supérieure, tellement diminuées de nombre

---

[1] Virchow les a trouvés dans le cerveau des vieillards.

et de volume, qu'on aurait pu croire qu'il s'agissait d'une atrophie musculaire progressive. En même temps, il y avait de nombreux amas de corpuscules amyloïdes et une atrophie de la partie postérieure des cordons latéraux. Nous ne saurions dire si les cas de ce genre sont fréquents, mais on pourra, dès à présent, songer à établir un rapport entre cette atrophie et la diminution progressive des muscles chez le vieillard.

c) *Atrophie des cordons de la moelle.* — Elle est encore plus rare et nous paraît être en relation avec l'atrophie des cellules nerveuses. Dans le cas que nous avons observé, elle intéressait la partie postérieure des cordons latéraux ; elle n'était d'ailleurs pas très prononcée et se manifestait par une plus forte imprégnation par le carmin. D'autres cordons, notamment ceux de Goll, présentaient aussi une couleur plus sombre que d'habitude, mais moins foncée cependant que la partie postérieure des cordons latéraux. Au microscope cette atrophie se caractérisait surtout par des amas de corpuscules amyloïdes et de quelques rares corps granuleux : ce caractère suffisait à lui seul pour distinguer la lésion qui nous occupe de la dégénération descendante secondaire ; mais on pouvait être d'autant plus porté à admettre l'existence de cette dernière, que dans la protubérance il existait quelques petits foyers de ramollissement : l'idée d'une dégénération était du reste à rejeter absolument, puisque les pyramides et leur entre-croisement étaient normaux, et que la lésion des cordons latéraux ne commençait qu'au niveau du renflement cervical. Il y avait donc une parenté étroite entre l'atrophie des cordons et celle des cellules nerveuses, absolument comme dans l'atrophie musculaire progressive.

d) La présence de *corps granuleux* disséminés en quantités plus ou moins considérables est un fait rare.

e) Les *altérations vasculaires*, surtout celles des petites artères, sont fréquentes et importantes. Dans le sillon antérieur les vaisseaux ont souvent leur tunique externe épaissie, riche en noyaux, recouverte çà et là d'un amas de granulations pigmentaires jaunes. Dans la substance blanche aussi bien que dans la grise on rencontre d'ordinaire des altérations vasculaires très-étendues, mais elles ne sont pas partout également prononcées. Les vaisseaux les plus volumineux ont leur tunique conjonctive augmentée d'épaisseur, riche en noyaux, recouverte d'amas de pigment ou de corps granuleux et ordinairement aussi de nombreux corpuscules amyloïdes. Les vaisseaux plus petits également revêtus de corpuscules amyloïdes sont sclérosés ; leur paroi est homogène, brillante et épaissie, de telle sorte que leur lumière est plus ou moins diminuée ; ils sont semblables aux vaisseaux ayant subi la dégénérescence amyloïde, mais il n'y a pas de coloration par l'iode.

f) Mais l'altération qui ressemble le plus aux altérations cérébrales, c'est le développement de *foyers de thrombose artérielle sénile*. On ne saurait comparer leur fréquence à celle des ramollissements cérébraux causés par la sénilité ; cependant nous avons trouvé plusieurs fois dans la moelle de petits foyers capillaires de ramollissements. Sur une moelle provenant d'un sujet de 80 ans, nous avons rencontré en quelques rares endroits de petits foyers microscopiques dans lesquels les fibres nerveuses étaient renflées, fortement colorées par le carmin et privées de leur myéline : nous n'avons pas découvert de corps granuleux entre ces fibres. Nous avons observé des altérations plus variées sur une autre moelle et nous entrerons à ce sujet dans quelques détails.

Joseph M..., âgé de 72 ans, maçon, tomba, il y a 11 ans, d'un second étage dans la rue ; il se fractura une cuisse, mais n'eut point de paralysie. Il y a plus de 3 ans il fut traité pendant un certain temps à l'hôpital ; il se plaignait alors de douleurs rhumatismales, surtout dans le membre anciennement fracturé. Il dut garder le lit longtemps, mais l'état général et l'appétit restèrent bons et il n'éprouva rien du côté du rectum ni de la vessie ; ces mêmes douleurs persistèrent environ un an et demi. Pendant ce temps, trois attaques d'apoplexie se succédèrent à de courts intervalles. Il

388

paraîtrait que, pendant la dernière, on aurait observé du trismus et du tétanos, et que l'on aurait été obligé d'ouvrir de force la bouche du malade. Depuis lors la mémoire est restée très amoindrie. Peu à peu des contractures sont survenues dans les membres supérieurs; le malade ne pouvait marcher qu'avec deux cannes et le corps fortement plié en avant, cependant il n'y avait pas encore de paralysie proprement dite. Ce ne fut que dans la dernière année que la marche et la station devinrent impossibles; le malade pouvait à la vérité remuer ses jambes dans son lit, mais il les tenait presque constamment fléchies sur le ventre. Il souffrait peu, avait très bon appétit, mais les urines et les selles étaient involontaires. Son intelligence était très obscurcie dans les derniers temps; il mourut presque subitement.

Autopsie faite par le Dr Zahn le 10 septembre 1873. Dure-mère spinale épaisse; moelle mince, dure dans toute son étendue, ayant son aspect normal. La dure-mère cérébrale est épaissie, la pie-mère est œdématiée. La pulpe cérébrale est pâle; dans la substance blanche des hémisphères et dans les centres gris se trouvent de nombreux petits kystes avec un contenu incolore. Ventricules dilatés. Épendyme épaissi. Plusieurs kystes semblables dans la protubérance. Cœur hypertrophié. Reins petits granuleux. Emphysème sénile des poumons.

L'examen de la moelle a donné les résultats suivants : corpuscules amyloïdes en quantité colossale :

1) Ils sont surtout abondants autour du canal central, il y en a un assez grand nombre dans la couche corticale gélatineuse ; les substances blanche et grise en contiennent aussi, surtout autour des vaisseaux artériels et dans les interstices des fibres nerveuses. Dans la substance grise on les trouve surtout à la pointe des cornes antérieures et au point d'émergence des racines postérieures. Les cornes antérieures en renferment une quantité tout à fait extraordinaire dans les portions cervicale et lombaire.

2) Les parois des vaisseaux sont épaissies. Les vaisseaux du sillon antérieur comme les gros vaisseaux de la commissure antérieure présentent cet épaississement avec quelques dépôts de granulations d'un jaune brun. Les petites artères ont en majeure partie l'éclat de la sclérose, sans qu'il y ait cependant un rétrécissement notable de leur lumière. La tunique celluleuse est stratifiée et renferme çà et là des granulations graisseuses. Les vaisseaux étant couverts de corpuscules amyloïdes deviennent très apparents après la coloration au carmin.

3) Les cellules nerveuses sont fortement pigmentées, surtout les cellules multipolaires des cornes antérieures. En même temps elles sont atrophiées, en ce sens que beaucoup sont très petites et que leur nombre est très diminué. Cette atrophie se remarque déjà à la partie inférieure du renflement cervical, devient très évidente dans la partie dorsale supérieure, là où existent de nombreux corpuscules amyloïdes dans les cornes antérieures. Les autres groupes cellulaires des cornes latérales, les cellules nerveuses des colonnes de Clarke, etc., sont pigmentées, mais non atrophiées.

4) Les parties postérieures des cornes latérales prennent par le durcissement une teinte claire et se colorent fortement avec le carmin. Elles renferment beaucoup de corpuscules amyloïdes et quelques corps granuleux; les fibres nerveuses sont atrophiées. En descendant vers la portion lombaire, l'atrophie des cellules et des cordons latéraux diminue beaucoup. On ne la constate pas non plus en remontant au-dessus du renflement cervical; les pyramides sont tout à fait intactes. Il y a lieu, comme dans l'atrophie musculaire progressive, d'établir un rapport entre cette atrophie des cordons latéraux et celle des cellules nerveuses.

5) Au milieu de la partie cervicale, on rencontre quelques petits foyers arrondis; les plus grands ont le volume d'une tête d'épingle, ils sont d'une teinte claire, nettement circonscrits et situés vers la périphérie des cordons latéraux. Au microscope, on y trouve les fibres nerveuses complètement dégénérées; ils sont formés d'un tissu fibrillaire, farcis de corpuscules amyloïdes et parcourus par des vaisseaux assez fortement dégénérés dans lesquels on ne découvre ni thrombose ni pigmentation. Il existe aussi des foyers analogues, mais plus petits à la partie interne des cordons antérieurs. Plus bas il y a encore des foyers microscopiques semblables, surtout dans les cordons antérieurs, les cordons latéraux, quelques-uns aussi dans les cordons postérieurs. Dans le renflement lombaire on trouve un petit foyer semblable. Dans la moelle allongée, quelques petits foyers microscopiques isolés se distinguent par leur couleur rouge vif et sont constitués par du tissu fibreux cicatriciel. Les pyramides ont une structure absolument normale. Les groupes cellulaires du plancher du 4e ventricule sont fortement pigmentés sans atrophie appréciable.

6) Dans la protubérance il existe plusieurs petits foyers et kystes qui sont plus volumineux que ceux de la moelle. Quelques-uns laissent voir dans leur milieu ou sur leurs bords une branche artérielle oblitérée et recouverte d'un amas de pigment. La masse du foyer est ou fibrillaire, dure, colorée en rouge-sombre par le carmin, ou bien elle est vésiculeuse, réticulée, farcie de nombreux corps granuleux. Sur chaque coupe on compte plusieurs de ces petits foyers, dont quelques-uns seulement se trouvent situés dans les pyramides.

Nos propres recherches ne nous permettent pas de dire si le ramollissement sénile de la moelle se montre quelquefois en foyers plus volumineux; mais nous sommes porté à le croire en nous rappelant quelques cas qu'il nous a été donné de voir, et les relations qu'ont publiées plusieurs auteurs relatives à des ramollissements chez des vieillards, surtout dans la partie supérieure de la moelle : nous reviendrons bientôt sur ce sujet.

Symptomatologie. Les symptômes des maladies des vieillards ont été mieux étudiés que leur anatomie pathologique ; mais il y a encore, même au point de vue clinique, bien des lacunes à combler.

D'après Durand-Fardel, les mouvements deviennent faibles et incertains lorsque les muscles déjà atrophiés par eux-mêmes ne reçoivent plus une excitation suffisante par suite du ralentissement de la circulation et de l'influx nerveux. Geist décrit sous le nom de *myotalgia senilis* des tiraillements douloureux avec difficulté dans les mouvements, crampes ou sentiment de tension dans les muscles des membres inférieurs, phénomènes qui se montrent surtout lorsque le malade commence à marcher. D'après Chrastina, le *marasme sénile* est caractérisé par de l'amaigrissement, de la lenteur et de la raideur dans la marche, laquelle devient bientôt fatigante. La description que fait Empis de la *faiblesse progressive* est beaucoup plus explicite. Citons encore le *tremblement sénile* et nous aurons passé en revue ce qu'on sait des maladies de la moelle chez le vieillard. Ces maladies peuvent se ramener aux trois types suivants : 1. *Tremblement;* 2. *Faiblesse paralytique;* 3. *Ramollissement sénile de la moelle.*

1. *Tremblement sénile.* C'est là un apanage fréquent et bien connu, mais non cependant constant, de la vieillesse. Bien des vieillards ayant plus de 70 ans ne tremblent pas, tandis que chez d'autres le tremblement se manifeste beaucoup plus tôt et même dès la fin de la cinquantaine. Il est surtout apparent dans les mains ; il y a de la gêne d'abord pour écrire, plus tard pour presque toutes les opérations manuelles, pour boire et pour manger, pour saisir les objets, puis enfin le tremblement persiste même au repos ; la main droite, qu'on emploie davantage, est aussi le plus atteinte. Le tremblement peut s'étendre aux muscles du cou et de la tête ; la tête alors est le siège de mouvements continuels, les lèvres, la langue, la mâchoire inférieure, sont agitées et la parole peut être considérablement gênée. Il est rare, et ce n'est guère qu'à la suite de fatigues, que les membres inférieurs prennent part à ce tremblement. Son intensité est variable ; il cesse complètement pendant le sommeil et est insignifiant au repos ; les efforts intellectuels, la colère, la joie, la fatigue corporelle et en général tous les malaises l'augmentent. Par lui-même il n'entrave pas notablement la force musculaire ; cependant il est rare que cette dernière soit en parfait état : le plus souvent chez les vieillards il y a de la faiblesse musculaire et les muscles sont incapables de fournir un long usage ; quelquefois il y a une telle incertitude des mouvements que les malades ne peuvent marcher qu'à l'aide d'une canne.

On ne connaît pas la cause physiologique du tremblement. Il a son siège dans le système nerveux et probablement dans la moelle, sans qu'on sache au juste dans quelle portion ; on ne saurait non plus rapporter le tremblement sénile à une altération spéciale de la moelle. Nous avons trouvé souvent dans la moelle épinière et dans la moelle allongée de personnes qui avaient eu longtemps ce tremblement, une forte pigmentation des cellules nerveuses et un dépôt abondant de corpuscules amyloïdes ; mais cette altération se rencontre aussi sans qu'il y ait eu tremblement et on ne la retrouve pas dans d'autres espèces de tremblement (tremblement alcoolique, mercuriel).

Le tremblement est un symptôme incommode qui gêne le malade, entrave les fonctions musculaires, mais qui n'est pas dangereux et qui ne se transforme jamais en paralysie. Par contre on ne peut pas espérer qu'il guérira, et s'il disparaît, ce n'est que momentanément : habituellement il va en augmentant.

Le *traitement* doit être *tonique ;* avant tout il faut un genre de vie calme et régulier. On a préconisé l'*arsenic* (solution de Fowler) à l'intérieur et en injections hypodermiques; mais on n'a pas obtenu des effets bien merveilleux. Il en est de même des *frictions excitantes*, des *bains*, de l'*électricité*, qui sont cependant des moyens à tenter.

2. *Faiblesse paralytique (faiblesse musculaire progressive) des vieillards.* — Une diminution de la force et de la contractilité musculaires est la conséquence naturelle et obligée des progrès de l'âge; mais quelquefois cette faiblesse musculaire apparaît de si bonne heure et avec une telle intensité qu'elle constitue une véritable paralysie. On s'en aperçoit surtout par la marche, qui devient raide, lente, traînante : les pieds sont à peine soulevés au-dessus du sol, ils traînent par terre et le sujet ne fait que de tout petits pas. L'incertitude dans les mouvements augmente, la fatigue arrive plus vite et le malade ne peut plus marcher qu'avec un bâton, des béquilles ou avec un aide : il y a alors *faiblesse paralytique* incontestable, mais il est exceptionnel que le malade ne puisse plus marcher du tout. La sensibilité est intacte dans la majorité des cas; la vessie n'est que rarement intéressée (incontinence ou rétention), le plus souvent il y a constipation. Les muscles des jambes sont flasques; dans certains cas leur diamètre est encore fort, d'autres fois ils sont très amaigris.

Les membres supérieurs prennent une moindre part à ces troubles fonctionnels; ils sont cependant affaiblis et amaigris, mais non paralysés. Les fonctions intellectuelles sont quelquefois tout à fait intactes, bien qu'elles puissent aussi être lésées sans qu'il y ait une relation directe entre les troubles encéphaliques et la faiblesse paralytique. Il existe quelquefois en même temps des tiraillements douloureux erratiques dans les membres, les articulations et les muscles.

La maladie se développe progressivement, rarement sous forme d'attaques; elle ne rétrocède qu'exceptionnellement, il est même rare qu'elle reste longtemps stationnaire, bien qu'on observe des moments de relâche et même d'amélioration.

Empis [1] donne de l'affaiblissement musculaire progressif à peu près la même description que nous. Il le considère comme une maladie véritable et ne le croit pas incurable. Comme il porte également sur tout le système musculaire, Empis ne veut pas qu'on confonde cet état avec la faiblesse paralytique. Les muscles peuvent s'affaiblir au point que non-seulement la marche, mais encore les moindres mouvements deviennent impossibles, si le sujet n'y met pas tous ses efforts. Généralement cet affaiblissement s'accompagne d'une atrophie des muscles, mais non de la véritable atrophie musculaire progressive. Le plus souvent il est lié avec d'autres symptômes dépendant de l'appareil circulatoire et qui ont de l'analogie avec ceux de la chloro-anémie, tels sont : le vertige, le bourdonnement d'oreilles et l'engourdissement passager des membres. Dans les degrés les plus élevés, les malades sont chancelants et ils ont besoin d'être soutenus comme les convalescents après une longue maladie. Le cours de cette affection est très variable. Quelquefois il est tellement rapide qu'au bout de quelques semaines ou de quelques mois les malades ne peuvent presque plus marcher; dans d'autres cas ses progrès sont beaucoup plus lents et demandent des années. Plus elle apparaît tôt et plus elle marche rapidement, plus elle prend le caractère pathologique. Dans bien des cas elle s'arrête ou s'améliore, elle peut même disparaître à peu près complètement. La terminaison par la mort arrive ou graduellement ou subitement par une syncope, ou bien par le fait d'une maladie intercurrente. Les autopsies, d'après Empis, n'ont fourni aucune base anatomique à cette maladie.

Si nous nous reportons aux altérations que nous avons décrites dans la moelle des vieillards, il nous semblera rationnel de les considérer comme cause des symptômes de la faiblesse sénile progressive. Mais il n'est guère possible d'aller plus loin et de rapporter chaque symptôme à une lésion spéciale, tout au plus peut-on dire que l'atrophie musculaire tient à l'atrophie de la substance grise et plus spécialement des cellules nerveuses multipolaires.

(1) Empis, *De l'affaiblissement musculaire progressif chez les vieillards*. (Arch. gén. de méd., 1862 avril et mai, page 407.)

Comme *traitement*, on prescrira un genre de vie régulier et exempt de fatigues et on ordonnera les *toniques* : *quinquina, fer, strychnine, vin, air pur* et un *exercice modéré*. On pourra y joindre l'usage des *bains*, surtout des bains aromatiques *(arnica, valériane, aiguilles de pins,* etc.) On ne saurait s'attendre à des résultats bien brillants : tout au plus peut-on espérer une amélioration ou un arrêt de mal, lorsqu'il sera survenu une recrudescence subite de la faiblesse, à la suite d'une imprudence ou d'une maladie ; il faut en général se contenter d'enrayer le mal et encore n'y parvient-on pas toujours. Les affections intercurrentes précipitent sa marche.

M. D., négociant, âgé de 64 ans, d'une constitution faible, mais bien portant d'ailleurs, se plaint d'une faiblesse paralytique progressive qui s'est développée peu à peu depuis dix ans, en affectant surtout les membres inférieurs. L'aspect général du malade est bon ; il n'a pas beaucoup maigri ; l'appétit est satisfaisant, les digestions se font bien ; pouls normal. La marche est pénible, incertaine, traînante ; sensation de raideur dans les muscles ; lorsqu'il est resté longtemps assis et qu'il veut se lever, il est obligé de prendre un point d'appui sur ses bras. Il a besoin du secours de quelqu'un d'autre pour se retourner dans son lit. Tremblement dans les bras et les mains, qui sont faibles aussi ; ce tremblement aurait augmenté dans ces derniers temps. La parole est un peu gênée, les lèvres tremblent, la langue se meut avec peine, ce qui fait que le malade balbutie un peu et qu'on a de la peine à le comprendre. La mastication et la déglutition sont également un peu entravées.

L'intelligence est restée intacte jusque il y a peu de temps ; on a remarqué alors une certaine stupeur et de la faiblesse. Depuis plusieurs années le malade employait les bains ferrugineux, l'eau ferrugineuse et l'électricité, mais sans résultats.

Nous ignorons ce qu'est devenu ce malade.

3. *Ramollissement sénile de la moelle.* — Les foyers microscopiques d'atrophie sénile ne donnent point naissance à des symptômes particuliers caractéristiques ; mais, seuls ou combinés avec d'autres lésions, ils peuvent amener la faiblesse paralytique telle que nous venons de la décrire. Quant aux ramollissements spinaux plus volumineux, analogues à ceux qu'on rencontre dans le cerveau, nous n'en possédons aucun exemple bien authentique, mais nous pensons que les cas suivants peuvent probablement être attribués à une cause de ce genre.

Durand-Fardel [1] a publié deux cas de ramollissement de la moelle allongée dans le voisinage des pyramides.

I. Une femme de 72 ans est prise de vomissements, de diarrhée et de frissons sans cause connue. Tête lourde, peau chaude et sèche. Pouls dur, assez fréquent, avec des intermittences répétées. On prescrit une saignée. Au moment où la piqûre de la veine vient d'être pratiquée, elle tombe en syncope ; lorsque dix minutes après, la respiration reparaît, sa face se colore très vivement, sa bouche est déviée à gauche. Elle reperd connaissance et meurt au bout de sept heures. A l'*autopsie*, ramollissement des pyramides antérieures, de la protubérance, des pédoncules cérébraux et cérébelleux ; la moelle épinière est saine.

II. Une femme de 76 ans perd subitement connaissance ; coma profond, pupilles très contractées, égales, immobiles, les quatre membres sont dans un état de résolution complète et d'insensibilité absolue. Mort après 12 heures. *Autopsie*, 30 heures après la mort. Les pyramides antérieures sont ramollies sans changement de couleur.

L'observation suivante d'Ollivier trouve sa place ici (Ollivier, *loc. cit.*, II, p. 327) :

Céphalalgie qui dure pendant quelques jours ; fourmillements dans les membres du côté droit, puis dans ceux du côté gauche ; paralysie complète des quatre membres ; ramollissement de la portion cervicale de la moelle épinière.

Marguerite Maréchal, veuve Masson, âgée de 79 ans, d'une constitution forte, et d'une santé assez bien conservée pour son âge, entra à l'infirmerie, le 26 janvier 1822, avec les symptômes d'un catarrhe pulmonaire. Quelques jours après, elle commença à se plaindre d'une céphalalgie violente occupant toute la tête, mais plus intense dans la région frontale. Toutes les fonctions volontaires, examinées avec soin, ne présentaient aucun trouble ; il n'y avait pas d'ailleurs de phénomènes généraux assez marqués pour faire croire à l'existence d'une maladie grave. On

(1) Durand-Fardel, *Deux observations de ramollissement du bulbe rachidien. (Gaz. méd. de Paris,* 1854, n° 34, p. 521.

pensa que le cerveau était le siège d'une congestion légère, que des boissons laxatives, quelques purgatifs appliqués sur le gros intestin et la diète, suffiraient pour la détruire. Ces moyens n'apportèrent aucune modification dans l'état de la malade ; la céphalalgie persista toujours. Bientôt aussi des fourmillements très incommodes se développèrent dans le bras et la jambe du côté gauche, dont les mouvements devinrent difficiles. Ce n'était qu'avec la plus grande peine que la malade pouvait les mouvoir. Si on lui disait de porter le bras gauche à la tête, elle le prenait de la main droite, et l'approchait de son front ; mais ses efforts étaient inutiles lorsqu'elle ne se servait pas du bras resté sain. Les mouvements du bras droit ne tardèrent pas à s'engourdir aussi, la céphalalgie persistant constamment : il devint en même temps le siège de fourmillements très prononcés. L'intelligence était assez obtuse, mais ne présentait aucun trouble récent, et cette obtusion paraissait être l'effet graduel des progrès de l'âge. Les phénomènes généraux n'augmentaient pas d'intensité ; néanmoins la langue était couverte d'un enduit assez épais, brunâtre ; l'abdomen un peu douloureux à la pression, la peau sèche, le pouls tumultueux, irrégulier, sans beaucoup de dureté. Bientôt les phénomènes locaux firent de sensibles progrès ; la paralysie la plus complète des deux membres thoraciques et abdominaux se manifesta, et la malade mourut.

A l'autopsie, on constata que le cerveau était sain sans ramollissement. On ouvrit le rachis et l'on vit que la moelle épinière, dans la partie supérieure de sa région cervicale, présentait un ramollissement qui s'étendait dans presque toute son épaisseur occupant une longueur d'un pouce et demi environ. La couleur de cette partie ramollie était jaunâtre ; sa consistance était celle de la bouillie.

L'observation suivante qui nous est personnelle nous paraît analogue quoique nous n'ayons pas les résultats de l'autopsie :

L. K., homme âgé de 58 ans. Il y a quatre ans attaque de paralysie spinale (ramollissement) ; depuis faiblesse dans les bras et les jambes, troubles urinaires. Faiblesse de la mémoire. Faiblesse progressive. Marche lourde, traînante. Sensibilité normale. Troubles légers dans la parole et dans la déglutition. Mort à la suite d'une nouvelle attaque.

Anamnestiques. — Le malade issu de parents bien portants n'a jamais fait de maladie à l'exception de quelques affections fébriles légères. Il y a environ quatre ans, en lisant un livre il a été pris d'un fou-rire qui a duré longtemps. Lorsqu'il a voulu se relever, il a éprouvé une telle faiblesse dans les membres inférieurs qu'il n'a pas pu marcher seul. Les membres supérieurs avaient également perdu leur force et il ne put plus ouvrir sa tabatière. Depuis cette époque la miction ne se fait plus que par gouttes et elle est douloureuse. L'urine est presque toujours trouble et renferme un dépôt blanchâtre. Le rectum est parésié. Sentiment de constriction dans les lombes, analogue à celle que donnerait un ceinturon trop serré. Plus tard, ces sensations douloureuses ont diminué sans disparaître complètement. Pendant ce temps la faiblesse musculaire a augmenté en même temps que l'intelligence et particulièrement la mémoire ont baissé ; il a oublié surtout les noms, et il ne se souvient même plus de ceux de ses enfants. La parole a depuis cette époque des lacunes, surtout lorsqu'il s'excite, lorsqu'il est contrarié, etc. Pas de troubles sensitifs. Le malade affirme n'avoir jamais été buveur et n'avoir jamais eu la syphilis.

État actuel. — 2 juin 1872. Homme assez grand, bien bâti, à squelette solide, à muscles flasques et amaigris. Pannicule graisseux peu abondant. Lèvres pâles. Face un peu bouffie ; expression de la physionomie terne, presque stupide. Intelligence libre. Il est levé toute la journée. Il se plaint : 1) de douleurs, de vertiges et de bourdonnements dans la tête ; 2) de faiblesse de la mémoire ; 3) de difficultés dans la parole ; 4) de faiblesse des jambes et d'une faiblesse moindre des bras ; 5) de la sensation d'un cercle autour du corps ; 6) de troubles du côté de la vessie et du rectum. La difficulté de la parole est insignifiante ; le malade parle lentement, mais d'une façon intelligible ; il prétend avoir parlé anciennement avec beaucoup plus de volubilité. L'intelligence est un peu déprimée, mais elle est conservée.

Pas de paralysie faciale ; la langue se meut bien ; la déglutition est un peu gênée. Les bras sont faibles, le gauche surtout dont les muscles sont flasques, mous et grêles ; les mouvements sont libres d'une façon générale, mais les actes qui demandent une certaine dextérité manuelle, comme de se boutonner, par exemple, sont très difficiles. La pression des mains est assez forte. La contractilité électro-musculaire paraît normale. Aux jambes les muscles sont également flasques et mous, amaigris au aire du malade, égaux des deux côtés. Les mouvements isolés sont libres, mais manifestement laborieux et lents. Ils sont parfaitement coordonnés. La marche est chancelante, incertaine, traînante, mais non ataxique ; quand il n'est pas soutenu, le malade est exposé à tomber. Il sent bien le sol et la sensibilité paraît intacte par tout le corps. Pouvoir réflexe conservé, non exalté. Le malade ne se plaint pas de douleurs ni de fourmillements, etc. Pas de contractions fibrillaires ni dans les bras, ni dans les jambes. Sentiment de constriction dans la partie supérieure de l'abdomen, particulièrement intense lorsque la vessie est pleine. Celle-ci ne se vide que sous l'influence d'une forte pression et le plus souvent incomplètement. La sonde retire 2000 cent. cub. d'un liquide jaune clair, légèrement acide, sans albumine. Constipation. Peu d'appétit. Rien d'anormal au cœur. Artère radiale, dure, crétacée, ayant une forte tension.

Le malade est traité à la clinique pendant plusieurs semaines par la quinine et le fer sans que son état se modifie. Il demande son exéat et quinze jours après il est frappé d'une attaque qui amène la mort après trois jours, au milieu des symptômes suivants : sopor, perte de la parole, gêne dans la déglutition et paralysie généralisée. L'autopsie n'a pas été faite.

D'après les symptômes et la marche, il est probable que le malade a été atteint, il y a quatre ans, de ramollissement (sénile?) de la région cervicale de la moelle, à la suite duquel il s'est développé de la faiblesse musculaire progressive. Puis est survenue une nouvelle attaque d'apoplexie qui s'est terminée par la mort. Les symptômes font admettre comme siège probable de cette apoplexie la protubérance et la moelle allongée, c'est-à-dire le voisinage du premier foyer.

D'après ces exemples, l'existence d'une myélomalacie sénile ne paraît pas douteuse. Dans les cas observés jusqu'à ce jour la partie supérieure de la moelle cervicale a été le siège exclusif de l'affection ; quelquefois il y a eu en même temps des foyers morbides dans la protubérance, laquelle est souvent, comme on sait, le siège de ramollissements séniles plus ou moins étendus. Nous n'avons trouvé aucun exemple d'une myélomalacie qui aurait eu son siège plus bas, ni rencontré rien qui y ressemble : ce qui confirme la loi déjà posée par Ollivier que les lésions de la moelle sont d'autant plus semblables à celles du cerveau qu'elles sont plus voisines de l'encéphale.

Le *diagnostic* repose sur les mêmes bases que celui de l'encéphalomalacie : 1) grand âge; 2) sclérose artérielle; 3) début brusque, presque apoplectiforme, mais précédé cependant de prodromes tels que fourmillements, sentiment de faiblesse et de raideur dans les membres qui vont être paralysés; 4) la tête (nerf facial et intelligence) reste indemne ; les membres sont atteints sous forme hémiplégique ou paraplégique ou bien sont pris tous les quatre ; il existe souvent en même temps des troubles de la déglutition et de la prononciation, et la langue se meut difficilement.

La *terminaison* ordinaire semble être la mort ; cependant de petits foyers de ramollissement ne sont certainement pas incompatibles avec la vie et permettent d'espérer une amélioration. Le petit nombre d'observations que nous possédons ne nous autorise à rien affirmer de plus positif; cependant ce que nous savons sur la terminaison des ramollissements cérébraux peut jusqu'à un certain point s'appliquer à ceux de la moelle.

Le *traitement* ne peut être que symptomatique, comme on le comprendra aisément si l'on se reporte à ce que l'on sait des lésions analogues du cerveau d'un côté, du traitement des paralysies dues à la myélite aiguë de l'autre.

CHAPITRE II

HÉMORRHAGIES DANS LE PARENCHYME DE LA MOELLE. — APOPLEXIE DE LA MOELLE. — HÉMATOMYÉLIE

Anatomie pathologique. — Étiologie : Hémorrhagies sans symptômes; par diminution de la pression atmosphérique; traumatiques ; spontanées : hémorrhagies dans la moelle allongée; dans les autres parties de la moelle. — Symptomatologie. — Marche et terminaisons. — Diagnostic. — Traitement.

ANATOMIE PATHOLOGIQUE

Les hémorrhagies dans le parenchyme de la moelle sont assez fréquentes, et, comme les hémorrhagies qui se font dans la cavité arachnoïde, elles présentent des variétés assez nombreuses.

1. Pour ce qui est de *leur forme, de leur grandeur et de leur multiplicité*, il faut distinguer :

a) *Les hémorrhagies capillaires.*—Ce sont de petites extravasations sanguines punctiformes qui restent généralement bornées au voisinage des vaisseaux, et sont d'ordinaire très nombreuses. Sur une coupe horizontale de la moelle, elles apparaissent sous forme de petits points rouges à peine visibles ou gros tout au plus comme des têtes d'épingles; ils se distinguent des points rouges dus à la section des vaisseaux, en ce qu'on ne peut les faire disparaître ni par le lavage ni par une légère pression. Ces petites hémorrhagies ne peuvent, par elles-mêmes, engendrer aucun symptôme, car non-seulement elles ne déchirent pas les fibres nerveuses, mais même elles ne les compriment et ne les déplacent pas; en revanche, elles accompagnent souvent d'autres lésions sérieuses, telles que ramollissements ou inflammations de la moelle, qui donnent naissance à des symptômes graves. Elles peuvent exister seules, et elles peuvent alors être désignées sous le nom d'*hémorrhagies capillaires accessoires.*

Des hémorrhagies plus considérables, pourvu qu'elles n'aient pas eu lieu immédiatement avant la mort ou au moment de la mort, amènent forcément des symptômes d'irritation ou de paralysie par compression et déplacement des fibres nerveuses. Elles s'observent dans les deux formes suivantes :

b) L'*infiltration hémorrhagique (ramollissement hémorrhagique)* est constituée par du sang extravasé qui s'étend sur une large surface le long des vaisseaux et entre les fibres nerveuses, mais sans les déchirer. Le sang entoure comme d'un réseau les fibres nerveuses qu'il dissocie. Ces infiltrations sanguines peuvent exister seules; mais presque toujours elles tiennent à une altération, à un ramollissement concomitant de la substance nerveuse, ou bien elles se trouvent au pourtour des foyers hémorrhagiques volumineux, et forment la transition entre ceux-ci et le tissu sain. Le sang infiltré et mêlé à la substance nerveuse commence par former une pulpe rouge ou rosée, mal limitée sur ses bords. Lorsque l'infiltration est plus ancienne, le tissu nerveux a un aspect ocreux ou jaune de rouille; quelquefois toute la substance grise centrale a cette couleur dans toute la longueur de la moelle (Massot), ou bien on trouve du pigment sanguin dans toute l'étendue de la substance grise (Koster).

c) Le *foyer hémorrhagique*, dont l'existence est presque aussi fréquente que celle de l'infiltration hémorrhagique, est constitué par une cavité dans laquelle le sang épanché s'accumule et se coagule après avoir déchiré, au moins en partie, la substance nerveuse. Il est l'analogue du foyer hémorrhagique ou apoplectique cérébral. Par suite du diamètre moindre de la moelle, le volume des foyers hémorrhagiques médullaires n'est naturellement pas aussi variable que celui des foyers hémorrhagiques cérébraux, et un foyer atteignant la grosseur d'une noisette est un des plus grands que l'on puisse observer dans la moelle. Leur grosseur varie cependant depuis celui d'un pois ou d'une fève jusqu'à celui de la cavité anfractueuse observée par Liouville, et qui avait près de $0^m,15$ de long. Souvent le centre du foyer est occupé par un caillot; les parois des cavités récentes sont formées de lambeaux ramollis et infiltrés de sang; le pourtour est le siège d'une infiltration sanguine, et plus loin il y a une imbibition rosée et jaunâtre; la consistance des parties est à peu près normale.

Ces foyers peuvent affecter deux formes différentes : tantôt aucune des dimensions n'est prépondérante : la cavité est plus ou moins ronde ou ovale; la moelle semble avoir été repoussée à la périphérie par la pression du sang et forme, comme le décrit Cruveilhier, une petite tumeur limitée par les méninges et ayant un reflet bleuâtre ou rouge noirâtre. Tantôt, au contraire, il y a *hémorrhagie en tube* (Levier), ce qui tient à la configuration de la moelle : quand il se fait un épanchement de sang dans une moelle saine, le liquide éprouve une grande difficulté, grâce à la présence de la pie-mère, à se répandre latéralement, tandis qu'il en rencontre beaucoup moins dans le sens de la longueur : le sang se fraye un passage entre les fibres de la substance blanche et forme ainsi une longue fente, un véritable tube. Dans la substance grise aussi on voit l'hémorrhagie se faire dans le sens de la longueur, probablement parce que la substance grise offre moins de résistance que la blanche. Quelquefois enfin il y a irruption du sang dans le canal central de la moelle. On comprend ainsi pourquoi les hémorrhagies, dans le sens de la longueur ou *en forme de tube*, sont relativement fréquentes dans la moelle, et cela surtout lorsque de grandes quantités de sang viennent à s'épancher dans un parenchyme médullaire encore sain. Au contraire lorsque la moelle est ramollie par des processus inflammatoires ou des contusions, ce genre d'hémorrhagie est plus rare, et la forme est déterminée par la topographie du ramollissement lui-même.[1].

2. *Siège des hémorrhagies.* — a) Les hémorrhagies peuvent se faire dans toute la hauteur de la moelle ; aucune partie de cet organe ne paraît plus prédisposée qu'une autre aux hémorrhagies capillaires et traumatiques, tandis que les hémorrhagies spontanées semblent être d'autant plus fréquentes qu'on se rapproche davantage du cerveau, et l'on peut même se demander s'il existe des hémorrhagies spontanées primitives de la partie inférieure de la moelle. b) Tous les points d'une coupe transversale peuvent être le siège d'hémorrhagies ; les petites hémorrhagies capillaires semblent être également fréquentes dans la substance grise et dans la blanche ; les hémorrhagies plus considérables ont leur siège de prédilection dans la substance grise et sont un peu plus rares sous la pie-mère. Dans la substance grise elles se font volontiers dans la corne antérieure et, lorsqu'elles sont abondantes, elles gagnent le côté opposé en suivant les fibres transversales de la commissure. Des épanchements plus considérables peuvent pénétrer sous la pie-mère, fuser dans ses mailles lâches et même faire irruption dans la cavité arachnoïde. Ces différents points d'élection ne sont pas déterminés par la disposition des vaisseaux, mais bien par la moindre résistance du tissu ambiant : la substance grise se laisse plus facilement déchirer que la blanche et il en est de même de la couche corticale gélatineuse. Les choses se passent tout autrement quand la consistance de la moelle est altérée, et dans la myélite les hémorrhagies se font facilement dans n'importe quel point.

3. *Altérations du parenchyme médullaire simultanées ou consécutives aux hémorrhagies.* — Il est rare que, indépendamment de l'hémorrhagie, la substance médullaire ne présente pas quelqu'autre altération. Le plus souvent au voisinage du foyer hémorrhagique il y a un ramollissement plus ou moins prononcé avec une imbibition rougeâtre ou jaunâtre ; l'étendue de ce ramollissement est loin d'être toujours en rapport avec la grandeur du foyer hémorrhagique, ce qui prouve qu'il n'a pas dans l'hémorrhagie sa cause unique : ainsi on peut trouver, à côté d'une hémorrhagie qui occupe un centimètre de la substance grise un ramollissement de la substance centrale qui s'étend à presque toute la hauteur de la moelle : c'est le *ramollissement central d'Albers*.

Le sang épanché éprouve lui-même des modifications analogues à celles qu'il

---

(1) Cruveilhier, à propos de ses observations (*Anat. pathol. du corps humain*, t. I, liv. III, p. 5), fait la remarque suivante :

« Le raisonnement dit que trois choses peuvent avoir lieu dans l'apoplexie de la moelle. Si l'épanchement du sang est peu considérable, il doit, par une disposition toute mécanique, je veux dire la mollesse de la substance grise, s'infiltrer tout le long du canal médullaire, en laissant intacte la substance blanche ; c'est ce qui a eu lieu chez le sujet de notre observation (fig. 3 et 3'). Si l'épanchement est rapide, il doit détruire la substance blanche à son niveau, saillir sous la pie-mère qu'elle peut érailler et même déchirer ; c'est ce qui paraît avoir eu lieu pour le foyer F A P (fig. 1. de Cruveilhier), F A. A. (fig. 2.) Enfin on conçoit que la moelle peut être convertie en bouillie, remplacée pour ainsi dire par du sang dans une étendue plus ou moins grande, et c'est ce dernier degré qui constitue l'apoplexie foudroyante qui a eu lieu dans le fait observé par M. Gaultier de Claubry, père (*Journal général de médecine*, 1808). »

subit dans les autres organes et particulièrement dans le cerveau. Le sang fraîche-
ment épanché est assez consistant, rouge foncé tirant sur le noir ; mais petit à
petit il devient rouge brun, rouge jaunâtre, jaune d'ocre. Au microscope, on voit
les globules ratatinés et finalement détruits, il ne reste plus alors que des amas de
pigment jaune rougeâtre avec quelques cristaux d'hématoïdine. Au début les parois du foyer hémorrhagique sont plus ou moins ramollies, déchiquetées et imbibées de sang. Il s'y développe très rapidement des corps granuleux en même temps
que les éléments nerveux se ramollissent. On trouve en abondance des prolongements cellulaires et des fibres nerveuses gonflés, troublés, envahis par des granulations graisseuses et des vaisseaux recouverts de corps granuleux et de blocs de
pigment. Ce ramollissement hémorrhagique s'établit très rapidement, mais en général il n'empiète pas sur le tissu voisin. L'on arrrive vite sur un tissu peu altéré ; à
la limite du ramollissement il se fait une prolifération abondante de cellules et de
noyaux, on dirait du tissu d'une granulation. La substance nerveuse détruite tombe
en déliquium, disparaît, et la guérison a lieu ; ou bien la perte de substance se
comble par un tissu fibreux dur qui contient encore du pigment ; ou bien encore
il se forme un tissu tendre, succulent, réticulé, à mailles lâches, dont la trame fondamentale est formée par des vaisseaux ; ou bien enfin il reste une cavité kystique
revêtue de parois lisses (Observ. de Cruveilhier). Dans d'autres cas cependant le
ramollissement dépasse les limites de l'épanchement sanguin et présente au microscope les lésions du ramollissement inflammatoire aigu et subaigu (Observ. de
Lancereaux, Charcot, Henri Liouville, Levier, etc.).

Quant aux vaisseaux, si nous exceptons la présence des dépôts de graisse et de
pigment et aussi la prolifération des cellules de la tunique conjonctive, on ne trouve
que rarement des lésions primitives de leur tissu. Charcot et Bouchard ont vu
dans le cerveau, dans des cas d'apoplexie, de petites dilatations ampullaires des
artères ; le fait est rare pour la moelle, et on n'en connaît que deux exemples :
l'un a été vu par Trasbot sur un cheval, et l'autre a été observé par Liouville chez
l'homme. Schützenberger a trouvé de la sclérose artérielle dans un cas.

Les lésions consécutives sont les suivantes. Les méninges prennent généralement part au processus morbide ; elles sont hypérémiées dans le voisinage du foyer
ou dans une plus grande étendue ; sur la pie-mère il y a souvent de petites ecchymoses. D'ordinaire il y a une imbibition sanguine (cadavérique) de la pie-mère
et de la face interne de la dure-mère. A travers la pie-mère on voit apparaître
ordinairement un vaste dépôt sanguin de couleur noirâtre. Souvent la partie postérieure de la pie-mère est colorée en noir foncé par du sang extravasé sur une
hauteur correspondant à celle de plusieurs vertèbres. Plus rarement il existe une
méningite fibrineuse autour de l'hémorrhagie ; mais on a vu survenir dans ces cas
une méningite diffuse, voire même purulente.

On n'a jusqu'à présent étudié que rarement l'état des troncs nerveux et des muscles. Cruveilhier a décrit une lésion des racines nerveuses cervicales et une infiltration séreuse autour de la queue de cheval. Levier a noté une dégénération secondaire des troncs nerveux provenant de la partie malade de la moelle. Dans
l'observation de Trasbot, celle qui a trait à un cheval, il y avait une légère infiltration sanguine le long des racines spinales. Liouville a constaté dans les muscles
des membres inférieurs la dégénérescence de Zenker : peu de fibres étaient saines,
celles qui l'étaient étaient grêles, et dans leurs interstices il existait de nombreux
noyaux du tissu conjonctif. Enfin il faut noter qu'à côté des hémorrhagies de la
moelle il existe quelquefois encore d'autres lésions du système nerveux central :
dans le cas de Grisolle, c'était un foyer de ramollissement dans le bulbe ; dans le
cas de Hutin, un ramollissement cérébral ; deux fois on a vu des hémorrhagies cérébrales concomitantes (Jaccoud, Larcher) ; une autre fois des tubercules ; une fois

une dilatation et une oblitération du canal central ; une fois une carie vertébrale ; une scoliose (Virchow); un cancer vertébral.

ÉTIOLOGIE

Au point de vue de leur gravité et de leur cause, il faut distinguer plusieurs espèces d'hémorrhagies ; nous les divisons en cinq groupes :

a) *Hémorrhagies accessoires*, c'est-à-dire *sans symptômes propres ;*

b) *Hémorrhagies par diminution de la pression atmosphérique ;*

c) *Hémorrhagies traumatiques ;*

d) *Hémorrhagies spontanées*, auxquelles se rattachent les

e) *Hémorrhagies dans le parenchyme médullaire ramolli.*

a) *Hémorrhagies accessoires.* — Nous désignons sous ce nom les hémorrhagies consécutives à d'autres maladies qui ne se manifestent pas par des symptômes propres et qui n'ont pas une influence appréciable sur la marche de la maladie principale. Elles se produisent dans les mêmes conditions que les hémorrhagies qui se font dans la cavité arachnoïde et les méninges (voy. p. 272). Leurs causes sont également des convulsions [1], des troubles circulatoires ou respiratoires ou des altérations du sang. Les hémorrhagies de ce genre sont presque toujours peu abondantes, ont des capillaires pour origine et sont par cela même incapables de produire des symptômes sérieux ; d'ordinaire il y a en même temps des hémorrhagies dans les méninges et dans la cavité arachnoïde. Elles sont sans importance clinique, à moins qu'elles ne donnent naissance à des états inflammatoires consécutifs, comme par exemple dans l'empoisonnement par l'oxyde de carbone.

b) *Hémorrhagies consécutives à une diminution de la pression atmosphérique.* On a remarqué depuis longtemps que chez les individus qui ont travaillé longtemps dans un milieu dont la pression est supérieure à celle de l'atmosphère et qui reviennent brusquement à l'air libre, il se produit une série de phénomènes plus ou moins graves, entre autres, des symptômes d'apoplexie, de la perte de connaissance, etc., et consécutivement des paralysies. Ces observations ont été faites fréquemment dans ces derniers temps depuis qu'on a commencé à travailler sous l'eau et qu'on s'est servi de cloches à plongeur pour les houillères, pour l'établissement de piles de ponts, etc., en un mot depuis qu'on a soumis des ouvriers à des pressions de deux et trois atmosphères. Déjà Watelle et Guérard.[2] ont relaté des cas de mort survenus dans ces conditions : les autopsies des ouvriers morts ainsi subitement n'avaient montré aucune lésion. En 1863, Babington et Guthbert ont publié des observations du même genre[3]. Les ouvriers se trouvaient dans des cylindres creux en fer situés à 13 mètres au-dessous du lit du fleuve et dans lesquels on refoulait de l'air à une forte pression. Ils ressentaient d'abord des douleurs passagères dans les oreilles, puis des douleurs dans la tête et dans les membres ; quelquefois ils saignaient du nez et éprouvaient un sentiment de pesanteur et de malaise. Ces phénomènes augmentaient quand ces hommes étaient soumis trop brusquement à un changement de pression, et ils étaient surtout intenses quand il y avait passage rapide du cylindre à l'air libre. Dans ces conditions on a observé des phénomènes graves et même plusieurs fois mortels. Les ouvriers étaient comme frappés d'apoplexie et en général perdaient connaissance. Aussitôt apparaissaient quelques symptômes d'hémiplégie avec paralysie faciale,

[1] Schröder van der Kolk a trouvé sur des lapins, qu'il avait empoisonnés par la strychnine, des hémorrhagies capillaires dans les cornes de la moelle, ce qui démontre que les hémorrhagies, que l'on rencontre chez l'homme après des maladies convulsives, ne doivent être considérées que comme consécutives.

[2] Pol et Watelle, *Mémoire sur les effets de la compression de l'air appliqué au creusement des puits de houille. (Annales d'hygiène publique*, 2ᵉ série, t. I, avril 1854). — Alph. Guérard, *Note sur les effets phisiologiques et pathologiques de l'air comprimé* (Idem.)

[3] Babington et Cuthbert. *Paralysis caused by working under compressed air in sinking the foundations of Londonderry New-Bridge (Dubl. Quart. Journal*, 1863, LXXII, p. 312-318).

et la mort survenait au milieu des signes de compression cérébrale (coma, respiration irrégulière). Dans deux cas il se développa de la paraplégie qui finit assez longtemps après par amener la mort des malades. Deux autres hommes furent fortement paraparésiés : il leur était impossible de marcher, il y avait des douleurs et de l'insensibilité avec sensation de froid dans les pieds ; tous deux guérirent. On ne put faire l'autopsie de ceux qui succombèrent, mais l'auteur admet avec raison la probabilité de la rupture de vaisseaux plus ou moins grands pour expliquer ces phénomènes. — Limousin [1] a publié une observation absolument analogue : dans les mêmes circonstances il était survenu une paralysie subite des membres abdominaux avec exagération du pouvoir réflexe et hyperesthésie ; la guérison eut lieu.

On a fait des observations analogues sur les plongeurs, qui ont présenté les mêmes phénomènes lorsqu'ils passaient de l'air comprimé dans un air qui l'était moins, c'est-à-dire en général dans l'air libre.

Quoique des autopsies assez nombreuses pratiquées dans ces cas n'aient donné que des résultats négatifs, et que quelques auteurs comme Leudet, Jaccoud, etc., admettent pour rendre compte de la paralysie spinale l'existence d'une congestion de la moelle, l'explication anatomique donnée par Babington et Guthbert semble être la bonne, et il y a probablement des ruptures plus ou moins considérables de vaisseaux de la moelle et peut-être aussi du canal rachidien.

La cause de ces hémorrhagies a été d'abord indiquée par Hoppe [2]. Il a montré qu'à la suite de brusques changements de pression, les gaz condensés dans le sang deviennent libres, traversent le cœur et vont boucher les capillaires pulmonaires : ils produisent ainsi une grande gêne dans la circulation et peuvent amener la rupture des vaisseaux et causer des hémorrhagies en différents organes. Lorsque une grande quantité de gaz est ainsi mise en liberté, il y a mort rapide par paralysie du cœur, comme s'il y avait eu pénétration d'air dans les grosses veines. Quand les choses marchent moins vite, les bulles de gaz arrivent dans les petits vaisseaux artériels, les obturent, arrêtent la circulation et permettent l'irruption du sang hors de ses canaux. De nouvelles et très remarquables recherches de Paul Bert [3] ont confirmé cette théorie. Les animaux supportent une diminution graduelle de la pression aussi longtemps qu'ils ont assez d'oxygène pour vivre. Mais si la raréfaction de l'air est un peu rapide, il se produit des troubles divers, surtout des troubles circulatoires, qui font facilement périr les sujets en expérience. On trouve alors des hémorrhagies en différents endroits. Dans le cerveau aussi P. Bert a constaté des hémorrhagies et des ramollissements localisés.

Quelques observations démontrent directement la formation des hémorrhagies par la cause que nous venons d'indiquer. J. Rosenthal [4] fit l'expérience suivante : il plaça un cobaye sous le récipient d'une machine pneumatique ; l'air fut rapidement raréfié et l'animal se mit à tourner en cercle, la tête portée à droite : l'autopsie fit voir deux petits extravasats sanguins dans le pédoncule cérébral droit.

Il n'est pas douteux que, dans les cas où l'homme quitte rapidement l'air comprimé pour l'air libre les choses se passent identiquement de la même façon, et nous sommes bien certainement autorisés à considérer les paralysies qui se produisent alors comme la conséquence d'hémorrhagies spinales. Cependant le manque d'autopsie, l'absence aussi d'un tableau détaillé de la marche et des symptômes ne

---

(1) Limousin, *Apoplexie de la moelle épinière résultant de l'action de l'air comprimé. (Union médicale.* 1863.)

(2) Hoppe, Müller's Arch. *für Anatomie,* 1857, p. 63. *Ueber den Einfluss welchen der Wechsel des Luftdruckes auf das Blut ausübt.*

(3) Paul Bert, *Recherches expérimentales sur l'influence que les changements de la pression barométrique exercent sur les phénomènes de la vie. (Comptes rendus de l'Académie des sciences,* 1871 et 1872.) *La pression barométrique,* recherches de physiologie expérimentale, Paris, 1877.

(4) J. Rosenthal, *Tageblatt der Naturforscher-Versammlung zu Leipzig,* 1872, p. 75.

permettent pas de dire si ces hémorrhagies se font dans le parenchyme de la moelle, sous les méninges et dans la cavité arachnoïde : quoi qu'il en soit, toutes ces éventualités sont également possibles, mais les paralysies graves qui ont été observées dans ces conditions permettent de croire que le siège principal de l'hémorrhagie a été la substance médullaire elle-même.

La *marche* de ces hémorrhagies se déduit des observations encore rares que nous possédons. Le *traitement* sera conforme aux règles générales du traitement des apoplexies de la moelle.

c) *Hémorrhagies traumatiques.* La plupart des blessures de la moelle sont accompagnées d'hémorrhagies dans le parenchyme médullaire ou dans les méninges [1]. Les contusions, les compressions, les déchirures de la moelle produites par des fractures ou par des luxations des vertèbres sont naturellement suivies d'un épanchement de sang plus ou moins étendu dans la moelle ou autour d'elle; mais dans ces cas l'hémorrhagie joue un rôle très effacé. Au contraire elle prend le premier rang lorsqu'il n'y a pas de lésion vertébrale ou bien lorsque cette dernière est minime : c'est ce qui a lieu dans les contusions de la moelle qui semblent s'accompagner d'hémorrhagies, bien plus souvent que les contusions du cerveau. Nous en parlerons plus loin en même temps que des blessures de la moelle.

d) *Hémorrhagies spontanées.* L'analogie qui existe entre les affections du cerveau et celles de la moelle n'est pas absolue, ainsi que nous l'avons déjà dit. C'est ainsi que les hémorrhagies spontanées, qui sont les maladies les plus fréquentes du cerveau, sont les affections les plus rares de la moelle.

Elles sont tellement exceptionnelles qu'elles ne sont connues que depuis peu de temps. La première observation en a été faite fortuitement en 1828 par Hutin à l'autopsie d'un homme de soixante-dix ans mort subitement. Le second cas date de 1829 et appartient à J. Cruveilhier; le troisième à Monod et le quatrième à Gendrin. Depuis, plusieurs observations ont été publiées : Hayem [2] les a réunies soigneusement et en a compté vingt en tout, dont il nous a donné l'analyse.

La structure anatomique de la moelle fait comprendre que les conditions y sont beaucoup plus défavorables que dans le cerveau pour la production d'hémorrhagies. Déjà Monod faisait remarquer qu'on pouvait à peine imaginer une hémorrhagie se faisant dans le tissu ferme de la moelle, enserré par la trame de la pie-mère, sans qu'il y ait une diminution préalable de consistance. Les principales causes prédisposantes des hémorrhagies manquent dans la moelle ou du moins s'y trouvent beaucoup atténuées. Ainsi les troncs artériels de la moelle sont beaucoup moins directement impressionnés que ceux du cerveau par les variations qui ont lieu dans la vitesse et la force du courant circulatoire et qui tiennent à ce que le cœur ne se contracte pas toujours avec la même énergie. Les artères du cerveau venant presque directement de l'aorte sont incomplètement protégées par les seules flexuosités de la carotide interne et de la vertébrale contre les fluctuations de la pression cardiaque qui se font sentir jusque dans leurs plus petites ramifications, aussi les augmentations permanentes ou transitoires de la pression aortique sont-elles une cause fréquente d'apoplexie cérébrale. Dans la moelle au contraire, il n'y a que la partie supérieure, celle qui est alimentée par l'artère vertébrale, qui se trouve dans des conditions analogues ; plus bas les artérioles qui pénètrent dans le parenchyme médullaire se séparent à angle droit de leurs troncs d'origine, de sorte que les changements de pression se trouvent déjà atténués au moment où l'ondée sanguine arrive dans le tissu même de la moelle. Cette disposition anatomique rend compte de la plus grande fréquence des hémorrhagies sponta-

---

[1] Gürlt, Sur 270 cas de lésions traumatiques des vertèbres, n'a noté que 5 fois de grands foyers hémorrhagiques.

[2] Hayem, *Les hémorrhagies intrarachidiennes*, thèse d'agrégation, Paris, 1872.

nées dans la protubérance et la moelle allongée. Ensuite une autre cause d'hémorrhagies, la dégénérescence des petites artères, manque presque absolument dans la moelle. Aussi la remarque de Monod qu'il n'existe pas d'hémorrhagies de la moelle sans diminution préalable de sa consistance est-elle presque justifiée. Ollivier et Cruveilhier ont adopté cette manière de voir et éveillé l'attention sur les apoplexies de la moelle qu'on rencontre en même temps que des ramollissements.

Cruveilhier [1] insiste aussi sur la lenteur avec laquelle les symptômes se développent. D'autres auteurs, comme Gendrin et Abercrombie, ont au contraire admis la possibilité d'hémorrhagies spontanées, primitives, tandis que des auteurs plus modernes, Koster, Jorg, etc., ont de nouveau nié leur existence. Beaucoup d'observations d'hématomyélie permettent d'admettre l'existence primitive d'un ramollissement : ces cas rentrent dans notre cinquième classe d'hémorrhagies médullaires. Mais il y en a d'autres dans lesquels l'hémorrhagie est considérée comme primitive par la plupart des auteurs, mais non cependant par tous. (Observations de Levier, Jaccoud et Liouville.) Ce qui est incontestable, c'est la possibilité d'hémorrhagies spontanées dans la moelle allongée : nous allons en donner quelques exemples.

Les *hémorrhagies (apoplexies) de la moelle allongée* surviennent dans les mêmes conditions que les apoplexies cérébrales, c'est-à-dire sous l'influence de maladies artérielles ou d'une augmentation de pression dans l'aorte. Très souvent elles existent avec les hémorrhagies de la protubérance et forment avec ces dernières un seul et même foyer. Les hémorrhagies de la protubérance, qui ne sont pas très-rares, peuvent, pour peu qu'elles soient un peu abondantes, pénétrer dans la moelle allongée et se faire jour dans le quatrième ventricule. Les hémorrhagies isolées du bulbe, dont Ollivier a donné une observation, sont moins communes. Les symptômes que l'on observe dans tous ces cas dépendent du siège de l'hémorrhagie. La paralysie alterne, la paralysie totale du facial, des difficultés dans la parole et la déglutition, comme dans notre observation ci-dessous, dénotent que l'hémorrhagie siège dans la protubérance. Lorsqu'elle a envahi la moelle allongée il survient de l'hémiplégie spinale, quelquefois avec participation de l'hypoglosse, de l'oculo-moteur externe et du pneumo-gastrique. Les exemples suivants donneront une idée du début et des symptômes de cette intéressante affection.

Ollivier, loc. cit., p, 140. OBSERVATION LXXXIII. — *Accès de colère. Mort subite. Hémorrhagie de la moelle allongée.* — E. B..., femme de 64 ans, de taille moyenne, souffrait depuis son enfance de convulsions hystériques avec perte de connaissance ; elle était très irritable et même portée à la colère ; l'intelligence n'avait pas souffert. Le 28 octobre, au milieu d'un groupe de femmes, elle fut prise d'un violent accès de colère, poussa un cri aigu, tomba contre la muraille et glissa par terre ; on la releva : elle était morte. L'autopsie ne révéla rien d'anormal dans le cerveau, mais lorsqu'on sépara la moelle allongée d'avec la moelle et qu'on sortit la première avec la protubérance et le cervelet, on vit un caillot sanguin, irrégulier, du volume d'une grosse noix, qui adhérait à la surface postérieure de la moelle allongée et s'étendait en haut vers l'ouverture du 4ᵉ ventricule. Pyramides intactes. Olives, surtout la droite, en partie détruites. Corps restiformes déchirés. Le point de départ de l'hémorrhagie était la substance grise centrale à 4 ou 5 lignes au-dessous du bord inférieur de la protubérance, qui était intacte ainsi que le cervelet. Dans le canal rachidien, beaucoup de liquide sanguinolent.

Dans une seconde observation d'Ollivier, le malade ne survécut que cinq heures à l'apoplexie. Hémorrhagie spontanée de la protubérance annulaire et rupture d'une partie du bulbe céphalique de la moelle ; contractions convulsives des membres ; respiration stertoreuse. Mort au bout de cinq heures. Le malade s'était plaint subitement de bourdonnements d'oreilles, puis presque aus-

_____

(1) « L'apoplexie de la moelle est donc une hémorrhagie spontanée comme l'apoplexie du cerveau, mais elle en diffère par son défaut d'instantanéité, et sous ce rapport elle a une bien grande affinité avec cette forme d'apoplexie si bien décrite par MM. Lallemand et Rostan sous le nom de ramollissement du cerveau, et que j'ai cru devoir appeler apoplexie capillaire. L'apoplexie de la moelle, en effet, a été précédée et accompagnée de douleurs vives à la région qui en a été le siège, et aux membres correspondants ; peut-être de contractions spasmodiques ; elle s'est faite graduellement. » Cruveilhier ; *Anatomie pathologique du corps humain*, in-folio, 3ᵉ livraison, p. 4-5.

sitôt il avait poussé un cri de douleur, avait fait quelques pas en avant et était tombé. Perte complète de connaissance. Face pâle. Pupilles immobiles, non dilatées. Lèvres couvertes d'écume. Langue sanglante. Respiration fréquente, stertoreuse, irrégulière. Membres dans un état de raideur facile à vaincre. Légère raideur des muscles de la nuque. Pas de paralysie proprement dite (?), mais mouvements convulsifs des bras.

OBSERVATION XCII, p. 115. — Perte subite de connaissance sans symptômes précurseurs, respiration stertoreuse, contractions convulsives et passagères des quatre membres, suivies de leur résolution. Mort au bout de deux heures. Hémorrhagies dans la protubérance et le bulbe rachidien. — Homme de 72 ans.

OBSERVATION XCIII, p. 158. — Chute subite; impossibilité de se relever; mouvements épileptiformes; écume à la bouche; respiration stertoreuse. Mort au bout de deux ou trois heures. Hémorrhagie dans la partie postérieure de la moelle allongée et dans le 4ᵉ ventricule. — Le 26 mars 1828, on apporta à l'hôpital un homme d'environ 50 ans qui venait d'avoir une attaque d'apoplexie pendant son travail. Mouvements épileptiformes. Écume à la bouche. Il ne répondait à aucune question, mais avait conservé la sensibilité. Respiration très pénible. On fit une saignée, mais la respiration devint stertoreuse et le malade mourut après deux ou trois heures dans un état de paralysie généralisée. — A l'autopsie, on trouva dans le 4ᵉ ventricule du sang épanché autour d'un foyer apoplectique situé dans les deux tiers postérieurs de la moelle allongée; le sang nouvellement épanché avait déchiré la substance médullaire à laquelle il adhérait assez fortement. Le foyer occupait toute la longueur de la moelle allongée et s'étendait vers les pédoncules du cervelet. — Enfin Ollivier a publié plus tard une autre observation (Arch. génér. de médecine, 1838, t. I, p. 29. Considérations médico-légales sur les morts subites, etc.). Un homme de 74 ans, bien portant jusqu'à ce jour, sort de sa maison, se plaint tout d'un coup de fatigue, s'assied, tombe presqu'au même instant sur le côté et meurt. On trouva à l'autopsie un épanchement de sang qui avait presque complètement déchiré la moelle allongée.

Ollivier indique comme signe diagnostique précieux l'existence de convulsions épileptiformes qui, même dans les cas rapidement mortels, précèdent ordinairement la paralysie des membres. Plus tard les quatre membres deviennent paralysés. En général cette apoplexie tue rapidement par asphyxie; cependant, dans les petites hémorrhagies circonscrites, les accidents peuvent être moins graves et la résolution est possible. Serre a trouvé deux fois dans des autopsies, au centre de la protubérance, de petits kystes remplis d'un liquide jaunâtre et entourés de parois indurées. Pinel a également observé un cas dans lequel le malade avait survécu trois ans. Mesnet [1] a publié à son tour l'observation suivante :

Un homme de 39 ans, n'ayant aucun des attributs du tempérament dit apoplectique, tombe brusquement privé de connaissance : accès convulsifs pendant deux minutes; après cela il a l'air de dormir d'un sommeil tranquille; point de déviation de la face; les deux bras se lèvent avec lenteur; les membres inférieurs se meuvent spontanément dans le lit, sans raideur ni convulsions. L'appareil respiratoire est frappé d'inertie, sauf le diaphragme. Pouls calme et régulier. Intelligence complètement abolie. A l'autopsie, on constate sur la ligne médiane dans la protubérance et s'étendant jusque dans la moelle allongée, un foyer hémorrhagique avec un caillot sanguin du volume d'un pois rond; la substance environnante ramollie et infiltrée de sang a peu près le volume de la moitié de la dernière phalange du doigt auriculaire.

Nous ajouterons à ces faits une observation personnelle d'hémorrhagies occupant simultanément la protubérance et la moelle allongée. Comme le malade a vécu pendant un temps relativement long, les symptômes ont pu être notés avec soin.

E. B..., négociant, 49 ans. Pendant l'hiver de 1867 à 1868, parésie passagère du bras droit et troubles dans la parole, à la suite d'une chute. En novembre 1868, attaque d'apoplexie : paralysie croisée; anarthrie complète; gêne dans la déglutition; position particulière des yeux; hoquet; phénomène respiratoire de Stokes, finalement abaissement de la température et mort.

Atrophie des reins et hypertrophie du cœur. — Extravasat sanguin récent dans le corps strié droit, extravasat un peu plus ancien dans le corps strié gauche. — Dans le 4ᵉ ventricule, extravasat sanguin assez ancien qui, de là, s'étend dans la moelle allongée et dans le milieu du pédoncule cérébelleux moyen gauche et dans la partie inférieure de la protubérance.

(1) Mesnet, Observation d'apoplexie du bulbe rachidien dans sa partie supérieure en arrière de la protubérance annulaire, communiquée à l'Académie des Sciences (Arch. gén., de médecine, 5ᵉ série, tome XVIII; septembre 1861, p. 362.

Anamnestiques. Le malade était anciennement très bien portant; seulement il éprouvait souvent des tiraillements dans les membres et avait des épistaxis assez abondantes. Pendant l'hiver de 1868, en tombant de traîneau, il se fit une plaie assez profonde à la tête au-dessus de la bosse frontale droite : la perte de sang fut assez forte, mais le malade ne perdit pas connaissance. Il guérit vite ; cependant il persista depuis cette époque une sensation d'engourdissement et de fourmillements dans la main droite; son entourage remarqua peu de temps après une légère difficulté dans la parole. Ceci se passait vers le mois de mars 1868. Très bonne santé pendant le printemps, l'été et le commencement de l'automne. Au mois d'octobre notre malade entreprit un voyage en Russie pour conclure des affaires importantes, ce qui lui causa beaucoup de préoccupations. Pendant le mois de décembre, un soir, vers minuit, il éprouva un malaise subit, n'eut que le temps de s'écrier : « Je crois que je vais avoir une attaque d'apoplexie » et tomba sans connaissance. Il resta absolument privé de sentiment pendant plusieurs jours ; le côté droit tout entier était paralysé en même temps que le côté gauche de la face. Le malade semblait être en voie de guérison lorsque (peut-être à la suite d'un traitement hydrothérapique intempestif) il retomba dans un état presque désespéré. La femme du malade ne précise pas bien les détails de cette aggravation. C'est dans ces conditions qu'on vint demander secours à la clinique médicale de Königsberg.

État actuel. 20 novembre 1868. Le malade est un homme bien bâti, de petite taille, au cou court, aux épaules larges, bien musclé, assez gras, avec des joues et des lèvres bien colorées. Il est couché sur le dos; ses traits sont altérés ; sa physionomie n'est pas précisément sans expression, mais a quelque chose d'hébété. Quand on lui demande où il souffre, il répond en balbutiant, dans un langage difficile à comprendre, qu'il éprouve des douleurs dans le côté droit. L'interrogatoire démontre que l'intelligence est à peu près libre.

Peau normale, sans élévation de température appréciable à la main. Ni exanthème ni œdème. Artère radiale assez large, d'une tension manifestement exagérée.

Bouche fortement tirée vers la droite; plis du côté gauche presque complètement effacés; quand le malade fronce le front, les rides ne se forment que sur le côté droit. L'œil gauche, dont la fente palpébrale est beaucoup plus large que celle de l'œil droit, est immobile reste toujours ouvert, même quand le droit se ferme : il est rempli de larmes; la paupière inférieure est pendante, la conjonctive est très rouge et tuméfiée, la cornée est trouble. Les deux yeux sont continuellement dirigés vers la droite et le malade ne peut les faire tourner vers la gauche; l'œil droit ne peut être amené dans une position convergente, quant au gauche, il reste absolument immobile. Les deux pupilles sont égales, de dilatation moyenne et se contractent bien.

Narine gauche moins ouverte que la droite; nez un peu dévié vers la droite ; la déviation de la bouche devient plus apparente encore lorsque le malade l'ouvre; il tire sa langue lentement et avec difficulté, elle est déviée à gauche, sèche et fendillée. Il se produit des contractions fibrillaires dans sa moitié gauche lorsqu'elle sort de la bouche. La déglutition est gênée, lente et le malade avale souvent de travers. Il lui est impossible de bien articuler un seul mot, il ne parvient qu'à émettre avec peine un balbutiement à peine intelligible ; cependant jamais il ne confond les mots les uns avec les autres ni n'en oublie.

Le bras gauche se meut bien, quoique ses mouvements soient un peu tremblés. Le bras droit peut à peine être remué, et pas du tout être soulevé ; les mouvements des doigts sont assez libres; la pression de la main est beaucoup plus faible qu'à gauche. La jambe gauche se soulève librement et facilement, chose que la jambe droite ne peut pas faire; toutefois les orteils de ce côté sont mobiles. Le pied gauche réagit vivement sous la piqûre de l'épingle ; à droite les piqûres même profondes ne sont pas perçues; dans la cuisse et dans le membre supérieur droits on constate aussi une diminution de la sensibilité, qui est également affaiblie au tronc de ce même côté jusqu'à la ligne médiane. Au front elle est de même très diminuée à droite ; sur les joues elle est peu intense et égale des deux côtés. En touchant la conjonctive gauche, on ne provoque aucun clignement. — La station est impossible, le malade ne pouvant pas s'appuyer sur le pied droit. Lorsqu'il essaye de se lever en prenant un point d'appui, il dit qu'*il éprouve du vertige vers la droite.*

Respiration suspirieuse, lente, s'entendant au loin, irrégulière ; elle offre le phénomène respiratoire de Stoke : il y a des intervalles fréquents et irréguliers, des pauses qui durent jusqu'à 10 et 15 secondes. L'amplitude des mouvements respiratoires est extrêmement irrégulière : tantôt la respiration est profonde et ronflante, tantôt elle est superficielle et à peine sensible. De temps en temps hoquet convulsif, moins intense cependant que ces jours passés.

La pointe du cœur bat dans le 5ᵉ espace intercostal gauche sur la ligne mamillaire; le choc est fort et très résistant. Matité du cœur un peu plus étendue que normalement ; pas de matité sur le sternum ; à la pointe du cœur les deux bruits sont nets; le bruit diastolique au niveau de l'aorte est fort et sec. — Bruit respiratoire partout normal ; thorax volumineux. — Foie et rate de volume normal. — Urine jaune, rare, trouble, d'une densité de 1025 ; un peu d'albumine, pas de sucre; dans le sédiment, composé en majeure partie d'urates, on trouve des cellules d'épithélium vésical, des globules de pus et des cylindres.

Selles et urines involontaires.

A droite, le courant induit fait contracter facilement les muscles de la face et des membres; à gauche au contraire le facial ne réagit pas, même sous le courant le plus énergique; il ne se produit pas de mouvements réflexes, même légers dans le domaine du facial droit lorsqu'on irrite le gauche, ni inversement. On n'a pas pu faire d'essai avec le courant continu.

Des expériences pour apprécier le sens du goût ne donnent pas de résultats.

Le malade dit le lendemain qu'il a très bien senti le rasoir du côté gauche et pas du tout du côté droit. L'expérience avec l'épingle ne permet pas d'établir une différence entre la sensibilité des deux côtés de la face.

20 novembre.	Mat.	Temp.,	37°,2	Pouls,	100	Resp.,	16.
	Soir.	—	37°,8	—	100	—	20.
21 novembre.	Mat.	—	37°,6	—	100	—	16.
	Soir.	—	37°,2	—	100	—	16.
22 novembre.	Mat.	—	37°,3	—	96	—	20.
2 décembre.	Soir.	—	37°,7	—	108	—	24.
5 décembre.	Mat.	—	38°,2	—	116	—	24.

Le traitement a consisté dans des saignées locales répétées dans la région de l'oreille gauche et dans l'emploi de petites doses d'iodure de potassium. Il a fallu s'occuper de l'inflammation de l'œil pour empêcher la perforation de la cornée. L'état du malade ne s'est pas amélioré, il a semblé un instant que la déglutition, la parole, la respiration devenaient plus libres; le malade a bien essayé de s'asseoir seul sur une chaise, mais il n'y a pas eu de progrès bien réel. Plus tard la parole devient plus difficile encore, le malade lui-même s'en plaint ainsi que de douleurs plus fortes dans le côté droit et d'une gêne de la respiration. Le soir l'intelligence paraît un peu obtuse; le pouls augmente de fréquence, la température devient anormale.

6 décembre.	Mat.	Temp.,	38°,2	Pouls,	120	Resp.,	22.
	Soir.	—	38°,1	—	120	—	22.
7 décembre.	Mat.	—	37°,5	—	112	—	20.
	Soir.	—	38°,0	—	120	—	30.

11 décembre. Vers le soir le malade est très agité. La respiration est stertoreuse, s'entend au loin; de temps en temps elle est profonde, puis de nouveau superficielle et séparée par des pauses de 1/2 minute. Le malade est couché les yeux fermés, on a beau le secouer et l'appeler à haute voix, on n'obtient aucune réaction. Il laisse aller sous lui. La paralysie semble avoir progressé. Hoquet convulsif, fréquents étouffements et respiration pénible. On applique deux sangsues derrière chaque oreille.

12 décembre. Aucune modification n'est survenue; seulement le malade est un peu plus calme de temps à autre il murmure quelques mots incompréhensibles.

14 décembre.	Mat.	Temp.,	39°,0	Pouls,	144	Resp.,	28.
15 décembre.	Mat.	—	39°,6	—	144	—	32.
	Soir.	—	39°,8	—	136	—	32.

La perte de connaissance persiste, la respiration est très irrégulière, suspirieuse; le malade avale presque toujours de travers; de temps en temps balbutiements incompréhensibles; hoquet fréquent.

16 décembre.	Mat.	Temp.,	40°,9	Pouls,	160	Resp., 32.
	Soir.	—	42°,0	—	à peine perceptible, ne peut être compté, Resp., 36

Mort vers minuit.

Autopsie. (D' Perls). Le cadavre est celui d'un homme vigoureux; pannicule graisseux abondant, épais de 0ᵐ,03 à l'abdomen. Muscles assez bien développés, secs, fortement chargés de graisse. Plèvres vides. Poumons absolument libres, très rétractés. Dans le péricarde quelques gouttes de liquide. Cœur très volumineux, vide et flasque dans sa partie droite; ventricule gauche ferme, large, considérablement hypertrophié; la pointe est formée en entier par le ventricule gauche. Valvules saines. La paroi mesure de 0ᵐ,015; l'endocarde présente quelques stries opalines. Poumons gorgés de sang et œdématiés à leur partie postérieure. Reins entourés d'une couche épaisse de graisse, très petits; capsule adhérente; longueur 0ᵐ,075; largeur 0ᵐ,035; épaisseur 0ᵐ,025. Leur surface est mamelonnée; sur une coupe, la couche corticale ne mesure guère que 0ᵐ,015 d'épaisseur; bassinets larges; le parenchyme a son aspect normal.

La voûte du crâne est large et assez mince. Dure-mère adhérente sur une grande étendue. Sinus longitudinaux vides; granulations de Pacchioni abondantes. Pie-mère épaissie. Infiltration œdémateuse des sillons. L'artère basilaire et l'artère sylvienne sont couvertes de plaques nombreuses de sclérose. La pie-mère se détache facilement des circonvolutions cérébrales, qui sont normales. Les deux tiers postérieurs du corps strié droit renferment un caillot frais, rouge foncé autour duquel la substance cérébrale est ramollie, d'un rouge brun; la couche optique droite est pâle, sans modification importante. A gauche, la partie externe du corps strié est transformée en une pulpe jaune brunâtre qui se laisse facilement séparer de la substance cérébrale ; quand elle est enlevée on découvre une surface lisse. La couche optique est pâle, mais intacte. Épendyme épaissi et trouble.

Sur la partie gauche du plancher du 4e ventricule existe une masse molle, d'un rouge foncé qui ne se laisse séparer qu'en partie de la substance cérébrale. Elle s'étend vers la gauche jusqu'à l'origine du pédoncule cérébelleux moyen. Le cervelet et la partie inférieure de la moelle allongée sont normaux. La partie gauche de la protubérance a une consistance gélatineuse : le foyer hémorrhagique du 4e ventricule fait saillie dans le pédoncule cérébelleux, l'extrémité correspondante de la protubérance semble plus molle que le côté opposé, mais ne présente rien d'anormal à l'œil nu. Dans le pédoncule cérébral rien d'anormal.

Remarques. — Les symptômes de paralysie observés pendant la vie doivent être attribués avec beaucoup de probabilité à la protubérance et à la moelle allongée ; par contre, on ne pouvait pas soupçonner l'existence d'une hémorrhagie dans les corps striés. Envisagée de plus près, la chose n'a rien de surprenant, car évidemment l'épanchement sanguin dans le corps strié droit était récent et ne s'était formé que pendant les derniers jours qui avaient précédé la mort, alors que l'état du malade ne permettait plus d'analyser exactement les symptômes. L'épanchement dans le corps strié gauche était à peu près contemporain de celui de la moelle allongée, occupait le même côté et ne pouvait par conséquent pas se différencier par des signes particuliers. Mais il faut bien noter que la marche de la maladie laisse voir trois périodes d'aggravation, dont deux sont indiquées dans les anamnestiques et dont la troisième a amené la mort ; ces trois périodes correspondent aux trois hémorrhagies.

La première attaque en octobre 1868 était évidemment de nature apoplectique, elle permettait donc, surtout en présence de l'hypertrophie du cœur gauche, de conclure à une hémorrhagie. La maladie des reins avait pu aussi être diagnostiquée, la composition du sédiment ayant indiqué l'existence d'une néphrite chronique que l'hypertrophie du cœur démontrait devoir être une cirrhose.

Les symptômes qui indiquaient l'existence d'une altération de la protubérance et de la moelle allongée étaient les suivants :

1. *La paralysie alterne* (Gubler) : le facial du côté gauche et les membres du côté droit étaient paralysés. La paralysie faciale présentait les symptômes électriques notés par M. Rosenthal, c'est-à-dire qu'elle se comportait absolument comme une paralysie périphérique. On n'a pas pu se rendre compte de l'état du goût ;

2. *La grande extension de l'anesthésie ;*

3. *La position des yeux tournés vers la partie paralysée ;*

Magendie a remarqué le premier que chez les animaux auxquels on coupe le milieu du pédoncule cérébelleux moyen d'un côté, les yeux prennent une position déterminée. L'œil du côté opéré regarde en avant et en bas, celui du côté opposé en arrière et en haut. Chez l'homme, ce symptôme a été observé pour la première fois par Gubler, et décrit dans son *Mémoire sur les paralysies alternes en général (Gaz. méd.,* 1858, p. 837). Chez notre malade les deux yeux étaient dirigés vers le côté paralysé, mais pas plus vers le haut que vers le bas. Le symptôme a été complètement conforme à la donnée expérimentale, l'hémorrhagie occupant le pédoncule cérébelleux moyen gauche. A ceci se rattache le sentiment de vertige vers la droite que le malade éprouvait en voulant se lever.

4. *L'anarthrie très manifeste et la gêne de la déglutition* qui faisaient admettre une paralysie de l'hypoglosse.

5. Il y avait des signes de *paralysie du pneumo-gastrique et du phrénique.* C'est à ce dernier nerf qu'il faut rapporter le hoquet observé pendant toute la durée de la maladie. La participation du pneumo-gastrique a été surtout indiquée par les troubles respiratoires.

6. Faisons encore remarquer, ce qu'on a observé déjà souvent, l'*excessive élévation de la température vers la fin de la vie. Le thermomètre marqua 42°.*

Ces observations démontrent que l'hémorrhagie de la moelle allongée coexiste dans le plus grand nombre des cas avec une hémorrhagie de la protubérance, le même foyer s'étendant depuis la protubérance jusque dans la partie supérieure du bulbe rachidien ; mais elles prouvent aussi que quelquefois l'hémorrhagie a lieu exclusivement dans la moelle allongée. Le sang épanché se creuse une cavité grande comme un pois ou comme une noix ; lorsque les épanchements sont plus considérables, ils se font jour dans le 4e ventricule. Le foyer apoplectique est situé soit sur la ligne médiane, soit latéralement ; il s'étend généralement dans le sens de la longueur. La cavité formée aux dépens de la substance nerveuse a des parois déchiquetées, et tout autour la substance nerveuse est plus ou moins ramollie et imprégnée de sang. En ce qui concerne l'étiologie, on voit que ces hémorrhagies se font presque toujours à un âge assez avancé ; un seul malade avait 39 ans. Il est probable que dans beaucoup de cas l'attaque d'apoplexie est précédée par une maladie du parenchyme médullaire : c'est ce qui a dû exister dans le cas de Mesnet, où le ramollissement était si étendu. Dans toutes les observations l'attaque a été subite, elle a été suivie de perte de connaissance, et souvent accompagnée de convulsions épileptiformes. La mort est généralement survenue après peu d'heures, le coma du début ne disparaissant pas, la respiration étant irrégulière et stertoreuse; quelquefois on a noté de la raideur de la nuque. Dans les cas foudroyants on n'a pas toujours constaté de paralysie, mais seulement des mouvements convulsifs des bras. Quand la vie a persisté plus longtemps, la paralysie était manifeste soit qu'elle atteignît les quatre membres, soit qu'elle fût demi-latérale sans participation des nerfs crâniens, soit enfin qu'elle prît la forme alterne et se compliquât de gêne dans la parole et la déglutition.

Les observations que nous avons rapportées signalent toutes la mort comme issue invariable. Mais, ainsi que le fait remarquer Ollivier lui-même, il ne faut pas désespérer de la vie du malade, vu que de petits épanchements de sang sont compatibles avec la vie et peuvent guérir par résorption; en effet on trouve quelquefois, comme nous l'avons déjà vu, des petits foyers apoplectiques cicatrisés ou enkystés, tant dans la protubérance que dans la moelle allongée.

Hémorrhagies spontanées dans les autres parties de la moelle. Hématomyélie. — L'existence des hémorrhagies primitives spontanées dans la substance propre de la moelle n'est pas, comme nous l'avons dit plus haut, un fait absolument démontré. En présence de chaque cas on peut se demander si le ramollissement qu'on rencontre autour du foyer apoplectique n'est pas antérieur à l'hémorrhagie. L'examen microscopique, auquel Hayem attache beaucoup d'importance, ne donne pas toujours aisément le mot de l'énigme. Il faut surtout s'attacher à interroger les causes et le développement de la maladie, ainsi que les symptômes concomitants. Aussi croyons-nous que pour traiter ce sujet avec fruit, il est nécessaire d'étudier les causes de l'apoplexie spinale; ces causes sont au nombre de trois pour l'apoplexie primitive de la moelle :

1° *Hémorrhagies spontanées de la moelle chez des personnes âgées*, avec hémorrhagies cérébrales concomitantes ou avec dégénérescences manifestes des vaisseaux ;

2° *Hémorrhagies spontanées dues à de violents efforts musculaires ;*

3° *Hémorrhagies causées par des fluxions, particulièrement* par suppression des règles ou de flux hémorrhoïdal.

Un 4° groupe est formé par les cas dont la *cause est inconnue*, et l'on peut ranger dans une 5° catégorie les *hémorrhagies qui se font dans des foyers de ramollissement.*

Au premier groupe appartient d'abord le fait de Hutin [1], qui est la première observation d'apoplexie de la moelle qui ait été publiée :

A une autopsie on trouva un petit épanchement de sang de la grosseur d'un pois qui avait détruit la commissure grise dans l'espace situé entre les 5° et 6° nerfs cervicaux. A la hauteur du 4° nerf dorsal, second épanchement sanguin plus considérable qui avait détruit presque toute la substance blanche et grise. Le caillot avait le volume d'une forte noisette et était un peu allongé. Le voisinage des deux foyers était un peu ramolli et infiltré de sang. Ces lésions furent trouvées sur le cadavre d'un homme de 70 ans qui, après s'être promené toute la journée, s'était couché à six heures du soir, selon son habitude, et avait été trouvé mort le lendemain dans son lit. Hutin regarde l'apoplexie de la moelle comme la cause de la mort.

L'observation suivante faite par Jaccoud [2], à l'hôpital de la Pitié, est analogue :

« Une femme de 62 ans est apportée dans le service avec une paraplégie complète; les mus-

(1) Hutin, *Recherches et observations pour servir à l'histoire anat. physiol. et pathol. de la moelle épinière (Nouvelle bibl. méd.*, 1828; I, p. 18-147.)»

(2) Jaccoud, *Les paraplégies et l'ataxie du mouvement*. Paris, 1864, p. 257. *Hématomyélie*

cles abdominaux n'étaient pas paralysés, mais il y avait incontinence de l'urine et des matières fécales. Ces accidents ne remontaient qu'à quatre jours, et sur l'assurance réitérée des parents que tous ces phénomènes étaient apparus subitement, sans aucun symptôme antérieur, je rejetai l'idée d'un ramollissement, qui s'était d'abord présentée à mon esprit, et je diagnostiquai une hémorrhagie dans le renflement crural de la moelle.

Les choses restèrent dans le même état pendant cinq jours, sans progression de la paralysie ; le sixième jour au matin (le dixième à partir du début), cette femme est trouvée morte dans son lit ; aucune plainte, aucun mouvement n'avait éveillé l'attention de ses voisines.

A l'*autopsie*, je trouve un foyer hémorrhagique dans le segment lombaire de l'axe rachidien ; les parois étaient ramollies et imbibées de sérosité ; déjà les éléments du caillot commençaient a se dissocier ; le foyer occupait la substance grise dans sa totalité ; il remontait en haut jusqu'aux premières racines du plexus lombaire, et par en bas il atteignait presque l'extrémité inférieure de l'organe ; les méninges étaient assez fortement injectées à ce niveau. Le diagnostic était vérifié, et les rapports de cette hématomyélie limitée avec la paralysie apparaissaient avec une entière évidence. Poursuivant mes recherches pour découvrir la cause de la mort inopinée de cette malade, j'ai trouvé dans l'encéphale et la moelle allongée les plus effroyables désordres que puisse produire une hémorrhagie. Le ventricule latéral gauche était totalement rempli de sang ; le pédoncule cérébral du même côté était occupé par un caillot si considérable que le tissu nerveux avait cédé sur la face inférieure ; la protubérance était littéralement disséquée et détruite. La coque blanche était seule intacte ; le caillot qui en occupait l'intérieur, se continuait du côté gauche avec celui du pédoncule ; enfin l'hémorrhagie occupait encore la totalité de la substance centrale du bulbe et descendait jusque vers les origines du 3e ou du 4e nerf cervical. L'aspect du sang et les rapports de continuité des caillots montraient que cette épouvantable hémorrhagie s'était produite en une seule fois : la malade avait été foudroyée [1]. »

Bourneville a publié le cas suivant [2] :

Fr. Grand, âgée de 58 ans, entre à l'hôpital de la Pitié le 10 octobre 1870 (service de M. Marotte), malade depuis cinq jours. Le 6 octobre elle s'est réveillée avec une douleur siégeant à la nuque et dans le côté du cou ; le muscle sterno-mastoïdien droit était contracturé, la face déviée vers l'épaule droite ; mais il n'y avait pas de rotation des yeux. Parole libre ; aucune trace de paralysie faciale. Bras gauche paralysé ; soulevé, il retombe inerte. Toutefois la paralysie n'est pas absolue, car la malade parvient à fléchir un peu les doigts. La sensibilité de ce côté est obtuse. Les membres inférieurs sont normaux. La malade dit avoir éprouvé, il y a deux ans, des accidents tout à fait semblables à ceux-ci. Au bout de quelques jours ils se seraient dissipés et, depuis lors, elle n'avait plus rien ressenti.

13 octobre. Tête portée à droite et en arrière ; la jambe gauche, tout en ayant ses mouvements libres, paraît moins forte que la droite. Sensibilité conservée. Incertitude dans les idées ; la parole n'est pas embarrassée. Pas de dysphagie. Selles et urines involontaires.

Vers 4 heures du soir, accès d'étouffement. On fait asseoir la malade, mais avec difficulté, parce que, dit-on, le corps et particulièrement le tronc sont raides et parce qu'elle ne peut pas s'aider elle-même. La dyspnée va en augmentant et la malade meurt vers 5 heures.

Autopsie faite le 15 octobre. La moelle ayant séjourné quelque temps dans l'acide chromique, on pratique des sections transversales : on trouve, au milieu de la moitié gauche de la moelle cervicale, un caillot de sang noir, ovoïde, de $0^m,004$ de diamètre qui, dans le sens de la longueur, s'étend depuis le niveau du 1er nerf cervical jusqu'à celui du 7e. Ce foyer occupe la moitié postérieure et interne de la corne antérieure gauche et se prolonge en avant en suivant le trajet des racines antérieures. — L'auteur se croit autorisé à conclure qu'une partie seulement de l'épanchement sanguin est ancien parce qu'on trouve çà et là des granulations arrondies de pigment et des éléments semblables à des cellules renfermant des amas de globules sanguins. On trouve en outre des capillaires riches en noyaux et en granulations graisseuses qui offrent des dilatations de distance en distance. Ces lésions ne nous semblent pas démontrer un ramollissement ancien, mais indiquer seulement une maladie des vaisseaux qui créait une prédisposition à l'hémorrhagie. De plus l'attaque qui avait eu lieu deux ans auparavant pouvait très bien avoir laissé après elle des granulations pigmentaires. Le début brusque et l'âge de la malade nous semblent militer en faveur de l'idée d'une apoplexie spinale primitive.

Citons encore le fait de Critchett et Curling [3] :

Un homme de 44 ans, goutteux, est subitement paralysé depuis la 3e côte jusqu'aux membres inférieurs. Priapisme. La paralysie ne s'étend pas beaucoup : fourmillements dans la main ; para-

[1] Jaccoud, à propos de ce fait, fait la remarque suivante : « L'hématomyélie coïncide souvent avec une hémorrhagie cérébrale ; dans d'autres cas elle succède à un épanchement sanguin dans le cerveau ; cette double relation a été très bien vue par les anciens observateurs, notamment par Morgagni, Rachetti, Fodéré et Frank, quoiqu'ils aient confondu l'hémorrhagie de la moelle avec celle du rachis en général, sous le nom d'apoplexie du canal vertébral. »

[2] Bourneville, *Hémorrhagie de la moelle épinière (Société de biologie, Gaz. méd.* 1871, p. 451).

[3] Critchett et Curling, *Transact. of the patholog. Soc. of London*, t. II, sect. III-IV, 1848, p. 28.

lysie de la vessie. Mort après 4 jours par troubles respiratoires. — *Autopsie.* Méninges congestionnées : deux petits épanchements de sang occupant l'espace situé entre l'émergence de la 2ᵉ et
de la 3ᵉ paire dorsale. Un peu d'infiltration sanguine par en haut jusqu'à la 4ᵉ vertèbre cervicale
par en bas jusqu'à la 12ᵉ dorsale[1].

　　Ces observations démontrent, selon nous, qu'il existe une apoplexie spinale analogue à l'apoplexie cérébrale. Dans les quatre cas il s'agit d'hommes qui ont passé
la quarantaine et partant sont prédisposés aux hémorrhagies. Le cas de Hutin se
rapporte à un vieillard de soixante-dix ans ; chez le malade de Jaccoud il y a eu
en même temps hémorrhagie cérébrale ; celui de Critchett était un arthritique
qui menait une existence plantureuse ; quant à la femme observée par Bourneville
et qui avait quarante-huit ans, il ne nous paraît pas non plus qu'il y ait de raison
pour admettre un ramollissement primitif.

　　Le début a été (abstraction faite de la première observation qui ne relate que
l'autopsie) tout à fait subit, sans prodromes appréciables. Dans le cas de Bourneville il y avait eu une attaque semblable deux années auparavant. Ce début a
presque toujours été accompagné d'une douleur intense sans perte de connaissance
et suivi d'une paralysie dont le siège et l'extension ont varié. L'hémorrhagie s'est
faite deux fois dans la partie cervicale supérieure ; la partie supérieure de la
moelle semble donc être son lieu de prédilection. Dans l'observation de Hutin, on
peut supposer que la mort a suivi immédiatement l'attaque (syncope ou bien shok ?).
Dans les autres les malades ont survécu pendant un temps plus ou moins long,
mais jamais au delà de quelques jours. La paralysie a généralement été envahissante et la mort est survenue par le fait de troubles respiratoires, si ce n'est dans
l'observation de Jaccoud.

　　L'histoire de la malade de Bourneville chez laquelle deux ans auparavant il y
avait eu une attaque semblable à celle qui la fit mourir, prouve la vérité de cette
assertion d'Ollivier que nous avons déjà rappelée, à savoir, que de petits épanchements sanguins sont compatibles avec la vie. Des observations de ce genre seraient
certainement plus nombreuses si le diagnostic de ces cas n'était pas aussi difficile
et incertain.

　　Le *second groupe* comprend les *apoplexies dues à de violents efforts musculaires.* On a observé un certain nombre de fois des paralysies subites (apoplectiques) à la suite de violents efforts musculaires. Dans les observations anciennes
réunies par Hayem, nous en trouvons plusieurs que nous croyons devoir rattacher
à cette étiologie, bien qu'elle ne soit pas indiquée par les observateurs : à l'autopsie on a trouvé des épanchements de sang avec ramollissement avoisinant.
Nous rangerions volontiers dans cette catégorie l'observation de Monod [2]. On
n'y parle pas, il est vrai, d'efforts musculaires exagérés, mais la profession et la
constitution du sujet permettent de les supposer. Voici les résultats de l'autopsie :

　　En faisant des coupes transversales de la moelle et en déplissant les cordons antérieurs, il m'a
été facile de m'assurer qu'au niveau de l'origine des derniers nerfs dorsaux, dans l'étendue indi-

---

(1) Le cas suivant, observé à la clinique de Schützenberger, nous semble aussi devoir être rapporté ici.
(A. Gorsse, *De l'hémorrhagie intramédullaire ou hématomyélie,* thèse de Strasbourg, 1870, n° 274.) Le
2 août 1869, entre à la clinique de M. Schützenberger un homme de 68 ans, bien portant jusqu'à ce jour,
qui avait senti trois semaines auparavant des fourmillements dans les membres pelviens, de légères douleurs et une faiblesse particulière. Le 21 août douleur subite excessivement vive dans la région lombaire ;
le malade tombe sur le plancher et ne peut plus se relever ; pas de perte de connaissance. Le lendemain il
est amené à l'hôpital. M. Feltz, chargé du service, constate une paralysie complète des membres inférieurs avec anesthésie et paralysie vésicale. Pas de fièvre. Le 6 une eschare s'est produite au sacrum. A
partir du 11 le malade s'affaiblit rapidement ; il ne prend aucune nourriture. Jusqu'au 16 on peut suivre
l'aggravation des symptômes. Les selles, d'abord spontanées, sont devenues involontaires ainsi que les
urines, dans les deux derniers jours. La paralysie s'est étendue et a gagné peu à peu le thorax. Mort le
17 août. A la partie inférieure de la moelle, dans la substance grise, plusieurs foyers hémorrhagiques
dont la grosseur varie entre celle d'un pois et celle d'une noisette. Méninges saines. Pas de ramollissement
de la moelle. Beaucoup d'artères athéromateuses. Pas d'examen microscopique.

(3) G. Monod, *De quelques maladies de la moelle épinière (Bulletins de la Société anatom., 7ᵉ année,* 1832, 2ᵉ édit., I, 46.)

quée plus haut, existe un épanchement de sang dans la substance grise centrale, qui a commencé dans la portion droite, et s'est ensuite étendue à gauche; que ce sang, mêlé aux détritus de la moelle, est une bouillie brunâtre à la circonférence, rouge dans le centre de l'organe; qu'il s'est étendu principalement dans les deux cornes grises qui, du côté droit, se rendent aux nerfs rachidiens et a ainsi déterminé la coloration extérieure de la membrane propre; que les parois du foyer apoplectique sont formées par de la substance blanche beaucoup plus épaisse à gauche qu'à droite, où la moelle est presque entièrement détruite; que la substance des parois est fort molle; qu'à partir du foyer le sang s'est épanché dans le cordon gris central droit jusqu'au niveau de la 2e paire dorsale; qu'il a conservé sa fluidité, et que c'est en s'infiltrant au-dessus de la commissure qu'il a coloré le fond du sillon antérieur.

Léon Colin a publié dans l'*Union médicale* (t. XIV, 2e série, p. 36, 1862) et dans ses *Études cliniques de médecine militaire* (1864, p. 271), l'observation suivante citée par les auteurs allemands et aussi par Charcot et par Hayem *(loc. cit.)* sous le titre de observation I de Colin :

OBSERVATION. — *Hémato-myélie circonscrite et diffuse de la moelle épinière : autopsie* — Lajeunie (Antoine), fusilier au 60e de ligne, âgé de 26 ans, d'une forte constitution, a joui toujours d'une excellente santé; soldat depuis cinq ans, jamais il n'est entré aux hôpitaux; tous les renseignements fournis par le malade ou recueillis autour de lui attestent la régularité de sa conduite et sa sobriété sous tous les rapports.

Le 27 novembre 1862, il s'amuse avec quelques camarades au jeu dit de saute-mouton, n'éprouve aucune douleur, et immédiatement après peut faire, sans plus de fatigue que d'habitude, une promenade militaire, c'est-à-dire une marche accélérée de trois heures sous le poids de son équipement.

Le lendemain, 28 novembre, il se réveillait paralysé des membres inférieurs, et on le transportait dans mon service au Val-de-Grâce, salle 26, n° 45. Je note seulement que, pendant cette dernière nuit, le malade s'était levé pour aller uriner hors de la chambre, qu'il n'avait pu satisfaire à ce besoin, et que, de plus, il lui avait semblé en ce moment être très faible sur ses jambes; n'éprouvant aucune douleur, il s'était à peine préoccupé de ces deux faits, et immédiatement il s'était rendormi.

Visite du 29. — Paralysie complète du mouvement des membres inférieurs; de l'ombilic aux orteils perte également absolue des sensations du tact, de chatouillement, de douleur, de température, qui ne produisent non plus aucune contraction réflexe. Douleur vive, spontanée, continue au niveau de l'angle de l'omoplate, en dehors et à gauche de la ligne des apophyses épineuses; cette douleur s'exagère à peine par la pression; à son niveau et dans toute la circonférence du tronc existe une sensation de constriction invincible correspondant aux points où reparaît la sensibilité. Respiration costale, ventre ballonné, constipation absolue; le malade n'a uriné qu'au moyen du cathétérisme. L'intelligence est nette et n'a pas été troublée un instant; pouls régulier, langue rosée; il existe même un peu d'appétit.

En présence de cette paraplégie complète, instantanée, accompagnée d'un point douloureux fixe sur le trajet du canal rachidien, on inscrivit au diagnostic : Hémorrhagie de la moelle épinière.

Prescriptions. Deux saignées de 200 grammes, ventouses scarifiées sur la région lombaire, lavement purgatif.

Le 30 novembre. Persistance des mêmes symptômes. (Cautérisation transcurrente le long des gouttières vertébrales n'éveillant aucune sensation au-dessous du point douloureux de la région dorsale.)

Les jours suivants la paralysie semble suivre une marche ascendante; le 3 décembre, elle remontait jusqu'aux mamelons; la constriction du thorax était beaucoup plus forte; 28 respirations par minute; expectoration de crachats spumeux rosés. En même temps se déplaçait aussi dans le même sens la douleur fixe, limitée au début au niveau de l'angle de l'omoplate, remontant maintenant chaque jour entre les épaules, puis vers la nuque, où elle prit un caractère de violence tel qu'elle arrachait nuit et jour au malade des cris continuels.

Le 5 décembre, les moindres mouvements de rotation ou de flexion de la tête donnent lieu à des souffrances intolérables; aussi la nécessité d'une immobilité aussi complète que possible de cette région provoque-t-elle, même dans le décubitus dorsal, une rigidité presque tétanique des muscles du cou.

À cette même époque, huit jours seulement après le début, apparition d'une tache noirâtre à la région sacrée; cette tache devient le point de départ d'énormes eschares.

Ce fut à cette date aussi que l'on examina pour la première fois l'état de la sensibilité et de la contractilité électriques, dont l'abolition fut trouvée déjà complète.

Le 9 décembre, apparaissaient également des points gangréneux aux deux malléoles, qui, par le fait de cette paraplégie absolue, supportaient en partie le poids des extrémités inférieures.

Dès le 12 décembre, l'incontinence de l'urine et des matières fécales succéda à la rétention, et dura jusqu'à la mort.

Il n'y eut de fièvre que dans les derniers jours de la vie ; mais durant tout son séjour à l'hôpital le malade fut tourmenté d'une soif inextinguible qui fit rechercher à plusieurs reprises, et sans résultats, la présence de glycose dans l'urine.

Dans les derniers jours la malade éprouva des fourmillements dans les doigts. A partir du 4 janvier se manifestèrent aussi dans les membres supérieurs des convulsions cloniques revenant deux ou trois fois en vingt-quatre heures et durant chaque fois une heure ou une heure et demie ; ces convulsions étaient brèves et rapides, on eût dit un frisson exagéré, et en effet il y avait en même temps une grande sensation de froid, et souvent claquements de dents. Mais la sensibilité tactile, la perception des excitations douloureuses, ainsi que la force et la régularité des mouvements dans l'intervalle de ces accès, demeurèrent toujours normales dans les membres supérieurs.

Le sujet succomba le 9 janvier, à sept heures du soir, 42 jours après le début.

Autopsie le 11 janvier, 36 heures après la mort.

Les lames vertébrales ayant été sciées avec grande précaution, et la dure-mère incisée en arrière dans toute sa longueur, le cordon médullaire, libre de toute adhérence morbide, est enlevé avec le bulbe, et l'on constate : dans le sillon collatéral antérieur gauche, une ecchymose, irrégulièrement circulaire, d'environ 0^m,015 de diamètre, s'étendant en avant jusqu'au milieu du cordon antérieur, et en arrière allant affleurer le sillon collatéral postérieur ; au centre de la surface ecchymotique viennent aboutir tous les filets de la neuvième racine antérieure gauche ; cette tache est vue par transparence à travers l'arachnoïde qui, à son niveau, n'a contracté ni adhérence ni coloration anormales ; elle ne fait pas de relief visible, mais donne, à la palpation, la sensation d'une tumeur piriforme, résistante, au milieu d'un tissu très mou. Une incision transversale, bornée à cette tumeur, permet de constater qu'elle occupe en épaisseur la moitié externe du cordon antérieur et presque tout le cordon latéral, englobant à son centre la corne antérieure de la substance grise ; son point interne le plus saillant est à 0,002 en dehors de la commissure blanche. Sa coloration est d'un brun marron, granité de petits points noirâtres ; sa consistance est presque cellulo-fibreuse, et si l'on cherche à l'isoler des fibres nerveuses avoisinantes, il se forme à sa surface des granulations qui lui donnent l'aspect extérieur d'un lobule glandulaire.

La moelle est d'une mollesse remarquable ; elle a perdu sa forme cylindrique, et semble comme aplatie dans toute sa longueur. Une incision ayant été pratiquée du bulbe au ligament caudal, on reconnaît qu'elle ne consiste plus qu'en une coque de substance blanche renfermant une bouillie jaunâtre presque liquide, qui de l'extrémité inférieure s'étend jusqu'au bulbe, où elle s'arrête brusquement. Toute la substance grise est fondue pour ainsi dire en cette matière jaune, qu'on enlève en y passant le doigt même très doucement, et il ne reste plus alors que la substance corticale.

Le professeur Laveran me prêta son concours pour le double examen microscopique, d'une part, de la substance jaune diffuse dans toute la moelle, d'autre part, du suc exprimé de la tumeur circonscrite, et chacune de ces investigations nous fournit un résultat identique relativement au degré d'altération des éléments sanguins : absence de globules non altérés, nombreux cristaux d'hématoïdine et cellules pigmentaires.

Topinard [1] a observé un paysan de quarante-six ans qui, en chargeant du blé fut subitement frappé d'hémiplégie gauche ; ni syncope, ni vertiges, ni vomissements ; pas de lésion du facial ni de la parole, ni de la sensibilité. Topinard admit l'existence d'un épanchement de sang dans la moelle. La terminaison fut favorable, car après trois mois on ne constatait plus que des traces légères de paralysie [2].

Enfin il faut rappeler les observations prises sur le cheval, car, dit Bouley [3], si l'existence de l'hématomyélie peut encore paraître douteuse chez l'homme, cette

(1) Topinard, *Hématomyélie. Hémiplégie. Guérison* (*Union médicale*, 1867, n° 94).

(2) Nous ajoutons ici quelques observations d'hémorrhagies dans le canal rachidien à la suite d'efforts musculaires : Abercrombie, obs. VII. Un meunier, voulant lever un sac très lourd, perdit brusquement l'usage des membres inférieurs et mourut quinze jours après. On trouva dans le canal rachidien un mélange de sang extravasé et de liquide rachidien comme purulent ; méninges enflammées, nerfs de la queue de cheval comme macérés. — Rühle a vu le cas suivant à la clinique de Frerichs, à Breslau (*Wien. Wochenschrift*, 1865, n° 38). Une femme de 26 ans, antérieurement bien portante, s'affaisse en voulant soulever un lourd panier, et perd presque complètement le mouvement et la sensibilité des membres inférieurs ; fortes douleurs déchirantes dans ces membres ; elles se calment pendant le sommeil. On prescrit des ventouses scarifiées, des pommades irritantes, une dérivation sur l'intestin. Guérison. — Voyez p. 274, *hémorrhagies spontanées des méninges.*

Nous verrons aussi plus tard qu'à la suite d'efforts exagérés il peut se produire des atrophies musculaires tant stationnaires que progressives. Enfin la sciatique est souvent aussi la conséquence d'un ou de plusieurs efforts musculaires exagérés.

(3) Bouley, *Paraplégie foudroyante chez les chevaux survenant surtout chez les jeunes chevaux vigoureux qui travaillent* (*Recueil de méd. véter.*, 1830.)

maladie est au contraire assez fréquente chez le cheval. Anciennement déjà on en avait recueilli des exemples. L'observation de Trasbot [1] que nous rapportons ici est des plus remarquables.

Un cheval entier de race commune, âgé de 6 ans, par suite d'une maladie du charretier qui le conduisait habituellement, était resté à l'écurie plusieurs jours lorsqu'il fut attelé à une voiture vide, par une température au-dessous de zéro. A peine a-t-il fait quelques pas qu'il est pris de tremblements, et peu d'instants après il tombe lourdement sur le sol et ne peut plus se relever. Un vétérinaire pratiqua une saignée de 4 litres aux saphènes et on le traîna à l'écurie. Le lendemain il est conduit à l'école. Les membres postérieurs sont absolument privés de sensibilité et de mouvement ; c'est seulement au niveau de la région dorsale que la sensibilité réapparaît. 6 jours après l'animal meurt. *Autopsie* 7 à 8 heures après la mort. Les enveloppes de la moelle depuis le renflement lombaire jusques en bas sont rouges et leurs vaisseaux fortement injectés. Dans la cavité de l'arachnoïde beaucoup de liquide rougeâtre, séreux. Forte congestion de la moelle, qui est augmentée de volume et qui présente à l'extérieur une couleur rosée ou rouge. Suivant le point qu'on considère, la substance nerveuse est plus friable que dans l'état normal. La congestion de la moelle est surtout forte à la partie inférieure dans la substance blanche et dans le voisinage et dans l'épaisseur des cornes. Dans la portion la plus large du renflement lombaire et dans une étendue de 3 à 5 millimètres, la congestion est accompagnée d'une hémorrhagie interstitielle qui a formé dans la substance grise une cavité de 5 centièmes de millimètre, remplie d'une bouillie rougeâtre, liquide, formée de sang et de substance nerveuse déchirée. Autour de cette cavité la substance médullaire est fortement injectée, ramollie et réduite en bouillie jusqu'à l'émergence des racines sensitives. L'examen microscopique démontre de nombreux globules sanguins intacts et des fragments de fibres nerveuses et des corps granuleux confirment complètement les faits constatés à la simple vue.

Il nous semble hors de doute, d'après ces exemples, qu'à la suite de violents efforts musculaires, il peut se faire des hémorrhagies dans la moelle tout aussi bien qu'il s'en produit dans la cavité arachnoïde, dans les méninges rachidiennes et dans le cerveau. Le fait le plus concluant est celui observé sur le cheval : il ne peut laisser de doute, puisqu'on a trouvé l'hémorrhagie encore fraîche, datant de cinq jours. Elle avait creusé une petite cavité, mais s'était infiltrée plus au loin et était accompagnée d'une très forte congestion. Il est probable que si la vie avait persisté plus longtemps, il y aurait eu une violente réaction inflammatoire avec ramollissement, ce qui est bien en rapport avec les faits recueillis sur l'homme.

Chez l'homme, il faut le reconnaître, les observations ne sont pas aussi concluantes et les résultats nécroscopiques ne sont pas tout à fait identiques. Cependant quelques observations prouvent péremptoirement que l'apoplexie spinale avec épanchement dans les méninges peut être causée par des efforts musculaires ; elles démontrent en outre que chez l'homme, tout aussi bien que chez le cheval, il survient des paralysies subites dont la cause est positivement une lésion du parenchyme de la moelle, et il faut alors admettre que comme conséquence il y a eu également dans ces cas une hémorrhagie primitive. Si l'on trouve ensuite de la myélite ou du ramollissement, il est plus vraisemblable de croire qu'elles ont été consécutives à l'hémorrhagie que d'admettre le rapport inverse.

Apoplexie de la moelle par fluxions, par suppression d'un flux sanguin. —Nous avons admis que les apoplexies des méninges peuvent être engendrées par fluxion ou par suppression d'un flux sanguin, et nous croyons que cette cause peut également donner naissance à des hémorrhagies dans la moelle elle-même. L'exemple le plus probant qu'on en puisse donner est le suivant qui appartient à Levier [2]:

Une jeune fille de 18 ans qui s'était toujours bien portée, a vu ses règles se supprimer depuis quatre mois. Huit jours avant l'attaque, fortes douleurs dans les reins et le bas-ventre, puis pendant le sommeil paraplégie subite avec perte complète du mouvement et de la sensibilité; paralysie de la vessie et du rectum. Contractilité réflexe abolie. Après quelque temps décubitus, cystite et gangrène humide des deux membres inférieurs. Mort 24 jours après l'attaque.

[1] Trasbot, *Paraplégie aiguë due à une congestion de la moelle épinière au renflement lombaire chez le cheval (Recueil de méd. vétér.*, mars 1870.)
[2] Levier, *Zur Apoplexie spin., Dissert. inaug.*, Berne, 1864.

Autopsie. Rien d'anormal aux vertèbres. Dure-mère saine; liquide rachidien un peu louche. Depuis la 10ᵉ vertèbre dorsale jusque près de son extrémité inférieure, la moelle est aplatie et ramollie. Pas de dépôt inflammatoire sur la pie-mère. Dans une étendue de 0ᵐ,20, la moelle est réduite en bouillie; pas de coloration hémorrhagique sur la surface externe. Une coupe longitudinale de la partie ramollie laisse apercevoir un foyer hémorrhagique allongé qui n'occupe pas toute la longueur du ramollissement; il est rouge sombre, et on voit qu'il n'est pas tout à fait récent : il mesure 11 centimètres de long sur une largeur de 7 millimètres; son calibre est à peu près celui d'une plume à écrire; immédiatement contre ses bords le tissu de la moelle est coloré en gris et en jaune brun. Au-dessus du foyer principal on trouve encore quelques foyers plus petits. Au milieu du tissu médullaire ramolli, l'hémorrhagie occupe surtout la partie postérieure de la substance grise. Partie supérieure de la moelle, de consistance normale. Le microscope révèle l'existence de beaucoup d'amas de pigment, de granulations graisseuses et d'éléments nerveux détruits; il n'y a pas de globules sanguins récents.

Le cas de Moynier [1] est du même ordre.

Une femme accouche heureusement; trois semaines après, au moment de sa convalescence, elle se refroidit en allant à l'église et elle ressentit d'abord de l'engourdissement dans les pieds, remontant ensuite jusqu'aux hanches; puis le soir, douleurs dans les membres supérieurs; en même temps impossibilité de mouvoir les jambes. Respiration difficile, face cyanosée. Mort 13 heures après le retour de l'église. *Autopsie.* En ouvrant le canal rachidien, on constata un épanchement de sang s'étendant depuis la 10ᵉ jusqu'à la 12ᵉ vertèbre et ayant complètement désorganisé la moelle en ce point. Les autres organes étaient sains.

Dans le livre d'Ollivier on trouve encore plusieurs observations de paraplégies subites consécutives à la suppression des règles. Comme la terminaison a été favorable, Ollivier admet qu'il y a eu congestion de la moelle : il est difficile d'apprécier positivement la cause anatomique des symptômes qu'il décrit; mais ces observations se rapprochent de celles de Levier et peuvent être considérées comme des exemples d'hémorrhagies peu abondantes.

Un certain nombre de faits épars dans les auteurs semblent, à considérer leur mode de début et les symptômes, avoir été des hémorrhagies primitives, sans qu'on trouve signalée aucune des causes que nous avons passées en revue ni même une cause quelconque. Elles perdent ainsi de leur valeur clinique, car elles ne diffèrent de la myélomalacie que par la soudaineté du début. C'est parmi ces observations qu'il faut probablement ranger celle de J. Cruveilhier et que Levier et Hayem classent parmi les hémorrhagies primitives.

Douleur subite dans la région cervicale avec gêne dans les mouvements du côté gauche. Disparition de cet état après trois mois. — Cinq ans plus tard, douleur analogue accompagnée de paralysie des quatre membres avec hyperesthésie passagère. Plus tard la sensibilité est complètement abolie, comme la motilité. Mort le 4ᵉ jour. — On trouve un ancien foyer apoplectique dans la moitié gauche de la moelle et un épanchement de sang récent dans le centre de cet organe.

Cruveilhier remarque que les différentes parties qui constituaient le foyer apoplectique avaient été évidemment formées à des époques différentes. Le sang coagulé et la couche jaune serin qui revêtait le canal de la moelle datait d'au moins 20 à 30 jours et se rapportait à la seconde attaque qui avait eu lieu 40 jours avant la mort, tandis que le foyer apoplectique cellulo-fibreux était beaucoup plus ancien et provenait de la première attaque, laquelle remontait à 4 ou 5 ans. Le sang qui se trouvait encore au centre de la moelle provenait de la troisième et dernière attaque [2].

Le *cinquième groupe* des hémorrhagies de la moelle comprend celles qui sont consécutives à un *ramollissement ou à une infiltration inflammatoire.* La diminution de consistance est une cause prédisposante des ruptures vasculaires; cependant c'est l'hémorrhagie qui est le fait capital, puisque c'est elle qui amène les symptômes les plus graves. Un assez grand nombre des observations d'hématomyélie appartient à cette catégorie; certains auteurs y rangent aussi une partie des cas que nous avons classés dans les groupes précédents. Mais le plus souvent l'existence d'un ramollissement étendu entourant le foyer hémorrhagique fait admettre que ce n'est pas l'hémorrhagie, mais la myélite qui est la première

[1] Moynier, *Des morts subites chez les femmes enceintes*, Paris, 1858. p. 129-130.
[2] J. Cruveilhier, *Anatomie pathologique du corps humain*, 8ᵉ livraison, pl. VI.

en date ; cependant cette conclusion n'est jamais rigoureuse, et il est tout aussi possible qu'un épanchement de sang amène un vaste ramollissement inflammatoire. Nous considérons les faits suivants comme appartenant, sans aucun doute, à notre cinquième groupe. Virchow a observé un épanchement de sang dans un ramollissement de la moelle dû à une carie vertébrale. Les ramollissements centraux aigus d'Albers sont souvent accompagnés d'hémorrhagies. Dans le cas de Saccheo, le ramollissement formé autour d'un tubercule a été cause d'hémorrhagie ; dans le cas de Jörg, l'hémorrhagie a été précédée par le ramollissement sénile chez une femme de 64 ans, etc. — Parmi les observations d'apoplexie de la moelle qui ont été publiées, on peut encore citer celles qui suivent :

Grisolle (*Observations de maladies de la moelle épinière.—Journal hebdom. des Sciences médicales*, 1836, janvier, p. 71). 20 mai 1835. Douleurs vives entre les deux épaules, bornées dans ce point, sans irradiation autour du tronc pendant 18 jours. Le 7 juin, le malade est pris d'étourdissements, tombe sans perdre connaissance, mais ne peut se relever et, à dater de ce moment, il ne peut remuer ni bras ni jambes ; il n'a pas eu de selles et a uriné par regorgement. Le 7, il est survenu de l'étouffement, de l'oppression avec aphonie. Paralysie de la vessie et du rectum. Sensibilité intacte dans les membres supérieurs et dans toutes les parties de la tête. Insensibilité complète du tronc. Mort 3 jours après l'attaque. Myélite et hématomyélite dans les régions cervicale et dorsale. — Frédéric Duriau, *De l'apoplexie de la moelle épinière (Union médicale,* 1859, t. I, p, 307, 380, 340, 373 et 389). — W. Koster, *Die Pathogenie der Apoplex. med. spinal. (Nederl. Arch. d. Geneesk.,* Bd IV, 1869, 426, 33). — Un cas de Ogle. — Un cas de Lancereaux où il y avait hémorrhagie dans un canal central dilaté.

SYMPTOMATOLOGIE

Les signes qui indiquent une hémorrhagie spontanée primitive dans la substance de la moelle sont : 1) le *début brusque* de l'affection sous forme d'une apoplexie spinale ; 2) les symptômes d'une *lésion de la substance médullaire* engendrée par l'apoplexie. — Tous les autres symptômes ont pour le diagnostic une importance secondaire.

1) *Début brusque de la maladie sous forme d'une apoplexie spinale.* — Presque toujours les malades sont frappés d'une paralysie subite au milieu d'une parfaite santé ou après quelques prodromes insignifiants ; ils tombent et perdent plus ou moins complètement l'usage de leurs membres. Dans les cas tout à fait types, ils s'affaissent subitement, l'intelligence restant intacte. Il peut arriver ici, comme pour les hémorrhagies de l'arachnoïde, que l'intelligence soit un instant perdue : le tableau symptomatique devient alors analogue à celui de l'apoplexie cérébrale. Dans d'autres cas c'est au lit, pendant le sommeil, que survient la paralysie, qui n'est reconnue que lorsque le malade veut se lever le lendemain matin. Enfin, dans quelques cas rares, la mort semble avoir suivi immédiatement l'attaque (Hutin).

Il n'est pas rare qu'il y ait des prodromes annonçant l'attaque. Ils consistent dans des sentiments de tiraillements, d'élancements, de fourmillements, d'engourdissement siégeant dans les membres qui seront plus tard paralysés, ou bien à proximité de la colonne vertébrale ; on a observé aussi une légère faiblesse prémonitoire. Ces prodromes précèdent l'attaque immédiatement ou bien de quelques heures, de quelques jours et même de quelques semaines ; dans ce dernier cas on est autorisé à les considérer comme les signes d'un ramollissement inflammatoire qui prépare le terrain pour l'hémorrhagie. Lorsque au contraire les prodromes ne durent que peu de temps, leur interprétation est difficile, et leur utilité pour le diagnostic différentiel minime. D'une part il est à peu près certain qu'un ramollissement peut se produire en très peu de jours ; d'autre part il n'est pas impossible qu'une hémorrhagie puisse se faire lentement, en plusieurs temps et s'annoncer alors par des signes prodromiques. Dans le cas de L. Colin, le malade n'avait éprouvé pendant la nuit qu'un peu de faiblesse qui, le lendemain matin, était devenue une paralysie complète. Dans d'autres cas, des fourmillements ont été ressentis pendant plusieurs jours, etc.

L'ictus apoplectique est parfois annoncé par des frissonnements et des horripilations à la suite desquels se montrent :

2) *Les signes manifestes d'une paralysie spinale.* — Le siège, l'extension et l'intensité de ces symptômes varient suivant l'endroit où a eu lieu l'hémorrhagie. Nous avons exposé déjà dans la pathologie générale comment la paralysie varie suivant que la lésion occupe l'une des régions dorsale, lombaire ou cervicale, ou la moelle allongée. Le degré de la paralysie donne la mesure de la largeur du foyer : on peut observer une paraplégie complète ou incomplète, une hémiplégie spinale; la sensibilité et la motilité sont abolies simultanément ou la motilité seule; on voit aussi la paralysie motrice d'un seul membre : ces différences dépendent du siège et du volume de l'épanchement sanguin.

La marche de la paralysie est très rapide, presque toujours la maladie a atteint son maximum d'emblée ; il est rare qu'elle progresse ultérieurement. Une paralysie qui atteint son summum seulement après quelques heures ou dans l'espace de vingt-quatre heures, ne reconnaît probablement pas pour cause une hémorrhagie ; ce n'est que plus tard, quand survient la réaction inflammatoire, que les symptômes dus à une hémorrhagie de la moelle peuvent devenir plus intenses, et que parfois la paralysie gagne en force et en étendue.

3) La paralysie est souvent accompagnée de *douleurs;* beaucoup d'auteurs même regardent ce symptôme comme le plus constant. D'après Cruveilhier, il existe toujours, mais il n'est pas caractéristique, vu que toute compression de la moelle est douloureuse. D'après Duncan, la douleur est un des symptômes les plus fidèles. Cela est parfaitement vrai pour les grandes hémorrhagies, mais non pour les petites. La douleur a pour cause la compression que fait subir aux racines nerveuses et aux méninges le sang extravasé; or dans les petites hémorrhagies centrales cette cause faisant défaut, la douleur manque ordinairement. La douleur est en rapport avec le siège de l'hémorrhagie : elle peut occuper les reins, les côtés de la colonne vertébrale, le cou, le trajet des nerfs ou le pourtour de la poitrine, où elle donne la sensation d'un cercle. [1] Les douleurs irradiées qui servent quelquefois de prodrome à l'apoplexie et qui occupent les membres qui seront paralysés plus tard, semblent être de nature plutôt inflammatoire.

4) Les *vertèbres* ne sont qu'exceptionnellement *sensibles à la pression;* quelquefois aussi il y a une *raideur du rachis* qui indique une hémorrhagie méningée. Plus tard on observe fréquemment des douleurs irradiées convulsives; il faut aussi ajouter les *contractions musculaires cloniques* qui surviennent à des intervalles irréguliers, les *soubresauts de tendons*, les *contractions fibrillaires*.

5) Les *mouvements réflexes* sont ordinairement conservés et même augmentés au commencement de la maladie. Plus la lésion ressemble à une section portant sur un point limité de la moelle, plus les réflexes sont exagérés. Dans la suite ils peuvent ou persister pendant longtemps ou bien diminuer rapidement. La *contractilité électrique* se comporte de même: intacte au début, elle diminue parfois très promptement, et cela surtout dans les cas graves rapidement mortels (Duchenne). Dans les cas plus bénins, elle est conservée ou peu affaiblie. Lorsque la maladie est grave, les muscles peuvent maigrir très vite; dans d'autres conditions, lentement ou pas du tout.

6) On a vu de l'*œdème* et des *éruptions* sur les jambes paralysées. Quelquefois la sécrétion de la sueur est très augmentée. Levier a trouvé dans les membres

[1] Observation n° 1 de L. Colin, professeur à l'école du Val-de-Grâce, et cas de Duguet.

paralysés une élévation de température de 0°,2 à 1°,9 ; plus tard il est de règle de voir baisser la température.

7) Ogle a trouvé les *pupilles* rétrécies dans un cas d'hémorrhagie de la moelle qui siégeait entre la cinquième et la sixième vertèbre dorsale. Dans une autre observation où l'hémorrhagie occupait la partie cervicale, les deux pupilles étaient dilatées.

MARCHE ET TERMINAISON

La *marche* est quelquefois très rapide (apoplexie foudroyante), et la mort survient après quelques heures ou quelques jours. Il nous paraît incontestable qu'il peut y avoir mort subite par le fait d'une apoplexie de la moelle comme d'une apoplexie du canal rachidien. Dans ces cas, la terminaison brusque, si elle n'est pas le résultat d'une hémorrhagie de la moelle allongée ou cervicale, est due au shok. Parfois la mort, sans être absolument subite, est cependant rapide, sans qu'il y ait lésion d'aucune des parties de la moelle qui sont indispensables à la vie. Le malade de Moynier mourut après treize heures ; ceux de Critchett et de Virchow après deux ou quatre jours ; le cheval de Trasbot après deux jours ; dans d'autres observations, les malades ont survécu au moins une semaine ou même plusieurs mois.

La *mort* a été subite dans 8 cas (dont 2 cas de traumatisme), probablement par suite de l'extension de l'inflammation au centre respiratoire : il survenait une dyspnée subite, de la cyanose, une paralysie du diaphragme, etc. Dans les autres cas la mort a été amenée, comme dans la myélite, par le développement d'une cystite ou de décubitus.

La *terminaison par guérison* semble être assez rare, contrairement à ce qui a lieu pour les hémorrhagies cérébrales. Le plus souvent, lorsque des apoplexies spinales ont guéri complètement, il y avait des symptômes non douteux d'une affection des méninges, de sorte qu'on pouvait regarder ces cas comme des hémorrhagies méningées : l'on peut dire que les hémorrhagies du tissu médullaire lui-même ne guérissent qu'exceptionnellement ; la proportion des guérisons est très faible, même pour les hémorrhagies primitives, car le tissu nerveux ne se laisse pas facilement pénétrer par le sang et cède plutôt. — Les petites hémorrhagies peuvent se résorber et guérir intégralement, ainsi que le démontrent quelques observations. Dans ces cas il persiste une cicatrice pigmentée, comme nous l'apprend parfaitement le cas de Cruveilhier.

D'habitude il reste alors des infirmités qui varient suivant le siège et l'extension de la lésion et suivant la marche de la maladie. Le plus souvent ce sont des paraplégies ou des hémiplégies spinales d'intensité variable avec paralysie de la sensibilité, de la vessie, quelquefois des atrophies musculaires : ces reliquats sont en somme les mêmes que dans la myélite, comme nous le verrons bientôt.

Au cours de la maladie on a à s'occuper de diverses questions *pronostiques* : peut-on espérer et quand peut-on espérer un arrêt dans la maladie ? jusqu'à quel point l'amélioration pourra-t-elle progresser ? jusqu'à quelle époque est-on en droit de compter sur cette amélioration ? Pour répondre à ces questions, on se reportera à ce que nous disons plus bas à propos de la myélite.

DIAGNOSTIC

La première question à résoudre est celle de savoir s'il s'agit d'une apoplexie cérébrale ou d'une apoplexie spinale. Le plus souvent si la mort n'est pas trop rapide on ne tardera point à pouvoir faire cette distinction. — Nous renvoyons à ce que nous avons dit de ce *diagnostic différentiel* à propos de l'hématorrhachis, p. 283.

L'hématomyélie peut être confondue : 1) avec une apoplexie des méninges (hématorrhachis) ou 2) avec une myélite aiguë (apoplectique). Il y aurait à se demander en outre si une hémorrhagie primitive peut être distinguée d'une hémorrhagie secondaire, consécutive à un ramollissement inflammatoire.

En pratique, le premier de ces trois points est le plus important à élucider. Comme nous l'avons dit, le pronostic des hémorrhagies des méninges est beaucoup plus favorable que celui des hémorrhagies du parenchyme de la moelle et même lorsque l'hémorrhagie des méninges se complique de réaction inaflmmatoire, qu'il survient de la myéloméningite, la maladie se termine ordinairement d'une manière favorable dans l'espace de 6 à 12 semaines. Au contraire, l'hémorrhagie de la moelle n'aboutit à une guérison complète que dans un petit nombre de cas. Les symptômes qui permettent d'établir le diagnostic différentiel sont ceux qui indiquent une irritation des méninges : vive sensibilité, douleurs irradiées et accompagnées de fourmillements dans les membres paralysés, raideur de la colonne vertébrale, hyperesthésie périphérique de la peau et des muscles, raideur musculaire, paralysie incomplète. Plus ces symptômes sont prédominants, plus ils militent en faveur d'une participation des méninges à l'hémorrhagie ; plus au contraire la paralysie de la motilité et de la sensibilité est prépondérante, plus aussi il y a lieu de croire que le parenchyme médullaire est intéressé. Au début, immédiatement après l'attaque, la distinction est le plus souvent impossible ; mais la marche de la maladie pendant les premiers jours fournit des indications précieuses pour le diagnostic et pour le pronostic : lorsque, durant ces premiers jours, la paralysie rétrocède promptement, en partie du moins, c'est pour le pronostic un élément des plus favorables ; au contraire, si les douleurs sont peu vives, si les autres symptômes méningés font défaut, si la paralysie sensitive ou motrice reste stationnaire ou va en augmentant, il n'y aura plus de doute, le parenchyme de la moelle aura été atteint et le pronostic sera sombre.

Les autres points que nous avons dit devoir être éclaircis pour établir un diagnostic complet sont beaucoup moins faciles à résoudre ; leur importance pratique n'est du reste pas aussi grande, car, à vrai dire, la marche, le pronostic et le traitement ne sont pas essentiellement différents, que nous ayons devant nous une hémorrhagie spontanée primitive, une hémorrhagie secondaire, ou bien une myélite aiguë. Ces trois maladies ont cela de commun qu'elles produisent subitement chez un individu antérieurement en très bonne santé (à l'exception de quelques prodromes) une paralysie qui indique une destruction assez circonscrite du tissu de la moelle. La forme de la paralysie, son extension et son intensité, l'état des muscles paralysés et du pouvoir réflexe, la douleur, présentent la plus grande analogie dans ces trois affections. Il en est de même de la marche : toutes trois peuvent aboutir à la guérison, toutes trois peuvent être graves, soit qu'elles amènent la mort rapidement ou lentement, soit qu'elles laissent après elles des paralysies intenses. Même dans les cas légers, il n'y a pas de différence sensible entre elles, vu que non-seulement des hémorrhagies, mais aussi des ramollissements inflammatoires, peuvent quelquefois affecter une marche très bénigne. Le diagnostic différentiel n'est donc pas ordinairement possible et force nous est de nous contenter d'avoir diagnostiqué une apoplexie de la moelle, sans chercher à distinguer de laquelle des trois ordres d'hémorrhagies en question il s'agit. Cependant le diagnostic d'une hémorrhagie primitive sera d'autant plus probable que l'attaque aura été plus subite, et que les symptômes de paralysie se seront développés d'une façon plus inattendue.

TRAITEMENT

La première indication à remplir au moment de l'attaque est la même que dans l'apoplexie méningée et dans le shok : il faut faire une saignée et prescrire les analeptiques.

Le traitement de l'hémorrhagie est également le même : glace sur la colonne vertébrale au niveau du siège de la lésion ; repos au lit ; ergotine à l'intérieur ou en injections hypodermiques. Contre les douleurs on emploiera les narcotiques ; on aura soin de faire vider la vessie et l'intestin.

Plus tard il faudra traiter l'inflammation, qu'elle soit secondaire ou qu'elle ait existé avant l'hémorrhagie, peu importe. Ce traitement est semblable aussi à celui de l'inflammation des méninges et consiste dans l'emploi des sangsues, des mercuriaux, de l'ergotine (d'après Brown-Séquard), de l'iodure de potassium, etc. Nous renvoyons le lecteur pour plus de détails au traitement des hémorrhagies des méninges p. 284 et à celui du ramollissement aigu que nous exposons plus bas. Le traitement ultérieur des paralysies persistantes est également semblable à celui des paralysies consécutives à ces deux maladies.

CHAPITRE III
AFFECTIONS TRAUMATIQUES DE LA MOELLE

I. Compressions.— II. Déchirures.— III. Blessures. — IV. Commotions. — Railway injuries. — Commotions de la moelle allongée. — Shok de la moelle : par traumatisme; par impressions morales; par la foudre.

I. — COMPRESSIONS DE LA MOELLE

Nous avons déjà parlé (p. 238 et suiv.) des *compressions* et des *contusions* de la moelle à la suite de fractures ou de luxations des vertèbres. Nous n'avons plus à nous occuper ici que de la façon dont la moelle est intéressée lors de ces traumatismes. La luxation des vertèbres s'accompagne d'un rétrécissement du canal rachidien : au même moment et presque toujours brusquement, la moelle se trouve comprimée, meurtrie et le plus souvent altérée dans sa structure. Le résultat de ce traumatisme est une déchirure plus ou moins profonde de la substance médullaire avec hémorrhagie, les méninges restant intactes ou étant elles-mêmes dilacérées. La partie contuse de la moelle a perdu sa forme arrondie, elle ne remplit qu'incomplètement la cavité de la pie-mère, laquelle est aplatie, plissée et froncée. Souvent cette membrane est colorée par du sang, ou bien elle laisse distinguer à travers son tissu la couleur noirâtre ou brun rougeâtre du sang qui s'est épanché dans la moelle. Sur une coupe, la substance cérébrale est friable, son dessin normal est effacé et elle est convertie dans une étendue variable en une bouillie brunâtre à laquelle se trouve mélangée une quantité plus ou moins considérable de sang. Au microscope on trouve, lorsque le traumatisme est récent, des débris de substance nerveuse et des globules sanguins; mais la scène change promptement : les éléments nerveux déchirés se dilatent, se gonflent, deviennent graisseux et on voit apparaître des corps granuleux. Les globules de sang se ratatinent et se détruisent au bout de quelque temps, en laissant des amas de pigment et des cristaux d'hématoïdine. L'hémorrhagie s'effectue ou bien au milieu du parenchyme de la moelle ou bien sous la pie-mère, d'où elle peut faire irruption dans la cavité arachnoïde. Ces contusions ont en outre pour conséquence des lésions inflammatoires dont nous nous occuperons plus tard à propos de la myélite et de la myélomalacie traumatiques.

II. — DÉCHIRURES, RUPTURES DE LA MOELLE

Des ruptures partielles du parenchyme médullaire avec épanchement de sang dans la moelle ou les méninges sont des effets relativement fréquents des traumatismes de la moelle. Ce n'est qu'exceptionnellement qu'il se fait dans ces cas des déchirures complètes ou presque complètes de la moelle. Alors tantôt il y a séparation intégrale du fragment supérieur et du fragment inférieur, entre lesquels existe un intervalle qui peut aller jusqu'à 0^m,03, grâce à la rétraction élastique des méninges, tantôt les méninges restent intactes et relient les fragments l'un à l'autre, tantôt enfin il existe encore entre eux un mince filament de substance

nerveuse ramollie et incapable de transmettre aucun courant nerveux. Ces déchirures peuvent être la conséquence de toute espèce de blessures de la moelle.

a) Les *fractures et les luxations* peuvent broyer ou déchirer la moelle dans
toute son épaisseur (Gurlt). Ces blessures, extrêmement graves, causent généralement très vite la mort. Casper [1] en a donné plusieurs exemples :

OBSERVATION XLIV. — Un ouvrier de 30 ans était tombé d'une hauteur de 19 mètres et était
resté sur place sans connaissance et râlant. Il mourut 3 heures après. On ne trouva extérieurement aucune trace de blessures.

L'autopsie montra : 1° hypérémie apoplectique dans le grand et le petit cerveau; 2° une rupture de la 3° vertèbre cervicale et une fracture complète de l'apophyse épineuse ; à cet endroit, la
moelle déchirée et le canal gorgé de sang moitié coagulé.

OBSERVATION CVI. — Un maçon âgé de 36 ans, tomba du 4° étage et mourut deux jours après.
Fissure du crâne, écrasement de la 9° vertèbre dorsale. A ce niveau, la dure-mère était déchirée
dans une étendue de 0^m,03 et la moelle était complètement séparée en deux fragments.

Ollivier *(loc. cit.)* rapporte les suivants :

OBSERVATION XII. — Luxation en avant de la 5° vertèbre sur la 6°. Rupture de la moelle
Paraplégie. Paralysie complète du bras gauche, incomplète du bras droit. Érection du pénis.
Mort le 2° jour. La moelle était complètement déchirée, les deux fragments rétractés, les nerfs
se rendant au bras droit presque intacts, ceux du bras gauche en partie déchirés.

OBSERVATION XXII. — Fracture du corps de la 6° vertèbre dorsale. Rupture de la moelle et de
ses enveloppes à ce niveau, à la suite de la compression par les fragments. Mort après 3 mois 1/2
seulement. Écartement d'environ un pouce entre les deux fragments de la moelle. La partie inférieure de cet organe était changée en une masse diffluente au milieu de laquelle existait de la
substance grise plus solide. Méninges adhérentes aux ligaments vertébraux.

b) Les cas de déchirure complète de la moelle par *coups de feu* sont rares (voy.
p. 258). E. de Home *(Philos., Trans.* 1813) rapporte l'histoire d'un individu qui
fut atteint au milieu des reins par une balle de carabine. Il y eut perte de connaissance et instantanément impossibilité de mouvoir la partie inférieure du corps.
La sécrétion de la sueur fut également abolie dans les parties paralysées. La partie
blessée du rachis était extrêmement sensible aux attouchements. A l'autopsie on vit
que la moelle avait été complètement détruite au niveau de la sixième vertèbre dorsale par la pénétration de la balle. Le malade avait survécu quatre jours à sa blessure. — D'après H. Fischer *(Kriegschirurgie)*, les solutions totales de continuité
de la moelle à la suite de coups de feu ne sont pas extrêmement rares ; entre les
deux bouts il y a souvent un intervalle de 0^m, 015 et plus. Casper cite encore le
cas suivant. Dans l'émeute populaire qui eut lieu à Berlin, le 16 octobre 1848, un
homme fut atteint par une balle au voisinage de la quatrième vertèbre cervicale.
La balle fractura trois vertèbres cervicales, déchira totalement la moelle et res-
sortit à l'angle inférieur droit de la mâchoire. La mort fut instantanée. — Steudener [2] a publié récemment une observation très intéressante.

E. K..., âgé de 23 ans, se livra, le 23 mars 1872, à une tentative de suicide. Il plaça un revol-
ver sous le mamelon gauche et fit feu. Les personnes accourues au bruit de la détonation, le
trouvèrent étendu par terre, ayant gardé toute sa connaissance, mais dans l'impossibilité de mouvoir les membres inférieurs. Au-dessous du mamelon gauche on trouva l'ouverture d'entrée avec
des traces de brûlure et des taches de poudre ; il y avait une paralysie complète de la sensibilité et
de la motilité dans les deux membres inférieurs. (Nous passons les détails moins intéressants à
notre point de vue.) Le jour suivant, péricardite et pneumothorax du côté gauche avec très forte
dyspnée. Les accidents thoraciques diminuèrent au bout de quelques jours et ils avaient disparu
complètement dans l'espace de trois semaines sans que l'examen eût pu constater la formation
d'un exsudat dans le péricarde ou la plèvre. Mais en revanche la paralysie persista sans la
moindre amélioration. Le cathétérisme régulier de la vessie fut, dès le début, indispensable, puis
la vessie se vida involontairement et, plus tard, il se forma un décubitus. Les muscles non paralysées gardèrent leur volume primitif et même devinrent en partie plus gros. — Mort par
épuisement le 28 juin, quinze semaines après la blessure.

Autopsie. Membres supérieurs et poitrine fortement amaigris. Abdomen et membres inférieurs

---

(1) Casper, *Traité de médecine légale,* traduit de l'allemand par Gustave Germer Baillière. Paris, 1862,
t. II, p. 92 et 194.

(2) Steudener, *Zur Casuistik der Herzwunden (Berl. klin. Wochenschrift,* 1847, n° 7).

recouverts d'un pannicule graisseux très développé qui, à la cuisse, mesure de 0m,03 à 0m,04 d'épaisseur. Les jambes sont un peu œdématiées, les pieds fortement déviés en dedans. Les muscles de la partie supérieure du corps sont minces et flasques; ceux de la partie inférieure, surtout ceux des membres abdominaux, sont infiltrés de graisse. — Le poumon gauche présente sur le bord antérieur du lobe supérieur une dépression cicatricielle de 0m,02 de profondeur. Parenchyme pulmonaire sain. Au cœur, commençant obliquement à la pointe, un sillon profond de 0m,02 à son milieu, formé de tissu cicatriciel dans lequel se trouvent de nombreux grains de poudre. — La colonne vertébrale ayant été ouverte avec soin, on vit que la balle avait pénétré dans le canal rachidien par le trou de conjugaison situé entre la 10e et la 11e vertèbre cervicale, avait complètement coupé la moelle, puis s'était arrêtée dans la lame vertébrale droite située en face et elle proéminait dans le canal rachidien à travers le trou qu'elle avait creusé dans la dure-mère. Les deux bouts de la moelle étaient rattachés l'un à l'autre par un mince filament de tissu cicatriciel qui se reliait des deux côtés à la pie-mère. Le bout inférieur semblait beaucoup plus ramolli que le supérieur et sur une coupe transversale on ne pouvait plus y distinguer la substance grise [1].

c) Dans les blessures par *instruments piquants* ou *tranchants*, la moelle peut également être divisée en deux tronçons : généralement ce sont des instruments très tranchants qui, pénétrant avec une grande force à travers les ligaments ou plus rarement à travers les os eux-mêmes, produisent cet effet; néanmoins les sections complètes sont extrêmement rares. Un exemple souvent cité en a été donné par J.-L. Petit (voy. Ollivier, l. c.), nous l'avons déjà transcrit (p. 237). Ollivier rapporte un second fait d'après Desault (obs. XXX) : section complète de la moelle à la hauteur de la dixième vertèbre dorsale; les mouvements ne sont pas abolis au dessous de la blessure. Mort après 24 heures. Il est évident que la section n'a pas dû être complète. — Eulenburg nous fournit, d'après Vogt (*Würzburger méd. Zeitschr.* Band VII, 4, p. 248), l'observation suivante :

Un homme de 22 ans reçut un coup de couteau dans les reins; il s'affaissa et il fallut le rapporter chez lui. Douleurs intenses dans le bas-ventre, paralysie de la partie inférieure du corps, accélération du pouls. Mort après 3 jours. A l'autopsie, on trouva une lame de couteau au fond de la blessure laquelle était située au niveau de la 7e vertèbre cervicale; la lame large d'environ 0m,02 avait complètement divisé la moelle en deux et la pointe était restée fixée dans la 8e vertèbre. Hyperémie considérable de tous les organes du bas-ventre, qui avaient subi une décomposition cadavérique, tous les vaisseaux des viscères abdominaux étaient dilatés et injectés, entourés comme d'une large zone rougeâtre de sang transsudé.

d) Il peut aussi se faire des déchirures totales ou presque totales de la moelle sans aucune blessure des vertèbres à la suite d'une *commotion* considérable ou de très violentes *tractions* du rachis.

Waters a publié un exemple de déchirure incomplète de la moelle allongée [2] :

Un matelot reçut un coup violent avec un morceau de bois sur le côté gauche de la figure; d'abord il perdit connaissance. Le lendemain l'intelligence était revenue, mais la parole était gênée; hoquet continuel, pas de troubles dans la déglutition; il se plaint d'un sentiment de vide dans la partie droite de la tête. Pas de déviation de la langue, luette déviée à gauche. Paralysie incomplète des membres du côté droit. Respiration tranquille. Pouls 100. Cinq heures après, en essayant de se relever, il tombe mort. *Autopsie.* Sur la surface inférieure du lobe droit du cervelet existe une déchirure insignifiante. Sur la surface postérieure de la moelle allongée un épanchement de sang de 0m,03 de long correspondant à deux déchirures de la substance nerveuse, lesquelles pénètrent jusque dans le corps restiforme droit.

L'observation de Mac Donnel [3] est remarquable aussi, bien qu'elle ne soit pas, selon nous, un exemple incontestable de déchirure complète de la moelle. Elle a trait à un ouvrier qui, en chargeant du foin, tomba à la renverse et eut depuis cette époque tout le corps paralysé sauf les bras. Il mourut deux mois après l'accident et l'on trouva une ankylose des 5e et 6e vertèbres cervicales, mais sans aucun signe de fracture et sans rétrécissement du canal rachidien. Sur la moelle

---

[1] Lidell, *On injuries of the spine, etc.* (*Amer. Journal of med. Sc.*, 1864, oct.), a publié aussi deux cas où la moelle cervicale a été déchirée directement par le projectile.

[2] A.-T.-H. Waters, *On a remarkable case of lesion of the medulla oblongata* (*Med. chirurg. Transactions*, 1863, vol. XLVI, p.115.

[3] Donnel, *Dubl. Quart. Journ. of med.*, 1871

il y avait un étranglement constitué uniquement par du tissu cicatriciel de nouvelle formation. L'auteur suppose d'après cela que la moelle elle-même a dû être
rompue; cette conclusion nous paraît douteuse. (Voyez plus bas p. 457, notre
observation de myélomalacie traumatique).

Les observations de rupture de la moelle par traction sont rares. Nous en devons une à Parrot [1].

Il s'agit d'une primipare dont l'accouchement fut très laborieux. L'extrémité pelvienne s'était
présentée. La sage-femme fit des tractions violentes sur les pieds. Au moment où elle agissait
avec une grande force sur la jambe gauche, elle entendit un craquement très fort qui lui parut
avoir pour siège la partie du corps qui n'était pas encore dégagée. L'enfant, après sa naissance,
reste un quart d'heure en état de mort apparente. On ne remarque aucun indice de paralysie.
Les bras pendent inertes. La peau de ces parties n'est pourtant pas insensible et quand on la
pique, on provoque des cris sans déterminer le plus petit mouvement. Lorsque l'enfant est
couchée sur le dos, on ne peut saisir aucune manifestation spontanée d'activité musculaire dans
les membres inférieurs; mais si on vient à la tenir suspendue par les aisselles, il se produit
dans ces parties qui ne sont pas pendantes, mais dans un état de demi-flexion, des mouvements,
il est vrai très limités, mais incontestables. De plus, quelle que soit la position de la petite malade, si l'on cherche à étendre la jambe sur la cuisse, on éprouve une certaine résistance, et
si l'on pince la peau, la flexion habituelle s'exagère immédiatement et d'une manière brusque.
Rétention d'urine. Pas de selles. Mort le 6e jour. — A l'autopsie, on constate au niveau des 6e
et 7e vertèbres cervicales une déchirure des membranes et une rupture complète de l'axe nerveux. Les deux bouts sont réunis par un caillot de sang qui leur adhère intimement et qui sur
une certaine étendue remplit complètement le canal osseux. Un examen attentif de la colonne
n'y fait découvrir aucune altération. Toutefois autour de l'apophyse odontoïde, les parties paraissent un peu plus rouges qu'au niveau des autres articles.

Quoique la déchirure complète de la moelle puisse, comme les observations le
prouvent, être produite par les traumatismes les plus divers, elle n'en est pas
moins, nous le répétons, très rare, car elle exige une force considérable, qu'il
s'agisse de fractures, de coups de feu, de coupures, de contusions ou de tiraillements. Ces déchirures amènent la mort après quelques heures ou quelques
jours. Souvent, dans ces conditions, la mort subite est produite par d'autres
blessures simultanées ou par shok. — Il va sans dire que des déchirures qui ne se
font pas en un point élevé de la moelle ne compromettent aucune partie indispensable à la vie.

Comme *symptômes* on observe une paralysie totale des parties situées au-dessous de la déchirure, avec contractilité réflexe ordinairement conservée, souvent
augmentée. Le malade est dans les conditions voulues pour qu'il se développe un
décubitus, et la mort survient rapidement avec ou sans complications. Cependant
dans le cas de Donnel la vie persista deux mois, et quinze jours dans celui de
Steudener.

La mort est-elle la conséquence fatale de ces déchirures? il est permis d'en
douter, car généralement aucun organe indispensable à la vie n'est intéressé et il
n'est pas impossible que, grâce à la régénération des tissus, les fonctions se rétablissent en partie. Les remarquables expériences de Goltz [2] qui a fait sur des
chiens des sections de la moelle, au-dessus du renflement lombaire, nous permettent de pénétrer plus avant dans cette question. Nous aurons à rappeler en plusieurs endroits les résultats qu'il a obtenus relativement aux fonctions du renflement lombaire. Plusieurs des chiens opérés ne succombèrent pas après qu'ils
eurent échappé aux dangers du décubitus et qu'une vive contractilité réflexe fut
revenue dans la partie postérieure du corps. La nutrition reprit aussi et les animaux

---

[1] Parrot, Note sur un cas de rupture de la moelle chez un nouveau-né, par suite de manœuvres pendant l'accouchement, lue à la Société médicale des hôpitaux le 13 août 1869 *(Union médicale*, janvier
1870, p. 137).
[2] Goltz, *Ueber die Functionen des Lendenmarks des Hundes* (Pflüger's *Archiv für die gesammte
Physiologie*, Bonn, Band VIII, p.460-498).

devinrent même extraordinairement gras, ce qui rappelle l'observation de Steudener. Les conditions dans lesquelles se sont faites ces expériences ont assez
d'analogie avec celles des déchirures de la moelle, car il y avait lésion des ver
tèbres et plaie ouverte. On peut donc admettre que chez l'homme aussi, les déchirures de la moelle au-dessus du renflement lombaire ne sont pas fatalement
mortelles : d'où résulte le devoir de traiter ces malades avec beaucoup de soins et
de précautions.

La seconde question importante à examiner est celle de la possibilité de la régénération de la moelle. Nous avons déjà dit que la moelle ne se régénère pas avec une
extrême facilité. Denton n'a vu qu'une régénération incomplète, Goltz n'a pas pu
constater le retour de la conduction nerveuse même chez les animaux qui ont
vécu plusieurs mois. Eichhorst[1], ayant au contraire sectionné transversalement
la moelle de jeunes animaux, aurait observé, au bout de 8 à 10 jours, un retour
partiel de la conduction motrice, et un retour moins complet de la conduction
sensitive, grâce à la formation de nouvelles fibres nerveuses dans la cicatrice.

D'après cela il ne faudrait pas non plus, chez l'homme, écarter tout espoir de
voir se rétablir les fonctions de la moelle. Il est vrai qu'il n'existe pas d'observation prouvant la régénération du tissu médullaire, et on ne peut guère compter en
posséder jamais, car nous n'avons aucun moyen de diagnostiquer une division complète de la moelle : nous reconnaissons l'abolition totale de la conduction nerveuse
entre la partie supérieure et inférieure du corps, mais ce fait ne démontre pas
l'existence d'une solution complète de continuité.

Il ne faudrait donc pas à l'occasion renoncer à tout essai de traitement. Nous
mettrons au contraire le malade dans les conditions les plus favorables pour lui
conserver la vie. Les indications que nous devrons remplir seront : coucher le
malade dans une position favorable, vider la vessie et le rectum, veiller à la cystite
et au décubitus. Plus tard nous prescrirons le traitement tonique.

3. *Blessures de la moelle par coups de feu, instruments piquants ou
tranchants.*

1) Les blessures de la moelle par *coups de feu* n'ont pas été rares dans les dernières guerres; elles sont presque toujours accompagnées de blessures des os; et nous
en avons déjà entretenu le lecteur (p. 258). La blessure de la moelle n'est cependant pas une conséquence forcée des blessures des vertèbres, bien qu'elle existe
généralement lorsque son enveloppe osseuse est lésée, soit que le coup de feu lui-
même ait déchiré la moelle, soit que des fragments osseux l'aient meurtrie. Nous
avons cité des observations se rapportant à ce sujet page 259 et suiv. Demne, dans
ses études de chirurgie militaire, parues en 1860, en a publié un fait très remarquable : la balle avait traversé horizontalement la moelle et y avait formé un trajet.
Une ancienne observation de Ferrein, peut-être plus curieuse encore, a trait à une
balle qui s'est arrêtée dans la moelle. On a cité aussi l'observation d'un oiseau dont
les ailes étaient paralysées et dans la moelle duquel on trouva un grain de plomb[2].

2) A côté des blessures directes par coups de feu se placent les *blessures de la
moelle par des fragments osseux* provenant d'éclats osseux. Ces esquilles produisent une lacération de la moelle qui n'est pas considérable, pas plus que l'hémorrhagie qui l'accompagne, et pourtant elles amènent une irritation continue,
intense, favorisée encore par les petits déplacements et les gonflements auxquels la
moelle est exposée, grâce aux mouvements du liquide céphalo-rachidien. C'est ce
qui explique comment la présence de ces fragments osseux est caractérisée, comme le

[1] Eichhorst, *Ueber die Regeneration und Veränderungen im Rückenmark nach streckenweiser to-
taler Zerstörung desselben* (Arch. f. experiment. Pathologie u. Pharmakologie. Leipzig, Band II,
p. 225).
[2] *Éphémérides curieuses de la nature.* Ann. 4; décembre. Voyez Ollivier, 3e édit. Paris, 1837, t. Ier,
V, p. 246.

dit Fischer, par les symptômes les plus violents d'irritation : il survient des douleurs atroces, des convulsions et des contractures, et plus tard une forte réaction inflammatoire et un ramollissement plus ou moins étendu, ou quelquefois, mais rarement, des abcès de la moelle.

3) Les observations de *blessures de la moelle par instruments piquants ou tranchants* sont plus communes. Nous avons déjà vu que la division complète de la moelle par ces agents vulnérants est une rareté. Les divisions partielles de la moelle donnent lieu à des symptômes différents selon le siège et la hauteur de la lésion.

Les observations de ce genre ont un intérêt tout particulier, car elles constituent de véritables expériences physiologiques sur l'homme et permettent de contrôler les résultats que nous obtenons sur l'animal dans nos laboratoires ; après la mort, nous pouvons comparer exactement le siège et l'extension des lésions avec les symptômes observés.

Ollivier et Brown-Séquard ont rassemblé un certain nombre d'exemples de ces divisions incomplètes de la moelle, et les observations sont parfaitement d'accord avec les expériences faites sur les animaux. Récemment, W. Müller, M. Bernhardt et Riegel ont publié des observations de lésions unilatérales de la moelle, qui sont venues confirmer de tous points la doctrine de Brown-Séquard.

Il semblerait que dans ces cas, pour peu que la blessure soit simple, elle doive se terminer par la guérison, pourvu, bien entendu, que la moelle allongée ne soit pas intéressée. La section simple d'une partie de la moelle est une blessure relativement peu grave que les animaux supportent très bien, lorsqu'on peut la produire sans léser la colonne vertébrale. Nous possédons aussi l'histoire de blessures de ce genre dont les paralysies ont disparu complètement et assez vite ; cependant cette terminaison favorable n'est pas constante, et on ne saurait l'annoncer avec certitude. Des blessures qui, au premier moment, ne semblaient pas mettre la vie en danger, telles que des sections unilatérales comme celles des malades de W. Müller et de M. Bernhardt, se sont terminées par la mort au bout de quelque temps. Cependant il existe des cas de guérison, Ollivier en rapporte plusieurs :

OBSERVATION XXXI. — Plaie par piqûre traversant toute l'épaisseur du renflement lombaire ; retour des mouvements volontaires, malgré la présence de l'instrument vulnérant dans la moelle épinière.

OBSERVATION XXXIV. — Coup de feu dans la partie supérieure et latérale gauche du cou ; paralysie subite et générale des membres et du tronc, de la vessie et de l'intestin, dyspnée, extinction de voix, etc., diminution successive des accidents, guérison au bout de six mois, avec persistance de la paralysie dans le membre supérieur gauche seulement.

OBSERVATION VI. — *Plaies de la moelle épinière par un instrument piquant ; paralysie de la sensibilité et du mouvement ; disparition progressive des accidents ; guérison.* — Un jeune homme, âgé de 24 ans, d'une forte constitution, avait été blessé avec un poignard quadrangulaire et pointu, et la blessure se dirigeait obliquement du côté gauche du cou, à trois travers de doigt au-dessous de l'oreille, vers l'origine de la moelle épinière. Le jeune homme tomba sur-le-champ, privé du sentiment et du mouvement dans toutes les parties situées au-dessous de la tête, de telle sorte qu'il fallut le porter chez lui et le mettre dans son lit. Il y eut d'abord rétention d'urine et des matières fécales ; mais quelques jours après, il urina non-seulement malgré lui, mais même sans le savoir. Vers le dix-huitième jour, il commença à recouvrer un peu le sentiment dans le côté gauche du corps ; au vingtième, il put mouvoir légèrement les doigts des deux membres du même côté ; et, entre ce jour et le trentième, le sentiment et le mouvement revinrent de plus en plus, mais rien que dans le côté gauche. Le trentième jour seulement, le sentiment commença à reparaître dans le côté droit ; le mouvement y revint aussi ensuite, et ces deux facultés firent des progrès insensibles de la même manière. Vers le quarantième jour, l'état général du malade était beaucoup amélioré ; cependant il ne pouvait se tenir debout, et bien moins encore marcher. Il avait reçu la blessure le 31 janvier, et, le 26 mai seulement, il commença à faire quelques pas, et lentement comme un enfant qui apprendrait à marcher, attendu que les deux jambes étaient exténuées et comme desséchées. A cette époque le mouvement et le sentiment étaient encore plus faibles dans la partie droite que dans la partie gauche.

Le cas suivant dû encore à Ollivier est un des plus anciens exemples que nous possédions, de section unilatérale de la moelle avec les symptômes de l'hémiplégie spinale.

OBSERVATION VII. — *Lésion de la moelle épinière dans sa partie supérieure; guérison avec persistance de la paralysie du sentiment du côté gauche et paralysie du mouvement dans le membre supérieur droit.* — Un tambour de la garde nationale de Paris était en rixe avec un de ses camarades ivre; celui-ci lui lança son sabre à une assez grande distance, la pointe de l'instrument atteignit la partie supérieure et postérieure du cou. Le blessé sentit aussitôt ses jambes se ployer sous lui et tomba. Il fut apporté le lendemain à l'hôpital. La plaie avait environ deux pouces, elle était placée à la partie supérieure et postérieure du cou, immédiatement au-dessous de l'occipital; le membre supérieur droit avait perdu ses mouvements, mais il conservait sa sensibilité; le membre inférieur droit semblait un peu affaibli, mais il était tout aussi sensible qu'à l'ordinaire. Le quatrième jour, la faiblesse du membre inférieur avait tout à fait disparu. Le malade pouvait faire quelques mouvements avec l'avant-bras droit. Le vingtième jour, le malade se trouvait tout à fait bien; il était levé, marchait, mais la paralysie du membre supérieur persistait. Il remarqua par hasard que la partie gauche de son corps était insensible, tandis que les mouvements y étaient tout à fait intacts. L'anesthésie était exactement limitée par la ligne médiane.

4. *Commotions de la moelle.* — Il y a commotion de la moelle lorsqu'une force ayant agi directement ou indirectement sur le rachis, il se produit des symptômes spinaux sans qu'il y ait aucune lésion de la colonne vertébrale. Dans ces cas la cause traumatique n'agit donc sur la moelle que d'une façon indirecte, à travers ses enveloppes restées intactes. Communément les symptômes disparaissent très vite, et le médecin n'a pas occasion de les observer et encore moins de les traiter. D'autres fois, au contraire, les conséquences sont graves, il survient des paralysies d'étendue et d'intensité variables, et il n'est même pas très rare de voir l'accident occasionner la mort.

Les lésions organiques produites dans la moelle par les commotions sont assez variées. 1) Nous avons déjà parlé plus haut des déchirures et des hémorrhagies qui se font tant dans la cavité arachnoïde que dans la moelle elle-même [1]. Mais on ne trouve pas dans tous les cas des lésions aussi évidentes, et bien des fois les autopsies sont négatives. Nous possédons des observations déjà anciennes dans lesquelles, après avoir noté des symptômes spinaux intenses, rapidement mortels même, on n'a rien trouvé à l'autopsie qui pût les expliquer: on s'est cru alors autorisé à admettre que la commotion produisait, non pas de grosses déchirures de la substance médullaire, mais plutôt des dérangements moléculaires qui, tout en échappant à nos moyens d'investigation, peuvent cependant engendrer les troubles fonctionnels les plus graves (Voy. Ollivier), et on a considéré ces *altérations moléculaires* comme l'essence même de la commotion. Abercrombie dit que « la commotion de la moelle épinière peut être rapidement suivie de mort sans laisser aucune trace de maladie qui puisse être reconnue à la dissection[2]. Boyer parle d'un homme qui en tombant se blessa le rachis, ce qui amena une paralysie complète et la mort. A l'autopsie, on ne put découvrir aucune altération ni dans le cerveau ni dans la moelle. Franck a publié quatre cas de commotion de la moelle qui se terminèrent par la mort sans qu'on ait pu constater la moindre lésion ni dans la moelle ni dans les vertèbres. Nous-même, il y a quelques années, avons observé un cas de commotion de la moelle suivie de paralysie et de mort au bout de cinq jours: nous ne pûmes, ni à l'œil nu ni au microscope, même après durcissement de la moelle dans l'acide chromique, découvrir aucune lésion de cet organe. Une partie de ces faits est à rapporter au *shok*, dont nous allons nous occuper tout à l'heure; dans les autres il y a eu probablement de petites hémorrhagies qui

---

(1) Parmi les lésions très rares, il faut ranger la déchirure de la pie-mère spinale avec hernie de la substance médullaire sous forme d'une ou de plusieurs plaques molles, rondes ou allongées, qui semblent appliquées sur la méninge.

(4) Abercrombie, *Des maladies de l'encéphale et de la moelle épinière*, traduit par A.-N. Gendrin, Paris, 1855, p. 562.

n'ont pas été constatées. Cependant quelquefois la marche de la paralysie est tellement rapide et favorable qu'il n'est pas admissible qu'il y ait eu hémorrhagie.
Hughes rapporte une observation dans laquelle, immédiatement après la commotion, il survint une paralysie des membres qui disparut après quatre heures ; puis
apparut une paralysie des bras qui elle aussi guérit intégralement au bout de quelque temps. Galien rapporte l'histoire d'un homme qui, après une blessure du dos,
perdit la parole et fut paralysé des membres inférieurs, les supérieurs restant indemnes. Après sept jours le malade recouvra la parole, et bientôt aussi la paralysie disparut. Leudet croit qu'on peut admettre dans ces cas une congestion de la
moelle : cette opinion n'est basée sur aucune constatation directe.

2) D'autres fois la commotion amène des *lésions anatomiques évidentes*, telles
que des déchirures partielles, de grandes hémorrhagies ou des hémorrhagies capillaires. C'est à cette catégorie de faits qu'appartient le cas déjà cité de Waters
où l'on a trouvé une déchirure partielle de la moelle allongée avec hémorrhagie
abondante. L'observation suivante de Bennett [1] est également intéressante :

Une femme mourut quatre jours après avoir reçu dans la nuque un coup qui lui avait été porté
par son mari. Immédiatement après cette violence, elle avait été prise d'une paralysie complète
des membres et du tronc. A l'autopsie, on trouva un caillot de sang du volume d'un pois au centre de la moelle, au niveau de la 2e vertèbre cervicale, immédiatement au-dessous de la moelle
allongée. La périphérie de la moelle était normale, les vertèbres intactes.

Kirkbride [2] nous fait connaître un autre fait du même genre :

Deux jours après une forte commotion de la moelle, il s'établit une paralysie de la moelle qui
devint complète, mais ne resta que deux jours dans cet état. La mort survint le cinquième jour.
On trouva à l'*autopsie* un extravasat sanguin avec ramollissement de la moelle, sans fracture des
vertèbres.

Nous-même possédons une observation analogue qui remonte à 1861 :

Un ouvrier de 24 ans étant à la cave, le 5 novembre 1861, et courbé en avant, reçoit sur la tête
et sur la nuque un châssis de fenêtre. Il perd connaissance. Revenu à lui, il ne peut plus remuer
les jambes et on l'apporte à l'hôpital. C'est un homme vigoureux, il se plaint de fortes douleurs
dans la nuque qui ne lui permettaient pas de rester couché sur le dos. Il ne peut pas remuer
du tout les jambes et très peu les bras ; les doigts à demi-fléchis ne sauraient être étendus ; l'extension du coude est difficile et douloureuse. Insensibilité complète des membres inférieurs jusqu'à
la hauteur des mamelons ; au-dessus, la sensibilité est conservée, mais affaiblie. Sur les bras, forte
insensibilité depuis le milieu du bras jusqu'au bout des doigts. Rétention d'urine. La verge
est en demi-érection ; il y a eu perte séminale. Selles involontaires. La 5e et la 6e vertèbres cervicales sont extrêmement sensibles spontanément et à la pression. Les parties molles de cette
région sont fortement tuméfiées, mais on ne découvre ni crépitation, ni mobilité anormale, ni
déformation. Pouls ralenti entre 40 et 50. Température normale. Intelligence libre.

Prescriptions. Glace et sangsues au lieu de l'affection.—Le lendemain la sensibilité et le mouvement sont revenus en partie dans les bras, mais les jambes restent tout à fait paralysées. Les
réflexes y sont assez vifs. De temps en temps convulsions spontanées. Intelligence libre. Le
malade se plaint de fortes douleurs dans la nuque et d'un peu de gêne dans la respiration. La
respiration est presque exclusivement abdominale, le thorax est presque immobile. Pouls, 70.
Température un peu élevée. On sonde le malade. Selles involontaires.

La paralysie ne se modifie pas beaucoup les jours suivants, mais le malade se plaint de plus
en plus de ne pouvoir pas respirer. L'inspiration se fait laborieusement par le diaphragme et les
muscles du cou. Lèvres et joues fortement cyanosées.

La dyspnée et la cyanose augmentent et la mort survient le 9 novembre, c'est-à-dire cinq jours
après l'accident.

Autopsie. — Pas de fracture des vertèbres cervicales. Dans le canal rachidien, abondante
extravasation de sang à la hauteur de la 5e et de la 6e vertèbre cervicale. La moelle, sur une
étendue de presque 0m,05 est tuméfiée, fusiforme et ramollie. Au-dessus et au-dessous, elle est
de consistance normale. Sur une coupe on trouve au point indiqué le tissu ramolli, gris rosé,
avec des extravasations sanguines plus ou moins volumineuses. Les contours de la substance grise
sont effacés. La pie-mère, à ce même niveau, est injectée, trouble, reliée à la dure-mère par des
adhérences lâches.

(1) Bennett, *Clinical Lectures on the principles and practice of medicine*, Edinburgh, 1859, traduit
par P. Lebrun. Paris, 1873, t. I, p. 500.
(2) Kirkbride, Amer. *Journal of med. Sciences*, vol. XV.

Outre ces cas dans lesquels l'autopsie démontre l'existence d'une hémorrhagie, il en est d'autres en assez grand nombre où la marche même des accidents permet d'admettre que la conséquence immédiate de la commotion a été une hémorrhagie de la moelle, grande ou petite, et qu'à sa suite il s'est développé une myélite avec ramollissement hémorrhagique. Les lésions histologiques correspondent à la myélite traumatique.

La *marche* est la même que celle des hémorrhagies de la moelle qui évoluent le plus favorablement. Quelquefois les symptômes de paralysie s'amendent déjà après peu de jours; mais la réaction inflammatoire amène quelquefois aussi une aggravation des accidents, qui peuvent devenir menaçants pour la vie lorsque la lésion est située en un point élevé de la moelle. Lorsque cette période de réaction est heureusement franchie, il se fait généralement la semaine suivante une amélioration qui équivaut parfois à une guérison; mais souvent aussi il persiste des paralysies incomplètes, des atrophies, des contractures qui peuvent affecter les formes les plus variées.

Le *pronostic* des paralysies dues à la commotion est donc beaucoup meilleur que celui des paralysies causées par des fractures des vertèbres. Dans un grand nombre de cas, non-seulement la vie est conservée, mais il y a guérison complète ou presque complète. Cependant il ne faudrait pas croire d'après cela que le pronostic est absolument favorable. Pendant les premiers jours la vie est toujours compromise par la possibilité du shok, du tétanos, de la méningite, etc.; plus tard il peut survenir une myélite, même mortelle, et assez fréquemment la maladie ne guérit pas sans laisser après elle des lésions consécutives. Ces dernières, sans doute, restent le plus souvent stationnaires au bout de quelques mois, mais demandent ordinairement des soins par les complications qu'elles causent du côté de la vessie, par le décubitus, les maladies intercurrentes, et leurs propres alternatives d'amélioration et d'aggravation passagères.

Voici deux exemples de ces lésions consécutives :

I. — J. W., âgé de 40 ans, invalide, fit, en 1843, une chute de 13 mètres de haut dans la forteresse d'Ehrenbreitenstein. Il ne perdit pas connaissance, mais il sentit immédiatement que ses deux jambes étaient paralysées. La même nuit il fut rapporté à la caserne par des hommes de garde et un médecin fut mandé. Une heure après, vomissements, puis grande chaleur et soif intense. Le lendemain on apporte le blessé à l'hôpital : la partie inférieure de l'épine dorsale est très enflée et le malade y accuse de violentes douleurs. Le jour suivant météorisme considérable et rétention d'urine qui nécessite le cathétérisme. Pour combattre la douleur on prescrivit des ventouses scarifiées et des applications de glace. Des reins les douleurs s'étendent en cercle autour du bas-ventre, et plus tard elles gagnent les jambes.

Quelques mois après, comme il n'y avait pas d'amélioration, on plaça un grand séton au niveau du sacrum (la cicatrice en existe encore); plus tard on y introduisit des pois à cautère. Pendant cette période il s'était fait une amélioration notable. Au bout de six mois les douleurs avaient cessé; plus de météorisme; la vessie fonctionnait assez bien, et la sensibilité était revenue à la partie supérieure de la cuisse. De temps en temps il y avait encore quelques douleurs dans les jambes, surtout aux changements de température. En 1844 il survint de fortes contractions réflexes, surtout lorsque la voiture du malade venait à passer sur les pavés; elles étaient tellement intenses qu'il était obligé de se cramponner au siège pour ne pas être jeté à bas; le genou se mettait dans l'extension forcée. Plus tard ces contractions réflexes cessèrent et firent place à des contractures dans les pieds et surtout dans les genoux. Les bras restèrent toujours libres.

État actuel. 24 juin 1862. Le malade est un homme passablement vigoureux, bien nourri, un peu pâle. Intelligence tout à fait normale. Le moral est bon. La partie supérieure du corps n'est pas atteinte. Le malade passe la journée dans un siège à roulettes, la nuit dans son lit, couché sur le côté, les extrémités inférieures rétractées. Les genoux sont forcément fléchis, les pieds dans l'extension forcée. Il n'y a de la mobilité que dans l'articulation de la hanche, qui se meut librement avec assez d'énergie. Il n'y a pas trace de mouvement volontaire dans les genoux ni dans les pieds. Les jambes, sans être fortement amaigries, le sont manifestement : les mollets sont aplatis, les tendons des fléchisseurs de la jambe et le tendon d'Achille sont fortement tendus. Les pieds sont légèrement enflés, cyanosés, un peu froids, et le malade dit avoir souvent froid aux jambes. Il survient toujours des contractions réflexes, parfois très intenses. Les piqûres d'épingles amènent de légers mouvements de la hanche.

La sensibilité n'est pas complètement éteinte, mais fortement amoindrie à la plante des pieds; plus haut l'anesthésie va toujours en diminuant, mais elle existe jusque sur le milieu de la cuisse. Depuis cet endroit jusqu'aux aines il y a une forte hyperesthésie, qui d'ailleurs s'est établie depuis longtemps, puisque anciennement elle a empêché le malade de supporter l'emploi de l'électricité. Aujourd'hui encore, surtout par les changements de temps, le malade éprouve de fortes douleurs qui, partant des reins ou des aines, s'irradient jusque dans les talons. L'urine ne s'écoule pas spontanément, mais dès que l'envie d'uriner arrive, la vessie se vide. Le malade n'est pas non plus maître de ses selles lorsqu'elles sont diarrhéiques. Au-dessus des aines, la sensibilité est tout à fait normale, les mouvements sont libres et énergiques; les bras n'ont jamais souffert, la pression de la main est vigoureuse et les doigts peuvent sentir et saisir les plus petits objets.

II. —W., maître couvreur, âgé de 41 ans, fit, il y a cinq ans, une chute d'environ 6 mètres de haut; il tomba sur ses pieds, mais retomba en arrière sur les fesses et la main gauche. Instantanément il ressentit une atroce douleur dans les reins, mais ne perdit pas connaissance. En essayant de se remuer il s'aperçut que ses deux jambes étaient immobiles et insensibles, comme mortes, tandis que le reste du corps, surtout les bras, étaient tout à fait libres. On plaça le malade sur un matelas et on le ramena chez lui en voiture. Pendant le transport il souffrit beaucoup des reins surtout lorsque la voiture passait sur des pavés, de sorte qu'on dut aller au petit pas. Un médecin appelé tout aussitôt pratiqua une saignée, fit appliquer le lendemain dix sangsues dans la région sacrée, prescrivit des purgatifs et dut sonder le blessé pour le faire uriner. Les douleurs de reins diminuèrent très lentement et en somme restèrent assez fortes pendant trois semaines; plus tard elles ne revenaient que lorsque le malade cherchait à se mouvoir.

Pendant trois semaines tout mouvement volontaire fut aboli dans les jambes qui, elles, ne furent jamais douloureuses, ni spontanément ni lorsqu'on leur imprimait des mouvements passifs. Au bout de trois semaines le malade était couché, pouvait fléchir la jambe gauche, mais non l'étendre ensuite; la jambe droite était moins mobile, et même plus tard elle resta moins agile que la gauche. La miction demeura longtemps gênée et nécessita l'usage de la sonde; ce ne fut qu'au bout de trois mois que l'envie d'uriner recommença à se faire sentir. Il y avait en même temps une constipation opiniâtre.

Le malade nous apprend aussi que trois semaines après la chute, sur le conseil de son médecin, il essaya de faire un traitement hydrothérapique; dès le second enveloppement il ressentit dans l'état général une aggravation qui devint telle qu'il dut cesser après le quatrième enveloppement. On lui fit une seconde saignée et on lui appliqua des sangsues dans la région sacrée; des applications de sangsues avaient été répétées souvent à de courts intervalles pendant les deux premiers mois.

Pendant la première année le malade pouvait à peine se tenir sur ses jambes, il était obligé de s'appuyer aux murs; plus tard il marcha un peu mieux; la jambe droite, qui au moment de la chute avait heurté une pierre, resta plus faible que la gauche jusque deux ans après l'accident. Il n'y eut jamais de faiblesse dans les bras. Les selles furent involontaires dans les premiers temps et ce ne fut qu'après six mois que le malade put les retenir; aujourd'hui même il n'a pas toujours un sentiment net du besoin de défécation.

Le sens génital était presque éteint. Les érections, complètement abolies au début, ont reparu en partie depuis deux ans. La sensibilité est complètement revenue dans les membres inférieurs.

État actuel. — Homme vigoureux et jouissant d'un bon embonpoint. La marche est chancelante, vacillante, impossible sans le secours d'un bâton. Membres inférieurs amaigris, surtout les jambes; les mollets sont aplatis, déformés et contracturés, ce qui met les pieds en extension forcée; en même temps il y a une contracture des péroniers qui renverse la plante du pied en dehors et relève son bord externe. Le point d'appui pour la marche se prend sur le bord interne du pied et les articulations du pied sont toutes immobiles. C'est là une première cause de gêne pour la marche; de plus la force des membres inférieurs est amoindrie. Sensibilité à peu près normale, un peu diminuée sous la plante. Les selles sont toujours difficiles et il y a persistance de la dysurie depuis l'accident : c'est là ce qui constitue la plus grande souffrance du malade. Il est toujours obligé de se sonder, ce qui lui occasionne parfois une sensation de forte brûlure. L'urine est alcaline et renferme une assez grande quantité de sédiment muco-purulent, pas d'albumine.

3) La *myélite traumatique* (ramollissement traumatique de la moelle) est à ranger à côté des hémorrhagies médullaires comme conséquence possible des commotions. Son point de départ se trouve probablement dans quelques petites hémorrhagies capillaires qui engendrent une réaction inflammatoire. Les symptômes sont inappréciables immédiatement après la commotion, et augmentent considérablement après. C'est surtout lorsque après l'accident, le blessé ne prend pas de ménagements, lorsqu'il est exposé à des refroidissements, à des excitations psy-

chiques, etc., que se produit cette réaction aboutissant à la myélite. Nous reviendrons sur l'histoire de cette affection dans le chapitre consacré à la myélite.

4) Le *tétanos* est une des conséquences les plus rares de la commotion de la moelle. Nous ne discuterons pas ici la question de savoir s'il est produit par la commotion elle-même ou bien par la contusion de quelques racines nerveuses. Stoll a publié une observation de tétanos survenu après une commotion spinale et Couders une autre [4]. Ollivier range la commotion parmi les causes du tétanos : celui-ci, d'après Erichsen, surviendrait aussi à la suite des accidents de chemins de fer. Nous-même avons observé deux cas types de tétanos à la suite de commotion de la moelle. La méningite spinale ou cérébro-spinale est une conséquence encore plus rare de la commotion. Ch. Bell en a cité un exemple et nous avons indiqué cette cause de méningite, en parlant de l'étiologie de la méningite cérébro-spinale (p. 315.)

5) Les conséquences indirectes de la commotion de la moelle sont très intéressantes à étudier et très importantes en pratique. Ce sont des accidents qui ne se manifestent pas immédiatement après le traumatisme, mais débutent d'une façon insidieuse et amènent au bout d'un temps plus ou moins long des états graves, quelquefois même la mort ; il s'agit alors d'une méningite chronique, d'une myélite ou d'une myélo-méningite qui causent des douleurs névralgiques, des états de faiblesse ou de paralysie, des atrophies, etc. Dans quelques cas aussi il se développe des tumeurs malignes.

Les exemples de ces accidents consécutifs sont éparpillés dans la littérature médicale ; la question a pris une importance particulière depuis la fréquence des accidents de chemin de fer, dans lesquels la commotion de la moelle est naturellement assez commune.

Citons d'abord deux observations de dégénération chronique (progressive) de la moelle à la suite de commotion.

I. — Un garçon de 15 ans [2] reçut, en jouant, un coup de poing entre les deux épaules. Une semaine après, la tête retombait en avant, et, à dater de ce jour, les muscles des membres supérieurs maigrirent peu à peu ; les bras pendaient inertes le long du corps, les muscles intercostaux avaient perdu leur force, la respiration était purement diaphragmatique. Les deux tiers inférieurs du trapèze et la masse sacro-lombaire avaient disparu. Quatorze mois après l'accident, la marche était encore possible, mais chancelante, ce qui tenait moins à une faiblesse des jambes qu'à la difficulté qu'avait le malade à maintenir le tronc. Le malade ne pouvait rester assis sans que ses reins fussent soutenus. La contractilité électro-musculaire avait diminué proportionnellement à l'amaigrissement des muscles, Pas de douleurs.

II. — Un homme [3] de 26 ans, fit, en juin 1866, une chute d'une hauteur d'environ 8 mètres, qui amena une légère anesthésie des membres inférieurs et une paralysie du bras droit et de la vessie. Pas de lésion de la colonne vertébrale. Cependant le malade se plaignait de raideur du cou et de quelques douleurs au niveau de la 1re et de la 2e vertèbres dorsales. Bientôt apparurent des crampes douloureuses dans les membres inférieurs et surtout dans la jambe droite. Au mois d'août, contracture dans le bras droit. Respiration gênée. Vomissements. Intelligence lucide. Sensibilité intacte. Mort à la fin de décembre.

A l'*autopsie*, rien d'anormal à l'œil nu ni dans le cerveau ni dans la moelle. Le microscope révélait l'existence de nombreux corps granuleux. Après durcissement dans l'acide chromique les points où se trouvaient des corps granuleux se distinguaient par une teinte plus claire. Les cordons antérieurs étaient altérés depuis le renflement cervical jusqu'au renflement lombaire. La portion interne des cordons offrait l'altération la plus forte. Au-dessous du renflement lom-

(4) Ollivier (t. I, obs. LVIII, p. 498) nous fournit l'observation suivante : *Chute sur le dos, commotion de la moelle épinière, paralysie complète du mouvement et incomplète de la sensibilité ; paralysie de la vessie et du rectum. Myélite. Mort le trentième jour.* — Abercrombie rapporte l'histoire de deux cas analogues de myélite (I, p. 484 et 521, d'après Boyer). — Hammond a donné ses soins à une jeune fille atteinte de myélite aiguë ; onze mois après, un traumatisme dans la région sacro-lombaire. *Traité des maladies du système nerveux,* traduit par Labadie-Lagrave. — Günsberg (*Patholog. Gewebelehre,* 1846), et Evans Rewes (*Edinburgh med. Journal,* 1855) indiquent le traumatisme parmi les causes de la myélite aiguë.

(2) W. Gull (*Case of Paraplegie,* 1858, p. 195. *Guys Hosp. Reports.)*

(3) Ch. Bastien, *Dégénérescence de la moelle nerveuse à la suite d'une chute.* (*Med. chir. Transactions,* vol. L, p. 39, 1868).

baire, la partie postérieure des cordons latéraux était également altérée, surtout à droite. En
outre on trouvait dans tout le renflement cervical des lésions qui s'étendaient jusque dans la
substance grise, qui elle-même était remplie de granulations graisseuses. Les cordons postérieurs,
dans la moelle allongée et dans la partie cervicale, étaient dégénérés.

*Commotions de la moelle suites d'accidents de chemin de fer (Railway in-
juries of the spine. Railway spine* [1] *).* Les commotions de la moelle consécutives à des accidents de chemin de fer ont souvent été en Angleterre l'occasion de
réclamations en dommages et intérêts. Les médecins ont été appelés fréquemment
à donner leur avis sur la question de savoir si des paralysies ou des faiblesses survenues progressivement et attribuées par les intéressés à des accidents de chemin
de fer devaient, oui ou non, être rapportés à cette cause. La question étant délicate
à trancher, les experts n'ont pas toujours été d'accord. Pour rattacher des symptômes tardifs à un traumatisme ancien, il est nécessaire de s'éclairer du plus grand
nombre possible de documents relatifs à ce genre d'accidents et d'analyser le cas
particulier avec d'autant plus de circonspection que les récits du malade renferment facilement des erreurs, involontaires ou volontaires. Devant les tribunaux
la question a également une importance majeure et le médecin est appelé à décider
si une paralysie récente, intense, peut être attribuée à un traumatisme déjà éloigné.
De prime abord on est porté à n'admettre aucune relation de cause à effet entre
l'accident et la paralysie, et de fait cette relation serait difficile à prouver pour
chaque cas particulier. Mais lorsqu'on se souvient d'un certain nombre d'observations afférentes à la question, on est bien obligé de convenir que des commotions de
la moelle qui ne se manifestent par aucun symptôme immédiat peuvent être le point
de départ d'affections spinales graves qui se développent lentement.

L'expression de *railway spine*, employée par les Anglais, a été critiquée et
non sans raison. Pourquoi faire une forme spéciale des commotions par accidents
de chemin de fer, plutôt que des commotions par toute autre cause lorsqu'elles ne
se distinguent en rien des autres? Erichsen, un des premiers qui aient écrit sur
les *railway injuries*, dit formellement qu'elles ne constituent pas une maladie à
part, que toute commotion de la moelle, quelle que soit son origine, peut avoir les
mêmes conséquences. L'importance pratique et la fréquence des commotions à la
suite des accidents de chemin de fer expliquent seules, et encore jusqu'à un certain
point, pourquoi on leur attribue une dénomination particulière.

Erichsen décrit de la façon suivante la marche insidieuse des symptômes : « En
général le malade n'a pas conscience sur le moment qu'il vient d'être gravement
atteint. Il sent bien que le choc a été violent, il éprouve peut-être un peu de lourdeur de la tête et quelques vertiges, mais il se rend compte qu'il n'a rien de cassé,
il ne se trouve que quelques écorchures et se félicite de s'en être tiré à si bon
compte. Il se rassure, porte même secours à ses compagnons de malheur et continue sa route. Ce n'est qu'une fois rentré qu'il commence à se ressentir de son
accident. Il y a tout d'un coup une grande excitation psychique, il fond en larmes,
il est agité, dort mal et se réveille en sursaut. Le lendemain il se plaint d'avoir les
membres comme brisés, il éprouve dans les muscles de la nuque et de la région
sacro-lombaire un sentiment de raideur et de tension qui s'étend jusqu'aux orteils.
Après quelque temps il sent qu'il ne peut ni travailler ni marcher, et ce n'est
qu'à ce moment qu'il garde le lit et fait appeler un médecin. » C'est alors que dé-

(1) John Erichsen, *On railway and other injuries of the nervous system*, London, 1866. — Prof. J.
Syme, *On compensation for railway injuries* (Lancet, 1867, vol. I, p. 2. — Ed. Morris, *A practical treatise on shok after surgical operations and injuries with especial reference to shok caused by railway
injuries*, London, 1867. — Savory, *Notes with cases on some of the immediate and remote effects on injuries of the spinal cord* (St-Barthol. Hosp. Reports, 1869, vol. V. — J.-A. Lidell, *On injuries of the
spine, including concussion of the spinal cord*, illustrated with cases. (Amer. Journal of med. Sc.,
1864, october).

butent véritablement des symptômes positifs et durables, qui sont très variés, mais qui généralement font admettre une inflammation lente de la moelle et de ses enveloppes : ce sont des douleurs dans les reins, qu'augmentent la pression et les mouvements ; il s'y joint de la raideur de la colonne vertébrale et une sensation de constriction en ceinture. Dans les cas graves, il survient ensuite de la paralysie et des convulsions, et le trismus amène quelquefois la mort. Dans les cas chroniques il se fait des lésions persistantes dans la moelle, lesquelles occasionnent souvent des paralysies incurables, surtout dans les membres inférieurs. Quelquefois la lésion se propage au cerveau et l'état général est compromis. La mort peut survenir à tous les moments de la maladie, parfois subitement au milieu de symptômes paralytiques, sans que l'autopsie en démontre la cause. Nous ne connaissons qu'une autopsie de ce genre, c'est un cas de Gore, étudié par Lockhard Clarke et dont la description est encore bien incomplète. Le malade était un homme d'âge moyen qui s'était trouvé dans une collision de deux trains : sans avoir été grièvement blessé, il avait commencé par éprouver les symptômes nerveux habituels et il devint ensuite complètement paraplégique. Il mourut trois ans après l'accident et l'autopsie démontra des traces d'inflammation chronique dans les méninges et dans la substance corticale du cerveau. Les méninges rachidiennes étaient fortement congestionnées ; la moelle était diminuée de volume dans la partie cervicale ; les cordons postérieurs avaient presque disparu ; ce qui en restait était coloré en brun, mais de structure normale (Myélite chronique avec atrophie consécutive).

Erichsen cite encore comme un exemple très instructif l'observation du comte de Lordat rapportée par le Dr Maty : le comte fit une chute de voiture qui amena une commotion de la moelle et la mort trois ans et demi après (Sclérose et hypertrophie de la partie cervicale, gliôme ?). Voy. p. 429.

Le *traitement* des commotions de la moelle est le même que celui des affections traumatiques de la moelle en général. Au début, on songera surtout au shok. Dans les cas légers il faut faire coucher le malade et conseiller des ménagements jusqu'à ce que les symptômes de paralysie commencent à rétrograder. Les cas plus graves exigent le même traitement que l'hémorrhagie et la myélite aiguë : glace, émissions sanguines, mercuriaux, bonne position au lit ; tenir le ventre et la vessie libres, et plus tard toniques.

Lorsque les suites immédiates de la commotion sont bénignes, il ne faut pas oublier qu'il peut se développer ultérieurement et insidieusement des inflammations chroniques graves. Le médecin ne devra prendre à la légère aucun cas de commotion et il consacrera toute son attention et tous ses soins à des symptômes même peu marqués. Souvent il se heurtera contre l'opposition du malade, qui ne voudra pas être entravé dans ses occupations pour des symptômes qu'il considère comme insignifiants. Mais pourtant nous n'oublierons pas que souvent les signes de la commotion disparaissent sans traitement aucun et même sans que le blessé prenne aucune précaution : ce sera au tact du praticien qu'il appartiendra de saisir le juste milieu entre les soins préventifs et une conduite trop timorée. Pendant les premiers temps qui suivent l'accident, des ménagements seront toujours indispensables et devront être continués pendant plusieurs jours : le repos corporel et intellectuel est la chose essentielle. Après quelques jours, on pourra préjuger jusqu'à un certain point s'il y a lieu de craindre des conséquences graves. Cependant à des symptômes même bénins on opposera un régime doux, on ne les négligera jamais et l'on verra s'ils s'améliorent dans ces conditions ou bien s'ils s'aggravent. Dans ce dernier cas il sera nécessaire de les combattre à temps et de s'opposer autant que possible aux progrès du mal par un repos plus rigoureux ou par d'autres moyens déjà énumérés ou que nous indiquerons encore au chapitre de la myélite.

Le traitement des paralysies consécutives est conforme au traitement général des paralysies et se fait par la gymnastique, les bains et l'électricité. En général la première année passée, on ne peut plus espérer d'amélioration, le travail de cicatrisation est terminé, l'état reste stationnaire et les complications intercurrentes seules peuvent fournir de nouvelles indications pour le traitement.

Nous ajouterons encore comme appendice quelques *considérations sur les suites sérieuses et variées des commotions de la moelle allongée*. Elles sont l'effet de violences (coups, chutes, etc.) qui agissent sur la nuque ou sur le crâne. Des commotions sur différents points de la tête sont souvent suivies de symptômes qui indiquent une répercussion sur la moelle allongée : c'est ce qui arrive notamment lorsque la violence a porté sur la partie postérieure de la tête ou sur le front; dans ce second cas, il y a une sorte de contre-coup qui fait que l'encéphale est surtout commotionné à sa base dans les environs du trou occipital. Quelquefois ces commotions amènent de grandes hémorrhagies qui ont la mort pour résultat : le cas de Waters que nous avons rapporté en est un exemple. D'autres fois les conséquences ne sont pas aussi funestes, et l'on observe des symptômes compatibles avec la vie, passagers ou persistants, qu'il faut rapporter à des lésions moins importantes de la moelle allongée ou à des altérations simultanées du bulbe et de la moelle cervicale. Il est très probable qu'il y a alors au début, comme conséquence immédiate du traumatisme, des hémorrhagies capillaires dans les points que nous venons d'indiquer, et que ces hémorrhagies se résolvent ou donnent naissance à des processus inflammatoires chroniques. On n'a pas observé ces lésions *de visu* chez l'homme, mais les expériences de C. Westphal sur les cobayes ont démontré que les commotions peuvent produire de petites hémorrhagies dans la protubérance, la moelle allongée et la partie supérieure de la moelle cervicale. Les symptômes présentés par ces animaux sont tellement analogues à ceux observés chez l'homme, qu'on est autorisé à admettre une identité de lésions. — Les symptômes bulbaires le plus souvent observés chez l'homme, à la suite de commotion, sont ceux qui suivent :

a. *Paralysies.* — Elles sont exceptionnelles, car des déchirures ou des hémorrhagies étendues causent la mort. Outre le cas de Waters, il faut probablement ranger ici une observation de Souncier [1]. Dans d'autres cas on a vu plusieurs fois de la faiblesse des membres en même temps que d'autres symptômes.

b. *Épilepsie.* — On a souvent remarqué que l'épilepsie peut être causée par une chute sur la tête et surtout sur la face postérieure de la tête. Nous-même avons publié une observation d'épilepsie consécutive à une chute sur le front; l'enchaînement des symptômes a été la reproduction si exacte de ce qu'on obtient dans les expériences sur les cobayes, que ce cas est une preuve tout à fait péremptoire de l'analogie qui existe entre les accidents consécutifs de la commotion chez l'homme et ceux que produit l'expérimentation sur ces animaux.

c. *Le ralentissement persistant du pouls* est un accident plus rare et peu connu jusqu'à ce jour. On a noté plusieurs fois un ralentissement des contractions du cœur (Hutchinson, Gurlt) dans les fractures des vertèbres cervicales, plus rarement dans les fractures des vertèbres dorsales supérieures. Ce ralentissement est passager et ne tarde pas à faire place à une accélération le plus souvent dangereuse. M. Rosenthal a publié une observation de ralentissement du pouls ayant duré quatre semaines chez un enfant de quatre ans qui avait reçu un coup dans les en-

(1) Souncier, *Paralysie des quatre membres, du rectum, etc., consécutives à un coup de baïonnette à l'arcade sourcillière.* (Gaz. des hôp., 1863, n° 147.)

virons de la 6e vertèbre cervicale; il y avait eu en outre dilatation évidente des pupilles; l'enfant guérit complètement. Quelquefois ce ralentissement (20 à 30 pulsations) reste permanent après les blessures de la moelle cervicale, le cœur étant parfaitement sain. Il peut en résulter des attaques graves survenant à des périodes irrégulières. L'attaque débute par une syncope, il survient un état comateux avec stertor, tandis que le pouls bat 40, 30 et même 20 fois par minute; la figure est pâle et de temps en temps il y a des convulsions épileptiformes. Charcot a vu trois cas de ce genre [1]. Le docteur Helberton en a publié un très intéressant [2].

Un monsieur de 61 ans fit, dans une partie de chasse, une chute sur la tête et perdit connaissance un moment. Il dut garder le lit pendant plusieurs semaines à cause d'une forte douleur dans le cou et d'une gêne dans les mouvements de la tête; toutefois il put encore pendant deux ans se livrer à son occupation favorite. Ce ne fut qu'au bout de ces deux années qu'il eut une première attaque de syncope (fainting fit) et l'on s'aperçut alors pour la première fois que le pouls était très ralenti. Dans les deux années suivantes, les attaques se renouvelèrent, se rapprochèrent et durèrent chaque fois plus longtemps. Le plus souvent la syncope faisait place à des symptômes apoplectiformes ou épileptiformes. Le pouls battait 30 fois d'abord, puis il descendait à 20 et à 15 quand l'attaque était imminente, et il s'arrêtait complètement lorsqu'elle éclatait. Le malade mourut dans une de ces attaques.

A l'autopsie, forte diminution du calibre du trou occipital et de la partie supérieure du canal rachidien dans son diamètre antéro-postérieur. Ankylose osseuse de l'articulation de l'atlas avec l'occipital. Moelle allongée, très petite et très ferme. Cœur gros, parois des ventricules plutôt minces qu'épaissies, sans autre altération notable. L'auteur attribue le ralentissement du pouls à la compression de la moelle causée par le rétrécissement du canal rachidien.

d. Le *diabète* a été vu maintes fois à la suite de chute sur la partie postérieure de la tête. Nous-même avons observé un diabète insipide intense chez un étudiant qui était tombé à la renverse sur la glace. Les premiers signes de l'hypersécrétion d'urine n'ont été observés dans ce cas que quinze jours après la chute, qui ne produisit aucun autre symptôme morbide. Le malade rendait de huit à dix litres d'urine par jour, et l'état ne se modifia pas aussi longtemps que nous pûmes suivre le malade, c'est-à-dire pendant environ quatre ans. — Un autre malade fut atteint de diabète sucré à la suite d'une blessure de la partie postérieure de la tête : c'était un jeune homme de 19 ans qui était tombé de cheval et s'était fait à la tête une plaie qui avait mis trois semaines pour guérir et avait laissé une cicatrice. Quelques mois plus tard, augmentation de l'appétit et de la soif avec sentiment de faiblesse. Le diabète ne guérit pas. O. Kämnitz a publié un cas de blessure de la tête suivie de glycosurie (*Arch. der Heilkunde*, XIV, 1873, p. 447): commotion cérébrale, difficulté dans la parole, paralysie du nerf oculo-moteur externe. Glycosurie qui diminue progressivement après six semaines et disparaît en ne laissant que de la polyurie. Kämnitz rapporte ces symptômes à un extravasat dans la moelle allongée. Dans une observation de Friedberg [3] il s'est aussi montré de la glycosurie, mais on ne put démontrer aucune altération ni dans la moelle ni dans le 4e ventricule.

e. La *perte de la parole et de l'ouïe* a été notée souvent à la suite de coups portés sur la tête, de soufflets, etc. Nous ne parlons pas ici, bien entendu, des lésions de la caisse du tympan. La gêne de la parole a dans ces cas le caractère de l'anarthrie et coïncide ordinairement avec une gêne dans la déglutition. Quelquefois il y a encore d'autres symptômes cérébraux tels que de la céphalée ou un léger délire. Les malades souffrent ainsi pendant longtemps et la guérison survient après des semaines ou des mois; dans d'autres cas cet état ne disparaît pas, la gêne de la parole persiste, quoique à un moindre degré, et il survient une faiblesse paralytique des membres et même des troubles psychiques, de la stupeur, de la dé-

(1) Charcot, *Leçons sur le système nerveux*, recueillies par Bourneville, 2° série, p. 139.
(2) Helberton, *A case of slow pulse with fainting fits which first came on two years after an injury of the neck from a fall.* (Med. chir. Transact., London, 1841, vol. XXIV.)
(3) Virchow's *Archiv für patholog. Anatomie*, XXXIII.

mence, de la faiblesse de la mémoire. Ces accidents chroniques dépendent d'une lésion inflammatoire de la moelle allongée ou de ses enveloppes : tantôt ils succèdent sans interruption aux accidents qui ont été la conséquence immédiate de la blessure ou bien ils débutent quelque temps après, petit à petit, insidieusement, alors que les accidents primitifs ont été peu intenses ou ont déjà disparu : peu à peu il se développe une faiblesse paralytique généralisée qui même peut s'accompagner de troubles psychiques tels que stupeur, perte de mémoire, démence. Les cas de ce genre sont rares dans les auteurs et leur interprétation est difficile.

On en a publié en Angleterre, à propos de la discussion sur les accidents de chemin de fer, et ils ont également une très grande importance au point de vue de la médecine légale. Il peut arriver qu'un individu ayant reçu, par exemple, des coups sur la tête, soit pris, après des symptômes primitifs peu intenses, de troubles dans la parole, de faiblesse des membres, puis de paralysie progressive et de perte de l'intelligence. Il sera toujours dans ces cas difficile d'établir la filiation des accidents, et ce qu'il y aura de mieux à faire sera de s'en rapporter aux observations analogues.

f. Des *tumeurs* se sont quelquefois, mais très rarement, développées à la suite de la commotion. Les symptômes qu'elles font naître ou bien suivent une progression continue, ou bien sont séparés par une période de santé complète ou presque complète. Nous citerons ici l'observation si connue du comte de Lordat. Ollivier trouva la moelle allongée dure et épaissie, et cette sclérose ferait ranger ce cas dans notre précédente catégorie ; mais nous sommes porté à le considérer comme un exemple de gliôme.

Ollivier, t. II, p. 398 : *Chute sur le cou ; faiblesse et atrophie du membre thoracique gauche ; engourdissement des membres du côté opposé, sans paralysie des membres inférieurs. Mort subite au bout de quatre ans. Endurcissement et hypertrophie de la portion cervicale de la moelle; épaississement considérable de ses membranes.* — Le comte de Lordat fut renversé de sa voiture de telle sorte que la tête frappa contre l'impériale, et que le cou fut courbé de gauche à droite. Il ne se plaignit alors que d'une légère douleur le long du côté gauche du cou, qui disparut en peu de jours. Six mois après, légère difficulté dans la prononciation, faiblesse du bras gauche pendant près d'un an. Pendant trois mois ces symptômes n'augmentèrent pas d'intensité ; mais alors, atrophie du bras, aphonie, mouvements convulsifs involontaires de tout le corps. Après un autre long intervalle, engourdissement du bras droit, respiration pressée, grande difficulté d'avaler, diarrhée, urine naturelle, intégrité des facultés intellectuelles; mort subite quatre ans après les premiers accidents. Les extrémités inférieures avaient été pendant un temps considérable atteintes de faiblesse, mais non de paralysie; car il se promenait d'une chambre à l'autre, en s'appuyant sur le bras d'un aide quelques heures avant sa mort.

A l'*autopsie*, la moelle épinière dans la région cervicale fut trouvée très ferme, résistant à la pression comme un corps calleux. Les membranes de cette portion étaient si denses qu'on ne pouvait les inciser qu'avec peine. La moelle allongée parut un tiers plus large que dans l'état naturel. On trouva près de la faux cérébrale quelques traces de suppuration ; les ventricules étaient pleins de sérosité ; les nerfs brachiaux et linguaux étaient à leur origine très compactes et presque tendineux ; l'épaisseur des nerfs cervicaux provenait de la densité de la membrane qui les couvrait (Abercrombie, *loc. cit.*, p. 538-539).

L'endurcissement de la partie supérieure de la moelle épinière n'est pas l'altération qui doit exclusivement fixer l'attention ; car si cette induration a contribué à déterminer quelques-uns des phénomènes qu'on observa pendant la vie du malade, on ne peut douter que l'augmentation d'épaisseur et de densité des méninges correspondantes n'ait aussi concouru puissamment à produire l'affaiblissement et l'engourdissement progressif des membres supérieurs et l'atrophie. Il est à remarquer, en effet, que l'épanouissement était surtout considérable autour des nerfs cervicaux, et que par suite de cet accroissement de volume, ils se sont trouvés fortement comprimés à leur passage par les trous intervertébraux. Malgré cette induration de la portion cervicale de la moelle épinière, les membres inférieurs n'ont éprouvé qu'un peu de faiblesse, mais point de paralysie, néanmoins la progression des accidents a eu lieu évidemment de haut en bas (Ollivier. p. 400).

Nous-même avons observé chez un garçon de onze ans un gliôme de la protubérance et de la moelle allongée qui s'était développé à la suite d'une commotion de la tête.

5. *Shok de la moelle.* — Nous emploierons le mot anglais *shok* pour distinguer les phénomènes dont nous allons nous occuper, le mot commotion *(Erschütterung)* pouvant donner lieu à des confusions. Nous venons de parler de ce que les Anglais ont appelé *concussion of the spinal cord;* or, ce n'est pas là le shok. Les manifestations morbides groupées sous le nom de shok ont été étudiées surtout par les médecins anglais, qui ont introduit dans la science cette expression dont il n'est pas facile de donner la définition. Morris[1] dit que c'est l'effet particulier produit sur le système animal par une forte violence ou par de fortes émotions comme la frayeur, la crainte, l'horreur, le dégoût. Il nous paraît plus utile, au lieu de chercher une définition, d'étudier les observations elles-mêmes et de les interpréter autant que possible.

Nous distinguons trois causes du shok, dont deux indiquées par Morris : *a)* causes *traumatiques, b)* causes *psychiques,* auxquelles il faut ajouter *c)* le shok *causé par la foudre,* qui a été le mieux et le plus souvent étudié et qui peut par conséquent être considéré comme le shok type.

a) Shok traumatique. — Les plus anciennes recherches sur ce sujet ont été faites par Guthrie (*On gunshot wounds*); peu après Copeland et Astley Cooper ont donné une description exacte et une appréciation des symptômes. Ce dernier dit : « Les blessures qui ont une terminaison mortelle arrêtent la vie de différentes façons, les blessures graves, par excès de la force elle-même; les plus graves, par shok du système nerveux sans réaction. Dans bien des cas la période de réaction n'est pas atteinte et la terminaison par la mort survient aussitôt que la réaction est commencée, l'organisme étant incapable d'en faire les frais. » D'après Fischer, le shok se manifesterait sous deux formes : la forme *torpide* et la forme *éréthique.* Les principaux signes du shok sont : une grande prostration, une altération des traits, les yeux sont enfoncés et ternes, le regard est fixe, sans but, les extrémités sont froides, la peau est d'une pâleur cadavérique, les mains et les pieds sont légèrement cyanosés, la température est de 1° à 1°,5 au-dessous de la normale; le pouls est à peine perceptible et il y a des selles involontaires. L'intelligence est conservée, les mouvements volontaires peuvent tous être exécutés, mais ils sont limités et sans force : lorsqu'on soulève les membres inférieurs, ceux-ci retombent inertes; la sensibilité est diminuée, les irritations les plus fortes sont seules perçues et occasionnent de la douleur. Dans cet état les malades supporteraient les opérations les plus douloureuses sans souffrir.

Ce tableau symptomatique a une analogie qu'on ne saurait méconnaître avec ce que Goltz a observé dans ses expériences sur les grenouilles : chez ces animaux le sang s'arrêtait, les mouvements du cœur étaient sans force, il survenait de la faiblesse générale et des tremblements. Goltz trouve la raison de ces phénomènes dans une paralysie de la tonicité vasculaire, d'où dilatation des veines du système porte dans lequel pénètre une quantité de sang si grande que les artères se vident et que le cœur lui-même reçoit trop peu de liquide. Fischer regarde le shok comme une paralysie réflexe des nerfs vaso-moteurs et surtout du splanchnique. Cette théorie rend très bien compte des symptômes qu'on observe dans l'appareil circulatoire : faiblesse du cœur, vacuité du système artériel et cyanose; mais elle n'explique pas les phénomènes qui se passent dans les appareils moteur et sensitif, et l'on est obligé d'admettre une lésion de la moelle elle-même. On peut considérer

(1) Morris, *A practical treatise on Shok after surgical operations and injuries,* etc., London, 1867. — H. Fischer, *Ueber den Shok,* Volkmann's *Sammlung klinischer Vorträge,* 1870, n° 10. — Voyez aussi: *Lectures of* Astley Cooper, London, 1825. — Guthrie, *On gunshot wounds.* — Pirogoff, *Kriegs-chirurgie,* Bardeleben.

le trouble considérable, plus rarement l'abolition des fonctions de la moelle qui se fait sans lésion anatomique, comme une paralysie de nature réflexe due à des commotions moléculaires. Goltz explique les symptômes de la paralysie réflexe en disant qu'une irritation violente portée sur la moelle directement ou indirectement par l'intermédiaire d'un nerf sensitif, y produit des mouvements moléculaires considérables de la substance nerveuse et la rend ainsi incapable de transmettre des impressions moins fortes. Cette théorie que nous avons adoptée (V. p. 141) rend bien compte du shok. Nous pouvons imaginer qu'à la suite de la commotion ou d'une autre blessure de la moelle, il se produit une paralysie réflexe assez intense pour que toutes les fonctions de la moelle soient abolies, ou pour le moins réduites au minimum, et parmi ces fonctions nous ne rangeons pas seulement la motilité et la sensibilité, mais aussi l'influence du centre spinal sur le cœur, les vaso-moteurs et la respiration. La respiration est généralement lente, superficielle, irrégulière ; elle cesse même parfois pendant un laps de temps suffisant pour beaucoup inquiéter. Il est rare que le cerveau soit pris et qu'il survienne de la stupeur, du coma ou du délire.

Le shok s'observe après toute espèce de blessures des nerfs ou des organes nerveux centraux ; il est plutôt dû à la brusquerie du traumatisme qu'à son intensité ; le tempérament, les affections morales, peuvent augmenter la prédisposition au shok. Les lésions des vertèbres, tout aussi bien que celles de la moelle elle-même, sont capables de le produire, comme nous avons eu occasion de le dire. Déjà les recherches de Legallois et de Philippe Wilson ont appris que chez les animaux, lorsqu'on fait agir une grande force sur le cerveau ou sur la moelle, il se produit une prostration extrême des forces ou une syncope et que la mort peut survenir par arrêt du cœur ; on trouve alors cet organe tantôt contracté et vide, tantôt flasque, dilaté et gorgé de sang ; immédiatement après la mort il devient insensible à toutes les excitations. Le shok n'est pas extrêmement rare à la suite de commotions, de contusions et de meurtrissures de la moelle par fracture des vertèbres. Nous avons plusieurs fois cité le collapsus, le vomissement, la prostration comme une conséquence des fractures des vertèbres et des commotions de la moelle ; ces mêmes accidents s'observent dans des lésions moins apparentes, telles que diastasis des vertèbres, hémorrhagies de la moelle ou de ses enveloppes, etc.

Il faut aussi savoir que les symptômes du shok ne surviennent pas toujours au moment même de l'accident ; quelquefois pendant les premières heures, les premiers jours même il ne se présente rien de particulier, et tout d'un coup le délire éclate et le pouls devint imperceptible : le shock est là avec sa prostration et tous ses périls. Après tout traumatisme brusque et un peu violent ayant porté sur la moelle le shok est à craindre pendant les premiers jours, mais les risques diminuent beaucoup à partir du troisième jour. Il faudra donc être très réservé dans le pronostic et très prudent dans le traitement, une mort subite par syncope étant constamment possible pendant les premiers jours.

Le *pronostic* du shok n'est pas favorable. La mort est la terminaison ordinaire du shok intense, et lorsqu'il est léger il ne guérit pas toujours. Cependant dans des cas même graves un traitement approprié peut arriver à conserver la vie du blessé.

Pour ce qui est du *traitement,* les Anglais recommandent comme le meilleur médicament, de fortes doses d'opium par prises de 0^g, 05 à 0^g, 1 toutes les quatre heures et ne rejettent pas les saignées générales. — Mais si nous considérons le shok comme une paralysie réflexe du système nerveux et en particulier de la moelle, l'indication principale sera de rétablir l'irritabilité normale des centres vitaux, et nous emploierons les excitants et les analeptiques, à l'exemple de la plupart des chirurgiens. H. Fischer (*loc. cit.*) recommande de réchauffer le malade à l'aide de linges chauds, de boules d'eau chaude, de frictions, puis de lui donner du café, du vin, du bouillon, un grog chaud et au besoin de pratiquer la respiration artificielle. Parmi les médicaments internes il faut citer : le camphre, le musc, les prépara- tions d'éther et d'ammoniaque ; la strychnine, qui augmente l'excitabilité de la moelle allongée, serait à essayer en injections hypodermiques.

La saignée n'est plus aussi employée qu'anciennement et même quelques chirur- giens la repoussent absolument. Les Anglais l'emploient souvent et si un sujet vigoureux présentait des symptômes de cyanose et d'asphyxie dans les premières heures après l'accident, une saignée serait indiquée.

b) *Shok par impressions morales.* De fortes impressions morales peuvent don- ner naissance à des symptômes complètement semblables à ceux du shok traumati- que. Les Anglais admettent cette cause de shok (Morris) et l'on conçoit qu'une forte irritation psychique puisse produire le même effet que la commotion mécanique d'un nerf périphérique ou de la moelle elle-même. Du reste les exemples de shok d'origine psychique ne sont pas rares. Le tremblement, la pâleur du visage, la syncope suivent souvent les émotions morales vives, telles que la frayeur, la crainte, la joie ; il se produit une faiblesse subite avec ou sans perte de connais- sance : la figure pâlit, les lèvres se cyanosent, le pouls devient petit et à peine perceptible ; la température baisse, les extrémités se refroidissent, les muscles tremblent et, quoique en général les mouvements volontaires restent possibles, ils sont faibles, incertains, sans force et les malades ne peuvent plus se tenir debout. A ce degré léger le shok de cause morale n'est pas grave et disparaît en quelques minutes sous l'influence d'une médication excitante et antispasmodique.

Il y a aussi des cas graves de shok de cause psychique dans lesquels les symp- tômes ont une plus longue durée et peuvent même amener la mort subite. On peut citer de nombreuses observations, qui prouvent qu'une joie subite, une violente colère, et surtout la frayeur, sont capables d'occasionner la mort subite[1]. On trouve dans Ollivier (*loc. cit.*obs. 80 et 81) des observations de shok par cause morale avec symptômes de dépression, convulsions et paralysies. Nous nous bor- nerons à en transcrire le résumé.

OBSERVATION LXXX. — *Violent accès de colère accompagné de fortes douleurs dans le derrière de la tête et dans le dos, contractions douloureuses des muscles des membres, dy- surie, abaissement de la température du corps. Saignée générale et locale répétée deux fois. Dysenterie extrêmement violente. Disparition de la rachialgie et des autres symp- tômes. Guérison.*

OBSERVATION LXXXI. — *Émotion morale vive suivie de douleurs dans le dos avec crampe et paralysie partielle des membres thoraciques. Guérison. Récidive des mêmes phéno- mènes accompagnée d'irritation intestinale. Ventouses scarifiées dans la région dor- sale. Guérison.*

L'observation suivante de Lavirotte [2] est du même genre.

Une femme âgée de 28 ans, immédiatement après un violent accès de colère perdit la parole et l'usage de tous les membres. Au bout de six mois, la parole revint et elle put un peu mar- cher. L'amélioration progressa lentement.

Todd [3] aussi décrit des paralysies passagères sous le nom de *emotional pa- ralysis* [4].

Chose remarquable, il peut aussi survenir dans les mêmes conditions des para- lysies persistantes qui en partie doivent être attribuées à une cause anatomi- que. Bien des cas de myélite, de myélomalacie et de tumeurs de la moelle sont

(1) Voyez sur ce sujet le travail du Dr O. Koths : *Ueber den Einfluss des Schreckens, beim Bombarde- ment von Strassburg auf die Entstehung von Krankheiten. (Berl. klin. Wochenschrift,* 1873, n° 24).
(2) Lavirotte, *Observation sur l'effet de la colère (Gaz. des hôp.,* 1868).
(3) Todd, *Clinical lectures,* London, 1861, p. 779.
(4) Voyez aussi p. 129 et 130.

rapportées à un shok psychique intense. L'exemple le plus récent est l'observation de Koths (*loc. cit.*).

Le traitement du shok d'origine morale est le même que celui de cause traumatique.

c) *Shok causé par la foudre* [1]. — Comme troisième forme de shok, nous décrivons les symptômes produits par la foudre sur le système nerveux. Ils atteignent quelquefois tout le système nerveux, et alors les symptômes spinaux ne constituent pas tout le tableau clinique ; mais nous avons aussi à noter des cas dans lesquels, soit au début, soit plus tard, l'action de la foudre a été plus localisée et a donné les signes d'une affection plus ou moins profonde de la moelle, à marche plus ou moins rapide.

On sait que lorsque la foudre frappe une personne, il n'est pas rare que la mort soit instantanée sans que l'autopsie fasse découvrir aucune lésion qui l'explique [2]. On a proposé plusieurs théories pour rendre compte de la mort et des accidents graves causés par la foudre. Pour J. Hunter, il y a destruction du principe vital. D'après Brodie, la foudre tue en agissant sur la tête. Milne-Edwards parle d'une désorganisation du système nerveux surtout du système nerveux cérébro-spinal. Brown-Séquard [3] dit que la mort est le résultat de la destruction instantanée de la force dynamique ou le fait de l'asphyxie, absolument comme lorsqu'on tue un animal par forte soustraction du fluide électrique. Dans ces cas on trouve à l'autopsie : rigidité cadavérique de courte durée, lenteur ou rapidité de la décomposition ; ordinairement il y a des blessures sur la surface du corps, des brûlures, des eschares, des bulles. Les lésions internes qui intéressent le cerveau et la moelle, les poumons et le cœur sont encore peu connues.

Quant à l'action de la foudre sur l'homme, disons seulement, pour être complet, qu'on lui a attribué une action curative sur les paralysies, la surdité, la cécité, les rhumatismes chroniques, ce qui est à la rigueur possible. Quelquefois la foudre cause la mort rapide : ceux qui sont atteints, sont précipités sur le sol, perdent connaissance et meurent asphyxiés ou au milieu des convulsions. Quand la mort n'est pas aussi prompte il se produit généralement un état analogue au shok : les individus sont jetés à terre, perdent connaissance et restent étendus immobiles comme morts ; la peau est froide, couverte de sueur ; le pouls se sent à peine, le cœur est ralenti et ne bat plus dans certains cas que 44 fois par minute ; la respiration est faible, lente, irrégulière, le murmure vésiculaire est à peine appréciable ; les pupilles sont dilatées ou contractées, la sensibilité est diminuée, tous les membres sont paralysés. Le shok à ce degré peut se terminer par la mort ou bien le malade reprend le dessus. Cette période désignée par Bonnet et d'autres auteurs sous le nom de *période de stupeur* serait mieux nommée *période du shok ;* elle peut durer plus de cinq à dix minutes et alors commence la seconde période, *période de réaction :* la peau se réchauffe, le pouls se relève, bat plus vite et plus fort, les artères s'élargissent, la respiration devient plus profonde et plus fréquente, tout

---

(1) Arago, Œuvres complètes. — Munkel, Poggendorff's *Annal.*, 1826, t. LXXXI. — W. Stricker, *Die Wirkung des Blitzes auf den menschlichen Körper* (Virch. Arch., 1861, t. XX, p. 45-78) et de plus son travail populaire : *Der Blitz und seine Wirkungen*, dans Virchow Holtzendorff's *Sammlung*, t. CLXXIV. — A. Durand, *Essai sur les effets de la foudre sur l'homme* (thèse de Paris, 1854). — J.-Ch. M. Boudin, *Histoire physique et médicale de la foudre*. Ann. d'hyg. publ., 1854 et 1855. — M. Jordan, *Tod nach Blitzschlag* (Henle und Pfeufer's *Zeitschrift für rationelle Medicin*, I^e Reihe, Band IV, p. 209. — C.-C. Bonnet, *Des effets de la foudre sur l'homme*, thèse de Paris, 1859. — Dillner, *Ueber die Wirkungen des Blitzes auf den menschlichen Körper*, Inaug. Dissert., Leipzig, 1865.

(2) Nous ne parlerons pas des blessures extérieures, des brûlures des cheveux, de la peau, etc., qui n'appartiennent pas à notre sujet.

Voir aussi *Recueil des mémoires de méd. milit.*, Lambert, 3e série, t. IV, p. 93. — Chrestien, 3e série, t. XII, p. 458, *Des accidents causés par la foudre.* — Sonrier, 3e série, t. XXIII, p. 489. — Goguel 3e série, t. XXXIII, p. 145. — De Sotomayer, ibid., p. 261.

(3) Brown-Sequard, *Comptes rendus de la Société de biologie*, année 1849 et *Gaz. méd.* de Paris, 1849, 15 et 22 septembre.

en restant encore pénible et sifflante ; petit à petit la connaissance, la parole et
la sensibilité reparaissent ; des mouvements volontaires se font peu à peu et les
paralysies, s'il en existe, deviennent plus évidentes. Le malade a des bâillements,
des spasmes pharyngés, de la photophobie, de l'hyperacusie ; cette période dure
de six à dix jours, et pendant ce temps la mort peut encore survenir par absence
de réaction, le collapsus devenant de plus en plus fort. Parfois on dirait que la
mort est causée par l'excès de la douleur, qui est démontrée par les cris que les
malades poussent quelquefois pendant plusieurs jours.

On a admis une troisième *période, de régénération ;* mais on ne peut guère la
considérer comme une véritable période de la maladie : elle commencerait au début
de la réaction et irait jusqu'à la guérison complète. Les symptômes morbides de
la période de réaction disparaissent peu à peu où ils persistent pendant longtemps ou même toujours. Nous avons à examiner plus attentivement les symptômes qui annoncent une lésion du système spinal. Des paralysies partielles des
jambes ou des bras sont une suite relativement fréquente des accidents causés par
la foudre et les exemples en sont assez nombreux. Arago parle d'un M. Roaldès
qui, ayant été frappé par la foudre, tomba sur le sol et fut paralysé des deux membres inférieurs et du bras droit ; la paralysie disparut en peu de jours. En 1840 [1]
dans une campagne de la Touraine, un journalier occupé dans un champ à émon-
der des peupliers, fut atteint par la foudre ; renversé sur le sol, il perdit connaissance pendant assez longtemps, et lorsqu'il se réveilla comme d'un profond sommeil il était dans l'impossibilité de se relever ; tous ses membres étaient paralysés.
il ne pouvait prononcer aucun mot et produisait seulement quelques sons mal
articulés. Il avait conservé toutes ses autres facultés. Il sentait parfaitement, il
voyait et entendait bien. Il mangeait et digérait très bien. Cet homme resta dans
cet état six mois ; ce n'est que vers le huitième mois qu'il commença à marcher ;
dès lors la guérison alla très vite, puisqu'au bout d'un an elle était presque complète. Il a toutefois conservé un embarras de parole qui persiste encore aujourd'hui (Durand, page 14).

L'observation de Durand lui-même est intéressante. Il fut atteint par la foudre
et frappé d'hémiplégie à peu près complète du côté droit ; de plus lorsqu'il bâil-
lait, le bras s'élevait involontairement. Cet état ne s'améliora qu'au bout de
quinze jours ; mais le malade resta six semaines sans pouvoir remuer les doigts.
(Durand, pages 16 à 22).

Nous devons à Bonnet une autre série d'observations.

Le 30 janvier 1854, plusieurs personnes furent frappées par la foudre sur le
quai Saint-Bernard, près du Jardin-des-Plantes : l'une d'elles mourut aussitôt,
une autre s'affaisa sans connaissance : quand elle revint à elle, elle était paraplé-
giée ; la paralysie commença à diminuer après cinq ou six heures, et disparut
d'elle-même en peu de temps. L'observation VII est plus intéressante encore :
La foudre tomba sur une prison. Le concierge, que l'on crut d'abord mort, revint
à lui, mais ses jambes étaient complètement paralysées. Une prompte et énergique
médication améliora son état en quelques heures. Un détenu avait perdu la parole
et ne la recouvra que le soir. Dans un autre cas, il se fit une paraplégie passagère
et une paralysie plus longtemps persistante du bras droit. D'autres fois on a
observé des mouvements convulsifs dans les bras ou dans les jambes : le docteur
H. Chauveau (de Blois) en rapporte deux exemples observés en 1851 [2]. Citons
aussi le cas de Knapp [3].

[1] Voyez A. Durand, *Essai sur les effets de la foudre sur l'homme*, thèse citée.
[2] H. Chauveau (de Blois), *Union médicale*, n° 96.
[3] H. Knapp, *Ein Fall von Störung der Nervenfunctionen der oberen Extremitäten, enstanden durch einen Blitzschlag* (Virchow's Archiv für patholog. Anat., XV, p. 378-379, 1850).

Un homme de 50 ans était appuyé contre un arbre et l'embrassait avec ses deux bras portés en arrière lorsque la foudre tomba sur l'arbre. La commotion fut telle que l'homme dut être transporté chez lui et qu'il lui fallut garder le lit un jour. Douleurs modérées dans la poitrine, forte douleur avec paralysie des deux bras. Après huit semaines, la situation était à peu près la même, les douleurs notamment étaient encore intenses. Ensuite prompte guérison par la faradisation.

Boudin nous fournit l'intéressante observation qui suit [1] :

Un homme frappé de la foudre resta comme mort pendant cinq quarts d'heure. Les cheveux étaient brûlés, sur la poitrine existaient des traces de brûlures correspondant à la place qu'occupait une chaîne de montre en or. Abolition de la vue, paraplégie, paralysie de l'œil droit, flexibilité extrême des membres ; diminution considérable de la force musculaire ; la colonne vertébrale, qui offrait une mobilité tout à fait anormale, ne pouvait rester droite sans qu'on lui donnât un point d'appui ; les membres inférieurs ne pouvaient être remués que lentement et lorsque le malade était couché dans la position horizontale. Les pieds et les jambes semblaient lourds comme du plomb. La faiblesse des bras était un peu moindre. Crampes douloureuses depuis les orteils jusqu'aux genoux, surtout la nuit. Cet état ne s'améliora que très lentement. Peu à peu le malade parvint à marcher avec des béquilles, puis avec un bâton. Après quatre mois il lui était possible de marcher sans soutien, mais à pas lents et incertains. Les bras fonctionnaient bien, mais presque tous les deux jours il y avait un malaise général avec céphalalgie et raideur musculaire ; cependant la guérison suivait son chemin et les muscles reprenaient du volume.

Boudin a attiré l'attention sur un phénomène observé après la foudre comme après les blessures de guerre [2] : les individus foudroyés conservent la position et l'expression de physionomie qu'ils avaient au moment de la mort. Le fait a été remarqué sur trois chiens foudroyés, puis sur un homme qu'un orage extrêmement violent avait surpris en route avec ses quatre chevaux et qui s'était réfugié sous un arbre : la foudre tombant sur l'arbre tua l'homme et les chevaux, mais l'homme resta en selle.

Les observations que nous avons citées montrent bien que le premier effet de la foudre est un shok qui tantôt se termine par la mort, tantôt peut cesser après quelques heures, si la réaction s'établit. Puis il n'est pas rare d'observer, à côté d'autres symptômes, des paralysies, le plus souvent des paraplégies ou des hémiplégies, plus rarement des mouvements convulsifs dans un deux membres. Les paraplégies ont le caractère de maladies spinales, et permettent d'admettre la probabilité d'une lésion circonscrite de la moelle. Cependant on n'a pas, jusqu'à ce jour, démontré de lésion anatomique ; au contraire, la plupart des auteurs se croient obligés de conclure à l'absence de toute altération matérielle. La marche de ces paralysies a généralement été favorable, puisqu'elles ont le plus souvent diminué en peu d'heures ou de jours. Quelquefois leur marche a été lente, et cependant il semble que la guérison complète a fini par s'établir.

Le traitement doit d'abord s'adresser au shok, comme s'il s'agissait d'un shok de cause traumatique, puis aux paralysies, qui guérissent souvent par la seule expectation. On hâte la guérison par les bains, l'électricité, la strychnine, les toniques. Le calomel et l'émétique, qui ont été recommandés, nous semblent peu utiles. Le chloral et l'opium sont à employer s'il y a absence de sommeil ou douleur.

---

[1] Boudin, *Histoire physique et médicale de la foudre (Annales d'hygiène publique*, 2e série, t. IV, p. 279-284.

[2] Boudin, *Annales d'hygiène publique*, 2e série, t. II et III. Le *Morning Herald* a publié un tableau du champ de bataille de Balaclava après l'affaire. « Quelques visages semblaient rire, d'autres exprimaient la menace. Quelques-uns avaient l'attitude qu'on donne ordinairement aux cadavres : on aurait dit que des mains amies les avaient préparés pour être placés dans la tombe. D'autres étaient restés à genoux, serrant encore leur fusil et arrachant la cartouche avec leurs dents. Beaucoup avaient les bras élevés, soit pour chercher à parer un coup, soit pour adresser au ciel une dernière prière, etc. » Pendant la guerre de 1870-1871 on a observé le même phénomène, et le dr Rosbach l'a attribué à la rigidité cadavérique s'établissant immédiatement au moment de la mort. (Virchow's *Archiv für pathologische Anatomie*, Band LI, p. 558-568.)

CHAPITRE IV

MYÉLITE AIGUE

Considérations préliminaires. — Anatomie pathologique. — Symptomatologie et formes : I. Myélomalacie traumatique. — II. Myélite par compression (par carie vertébrale, par cancer ou autres tumeurs). — Compression de la moelle allongée. — III. Ramollissement aigu spontané de la moelle : 1. Paralysie bulbaire aiguë ; 2. Myélomalacie cervicale ; 3. Myélomalacie dorsale ; 4. Myélite diffuse. — Analyse des symptômes. — Marche. — Pronostic. — Étiologie. — Traitement. — Observations. — IV. Myélite aiguë sans ramollissement (paralysie spinale aiguë) : 1. Paralysie spinale aiguë des adultes ; 2. Paralysie ascendente aiguë ; 3. Paralysies par refroidissement ; 4. Ataxie aiguë. — V. Abcès de la moelle. — VI. Myélo-méningite aiguë (périmyélite).

Considérations préliminaires. — Jusqu'au commencement de ce siècle, on ne distinguait pas l'inflammation de la moelle d'avec celle des méninges et on confondait les deux affections sous le nom de *rachialgite* ou de *spinite* (Bréra, Jos. Frank). Hildebrandt inventa la dénomination de *notæo-myélite*, et c'est Leonhardi qui, le premier, s'est servi du terme de *myélite* sous lequel il désignait à la fois l'inflammation de la moelle et celle de ses enveloppes. Si l'on songe combien était défectueux tout ce que l'on savait alors sur la moelle, non-seulement en anatomie pathologique, mais encore en anatomie normale et en physiologie, on comprendra aisément que l'idée ne pouvait se présenter d'établir une distinction, soit théorique, soit pratique, entre les maladies de la moelle et celles de ses méninges. La première tentative qui ait été faite dans ce sens est due aux thèses de Harless [1] et de Klohss [2], mais ce n'est qu'à la suite des célèbres travaux d'Ollivier [3] que la myélite a définitivement formé un type morbide à part, comprenant l'inflammation de la moelle elle-même. Cet auteur donna de la myélite la première description exacte, et elle est aussi complète que le permettait l'état de la science à cette époque. Quelques années plus tard, Abercrombie [4] publia un travail sur le même sujet avec une série d'observations très intéressantes. Depuis lors la myélite a été conservée comme type morbide spécial et l'étude de cette affection a marché de pair avec celle de l'encéphalite et du ramollissement cérébral.

Les caractères anatomiques auxquels on reconnaissait alors la myélite étaient, cela va de soi, purement macroscopiques et portaient surtout sur des changements dans la consistance et la couleur de l'organe. On regardait, dans le cerveau aussi bien que dans la moelle, le ramollissement et l'induration comme l'expression et comme la conséquence de l'inflammation ; cependant on ne tarda pas à reléguer l'induration dans le domaine de l'inflammation chronique. Ces données macroscopiques, quelque insuffisantes qu'elles puissent nous paraître aujourd'hui, ont néanmoins servi à faire connaître bien des faits importants relatifs à l'étiologie et au siège de la myélite : elles ont été présentées par Ollivier d'une manière si complète que nous ne pouvons nous empêcher de reproduire ici sa description : « Le plus souvent on trouve la moelle ramollie, plus ou moins désorganisée, quelquefois réduite en un fluide jaunâtre analogue au pus : tantôt le ramollissement comprend toute l'épaisseur de la moelle, tantôt il n'occupe qu'une de ses moitiés latérales dans une étendue variable ; d'autres fois il est plus marqué du côté de sa face postérieure que de sa face antérieure, et *vice versa*; mais constamment le centre est plus ramolli que la circonférence ; ce qui résulte, comme nous allons le voir, de ce que l'inflammation débute dans la substance grise, et qu'ainsi le ramollissement s'étend du centre à la circonférence. Ce ramollissement peut exister isolément dans la portion céphalique ou dans les portions cervicale, dorsale ou lombaire, et rarement dans toute la longueur de la moelle. Quelquefois il y a augmentation de volume de la moelle, dans le point ramolli ; ce phénomène, moins apparent dans l'encéphale, parce que cet organe remplit exactement la cavité du crâne, peut devenir au contraire très manifeste dans la moelle épinière, qui est renfermée dans un canal osseux très large qui ne s'oppose point à l'expansion de son tissu. » (Ollivier, p. 803).

Plusieurs médecins, et M. Récamier entre autres, regardent ces ramollissements de la substance du cerveau et de la moelle comme une altération particulière du système nerveux tout à fait indépendante de l'inflammation. A la vérité, l'on trouve assez fréquemment des ramollissements de la substance de la moelle, sans aucune trace apparente de congestion sanguine locale ; mais souvent aussi les enveloppes membraneuses voisines du siège de l'altération sont rouges, épaissies ; leurs vaisseaux sont injectés, gorgés de sang ; il arrive même que ceux qui pénètrent dans la substance de la moelle et qui ne sont pas visibles dans l'état naturel, le deviennent alors

(1) Harless, *De myelitide, Dissert. inaugur.*, Erlangen, 1814.
(2) Klohss, *De myelitide*, Halac, 1820.
(3) Ollivier, *Traité de la moelle épinière et de ses maladies*. La 1re édition parut à Paris en 1821, la 2e en 1827 et la 3e en 1837.
(4) Abercrombie, *Maladies de l'encéphale et de la moelle épinière*, traduit de l'anglais par A.-N. Gendrin, Paris, 1835.

et lui donnent une couleur rouge et foncée. On ne peut douter alors que le ramollissement soit le résultat d'une véritable phlegmasie.

En outre, on remarque que, « de toutes les parties de la moelle épinière, le renflement lombaire est le point qu'on a trouvé le plus souvent ramolli, désorganisé. Le renflement cervical est ensuite celui où l'on a observé le plus de fois cette altération : or, ces deux parties de la moelle sont celles où il existe une quantité plus grande de substance grise et où, par conséquent, les vaisseaux sanguins sont le plus nombreux. On voit donc que le ramollissement occupe le plus souvent les parties formées par la substance grise, c'est ce qui fait qu'on observe souvent une fluidité marquée dans le centre de la moelle. » — « L'endurcissement du tissu de la moelle est un autre résultat de la myélite. Il a été considéré par quelques pathologistes comme le premier degré de l'inflammation aiguë qui produit secondairement le ramollissement. Mais un grand nombre d'observations prouvent que la phlegmasie qui détermine l'induration de la moelle épinière est bien souvent chronique. » (Ollivier, t. II, p. 306).

A côté de cette forme de ramollissement survenant par foyers limités, Albers en fit connaître dans la suite un autre, le ramollissement central qui envahit de grandes portions de substance grise.

Des recherches ultérieures portèrent sur les diverses formes du ramollissement tant cérébral que spinal. D'après les différences de coloration on distingua un ramollissement *blanc*, un ramollissement *jaune* et un *rouge* (ramollissement hémorrhagique). En même temps on discuta la nature et les causes du ramollissement. L'allemand Bouillaud et Ollivier soutinrent qu'il était d'origine exclusivement inflammatoire. Récamier et d'autres encore prétendaient que le ramollissement était un processus tout à fait particulier au système nerveux et distinct de l'inflammation : la plupart des médecins, à l'exemple d'Andral, de Calmeil et de Rostan, adoptèrent une opinion mixte et admirent deux espèces de ramollissement : l'un de nature inflammatoire et l'autre non inflammatoire. Il y avait longtemps déjà que pour le cerveau on avait comparé le ramollissement sénile à la gangrène sénile, lorsque les découvertes de Virchow sur l'embolie et la thrombose artérielle firent voir que ce ramollissement était une nécrobiose essentiellement différente des processus inflammatoires irritatifs. Il est vrai qu'on manquait de caractères anatomiques sûrs pour établir cette différence. Le problème se compliqua encore le jour où l'on s'aperçut qu'il existait aussi un ramollissement d'origine cadavérique. La moelle, surtout dans sa portion dorsale, est encore plus facilement que le cerveau le siège d'un ramollissement cadavérique assez précoce. Ollivier déjà attribue ce phénomène à l'imbibition de l'organe par le liquide céphalo-rachidien. En été, cette altération est parfois remarquablement rapide, même sur des cadavres peu avancés. Les maladies qui ont occasionné la mort ont elles-mêmes une influence telle que souvent des cadavres récents présentent un ramollissement blanc aussi prononcé qu'il pourrait l'être dans la myélite la plus intense. Aussi on ne tarda pas à se convaincre qu'une simple diminution de consistance ne suffit pas pour caractériser une lésion inflammatoire telle que la myélite, et que cette altération doit être confirmée par le microscope. A dater de ce moment les études sur la myélite entrèrent dans une nouvelle période. La première découverte importante fut celle des *corps inflammatoires de Gluge*, lesquels se montrent si fréquemment et si abondamment dans les foyers de ramollissement des centres nerveux. Avant tout ils fournirent le critérium dont le besoin s'était si vivement fait sentir, à l'aide duquel on put décider si un point, ramolli ou non, était réellement altéré pathologiquement : au début, on les considéra aussi comme la preuve irréfutable de la nature inflammatoire de la lésion. Cette manière de voir, on le sait, ne s'est pas confirmée, et ce sont en particulier les travaux de Reinhardt qui ont contribué à faire regarder ces éléments comme le produit d'une métamorphose graisseuse, régressive des cellules. Néanmoins les *corps granuleux* conservent encore aujourd'hui une très grande importance dans la pathologie nerveuse, parce qu'ils constituent l'altération la plus frappante, la plus habituelle et la plus facile à constater. Dans la majorité des cas ils nous révèlent l'existence positive d'une lésion morbide et ils nous fournissent certaines indications sur son extension et son intensité ; mais ils ne nous apprennent rien quant à la nature de la lésion ; loin d'être caractéristiques de l'inflammation, ils appartiennent aux processus morbides les plus disparates. On a cherché à tourner la difficulté en inventant la myélite *granuleuse*. Cette appellation, nous n'avons pas besoin de le faire remarquer, ne résout aucun des problèmes qui incombent à l'histologie pathologique.

Dans ces conditions, il fallut chercher ailleurs une caractéristique de la nature inflammatoire du ramollissement spinal, et l'attention se dirigea vers l'état du tissu interstitiel, de la névroglie. Les travaux de Virchow sur ce tissu et sa doctrine de l'inflammation furent cause que les histologistes étudièrent avec prédilection la névroglie tant à l'état normal qu'à l'état pathologique. Nous devons citer entre autres Frommann [1] et Mannkopff [2] qui recherchèrent les altérations microscopiques de la myélite et observèrent avec un soin particulier la manière dont se comporte

(1) Frommann, *Untersuchungen über normale und pathologische Anatomie des Rückenmarcks*, Iéna. 1864, p. 79.
(2) Mannkopff, *Ueber acute Myelitis*, Amtl. Berichte d. Naturforscher Sammlung zu Hannover, 1866, p. 251. et *Berlin, klin. Wochenschrift*, 1864, n° 4.

le tissu conjonctif. Fromann distingue trois degrés dans les lésions de la myélite : dans le premier, il y a prolifération des cellules conjonctives qui contiennent deux ou trois noyaux et ont leurs prolongements dilatés; les fibres nerveuses sont ou intactes ou légèrement comprimées. Dans le deuxième degré, le nombre de cellules est considérablement accru, leurs prolongements sont fortement dilatés, s'anastomosent entre eux et constituent un réseau de fibres et de canalicules. En somme, la masse du tissu conjonctif est considérablement augmentée et un grand nombre de fibres nerveuses sont comprimées et rétrécies. Dans le troisième degré, la dilatation des prolongements est encore plus prononcée et presque tout l'ensemble de la trame réticulée est farcie de noyaux. Les tubes nerveux présentent des rétrécissements et des dilatations : ces dernières se montrent toujours dans les deux derniers degrés; à côté des fibres tuméfiées on en voit d'autres qui sont rétrécies. Là myéline est, dans ces cas, réduite en fragments; le cylindre-axe a parfois l'aspect normal, parfois il est granuleux et en voie de désagrégation. — Mannkopff lui aussi distingue trois stades : le premier ne présente aucune altération macroscopique, si ce n'est une légère modification de consistance et de coloration; le microscope décèle une multiplication considérable des noyaux dans la tunique conjonctive des artères; après durcissement, on constate l'augmentation de la substance conjonctive et l'élargissement des interstices. Dans le deuxième degré, on voit à l'œil nu des extravasations sanguines plus ou moins abondantes, une infiltration hémorrhagique du tissu nerveux et enfin du ramollissement. Le microscope montre des altérations plus prononcées au pourtour des vaisseaux, la dégénérescence graisseuse des capillaires et de la substance fondamentale . Dans le troisième degré, il y a de plus une altération des éléments nerveux, avec une grande quantité de corps granuleux, des détritus de myéline, de cellules nerveuses graisseuses (ramollissement jaune); en outre on voit les cellules et les noyaux de la névroglie à tous les degrés de la dégénérescence graisseuse. Cet état s'accompagne de dégénération ascendante et descendante. Parfois les racines nerveuses sont aussi intéressées et présentent des nodosités avec dégénérescence graisseuse et prolifération de la membrane de Schwann.

La myélite a été également l'objet de nombreux travaux en Angleterre et en France. Nous devons mentionner en première ligne les études cliniques de Brown-Séquard [1] et les recherches histologiques de Lockhardt-Clarke. En France, c'est à Charcot et son école [2] qu'on est redevable de nombreux travaux sur la question, dont le plus important est la monographie de Dujardin-Beaumetz [3]. Cet auteur distingue trois stades dans la myélite : 1° *Stade de gonflement* caractérisé par un développement énorme des vaisseaux et une teinte rosée des parties malades; le tissu conjonctif et la substance nerveuse prennent également part au gonflement; 2° le second stade présente comme phénomène capital, le *ramollissement* qui peut arriver à un point tel que tout le tissu est converti en une véritable bouillie d'une teinte rouge, blanche, jaune, grise ou chocolat : ces nuances dépendent principalement de la quantité de sang extravasé. Le ramollissement est dû à des exsudations, contenant ou ne contenant pas des globules sanguins (foyers d'exsuda- tion) et correspondant à ce que Clarke appelle des foyers de désintégration granuleuse (Michaud); 3° le troisième stade a été appelé par Dujardin-Beaumetz *stade de désintégration* ou de *résorption*; il n'existe pas dans tous les cas de myélite, car il suppose une longue durée de l'affection. Dans ce stade, le gonflement disparaît par voie de résorption, la destruction moléculaire poursuit sa marche, le foyer est parsemé de granulations graisseuses et pigmentaires; il s'aplatit, sa substance se raréfie et il se forme une cavité ou une cicatrice.

De nombreux auteurs ont décrit des *lacunes* de forme et de volume variables, contenant une sérosité limpide et dont les parois sont formées par du tissu conjonctif condensé. Outre cette forme de myélite avec ramollissement, l'auteur en décrit plus succinctement une autre qu'il appelle *myélite sans ramollissement, myélite hyperplastique*. Il désigne par là ces formes morbides dans lesquelles la moelle semble être normale à l'œil nu, mais où le microscope (et déjà le simple durcissement par l'acide chromique) font reconnaître des altérations profondes qui, dans leur ensemble, rappellent celles de la période de gonflement de la myélite ordinaire : cependant les éléments nerveux subissent des altérations moins prononcées; l'exsudat est peu abondant ou nul, la dissociation est insignifiante; l'inflammation porte de préférence sur le tissu conjonctif interstitiel, d'où le nom de myélite hyperplastique, laquelle doit être distinguée du ramollissement d'autant plus qu'elle s'en sépare aussi par les symptômes cliniques [4]. Quant aux diverses formes de myélite, Dujardin-Beaumetz distingue : 1° la myélite *centrale* ou *généralisée*; 2° la myélite

---

(1) Brown-Séquard, *Lectures on the diagnissis and treatment of the principal forms of paralysis of the lower extremities.* Philadelphia, traduction française par Richard Gordon, 2° édit. Paris, 1865.
(2) Michaud, *Sur la méningite et la myélite dans le mal vertébral*, 1871. — Charcot, *Leçons* p. Bourneville, 2° série. Paris, 1873. *De la compression lente de la moelle épinière*, p. 125 et suivantes.
(3) Dujardin-Beaumetz, *De la myélite aiguë*, Paris, 1873.
(4) Dujardin-Beaumetz parle aussi de l'induration que certains auteurs, entre autres Reeves, ont voulu considérer comme une phase transitoire, comme un stade de la myélite aiguë. Il se rallie à l'opinion de ceux qui considèrent l'induration comme le produit d'une inflammation chronique; tels sont Engelken, Roger, Damaschino, et en général les auteurs qui ont le plus récemment écrit sur la question.

aiguë partielle ou en foyer; 8° la myélite aiguë des cornes antérieures de la substance grise (paralysie spinale de l'enfance).

Cette dernière forme de myélite, appelée par Dujardin-Beaumetz myélite hyperplastique et qui serait mieux caractérisée par la dénomination de myélite sans ramollissement a, grâce aux observations microscopiques de ces derniers temps, acquis une importance considérable. Nous venons de dire que rien dans ces cas ne révèle à l'œil nu l'existence d'une myélite et que des désordres graves peuvent exister dans le parenchyme médullaire sans aucune espèce de ramollissement. Ces observations histologiques datent déjà de quelques années : elles ont surtout porté sur des formes d'affections spinales dans lesquelles on n'avait jusqu'alors découvert aucune altération de la moelle. Parmi les premières de ces observations se trouvent celles des paralysies prétendues réflexes dans lesquelles Gull a démontré des lésions de la moelle. Les nôtres vinrent après [1]. Plus tard, et surtout dans ces dernières années, les recherches microscopiques, facilitées par les nouvelles méthodes de durcissement, ont fait découvrir des altérations dans une série d'affections dans lesquelles la moelle avait toujours été considérée comme intacte. Ces découvertes ont trait à des maladies aiguës et chroniques. Parmi les premières, mentionnons certaines paralysies consécutives des maladies aiguës : la paralysie infantile et certains cas de la paralysie dite spinale aiguë des adultes. Ces affections prennent rang à côté de la myélite aiguë; elles se distinguent des formes graves du ramollissement aigu autant par leur moindre gravité que par leurs lésions moins considérables. Cette différence tient-elle à une différence dans la nature du processus morbide comme le veut Dujardin-Beaumetz, ou y a-t-il là une simple question de degrés, c'est ce qu'on ne peut encore décider. Dans certains cas de myélite consécutifs à la variole, Westphal a trouvé les lésions non pas uniformément réparties, mais localisées en foyers, et il a donné à cette forme le nom de myélite aiguë disséminée. Ce qui nous semble remarquable, ce n'est pas cette disposition des lésions qui est bien conforme au génie spécial de la variole, mais c'est la petitesse des foyers et leur peu de tendance au ramollissement. Qu'une myélite qui se montre par foyers disséminés soit moins intense qu'une myélite diffuse, c'est ce que l'on conçoit aisément et nous espérons démontrer que la myélite, dans ses manifestations les moins graves, se présente assez régulièrement sous forme de foyers disséminés.

D'après ce qui précède, on se convaincra aisément que, malgré des progrès sérieux dont nous sommes redevables aux auteurs les plus récents, l'étude de la myélite aiguë est loin d'être complète et qu'elle présente d'assez grandes lacunes tant sous le rapport de l'histologie pathologique que de la clinique. Les difficultés considérables de cette étude sont encore aggravées par la rareté des ramollissements de la moelle et des autopsies. La myélite est une maladie peu commune, et elle aboutit rarement à une mort rapide. Les cas légers passent à l'état chronique, et on n'a occasion d'en faire l'autopsie qu'après plusieurs années, alors que les anamnestiques sur l'origine de la paralysie sont devenus très peu précis. A cela vient s'ajouter une autre condition défavorable, c'est que l'examen histologique de la myélite demande une certaine habileté et que, même avec une grande habitude, on peut parfois ne pas réussir dans le durcissement d'une moelle ramollie.

Pour compléter nos connaissances sur la myélite aiguë nous pouvons mettre à profit l'étude des ramollissements analogues, en particulier de ceux d'origine traumatique qui se présentent assez fréquemment dans les grandes villes : on y rencontrera les lésions du ramollissement hémorrhagique aigu et, à une période plus avancée, on pourra y observer le travail de cicatrisation. Les cas de myélite par compression sont encore plus intéressants : en effet, leur marche et leur anatomie pathologique présentent une grande analogie avec la myélite spontanée, et comme on a l'occasion de les étudier à toutes les périodes, ils semblent faits exprès pour combler les lacunes de nos connaissances sur la myélite. Nous possédons une troisième source très précieuse de renseignements dans l'expérimentation. Brown-Séquard, le premier, paraît avoir déterminé artificiellement une myélite aiguë chez un cochon d'Inde; aussitôt après Hayem et Liouville ainsi que Gaucher ont institué de nombreuses expériences relatées dans le travail de Dujardin-Beaumetz. Cependant nos connaissances sur la myélite y ont peu gagné. Ces auteurs ont produit des lésions artificielles ou bien par traumatisme ou bien par des irritants chimiques, iode, glycérine et ont vu se développer un ramollissement très limité de la moelle (avec infiltration des méninges) caractérisé par des altérations microscopiques déjà connues; jamais ils n'ont réussi à provoquer ainsi une inflammation étendue.

Ajoutons à ces remarques le résumé succinct de deux expériences personnelles. Nos sujets d'expérience ont toujours été des chiens ou des chats, parce que ces animaux résistent aux opé-

[1] Paraplegiæ urinariæ. Regimonti, 1865.

rations et laissent à la myélite le temps de se produire, et aussi parce que leur moelle est assez volumineuse pour se prêter à un examen microscopique complet. Une excellente méthode pour provoquer la myélite, est l'injection de dix à vingt gouttes de liqueur de Fowler : nous savions déjà par expérience que ce liquide déterminait sur les nerfs des inflammations ayant de la tendance à se propager au loin (1). Après avoir préalablement mis à nu la moelle au point de jonction de la portion dorsale avec la lombaire, nous avons pratiqué l'injection qui rendait l'animal complètement paraplégique, abolissait sa motilité et sa sensibilité et paralysait ses sphincters. La paralysie ne faisait aucun progrès les jours suivants ; dans un cas seulement, les pattes anté rieures s'affaiblirent deux jours avant la mort. Quelques-uns de nos sujets moururent en peu d'heures, probablement intoxiqués par l'influence du chloroforme, d'autres survécurent 2, 4, 6 jours et davantage. Grâce aux soins dont ils ont été entourés, plusieurs animaux ont bien supporté l'opération et nous ont permis d'étudier la marche ultérieure de la myélite. Ceux qui suc combèrent rapidement nous laissèrent voir une myélite bien développée, laquelle déjà au bout de 2 à 3 jours était passablement étendue et se propageait bien au delà du point touché par l'injection. A l'endroit même où elle avait porté, nous avons trouvé une infiltration purulente des méninges, surtout à la partie antérieure, avec un ramollissement intense souvent hémorrhagique ou lent de la moelle. Au-dessus et au-dessous les phénomènes diminuaient d'intensité et offraient à l'œil nu les divers degrés et stades de la myélite. Après le durcissement dans l'acide chro mique nous avons pu facilement pratiquer un examen histologique complet. Ces expériences paraissent devoir fournir à l'étude de la myélite un appoint qui n'est pas à dédaigner et cela d'autant moins qu'elles sont en tous points confirmées par les observations faites sur l'homme. Nous ne transcrivons à cette place que le résumé de deux expériences, nous réservant pour plus tard l'exposé des détails plus circonstanciés.

I. — Un chien de moyenne taille fut opéré à la région dorsale inférieure et mourut au bout de six jours.

Autopsie faite le 25 février 1874. — La plaie du dos contient du pus fortement sanieux ; celle de la dure-mère est recouverte d'un pus épais et crémeux qui s'étend dans une certaine étendue vers le haut et vers le bas. Au-dessous du pus se voit la pie-mère fortement injectée et infiltrée de pus : quelques petits foyers purulents se montrent jusqu'à la partie supérieure de la région dorsale. La moelle elle-même est fortement tuméfiée à l'endroit où l'on a pratiqué l'injection et elle fait hernie à travers l'ouverture pratiquée à la colonne vertébrale : en ce point, son tissu est assez ferme ; au-dessus et au-dessous elle a son diamètre normal, mais elle est sensiblement ramollie. En pratiquant une section à travers la partie gonflée on la trouve assez consistante ; la tuméfaction tient en grande partie à ce que la pie-mère est infiltrée de pus et épaissie, parti culièrement sur sa face antérieure. La moelle elle-même est aussi gonflée, elle est marbrée, par semée de nombreux points hémorrhagiques qui siègent dans l'épaisseur des cordons postérieurs et au pourtour de la substance grise.

Celle-ci est infiltrée, floconneuse, d'un gris rougeâtre, et très peu ramollie ; la substance blanche est rougeâtre, trouble et paraît également infiltrée, avec des petits points ramollis. Au dessus de la tuméfaction la moelle est peu consistante, marbrée, rougeâtre ou jaune rougeâtre, avec un piqueté hémorrhagique et quelques petits foyers jaunâtres. Un peu plus haut on trouve dans la moitié droite de la moelle un foyer hémorrhagique de couleur foncée, du vo lume d'un grain de chènevis et d'une consistance ferme ; il est entouré d'une zone teintée en rouge ou en jaune rougeâtre ; à ce niveau, les cordons postérieurs sont ramollis et montrent par places une infiltration jaune verdâtre (purulente) qui s'étend jusqu'à la pie-mère. Encore plus haut la teinte devient plus normale, on reconnaît déjà les contours de la substance grise, il n'y a que le cordon latéral et postérieur droit qui contienne un point ramolli, saillant, jaunâtre, purulent. A l'œil nu, on peut reconnaître la myélite ascendante jusqu'à 12 centimètres au-dessus de l'endroit de l'injection. En pratiquant une section plus haut et en faisant une préparation microscopique par le raclage, on obtient encore des corps granuleux. En examinant à l'état frais les endroits fortement ramollis, on constate de nombreux corps granuleux foncés dont quel ques-uns très volumineux, de plus une quantité de globules purulents qui sont en partie réunis sous forme d'amas considérables, et enfin des débris de fibres nerveuses, variqueuses en dégé nérescence granulo-graisseuse évidente. Le nerf sciatique est congestionné à sa surface, sa gaine est trouble et tuméfiée ; en l'examinant après dissociation on y constate de nombreux tubes ma nifestement graisseux, et on peut poursuivre cette altération jusque dans le nerf musculo-cutané. Les muscles sont d'une couleur brune normale, mais se laissent plus facilement déchirer que normalement ; quelques-unes de leurs fibres sont troubles et granulo-graisseuses, et il y a multi plication des noyaux du sarcolemme.

Après durcissement, il est facile de se rendre compte de l'intensité et de l'extension de l'in flammation. A la partie inférieure du renflement lombaire, là où la moelle est tuméfiée, on reconnaît au centre de la coupe un foyer purulent qui est entouré d'un tissu nerveux enflammé et ferme : la pie-mère est épaissie et infiltrée. Plus haut il n'y a plus de gonflement de la

_____

(1) Comp. Klemm, *Ueber Neuritis migrans,* inaug. Dissert. Strasbourg, 1874.

moelle. elle-même, mais la pie-mère est toujours dans le même état; la substance grise renferme
de nombreux points hémorrhagiques au pourtour des vaisseaux; sa consistance est assez ferme,
ses éléments un peu difficiles à distinguer, quant à ses contours, ils sont nets. La substance
blanche est parcourue par des cloisons fibreuses épaissies. Plus haut encore on reconnaît çà et
là de petits foyers de myélite dont deux ou trois à peine offrent des signes de ramollissement;
de plus la substance blanche a un aspect finement vésiculeux. A partir de la région cervicale,
la moelle est tout à fait normale.

II. — Un second chien fut opéré de la même façon et survécut 4 jours. A l'endroit où a porté l'injection, la moelle est complètement ramollie sur une étendue de 5 centimètres, elle est constituée en ce point par un sac fluctuant rempli d'un pus verdâtre. Plus haut le canal central est
passablement dilaté et laisse sourdre chaque fois qu'on comprime la moelle, un liquide purulent
et verdâtre; de plus il existe dans le faisceau latéral gauche un foyer ramolli, gris rougeâtre.
Au-dessous de la partie abcédée la moelle est fortement tuméfiée et sa moitié droite renferme
un nouvel abcès qui est irrégulier et entouré d'un tissu fortement enflammé. Après durcissement on reconnaît que le canal central n'est que peu élargi dans la portion cervicale, mais qu'il
renferme du sang et du pus jusqu'à ce niveau. Plus bas ses parois sont épaissies, infiltrées et
ramollies, l'inflammation s'étend à la commissure grise et avoisinante, mais cette rétention est
modérée : le reste de la substance grise est intact en cet endroit; mais encore plus bas les cellules
nerveuses sont diminuées. La substance blanche renferme des foyers disséminés de myélite et
a un aspect finement vésiculeux.

Ces expériences prouvent que chez le chien on peut, par une injection arsenicale, déterminer
une myélite qui se propage au loin et qui présente des degrés divers d'intensité et de forme :
elle s'accompagne à peu près constamment d'une inflammation plus ou moins étendue des méninges avec infiltration et épaississement, de façon qu'on a affaire à la fois à une myélite et à une
méningite (myélo-méningite). Mais le phénomène prédominant, c'est la lésion de la moelle par
l'agent chimique, lequel provoque une réaction inflammatoire vive et étendue. Les altérations
sont le plus prononcées au point d'injection où l'on observe le ramollissement le plus considérable, de la diffluence (purulence) de la substance nerveuse et des extravasations sanguines sous
les méninges et dans le parenchyme médullaire. Ce ramollissement est presque toujours accompagné de formation de pus, laquelle est parfois si abondante qu'il y a une véritable fonte purulente de toute la masse, ou que l'on trouve dans le foyer de petits abcès et de l'infiltration purulente. Plus loin le ramollissement est moindre, on constate les signes de la myélite aiguë, du
ramollissement soit hémorrhagique, soit jaune, rarement blanc. La substance ramollie est teintée
par la matière colorante du sang, elle est diffluente et grumeleuse; tantôt le ramollissement est
diffus, tantôt il existe sous forme de foyers à côté desquels on remarque d'autres points légèrement translucides, rougeâtres, d'un jaune d'ocre ou gris jaunâtres. L'altération n'est pas symétrique, elle est d'habitude plus prononcée d'un côté que de l'autre et elle peut se borner à quelques petits foyers. Il existe souvent, à côté du ramollissement une induration due à de l'infiltration et parfois aussi une tuméfaction très sensible avec gonflement de tout le côté correspondant de la moelle.

Déjà à l'œil nu et à l'état frais, on peut poursuivre l'altération de la moelle sur une certaine
étendue au-dessus et au-dessous du siège de l'opération. Souvent le microscope fait encore découvrir, au delà de ces limites, des lésions propres à la myélite, entre autres quelques corps granuleux, des globules de pus, des cellules et des fibres altérées. Mais il vaut mieux procéder à un
examen méthodique après durcissement dans le bichromate d'ammoniaque. Les teintes que prennent les tissus par le durcissement sont des guides excellents pour reconnaître l'extension du processus morbide. En les observant on acquiert alors la conviction que cette extension est bien
plus considérable qu'on ne l'aurait pensé par la seule inspection à l'état frais. Après plusieurs
semaines de durcissement on voit apparaître des îlots clairs, des foyers plus ou moins grands qui
donnent à la surface de section un aspect tigré. Nous voyons par là qu'une conséquence de la myélite grave est la formation de foyers disséminés qui n'aboutissent pas au ramollissement et qui
représentent un mode mineur de la myélite. La disposition de ces foyers est variable. D'habitude
ils sont localisés presque tous dans la moitié postérieure de la moelle et parfois de préférence
dans les cordons postérieurs, à tel point qu'il en résulte une affection presque localisée à ces derniers. Souvent les cordons latéraux sont aussi intéressés et on peut observer de petits foyers dans
les cordons antérieurs. Dans d'autres cas, ces foyers sont rares dans la substance blanche, par
contre la substance grise centrale est fortement atteinte, elle présente de nombreux points hémorrhagiques dans le voisinage de la substance blanche; ses vaisseaux sont très dilatés et elle
est en voie de ramollissement graisseux ou purulent : c'est le ramollissement central. Cette
lésion peut se borner au pourtour du canal central (myélite centrale périépendymaire) ou
bien le pus s'épanche dans ce canal, s'y répand au loin et amène l'inflammation et le ramollissement de sa paroi (myélite endoépendymaire). Enfin, dans nombre de cas, la périphérie de la
moelle est surtout atteinte avec ou sans participation des méninges, c'est ce qu'on appelle la
myélite périphérique, la périmyélite.

Il nous semble rationnel de tirer de ces expérimentations les conclusions suivantes : 1° les lésions de la myélite dépendent, quel que soit leur siège d'une cause unique, et comme elles sont par-tout histologiquement identiques, elles peuvent être rapportées à une seule et même forme ; par conséquent la distinction en myélite centrale, périphérique, etc., n'a pas une importance clinique bien grande. Ces remarques s'appliquent également aux formes chroniques de la myé-lite ; 2° l'expérimentation nous apprend en outre que la myélite sans ramollissement n'est qu'un degré peu avancé de la myélite avec ramollissement, qu'elle coexiste d'habitude avec cette dernière, dont elle constitue une manifestation avec foyers multiples, lesquels ne sont pas reconnaissables à l'état frais, mais apparaissent distinctement après le durcissement; l'examen histologique fait découvrir des signes manifestes de myélite bien au delà du siège macroscopi-que. Ces signes consistent en tout petits foyers, tellement petits qu'ils ne sont visibles qu'au microscope et en lésions minimes disséminées comme au hasard. Parmi ces lésions, les plus appréciables sont constituées par des dilatations vésiculeuses des espaces destinés aux fibres nerveuses : ces dilatations s'observent isolément ou par groupes ; elles ont un diamètre deux ou trois fois supérieur à celui de la fibre nerveuse normale et leur aspect est clair et pâle. La myé-line y a disparu totalement ou bien on n'en trouve plus que des traces. La cavité de ces vési-cules est remplie par le cylindre-axe épaissi et accompagné d'une petite quantité de myéline ou bien de deux ou trois corps granuleux. On ne constate généralement aucune autre lésion dans le voisinage, si ce n'est de temps à autre une prolifération et un gonflement des noyaux de la névroglie. Nous regardons ces altérations comme les lésions primordiales de la myélite, comme les plus délicates parmi celles qui peuvent être reconnues avec certitude. A mesure que ces altérations augmentent, les coupes de la moelle prennent, ou par places, ou dans toute leur éten-due, un aspect vésiculeux prononcé. Au milieu des portions ainsi altérées on rencontre souvent des îlots d'un aspect granuleux, formés de corps granuleux et de globules purulents et dans lesquels tout élément nerveux a disparu. Ces îlots sont d'habitude nettement limités, et dans leur voisinage les fibres de la névroglie sont légèrement gonflées et épaissies.

Les petits foyers de myélite disséminée sont formés par des corps granuleux superposés ou juxtaposés dans les intervalles desquels on trouve par-ci par-là une fibre nerveuse malade. La névroglie n'est que peu modifiée, aussi la consistance du tissu est-elle à peu près normale. Ces foyers ne sont pas nettement limités : entre eux et le tissu nerveux sain se trouve toujours une zone de transition où l'altération est moindre, mais dans laquelle on retrouve encore quelques corps granuleux, quelques fibres nerveuses déformées et des cylindres-axes gonflés. Il n'y a, du reste, pas trace, dans ces foyers, ni d'exsudation ni d'hypérémie.

ANATOMIE PATHOLOGIQUE.

Les lésions macroscopiques de la myélite aiguë ont été bien décrites d'abord par Ollivier ; les études ultérieures sur les diverses formes du ramollissement sont venues compléter le tableau dressé par cet auteur ; nous mentionnerons particu-lièrement les travaux d'Engelken, de Dujardin-Beaumetz, etc., et les descriptions que nous avons données nous-même dans la relation de nos diverses observations et expériences.

Les altérations macroscopiques consistent dans une diminution de la consis-tance (ramollissement), et de plus très souvent dans un changement de coloration et d'aspect. Tantôt la partie qui est le siège du ramollissement inflammatoire est tuméfiée et infiltrée, tantôt elle est au contraire rétractée et atrophiée. La dimi-nution de consistance peut affecter tous les degrés depuis les plus légers, à peine appréciables, jusqu'à la diffluence complète dans laquelle la pie-mère ressemble à un sac fluctuant qui, lorsqu'on l'incise, laisse échapper une bouillie claire, pres-que liquide. A côté ou dans le voisinage des endroits ramollis on peut constater de légères indurations qui sont dues à une infiltration interstitielle. Dans nos expé-riences sur les chiens et dans quelques cas de myélite par compression, nous avons pu nous convaincre que cette induration pouvait survenir dans la méylite aiguë : on ne saurait l'envisager comme un phénomène initial, précédant le ramol-lissement, mais au contraire il faut la considérer comme une infiltration spéciale et accidentelle de la névroglie. La couleur des parties ramollies est variable, elle dépend en somme de la quantité et de l'état du sang épanché. La coupe de la moelle a un aspect irrégulier, confus, vague, marbré. Les contours de la substance grise sont méconnaissables, ou ne sont conservés que par places ; parfois toute la surface de section est constituée par une masse presque homogène présentant des marbrures. On sait qu'en se basant sur la coloration on a distingué un ramollissement rouge (hémorrhagique), un jaune et un blanc. Mais à côté de ces nuances il en existe encore bien d'autres, rougeâtre, rouille, chocolat, ocre ; on doit y ajouter le ramollissement gris, car encore assez souvent les parties ramollies prennent, par suite de la disparition de la substance nerveuse, une teinte grise, rouge grise par transparence [1]. Jamais non-seulement une même coupe transversale, mais encore la coupe d'un même foyer, ne présente une teinte unique ; au contraire tel point est sanguinolent, tel autre jaune ou couleur de rouille. On peut distinguer plusieurs stades dans le ramollissement. Pour Engelken le ramollissement rouge constitue le premier stade, le jaune le second, le blanc le troisième. Mais cela n'est pas exact, en particulier pour le ramollissement blanc. Il arrive souvent que dans aucun stade il ne survient de changement de coloration : le tissu reste blanc du commencement à la fin : ce sont les cas où il ne se produit ni congestion notable ni hémorrhagie. C'est là ce que l'on observe habituellement, mais non constamment, dans la myélite par compression, parce qu'elle a une marche insidieuse et qu'en raison même de la compression persistante, l'hyperémie ou une hémorrhagie ne seraient guère possibles. Néanmoins le cas cité par Virchow et celui que nous avons publié nous-même (v. p. 225 et suiv.) et qui a trait à un carcinome des vertèbres, prouvent qu'on peut aussi avoir affaire dans ces cas à un ramollissement hémorrhagique de couleur chocolat.

Quoi qu'il en soit, on peut admettre trois stades de ramollissement, qui sont analogues à ce qu'on observe dans l'inflammation d'autres organes, du poumon ou du rein par exemple.

1. Le *ramollissement rouge* (*hémorrhagique*) avec hyperémie, extravasation sanguine, tuméfaction, état œdémateux et transparent ou bien louche par-ci par-là.

2. Le *ramollissement jaune*, stade de dégénérescence graisseuse, dans lequel la teinte n'est pas toujours uniforme, où la surface de section est inégale, grumeleuse, et où la distinction entre les deux substances ne peut plus se faire qu'en certains points.

3. Le *ramollissement gris*, stade de résorption et d'atrophie, dans lequel le foyer est affaissé, atrophié dans son ensemble, se laisse facilement déchirer et offre une teinte grise ou rouge grise : dans ce tissu gris sont disséminés des îlots ou des points jaunes blancs ou d'un gris blanc.

A ces trois stades s'ajoute :

4. Le *ramollissement purulent* (*vert*), dû à de l'infiltration purulente ou à la formation d'un véritable abcès. L'infiltration purulente s'accompagne constamment d'un ramollissement prononcé et d'une destruction des éléments nerveux; souvent ceux-ci ne sont que tuméfiés. L'abcès est entouré d'une zone fortement enflammée dont le tissu se délimite nettement plus tard et s'indure pour former une paroi à l'abcès qui s'enkyste ainsi. Nous avons eu plusieurs fois l'occasion d'observer sur le chien cette terminaison, qui est exceptionnelle chez l'homme.

Parmi les lésions macroscopiques ultérieures nous devons encore mentionner les indurations et la formation de kystes ; il en sera question plus tard à propos des modes de terminaison de la myélite.

---

[1] Plusieurs auteurs français donnent le nom de *sclérose* à ces parties grises atrophiées, même lorsqu'elles sont ramollies comme dans la myélite par compression; pour eux *sclérose* est synonyme d'*atrophie*. Nous croyons devoir protester contre l'emploi qu'on fait dans ces cas du mot de *sclérose*. Le développement de la sclérose, tel qu'il a été récemment établi en particulier en France, est loin d'être à l'abri de toute objection, mais au moins faut-il réserver ce terme pour les atrophies chroniques de la substance médullaire, dans lesquelles la charpente conjonctive est épaissie et indurée; s'il existe dans ces cas une diminution relative de la consistance, cela tient simplement à ce que le tissu est riche en sucs. C'est dans ce sens que nous emploierons, nous aussi, le mot de sclérose; quant aux indurations accidentelles qui surviennent dans la myélite aiguë, nous les appellerons ramollissements gris, rouge gris, etc.

L'étendue des lésions est très variable. Les formes les plus graves et les mieux caractérisées possèdent un foyer unique qui mesure plusieurs hauteurs de verte- bres, qui peut à la vérité présenter des différences d'intensité et de coloration, mais qui du haut en bas est le siège d'une inflammation violente. L'irritation est moindre aux deux extrémités qu'au centre ; à un même niveau les deux moitiés ne sont jamais également intéressées, même aux endroits les plus gravement atteints, et il est rare que dans la moitié la plus malade il ne subsiste pas quelques points dans lesquels la substance nerveuse, grise ou blanche, soit conservée ; ces points sont de préférence situés vers la périphérie, ils ont une teinte légèrement grisâtre ou gris rougeâtre et ils sont séparés de la portion ramollie par une ligne de démarcation irrégulière et anfractueuse. Dans les cas plus légers le foyer est moins étendu et n'occupe qu'une partie parfois assez restreinte de l'épaisseur de l'organe. Les gros foyers ont leur siège de prédilection dans la substance grise, d'où ils empiètent sur la blanche et peuvent même s'étendre jusqu'à la périphérie. Le ramollissement ne débute qu'exceptionnellement à la surface, et ce cas se pré- sente surtout, ainsi qu'Ollivier l'a déjà fait remarquer, lorsque l'affection est con- sécutive à une méningite.

Quand les foyers sont volumineux, une dimension l'emporte d'ordinaire sur l'autre ; tantôt c'est la transversale (*ramollissement suivant l'épaisseur*), tantôt la longitudinale. Dans le sens de la longueur, le ramollissement se propage sur- tout dans la substance grise (*ramollissement central d'Albers*). Il existe encore d'autres variétés dans lesquelles les altérations, au lieu de former un tout continu, se montrent par petits foyers qui parfois siègent dans une portion très limitée de la moelle, mais peuvent aussi être répartis dans toute son étendue (*ramollisse- ment disséminé*, ou *par îlots* ou encore *multiple*).

Relativement au *siège* du ramollissement, nous dirons que tous les points de la moelle peuvent être atteints. Les gros foyers s'observent surtout à la portion dorsale moyenne ou inférieure, plus rarement à la région cervicale et dans la moelle allongée. Dans cette dernière on observe de préférence la forme dissé- minée. Le ramollissement périphérique, suite de méningite, est rare ; il n'est pres- que jamais très étendu ni très intense.

Aux altérations macroscopiques appartiennent encore les *dégénérations se- condaires*.

Les recherches complémentaires se font à l'aide des méthodes de durcissement. Le durcissement de moelles ramollies par suite de myélite est difficile, parce que les parties ramollies ont une grande tendance à s'émietter ; elles se fendillent, et il devient impossible d'y pratiquer des coupes fines, au grand préjudice de l'examen microscopique. Nous recommandons de recueillir aussitôt que possible les moelles ramollies, de les mettre immédiatement dans de l'alcool dans lequel on les lais- sera 24 heures, puis de les porter dans une solution à 5 p. 100 de bichromate d'ammoniaque ; on fera bien d'enlever la dure-mère en tout ou en partie, parce qu'elle met obstacle à un bon durcissement. Par ce procédé nous obtenons presque toujours des durcissements suffisants, et en particulier les moelles de chiens reti- rées aussitôt après la mort ont fourni des résultats excellents.

Après plusieurs semaines de durcissement, on peut faire un nouvel examen ma- croscopique. Les parties fortement ramollies ont constamment une consistance granuleuse due à la rétraction de toute cette masse qui était riche en sucs, et on y découvre de petites fissures et des lacunes. Les parties moins ramollies durcis- sent en bloc et prennent une consistance un peu spongieuse et élastique. Sur une section, les parties malades ont une teinte plus claire qui tranche nettement sur le tissu nerveux sain. Quand toute l'épaisseur de la moelle est à peu près atteinte, le bichromate n'accuse aucune différence de ton, l'ensemble de la surface de section est jaune-brunâtre ou verdâtre, les limites de la substance grise ne sont pas distinctes ou bien elles sont inégales pour les deux côtés, qui manquent ainsi de symétrie. En outre, la surface de section est grumeleuse, granuleuse ou parcourue par des bandes jaunes moins foncées que le reste. Plus loin, aux endroits où la lésion est moins étendue et moins prononcée, les parties malades étant moins grumeleuses, sont durcies uniformément; leur consistance est semblable à celle du tissu sain; elles se laissent tailler aussi aisément que celui-ci, seulement elles sont d'une nuance plus claire. Cette différence de teinte permet de reconnaître aisément les parties malades, de sorte qu'en faisant des sections transversales à diverses hauteurs, il est facile de se rendre compte de l'extension de la myélite.

Lorsque les cas sont moins récents, ce qui arrive fréquemment pour l'homme, on voit se dessiner, outre les foyers de myélite, les diverses dégénérations : la dégénération ascendante dans les cordons de Goll, descendante dans les faisceaux latéraux. Quand un foyer de ramollissement se continue avec une dégénération secondaire, c'est toujours par une transition insensible : par exemple, si la dégénération est ascendante, tout le cordon postérieur commence par avoir une teinte claire, et seulement plus haut les cordons cunéiformes internes se trouvent pris : de même vers le bas toute la substance blanche commence par être plus claire que dans les cordons postérieurs, puis les faisceaux latéraux se dessinent davantage, et enfin plus bas c'est à eux seuls qu'est bornée la nuance claire. On aperçoit très aisément ces différences de coloration sur des coupes de moelles atteintes de myélite par compression, à la suite de carie vertébrale ; du reste, nous devons reconnaître que nous n'avons jamais eu l'occasion d'observer chez l'homme ces mêmes foyers disséminés que nous avons trouvés dans la myélite provoquée chez le chien.

L'acide chromique est d'ailleurs d'un emploi extrêmement avantageux, parce qu'il permet de se rendre un compte exact de l'étendue des lésions, et qu'il fait apparaître nettement des altérations sur des points où, à l'état frais, il était impossible de les découvrir. Remarquons en passant que les parties laissées plus claires par le chrome sont celles qui vont prendre la teinte la plus foncée avec le carmin, et que l'opposition de couleurs qui se produira avec ce dernier réactif servira à contrôler et à confirmer les résultats de nos investigations. Ces différences dans la coloration tiennent à la différence dans la quantité de la myéline : cette substance en effet se colore fortement par le chrome et pas du tout par le carmin ; au contraire, la névroglie, les corps granuleux, les cylindres-axes et même la substance médullaire altérée ne se colorent pas avec le chrome, tandis que ces parties s'imprègnent fortement des principes colorants du carmin.

L'examen microscopique doit se faire d'abord sur des préparations obtenues par le raclage et la dissociation, et, légèrement comprimées; elles révèlent avant tout la présence d'un nombre plus ou moins considérable de corps granuleux isolés ou agglomérés : ces éléments siègent en majeure partie sur la tunique conjonctive des vaisseaux, où ils forment parfois une couche presque continue, foncée et granuleuse. Les corps granuleux sont sphériques ou ovoïdes; rarement ils laissent apercevoir un noyau rond ou ovale, et renferment parfois une goutte de myéline. On voit en outre des gouttelettes graisseuses, grandes et petites, sur tout le champ du microscope. Il n'est pas rare de trouver des cellules et des tubes nerveux altérés, des amas de pigment et un nombre plus ou moins grand de noyaux libres provenant de la névroglie. On rencontre fréquemment aussi des globules purulents, ou au moins des cellules incolores qui leur ressemblent; mais d'ordinaire le nombre de ces éléments n'est pas assez grand pour leur donner une signification caractéristique. Un examen minutieux de ces préparations fraîches permet de découvrir encore beaucoup d'autres lésions des nerfs et des cellules, que nous étudierons en temps et lieu. Pour bien apprécier ces altérations, il est nécessaire de tenir compte de leur siège et de leurs rapports avec les divers points de la moelle, avec les cordons, la substance grise ou blanche, etc., et pour y arriver, il faut absolument se servir de préparations durcies et de coupes faites d'après le procédé de Clarke. Pour procéder par ordre dans cette étude microscopique, nous exposerons les faits en suivant, autant que possible, l'ordre des divers stades que nous avons admis.

1. Examinons une coupe pratiquée après durcissement à travers un *ramollissement hémorrhagique récent* : nous la trouvons fortement colorée par le carmin ; les hémorrhagies se montrent sous forme de taches verdâtres ou jaunâtres ; en outre on voit un grand nombre de gros points rouges, particulièrement dans la substance grise. Tantôt les *globules sanguins* sont accumulés en amas considérables (collections hémorrhagiques), tantôt ils sont répandus dans les mailles à peine déchirées du parenchyme (infiltration hémorrhagique) : à une période plus avancée on aperçoit au milieu des tissus des morceaux de pigment jaune-verdâtre ou brunâtre.

Sur d'autres points les *vaisseaux*, surtout les veines, se voient très nettement et sont parfois fortement dilatés ; les artères sont rarement remplies de sang, mais leur tunique conjonctive est très souvent infiltrée, ce qui fait qu'elles se présentent sur la coupe sous forme de gros points rouges. Cette infiltration de la tunique conjonctive est due, soit à des globules sanguins, soit à des noyaux, soit enfin à des corps granuleux et à des blocs de pigment. Quelquefois les vaisseaux sont entourés d'une large auréole d'une substance fortement colorée en rouge, granuleuse et amorphe, laquelle envoie des prolongements dans les interstices des fibres nerveuses voisines ; on trouve des foyers analogues au milieu de la substance nerveuse distante des vaisseaux. On a probablement affaire dans ces cas à un exsudat albumineux devenu granuleux par le durcissement, en tout cas c'est la seule trace d'un exsudat libre qu'il nous ait été donné de découvrir et qui se rapproche des foyers d'exsudation de Michaud. Dans beaucoup de cas de ramollissement récent (Blanc) les altérations vasculaires sont minimes : on ne trouve ni hémorrhagies ni dilatations notables, il n'existe que des amas de cellules ou de graisse dans la tunique conjonctive.

La *substance nerveuse* elle-même est déjà notablement altérée dans le premier stade, et ce qu'il y a de plus frappant alors, c'est un gonflement des fibres avec tuméfaction du cylindre-axe : quelques fibres sont énormément dilatées et contiennent un cylindre-axe également très volumineux. La gaîne de myéline n'est que légèrement teintée en vert par le chrome, et parfois elle est granuleuse et imprégnée en rouge par le carmin. Nombre de fibres ne contiennent plus de myéline et sont constituées par une masse colorée en rouge qui ne se distingue pas du cylindre-axe. On peut se convaincre sur des coupes longitudinales et sur des préparations fraîches que ce gonflement des fibres et du cylindre-axe ne s'étend que rarement bien loin ; d'habitude il se borne à des renflements variqueux limités : les fibres sont ou vitreuses ou granuleuses, c'est-à-dire manifestement graisseuses et renferment des vacuoles. Les fibres ainsi gonflées et ramollies se rencontrent soit isolément, soit par groupes. Dans ce dernier cas, on trouve dans leur voisinage d'autres fibres nerveuses rétrécies, comprimées, sans être autrement altérées.

Les altérations que subissent les *cellules nerveuses* et qui sont particulièrement apparentes sur les grosses cellules multipolaires des cornes antérieures, sont analogues à celles des tubes nerveux ou au moins à celles du cylindre-axe. Sur des préparations fraîches on trouve des cellules tuméfiées dont le noyau est souvent augmenté de volume : plusieurs sont en dégénérescence graisseuse manifeste, et sont rendues presque noires par la quantité de graisse qu'elles contiennent. Quel-

quefois on peut déjà apercevoir distinctement des vacuoles sur des cellules fraîches. Nous avons également vu de ces cellules gonflées chez les chiens ; dans un
cas on les apercevait avec un faible grossissement de deux diamètres sous forme de
gros points foncés : les cellules ainsi modifiées sont globuleuses, ce qui fait que
leurs prolongements n'en émergent pas en s'effilant progressivement, mais y prennent une insertion brusque [1]. Le protoplasma n'est que légèrement granuleux, il
est plutôt laiteux et trouble, il se colore difficilement par le carmin, et le noyau
repoussé vers la périphérie est tantôt visible, tantôt caché. Ailleurs les cellules
sont moins tuméfiées, néanmoins elles offrent la forme globuleuse et le trouble laiteux. Il arrive encore assez souvent qu'on constate dans les cellules des vacuoles
soit isolées et très grosses, soit nombreuses et plus petites ; parfois le noyau seul
présente des modifications : il est dur, aplati, ovale, homogène, privé de nucléole, ou bien il est augmenté de volume et contient deux nucléoles ; certains de
ces cas semblent même faire croire que le noyau peut se diviser : nous n'avons pas
constaté positivement de ces divisions telles que Jolly les décrit ; deux fois seulement il nous est arrivé de voir quelque chose qui y ressemblait. Plus tard les
cellules se détruisent, elles se fissurent (du moins sur les préparations durcies
elles apparaissent ainsi), deviennent homogènes, brillantes et petites, et semblent
être en voie d'atrophie.

Enfin les altérations de la *névroglie* ont un intérêt tout particulier, car c'est
dans ce tissu qu'on trouve la caractéristique de l'inflammation. La présence dans
la névroglie des corps granuleux constitue l'altération la plus commune et la plus
évidente, mais elle n'est spéciale à aucun stade de la myélite pas plus qu'à la
myélite aiguë elle-même. Sur des préparations fraîches, ses éléments apparaissent sous la forme d'amas foncés sphériques ou ovoïdes composés de gouttelettes
plus ou moins grosses ; ils peuvent contenir un noyau et exceptionnellement ils
renferment quelques globules de myéline. Il est rare qu'ils manquent, même dans
les toutes premières périodes de la maladie, mais ils sont loin d'être aussi abondants au début qu'ils le seront plus tard dans le stade de ramollissement jaune,
pendant lequel seulement ils apparaissent en quantité considérable. La plupart des
auteurs font dériver les corps granuleux des éléments de la névroglie. Quelques-
uns (Mannkopff) les font provenir des tubes nerveux. Ces deux manières de voir ne
sont pas absolument incompatibles. Il est très possible que des fragments de fibres
nerveuses tombées en déliquium graisseux apparaissent sous forme d'amas granuleux, et nous venons précisément de rappeler qu'on trouve parfois dans ces
amas des gouttelettes de myéline. De plus on peut, dans certains cas de myélites
récentes ou anciennes, se convaincre (en ajoutant à la préparation de la potasse
ou de la glycérine) qu'un certain nombre de corps granuleux sont situés à la
place occupée par une fibre nerveuse. Néanmoins il est incontestable, selon nous,
que la majorité des corps granuleux a pris naissance dans la myélite, et cela
pour plusieurs raisons :

1) Ils sont d'habitude très abondants sur les parois des vaisseaux où il n'existe
pas de substance nerveuse ; 2) sur les préparations faites avec le carmin et la térébenthine on les aperçoit colorés ou rouge clair, nettement granuleux, ronds et
munis d'un ou deux noyaux ; 3) on reconnaît très distinctement qu'ils sont situés
dans les interstices des fibres nerveuses ; parfois ils remplissent les lacunes que
nous avons décrites plus haut et où on les trouve par groupes de deux, trois et
davantage ; 4) enfin on peut rencontrer des préparations qui démontrent directe-

---

[1] Charcot a observé très nettement cette tuméfaction des cellules ganglionnaires dans un cas de
ramollissement hémorrhagique ; elles avaient jusqu'à 825 μ (seulement 495 μ du côté sain); elles avaient
perdu leur forme allongée, étaient globuleuses, dilatées; leurs prolongements étaient épaissis et contournés; leur protoplasma était finement granulé, opaque et trouble; le noyau était en général apparent.
(*Comptes rendus de la Société de biologie*, 1871 et *Gaz. méd. de Paris*, 1871, p. 451.)

ment leur descendance des noyaux de la névroglie. Cependant on ne saurait pas non plus révoquer en doute que ces éléments se multiplient rapidement par segmentation ; et ce qui le prouve, c'est d'abord leur grand nombre, puis leur disposition par groupes, et enfin la présence fréquente de deux noyaux dans une cellule. On les voit surtout en dépôts considérables sur les vaisseaux sanguins et l'on pourrait croire qu'ils en proviennent par voie de diapédèse. Mais cette relation topographique avec les vaisseaux est loin d'être constante. Fréquemment, et c'est presque la règle dans le premier stade de la myélite, on les trouve disséminés, soit isolés, soit par groupes, dans le tissu nerveux, avant que les vaisseaux n'en soient recouverts : force est donc d'attribuer leur origine aux cellules de la névroglie, qui s'hypertrophient, prolifèrent et subissent la dégénérescence graisseuse. D'après les idées de Ranvier [1] sur la structure de la névroglie, ces cellules seraient l'analogue des cellules plates endothéliales. Les premières modifications que subissent les éléments de la névroglie dans le stade initial de la myélite consistent dans une augmentation de volume bientôt suivie de segmentation et de prolifération, mais ce second phénomène n'est pas toujours certain ni facile à démontrer. On peut déjà constater de bonne heure la présence de quelques corps granuleux que l'on rencontre isolément soit logés entre les tubes nerveux, soit émigrés dans les lacunes décrites plus haut. Il existe toute espèce d'intermédiaires depuis la cellule conjonctive hypertrophiée jusqu'à celle qui contient un protoplasma abondant et coloré, mais qui entoure encore comme par une demi-lune, la fibre nerveuse et jusqu'au corps granuleux constitué. Dans le premier stade, les corps granuleux sont rares, et ce n'est que par places qu'ils sont assez nombreux pour affaiblir et ruiner la charpente conjonctive ; le ramollissement à cette période est dû surtout au gonflement et à la fonte des tubes nerveux, à la production de grosses lacunes et à l'infiltration hémorrhagique, toutes conditions qui compromettent également la solidité de la trame conjonctive.

Quant aux cellules étoilées de Deiters, nous ne discuterons pas ici l'opinion de Ranvier qui nie leur existence, bien qu'on puisse les isoler sur des préparations. Dans la myélite au début, elles sont souvent augmentées de volume et contiennent deux et même trois noyaux, en même temps que leurs prolongements s'élargissent. Mais leur développement appartient surtout aux périodes ultérieures de la myélite et particulièrement à la troisième, celle de résorption. Parfois à l'état frais on trouve aussi dans leur intérieur de petits dépôts de graisse.

Le premier stade se continue avec le deuxième ; la congestion cesse, le sang extravasé subit ses métamorphoses, le gonflement diminue et une dégénérescence graisseuse s'établit.

2. *Stade de ramollissement jaune, de dégénérescence graisseuse.* — La couleur jaune est d'autant plus prononcée qu'il reste plus de pigment sanguin et de graisse et moins de substance nerveuse. Un faible degré de dégénérescence graisseuse, combiné avec la conservation d'un assez grand nombre de tubes nerveux, constitue le ramollissement blanc ou gris rose. Après le durcissement, la surface de section a un aspect clair, grumeleux ou strié.

Ce stade succède au précédent : le sang extravasé subit les métamorphoses ordinaires : il est en partie résorbé, et le reste se transforme en petits blocs rougeâtres, jaunâtres ou jaunes verdâtres. Certaines parties doivent à ces résidus sanguins une coloration plus foncée, et au microscope on trouve du pigment san-

[1] M. L. Ranvier, *Sur les éléments conjonctifs de la moelle épinière (Compt. rend. de l'Acad. des sciences*, t. LXXVII, n° 22, 1873, p. 1299) dit : « En résumé, le tissu conjonctif de la moelle épinière est formé par des faisceaux de fibrilles connectives et des cellules plates. Il se montre avec les mêmes caractères dans tous les organes où je l'ai étudié jusqu'à présent, et en particulier dans les cordons nerveux périphériques ; seulement dans les centres nerveux, le rapport des faisceaux et des cellules est tel, que les figures qui en résultent en ont imposé aux histologistes pour des cellules ramifiées. »

guin mélangé à la substance nerveuse ou déposé le long des vaisseaux. Les tubes
nerveux présentent encore çà et là les mêmes varicosités, mais il y a des endroits
où par l'effet des corps granuleux qui se sont multipliés et développés en grande
quantité dans leurs interstices, ces tubes sont écartés, dissociés, comprimés, très
inégalement rétrécis et vides de myéline. Cette dernière substance et le cylindre-
axe subissent aussi des altérations : ils deviennent foncés, troubles, et enfin graisseux. On trouve également entre les fibres nerveuses de nombreuses gouttelettes
graisseuses répandues sans ordre. Les cellules nerveuses qui en partie renferment
encore des vacuoles commencent déjà à se détruire. Dans ces conditions, la charpente conjonctive devient bien plus lâche, et l'on a devant soi une masse qui
s'émiette, se fendille et tombe en ruines (ramollissement graisseux). On peut
suivre pas à pas la décadence de la trame conjonctive en divers points, par suite
d'abord du gonflement des tubes nerveux, puis du développement abondant des
corps granuleux : il en résulte des espaces où les corps granuleux et les éléments
nerveux sont libres à côté les uns des autres. Certaines travées du tissu conjonctif
s'épaississent et s'hypertrophient, tandis que d'autres se désagrègent et disparaissent ; parfois les vaisseaux épaissis par la grande quantité de noyaux contenus
dans leur tunique externe servent de soutiens à toute la masse, et des tractus
fibreux solides, émanant d'eux, circonscrivent des espaces séparés. Dans la suite,
la charpente conjonctive périclite de plus en plus, quelques fibres isolées et indurées forment de grandes mailles qui disparaissent à leur tour, et il reste une
bouillie claire, puriforme, composée de corps granuleux (et aussi de globules de
pus), de débris nerveux et de quelques détritus de la substance conjonctive.

3. Dans le troisième stade, *stade de résorption (ramollissement gris)*, une
partie des éléments disparaît : les corps granuleux deviennent plus rares, les
éléments nerveux sont en partie résorbés et laissent des vides qui sont comblés
par un tissu conjonctif plus ou moins résistant, riche en sucs et parsemé de corps
granuleux ; les petites veines sont dilatées par suite de la résistance moindre du
tissu ambiant. Si à ce moment on fait une section transversale, celle-ci s'affaisse,
est grise par transparence, renferme quelques îlots blancs, gris rosés ou pigmentés ;
la consistance est toujours diminuée. Le durcissement détermine une rétraction
inégale qui produit des fissures et des lacunes qui n'existaient pas à l'état frais.
La masse entière prend alors un aspect poreux, mollasse, elle se colore fortement par le carmin, devient plus claire avec le chrome. Les corps granuleux
sont moins nombreux, mais il y en a encore en quantité le long des vaisseaux.
Les tubes nerveux ne sont presque plus gonflés ; quelques-uns sont normaux,
quelques-uns rétrécis, d'autres hypertrophiés et durs. De même un certain nombre de cellules nerveuses sont atrophiées et fortement pigmentées. On rencontre
quelques corpuscules amyloïdes. Le tissu conjonctif renferme moins de noyaux et
est constitué par des mailles indurées ; on y trouve d'habitude de nombreuses
cellules étoilées qui sont augmentées de volume et qui correspondent aux espaces
lymphatiques dilatés. Lorsque la rétraction va plus loin et que le tissu fibreux
s'hypertrophie davantage, il peut se former une cicatrice résistante qui appartient
à la sclérose.

Pendant le passage du second au troisième stade ou même déjà dans le cours du second, il
se produit une hypertrophie partielle de la charpente interstitielle dont certains éléments deviennent fermes, résistants et durs tandis que d'autres se détruisent, notamment dans les points
ramollis et désagrégés. Cette transformation est d'autant plus prononcée que le tissu a plus de
tendance à la cicatrisation et à la rétraction ; aussi on l'observe au voisinage des kystes, au pourtour du canal central, ou dans le troisième stade du ramollissement traumatique ; mais elle survient aussi dans le cours de la myélite inflammatoire commune. Nous l'avons trouvée souvent
dans la myélite expérimentale des chiens.

4. Les *terminaisons de la myélite* peuvent être les suivantes :

a) *Résorption et régénération*. La marche de nombre de cas de myélite aiguë ne laisse subsister aucun doute sur la possibilité de voir les tissus malades revenir en totalité ou en partie à l'état normal.

Le mode suivant lequel s'effectue cette régénération est difficile à analyser et très imparfaitement connu. Une observation unique de Michaud cherche à résoudre le problème. Il s'agit d'une carie vertébrale qui s'était accompagnée d'une paralysie, laquelle avait presque totalement disparu. La moelle fut trouvée très rétrécie au siège de la cyphose, mais sa texture était à peu près rétablie, les fibres nerveuses étaient plus grêles qu'à l'état normal, mais elles n'étaient pas autrement altérées. Cette observation ne nous semble pas tout à fait probante : l'explication qu'elle fournit sur le mode de résorption laisse beaucoup à désirer, mais elle est la seule que nous ayons pu trouver jusqu'à présent [1].

b) *Sclérose*. Elle constitue la terminaison la plus fréquente. Nous avons étudié son mode de production à propos du ramollissement gris et nous avons vu qu'elle est due à une hypertrophie avec induration et rétraction de la charpente conjonctive.

c) *Suppuration et formation d'abcès*. Nous nous sommes également déjà occupé plus haut de l'infiltration et du ramollissement purulents : la suppuration débute au pourtour des vaisseaux, ou bien elle a son point de départ à la périphérie (dans les cas de méningite), d'où elle se propage vers le centre, le long des vaisseaux et des cloisons. A une période plus avancée le pus se rassemble en collections plus ou moins abondantes dont les plus volumineuses constituent des abcès parfaitement caractérisés : leurs parois deviennent le siège d'une vive inflammation, elles s'épaississent et l'abcès finit par être entouré d'une coque conjonctive. Chez le chien ces phénomènes s'observent très nettement, chez l'homme ils sont exceptionnels. Le pus peut se faire jour dans le canal central et s'y répandre : ce fait a été observé une fois sur l'homme dans un cas de méningite cérébro-spinale (page 305).

d) *Terminaison par enkystement*. Presque tous les auteurs qui ont écrit sur la myélite ont décrit de petites cavités remplies par un liquide semi-transparent et occupant la place d'anciens foyers de ramollissement. Habituellement elles sont parcourues par quelques tractus fibreux, ce qui leur donne un aspect grossièrement réticulé. Les observations qu'on a publiées se rapportent surtout à la myélite traumatique (cas de Cruveilhier) ; il nous a été donné de voir une fois un kyste en voie de formation. On a également observé assez souvent, à la suite de

---

[1] Michaud, *Sur la méningite et la myélite dans le mal vertébral*, Paris, 1871. — Le même auteur a en outre (*Recherches anatomo-pathologiques sur l'état du système nerveux central et périphérique dans le tétanos traumatique. Arch. de physiol. norm. et pathol.*, 1871-72, n° 1, p. 59-71), conclu de ses recherches, que dans le tétanos traumatique, la moelle à l'état frais, présente les signes de la myélite aiguë. Il a trouvé les vaisseaux, surtout ceux de la substance grise, énormément dilatés, avec quelques petits points hémorrhagiques; et autour du vaisseau il a constaté de petits foyers d'exsudation analogues à ceux que Lokhart-Clarke a déjà décrits sous le nom de *plaques de désintégration granuleuse et semi-fluide;* de plus, on trouva au pourtour et à une certaine distance du canal central, lequel était en grande partie oblitéré, de nombreux noyaux polyédriques. L'auteur attache une grande importance à une prolifération considérable des noyaux de la substance grise qui a constamment son maximum à la région lombaire. — On reconnaîtra que ces lésions permettent à peine de conclure à un état pathologique bien marqué; en tous cas, elles ne font pas naître l'idée d'une myélite suraiguë. Ils me semblent pouvoir s'expliquer très clairement par les troubles circulatoires dus aux crampes tétaniques, par l'imbibition de la moelle par le liquide rachidien, et enfin, par une décomposition putride active. Nous-même, dans nos recherches antérieures (*Beiträge zur Pathologie des Tetanus. Virchow's Arch. für patholog. Anat.*; 1863, p. 538-559), nous n'avons, dans des cas de tétanos traumatique et rhumatismal, découvert aucune lésion bien caractérisée de la moelle. Tout récemment encore nous avons examiné la moelle chez trois tétaniques et sommes arrivé aux mêmes résultats négatifs. Par suite de l'œdème et de la rapidité de la putréfaction, la moelle ne durcissait qu'imparfaitement et présentait, en certains points, une désagrégation moléculaire et un durcissement inégal des fibres nerveuses; mais nous n'avons trouvé de lésion pathologique réelle ni dans les tubes nerveux, ni dans les cellules de la substance grise, ni dans la névroglie. L'examen de la moelle d'un sujet qui avait succombé à la rage, nous a conduit aux mêmes conclusions négatives.

myélite, des kystes plus petits. L. Clarke fait dériver ceux qui se sont développés dans la substance grise, d'un mode particulier de destruction auquel il donne le nom de « désintégration granuleuse ». Nous verrons plus tard s'il faut aussi rapporter à la myélite les kystes plus volumineux.

Myélite sans ramollissement. — Nous avons fait remarquer que tous les cas de myélite ne s'accompagnent pas nécessairement de ramollissement et que la myélite n'est pas toujours limitée aux seules parties ramollies. Il y a longtemps déjà que le fait est connu, mais dans ces dernières années seulement on s'en est occupé avec un soin tout particulier. L'examen microscopique de pièces fraiches permet déjà à lui seul de constater la plupart du temps des corps granuleux. Le durcissement au moyen des composés chromiques fournit des résultats plus facilement appréciables en communiquant aux parties malades une teinte plus claire, et donne une idée générale de la répartition et de l'intensité des lésions. L'examen histologique portera sur les points que la préparation aura fait reconnaître comme étant malades, et on pourra de cette façon examiner et analyser l'ensemble des altérations avec une grande exactitude.

Ces observations sont surtout intéressantes en ce qu'elles ont pour objet certains cas de paralysie que, jusque dans ces derniers temps, on avait cru être sans relation aucune avec une lésion de la moelle. Et pourtant plus les recherches dans ce sens se multiplient, plus nous trouvons que cette relation est constante. Pourquoi la marche de l'affection est-elle différente dans ces cas, pourquoi la moelle conserve-t-elle son aspect normal ? c'est ce que l'anatomie pathologique devra nous apprendre. Malheureusement elle ne l'a pas encore fait aujourd'hui. Nous devons à Westphal quelques observations de myélite d'origine varioleuse, dans lesquelles il n'existait aucun ramollissement manifeste : les lésions étaient éparpillées comme dans la myélite disséminée. Roth a également trouvé dans un cas récent de paralysie infantile des corps granuleux dans les cornes antérieures (myélite?) Dujardin-Beaumetz désigne ces cas sous le nom de «myélite hyperplastique». D'après lui on trouve un léger gonflement; la coloration du tissu est à peine modifiée ; les vaisseaux sont peu développés, il y a peu ou point d'exsudat, seulement une dissociation insignifiante des éléments. Les éléments nerveux sont peu altérés, l'inflammation se caractérise au contraire dans le tissu interstitiel : là névroglie est épaissie, ses mailles sont rétractées et compriment les fibres nerveuses. Les cas sur lesquels se base cette exposition ne sont pas relatés. Westphal nous apprend que sur les sujets qu'il a examinés il a trouvé des corps granuleux. Ces données cadrent assez avec la physionomie de la myélite aiguë et ne semblent s'en écarter que par un degré moindre d'intensité, par l'absence de ramollissement et par une moins grande étendue des foyers. Si nous voulons rapprocher de ces faits d'autres affections myélitiques qui ne sont constatables à l'œil nu qu'après le durcissement dans l'acide chromique, nous n'avons qu'à citer les terminaisons de la myélite dans les expériences sur les chiens et nombre de cas de myélite par compression. Nous avons vu que chez les chiens les foyers sont petits, disséminés et séparés par de la substance nerveuse à peu près saine. A la fin on constate un semis irrégulier de corps granuleux avec une compression modérée ou une tuméfaction de quelques éléments nerveux. Il n'existe par conséquent entre ces faits et le ramollissement myélitique d'autre différence histologique qu'une intensité moindre dans le processus et l'absence de destruction de la charpente conjonctive. La myélite par compression se comporte à peu près de même et ne s'accompagne que d'un léger degré de ramollissement, seulement elle présente en certains points des altérations d'un autre genre consistant en ce fait que la substance située entre les tubes nerveux, au lieu de se détruire, s'indure et devient presque scléreuse, tandis que les fibres nerveuses présentent des étranglements irrégulièrement disposés, et des varicosités assez prononcées; la production de corps granuleux est également très abondante. Cette induration, qui survient dans les cas de myélite subaiguë, en particulier dans la myélite par compression, correspond à la forme désignée par Dujardin-Beaumetz sous le nom de *myélite hyperplastique*, mais nous ne savons pas encore avec certitude si on la trouve, ni avec quelle fréquence on la trouve, dans les formes de myélite sans ramollissement.

Nous soulèverons simplement, sans la résoudre, la question de savoir s'il existe une myélite sans corps granuleux et en général sans participation active de la névroglie, et nous rappellerons que Charcot admet une inflammation primitive des cellules nerveuses qui peut aboutir à l'atrophie de ces éléments.

Extension de la myélite. — Il n'est pas rare de voir la myélite, à une date plus ou moins avancée, s'étendre hors de son foyer originel et envahir de grandes portions de la moelle. Cette propagation peut se faire de deux façons : 1. par *myélite ascendante* ou *descendante* ; 2. par la *dégénération secondaire de L. Türck.*

1. *La myélite ascendante* ou *descendante*, dans certains cas exceptionnellement graves, se développe avec une grande rapidité; il en résulte une myélite diffuse qui intéresse une étendue considérable de la moelle et gagne même parfois le cerveau. Habituellement cette extension est moins considérable, l'inflammation se poursuit jusqu'à une distance plus ou moins éloignée de son point de départ et finit par s'arrêter. Les expériences sur les chiens fournissent de très beaux exemples de ces diverses variétés d'extension. Chez l'homme, dans la majeure partie des cas, l'extension de la myélite n'est pas très considérable; elle ne se manifeste pas non plus sous forme de foyers disséminés et elle suit la même marche que la dégénération secondaire. Par en haut, l'inflammation se continue dans la portion postérieure de la moelle et se limite presque aussitôt aux seuls cordons de Goll ; vers le bas, les cordons antérieurs et latéraux deviennent le siège de la myélite descendante, et enfin celle-ci finit aussi par se localiser à la partie postérieure des cordons latéraux, absolument comme dans les myélites par compression, suite de carie vertébrale : le foyer de la myélite primitive est l'analogue du foyer dû à la compression et les extensions vers le haut et le bas sont les mêmes dans les deux cas. Quelquefois la substance grise reste absolument intacte, mais ailleurs elle présente des altérations assez importantes pour expliquer les symptômes trophiques et électriques. Il nous est arrivé plusieurs fois de rencontrer une inflammation descendante très vive des grosses cellules qui avaient un volume très variable, une forme irrégulière et laissaient voir dans leur intérieur un grand nombre de vacuoles. Une participation ascendante analogue des cellules nerveuses est plus rare, mais on en peut citer des exemples.

Troncs nerveux et muscles. — La myélite descendante s'étend aussi vers la périphérie. On n'a pas attendu jusqu'aujourd'hui pour connaître cette propagation de la myélite aux nerfs et aux muscles ; mais anciennement on n'a pas suffisamment étudié ce phénomène. On sait que les nerfs prennent souvent part au ramollissement inflammatoire. Mannkopff, entre autres, a observé sur les racines nerveuses, à leur point d'émergence, des renflements noueux qui étaient ramollis et renfermaient des corps granuleux et des tubes nerveux en dégénérescence graisseuse. De même, dans l'observation de la page 332, les troncs des 5e et 6e nerfs cervicaux présentaient des indurations. Le sciatique montre fréquemment de la dégénérescence graisseuse et quelques corps granuleux, par exemple à la suite d'une myélite traumatique de la région lombaire. Dans deux cas de myélite expérimentale, Klemm a constaté de la congestion, de la rougeur et du gonflement du sciatique, et cela précisément dans les points qu'il a découverts lui-même comme étant le siége de prédilection de la névrite disséminée : le microscope ne révéla aucune altération des fibres nerveuses.

On sait également que les muscles présentent souvent, mais pas toujours, des modifications dans les cas de myélite. L'inflammation de la portion lombaire en particulier et les formes graves et mortelles de la myélite, s'accompagnent d'un amaigrissement assez rapide des muscles : ceux-ci sont flasques et pâles, mais leur consistance est augmentée ; au microscope on découvre souvent une dégénérescence granulo-graisseuse de leur substance et une multiplication plus ou moins considérable des noyaux (voy. la thèse de Klemm et nos expériences sur les chiens). L'étude de la myélite descendante nous apprendra probablement encore bien des choses relativement à l'état électrique des muscles, ainsi qu'à la nature et à la marche du processus morbide.

2. *La dégénération secondaire du Türck* accompagne la myélite de même que les autres affections de la moelle. On la reconnaît parfois déjà sur des pièces fraîches à la teinte plus ou moins grisâtre des cordons atteints. Le durcissement dans l'acide chromique imprime à ceux-ci une teinte plus claire qui permet de les distinguer encore plus aisément ; le microscope, en y laissant voir des corps granuleux, tranche la question. Nous nous occuperons plus tard de l'extension des dégénérations et de leur période d'apparition.

Les autres altérations anatomiques que l'on rencontre sur les sujets morts de myélite aiguë ne présentent rien de caractéristique et font partie du cortège habituel des accidents causés par les paraplégies graves. Mentionnons d'abord le décubitus, qui est souvent très étendu, puis les affections de la vessie et des reins ; il y a fréquemment de l'œdème des extrémités inférieures avec ou sans thrombose. On peut trouver dans les poumons de la broncho-pneumonie, de l'hypostase et des abcès métastatiques.—Nous citerons la tuberculose, les affections cardiaques, etc., à titre de complications accidentelles. L'intestin peut être le siège de manifestations dysentériques par suite de l'irrégularité des selles.

SYMPTOMALOGIE ET FORMES DE LA MYÉLITE AIGUE

Après les développements dans lesquels nous sommes entré, les diverses formes de la myélite dont nous avons à nous occuper se présentent tout naturellement à l'esprit ; ce sont :

I. Le ramollissement traumatique de la moelle ;
II. La myélite par compression ;
III. Le ramollissement spontané (aigu ou subaigu) de la moelle ;
IV. La myélite aiguë (avec foyers circonscrits ou disséminés) sans ramollissement ;
V. La myélite purulente, ou les abcès de la moelle ;
VI. La myélo-méningite aiguë.

I. **Ramollissement traumatique de la moelle.**— Le ramollissement traumatique est une conséquence fréquente de toute espèce de lésions de la moelle et il consiste d'habitude en un ramollissement inflammatoire assez limité. Parfois il succède à des altérations directes de la moelle, dans les cas, par exemple, de plaies par instruments tranchants ou par armes à feu ; le plus souvent il est le résultat d'une contusion de la moelle par des vertèbres luxées ou fracturées. Plus rarement il survient sans lésion directe, à la suite d'une simple commotion qui a déterminé une hémorrhagie dans l'épaisseur de la moelle.

La compression que subit la moelle de la part des vertèbres luxées ou fracturées, peut, dans des cas exceptionnels, durer un certain temps sans amener d'altérations du tissu médullaire. On a cité des observations dans lesquelles, à la suite de la réduction, les phénomènes paralytiques ont disparu rapidement. Mais il arrive bien plus fréquemment que la moelle, en même temps qu'elle est comprimée, est écrasée et éprouve de notables altérations dans sa texture. Dans les cas récents on la trouve à l'état de ramollissement hémorrhagique; sur une hauteur qui correspond à une ou deux vertèbres, sa consistance est considérablement diminuée, il existe une suffusion hémorrhagique sous les méninges et toutes l'épaisseur de l'organe à ce niveau est transformée en une bouillie rougeâtre ou noire rougeâtre. Les lésions ne sont pas toujours uniformes et quelquefois il existe de vastes épanchements sanguins qui s'étendent vers en haut et vers en bas sous forme d'un tube et qui distendent la moelle dans l'espace de plusieurs centimètres.

Dans la suite la teinte hémorrhagique diminue, se diffuse davantage en même temps qu'elle passe au jaune rougeâtre; mais il s'établit alors une réaction inflammatoire qui augmente encore le gonflement, et si à ce moment on pratique une section transversale, la substance ramollie et riche en sucs bombe au-dessus du plan de section. Puis survient le stade de ramollissement jaune; plus tard encore toute la masse s'atrophie, et alors la surface de section est déprimée. D'ordinaire le foyer est toujours assez limité et il se confond en haut et en bas avec du tissu sain.

Si la vie se prolonge, le troisième stade aboutit à la formation d'une cicatrice qui peut consister en une substance mollasse, poreuse, riche en sucs, ou en un kyste ou encore en une induration manifeste. Dans le cas rapporté par Mac Donnell [1], il s'était produit un tissu cicatriciel résistant, dans lequel il fut impossible de découvrir le moindre élément nerveux. La terminaison par abcès est extrêmement rare.

Une observation due à Cruveilhier est un exemple de ramollissement kystique [2] :

Femme Moureau, 75 ans, fit le 15 mars 1834 une chute de douze pieds de haut sur le siège ; elle ne put se relever. Depuis cette époque, il lui fut impossible de marcher, et elle fut admise à la Salpétrière comme incurable, trois mois après l'accident. Décubitus dorsal obligé, sensibilité tactile des pieds abolie jusqu'aux malléoles ; plus haut sensibilité obtuse. La sensibilité allait en augmentant à mesure qu'on approchait du tronc ; en même temps qu'ils étaient insensibles, les pieds faisaient éprouver des picotements douloureux, que la malade comparait à la sensation de la brûlure, et qui s'étendaient aux jambes et aux cuisses. L'attitude des pieds était remarquable. Les orteils étaient fortement fléchis sur le métatarse, et les pieds, fortement étendus sur les jambes, restaient immobiles dans cette attitude.

La motilité existait encore, mais incomplète, dans les muscles qui meuvent la jambe et la cuisse.

La malade fut placée dans la division des gâteuses, ce qui fait supposer qu'elle rendait involontairement les urines et les matières fécales. Je n'ai pas noté si cette incontinence tenait au défaut d'empire de la volonté ou bien à une mauvaise habitude déterminée par la difficulté de se mettre sur le bassin.

Du reste la malade jouissait d'une assez bonne santé. La paraplégie ne fit aucun progrès, soit en bien, soit en mal, et je m'abstins de tout traitement.

Le 22 juillet 1835, elle fut prise de tous les symptômes du choléra et mourut le 26. J'ajouterai qu'il y avait néphrite calculeuse chronique et cette remarque est d'autant plus importante que plusieurs auteurs ont cru devoir rapporter certaines paraplégies à la néphrite indépendamment de toute lésion de la moelle.

Le corps de la première vertèbre lombaire était comme écrasé ; il n'avait que quatre ligne

[1] Mc. Donnel, Dubl. Quart. Journal, 1871.
[2] Cruveilhier, Anatomie pathologique du corps humain, in-folio, liv., XXXII, p. 5,

au lieu d'un pouce de hauteur. Cet écrasement était plus considérable en avant du corps qu'en arrière, les deux moitiés de la vertèbre étaient réunies à angle rentrant en avant, saillant en arrière; c'était cette saillie anguleuse, et surtout une pointe osseuse de trois lignes de long, née de la paroi antérieure du canal rachidien, qui avaient comprimé la moelle épinière : cette pointe osseuse pouvait d'ailleurs être ou un fragment détaché de la vertèbre ou une dépendance du cal. Les trous de conjugaison à la formation desquels prenait part cette première vertèbre lombaire n'avaient subi aucune déformation.

Le bulbe rachidien inférieur (car c'était à son niveau que la moelle avait été atteinte par la pointe osseuse) offrait une dépression transversale qui était presque aussi prononcée du côté de la face postérieure que de l'antérieure de la moelle. Cette dépression, sensible à la vue, était encore plus sensible au toucher, qui faisait reconnaître un défaut de résistance, preuve évidente d'absence presque complète du tissu médullaire en ce point.

La section verticale de la moelle au niveau de la dépression a montré une cellulosité dont les mailles étaient remplies par une sorte de bouillie blanche, semblable à de la substance médullaire écrasée et délayée dans de la sérosité. Il n'y avait pas de coloration jaune ou brune, et l'absence de toute coloration établit l'absence de tout épanchement de sang antérieur.

Il y a donc eu ramollissement de la moelle par suite de la compression exercée par la fracture, et l'aspect de la moelle dans ce point me paraît le type des cicatrices du tissu médullaire par suite du ramollissement blanc.

Dans l'observation que nous donnons page 457 avec tous ses détails, l'autopsie fit voir un ramollissement kystique au début avec rétraction cicatricielle des tissus au voisinage de la partie plus déclive.

Les altérations histologiques de la myélite traumatique n'ont pas besoin d'être rapportées en détail ici; ce que nous en avons dit précédemment doit suffire. Remarquons seulement que dans les formes graves qui ont pour siège le renflement lombaire, la participation des muscles et des nerfs des extrémités inférieures est à peu près la règle. Dans le cas auquel nous venons de faire allusion plus haut, les muscles étaient pâles, atrophiés; l'examen microcospique révélait une dégénérescence granulo-graisseuse de quelques fibres isolées, de plus les noyaux du sarcolemme étaient en voie de prolifération très active. En examinant le sciatique après dissociation, on constata une dégénérescence graisseuse avancée des tubes nerveux, avec état granuleux et fragmentation de la myéline. Les cylindres-axes étaient par-ci par-là irrégulièrement tuméfiés. Dans l'insterstice des tubes nerveux étaient éparpillés des corps granuleux allongés, foncés qui, en certains points, étaient même très abondants.

Bien que la description que nous venons de donner n'ait trait qu'à la myélite traumatique du renflement lombaire, qui est de beaucoup la plus fréquente, elle peut néanmoins s'appliquer aux myélites de même nature qui ont un siège différent. Ces derniers cas quelquefois sans doute présentent des particularités toutes spéciales, mais en somme les lésions anatomiques sont toujours identiques.

Symptômes. — Les symptômes de la myélite traumatique varient avec le siège et l'extension de la lésion. Presque toujours on a affaire à des foyers très limités qui provoquent les mêmes manifestations qu'une blessure simple de la moelle et dépendent essentiellement du siège de l'inflammation. Nous renvoyons le lecteur à ce que nous disions dans la symptomatologie générale et au chapitre des maladies des vertèbres; seulement nous nous réservons d'étudier avec quelques détails la *myélite traumatique de la région lombaire* qui mérite une page à part, tant par sa grande fréquence que par sa physionomie propre et sa marche.

Les premiers symptômes qu'on observe aussitôt après le traumatisme sont variables suivant le degré de la lésion, mais présentent certains caractères toujours les mêmes. La sphère du nerf sciatique est en général plus fortement éprouvée que celle du nerf crural. Il en résulte que la paralysie des muscles de la région postérieure de la cuisse est complète ou à peu près complète; il en est de même de ceux de la jambe et du pied : par contre, les mouvements sont plus ou moins conservés dans le psoas iliaque et dans les muscles de la région antérieure de la cuisse. La répartition de l'anesthésie est identique : celle-ci est très prononcée à la partie postérieure de la cuisse, aux fesses, dans le voisinage de l'anus et très souvent de l'urèthre ; la sensibilité est moins atteinte à la région antérieure de la cuisse, et même parfois elle l'est moins sur la face antérieure de la jambe qu'aux fesses. Les sphincters anal et vésical sont en général très fortement intéressés. L'excitabilité réflexe des muscles est quelquefois accrue au début, mais d'habitude elle disparaît assez vite. Les muscles des membres inférieurs deviennent flasques, se flétrissent, s'atrophient; leur contractilité électrique diminue et finit par s'éteindre tout à fait, et cela dans un temps relativement court. Dans les cas graves surviennent à une période très précoce d'autres troubles trophiques : des décubitus, des vergetures, des éruptions vésiculeuses ou bulleuses se montrent sur la peau, et il se produit de l'œdème aux pieds, aux cuisses et jusqu'aux hanches.

Cette multiplicité des troubles trophiques appartient en propre aux lésions de la moelle lombaire. Ils trouvent leurs analogues dans les expériences de Goltz, lesquelles ont fait ressortir la grande gravité des lésions qui siègent dans cette partie de la moelle. Ces expériences ont confirmé ce fait que les destructions complètes de la moelle lombaire, lors des fractures des vertèbres, sont presque constamment suivies de mort et que la fracture des vertèbres lombaires est plus grave que celle des vertèbres situées plus haut. Plus la paraplégie du début est complète, plus aussi le pronostic est sérieux. Néanmoins on possède des observations dans lesquelles la vie a été conservée, avec persistance d'une paralysie incurable. Cette terminaison se voit encore assez fréquemment ; elle laisse subsister de la faiblesse des jambes, d'habitude aussi de la contracture ou de l'atrophie de certains muscles et des troubles vésicaux. Ces symptômes font penser à ceux que Schiff [1] attribue aux lésions occupant le point le plus élevé des cordons postérieurs de la moelle lombaire, et qui sont suivis d'une insensibilité au toucher à la région anale, tandis que la sensibilité et le mouvement persistent dans les membres inférieurs. Sanders-Eyn (voyez *Centralblatt*, Berlin, 1872 n° 49), a également constaté la valeur de ce symptôme pour le diagnostic différentiel des lésions des cordons lombaires postérieurs.

En ce qui concerne le *diagnostic* il n'est pas difficile de préciser le siège de la myélite traumatique. Mais il reste encore à résoudre un autre problème souvent très ardu, et qui consiste à reconnaître s'il existe, ou non, une fracture des vertèbres. Quand il y a déplacement des fragments, la réponse est toute simple ; mais elle est bien autrement difficile lorsque ce signe fait défaut ; et pourtant elle est d'une très grande importance pronostique, car il est bien certain que les fractures vertébrales sont beaucoup plus graves que les simples commotions spinales. Sans compter les signes des fractures des vertèbres, énumérés dans le chap. 1er de la section II, on trouvera encore d'autres éléments pour le diagnostic dans le siège de la lésion et la gravité des symptômes. Lorsqu'il y a altération de la moelle lombaire au niveau de la dernière vertèbre dorsale et de la première lombaire avec paraplégie grave, on pourra, même sans qu'il y ait déformation de la colonne vertébrale, conclure à une fracture probable. Le cas de Cruveilhier et le nôtre viennent à l'appui de cette assertion.

Le *pronostic* dépend : 1) du siège et de l'intensité des symptômes ; les paraplégies totales, lorsque la moelle lombaire est intéressée, ont un caractère particulièrement grave ; 2) de l'existence ou de l'absence d'une fracture ; 3) de la marche de l'affection. Abstraction faite des manifestations dues au shok, une marche régressive des accidents est un bon signe, tandis qu'une marche progressive est un signe fâcheux, et quand après plusieurs semaines la paralysie s'est plutôt augmen-

---

[1] Schiff, *Neue experimentelle Untersuchungen*, 1872.

tée qu'améliorée, le pronostic est fort assombri. L'apparition précoce de troubles trophiques et en particulier du décubitus, de la cystite, de l'œdème, est très défavorable. Il en est de même de la diminution et de la disparition précoces de la contractilité électrique; nous en dirons tout autant du collapsus, de la perte d'appétit, de l'insomnie et de la dépression psychique.

Traitement. — Le traitement de la myélite traumatique se confond avec ce que nous avons dit à propos des traumatismes en général. Abstraction faite des fractures et des luxations, qui peuvent nécessiter une intervention spéciale, la première indication à remplir est de mettre le malade au *repos*. Pour combattre la réaction inflammatoire, laquelle s'accuse surtout par des douleurs, on emploiera les *antiphlogistiques* (glace et émissions sanguines locales, mercuriaux); au bout d'un certain temps (de trois à quatre semaines) on pourra essayer l'*iodure de potassium*. Il est très important de traiter avec soin les manifestations vésicales et le décubitus. Puis les *toniques* trouveront leur emploi : un air pur, une bonne alimentation, les médicaments toniques aussi et un moral excellent hâteront la convalescence. Après un an et même déjà au bout de six mois, il ne faudra plus compter sur une amélioration sérieuse. A cette période, la maladie a laissé des résidus, des cicatrices, qui ne permettent guère d'espérer le rétablissement des fonctions. Néanmoins si tous les moyens de traitement n'ont pas été épuisés, on sera autorisé à faire de nouvelles tentatives : le traitement des muscles atrophiés par l'*électricité* donne parfois des résultats inattendus; on pourra aussi essayer de diminuer l'anesthésie au moyen de l'électricité. La cystite, le décubitus et les déformations qui ont pu se produire réclament des soins spéciaux.

Myélite traumatique de la région lombaire. Mort au bout de sept semaines — J. B., cultivateur, âgé de 45 ans, entre à l'hôpital de Strasbourg le 30 décembre 1872.

Anamnestiques. Ce malade est tombé le 29 décembre à 9 heures du matin du 3e étage d'une brasserie dans le vestibule d'une cave dallée. D'après ce qu'il raconte, les deux pieds ont porté d'abord, puis il est tombé sur le siège et le côté droit, et il est resté dans cette position environ un quart d'heure avant d'être relevé. Il n'a pas perdu connaissance pendant la chute, mais aussitôt après il a éprouvé de violentes douleurs au sacrum et dans les jambes ; celles-ci et les pieds étaient le siège de picotements et de fourmillements en même temps que de lancées douloureuses qui allaient du genou vers les orteils et *vice versa*. Ces douleurs existaient également dans la cuisse, où elles s'étendaient du sacrum vers le genou. Le malade rapporte qu'après l'accident il a été obligé de se rendre compte avec les mains de la façon dont il était couché, ses jambes ayant perdu toute sensibilité, mais qu'au bout de quelque temps la sensibilité était revenue dans les cuisses. Quelques heures plus tard il se manifesta des douleurs dans la vessie avec rétention d'urine. Immédiatement après l'accident, il y eut, par l'effet de la peur, une défécation involontaire, mais depuis ce moment il y a constipation. L'appétit a toujours été bon, pas de vomissements. Jusqu'à l'entrée du malade à l'hôpital les douleurs n'ont ni augmenté ni diminué.

État actuel. — 1er janvier 1873. Le malade est un homme solidement charpenté, vigoureux, les joues et les lèvres sont colorées; la physionomie exprime un peu la souffrance. Il est à demi couché et se plaint particulièrement de douleurs dans la vessie, dans les pieds et dans les genoux, de même qu'au sacrum; ces douleurs sont exaspérées par le mouvement. La peau a sa teinte normale, sans œdème ni éruption; la température est égale partout, sans élévation à 36°,8. P. 64. R. 22. Les jambes sont complètement paralysées; la hanche et le genou gauches peuvent seuls exécuter quelques mouvements et encore ceux-ci sont-ils bornés; le cou-de-pied du même côté est tout à fait immobile; la cuisse droite est complètement paralysée. On peut facilement imprimer des mouvements à toutes les articulations, seulement dans les hanches on provoque ainsi de la douleur. L'excitabilité réflexe n'est pas augmentée aux jambes. La sensibilité paraît assez bien conservée à gauche, à la partie antérieure de la cuisse jusqu'au dos du pied inclusivement; à droite, au contraire, le malade ne ressent ni les piqûres d'épingle ni le contact d'un corps froid. La région inguinale est très douloureuse à la moindre pression; le malade y éprouve des souffrances continues qui augmentent avec la réplétion de la vessie. Les deux mollets sont légèrement sensibles à la pression. La matité remonte à deux travers de doigts au-dessus de la symphyse. Le sacrum est peu sensible à la pression, mais le malade n'y accuse de vives douleurs que lors des mouvements.

Traitement. — Repos au lit. Cathétérisme. Application de glace sur la région sacrée. Infusion de séné composée.

2 janvier. — T. 37°,4. P. 64. R. 18. Le malade a dormi jusqu'à 3 heures, à ce moment se

sont déclarées de vives douleurs allant du pied vers le genou et réciproquement : elles persistent encore ce matin, quoique avec une intensité moindre ; dans le pied elles sont, au contraire, exaspérées ; fourmillements et picotements dans les deux pieds ; les souffrances du côté de la vessie se sont un peu amendées. Pas de modifications du côté de la sensibilité ni de la motilité. Ce n'est qu'avec beaucoup de peine et qu'au prix de vives douleurs dans le sacrum que le malade peut se mettre sur son séant.

La pression sur la région lombaire est tout aussi douloureuse que la veille. Pénis tout à fait insensible tant à la peau qu'à la muqueuse. Le malade éprouve la sensation du toucher au scrotum. On est obligé de pratiquer le cathétérisme. Le malade rapporte qu'au fur et à mesure que la vessie se remplit, il se manifeste dans les jambes des élancements douloureux qui vont des genoux vers les pieds : ces douleurs cessent après le cathétérisme pour paraître quelques heures (4 heures) après et augmenter de nouveau. Urine, 850 c. cub. à réaction franchement acide ; poids spécifique 1022 ; traces d'albumine.

8 janvier. — Le malade trouve que son état ne s'est pas amélioré ; au début il ne pouvait pas du tout remuer les jambes, actuellement il le peut à peine. Il se couche le dos élevé, car dans la position horizontale il éprouve une tension pénible dans le sacrum et les hanches. Les genoux sont légèrement fléchis et reposent sur un coussin ; leur aspect est normal, mais les muscles sont flasques et mous, pas d'œdème ; température égale des deux côtés. Les mouvements spontanés sont à peu près complètement abolis dans les extrémités inférieures. La cuisse gauche peut se fléchir un peu par la contraction des adducteurs et du triceps. A la cuisse droite on ne constate aucun mouvement spontané, mais le malade prétend qu'il peut la mouvoir en s'aidant un peu de la main. L'abdomen, un peu ballonné et tendu, se soulève nettement pendant les mouvements respiratoires ; la toux s'accompagne de contractions manifestes et vigoureuses dans les muscles abdominaux. On peut imprimer des mouvements aux extrémités inférieures sans éprouver de résistance et sans provoquer de douleur. Le pénis et le scrotum sont flasques, pendants ; il n'y a ni érection ni émission de sperme. Les cuisses et les jambes sont sensibles au toucher et à la pression ; seulement aux jambes la pression laisse une impression persistante. Les muscles du mollet gauche semblent plus flasques qu'à droite. La sensibilité est notablement diminuée aux pieds, et aux talons il n'en reste que des traces. En piquant profondément les orteils on ne détermine aucune sensation, à la jambe la perception de la douleur est très nette ; elle ne paraît amoindrie à cet endroit que par la comparaison avec la peau de la poitrine et de la face ; même en établissant cette comparaison entre la peau de la poitrine et celle de la cuisse, on trouve que celle-ci est un peu analgésiée. A l'abdomen il existe une légère hyperesthésie qui s'étend jusqu'au niveau de l'ombilic. La sensibilité est beaucoup moins bien conservée à la face postérieure des cuisses qu'à la partie antérieure des cuisses et même des jambes, et elle est plus atteinte à gauche qu'à droite : l'anesthésie s'étend aux fesses et remonte jusqu'au sacrum. La colonne vertébrale ne présente aucune déformation ; la pression et la percussion sur les apophyses épineuses est à peine sensible ; la pression sur les muscles sacro-lombaires est seule douloureuse. Le patient éprouve souvent de vives douleurs spontanées dans le sacrum ; lorsqu'il se dresse sur son séant ces douleurs augmentent et gagnent latéralement les fesses et en avant la région inguinale, sans descendre jusque dans la cuisse. En raison de cette douleur les mouvements s'exécutent difficilement. Léger œdème du siège. On continue à pouvoir imprimer librement des mouvements aux extrémités inférieures, et ce n'est que quand ils sont très étendus qu'ils s'accompagnent de quelques douleurs des aines. Au pied gauche, il s'est formé vers le bord externe une grosse bulle plus large qu'une pièce de 5 fr. et située sur un fond rouge ; une autre tout aussi étendue à la plante. La physionomie exprime la souffrance ; le malade se plaint surtout d'une sensation de pesanteur dans la vessie qu'il dit être encore plus pénible que les élancements qu'il éprouve dans les jambes. Rétention complète d'urine. Celle-ci, retirée au moyen de la sonde, est jaune rougeâtre, fortement acide. Ces douleurs de la vessie sont particulièrement intenses la nuit, au point d'empêcher le sommeil.

Traitement : Chloral.

11 janvier. — *Matin,* temp., 36°,4 ; pouls, 84 ; resp., 36 ; — *Soir,* temp., 38°,1 ; pouls, 84 ; resp., 28.

Le malade a peu dormi : après minuit ses souffrances sont devenues intolérables : on dut pratiquer le cathétérisme à 1 h. 1/2. Le matin, à 8 heures, il se plaint encore de vives douleurs dans la région de la vessie ; elles sont lancinantes et se dirigent vers les pieds. Le malade semble affaissé, sa physionomie indique la souffrance. La peau est moite ; aux pieds elle est couverte de sueur. Œdème prononcé aux deux membres et au scrotum. Au siège on trouve une eschare superficielle de la largeur de la main ; aux deux pieds il existe des excoriations de la largeur d'une pièce de un franc. Ventre fortement tendu, sensible à la pression ; la matité vésicale s'étend jusqu'à 6 centimètres au-dessus de la symphyse. Paralysie motrice et sensitive toujours persistante. 600 centimètres cubes d'une urine fortement alcaline ; selles involontaires diarrhéiques.

13 janvier. —*Mat.,* temp., 36°,0 ; pouls, 80 ; resp., 16 ; — *Soir,* temp., 38°,7 ; pouls, 88 ; resp., 28.
14 janvier. — *Mat.,* temp., 37°,3 ; pouls, 84 ; resp., 16 ; — *Soir,* temp., 39°,0 ; pouls, 88 ; resp., 10.

Chaque nuit on est obligé de sonder une ou deux fois à cause des douleurs vésicales; puis le malade dort d'un assez bon sommeil, grâce à une injection morphinée. Rétention complète d'urine. Selles toujours involontaires, diarrhéiques, de 5 à 6 par jour. Appétit faible, soif vive. L'eschare s'étend.

17 janvier. — *Mat.*, temp., 37°,1; pouls, 80; resp., 20; — *Soir*, temp., 38°,8; pouls, 96; resp., 24.
18 janvier. — *Mat.*, temp., 36°,2; pouls, 82; resp., 24, — *Soir*, temp., 39°,3; pouls, 96; resp., 24.
20 janvier. — *Mat.*, temp., 36°,3; pouls, 84; resp., 20: — *Soir*, temp., 38°,3; pouls, 100; resp., 28.

Le malade a mal dormi, malgré la morphine; on a été obligé de le sonder deux fois la nuit; il se sent faible: c'est un travail pour lui que de répondre aux questions. Ce matin, selle claire, involontaire. Vives douleurs dans le siége, le sacrum, les jambes, surtout lorsqu'on change le malade de position. Fourmillements dans les pieds avec exacerbation lorsque la vessie est pleine ou pendant les changements de position. De temps à autre il se manifeste dans les membres inférieurs des crampes douloureuses qui durent quelques minutes, parfois une demi-heure. Appétit mauvais. L'eschare s'est étendue, mais moins en surface qu'en profondeur. Œdème considérable des membres inférieurs, des fesses et des organes génitaux.

23 janvier. — *Mat.*, temp., 37°,0; pouls, 76; resp., 20; — *Soir*, temp., 39°,3; pouls, 88; resp., 20.

Le malade se plaint depuis quelques jours de ressentir comme un cercle qui lui enserre le ventre, il accuse une sensation analogue aux extrémités inférieures.

25 janvier. — *Mat.*, temp., 37°,5; pouls, 88; resp., 20; — *Soir*, temp., 37°,8; pouls, 88; resp., 24.
1er février. — *Mat.*, temp., 37°,5; pouls, 88; resp., 20; — *Soir*, temp., 39°,3; pouls, 96; resp., 20.

Le malade a assez bien dormi, il a été sondé deux fois : il a les yeux fermés, est affaissé; les réponses sont rapides et nettes. Il est pâle, faible, misérable. Les plaies des pieds sont en partie guéries. Les douleurs lancinantes sont moins vives et moins prolongées que les jours précédents. Les douleurs qui s'étendaient du sacrum à la crête iliaque ont cessé depuis que le malade se couche sur le côté; elles reviennent aussitôt qu'il se couche de nouveau sur le dos. La motilité et la sensibilité sont toujours dans le même état. L'eschare a un centimètre de profondeur et s'étend jusqu'aux ligaments sacrés. Appétit mauvais, langue sèche, selles diarrhéiques, involontaires au nombre de 5 à 6 par jour. On sonde 4 fois par jour. Le traitement consiste dans les soins donnés à l'eschare, dans le cathétérisme, l'usage de l'opium, de la décoction du quinquina, des acides et de temps à autre de fortes doses de quinine.

7 février. — *Mat.*, temp., 36°,7; pouls, 76; resp., 16; — *Soir*, temp., 38° 8, pouls, 92, resp., 20.

Le malade dit qu'il a bien dormi, mais qu'il a eu beaucoup de diarrhée. Ce matin il a voulu partir, a jeté sa couverture, s'est dressé sur son séant, toutes actions dont il ne conserve aucun souvenir. Depuis ce matin, il y a dans le membre inférieur droit des secousses continuelles, appréciables à la vue. Grande faiblesse, parole embarrassée, appétit nul. L'eschare s'est encore agrandie, mais n'est pas douloureuse. Le pied droit est à peu près guéri. Œdème considérable des jambes et des pieds; les cuisses paraissent amaigries.

11 février. Le malade dit que lorsqu'il a chaud il peut un peu mouvoir ses jambes; mais nous cherchons en vain à constater ce fait. Selles diarrhéiques involontaires et continuelles. Appétit nul. Amaigrissement général.

Mort le 14 février à 6 heures du soir.

Autopsie. Même avant d'ouvrir la dure-mère rachidienne, on voit se dessiner nettement le renflement lombaire. La moelle est tuméfiée en ce point, elle est blanchâtre, molle, un peu affaissée ; les racines postérieures en particulier ont une couleur blanche très accusée. Largeur 13 millimètres. Par le simple repos, il se produit une dépression circulaire de 7 millimètres de diamètre, au-dessus de laquelle le tissu devient bien plus ferme. La première vertèbre lombaire est fracturée ; le disque cartilagineux, situé entre la première et la deuxième lombaire, fait une saillie d'environ 7 millimètres et forme une voussure régulière. Sur les valvules cardiaques il existe des dépôts récents d'endocardite ; les poumons sont le siège d'hépatisations lobulaires. Rate grosse. Reins peu altérés. La muqueuse vésicale est très rouge, non diphtéritique.

II. **Myélite par compression.** — Une compression s'exerçant sur la moelle pendant un temps limité n'amène pas nécessairement la destruction du tissu de cet organe. Une compression uniforme qui s'établit progressivement et souvent aussi uniformément est maintes fois supportée par la moelle sans aucun préjudice, ainsi qu'il ressort des observations dans lesquelles des déviations et des rétrécissements du canal vertébral existent sans le moindre trouble dans les fonctions de la moelle. Si donc la compression est si souvent cause de paralysie, il faut en rechercher la raison bien moins dans la compression elle-même que dans les altérations de texture que subit la moelle au point comprimé. Lorsque la compression se produit tout d'un coup, il y a contusion de l'organe et réaction inflammatoire consécutive, absolument comme dans la myélite traumatique ; lorsqu'elle s'exerce lentement, il se développe, parfois sous l'influence de causes accidentelles, une zone inflammatoire. Dans la carie vertébrale, la suppuration des articulations et des os s'étend au tissu médullaire ; les tumeurs des os et des méninges sont des causes irritantes qui peuvent provoquer l'inflammation, tout comme celle d'autres organes au milieu desquels elles sont situées. D'autres causes accidentelles donnent également naissance à la myélite : nous possédons l'observation d'un homme qui était porteur depuis son enfance d'une cyphose très solide au milieu de la colonne dorsale et qui, pendant le bombardement de Strasbourg, entendant un obus éclater à côté de lui, ressentit une grande frayeur à la suite de laquelle apparurent les premiers symptômes d'une paralysie à laquelle il succomba deux ans après ; l'autopsie fit découvrir une ancienne carie osseuse et au point correspondant un ramollissement blanc de la moelle. — On est porté à croire que le ramollissement n'est dû qu'à la compression des capillaires sanguins, mais dans la majeure partie des cas, la compression est si peu considérable que la moelle est à peine étranglée et aplatie ; parfois même on trouve que le point comprimé ou les points voisins sont le siège d'un gonflement inflammatoire. En général l'altération de la moelle ne s'étend qu'un peu au delà de l'endroit où a porté la compression ; dans des cas exceptionnels, elle se propage plus loin et quelquefois à une grande partie de la moelle, à la façon des ramollissements suraigus ; mais dans tous ces cas l'examen microscopique permet de découvrir les traces d'un processus inflammatoire. D'ailleurs le développement et la marche de ces paralysies ne font pas penser à une simple compression, mais empruntent les allures de la myélite aiguë : ainsi l'apparition et l'intensité de la paralysie ne sont nullement en rapport avec le degré de la compression. Il n'est pas rare de voir la paralysie naître subitement comme dans la myélite apoplectique, sans qu'il soit survenu un déplacement osseux ou une augmentation brusque de la compression. De même dans les tumeurs de la moelle, la paralysie se produit rarement petit à petit, d'habitude elle éclate brusquement et les tumeurs qui compriment la moelle allongée, par exemple, ont les mêmes symptômes que le ramollissement aigu de cette région.

Il en résulte qu'il faut considérer les ramollissements de la moelle par compression comme de nature inflammatoire et ils constituent un élément précieux qui permet de compléter l'histoire tant anatomique que clinique du ramollissement aigu de la moelle. Et de fait ils ont sous ce double rapport beaucoup d'analogie avec la myélite spontanée : or, comme ils se présentent plus souvent à notre observation, comme d'un autre côté on a fréquemment l'occasion d'en faire l'examen anatomique à tous les stades de leur développement, et enfin comme la plupart des maladies spinales qui sont liées à des affections vertébrales ne présentent pas de difficultés sérieuses pour le diagnostic, ces cas nous fournissent des renseignements très utiles sur la myélite aiguë et subaiguë.

Les *lésions anatomiques* présentent, il est vrai, quelques différences avec celles de la myélite aiguë spontanée. On comprend que sous l'influence d'une compression continue, les vaisseaux soient plutôt exsangues et ne se rompent que rarement. Aussi la forme du ramollissement est-elle d'habitude ici le ramollissement blanc ou gris blanc avec fonte graisseuse et un commencement d'atrophie. Mais on a aussi l'occasion d'observer, non-seulement le ramollissement jaune, mais encore le rouge et le brun. Le cas de carcinome des vertèbres relaté p. 227 est un

exemple de ramollissement brun, celui de Virchow [1], un exemple de ramollissement rouge :

OBSERVATION XV. — Scoliose. Ramollissement rouge étendu à la plus grande partie de la substance grise de la moelle. — Paralysie des extrémités inférieures et de la vessie. Fausse route
de la partie prostatique de l'urèthre ; inflammation consécutive du tissu conjonctif avec décomposition des exsudats et production d'emphysème. — Homme de 26 ans. Scoliose accentuée ancienne. Subitement, dans la nuit du 27 au 28 novembre 1847, violentes douleurs lancinantes dans
les extrémités inférieures jusqu'à la région inguinale ; paralysie complète au bout de six heures ;
rétention d'urine ; sensibilité conservée ; météorisme. Mort le 1ᵉʳ décembre, à 10 heures. — Autopsie. Aucune trace d'une affection récente sur les vertèbres, sur la plus grande partie de la
surface postérieure de la moelle ; depuis le tiers moyen de la moelle cervicale jusqu'en bas, la
substance blanche périphérique semble avoir disparu ; immédiatement au-dessous des méninges
se trouve, sous forme d'un cordon rond cylindrique, une masse assez adhérente, gélatineuse, variant du rouge brun au jaune brun verdâtre et au jaune blanc. Le point de départ est la substance grise, car vers le haut la substance blanche extérieure est conservée, et de même vers le
bas les cordons blancs sont simplement repoussés en dehors. Au centre on trouve par places un
bouchon sec noir brun comme on en rencontre dans des extravasats en voie de rétraction. En
haut, au milieu du cylindre, un coagulum sanguin récent, du volume d'une noisette. Corps granuleux, débris nerveux, capillaires et artérioles remplis de granulations pigmentaires rouges
brunes.

Il n'est pas rare d'observer, au point où la moelle a été comprimée ou bien dans
le voisinage, une tuméfaction notable comme nous avons pu le constater aussi
bien dans la carie que dans les cas de tumeur : ce gonflement a parfois une consistance ferme et semble plutôt induré.

A l'œil nu et sur des pièces fraîches on distingue rarement, au point comprimé, autre chose que le ramollissement ; exceptionnellement et seulement
dans des cas anciens on constate la dégénération ascendante et descendante, qui
est reconnaissable à sa teinte grise. Le durcissement dans l'acide chromique fait
apparaître bien plus nettement les parties malades : la surface de section prend
alors une teinte jaune claire, elle est quelque peu cassante et a un aspect piqueté ;
à une certaine distance, la section est plus lisse et les points altérés ne se reconnaissent plus qu'à leur teinte claire. Le ramollissement proprement dit ne mesure
en général qu'une, deux, au plus trois hauteurs de vertèbres ; puis l'altération se
limite de plus en plus vers en haut sur les cordons postérieurs et n'occupe définitivement que les cordons de Goll ; vers en bas également elle se fixe à la partie
interne des cordons antérieurs et aux seuls cordons latéraux, et enfin cette
dégénération descendante finit par se localiser à la partie postérieure des cordons
latéraux. Du reste les lésions ne sont pas nécessairement symétriques, elles peuvent même n'occuper qu'un seul côté ; d'autres fois l'inflammation se propage
principalement le long de la substance grise.

Les altérations histologiques sont celles de la myélite aiguë, et ont été décrites
plus haut. Il existe des foyers de ramollissement disséminés dans la moelle ; de
plus on constate un beau spécimen de l'aspect vésiculeux dont il a déjà été question
ci-dessus ; enfin on trouve des masses granuleuses en voie de destruction. Les
cellules nerveuses sont tuméfiées, en voie de dégénérescence graisseuse, et renferment souvent des vacuoles. La névroglie offre quelques particularités, surtout
lorsque l'affection a traversé lentement au moins quelques-unes de ses phases :
elle est souvent le siège d'une induration hypertrophique, et forme des faisceaux
solides qui entourent des groupes de fibres nerveuses qu'ils étranglent et conduisent à l'atrophie sans dégénérescence graisseuse sensible. Dans ces cas, le ramollissement est relégué à l'arrière-plan et se borne à quelques petits foyers :
c'est l'atrophie qui domine la scène ; toute une portion de la moelle, toute une
moitié, par exemple, est rétrécie, dure et parsemée de nombreux corpuscules
amyloïdes.

[1] Virchow, *Die pathologischen Pigmente* (Schluss). Virchow's *Archiv für patholog. Anatomie*, 1847,
3ᵗᵉ Heft, p. 456.

Nous n'entrerons dans aucun détail relativement à l'état des nerfs périphériques ou des muscles, ou bien touchant la dégénération secondaire, car tout s'y passe comme dans la myélite. Nous aurons l'occasion, à propos de chaque cas particulier, de faire quelques remarques sur ces points.

Quoique la *marche* de la myélite par compression soit essentiellement la même quelle que soit l'origine de la lésion, il y a néanmoins, au point de vue de la gravité et du pronostic, des différences qui tiennent à la cause. Nous distinguerons deux formes : a) la *myélite suite de carie vertébrale*, et b) la *myélite suite de tumeurs*. On pourrait encore faire une sous-division, suivant que les tumeurs siègent dans les vertèbres (carcinome) ou dans le canal vertébral lui-même ; cependant dans les deux cas les symptômes sont tellement semblables, que cette distinction nous paraît superflue. Il nous semble inutile de distinguer une forme spéciale pour certaines myélites par compression dues à des causes tout à fait exceptionnelles, telles que exostoses, hyperostoses, rétrécissements divers du canal vertébral ou tumeurs à échinocoques [1].

a) *Myélite par carie vertébrale.* — Nous avons déjà, dans la section II de la seconde partie de ce livre, consacré une étude approfondie aux affections spinales dues à la spondylarthrocace, et nous avons vu qu'elles peuvent revêtir des formes assez variées. Nous avons nommé la névrite, la pachyméningite, l'atrophie et le ramollissement de la moelle : qu'on se rappelle l'histoire de Mme Griebe, page 177 :

Au point comprimé, la moelle était réduite à un étroit ruban, sa substance était transformée en bouillie et ses enveloppes étaient fortement épaissies. Un peu plus haut, on trouvait encore du ramollissement et une déformation remarquable du segment antérieur qui avait porté sur la saillie formée par la colonne vertébrale et qui était aplati. On constatait la trace de cet aplatissement sur les cornes antérieures qui étaient repoussées en dehors, de façon que leur bord interne formait une ligne à peu près droite, passant par le canal central. Malgré cette déviation, elles contenaient encore un assez grand nombre de cellules nerveuses intactes. Les cordons antérieurs étaient aplatis, atrophiés, indurés, les latéraux et les postérieurs étaient le siège d'un ramollissement myélitique intense. Dans l'épaisseur des cordons latéraux on trouvait une destruction granuleuse complète, plus prononcée à droite qu'à gauche. Dégénération ascendante et descendante.

En ce qui concerne la *symptomatologie*, la *marche* et le *traitement*, nous n'avons rien à ajouter à ce que nous avions écrit en parlant du mal de Pott, page 167 et s.

b) *La myélite consécutive au cancer des vertèbres* et aux tumeurs intra-rachidiennes a été également l'objet d'une étude détaillée, p. 221. Pour les lésions macroscopiques nous renvoyons aux observations de la page 227, 332 et 336 et nous nous bornons à relater l'observation qui suit :

Un carcinome de la colonne vertébrale avait occasionné pendant les derniers mois de la vie une paralysie complète qui était apparue subitement ; l'autopsie démontra un ramollissement très léger de la moelle sans compression notable. Après le durcissement, la surface de section était granuleuse, irrégulièrement tachetée, mais les divers détails de structure étaient assez reconnaissables. Une coupe pratiquée un peu au-dessous du point le plus altéré fournissait un bel exemple de l'état vésiculeux déjà décrit ; il existait en même temps de petits foyers de dégénérescence granuleuse. Dans les plaques rouges des cordons postérieurs, la substance nerveuse était plus fortement atrophiée, les fibres étaient refoulées (dissociées) par le gonflement de la névralgie et par des corps granuleux. En un point on distinguait les altérations initiales de la myélite, les éléments étoilés étaient fortement tuméfiés et contenaient plusieurs noyaux ; çà

___

[1] Nous citerons, à cause de la rareté du fait, l'observation suivante de myélite due à une compression produite par un anévrisme :

Coats, *Glasgow med. Journal*, 1872, Febr. *Aneurism of thoracic aorta and hemorrhagy into the spinal canal, producing paraplegia.* — Le malade éprouva subitement une douleur dans le côté gauche avec une sensation de constriction à la poitrine ; le lendemain les extrémités inférieures étaient paralysées, la sensibilité diminuée, les sphincters ne fonctionnaient plus. Mort après sept semaines et demie. L'autopsie révèle un anévrisme du médiastin postérieur qui avait érodé le corps d'une vertèbre et communiquait avec le canal spinal ; il existait, depuis la troisième vertèbre jusqu'en bas, un épaississement de la dure-mère, une congestion de la pie-mère et du ramollissement de la moelle.

et là on distinguait un corps granuleux; les fibres nerveuses étaient de diamètres très inégaux: les unes étaient volumineuses avec un cylindre-axe tuméfié, les autres très petites, au point qu'elles avaient complètement disparu. On peut considérer ces altérations comme les phénomènes de début du processus inflammatoire; seulement on voit qu'ici, comme dans la myélite par compression, l'hyperémie faisait à peu près défaut, et que le gonflement était moins considérable que dans la myélite spontanée; ce n'étaient pas les vaisseaux, mais les cellules étoilées qui avaient augmenté de volume.

Pour la *marche* de la maladie, nous renvoyons le lecteur aux exemples cités et en particulier à l'obs. du n° Wolff, p. 332; nous rapporterons encore l'observation suivante qui est un bel exemple de myélite cervicale, affection peu commune.

J. B., maçon, âgé de 37 ans, entré à l'hôpital de Strasbourg, le 5 avril 1874, mort le 8 du même mois. — Le malade prétend qu'il a toujours joui d'une bonne santé. A la fin d'octobre 1873, il était occupé à monter des fourneaux et il resta exposé assez longtemps à un courant d'air : il fut pris d'un *frisson* violent qui se renouvela souvent dans la suite et qui se faisait particulièrement sentir dans le bras droit et dans tout le dos. Le malade faisait sur ces deux régions des applications chaudes de pommes de terre cuites qui provoquaient une forte transpiration et amenèrent du soulagement. Le 30 novembre de la même année, il éprouva pour la première fois des tiraillements qu'il prit pour des douleurs rhumatismales; elles débutèrent dans le bras droit et s'y fixèrent; le membre devint raide, le malade ne pouvait plus le soulever et parvenait à peine à plier le coude. Du bras les douleurs rayonnaient vers le dos, où elles étaient vives et s'accompagnaient de constrictions de la poitrine. Malgré cette infirmité, le malade continua son métier jusqu'au milieu de février, époque à laquelle il fut obligé de garder le lit. Parmi les symptômes du début, il y avait eu dans les jambes des douleurs que le malade caractérise sous le nom de crampes passagères; souvent aussi il éprouvait des fourmillements. Dix jours après s'être alité, il se réveilla un matin avec la jambe droite paralysée; trois jours après, ce fut le tour de la jambe gauche; encore quatre jours plus tard, apparut de l'incontinence d'urine et des matières fécales. Environ vers le milieu de mars, le malade éprouva, une nuit, une sensation bizarre qui lui descendait le long du dos, et il ressentit des douleurs lancinantes vers le sacrum et les jambes. Peu de temps après, son dos devint tellement raide qu'il lui était impossible de se mettre sur son séant. Le cou se raidit également; cependant le sujet pouvait approcher le menton de la poitrine. On prescrivit des vésicatoires, des onctions et le cathétérisme. Dans les quatorze derniers jours surtout, par suite d'un décubitus, le malade s'affaiblit considérablement; l'appétit et le sommeil se perdirent et les souffrances devinrent très grandes. Des complications se produisirent du côté du poumon, le malade se plaignit de dyspnée et de toux; trois jours avant son entrée à l'hôpital, il apparut de l'œdème à la jambe droite et il y eut des frissons répétés.

État actuel. — 5 avril. Le sujet est débilité, ses muscles sont flasques, sa face amaigrie, son teint cachectique. Il est couché sur le dos comme une masse inerte; la peau est sèche et chaude. Pouls à peine sensible, fréquent. Œdème assez considérable aux extrémités inférieures. A partir du coude droit et en remontant, on constate des groupes de vésicules d'herpès reposant sur un fond rouge. Au sacrum il y a une eschare de la largeur de la main, s'étendant presque jusqu'à l'os et mettant les ligaments à nu. Le malade, quoique très déprimé, se plaint : 1° d'une paralysie des deux extrémités inférieures et du bras droit; 2° d'émission involontaire de l'urine et des matières fécales; 3° d'insensibilité des jambes avec douleurs dans ces dernières et dans le sacrum : ces douleurs sont violentes, au dire du malade; elles s'étendent au dos et au ventre, aussi haut que la paralysie elle-même et s'accompagnent de fourmillements très pénibles.

Examen clinique. — Les mouvements de la tête sont libres; pas de trouble de la parole ni de la déglutition, les mouvements de la langue sont conservés, pas de déviation de la face. La colonne vertébrale est remarquablement raide jusqu'à la nuque, c'est à peine si le malade peut remuer le cou, mais il n'existe dans tout le dos aucune difformité appréciable. La pression et la percussion ne sont douloureuses que de la 2e à la 4e ou 5e vertèbre dorsale, mais à ce niveau le malade accuse des douleurs bien nettes. Les jambes sont complètement paralysées; tous les mouvements actifs y sont abolis, mais on leur imprime facilement des mouvements passifs; aucune trace de contracture. Le malade ne peut pas mouvoir son épaule droite, mais se sert assez bien du coude et du poignet. Le bras gauche est complètement libre. Les muscles des extrémités inférieures sont flasques et amaigris; le bras droit est plus émacié que le gauche. De temps à autre on observe aux membres inférieurs des contractions fibrillaires. La contractilité électrique est tout à fait abolie dans ces parties dont la température est abaissée. La sensibilité est éteinte aux extrémités inférieures jusqu'au niveau de l'ombilic; de ce dernier point jusqu'au mamelon, elle est diminuée; plus haut elle est normale.

L'épreuve électrique à l'aide du courant continu décèle au bras droit une contractilité plus faible qu'à gauche. Aux membres inférieurs il faut un courant très intense pour déterminer quelques faibles secousses aux deux cuisses; le courant induit provoque des contractions à peine perceptibles. La sensibilité électrique a complètement disparu dans cette région.

Le malade fut traité par les excitants et les analeptiques et mourut dès le 8 avril.

Autopsie. — En ouvrant le canal vertébral on découvre, sur la partie la plus convexe de la courbure dorsale, de la 3e à la 6e vertèbres dorsales, une masse gélatineuse, molle, transparente, qui fait hernie à travers les lames vertébrales et pénètre dans les muscles, particulièrement du côté droit. Les lames vertébrales correspondantes se sont complètement fondues dans cette masse cancéreuse, les apophyses épineuses sont intactes. La moelle est recouverte sur une étendue de 55 millimètres par la même masse gélatineuse. La dure-mère est normale ici comme ailleurs. Au niveau de la tumeur la moelle est un peu rétrécie et ramollie sur une étendue de 15 millimètres; la partie ramollie a des limites assez nettes.

Au-dessus de ce point, la substance grise est foncée et hyperémiée, mais là comme dans tout le reste de la moelle cervicale, il n'y a aucune modification dans la consistance. Au-dessous du foyer ramolli, le tissu est un peu mou dans une étendue de 5 centimètres, puis il reprend sa fermeté normale et on ne constate aucun changement de coloration. Les nerfs qui proviennent de la partie comprimée sont amincis et ont une teinte légèrement grise par transparence. Après durcissement la portion supérieure de la moelle dorsale présente un ramollissement myélitique diffus qui s'étend jusqu'au renflement cervical, où il se continue avec une dégénération commençante des cordons de Goll et va en se rétrécissant vers le bas jusqu'au milieu de la région dorsale. La portion lombaire est intacte. La partie malade a pris par le durcissement une teinte claire; sa surface de section est stratifiée, elle-même est élastique et peu cassante. Le microscope révèle les altérations ordinaires.

Les *symptômes* de la myélite par compression méritent une attention spéciale parce qu'ils ont une grande analogie avec ceux de la myélite spontanée. Cette analogie ne porte pas uniquement sur les phénomènes paralytiques, lesquels varient avec le siège et l'intensité du ramollissement, elle comprend aussi le développement des symptômes spinaux. Nous prions le lecteur de se reporter aux observations qui sont reproduites au chapitre Ier, de la section II de la deuxième partie de ce livre, et dans lesquelles l'affection de la moelle a été suivie de près et décrite avec soin. Dans plusieurs de ces cas et en particulier dans les cancers des vertèbres, il n'existait pas une compression notable de la moelle, d'où il faut conclure que les symptômes doivent être attribués au ramollissement inflammatoire. L'affection vertébrale durait depuis un temps plus ou moins long, lorsque apparaissaient des signes prodromiques d'une affection de la moelle qui étaient suivis après quelques jours d'une paralysie complète ou à peu près complète, dont le début était parfois aussi rapide que celui d'une myélite apoplectique. Dans un cas de cancer vertébral, le malade avait ressenti pendant quelques jours à peine des douleurs irradiées et une certaine faiblesse dans les jambes, lorsqu'il fut atteint tout d'un coup en se rendant au cabinet, d'une paraplégie complète qu'il conserva jusqu'à sa mort. Dans l'obs. du no Wolff (p. 332), une affection spinale peu intense, probablement une myélite hyperplastique, persistait déjà depuis deux ans, lorsqu'en quelques jours se développa un ramollissement myélitique aigu qui s'accompagna d'une paralysie complète et suivit la même marche que les ramollissements spontanés graves. Les réflexes d'abord très actifs diminuèrent, les douleurs irradiées et les secousses continuèrent; puis toute contractilité, tant réflexe qu'électrique, disparut aux membres inférieurs et il se produisit rapidement de la cystite et du décubitus, qui amenèrent la mort. La moelle était comprimée latéralement et présentait immédiatement au-dessus du point comprimé un gonflement avec des foyers de ramollissement et une induration interstitielle assez prononcée. Vers le haut la myélite diminuait rapidement pour se localiser, sous forme de dégénération secondaire, sur les cordons de Goll. Vers en bas l'altération s'étendait plus loin que le milieu de la moelle dorsale, surtout à gauche, puis se bornait à la substance grise qui était altérée jusque dans la moelle lombaire : les cellules nerveuses en particulier présentaient des vacuoles nombreuses et un certain gonflement.

Ce début, ces symptômes et cette marche sont si exactement ceux de la myélite spontanée qu'ils peuvent servir à compléter le tableau clinique de cette maladie et il nous semble superflu de donner une analyse plus détaillée des symptômes. Cependant lorsque la compression par une tumeur amène une myélite de la moelle allongée, la vie est mise en danger et cette espèce particulière doit nous arrêter un instant. Ce sont particulièrement les tumeurs du cervelet qui, proéminant en arrière et en bas, viennent comprimer la protubérance, surtout la moelle allongée. La marche de l'affection se distingue en ce que pendant un temps indéterminé il existe des symptômes vagues peu remarqués par le malade et par son entourage. Puis après quelques prodromes insignifiants, se développe un ramollissement suraigu du bulbe qui conduit rapidement à la mort. Les symptômes ne sont pas très difficiles à analyser, ils sont ceux d'une myélite bulbaire ou d'une paralysie bulbaire aiguë. On pourra reconnaître cette dernière sans cependant distinguer si sa cause est bien une tumeur : c'est ce qui est arrivé dans le cas suivant, où nous avons diagnostiqué une paralysie bulbaire aiguë (ramollissement aigu de la moelle allongée) qui fut constatée à l'autopsie ; mais l'ouverture du crâne révéla en outre l'existence d'une tumeur du cervelet que nous n'avions pas soupçonnée. Cette observation nous paraît encore intéressante en ce qu'elle présente dans les symptômes et la marche une grande analogie avec une observation de myélite spontanée du bulbe que nous avons recueillie vers la même époque à l'hôpital de Strasbourg et que nous rapportons plus loin (v. p. 467).

Tumeur du cervelet. — Ramollissement du bulbe. — Hélène K., 28 ans, mariée, entrée à l'hôpital de Srasbourg le 11 juillet 1873, morte le 23 du même mois.

La malade raconte qu'elle appartient à une famille saine, et qu'elle s'est elle-même toujours bien portée jusqu'à la maladie actuelle. Elle a été réglée à seize ans et toujours régulièrement depuis. Le 20 janvier 1873, elle fit une première couche qui se termina heureusement, seulement les douleurs durèrent deux jours et l'on fut obligé d'employer le forceps. L'enfant, actuellement âgé de 25 semaines, est bien portant et vigoureux. Pendant les deux premiers jours qui suivirent l'accouchement la malade se trouva fort bien, elle aurait même voulu se lever. Le lendemain elle se leva en effet ; mais à peine debout elle fut brusquement prise d'un vertige qui dura environ une heure. En même temps elle remarqua que le bras gauche et plus tard aussi la jambe gauche étaient comme paralysés. Néanmoins elle continua à se lever tous les jours, en traînant la jambe et en s'aidant autant qu'elle pouvait de son bras. Depuis l'accouchement, la parole et la déglutition étaient embarrassées. Avec le temps tous les symptômes empirèrent ; néanmoins la malade put encore se traîner pendant 6 semaines après ses couches : à cette époque la parole et la déglutition devinrent très difficiles et la paralysie atteignit un degré tel que la marche et le travail devinrent impossibles. La miction ne se faisait que tous les deux jours et à grand'peine ; les selles étaient rares. Plus tard se développa du décubitus. Devant cet état qui allait toujours en s'aggravant, le médecin traitant décida sa cliente à entrer à l'hôpital. Relativement aux symptômes subjectifs, la malade rapporte qu'elle a eu des douleurs dans les bras aussi bien que dans les jambes et elle affirme nettement qu'elles ont d'abord apparu au bras pour se montrer ensuite à la jambe : ces douleurs partaient de la main et du pied, se dirigeaient vers la racine du membre et consistaient en des tiraillements : il semblait à la malade que ses membres étaient comme morts. Depuis six semaines également le bras d'abord, puis la jambe ont commencé à maigrir. Le mari nous apprend qu'à partir de ses couches sa femme a eu de temps en temps des douleurs de tête tellement violentes, qu'elle s'écriait que *sa tête allait éclater*, mais qu'elle n'a jamais eu de raideur de la nuque et que six semaines après l'accouchement se sont déclarées de la gêne de la déglutition et une parésie tellement prononcée que la malade s'est vue obligée de garder le lit. Il n'y a jamais eu de secousses dans les extrémités ; on s'est aperçu de l'amaigrissement du bras et de la jambe gauche il y a trois semaines environ,

Etat actuel. — La malade est une femme passablement vigoureuse, assez bien nourrie ; elle est couchée le dos élevé ; face pâle, amaigrie ; lèvres et joues cyanosées. Température 36°,6 ; pouls 104 ; respirations 48. La physionomie exprime l'anxiété, la malade a toute sa connaissance, la respiration est surtout costale, avec élévation forcée et pénible des premières côtes. Bouche entr'ouverte.

La malade se plaint de ne pouvoir mouvoir son bras et sa jambe gauches ; elle accuse des douleurs dans l'épaule et le bras droit ; ces douleurs se dirigent de la main vers l'épaule et sont comparées à de l'engourdissement. Elle se plaint encore de ne pouvoir avaler les aliments, surtout les liquides, qui ressortent par le nez. 600 cent. cub. d'une urine jaune, trouble, acide, sans albumine, d'une densité de 1024. La parole est peu compréhensible, la prononciation est indistincte, balbutiante, non articulée, mais les mots ne font pas défaut. La malade tire la langue à volonté, mais elle ne peut, malgré de grands efforts, l'amener que jusques entre les lèvres ; on y remarque des contractions fibrillaires. En faisant des efforts de déglutition, la malade éprouve aussitôt des spasmes pharyngés et une violente dyspnée ; en même temps les aliments sont rejetés par la bouche et le nez. Lorsqu'elle essaye de tousser, elle n'y parvient pas, et c'est à peine s'il se produit quelques faibles contractions dans les muscles du ventre. Les mouvements de la tête sont libres, pas de raideur de la nuque, seulement les muscles de cette région sont affaiblis. Les jambes sont complètement étendues, la malade meut ses orteils, mais ne soulève pas elle-même ses jambes ; une légère abduction est seule possible. Les mouvements passifs s'exécutent sans le moindre obstacle. Elle ne serre que faiblement la main qu'on lui présente, néanmoins les divers mouvements des bras sont libres. Elle perçoit nettement les piqûres d'épingles aux bras et aux jambes, elle en précise bien le nombre, et cela instantanément. La contractilité réflexe n'est pas augmentée. Lorsque la malade essaye de marcher, elle fléchit aussitôt ; jamais de mouvements ataxiques ; depuis deux jours, douleurs de tête.

18 juillet. La malade se plaint de douleurs dans le pied et le bras gauches ; elle est constamment assise dans son lit pour pouvoir respirer plus librement. La respiration est accélérée, superficielle, surtout costale. Toux fréquente, expectoration muco-purulente abondante. Sommeil troublé. Physionomie anxieuse, connaissance entière. Miction difficile, constipation.

23 juillet. — Mat., temp., 36°,6 ; pouls, 108 ; resp., 28 ; — Soir, temp., 40°,6 ; pouls, 128 ; resp., irrégulière.

Dans l'après-midi, la malade se plaint d'oppression et tousse beaucoup ; la cyanose fait des progrès. La mort arrive subitement.

Autopsie pratiquée le 24 juillet 1873, par M. le professeur de Recklinghausen. A la partie inférieure de la colonne vertébrale il existe, autour de la dure-mère, un tissu graisseux assez abondant. La dure-mère elle-même contient un liquide légèrement teinté en rouge et elle est normale. A la région cervicale inférieure, bien que les méninges et la moelle ne présentent rien de spécial, on reconnaît distinctement que cette dernière est légèrement gonflée, et l'examen ultérieur démontre que la portion cervicale est quelque peu ramollie. A ce point, les vaisseaux sont passablement dilatés, et la pie-mère est fortement injectée. Une section transversale ne présente rien d'anormal. La moelle dorsale et lombaire est également saine. — La voûte crânienne est épaisse ; en ouvrant la fosse occipitale, on constate sur l'apophyse basilaire une tumeur solidement fixée à l'os et qui s'enfonce vers la protubérance et la moelle allongée. Cette tumeur a le volume d'un œuf de poule (long., 0m,045 ; larg., 0m,027). Elle se laisse détacher aisément des centres nerveux, est recouverte de la pie-mère et de l'arachnoïde auxquelles elle adhère lâchement, sa surface est fortement bosselée. La moelle allongée est refoulée à gauche et, après avoir enlevé la tumeur, on constate une dépression à la partie postérieure de la protubérance ; une autre dépression plus profonde existe au côté droit de la moelle allongée : elle est particulièrement prononcée à la partie postérieure des olives et à l'émergence du nerf vague dont les racines sont manifestement atrophiées. Tout à côté se trouvent le facial et l'acoustique parfaitement intacts ; le trijumeau est également sain. L'oculo-moteur droit est atrophié, translucide, gris rougeâtre. La tumeur a une consistance molle, fluctuante et renferme des cavités cystiques (cysto-sarcome).

La protubérance ne présente aucun changement de consistance à sa partie postérieure, mais la moitié droite de la moelle allongée est bien plus molle que la gauche : la portion supérieure de la moelle est normale. — Léger amaigrissement des muscles de la main gauche, de même que de ceux de la cuisse et du mollet du même côté. — Les poumons sont fortement gonflés, les bronches sont dilatées, pleines de pus, le cœur est petit, les reins congestionnés, la vessie contient une assez grande quantité d'une urine trouble, infecte, ammoniacale. La muqueuse vésicale est un peu congestionnée.

Remarques. — En somme, les symptômes caractéristiques ont été les suivants : paralysie de la langue, avec trouble de la parole (anarthrie) et de la déglutition, gêne de la respiration et cyanose. Paralysie incomplète du côté gauche : les douleurs doivent être attribuées à la compression. La mort est survenue par la gêne de plus en plus grande de la respiration et par la forte élévation de la température. Faisons remarquer en passant ce développement d'une tumeur (cysto-sarcome) dans le système nerveux central à la suite de l'état puerpéral. Nous avons déjà cité plus haut (p. 445 et suivantes) des faits analogues à propos des tumeurs de la moelle.

III. Ramollissement aigu spontané primitif de la moelle.

— Quoique cette affection ne soit pas extrêmement rare, on ne trouve dans les auteurs que peu d'observations qui puissent servir à en tracer le tableau clinique. Comme le diagnostic en a été assez difficile jusqu'à nos jours, on ne peut utiliser que les observations dans lesquelles il a été confirmé par l'autopsie. Mais même parmi celles-ci les unes pèchent par l'insuffisance des renseignements cliniques et les autres par des lacunes dans l'examen anatomo-pathologique. Un grand nombre d'observations anciennes ne sauraient être consultées qu'avec réserve, l'examen microscopique faisant défaut et parmi les modernes il en est beaucoup qui ne sont pas à l'abri de toute critique. Les plus remarquables par leur précision et l'exactitude des détails sont celles d'Engelken, de Mannkopff, quelques cas d'Ollivier, un fait publié par Radcliffe [1] et un autre par Liouville [2]. Nous y ajouterons quelques exemples qu'il nous a été donné de recueillir. Nous distinguons dans la myélite aiguë spontanée les quatre formes suivantes :

1. La myélite aiguë de la moelle allongée ou paralysie bulbaire aiguë;
2. La myélite cervicale;
3. La myélite dorsale;
4. La myélite diffuse ou généralisée.

1. *Ramollissement du bulbe, paralysie bulbaire aiguë.*—Nous n'avons pas pu découvrir dans la littérature médicale un exemple tout à fait authentique de cette affection : mais il est probable qu'un cas publié par Joffroy [3], de même que deux observations de Lange [4], appartiennent à cette catégorie.

Pour se faire une juste idée de l'ensemble symptomatique de cette maladie on n'a qu'à relire l'observation précédente qui a trait à un ramollissement de la moelle allongée causé par la compression d'une tumeur et à méditer le cas suivant où existait un ramollissement primitif spontané de la moelle allongée.

Philippine N..., 36 ans, mariée, entrée à l'hôpital de Strasbourg le 13 juillet 1873, décédée le 14 juillet.

Il nous a été donné d'observer la malade pendant peu de temps, aussi son histoire clinique est-elle forcément incomplète; néanmoins elle est encore suffisamment instructive. Le mari rapporte que sa femme était tout à fait bien portante jusqu'il y a trois jours, et qu'elle ne s'est alitée que la veille de son entrée à l'hôpital. Au moment de son admission, on remarque d'abord un trouble de la parole, laquelle est faible, balbutiante, inintelligible, mais non nasillarde : les mots ne paraissent pas faire défaut, la prononciation seule semble embarrassée. La malade est petite, assez bien nourrie, très affaissée, le nez est effilé et froid, les extrémités sont froides également; le pouls est à peine perceptible, irrégulier. Les joues et les lèvres sont cyanosées. Lorsqu'on demande à la malade ce dont elle se plaint, elle essaye de parler, mais malgré des efforts visibles, elle ne parvient qu'à proférer quelques sons indistincts et inarticulés : on comprend seulement qu'elle a une très grande anxiété, qu'elle a peur de mourir et elle désigne la région du pharynx comme étant la cause de son angoisse. La respiration est pénible, gémissante, accompagnée de gros râles trachéaux : toux fréquente sans expectoration. D'instant en instant, la respiration se suspend pour reprendre ensuite. La malade ne peut que faiblement remuer la langue et c'est à grand'peine qu'elle parvient à la tirer un peu : d'habitude, celle-ci est flasque et appliquée vers le fond du plancher buccal. Pas de paralysie faciale; parésie évidente des bras : quand on dit à la malade de vous serrer la main, elle ne le fait que légèrement; lorsqu'on lui soulève un bras, celui-ci retombe, mais pas tout à fait comme une masse inerte. Les extrémités inférieures semblent complétement paralysées; du moins la sœur raconte que parfois le membre inférieur droit se fléchit involontairement et qu'alors la malade demande à ce qu'on le lui redresse de nouveau : cette dernière accuse également des fourmillements douloureux dans les jambes. Émission involontaire de l'urine.

La mort arrive dès le 14 juillet, à 3 h. de l'après-midi, par le progrès de la cyanose et de la gêne respiratoire.

Autopsie pratiquée le 15 juillet par M. le Dr Zahn. La moelle allongée présente une diminution manifeste dans sa consistance; après l'avoir sectionnée en travers, on découvre dans son épaisseur, et particulièrement dans la région des pyramides et des olives, de petites extravasations sanguines qui sont entourées chacune d'une zone de substance ramollie et colorée en jaune rougeâtre ou en gris rougeâtre. Ces petits foyers sont très nombreux aux points énoncés; ils vont

[1] Radcliffe, *Diseases of the spinal cord*, in Reynold's *System of med.*, II, p. 603.
[2] Liouville, voy. Dujardin-Beaumetz, thèse citée.
[3] Joffroy, *Sur un cas de paralysie labio-glosso-pharyngée à forme apoplectique, d'origine bulbaire.*
[4] *Gaz. méd. de Paris*, 1872. Lange, *On acute bulbarparalyse (Hospit. Tidende*, décembre 1868). L'auteur cite ces deux cas qu'il regarde comme des paralysies bulbaires en se fondant sur les symptômes; le siège probable et la soudaineté du début.

en diminuant, tant en remontant qu'en descendant : on n'en trouve presque plus à la limite inférieure de la protubérance, de même qu'au-dessous des olives. En examinant par le raclage le
tissu altéré, on y découvre de nombreux corps granuleux. — Après durcissement, on reconnaît de même que la lésion est nettement circonscrite entre deux plans passant par les extrémités
supérieure et inférieure des olives : à cet endroit le tissu est parsemé de nombreux petits points
pas plus gros qu'une tête d'épingle et se colorant vivement par le carmin : ils sont plus nombreux
à gauche qu'à droite et ils occupent surtout les pyramides et la partie inférieure du raphé médian ; on en trouve quelques-unes dans l'épaisseur des olives et il existe un foyer un peu plus
gros entre les fibres d'origine des nerfs vague et accessoire. Le côté droit présente les mêmes
lésions, mais à un degré moindre. Au pourtour de ces points il existe une zone légèrement
teintée en rouge, dans laquelle la texture est altérée, notamment le tissu qui est situé entre le
nerf vague gauche et l'accessoire est trouble et infiltrée. Dans la protubérance on ne découvre
que quelques rares petits points rouges situés à sa partie la plus inférieure ; au niveau du croisement des pyramides, tout est normal. L'examen microscopique nous apprend que les points
colorés en rouge renferment à leur centre des vaisseaux tant artériels que veineux qui sont entourés d'une zone de substance teinte en rouge : cette zone se compose en partie de nombreuses cellules qui sont situées dans la tunique conjonctive, dans la gaine lymphatique et dans
la substance nerveuse avoisinante, et en partie de petites extravasations sanguines périvasculaires. Le tissu nerveux ambiant présente des traces plus ou moins accusées de ramollissement
inflammatoire : de petits globules purulents et de gros corps granuleux sont situés entre les tubes
nerveux qu'ils ont comprimés et atrophiés : ailleurs on voit d'autres tubes tuméfiés avec des
cylindres-axes assez fortement gonflés. Nous avons par conséquent affaire à un ramollissement
inflammatoire disséminé de la moelle allongée, dont le point de départ doit être recherché dans
les vaisseaux et qui s'est accompagné d'hémorrhagies capillaires.

Les symptômes de cette affection sont nets et caractéristiques ; dans les cas
types l'ensemble des manifestations paralytiques répond exactement à ce que Duchenne et Wachsmuth ont décrit sous le nom de *paralysie glosso-laryngée* ou
de *paralysie bulbaire;* la paralysie de la langue, les troubles de la parole et
de la déglutition et surtout la paralysie des lèvres et du voile du palais rappellent
cette dernière forme morbide. A ces symptômes se joint de la faiblesse ou de la
paralysie des membres. Mais ce qui caractérise encore plus nettement la paralysie bulbaire aiguë, c'est la participation du nerf vague et du centre respiratoire,
d'où résultent de la dyspnée, de l'orthopnée, des râles et comme conséquence
dernière, une mort rapide. L'observation que nous avons relatée est remarquable par l'apparition précoce des symptômes graves et par sa brusque terminaison.
Il est permis de croire que tous les cas n'ont pas la même gravité et que, lorsque
les lésions sont plus restreintes, elles sont compatibles avec la vie. Beaucoup de
paralysies bulbaires à forme apoplectique ne sont probablement autre chose que
de la myéltie bulbaire aiguë. Nous pourrions encore rapporter d'autres observations qui nous paraissent également rentrer dans cette catégorie bien qu'elles
n'aient pas reçu la consécration de l'autopsie : dans ces cas les symptômes bulbaires étaient moins intenses, plus transitoires et la portion cervicale supérieure de
la moelle semblait également malade.

2. *Ramollissement de la moelle cervicale.* — Il existe également très peu
d'observations de cette affection : on n'en trouve aucune dans Jaccoud ni dans
Dujardin-Beaumetz ; Hillairet a publié en 1860 le cas suivant (1) : « Observation de *myélite aiguë, envahissant la plus grande partie du renflement
cervical, ramollissement presque diffluent et rose de cette partie de la
moelle; paralysie seulement des membres inférieurs, conservation complète
du mouvement et de la sensibilité dans les membres supérieurs et les muscles du thorax.* » La contradiction qui règne dans cette observation entre les
symptômes et les fonctions bien connues de la moelle cervicale, fait qu'on ne peut
lui accorder que peu de crédit.

Parmi nos observations personnelles, l'histoire du n° Wolff (p. 332) que nous
avons déjà citée à plusieurs reprises, est un bel exemple de myélite cervicale :

(1) Hillairet, *Compt. rend. des séances de la Société de biologie,* 3ᵉ série, t. II, 1860, p. 73.

on se rappelle que la portion cervicale médullaire malade était comprimée par une tumeur née dans les méninges. Nous avons également reproduit plus haut (p. 463) l'observation d'une myélite cervicale déterminée par un ostéo-sarcome des premières vertèbres dorsales. Enfin nous possédons l'observation d'un ramollissement spontané de la moelle cervicale, qui cependant n'est pas non plus tout à fait probante. Il s'agissait d'une malade déjà atteinte d'une myélite chronique consécutive à une dysenterie : elle avait été traitée à l'hôpital pour cette affection et était sortie améliorée, mais elle rentra deux mois après ; les membres inférieurs étaient à peu près complètement paralysés et la sensibilité y était éteinte ; les sphincters étaient également paralysés, les membres supérieurs étaient atteints, le droit à un haut degré, le gauche faiblement. Ces symptômes paralytiques s'étaient développés dans les quinze derniers jours et avaient augmenté assez rapidement. Cette progression se continua à l'hôpital et aboutit à la paralysie totale et la malade succomba avec de la gêne respiratoire le 17 août 1873. L'autopsie révéla de la sclérose principalement dans les cordons postérieurs, et de plus, dans le renflement cervical, un ramollissement inflammatoire assez récent et plus intense à droite qu'à gauche.

On conçoit aisément quels sont les symptômes qui permettront de déterminer le siège de l'affection. La paralysie atteint simultanément les membres supérieurs et inférieurs. Les deux moitiés du corps peuvent être frappées en même temps ou bien l'une d'elles est épargnée soit complètement soit relativement, suivant le degré de l'extension des lésions dans le sens tranversal et aussi selon le niveau qu'occupe le foyer de myélite. Lorsque l'inflammation a débuté au-dessus du renflement cervical qu'elle envahit par une marche descendante, ce sont en général les membres supérieurs (un seul ou les deux) qui sont d'abord le plus fortement atteints ; lorsque le processus a pris naissance au-dessous du renflement cervical, les membres supérieurs sont pris, aussitôt qu'il est parvenu au niveau de la 3e vertèbre dorsale : on observe d'abord des tiraillements, un sentiment de pesanteur et de faiblesse, puis surviennent de la parésie et de la paralysie ; de plus il y a de l'anesthésie, laquelle est parfois singulièrement répartie, comme nous l'avons vu chez Wolff, ce qui tient à ce que la lésion occupe exclusivement certains points du renflement cervical et certaines racines nerveuses.

3. *Myélite dorsale.* — Le ramollissement aigu de la moelle dorsale est le type le plus commun de la myélite aiguë et c'est à ce groupe qu'appartiennent la plupart des observations complétées par l'autopsie que nous possédons, entre autres celles que nous devons à Engelken et à Mannkopff.

De même, les études cliniques sur la myélite aiguë ont principalement trait à cette forme : celles de Brown-Séquard méritent une mention spéciale. Le symptôme le plus saillant de cette affection consiste en une paraplégie dont l'extension est très variable. Deux éléments sont particulièrement importants à considérer : l'état des sphincters et l'apparition des troubles trophiques, car ces deux ordres de symptômes nous rendent compte de l'état de la substance grise à la partie inférieure de la moelle. Les lésions sont loin d'être toujours symétriques ; très souvent un côté est plus atteint que l'autre, et il n'est pas rare de rencontrer des exemples bien nets de la forme décrite par Brown-Séquard sous le nom de *hémiparaplégie* ou *hémiparaparésie dorsale*. Pour l'analyse des symptômes, nous mettrons à profit, outre les travaux de Brown-Séquard, les études cliniques et anatomo-pathologiques d'Engelken, de Mannkopff, de Dujardin-Beaumetz, etc., et dans ce même but nous rapporterons ici une observation personnelle recueillie avec soin et confirmée par l'autopsie.

Charles G., instituteur, 29 ans, entré le 1er février 1870 à la clinique de Kœnigsberg. Décédé le 16 mars.

Anamnestiques. — Les parents du malade vivent encore et sont bien portants, de même que ses frères et sœurs; lui-même n'a jamais fait de maladie sérieuse; seulement il dit que quoique se portant bien et jouissant d'un excellent appétit, il avait presque toujours la diarrhée. Le 1er novembre 1867, à la suite d'un refroidissement, survinrent au sacrum et particulièrement à gauche des douleurs très supportables que n'augmentaient ni la pression ni les mouvements, mais qui devenaient plus intenses dans la position assise ou couchée; aussi étaient-elles particulièrement vives la nuit : le malade ne pouvait garder la même position ni sur le dos ni sur le côté et il était souvent obligé de quitter le lit et de se promener dans la chambre pour se procurer quelque soulagement. Ces symptômes persistèrent sans changement jusqu'au 6 novembre, époque à laquelle G. qui avait cherché un remède à son mal en faisant de la gymnastique, se décida à consulter un médecin. Ce dernier prescrivit des ventouses sur l'endroit douloureux, une sudation et un bain de pieds. Ces prescriptions furent exécutées ponctuellement le jour même et vers le soir G. se trouva tellement bien qu'il quitta le lit et alla souper. Lorsqu'il se leva de table pour retourner chez lui il remarqua que sa jambe gauche était affaiblie et engourdie tandis que la droite était indemne, ni douleurs, ni secousses, ni fourmillements etc. En chemin la faiblesse de la jambe gauche devint telle que le malade fut obligé de s'appuyer sur son compagnon pour rentrer à son domicile. Une fois là on dût le coucher; néanmoins il ne ressentait pas le moindre malaise. Dans la nuit survint de la rétention d'urine et on pratiqua le cathétérisme le lendemain, ainsi que les jours suivants Le malade qui d'habitude avait des selles diarrhéiques vit ses selles se supprimer; on les rétablit au moyen de purgatifs. Plus de douleurs au sacrum, appétit conservé, pas de fièvre. La jambe droite reste toujours libre, la gauche est complètement paralysée et tellement insensible que les irritations vives, les piqûres et les pincements, sont seuls perçus. Le malade garda le lit pendant deux semaines et demie pendant lesquelles les symptômes s'amendèrent graduellement. Au bout de 15 jours les fonctions de la vessie se rétablirent. Le rectum étant encore paresseux, on continua les purgatifs. Mais la jambe gauche recouvra si bien ses fonctions qu'au 24 novembre le malade put quitter le lit et six jours après il reprit ses occupations habituelles. Jusqu'au 30 janvier 1870 la situation du malade resta sensiblement la même. L'état général était bon, seulement il persistait dans la jambe gauche un certain degré de faiblesse et d'engourdissement contre lequel on employa d'abord les frictions avec l'alcool camphré puis l'électricité, mais en pure perte. Il y avait également encore du ténesme vésical; toutes les deux heures le malade était pris d'envie d'uriner et la miction ne s'effectuait qu'au prix de grands efforts. Du reste, il n'y avait pas de douleurs, pas de fièvre, seulement un peu de soif. Le dimanche 30 janvier 1870, il devint *tout à coup absolument impossible* au malade de se lever de sa chaise, ou de mouvoir sa jambe gauche qui en même temps était devenue tout à fait insensible. Au bout d'une demi-heure la jambe droite se trouva presque, mais pas tout à fait, dans le même état. Le malade ne dormit pas la nuit et éprouva au sacrum de vives douleurs qui cessèrent un peu le lendemain et permirent quelques heures de sommeil. Pas d'appétit, frissons suivis de chaleur. Les symptômes vésicaux s'étaient également aggravés; le malade ne parvint à uriner qu'au prix de grands efforts et d'un violent ténesme. Le lundi dans l'après-midi la miction est complètement impossible, et il existe au-dessus de la symphyse pubienne une tumeur dure, globuleuse que le médecin traitant rapporte à la contraction des muscles abdominaux. La nuit suivante le malade est très agité bien que les douleurs sacrées aient cessé. Le mardi 1er février, même état. Grande agitation, surtout vers le soir, frissons alternant avec de la chaleur et de la sueur, anorexie, soif vive. Les douleurs ne sont pas vives mais sans relâche. Le malade ne peut se coucher que sur le dos, ce qui le fatigue beaucoup. Le soir du même jour on le conduit à l'hôpital. Il déclare nettement n'avoir jamais éprouvé ni la sensation d'un cercle autour du corps, ni des fourmillements, ni des secousses. Il n'a jamais eu la syphilis. Il raconte que trois jours avant l'attaque actuelle il est tombé assez rudement sur la région fessière.

État actuel. — 3 février 1870. — Le sujet est passablement vigoureux, bien musclé, pas très gras. La face a une bonne carnation, la physionomie est calme. Pas de fièvre. Pouls à 100. Le malade est couché sur le dos, il ne peut ni se tourner sur le côté ni se mettre sur son séant sans qu'on l'aide : il a sa pleine connaissance. Il se plaint de sa paralysie et d'un sentiment de tension dans le ventre, surtout dans le voisinage de la vessie. Les douleurs au sacrum ont cessé depuis 24 heures. Quand on interroge le malade sur le siège de ces douleurs, il indique les dernières vertèbres dorsales; à la première atteinte elles n'existaient qu'à gauche, cette fois-ci il les ressent également des deux côtés. Dans ces derniers temps elles remontaient un peu plus haut mais ne s'étendaient ni vers le bas ni latéralement. Les selles et le cathétérisme ne s'accompagnent d'aucune souffrance.

La face et la moitié supérieure du corps ne présentent aucune paralysie. Les membres inférieurs sont complètement paralysés et le malade ne peut exécuter avec eux le moindre mouvement. Il rapporte que de temps à autre il ressent une secousse qui parcourt tout le corps et qu'en même temps les jambes sautent en l'air et soulèvent la couverture. Pendant les fortes épreintes, les muscles abdominaux se tendent; lorsque le malade soulève la tête il n'y a pas de contraction sensible des muscles droits de l'abdomen. Le diaphragme fonctionne bien et lors des profondes inspirations les côtes inférieures se soulèvent normalement. De même les muscles du dos se contractent bien. Ceux des membres inférieurs sont dans un excellent état de nutrition. La sensibilité est totalement abolie jusqu'au tiers supérieur des cuisses, de là jusqu'au milieu de l'abdomen elle est simplement diminuée. Dans tous ces points une piqûre d'épingle produit une sensation de fourmillement : ce n'est qu'au creux épigastrique qu'elle est ressentie normalement et aussi nettement qu'à la face, au bras, etc. Le ventre est plat. Dans la région de la vessie on constate une tumeur très dure du volume d'une tête d'enfant. L'urine s'écoule sans interruption. On sonde une fois par jour : l'urine est alcaline fétide, laisse déposer un sédiment jaunâtre, puriforme. Le malade ne sent pas le passage de la sonde; l'évacuation des selles se fait également sans qu'il en ait connaissance. Depuis la dernière atteinte il n'y a plus d'érection. La contractilité réflexe est conservée. Les piqûres d'épingle à la plante des pieds provoquent des vives contractions réflexes dans tous les muscles de la cuisse : le genou se soulève et se fléchit légèrement. Avec cela le malade ne perçoit nullement les piqûres, il ne ressent que la secousse générale qui accompagne la contraction réflexe, mais pas la moindre douleur. Aux jambes, les piqûres elles-mêmes ne sont pas perçues et ne déterminent que des réflexes peu énergiques. Un pincement à la parte interne des cuisses n'est pas accusé et n'est suivi d'aucun réflexe. Une forte pression sur n'importe quel muscle de la cuisse est ressentie. Une cuiller froide appliquée sur la partie supérieure de la cuisse n'est perçue que vaguement ; sur l'abdomen, la malade la sent très nettement. La sensibilité à la température est aussi abolie totalement aux jambes.

Soir, temp., 38°,2; pouls, 108; resp., 24.

Traitement. — 6 sangsues entre la 8ᵉ et la 10ᵉ vertèbre dorsale. Frictions avec de l'onguent gris. Un cathétérisme par jour.

4 février. — *Mat.*, temp., 37°,4; pouls, 108; resp., 24; — *Soir*, temp., 38°,3; pouls, 88; resp., 24.

Hier soir la vessie après avoir été vidée, fut lavée d'abord avec une dilution de 0,5 p. 100 d'acide chlorhydrique, puis avec de l'eau tiède. Ce matin on a encore été obligé de sonder le malade qui se plaignait de pression et de tension à la région vésicale : cette sensation persiste après le cathétérisme.

5 février — *Mat.*, temp., 37°,8; pouls, 92; resp., 24; — *Soir*, temp., 38°,2; pouls, 88; resp., 24.

L'urine d'hier au soir était acide. Le malade dit qu'il éprouve une tension moindre à la vessie et qu'il peut se mettre sur son séant, chose dont il était incapable hier. Sentiment de bien-être; moral bon. Hier dans la soirée se sont déclarées dans les jambes de violentes contractions involontaires et douloureuses qui ont également cessé aujourd'hui. La motilité volontaire reste toujours dans le même état : par contre la sensibilité semble s'être améliorée dans le tiers supérieur de la cuisse gauche : le malade y ressent de faibles piqûres, les yeux étant fermés, et précise exactement les points sur lesquels elles portent. Pas d'amélioration sensible à droite.

6 février. — *Mat.*, temp., 37°,8; pouls, 72; resp., 20; — *Soir*, temp., 38°,4; pouls, 80; resp., 20.

L'urine de la soirée d'hier était encore acide. — Le malade accuse aujourd'hui des douleurs bilatérales en un point fixe du rebord costal, situé entre la ligne médiane et la ligne mamillaire. La sensibilité des extrémités inférieures est bien meilleure comparativement aux jours passés. Les attouchements sont peu ressentis jusqu'aux genoux; aux jambes il existe déjà une sensibilité manifeste ; mais le malade confond souvent les deux côtés. La perception des sensations provenant des jambes subit un retard assez considérable. Les réflexes sont moins intenses que par le passé ; ils ne se produisent plus guère qu'à la suite de piqûres sur le dos ou la plante des pieds : l'impression perçue par le malade n'est ni douloureuse ni persistante. La limite supérieure des troubles de la sensibilité est toujours le rebord costal. A ce niveau, le malade accuse une douleur gravative qui était assez intense hier au soir et cette nuit et qui survenait particulièrement lors des fortes inspirations, mais ne s'accompagnait pas de constriction : ce matin elle a disparu. Rien d'anormal du côté de la colonne vertébrale, qui se meut facilement et sans souffrance aucune. En comprimant et en percutant les vertèbres on ne détermine aucune douleur. En arrière, à l'endroit où commencent les troubles de la sensibilité on voit des traces de ventouses et de vésicatoires.

7 février. — *Mat.*, temp., 38°,1; pouls, 84; resp., 20; — *Soir*, temp., 37°,6; pouls, 80; resp., 18.
8 février. — *Mat.*, temp., 38°,7; pouls, 88; resp., 24; — *Soir*, temp., 38°,6; pouls, 92; resp., 24.
9 février. — *Mat.*, temp., 37°,2; pouls, 88; resp., 20; — *Soir*, temp., 39°,1; pouls, 84; resp., 24.
10 février. — *Mat.*, temp., 37°,2; pouls, 84; resp., 20; — *Soir*, temp., 40°,0; pouls, 72; resp., 20.

Le moral est bon. Le soir il y a quelques phénomènes fébriles subjectifs : plus de douleurs. La motilité reste dans le même état. La sensibilité est encore améliorée aux deux jambes ; les piqûres y sont ressenties presque partout, et leur siège est nettement indiqué : pour le côté droit surtout le malade se trompe rarement : il distingue si on le touche simplement ou si on le presse avec le doigt. A la cuisse droite les attouchements sont bien perçus, la perception est moins nette à la cuisse gauche. Urine acide, assez fortement colorée par du sang.

Traitement. Acide tannique 0gr.,12 ; sucre 0gr.,26 : une poudre toutes les deux heures.

11 février. — *Mat.*, temp., 36°,4 ; pouls, 64 ; resp., 20 ; — *Soir*, temp., 38°,7 ; pouls, 68 ; resp., 20.

Hier, le malade se plaignait d'une forte pression à l'épigastre, aujourd'hui ce symptôme a disparu. Moral bon, pas de douleurs. Les contractions musculaires spontanées se produisent moins souvent. Aucun changement dans la motilité ni dans la sensibilité. Urines sanguinolentes.

12 février. — *Mat.*, temp., 38°.0 ; pouls, 76 ; resp., 20 ; — *Soir*, temp., 38°,7 ; pouls, 72 ; resp., 24.
13 février. — *Mat.*, temp., 38°,4 ; pouls, 80 ; resp., 24 ; — *Soir*, temp., 39°,0 ; pouls, 80 ; resp., 24.

Le malade se plaint de maux de tête, de manque d'appétit, de soif vive. Aucune douleur dans les parties paralysées, mais sensation de tension pénible à la région vésicale et en travers de l'abdomen au-dessous du rebord costal. Contractions musculaires spontanées rares, mais assez violentes pour ébranler tout le corps. Rien de nouveau, à part cela dans la sphère sensitive et motrice. Une légère pression sur la vessie suffit pour faire écouler l'urine : celle-ci est acide et n'est plus colorée par du sang. Léger œdème au pourtour des malléoles.

14 février. — *Mat.*, temp., 37°.9 ; pouls, 64 ; resp., 20 ; — *Soir*, temp., 38°,5 ; pouls, 84 ; resp., 20.
15 février. — *Mat.*, temp., 38°,1 ; pouls, 80 ; resp., 20 ; — *Soir*, temp., 38°,8 ; pouls, 80 ; resp., 20.
16 février. — *Mat.*, temp., 38°,8 ; pouls. 88 ; resp., 24 ; — *Soir*, temp., 39°,3 ; pouls, 72 ; resp., 24.
17 février. — *Mat.*, temp., 40°,4 ; pouls, 116 ; resp., 52 ; — *Soir*, temp., 39°,6 ; pouls, 72 ; resp., 28.

Pendant la visite du matin frisson violent avec claquement des dents. Soif vive, face cyanosée, pouls fréquent à peine sensible aux radiales, peau brûlante et sèche. Le malade rapporte qu'il a commencé à frissonner dès 7 h. 1/2 du matin, que le frisson intense a commencé à 8 h. : ce dernier dure jusqu'à 10 h. 3/4.

18 février. — *Mat.*, temp., 38°.4 ; pouls, 68 ; resp., 20 ; — *Soir*, temp., 33°,6 ; pouls, 86 ; resp., 21.
19 février. — *Mat.*, temp., 38°,2 ; pouls, 84 ; resp., 22 ; — *Soir*, temp., 40°,0 ; pouls, 80 ; resp., 16.

Le malade se [   ] constamment sous lui en diarrhée. La sensibilité n'a pas varié aux jambes ; à la cuisse gauche elle est positivement bien meilleure : le malade y sent tous les attouchements. A la cuisse droite, la perception est moins nette et souvent elle fait défaut. La motilité est toujours dans le même état. Le malade se trouve bien et ne se plaint pas.

20 février. — *Mat.*, temp., 38°,6 ; pouls, 72 ; resp., 24 ; — *Soir*, temp., 38°,7 ; pouls, 84 ; resp., 20.
21 février. — *Mat.*, temp., 38°,8 ; pouls, 88 ; resp., 16 ; — *Soir*, temp., 39°.8 ; pouls, 80 ; resp., 22.
22 février. — *Mat.*, temp., 38°,5 ; pouls, 80 ; resp., 22 ; — *Soir*, temp., 36°,5 ; pouls, 88 ; resp., 24.

Malaise général. Le soir il y a une sensation de chaleur brûlante et de soif vive. Pas de sommeil pendant la nuit ; agitation ; la tête s'embarrasse un peu. Appétit faible, langue rouge, humide. Pas de selles depuis 3 jours. Les mouvements et la sensibilité restent dans le même état : quelques contractions musculaires spontanées. Œdème des deux jambes.

23 février. — *Mat.*, temp., 39°,1 ; pouls, 84 ; resp., 24 ; — *Soir*, temp., 39°,7 ; pouls, 84 ; resp., 24.
2 mars.   — *Mat.*, temp., 38°,6 ; pouls, 84 ; resp., 24 ; — *Soir*, temp., 38°,8 ; pouls, 84 ; resp., 24.
6 mars.   — *Mat.*, temp., 37°,8 ; pouls, 84 ; resp., 16 ; — *Soir*, temp., 38°,7 ; pouls, 96 ; resp., 22.

Le malade se plaint que les secousses convulsives ont augmenté dans les jambes, non pas en intensité, mais en fréquence, au point qu'elles se succèdent sans interruption aucune. La sensibilité est en assez bonne voie aux deux jambes, la motilité y est toujours nulle ; la jambe gauche est fortement œdématiée. Dans la région inguinale, les ganglions sont tuméfiés ; on ne découvre aucune trace de thrombose veineuse. Écoulement continuel d'une urine trouble, comme argileuse, fortement alcaline, quelque peu fétide et légèrement albumineuse.

13 mars. — *Mat.*, temp., 38°,4 ; pouls, 96 ; resp., 20 ; — *Soir*, temp., 39°,1 ; pouls, 96 ; resp., 22.
14 mars. — *Mat.*, temp., 37°,9 ; pouls, 88 ; resp., 16 ; — *Soir*, temp., 39°,9 ; pouls, 108 ; resp., 16

Depuis trois jours il existe du malaise et il est survenu des vomissements. Depuis hier soir, dans l'après-midi, il y a des nausées continuelles qui sont suivies de vomissements aussitôt que le malade a mangé. Les matières vomies sont claires et fortement colorées en vert. Depuis plusieurs jours le malade accuse dans le bas-ventre une tension douloureuse, absolument, dit-il, comme s'il supportait un poids de 10 kilos. Le ventre est tendu, fortement ballonné, non douloureux à la pression : à la percussion il rend un son plein, à peine tympanitique ; pas d'ascite. L'appétit est mauvais, la langue rouge, sèche, non chargée. Selles diarrhéiques s'échappant sans que le sujet s'en aperçoive. L'urine qui continue à filtrer goutte à goutte est aujourd'hui peu abondante (400 cent. cubes), trouble, d'une faible densité, alcaline, sans odeur. Décubitus au sacrum, œdème des deux jambes. Paralysie toujours la même ; pas de souffrances actuellement ; les contractions spontanées ont également cessé. Face pâle, collapsus, un peu d'embarras dans les idées.

15 mars. — *Mat.*, temp, 37°,1 ; pouls, 100 ; resp., 16 ; — *Soir*, temp., 37°,5 ; pouls. 100 ; resp., 22.

Depuis hier les vomissements ont été fréquents. Le malade a déliré la nuit passée. Affaissement.

16 mars. — Mat., temp, 38°,2; pouls, 194; resp., 12; — Soir, temp., 39°,3; pouls, 84; resp., 20.

Les vomissements ont continué jusqu'à ce matin; dans leur intervalle il y avait à l'épigastre une sensation de malaise et de pression. Plusieurs selles diarrhéiques involontaires. Le malade n'a plus sa pleine connaissance, abandonné à lui-même il délire. Profond collapsus.

Mort le 17 mars à 4 h. du matin.

Autopsie pratiquée le 17 mars par M. le professeur Neumann. Au sacrum décubitus œdémateux, large comme la main, s'étendant par places jusqu'à l'os. Les deux cuisses sont œdématiées. Après ouverture du canal rachidien on constate que les vertèbres elles-mêmes sont intactes. Au niveau des 6e et 7e dorsales, la surface externe de la dure-mère est recouverte d'un dépôt sanguin, gélatineux qui s'enlève facilement et au-dessous duquel cette méninge est d'aspect tout à fait normal. Au-dessus et au-dessous de ce niveau, la dure-mère est recouverte d'un tissu infiltré de sang et là également elle est reconnue saine. Lorsqu'on l'incise il s'échappe une sérosité limpide. La moelle est un peu pâle, principalement à la partie dorsale supérieure : on n'y voit que par-ci par-là une veine dilatée. La pie-mère est légèrement trouble à sa face postérieure; à la partie antérieure elle est tout à fait normale de même que la dure-mère. La moelle elle-même présente au centre de la région dorsale un léger renflement mesurant environ 1 centimètre de hauteur; plus haut existent encore deux autres renflements plus restreints mesurant chacun environ un demi-centimètre, et distants de 3 centimètres; de sorte que ces diverses tuméfactions s'étendent de la 4e à la 7e vertèbre dorsale; dans cette partie la consistance de la moelle est notablement diminuée; elle l'est également en remontant et en descendant, mais les renflements lombaire et cervical sont déjà tout à fait intacts. La partie la plus fortement ramollie est située au milieu de la moelle dorsale où elle occupe une étendue de 6 centimètres; elle fait un peu saillie à la face antérieure de la moelle et présente une teinte jaune sale. C'est en arrière de la portion ramollie que la pie-mère présente son plus grand épaississement.

Sur une section transversale du renflement cervical le tissu se montre pâle, il ne bombe pas au-dessus du plan de section, et la substance grise apparaît avec des contours bien nets. Trois centimètres plus bas la consistance commence à diminuer, le tissu prend une teinte grisâtre, on distingue toujours nettement les limites de la substance grise. Encore plus bas, au niveau des 4e et 5e vertèbres dorsales, la portion postérieure des cordons latéraux prend une teinte gris de fumée; la moelle est très molle, diffluente; sa surface de section est bombée; son tissu est pâle, et on ne distingue plus la substance grise. Au centre, à peu près à l'emplacement du canal central, se trouve une petite collection hémorrhagique du volume à peu près d'un grain de millet. Dans la partie postérieure du cordon latéral, il existe un foyer conique, gris rougeâtre, plus gros qu'un grain de millet et qui est le siège du ramollissement le plus avancé. Sur cette même coupe on constate que toute la partie antérieure de la moelle est atteinte d'un ramollissement hémorrhagique, colorée en rouge-brun, et que le maximum de la lésion se trouve au point de rencontre des cornes et des cordons antérieurs. Les cordons latéraux présentent, jusqu'au voisinage des cornes postérieures, une teinte blanc rosé, tandis que ces dernières sont blanc jaunâtre. Un centimètre et demi plus bas, la substance médullaire est encore fortement ramollie, surtout au centre, et légèrement colorée en rouge brun. Du centre qui est le plus malade, l'altération s'étend surtout à la partie postérieure des cordons latéraux. Trois centimètres au-dessous, le ramollissement est encore bien évident; à gauche, dans les deux cornes, on distingue plusieurs petits points hémorrhagiques. La corne postérieure droite tranche nettement sur la substance voisine ramollie, d'un gris brunâtre, au milieu de laquelle on aperçoit le piqueté hémorrhagique : l'altération occupe la plus grande partie de la substance centrale des cornes antérieures et s'étend en outre aux cordons latéraux. La corne antérieure droite est légèrement atteinte. Le pourtour de cette substance gélatineuse (ramollissement gris ou gélatineux) est, surtout vers la gauche, jaunâtre, granuleux et ramolli (ramollissement jaune). — Encore trois centimètres plus bas, la consistance de la moelle redevient normale et les deux substances y prennent leur teinte spéciale, bien tranchée. En descendant encore plus bas, on ne constate plus rien d'anormal, si ce n'est une grande pâleur du tissu médullaire.

La vessie est hypertrophiée, la muqueuse est gaufrée, livide, et présente de petites hémorrhagies et quelques pertes de substance. Les bassinets sont dilatés, les reins sont mous et renferment de petits foyers purulents.

En raclant le tissu ramolli, on obtient un suc dans lequel le microscope décèle une quantité prodigieuse de gros corps granuleux et une petite quantité d'un pigment jaune amorphe. Les tubes nerveux sont en voie de destruction, ils sont cassants, contiennent soit des blocs de myéline coagulée, soit cette même substance en dégénérescence graisseuse; dans leurs interstices, il existe de nombreuses granulations graisseuses très fines, une véritable émulsion. On ne trouve plus aucune cellule nerveuse.

L'examen après durcissement ne fait découvrir aucune autre particularité digne d'être signalée.

En somme, le ramollissement mesurait trois hauteurs de vertèbres et occupait le milieu de la moelle dorsale ; comme d'habitude, il siégeait surtout au centre, et on y rencontrait à la fois des foyers à diverses périodes de développement : le plus ancien, reconnaissable à sa couleur rouge gris, était situé à gauche, dans la partie postérieure du cordon latéral ; ce qui explique pourquoi les symptômes se sont d'abord montrés à la jambe gauche où ils ont d'ailleurs persisté jusqu'au bout avec le plus d'intensité.

Remarques. Cette observation a présenté les particularités suivantes qui sont dignes d'être notées : 1º les prodromes ont consisté en de vives douleurs qui se sont montrées dans les reins, sur les côtés de la colonne vertébrale ; 2º la paralysie est apparue subitement, au 6 novembre ; elle a progressé pendant les heures qui ont suivi et pendant la nuit, et elle était alors bornée à peu près exclusivement à la jambe gauche et à la vessie : les antiphlogistiques et le repos au lit procurèrent une grande amélioration, mais non une guérison complète, et, le 30 janvier, il se produisit une deuxième atteinte dans laquelle la jambe gauche fut paralysée instantanément et la droite une demi-heure après ; 3º il existait au début, de vives douleurs lombaires qui disparurent plus tard ; 4º il y avait, en outre, des contractions spontanées et la contractilité réflexe était conservée ; 5º dans la suite, il survient une légère amélioration, mais la cystite prend un caractère menaçant, et, vers le 10 mars, apparaissent des phénomènes urémiques au milieu desquels le malade succombe ; 6º la fièvre doit être attribuée, non pas à la myélite, mais à la cystite et dans une période plus rapprochée du terme fatal, à la pyélite, car elle avait un type franchement rémittent et, vers la fin, elle s'accompagnait de frissons.

4. La *Myélite diffuse ou généralisée* est celle qui s'étend à une grande partie ou à l'ensemble de la moelle : d'habitude elle débute par un foyer circonscrit qui prend une extension rapide. On peut rapporter à cette forme le cas d'Engelken où la moelle cervicale et la moelle dorsale étaient atteintes simultanément ; Dujardin-Beaumetz y range celui de Radcliffe (*loc. cit.* p. 30).

Nous avons décrit dans notre travail sur les paraplégies urinaires et nous résumons ici un cas type de ramollissement de la moelle qui, né à la suite d'une affection de la vessie, s'était propagé de bas en haut et avait même gagné le cerveau.

Le malade, âgé de 30 ans, était atteint de rétrécissement et d'une fistule urinaire consécutive. On pratiqua une opération pour guérir la fistule, mais la plaie ne se réunit pas par première intention et suppura. Peu de temps après (30 mars), le malade se mit tout à coup à se plaindre de douleurs lancinantes et d'anesthésie dans les jambes, particulièrement dans la droite, et ces symptômes s'aggravèrent pendant la journée : il s'y ajouta du fourmillement et de l'engourdissement, et la faiblesse des jambes devint telle que le malade pouvait à peine marcher en traînant sa jambe droite. Le 6 avril, la marche n'était plus possible. De temps à autre se faisaient des contractions musculaires brusques et involontaires. L'anesthésie était à peu près complète. L'affection prend une marche rapidement ascendante : le 11 avril, c'est à peine si le malade peut encore mouvoir les bras et la respiration s'embarrasse. Le 13, il y a de la dyspnée, de la dysphagie, du trouble de la parole et de plus les bras sont complétement paralysés. Le malade meurt ayant conservé jusqu'à la fin sa pleine connaissance. L'*autopsie* démontra de vastes adhérences entre la pie et la dure-mère à leur partie inférieure ; le liquide rachidien était louche. La face postérieure de la pie-mère était infiltrée de pus depuis le bas jusqu'au milieu de la région dorsale. La moelle était très fortement ramollie, sauf dans les renflements lombaire et cervical ; son tissu était diffluent, couleur jaune d'ocre, et sur une coupe on ne reconnaissait plus la délimitation des deux substances. La portion antérieure était moins ramollie et renfermait de petites hémorrhagies. A la limite supérieure du renflement cervical la partie postérieure de la moelle et la substance grise étaient également ramollies et transformées en une masse diffluente, jaune rougeâtre. Partout la substance grise était plus fortement ramollie que la blanche. Dans le cerveau on trouva également un foyer de ramollissement du volume d'une amande. — Nous ne relaterons pas ici l'examen microscopique.

Dujardin-Beaumetz [1] rapporte également à la myélite diffuse un fait observé par Liouville et Bancel lors du siège de Toul [2], mais ce cas n'est pas bien net et n'a pas été complété par l'examen microscopique.

Analyse des symptômes. — 1. *Période de début.* Par myélite aiguë il ne

(1) Dujardin-Beaumetz, *De la myélite aiguë*, thèse de concours, Paris, 1872, p. 45.
(2) Liouville et Bancel, *Myélite aiguë à forme ascendante et à marche rapidement destructive, paraissant liée au froid*, dans la thèse de Dujardin-Beaumetz.

faut pas entendre une affection fébrile qui parcourt son cycle en un temps limité :
à rigoureusement parler, l'épithète d'*aiguë* ne s'applique qu'à la période de début
de la maladie. En effet, un des principaux caractères de la myélite aiguë est la
rapidité de son apparition, qui en forme un type morbide à part très différent des
autres affections spinales qui ont un début lent et une marche traînante et progressive. Cette rapidité du développement est elle-même sujette à des variations,
mais on pourra ranger dans la forme que nous étudions tous les processus morbides qui en quelques semaines aboutissent à des symptômes paralytiques sérieux,
et dans tous ces cas on admettra sans crainte d'erreur qu'on a affaire à un ramollissement inflammatoire confirmé ou imminent. L'expression de *myélite aiguë* ne
s'applique par conséquent qu'à la phase de début de la maladie : la marche ultérieure est lente, sauf dans les cas exceptionnels, qui se terminent rapidement par
la mort ; la durée de la maladie embrasse des mois et des années, comme on a pu
le voir d'après les exemples relatés ci-dessus. La période initiale elle-même varie
dans des limites notables et il faut distinguer : a) une forme suraiguë dite *myélite apoplectique,* b) une forme moins rapide dite *myélite subaiguë*. En faisant
de la myélite apoplectique une forme à part, nous nous fondons d'abord sur le
caractère le plus saillant de l'affection, et ensuite sur la difficulté du diagnostic,
dont il a déjà été question dans le chapitre consacré aux hémorrhagies. Nous
avons alors établi ce fait qu'une paralysie subite, apoplectiforme, n'était pas l'indice certain d'une hémorrhagie primitive dans la substance de la moelle, et que
dans ces cas on pouvait très bien avoir affaire à une myélite primitive avec
hémorrhagie secondaire ou même sans hémorrhagie ou bien avec de simples
hémorrhagies capillaires. Il est vrai de dire qu'un début brusque milite en faveur
de l'existence d'une hémorrhagie, tandis que lorsqu'il y a eu des prodromes, c'est
la myélite qui devient probable. Néanmoins, les faits observés jusqu'à ce jour
démontrent que tous les cas de paraplégie brusque ne doivent pas être attribués
nécessairement à une hémorrhagie et qu'ils peuvent aussi être occasionnés par un
ramollissement apoplectique suraigu.

A propos du mode de début, nous avons aussi à considérer de quelle manière la
paralysie atteint son apogée. Ici encore nous sommes autorisé à dire que plus le
début est franc, plus l'hémorrhagie est probable, et que par contre plus il est
traînant, plus on pourra conclure avec vraisemblance à un ramollissement. Dans
ce cas, la paralysie n'est parfois complète qu'après une ou deux heures et plus souvent encore seulement au bout de six, douze ou même vingt-quatre heures. Il
arrive assez fréquemment que la maladie procède par poussées et que la paralysie ne soit tout à fait constituée qu'après deux ou trois attaques dont chacune survient brusquement et laisse après elle une aggravation des symptômes paralytiques. Les cas de myélite spontanée ou par compression que nous avons cités plus
haut sont des exemples démonstratifs de ce mode de début.

La deuxième forme de myélite, la forme subaiguë, se développe moins rapidement. Ce n'est ni en quelques heures ni en un seul jour, mais seulement au bout
de quelques jours et même de quelques semaines que la maladie se trouve complètement établie. Néanmoins, ces paralysies peuvent encore être considérées
comme ayant eu une marche rapide, et elles présentent un signe diagnostique
d'une grande valeur, c'est que, au lieu de suivre une marche régulièrement progressive, elles évoluent toujours par poussées successives séparées par des intervalles de plusieurs jours ou de plusieurs semaines. Il arrive parfois en pareil cas
que les symptômes de la première attaque sont déjà en voie d'amélioration, voire
même de guérison, lorsque survient une deuxième poussée qui, non-seulement fait
perdre de nouveau le terrain qui avait été regagné, mais encore laisse après elle
une paralysie bien plus prononcée que la première, et ainsi de suite, chaque

atteinte nouvelle diminuant de plus en plus les chances de guérison. On trouvera un spécimen du genre dans l'observation de G. (p. 469) et aussi dans un de nos cas de myélite consécutive à une cystite[1]. Ce mode d'évolution est intéressant à connaître pour le diagnostic d'abord, mais surtout en vue du traitement ; et nous devons en retirer cet enseignement qu'il ne faut négliger aucune précaution lorsqu'on a à soigner une myélite commençante, que les soins consécutifs sont aussi extrêmement importants, et qu'une imprudence peut compromettre une guérison très avancée et conduire à un ramollissement incurable.

L'évolution de la maladie comprend ainsi les *prodromes* : ceux-ci consistent en troubles plus ou moins accentués de la sensibilité et de la motilité dans les parties qui seront plus tard le siège de la paralysie. Parfois il n'existe qu'un peu de raideur, un manque de souplesse ou encore de la faiblesse dans l'une ou l'autre extrémité ; ailleurs ce sont des secousses musculaires ou des tiraillements, des picotements, de l'engourdissement. D'autres fois, il se manifeste des tiraillements douloureux, ou bien un sentiment passager ou persistant de faiblesse dans un bras ou une jambe. Dans certains cas, l'affection s'est annoncée par une constriction douloureuse dans la vessie, les reins ou le rectum. Ces prodromes durent avec des rémissions et des intermittences, tantôt quelques jours seulement, tantôt plusieurs semaines, puis ils font place à la maladie confirmée d'une façon plus ou moins rapide, comme nous venons de le voir plus haut.

2. *Symptômes fournis par l'appareil moteur.* a) La paralysie du mouvement est le phénomène le plus saillant de la myélite aiguë. La forme de la paralysie se déduit aisément du siège et de l'extension de l'inflammation, conformément aux principes énoncés dans la symptomatologie générale. La forme de beaucoup la plus commune est la paraplégie et plus rarement l'hémiparaplégie : la raison en est que le siège favori de la myélite est dans la région dorsale : le processus morbide, dans ce cas, ne s'étend presque jamais jusqu'au renflement cervical et ce n'est que lorsqu'il a atteint le niveau de la troisième vertèbre dorsale, que quelques symptômes commencent à se montrer dans l'un ou l'autre bras. La myélite cervicale s'accompagne parfois d'une paralysie qui est limitée aux deux bras (diplégie brachiale, paraplégie cervicale) ou qui est surtout prononcée aux membres supérieurs ; mais d'habitude les membres inférieurs sont également intéressés, ils sont même parfois plus affectés que les membres supérieurs. On peut rencontrer également ici la forme hémiplégique (hémiplégie spinale). Enfin, lorsque le bulbe est atteint, on observe à un degré plus ou moins prononcé les phénomènes déjà connus de la paralysie bulbaire, dans laquelle les membres sont malades d'une façon variable suivant les cas. — L'intensité de ces paralysies donne une idée de l'extension du processus dans le sens transversal et la gravité de la maladie dépend en grande partie de cette intensité. La forme la plus grave est naturellement la paraplégie complète avec anéantissement de la motilité et de la sensibilité et paralysie des sphincters. Ces cas ne sont pas les plus nombreux, mais sont ceux où l'on a le plus souvent l'occasion de pratiquer l'autopsie. Souvent les mouvements ne sont pas abolis totalement, le malade est encore capable de remuer les orteils, le pied et même légèrement le genou.

Lorsque le malade meut assez librement ses jambes étant couché, ou que même il les soulève du lit, on a un signe d'assez bon augure : ces mouvements cependant sont lents, pesants, tremblants, et lorsqu'on cherche à les apprécier en leur faisant résistance, on reconnaît qu'ils sont notablement affaiblis. Dans les cas plus légers le malade peut marcher, mais il avance péniblement en traînant la jambe, ses pieds se soulèvent à peine du sol, il lui semble qu'ils

---

[1] Leyden, *De paraplegiis urinariis.* Königsberg, 1865.

sont lourds comme du plomb, qu'on y a attaché des poids, etc. Lorsqu'il continue à marcher, il se fatigue rapidement, ses jambes vacillent et il est obligé de se soutenir pour ne pas tomber. La raideur, la lourdeur de la marche augmentent visiblement avec l'invasion des contractures.

b) *Symptômes spasmodiques.*—Parfois dès le début de la maladie, avant qu'il y ait trace de paralysie, on observe des secousses musculaires dans les membres inférieurs : ultérieurement ces contractions spontanées sont assez fréquentes. Elles coexistent en général avec des élancements douloureux, à la suite desquels le membre est soulevé ou agité par une secousse. Les contractions cloniques d'un muscle isolé ou d'un groupe musculaire sont plus rares, et ce qu'il y a de moins ordinaire, ce sont les contractions fibrillaires, lesquelles ne se montrent que dans la période d'atrophie. Il n'est pas insolite d'observer ces accès cloniques que Brown-Séquard a décrits sous le nom d'*épilepsie spinale*, et qu'il regarde comme le symptôme le plus caractéristique de la myélite. Ce sont des accès répétés consistant en violentes convulsions spasmodiques des membres inférieurs, et survenant soit spontanément, soit sous l'influence d'une irritation extérieure [1]. Ces secousses qui s'observent également dans les autres affections tant aiguës que chroniques de la moelle, sont très aisément provoquées par l'application du froid sur la peau. La cause du phénomène doit, à notre avis, être attribuée à une vive excitabilité réflexe combinée avec une faiblesse des muscles : quant au terme d'*épilepsie spinale*, il nous semble impropre, d'abord parce qu'il n'y a là rien qui rappelle l'épilepsie, et ensuite parce que cette expression s'applique déjà aux cas d'épilepsie consécutifs à une affection spinale.

c) *Contractures.* — L'apparition des contractures se fait d'ordinaire dans les périodes avancées de la myélite, et elles sont exceptionnelles plus tôt. En général, les muscles sont dans le relâchement et n'opposent aucune résistance aux mouvements passifs qu'on imprime aux membres. C'est précisément dans les cas graves que ce relâchement atteint un très haut degré. Dans les cas moins intenses, on observe parfois des contractures assez précoces : la plus fréquente est celle des adducteurs ; elle n'est pas permanente, mais elle est provoquée par une pression, par des mouvements passifs ou actifs, et une fois produite elle est difficile à vaincre. On voit que c'est une contracture réflexe favorisée par une exagération de l'excitabilité mécanique et électrique des muscles : plus tard cette contracture devient plus énergique et ne disparaît plus. La contracture des genoux est plus rare : dans les périodes tardives de la myélite, il survient parfois une flexion permanente des genoux avec atrophie des extenseurs et forte contracture du semi-tendineux, du demi-membraneux et du biceps. La contracture la moins commune est celle des gastrocnémiens avec pied équin. La rigidité permanente du genou à l'état d'extension est également peu commune et ressemble à ce que Charcot a

_____

(1) Brown-Séquard, *Lectures on the central nervous system*, III, p. 59 et suivantes. Une myélite bornée à une faible étendue au milieu de la moelle dorsale n'est pas un fait très rare. Son symptôme le plus caractéristique est le retour fréquent de violentes convulsions dans les membres inférieurs, soit spontanément, soit sous l'influence d'une irritation extérieure (pression ou choc sur les muscles, chatouillement de la plante, introduction du cathéter dans la vessie) : les extrémités inférieures se secouent vivement ou se raidissent ; tantôt elles se fléchissent violemment, et le talon vient frapper l'articulation coxo-fémorale, tantôt les orteils sont énergiquement rapprochés les uns des autres par une crampe des adducteurs ; dans d'autres cas, les extenseurs et les fléchisseurs se contractent alternativement et très vivement, et après ces secousses qui durent peu de minutes, survient une raideur qui elle-même fait bientôt place au relâchement et au repos. Ces phénomènes spasmodiques sont la conséquence de l'exagération pathologique des fonctions du renflement lombaire ; ils surviennent lors des congestions de la moelle, dans les fractures, les luxations, dans les inflammations circonscrites de la moelle dorsale et lorsque la moelle est coupée en travers. Des phénomènes spasmodiques analogues se produisent également lorsque la moelle cervicale ou la portion tout à fait inférieure de la moelle sont altérées ; mais en général dans tous ces cas l'inflammation siège au-dessus du renflement lombaire. Le terme d'épilepsie spinale convient mieux à ces phénomènes qu'à l'épilepsie proprement dite qui se développe dans le cours d'une affection de la moelle.

décrit récemment sous le nom de *contracture hystérique permanente*. [1] : nous l'avons vue, dans un cas de myélite aiguë, persister pendant plusieurs semaines dans la jambe gauche pour faire place dans la suite à une flexion permanente du genou. La plupart des contractures consécutives à des myélites sont liées à une vive excitabilité réflexe tant électrique que mécanique. Il se pourrait néanmoins qu'il existât aussi dans ces cas des modifications anatomiques des muscles, mais jusqu'à présent les éléments nous manquent pour décider la question. Les contractures sont précédées ou accompagnées d'une rigidité spéciale des muscles qui est surtout manifeste quand on cherche à allonger les membres, qui présentent alors une résistance particulière.

d) L'*exagération du pouvoir réflexe* existe au début de la maladie dans les cas où le renflement lombaire reste intact en totalité ou en majeure partie. Cette exagération est parfois telle qu'on voit se manifester des contractions musculaires très vives, aussi bien spontanément que sous l'influence d'irritations périphériques. Cet état peut persister longtemps, presque autant que l'affection elle-même, et même continuer pendant le stade chronique. Dans d'autres cas, au contraire, le phénomène perd bientôt de son intensité et finit par disparaître tôt ou tard : c'est ce qu'on observe lorsqu'il survient une amélioration, et que la conduction se rétablit dans les parties primitivement malades de la moelle ; mais le fait peut se produire aussi sans qu'il n'y ait aucune amélioration, surtout dans les cas graves. La contractilité réflexe s'éteint parfois avec une rapidité extrême, soit en quelques jours, soit en quelques semaines, ainsi que le démontrent plusieurs des observations relatées plus haut. Dans les cas graves notamment, la contractilité réflexe et électrique diminue vers la fin de la maladie, et ce fait implique toujours un pronostic fâcheux. Lorsque la chose survient à une période plus avancée, elle tient à une propagation du processus de haut en bas à travers la substance grise de la moelle, les nerfs et les muscles.

e) On n'a pas, que nous sachions, étudié suffisamment la façon dont les muscles se comportent, dans la myélite, à l'égard de l'*électricité*. Il semble néanmoins qu'il y a à ce sujet des différences notables dépendant du siège et de la marche de l'inflammation médullaire. Au début de la maladie, la contractilité électrique est presque toujours conservée, plus tard elle diminue ; d'une façon générale, on peut dire qu'elle persiste d'autant plus complètement et plus longtemps que la myélite siège plus haut. Dans la myélite lombaire elle fléchit rapidement et d'une façon considérable, ainsi que l'a démontré Duchenne pour les formes traumatiques. Mais, outre le siège de la myélite, il faut aussi considérer la marche de cette affection. Dans les cas défavorables et graves, lors même que la myélite est située très haut, nous voyons la contractilité diminuer rapidement et s'éteindre presque absolument. Dans les cas favorables, au contraire, elle est conservée ou très peu amoindrie. De plus, lorsque l'affection reste stationnaire ou évolue heureusement, la contractilité musculaire regagne le terrain perdu : ce symptôme a une signification pronostique bien nette, car on peut admettre avec beaucoup de vraisemblance que les phénomènes trophiques en général, ainsi que la contractilité électrique, dépendent de l'état de la substance grise. Nous avons par devers nous des observations où la contractilité électrique, aussi bien que la contractilité réflexe, étaient conservées et même augmentées et dans lesquels la substance grise était intacte, tandis que la blanche était manifestement altérée. Dans d'autres cas où par contre la substance blanche était saine et les cellules nerveuses malades, il y avait eu pendant la vie diminution et même disparition de l'excitabilité électro-motrice avec troubles trophiques. Par conséquent, toutes les fois

---

(1) Voy. Charcot, *Leçons sur les maladies du système nerveux*, recueillies et publiées par Bourneville. Paris, 1872-73, p. 305.

que l'on constatera un affaiblissement de la contractilité électrique avec de l'atrophie, on pourra conclure à une altération descendante de la substance grise, altération qui sera d'autant plus intense que les troubles trophiques progresseront eux-mêmes plus rapidement. Inversement, lorsque ces derniers viendront à s'amender, on aura un signe favorable qui indiquera que la substance grise est en voie de régénération. Remarquons encore en passant que ces symptômes électriques n'existent pas toujours avec une égale intensité sur tous les muscles paralysés, mais que les uns sont atteints légèrement et d'autres plus sérieusement. En même temps il se produit des lésions anatomiques des muscles et des nerfs, de la névrite et de la myosite, ainsi que nous l'avons déjà noté plus haut. Absolument comme dans les paralysies périphériques, la sensibilité au courant continu et au courant faradique est loin d'être la même, et nous avons vu à certains moments échouer la faradisation alors qu'il existait une sensibilité exagérée à l'égard du courant galvanique. En même temps, on observe assez souvent, et cela particulièrement dans les muscles qui ont une tendance à la contracture, une exagération de l'excitabilité mécanique qui se manifeste soit lorsqu'on presse sur les muscles, soit lorsqu'on les pince, lorsqu'on les frappe ou lorsqu'on les allonge.

f) État de la nutrition des muscles. — Une *atrophie* plus ou moins prononcée des muscles est la règle : elle s'effectue quelquefois avec une extrême rapidité, surtout dans les cas graves et mortels dans lesquels après cinq ou six semaines de maladie les muscles sont flasques, pâles et grêles. Dans les cas moins sérieux la nutrition des muscles se maintient en bon état et ils peuvent conserver leur volume normal pendant toute la durée de la maladie, ou au moins ne présenter que des atrophies partielles tout à fait insignifiantes. Mais lorsque la substance grise des renflements est atteinte, l'atrophie musculaire s'accentue davantage. Les muscles qui s'atrophient le plus volontiers sont ceux des membres inférieurs ; rarement l'altération est uniformément répartie, on voit au contraire certains muscles maigrir très vite à l'exclusion des autres, d'où résultent des difformités et des contractures de toute espèce.

L'hypertrophie musculaire est un fait rare : nous l'avons observée une fois à la partie postérieure de la cuisse sur les fléchisseurs contracturés. Le microscope fait reconnaître assez fréquemment de l'hypertrophie de quelques faisceaux isolés, ou seulement de quelques fibres musculaires.

3. Nous avons à étudier maintenant les *autres manifestations trophiques*, à commencer par le *décubitus*. Celui-ci débute souvent, sur certains points paralysés, par des vésicules d'herpès ou des bulles comme celles du pemphigus ; il se forme des eschares sèches colorées en rouge par des suffusions sanguines et qui se transforment en ulcères gangréneux : convenablement soigné, l'ulcère guérit mais il s'en montre d'autres plus loin, ou bien il se produit des eschares très étendues. Les décubitus apparaissent aussitôt que la maladie est définitivement constituée, parfois avec une rapidité extrême et ils durent des mois entiers ; lorsque la vie se prolonge ils finissent par se former moins facilement, se cicatrisent plus volontiers, à tel point qu'ils ne constituent presque plus une complication, et finalement ils disparaissent tout à fait. Les recherches expérimentales que Goltz a entreprises sur des chiens ont appris également que la tendance aux ulcérations de la peau est très active dans les premiers temps qui suivent la lésion, qu'elle diminue à un moment donné et qu'à la fin il ne se produit plus aucune espèce de décubitus. Nos expériences sur la myélite chez le chien nous ont fourni des résultats analogues. D'autres troubles trophiques sont moins importants. On a occasion de voir un développement notable de tissu graisseux, une desquamation de l'épiderme, une coloration jaune, ou bien la chute des ongles, un développement abondant du système pileux ou bien son atrophie.

4. Il survient en outre des *troubles vaso-moteurs et secrétoires*.

a) La section de la moelle au-dessus du renflement lombaire a une influence sur l'état de la *circulation* et de la *température* dans les membres inférieurs. Ces phénomènes ont été étudiés expérimentalement par Goltz, qui est arrivé à des conclusions intéressantes que l'observation clinique semble confirmer de tous points. Au début il y a parfois un accroissement thermique, comme dans le cas d'Engelken où il a été de 1°,2; Dujardin-Beaumetz admet également ce fait. Mais en général la température des parties paralysées est inférieure de 1° et davantage à celle des parties saines.

b) L'*œdème* est fréquent et il se montre souvent avec une rapidité surprenante. On peut l'attribuer en partie à l'inaction des muscles, mais celle-ci ne suffit pas pour l'expliquer entièrement; il est probable qu'il s'agit là d'une altération encore inconnue des parois des vaisseaux, en d'autres termes de quelque trouble de la tonicité vasculaire.

c) On constate aussi des *troubles secrétoires* dans certaines observations où l'on trouve noté que les parties paralysées étaient ou absolument sèches ou bien au contraire couvertes de sueur, contrairement à ce qui avait lieu sur le reste du corps. Nous avons nous-même vu des cas de ce genre tout à fait probants. Chez un de nos malades qui, par suite d'une myélite aiguë, est atteint depuis une année de paraplégie avec contracture des genoux, la partie inférieure du corps est constamment recouverte de sueurs profuses, tandis que la portion supérieure reste sèche. Nous avons observé le même fait dans un cas de plaie par arme à feu de la moelle dorsale inférieure avec paraplégie incomplète. Inversement Ollivier, puis Biermer ont vu la moitié supérieure du corps inondée de sueur tandis que les jambes et la moitié inférieure de l'abdomen restaient complètement sèches.

5. Les *sphincters* sont ordinairement intéressés dans la myélite, mais pas toujours cependant. Dans les commencements il existe souvent une hyperesthésie avec contracture du sphincter vésical, d'où rétention absolue d'urine. Plus tard, rarement dès le début, survient de l'incontinence, mais la vessie ne se vide jamais qu'incomplètement, et l'on voit apparaître le catarrhe vésical. Il peut y avoir également une contraction spasmodique avec de vives souffrances au sphincter anal; d'ordinaire il existe de la constipation d'abord, et plus tard de l'incontinence des matières fécales; mais il ne faudrait pas croire que les symptômes du côté de l'anus marchent toujours de pair avec ceux de la vessie. La puissance virile est éteinte dans les cas graves; dans ceux qui le sont moins il n'est pas extraordinaire de la trouver conservée. L'érection s'observe souvent, surtout après le cathétérisme. Chez la femme la fécondité et la menstruation ne paraissent pas sérieusement compromises.

6. *Symptômes fournis par la sensibilité*. — Dans un bon nombre de cas le ramollissement spinal parcourt ses diverses phases sans déterminer aucun symptôme subjectif, dans d'autres au contraire les souffrances sont fréquentes et vives. Si nous nous en rapportons à la physiologie de la moelle, nous sommes porté à admettre que les douleurs n'apparaissent que lorsque la pie-mère ou les racines postérieures sont atteintes ou lorsqu'elles sont irritées par suite du gonflement du parenchyme médullaire enflammé. Quand le processus est limité à la substance grise ou à la partie antérieure de la moelle, c'est à peine s'il se manifeste quelques légères douleurs. C'est ainsi que nous nous expliquons pourquoi les malades n'accusent souvent pas autre chose qu'une douleur spinale obtuse et vague, qui elle-même finit par disparaître sans laisser la moindre trace. Il est très rare aussi qu'on réussisse à déterminer de la douleur en comprimant ou en percutant les vertèbres. Les mouvements de la colonne vertébrale n'exagèrent pas non plus la douleur et il y a rarement de la raideur de la région malade. Les douleurs irradiées en cein-

ture sont plus ordinaires, mais ce symptôme n'est pas aussi constant que dans la myélite par compression et dans l'hémorrhagie intramédullaire. On observe assez habituellement des élancements douloureux dans les membres paralysés avec secousses musculaires involontaires : le plus souvent ces élancements s'observent dans les jambes, tantôt dans les deux à la fois, tantôt dans une seule ; ils sont parfois violents, s'accompagnent de fourmillements et déterminent, particulièrement la nuit, des contractions musculaires (réflexes) énergiques, et cela même à une période où les irritations périphériques ne sont plus suivies d'aucun effet réflexe. Ces douleurs sont de nature irritative, elles comptent parmi les symptômes les plus précoces et même parmi les symptômes prémonitoires, persistent plus ou moins longtemps durant la période inflammatoire, et disparaissent ultérieurement.

Outre ces douleurs irradiées, les malades ressentent souvent dans les articulations et les muscles une pression pénible qui entrave les mouvements et il peut arriver qu'en même temps la peau et les muscles soient alors extrêmement sensibles à la pression, aux pincements, etc. C'est en particulier pendant la marche que le malade éprouve dans ses muscles une sensation incommode de tension ; de plus il ressent de l'engourdissement, des fourmillements, des picotements et une sensation désagréable de froid.

Objectivement on constate presque toujours de l'hyperesthésie ou de l'anesthésie. La première est particulièrement prononcée dans l'hémiplégie spinale et alors elle siège du même côté que la myélite. Les douleurs irradiées s'accompagnent assez souvent d'un certain degré d'hyperesthésie et lorsqu'il y a une complication de méningite, il existe également une sensibilité très vive de la peau et des muscles des membres inférieurs. L'anesthésie plus ou moins complète est beaucoup plus fréquente, elle va d'habitude en augmentant du haut vers le bas, et elle est quelquefois plus prononcée d'un côté ou bien à la face antérieure des membres. D'une façon générale les troubles sensitifs disparaissent au second plan, voilés par les troubles moteurs, et les symptômes irritatifs décrits ci-dessus ont seuls une certaine importance. Quelquefois la myélite dorsale peut se comporter comme la myélite traumatique en ce sens que l'anesthésie atteint la face postérieure des jambes, les fesses et le périnée, et on observe d'ordinaire dans ces cas des troubles sérieux du côté des sphincters anal et vésical.

7. *Symptômes dépendant du cerveau et des organes des sens.* — Ces symptômes sont rares, car la myélite aiguë ne se propage qu'exceptionnellement jusqu'à la partie supérieure de la moelle. Néanmoins on l'a vue s'étendre même jusqu'au cerveau et donner lieu à des symptômes encéphaliques comme dans le cas relaté ci-dessus. Mais très fréquemment le cerveau est intéressé à l'approche du terme fatal, et alors, comme nous l'avons déjà vu (page 125), les troubles cérébraux reconnaissent pour cause l'urémie ou l'infection putride. Parmi les organes des sens l'œil est le plus volontiers intéressé. Dans des cas exceptionnels le processus s'étendant jusqu'à la moelle allongée ou jusqu'à la protubérance, englobe l'oculo-moteur externe ; d'autres fois, une myélite, soit traumatique, soit par compression, siégeant à la partie cervicale ou à la région dorsale supérieure, détermine des symptômes oculo-pupillaires, quelquefois la dilatation, plus souvent le rétrécissement ou l'inégalité des pupilles : ces deux phénomènes peuvent même alterner. Rosenthal a cité un exemple très-intéressant de mydriase ayant duré des semaines entières. D'ordinaire ces symptômes disparaissent rapidement [1].

[1] Rendu, *Des troubles fonctionnels du grand sympathique dans les plaies de la moelle épinière* (*Arch. gén. de méd.*, 1869,II. p. 256-297), donne une statistique des troubles pupillaires. — Ollivier, sur 66 cas de lésions de la moelle, n'a trouvé la pupille intéressée qu'une seule fois. Dans deux cas de fracture des dernières vertèbres cervicales, Brodie a observé deux fois le rétrécissement des pupilles. Bell en cite un cas et Ogle trois. Rendu a pu rassembler 18 cas de symptômes oculaires; quand l'affection siégeait au niveau des dernières vertèbres cervicales, la pupille était en général rétrécie, et en même temps il existait du même côté une forte congestion de la face avec rougeur de la peau (mais sans céphalalgie) et injection

8. Les *symptômes respiratoires* et *circulatoires* ne sont ni bien accusés ni constants, mais ils acquièrent dans les cas graves une importance particulière. Nous avons déjà fait allusion à la tonicité vasculaire ; on n'a pas observé une action directe de la myélite sur le cœur, mais lorsqu'elle siège très haut les organes respiratoires sont influencés : la respiration devient irrégulière, incomplète, il y a de la dyspnée et de la cyanose ; de plus on peut voir survenir des affections inflammatoires du poumon, des catarrhes et des pneumonies qui ont parfois une évolution très-rapide et amènent habituellement la mort. Une cyanose prononcée est toujours d'un fâcheux pronostic. Même sans affection pulmonaire appréciable, on a observé une toux convulsive et paroxystique.

9. *Le tube digestif* ne manifeste presque aucun trouble au début de la myélite. L'appétit est bon, la digestion se fait normalement ; d'habitude cependant il y a de la constipation et du ténesme douloureux quand le malade va à la selle. A une période plus avancée il se produit dans les cas graves de l'incontinence des matières fécales et parfois de la diarrhée qui peut être de nature pyémique. A la suite des troubles urinaires surviennent des vomissements urémiques qui sont d'un pronostic fâcheux. — En outre il se manifeste quelquefois des crises gastriques et une sensibilité névralgique de l'abdomen, deux symptômes dont l'observation II reproduite ci-dessous p. 493 et suivantes, nous fournit un exemple.

10. *Les symptômes généraux* font complètement défaut au début, surtout lorsqu'il y a peu ou point de douleur. Les malades ont bonne mine, excellent appétit, dorment bien, n'ont pas de fièvre et sont gais. Les personnes plus instruites et plus réfléchies sont cependant un peu inquiètes au sujet de leur paralysie ; les jeunes gens naturellement plus insouciants conservent longtemps leur bonne humeur. Ce n'est que plus tard, lorsque le décubitus et la cystite apparaissent et lorsque la fièvre se montre, que l'appétit diminue et que le malade se trouve plus mal qu'il maigrit, prend mauvaise mine et dort mal. Le dépérissement peut alors marcher rapidement, soit par l'effet de la fièvre pyémique, soit par le fait de la dénutrition fébrile elle-même : la scène peut ainsi se prolonger durant des mois entiers, ou bien il apparaît des symptômes urémiques qui amènent rapidement la mort au milieu de troubles cérébraux. Même en dehors de toutes ces conditions on observe quelquefois un collapsus rapide. Les expériences de Goltz sur les animaux nous ont appris que la destruction complète de la moelle lombaire conduit promptement à la mort par suite de la paralysie de la tonicité vasculaire. Le fait n'a pas été démontré pour le ramollissement de la moelle lombaire chez l'homme, mais il peut se produire très-probablement.

La marche ultérieure du ramollissement spinal aigu est tantôt progressive, tantôt régressive, ou bien elle présente des modifications si insignifiantes qu'on peut la considérer comme stationnaire. Dans ce dernier cas le malade, aussitôt que l'affection a atteint son apogée, se trouve dans la même situation que s'il avait reçu une blessure de la moelle : sa paralysie reste invariable pendant des semaines et des mois ; il survient quelques modifications dans les douleurs ou dans la sphère sensitive en général, l'affection vésicale augmente ou diminue, le décubitus apparaît, puis guérit, mais ce sont là les seules variations qui ont lieu dans son état. A une époque plus éloignée il se fait des changements plus notables, les symptômes irritatifs cessent, il s'établit des atrophies ou des contractures ; néanmoins l'état du malade ne diffère jamais bien sensiblement de ce qu'il était à l'origine.

Dans d'autres cas la marche est progressive. Alors, ou bien le début lui-même

de la conjonctive. Rarement il y avait dilatation de la pupille avec pâleur de la face ; ce phénomène ne se produit probablement que dans les lésions graves de la moelle cervicale, se rapprochant d'une section transversale. — Argyl Robertson (*Edinburgh med. Journal*, 1869, février) fait mention d'un autre phénomène oculaire qui jusqu'à présent n'avait jamais été signalé dans les maladies de la moelle ; à perte du sens des couleurs ; mais les deux observations qu'il relate ne sont pas probantes.

est déjà très grave et s'accompagne d'une paraplégie intense, ou bien la paralysie qui était modérée à sa naissance devient très intense et très étendue soit graduellement, soit par poussées successives. L'extension peut se faire dans le sens transversal, et dans ce cas elle aboutit à une paraplégie complète, portant sur le mouvement, la sensibilité et les sphincters; ou elle est ascendante ou bien encore descendante. La forme ascendante conduit à la myélite diffuse : on ne sait pas exactement si dans ces cas la propagation se fait suivant la continuité ou par foyers disséminés; à mesure qu'on remonte elle se limite davantage aux cordons postérieurs, d'où elle empiète néanmoins sur les cordons latéraux et la substance grise. Lorsque sur une coupe on trouve les cordons postérieurs altérés soit isolément, soit conjointement avec la substance grise, on a sous les yeux le *ramollissement central d'Albers*. Nos expériences sur les chiens fournissent des exemples des diverses voies que suit le processus ascendant. Les symptômes ne permettent pas toujours une conclusion formelle. Lorsque les membres supérieurs primitivement intacts commencent à se prendre, lorsque la langue et la respiration viennent à s'embarrasser, le problème est facile à résoudre; mais lorsqu'on ne constate que quelques douleurs, qu'une pression obtuse entre les deux épaules, qu'une sensation de pesanteur dans les bras, on pourrait bien avoir affaire simplement à une méningite ascendante.

On comprend que l'extension de la myélite vers le haut est une éventualité sérieuse capable de conduire à la mort par la paralysie de la respiration. La plupart des malades atteints de cette façon succombent à la cyanose et à la dyspnée, d'autres à des troubles cérébraux graves : rarement il y a une élévation considérable de température. Le processus après s'être étendu peut de nouveau s'arrêter et rétrocéder. Il est plus difficile de suivre au lit du malade la marche descendante de la myélite : en effet elle ne modifie ni la paralysie ni les troubles sensitifs, mais une aggravation notable des phénomènes trophiques et vaso-moteurs doit faire penser à une participation étendue de la substance grise. Nous rappellerons ici ce que nous avons dit plus haut sur l'état des muscles. La conservation ou l'augmentation de la contractilité réflexe fera supposer que la substance grise, située au-dessous du foyer de ramollissement, est intacte. Inversement, lorsque cette contractibilité est perdue ou bien lorsque plus tard il se développe de l'atrophie, de la dégénérescence graisseuse ou des contractures, on devra admettre une atrophie de la substance grise compliquée d'une névrite et d'une myélite descendantes. De même le rapide développement d'un décubitus ou d'un œdème malin doivent faire penser à une altération descendante de la substance grise.

D'autres fois le processus suit pendant quelque temps une marche progressive, puis s'enraye : alors certains symptômes s'amendent et la vie se prolonge. Il serait difficile de préciser à quel moment on doit s'attendre à cet arrêt. Tant que l'affection augmente, la vie est fortement menacée et le danger est d'autant plus grand que la marche est plus rapidement progressive.

Dans d'autres cas, enfin, le processus rétrocède après un temps d'arrêt quelconque ou même après avoir suivi d'abord une marche progressive : la paralysie diminue et il survient une amélioration réelle, parfois même une guérison définitive. On reconnaît que le mieux se prépare lorsque les réflexes reparaissent, lorsque les troubles trophiques diminuent et lorsque les fonctions de la vessie se rétablissent : le malade alors se sent mieux et la paralysie s'amende. L'amélioration survient d'autant plus facilement que les réflexes ont été moins compromis et que la paralysie a été moins grave au début : néanmoins nos données pronostiques sont si incertaines qu'il est difficile d'annoncer à l'avance si l'on peut compter sur une régression du mal, et à quelle époque elle commencera ; on peut dire simplement qu'elle se montrera d'autant plus vite que la paralysie aura été moins forte. Dans les cas graves qui ne sont pas suivis de mort, il ne faut guère compter sur une amélioration des symptômes trophiques avant un délai de trois à six mois. Il nous sera également difficile, quand il surviendra du mieux, de prédire jusqu'où il ira; nous ne savons pas non plus jusqu'à quelle période de la maladie on est en droit de compter sur une amélioration. En thèse générale, on peut affirmer cependant que l'amélioration sera d'autant plus sérieuse qu'elle se sera établie plus franchement et qu'elle aura des allures plus rapides. Mais ici encore on doit s'attendre aussi bien à des surprises agréables qu'à des déceptions.

D'après cette exposition, les terminaisons de la myélite aiguë sont : 1) la mort; 2) la guérison incomplète ; 3) dans la majorité des cas, la persistance d'une paralysie dont le degré varie et qui est accompagnée d'atrophies, de contractures, etc.

La *durée* oscille entre des limites très étendues, comme on le prévoit d'après ce qui précède. Les paralysies bulbaires aiguës peuvent tuer en quelques jours ; les myélites lombaires graves amènent la mort en huit ou quinze jours, lorsqu'elles suivent une marche ascendante ; d'autres fois la maladie dure huit, dix ou même vingt semaines. La guérison, quand elle a lieu, exige d'habitude des mois et même des années. Dans les cas graves, une fois qu'il s'est écoulé trois à six mois, on peut compter jusqu'à un certain point sur un état stationnaire dans lequel la vie n'est pas directement menacée; la maladie passe alors à la chronicité et peut se prolonger pendant des années.

Le *pronostic* découle de tout ce que nous venons de dire. La myélite aiguë met la vie en danger, mais la terminaison n'est pas nécessairement fatale. Il est difficile de formuler des règles pronostiques précises, mais on pourra se guider d'après les quelques données suivantes :

Plus le foyer de ramollissement est situé haut, plus le pronostic est grave, toutes choses égales d'ailleurs ;

Plus les symptômes paralytiques sont intenses, plus la vessie et le rectum sont fortement intéressés, plus la cystite et le décubitus sont précoces et plus aussi le pronostic est sérieux ;

Tant que la marche de l'affection est progressive, le pronostic reste grave ;

Un malaise général, un mauvais appétit, un sommeil troublé, des décubitus étendus sont des signes fâcheux; les vomissements, le délire, le dyspnée, la cyanose sont encore plus sinistres.

En revanche, le pronostic est moins sombre :

Quand la paralysie est limitée, par exemple lorsqu'elle est unilatérale ou que les sphincters fonctionnent bien ;

Quand la contractilité réflexe et électrique est conservée dans les muscles paralysés ;

Quand la paralysie et les troubles trophiques commencent décidément à rétrocéder, et en particulier quand les décubitus guérissent;

Quand le malade éprouve une sensation de bien-être, qu'il mange et dort bien.

On ne doit jamais perdre de vue, en portant le pronostic, que le malade est toujours exposé à des poussées nouvelles et à des récidives qui sont particulièrement à craindre dans les premiers mois et qui souvent acquièrent une intensité menaçante.

Étiologie. Les principales causes auxquelles on a attribué la myélite spontanée sont les suivantes :

1) *Refroidissement.* Depuis Brown-Séquard on considérait la plupart des paralysies *a frigore* comme de nature réflexe, eu égard à leur marche qui est souvent bénigne et aux résultats négatifs fournis par de nombreuses autopsies. Quoi qu'il en soit, il est aujourd'hui démontré que les formes les plus graves de la myélite se développent souvent sous l'influence d'un refroidissement.

Le Dr Feinberg (de Kowno) a fait des recherches très intéressantes sur l'action du froid. Dans un article sur les paralysies réflexes [1], il a publié des expériences entreprises sur des lapins : en refroidissant la région sacro-lombaire de ces animaux à l'aide de l'appareil de Richardson il est parvenu à déterminer des paraplégies : les unes n'ont été que passagères, les autres, au contraire, ont été mortelles et on a alors constaté à l'autopsie un ramollissement de la partie inférieure et postérieure de la moelle.

En parcourant les observations de myélite spontanée chez l'homme, on voit que dans un bon nombre d'entre elles le froid est incriminé ; mais quand il ne l'est pas on peut croire que chez un certains nombre de malades cette cause a été écartée pour des motifs qui ne sont pas toujours suffisamment plausibles. Il ne sera donc pas hors de propos de rapporter ici quelques cas dans lesquels la cause déterminante ainsi que le diagnostic anatomique sont à l'abri de toute objection.

Walford [2] nous fournit l'observation qui suit :

Un homme de 51 ans fut mouillé et dormit quelques heures avec ses habits tout trempés. En se levant le lendemain matin, il s'aperçut d'une pesanteur dans les jambes : le surlendemain les bras faiblirent à leur tour ; au huitième jour, la parole était embarrassée et incompréhensible. Le malade mourut le dixième jour. A l'*autopsie*, on trouva un ramollissement partiel de la moelle qui, par places, était complètement diffluente.

Le Dr Vernay [3], rapporte le cas suivant :

Un homme de 53 ans était, lors de l'inondation de juin 1856, resté debout cinq heures consécutives dans l'eau : six semaines après, il ressentit dans les jambes une faiblesse qui gagna vers le haut, et, en définitive, il devint paralysé des quatre membres, de la vessie et du rectum. Il succomba au bout de 5 mois. A l'*autopsie*, on trouva un ramollissement qui s'étendait depuis la partie inférieure du renflement cervical jusqu'à un point situé à 5 ou 6 centimètres au-dessus du renflement lombaire, et en outre ce dernier était lui-même ramolli. L'auteur fait remarquer que, lors de cette même inondation, certaines personnes contractèrent, sous l'influence de la même cause, des paraplégies rhumatismales qui guérirent avec des bains sulfureux et térébenthinés et avec des frictions stimulantes.

Nous empruntons à Oppolzer [4], un exemple que voici :

Chez un homme de 37 ans, qui succomba avec des symptômes paraplégiques, deux jours après être tombé dans une eau glacée, on trouva, au niveau de la 6e vertèbre dorsale, la moelle ramollie et réduite en bouillie dans une étendue d'un pouce.

Un autre cas est dû à Liouville [5].

Rostan, de son côté, cite deux cas de myélite occasionnés par le froid. Les paralysies consécutives à la suppression de la transpiration des pieds rentrent probablement aussi dans cette catégorie (Romberg, *Klinische Ergebnisse*, 1846, p. 69).

2) *Efforts musculaires violents.* Nous avons déjà rencontré ce facteur étiologique au chapitre de l'apoplexie spinale, aussi bien de celle des méninges que de celle de la substance médullaire elle-même. Cette même cause peut déterminer une myélite : existe-t-il alors des hémorrhagies capillaires qui sont le point de départ de l'inflammation, c'est ce que nous ne saurions dire. Nous devons rapporter à cette étiologie l'observation publiée par Mannkopff, et à laquelle nous renvoyons le lecteur, ne pouvant la reproduire ici avec tous ses détails. Il s'agit d'une myélite mortelle survenue chez une personne qui, quelque temps auparavant, avait glissé sur un trottoir et avait fait un violent effort pour ne pas tomber. — Gull [6] parle

(1) Feinberg, *Berl. klin. Wochenschrift*, 1868.
(2) Walford, *Softening of the spinal cord (Amer. med. Journal*, 1854, nov. 11).
(3) Vernay, Observations tendant à prouver qu'un tronçon de moelle épinière resté sain peut devenir un foyer d'innervation indépendante (*Gaz. méd. de Lyon*, 1859, octobre.)
(4) Oppolzer, *Inflammation aiguë avec ramollissement partiel de la moelle.* (*Spitals Zeitung*, 1861, 1-3.)
(5) Liouville, *Myélite aiguë à forme ascendante et à marche rapidement destructive, paraissant liée au froid*, Dujardin-Beaumetz, *l. c.*, p. 45.
(6) Gull, *Cases of paraplegie*, Guy's hospit. Reports, 1858, obs. 22.

d'une personne qui avait fait un violent effort pour soulever un lourd fardeau : deux jours après, paraplégie ; mort au bout de six semaines. A l'autopsie, on trouva un ramollissement de la moelle au niveau des cinquième et sixième vertèbres cervicales. — Gorham[1] cite une paraplégie qui s'était développée séance tenante chez un sujet qui venait de soulever un lourd fardeau : les symptômes augmentèrent rapidement ; il se fit une paralysie complète du mouvement et de la sensibilité dans les extrémités inférieures ; constipation et plus tard incontinence des matières fécales. La maladie résista d'abord aux médications les plus énergiques, mais finit par guérir avec l'emploi de la strychnine.

Rappelons encore que Dupuy a trouvé des traces de myélite chez des animaux (des chevaux) qui avaient été surmenés.

3) Ces deux facteurs étiologiques, *le refroidissement et les efforts violents*, ont, quand ils sont combinés, une action encore bien plus nocive que lorsqu'ils agissent isolément.

L'observation de l'instituteur G., que nous avons reproduite intégralement, p. 469 et suivantes, en est un exemple probant, aussi bien que celle que nous citons p. 491. La myélite qui survient fréquemment chez les soldats en campagne, relève probablement de ces causes réunies.

4) *Commotions de la colonne vertébrale et de la moelle*. Les cas dépendant de cette cause et qui ressortissent à la myélite traumatique ont souvent une marche absolument identique à celle de la myélite spontanée.

5) *Émotions vives* et en particulier *la colère et la peur*. Nous avons déjà dans le chapitre de l'étiologie générale, mentionné les causes psychiques comme pouvant occasionner des affections de la moelle et à propos de l'apoplexie spinale nous avons cité entre autres causes efficaces la colère et les émotions morales vives. Actuellement nous devons faire remarquer que ces mêmes causes sont susceptibles de déterminer la myélite aiguë. Nous renvoyons pour plus de détails sur cette question, d'abord à la partie consacrée à l'étiologie générale et ensuite aux observations recueillies par le Dr Kohts à Strasbourg : nous nous contenterons de rassembler les quelques cas de myélite consécutive à la frayeur que nous avons recueillis dans les auteurs.

Todd dans ses leçons parle d'une espèce de paralysie qu'il appelle *emotional paralysis*; mais nous ne saurions dire si elle était liée à une lésion anatomique : quoi qu'il en soit, ce terme employé par ce savant clinicien et ce praticien consommé nous prouve qu'il avait observé des paralysies à la suite d'émotions morales vives.

Dans S. D. Hine, nous trouvons l'observation suivante [2] :

Une jeune femme de 21 ans, qui avait été atteinte de chorée huit ans auparavant, accoucha de deux jumeaux il y a onze mois, et se trouva de nouveau enceinte peu de temps après. Au cinquième mois de sa grossesse, cinq jours après une émotion morale vive, elle présenta des symptômes choréiques avec des convulsions dans les bras et les jambes ; elle était incapable de régler ses mouvements, avait de la somnolence, une douleur frontale et quelque difficulté à avaler et à parler. L'accouchement eut lieu, mais les convulsions ne cessèrent pas et la malade succomba le lendemain. A l'autopsie, on trouva une vive injection des méninges depuis la 7e vertèbre cervicale jusqu'à la 2e lombaire, la moelle elle-même était réduite en bouillie au milieu de sa portion dorsale.

Pasque [3] rapporte le fait d'une paraplégie consécutive à une grande frayeur : il existait en outre de la contracture des bras et des doigts, et le malade guérit par l'emploi prolongé de la strychnine.

---

[1] Gorham, *Case of paraplegie*, Lancet, 1844, 11 mai.
[2] Hine, *A case of myelitis, presenting all the symptoms of severe chorea*. Death on the ninth day, autopsy. (*Med. Tim. and Gazette*, 1865, 780.)
[3] Pasque (*Arch. de méd. belge*, 1842, décembre).

Nous pouvons ajouter l'histoire de deux de nos malades, chez lesquels la peur semble avoir été l'agent étiologique. Le premier de ces cas a pu être étudié attentivement pendant trois ans, et l'autopsie a montré les traces de la myélite qui avait été diagnostiquée ; il en sera question à propos de la myélite chronique. Nous rapportons (p. 495) le second fait qui, lui, ne s'est pas terminé par la mort.

6) Abstraction faite de ces diverses causes, il reste encore de nombreux cas de myélite qu'on ne peut rapporter à aucun facteur étiologique déterminé; tel est entre autres le cas d'Engelken, où l'on accuse la suppression des règles, etc., etc.

Complications. — La complication la plus fréquente et aussi la plus sérieuse est la méningite, et alors on a affaire à une myélo-méningite. Généralement la myélite s'accompagne d'une méningite circonscrite dans les points où elle atteint la périphérie ; mais il arrive assez souvent que cette méningite se propage au loin et même à toute la surface de la moelle : la forme fibrineuse purulente est rare, et on observe le plus fréquemment un épaississement subaigu ou chronique des enveloppes de la moelle. Cette complication ne paraît avoir qu'une influence médiocre sur la gravité de l'affection, car elle accompagne aussi bien les myélites légères que celles qui sont plus sérieuses. Tout ce qu'on peut dire, c'est que le pronostic est d'autant plus favorable que les symptômes de la méningite prédominent davantage et se sont montrés plus tôt; car on sera en droit de conclure dans ces cas à l'existence d'une myélite périphérique qui jouit d'une bénignité relative. Il faut être bien prévenu que la méningite concomitante modifie le tableau symptomatique de la myélite, au point que le diagnostic devient difficile. Des douleurs lombaires et dorsales, parfois très étendues, de la raideur de la colonne vertébrale et même de la nuque, et des douleurs irradiées dans les extrémités et les articulations, des hyperesthésies, tout cela est attribuable à la méningite, qui même, paraît-il, détermine des contractures et de la raideur musculaire. Ces symptômes évoluent parallèlement à la paralysie et changent beaucoup, comme on se l'imagine, la physionomie de la myélite.

Diagnostic différentiel. — Pour établir le diagnostic différentiel de la myélite, il faut la distinguer d'avec toutes les autres affections spinales aiguës et subaiguës, car elle peut être confondue avec toutes. Cette distinction est loin d'être facile dans tous les cas. La myélite ne saurait guère être confondue avec les *maladies chroniques de la moelle* qu'après une existence assez prolongée, alors quelle aura amené des lésions qui ont avec la myélite chronique, c'est-à-dire avec la sclérose, des rapports que nous étudierons plus loin.

Parmi les affections aiguës faciles à confondre, nous devons d'abord signaler l'*apoplexie spinale*. On a vu précédemment qu'il n'est pas toujours possible de séparer avec certitude les hémorrhagies spinales apoplectiques d'avec les ramollissements suraigus (apoplectiques). Néanmoins l'hémorrhagie sera d'autant plus probable que la paralysie aura apparu plus brusquement. Plus les symptômes prémonitoires auront été accentués et longs, plus aussi on devra conclure avec vraisemblance à un ramollissement.

Le diagnostic différentiel de la myélite spontanée d'avec la *myélite par compression* peut parfois présenter de grandes difficultés. Le diagnostic va de soi lorsqu'on peut constater une affection des vertèbres : il est par contre très ardu et souvent même impossible, lorsqu'il existe une tumeur intrarachidienne, ainsi que nous l'avons dit (p. 330 et 344). Nous avons vu que dans les deux maladies les symptômes ont une physionomie identique, se développent de la même façon et suivent le même cours. Lorsque les symptômes propres aux tumeurs sont peu prononcés, lorsqu'il n'y a ni paralysie douloureuse ni raideur de la nuque ou bien de la colonne vertébrale, ni réflexes exagérés, on est exposé à prendre une myélite par compression pour une myélite spontanée. Inversement, lorsque celle-ci se complique de méningite, lorsqu'elle est très douloureuse, qu'il y a de la raideur du dos et des contractures, on pourra être induit en erreur et croire à une tumeur. Dans ces cas, ce n'est qu'après une observation attentive qu'on arrive à poser un diagnostic au moins probable. On entre en possession d'un signe important lorsqu'on voit la myélite se propager vers le haut, par exemple lorsqu'elle détermine dans les bras des symptômes, même peu marqués; le fait est encore plus caractéristique lorsque la paralysie gagne les muscles de la langue, de l'œil, etc. Il n'existe, que nous sachions, aucun exemple d'une myélite par compression qui aurait suivi une pareille marche ascendante, tandis que cette évolution est fréquente pour la myélite et la myélo-méningite; la connaissance de ce fait est intéressante au point de vue du diagnostic différentiel.

Traitement. — Le traitement tel que nous savons l'établir laisse beaucoup à désirer; toutefois quand il est bien dirigé il rend plus de services qu'on ne serait tenté de le croire tout d'abord. Nous ne prétendons pas qu'on exerce sur le processus une action curative quelconque, sinon dans des cas tout à fait exceptionnels; mais nous pouvons faire beaucoup en prévenant les aggravations et en conservant la vie jusqu'à ce que la maladie soit parvenue à une période relativement moins dangereuse.

La *première phase du traitement* consiste en une *médication antiphlogistique et résolutive.*

1) Les *antiphlogistiques (ventouses, sangsues, glace sur la colonne vertébrale)* sont d'autant plus indiqués que la maladie est plus récente et que les phénomènes irritatifs (douleurs dorsales, irradiations douloureuses, contractions) sont plus prononcés. Cette médication peut être poursuivie pendant une, deux ou trois semaines, mais il est rare qu'elle rende des services signalés.

2) On pourra recourir également aux *mercuriaux*, de préférence aux frictions mercurielles, et les continuer jusqu'à salivation. On a attribué à cette pratique de nombreux succès, mais elle est souvent infidèle.

3) Brown-Séquard prône comme antiphlogistique spécial de la moelle le *seigle ergoté* ou l'*ergotine*, lequel a été fréquemment employé. Nous n'en avons jamais retiré des avantages bien positifs.

4) *Révulsifs.* — Le *fer rouge*, les *moxas* étaient jadis mis en usage dans presque tous les cas, et de nos jours on y a encore recours bien souvent. Les avantages de ces agents révulsifs ne sont pas bien démontrés, tandis qu'on les a vus occasionner des aggravations (comme dans l'observ. I, p. 494); de plus ils font souffrir le malade, qui est déjà bien assez tourmenté et incommodé par le fait même de son mal. — Nous ne saurions donc en conseiller l'emploi, et nous nous bornons à prescrire des onctions avec la *pommade stibiée*, et à faire appliquer des *vésicatoires* ou de la *teinture d'iode*, surtout lorsqu'il y a des douleurs fixes sur le trajet de la colonne vertébrale. On a recommandé d'opérer une dérivation sur le tube digestif au moyen des *drastiques*. Frerichs a retiré de bons effets de cette pratique. En tous cas, il faudra toujours procéder avec prudence et ne pas trop débiliter le malade par tous ces remèdes.

5) Les *soins généraux* à donner au malade sont un point capital. Nous regardons comme particulièrement important le repos au lit : il est assez dangereux de permettre au patient de se lever ou de se tenir assis dans un fauteuil; mais on est souvent obligé de faire cette concession à son humeur chagrine. Tous les actes qui nécessitent un effort musculaire, à commencer par la station debout et la marche, sont très nuisibles et doivent être absolument évités; de même on interdira sévèrement tous les exercices qui s'accompagnent d'un ébranlement du corps, comme de sortir en voiture, par exemple. Il est difficile de préciser la durée pen-

dant laquelle ces prescriptions devront être maintenues rigoureusement : elle embrasse toujours plusieurs semaines lorsque l'affection marche promptement vers l'amélioration et la guérison, et elle est bien plus longue dans les autres cas. Même une fois la guérison obtenue, on recommandera encore d'apporter longtemps une extrême réserve dans les exercices que nous venons de dire : nous pourrions citer plusieurs exemples de myélites guéries en apparence et ayant récidivé à la suite d'efforts musculaires intempestifs, pour aboutir à une terminaison fatale. Le cas rapporté p. 469 est de ce nombre. C'est à cause de l'importance que nous attachons au repos que nous ne conseillons pas d'envoyer aux eaux les malades convalescents de myélite aiguë, avant qu'il ne se soit écoulé six mois ou plus depuis leur convalescence. Nous avons vu plusieurs fois les fatigues du voyage amener des rechutes qui n'ont rétrocédé qu'à grand peine ou pas du tout.

6) Après un délai de plusieurs semaines on est autorisé à recourir à l'*iodure de potassium* dans le but d'activer la résorption des exsudats méningitiques et myélitiques. Ce moyen est parfois infidèle, mais souvent il rend de réels services : à notre sens, il est plus efficace pour faire résorber les résidus de méningite que ceux de myélite. L'iodure, lorsqu'il n'entrave pas l'appétit, sera continué de trois à quatre semaines et pourra être repris après une interruption de plusieurs semaines.

7) Il est très important de *surveiller la vessie et le rectum*, de coucher le malade dans une position convenable, de le maintenir dans un grand état de propreté et de soigner les décubitus. Pour l'importance qui s'attache à cette médication, ainsi que pour les ressources thérapeutiques dont nous disposons, nous renvoyons le lecteur à la page 141 ; on pourra lire également avec fruit l'observation ci-dessous d'une myélite occasionnée par la frayeur, et où la vie a pu être conservée grâce uniquement à un traitement méthodique du décubitus (p. 493).

Le traitement du début de la myélite conduit d'après ces principes donne parfois des succès surprenants : c'est ainsi qu'on voit des paralysies très étendues s'amender en un temps relativement fort court. D'autres fois cependant on n'obtient aucun résultat appréciable : le processus reste stationnaire ou bien il progresse, et il peut même marcher sans répit jusqu'au terme fatal. Il est impossible de prévoir à l'avance, même approximativement, l'effet du traitement ; toutefois nous avons indiqué plus haut les signes auxquels on reconnaîtra, dès le début, une myélite grave. Quand nous ne parvenons pas à nous rendre maîtres de la paralysie elle-même, nous ne devons jamais oublier que nous avons à empêcher ou au moins à surveiller les symptômes qui créent un danger pour la vie, en particulier la cystite et le décubitus. En agissant de la sorte, nous mettons le malade à même de traverser sans encombre la période des troubles trophiques : après trois ou six mois et quelquefois plus, commencera une phase moins orageuse, et la maladie passera à l'état stationnaire.

La *seconde partie du traitement* a pour objet de faire résorber les exsudats et de rétablir les fonctions compromises ; à cet effet nous mettrons en usage non pas tant les antiphlogistiques et les résolutifs que les *toniques*. L'efficacité de la médication tonique contre les paralysies consécutives aux maladies aiguës est généralement reconnue, et on peut en dire autant de son influence sur la myélite aiguë. Lorsque la mine, l'appétit et le sommeil deviennent meilleurs, la paralysie s'améliore presque toujours simultanément. Au contraire, elle empire lorsqu'il y a du collapsus, de l'épuisement, de l'anorexie et de la diarrhée. Du reste on sait, par l'exemple des autres maladies inflammatoires, à quel point une médication tonique favorise la résorption des produits phlegmasiques.

Cette médication exige : 1) un *régime fortifiant*, un *air pur*, des *distractions*. Ces prescriptions trouvent leur emploi de bonne heure ; cependant dans les toutes premières semaines on ne donnera pas de vin; 2) l'usage des médicaments toniques tels que le *quinquina, l'huile de foie de morue, le fer :* on peut les combiner ou bien les faire alterner avec l'*iodure de potassium.*

La *troisième partie du traitement* comprend les *excitants,* parmi lesquels nous conseillerons : 1) la *strychnine ;* 2) l'*électricité ;* 3) les *exercices musculaires ;* 4) les *bains.*

Lorsqu'il n'y a pas exagération des réflexes, l'emploi de la *strychnine* ne présente aucun danger et peut-être conseillé dans le but d'essayer si le malade est en état de supporter la médication excitante. Si les contractions rappellent les douleurs on fera bien de remettre à plus tard l'emploi de cette médication. — Une question très controversée est celle de savoir à quel moment l'*électricité* trouve son application. Les praticiens ont maintes fois mis en garde contre l'emploi prématuré des courants et surtout du courant interrompu qui présenterait des dangers, tant que la période d'irritation inflammatoire ne serait pas passée. Les électropathes modernes prétendent au contraire que l'application précoce du courant continu ou du courant faradique est non-seulement sans danger, mais encore indiquée. Ils prétendent exercer sur le processus inflammatoire une action antiphlogistique (ou électrolytique) sérieuse. La question est difficile à trancher d'une façon générale, car tous les cas sont loin de se ressembler. Nous pouvons jusqu'à un certain point nous baser sur l'expérience que nous possédons pour les paralysies d'origine périphérique. Dans les cas graves, l'électricité n'est d'aucune utilité au commencement; nous sommes même convaincu qu'elle peut être décidément nuisible en ce sens qu'elle exagère les symptômes irritatifs, c'est-à-dire les douleurs et les convulsions. On fera donc bien de mettre dans son emploi une sage réserve ; on commencera avec des courants continus faibles et peu prolongés, puis on continuera avec moins de timidité si le malade s'améliore; on suspendra au contraire les séances dès que le médecin ou le malade remarqueront qu'elles font plus de mal que de bien. Lorsque l'affection est passée à l'état chronique, c'est-à-dire après six mois ou un an, on pourra admettre qu'il n'existe plus de ramollissement proprement dit et on sera libre de se départir de cette grande prudence ; on sera autorisé à appliquer, même sur le trajet de la moelle, des courants continus plus intenses ; les courants interrompus eux-mêmes sont alors exempts de danger.

Les résultats obtenus sont encore tellement discutés qu'on ne peut rien dire de précis à leur sujet. L'électricité exerce-t-elle une action favorable sur le processus morbide dans la moelle elle-même ? La chose paraît encore très douteuse; par contre on ne saurait nier qu'elle produit de très bon effets sur la peau, les nerfs et les muscles paralysés. Non-seulement on modifiera heureusement par l'électricité les troubles trophiques, névritiques et autres des parties périphériques, mais en agissant sur les éléments qui, comme les nerfs, ont des connexions intimes avec la partie affectée de la moelle, celle-ci pourra elle-même être influencée favorablement. Nous ne saurions dire, faute d'observations rigoureuses, dans quelle mesure ce dernier effet se produit.

A la même période où l'électricité est indiquée, on fera bien d'exercer graduellement les muscles qui ont conservé un reste de motilité. On conseillera au malade de s'asseoir, de remuer ses jambes, de se tenir debout, de marcher en se faisant soutenir par un aide etc., mais on lui recommandera néanmoins d'éviter avec soin tout effort un peu violent. Lorsque la paralysie est tellement prononcée que l'on n'obtient rien avec cette *gymnastique,* on devra faradiser chaque muscle en particulier.

Les *bains* ne trouvent également leur emploi qu'après le décours de la période inflammatoire. Nous les déconseillons dans les premiers temps, car le transport serait nuisible et de plus la chaleur du bain augmenterait la congestion médullaire.

Plus tard nous prescrivons les bains chauds, les bains aromatiques, puis les bains sulfureux et salins ; on pourra y joindre des douches chaudes sur les reins et les membres, mais on ne devra jamais perdre de vue que l'ébranlement qu'elles occasionnent est fortement irritant.

Les cures thermales ne seront pas ordonnées avant six mois au plus tôt et on fera toujours bien de ne pas envoyer les malades à de trop grandes distances et de leur conseiller d'éviter les efforts musculaires considérables et toute espèce d'ébranlement. Parmi les eaux thermales celles qui se recommandent par leurs bons effets sont : Teplitz, Wildbad, Rehme, Gastein, Ragaz (Pfeffers) ; citons encore les eaux sulfureuses (Aix-la-Chapelle, Bade, Schinznach, etc.), puis les nombreux bains salins, les bains d'aiguilles de pins (Wolfach, Rippoldsau, etc.), enfin mentionnons pour leurs propriétés excitantes les bains ferrugineux ou de boues minérales (Cudowa, Griesbach, Franzensbad) et les bains de mer, lesquels ne doivent être tentés qu'après la première ou même la seconde année.

Ce traitement n'a pas fourni jusqu'à présent des résultats dont nous puissions nous contenter ; mais ce que nous avons obtenu n'est pas à dédaigner. Il ne faut pas nous dissimuler que les cas de guérison complète sont relativement rares et que nous sommes obligés de nous contenter actuellement de demi-succès, car nos malades restent en somme moitié infirmes. Cependant nous pouvons affirmer que dans beaucoup de cas nous avons sauvé la vie à des patients qui étaient en grand danger, et remis nos malades dans une situation supportable. Dans les cas légers nous pouvons, à force de précautions, empêcher des rechutes graves et placer ainsi le patient dans une situation qui lui permette de guérir entièrement ou incomplètement.

Comme appendice nous rapporterons deux observations cliniques auxquelles nous avons déjà fait allusion.

OBSERVATION I. *Myélite dorsale aiguë. Observation clinique non complétée par l'autopsie. Cas de moyenne intensité terminé par une paralysie chronique.* — H. de D., officier, âgé de 32 ans, dit avoir été scrofuleux dans son enfance et avoir été affecté d'engorgements ganglionnaires, d'éruptions et d'ophtalmies jusqu'à l'âge de 16 ans. Depuis il s'est toujours bien porté, seulement le moindre mouvement lui donnait de suite chaud.

Au printemps de 1863, il eut la syphilis, suivi pendant quatre semaines un traitement par le mercure et les sudations ; il guérit et n'eut jamais d'accidents secondaires. Dans les premiers jours de février 1864, il éprouva un malaise indéfinissable, de petits frissonnements, une légère céphalalgie et une certaine faiblesse dans les pieds, particulièrement dans le pied droit, qui souvent retombait sur le sol comme une masse inerte. Il eut recours aux frictions à l'eau froide qu'il suspendit après quatre séances, n'en ayant vu résulter aucun bon effet. Cinq jours environ après l'apparition de ces symptômes vagues, il remarqua un matin, à sa grande frayeur, qu'il ne pouvait pas uriner. Il resta la journée dans cet état, et le soir il se trouva mal à son aise et tourmenté par le besoin d'uriner. Néanmoins il alla le soir au bal, mais avec un sentiment de découragement, presque d'anéantissement. Les valses lui furent à peu près impossibles, sa danseuse était presque obligée de l'entraîner. Il voulut encore à tout prix essayer la force de ses jambes, dansa un quadrille, mais après cela il rentra chez lui avec un pressant besoin d'uriner. Dans la nuit on fut obligé de le sonder, après quoi il se sentit un peu dégagé. Cependant la faiblesse des jambes alla en augmentant et, dès le lendemain, le malade fut obligé d'entrer à l'hôpital. Le traitement consista en émissions sanguines, bains chauds, cathétérisme et purgatifs ; de plus, l'affection pouvant être de nature syphilitique, on administra pendant quatre semaines la décoction de Zittmann. Il survint une amélioration notable ; dès le sixième jour, le malade put uriner, la motilité et la sensibilité reparurent aux jambes, le progrès fut particulièrement sensible dans la droite, qui était la plus malade ; la marche redevint plus ferme et le patient put sortir quelques jours avant Pâques et reprendre ses études à l'École supérieure de guerre.

Huit jours environ après sa sortie, en se rendant au cours, il prit un refroidissement : aussitôt il éprouva de nouvelles difficultés pour uriner ; il rendait l'urine par petites quantités et souvent il lui était impossible de la retenir ; il s'établit de la constipation, la sensibilité et la motilité diminuèrent rapidement, surtout dans le pied droit, et, huit jours après sa rechute, le malade ne marchait qu'avec de grandes difficultés et qu'à l'aide d'une canne, il tombait fréquemment, et l'urine s'écoulait goutte à goutte.

Plusieurs médecins furent consultés, on décida l'application du fer rouge, et on chloroforma le malade pour faire l'opération. Revenu à lui, il ne put plus remuer ses jambes du tout, et cela durant trois mois. La sensibilité s'y éteignit complètement, il y eut exaltation des réflexes, et tout le corps était parcouru de secousses qui empêchaient le sommeil. Écoulement involontaire de l'urine et constipation. Le malade ne pouvait plus rester couché sur le dos, dont la plaie était entretenue par de la pommade épispastique, et, d'autre part, il lui était impossible de rester assis sur une chaise. Après quatre semaines de cette situation, on essaya le courant continu. Dix séances n'étant suivies d'aucun effet, on renonça à l'électricité et on prescrivit l'iodure de potassium. Pendant tout ce temps on traitait avec soin l'affection vésicale et on plaçait le malade dans un air pur. Après quatre mois, l'état commença néanmoins à s'améliorer graduellement, la sensibilité revint quelque peu et le malade put remuer légèrement les orteils, les pieds et les genoux. Grâce à l'usage longtemps continué de l'iodure et des bains chauds, grâce aussi à un bon air, les progrès réalisés à Noël de la même année 1864 étaient tels que le malade essaya, en s'aidant de sa canne et s'appuyant sur son domestique, de se lever et de faire quelques pas. Il fut aussi plus maître de son urine, moins de ses selles. Les contractions réflexes persistaient, quoique à un degré moindre. Cet état se maintint avec quelques légères variations. Dans l'été de 1865, le malade fit usage des eaux de Franzensbad et puis se rendit à Wildbad. L'amélioration fit encore quelques progrès, et le malade reprit le dessus tant au moral qu'au physique. En été de 1866, il alla de nouveau à Franzensbad, puis aux bains de mer. C'est dans l'automne de la même année que l'amélioration atteignit un maximum qui n'a jamais été dépassé. D... pouvait marcher à l'aide de deux cannes, il y avait même des jours où il parvenait à faire avec une canne seule jusqu'à 800 pas dans le jardin. Sa miction était en meilleur état. Il dormait, mangeait bien et la nutrition se faisait également et bien.

A cette époque, le malade, présumant trop de ses forces, se fatigua probablement à marcher, car la jambe droite, qui avait toujours été la plus faible, se mit par instants à refuser le service sans cause appréciable et aussi sans douleur. Le genou était un peu fléchi et porté en avant et la pointe seule du pied appuyait sur le sol, ce qui gênait beaucoup la station debout et la marche. Cet état persista malheureusement pendant tout l'hiver de 1866-67 et ne fut pas amélioré l'été suivant par l'usage des eaux de Franzensbad et de Colberg. On songea alors au courant continu : c'est dans ce but que le malade entra, le 10 novembre 1867, à l'hôpital de Königsberg, où, du reste, il ne retira aucun effet remarquable d'un traitement électrique qui dura six semaines.

État actuel. Homme vigoureusement charpenté, bien musclé, bien nourri et de belle apparence. Le moral n'est pas affecté. Le malade se plaint de ne pas pouvoir marcher, d'être constipé et gêné dans la miction ; il n'a pas de douleurs ; il ne peut marcher qu'avec deux cannes et en traînant les pieds sur le sol ; il ne peut exécuter aucun mouvement un peu fort avec la hanche, l'extension du membre ne se fait que faiblement ; le pied droit ne pose que difficilement sur le plancher, à cause de la position d'équinisme dans laquelle il est fixé par la contracture des gastrocnémiens. Le malade sent parfaitement le sol avec les deux plantes. Couché, il ne peut exécuter avec les hanches que quelques mouvements relativement faibles et peu étendus qui ne présentent d'ailleurs aucun caractère ataxique. Les genoux peuvent être fléchis et étendus, mais ces mouvements ont une course assez limitée. Au lit, le genou droit n'est jamais complètement étendu. Les mouvements du cou-de-pied sont possibles, bien plus libres à gauche qu'à droite. Les orteils des deux pieds peuvent être fléchis et puis étendus. Quand le malade est tranquillement couché, la contractilité réflexe se montre passablement accrue.

La sensibilité est assez bien conservée pour que le malade sente les attouchements superficiels aux jambes et distingue très nettement si on le pique, si on le pince, si on le presse ou si on le gratte. Cependant cette différenciation est d'autant plus incertaine qu'on descend plus bas ; la sensibilité est moins nette en n'importe quel point de la jambe droite que dans le point correspondant de la gauche. L'excitabilité électrique des muscles, interrogée au moyen du courant continu, se montre parfaitement conservée.

Quant aux contractions involontaires des jambes, le malade rapporte que souvent lorsqu'il est couché et à moitié endormi, il est réveillé par des tremblements dans les pieds. Ce phénomène a manqué pendant longtemps et ne s'est manifesté que dans ces dernières années.

Remarques. — On voit que ce cas n'a pas débuté brusquement par une forte paralysie ; au contraire, après les prodromes qui durent plusieurs jours, se montrent tout à coup de la rétention d'urine et de la raideur des jambes, deux symptômes qui s'accentuent au point que le malade est obligé d'entrer dès le lendemain à l'hôpital où il reçoit des soins bien entendus, mais d'où il sort trop tôt. A la suite d'un refroidissement, l'affection reparaît et au bout de huit jours la paralysie est plus forte qu'elle n'a jamais été : pendant le sommeil chloroformique, elle devient complète et dans la suite la vie est fortement compromise. Après un délai de 5 à 6 mois, l'amélioration se montre, elle fait des progrès très lents mais constants et elle parvient à son maximum en 1864, à Noël, c'est-à-dire presque deux ans après le début de la maladie. Plus tard, probablement à la suite de trop grands efforts, il s'établit une contracture du genou et du cou-de-pied.

En parcourant cette observation on ne pourra s'empêcher de penser qu'une appréciation plus exacte des lésions existantes aurait pu conduire à une terminaison plus favorable et qu'on aurait dans tous les cas dû éviter cette fatale rechute survenue aux environs de Pâques en 1863.

OBSERVATION II. *Myélite subaiguë à la suite d'une frayeur. Symptômes graves. Guérison graduelle du décubitus. Contracture des genoux.* — Rosalie B., femme de chambre, âgée de 21 ans, entrée à l'hôpital de Strasbourg le 23 mars 1873. Elle affirme que sauf la rougeole qu'elle a eue étant petite, elle n'a jamais été malade à garder le lit. La menstruation s'est établie à 17 ans, a toujours été régulière, mais accompagnée de douleurs. La malade fait dater l'affection dont elle est atteinte actuellement des premiers jours de janvier 1873. Elle s'était couchée un soir assez tard et était sur le point de s'endormir, lorsqu'elle fut réveillée en sursaut par lueur d'un terrible incendie qui venait d'éclater dans la maison située en face. Presque folle d'épouvante elle s'élança dans la chambre voisine pour donner l'éveil. L'incendie fut éteint assez vite, elle retourna se coucher et ressentit aussitôt dans la jambe gauche des tiraillements douloureux très vifs qui avaient pour siège fixe le genou et le gras du mollet. En même temps elle éprouvait une sensation désagréable d'engourdissement dans toute la jambe : la malade ne cessa, pendant toute la nuit, de la remuer dans tous les sens pour y ramener la vie. Le matin après s'être levée elle traînait déjà visiblement cette même jambe. Quelques jours après se montra un ténesme vésical très pénible, la malade était obligée d'uriner presque tous les quarts d'heure et bientôt l'urine se mit à s'écouler involontairement par instants. Les règles suivantes furent presque nulles et s'accompagnèrent de vives douleurs dans le bas-ventre. A tout cela vint s'ajouter une constipation opiniâtre : la malade restait parfois 8 ou 10 jours sans aller à la selle. Malgré tous ces ennuis elle essaya encore pendant quelques semaines de circuler et de travailler. Il y a huit jours elle ressentit le matin en se levant de vives douleurs dans la jambe gauche; de plus la droite qui jusque-là avait été intacte commença également à faiblir et la malade la traînait aussi en marchant. A peine eut-elle fait trois pas qu'elle *ressentit des tiraillements dans les nerfs* et tomba sur le sol. Elle a passé la plus grande partie de ces huit derniers jours au lit et est entrée à l'hôpital le 23 mars.

État actuel. — 1er avril 1873. C'est une femme fortement bâtie, assez bien nourrie, un peu pâle; la physionomie est calme. Elle reste toujours couchée, peut se tourner sur un côté ou sur l'autre, mais ne réussit à se dresser sur son séant qu'aux prix de pénibles efforts. Pas de fièvre ni de perte de connaissance. Elle se plaint de ne pas pouvoir marcher, d'avoir dans les membres inférieurs des secousses qui fléchissent les jambes sur les cuisses et occasionnent de vives douleurs. Elle dit que ces secousses et ces douleurs sont bien plus intenses à gauche qu'à droite. Elle rapporte en outre que la jambe gauche tout entière est engourdie, au point que très souvent il lui semble qu'elle n'existe pas. Constipation opiniâtre et fréquentes émissions d'urine le jour et la nuit. Les extrémités supérieures sont complètement libres. Pas de déformation de la colonne vertébrale. Il ne se manifeste le long du rachis aucune douleur spontanée, la pression sur les apophyses épineuses n'est pas douloureuse non plus.

Les jambes sont dans l'extension, la pointe des pieds un peu tournée en dedans; leur musculature est vigoureuse et également développée des deux côtés. Les deux membres ne peuvent pas être soulevés à une hauteur de plus de 15 centimètres sans que la malade ne serre les dents par excès de douleur. Elle ne peut tourner les pieds ni en dedans ni en dehors, mais la rotation tant interne qu'externe des cuisses est possible des deux côtés. Les mouvements d'extension et de flexion des pieds se font bien. La malade ne peut porter une jambe sur l'autre que difficilement et au prix de vives douleurs dans la jambe gauche. Quand les genoux sont fléchis et qu'on cherche à les redresser, la malade ne peut y opposer aucune espèce de résistance. Les mouvements intentionnels du genou gauche sont tout à fait impossibles. L'excitabilité réflexe est notablement accrue. La motilité et la sensibilité électro-musculaires sont intactes. La malade souffre dès qu'il survient une secousse involontaire dans les jambes : cette douleur est particulièrement vive à gauche, où elle se dirige le long du bord externe depuis le petit orteil jusqu'au milieu de la cuisse : elle consiste en un tiraillement violent mais qui dure peu. Au membre inférieur gauche les piqûres d'épingle ne sont perçues que confusément, à droite elles le sont nettement et la malade les localise bien. L'urine est parfois émise involontairement. Il y a de la constipation. Depuis janvier les règles n'ont plus reparu. La circulation et la respiration n'offrent rien de particulier.

Traitement : Frictions avec l'onguent mercuriel.

Les jours suivants, les symptômes présentèrent quelques variations; les douleurs et les secousses changeaient en intensité et en fréquence et s'étendaient parfois jusque dans les épaules et les bras. Au 1er mai la malade se trouve dans l'état suivant : elle se plaint dans toute la taille de douleurs semblables à des piqûres, qui de l'ombilic se dirigent vers l'appendice xyphoïde et qui de là se continuent latéralement le long des côtes. Décubitus dorsal, face pâle, pas de fièvre, la tête est libre, la respiration calme, l'appétit bon, et, grâce à des lavements, les selles sont régulières. Le ventre est légèrement ballonné, extrêmement sensible au plus léger attouchement; cette douleur augmente très peu lorsqu'on vient à déprimer profondément la paroi abdominale. Sur cette dernière les piqûres d'épingle ne sont pas perçues, elles ne le sont qu'à partir de la 6e côte, de chaque côté et au-dessus la sensibilité est intacte ainsi que la motilité; pourtant la pression des mains est un plus faible à gauche qu'à droite.

Les jambes sont complètement étendues; la gauche ne peut pas être soulevée du tout et la droite seulement à une hauteur de 0m,05 : le genou droit peut à peine être fléchi, le gauche pas du tout ; à droite tous les orteils remuent ; à gauche, le gros orteil seul. Pendant notre examen nous constatons des contractions musculaires très nettes dans le triceps crural. Lorsqu'on veut mettre une cuisse dans l'abduction, on éprouve une résistance énergique du côté des adducteurs que l'on voit se contracter et que l'on sent sous la peau. On éprouve également quelque résistance lorsqu'on veut soulever les jambes ; mais ce qu'il y a de plus remarquable, c'est une rigidité des genoux tellement énergique qu'on ne parvient à imprimer à l'articulation qu'un mouvement de flexion très borné : avec cela, la malade accuse de vives douleurs dans tous les muscles de la cuisse. La peau des deux jambes est sèche (celle de la moitié supérieure du corps est moite), la température est plus basse à gauche qu'à droite. De fortes piqûres d'épingle sont nettement senties à la cuisse droite, mais nullement à gauche ; par contre, elles provoquent de ce côté de vives contractions réflexes. Pas de décubitus au sacrum ; là et aux fesses, les piqûres d'épingles sont bien senties et localisées avec une grande précision. La miction se fait sans souffrances, il n'y a plus d'incontinence, seulement la malade est obligée d'uriner fréquemment ; 7 à 800 cent. cub. d'une urine acide, d'une densité de 1015.

Le 4 mai, dans l'après-midi, la malade éprouva les phénomènes suivants qu'elle avait déjà présentés une première fois quatre semaines auparavant. Elle fut prise à 4 heures d'envies de vomir, et, une demi-heure après, de vomissements qui se répétèrent plusieurs fois. Ensuite se manifestèrent des contractions musculaires presque généralisées ; les mains se mirent à trembler, puis les secousses passèrent dans la taille et de là aux pieds : la malade poussait des gémissements continuels et était incapable de parler : en même temps elle avait des douleurs de tête et il lui semblait que tout tournait en rond autour d'elle. L'attaque dura environ une heure, au bout de laquelle la malade parut très abattue ; elle avait la face congestionnée, la peau moite, se plaignait de faiblesse et de céphalalgie. Pouls, 72. Température normale. La nuit fut agitée, sans grand sommeil.

16 mai. Depuis quelques jours, les douleurs dans la taille et le dos s'exaspèrent de nouveau. La malade dit que ses jambes sont devenues plus raides et sautent souvent en l'air. L'urine et les selles sont émises involontairement, mais pas d'une façon continue. La fesse gauche présente un décubitus commençant.

19 mai. 1000 cent. cub. d'une urine pesant 1014, fortement alcaline, trouble, très fétide et fournissant un dépôt blanchâtre. Depuis hier est apparue une bulle remplie d'une sérosité limpide et occupant presque tout le bord externe du pied gauche. — Le décubitus est large comme la main. Pas de fièvre : la malade se sent moins à l'aise, l'appétit est faible.

1er juin. Le fond du décubitus commence à se nettoyer (long., 0m,10 ; larg., 0m,05). A droite, au niveau du grand trochanter, l'épiderme, en se soulevant, a formé de grosses bulles qui, en crevant, ont laissé à leur place une plaie noirâtre, de mauvais aspect, et entourée d'un cercle rouge. Le même phénomène s'est produit à l'un des pieds, et le décubitus qui en est résulte est actuellement en train de se déterger. Léger œdème des malléoles.

Le *traitement* consiste depuis huit jours en injections sous-cutanées de strychnine à la dose de un milligramme et demi par jour. Les décubitus sont pansés avec soin.

11 juin. La malade se couche sur le ventre depuis ces jours passés, à cause du décubitus. A la région du trochanter droit existe une perte de substance de la largeur de la main, ayant mis les muscles à nu et mesurant dans sa plus grande profondeur de 3 à 4 centimètres : de son bord supérieur se détache une large bande hyperémiée et recouverte de vésicules d'eczéma, qui se dirige vers la colonne vertébrale. Lorsqu'on touche la plaie au vif, on provoque des mouvements réflexes très énergiques. A gauche, le décubitus est superficiel et il bourgeonne bien. Les jambes sont complètement paralysées et leur sensibilité est également très atteinte Il se manifeste des secousses musculaires fréquentes, tantôt spontanées, tantôt à la suite d'une irritation périphérique. Les mouvements réflexes les plus vifs se montrent à gauche, où ils sont bien plus intenses qu'à droite. Il y a des contractures modérées dans les deux genoux. Les muscles abdominaux ne sont pas intéressés. L'incontinence d'urine persiste. La malade est faible, pâle et amaigrie et elle a constamment la fièvre.

20 juin. A la région fessière gauche, le décubitus s'est comblé et est recouvert de bourgeons charnus de bonne nature ; il s'est également détergé à droite, mais il est encore si profond que dans la largeur d'une pièce de cinq francs on voit à nu, non-seulement les tendons, mais encore l'os. A la partie interne de la cuisse droite on trouve une vésicule large comme une pièce d'un franc et remplie d'une sérosité citrine. Au talon gauche il existe un décubitus en voie de cicatrisation ; il y en a deux autres, peu étendus, aux genoux. Incontinence de l'urine et des matières fécales. La paralysie reste toujours la même. On dirait que les mouvements réflexes ne sont plus aussi vifs que par le passé. — La malade reste constamment couchée sur le ventre.

Prescriptions. Décoction de quinquina et vin de quinquina.

15 juillet. La malade, qui continue à coucher sur le ventre, se trouve mieux et n'a plus de fièvre. Le décubitus du trochanter droit s'est nettoyé et celui de gauche est en voie de guérison. La paralysie semble s'être un peu amendée, la malade peut un tout petit peu remuer les jambes. La sensibilité est notablement meilleure, et les piqûres d'épingles sont mieux perçues. Il y a de l'appétit et du sommeil.

10 novembre 1873. Dans ces derniers temps la malade se sentait relativement bien ; elle n'avait ni douleur ni fièvre, dormait bien, mangeait bien, elle était simplement un peu constipée. Le décubitus de la hanche droite marche rapidement vers la guérison; l'ulcération n'a plus que la largeur d'une pièce de cinq francs et est recouverte de bourgeons de bonne nature. — La malade peut de nouveau se coucher sur le dos. Les deux cuisses sont fortement fléchies et dans un léger état d'adduction, de façon qu'elles se touchent et se croisent même quelque peu. Les jambes sont de même fortement fléchies et les talons touchent presque les fesses. La peau est un peu plus fraîche sur les extrémités inférieures qu'ailleurs et d'habitude elle est un peu moite. Les mouvements intentionnels sont presque impossibles, et on ne découvre de vestige de motilité que dans les orteils du pied droit. Lorsque l'on cherche à mettre les jambes dans l'abduction et à les étendre, on éprouve une résistance notable qui finalement se laisse vaincre après une traction continue. On parvient ainsi à étendre presque complétement les deux jambes et à les tirer en dehors; lorsqu'on cesse la traction, les membres reprennent leur position primitive par une rétraction lente. Ces manœuvres sont exemptes de douleurs; il n'y a pas non plus de douleurs spontanées. La sensibilité est considérablement diminuée. La malade sent mais faiblement, les attouchements ou les piqûres d'épingle, par moments, elle ne les perçoit pas du tout ; elle ne peut pas non plus les localiser exactement : ainsi elle dit qu'on pique la jambe gauche, lorsque c'est la droite, et réciproquement. A la suite d'attouchements, ou même spontanément, il se manifeste des mouvements réflexes qui exagèrent la flexion des cuisses, mais qui s'effectuent avec une certaine lenteur. La malade laisse en partie aller sous elle l'urine et les selles.

Il y a huit jours on a cherché, au moyen d'un bandage en diachylum, à maintenir la jambe gauche étendue pendant quelques heures de la journée. Mais aussitôt se montra au bord externe du pied un décubitus large comme une pièce de cinq francs et l'on se vit obligé de renoncer à ces tentatives. La partie ulcérée manifeste jusqu'à présent peu de tendance vers la guérison et est recouverte de granulations flasques.

Traitement. On applique tous les deux jours le courant continu avec 15 à 20 éléments, et pendant 10 minutes chaque fois; on place l'un des pôles sur la colonne vertébrale et l'autre sur les extenseurs de la cuisse. Lorsque l'on renverse le courant, on détermine des contractions de moyenne intensité et remarquablement lentes ; les muscles mettent aussi plus de temps qu'à l'état normal pour passer de l'état de contraction à l'état de relâchement.

12 décembre. Aucune modification notable n'est survenue dans la sensibilité ni dans la motilité. La malade s'asseoit dans un fauteuil pendant quelques heures de la journée. Elle peut, étant assise, presque poser ses pieds sur le plancher. Les décubitus de la hanche et du pied gauche sont tout à fait guéris. Dans les points où le siège porte sur le coussin à air, il se produit encore des excoriations superficielles, mais elles guérissent rapidement. On fait tous les jours de nouvelles tentatives pour étendre les membres inférieurs.

24 avril 1874. Les deux membres inférieurs sont toujours fortement fléchis et dans l'adduction, ce qui fait que les deux genoux sont serrés l'un contre l'autre. Le membre gauche est souvent pris de tremblements involontaires très forts. Les orteils peuvent ébaucher quelques faibles mouvements moins prononcés à gauche qu'à droite. La sensibilité reste diminuée des deux côtés, l'excitabilité réflexe est notablement augmentée. L'incontinence d'urine persiste, les matières sont un peu mieux retenues.

19 mai. La cicatrice du décubitus, à la hanche gauche, s'est rouverte il y a trois semaines et fait peu de progrès vers la guérison. En outre plusieurs autres plaies se sont produites au siège. A part cela, la malade se sent à son aise, dort et mange bien, mais elle est toujours constipée. Les règles se sont rétablies il y a quelques mois et sont régulières depuis. Depuis 15 jours la malade se plaint dans les reins de douleurs pongitives qui s'exaspèrent de temps en temps. Elles sont localisées à la région des vertèbres lombaires et ne s'irradient en aucun sens : en pressant sur la colonne lombaire ou en la percutant, on détermine de la douleur.

23 mai. Les douleurs du dos sont devenues plus intenses hier, au moment de l'apparition des règles : au lieu d'être localisées, elles s'irradient en avant jusqu'à l'épigastre : la malade ressent comme une ceinture qu'on lui aurait passée autour de la taille.

20 juin. L'état de la malade s'est amélioré en ce sens que le décubitus est à peu près complétement guéri et que l'urine peut être retenue un peu plus longtemps. Les douleurs lombaires ont également disparu. La malade peut rester assise hors de son lit durant le jour. Les jambes ne présentent aucun changement.

10 août. Depuis quelques jours s'est montré, au niveau du grand trochanter gauche, un large décubitus. La malade se plaint de frissonnements répétés, de douleurs pongitives dans les genoux, mais surtout de contractions involontaires très pénibles dans les deux jambes : tantôt l'une se soulève brusquement, tantôt l'autre s'étend, sans que la patiente puisse les arrêter. Température d'hier soir : 38°,3; de ce matin de bonne heure : 37°,4.

28 octobre. Ces jours passés la malade a eu souvent des frissons et la température est montée jusqu'à 39°,6. La nuit dernière, la malade a mal dormi ; elle se plaint aujourd'hui de douleurs dans le décubitus qui existe du côté gauche. La physionomie exprime la faiblesse et la fatigue; il y a de l'anémie, l'embonpoint est assez bien conservé. La malade se plaint

surtout de soubresauts dans les jambes, de douleurs lancinantes dans les points escharifiés et de sueurs profuses qui s'étendent depuis les pieds jusqu'à l'épigastre. Appétit modéré, un peu de constipation. La peau est un peu plus chaude qu'à l'état normal; à la poitrine elle est sèche, aux extrémités inférieures elle est recouverte de sueur et sensiblement plus fraîche qu'aux bras. Le décubitus de la hanche droite est toujours dans le même état. A gauche la plaie commence à se déterger vers les bords, elle a mauvais aspect et est recouverte d'une eschare. Au siège il y a un décubitus de mauvais aspect.

Les deux cuisses et les jambes sont comme auparavant fortement fléchies de façon que les talons touchent presque les fesses; les genoux sont toujours serrés l'un contre l'autre et les deux cuisses sont un peu croisées. Par-ci, par-là il se manifeste une contraction, particulièrement à gauche, et il en résulte encore une exagération de la flexion. On ne parvient pas, même en y mettant beaucoup de force, à redresser tout à coup les deux jambes, ou à écarter les genoux. La malade peut exagérer un peu la flexion des cuisses, mais des deux à la fois et non pas d'une isolément: sauf quelques faibles mouvements dans les orteils, elle ne réussit à exécuter aucun mouvement d'extension. Les muscles des jambes sont flasques et amaigris, aux cuisses les adducteurs sont saillants et fortement tendus, les fléchisseurs le sont moins. Le triceps crural est très lâche. A travers la paroi abdominale qui est facilement dépressible, on sent nettement les psoas contracturés. La sensibilité est à peu près complétement éteinte aux deux pieds; les plus fortes piqûres n'y sont plus ressenties et la malade ne sait dire exactement à quel pied elle a été piquée, que parce que chaque coup d'épingle détermine dans le membre correspondant un mouvement réflexe énergique. La sensibilité est un peu mieux conservée aux jambes, mais là encore la malade n'est pas dans le cas de préciser exactement les endroits ni le nombre des piqûres. Celles-ci sont partout ressenties aux cuisses, toutefois moins bien en dedans et en arrière qu'en avant; le nombre des piqûres n'est jamais exactement indiqué et la localisation est également défectueuse. De plus, des piqûres même fortes ne provoquent aucune douleur. A la peau de l'abdomen la sensibilité est à peu près normale.

Dans les deux membres inférieurs la contractilité réflexe est considérablement exagérée. La défécation est à peu près normale. Il y a encore de l'incontinence d'urine, mais à certains moments la malade peut retenir son urine pendant plusieurs heures et l'épancher normalement; d'autres fois au contraire l'urine s'écoule goutte à goutte sans interruption.

La menstruation a été régulière tout cet été, mais peu abondante. Tout dernièrement, à la fin d'octobre, elle a de nouveau disparu.

Appréciation. — L'affection a débuté immédiatement après une grande frayeur, par des douleurs, de l'engourdissement et de la faiblesse dans la jambe gauche, par un ténesme vésical pénible et par de la constipation. Faute de précautions, il survient une exacerbation au bout de deux mois et demi environ: la jambe droite est prise à son tour et il se développe enfin une forte paraplégie. Contractures réflexes, contractilité réflexe exagérée, incontinence d'urine; Décubitus et éruptions bulleuses. Le décubitus est très étendu, a des sièges variables et menace les jours de la malade; un traitement local étant continué avec sollicitude, la malade se couchant des semaines entières sur le ventre, un régime tonique étant institué, les plaies commencent après quatre mois à entrer dans la voie de la guérison. Après une durée de 10 mois, l'affection est parvenue à un état à peu près stationnaire; néanmoins les décubitus se rouvrent encore de temps à autre et mettent de nouveau la vie en danger.

IV. Myélite aiguë sans ramollissement. Paralysie spinale aiguë. — Ces termes n'ont pas encore conquis droit de cité définitif dans la science, car la maladie qu'ils désignent n'est connue que depuis peu de temps et ne possède encore qu'une anatomie pathologique bien imparfaite.

Depuis bien longtemps déjà on avait connaissance de certains observations de paralysie à marche aiguë qui d'après leur ensemble symptomatique semblaient devoir être rapportées à une lésion de la moelle: tantôt ces cas se terminaient favorablement et ne permettaient pas de pratiquer l'autopsie; tantôt ils avaient une issue fatale, parfois très prompte, mais alors on n'avait jamais pu découvrir sur le cadavre aucune altération médullaire. Aussi admettait-on généralement qu'il ne s'agissait pas dans ces conditions d'une lésion anatomique de la moelle et l'on pensait qu'il pouvait y avoir tout au plus une congestion ou une action réflexe: on alla même jusqu'à regarder cette singulière maladie comme étant d'origine périphérique. Les progrès réalisés dans ces derniers temps contribuent en revanche à prouver tous les jours davantage qu'on a affaire dans ces cas à une inflammation médullaire légère et difficile à découvrir: toujours est-il que nous possédons quelques observations, qui ne sont pas encore tout à fait probantes, il est vrai, de paralysies consécutives à des maladies aiguës, de *paralysie ascendante aiguë*, *paralysie spinale des adultes*. Si nous envisageons les symptômes observés, nous voyons qu'ils ressemblent à s'y méprendre à ceux des ramollissements myélitiques dont il a été question plus haut, et qu'ils n'en diffèrent qu'en ce qu'ils sont moins intenses, plus limités, plus bénins aussi d'habitude, et peuvent même rétrocéder complètement. Le début est toujours aigu, souvent brusque, apoplectiforme, avec ou sans prodromes. La paralysie ainsi développée porte principalement ou même exclusivement sur la motilité, elle est d'habitude localisée à une ou deux extrémités, elle peut affecter la forme hémiplégique, rarement elle atteint les quatre membres à la fois, et elle n'est pas toujours bien considérable. La sensibilité reste à peu près intacte, les sphincters sont libres ou affectés très légèrement. Le décubitus et la cystite sont très exceptionnels, mais on observe fréquemment des troubles trophiques dans les muscles. La marche de la maladie est en rapport avec le mode d'invasion c'est-à-dire qu'elle est franchement aiguë, souvent même il y a de la fièvre. Il n'est pas rare de voir les symptômes rétrograder au bout de quelques jours ou de quelques semaines (paralysies temporaires) ; bien moins souvent encore le malade succombe dans un délai équivalent : le plus habituellement la paralysie guérit partiellement et la maladie laisse après elle une infirmité persistante.

L'étiologie est à peu près la même que pour la myélite aiguë : les refroidissements et les efforts musculaires doivent surtout être incriminés. La bénignité de la marche, la grande proportion de guérisons nous expliquent jusqu'à un certain point pourquoi nos connaissances anatomo-pathologiques relatives à cette affection sont si défectueuses. Sur ce point les desiderata sont nombreux et on ne doit pas être surpris de ce que les opinions sur la nature du processus morbide soient extrêmement divergentes.

Dujardin-Beaumetz donne à cette myélite l'épithète d'*hyperplastique* et pense qu'elle est limitée à la substance grise antérieure (myélite des cornes antérieures) ; il confond dans un seul et même groupe la paralysie infantile et la paralysie spinale des adultes : cependant il est loin d'être prouvé que ces deux affections relèvent constamment d'une altération siégeant dans les cornes antérieures. C. Westphal attribue les paralysies consécutives aux maladies aiguës à une myélite disséminée, et il pense que la paralysie infantile est vraisemblablement dans le même cas. Petitfils, se fondant sur l'autorité de Charcot, admet une atrophie primitive aiguë des cellules nerveuses motrices. On voit qu'il n'est pas aisé d'établir une caractéristique anatomique plausible pour ce type morbide énigmatique ; il est même difficile d'admettre qu'il relève toujours d'une lésion univoque. Si l'on considère que l'affection est très souvent bénigne et qu'elle aboutit fréquemment à une guérison absolue, on sera porté à croire que les altérations sont peu profondes et qu'en tous cas elles n'arrivent pas à un ramollissement bien prononcé : ce dernier en effet impliquerait une destruction partielle du tissu nerveux dont la régénération intégrale serait impossible, et une guérison complète serait alors bien difficile. La dénomination de *myélite aiguë* est celle qui nous semblerait convenir le mieux pour désigner ces faits ; elle n'expose pas à établir une confusion avec le ramollissement myélitique aigu, et nous croyons pouvoir conserver provisoirement le terme de *paralysie spinale aiguë*, qui a l'avantage de rappeler celui employé par Duchenne (de Boulogne) : une maladie que nous ne connaissons pour ainsi dire que par ses symptômes, mérite bien cette dénomination symptomatique.

Les formes morbides dont nous avons à nous occuper ici sont : 1, la paralysie spinale antérieure de l'adulte et des enfants, de Duchenne (myélite des cornes antérieures) ; 2, la paralysie ascendante aiguë ; 3, la paralysie a frigore ; 4, l'ataxie aiguë.

Comme nous traiterons de la paralysie infantile au chapitre X nous n'en parlerons pas ici.

1. *La paralysie spinale aiguë (paralysie atrophique des adultes)* se montre parfois chez l'adulte, absolument dans les mêmes conditions que la paralysie spinale chez l'enfant : elle se dissipe sans douleur, sans aucun trouble de l'intelligence ni des principales fonctions. Elle débute en général par une faiblesse dans un ou deux membres, plus souvent dans les jambes que dans les bras ; cette faiblesse s'étend graduellement à tout le membre, parfois elle prend la forme hémiplégique ou bien croisée ; peu à peu elle se transforme en une paralysie complète qui comprend soit des groupes musculaires déterminés, soit tous les muscles d'un membre. Dans les cas graves, pendant le stade ultime il survient des troubles de la parole et de la déglutition, et en dernier lieu de la respiration. La maladie se caractérise surtout par la manière d'être des muscles paralysés, qui montrent de très bonne heure une diminution ou la perte totale de la contractilité électrique : ce phénomène est en général proportionnel au degré de la paralysie ; en même temps les muscles sont frappés d'une atrophie plus ou moins considérable.

Duchenne regarde comme cause prédisposante l'âge compris entre 18 et 45 ans : plusieurs fois on a accusé les refroidissements survenus alors que le corps était en sueur, ou bien un travail musculaire excessif, comme une longue marche, une station debout trop prolongée.

Le *pronostic* et le *traitement* de ces cas présentent naturellement beaucoup de vague dans l'état actuel de la science : aussi faudra-t-il pour ces deux points faire appel aux connaissances plus étendues que nous possédons sur la myélite aiguë, la paralysie ascendante aiguë et les paralysies consécutives aux maladies aiguës.

La bibliographie afférente à cette forme morbide est d'ailleurs déjà passablement riche. M. Bernhardt [1] a publié plusieurs cas de ce genre. La première observation présente un intérêt tout spécial, grâce au soin avec lequel on a interrogé l'état électrique des muscles : ceux-ci offraient au début une contractilité normale ; mais au bout de très peu de temps ils étaient déjà moins sensibles au courant interrompu, qui même restait sans le moindre effet sur certains d'entre eux ; au contraire la sensibilité à l'égard du courant continu persistait toujours et même semblait accrue par instants. Les muscles maigrirent aussi avec une grande rapidité. Plus tard il survint une guérison à peu près complète.

Kussmaul [2] a fourni également son contingent d'observations, et a rapporté des exemples instructifs de l'ensemble symptomatique et du cours favorable de cette affection. Nous en devons aussi un exemple au docteur Eisenlohr [3].

Les notions anatomo-pathologiques qui s'y rapportent sont très défectueuses. Duchenne, se fondant sur l'analogie que cette maladie présente dans son mode de début et sa marche avec la paralysie infantile, en conclut que les lésions doivent être identiques, et qu'on a affaire à une destruction ou à une atrophie des cellules nerveuses des cornes antérieures. Mais la nature du processus morbide de la paralysie infantile n'est elle-même pas suffisamment éclaircie, et la dénomination de myélite des cornes antérieures ne convient pas à tous les cas.

On regarde comme probante l'observation de Gombault [4]. Cependant on peut

[1] Bernhardt, *Ueber eine der spinalen Kinderlähmung ähnliche Affection Erwachsener.* (Archiv für Psychiatrie u. Nervenkrankheiten, Band IV, 2ᵗᵉˢ Heft, 1873).

[2] A. Frey, *Aus der med. Klinik des Herrn Prof. Kussmaul in Freiburg : Ueber temporärer Lähmungen Erwachsener, die den temporäre Spinallähmungen der Kinder analog sind und von Myelitis der Vorderhörner auszugehen scheinen (Berl. klin. Wochenschrift,* 1874, I-III, et ibid., nᵒˢ 44 et 45. *Ein Fall von subacuter Lähmung Erwachsener, wahrscheinlich Poliomyelitis anterior subacuta.*

[3] Eisenlohr, *Zur Lehre von der acuten spinalen Paralysie (Archiv f. Psychiatrie u. Nervenkrankheiten,* 1874, Band V, p. 219-228). Voyez aussi A. Laveran : *Un cas de myélite antérieure (paralysie atrophique spinale, paralysie infantile chez l'adulte.* Société médicale des hôpitaux. 14 mars 1876, 2ᵉ série, t. XIII, p. 81. — *(Progrès médical,* 1876) et thèse du docteur Hermann. Paris, 1876.

[4] Gombault, Arch. de physiol., 1873, I, p. 80. *Note sur un cas de paralysie spinale de l'adulte suivi d'autopsie.*

se demander si elle se rapporte bien à la maladie qui nous occupe : l'examen microscopique a démontré, il est vrai, l'atrophie des cellules nerveuses, mais n'a pas pu rendre compte du début brusque de l'affection.

Dans le cas suivant, nous avons rencontré une lésion de la moelle analogue à celle décrite par Roger et Damaschino pour la paralysie infantile. Un homme de 55 ans entra à l'hôpital après une attaque d'apoplexie : il présentait une hémiplégie incomplète et en même temps une dépression physique et morale telle qu'il était hors d'état de fournir le moindre renseignement sur ses maladies antérieures; d'autre part, ses proches ne purent rien nous apprendre non plus à ce sujet. Il existait une atrophie peu accentuée de la jambe paralysée. A l'autopsie on trouva un foyer hémorrhagique récent dans le corps strié gauche et quelques anciennes cicatrices dues à des hémorhagies. La moelle semblait saine à l'œil nu. Les muscles atrophiés étaient très pâles et montraient une altération de texture analogue à celle que nous avons déjà enregistrée dans quelques cas de paralysie infantile : quelques-unes de leurs fibres étaient fortement atrophiées, réduites à de toutes petites fibrilles et farcies de grosses granulations graisseuses; en d'autres points, à côté de quelques fibres plus petites, il y en avait d'autres considérablement hypertrophiées, mais de texture normale. Le tissu conjonctif interstitiel était très abondant en certains endroits et riche en noyaux. Les nerfs périphériques renfermaient de nombreux tubes nerveux atrophiés. En faisant un examen minutieux de la moelle, on trouva dans la corne antérieure droite, comme pouvant expliquer l'atrophie de la jambe, un petit kyste microscopique composé de mailles lâches avec une coque plus dense, et situé au niveau du renflement lombaire. Dans son voisinage immédiat se trouvait une artère, mais on ne constatait nulle part ni pigment ni graisse. Les grosses cellules avaient disparu ou étaient atrophiées nonseulement dans l'épaisseur du kyste, mais encore dans les environs. Il était évident que ce petit kyste avait été formé par un foyer myélitique et apoplectique. Quand et comment s'était-il produit? c'est ce que nous n'avons malheureusement pas pu découvrir.

Nous ajouterons deux observations personnelles qui ont trait à la question :

I.—A. G. coiffeur âgé de 30 ans, entré à l'hôpital de Königsberg le 19 décembre 1865, appartient à une famille saine, a toujours été sain lui-même, et se dit malade depuis dix semaines seulement. A cette époque il fut pris d'une fièvre violente, de céphalalgie, de délire et d'anorexie; néanmoins il ne ressentait encore ni tiraillements douloureux ni diminution de la force musculaire. Ce ne fut qu'au huitième jour de la maladie, deux jours après que la fièvre eut cessé et que le malade fut en état de se lever qu'il remarqua un matin, en voulant s'arracher une dent, une faiblesse prononcée dans le bras droit. Le soir du même jour, au moment où il se levait, sa jambe droite refusa le service et se déroba sous lui. Le lendemain, la paralysie s'étendit aux quatre membres : tout cela sans fièvre ; il n'y avait pas non plus de douleur de tête, de vertige, ou de perte de connaissance. Huit jours après le début de la paralysie, la vessie se prit à son tour, et l'on fut obligé de recourir au cathétérisme. Le malade n'a jamais éprouvé dans les membres paralysés aucun trouble de la sensibilité ni aucune souffrance. Depuis lors la paralysie a persisté sans modification jusqu'à ce jour et c'est ce qui a déterminé le malade à entrer à l'hôpital. Il présume que sa maladie pourrait bien provenir de ce qu'il a pris des bains froids jusque très avant dans l'automne et que très peu de temps avant de tomber malade il a nagé une demi-heure dans le Prégel dont les eaux étaient alors très froides.

État actuel. 27 janvier 1866. Le malade est d'une constitution robuste et jouit d'un bon embonpoint. Son aspect est celui d'un homme sain et il a sa pleine connaissance. Température normale. G. ne se plaint que de sa paralysie, ses autres fonctions se trouvent tout à fait intactes. Il n'existe pas de paralysie faciale; de même la parole, la déglution et la mastication sont libres, le malade tire bien la langue et la remue dans tous les sens, les mouvements de la tête se font également très bien. Les extrémités supérieures sont grêles et leurs muscles sont amaigris. Le malade peut lever les épaules, mais les mouvements d'abduction et d'adduction des bras sont impossibles sans le secours d'un aide et il peut encore moins lever les bras. En cherchant à soulever légèrement ces derniers on constate un peu de contracture du grand pectoral gauche. Les muscles de la région de l'épaule sont aplatis et atrophiés. Le biceps se contracte faiblement, mais insuffisamment pour fléchir l'avant-bras; il en est de même de l'anconé. A l'avant-bras les mouvements de pronation et de supination sont assez libres, surtout à gauche. Des deux côtés le malade peut faire le poing et l'on constate alors que les muscles de l'avant-bras deviennent durs. L'extension des doigts est très facile, mais c'est à peine si le malade peut serrer la main qu'on lui présente. Depuis huit jours il est en état de tenir un objet dans la main, du pain par exemple. Les jambes ne sont pour ainsi dire pas amaigries, les mollets sont flasques et plats. Le malade ne peut ni soulever sa jambe ni plier le genou, il remue faiblement les orteils, les mouvements intentionnels du cou-de-pied sont totalement impossibles. A la cuisse droite les adducteurs sont manifestement contracturés, mais sans effet produit; aucune contraction sensible dans le triceps, mais il en existe des traces dans les deux biceps. Les fessiers, la masse sacro-lombaire se contractent vigoureusement; en général, tous les muscles du tronc sont intacts et le malade peut très bien s'asseoir. La sensibilité est normale partout. La contractilité sous l'influence du courant interrompu est notablement diminuée et elle est tout à fait éteinte dans un grand nombre de muscles.

L'amélioration obtenue au moyen du courant faradique et galvanique laissait à désirer. Le malade put se servir peu à peu de ses avant-bras pour manger, tenir un objet, etc., mais il ne parvenait pas à lever les bras. Les jambes n'allaient pas mieux non plus; le patient était obligé de rester soit au lit, soit dans un fauteuil, et il ne pouvait absolument pas se tenir debout ni marcher. L'atrophie musculaire était surtout très accentuée aux bras et aux mollets, et ultérieurement il se manifesta des contractures dans les épaules et les genoux. Cet état resta stationnaire et ne fut pas amélioré par les eaux thermales.

II. — J. W., ouvrier, natif du Haut-Rhin, âgé de 40 ans, entre à l'hôpital de Strasbourg le 4 août 1872. Il raconte que tout le monde dans sa famille jouit d'une bonne santé et que lui-même a toujours été vigoureux et bien portant jusqu'au 1er octobre 1871. Ce jour-là il a travaillé à la campagne par une pluie battante et étant en sueur. Le lendemain il fut pris de vives douleurs dans la tête et les reins et il ne put pas retourner à son travail. Dès ce moment il éprouva par instants la sensation comme d'un éclair qui lui traversait la tête, ce qui le faisait beaucoup souffrir et en même temps il lui semblait qu'on lui enfonçait un couteau dans le front, immédiatement au-dessus des yeux. Le 3 octobre ces douleurs avaient cessé et le malade se rendit à l'auberge avec quelques camarades : on but beaucoup, on échangea des coups de poings, on essaya sa force, et J. se distingua dans ces diverses prouesses. Entre autres il gagna un pari, parce que seul des assistants il pouvait soulever à chaque petit doigt et à bras tendu un poids de 40 livres et faire se toucher les deux pieds au-dessus de sa tête. Après ce tour de force il but encore quelques chopes de vin et rentra chez lui à onze heures pour se coucher : il dormit très bien jusqu'à quatre heures du matin; mais à ce moment les douleurs de tête revinrent et à sept heures elles avaient acquis une intensité telle que le malade ne pouvait quitter le lit avant quatre heures du soir. A ce moment, en voulant couper du pain, il s'aperçut que le pouce de la main droite était comme paralysé; il le frotta avec l'autre main sans résultat. Il retourna se coucher, et les douleurs de tête persistèrent tellement vives qu'elles ne permirent aucun sommeil. A une heure du matin il se leva pour chercher sa pipe; mais à l'instant où il avançait la main gauche pour saisir cet objet, il s'affaissa brusquement sur lui-même, en gardant sa pleine connaissance; lorsqu'il chercha à se relever il remarqua que le bras et la jambe droite étaient paralysés et pendaient inertes au tronc « comme des morceaux de bois. » La face n'était pas déviée. La sensibilité était intacte, car dès qu'une manche se posait sur le bras paralysé le malade la sentait. Les douleurs de tête qui avaient cessé après l'attaque reprirent avec une nouvelle intensité et s'accompagnèrent d'élancements douloureux qui du dos s'irradiaient vers la jambe et les orteils du côté droit; ils revenaient régulièrement à 4 heures du soir, duraient jusqu'à 9 heures du matin et coïncidaient avec des secousses convulsives dans le mollet. Les douleurs de tête et autres disparurent au bout de quelques semaines. W. garda le lit 3 mois sans aucune amélioration, et seulement après le sixième mois il put un peu remuer le bras et la jambe, et alors on remarqua que les membres paralysés étaient amaigris.

Le 4 août 1872, c'est-à-dire 10 mois après le début de l'affection, le malade entrait à l'hôpital de Strasbourg.

État actuel. — Homme grand, bien charpenté et très fortement musclé; pannicule graisseux bien fourni; face rouge. W. ne se plaint que de sa paralysie : seulement il éprouve encore de temps à autre des douleurs frontales qui s'étendent jusqu'à l'occiput, apparaissent brusquement et disparaissent graduellement; il survient également des tiraillements douloureux sur le trajet du sciatique; mais toutes ces souffrances ne sont que d'une faible intensité. La jambe et le bras droits sont paralysés. La face n'est pas déviée, les mouvements de la tête se font librement dans tous les sens, la langue n'est pas affectée et la parole est nette. La colonne vertébrale est mobile et non douloureuse. Le malade ne peut soulever que faiblement le bras droit : les mouvements du coude, du poignet et des doigts sont assez libres; mais la main droite serre plus faiblement que la gauche. Lorsqu'on cherche à imprimer des mouvements à l'épaule malade, on est arrêté par une contracture musculaire assez intense. Le bras entier est considérablement amaigri, les muscles sus et sous-épineux et particulièrement le deltoïde sont fortement atrophiés, et on peut en dire autant du biceps, des pronateurs, des muscles des éminences thénar et hypothénar, bien qu'ils exécutent encore des mouvements intentionnels.

La jambe droite est également en voie d'atrophie et atteinte de faiblesse paralytique. Lorsqu'elle est étendue le malade ne réussit pas à la soulever du lit ; en s'aidant de la main il lui est possible de la fléchir et de l'étendre. Les mouvements des orteils sont très bornés de même que ceux du cou-de-pied. On peut imprimer des mouvements passifs au genou et à la hanche sans rencontrer de résistance. Les muscles de la cuisse sont notablement amaigris, grêles et flasques, ceux du mollet sont également atrophiés quoiqu'à un degré moindre. Le malade ne peut pas s'appuyer sur cette jambe en marchant, et il n'avance qu'en poussant devant lui une chaise sur laquelle il s'appuie. Les muscles atrophiés, tant ceux du bras que ceux de la jambe, sont le siège de fréquentes contractions fibrillaires. La contractilité électrique des muscles est considérablement diminuée. La sensibilité est normale, les sphincters de même.

Le *traitement* consiste dans l'application du courant continu et en bains de vapeur. Après plusieurs mois de cette thérapeutique, l'amélioration n'était que peu sensible, cependant le malade marchait un peu mieux et à l'aide de deux béquilles.

Remarques. — Après plusieurs symptômes prémonitoires, la maladie débute sous la forme d'une apoplexie, précisons d'avantage, d'une apoplexie spinale, car la connaissance est restée constamment entière, et l'atrophie musculaire ultérieure a confirmé l'idée d'une lésion spinale ; il s'est donc probablement agi d'une hémorrhagie de la moitié droite de la moelle, siégeant dans la substance grise, et il nous paraît probable qu'il y a eu deux foyers apoplectiques, l'un dans la corne antérieure du renflement cervical, et l'autre dans un point correspondant du renflement lombaire.

2. *La paralysie ascendante aiguë* (de Landry) a été traitée avec des détails suffisants (p. 70). Par la rapidité de son début, la netteté et l'étendue de ses symptômes paralytiques elle se rapproche de la myélite ; l'absence de troubles sensitifs et de douleurs prouve qu'elle a son siège anatomique au centre de la moelle, de préférence dans la substance grise, et les guérisons complètes que l'on observe assez fréquemment excluent toute idée de lésion profonde, de destruction et de ramollissement. Aussi s'explique-t-on que jusqu'à ces tout derniers temps les autopsies aient fourni des résultats négatifs (Ranvier, Cornil, Westphal). Baerwinkel croit pouvoir admettre une congestion ; celle-ci a déjà été trouvée par Ollivier et plus récemment par Hayem, mais nous savons combien cette donnée est vague. En 1871, J.-U. Chalvet [1] a relaté dans sa thèse un cas qui s'est terminé par la mort en peu de jours : l'examen microscopique fait par Kiener a démontré une altération manifeste des cellules nerveuses motrices. Martineau est arrivé à la même conclusion. Néanmoins les descriptions données par les auteurs ne nous ont pas tout à fait convaincu qu'il existât dans ces cas une altération anatomique bien évidente [2]. — L'affection suit en général une marche progressive ascendante, d'après Landry ; mais Pellegrino-Lévi, Duchenne et tout dernièrement Eisenlohr, ont démontré qu'elle pouvait être progressive descendante. Il est probable que parmi les cas de cette dernière catégorie, un certain nombre débutent dans le bulbe et la moelle cervicale, car on observe, entre autres symptômes initiaux, des troubles de la déglutition, et la mort survient alors avec de la gêne respiratoire et de la cyanose. Il en résulte que la dénomination de *paralysie spinale aiguë progressive* serait la plus convenable pour cette maladie, à moins que l'on ne préfère conserver provisoirement celle de Landry, jusqu'au moment où nous aurons des notions plus précises sur son anatomie pathologique. Un fait remarquable qui a été constaté à diverses reprises, c'est la diminution rapide de la contractilité réflexe ; mais comme on l'observe également dans le ramollissement aigu de la moelle, on ne saurait conclure de ce seul symptôme qu'il existe une atrophie des cellules nerveuses motrices. D'ailleurs ce phénomène peut manquer absolument comme l'atrophie musculaire ultérieure ; les symptômes

---

(1) J.-U. Chalvet, *De la paralysie ascendante aiguë*, thèse de doctorat, Paris, 1871, n° 129. — Voyez Petitfils, *Considérations sur l'atrophie aiguë des cellules motrices*, Paris, 1873, et Martineau *Inflammation aiguë générale de la subst. grise de la moelle* (*Phéomyélite aiguë générale ascendante*) (*Union méd.*, 1874, n° 30, p. 395).

(2) *Société méd. des hôpit.*, 27 février 1874.

ainsi fournis par l'appareil moteur sont eux-mêmes loin d'être toujours identiques : on a rencontré des cas avec exaltation de la contractilité réflexe, d'autres avec des troubles sensitifs et une participation passagère des sphincters.

Duchenne rapporte cette forme à la *Paralysie générale spinale* qu'il a décrite dès 1853 et dont il distingue actuellement deux espèces : la *paralysie générale spinale antérieure subaiguë* et la *paralysie générale spinale diffuse subaiguë*[1]. Les symptômes principaux consistent en un affaiblissement et plus tard en une paralysie des mouvements volontaires, laquelle se propage ultérieurement suivant un mode tantôt ascendant, tantôt descendant. Les troubles moteurs débutent le plus habituellement par la faiblesse d'un seul ou des deux membres inférieurs ; en général les fléchisseurs du pied et de la jambe sont atteints en premier lieu, puis les extenseurs de la jambe sur la cuisse ; il en résulte pour la marche une gêne notable qui va en empirant progressivement. Aussitôt les muscles intéressés maigrissent et perdent leur contractilité électrique. La paralysie, après être restée longtemps localisée aux membres inférieurs, finit par gagner les supérieurs, où les muscles paralysés s'atrophient également, à commencer par ceux de la région postérieure de l'avant-bras et ceux de la main ; ensuite vient le tour de la région antérieure de l'avant-bras, puis du bras, enfin de l'épaule et de la poitrine. La forme descendante a beaucoup d'analogie avec l'ascendante. Lorsque la paralysie ne rétrocède pas, les muscles de la face et de la langue sont finalement atteints à leur tour et la mort arrive par asphyxie ou syncope. On voit assez souvent l'affection rester stationnaire ou rétrograder. La seconde forme, la *paralysie générale spinale diffuse subaiguë* dépend probablement d'un processus inflammatoire subaigu ; elle est caractérisée, d'après Duchenne : 1) par des douleurs plus ou moins vives sur le trajet de la colonne vertébrale ou des nerfs ; 2) par des troubles profonds de la sensibilité (anesthésie ou hyperesthésie) ; 3) par de la contracture ou de la raideur des membres ; 4) par des paralysies plus ou moins prononcées de la vessie et du rectum ; 5) par du décubitus. Les douleurs ouvrent d'ordinaire la scène, elles sont suivies ou accompagnées de la paralysie motrice ; elles sont sujettes à des paroxysmes et persistent jusqu'à la fin de la maladie, parfois durant plusieurs années. Cette description de Duchenne pourrait bien se rapporter à de nombreux cas de myélite aiguë et subaiguë.

Le *pronostic* est grave tant que la maladie suit une marche progressive. Des troubles respiratoires et de la cyanose indiquent que la vie est en danger. Mais encore à cette période, la maladie est susceptible de passer à l'état stationnaire et même de rétrograder. La guérison survient dans la moitié des cas. L'affection se développe tantôt spontanément, après un refroidissement ou toute autre cause inconnue, tantôt à la suite de maladies aiguës (variole, diphtérite, pneumonie) ; une origine syphilitique n'est pas probable. Ici comme dans la myélite aiguë, le *traitement* ne consiste que dans une médication antiphlogistique prudente : un traitement mercuriel énergique a souvent fourni de bons résultats. Lévy [2] recommande une intervention antiphlogistique hardie, et il prétend que dans un cas il a enrayé le processus morbide avec le fer rouge. A une époque plus avancée, on pourra recourir à l'iodure de potassium, à l'électricité et à l'hydrothérapie.

3. *Paralysies produites par le froid (paraplégies a frigore)*. A la suite d'un refroidissement intense, on a souvent vu survenir des paralysies intéressant à la fois la motilité et la sensibilité et qui, après un début en apparence très grave, rétrogradaient à un moment donné et aboutissaient à une guérison complète. La bénignité de la marche de l'affection fit qu'on n'admit pas dans ces cas une affection de la moelle et qu'on les considéra comme des paralysies réflexes. Brown-Séquard surtout a soutenu cette thèse : d'après cet auteur, l'irritation de nombreux nerfs cutanés engendre une contracture spasmodique réflexe des vaisseaux de la moelle, d'où paralysie. Nous nous occuperons plus tard de cette théorie, mais comme il s'agit là d'une paralysie primitive présentant le caractère de la myélite, nous la rangeons dans cette dernière catégorie. De fait, la maladie a, avec la paralysie ascendante aiguë, une analogie telle qu'il est difficile de l'en séparer, abstraction faite de sa marche, qui n'est pas fatalement progressive. Du reste, nous avons vu que le refroidissement était une cause indéniable de

(1) Duchenne (de Boulogne), *Électrisation localisée*, 3e édit., 1872, p. 458 et suivantes.
(2) Voyez *Centralblatt f. med. Wissenschaften*, 1874, p. 171.

myélite aiguë très-grave, et on pourrait bien avoir affaire ici à une affection de même nature, mais d'un degré beaucoup plus léger.

Parmi les observations qui trouvent leur place ici, il en existe déjà une de Graves *(loc. cit.,* p. 563) concernant un chasseur infatigable qui fut pris de paraplégie après avoir été fortement mouillé : il n'y avait ni douleur dorsale, ni hyperesthésie, ni constriction en ceinture. La guérison ne fut pas complète. — Abercrombie cite une observation de paraplégie consécutive à un refroidissement et qui dura huit mois. Watson [1] rapporte des cas analogues guéris en quelques jours, et le Dr Mooré [2] parle d'un sujet qui devint paraplégique pour être resté exposé pendant longtemps à la pluie : la guérison s'effectua après sept jours de traitement.

J. Worms [3] range ces paralysies parmi celles d'origine périphérique ; elles succèdent, dit cet auteur, à l'action brusque du froid et de l'humidité et restent toujours bornées à de petites étendues. Tantôt la sensibilité seule est compromise, tantôt la motilité seule. C'est ainsi qu'à la face on voit se produire des anesthésies circonscrites de la 5e paire et des paralysies de l'oculo-moteur commun, de l'oculo-moteur externe ou bien du facial ; on rencontre souvent des paralysies de l'avant-bras, et quelquefois, mais rarement, la paralysie du sphincter anal. La forme hémiplégique est exceptionnelle ; la paraplégie est assez commune : cette dernière ne se produit pas instantanément, elle n'est constituée qu'au bout de plusieurs jours ; elle débute ordinairement par les bras et les jambes, et elle n'envahit le tronc qu'au bout de deux ou trois jours. Il est rare que les quatre membres soient atteints. Brown-Séquard regarde les paralysies de ce genre comme très fréquentes. — Macario en décrit un cas [4], et Leiblinger un autre : myélite aiguë ; paralysie musculaire progressive généralisée. Mort. Il n'y a pas eu d'autopsie [5].

Les deux observations suivantes appartiennent peut-être, mais non sûrement, à l'espèce qui nous occupe. Binz : sur un cas d'anesthésie périphérique généralisée [6]. Une jeune fille de 19 ans s'était refroidie pendant une nuit d'automne, pour avoir dormi les fenêtres ouvertes : elle fut atteinte d'une anesthésie généralisée à tout le corps, sans douleur et sans trouble fonctionnel d'aucune sorte. Traitement : sulfate de magnésie ; chaleur ; transpiration ; frictions sèches. Amélioration le 5e jour, guérison le 8e. — Un cas semblable a été relaté par Hoppe (de Bâle) [7] : il existait une anesthésie unilatérale compliquée de faiblesse musculaire. La guérison fut obtenue après un temps assez long. On eut à se louer principalement des applications chaudes et des frictions.

4. Nous ajoutons ici une quatrième forme de paralysie, que nous désignons sous le nom d'*ataxie aiguë*. Ce type morbide, dont le symptôme le plus saillant consiste en une ataxie aiguë du mouvement, a été signalé, il y a déjà quelque temps, dans des observations isolées dans lesquelles le symptôme ataxie est indiqué comme s'étant développé tantôt spontanément, tantôt à la suite d'autres maladies aiguës. Eisenmann [8] a indiqué l'ataxie locomotrice comme une conséquence de plusieurs maladies aiguës ; mais ses idées ont été accueillies avec une certaine défiance, parce qu'il ne distingue pas avec une exactitude assez rigoureuse l'ataxie d'avec les autres formes de la paralysie. Il est probable cependant que, parmi ses observations, il se trouve des cas d'ataxie vraie. Un fait très remarquable est dû à Pollard [9].

Un homme de 64 ans, qui s'était couché parfaitement bien portant, se réveille avec du trouble de la parole, de la titubation pendant la marche et une maladresse des mains. Chute de la paupière supérieure droite. Deux mois après, il existait encore une ataxie bien manifeste sans désordre de la sensibilité ; la parole était embarrassée et peu nette. *Traitement :* iodure de potassium et acide nitrique hydrochloré. Amélioration rapide et guérison définitive au bout de quatre mois.

Nous avons publié dans les *Arch. für pathol. Anatomie* de Virchow (Vol. LV,

(1) Watson, *On the principles and practice of Physic.*, London.
(2) Moore, *Lancet*, 1859, II, p. 282.
(3) J. Worms, *De la paralysie périphérique par refroidissement (Gaz. hebd. de méd. et de chir.*, 1863, n° 16, p. 258).
(4) Macario, *Paraplégie généralisée de nature rhumatismale. Bains de vapeur térébenthinés.* (*Union médicale*, 1860, n° 140, p. 409.)
(5) Leiblinger *Wien. med. Wochenschrift*, 1868, 15.
(6) Binz, *Deutsche Klinik*, 1858, 12.
(7) Hoppe (de Bâle), *Deutsche Klinik*, 1858, 32.
(8) Eisenmann, *Die Bewegungsataxie*, Wien, 1863.
(9) Fred. Pollard. *Locomotor ataxy, commencing suddenly and disappearing under treatment*, (*Lancet*, 30 March 1872, vol. I, p. 431).

p. 1-12[(1)]) un cas d'ataxie aiguë consécutive à un traumatisme. Westphal en a décrit plusieurs qui survinrent à la suite de la variole et de la fièvre typhoïde et que nous rattacherions volontiers à cette même catégorie. Enfin, nous avons eu l'occasion de voir avec M. le professeur Jolly (de Strasbourg) une ataxie bien nette, née pendant la période puerpérale [(2)].

C. Westphal a donné comme symptômes pathognomoniques les suivants : 1) un trouble particulier de la parole, laquelle est lente, traînante, « scandée»; chaque syllabe est proférée isolément et avec effort; néanmoins les mouvements de la langue sont libres; 2) ataxie des membres avec conservation complète ou presque complète de la force motrice ; les mouvements se font par saccades, sont d'ordinaire ralentis et il y a simultanément du tremblement, surtout de la tête; 3) la sensibilité a toujours été trouvée intacte, de même que le sens musculaire ; 4) on a souvent observé des troubles psychiques, une grande impressionnabilité, parfois de l'affaiblissement de la mémoire et de la démence.

L'auteur fait ressortir l'analogie qui existe entre ce complexus symptomatique et celui de la sclérose en plaques, qui a été étudié avec tant d'éclat par Charcot et son école. Et de fait il arriva peu de temps après qu'Ebstein [(3)] vint confirmer cette hypothèse par une autopsie. Le malade succomba au bout de la 8ᵉ année de son affection de la moelle. Ebstein trouva dans cette dernière des foyers disséminés, légèrement grisâtres, reconnaissables seulement à un examen attentif, et caractérisés par un changement de couleur de la substance médullaire. A l'œil nu on ne découvrit rien de semblable dans la moelle allongée. Après durcissement dans le bichromate de potasse, les foyers se distinguaient incomparablement mieux à leur teinte plus claire : ils siégeaient dans les cordons postérieurs et dans les cordons latéraux et d'une façon plus précise dans la moitié postérieure de ceux-ci et dans la partie interne des cordons antérieurs ; mais dans les cordons postérieurs ils étaient le plus évidents et le plus étendus. Le degré de la lésion variait avec les diverses portions de la moelle; la moelle cervicale était la moins malade. coupant le bulbe par tranches minces, on y découvrit des foyers encore plus nombreux. En Les points affectés se coloraient fortement avec le carmin, et le microscope y décelait une dégénération atrophique. — Il est à désirer que ces observations nécroscopiques se multiplient. En attendant, celle que nous venons de mentionner a vérifié l'hypothèse de Westphal. Il est vrai qu'il n'est pas très facile de faire concorder les symptômes avec les lésions anatomiques. Nous ne discuterons pas ici la question de savoir si les symptômes caractéristiques (trouble de la parole, ataxie avec mouvements saccadés) doivent être rapportés à la moelle allongée (et au bulbe) ou bien aux cordons postérieurs. Dans le cas d'Ebstein, on ne saurait voir dans la sclérose autre chose qu'une terminaison d'un processus antécédent qui, si l'on s'en rapporte au mode de début, n'a été autre qu'une myélite aiguë. Étant donnée l'insuffisance de nos connaissances anatomo-pathologiques, nous pensons que la dénomination qui convient le mieux est celle d'ataxie aiguë basée sur le symptôme capital : elle offre, en outre, cet avantage de ne pas confondre ce type morbide dans le cadre déjà si étendu de la sclérose disséminée. Il faut attendre de nouvelles recherches sur cette question [(4)].

V. Abcès de la moelle. —La formation dans la moelle, d'une collection purulente analogue à celles qu'on observe dans le cerveau, est chez l'homme une très grande rareté. Dans les expériences sur les chiens, nous avons souvent rencontré une suppuration de la moelle et même une fois un foyer purulent enkysté, enveloppé d'une membrane presque lisse. Chez l'homme, ces faits sont exceptionnels.

(1) Virchow, Berl. klin. Wochenschrift, 1872, 47. — Sitzung der Berl. med. Gesellschaft vom 17 Juli 1872, et Archiv für Psychiatrie, etc., Band III, p. 376–406. — Ueber eine Affection des Nervensystems nach Pocken und Typhus. A. Otto, Casuistischer Beitrag zu den nervosen nach Krankheiten der Pocken (Zeitschrift für Psychiatrie, 1872, p. 335-351), dit que déjà en 1869 il avait observé, sans les publier, des cas analogues à ceux de Westphal.
(2) Dans ce cas nous n'avons pas trouvé de sclérose disséminée, mais une myélite des cordons postérieurs qui avait son summum d'intensité à la portion cervicale, et allait en décroissant jusqu'au renflement lombaire; elle englobait partout les deux segments des cordons postérieurs et respectait en grande partie les racines nerveuses Le bord postérieur des cordons latéraux était légèrement atteint. Rien d'anormal dans la protubérance, le bulbe ni le cerveau. Ces données nécroscopiques ne rendent pas suffisamment compte des troubles sérieux de la parole, de la déglutition et de l'intelligence; l'affection des cordons postérieurs rappelle seule le cas d'Ebstein. Il existe du reste des ataxies aiguës sans trouble de la parole.
(3) W. Ebstein, Deutsches Arch. für klin. Med. Xᵉ vol. Sclerosis medullæ spinalis et oblongatæ als Sectionsbefund bei einem Falle von Sprach und Coordinationsstörung in Armen und Beinen, in Folge von Typhus abdominalis, août 1872.
(4) Ollivier, loc. cit. — Abercrombie, l. c. — Velpeau, Abcès de la moelle (Revue méd., 1826). — Fairbrother, Paraplégie. Abscess of spinal marrows med. Times et Gaz., 1852. — Fischer, Kriegschirurgie. — Engelken, loc. cit. — Jaccoud, Les paraplégies, etc., p. 544.

Il est vrai que dans la méningite suppurée, on voit fréquemment le pus pénétrer le long des travées conjonctives et que, dans des foyers de ramollissement spontanés ou traumatiques, on trouve à côté des corps granuleux des cellules de pus en abondance. Mais il existe très peu d'observations dans lesquelles il y a eu formation d'un abcès proprement dit, et encore parmi celles qu'on pourrait citer en est-il qui sont sujettes à caution. Nous ne rapporterons que les suivantes :

OBSERVATION XVI. (Ollivier, *l. c.*, t. I, p. 291). — Chute sur la partie supérieure de la nuque, flexion violente de la colonne vertébrale en avant, luxation de la 7ᵉ vertèbre cervicale. Paralysie des quatre membres, de la vessie et du rectum, érections. Mort le 15ᵉ jour. Abcès dans l'épaisseur de la moelle. « La moelle épinière est ramollie dans la région cervicale, principalement vis-à-vis de la 7ᵉ vertèbre. Dans cet endroit la substance médullaire est presque diffluente. Une incision longitudinale de cet organe fait voir vers sa partie centrale et aussi vis-à-vis la 7ᵉ vertèbre, une cavité pouvant contenir une fève de marais. Cette cavité était remplie par une matière purulente d'un gris brun verdâtre; une traînée légère de cette matière remontait dans l'épaisseur de la moelle environ jusqu'à la 4ᵉ vertèbre cervicale. »

Un second cas est relaté, *ibid.*, p. 330. Chute sur le dos. Paraplégie. Incontinence des matières. Rétention d'urine. Paralysie de la motilité avec conservation de la sensibilité. Mort au bout d'un mois. Fracture de la 10ᵉ vertèbre dorsale. Abcès et compression des cordons antérieurs de la moelle : « On trouva dans la moelle *un abcès nettement circonscrit*, du volume d'une noisette, rempli d'un pus blanchâtre, homogène. »

Dans l'observation que Jaccoud (*loc. cit.*, p. 545) décrit sous le nom de *myélite suppurée*, la cause déterminante a été non pas un traumatisme avec fracture de vertèbre, mais un refroidissement.

En 1861, un homme robuste, âgé de 32 ans, boulanger, s'exposa au froid au moment où il venait de mettre du pain au four. Le soir même, fièvre intense et douleurs dorsales ; le lendemain matin, mouvements convulsifs et extrêmement douloureux dans les membres inférieurs; rétention d'urine. Dès le soir, paraplégie complète. Mort au 10ᵉ jour. Jaccoud trouva une myélite suppurée de tout le segment lombaire jusqu'à la 8ᵉ paire dorsale. La moelle était littéralement réduite en bouillie.

Dans l'état actuel de nos connaissances, il faut considérer l'abcès de la moelle comme un mode de terminaison tout à fait exceptionnel de la myélite soit spontanée, soit traumatique. Aussi son histoire clinique est-elle presque nulle. Les symptômes qui président à son développement sont ceux d'un ramollissement suraigu extrêmement grave, mais la formation de pus ne paraît donner lieu à aucun signe particulier.

VI. **Myéloméningite aiguë. Périmyélite aiguë.** — Dans les autopsies, assez peu nombreuses en somme, de myélite aiguë que nous possédons, les méninges et en particulier la pie-mère, prennent, non pas constamment, mais fréquemment part à l'inflammation. Lorsque la myélite arrive jusqu'à la périphérie, elle s'étend à la pie-mère. Les myélites centrales graves évoluent d'habitude sans participation des méninges : pour les formes périphériques c'est l'inverse qui arrive. Ce qui est vrai pour la myélite aiguë l'est également pour la forme chronique et aussi pour toutes les variétés de sclérose, qui s'accompagnent souvent d'une inflammation chronique, circonscrite ou diffuse des méninges. Envisagée à ce point de vue, la méningite est une complication habituelle, on pourrait presque dire constante, de la myélite et on serait en droit d'appliquer le nom de myéloméningite à la grande majorité des cas de myélite. Mais dans l'intérêt de la clinique, ce qui importe plus, c'est de savoir dans quelle mesure l'inflammation des méninges modifie les symptômes, la marche, le pronostic et le traitement de la myélite.

En ce qui concerne la *symptomatologie*, une méningite concomitante ne provoque pas toujours l'apparition de phénomènes qui lui soient propres. Lorsque cette méningite est circonscrite et d'une intensité médiocre, ses symptômes, on le comprend aisément, se confondent avec ceux de la myélite. Mais l'observation nous apprend qu'une méningite même diffuse peut coexister avec une myélite, sans symptômes appréciables. Par contre très souvent la méningite s'accuse par des signes plus ou moins nets qui permettent de la diagnostiquer. Les symptômes que nous avons énumérés à propos de la méningite doivent également servir ici de base au diagnostic. Ce sont :

1) La *rachialgie* et surtout des douleurs dans les reins et entre les deux épaules. Lorsque ces douleurs sont bornées au siège même de la myélite, il est difficile de dire si elles sont dues à cette dernière ou à la méningite concomitante. La myélite peut déterminer des douleurs dorsales lorsqu'elle s'accompagne de gonflement et qu'il y a compression des méninges et des racines nerveuses, mais les douleurs dorso-lombaires vives constituent une forte présomption en faveur de l'existence d'une méningite. Cette présomption deviendra presque une certitude lorsque la douleur spinale sera diffuse et qu'elle s'étendra par en haut et par en bas bien au delà du siège de la myélite.

2) *La raideur de la colonne vertébrale*, tout en étant rarement aussi prononcée que dans la méningite primitive, existe parfois d'une façon très manifeste : elle ne se complique de raideur de la nuque que dans les cas fort peu communs de méningite chronique très étendue. Une certaine raideur du rachis, reconnaissable surtout à la gêne qu'éprouve le malade pour se dresser sur son séant, milite en faveur d'une méningite, même lorsque cette raideur, étant limitée au niveau où siège la myélite, est bien accentuée en cet endroit.

3) Des *douleurs irradiées*, des élancements dans les extrémités supérieures ou inférieures, dans les épaules, etc., avec hyperesthésie à la pression de la peau et des muscles, appartiennent habituellement à la méningite.

4) On voit survenir parfois dans la méningite, bien qu'assez tard, des *contractures* qui sont d'abord passagères et se laissent facilement vaincre, mais qui ultérieurement deviennent permanentes.

Ces signes qui appartiennent en propre à la méningite se combinent avec les symptômes graves de la myélite, en particulier avec les paralysies de la motilité, les désordres du côté de la sensibilité et des sphincters.

La forme type de la myéloméningite est la forme inflammatoire exsudative. Ou bien la méningite se développe la première et donne naissance à la myélite ou bien les deux affections naissent simultanément; par contre il arrive rarement qu'une méningite soit la conséquence d'une myélite primitive.

La première de ces espèces, la *méningite avec myélite consécutive*, est la mieux étudiée, grâce aux épidémies de méningite cérébro-spinale [1]. La myélite commence par la périphérie sous la forme d'une périmyélite. Mannkopff a vu la prolifération cellulaire inflammatoire se propager le long des vaisseaux depuis les deux cloisons antérieure et postérieure jusque dans l'épaisseur même de la moelle. Nous avons pu nous assurer nous-même de ce fait et nous avons découvert à la périphérie de la substance médullaire de nombreux petits foyers de ramollissement caractérisés par le gonflement des fibres nerveuses. Il est exceptionnel que ces foyers pénètrent plus profondément dans la moelle, mais on en a trouvé même dans la substance grise au voisinage des vaisseaux. Ces données anatomiques nous expliquent comment, par suite du gonflement inflammatoire et du ramollissement de la substance médullaire périphérique, il peut se développer des paralysies qui, une fois la méningite guérie, rétrocèdent facilement et en général disparaissent sans laisser de trace. Ces paralysies prennent quelquefois des caractères plus graves, ce qui démontre que le processus peut gagner en profondeur jusqu'à la substance grise elle-même ; mais en général elles suivent un cours favorable, ainsi que nous l'avons déjà vu précédemment (p. 305, 310 et p. 318).

[1] Voyez section II, chapitre II, p. 303 et suiv.

A côté de ces faits il en est d'autres où la myélo-méningite débute d'emblée, mais qui, grâce à la fièvre aiguë du commencement, ont une grande analogie avec les précédents. Les symptômes de méningite sont prédominants, mais ils s'accompagnent de paralysie des membres et même des sphincters : partant on est porté à croire qu'il existe également dans ces cas de la périmyélite et, toutes choses égales d'ailleurs, le pronostic de la paralysie est alors tout aussi favorable que dans la méningite cérébro-spinale. Le danger est créé par l'intensité et l'étendue de la méningite, et la mort peut survenir, comme cela est arrivé dans le cas de Voisin relaté ci-dessous ; mais une fois que le péril inhérent au stade aigu est écarté, on peut s'attendre à une issue favorable de la paralysie myélitique.

Nous tenons à citer quelques exemples de cette espèce si intéressante :

OBSERVATION I. — *Myélo-méningite aiguë occasionnée par le froid* (Voisin, *Gaz. des hôpitaux.*, 1865, n° 26).

Un horloger, âgé de 55 ans, avait, quatre jours avant son entrée à l'hôpital, passé la nuit dans un corridor ouvert à tous les vents, par une température de 10° à 12°. Le lendemain cet homme n'a pas pu se soulever ; il se plaignait d'un froid considérable dans tout le corps. Au 4e jour, on l'apporta à la Charité, le 5 janvier 1864, sans qu'il eût pu le moins du monde, dans l'intervalle, reprendre l'usage de ses membres. Le 6 chaleur des membres un peu exagérée et sèche. Écoulement involontaire de l'urine et des fèces ; même paralysie de la motilité, même contracture des bras et des jambes, impossibilité de s'asseoir dans son lit. Douleurs le long des vertèbres dorsales. Légère raideur du cou. Le 8 janvier, intelligence à peu près nettement saine ; trois jours après son entrée, il y a des fourmillements très douloureux, et de temps à autre des douleurs fulgurantes dans les membres et le cou. Contracture des muscles du bras, des épaules, du cou et des membres inférieurs. Le 9 au soir la sensibilité électro-musculaire est très diminuée aux membres inférieurs ainsi que la contractilité électrique et davantage à gauche. Aux membres thoraciques l'épreuve électrique ne décèle rien d'anormal, et la sensibilité au toucher, à la pression et la température est intacte. Urine acide, légèrement sanguinolente. Décubitus au sacrum. Connaissance nette, parole facile. *Traitement :* Ventouses sèches et sinapismes sur la colonne vertébrale et les membres. — Plus tard, frissons, ictère, coma. La mort survient par œdème du poumon.

Autopsie. — La moelle est enlevée du canal rachidien avec la dure-mère ; puis celle-ci est ouverte ; ses deux faces ne présentent rien d'anormal. La pie-mère ne présente pas une vascularisation anormale. Partout elle est, ainsi que l'arachnoïde, très transparente, sauf dans la moitié inférieure de sa portion cervicale et le commencement de sa portion dorsale, où les membranes offrent une teinte légèrement jaunâtre, un aspect demi-opaque qui en diminue la transparence et empêche d'apercevoir, comme ailleurs, la teinte bien blanche de la moelle.

Dans cette moitié inférieure, la moelle est un peu plus large que dans les autres points, et pour ainsi dire épatée ; l'arachnoïde viscérale présente en cette partie une teinte opaline, qui n'empêche pas tout à fait sa transparence, et, dans quelques points, des flocons blancs accolés à sa face viscérale. Avec la loupe on constate aussi que la teinte opaline est constituée par des produits plastiques, blancs, filamenteux, accolés à la face viscérale de l'arachnoïde viscérale.

Les racines antérieures et postérieures des nerfs ont un volume normal.

Si, à partir de la protubérance on pratique un grand nombre de coupes très-minces, on arrive, après une longueur de 4 cent. 7 millimètres, à une portion un peu ramollie, et, en poursuivant les coupes, on découvre, après un trajet de 1 centimètre et 2 à 3 millimètres, un ramollissement très considérable occupant surtout les parties centrales de la moelle, qui présente en ce point une sorte de cavité.

A ce niveau, la substance médullaire est réduite en bouillie, a une couleur gris-rougeâtre, s'enlève un peu sous l'action du filet d'eau ; l'état de bouillie existe surtout dans les parties centrales, mais toute la tranche est ramollie à des degrés variables. Cet état se voit dans une longueur de 0,010 au plus.

Examen microscopique de la portion ramollie, 250 diamètres : nombreux leucocytes du diamètre de grains de millet à celui de lentilles, granuleux, de teinte jaunâtre, pâlis par l'acide acétique, qui en fait disparaître à peu près complètement le contenu granuleux et tout à fait la teinte jaunâtre, évidemment constituée par des granulations graisseuses. L'action de l'acide fait apparaître dans quelques globules 1 à 3 noyaux.

Quelques globules sont disposés en forme de chapelet ; la paroi externe de quelques-uns est irrégulière.

Dans la portion cervicale de la moelle, le microscope montre plusieurs globules un peu ovoïdes de mêmes caractères que les précédents, les uns plus petits que les autres, et renfermant, outre de la matière granuleuse, 1 à 3 noyaux visibles sans l'action de l'acide acétique.

M. Cornil n'a pas trouvé de corpuscules amyloïdes en excès, ni une plus grande proportion de névroglie ; — la moelle épinière, examinée sur des coupes durcies par l'alcool et l'acide chromique, ne lui a permis de voir aucune autre altération que le premier degré de l'inflammation.

Méninges cérébrales un peu épaissies dans toute leur étendue ; quelques plaques opalines à la convexité et à la base de l'organe. La toile arachnoïdienne qui couvre l'espace interpédonculaire est toute blanche.

Pas d'adhérences entre les méninges et la substance corticale.

Sérosité sanguinolente (1 verre) dans les ventricules latéraux.

Cœur très gras, foie gras, reins décolorés.

OBSERVATION II. — *Cas de myélo-méningite consécutive à un typhus*. — Observation de Biermer, autopsie de Virchow (voy *Gesammelte Abhandlungen*, 1856, p. 683, et Canstatt's *Jahresbericht*, 1857, p. 30).

OBSERVATION III. — *Myélo-méningite aiguë chez un enfant. Guérison*. — Marie L..., fille d'un tailleur, âgée de 12 ans. Parents sains : pas de maladies antérieures. Le 5 juin 1873, sans cause connue et sans que sa mère s'en aperçût, elle fut atteinte de fièvre et d'une éruption que la mère dit avoir été de l'urticaire. Cette éruption disparut dès le lendemain et fut remplacée par des taches d'un rouge foncé. Le surlendemain au soir, au moment où la malade venait de prendre un bain de pieds, son beau-père l'envoya faire une commission pressante : elle revint inondée de sueur, étouffant de chaleur et partit aussitôt pour la campagne dans une voiture découverte dans laquelle elle resta exposée pendant une heure et demie à la fraîcheur de la nuit : elle dut se refroidir beaucoup. Toute la journée suivante elle fut morne et plus pâle que d'habitude, et, le soir même (8 juin), elle fut prise d'un frisson violent suivi de chaleur et elle dormit mal cette nuit-là. Le lendemain 9, elle fut ramenée à Strasbourg, toujours en voiture découverte. Le soir du même jour, le frisson se répéta à la même heure que la veille. Le 11, on administra 1gr,50 de sulfate de quinine en deux prises. Le frisson resta deux jours sans reparaître ; la malade se remit un peu ; le dimanche 15, elle alla se promener avec sa mère et demeura longtemps assise sur un banc au soleil : le frisson là reprit ; le soir du même jour, nouveau frisson ; la malade s'endormit pendant trois heures, et, à minuit, elle fut réveillée par de vives douleurs lombaires consistant en des tiraillements, des brûlures et des secousses douloureuses dans les muscles du dos, depuis les dernières vertèbres dorsales jusqu'au sacrum. Ces douleurs durèrent sans relâche la journée du 16, de façon que la malade ne put se tenir hors du lit que pendant deux heures et elle fut obligée de rester assise pendant ce temps, car elle ne pouvait marcher qu'en s'appuyant avec les bras sur la table et le dossier des chaises. Les douleurs se prolongèrent jusqu'à 3 heures du matin, et, à ce moment, la malade put s'endormir. Le 17, les douleurs lombaires avaient complètement cessé, mais étaient remplacées par d'autres très vives dans les deux jambes et par des contractions musculaires, le tout plus marqué à gauche. Lorsque, vers midi, la malade essaya de se lever, il lui fut impossible de s'appuyer sur la jambe gauche, et elle ne put le faire sur la droite qu'à grand'peine et au prix de vives douleurs : elle fut obligée de se cramponner au lit pour ne pas tomber, et sa mère vint la recoucher.

État actuel. 17 juin. La malade est frêle, a la peau blanche, les joues légèrement roses. Physionomie mélancolique. Temp. axillaire, 39°,3 ; le pouls est petit, à 126 ; 32 respirations. La malade se plaint actuellement de douleurs intolérables dans les jambes, et en même temps de secousses musculaires douloureuses et involontaires, le tout plus particulièrement dans la jambe gauche : celle-ci se soulève souvent toute seule, tandis que la malade est absolument incapable de la remuer, ainsi que la jambe droite. Les bras sont également atteints depuis midi. Douleurs vives dans le coude gauche et la main droite. Perte de l'appétit. Selles régulières.

La malade est couchée les membres inférieurs légèrement fléchis, le droit en rotation externe, le gauche en rotation interne. Les deux cuisses et les deux jambes sont légèrement enflées, la peau est tendue et luisante. Les piqûres d'épingles y sont ressenties, quoique d'une façon un peu obtuse ; la malade en accuse le nombre exact. L'excitabilité réflexe n'est pas accrue. Une pression sur tous les muscles, sauf les adducteurs, détermine des souffrances extrêmement vives. Les mouvements volontaires sont totalement abolis, les mouvements passifs sont libres, mais très douloureux. — Les bras ne sont pas enflés. La pression sur le long supinateur gauche et sur la région palmaire droite est douloureuse. Les mouvements intentionnels ne sont pas complètement impossibles, néanmoins la malade a peur de remuer ses bras à cause des douleurs ; les mouvements passifs y sont parfaitement libres. La respiration, la toux, les mouvements de la tête, sont exempts de souffrances, les pupilles sont égales, mais très dilatées. Pas de douleur dans le dos ni à la tête. Les organes thoraciques et abdominaux sont sains.

Traitement. Ventouses à la région lombaire. Frictions d'onguent mercuriel simple, 0gr,5 chaque jour. Une potion avec :

Acide chlorhydrique	0,3
Lait d'amandes	10,0
Eau distillée	70,0
Sirop simple	20,0

Toutes les deux heures une petite cuillerée à bouche.

18 juin. — *Mat.*, temp., 38°,1; pouls, 110; resp., 30; — *Soir*, temp., 39°,2; pouls, 126; resp., 32.

Nuit assez bonne : les douleurs spontanées ont cessé, la pression en détermine encore d'assez vives, et il s'en produit également dès que la malade essaye de remuer les bras ou les jambes. Ces douleurs sont lancinantes, dirigées du tronc vers les extrémités ; ou bien il survient des tiraillements douloureux dans certains groupes musculaires, dans le triceps crural, par exemple. Pouls petit.

19 juin. — *Mat.*, temp., 38°,0; pouls, 108; resp., 20; — *Soir*, temp., 39°,0; pouls, 132; resp., 32.
20 juin. — *Mat.*, temp., 37°,9; pouls, 120; resp., 38; — *Soir*, temp., 39°,2; pouls, 120; resp., 32.

Les deux nuits précédentes ont été assez bonnes, seulement, pendant la dernière, la malade a souvent été réveillée par des contractions dans les jambes, surtout dans la droite, qui parfois se soulevait spontanément, et cela particulièrement lorsque la malade était découverte et avait un peu froid. Rien d'analogue aux bras. On ne détermine aucune contraction en piquant les jambes avec une épingle ou en les frappant avec le rebord de la main. Plus de douleurs spontanées, du moins au repos. La jambe droite est plus douloureuse actuellement que la gauche. La pression détermine des souffrances qui, pour être moins vives que par le passé, n'en sont pas moins encore considérables. La motilité est toujours très compromise.

21 juin. — *Mat.*, temp., 37°,7; pouls, 92; resp., 24; — *Soir*, temp., 39°,0; pouls, 120; resp., 36.
22 juin. — *Mat.*, temp., 37°,7; pouls, 92; resp., 24; — *Soir*, temp., 39°,8; pouls, 116; resp., 30.

La malade a remarqué que régulièrement toutes les après-midi à 3 heures il survenait une exacerbation des douleurs spontanées, laquelle durait jusqu'à 5 heures. Le reste du temps elle ne souffre pas dans les jambes, quoique les contractions y persistent. L'amélioration n'a pas marché aux bras avec la même rapidité : ils sont endoloris dans toute leur étendue et complètement paralysés. Les piqûres d'épingles y sont perçues confusément; ni exaltation de l'excitabilité réflexe ni gonflement. Le bras gauche est un peu plus fortement atteint que le droit, surtout dans les fléchisseurs de l'avant-bras. Pouls toujours petit.

23 juin. — *Mat.*, temp., 38°,0; pouls, 92; resp., 24; — *Soir*, temp., 39°,4; pouls, 120; resp., 3.

La malade a bien dormi, se sent plus forte que ces jours passés et a un peu d'appétit. La physionomie est plus sereine. Il y a encore quelques douleurs spontanées peu intenses dans la hanche droite. Les convulsions n'ont pas reparu aux jambes la nuit passée. La paralysie s'est sensiblement amendée. La malade peut soulever à la hauteur de 3 décimètres, et sans douleurs, la jambe gauche en la tournant un peu en dehors et la droite en la tournant un peu en dedans; elle soulève moins haut ces membres lorsqu'ils sont dans l'extension complète. L'enflure des jambes a tout à fait disparu ; la pression sur les muscles ne provoque plus aucune douleur ; cependant une forte pression sur les nerfs cruraux à leur point d'émergence et sur le sciatique droit est encore sensible. La sensibilité cutanée est revenue dans les jambes.

Aux bras il n'y a plus que la pression sur les extenseurs de la région postérieure de l'avant-bras gauche et sur le plexus brachial qui soit encore un peu pénible. Tous les mouvements intentionnels des bras sont possibles, mais ils ne se font qu'avec lenteur et précaution, vu qu'ils sont encore douloureux, particulièrement à gauche. Pouls assez ferme.

Traitement. — Iodure de potassium.

24 juin. — *Mat.*, temp., 37°,6; pouls, 100; resp., 22. — *Soir*, temp., 38°,3; pouls, 100; resp., 20.

La nuit a de nouveau été bonne. Les douleurs à la pression sont de moins en moins intenses. Les mouvements des jambes sont plus étendus et plus vigoureux que la veille : plus de convulsions dans les membres abdominaux. Depuis quelques jours la malade remarque que lorsqu'elle est à l'ombre, par une température de 36°., elle a froid aux jambes (pas aux bras), quand elle ne les couvre pas bien. Les douleurs ont également disparu aux bras ; ce matin elle a ressenti à l'éminence thénar droite et dans les interosseux internes des crampes qui ont fait exécuter au pouce plusieurs mouvements d'adduction très rapides et serré étroitement l'index, l'annulaire et l'auriculaire contre le médius : tout cela d'ailleurs sans la moindre douleur.

25 juin. — *Mat.*, temp., 37°,5; pouls, 88; resp., 20; — *Soir*, temp., 37°,9; pouls, 96; resp., 22.
26 juin. — *Mat.*, temp., 37°,6; pouls, 90; resp., 30; — *Soir*, temp., 37°,6; pouls, 92; resp., 20.
27 juin. — *Mat.*, temp., 37°,5; pouls, 90; resp., 20.

Depuis il n'y a plus aucune douleur, seulement quand elle remue un peu vivement les jambes elle y éprouve un léger tiraillement. Plus de crampes. La sensibilité au froid persiste, mais a diminué. La malade peut se tenir debout quelques instants et même marcher. La marche est normale, seulement la malade se fatigue vite et éprouve quelques légères douleurs dans les mollets. Depuis hier elle reste assise dans un fauteuil pendant plusieurs heures de la journée. Les forces sont revenues suffisamment dans les bras pour qu'ils puissent soutenir assez longtemps un livre de petit format. On peut presser sur les muscles et les nerfs des quatre membres, sans provoquer la moindre douleur.

30 juin. Depuis hier la malade se lève toute la journée. Elle est capable de faire plusieurs

fois sans douleurs ni fatigue, le tour de la table; elle s'est remise à tricoter, a bon appétit et demande même à aller se promener. Elle ne ressent plus que quelques faibles tiraillements dans les membres.

2 juillet. Le temps étant beau, la malade sort trois fois dans la journée, une demi-heure chaque fois, et s'en trouve bien. Elle a encore un air débilité et se fatigue vite. Le sommeil est profond et prolongé, l'appétit bon, les selles régulières. Le pouls toujours rapide ne descend guère au-dessous de 90.

On prescrit l'électricité. On emploie 8 éléments (Stœhrer), en plaçant le pôle négatif au niveau de l'émergence du plexus brachial, sur les côtés de la colonne vertébrale, le pôle positif est promené sur le rachis et les membres. Vin de quinquina.

10 août. Après quatre séances d'électricité de 10 à 15 minutes chacune, la malade dit d'une façon bien positive que les tiraillements ont cessé dans les membres. Les forces augmentent visiblement. Exeat.

Il existe enfin une troisième forme dans laquelle la myélite est vraisemblablement primitive et la méningite secondaire; en tout cas, le fait capital c'est la myélite. Il n'est pas nécessaire dans ces cas que celle-ci soit bornée à la circonférence, il suffit qu'elle atteigne la surface en un point quelconque. Nous savons que souvent les myélites graves se compliquent d'une méningite, laquelle peut rester localisée au siège de la myélite ou se propager dans tous les sens. Les symptômes de cette méningite sont habituellement relégués au second plan; mais parfois l'affection s'accuse nettement par de la douleur, de la raideur de la colonne vertébrale, des hyperesthésies, etc. Nous avons cru remarquer qu'en général ces cas permettent à leur tour un pronostic plus favorable que ceux de myélite primitive (centrale). Plus les symptômes de la méningite sont accusés, mieux ils rendent compte des troubles fonctionnels existants, et mieux aussi on pourra prédire une issue favorable de la paralysie. Mais il n'est pas possible dans ces cas de préciser rigoureusement le degré de la myélite, ni par conséquent la marche que suivra l'affection.

Le *traitement* des deux premières formes est celui de la méningite aiguë ou subaiguë, et nous renvoyons le lecteur à ce qui a été dit à ce sujet (p. 319). Dans la troisième forme, les principales indications découlent de l'existence de la myélite dont le traitement a été exposé dans ce chapitre même (p. 288). Dans ces cas la méningite étant moins marquée, n'exige qu'un traitement symptomatique qui est facile à combiner avec celui de la myélite. L'iodure de potassium administré par intervalles donne surtout d'excellents résultats. Lorsqu'il y aura des douleurs vives, on aura recours aux narcotiques.

CHAPITRE V

AFFECTIONS SPINALES SECONDAIRES. — PARAPLÉGIES SECONDAIRES

§ 1. Paralysies réflexes ou sympathiques (d'origine réflexe ou nerveuse) : 1. Affections spinales consécutives à des maladies de l'appareil urinaire; 2. Affections spinales consécutives à des maladies de l'appareil digestif; 3. Affections spinales consécutives à des maladies de l'utérus; 4. Paralysies réflexes traumatiques; 5. Paralysies consécutives à des névrites; 6. Paralysies a frigore. — Traitement des paralysies réflexes. — § 2. Paralysies consécutives aux maladies aiguës : 1. Paralysies diphtéritiques; 2. Paralysies consécutives au typhus, au choléra ; 3. Paralysies consécutives aux exanthèmes aigus; 4. Paralysies consécutives aux inflammations intrathoraciques; 5. Paralysies consécutives aux exanthèmes aigus; 6. Paralysies liées à la grossesse et à l'état puerpéral. — Traitement des paralysies consécutives aux maladies aiguës. — § 3. Paralysies consécutives aux maladies chroniques. — § 4. Affections syphilitiques de la moelle.

Dans ce chapitre, nous traiterons d'une série d'affections qui n'atteignent le système nerveux que secondairement, et qui sont la conséquence de maladies antérieures : elles dérivent plus ou moins directement de ces dernières, et leur symptôme le plus ordinaire est une paralysie. Toutes ces affections peuvent revêtir des formes et offrir des degrés variables; leur substratum anatomo-pathologique semble lui aussi être très différent suivant les cas. Il est à peu près certain qu'on n'a pas affaire dans toutes les observations à une maladie du parenchyme de la moelle ou au moins à une maladie accompagnée de lésions anatomiques, mais d'une façon ou d'une autre, la moelle entre si souvent en jeu dans ces circonstances, qu'il est impossible de passer sous silence ces espèces morbides dans un traité didactique des maladies spinales. Pour ce groupe nous adopterons, par exception, une division basée sur l'étiologie et non plus sur l'anatomie pathologique, comme nous l'avons fait jusqu'ici. Ces maladies relèvent les unes de la myélite, d'autres de la méningite, d'autres enfin de la névrite, et une classification anatomique nous aurait conduit à scinder un groupe morbide homogène que l'usage a consacré depuis fort longtemps. Au contraire, l'étiologie constitue ici l'élément essentiel, car c'est d'elle que découlent les notions fondamentales pour le diagnostic, le pronostic et le traitement. De plus, l'anatomie pathologique est encore incomplètement connue et serait incapable de nous fournir une base tout à fait solide.

La connaissance des paralysies secondaires ne remonte pas très loin. Ainsi Ollivier n'en parle pas explicitement, bien qu'il cite plusieurs observations de paraplégies consécutives à la fièvre thyphoïde, au choléra et à la dysenterie, et qu'il fasse mention des travaux de Stanley sur les paralysies réflexes ; mais à vrai dire il n'a pas nettement saisi la relation intime qui existe entre la maladie primitive et la paralysie consécutive. Nous devons dire cependant qu'on avait, avant Ollivier, reconnu la parenté de certaines paralysies avec diverses maladies.

Nous passerons en revue dans ce chapitre :

§ 1. Les paralysies réflexes ou sympathiques, c'est-à-dire d'origine réflexe ou nerveuse ;

§ 2. Les paralysies consécutives aux maladies aiguës ;

§ 3. Les paralysies consécutives aux maladies chroniques ;

§ 4. Les paralysies syphilitiques.

§ 1. **Paralysies réflexes ou sympathiques.** — Ces paralysies ont été désignées sous le nom de sympathiques par Whytt [1] et Prochaska [2] qui les rapportaient au grand sympathique [3]. Toutefois, les observations de ces auteurs étaient restées sans écho et avaient été presque oubliées lorsque l'attention du monde médical fut de nouveau attirée de ce côté par Stanley et Graves. Ces deux auteurs avaient remarqué, presque en même temps, qu'à la suite de certaines affections viscérales il pouvait se développer des paralysies graves, voire même mortelles et qu'à l'autopsie on trouvait alors la moelle épinière intacte, tandis qu'il existait une lésion profonde d'un organe quelconque innervé par les nerfs périphériques ou par le grand sympathique. On ne fut pas tout d'abord frappé de la singularité étiologique de ces observations, on voulut simplement y voir une démonstration de ce fait qu'il peut exister des paralysies graves, aussi graves que celles de la myélite, sans que la moelle elle-même soit malade ; la cause de la paralysie, disait-on, ne se trouve pas dans la moelle, celle-ci n'est atteinte que dans ses fonctions. A cette époque M. Hall venait de découvrir le pouvoir excito-moteur de la moelle, et cette découverte récente avait servi de base à la théorie que nous venons de résumer. M. Hall lui-même l'avait en quelque sorte préparée : en effet dans son traité sur les maladies du système nerveux [4], il avait dit que les paralysies pouvaient, aussi bien que les convulsions, avoir une origine réflexe et il avait cité le cas d'un enfant qui avait été atteint de paralysie à la suite d'une éruption dentaire. Mais ce furent les communications de Stanley [5] qui excitèrent le plus vivement la curiosité. Cet auteur cita plusieurs cas de paraplégie dans lesquels, à l'autopsie, on trouva la moelle parfaitement saine et les organes urinaires profondément altérés : c'est dans ces derniers, dit Stanley, que nous devons rechercher la cause de la paralysie, et il

(1) Whytt, *Observations on the nature, cases and cure of the disorders, which were commonly called nervous hypochondriac and hysteric*, etc., Edinburg, 1765, trad. de l'anglais par Lebègue de Presle, Paris, 1767.

(2) Prochaska, *Institution. physiologiæ humanæ*, vol. I et II, Windobonæ, 1806.

(3) « Nervi enim mesenterii non tantum cum intestinis, stomacho, jecore aliisque visceribus communicant, sed etiam cum lumborum aliarumque partium nervis et consequenter cum artuum. » (Willis).

(4) Marshall Hall, *On the diseases and derangements of the nervous system*, London, 1841.

(5) E. Stanley, *Med. chirurg. Transactions*, vol. XVII, 1833, p. 260. *On the irritation of the spinal cord and its nerves in connexion with diseases of the kidneys*.

ajoute : « Les circonstances dans lesquelles nous avons observé ces néphrites concurremment avec des paraplégies ne permettent guère d'admettre que les symptômes aient été engendrés par la moelle. » Les observations de Stanley ne sont pas toutes également probantes, mais les observations V et VI ont une valeur démonstrative toute particulière. L'observation V a trait à un jeune homme de 22 ans qui, ayant arrêté un écoulement blennorrhagique au moyen d'injections, fut pris de rétention d'urine, de paralysie des sphincters et d'une paralysie incomplète des membres inférieurs : il avait de violentes douleurs au niveau de la 5e vertèbre lombaire, et quelque temps après, les membres abdominaux devinrent complètement paralysés et presque insensibles. A l'autopsie, on vit les reins volumineux, ramollis, renfermant de petits foyers tout à fait purulents : le cerveau et la moelle semblaient parfaitement sains. L'observation VI concerne un jeune homme atteint de blennorrhagie et de phimosis, qui fut brusquement frappé de paraplégie : la motilité était totalement abolie, la sensibilité presque complètement : il y avait eu un ou deux jours auparavant des douleurs lombaires. A l'autopsie, on trouva comme seule lésion une congestion de la moelle lombaire. Stanley cite encore, à l'appui de sa thèse, quatre observations de Hunt relatives à des affections rénales compliquées de paraplégie, et il rappelle ces maladies utérines avec lesquelles coexiste une paralysie telle que le malade ne peut quitter le lit.

Graves [1] prétendit que, bien avant Stanley, il avait, dans deux leçons, rapporté des observations tendant à prouver qu'il ne fallait pas toujours rechercher la cause des paraplégies dans la moelle épinière : ce dont on ne s'est pas bien rendu compte jusqu'à présent, dit ce clinicien, c'est qu'une cause périphérique peut par réflexe occasionner une paralysie en un point fort éloigné : il y a dans ces cas une impression morbide périphérique qui, le long des troncs nerveux, se propage jusqu'à la moelle. La plupart des observations dues à Graves se rapportent à des affections inflammatoires ou autres du tube intestinal, particulièrement à des dysenteries et à des entéralgies. A ces faits, Graves en ajoute une série d'autres dans lesquels la paraplégie avait été occasionnée par l'impression du froid, et il termine en citant des paraplégies consécutives à des affections fébriles. — La théorie des paralysies réflexes a été importée en Allemagne par Henoch [2] dont le mémoire relatif à cette question fut couronné, et par Romberg (Lehrbuch der Nervenkrankheiten. 1846). Ce dernier, d'accord avec le clinicien anglais, compte trois espèces de paralysies réflexes : 1) celles provenant d'une affection du tube intestinal ; 2) celles dues à une affection des voies urinaires ; 3) celles occasionnées par une affection utérine. De nombreuses observations sont venues confirmer depuis cette triple étiologie qui, de nos jours, est universellement admise. Quant à la pathogénie, elle a été l'objet de très vives discussions. La théorie réflexe ne reposait pas sur une assise physiologique bien solide, et on accueillit avec empressement la découverte de Comhaire [3] qui, en extirpant les reins à des chiens, remarqua qu'il se produisait toujours une faiblesse notable du membre inférieur du côté où avait porté l'opération. Mais la critique ne fut pas longue à se réveiller. Hasse et Valentiner objectèrent que les raisons physiologiques invoquées en faveur de la théorie des paralysies réflexes étaient parfaitement insuffisantes, que les observations de Comhaire ne prouvaient absolument rien et que si les chiens opérés avaient présenté de la faiblesse dans un membre, c'était simplement parce qu'on leur avait coupé les muscles du côté correspondant. En 1856, Leroy d'Étiolles reprit les expériences de Comhaire et arriva à des résultats tout différents : dans six cas, il irrita les reins par des injections, des caustiques, etc., et ne réussit jamais à provoquer une paraplégie. La théorie ne pouvait donc se maintenir que s'il était bien prouvé que, dans les cas observés chez l'homme, la moelle était constamment reconnue saine dans toute son étendue; mais cette observation n'était pas aisée à fournir, étant donnée l'insuffisance des méthodes d'alors pour l'examen histologique de la moelle. Aussi Romberg dit-il, dans la 3e édition de son livre déjà cité, que la théorie des paralysies réflexes n'est pas complètement démontrée, que les paralysies dysentériques rentrent dans la catégorie de celles d'origine diphtéritique, et que celles consécutives à des affections utérines doivent être rangées dans la classe des paralysies hystériques. Mais que deviennent alors celles qui succèdent à des affections de la vessie et des reins ? — Tout en perdant en Romberg un de ses défenseurs les plus autorisés, la théorie des paralysies réflexes n'a pourtant jamais été complètement abandonnée, et les découvertes physiologiques de ces derniers temps sont même venues plaider en sa faveur. En effet, on apprit à connaître les phénomènes d'arrêt d'origine cérébrale et spinale et l'on reconnut qu'une vive irritation portant sur un nerf périphérique peut entraver, autant dire paralyser, transitoirement le fonctionnement normal, tant moteur que sensitif, de la moelle (voy. p. 40). Lewisson [4] institua des expériences uniquement dans le but d'en résoudre les problèmes cliniques. Il démontra qu'une forte excitation des viscères était capable

---

(1) Graves, *London med. et surg.*, J. 1832, novembre. — *A system of clinical medicine*, London 1843, article Paraplégie, p. 396, traduit par Jaccoud, Paris, 1862.
(2) Henoch, *Vergleichende Pathologie der Bewegungsnervenkrankheiten der Menschen und der Hausthiere*. Mémoire couronné, Berlin, 1845.
(3) Comhaire, *Sur l'extirpation des reins*, Paris, 1840.
(4) Lewisson, *Ueber Hemmung der Thätigkeit der motorischen Nervencentren durch Reizung sensibler Nerven* (Dubois-Reymond und Reichert's *Archiv für Anatomie*, p. 255-266.)

d'arrêter momentanément le fonctionnement normal de la moelle. Il remarqua, en tirant les reins hors de la plaie, et, en les comprimant fortement entre les doigts, qu'on déterminait dans les pattes de derrière une paralysie complète avec abolition du pouvoir réflexe : ces phénomènes persistaient tant que durait la compression et ordinairement même un peu plus longtemps. Pendant le même temps, le sciatique était privé de son excitabilité électrique. Lewisson parvint également à déterminer une paraplégie complète transitoire en contusionnant soit l'utérus, soit une anse intestinale sur une longueur de 0^m,04, soit la vessie. La paralysie cessait toujours brusquement, et à l'autopsie la moelle était constamment reconnue saine. Lewisson, se basant sur ces expériences, dit que la théorie des paralysies réflexes est parfaitement justifiée, et en cela nous ne pouvons faire autrement que d'être de son avis. Mais si nous venons à comparer les paralysies qu'il produisait artificiellement avec celles qui ont été décrites par Stanley, Graves et Romberg, nous saisissons à première vue de grandes différences. D'un côté, nous voyons une vive irritation périphérique provoquer une paraplégie instantanée qui dure aussi longtemps que l'irritation et cesse avec elle ; de l'autre, nous trouvons des affections généralement anciennes dont la période d'excitation est passée ou à peu près, et qui conduisent lentement à des paralysies qui, une fois créées, subsistent de leur propre chef et indépendamment de l'affection originelle. La différence est telle qu'il devient impossible d'invoquer les expériences de Lewisson pour expliquer les formes habituelles des paralysies dites réflexes. Toutefois il existe certaines observations où l'analogie est plus complète et dont on peut dire vraiment qu'elles ont trait à des paralysies réflexes dans le sens physiologique de ce mot. Lorsque, par exemple, à la suite d'un déplacement de la matrice, il se produit une paraplégie qui cesse aussitôt après la réduction, ou lorsque dans une entéralgie il survient de la faiblesse et du tremblement dans les membres inférieurs, au point que le malade peut à peine se tenir debout et qu'en trois jours toute faiblesse a disparu, il est bien permis d'admettre avec Lewisson qu'il s'agit dans ces cas de paralysies d'origine réflexe.

Les critiques soulevées contre la théorie réflexe conduisirent à d'autres théories qui toutes se basent sur cette hypothèse que la paralysie est dans tous ces cas purement fonctionnelle et ne repose sur aucune lésion spinale : nommons entre autres la théorie de Brown-Séquard et celle de Jaccoud.

La théorie de Brown-Séquard [1] n'est, à proprement parler, qu'une modification de la théorie réflexe : elle place la cause de la paralysie dans les vaisseaux sanguins. L'auteur se base sur des recherches expérimentales faites en 1856 : il avait remarqué qu'en irritant soit un organe, soit un nerf périphérique, il se produisait une contraction des vaisseaux dans la moelle ou dans les muscles des membres, et il s'était cru en droit de conclure que c'était là la véritable cause des troubles observés. Depuis on a vu bien souvent la contraction des vaisseaux, notamment des artères, à la suite d'irritations périphériques, et on a reconnu que ce phénomène était banal et fugace. Mais en admettant même qu'il puisse se produire ainsi une paralysie ou au moins une faiblesse paralytique, on n'expliquerait jamais de cette façon que les seules paralysies très éphémères, analogues à celles que Lewisson obtenait dans ses expériences, et nous avons démontré que les expériences de Lewisson sont insuffisantes pour rendre compte de tous les faits cliniques. Nous ne trouvons cependant rien d'impossible à ce que les paralysies qui surgissent brusquement à la suite de fortes coliques ou de fortes diarrhées et qui disparaissent aussi rapidement qu'elles sont venues, puissent être rapportées à une contraction spasmodique des vaisseaux. Mais les paralysies graves et de longue durée ne peuvent pas plus que l'atrophie musculaire, être attribuées à une contraction musculaire.

La théorie de l'épuisement due à Jaccoud [2] a encore eu moins de succès que la précédente. D'après son auteur, l'irritation provenant de la vessie, de l'utérus ou de l'intestin enflammé finirait par épuiser, par fatiguer le centre d'innervation situé dans la moelle et par le paralyser d'une façon persistante. La physiologie ne fournit d'autre argument en faveur de cette explication, que les phénomènes d'arrêt dont nous avons déjà parlé.

Ce qui a fait la fortune de la théorie réflexe, c'est qu'on regardait comme parfaitement démontrée l'absence de toute lésion dans la moelle épinière ; on fut dès lors conduit à placer la cause de la paralysie dans d'autres organes et les observations de Stanley semblèrent fournir la vérification rigoureuse de cette hypothèse. Mais on ne tarda pas à s'apercevoir que cette soi-disant intégrité de la moelle n'était rien moins que démontrée ; chaque jour amenait un nouvel exemple d'une moelle qu'on avait crue saine à l'œil nu et qu'on trouvait au microscope profondément altérée ; on apprenait à reconnaître l'insuffisance de l'examen microscopique : et bientôt on publia des observations de paralysies réflexes, peu nombreuses il est vrai, dans lesquelles la moelle avait été démontrée malade. Les premières sont dues à W. Gull, qui s'en servit [3] pour

[1] Brown-Séquard, Leçons sur le diagnostic et le traitement des principales formes de paralysie des membres inférieurs, traduites de l'anglais par Richard Gordon, Paris, 1865.
[2] Jaccoud, Les paraplégies et l'ataxie du mouvement, Paris, 1864, p. 353. Voyez Théorie de l'épuisement.
[3] W. Gull, Med. chir. Transactions, 1856, v. XXXIX et On paralysis of the lower extremities consequent upon diseases of the bladder and kidneys (Guy's Hosp. Reports, 1861, third série, v. VII, p. 313.)

réfuter la théorie des paralysies réflexes[1]; voici ces raisons : d'après lui la paralysie consécutive à des affections vésicales (paraplégie urinaire) se montre presque exclusivement chez
l'homme, à peu près jamais chez la femme ni chez l'enfant; elle ne se manifeste que lorsque les maladies de la vessie ou les rétrécissements uréthraux ont déjà plusieurs années de durée, par conséquent à une époque où la sensibilité des nerfs de la muqueuse doit être considérablement émoussée. W. Gull croit que l'inflammation des voies urinaires se propage par continuité jusqu'à la
moelle, et cette propagation se trouve favorisée chez l'homme par la complication anatomique
des organes génito-urinaires, et il cite à l'appui l'observation d'une paraplégie mortelle consécutive à une blennorrhagie avec syphilis : la moelle semblait saine à l'œil nu, mais le microscope décéla une dégénérescence graisseuse de la substance médullaire située au-dessous de la
6e paire dorsale. On ne possède jusqu'à présent que très peu d'observations analogues. Si nous
exceptons une observation de Kussmaul[2] dans laquelle on a trouvé une dégénérescence
graisseuse d'une partie des tubes nerveux des deux sciatiques, il n'en existe à notre connaissance que deux que nous avons relatées dans notre travail sur les paraplégies urinaires[3].
Toutes deux ont trait à des maladies de la vessie : chez l'un des malades l'affection vésicale
avait succédé à un rétrécissement ancien de l'urèthre, elle fut suivie de symptômes paralytiques
graves lesquels semblaient dériver d'une affection commençante de la portion supérieure de
la moelle lombaire; l'autopsie révéla dans les deux cas un ramollissement très intense et très
étendu de la moelle, et même dans l'un des deux il existait des foyers d'encéphalite ; la myélite
prenait son point de départ au lieu d'émergence des nerfs vésicaux, ce qui fit présumer que le
processus inflammatoire avait cheminé le long des nerfs depuis la vessie jusqu'à la moelle,
mais la preuve matérielle de cette propagation n'a pas pu être fournie. Une thèse semblable
avait déjà été soutenue antérieurement par R. Remak[4] qui, s'appuyant moins sur des recherches anatomo-pathologiques que sur l'analyse d'observations cliniques, avait depuis longtemps émis l'opinion que bien des paralysies auxquelles on attribuait une origine spinale
provenaient d'une affection le plus souvent inflammatoire des gros troncs nerveux. D'après lui
la majeure partie des cas rapportés par Leroy d'Étiolles seraient passibles de cette explication.
Il prétendait aussi que les paralysies graves qui s'accompagnent de paralysie de la vessie avec
néphrite consécutive sont dues à une névrite lombo-sacrée et guérissent par l'emploi du courant
continu. D'après lui, cette névrite aurait son point de départ dans les nerfs lombaires et sacrés;
s'étendrait de là jusqu'aux nerfs plantaires et occasionnerait de violentes douleurs, parfois
même de l'œdème. Il pensait en outre que les paraplégies compliquées de paralysie de la vessie
et du rectum pouvaient tenir à une myélite combinée avec une névrite.

Dans notre travail sur les paraplégies urinaires, ainsi que dans notre mémoire sur les paralysies réflexes, nous avons adopté la manière de voir de Remak, et la raison que nous en avons
donnée, c'est que la myélite a d'ordinaire son point de départ à la partie supérieure du renflement lombaire, c'est-à-dire au point d'émergence des nerfs vésicaux.

Mais les affections de la vessie ne sont pas les seules qui conduisent à des maladies spinales,
et on doit se demander si les autres se propagent à la moelle en suivant la même voie et s'y
répercutent toujours sous forme de myélite. Nous savons que les affections utérines et intestinales sont capables de donner naissance à des paraplégies et dans notre mémoire ci-dessus
mentionné nous avons cherché à démontrer qu'il s'agit aussi dans ces cas d'une propagation
de l'inflammation à la moelle par voie de névrite. Mais ici les manifestations sont loin d'être
aussi sérieuses que dans les paraplégies urinaires, lesquelles, comme nous l'avons vu, peuvent conduire à la mort par une myélite et une myéloméningite intenses; l'on peut dire, au contraire, que dans les affections utérines ou intestinales les cas de paralysies graves constituent
l'exception; le plus souvent il ne se produit que des symptômes d'excitation qui sont très
étendus, mais qui ont une marche bénigne et ne donnent jamais l'occasion de pratiquer des
autopsies. Dans notre mémoire, nous avons rapporté à la méningite, ou plutôt à la pachyméningite, les accidents spinaux occasionnés par une dysenterie. En parlant de la pachyméningite
chronique (p. 591), nous avons cherché à prouver, en nous basant sur des observations cliniques,

(1) On peut dire que la théorie anatomique est de beaucoup la plus ancienne et qu'elle n'a été que momentanément éclipsée par la théorie réflexe. Dès 1789, Troja s'exprimait ainsi : « Une forte inflammation des
reins peut se propager aux nerfs de l'organe et gagner par là la moelle épinière, et on a vu, dans ces
cas, les extrémités inférieures devenir paralysées de la sensibilité et du mouvement, et la mort s'en-
suivre. » Graves était également favorable à l'idée d'une propagation par continuité.
(2) Kussmaul, Würtz. med. Zeitschrift, Band IV, p. 56-63.
(3) Leyden, De paraplegiis urinariis, Königsberg, 1865.
(4) R. Remak. Ueber die durch Neuritis bedingten Lähmungen, Neuralgien und Krämpfe. Allg.
med. Centralztg, 1860, 12, et Œsterr. Zeitschr. f. prakt. Heilkunde, 1860, 45 et 48. — Ueber Paraplegia
uro-genitalis, med. Centralztg, 1860, 21. — On trouvera des détails plus circonstanciés sur l'histoire de
la névrite dans les deux mémoires de Tiesler, Ueber Neuritis, Königsberg, 1869, et de R. Klemm, Ueber
Neuritis migrans, Strasbourg, 1874.
(5) R. Volkmann, Sammlung klinischer Vorträge, n° 2, 1870. Ueber Reflexlähmungen.

que des inflammations chroniques de la région abdominale, entre autres celles du petit bassin, de même que les inflammations intra-thoraciques, notamment la pleurite et la péripleurite, et enfin les névrites chroniques peuvent se propager à la moelle et déterminer la péripachyméningite chronique.

Cette manière de voir avait besoin d'être contrôlée par des recherches expérimentales. Tiesler institua, en 1869, de nombreuses expériences et put, dans un cas, constater la propagation directe de la névrite à la moelle épinière. Il avait produit chez un chien une névrite artificielle du sciatique, l'animal fut paraplégié et mourut bientôt après. A l'autopsie, on trouva dans la moelle, au point d'émergence du plexus sacré un foyer purulent qui occupait toute l'épaisseur de la moelle, sur une étendue de 0^m,008 et qui contenait une grande quantité de corps granuleux et de globules de pus. Peu de temps après, le Dr Feinberg [1] (de Kowno), publia d'autres expériences tout aussi concluantes : sur des lapins, en cautérisant le sciatique avec de la potasse caustique, il déterminait une névrite qui s'étendait presque toujours à la moelle : dans dix cas il put constater une inflammation bien manifeste, parfois très étendue, occupant surtout la substance grise de la moelle : une fois elle se prolongeait jusqu'à la moelle allongée. Le principal caractère de ces myélites, était la diminution de consistance de la substance médullaire. Mentionnons enfin la dissertation inaugurale du D'Klemm (Strasbourg, 1874) dont les recherches se rapprochent le plus de ce qu'il nous est donné d'observer chez l'homme. L'auteur déterminait de la névrite sur des lapins, en injectant une solution arsénicale sous le névrilème du sciatique, et il observait régulièrement une névrite ascendante et descendante à foyers disséminés et caractérisée par une hyperémie avec gonflement du névrilème : l'inflammation gagnait le canal rachidien et de préférence le tissu conjonctif situé en dehors de la dure-mère (péripachyméningite) : cette inflammation était plus ou moins intense et plus ou moins étendue ; dans quelques cas, elle envahissait toute la longueur du rachis et une fois même elle pénétrait dans la boîte crânienne ; elle consistait en une infiltration hémorrhagique sanieuse, avec dégénérescence graisseuse, dépôts de fibrine et de pus. Mais ce n'était pas tout : la névrite ne s'arrêtait pas au rachis, elle gagnait soit le membre inférieur du côté opposé, soit le membre supérieur du même côté (névrite sympathique). Rarement le tissu de la moelle était atteint. Ces recherches confirment et complètent en bien des points les observations prises sur l'homme. Désormais la névrite ascendante, descendante, disséminée, sympathique ainsi que la possibilité de l'extension de l'inflammation à l'axe rachidien sont des faits démontrés. De plus, on voit que la péripachyméningite, plus rarement la myélite ou la myéloméningite sont les formes que revêt cette inflammation spinale.

Reste la question de savoir si l'inflammation est capable de s'étendre jusqu'au cerveau ou à ses enveloppes : ici encore les expériences de Klemm, tout aussi bien que les observations faites sur l'homme permettent de répondre par l'affirmative. Dans une des expériences de Feinberg, la myélite s'était propagée jusqu'à la moelle allongée ; dans deux expériences de Klemm, l'inflammation s'étendait une fois depuis le sciatique, une fois depuis le nerf brachial, jusque dans la cavité crânienne : la dure-mère cérébrale était fortement hyperémiée dans sa partie convexe et présentait de nombreux points ecchymotiques à sa base ; quant à la pie-mère, elle était jaunâtre et légèrement trouble. En ce qui concerne l'homme, notre seconde observation de paraplégie urinaire offre un exemple de propagation de la myélite à la substance cérébrale, et de plus la possibilité de cette propagation est démontrée par la clinique. On admet généralement comme un fait assez commun que la névrite propagée gagne quelquefois le système cérébro-spinal, car il peut survenir de la douleur de tête (nerf occipital), des douleurs à la face, de l'insomnie, de l'épilepsie et de l'excitation psychique. Chose plus curieuse! on voit même des cas où une névrite périphérique occasionne des lésions cérébrales sans avoir passé par la moelle : on ne trouve pas dans la littérature médicale de faits de ce genre [2], mais nous avons eu occasion d'en observer quatre où nous avons pu, avec beaucoup de vraisemblance, expliquer de cette façon les lésions du cerveau. Nous nous contenterons d'en citer un seul, à propos des paralysies réflexes d'origine traumatique ; on y verra une preuve (clinique et non anatomique, car le malade vit encore) de ce genre de propagation ; il s'agit d'une névrite traumatique à la suite d'une plaie par arme à feu ; le sujet présenta d'abord de la faiblesse et de l'atrophie de la jambe et finit par être atteint d'une hémiparésie de tout le côté correspondant (V. p 525.)

§. *Paralysies et affections spinales consécutives à des maladies de l'appareil urinaire.* — On a pu voir par ce que nous venons de dire que de toutes les

---

[1] Feinberg (de Kowno) *Ueber Reflexlähmungen* (*Berl. klin. Wochenschrift*, 1871, n° 41).

[2] Il nous semble néanmoins qu'on a déjà observé quelques cas semblables. Martinet, *Hémiplégie par affection des nerfs périphériques* (*Arch. gén. de méd.*, 1843. décembre). — Lallemand a aussi publié un cas de névrite du plexus brachial qui s'est étendue de bas en haut et a occasionné une encéphalite. Comparez aussi Pellegrino Lévi, (*Arch. gén. de méd.*, 1868).

paralysies secondaires, celles qui surviennent à la suite d'affections des voies urinaires sont les plus fréquentes et les mieux démontrées.

Dans cette catégorie rentrent d'abord les observations bien nettes de Stanley
et un grand nombre d'autres publiées depuis. Les faits les plus probants sont
ceux où une affection des voies urinaires telle que rétrécissement, blennorrhagie,
calculs, s'est compliquée ultérieurement de paraplégie : les exemples de ce genre
sont assez nombreux et c'est sur eux qu'on s'est basé chaque fois qu'on a voulu
démontrer l'existence des affections spinales secondaires. Les symptômes spinaux pas plus que la partie de l'appareil urinaire qui leur donne naissance, ne
sont toujours les mêmes.

1). — Les exemples authentiques de *paralysies consécutives à des maladies
des reins* sont les plus rares ; elles ont surtout été peu communes dans ces derniers temps. Parmi les observations de Stanley [1] nous devons rejeter celles où
il existait un ramollissement des reins avec de petits foyers purulents, car il est
plus que probable qu'il s'agissait alors de ces néphrocystites qui se développent à
la suite des paraplégies graves : il est vrai de dire que la moelle paraissait saine,
du moins à l'œil nu; mais nous savons de reste que l'examen microscopique est
loin d'être suffisant et qu'une myélite même grave peut être méconnue, quand
on n'emploie pas le microscope. Aussi, toutes les anciennes observations n'ayant
pas pour base un examen microscopique convenable n'ont aucun caractère démonstratif; nous citerons cependant les plus remarquables d'entre elles. Dès 1873,
Troja avait avancé qu'une néphrite intense pouvait se propager à la moelle et
occasionner des paraplégies mortelles. Tout récemment, le Dr Herrmann (de
Pfungstadt) [2] a cité des faits semblables et, d'après lui, il s'agirait d'affections
spinales consécutives à des maladies des reins.

Le premier cas a trait à une petite fille de 9 ans prise brusquement de vives douleurs avec
gonflement dans un genou : l'autre genou et les deux cous-de-pieds étaient aussi douloureux
par moments; il y avait de la sensibilité de la colonne lombaire et la marche était impossible à cause des douleurs. Les urines étaient abondantes et contenaient de l'albumine et
des cylindres épithéliaux. Les accidents spinaux persistèrent une fois la néphrite guérie, mais
disparurent à leur tour, grâce à l'emploi du courant continu. — Le second cas qui concerne un
jeune paysan de 17 ans ressemble au précédent. — Quant au troisième, il est plus concluant :
c'est l'histoire d'un enfant de la campagne, âgé de 13 ans qui depuis six semaines, à la suite
d'un refroidissement, était atteint d'une légère paralysie faciale avec hyperesthésie généralisée et
douleurs au niveau de la 1re vertèbre lombaire. Le malade était obligé de garder le lit et il lui
était impossible de se dresser sur ses jambes. L'urine était jumenteuse et contenait des cylindres épithéliaux et des cristaux d'acide urique avec de l'albumine en quantité. Le bras droit
resta paralysé durant un certain temps. Ce malade guérit également au bout de plusieurs semaines de sa néphrite, et dans la suite les accidents nerveux disparurent sous l'influence du
courant continu [3].

Les symptômes spinaux ont-ils véritablement été engendrés dans ces divers cas
par la néphrite, ou bien cette dernière n'a-t-elle été elle-même que la conséquence
d'une affection nerveuse rhumatismale primitive (névrite avec pachyméningite)?
Cette dernière hypothèse est peut-être bien la vraie, étant donné le peu d'intensité
de la néphrite et la marche aiguë de la maladie. Il se pourrait que dans la dernière
il y ait eu une pyélonéphrite due à un dépôt d'acide urique, et il est permis de
la rapprocher de celle de Leroy d'Etiolles, où il existait à la fois des calculs né-

(1) Edw. Stanley, *On irritation of the spinal Cord and its Nerves in connexion with Disease in the
Kidney (Medico-chirurgical Transactions,* London, vol. XVIII, part I, p. 260, et *Arch. gén. de méd.*
2e Série, t. V, p. 95.)

(2) Herrmann (de Pfungstadt) *Deutsches Arch. f. klin. Medicin,* 1874, Band XV, p. 101-110.

(3) Voyez aussi A. Laveran, *Observation de myélite centrale subaiguë compliquée de nephrocystite et
d'infection purulente.* — *Remarques sur les paralysies dites réflexes* (Arch. de physiol., 2e Série,
t. II, 1875, p. 867-878.

phrétiques et vésicaux et où il y avait une paraplégie secondaire. Le D.ʳ Karmin
de Teplitz rapporte également l'histoire d'une paraplégie rénale consécutive à une
pyélite calculeuse qui fut guérie par l'emploi des eaux de Teplitz.

2) *Les affections de la vessie* fournissent les observations les plus nombreuses et les plus incontestées de paralysies secondaires. Le point de départ des accidents a été le plus souvent une *cystite du col d'origine blennorrhagique :* les
obs. V et VI de Stanley appartiennent à cette catégorie, et sur les 41 cas de Leroy
d'Etiolles, 5 reconnaissent comme cause une uréthrite propagée au col vésical.
Nous pouvons aussi citer un cas de G. Hirsch [1] relatif à un commis de magasin
âgé de 31 ans qui, à la suite d'une uréthrite chronique rebelle, avait éprouvé de la
douleur et de la raideur dans les reins et de la faiblesse dans les jambes : des
sangsues, de l'eau de Wildbad et des emplâtres émétisés appliqués à la région
sacrée firent justice de ces accidents. — Nous pouvons également ranger ici les
paralysies consécutives à un *rétrécissement uréthral*, dont Leroy d'Etiolles
rapporte un exemple et dont nous-même avons relaté un cas type dans notre travail sur les paraplégies urinaires. Cette observation est reproduite ci-dessus à propos de la myélite généralisée (p. 474).

Des *cystites* et particulièrement des *cystites du col, d'origine non blennorrhagique* peuvent également être suivies de paralysie; nous n'avons qu'à citer la
cystite cantharidienne : les vétérinaires ont remarqué depuis longtemps que les
chevaux auxquels on fait des frictions avec des pommades cantharidiennes trop
concentrées, deviennent faibles des jambes et s'abattent. Brodie a cité un exemple
de ce genre chez l'homme : un vieillard de 63 ans qui avait avalé par inadvertence
un liniment contenant de la teinture de cantharides fut pris bientôt d'ischurie et
de paraplégie ; au bout de quatre ans, cette dernière s'était suffisamment améliorée pour que le malade pût marcher avec des béquilles, mais elle était loin d'être
guérie. — Les accidents cependant peuvent aussi être causés par des *calculs
vésicaux*, témoins notre troisième observation et deux cas de Leroy d'Etiolles [2].
Les calculs cependant amènent plus ordinairement des douleurs au sacrum et des
douleurs irradiées dans les jambes. — La cystite primitive ne semble pas être
une cause bien fréquente de paraplégie; nous en avons publié un exemple et parmi
les observations de Stanley il en est quelques-unes qui pourraient être rapportées
à cette étiologie.

3) Les *affections de la prostate* qui touchent de si près à celles du col de la
vessie peuvent aussi être cause de paraplégie. Les inflammations aiguës ou chroniques, l'hypertrophie, les abcès de la prostate se compliquent volontiers de douleurs névralgiques et de paraplégie dans les deux jambes. Le célèbre chirurgien
Sanson était atteint d'hypertrophie de la prostate et de la vessie ainsi que de
rétention d'urine et il devint paraplégié dans la suite. L'autopsie pratiquée par
Rayer, Cruveilhier et Chomel ne révéla aucune altération de la moelle. Leroy
d'Etiolles cite l'histoire d'un malade qui était allé consulter Rayer, Magendie et
d'autres maitres pour une hypertrophie de la prostate et qui plus tard fut atteint
de paraplégie : on reconnut la présence d'un abcès qui fut ouvert et lorsque la
suppuration fut tarie, la paralysie diminua et guérit rapidement. Des cas analogues ont été rapportés par Civiale. Du reste, tout le monde sait qu'il n'est pas
rare d'observer de la faiblesse et de la paralysie des membres inférieurs à la
suite de prostatite.

4) *Maladies des organes génitaux de l'homme.* Nous avons déjà mentionné
la blennorrhagie, l'uréthrite chronique et les rétrécissements comme pouvant

---

[1] Hirsch, *Klinische Fragmente*, Königsberg, 1ᵉ Abtheilung.
[2] Voy. aussi Morgan, *Calculus in the bladder with reflex-Paraplegia*. Amélioration après l'opération
(*Med. Press. and Circul.*, 9 décembre 1868).

être le point de départ de paralysies : la tunique vaginale, lorsqu'elle est enflammée, est quelquefois aussi, mais rarement cause de paralysie : c'est ce qu'il nous a été donné d'observer une fois en compagnie de M. le Dr Basler d'Offenbourg.

M. H. âgé de 69 ans était atteint depuis plusieurs années d'une hydrocèle à droite. A la fin de l'année 1872, il fut opéré trois fois par l'électropuncture mais la maladie ne fut qu'améliorée sans être guérie. En janvier 1873, deux jours après la dernière ponction, il ressentit, dit-il, comme une déchirure dans le scrotum lequel se mit à gonfler et acquit le volume d'une tête d'enfant, en même temps il eut un frisson et un peu de fièvre. Deux jours après on constata un point fluctuant qui fut incisé. Dix jours plus tard nouveau gonflement et nouveau frisson, le pus cette fois se fit spontanément jour dehors. Comme il s'écoulait mal on réunit les deux petites fistules par une incision de 3 centimètres de longueur. On pratiqua des injections phéniquées et la guérison s'effectua dans l'espace de quatre semaines.

Pendant l'été de 1873, H. alla passer plusieurs semaines à Badenweiler pour se distraire et vers cette époque il commença à ressentir, au point d'émergence du nerf crural droit, une légère douleur qui venait et disparaissait ; il éprouvait également de temps à autre dans le cou-de-pied droit quelques douleurs qu'il attribuait à une foulure. En janvier 1874, il ressentit à la région sacrée des douleurs qui devinrent plus intenses en février. A dater de ce moment elles changèrent de place presque journellement ; tantôt elles occupaient l'aine droite, tantôt l'aine gauche, puis le sacrum, puis l'un ou l'autre des sciatiques. Elles occupaient également la cuisse jusqu'au genou. L'électricité, les vésicatoires, les frictions, les bains, les laxatifs, tout fut essayé et resta sans effet. Les douleurs augmentèrent au point de devenir intolérables par instants, les injections morphinées seules réussissaient à les calmer un peu. Peu à peu les mouvements devinrent plus difficiles dans la jambe droite puis dans la gauche ; il y avait dans ces parties une vive hyperesthésie musculaire et le moindre mouvement arrachait des cris au malade. La jambe droite diminua notablement de volume. Au mois de mai apparurent par instants des douleurs dans les nerfs intercostaux inférieurs.

Du 5 juin 1874 au 3 juillet suivant, le malade fit un séjour à Wildbad et usa largement des injections hypodermiques, les douleurs étant devenues atroces. La faiblesse des jambes allait croissant et l'état du malade s'aggravait de jour en jour ; il ne pouvait pas se dresser debout et parvenait à peine à remuer les jambes dans le lit ; la gauche tout en étant très faible l'était encore moins que la droite. Les muscles de la cuisse droite s'atrophièrent considérablement, ceux de la jambe un peu moins ; à gauche il n'y avait pas d'atrophie bien appréciable. Le malade mourut au mois d'août 1874 au milieu de symptômes urémiques tels que vomissements, délire, coma, dus à l'atrophie rénale. L'autopsie ne put être faite (1).

Si nous analysons tous les cas que nous venons de passer en revue, nous trouvons que le point de départ habituel sinon constant de la paralysie, est une affection du col vésical, que cette affection soit produite par de la blennorrhagie, des rétrécissements, de l'ischurie ou bien par des maladies de la prostate ou des calculs vésicaux. La simple inspection des dispositions anatomiques de la région nous apprend que c'est par cette voie que l'inflammation se propage le plus facilement au tissu cellulaire du bassin et aux nerfs : dans les reins cette propagation trouverait des dispositions éminemment moins favorables. On s'explique ainsi pourquoi le plus grand nombre de ces paraplégies secondaires surviennent chez l'homme, grâce à la complication de structure du col vésical. Pour notre compte, nous n'en avons trouvé aucun cas chez la femme ni chez l'enfant ; cependant Gull en cite quelques exemples, mais ces faits sont exceptionnels.

Le mode de *début* et les symptômes spéciaux ne sont pas toujours très carac-

(1) Le professeur Lücke a vu deux cas semblables sur lesquels il a bien voulu nous communiquer les renseignements suivants :

I. — M. F., de Berne, âgé de 30 ans, souffrait de douleurs lombaires, de légères douleurs irradiées dans les deux extrémités et d'un commencement d'incertitude de la marche. Il était porteur d'une hydrocèle droite dont la paroi était très épaissie et qui était douloureuse spontanément et à la pression. On incisa la vaginale, et la guérison fut obtenue par suppuration. Les symptômes spinaux disparurent et F. fut complètement guéri.

II. — M. G., d'Aarau, âgé de 39 ans, vint me consulter en 1868 pour une incertitude de la marche qu'il ressentait depuis quelque temps, et pour des douleurs qui, remontant le long du cordon spermatique gauche, s'irradiaient de là dans les deux membres inférieurs. On trouva à gauche une hydrocèle assez fortement tendue qui était légèrement douloureuse à la pression. Le malade ne put se décider à subir une opération ; je le vis plusieurs mois après, toujours dans le même état, toutefois il lui était possible de vaquer à ses occupations. Je l'ai perdu de vue depuis.

téristiques, et le *diagnostic* reste souvent hésitant. Tout ce que l'on peut dire, c'est qu'il n'y a jamais une paralysie réflexe pure dans le sens que lui attribue Lewisson, et que bien des cas décrits sous ce titre ne sont autre chose que des exemples de myélite. Dans les observations où l'on note des douleurs vives au sacrum et dans les jambes, il est permis de penser qu'il s'agit d'une névrite (Stanley, Remak) simple ou compliquée de méningite rachidienne. Quant aux atrophies musculaires, elles n'ont été vues que dans l'hydrocèle, et il est difficile de dire si elles étaient le fait d'une névrite ou d'une myélite.

Nous croyons pouvoir nous dispenser de décrire tous les *symptômes*, car ces derniers varient suivant la nature et le stade du processus secondaire; du reste ils ne présentent rien de particulier et ils appartiennent tantôt à la névrite, tantôt à la pachyméningite, tantôt à la myélite ou à la myélo-méningite, et on en trouvera la description à propos de chacune de ces maladies. Nous savons bien que Gull et Brown-Séquard ont voulu tracer une symptomatologie spéciale pour les paralysies secondaires, mais nous n'adoptons leurs conclusions qu'avec bien des restrictions : tout ce qu'il y a de spécial, suivant nous, c'est la préexistence d'une affection vésicale, quant aux symptômes ils sont identiquement les mêmes que dans les cas où les lésions nerveuses proviennent d'autres causes.

La *marche*, la *durée* et l'*intensité* des paralysies secondaires sont très variables : tantôt les accidents nerveux sont précoces, suivent de près le début de l'affection vésicale et marchent rapidement, c'est-à-dire qu'en très peu de jours après des prodromes insignifiants, ils acquièrent une grande intensité; tantôt ils n'apparaissent qu'à une période avancée de l'affection vésicale, et évoluent lentement, graduellement et avec des rémissions. D'une manière générale la névrite et la pachyméningite impliquent une marche traînante; la myélite au contraire, surtout lorsqu'elle est intense, apparaît rapidement, parfois presque instantanément. Quant à la marche ultérieure des accidents, elle dépend de la gravité des lésions nerveuses secondaires. Dans les cas très graves seulement la maladie a une issue rapide et fatale. Le plus souvent elle suit une marche traînante sujette à toute espèce de variations, lesquelles sont l'écho de la maladie primitive, mais un écho qui est loin d'être aussi fidèle que Brown-Séquard veut bien le dire. En effet, la lésion nerveuse une fois créée a une existence propre et n'est influencée que dans de certaines limites par l'affection primitive.

Le *pronostic* découle : a) de l'intensité de la paralysie. Lorsqu'il existe une myélite sérieuse, les chances sont mauvaises; elles sont meilleures quand on a affaire à une méningite et à une névrite; b) de la maladie primitive : bien que celle-ci ne commande pas d'une façon absolue la marche des accidents nerveux secondaires, on comprend sans peine que si elle persiste, ceux-ci en seront fâcheusement influencés, et que si au contraire elle disparaît, on pourra espérer les voir s'arrêter et rétrograder ; c) de l'allure qu'affectent les symptômes spinaux. Aussi longtemps qu'ils progressent, le pronostic est fâcheux, et il l'est d'autant plus, que la progression est plus rapide. Ce n'est qu'à dater du moment où le processus devient stationnaire ou rétrograde, que les chances commencent à devenir plus favorables. En somme, le pronostic est sérieux, et le nombre des cas qui se terminent par la mort est considérable; mais n'oublions pas que les exemples de guérison complète ou incomplète ne manquent pas non plus.

2. *Des paralysies consécutives à des maladies de l'appareil digestif.*
— Graves, le premier, a décrit ce genre d'affection; les exemples qu'il cite sont relatifs à des entéralgies et à des entérites. Un homme de 23 ans souffrait de constipation depuis plusieurs années ; en janvier 1829, il fut pris de coliques, de nausées, de diarrhée ; à chacune de ces atteintes qui duraient de 4 à 5 jours il vomissait 4 à 5 litres de liquide. Au bout de trois ans les accès se compliquèrent d'engourdissement et de paralysie des membres inférieurs, mais aussitôt les vomissements passés, ces accidents disparaissaient. En août de cette même année survint un ac-

cès qui dura un mois entier et lorsque le malade chercha à quitter son lit il se trouva complètement paralysé. La paralysie persista, et des élancements douloureux, violents parcoururent tout le corps. La mort arriva le 30 septembre 1833, et à l'autopsie on trouva le cerveau et la moelle complètement sains. Graves vit aussi des entérites se compliquer de paralysie et cette dernière persister après la guérison de l'affection intestinale. Jos. Franck a fait de son côté des observations tout à fait concordantes avec les précédentes, et il cite le flux dysentérique au nombre des causes des paralysies ; « Paralysis seu hemiplegia transversa, resolutionem brachii unius et pedis alterius lateris exhibet. Rara hæc paralyseos forma, a Conrado Fabricio[1] descripta post dysenterias malignas epidemicas, adstringentibus et opiatis præmature suppressis observata est. » Ailleurs le même auteur dit : « Paralyses non solum colicam saturninam, sed et alterius generis colicas quidquod multos alios morbos abdominales sequi. Qua de causa stabilimus generatim *Paralyses ex colicis et dysenteriis*. Paralysis *ex vermibus et flatibus intestinalibus* transitoria esse solet, maxime extremitatibus inferioribus infensa».

Dans ces derniers temps, on n'a publié que quelques observations rares et isolées de maladies de ce genre. Lorsque Romberg crut devoir abandonner la théorie des paralysies réflexes, il rangea les paralysies dysentériques avec les diphthéritiques.

Parmi les observations qui ont vu le jour, nous mentionnerons les suivantes : A l'autopsie d'une jeune fille atteinte de paraplégie, Zabriskie[2] trouva la moelle saine, mais le côlon et le jéjunum enflammés et les nerfs des membres inférieurs épaissis. Hervier (de Rive-de-Gier), *Bulletin de thérapeutique*, 1862, cite des cas de paraplégies consécutives à l'emploi de drastiques. Deux malades qui avaient fait abus de coloquinte furent pris de douleurs, de mouvements convulsifs, de fourmillements, d'atrophie et finalement de paralysie des membres inférieurs : la faradisation localisée amena la guérison. — Fraser[3] cite l'histoire d'un malade atteint de dysenterie, chez lequel à la suite de douleurs très vives dans le rectum et les fesses, s'étaient produits de l'anesthésie de la hanche gauche et des picotements dans les doigts : trois mois après apparut une paraplégie, et un mois plus tard les mains étaient également paralysées. L'amélioration fut très lente et la guérison ne fut complète qu'au bout de dix-huit mois. Delioux de Savignac[4] rapporte un cas de ramollissement des renflements cervical et lombaire, avec paralysie à marche progressive, chez un malade atteint de dysenterie chronique. L'auteur ajoute à ce fait deux autres exemples de paralysies consécutives à des attaques de colique sèche. Comme traitement non seulement de la paralysie, mais encore de la dysenterie, il propose la noix vomique avec les bains sulfureux et l'électricité. — Macario[5] cite un cas de paraplégie à la suite de dysenterie; les membres inférieurs étaient très hyperesthésiés. — Dans notre Mémoire sur les paralysies réflexes, nous avons relaté l'histoire d'un malade atteint d'une paraplégie incomplète, et nous avons cherché à démontrer que le point de départ des accidents avait été une ulcération de l'S iliaque qui avait donné naissance à une névrite ascendante et descendante des nerfs sacro-lombaires, laquelle s'était propagée aux méninges rachidiennes. Dans les épidémies de dysenterie observées pendant la guerre de 1870-71, on a eu occasion de voir plusieurs cas de paralysie, mais ils n'ont été l'objet d'aucune description détaillée. — Des diarrhées simples peuvent aussi, lorsqu'elles sont intenses, conduire à la paralysie[6]. Chez un malade atteint depuis trois ans d'une diarrhée rebelle, il existait depuis cinq mois une paraplégie presque complète : l'affection intestinale guérit et avec elle cessèrent les accidents spinaux. Nous avons nous-même

(1) Fabricio, *Dissertatio*, Helmstadt, 1750.
(2) Zabriskie, *Amer. Journal of med. Sc.*, 1841, octobre.
(3) Fraser, *Case of recovery from reflex-Paralysis (Med. Times and Gazette*, 1867, p. 518).
(4) Delioux de Savignac, *Des paralysies qui accompagnent et suivent la dysenterie et les coliques sèches et de leur traitement par la noix vomique (Bulletin de l'Acad. de méd*, séance du 9 avril 1867, t. XXXII, p. 606, et *Union méd.*, 3e Série, t. III.)
(5) Macario, *Gazette médicale de Paris*, 1857.
(6) Voyez Emile Baudin, *Des causes de la paraplégie*, thèse. Paris, 1858.

vu très souvent des diarrhées violentes amener de la faiblesse, du tremblement et parfois même des tiraillements douloureux dans les jambes ; même dans quelques cas ces symptômes étaient accentués au point que le malade pouvait à peine se tenir debout ou faire quelques pas. Les accidents disparaissaient rapidement après la cessation de la diarrhée.

On possède encore d'autres observations très intéressantes de paralysies causées par des vers intestinaux et guéries par un anthelminthique : quelques-unes d'entre elles remontent à Frank, d'autres sont dues à Bremser, à Mœnnich [1], à Holland [2]. Dans le journal l'*Expérience*, est retracée l'histoire d'une femme qui depuis trois mois était atteinte d'une paralysie des membres supérieurs et qui fut guérie instantanément après avoir rendu un tænia [3]. Fuller *(Lancet* 1866. Décembre 29), parle d'un petit garçon de 3 ans paralysé du bras droit et de la jambe gauche, qui prit de la santonine, rendit 53 lombrics morts et fut guéri. — M'Kendrick [4], rapporte un fait tout aussi curieux, relatif à une femme de 29 ans, qui était atteinte d'une paralysie incomplète des jambes et qui finit par ne plus pouvoir rester debout ni marcher : la sensibilité était normale. La malade rendit un tænia et fut guérie.

Si nous jetons un coup d'œil d'ensemble sur le groupe des paralysies de cause intestinale, nous trouvons qu'il n'est pas aussi net que celui qui se rapporte à l'appareil génito-urinaire. Cependant la paralysie d'origine dysentérique est confirmée par tant d'observations que son existence doit être admise comme certaine ; mais on peut, avec Romberg, se demander si on ne doit pas la ranger parmi les paralysies diphtéritiques : la question néanmoins est difficile à trancher. Pour nous, nous pensons qu'on peut expliquer la plupart des cas en admettant l'existence d'une névrite ascendante, et nous basons notre assertion sur l'analyse raisonnée des symptômes cliniques observés chez notre malade : ils ont du reste beaucoup d'analogie avec ceux qu'ont décrits les autres auteurs, Fraser par exemple, et l'observation de paralysie croisée de Frank rappelle également la nôtre sous beaucoup de rapports. Telles sont les seules notions que nous possédons sur la paralysie dysentérique, et nous ne connaissons pas d'autre autopsie que celle publiée par Delioux de Savignac, dans laquelle il semble qu'on a constaté un ramollissement de la moelle.

Les autres espèces de paralysies d'origine intestinale, abstraction faite, bien entendu, des coliques de plomb qui ne rentrent pas dans cette catégorie, sont bien plus sujettes à caution, et nous n'exceptons pas les cas de Graves de notre appréciation. On a accusé les coliques et les vomissements d'amener des paralysies, mais si l'on considère que ces symptômes sont souvent la conséquence d'affections spinales (crises gastriques) on peut se demander si l'on n'a pas pris pour cause ce qui était effet. On a aussi incriminé la constipation avec coliques : nous avons déjà retracé précédemment ces accidents voisins de la paralysie qui se produisent en même temps que la constipation dans les cas d'hémorrhoïdes et d'affections chroniques de l'intestin (irritation spinale d'origine abdominale) : certes beaucoup de faits de ce genre ont été classés parmi les paralysies réflexes.

Les paralysies qui succèdent à des diarrhées intenses ou à l'abus des drastiques ont une physionomie à part ; elles se montrent brusquement et s'évanouissent d'ordinaire aussi vite qu'elles ont paru ; leurs symptômes et leur marche permettent difficilement d'admettre qu'elles dépendent d'une affection spinale ou d'une névrite, il est beaucoup plus probable qu'elles sont dues à des troubles vaso-mo-

(1) Mœnnich, *Biblioth. méd.*, Paris, 1800, vol. LXI, p. 269.
(2) Holland, *Edinb. med. et surg. journal*, 1845.
(3) L'*Expérience*, vol. VI, 1870, p. 47.
(4) M'Kendrick, *Connexion of the presence of tænia with paraplegia and epilepsy (Lancet*, 1868, v.II,11).

teurs : sous l'influence de l'excitation intestinale et de la perte des liquides il se produit une contraction des vaisseaux sanguins tout aussi bien dans la moelle que dans les membres inférieurs. Les tremblements, la faiblesse et le refroidissement des membres que l'on observe dans ces cas, et jusqu'aux tiraillements douloureux qui surviennent parfois dans les muscles, tout est conforme à cette idée. On pourrait peut-être expliquer de la même manière les paralysies occasionnées par les helminthes et qui disparaissent aussitôt après l'expulsion des parasites.

Ce que nous venons de dire nous dispense de rien ajouter, relativement à la *marche* de ces paralysies. Quant au *pronostic* il est bien moins sombre que celui des paraplégies urinaires, et les cas graves sont rares : la guérison est la règle, cependant elle se fait quelquefois attendre pendant des mois et même des années ; il se peut aussi qu'il persiste une infirmité. La terminaison par la mort est tout à fait exceptionnelle.

Le *traitement* est basé sur les mêmes indications que celui des paralysies en général.

3. *Paralysies consécutives à des maladies de l'utérus.* — L'utérus peut de diverses façons être le point de départ de paralysies. En première ligne se placent les paralysies de nature *hystérique*, dont la démarcation d'avec les paralysies d'origine névritique n'est pas très tranchée, car dans l'hystérie, existent souvent des névralgies et des névrites qui sont fréquemment la conséquence directe d'une affection utérine. Lorsque les symptômes généraux de l'hystérie font défaut, il est tout naturel de rapporter les symptômes névritiques à la maladie de l'utérus. Nous en dirons autant des paralysies *puerpérales* dues à une névrite des nerfs sciatiques : nous y reviendrons plus tard à propos des paralysies puerpérales en général. Les mêmes conditions pathogéniques sont à invoquer dans les cas de déplacements et de tumeurs utérines qui compriment le plexus sacré et l'enflamment.

Dans des cas de ce genre il est fréquent de voir une amélioration de la paralysie coïncider avec un amendement de la maladie de la matrice. Lisfranc [1] raconte l'histoire d'une dame qui était complètement paralysée des membres inférieurs et qui avait en vain épuisé tous les remèdes pour se guérir d'une affection spinale dont on la croyait atteinte : du jour où l'on eut l'idée de la traiter pour une *métrite* chronique, la paralysie commença à diminuer et elle finit par disparaître complètement après une série de rechutes et d'améliorations tout à fait parallèles à la marche de l'affection utérine. Nonat [2] a vu sept ou huit cas de paralysies dépendantes d'une maladie de l'utérus guérir en même temps que cette dernière. Les vétérinaires ont fréquemment occasion d'observer chez les animaux, des paralysies liées à des métrites; Gelée en a observé onze cas sur des vaches; Lewel en a constaté plusieurs exemples également sur des vaches, et Ithen en a vu quelques-uns sur des juments.

En dehors de ces paralysies d'origine névritique il en existe d'autres qui sont positivement de nature réflexe : du reste il n'y a entre les premières et les secondes qu'une différence de degré. L'utérus enflammé, gonflé ou déplacé détermine parfois, surtout dans les cas aigus, une paralysie qui est tout à fait analogue à celles que Lewisson provoquait expérimentalement et qui comme ces dernières cesse presque instantanément avec la cause qui l'a produite. C'est ainsi que Romberg a vu une paralysie être occasionnée par un prolapsus utérin et disparaître aussitôt après la réduction. Le fait le plus remarquable de ce genre appartient à Echeverria [3] : cet auteur en électrisant l'utérus avec un appareil de Rumkorff,

(1) Lisfranc *Clinique chirurg. de la Pitié*, 1842, vol. II, p. 199.
(2) Nonat, *Les paralysies symptomat. de la métrite et du phlegmon utérin*, Paris, 1857.
(3) Echeverria, *Observation of paraplegia* (Amer. med. Times, 1863, p. 394.)

produisit en même temps que la contraction de la matrice, de l'anesthésie et de la paralysie des extrémités inférieures : après quatre heures, le massage et des pédiluves diminuèrent ces accidents; mais ils mirent quatorze jours à disparaitre complètement. L'auteur cite à ce propos une malade de Nonat chez laquelle à plusieurs reprises, il se manifesta de la perte de connaissance et de la paraplégie, à la suite de cautérisations de la cavité utérine [1].

4. *Paralysies réflexes traumatiques* [2]. — Legouest [3] et Brown-Séquard, ont vu chez des blessés des paralysies se manifester dans des régions qui n'avaient pas été atteintes par le traumatisme. Mais le mérite d'avoir traité à fond cette importante question et de l'avoir enrichie de nombreuses observations revient aux trois chirurgiens américains Mitchell, Morehouse et Keen, qui se sont fait un nom par d'importants documents scientifiques rassemblés avec soin pendant la guerre de sécession. Pour ces auteurs, la paralysie réflexe traumatique est une paralysie qui se montre chez les blessés dans une région éloignée du siège de la blessure, lorsque la première stupeur est passée. Ces paralysies ne sont rien moins que fréquentes et les trois chirurgiens américains n'ont pu en réunir que sept cas, mais tous sept offrent le plus grand intérêt.

1) Plaie par arme à feu du côté droit du cou, n'intéressant aucun tronc nerveux important, fracture de l'os hyoïde et plaie du pharynx. Paralysie réflexe du bras gauche; paralysie probablement de même nature, du bras droit. Guérison rapide et totale du bras gauche, amélioration du bras droit. — 2) Plaie des parties molles de la cuisse droite, n'intéressant aucun gros tronc nerveux; paralysie complète des quatre membres. Amélioration rapide du bras gauche, amélioration très lente dans les trois autres membres : hémianalgésie droite persistante. — 3) Plaie de la cuisse droite avec commotion probable du sciatique : paralysie partielle de la jambe droite, paralysie réflexe du bras droit, amélioration rapide de cette dernière. — 4) Plaie du testicule droit : paralysie des muscles tibial antérieur et long péronier du côté droit. — 5) Plaie par éclat d'obus à la face externe de la cuisse gauche : paralysie de la sensibilité dans la partie correspondante de la cuisse droite. — 6) Plaie par arme à feu de la cuisse droite, paralysie réflexe du bras droit. — 7) Plaie par arme à feu à travers le deltoïde : paralysie complète de la sensibilité et incomplète de la motilité dans le bras du même côté. — Dans toutes ces observations les troubles sensitifs et moteurs étaient considérables et cependant l'amélioration survenait au bout de peu de temps, et la guérison arrivait peu à peu à être pour ainsi dire complète. Néanmoins, on pouvait encore, 18 mois après l'accident, constater une légère faiblesse dans le membre atteint, et dans certains cas, il persistait une diminution définitive de la motilité ou de la sensibilité. Le traitement consista en un régime fortifiant, dans l'emploi des toniques et des stimulants; la faradisation sembla donner des résultats avantageux.

L'interprétation de ces faits n'est pas chose aisée. Les auteurs adoptent la théorie réflexe de Brown-Séquard et la théorie de l'épuisement de Jaccoud, mais nous ne pouvons en cela les imiter. Il va sans dire qu'il ne saurait être question de névrite dans ces paralysies qui suivaient de si près la blessure. Ce ne sont pas non plus à proprement parler des paralysies réflexes, sauf chez le second blessé. Tout ce qu'il y a à dire, c'est que l'on peut invoquer bien des théories pour expliquer les symptômes observés, imaginer une contusion ou une commotion de certains nerfs etc., mais que le problème n'est pas encore à la veille de recevoir une solution.

Le Dr Bumke a publié des observations analogues recueillies, pendant la guerre de 1870-71 : 1) Plaie pénétrante de poitrine avec lésion du poumon le 18 août. Le 11 octobre, on s'aperçoit que le sentiment de la force développée est très obtus dans le bras droit, que la main droite est amaigrie et que les muscles des régions thénar et hypothénar sont fortement atrophiés; les 4e et 5e doigts sont contrac-

---

(1) Pour compléter ce qui est relatif à cette question, nous mentionnerons encore une paralysie réflexe occasionnée par une dent cariée. Le cas est rapporté par Lewisson, *Case of great loss of power resulting from a carious tooth* (*Lancet*, 1850, p. 112). L'avulsion d'une dent de sagesse amena la guérison.

(2) Mitchell, Keen and Morehouse, *On Reflex-Paralysis.* — Mitchell, *Paralysis from peripherial Irritation, with reports of cases* (*New-York med. Journ.*, 1866, part second). — Fischer, *Kriegschirurgie*, 1868. — M. Benedict, *Electrotherapie.* — Bumke, *Ueber traumatische Reflexlähmungen* (Virchow's *Archiv für pathol. Anatomie*, Bd LII, p. 442-445, 1871.)

(3) Legouest, *Chirurgie d'armée*, 2e édit. Paris, 1872.

turés. — 2) K. est blessé, le 15 août, au côté externe de la rotule ; le genou se gonfle notablement durant le transport et à l'arrivée il est manifestement contracturé. Les 4° et 5° doigts du côté droit sont également contracturés, mais cette contracture se laisse vaincre et au bout de six semaines elle disparaît d'elle-même. On place le genou dans un appareil plâtré. Au moment où l'on renouvelle pour la première fois l'appareil, on remarque que le pied est dans la position du varus. Après quinze semaines le blessé cherche à s'asseoir, aussitôt il est pris dans la jambe de tremblements qui augmentent et qui font place à des mouvements convulsifs, d'abord dans le côté droit, puis dans le gauche, et qui remontent jusqu'aux muscles du côté droit de la tête et de la nuque. Cette attaque dure cinq quarts d'heure et revient chaque fois que le malade cherche à se lever, en tout six fois.

Benedict [1] a signalé d'autres faits de paralysies réflexes d'origine traumatique : lorsqu'un nerf a été blessé, chez un amputé par exemple, on voit après la cicatrisation se produire une paralysie avec atrophie du triceps fémoral et une contracture des antagonistes : ces mêmes accidents peuvent se montrer non seulement dans le membre du côté opposé, mais encore dans l'un des membres supérieurs. Benedict dit que ce sont les extenseurs qui sont le plus souvent paralysés, tandis que les fléchisseurs présentent des phénomènes d'excitation ; et ce qui prouve, ajoute cet auteur, que ces symptômes sont bien de nature réflexe, c'est qu'en électrisant le nerf lésé on réussit à provoquer des contractions dans les muscles paralysés ou contracturés. Si le lecteur désire de plus amples détails sur cette question, il les trouvera exposés dans l'ouvrage de Benedict [2].

Les observations de Bumke et de Benedict se distinguent de celles de Mitchell, de Morehouse et de Keen en ce que les symptômes paralytiques au lieu de se montrer presque tout de suite, n'ont apparu qu'au bout d'un certain temps, aussi ne répondent-elles plus à la définition des chirurgiens : elles se rapprochent plutôt de l'un des trois groupes de paralysies réflexes déjà décrites ; en effet la paralysie n'est survenue que longtemps après l'accident : la possibilité d'une propagation directe par voie de névrite devient alors vraisemblable et nous pouvons admettre l'existence d'une inflammation qui aurait marché le long des nerfs pour gagner les méninges rachidiennes et les nerfs d'un autre membre.

On n'a pas, que nous sachions, observé pendant la dernière guerre des paralysies réflexes complètement identiques avec celles de Mitchell, Morehouse et Keen.[3] Deux espèces de lésions semblent avoir une tendance toute particulière à occasionner de la névrite et à se propager jusqu'au système nerveux central : ce sont les lésions des nerfs et les lésions articulaires. Pour les premières, l'observation d'encéphalite secondaire que nous relatons plus bas (obs. II, p. 525), peut être considérée comme un cas type ; nous en dirons autant des observations de

(1) M. Benedict, *Electrotherapie*, Wien, 1868.
(2) Il ne nous semble pas hors de propos de rappeler ici une observation déjà ancienne, Barlow, *Paralysis from chronic softening of the spinal cord, apparently induced by peripherial injury* (*Med. Times*, octobre 1853). Un ouvrier de 25 ans se fit à la main une plaie contuse qui devint le point de départ d'une vive inflammation et qui mit six semaines à guérir. Dans la suite survint de la faiblesse de la main, puis du bras ; plus tard le bras fut complètement paralysé de la sensibilité et du mouvement ; ensuite ce fut le tour des pieds, et finalement les membres inférieurs devinrent absolument inertes et insensibles. Un traitement par le sublimé amena quelque amélioration ; mais le malade fit une chute, son état s'empira de nouveau, son bras et ses jambes se paralysèrent de rechef et il mourut. A l'autopsie on trouva la moelle réduite en bouillie dans la portion cervicale inférieure et dans la portion dorsale. Eisenmann dit à propos de ce cas (Canstatt's *Jahresbericht*, 1853, p. 126) : « C'est l'irritation des nerfs périphériques qui, à n'en pas douter, a, par action réflexe, déterminé une stase et un ramollissement dans la moelle. »
(3) Un cas observé par nous, rentre peut-être dans cette catégorie. A Dijon M. K., capitaine, fut blessé à la nuque et à l'occipital ; il ne présenta aucun symptôme du côté du cerveau, ni de la langue ni des bras ; par contre, il fut atteint d'une légère parésie des deux membres inférieurs, plus prononcée à gauche qu'à droite, dont il guérit complètement dans le cours de l'année 1872.

Benedict (obs. I) et de Barlow (voy. la note 2 de la page précédente) dans lesquelles le point de départ a été une plaie contuse de la main. La deuxième observation de Bumke est un exemple de névrite consécutive à une lésion du genou, et nous sommes à même d'en citer un second.

Ajoutons que les traumatismes semblent pouvoir occasionner des phénomènes aigus d'ataxie : c'est du moins ce que nous sommes porté à conclure d'une observation d'ataxie consécutive à une fracture du bras que nous avons publiée dans les *Archiv für pathol. Anatomie* de Virchow, 1869. Nous ne connaissons pas, il est vrai, d'autres faits analogues.

I. — *Plaie du genou par arme à feu. Au bout d'un an, apparition presque subite de symptômes de myélite. Terminaison assez favorable.* — N... fut atteint, le 14 août 1870, d'une blessure pénétrante au genou droit. Au bout de 8 semaines, la plaie se cicatrisa et il resta une ankylose incomplète de l'articulation. Il alla achever sa guérison à Teplitz et à Wildbad et en revint assez bien rétabli. Les muscles de la jambe droite étaient sensiblement amaigris, mais il n'y avait dans ce membre ni douleurs, ni fourmillements, ni rien de semblable. En 1871 apparurent sans autres prodromes, quelques troubles de la sensibilité qui des jambes s'étendirent rapidement jusqu'au niveau des dernières côtes. En même temps, la région précordiale était le siège de douleurs térébrantes, et presque aussitôt il survint dans les deux membres inférieurs une faiblesse qui commença par le côté gauche et qui se transforma en paralysie complète dans tout le domaine du nerf musculo-cutané. Quelques semaines plus tard, les sphincters commencèrent à se prendre et la paraplégie devint telle que le malade ne put plus marcher qu'étant soutenu. Les muscles innervés par le musculo-cutané droit sont complètement paralysés, et leur contractilité électrique a notablement diminué. A gauche, la parésie est assez prononcée. Notable anesthésie dans toute l'étendue des membres inférieurs. La contractilité réflexe est exagérée à droite, à gauche elle l'est moins. — La colonne vertébrale n'est pas déviée et a sa mobilité normale ; les apophyses épineuses des vertèbres dorsales moyennes sont sensibles à la pression ; il y a une certaine faiblesse des reins, car le malade se fatigue vite, lorsqu'il est assis un peu longtemps. Les extrémités supérieures sont libres. Le traitement par le courant continu est suivi de bons effets et amène une amélioration graduelle.

II. — *Plaie de la cuisse par arme à feu. Névrite ascendante. Hémiplégie.* — Jean H..., âgé de 33 ans, entre, le 19 janvier 1874, à l'hôpital de Strasbourg ; il dit qu'il est issu de parents sains et qu'il s'est lui-même toujours bien porté. Le 9 novembre 1870, dans les environs d'Orléans, il fut blessé à la cuisse gauche : les parties molles furent lésées d'arrière en avant, mais le fémur ne fut pas touché. Il perdit beaucoup de sang et tomba sans connaissance. La plaie se ferma assez rapidement, et, dès les premiers jours de 1871, il put rejoindre son régiment. Seulement il ressentait dans la cuisse de vives douleurs d'abord localisées au siège de la blessure, mais qui dans la suite gagnèrent la jambe et se firent sentir jusqu'à l'extrémité du pied ; puis elles remontèrent vers la hanche, et finalement des douleurs identiques se manifestèrent dans les bras du même côté. — Le 1er mai 1873, H... alla aux champs pour herser, mais à peine eut-il travaillé une heure, qu'il s'aperçut qu'il était paralysé du côté gauche, et en même temps il fut pris d'un vertige si fort qu'il se vit obligé de monter à cheval et de rentrer chez lui. Il resta couché pendant plusieurs jours, et lorsqu'il essaya de se lever, il s'affaissa sur lui-même du côté gauche. La jambe gauche refusait tout usage, et, quand on soutenait le malade, elle pendait inerte à côté de l'autre. Le côté gauche de la face était également paralysé, la langue était portée à droite, et l'acuité visuelle de l'œil gauche avait diminué. L'intelligence était nette, et il n'y avait pas de douleurs dans le dos. Cet état dura deux mois, pendant lesquels on prescrivit des sangsues derrière les oreilles, des vésicatoires à la nuque, des frictions sur les membres paralysés et des bains chauds : on obtint une certaine amélioration, cependant il subsistait un sentiment de faiblesse qui faisait que le malade traînait la jambe et ne pouvait pas travailler. A dater de cette époque (juillet 1873), les choses restèrent dans le même état.

État actuel. 21 janvier 1874. Le malade est un homme de taille moyenne, bien musclé et bien constitué ; il se plaint d'une faiblesse du côté gauche, qui l'empêche de marcher et de travailler. Il ne souffre pas, la seule sensation anormale qu'il accuse, est une pesanteur dans tout le côté gauche, mais elle n'est plus à beaucoup près aussi prononcée que dans le principe. Il raconte que ce côté est toujours moins chaud et se refroidit bien plus vite à l'air que le côté opposé. La sensibilité à la température n'est pas pervertie. Lorsque le malade travaille trop, la jambe gauche se fatigue beaucoup plus rapidement que l'autre et devient le siège de tiraillements et de piqûres. Il nous dit aussi que la pression la plus légère ou la piqûre d'épingle la plus superficielle sont très vivement ressenties à gauche et qu'elles lui donnent la sensation d'un couteau qu'on lui enfoncerait dans les chairs. Les membres malades sont plus maigres que leurs homologues du côté sain. Au milieu de la cuisse droite, vers le bord interne du couturier, se trouve une cicatrice déprimée ; il en existe une autre en arrière et en dehors au-dessous de la fesse. La température semble sensiblement plus basse à gauche qu'à droite. Les mouvements sont libres dans tout le côté malade, cependant l'extension du coude est légèrement limitée et les doigts n'ont ni leur agilité ni leur souplesse normales. Le pied gauche est dans la position du pied bot varus. Les orteils se fléchissent avec une certaine difficulté, à part cela les autres mouvements ne sont pas gênés. Les muscles du bras gauche sont plus flasques et moins volumineux que ceux du côté droit; aux membres inférieurs cette différence est encore bien plus sensible; lorsque le malade est couché sur le dos les jumeaux sont quelque peu durs et semblent être légèrement contracturés. Les muscles du côté gauche sont plus faibles que ceux du droit, mais possèdent néanmoins une force considérable. La sensibilité est un peu diminuée à la face interne de l'avant-bras droit, partout ailleurs elle est normale. La contractilité réflexe n'est pas augmentée. Les sens sont intacts, cependant le malade accuse une certaine faiblesse de l'œil gauche et un peu de dureté de l'ouïe du même côté. La marche est un peu lourde, le malade traîne la jambe, et malgré cela il peut marcher seul et même très vite. Les muscles du côté malade ont conservé leur contractilité électrique, toutefois on est obligé d'employer des courants plus intenses qu'à droite, et les contractions obtenues offrent cela de particulier que le muscle reste durant quelques instants dans un état de semi-tension, avant de se relâcher complètement.

Le *traitement* a consisté en bains salins, en une gymnastique très active et dans l'emploi du courant continu. L'amélioration s'est accusée de plus en plus, mais on n'est pas arrivé à la guérison complète.

5. *Paralysies consécutives à des névrites*. Nous venons de dire que la plupart des paralysies traumatiques sont dues à des névrites qui se propagent aux éléments de la moelle : d'après cela, on pourrait croire que les névrites primitives doivent fréquemment gagner cet organe et engendrer des cas types de paralysie secondaires. L'observation nous apprend, et Remak l'a fait remarquer, qu'il n'en est pas ainsi et que les névrites primitives (rhumatismales) ont beaucoup moins de tendance à s'étendre que les névrites traumatiques. Chose remarquable, ce sont précisément les névrites qui s'accompagnent des plus fortes lésions qui ont le moins de disposition à se propager au loin. Ainsi, la lèpre qui fournit des exemples types de névrite interstitielle hyperplastique semble ne jamais intéresser la moelle : nous avons pu examiner deux moelles de lépreux dont l'une nous avait été expédiée directement de Suède grâce à l'obligeance de M. le Dr Heiberg, et dans aucune des deux nous n'avons découvert la moindre altération ni de la substance médullaire ni des méninges. De même, toutes les autres espèces de névrite hypertrophique et interstitielle restent volontiers limitées et n'ont, comme la névrite rhumatismale, aucune propension à l'envahissement.

Aussi les exemples de paralysies spinales consécutives à des névrites primitives sont rares; ces dernières semblent occasionner plus volontiers des paralysies d'origine périphérique, autrement dites rhumatismales, et encore, si nous en exceptons la paralysie faciale, nous ne possédons sur ce sujet que des données vagues. Il n'est pas bien démontré non plus que des névrites rhumatismales aiguës puissent conduire à la paraplégie (Remak)[1]. Jamais, que nous sachions, il n'a été prouvé d'une façon péremptoire qu'une myélite ou une myéloméningite ait été occasionnée par une névrite primitive non traumatique. Nous nous souvenons, il est vrai, d'avoir vu une myéloméningite être précédée pendant plusieurs mois par des douleurs et de l'atrophie musculaire dans un membre inférieur seul, mais il n'est pas du tout certain que cette affection ait débuté par une névrite périphérique.

Les arthrites spontanées (rhumatismales) peuvent donner lieu à des paralysies secondaires : Remak[2] le premier, a remarqué que les arthrites se compliquent volontiers d'une névrite qui se propage vers en haut et vers en bas, et

(1) Brown-Séquard, *Lectures on the central nervous system*, p. 163, cite deux cas d'atrophie musculaire consécutifs à des névralgies; dans l'un de ces cas, une sciatique avait amené une atrophie de quelques muscles de la cuisse, dans l'autre, une cicatrice de l'avant-bras avait causé des douleurs irradiées, et finalement une atrophie des deux bras.

(2) R. Remak, *Klinische Mittheilungen. Ueber Neuritis (Œsterr. Zeitsch. f. prakt. Heilkunde*, 1860; 45). — *Ueber die durch Neuritis bedingten Lähmungen*, etc. (*Med. Centralzeitung*, 1860, n° 12).

nous adoptons pleinement les conclusions de cet auteur. Dans ces cas, il se manifeste des douleurs qui s'irradient vers l'extrémité du membre et qui s'approchent
de plus en plus de sa racine, puis il survient des contractures et surtout des atrophies musculaires, lesquelles sont trop considérables pour pouvoir être attribuées
à l'inaction seule. Brown-Séquard [1] cite un fait remarquable de ce genre : il
s'agit d'un Américain qui, à la suite d'une arthrite du genou gauche, devint paralysé des deux extrémités inférieures : le membre gauche fut pris d'abord et le droit
peu après ; l'arthrite passa à la chronicité et l'on put s'assurer que chaque retour
à l'état aigu était accompagné d'une aggravation des phénomènes paralytiques et
que dès que les douleurs articulaires se calmaient, la paraplégie s'amendait parallèlement. Sauf la paralysie et une atrophie musculaire lente, il n'existait aucun
autre symptôme d'une affection spinale. Après cinq mois de traitement, on obtint
une amélioration notable. Cette observation présente une analogie complète avec
celles où des symptômes nerveux sont engendrés par des arthrites traumatiques.

6. *Paralysies a frigore.* — Les paralysies *a frigore* ont été rangées déjà par
Graves, puis par Brown-Séquard dans la catégorie des paralysies réflexes, et ces
auteurs les expliquaient par une irritation des extrémités nerveuses cutanées qui
se répercuterait sur la moelle. La théorie de Brown-Séquard rendait facilement
compte de ces paralysies : quelques autopsies dans lesquelles on trouva la
moelle complètement intacte et ensuite la marche remarquablement bénigne d'un
grand nombre de ces affections vinrent encore plaider en sa faveur. Mais, malheureusement pour cette théorie, on eut occasion de faire d'autres autopsies qui
révélèrent des altérations graves dans la moelle épinière. Nous avons vu plus
haut que le froid est une cause fréquente de myélite aiguë et de myélite
disséminée et nous avons rappelé les observations de Walford, Oppolzer, Frerichs, etc. Nous avons dit en outre que sous l'impression du froid il pouvait
aussi se développer une paralysie ascendante aiguë ou bien une myélite chronique (sclérose Valentiner). Il est donc bien établi que le froid engendre des
affections spinales aussi nombreuses que variées et l'on doit dès lors se demander
s'il est bien vrai qu'il existe des paralysies *a frigore* de nature névritique ou bien
réflexe. Or il est incontestable qu'il est des paralysies rhumatismales tout à fait
identiques par leur caractère paraplégique avec les paralysies d'origine spinale
et qui cependant, par leurs symptômes et leur marche se distinguent des
affections graves de la moelle et se rapprochent des paralysies secondaires.
Remak prétend qu'il s'agit dans ces cas d'accidents névritiques et que le courant
continu en triomphe constamment, et pourtant on ne peut pas dire qu'il y a dans
les cas de ce genre des symptômes bien caractérisés de névrite. D'ordinaire, la
paralysie survient peu de temps après l'action du froid ; elle apparaît assez brusquement, ne s'accompagne que de douleurs insignifiantes sinon nulles, n'intéresse
que la motilité. Mais parfois aussi elle anéantit presque complètement la sensibilité ; les sphincters ne sont pas atteints ; souvent il y a de la fièvre et la marche
des accidents rappelle un peu celle des paralysies spinales aiguës (voy. plus haut
p. 502). Romberg fait une espèce à part de la paralysie qui succède à la suppression de la transpiration des pieds, et que l'on désignait jadis sous le nom de métastatique ; il cite deux cas où la guérison a été obtenue au moyen de pédiluves : cette
variété est en effet suffisamment caractérisée par son étiologie, sa marche et l'efficacité du traitement employé. La faiblesse et l'anesthésie se montrent d'abord
dans les pieds, puis remontent vers les genoux, les hanches, le dos et quelquefois
même gagnent jusqu'aux bras. Cette marche ascendante rappelle tout à fait celle de
la névrite ascendante, sauf qu'il y a dans le principe non pas hyperesthésie, mais

[1] Brown-Séquard, *On reflex paraplegia.*

anesthésie des membres inférieurs. Les symptômes existants sont ceux d'une méningite ou d'une myélo-méningite. Il est indiqué dans ces cas d'agir sur les pieds au moyen de pédiluves, de frictions irritantes et de l'électricité.

Traitement des paralysies réflexes. — 1. La première indication à remplir consiste à traiter la maladie primitive. Il est vrai que la paralysie, une fois établie, ne dépend plus de l'affection qui lui a donné naissance et que le processus qui s'est développé dans le système nerveux suit une marche désormais indépendante. Ce n'est que lorsqu'on a affaire à une paralysie réflexe proprement dite que la suppression de la cause peut amener instantanément ou du moins rapidement la cessation des accidents : nous avons cité de ces cas où la réduction d'un utérus abaissé ou déplacé, l'expulsion d'helminthes, l'arrêt d'une diarrhée procurèrent la guérison. Nous en avons rencontré d'autres analogues où il existait une affection spinale secondaire et où, en écartant la maladie primitive, on était arrivé à influencer favorablement les symptômes névropathiques ; souvent on a pu remarquer que les oscillations de l'affection originelle étaient suivies de variations parallèles dans le degré de la paralysie. Aussi faut-il toujours commencer par traiter les cystites, les calculs, les rétrécissements, les prostatites, les dysenteries, les entéralgies, les inflammations chroniques et les déplacements de l'utérus, et l'on pourra espérer que les paralysies seront ainsi guéries ou amendées ; et en tous cas en supprimant la cause, on empêchera de nouveaux accidents nerveux de se développer et les anciens de s'aggraver.

2. La seconde indication est de traiter directement les paralysies secondaires. Souvent le traitement de l'affection mère n'a aucune influence sur le processus nerveux secondaire et celui-ci une fois créé suit sa marche propre. C'est dans ces cas et dans ceux où la maladie primitive est inaccessible à nos moyens curatifs qu'il faut s'adresser à l'affection secondaire elle-même. L'expérience nous apprend que notre intervention peut être très utile dans ce sens, même alors que la maladie primitive poursuit son cours.

Le traitement et les effets du traitement doivent naturellement varier suivant la nature du processus névropathique secondaire, aussi n'est-il pas indifférent de savoir diagnostiquer à quelle espèce de processus on a affaire dans chaque cas particulier. Nous possédons des remèdes passablement efficaces contre la névrite et la pachyméningite, en revanche, nous pouvons moins contre la myélite. Le traitement de la névrite consistera dans l'usage de l'*iodure de potassium* à l'intérieur, dans l'emploi de *bains chauds* et de *frictions*, dans l'administration des *narcotiques* soit par la voie digestive soit sous forme d'injections hypodermiques ; mais le moyen le plus efficace est l'application du *courant continu*, qui a été employé pour la première fois par Remak et qui est d'une utilité spéciale, précisément contre la névrite secondaire. Le meilleur procédé consiste à se servir d'un courant ascendant fourni par 15 ou 20 éléments, en plaçant le pôle négatif sur le sacrum et en faisant des séances de quelques minutes. La méningite au début, exige l'emploi des *antiphlogistiques* (sangsues ou ventouses sur les reins) des *mercuriaux*, et plus tard de l'*iodure de potassium* et des *bains chauds;* le *courant continu* est contre elle d'un secours très douteux. Le traitement de la myélite commençante consiste également dans l'emploi des *antiphlogistiques*, puis plus tard de l'*iodure de potassium*, de l'*ergotine*, de l'*huile de foie de morue* et ultérieurement du *quinquina*, du *fer*, de la *strychnine*, des *bains* et de l'*électricité*. L'intervention thérapeutique n'est pas, il est vrai, aussi efficace quand il y a myélite que lorsqu'on a à combattre d'autres processus, mais elle l'est beaucoup plus que dans la myélite primitive. On a vu encore assez souvent des malades guérir complètement après six mois, un an, deux ans ; souvent il subsiste des paralysies incomplètes. Les cas mortels sont rares, et on a surtout à les enregistrer à l'actif des paraplégies urinaires.

§ 2. **Paralysies consécutives aux maladies aiguës** — Depuis longtemps déjà on a observé des paralysies consécutives à des maladies aiguës, mais sans apprécier à leur juste valeur les relations de cause à effet qui unissent les unes aux autres. Ollivier cite des cas de paraplégies survenues à la suite de dysenterie, de fièvre typhoïde, de choléra, mais il en fait des affections spinales indépendantes qui n'ont aucune relation intime avec les maladies préexistantes. Graves rapporte aussi plusieurs faits de ce genre : il dit avoir vu des paraplégies succéder à la fièvre typhoïde et à la dysenterie, et avoir observé une hémiplégie après un érysipèle ; il confond ces paralysies avec les paralysies réflexes dont il a été question dans le chapitre précédent. Nous avons dit que J. Frank s'était occupé des paralysies dysentériques. Macario a publié [1] un grand nombre d'observations afférentes à la question qui nous occupe. Le mémoire de Maingault lui fit faire un progrès sérieux [2]. Mais c'est à Gubler que revient l'honneur d'avoir bien établi l'existence des paralysies consécutives aux maladies aiguës et d'avoir démontré combien ce fait est commun. Il a consigné ses observations dans plusieurs articles insérés dans les *Archives générales* [3] (1860), et les matériaux qu'il a rassemblés sont si riches et si bien coordonnés, que la plupart des faits cliniques connus jusqu'à ce jour ont été signalés par lui.

Anatomie pathologique.—La question anatomique est moins avancée : Gubler en effet rapporte les paralysies consécutives aux maladies aiguës à un état de faiblesse, à une espèce d'anémie ou de cachexie et suppose qu'il n'existe aucune altération anatomique ni dans les nerfs ni dans les muscles : pour lui les causes principales de ces paralysies sont la dénutrition, la pauvreté du sang, l'épuisement nerveux et l'adynamie (paralysie asthénique), et ces lésions motrices lui rappellent celles qu'on observe dans l'anémie, la chlorose, etc. « Elles ne sont dues à aucune altération même fonctionnelle des nerfs, et elles méritent le nom de paralysies périphériques, bien qu'elles ne soient pas localisées ; je les appelle *paralysies asthéniques des convalescents.*» Dans un autre article qui parut deux ans plus tard [4], Gubler a isolé parmi toutes ces paralysies un groupe particulier, *les paralysies amyotrophiques*, qui se distinguent des autres en ce qu'elles n'atteignent que le système musculaire, dont elles amènent l'atrophie. Pour ces paralysies comme pour les paralysies réflexes, on n'a pas tardé à admettre qu'il ne suffisait pas de troubles purement fonctionnels, et qu'il devait exister un substratum anatomique quelconque. Les résultats négatifs des examens de la moelle pratiqués jusqu'alors et la bénignité de la marche ne tardèrent pas à être considérés comme des preuves très insuffisantes de l'absence de lésions. Dans beaucoup de cas les symptômes étaient manifestement ceux d'une affection spinale, et leur marche toujours identique faisait fortement préjuger en faveur d'une altération organique quelle qu'elle fût. Il est vrai que bien des faits peuvent s'expliquer par une lésion périphérique : telle était la paralysie diphtéritique du pharynx attribuée par Gubler lui-même à une névrite, laquelle se propagerait au grand sympathique et amènerait par contiguïté les troubles oculaires ; quant à la paralysie diphtéritique des extrémités, Gubler ne la considérait pas du tout comme étant de la même essence que la paralysie laryngée. En l'absence de résultats nécroscopiques on resta dans l'incertitude, mais en revanche on s'attacha à étudier avec un soin tout particulier la symptomatologie et la marche de ces paralysies, et on put

---

[1] Macario (de Lyon), *Mémoire sur les paralysies dynamiques ou nerveuses (Gaz. méd.* 1857 et 1858).

[2] Maingault, *De la paralysie diphtérique, recherches cliniques,* Paris, 1860.

[3] Gubler, *Des paralysies dans leurs rapports avec les maladies aiguës, et spécialement des paralysies asthéniques diffuses des convalescents (Arch. gén. de méd.,* 1860, I et II).

[4] Gubler, *De la paralysie amyotrophique consécutive aux maladies aiguës (Compte rend. et Mém. de la Société de biologie,* 3e série, t. III, année 1861, Paris, 1862, p. 40). — *Arch. gén de médecine,* 1862. — Voy. aussi l'article *Paralysie* du nouveau *Dictionnaire de médecine et de chirurgie pratique,* par Humbert Mollière.

arriver ainsi à des conclusions au moins vraisemblables. Les autopsies n'avaient pas beaucoup avancé la question : on possédait bien quelques observations où la mort était survenue rapidement et où l'on avait trouvé du ramollissement de la moelle et de la myéloméningite, mais il n'était pas facile de dire si ces cas devaient être compris parmi les paralysies asthéniques décrites par Gubler. Buhl [1] le premier arriva à des résultats nécroscopiques positifs dans un cas de diphtérite qui s'était rapidement terminé par la mort : au point de rencontre des racines antérieures et postérieures, les nerfs rachidiens, y compris les ganglions spinaux, étaient doublés de volume, colorés en rouge foncé par des suffusions hémorrhagiques et présentaient en certains endroits du ramollissement jaune : la lésion était surtout accusée aux nerfs lombaires, elle l'était moins aux racines cervicales supérieures, les racines dorsales étaient les moins malades de toutes, et cependant on les examinant au microscope on put voir d'une façon très-nette une infiltration diphtéritique qui occupait le névrilème et les travées conjonctives interposées entre les faisceaux nerveux ou entre les cellules nerveuses. Œrtel [2] rapporte également qu'il a trouvé des altérations manifestes du système nerveux sur des sujets morts de diphtérite [3].

M. Bernhardt [4] a rapporté dernièrement une observation très intéressante relative à un cas de typhus et qui se rapproche de celles que Buhl a faites sur la diphtérite.

Un ouvrier, âgé de 51 ans, convalescent de typhus exanthématique, fut atteint subitement d'une paralysie du bras droit intéressant le domaine du nerf radial (main fléchie dans la pronation, doigts à demi-fléchis, engourdissement de la main jusqu'aux extrémités des doigts, pas d'atrophie, légère diminution de la contractilité électrique). Le malade succomba à la suite d'une périchondrite laryngée.

A l'*autopsie*, on trouva le nerf radial tuméfié sur une étendue de 2 à 3 centimètres au point où il contourne l'humérus, riche en sucs et d'une teinte violacée grisâtre. Le microscope permit de reconnaître que ce nerf était considérablement altéré, non-seulement en cet endroit, mais encore plus bas et jusque dans ses plus fines ramifications : c'était à peine s'il subsistait çà et là une fibre saine : ce que l'on voyait surtout, c'étaient de larges travées conjonctives d'une teinte claire et composées de fibres conjonctives ondulées, et entre ces travées des amas de granulations disposées en longues files et provenant de la myéline altérée. On ne put découvrir aucune trace des cylindres d'axe. En outre, au point où siégeait le gonflement, il existait de nombreux vaisseaux bourrés de globules sanguins, et on trouvait une foule de ces derniers hors des vaisseaux. Les muscles avaient conservé leur striation normale, seulement les noyaux étaient plus nombreux qu'à l'ordinaire.

Les cas dans lesquels on a découvert une lésion de la moelle sont un peu plus nombreux ; plusieurs d'entre eux sont relatifs à des ramollissements qui amenèrent la mort en très peu de temps. On peut trouver dans Ollivier et dans Graves quelques observations qui ont trait à la question : ce dernier auteur attribuait même les paralysies typhiques à des myélites, et trouva à ce propos de nombreux contradicteurs (Leudet). Virchow et Biermer [5] ont rapporté un exemple intéres-

(1) Buhl, *Zeitschr.*, *f. Biologie*, 1867, p. 341-365.

(2) Œrtel, *Deutsches Arch. f. klin. Med.*, Band III, p. 341-345.

(3) Œrtel dit avoir trouvé dans tous les cas des accumulations, souvent considérables, de noyaux qu'n'étaient pas précisément des globules de pus, non-seulement dans les muqueuses recouvertes par les fausses membranes, mais dans presque tous les organes, entre autres dans le névrilème, dans les méninges crâniennes et rachidiennes, et jusque dans la substance grise de la moelle. L'un de ces malades entrai à l'hôpital dix semaines après avoir été atteint de diphtérite et présentait une ataxie complète des mouvements ; d'abord s'était montrée une paralysie du pharynx ; quatre semaines après le début de la diphtérite, le sujet devint paralysé du bras droit, puis du bras gauche, et enfin des quatre membres ; il finit par être atteint d'une ataxie complète du mouvement et mourut par asphyxie. A l'*autopsie*, on trouva les muscles atrophiés et en dégénérescence graisseuse ; il y avait de larges suffusions hémorrhagiques dans les méninges rachidiennes, les unes de date récente, les autres plus anciennes ; elles étaient plus abondantes à droite où les racines nerveuses étaient englobées dans des coagulations sanguines. La substance grise semblait intacte à l'œil nu ; le microscope y décela une abondante prolifération de noyaux.

(4) Bernhardt, *Zur Pathologie der Pedialisparalysen (Arch. f. Psychiatrie u. Nervenkr.* Band IV, p. 601.

(5) Virchow's *Gesammelte Abhandlungen*, 1856, p. 683. — Canstatt's *Jahresbericht*, 1857, p. 39.

sant de myéloméningite à la suite de typhus. G. Westphal [1] eut occasion d'examiner la moelle de deux varioleux qui avaient été atteints de paralysies graves durant la période d'éruption et y découvrit des foyers disséminés de myélite. Nous savons bien que Gubler a prétendu que les paralysies qui surviennent pendant la période d'éruption de la variole sont essentiellement différentes de celles qui apparaissent durant la convalescence, que les premières sont dues à une altération des centres nerveux, et que les secondes au contraire sont de nature asthénique; mais une pareille division ne nous semble pas suffisamment motivée, et nous croyons pouvoir conclure des cas graves à ce qui se passe dans les plus légers. Citons enfin une observation d'Ebstein qui une fois a trouvé, à la suite d'un typhus, une sclérose disséminée de la moelle, du bulbe et de la protubérance.

Voilà à peu près tout ce que nous savons relativement à l'anatomie pathologique des paralysies consécutives aux maladies aiguës. Cette étude nous a appris qu'un grand nombre de ces paralysies sont causées par des lésions nerveuses appréciables et appartenant à l'un des processus habituels. Nous pouvons aussi considérer comme certain que ces processus occupent tantôt la périphérie sous forme de névrite, tantôt le système central sous forme de myélite, et que cette myélite affecte en général la forme disséminée [2]. Mais nous devons ajouter que ces connaissances imparfaites d'anatomie pathologique sont loin de rendre compte de tous les faits cliniques ; ainsi elles ne nous expliquent pas pourquoi ces myélites sont relativement plus bénignes que les autres et guérissent fréquemment sans laisser de traces ; elles ne nous apprennent pas non plus quels sont les liens qui unissent les paralysies consécutives à la maladie primitive, ni comment elles peuvent dériver de cette dernière, ni pourquoi elles se montrent pendant la convalescence. La plupart des maladies qui donnent naissance à des paralysies consécutives appartenant à la classe des maladies infectieuses : c'est dans leur génie tout particulier qu'il faut rechercher la cause des accidents nerveux qu'elles engendrent.

Les symptômes et la marche de ces paralysies secondaires ont de nombreux caractères communs. C'est ainsi que presque toutes apparaissent au commencement de la convalescence, que leur début est lent et insidieux, à tel point qu'on ne s'aperçoit de leur existence qu'au moment où le malade veut commencer à se lever. Les exemples de début rapide et sans prodromes sont rares. Ces paralysies en outre revêtent presque toujours la forme spinale, c'est-à-dire paraplégique, et presque jamais la forme hémiplégique ni croisée. En outre, d'une façon à peu près constante, la motilité est atteinte le plus profondément, sinon exclusivement, et les sphincters restent toujours libres ou à peu près. Enfin, le *pronostic* est presque toujours favorable, et la guérison a lieu dans l'espace de quelques mois, sous l'influence d'une médication tonique et reconstituante.

Pourtant ce tableau clinique est sujet à bien des variations. C'est ainsi qu'on voit des paralysies survenir durant la période d'acmé de la maladie primitive ; en second lieu, il y a des cas très graves, incurables, voire même rapidement mortels. De plus le degré de la paralysie n'est pas toujours le même, tant s'en faut, et la forme décrite ci-dessus, tout en étant la plus ordinaire, n'est pas la seule ; en effet, la paralysie peut aussi être localisée, et alors elle est probablement d'origine périphérique : comme exemple on peut citer la paralysie diphtéritique du voile du

---

(1) C. Westphal, *Bemerkungen und Untersuchungen über die Krankheiten des centralen Nervensystems* (Arch. f. Psych. u. Nervenkrank., Berlin, 1874, Band IV, p. 335-371).

(2) Les maladies aiguës peuvent aussi devenir une cause d'encéphalite. De même qu'on observe des paralysies spinales, on voit, dans des circonstances analogues, apparaître des hémiplégies souvent compliquées d'aphasie, dont la terminaison est parfois heureuse, mais qui quelquefois laissent des traces. Chez les enfants, ces encéphalites sont loin d'être rares; nous les avons vues après des rougeoles, des scarlatines des pneumonies et aussi comme conséquence de la dentition. Chez l'adulte, on les a observées à la suite du typhus, de la variole, de la fièvre puerpérale. Nous n'avons devers nous aucune autopsie, si ce n'est celle d'une encéphalite consécutive à la morve.

palais, la paralysie radiale, celle d'un membre isolé. Il survient aussi parfois de l'atrophie musculaire quelquefois bornée à un bras ou à une jambe, des paralysies de l'accommodation, etc., des hyperesthésies, des contractures, de la paralysie ascendante aiguë, de l'hémiplégie, de l'ataxie. A l'actif de chaque maladie infectieuse sont enregistrés plusieurs de ces accidents, mais chacune d'elles a une préférence pour telle ou telle manifestation nerveuse : nous le verrons bientôt.

Nous allons traiter séparément et aussi succinctement que possible, de chacune des maladies aiguës qui peuvent occasionner des paralysies.

1. *Paralysie diphtéritique*. — Avant Maingault déjà on avait observé des paralysies diphtéritiques du voile du palais. En 1749, Chomel avait publié une dissertation « sur le mal de gorge gangréneux. » Bretonneau [1] ne décrit pas la paralysie, mais il la signale dans deux de ses observations. Lasègue et Trousseau [2] ont dépeint les troubles de la déglutition et de la phonation, et Ozanam fait aussi allusion quelque part, au nasonnement, à la diminution de l'acuité visuelle et à la faiblesse des jambes consécutives à la diphtérite. Mais toutes ces remarques étaient restées isolées et avaient été à peu près oubliées lorsque Maingault [3] publia une histoire détaillée de la paralysie diphtéritique dont il fit un type morbide à part et nettement caractérisé. Il distingue la paralysie du pharynx et du voile des autres paralysies diphtéritiques qui peuvent affecter la forme paraplégique. Gubler a, lui aussi, dans les articles que nous avons cités, reproduit des exemples de paralysies diphtéritiques. Depuis cette époque, des épidémies de diphtérite ont fourni l'occasion de recueillir également en Allemagne de nouveaux, et nombreux documents, et aujourd'hui la littérature médicale de la paralysie diphtéritique est déjà passablement riche [4].

Les *symtômes* et la *marche* de cette paralysie sont assez caractéristiques. Presque toujours elle débute par le voile du palais et par les organes qui ont été recouverts par les fausses membranes. Le voile est plus ou moins complètement paralysé; dans des cas exceptionnels il ne l'est d'abord que d'un côté, et cela quand la diphtérite n'a envahi qu'un des côtés de la gorge ; parfois il existe concurremment une anesthésie très prononcée des points paralysés. La paralysie a les caractères d'une paralysie de nature périphérique; la contractilité électrique tant galvanique que faradique est fortement diminuée dans les muscles atteints (Leube) et ceux-ci sont souvent ultérieurement frappés d'une atrophie considérable. Les symptômes principaux sont le nasonnement et la gêne de la déglutition : ils se montrent habituellement 8 ou 15 jours après l'expulsion des fausses membranes. Pendant la maladie elle-même la voix et la déglutition sont fortement entravées mais elles reviennent peu à peu à leur état normal aussitôt que la diphtérite est guérie. Les malades commencent alors à se remettre, éprouvent une sensation de bien-être et sont en pleine convalescence ; mais bientôt l'amélioration cesse de faire des progrès, la voix devient de nouveau moins nette, prend un timbre nasonné, la déglutition est de nouveau difficile, le voile du palais pend flasque et inerte et ne se contracte que faiblement sous l'influence d'une excitation réflexe

(1) Bretonneau, *Sur les moyens de prévenir le développement et les progrès de la diphtérite.* (Arch. gén. de méd. 5ᵉ série, 1855, t. V, VI.)

(2) Lasègue, *Union médicale*, 1851, 23 octobre. — Trousseau, *Clinique médicale de l'Hôtel-Dieu* 5ᵉ édit. 1877 t. I.

(3) Maingault, *De la paralysie diphtéritique. Recherches cliniques sur les causes, la nature et le traitement de cette affection.* Paris, 1860. — En outre, *Sur les paralysies diphtéritiques* (Arch. gén., 1859, oct. et nov. —Comp. aussi Roger, *Recherches cliniques sur les paralysies consécutives à la diphtérite.* (Arch. gén., 5ᵉ série, 1862, I, p. 5, 199, 460).

(4) H. Weber, *Ueber Lähmung nach Diphtherie* (Virchow's *Arch. für pathol. Anat.*, XXV, 1863). — Möller, *Bemerkungen über die Diphtheritis.* Königsberg, *Deutsche Klinik*, 1863. — Eichstedt, *Ueber Lähmungen nach Diphtheritis*, Inaug. Dissert., Berlin, 1869.— Leube. *Neuropath. u. therapeut. Mittheilungen aus d. Erlanger med. Klinik* (*Deutsches Arch. f. klin. Med.*, Band VI, p. 266). — L. Buhl, *Zeitsch. für Biologie*, Band III, p, 341. — Œrtel, l. c. — V. Kraft-Ebbing, *Ein Beitrag zu den Lähmungen nach Diphtheritis (Deutsches Arch. f. klin. Med.*, 1871, Band IV, p. 123, etc.)

ou électrique. Parfois la paralysie n'atteint qu'un degré modéré, d'autres fois au contraire elle est telle que le malade ne peut plus rien avaler et que la nutrition se trouve fortement compromise. Souvent on observe aussi une paralysie des cordes vocales et de l'aphonie. Dans beaucoup de cas la paralysie en reste là et au bout d'un certain temps elle commence de nouveau à rétrograder. Exceptionnellement la guérison se fait déjà au bout de quelques jours, habituellement elle exige des semaines et même des mois. Le seul danger qu'il y ait, est créé par la gêne de la déglutition, et en général on en triomphe par des soins bien entendus.

Outre ces symptômes on en observe fréquemment d'autres, en particulier du côté des yeux : l'acuité visuelle diminue, le malade voit des paillettes brillantes au devant des yeux, la vue s'obscurcit, se fatigue vite au point que la lecture et l'écriture sont totalement impossibles. La cause de ces désordres réside, ainsi que l'a démontré Graefe, dans une paralysie de l'accommodation sans mydriase. La pupille est immobile et moyennement dilatée. En même temps on constate souvent des palpitations et de la gêne respiratoire, le pouls est petit, non accéléré. Devant cet ensemble symptomatique, on a cru rationnel d'admettre une névrite du sympathique enflammé dans le pharynx par contiguité de tissu : cette hypothèse émise par Gubler a été adoptée par Remak et Graefe.

Enfin il se produit un troisième ordre de phénomènes paralytiques qui offrent le caractère des paralysies spinales ; ils suivent parfois de très près la paralysie du voile et peuvent se montrer brusquement. Ils affectent d'habitude la forme paraplégique, et alors l'un des membres est quelquefois plus gravement atteint que l'autre, ou bien ils présentent le type soit de l'hémiplégie spinale, soit de la paralysie croisée. En général la paralysie n'acquiert pas un degré très considérable ; le plus souvent le malade meut encore ses membres, bien que les fonctions de ces derniers, la marche, par exemple, soient entravées. La motilité est compromise le plus sérieusement, sinon uniquement ; dans certains cas rares, la sensibilité est atteinte, au point que les malades ne sentent pas le sol et sont obligés de se diriger par la vue : ils ne souffrent presque pas, ils se plaignent seulement de fourmillements et aussi de douleurs articulaires ; les sphincters sont libres ou à peine intéressés. La nutrition des muscles aussi bien que leur contractilité électrique subsiste presque toujours sans altération, même lorsque la paralysie persiste pendant longtemps (Duchenne, Remak, Meyer) : le contraire n'arrive presque jamais. Le Dr Pery (de Bordeaux) a publié en 1870, l'histoire d'une jeune fille de 18 ans qui, à la suite d'une diphtérite présenta d'abord une paralysie du voile du palais et quelque temps après une amyotrophie considérable des deux membres supérieurs, notamment des extenseurs des avant-bras. La malade guérit au bout de 3 ans par les bains et la faradisation.

Il est rare que la paralysie affecte une autre disposition, par exemple, qu'un seul membre soit envahi. Chez un malade de Duchenne, les membres supérieurs seuls étaient pris, les inférieurs étaient indemnes. Les muscles de la nuque et du tronc ne sont frappés qu'exceptionnellement. L'ataxie aiguë a été notée à plusieurs reprises, entre autres par Eisenmann, Brenner, Grainger Stewart [1]; néanmoins les descriptions de ces auteurs laissent toutes à désirer.

Il peut aussi se développer à la suite de la diphtérite, comme après d'autres maladies graves, une faiblesse nerveuse : ce n'est pas de la paralysie proprement dite, seulement les muscles manquent de vigueur, se fatiguent rapidement et sont incapables de fournir un travail soutenu. Le moral est atteint d'une faiblesse et d'un manque d'énergie analogues : il y a prédisposition aux idées tristes,

---

[1] Stewart, *Edinb. med. Journal*, 1870, mai. *On two cases of diphtheritic paralysis simulating locomotor ataxy.* Dans ces deux cas il se déclara une ataxie très-nette après la paralysie du voile. — En outre, A. W. Foot, *Locomotor ataxy subsequent to diphtheria, Recovery* (*Dubl. Journal of med. Science*, 1872, v. LIV, p. 176). Il s'agit d'un cocher de 31 ans qui était malade depuis un an et qui fut guéri par la galvanisation.

perte de mémoire, etc. On cite un exemple de paralysie générale progressive née de cette façon.

La paralysie diphtéritique n'est pas en raison directe de l'intensité de la maladie primitive : on voit des cas graves ne pas être compliqués de paralysie, tandis que d'autres très légers engendrent des paralysies intenses, étendues et rebelles. Il est même arrivé que l'angine diphtéritique était tellement bénigne qu'elle a passé inaperçue, et pourtant il survint une paralysie consécutive. Les angines simples qui, au rapport de Gubler, ont occasionné des paralysies, sont probablement de ce nombre. Il ne faut pas oublier que les accidents paralytiques ne sont pas seulement la conséquence de l'angine diphtéritique, mais encore de toute atteinte de diphtérite, quel que soit son siège. Phelippeaux (de Saint-Savinien) [1] rapporte l'histoire d'une diphtérite cutanée qui, au bout de six semaines, alors que les manifestations cutanées étaient déjà guéries, se compliqua de paralysie des extrémités inférieures, de la langue et du voile. Ces symptômes s'aggravèrent rapidement et enlevèrent le malade en quatorze jours. Il est probable que la diphtérite intestinale (dysenterie) est dans le même cas.

Les paralysies diphtéritiques sont loin d'être rares, elles sont plus fréquentes dans certaines épidémies que dans d'autres. Sur 190 cas de diphtérite, H. Weber n'a observé que 16 fois de la paralysie ; Roger, au contraire, en a vu 36 fois sur 210 cas, c'est-à-dire 16 pour 100. Dans la majeure partie des cas, le voile du palais seul est pris et les autres paralysies sont beaucoup plus rares. Ces particularités, du reste, varient avec les épidémies.

Le *pronostic* est en général favorable. La vie rarement menacée par suite des troubles de la déglutition ; et ce n'est qu'exceptionnellement qu'on a vu la paralysie progresser graduellement et amener la mort en envahissant les mus- cles respiratoires. Les autres cas, et ce sont de beaucoup les plus fréquents, ont une heureuse issue, mais la durée est généralement longue et la guérison se fait parfois attendre une, deux ou trois années. La paralysie du voile, quand elle est légère, disparaît parfois très vite après quatre à six semaines, mais elle peut durer des mois entiers : celle des membres ne se guérit presque jamais qu'au bout de plusieurs mois.

2. *Paralysies consécutives au typhus.* — Parmi toutes les paralysies consécutives aux maladies aiguës, celles qui surviennent à la suite du typhus ont été les plus anciennement connues. Graves (de Dublin) en fait formellement mention; Ollivier en a cité des exemples, de même que Monneret [2], Rilliet et Barthez, Macario, etc. Depuis Gubler, elles ont été envisagées d'un point de vue plus général et on s'est rendu compte de leur fréquence relativement grande. Aussi peuvent-elles revendiquer la première place après les paralysies diphtéritiques et ont-elles été l'objet de nombreuses publications [3].

Les symptômes nerveux multiples qui ont fait donner au typhus le nom de « fièvre nerveuse » apparaissent soit dans le cours de la maladie, soit après son déclin. Chez les sujets jeunes et surtout chez les femmes, on a observé souvent

(1) Phelippeaux (de Saint-Savinien), *Bulletin de thérapeut.*, 1867, t. LXXII, p. 220. — *Diphtérie cutanée, paralysie générale consécutive.*

(2) Monneret et Fleury (*Compend. de méd. pratique*, Paris, 1846, t. VIII, p. 213), disent qu'on n'observe pas dans la fièvre typhoïde une paralysie proprement dite, mais une faiblesse musculaire extrême.

(3) Macario, loc. cit. — Gubler, loc. cit. — Griesinger, *Maladies infectieuses*, traduit par le docteur G. Lemattre, 2e édition revue et annotée par Vallin. —Duchek, *Wochenblatt der Zeitschrift für Ærtz in Wien*, XXII, 1877, p. 37-39. — Leudet (de Rouen), *Remarques sur les paralysies essentielles consécutives à la fièvre typhoïde* (Gaz. méd. de Paris, 1864, n° 19.) — E. Fritz, *Étude clinique sur les divers symptômes spinaux observés dans la fièvre typhoïde*, thèse de Paris, 1864. — Bailly, *Des paralysies consécutives à quelques maladies aiguës*, Paris, 1872. — Nothnagel, *Die nervösen Nachkrankheiten des Abdominaltyphus* (Deutsches Archiv für klin. Med., Band IX, p. 489-524.)— O. Beryer, *Ein Fall von halbseitiger Lähmung im Verlauf des Darmstyphus* (Berl. klin. Wochenschr., 1870, n° 30 et 31). — M. Bernhardt, *Zur Pathologie der radialis Paralysen* (Arch. f. Psychiatrie u. Nervenkrankheiten 1874, Band IV, p. 604). — Consultez aussi les ouvrages de Rosenthal. *Traité des maladies du système nerveux* (traduction par le docteur Lubanski), Eulenburg, Benedict, Jaccoud, Laveran et Teissier, etc.

dès la première période une hyperesthésie cutanée très vive qui n'est comparable qu'à celle qui accompagne la méningite spinale. Les malades se crispent au moindre pincement ou à la moindre pression de la peau ou des muscles. L'hyperesthésie reste d'ordinaire bornée aux membres inférieurs, mais elle peut aussi occuper le tronc, la poitrine et même les bras. Maintes recherches auxquelles nous nous sommes livré nous ont convaincu qu'il n'existait dans ces cas aucune altération appréciable soit à l'œil nu, soit au microscope ni dans la moelle, ni dans les méninges rachidiennes, ni dans les troncs nerveux ; nous n'avons même jamais rencontré une congestion bien manifeste des plexus veineux intrarachidiens. Cette hyperesthésie n'a d'ailleurs aucune influence ni sur la marche de la maladie ni sur le pronostic ; elle dure en général autant que la fièvre et ne nécessite aucun traitement spécial. Il ne se manifeste jamais de douleurs spontanées, mais les manipulations auxquelles on est obligé de soumettre le malade, par exemple pour le mettre dans le bain et l'en retirer, lui sont pénibles.

L'anesthésie et l'analgésie cutanées ont été signalées par Fritz ; elles doivent être rares, car pour notre compte nous ne les avons jamais notées.

Il se produit quelquefois dans la seconde période de la maladie des symptômes qui simulent une méningite : ils ont été décrits avec soin, il y a quelques années, par Ducheck et nous avons eu nous-même occasion d'en observer des exemples. Ils consistent non-seulement en raideur de la nuque et en hyperesthésie, mais encore en convulsions de la face, en strabisme, en ptosis et même en paralysie faciale. Ducheck pense qu'ils ne dérivent pas d'une lésion anatomique des centres nerveux, mais qu'ils sont dus à l'altération du sang ; pour notre compte, nous croyons qu'il existe dans beaucoup de cas un certain degré de méningite, la preuve, c'est que l'on sait pertinemment que des typhus graves ont présenté à l'autopsie les lésions de la méningite exsudative (Griesinger, Buhl, Erb) [1].

Parmi les paralysies consécutives au typhus et apparaissant pendant la convalescence, nous citerons :

1). La *paralysie de certains muscles ou groupes musculaire*. Pour les nerfs crâniens, on a noté la paralysie faciale et le strabisme. Quelquefois il se produit une paralysie du voile avec nasonnement, absolument comme après la diphtérite et même avec des troubles de l'accommodation, ce qui rend l'analogie plus complète encore (Gubler). La paralysie des cordes vocales a été signalée à diverses reprises (Traube, L. Türck, Nothnagel), tantôt elle était complète, et alors il y avait de l'aphonie, tantôt elle était incomplète et il n'existait que de l'enrouement. D'autres fois la paralysie a frappé les membres. Meyer a décrit des paralysies dans le domaine du nerf cubital ; Nothnagel en a rapporté également plusieurs exemples. Le malade de Meyer présentait concurremment de la parésie en d'autres points ; ceux de Nothnagel éprouvaient des douleurs névralgiques dans les bras, des faiblesse de toute la main, une paralysie complète avec atrophie et diminution de la contractilité électrique ; une fois on nota aussi des douleurs dans les deux mollets. M. Bernhardt a observé dans le domaine du nerf radial l'exemple de paralysie que nous avons relaté p. 530. Nous avons vu nous-même une atrophie musculaire considérable de tout le bras droit, y compris les muscles de l'épaule, dont le début avait été marqué par de vives douleurs [2]. En ce qui concerne les membres inférieurs, on possède plusieurs exemples de paralysie avec atrophie dans les muscles innervés par le musculo-cutanée et dans presque tous ces cas les malades accusaient de la douleur. D'autres groupes musculaires ont aussi été atteints, ainsi Benedict a vu une faiblesse paralytique de la jambe droite avec atrophie du triceps crural correspondant ; Kraft-Ebing a [3] constaté de la parésie des adducteurs de la

(1). Voyez aussi L. Lereboullet : *De quelques complications cérébro-spinales de la fièvre typhoïde Gaz. hebd.*, 1877, p. 193 et 229.)

(2) Voy. ci-dessous, p. 539, obs. I.

(3) Kraft-Ebing, *Beobachtungen und Erfahrungen über Typh. abdom.*, 1871.

cuisse avec de l'hyperalgésie dans la région du nerf saphène. On a également rencontré à plusieurs reprises une paralysie des deux côtés à la fois des nerfs se rendant aux muscles péroniers (2 cas de Surmay) [1].

Toutes les paralysies que nous venons de citer étaient circonscrites, limitées à un nerf donné, accompagnées de douleurs au début et parfois d'anesthésie. L'épreuve par l'électricité démontrait qu'il s'agissait très probablement de névrites périphériques. L'autopsie relatée par Bernhardt reste encore unique jusqu'à ce jour. Disons toutefois qu'il ne faut rien préjuger, et quelques-unes de ces paralysies circonscrites avec amyotrophie pourraient bien tenir à une lésion des centres nerveux.

2). *Paralysies à type spinal.* — La plupart des paralysies typhiques appartiennent à ce groupe, qui, bien qu'homogène, présente de nombreuses variétés.

a). Dans une série de cas qui se rapprochent le plus du type des paralysies asthéniques de Gubler, il existe une *paralysie du mouvement seul;* d'habitude elle est bornée aux extrémités inférieures. Elle se montre pendant la convalescence au moment où les malades recommencent à marcher ou à travailler : ils fléchissent sur leurs jambes et ne peuvent se tenir debout ou marcher que très peu de temps ou même pas du tout, à moins d'être soutenus. Le degré de la paralysie varie depuis la faiblesse paralytique jusqu'à une paralysie bien caractérisée; toutefois celle-ci ne devient que rarement complète. Presque toujours elle porte exclusivement sur la motilité et n'intéresse que les membres inférieurs; les muscles ne s'atrophient pas d'une manière appréciable, les sphincters restent libres, il n'y a aucune douleur, simplement un peu d'hyperesthésie cutanée chez quelques malades. La faiblesse musculaire va en augmentant pendant plusieurs semaines, puis elle rétrocède sous l'influence d'un traitement approprié ; néanmoins il peut s'écouler des mois et même des années avant que les muscles aient recouvré la force et la puissance de travail qu'ils avaient antérieurement.

b). *Amyotrophies étendues présentant le type des maladies spinales.* — Benedict [2] cite deux cas d'atrophie musculaire consécutive au typhus. Nous avons eu occasion de voir à Königsberg une jeune fille de onze ans qui avait été atteinte de typhus quatre ans auparavant et qui en avait conservé une amyotrophie demeurée stationnaire : il y avait au tronc et aux membres des amyotrophies très étendues que nous ne saurions mieux caractériser qu'en les comparant aux pseudo-hypertrophies de moyenne intensité, seulement avec cette différence que l'hypertrophie des mollets faisait défaut : à part cela tout dans l'atrophie des muscles du dos, dans l'attitude du corps, dans la marche, etc., rappelait la paralysie pseudo-hypertrophique.

Ici viennent se placer aussi les paraplégies compliquées d'amyotrophie. Chez un enfant de huit ans qui avait été atteint de typhus à l'âge de deux ans, Benedict constata une paraplégie avec atrophie des muscles et des os : les accidents dépendaient-ils du typhus ou étaient-ils du domaine de la paralysie infantile? c'est une question que nous ne discuterons pas en ce moment. Nous avons vu également se développer graduellement chez des adultes, durant la convalescence, de la faiblesse et de l'atrophie musculaire; en général il y avait également des douleurs vives dans les jambes et de la sensibilté à la pression ; une fois les sphincters étaient légèrement atteints, ce qui dénotait que la moelle était intéressée. Un de ces malades présentait une atrophie et une hyperesthésie des jambes tellement forte que la marche était totalement impossible : cet état s'améliora considérablement après sept mois de traitement et le sujet put quitter l'hôpital et regagner sa demeure sans canne. Chez un autre patient dont les sphincters étaient paralysés,

(1) Surmay, *Arch. gén. de méd.*, Paris, 1865, I, p. 678.
(2) Benedict, *Électrothérapie*, p. 457

l'atrophie était moins considérable, mais on n'obtint pas une amélioration aussi prompte ni aussi grande que chez le précédent.

Ces amyotrophies à type spinal doivent être en partie rapportées à la moelle et d'une manière plus précise à la substance grise. Cependant, il est possible que plusieurs d'entre elles tiennent à des névrites et soient d'origine périphérique, et que la moelle ne soit alors intéressée que par propagation et pour ainsi dire secondairement : la preuve de ce que nous avançons nous est fournie d'une part par l'existence de symptômes névritiques tels que la douleur et l'hyperesthésie, et de l'autre par la marche si souvent bénigne de l'affection. En effet, si nous rapportons ces amyotrophies à une atrophie des cellules nerveuses motrices, il sera difficile de comprendre comment elles peuvent disparaître en très peu de temps, après six mois d'existence par exemple : cette marche est au contraire la règle dans les atrophies périphériques dues à une névrite.

c) Le typhus peut encore occasionner un troisième ordre d'accidents spinaux, à savoir, des *contractures avec hyperesthésie* : elles occupent en général un seul membre inférieur ou tous les deux et débutent par de la faiblesse combinée avec de l'hyperesthésie cutanée et musculaire ; en même temps il survient une légère contracture du genou, laquelle disparaît momentanément ou définitivement sous l'influence du courant continu. Cette contracture devient parfois plus prononcée et plus étendue : en même temps que l'hyperesthésie gagne en force, le genou se fléchit de plus en plus et la contracture peut atteindre un degré tel que le talon touche la fesse et que le genou est complètement immobilisé dans cette attitude : en général, la hanche demeure à peu près libre. Nous avons vu une fois une contracture de ce genre qui était restée limitée à l'un des membres inférieurs et qui avait amené une atrophie musculaire considérable, et une autre fois une contracture analogue qui s'étendait aux deux membres inférieurs ; chez ces deux malades, les accidents persistaient depuis plusieurs années sans modification aucune, et il n'y avait ailleurs aucun autre symptôme de paralysie. D'autres fois ces accidents n'atteignent pas un degré aussi avancé, mais en revanche ils restent moins localisés : les douleurs se font sentir dans les reins, s'étendent le long de la colonne vertébrale et les membres supérieurs sont envahis à leur tour par de la douleur, de la faiblesse paralytique et de légères contractures.

La durée de ces accidents a embrassé plusieurs mois chez nos malades, mais leur évolution se faisait en général d'une façon bénigne, la paralysie n'atteignait jamais un degré très prononcé, la faiblesse paralytique et les contractures, lorsqu'elles n'étaient pas trop anciennes, aboutissaient à la guérison ; les cas anciens qui remontaient à plusieurs années étaient au contraire incurables.

En l'absence d'autopsies, il est difficile de dire avec certitude la nature du processus, mais les symptômes font croire qu'il s'agit également ici d'une névrite qui de proche en proche gagne la moelle et que ces affections suivent la même marche que cette paralysie dysentérique dont nous avons raconté l'histoire et qui s'était étendue aux méninges (myélo-méningite) (V. p. 520). L'analogie est d'autant plus complète que nous avons vu à plusieurs reprises la parésie à marche ascendante affecter la forme croisée.

d) Le typhus a aussi donné lieu à plusieurs cas de *paralysie ascendante aiguë*. Nous n'entrerons pas ici dans de plus amples détails au sujet de cette affection encore si obscure et nous renvoyons le lecteur à ce que nous en avons dit à la page 501. Nous nous contenterons d'emprunter à Leudet l'exemple suivant :

Remarques sur les paralysies essentielles consécutives à la fièvre typhoïde, à propos d'un fait de paralysie ascendante aiguë rapidement mortel, survenu dans la convalescence de cette pyrexie (Gaz. méd. de Paris, 1861, 19)
« Fièvre typhoïde peu grave sans accidents cérébraux ; vers la troisième semaine

de la maladie, convalescence commençante;symptômes paralytiques du mouvement commençant dans les deux jambes et s'étendant progressivement de bas en haut ; paralysie des quatre membres; asphyxie, intégrité absolue de l'intelligence jusqu'au moment de la mort, qui arrive sept jours après l'apparition des premiers accidents de la paralysie. Intégrité du cerveau et de la moelle.— Ulcérations des plaques de Peyer en partie cicatrisées. »

e). Nous avons déjà dit que le typhus pouvait conduire à l'*ataxie aiguë*. (Westphal, Ebstein).

3) *Paralysies affectant le type cérébral.* — Disons en passant que les fonctions psychiques peuvent être troublées à la suite de typhus graves, qu'il y ait ou non de la paralysie. Des troubles intellectuels avec idées fixes ne sont pas rares dans le cours du typhus et pendant la convalescence. Une des conséquences les plus habituelles de la maladie est la perte de la mémoire, qui est parfois très prononcée et très persistante. On a aussi observé une diminution des capacités intellectuelles, le manque d'énergie et de volonté et la dépression morale ; Gubler dans un cas a vu de la mélancolie ; nous avons assisté au développement d'une paralysie générale à la suite d'un typhus. Nous avons déjà mentionné les troubles psychiques qui compliquent quelquefois l'ataxie aiguë et les paralysies en général.

Les paralysies à type cérébral consécutives au typhus sont très rares : elles affectent la forme hémiplégique et s'accompagnent souvent de troubles de la parole. Gubler *(loc. cit.* p. 406) en a relaté un exemple : il y avait une hémiplégie droite très intense intéressant la motilité et la sensibilité, avec perte de la parole ; peu à peu ces accidents disparurent : ils s'étaient montrés au fort de la maladie au milieu de manifestations cérébrales évidentes. Un autre symptôme a été rapporté par Scoresby Jackson [1] : le premier jour de la convalescence d'un typhus fut marqué par l'apparition d'une paralysie faciale droite avec aphasie ; au second jour se montra une hémiplégie droite : ces symptômes disparurent graduellement. Deux autres observations sont dues à M. Benedict : dans l'une il y avait hémiplégie droite, difficulté d'articuler et troubles intellectuels, dans l'autre hémiplégie gauche, tremblement de la parole, amaurose et atrophie du nerf optique. Berger parle d'une hémiplégie qui survint à la cinquième semaine, pendant les premiers jours de la convalescence, avec une perte de connaissance qui dura peu, et qui était accompagnée de troubles de la parole et de la déglutition. Eulenburg a également cité une hémiplégie droite avec trouble de la parole, et Nothnagel a rapporté un fait analogue.

Les autopsies faisant défaut, il n'est pas facile de dire de quel *substratum anatomique* relèvent ces accidents et bien des hypothèses sont possibles. On est en droit de penser à des embolies qui proviendraient de thromboses pulmonaires ou cardiaques. On peut aussi dire par analogie avec ce qui a lieu dans d'autres maladies aiguës qu'on a souvent affaire à une encéphalite secondaire qui se comporte absolument comme la myélite secondaire; ce qui plaide en faveur de cette hypothèse, c'est la lenteur du début et la marche en somme bénigne de l'affection.

Les paralysies typhiques sont relativement fréquentes : dans certaines épidémies elles sont très peu rares : c'est ce qui a eu lieu en 1870-71 ; par contre il s'écoule souvent plusieurs années sans qu'on ait occasion d'en observer un seul exemple.

La *marche* est la même que pour toutes les paralysies consécutives à des maladies aiguës : le début coïncide ordinairement avec celui de la convalescence, rarement il se fait pendant l'acmé de la maladie et rarement aussi à la fin de la

(1) Scoresby Jackson, *Edinburgh med. Journal*, 1867, Janvier.
(2) Berger, *Ein Fall von halbseitiger Lähmung im Verlauf des Darmstyphus (Berl. klin. Wochen. schr.*, 1870, nᵒˢ 30 et 31).

convalescence. Il est en général lent et insensible, toutefois on a vu survenir brusquement une hémiplégie ou une paraplégie. La marche est ordinairement traînante; la guérison se fait attendre longtemps, la terminaison par la mort est exceptionnelle.

Le *pronostic* est en somme assez favorable, surtout lorsqu'on a affaire à une
névrite ; en revanche, il doit être plus réservé lorsqu'il existe des lésions persistantes dans la moelle ou le cerveau : l'atrophie musculaire, l'ataxie, la paralysie ascendante sont les symptômes les plus graves. Quoi qu'il en soit, on a vu
guérir de ces accidents secondaires à quelque forme qu'ils appartinssent, et dans
la plupart des cas on est parvenu à les améliorer.

Observation I. — *Paralysie typhique. Atrophie des muscles de l'épaule et du bras
droit (névrite ?).* — De H..., sujet bien musclé et bien constitué, âgé de 25 ans, a été atteint de
fièvre typhoïde dans le courant de novembre 1868. Dans les premiers jours de 1869, il était suffisamment rétabli pour pouvoir quitter le lit. Quelques jours plus tard, en voulant lever le bras
droit, il s'aperçut d'une certaine faiblesse dans l'épaule, et il attribua cet accident à un effort
qu'il avait fait : pour essayer ses forces, il avait tenté de soulever avec le bras droit un poids de
50 livres, et une autre fois une lourde chaise. Il espéra, mais en vain, que cette faiblesse dispa-
raîtrait comme elle était venue : elle alla, au contraire, en croissant de jour en jour et s'accompagna de douleurs dans l'articulation scapulo-humérale : le malade ne tarda pas à s'apercevoir que son épaule droite était plus déprimée et plus portée en avant que la gauche. La
douleur consistait tantôt en une sensation de faiblesse dans le bras et l'épaule, tantôt dans des
tiraillements et des déchirements qui occupaient les mêmes points et s'étendaient jusque dans les
pectoraux, lesquels étaient devenus complétement flasques. C'est à ce moment que le malade
vint nous trouver : on était alors au mois de février 1869. — L'épaule et le bras droits sont pendants et portés légèrement en avant, et leurs muscles sont amaigris : cet amaigrissement se
poursuit même au côté interne de la région cervicale correspondante et les régions sus et
sous-claviculaires sont plus déprimées à droite qu'à gauche. L'épine de l'omoplate droite est plus
saillante et l'angle de cet os est un peu abaissé. Le trapèze droit est plus grêle que le gauche et
il présente, de même que la portion claviculaire du sterno-mastoïdien correspondant, des tremblements fibrillaires manifestes. Le grand pectoral droit est amaigri, ainsi que le deltoïde, ce
qui fait que l'épaule est moins bombée de ce côté qu'à gauche. L'atrophie des muscles est presque insignifiante, sauf celle du biceps qui est très appréciable. Du reste, d'une façon générale,
elle n'est nulle part ailleurs aussi accusée que dans le grand pectoral et le deltoïde. Tous les
muscles se contractent sous l'influence de la volonté et pourtant le malade ne peut lever son bras
plus haut que l'horizontale : ces mouvements provoquent d'assez vives douleurs dans l'épaule,
il en est de même des mouvements imprimés à l'articulation, lesquels permettent en outre de
percevoir un léger frottement des surfaces articulaires. A la palpation, on sent les muscles atrophiés plus mous et plus flasques : la sensibilité cutanée est également un peu diminuée à l'épaule
droite. La pression du plexus brachial n'est pas douloureuse ; il n'en est pas de même de celle du
nerf sus-scapulaire à son point d'émergence. La sensibilité électrique de la peau est un peu diminuée à droite, particulièrement au niveau du trapèze, du grand pectoral du sus et du sous-épineux. Les muscles réagissent bien moins, sous l'influence du courant induit, à droite qu'à gauche : le sus-épineux et le rhomboïde ne se contractent que faiblement et encore faut-il pour cela
un très fort courant : le trapèze et le grand pectoral sont plus sensibles au courant. En employant
le courant continu, on détermine des contractions dans le grand pectoral avec 16 éléments,
dans le rhomboïde avec 26, dans le trapèze et le sus-épineux avec 24 : à gauche, on obtient les
mêmes effets avec 10 ou 12 éléments. En plaçant le pôle négatif sur la colonne cervicale, le
positif sur le médian, si l'on vient à renverser le courant, on détermine à droite des contractions plus énergiques qu'à gauche.

Le traitement consista dans l'emploi du courant continu. D'abord les douleurs et la faiblesse
semblèrent empirer et l'on fut obligé de ne faire usage que des courants très faibles et de renoncer
aux renversements du courant. Pendant quelque temps, on galvanisa le sympathique à la région
cervicale. Au bout de plusieurs semaines de cette pratique, on avait obtenu une amélioration
sensible, et, dès le 10 mars, le malade pouvait lever le bras plus haut que l'horizontale et ne ressentait plus aucune douleur. Au bout de deux mois de traitement, la guérison fut à peu près complète.

Observation II. — *Paraplégie typhique avec contracture.* — Mᵐᵉ M..., âgée de 24 ans,
entre le 28 mars 1871 à l'hôpital de Königsberg : elle avait été atteinte de la fièvre typhoïde le
13 janvier précédent et n'avait plus quitté le lit depuis cette époque. Elle était restée plongée,
jusqu'au milieu de février, dans une espèce de somnolence, et lorsque, dans les premiers jours de
mars, elle voulut essayer de s'asseoir sur son lit, elle s'aperçut qu'elle ne pouvait remuer ni
les membres inférieurs ni le bras gauche; le bras droit seul n'était pas paralysé. Elle n'avait
jamais éprouvé ni douleurs, ni picotements, ni fourmillements, ni anesthésie, ni hyperesthésie,

Lorsqu'elle eut pleinement repris connaissance, elle eut aussi des sensations de paillettes brillantes dans l'œil droit. L'acuité visuelle diminua rapidement dans ce dernier et s'éteignit tout à fait en quelques jours.

État actuel. 3 avril 1871. La malade est assez bien constituée, ses muscles sont grêles, l'embonpoint médiocre. La physionomie est celle d'une personne bien portante, la face est colorée. — La malade reste plus volontiers couchée sur le dos, parce qu'elle se trouve plus commodément dans cette position, mais elle peut aussi se coucher sur le côté pour peu qu'on l'y aide un peu, elle est également capable de se dresser sur son séant en s'aidant de la corde fixée au-dessus de son lit. Elle se plaint d'être paralysée des deux jambes et du bras gauche. Pas de fièvre, appétit assez bon; selles diarrhéiques. Pas de paralysie faciale, staphylome de l'œil droit, le gauche est intact, la sensibilité de la face est normale, la déglutition et la parole ne sont nullement gênées. Le bras gauche est un peu plus maigre que le droit, mais les deux ont la même coloration et la même température. La sensibilité est complétement intacte à gauche; elle était passablement diminuée ces jours passés. Il y a encore quelques picotements au bout des doigts, mais à part cela, ni douleurs ni hyperesthésie. La malade remue assez difficilement son bras gauche, mais avec un peu d'effort elle parvient à le lever aussi haut que le droit. Elle peut saisir un verre plein d'eau placé sur la table et le soulever sans en renverser une goutte, seulement on la voit trembler légèrement. Lorsqu'elle est tranquille, on ne constate ni tremblements fibrillaires ni autres. Lorsqu'on dit à la malade d'opposer une résistance avec son bras gauche, elle le fait avec une assez grande force, de même sa main gauche serre aussi fortement que la droite.

Les mouvements des jambes se font avec une difficulté extrême, et la malade est obligée de faire les plus grands efforts pour plier et soulever légèrement les genoux. Pas de contracture. Lorsqu'on cherche à fléchir ou à étendre le genou, on rencontre une résistance assez considérable. La jambe gauche est un peu plus faible que la droite. Pas de tremblements d'aucune sorte. La sensibilité est à peu près intacte, depuis quelques jours seulement; naguère de fortes piqûres d'épingles étaient à peine ressenties, aujourd'hui, les plus légères le sont; cependant la malade ne peut pas toujours dire si on la touche avec la tête ou avec la pointe. La température est égale aux deux jambes, mais elle paraît légèrement abaissée. Il n'y a pas de douleur, mais seulement des fourmillements et des picotements depuis le genou jusqu'à la plante des pieds. En outre, il semble à la malade que son genou gauche est comme gonflé. La miction est normale. Le traitement consiste en un régime tonique et dans l'emploi du courant continu.

17 avril. Le bras gauche se meut assez librement, mais il existe encore une certaine difficulté pour exécuter des mouvements étendus de l'épaule, par exemple, pour mettre la main sur la tête ou derrière le dos; en le faisant elle tremble légèrement. La vigueur des deux bras est à peu près égale et la malade peut s'appuyer sur le gauche lorsqu'elle se dresse sur son séant. Les genoux sont légèrement fléchis et le droit un peu contracturé. La patiente est incapable de les étendre complétement, et pour y arriver soi-même on est obligé d'employer une certaine force. Il y a de l'amaigrissement dans les deux jambes, surtout dans la droite; léger œdème autour des malléoles. La malade dit que sa jambe gauche est en meilleur état que la droite, et que lorsqu'elle est assise dans un fauteuil elle peut se dresser un peu sur celle-ci, tandis que l'autre fléchit immédiatement. Elle ne peut marcher même étant soutenue. Elle parvient, après avoir fléchi légèrement le genou, à soulever le talon droit de dessus son lit; à droite cela est complétement impossible. Elle peut fléchir complétement les deux genoux, mais avec beaucoup de peine et très lentement. Lorsqu'on invite la malade à presser avec la plante des pieds sur la main qu'on lui oppose, elle exerce une assez grande pression qui est plus considérable à gauche. Lorsqu'on cherche à étendre et à fléchir le genou, elle n'oppose qu'une faible résistance. La sensibilité est normale et la malade sent bien le sol; le sens thermique est également conservé. Actuellement il n'y a pas de douleurs, seulement ces jours passés il y a eu pendant quelques heures des lancées douloureuses qui s'étendaient depuis les genoux jusqu'aux malléoles. Le genou gauche est un peu gonflé, mais n'est pas sensible à la pression. Depuis les genoux jusqu'à la pointe des pieds il semble à la malade « que les pieds sont endormis et sur le point de se réveiller. » Cette sensation est persistante, mais pas autrement pénible. Les sphincters fonctionnent bien.

5 mai. La malade dit qu'après chaque séance de galvanisation, il lui est plus facile d'étendre ses genoux (le pôle positif était placé sur la dernière vertèbre dorsale et le pôle négatif sur le point d'émergence du sciatique); le résultat obtenu se maintient jusqu'au lendemain et ne se perd jamais tout à fait, aussi l'extension du genou droit devient-elle de plus en plus facile.

12 mai. L'extension du genou droit se fait complétement et sans douleur. La malade parvient à rester debout pendant quelques instants en se tenant à une chaise, et même à s'appuyer sur sa jambe droite. Ces essais ne sont pas douloureux, seulement elle ressent de temps en temps des picotements dans les jambes à partir des genoux. Tout le membre inférieur droit est plus maigre et plus flasque que le gauche; celui-là est légèrement hyperesthésié. Les mouvements du bras droit sont complétement libres.

20 mai. La malade peut, étant couchée, remuer assez librement ses jambes. Elle parvient maintenant à se tenir debout sans s'appuyer, et elle peut faire quelques pas quand on la soutient. Elle quitte l'hôpital dans les premiers jours de juillet à peu près complétement guérie.

OBSERVATION III. — *Fièvre typhoïde suivie de paralysie et de contracture.* — A. R. couturière, âgée de 21 ans entre le 6 février 1874 à l'hôpital de Königsberg ; elle était déjà entrée une première fois six semaines auparavant pour une fièvre typhoïde qui n'avait rien présenté de particulier ; au bout de trois semaines elle avait été en convalescence ; elle essaya de se lever il y a quinze jours, mais elle s'aperçut que ses jambes se fatiguaient vite et elle ne put pas rester debout plus d'une minute : en se rasseyant ses jambes furent prises d'un tremblement qui alla croissant et qui la força à reprendre le lit ; le calme se rétablit aussitôt qu'elle fut étendue.

État actuel. 8 avril 1874. La malade est bien constituée et jouit d'un bon embonpoint. Les bras ont la pleine liberté de leurs mouvements et ne tremblent pas. Elle se plaint de douleurs persistantes dans le coude et le poignet gauches : ces deux articulations ne sont ni rouges ni tuméfiées, mais très sensibles à la pression ; il y a aussi un peu d'hyperesthésie dans les muscles de l'avant-bras correspondant. La main gauche serre plus faiblement que la droite, la malade dit qu'elle s'en est aperçue dès les premiers jours de la convalescence. Le bras gauche est un peu plus maigre que le droit. La malade étant couchée, les mouvements des membres inférieurs s'exécutent librement et sans tremblement ; les muscles sont sensibles à la pression, surtout à gauche ; elle se plaint de picotements depuis les genoux jusque dans les pieds, mais surtout de douleurs dans le genou et le cou-de-pied, et ces articulations sont sensibles à la pression. Lorsque la malade cherche à se tenir debout, ses genoux fléchissent instantanément. Quand on la soutient, elle peut se traîner un instant, mais ne soulève pas ses pieds qui glissent sur le sol. Lorsqu'elle s'assied, les jambes sont d'abord prises d'un léger tremblement et bientôt agitées par de violents mouvements convulsifs qu'elle ne parvient à maîtriser qu'en étendant les jambes horizontalement sur une autre chaise. Ces convulsions commencent toujours par la jambe gauche d'abord et acquièrent de ce côté leur plus grande intensité. Les sphincters sont libres et l'état général est bon.

14 avril. La malade se plaint aujourd'hui de douleurs dans tout le côté gauche et particulièrement dans les articulations du membre inférieur, dans l'épaule et dans le devant des derniers espaces intercostaux. Il existe de l'hyperesthésie dans tout le côté et les membres sont plus faibles que ceux du côté opposé.

20 avril. La malade accuse toujours dans tout le côté gauche, de vives douleurs accompagnées d'une sensation de pesanteur, d'incertitude de la marche et de tremblements des jambes. Les deux bras ont la même température et le même volume, seulement, au dire de la malade, le gauche est plus faible que le droit, et, en effet, la main de ce dernier côté serre plus énergiquement que l'autre ; de même, quand on cherche à étendre le coude gauche, la malade oppose bien moins de résistance qu'à droite. Les bras ont leurs mouvements parfaitement libres, et on n'y constate aucun tremblement. — A droite, la sensibilité est normale ; à gauche, il y a une hyperesthésie manifeste, en arrière comme en avant. La malade accuse comme étant particulièrement douloureux et le siège de lancées, un point situé légèrement en dehors de l'épine iliaque antérieure et supérieure, et la circonférence inférieure du thorax, depuis les apophyses épineuses jusqu'à la ligne blanche.

Les extrémités inférieures ont même coloration et même grosseur : le genou gauche est légèrement fléchi, et la malade dit qu'en cherchant à l'étendre elle éprouve de vives douleurs dans le creux poplité : les tendons de cette dernière région sont fortement tendus, on ne saurait étendre complétement le genou, tant les douleurs sont vives. Les mouvements du membre inférieur gauche sont lourds et extrêmement laborieux, et la résistance que ce membre peut opposer est loin d'être aussi considérable qu'à droite. La malade ne marche qu'en se cramponnant aux meubles et il lui est impossible de s'appuyer sur sa jambe gauche à cause de la douleur d'abord et ensuite parce que le genou fléchit instantanément. Même étant couchée elle éprouve des douleurs dans cette jambe qui, en outre, est sensible à la pression. Le sens tactile est normal et il n'existe pas de fourmillements. Les tremblements ont disparu, au point que la malade a pu rester trois heures assise sur une chaise sans en ressentir. Les sphincters sont libres.

3 mai. Il n'y a presque plus de contractures dans le genou gauche, la malade s'appuie un peu sur cette jambe et marche plus facilement Le bras gauche est toujours plus faible que le droit ; il en est de même de la main. Il existe encore quelques douleurs en arrière, au niveau des fausses côtes, mais à gauche seulement. La jambe gauche est un peu plus maigre que la droite : le cou-de-pied est libre ; le genou, au contraire, joue encore difficilement et est douloureux quand on cherche à l'étendre : le creux poplité est sensible à la pression. La peau de la jambe gauche n'offre rien de particulier dans sa coloration ni dans son système pileux, seulement elle est un peu moins souple qu'à droite. Quand on fait un pli à la peau ou qu'on presse sur les muscles, on rencontre aussi une plus vive sensibilité qu'à droite. Les ongles présentent, tant aux mains qu'aux pieds, des stries arquées. A gauche de la colonne vertébrale les muscles sont un peu tendus et le sacrum est sensible à la pression. Légère analgésie à gauche, surtout à

la jambe. La pression des branches nerveuses est douloureuse à l'aisselle et au bras gauche. La température axillaire est de 37°,4 à gauche, de 37°,7 à droite. Pas d'amyotrophie.

Le traitement employé a été le même que dans l'observation précédente et la malade est sortie guérie le 15 juillet.

OBSERVATION. IV. — *Paralysie d'origine typhique* — *Contracture.* — G..., négociant, âgé de 36 ans, entre à l'hôpital de Königsberg le 24 juin 1871. Il dit s'être toujours bien porté jusqu'en novembre 1870. A cette époque il fut pris de fièvre et de diarrhée, avec douleurs abdominales, délire, perte de connaissance, etc. Il entra en convalescence au bout de quatre semaines, mais il était atteint de rétention d'urine et de ténesme vésical. On lui prescrivit des bains chauds qu'il continua jusqu'au milieu de janvier : les trois premiers lui firent du bien ; avec le quatrième survinrent de nouveaux accidents : il avait été obligé de se tenir dans le bain les jambes fortement fléchies, parce que la baignoire était trop courte, et lorsqu'il voulut les redresser en sortant de l'eau il ne le put pas. On fut obligé de le porter dans son lit. Le genou était rigide, les tendons des fléchisseurs étaient fortement saillants. Tant que le malade ne bougeait pas il ne souffrait pas ; mais, dès qu'il cherchait à étendre sa jambe, il éprouvait des douleurs dans le creux poplité. La contracture s'amenda un peu par la chaleur du lit ; mais, à dater de ce jour, il n'a plus pu marcher. Rien à noter du côté de la sensibilité. Constipation opiniâtre.

État actuel. 29 juin 1871. Bonne constitution, face pâle, pas de fièvre. Le malade ne peut quitter le lit, il se plaint d'être paralysé des jambes, de n'uriner qu'avec beaucoup de difficulté et d'avoir des douleurs de reins. Ces dernières sont localisées et ne se montrent que lorsqu'il est resté quelque temps assis dans son lit et elles disparaissent aussitôt qu'il est de nouveau étendu : elles correspondent aux dernières vertèbres lombaires et à la base du sacrum. Il n'existe aucune sensation de cercle étreignant le corps. Les bras sont complètement indemnes. Que le malade soit assis ou couché ses genoux et ses hanches restent constamment fléchis ; mais ces dernières, de même que les coudes-pieds et les orteils, jouent bien. Les genoux sont fléchis à angle droit et les tendons des fléchisseurs sont fortement saillants à la région poplitée : le malade peut à volonté compléter la flexion, mais il ne parvient pas à étendre les jambes au delà de l'angle droit ; quand on cherche soi-même à les étendre on rencontre une résistance invincible qui est égale des deux côtés. Les muscles sont flasques et amaigris, surtout ceux de la jambe. Pas de mouvements convulsifs ni d'hyperesthésie. La sensibilité est normale. La température est la même aux deux membres et paraît normale. Le malade ne souffre pas, seulement il lui semble par moments qu'on lui verse sur les jambes d'abord de l'eau froide, puis de l'eau chaude ou inversement : cette sensation n'est que passagère. Le malade ressent constamment le besoin d'uriner et est obligé de faire de longs efforts pour arriver à expulser quelques gouttes d'urine. Pas d'incontinence. La constipation a disparu.

Comme traitement, on employa le courant continu, mais sans aucun succès.

A côté des paralysies consécutives au typhus se placent naturellement *celles qui sont dues au choléra*. Elles sont très rares. Landry en a vu un exemple très curieux pendant l'épidémie de 1849 : un cholérique fut pris, pendant la convalescence, d'une paralysie qui se généralisa rapidement aux quatre membres : les muscles s'atrophièrent, les sphincters restèrent indemnes. Briquet et Mignot rapportent trois autres faits de ce genre : une fois les mains seules étaient paralysées, une autre fois les membres supérieurs et la troisième fois les membres inférieurs. Jos. Meyer cite trois cas de paralysie incomplète des extenseurs de l'avant-bras pendant la convalescence du choléra. Zeiteles [1] a vu, à la suite de choléra, une parésie qui fut guérie par des douches et des bains de boues thermales. Gubler a eu occasion d'observer des cas analogues : habituellement les accidents débutaient par de la contracture, de l'engourdissement et des picotements dans les membres ; deux fois il y eut des mouvements convulsifs de la face ; puis il survenait de l'anesthésie et de la faiblesse musculaire. Dans trois cas il y eut une paralysie incomplète qui porta une fois sur les mains seules et les deux autres fois sur les quatre membres : les trois malades guérirent. Dans les épidémies plus rapprochées de nous, malgré leur fréquence et leur extension, malgré les volumineux documents recueillis à leur sujet, on ne trouve que très peu d'exemples de paralysies secondaires, et pour notre compte nous n'en avons jamais vu. Pendant l'épidémie de Prague, en 1866, on a signalé cependant un cas de paralysie de la langue et du voile du palais, trois cas de tétanos, et six

(1) Zeiteles, *Verhandlungen der Wiener Ærtze*, 1844, Band III.

cas de convulsions toniques dans les fléchisseurs de l'avant-bras et de la main, mais il n'est pas fait mention de paralysie des membres.

Ajoutons que Brown-Séquard cite un cas de tumeur spinale qui semble avoir été occasionnée par le choléra.

3. *Paralysies consécutives aux exanthèmes aigus.* — a) *Variole.* Les paralysies consécutives à la variole sont beaucoup plus nombreuses, plus multiples et plus graves que celles qui succèdent aux autres exanthèmes. Elles ont été observées par Gubler, qui a voulu distinguer celles qui surviennent pendant la période d'éruption de celles qui se montrent pendant la convalescence. Il décrit en outre une paralysie du voile du palais qui rappelle tout à fait celle de la diphtérite (au moment de la dessiccation, paralysie du voile du palais, puis paraplégie. Guérison). Gubler prétend que les paralysies de la convalescence sont plus rebelles que celles qui surviennent pendant la période d'état, et que lorsqu'elles frappent les membres inférieurs, elles sont parfois incurables. Les observations de Leroy d'Étiolles sont favorables à cette opinion [1] : cet auteur a vu une paraplégie née pendant la période d'incubation, disparaître déjà au moment de la desquamation ; le malade succomba ultérieurement à des abcès multiples et à une pneumonie. Une autre malade, atteinte de variole confluente, fut tout à coup, pendant la desquamation, complètement paralysée de la sensibilité et du mouvement dans les membres inférieurs ; la vessie et le rectum se paralysèrent également ; ces symptômes s'accompagnèrent de douleurs dorsales vives et gagnèrent le bras gauche ; à ce moment il se produisit des accidents de suffocation, et la malade mourut au onzième jour de la paralysie. Chez ce sujet comme chez le précédent, l'autopsie ne révéla aucune altération de la moelle.

Les épidémies de variole de ces dernières années, et en particulier celles des dernières guerres, ont fait faire de grands progrès à la question tant au point de vue anatomo-pathologique qu'au point de vue clinique. On a observé assez souvent une paralysie pharyngée semblable à celle de la diphtérite, présentant comme elle tous les caractères d'une paralysie périphérique, et se terminant presque toujours par la guérison. Les autres paralysies offrent le type des paralysies spinales, et nous ne connaissons pour notre part aucun exemple de ces paralysies circonscrites, qui sont si fréquentes dans la fièvre typhoïde, et qui reconnaissent probablement des névrites pour cause. Un cas de Vulpian [2] est peut-être d'origine névritique ; mais l'auteur lui-même le rapporte à une altération de la moelle avec atrophie des cellules nerveuses motrices. Il s'agit d'un malade de 27 ans qui, étant convalescent de variole, fut pris dans les deux épaules de vives douleurs, continues au début, rémittentes dans la suite ; plus tard il apparut de la faiblesse dans les muscles des épaules : les deltoïdes, surtout celui du côté droit, devinrent flasques et s'atrophièrent. La sensibilité cutanée était abolie au niveau des deltoïdes et la contractilité électrique du grand dorsal et du deltoïde était diminuée. On prescrivit des bains sulfureux et la faradisation, et on obtint une grande amélioration. — Le plus souvent il se produit une paraplégie qui presque toujours n'intéresse que la motilité et qui s'accompagne fréquemment de troubles du côté des sphincters. Nous sommes tout à fait de l'avis de Gubler, qui dit que les paraplégies consécutives à la variole sont plus graves et plus rebelles que celles qui succèdent aux maladies aiguës, et on peut conclure d'après les observations de Westphal [3] et d'autres auteurs, qu'on a affaire dans ces cas à des myélites à foyers uniques ou multiples et d'intensité variable. Un accident qui survient fréquemment à la suite de la variole et dont il a déjà souvent été question

(1) Raoul Leroy d'Étiolles, *Des paralysies des membres inférieurs ou paraplégies*, Paris, 1856.
(2) Vulpian, *Arch. de physiologie norm. et pathol.*, 1873, t. V, p. 95.
(3) Westphal, *Berliner klinische Wochenschrift*, 1872, n° 47. Analyse in *Archiv de physiolog.*, Paris, 1873.

dans ce traité, c'est l'ataxie : cette complication est sérieuse, car elle ne semble que rarement se terminer par la guérison, bien que d'un autre côté elle n'amène non plus presque jamais la mort. Enfin on a vu à plusieurs reprises une paralysie ascendante aiguë se développer à la suite d'une variole.

Les dernières épidémies de variole ont fourni l'occasion de faire de nombreuses observations macroscopiques et microscopiques qui ont été utilisées pour l'anatomie pathologique du système nerveux en général. On a même examiné les nerfs et les centres nerveux dans des cas où il n'y avait pas eu de symptômes paralytiques. Obermeier [1] a trouvé un certain nombre de corps granuleux dans la moelle d'un sujet qui avait été atteint de varioloïde et dans celle d'un homme mort de variole hémorrhagique; dans une troisième autopsie, il n'en rencontra aucune trace. E. Wagner [2], sur dix sujets morts de variole, ne constata aucune altération de la moelle, mais il trouva plusieurs fois des suffusions hémorrhagiques dans le névrilème. Chez une accouchée âgée de 28 ans, il découvrit dans le lobe cérébral postérieur droit un foyer récent de ramollissement du volume d'une noix ; et une autre fois il rencontra une méningite purulente de la base. — Sur deux sujets qui avaient présenté pendant le cours de la variole des phénomènes paralytiques graves, Westphal a démontré dans la moelle des foyers multiples de ramollissement (myélite disséminée) dont il a donné le dessin : voici le résumé des deux observations :

I. Varioloïde. 11 jours après l'éruption, pendant la dessiccation paralysie de la vessie; au douzième jour paralysie de la jambe gauche, le lendemain, de la jambe droite. Catarrhe vésical. Décubitus. Mort. L'autopsie fit reconnaître une myélite disséminée dans la substance blanche et la substance grise. Foyer de ramollissement dans la portion supérieure de la moelle dorsale.

II. Varioloïde. Quelques jours après l'apparition de l'exanthème, paraplégie. Amélioration extrêmement lente. Pérityphlite. Mort. Autopsie. Myélite disséminée dans la substance blanche et la substance grise, plus particulièrement dans la première. Foyer de ramollissement dans la moelle dorsale. Péritonite.

b) *Scarlatine*. — Les paralysies consécutives à la scarlatine sont assez rares, elles affectent presque toujours la forme spinale, portent principalement sur la motilité, respectent la sensibilité et conduisent habituellement à l'amyotrophie. Ces paralysies sont-elles bien réellement la conséquence de la scarlatine, ou faut-il y voir des accidents de diphtérite ou bien de la paralysie infantile, c'est ce qu'il est difficile de dire en présence des rapports intimes et nombreux qui unissent ces différentes maladies. Macario et Gubler ont cité des exemples de ces paralysies scarlatineuses. Plus récemment, Shapherd [3] a rapporté l'histoire d'une petite fille de 5 ans qui, au lendemain de l'éruption, après avoir présenté des convulsions généralisées, perdit la parole et fut paralysée des quatre membres: elle ne pouvait pas non plus maintenir sa tête, qui retombait en avant. Après quatre mois d'un traitement tonique, tous les mouvements étaient revenus et la parole aussi.

c) *Rougeole*. — Les paralysies sont également rares après la rougeole. Lucas [4] a rapporté un cas de paraplégie rubéolique, et Abercrombie en a cité un autre.

L'observation suivante est due à Bergeron [5] : une petite fille de trois ans, convalescente de rougeole, était extrêmement faible et paresseuse. Six semaines après son entrée à l'hôpital, elle présenta des signes manifestes de paralysie, dans les membres inférieurs d'abord : la déglutition devint difficile, la parole nasillarde, la sensibilité resta intacte. Mort au onzième jour. A l'autopsie, ou trouva simple-

(1) Obermeier, *Arch. f. Psychiatrie*, Berlin, 1874, Band IV, p. 214.
(2) E. Wagner, *Arch. d. Heilkunde*, 1872, p. 107.
(3) Shapherd, *Paralysis after scarlet fever (Med. Tim.*, 1868, 8 february, p 144).
(4) Lucas, *London med. Journal*, 1790.
(5) Jules Bergeron, *Gangrène de l'oreille et paralysie générale consécutive à la rougeole. Autopsie. Gaz. des hôp.*, 1868, n° 2, p. 5).

ment une forte congestion du cerveau.—Schepers (*Berl. klin. Wochensch.*, 1873, 43) rapporte un cas qui rappelle l'ataxie aiguë : une petite fille de huit ans, atteinte de rougeole, tomba dans le coma, resta trois jours sans connaissance, devint muette après et ne put plus se dresser sur ses jambes : en la voyant couchée, on ne soupçonnait pas sa paralysie. Les mouvements des bras étaient maladroits, saccadés, ataxiques. La sensibilité était normale. L'amélioration commença déjà au bout de quinze jours et la guérison s'effectua peu à peu. — Liégeard a vu se développer à la suite d'une rougeole une paralysie ascendante aiguë qui guérit en trois semaines. On a aussi observé plusieurs cas d'hémiplégies rubéoliques avec trouble de la parole ; Rilliet et Barthez, Benedict, ont vu des faits de ce genre, nous en avons rencontré deux : dans ces cas, on avait affaire sans aucun doute à de l'encéphalite.

d) Gubler dit avoir vu des paralysies après les exanthèmes suivants : érythème noueux, roséole, miliaire, scarlatiniforme et morbilliforme, purpura exanthématique, urticaire fébrile, etc.

4. *Paralysies consécutives aux inflammations des organes intrathoraciques.* — a) *Pneumonie.* Déjà Boerhaave et Hoffmann ont vu après une pneumomie une paralysie du bras du côté du poumon malade. Huscham a le premier signalé des paralysies plus étendues et Macario le premier les a décrites : ce dernier auteur relate quatre cas de pneumonies suivies de paralysies étendues. Leudet rapporte des faits analogues. La forme la plus ordinaire est une paraplégie incomplète. Chez un de nos malades, nous avons noté une forte contracture dans le genou avec amyotrophie, absolument comme cela se voit après la fièvre typhoïde ; une autre fois, nous avons observé une paralysie ascendante subaiguë. Il se produit aussi des paralysies qui sont causées par des encéphalites, nous en avons rencontré des exemples chez des enfants. Lépine décrit l'hémiplégie pneumonique et dit qu'elle a déjà été observée antérieurement par Rostan, puis par Charcot et Vulpian[1].

b) Les autres inflammations des organes respiratoires sont moins souvent suivies de paralysie.

On a cependant signalé des paralysies à la suite de *pleurésies.* Le Dr Carmus a vu, à la suite d'une *bronchite aiguë* intense, se développer graduellement une paralysie généralisée qui fut guérie au moyen de ventouses, de sangsues et de vésicatoires.

c) La *coqueluche* peut amener des paralysies. Surmay en rapporte deux exemples[2], nous en avons vu également deux cas d'origine cérébrale, l'un chez un enfant, l'autre chez un adulte. Il est difficile de dire dans quelle mesure on peut accuser ici les violents efforts de toux et jusqu'à quel point on peut comparer ces paralysies à celles qui surviennent à la suite des maladies aiguës.

5. *Paralysies consécutives aux maladies septiques.* — C'est surtout l'érysipèle qui donne lieu à des paralysies : Graves en rapporte trois exemples et Gubler trois. Ce dernier auteur mentionne comme signe caractéristique des mouvements choréiformes de la tête, que Westphal attribue à de l'ataxie. On a vu survenir une fois une paraplégie presque complète exclusivement motrice, avec paralysie de la vessie et du rectum : l'amélioration ne se produisit qu'au bout de deux ans et le malade en mit cinq à guérir. Benedict a aussi noté un cas de paraplégie. On a également observé de l'amaurose.

6. *Paralysies liées à la grossesse et à l'état puerpéral.* — On sait depuis

---

(1) Lépine, *De l'hémiplégie pneumonique*, Paris, 1870.

(2) Surmay, *Quelques cas de paralysies incurables ou temporaires survenues dans le cours ou pendant la convalescence de maladies aiguës autres que la diphtérie* (Arch. gén. de méd., 1865, I, p. 678-689).

longtemps [1] que les paralysies se montrent fréquemment pendant la grossesse et après l'accouchement. Les causes de ces accidents sont multiples ; nous avons déjà mentionné antérieurement les paralysies dues aux hémorrhagies et à l'hystérie et nous n'y reviendrons pas ici. Restent deux autres espèces de paralysies puerpérales : a) Les *paralysies névritiques* qui se produisent pendant la grossesse ou pendant les accouchements laborieux, par le fait d'une compression des nerfs sciatiques ou qui sont dues à l'extension d'une inflammation puerpérale à ces mêmes nerfs ; b) celles qui sont *consécutives à des maladies aiguës*, surtout à des érysipèles et à des phlegmons et qui semblent dériver directement de la moelle.

a) Les *paralysies névritiques* que l'on a aussi appelées *traumatiques* [2] se manifestent le plus ordinairement pendant l'accouchement ou peu de temps après, rarement avant. Elles sont dues à la contusion de l'un ou des deux nerfs sciatiques, soit par la tête de l'enfant, soit par le fait des opérations obstétricales, en particulier de l'application du forceps. Aussi surviennent-elles principalement après des accouchements laborieux et après ceux qui ont nécessité l'intervention de l'art. On les observe parfois pendant la grossesse et alors elles disparaissent aussitôt après l'accouchement, dès que les nerfs ne sont plus comprimés. Sur trentre-quatre cas rassemblés par Borham [3], la paralysie s'était montrée vingt-deux fois pendant la grossesse même. Mais ce ne sont pas seulement les accouchements laborieux qui sont suivis de paralysies, ces dernières surviennent souvent à la suite d'accouchements fort simples, ainsi que Fleetwood Churchill [4] l'a déjà fait remarquer : dans ces conditions, elles apparaissent quelques jours après la délivrance et tiennent probablement à une inflammation puerpérale qui se propage sur le névrilème des branches du plexus sacré.

Nous avons relaté un cas de ce genre (*Charité-Annalen*, 1862) concernant une nouvelle accouchée atteinte de fièvre puerpérale qui fut prise d'abord dans un nerf sciatique, puis dans les deux, de vives douleurs névralgiques s'irradiant jusque vers les trochanters, et plus tard de paraplégie : à l'autopsie, on trouva une infiltration phlegmoneuse du tissu cellulaire du petit bassin qui s'était propagée sur le névrilème des deux sciatiques. Cette névrite a déjà été décrite et bien caractérisée par Romberg : G. Hirsch [5] cite aussi l'histoire d'une pluripare très chétive qui éprouva de violentes douleurs pendant le derniers mois de sa grossesse : l'accouchement fut très simple, mais les douleurs persistèrent et furent suivies d'une paralysie qui, plusieurs années après, n'avait pas complètement disparu. La littérature médicale française est particulièrement riche en documents sur cette question. Outre Leroy-d'Etiolles qui a cité deux paraplégies puerpérales dont l'une était survenue dans les derniers mois de la grossesse et avait disparu six semaines après l'accouchement [6], nous mentionnerons surtout les travaux de Bianchi et la monographie si complète d'Imbert-Gourbeyre [7].

Nous pourrions encore ajouter Maringe [8] et nombre d'autres. Parmi les au-

---

(1) Hoffmann dit : « Eidem morbo (i. e. paraplegiæ) obnoxiæ sunt feminæ post laboriosum partum, abortum et retenta lochia). »

(2) Bianchi, *Des paralysies traumatiques des membres inférieurs chez les nouvelles accouchées*, Paris, 1867.

(3) Borham, *Lancet*, 1870, décembre.

(4) Fletwood Churchill, *Dubl. Quarterly Journal of med Science*, 1854, mai. — Et *Traité pratique des maladies des femmes*, trad. française par Wieland et Dubrisay, Paris, 1866 ; 2e édition, par A. Leblond, Paris, 1874, p. 1498.

(5) Hirsch, *Spinal Neurosen*, p. 422.

(6) Raoul Leroy d'Etiolles, *Des paralysies des membres inférieurs ou paraplégies. Recherches sur leur nature, leur forme et leur traitement*, Paris, 1856.

(7) Imbert-Goubeyre, *Les paralysies puerpérales*, mém. couronné par l'Acad. de méd: (*Mémoires de l'Académie de méd.*. Paris, 1861, t. XXX).

(8) Maringe, *Des paraplégies puerpérales*, Paris, 1867.

teurs anglais, nous citerons Fleet-Wood Churchill[1]. On trouve en outre quelques observations isolées, surtout dans la presse médicale française. Il nous a été donné d'observer un assez grand nombre de faits de ce genre.

Ces paralysies débutent d'ordinaire par de vives douleurs consistant en tiraillements et en picotements qui descendent jusque dans les talons et les orteils. Ces douleurs sont parfois intolérables, elles peuvent n'occuper que l'un des membres inférieurs et elles s'accompagnent de diminution ou d'abolition de la motilité dans les parties correspondantes : habituellement la paralysie reste incomplète ; il est rare que les douleurs fassent défaut. La paralysie marche comme une paralysie d'origine périphérique, parfois elle se complique d'hyperesthésie cutanée et musculaire ; mais ce qu'on observe le plus souvent, ce sont des amyotrophies et la diminution de la contractilité électrique. Dans certains cas, il survient des douleurs et de la faiblesse dans les reins et il est permis alors de supposer que la névrite a gagné les méninges rachidiennes.

Le *pronostic* et la *marche* de ces paralysies sont les mêmes que ceux des autres paralysies d'origine périphérique, sans être absolument favorables dans tous les cas. Très souvent les accidents ont un cours bénin, les douleurs disparaissent et les mouvements reviennent dans un délai qui varie entre une et trois semaines. Mais d'autres fois le tableau est plus sombre, les muscles s'atrophient et les choses restent pendant des mois dans le même état. Dans beaucoup de cas, la paralysie persiste durant des années, mais étant donnée sa nature périphérique, on peut toujours espérer qu'on en triomphera, grâce à un traitement persévérant et bien entendu. Il peut se faire qu'avant que la paralysie ne soit guérie, il survienne une nouvelle grossesse qui ramène les anciens accidents, souvent même en les aggravant. On trouve dans les annales de la science plusieurs exemples de guérison de ces paralysies anciennes réputées presque incurables ; nous ne citerons que le suivant :

Une femme de 46 ans eut une troisième couche très laborieuse, qui fut encore rendue plus pénible par les manœuvres maladroites d'une sage-femme. Elle fut atteinte d'une paraplégie qui resta d'abord incomplète et qui devint complète à une quatrième grossesse. Pendant trois années on épuisa en vain toutes les ressources de la thérapeutique et on finit par obtenir une guérison intégrale, grâce à des frictions à l'huile de foie de morue continuées pendant plusieurs mois. — L'Héritier rapporte l'histoire d'une autre malade qui garda le lit cinq années consécutives, et dont l'état fut notablement amélioré par l'usage des eaux de Plombières [2].

b) Les paralysies puerpérales de notre deuxième espèce sont beaucoup plus rares que celles de la première, elles rentrent dans le groupe des *paralysies consécutives aux maladies aiguës*, et beaucoup d'auteurs conservent spécialement pour elles la dénomination de *paralysies puerpérales*. On a bien essayé de les ranger parmi les paralysies réflexes, mais elles n'appartiennent pas plus à ces dernières qu'aux paralysies névritiques. Elles ont, pour la plupart, le type des paralysies spinales, et il est probable qu'elles sont dues à quelque altération de la moelle. Ollivier croit qu'il s'agit d'une congestion spinale par suite de suppression des lochies, mais son examen purement macroscopique de la moelle n'a rien de probant pour nous : voici le cas qu'il rapporte tome II, p. 51 :

Adèle M..., 31 ans. Accouchement naturel le 2 mars. La grossesse et l'accouchement avaient été fort heureux. Suppression des lochies le troisième jour, convalescence sans retour de l'écoulement, sortie le douzième jour de la Maternité. Elle avait repris au bout de huit jours du service dans une nouvelle maison, lorsque le 1er avril, après s'être bien portée en apparence jusque-là, elle eut des fourmillements dans la main et le pied du côté gauche, puis du côté droit. Entrée

---

(1) Fletwood Churchill, *Traité pratique des maladies des femmes*, traduit par Wieland et Dubrisay, 2e édition, Paris, 1874, p. 1198.

(2) Lhéritier, *Eaux de Plombières. Des paralysies et de leur traitement par les eaux thermo-minérales*, 1854, p. 232.

le 2 à l'Hôtel-Dieu. Paralysie presque subite du mouvement des quatre membres ; conservation de la sensibilité ; nulle lésion des fonctions intellectuelles ; dyspnée de plus en plus grande. Morte le 3 par asphyxie. Congestion peu marquée des vaisseaux rachidiens ; cerveau et moelle épinière intacts. (Observ. communiq. par Dance à Ollivier d'Angers.) [1].

Faye (*Norsk Magazin*, 1872) cite une observation analogue qui se termina aussi par la mort : une primipare qui s'était bien portée pendant les trois semaines qui suivirent l'accouchement, fut prise de fièvre, de douleurs dans les jambes et le ventre, d'anesthésie et de parésie des extrémités inférieures et d'incontinence d'urine ; plus tard, on constata que les apophyses épineuses étaient sensibles à la pression, le bras droit se parésia, la respiration devint difficile et la mort eut lieu au neuvième jour. A l'autopsie on trouva un ramollissement de la moelle et un léger exsudat fibrineux sur la dure-mère. — Smoler a découvert également du ramollissement de la moelle sur une femme morte avec de la paralysie puerpérale. — Nous devons à Frommann [2] un examen microscopique très circonstancié : cet auteur a constaté chez une femme atteinte d'une fièvre puerpérale les signes d'une myélite commençante assez étendue. — Outre ces cas mortels dans lesquels il existait de la myélite et probablement aussi de la méningite, il en existe encore d'autres où après des symptômes tout aussi graves, on a vu survenir la guérison. Déjà Fr. Hoffmann (*Opera Medica*, 1748) raconte le fait suivant :

Une femme de 22 ans qui venait de se relever d'une couche très heureuse, fut prise de douleurs gravatives qui du ventre s'irradiaient dans les aines et en même temps de faiblesse paralytique. Deux mois après elle ne pouvait plus marcher seule ni même se dresser sur ses pieds sans souffrance. Plus tard les mains furent atteintes à leur tour, elle ne pouvait les fléchir et les étendre que très difficilement, ni tenir aucun objet ; la sensibilité y demeura intacte. Constipation et miction difficiles. Cet état s'améliora peu à peu sous l'influence de bains et de frictions alcooliques.

Le fait suivant est rapporté par Michel Bertrand [3] :

Une femme âgée de 33 ans, percluse des membres abdominaux depuis quinze mois, fut transportée au Mont-Dore. Mère de trois enfants qu'elle avait allaités. A la suite de son dernier accouchement il lui était survenu des douleurs dans les muscles qui, de vagues qu'elles étaient d'abord, finirent par se fixer dans les lombes ; les jours de calme que ces douleurs lui laissaient, devinrent très rares. Les jambes s'affaiblirent et insensiblement la malade en perdit l'usage. Après la paralysie, elle cessa de souffrir. Guérie par deux saisons au Mont-Dore.

On a vu se développer, même pendant la grossesse, de ces paralysies à type spinal : Borham [4] rapporte l'histoire d'une femme qui était enceinte de sept mois et qui fut atteinte subitement d'une paraplégie complète des membres inférieurs avec anesthésie complète et paralysie de la vessie et du rectum. La grossesse arriva à son terme normal, et la femme mit au monde un fœtus mort et putréfié : elle mourut elle-même bientôt après. Nous ne croyons pas que l'autopsie ait été faite.

En dehors de ces paralysies spinales, il en existe d'autres d'origine également puerpérale qui affectent la forme hémiplégique, et qui peuvent être engendrées par des causes très multiples : dans ces cas on ne saurait établir que des présomptions sur la nature du processus anatomique. C'est ainsi qu'on voit se produire des hémiplégies par embolie lorsqu'il y a endocardite, et par hémorrhagie cérébrale lorsqu'il existe des convulsions (paralysies urémiques). En outre il y a aussi de ces hémiplégies qu'on peut attribuer à une encéphalite : nous avons observé un fait de ce genre où pendant la période puerpérale il se produisit une hémiplégie

[1] Imbert-Goubeyre (*Paralysies puerpérales*, 1861, p. 69) dit à propos de ce cas : « Y a-t-il eu là une paralysie généralisée, une congestion de la moelle ou bien une méningite spinale » ?
[2] Frommann, loc. cit.
[3] Michel Bertrand, *Recherches sur les eaux du Mont-Dore*, p. 408.
[4] Borham, *Lancet*, 1870, décembre.

avec une aphasie dont la malade ne guérit pas. V. Boullay rapporte un autre cas dans lequel les accidents débutèrent pendant la grossesse même [1].

Une couturière âgée de 25 ans, bien constituée et ayant toujours joui d'une bonne santé, a déjà accouché deux fois au 7e mois; elle est devenue de nouveau enceinte dans les premiers jours de juin. Le 18 janvier 1852, elle a été subitement prise de perte de connaissance pendant qu'elle se promenait; elle est tombée dans la rue et a été apportée à l'Hôtel-Dieu (service de M. Boul-lay), où l'on constata une hémiplégie droite avec déviation de la face et anesthésie du côté cor-respondant. Les membres paralysés, les bras surtout, étaient agités de mouvements convulsifs perpétuels. On appliqua un vésicatoire. Cet état resta sans modification aucune jusqu'au 19 mars. A cette époque l'accouchement se fit naturellement, et bientôt la sensibilité commença à repa-raître dans le membre inférieur droit et dans la cuisse. On prescrivit le 28 et le 30 avril des pilules de strychnine d'un centigramme qui occasionnèrent des fourmillements, des contractures douloureuses dans les membres, les muscles de la face et la langue. Dès le lendemain on con-stata de l'amélioration, on reprit les pilules de strychnine, et la malade fut en état de quitter l'hôpital presque complètement guérie, dès le 3 juillet (p. 100). V. Boullay pense qu'il s'est agi ici d'une paralysie puerpérale sans lésion matérielle dans le cerveau ; mais nous regardons comme plus probable l'existence d'une encéphalite (ou d'une hémorrhagie).

Traitement des paralysies consécutives aux maladies aiguës. — Le traite-ment repose sur des bases établies par Gubler et qui sont encore vraies aujour-d'hui. Fidèle à sa conception des paralysies asthéniques, cet auteur a préconisé une médication tonique et reconstituante : d'après lui, tous les agents débilitants doivent être proscrits ou employés avec une réserve extrême et les meilleures prescriptions sont une nourriture facilement assimilable, des toniques, des stimu-lants, des frictions, des douches froides, l'électricité. L'expérience clinique a pleinement confirmé ces principes thérapeutiques et nous devons même reconnaî-tre que, théoriquement, ils sont rationnels, bien que nos idées relatives au substra-tum anatomique de ces paralysies soient complètement différentes de celles de Gubler. En effet, les processus morbides qui sont en jeu ne sont en général ni très intenses ni très actifs et peuvent être enrayés si l'on augmente la résistance de l'organisme et si on hâte les progrès de la convalescence. Dans beaucoup de cas la médication tonique suffit à elle seule pour amener la guérison, et quels que soient les autres moyens que l'on veuille employer concurremment, c'est tou-jours elle qui doit occuper la première place dans le traitement. Elle consiste en *aliments fortifiants* et faciles à digérer, dans la *vie à la campagne*, dans un *pays boisé* ou au *bord de la mer*. Les meilleurs toniques, ceux qui ont fourni les plus satisfaisants résultats dans les affections de la moelle sont le *vin de quinquina*, l'*huile de foie de morue*, les *ferrugineux* et les *eaux ferrugineuses*. En outre on emploiera les *bains chauds*, les *bains sulfureux*, les *bains salins*, les *bains ferrugineux*, et on enverra les malades dans les stations thermales appropriées que nous avons déjà indiquées à plusieurs reprises. A une période ultérieure, on prescrira les *douches*, l'*hydrothérapie*, les *bains de mer*.

Parmi les autres médicaments à employer, mentionnons le *seigle ergoté*, qui a déjà été employé avec succès par Barbier et Boudin à la dose de 0gr,75 à 1gr,5 par jour, et qui est recommandé spécialement par Brown-Séquard. On a aussi pré-conisé et avec plus de raison la *strychnine* dont nous avons déjà indiqué l'action et le mode d'emploi. Contre les accidents de méningite chronique et les névrites douloureuses, on se servira de l'*iodure de potassium*. Les narcotiques peuvent être utiles pour remplir certaines indications symptomatiques.

Nous avons à entrer dans quelques détails relatifs à l'*exercice des muscles* et à l'*électricité*. A notre avis, il faut, au début des paralysies, qu'elles soient de cause centrale ou bien périphérique, ne permettre et ne recommander de faire travailler les muscles qu'avec une grande réserve. On voit souvent des paralysies

(1) V. Boullay, *Considérations sur un cas de paralysie liée à la grossesse, traitée et guérie par la strychnine (Bullet. génér. de thérap.* 1853, t. XLIV, p. 97 et 244).

n'apparaître qu'au moment où les malades, présument trop de leurs forces, exercent leurs muscles trop tôt : nous en avons cité un exemple dans l'obs. I de paralysie typhique, p. 539. D'autres fois, la paralysie s'accentue davantage lorsque les muscles sont soumis à un exercice trop précoce. Il faut également éviter comme étant nuisibles tous les ébranlements imprimés au corps, les courses en voiture sur des routes pavées, les voyages en chemin de fer, etc. : aussi nous garderons-nous bien d'envoyer trop tôt les malades dans des stations thermales éloignées, car les fatigues du voyage font souvent plus de mal que les eaux ne peuvent faire de bien.— Il n'en est plus de même lorsque l'affection a déjà une certaine durée et qu'elle semble vouloir s'arrêter et même rétrograder ; à ce moment il devient très utile d'exercer les muscles pour activer leur régénération. Nous avons vu chez un malade qui avait gardé le lit pendant des mois entiers, dont les muscles des cuisses et des jambes étaient atrophiés et qui ne pouvait rester debout que quelques secondes et en s'appuyant des deux mains sur le bord de son lit, s'accomplir, après quelques jours d'un exercice prudemment ménagé des progrès tels, qu'il parvenait à faire le tour de sa chambre avec des béquilles. Nous combinons avec l'exercice les bains et l'électricité et obtenons ainsi dans l'espace de six mois une guérison à peu près complète. — L'exercice musculaire le plus simple qu'on puisse imaginer est la marche : si certains groupes des muscles étaient particulièrement intéressés, on pourrait, pour les faire fonctionner, instituer une gymnastique spéciale.

Quant à l'électricité, dans bien des cas elle n'est pas indispensable, mais elle n'en reste pas moins un de nos agents curatifs les plus précieux et les plus efficaces. C'est dans les paralysies névritiques qu'elle rend le plus de services, et elle peut dans ces cas être employée aussitôt qu'on le voudra ; seulement on la mettra en usage avec précaution pour ne pas occasionner une trop grande irritation : nous recommandons surtout le courant continu avec peu d'éléments et aussi constant que possible. On arrivera, grâce à lui, à calmer les hyperesthésies de la névrite et à faire disparaître peu à peu les contractures récentes. A une période ultérieure, il sera encore le meilleur remède à opposer à l'atrophie musculaire. On l'emploie de la même façon que dans les cas de paralysies périphériques en général (faciales, radiales, etc.) et, pour apprécier ses effets, on ne perdra jamais de vue le cours normal de l'affection abandonnée à elle-même. Il ne rend pas les mêmes services à toutes les périodes de la maladie : tant que le processus marche, il n'a pas sur lui une action bien marquée, mais plus tard il favorise positivement la régénération des nerfs et des muscles. A une période encore plus avancée, lorsque les accidents sont rebelles, on fera bien d'alterner avec le courant induit.

Certains électropathes ont, à l'imitation de Remak, prôné la galvanisation du grand sympathique au cou, notamment contre les paralysies compliquées d'amyotrophie. Ce mode d'emploi n'est fondé sur aucun motif ni théorique ni pratique bien évident.

§ 3. **Paralysies consécutives aux maladies chroniques.** — Ces paralysies sont bien plus rares et offrent beaucoup moins d'intérêt que les précédentes, aussi nous ne nous y arrêterons pas longtemps.

Leudet a décrit des troubles nerveux survenant dans le cours des maladies chroniques et les a attribués aux vaso-moteurs [1] : ces troubles portent sur la sensibilité, la motilité et la production de chaleur. La partie atteinte devient comme morte, il s'y produit des fourmillements, des engourdissements douloureux et des élancements : ces phénomènes s'observent surtout au bout des doigts. Les mouvements spontanés et communiqués exagèrent la douleur. Les troubles de la moti-

---

(1) E. Leudet (de Rouen), *Étude clinique de troubles nerveux périphériques vaso-moteurs, survenant dans le cours des maladies chroniques (Arch. gén.*, 1864, février et mars).

lité varient depuis une légère faiblesse jusqu'à la paralysie complète ; dans certains cas rares, la paralysie alterne avec de la contracture. D'ordinaire, ces paralysies et ces hyperesthésies siègent dans les membres supérieurs et inférieurs ; parfois il s'y joint de la douleur spinale. Ces phénomènes sont sujets à de grandes variations. La plupart des malades cités par Leudet étaient des tuberculeux ; les autres, moins nombreux, étaient atteints d'affections de poitrine différentes, de maladies de l'appareil circulatoire ou de l'utérus et toujours à une période avancée. La cause des accidents doit être attribuée, d'après l'auteur, au système cérébro-spinal ou aux nerfs vaso-moteurs, peut-être à une réplétion anormale des plexus veineux rachidiens [1].

Après la tuberculose on a observé des paralysies qui ne tenaient pas à l'existence de tubercules dans les centres nerveux, mais à des myélites dûment constatées à l'autopsie. C. Westphal [2] a trouvé dans un de ces cas de la myélite disséminée. Th. Simon [3], chez un autre tuberculeux atteint de paralysie, a constaté de nombreux corps granuleux dans les cordons postérieurs de la moelle. Déjà antérieurement Surmay avait mentionné le fait. Rappelons aussi qu'il est fréquent de rencontrer chez les tuberculeux une dégénération grise des mêmes cordons postérieurs.

Les symptômes paralytiques qui se montrent dans le cours du diabète sucré et de la polyurie sont pleins d'intérêt. On sait en effet qu'on est fondé avec beaucoup de raison, à attribuer ces deux affections à une lésion du système nerveux, et on possède des observations de diabète (nous en avons nous-même relaté plus haut) dans lesquelles on a trouvé une altération de la partie supérieure de la moelle ou des lésions macroscopiques (ramollissement, tumeurs) dans le voisinage du 4e ventricule. Or, on sait qu'on rencontre souvent chez les diabétiques des hémiplégies, en particulier des hémiplégies faciales avec paralysie du voile du palais. Par contre, dans bien des autopsies de diabétiques on n'a découvert aucune altération du système nerveux.

Marchal (de Calvi) [4] a rassemblé quarante-trois observations de diabète dans lesquelles on avait trouvé de la congestion cérébrale, des hémorrhagies cérébrales et des paralysies ascendantes ; il ne considère pas ces accidents comme le produit du hasard, mais bien comme une conséquence directe du diabète. De plus, Dickinson [5] dit qu'ayant fait six autopsies de diabétiques, il a trouvé chez les six, en divers points du système nerveux central, des dilatations artérielles avec de petits foyers de ramollissement autour des vaisseaux dilatés et avec production définitive de lacunes en ces mêmes endroits ; il y avait également dans tous les cas une altération de la pie-mère : ces lésions se rencontraient de préférence dans la protubérance et la moelle allongée (plancher du 4e ventricule). Cet auteur incline à considérer ces altérations comme primitives, et il rappelle que les affections cérébrales avec ou sans lésions matérielles, s'accompagnent fréquemment de glycosurie : pour lui le diabète est une maladie du système nerveux. Cette question ne peut être tranchée que par de nouvelles observations. Pour notre part, nous avons, chez trois sujets morts du diabète, examiné avec le plus grand soin la pro-

---

(1) Perroud (De quelques phénomènes nerveux survenant dans le cours de la phtisie pulmonaire Lyon méd., 1872), décrit des symptômes analogues dans le cours de la phtisie pulmonaire : ce sont des payalysies complètes ou incomplètes, passagères, et ne tenant à aucune lésion matérielle appréciable. Perroud nie que les affections pulmonaires puissent occasionner des troubles circulatoires du côté de la moelle, comme l'a prétendu Leudet, et il pense que la plupart de ces phénomènes sont de nature réflexe (?)

(2) C. Westphal, Arch. f. Psych. etc., Band IV, p. 364.

(3) Th. Simon, Tuberkulose und Körnchenzellen. — Myelitis (Arch. f. Psych. etc., Band V. p. 109).

(4) Marchal (de Calvi), Sur les lésions cérébro-spinales consécutives au diabète (Compt. rend. de l'Académie des Sciences, t. LVII, 12 octobre 1863 ; et Recherches sur les accidents diabétiques, Paris, 1864, chap. VI. p. 349.

(5) Dickinson, Ueber die krankhafte Veränderung des Gehirns und Rückenmarchs bei Diabetes, 1870, février.

tubérance et la moelle allongée, et nous n'y avons jamais découvert la moindre altération. Mais nous avons vu des vieillards diabétiques être pris d'accidents nerveux, tels que douleurs névralgiques dans les membres et dans quelques articulations, atrophie de certains muscles; mais en aucun cas ces symptômes n'ont atteint un degré très intense, parfois même ils étaient transitoires. Nous ne saurions dire si les insomnies que nous avons notées dans le diabète sont bien le fait de cette affection, ou si elles ne constituent qu'une complication fortuite [1]. Topinard (*Gaz. des Hôp.*, n° 51) rapporte deux cas de paralysie agitante avec glycosurie : l'un des malades était un vieillard de 63 ans qui, trois ans auparavant, avait commencé à éprouver, en même temps que la propulsion à marcher en avant, de la glycosurie et du satyriasis. Un an plus tard il présentait du tremblement dans tous les membres, et neuf mois après, un léger trouble de la parole. Une saison à Vichy améliora les accidents. Charcot et Vulpian ont trouvé dans la littérature médicale trois cas analogues avec autopsie : on trouva des indurations de la protubérance du bulbe ou de la moelle [2]. Dans ce cas la sclérose semble bien avoir été le fait primitif et capital, et la glycosurie paraît plutôt avoir été une complication accidentelle.

Les paralysies consécutives aux maladies chroniques n'ont encore pu être étudiées que très imparfaitement, aussi est-il impossible de dire dès aujourd'hui quel est le traitement qui convient le mieux dans ces cas.

§ 4. **Affections syphilitiques de la moelle.** — Malgré les nombreuses publications dont elle a été l'objet, la question des affections syphilitiques de la moelle n'est pas encore très avancée, elle présente toujours de nombreux *desiderata* et bien des obscurités aussi bien sous le rapport de l'anatomie pathologique que sous celui du diagnostic. D'ailleurs il n'y a pas encore bien longtemps qu'on sait que la syphilis occasionne des paralysies, et l'anatomie pathologique des lésions syphilitiques des centres nerveux, ne date que des travaux de Virchow [3] et de E. Wagner [4] : ces auteurs eux-mêmes n'ont eu occasion de voir que très peu d'exemples d'affections syphilitiques spinales; seulement depuis, on s'est mis à étudier avec beaucoup d'intérêt et de soin la syphilis du système nerveux, et l'on a publié sur ce sujet des documents très nombreux dont la plupart ont trait à la syphilis cérébrale [5] : on sait aujourd'hui que celle-ci tient à une altération athéromateuse des vaisseaux qui occasionne la formation de thrombus et par là un ramollissement cérébral. En ce qui concerne la syphilis spinale, les documents recueillis sont loin d'être aussi riches et aussi satisfaisants au point de vue de l'anatomie pathologique. Ce qui a rapport au diagnostic est tout aussi insuffisant. Le diagnostic des paralysies syphilitiques, et en particulier des paralysies d'origine cérébrale, se fonde principalement sur l'existence d'une syphilis constitutionnelle antérieure, et sur l'absence de toutes les autres causes qui pourraient rendre compte des symptômes existants. On est allé jusqu'à admettre en principe que toutes les apoplexies suivies d'hémiplégie qui frappent des sujets âgés de moins de quarante ans, doivent être de nature syphilitique (Gjör). On attachait également une très grande valeur diagnostique à l'efficacité du traitement mercuriel ou ioduré. Malheureusement on ne tarda pas à se convaincre que des affections

[1] Bouchardat (*Bullet. gén. de thérap.*, 1875, février) énumère plusieurs symptômes nerveux qui peuvent atteindre les diabétiques (anesthésies partielles, crampes, insomnies, irritabilité, mélancolie), et qui, d'habitude, disparaissent très vite sous l'influence d'un traitement approprié, et particulièrement avec un régime convenable.

[2] Charcot et Vulpian, *Gazette hebdomadaire*, 1861-1862.

[3] Virchow, *Archiv für pathologische Anatomie.*

[4] E. Wagner, *Das Syphilom oder die constitutionell syphilitische Neubildung (Arch. der Heilkunde,* 1863, p. 1-26, 161-176).

[5] Heubner, *Die luetische Erkrankung der Hirnarterien*, Leipzig, 1874. — C. Braus, *Die Hirnsyphilis,* Berlin, 1873, p. 116.

nerveuses manifestement syphilitiques résistaient à ce traitement, et que par contre d'autres non syphilitiques guérissaient sous son influence. Aussi le diagnostic des affections nerveuses syphilitiques et en particulier de celle de la moelle, offre une grande incertitude et prête beaucoup à l'arbitraire. C'est ainsi qu'on voit dans la pratique rapporter à la syphilis toutes les affections spinales chroniques qui surviennent chez des sujets jeunes et ayant eu autrefois la syphilis : on diagnostique à tort et à travers tantôt une exostose, tantôt une tumeur, tantôt un ramollissement. En réalité, les affections syphilitiques de la moelle sont très rares, et s'il est possible de reconnaître avec quelque certitude qu'on a affaire à une exostose, à une tumeur ou à un ramollissement, on ne peut jamais que présumer, d'après les anamnestiques, que ces lésions sont de nature syphilitique.

Ulrich de Hutten [1] semble avoir été le premier qui ait fait mention des paralysies syphilitiques. Boerhaave cite, en 1776, une amaurose consécutive à une exostose syphilitique, et, dans la même année, Lalouette signale un cas de tremblement musculaire général dû à la même cause. Un peu plus tard, Lieutaud observa une hémiplégie à la suite d'une ostéite syphilitique des os du nez, en 1750, Salzmann vit une apoplexie causée par une exostose syphilitique et Plank une hémiplégie avec névralgie sciatique. On a également signalé, il y a longtemps déjà, des paraplégies de même nature. Sauvage en rapporte un exemple, et Portal a vu une paraplégie consécutive à une carie vertébrale syphilitique. Ollivier *(loc. cit.*, II, p. 436) reproduit un cas qui avait été publié par Houstet [2] : c'est l'histoire d'une paraplégie compliquée d'une paralysie de la vessie et du rectum, qui céda à un traitement antisyphilitique et qui partant fut déclarée d'origine syphilitique. Tous ces cas et d'autres analogues de paralysies syphilitiques étaient attribués à des caries ou à des exostoses, de même qu'on rapportait tous les accidents cérébraux (douleur de tête, vertige, tremblements, épilepsie) à une altération des os du crâne qui s'était propagée aux méninges et à la substance cérébrale. On admettait donc implicitement qu'il n'existait pas de lésion syphilitique primitive, pas plus des méninges que des centres nerveux. Cette opinion fut partagée et accréditée par Ricord et Vidal, de Cassis. Mais on ne tarda pas à s'apercevoir qu'il fallait bien admettre la possibilité de lésion syphilitique primitive dans les méninges et dans le système nerveux en général, et on vit se multiplier les observations dans lesquelles on concluait avec beaucoup de vraisemblance à l'existence d'une affection syphilitique propre de la moelle et du cerveau. Knorre (de Hambourg) a publié, en 1849 [3], plusieurs cas de paralysie qui avaient accompagné ou suivi de près les premiers symptômes de syphilis et où il n'existait *aucune espèce d'altération osseuse.* C'étaient des paralysies de certaines branches nerveuses ou de membres entiers avec lésion plus marquée de la sensibilité, qui cédaient manifestement à un traitement antisyphilitique. L'un de ces malades était un ouvrier âgé de 20 ans, qui avait présenté, trois semaines auparavant, une roséole papuleuse et une éruption du cuir chevelu, et qui un matin fut frappé subitement de paraplégie avec paralysie du rectum : la partie inférieure du dos était le siège de douleurs. Le protoiodure de mercure amena une prompte guérison. Trois ans après, il apparut de nouveau une parésie de la jambe gauche qui céda rapidement à l'emploi de l'iodure de potassium. — Les observations récentes publiées par les auteurs anglais, français et allemands, ont surtout trait à la syphilis cérébrale, et, à ce point de vue, elles sont très riches en matériaux. Quant à la syphilis spinale, elle a été moins bien étudiée, surtout au point de vue anatomo-pathologique.

Anatomie pathologique — a) La cause la plus anciennement connue des paralysies spinales syphilitiques, c'est la *carie vertébrale syphilitique* dont il a été question, page 198 (observations de Portal, de Godelier, de Tissot, etc.) ; mais nous avons vu que, même dans ces cas, la nature syphilitique de la carie n'était pas toujours bien démontrée ; en général, les antécédents syphilitiques seuls ont servi à asseoir le diagnostic étiologique ; quant à la carie elle-même, elle ne présente rien de caractéristique. Les faits où il existait une exostose, celui de Piorry, par exemple, sont bien bien plus concluants.

b) Les *affections syphilitiques des méninges* consistent ou en épaississements

[1] Ulrich de Hutten, *De morbo Gallico*, 1519.

[2] Houstet, *Paralysie de cause vénérienne, Mémoires de l'Académie royale de chirurgie*, 1768, IV, p. 141).

[3] Knorre (de Hambourg), *Deutsche Klinik*, 1849, n° 7.

de ces membranes ou en développements de gommes à leur surface : ces deux éventualités ont été souvent constatées pour les méninges cérébrales. Ziemssen a
trouvé des altérations syphilitiques sur la pie-mère et l'arachnoïde. Griesinger
considère comme caractéristique un épaississement tendineux de la pie-mère : ces
épaississements ont été trouvés dans les méninges rachidiennes aussi bien que dans
les méninges crâniennes, et on a même voulu en faire une forme spéciale de méningite, la *méningite syphilitique* (Zambaco [1], Yvaren [2]). On les a surtout
rencontrés à la région cervicale où tantôt la dure-mère ou bien la pie-mère, tantôt les deux méninges à la fois étaient épaissies, et dans ces cas ces membranes
étaient unies l'une à l'autre par des adhérences. Mais ces particularités n'ont en
elles rien de caractéristique, ces adhérences et ces épaississements pouvant se
rencontrer en dehors de toute espèce de maladie.

  c) *Lésions de la moelle elle-même.* — 1) *Gommes de la moelle.* E. Wagner
(*loc. cit.*) rapporte l'observation d'un homme de 49 ans, syphilitique depuis une
année, qui mourut avec le diagnostic de tumeur cérébrale et hydrocéphalie
chronique. A l'autopsie, on découvrit une gomme dans le cervelet et une autre
dans la moitié gauche de la moelle, immédiatement au-dessous de la protubérance ;
cette dernière avait la grosseur d'une noisette, était blanche avec un reflet bleuâtre, riche en sucs, et son centre était occupé par un petit noyau jaunâtre. Le reste
de la moelle était intact.

  M. Rosenthal rapporte un cas analogue [3].

Une ouvrière de 28 ans avait souffert, au commencement de janvier 1865, de névralgies dans
les jambes, suivies d'une paralysie rapide du mouvement. J'examine la malade à l'automne ;
elle est anémique et frappée de paraplégie ; les membres inférieurs sont paralysés et considérablement amaigris et présentent de l'anesthésie, de l'analgésie et une diminution très notable de
la contractilité électro-musculaire (surtout des extenseurs). Vers la fin de l'année, la malade
meurt avec de la cystite et des lésions de décubitus. A l'autopsie, on trouve au centre du pariétal
gauche une gomme arrondie, grosse comme une noisette, dont la surface libre repousse la dure-
mère ; une seconde gomme, de l'épaisseur d'un doigt, longue d'environ 3 centimètres, part
de la dure-mère spinale et comprime la moelle à gauche, de la 2e à la 5e vertèbre cervicale. On
trouve en outre une cicatrice d'ulcère syphilitique du vagin, de l'anémie de tous les organes et
une dégénérescence brightique des reins. J'appris ensuite que cette femme avait eu, en 1860, des
ulcérations vaginales, et, en 1863, pendant quelque temps, de la syphilis.

  Un autre cas dont la nature syphilitique reste cependant douteuse, a été rapporté par Mac Dowell : la tumeur avait la grosseur d'un pois, était dure, et le
tissu nerveux ambiant était ramolli. Wilks a également trouvé une tumeur semblable de la moelle chez un sujet qui présentait en même temps des cicatrices
syphilitiques du foie.

  Nous devons à W. Moxon [4] une observation intéressante que nous reproduisons
ici parce qu'il s'agit non d'une gomme proprement dite, mais de petites tumeurs
gommeuses disséminées dans le tissu médullaire.

Un homme de 38 ans entre à l'hôpital le 4 août, pour une paraplégie. Il y a sept ans, il a eu
un chancre avec bubon non suppuré, et une éruption cutanée légère. Il y a six ans, il s'est fracturé
la jambe gauche, qui est toujours restée faible depuis. Sa maladie actuelle a débuté, il y a 3 semaines, après une forte diarrhée ; puis le malade a éprouvé de l'engourdissement dans le pied
gauche, et une diminution de la sensibilité et de la motilité qui, en deux ou trois jours, gagna
jusqu'au haut de la cuisse, à droite aussi bien qu'à gauche. Dans les lombes, il y avait de vives
douleurs que l'on prit pour de la néphrite et que l'on traita en conséquence ; ces douleurs disparurent dans la suite. Deux jours avant l'entrée, il se manifesta de l'incontinence de l'urine et des

  (1) Zambaco, *Des affections nerveuses syphilitiques*, Paris, 1862.
  (2) Yvaren, *Des métamorphoses de la syphilis, recherches sur le diagnostic des maladies que la syphilis peut simuler et sur la syphilis à l'état latent*, Paris, 1854.
  (3) Rosenthal, *Traité clinique des maladies du système nerveux*, traduction par Lubanski, p. 366.
  (4) W. Moxon, *On syphilitic diseases of the spinal cord* (*Guy's hosp. Reports*, 1871, third series, vol.
XVI, p. 247).

selles. A son entrée, le malade a la physionomie d'un homme bien portant. On constate une diminution du sens tactile à droite, depuis la crête iliaque jusqu'en bas, à gauche depuis le pli de l'aine. Pas de douleurs. Lorsqu'on touche la peau un peu rudement, on provoque des réflexes. Les cuisses ne se meuvent que difficilement et le malade ne peut pas se dresser sur ses jambes : il n'urine qu'au moyen du cathéter. La contractilité électro-musculaire est très-faible ; la sensibilité électrique est abolie. Le processus fait des progrès rapides et il se produit des abcès à la fesse gauche. Le malade meurt le 24 août, au milieu d'une forte fièvre. A l'autopsie, on trouve des points sclérosés à la voûte crânienne. Les méninges de la moelle allongée sont fortement pigmentées. Sous la pie-mère spinale, on découvre plusieurs taches brunâtres ou noirâtres dont le diamètre varie depuis celui d'un grain de millet jusqu'à celui d'un pois, et on sent que la pie-mère est indurée à leur niveau. Dans son quart supérieur, la moelle est remarquablement dure. A la section, on reconnaît que les taches indiquées sont formées par une masse foncée et dure, et qu'à leur centre il existe une mince couche d'un tissu gommeux dont la mollesse contraste avec la dureté du tissu foncé environnant. Quelques-unes de ces taches occupent les cordons postérieurs, d'autres les cordons latéraux. La couche externe est formée par du tissu conjonctif renfermant de nombreux noyaux pâles, des fragments abondants de myéline, et le centre se compose de ces mêmes éléments, mais dégénérés. Dans le voisinage des taches on trouve une grande quantité de corps granuleux, et les vaisseaux sanguins sont entourés d'une couche très nette de pigment. Au centre du lobe supérieur du poumon droit il existe un petit foyer de pneumonie. Pyélo-néphrite droite. Cystite. Chacun des testicules renferme deux gommes bien caractérisées, dont la structure est absolument la même que celle des tumeurs de la moelle.

2) On a aussi signalé des *lésions syphilitiques du parenchyme médullaire lui-même* ; mais ces faits sont douteux [1]. On n'a pas cité, que nous sachions, un seul cas bien authentique de ramollissement syphilitique de la moelle qui soit comparable aux cas relativement fréquents de ramollissement syphilitique du cerveau. Parmi les nombreux spécimens de ramollissement de la moelle observés jusqu'à ce jour, aucun n'a pu être attribué à la syphilis, à moins qu'on ne veuille faire rentrer dans cette catégorie le cas de Moxon. Quant aux lésions chroniques de la moelle, elles ont été souvent rapportées à la syphilis. Nous ne faisons que mentionner en passant la dégénération grise des cordons postérieurs, le tabes, car si quelques auteurs ont prétendu qu'il peut parfois avoir une origine syphilitique, d'autres plus compétents et plus nombreux ont repoussé cette manière de voir. Mais certains cas de sclérose ont été considérées comme de nature syphilitique, ainsi Lancereaux en cité un exemple intéressant. Une femme était entrée à l'hôpital présentant comme symptôme unique de syphilis une céphalée intense : elle accoucha au sixième mois de deux jumeaux qui ne vécurent que trois jours : à l'autopsie, on trouva chez l'un, deux petites tumeurs dans le foie, rien dans la moelle ; chez l'autre, la moelle était dure, ratatinée, son tissu était serré, de consistance fibreuse et de couleur gris rosée. Au microscope on ne put y découvrir aucune trace ni de cellules nerveuses ni de tubes nerveux. — Nous rapprochons de ce fait un autre rapporté par Charcot et Gombault :

OBSERVATION. — La nommée M... (Jeanne), âgée de 40 ans, est entrée le 18 septembre 1871 dans le service de M. Charcot, à la Salpêtrière. En 1849 ou 1850 elle fut admise à l'hôpital de Nevers pour des ulcérations multiples situées à la face interne des grandes lèvres ; elle y fut traitée par les pilules mercurielles et la liqueur de van Swiéten.

A-t-elle eu une roséole à la suite de ces accidents ? il est impossible de l'établir. Mais, à plusieurs reprises, des ulcérations se sont montrées dans la gorge. Trois ans plus tard se développa un bubon suppuré de l'aine, puis, un peu après, des rhagades au pourtour de l'anus, et des ulcérations qui ont toujours persisté depuis cette époque. Vers 1860, elle fut atteinte de psoriasis plantaire et palmaire, procédant par éruptions successives, ayant chacune une durée de plusieurs mois et séparées par des intervalles à peu près égaux. Ces accidents cutanés se répétèrent pendant dix années consécutives et cédèrent enfin à l'iodure de potassium, associé à un traitement topique par la pommade au précipité blanc. Cette guérison fut presque immédiatement suivie d'ac-

(1) *Fall von Meningitis Syphilitica* (Virchow's *Arch. für patholog. Anatomie*, Band LX, Berlin, 1874, mai, p. 285).

(2) Charcot et Gombault, *Note sur un cas de lésions disséminées des centres nerveux, observées chez une femme syphilitique*. (*Arch. de physiol.*, 1873, n° 2, p. 142, et n° 3, p. 304).

cidents du côté du membre inférieur gauche. Ce furent d'abord des fourmillements, des élancements douloureux, un sentiment pénible de constriction, surtout au niveau des jointures; puis un affaiblissement qui fit bientôt des progrès assez sensibles pour gêner très notablement la marche. Admise successivement dans divers services hospitaliers de Paris, elle fut partout soumise sans succès à la médication antisyphilitique, et le 22 février 1871 elle entrait à la Salpêtrière.

Au moment de son arrivée à l'infirmerie de cet hospice, au mois de septembre de la même année, on constatait en même temps que la paralysie incomplète du mouvement, une hyperesthésie cutanée assez prononcée dans le membre pelvien du côté gauche, tandis qu'à droite la peau des parties correspondantes était anesthésiée. La médication mercurielle et iodée fut tentée sans succès, la malade ne pouvant tolérer ces médicaments sous aucune forme. — La paralysie suivit une marche lentement progressive et jusqu'au mois de janvier 1872. Tous les symptômes semblaient se rattacher à une lésion bornée exclusivement à la moelle épinière. Mais, vers cette époque, apparurent de nouveaux accidents.

État actuel. — 15 janvier 1872. — Il est survenu depuis quelques jours une céphalalgie intense accompagnée de vomissements La douleur siège profondément et n'est nullement augmentée par la pression. Elle occupe principalement le sommet de la tête et s'irradie vers la nuque. Elle revient par élancements, et au moment des paroxysmes, arrache des cris à la malade. A part une dilatation manifeste de la pupille du côté gauche, la face ne présente à cette époque rien de spécial à noter. La langue jouit de tous ses mouvements, mais elle est constamment agitée par des contractions fibrillaires. La voix est nasonnée et quelques ulcérations superficielles sont disséminées sur les amygdales et les piliers du voile du palais. Celui-ci, du reste, est symétrique et jouit de tous ses mouvements. Les membres thoraciques et la partie supérieure du tronc ne sont le siège d'aucun trouble du côté du mouvement ou de la sensibilité. Au niveau de l'apophyse épineuse des troisième et quatrième vertèbres dorsales, la peau porte la trace de plusieurs cautères. En ce point existe une douleur spontanée qui, plus vive à gauche qu'à droite, s'irradie de là le long des espaces intercostaux correspondants pour aboutir à l'épigastre. La pression du doigt sur ces apophyses et sur le trajet des nerfs contenus dans ces espaces y fait reconnaître l'existence d'une série de points douloureux sous-cutanés. La peau qui recouvre cette zone dans une hauteur d'environ quatre travers de doigts, est au contraire le siège d'une insensibilité à la douleur à peu près complète. Au-dessous de cette espèce de ceinture d'anesthésie douloureuse, la peau du tronc se trouve, sous le rapport de la sensibilité, divisée par la ligne médiane en deux moitiés parfaitement symétriques. A droite, les pincements les plus énergiques, l'application même du pinceau électrique, causent à peine une faible douleur, tandis que le contact d'un objet même très léger est nettement perçu. A gauche, au contraire, l'exaltation de la sensibilité douloureuse est assez prononcée pour que le simple frôlement du doigt soit péniblement ressenti. Les mêmes particularités s'observent du reste au niveau des membres inférieurs. A gauche, la paralysie du mouvement, bien que très prononcée, n'est cependant pas absolue.

La malade réussit encore à soulever son pied de quelques centimètres au-dessus du lit; mais il lui est impossible de le maintenir quelques instants dans cette situation. Le membre n'est toutefois atteint en aucune façon de rigidité.

Les masses musculaires y ont subi un amaigrissement déjà appréciable. Tandis que le mollet droit mesure 29 centimètres, celui-ci n'en mesure que 28. Elles ont surtout une consistance mollasse qu'on ne retrouve pas à droite. Les fourmillements du début n'ont pas disparu complètement; ils reviennent encore de temps à autre et s'accompagnent de sensations douloureuses sous forme de brûlures. Au niveau du genou, du cou-de-pied, du dos du cou-de-pied, existe un sentiment habituel de constriction; parfois enfin il se produit de brusques contractions musculaires amenant des soubresauts tantôt partiels, tantôt dans la totalité du membre.

La notion de position y est modifiée dans une certaine mesure. La malade, les yeux fermés, se rend très bien compte des mouvements qu'on fait exécuter à sa jambe ou à sa cuisse; elle sait distinguer si elle est fléchie ou si elle est étendue; mais il lui est impossible de trouver son pied gauche avec la main, manœuvre qu'elle exécute aisément s'il s'agit du pied droit. Les mouvements réflexes ne sont accrus ni à droite ni à gauche. Le membre inférieur droit n'est, au contraire, nullement paralysé. La malade le soulève et le porte dans tous les sens. Elle peut encore se tenir debout et faire péniblement quelques pas dans la salle. Elle traîne alors le pied gauche qui glisse sur le parquet, incapable de s'en détacher. La vessie et le rectum ne sont pas paralysés; mais il se fait par l'anus un écoulement continuel de pus extrêmement fétide. Il ne se passe, du côté des poumons et du cœur, aucun phénomène morbide. L'urine ne contient ni albumine ni sucre; le pouls est à 68; la température rectale oscille depuis quelques jours entre 37 et 38. L'état général est du reste très mauvais. L'amaigrissement a fait depuis quelque temps des progrès rapides. La faiblesse est extrême. La peau, de couleur terreuse, est couverte d'abondantes macules pigmentaires et de cicatrices très superficielles.

Le 7 février, pendant qu'on l'examinait, la malade pâlit tout à coup, perd connaissance et se renverse sur son lit. Puis la face se congestionne, quelques grimaces apparaissent, quelques secousses convulsives dans les membres supérieurs; la respiration devient stertoreuse, et une petite quantité d'écume sanglante s'écoule de la bouche. Cette attaque, de très courte durée, est suivie presque immédiatement d'une autre. La température rectale, prise aussitôt après celle-ci, est de 38,0. Le 10, le 13 du même mois, les mêmes accidents se renouvellent, et il est probable que, pendant ces quelques jours, un certain nombre d'accès analogues ont passé inaperçus.

Le 10 février. On constate pour la première fois que le moteur oculaire, le muscle droit externe de l'œil du côté gauche, est paralysé. Lorsque la malade regarde fortement à gauche, la pupille ne peut atteindre l'angle externe de l'œil. Les mouvements de tous les muscles paraissent conservés. — Le 14 février. La déviation des traits, déjà visible hier, est aujourd'hui très accentuée. La paralysie de la face est complète à droite. Ce côté paraît d'une façon très générale plus grand que le gauche, tous les plis y sont effacés. La commissure labiale gauche est fortement relevée et entraînée au dehors. La déviation de la houppe du menton s'est produite dans le même sens. Toutes ces différences s'accentuent bien davantage encore lorsque la malade vient à parler ou à rire. Du côté droit, les lèvres devenues inertes sont impuissantes à retenir l'air dans la bouche, lorsqu'elle veut gonfler les joues, elle ne peut les affronter dans l'action de siffler ou de souffler.

Lorsqu'elle boit, une partie du liquide s'écoule par la commissure droite entr'ouverte.

La paralysie de l'orbiculaire des paupières est très marquée et l'occlusion complète de l'œil droit est impossible. La langue n'est nullement déviée ; le voile du palais est symétrique.

La joue droite est vivement colorée, elle est notablement plus chaude que la gauche.

Quant à la sensibilité de la face, elle est demeurée intacte.

17. février. L'examen du fond de l'œil, pratiqué par M. Galezowski, a donné les résultats suivants : la papille droite a ses contours légèrement obscurcis par un peu d'infiltration séreuse. La papille gauche, un peu pâle, est normale.

24 février. La paralysie du facial semble avoir gagné en profondeur ; le voile du palais est asymétrique. La sensibilité gustative de la pointe de la langue est abolie du côté droit, tandis qu'elle est conservée à la base et dans le côté gauche. La sensibilité tactile, au contraire, est parfaitement conservée sur toute la surface de l'organe. L'exploration, pratiquée avec différentes substances : coloquinte, gentiane, sulfate de soude, et à plusieurs jours d'intervalle, a constamment amené le même résultat.

27 février. L'examen de la contractilité faradique pratiqué par M. Duchenne (de Boulogne) permet de reconnaître une diminution notable, mais non une abolition complète de cette propriété dans les muscles faciaux du côté paralysé. Ils répondent, au contraire, plus facilement que les muscles sains, aux excitations galvaniques. Pendant la période de temps comprise entre le 12 février et le 4 mars, la température rectale oscille, le matin entre 38°,3 et 38°,6 ; le soir, entre 38°,4 et 39°,3. Avec cette température fébrile il ne se produit pas d'accélération du pouls, dont la fréquence descend même au-dessous de la normale. Le nombre des pulsations varie entre 52 et 72, il est en même temps petit et dépresssible.

4 mars. La paralysie des muscles de la face est de plus en plus prononcée, ceux-ci ont perdu à peu près totalement leur contractilité faradique. La malade est devenue complétement gâteuse. Elle est plongée dans un état de somnolence continuelle d'où il devient difficile de la faire sortir. Son intelligence s'obscurcit tous les jours ; non seulement elle ne quitte plus le lit, mais elle a maintenant besoin d'être aidée pour s'asseoir. La céphalalgie et les vomissements persistent toujours. De nouveaux phénomènes morbides se sont produits du côté de l'œil droit et du côté de la face. La dilatation de la pupille, l'impossibilité où est celle-ci d'atteindre le grand angle de l'œil, la chute de la paupière supérieure, y révèlent l'existence d'une paralysie de la troisième paire.

Sur le bord inférieur de la cornée vient d'apparaître une petite pustule entourée d'une aréole vasculaire qui ne tarde pas à s'étendre à toute la partie intérieure de la conjonctive bulbaire. Elle laisse à sa suite une petite ulcération qui, dix jours plus tard, a disparu. La sensibilité tactile de la peau est partout conservée à la face ; mais à droite, l'existence de plusieurs points douloureux à la pression et spécialement les points sus-orbitaire, sous-orbitaire et mentonnier, semblent indiquer un certain degré de névralgie du trijumeau.

Le fond de l'œil, depuis le 17 février, a été examiné régulièrement tous les jours par M. Galezowski.

Cet observateur a pu suivre des deux côtés le développement progressif de la névrite optique, et le 30 mars on note la suffusion séreuse au pourtour de la papille, au centre la disparition des capillaires et la coloration blanc mat qui en est la conséquence. On constate vers la même époque la paralysie du nerf de la sixième paire du côté droit.

11 avril. L'amaigrissement et la faiblesse ont fait des progrès énormes. Les vomissements ne surviennent plus qu'à de rares intervalles. La céphalalgie persiste, bien que notablement atténuée. Du côté de la face, tous les symptômes qui se sont successivement présentés à l'observation ont persisté. Les traits sont fortement déviés du côté gauche. Le globe oculaire droit, réduit à l'immobilité est à demi recouvert par la chute de la paupière supérieure, tandis que l'occlusion complète de l'œil demeure impossible.

A gauche le côté externe seul est paralysé. La vue, trouble des deux côtés, est cependant un peu mieux conservée à gauche. Le membre inférieur gauche est complétement inerte, les mouvements réflexes y sont très notablement accrus. L'amaigrissement y fait des progrès plus sensibles que dans tout le reste du corps.

Contour du mollet droit, 27 centimètres; gauche, 24 centimètres. Les modifications de la sensibilité cutanée sont les mêmes que par le passé. La température rectale est restée au même niveau, mais la fréquence du pouls a augmenté. Il atteint maintenant 108 et 112 pulsations. De gros râles muqueux existent dans toute l'étendue de la poitrine.

Dans les derniers jours il survient une diarrhée abondante séreuse; une vaste eschare se développe au niveau de la région sacrée. La mort survient le 25 avril à une heure du matin.

Autopsie. — Le 26, à dix heures du matin, la rigidité cadavérique, très prononcée dans les membres thoraciques, a complètement disparu dans les membres inférieurs.

État des viscères. — Le sommet du poumon gauche est creusé de petites excavations dans le voisinage desquelles existent quelques îlots de pneumonie caséeuse. Le poumon droit, fortement congestionné à la base, est uni à la paroi costale par de nombreuses adhérences celluleuses. Le cœur est petit, son tissu est flasque, et la fibre cardiaque a une teinte feuille morte très prononcée. Il n'existe pas de lésions au niveau des orifices. Le foie n'est pas augmenté de volume, il présente à sa surface un certain nombre de plaques blanches qui, du reste, ne pénètrent pas dans la profondeur de l'organe. Les reins et la rate ne sont le siège d'aucune altération. Sur la muqueuse rectale existent de nombreuses ulcérations, profondes, arrondies, à bords légèrement déchiquetés. Dans l'intervalle des points ulcérés la membrane est épaissie et a pris une coloration ardoisée.

Système nerveux. — La boîte crânienne est saine dans toute son étendue; il en est de même de la dure-mère. Dans la cavité arachnoïdienne et le tissu sous-arachnoïdien existe une quantité notable de sérosité transparente. Les circonvolutions de la face convexe du cerveau sont légèrement aplaties et anémiées, mais elles ont partout conservé leur consistance normale. La pie-mère n'a contracté avec elles aucune adhérence et s'en détache facilement. Les gros troncs artériels de la base sont exempts de toute lésion athéromateuse. Les bandelettes optiques et les pédoncules cérébraux présentent de chaque côté des altérations. A droite, la bandelette, diminuée de volume, est parcourue dans le sens de sa longueur par des tractus gris que séparent les uns des autres des intervalles de substance blanche. La lésion est surtout prononcée vers le bord interne du faisceau, elle semble augmenter d'avant en arrière et à sa partie postérieure; ce dernier tractus n'est plus représenté que par une mince couche grise demi-transparente. Le pédoncule présente vers sa partie interne et s'étendant un peu dans l'espace interpédonculaire une plaque de couleur grise à grand diamètre parallèle à la direction des fibres nerveuses. De la partie antérieure de celle-ci se détachent des traînées de même couleur qui peuvent être suivies assez loin. Le nerf moteur oculaire commun qui émerge de cette plaque est atrophié et manifestement dégénéré. A gauche, la bandelette n'a pas diminué d'épaisseur, elle a conservé sa coloration blanche, excepté à la partie antérieure, où ses fibres sont interrompues par une tache grise peu profonde. Sur la partie moyenne du pédoncule, un peu plus rapprochée de la bandelette optique que de la protubérance, existe une plaque de la grosseur d'une lentille arrondie et constituée par deux portions de couleur différente : l'une périphérique, d'un rouge vineux, l'autre centrale, jaunâtre et d'apparence caséeuse. Le tubercule mamillaire gauche est de moitié moins volumineux que le droit; sa coloration est également beaucoup plus grise. La même teinte se retrouve à la partie postérieure du chiasma et au côté externe du nerf optique droit. Quant à celui du côté gauche, il est atrophié et gris dans toute son étendue. Sur la face antérieure de la protubérance on rencontre deux plaques d'un gris rouge pourvues d'une partie centrale jaune. L'une d'elles est située sur la moitié gauche, un peu plus rapprochée du bord antérieur que du bord postérieur. L'autre est placée sur la partie latérale droite en arrière du point d'émergence du nerf de la cinquième paire. Ses dimensions sont plus considérables et elles s'étendent jusque dans la fossette sus-olivaire. Elle semble constituée par la réunion de trois plaques distinctes à leur origine, car elle contient un nombre égal de centres dégénérés. La partie antérieure du bulbe est exempte d'altérations; il en est de même du cervelet, qui paraît sain aussi bien à sa surface que dans son épaisseur. Mais sur le plancher du quatrième ventricule, à droite du sillon médian, un peu en avant d'une ligne qui réunirait les angles latéraux, existe une petite plaque de coloration rouge.

Une plaque rougeâtre à centre jaune occupe à gauche la partie antérieure du faisceau latéral de l'isthme. Elle empiète sur la partie externe du tubercule quadrijumeau postérieur et coupe pour ainsi dire en deux le tractus blanc qui de ce tubercule va gagner le corps genouillé interne. Les parties voisines de cette plaque ont une teinte grise assez prononcée.

Le cerveau proprement dit, examiné à l'aide de coupes verticales multipliées, n'a pu contenir aucune production morbide. Les ventricules cérébraux ne présentaient à leur surface ni saillie ni coloration anormales. Parmi les nerfs de la base du cerveau, indépendamment des nerfs optiques et du moteur oculaire commun du côté droit, on constate que les filets d'origine des deux moteurs oculaires externes ont une coloration grise et ont notablement diminué de volume. Le trijumeau et le facial droits paraissent également plus gris que ceux du côté opposé.

Dans le rocher, qui du reste ne contient aucune production pathologique, le nerf facial droit ainsi que la corde du tympan ont les caractères de l'état normal. Les plaques observées à la surface de l'isthme présentent les caractères suivants, qui leur sont communs : elles sont situées immédiatement sous la pie-mère; on n'en rencontre aucune dans la profondeur de la substance nerveuse. Légèrement déprimées à leur centre, elles se distinguent du tissu voisin par une dureté un peu plus grande, mais elles ne font jamais de saillie à sa surface.

La pie-mère qui les recouvre paraît légèrement épaissie, mais s'en détache facilement, du moins au niveau du pédoncule cérébral. Leurs dimensions sont toujours petites, la plus grande ne dépasse pas la largeur d'une pièce de cinquante centimes. Elles sont pour la plupart constituées par deux portions, l'une périphérique, l'autre centrale. La première, d'un gris rouge, devenant rapidement plus foncée par l'exposition à l'air, est limitée par un liséré plus coloré qui va en se dégradant en dehors, où il se confond par nuances insensibles avec le tissu environnant. La seconde, jaunâtre, assez régulièrement arrondie, de consistance assez ferme, a l'aspect du pus concret ou de la matière caséeuse.

Elles ne pénètrent pas à une grande profondeur dans la substance nerveuse, comme il est facile de s'en assurer sur les coupes, où elles conservent la même forme arrondie et leur union intime avec le tissu normal.

Moelle épinière. — Les parois du canal rachidien et la dure-mère ne sont nullement altérées. Au niveau des racines de la troisième paire dorsale du côté gauche, sur une étendue d'un centimètre environ, la partie latérale de la moelle, légèrement renflée, forme une sorte de nodosité, et le doigt promené à la surface de l'organe sent dans cet endroit une induration. L'arachnoïde épaissie englobe les racines nerveuses correspondantes et les applique sur cette sorte de tumeur. Celles-ci sont du reste grises et manifestement atrophiées. Au-dessous le cordon latéral reste induré dans une étendue considérable, mais il est alors plutôt rétréci qu'augmenté de volume. Des coupes transversales pratiquées à différentes hauteurs sur la moelle permettent de constater les particularités suivantes : au niveau de la tumeur, dans toute la moitié gauche de l'organe et dans les cordons postérieurs, le tissu a pris une coloration gris rosé, uniforme, et paraît très vasculaire; sa consistance est grande, ainsi que son élasticité. Il est impossible de distinguer la substance grise, qui paraît envahie par le produit morbide. Au-dessous, la coloration grise se limite de plus en plus exactement au cordon latéral. Au-dessus, elle occupe les cordons postérieurs jusqu'à la partie supérieure de la région cervicale. Nulle part on ne rencontre de ramollissement de l'organe. Dans le membre inférieur gauche, les masses musculaires, et en particulier celles du mollet notablement diminué de volume, ont une coloration jaune qui ne se retrouve pas dans celles du côté droit.

Examen microscopique des centres nerveux. — Après quelques jours de macération dans l'acide chromique, des portions du tissu sont prises au niveau des plaques de la protubérance et dissociées soit dans l'eau, soit dans la glycérine.

Les résultats de l'examen diffèrent suivant qu'on le fait porter sur le centre de la plaque ou sur la zone périphérique. Au centre on rencontre, en même temps qu'une très grande quantité de noyaux libres de petites dimensions et des granulations graisseuses isolées ou réunies en amas, deux sortes d'éléments cellulaires : les uns sont constitués par de grosses cellules arrondies et possédant un contour très net. Leurs dimensions varient dans des limites assez larges, mais la plupart mesurent de 15 à 20 millièmes; leur contenu est également variable, dans un petit nombre il est finement grenu. Quelques-uns ont l'aspect de véritables corps granuleux cellulaires. La plupart renferment une substance jaunâtre extrêmement réfringente fragmentée en masses irrégulières ordinairement de grandes dimensions. Cette substance résiste à l'action du carmin qui fait apparaître le plus habituellement au centre de la cellule un noyau ovalaire. Elle se colore en brun par la teinture d'iode; l'acide acétique ne lui fait éprouver aucun changement, mais l'essence de térébenthine et l'alcool la font en grande partie disparaître. A côté de ces cellules arrondies il en existe d'autres qui en diffèrent surtout par leur forme. Elles ont en effet des contours plus ou moins irréguliers et anguleux et possèdent même parfois des prolongements épais et courts qui paraissent avoir été brisés au niveau de la cellule par le fait de la préparation. On rencontre enfin, entre ces éléments, une foule de filaments épais et raides qui parcourent dans tous les sens le champ de la préparation.

Le tissu de la zone périphérique est dense, élastique, se laisse difficilement dissocier et se colore vivement par le carmin. La quantité de substance unissant les éléments figurés est très considérable, elle contient de nombreuses granulations qui disparaissent en grande partie dans l'acide acétique. Indépendamment des noyaux libres, qui sont encore ici très abondants, on rencontre, comme dans le centre, deux variétés d'éléments figurés : les uns sont constitués par des cellules arrondies à contenu finement grenu et possédant dans leur intérieur un noyau volumineux. Le contenu de la cellule se colore par le carmin moins vivement cependant que le noyau. Les autres ont une forme très singulière et méritent une attention spéciale.

Ils sont constitués par une masse centrale de laquelle partent dans toutes les directions une multitude de prolongements. La partie centrale se colore fortement par le carmin, et comme elle donne naissance, par tous les points de sa surface, à une prodigieuse végétation d'appendices, il arrive fréquemment que ceux-ci la masquent complètement, et on ne distingue qu'une foule de filaments plus ou moins enchevêtrés les uns dans les autres. Cependant on en rencontre d'autres mieux disposés pour l'examen, et il est facile alors de reconnaître qu'elle est formée par une cellule ordinairement un peu allongée et contenant à une de ses extrémités, parfois à son centre, un noyau ovoïde volumineux. Quelquefois à la place du noyau on peut observer dans l'intérieur de la cellule une masse ayant tous les caractères d'un véritable corps granuleux.

Lorsque l'élément est ainsi disposé avec ces prolongements étendus à l'entour, son aspect justifie assez bien le nom de cellule-araignée que lui a imposé M. Jastrowitz [1] (*Spinnenähnliche Gliazellen*). La cellule, au lieu de se présenter de face, vient-elle à se placer de champ, on a alors sous les yeux une sorte de corps fusiforme légèrement strié suivant sa longueur, et les filaments auxquels il donne naissance s'écartent en pinceau aux deux extrémités de son grand diamètre. Les prolongements ont un caractère de rudesse toute spéciale; aplatis et comme rubanés, épais et opaques, ils parcourent parfois un long trajet sans se diviser et sans changer beaucoup de largeur. Leurs dimensions varient du reste à l'infini. Ils résistent à l'action du carmin et ne pâlissent pas sous l'influence de l'acide acétique. Ils paraissent assez fragiles, et les préparations sont semées de leurs débris.

L'étude de coupes minces comprenant la totalité de la plaque permet de se rendre un compte plus exact du mode de distribution de ces éléments et des rapports qu'ils affectent entre eux. On retrouve sur ces coupes la disposition que l'examen à l'œil nu avait permis de constater; l'ensemble de la lésion forme une sorte de nodule à couches concentriques. La zone corticale est constituée par l'accumulation des cellules ramifiées, pressées les unes contre les autres. Elles sont mélangées à une assez forte proportion de noyaux libres et à quelques petites cellules rondes. Tous ces éléments se colorent vivement par le carmin; aussi cette zone se distingue-t-elle des autres sur les préparations, par sa coloration d'un rouge intense. A mesure qu'on s'avance vers la partie centrale, le nombre des cellules ramifiées décroît, tandis que celui des cellules rondes augmente proportionnellement. Celles-ci, du reste, ne tardent pas à se remplir de granulations graisseuses ou de la substance dont nous avons donné plus haut les caractères; et au centre de la formation ces éléments sont les seuls qu'on rencontre. Il en résulte que ce dernier demeure jaune sur les préparations colorées au carmin. Le réticulum épais, qui donne au tissu de la zone extérieure une remarquable solidité, tend à perdre ces caractères sur la limite de celle-ci; aussi le centre se détache-t-il facilement du cercle qui l'entoure et se laisse-t-il désagréger par la moindre pression. A la périphérie du nodule, le tissu nerveux ne reprend pas brusquement ses caractères normaux. Les cellules ramifiées commencent par s'écarter les unes des autres, et dans les espaces laissés libres, comblés d'abord par des cellules rondes et de nombreux noyaux, on ne tarde pas à voir apparaître quelques tubes. Puis, ceux-ci devenant de plus en plus abondants, le tissu se reconstitue peu à peu. Mais, loin de disparaître à ce niveau, les cellules ramifiées persistent, très régulièrement disposées à intervalles à peu près égaux, et envoyant l'une vers l'autre leurs prolongements. Ainsi se trouve formée une troisième zone d'une étendue variable, dans laquelle l'irritation du tissu se traduit et par la présence des cellules ramifiées et par l'épaississement manifeste du réticulum que constituent leurs prolongements. Du côté de la surface de l'organe, la pie-mère, légèrement épaissie, recouvre le nodule, séparée le plus souvent du centre granuleux par une couche de cellules ramifiées, mélangées à un nombre considérable de noyaux. Des vaisseaux assez volumineux se détachent ordinairement de la pie-mère, au niveau du nodule, pour pénétrer dans son intérieur. Ceux-ci y sont en effet abondants, du moins dans la couche périphérique, mais tous portent sur leurs parois les traces d'une irritation manifeste. Vus suivant leur longueur, ils apparaissent enveloppés dans un manchon de noyaux et de cellules granuleuses. Sur les coupes transversales, ces éléments leur forment, au contraire, une épaisse couronne qui double et triple quelquefois leur diamètre. Il s'en rencontre même, mais en petit nombre, au sein de la couche granuleuse.

Il convient de compléter cette description générale par celle de quelques plaques qui en diffèrent notablement. L'une d'elles, située sur la protubérance, a perdu la forme arrondie et s'est allongée vers le centre de l'organe. On ne voit plus ici de corps granuleux; quelques rares cellules ramifiées s'y rencontrent encore, mais on trouve surtout d'épais tractus légèrement contournés, au milieu desquels on constate à peine quelques éléments nerveux. Les parois des vaisseaux ne sont plus infiltrées de petits éléments nucléaires, mais elles ont au moins doublé d'épaisseur; leur gaine ne renferme plus de corps granuleux, mais elle est épaissie et comme fibreuse. Dans quelques autres plaques les zones externes existent à la vérité, mais le centre tel que nous l'avons décrit n'est pas encore constitué. On rencontre à sa place d'épaisses traînées parallèles formées par les cellules ramifiées, et dans les intervalles, appendues en quelque sorte à leurs prolongements latéraux, des cellules rondes, les unes colorées, les autres déjà granuleuses.

Moelle épinière, examen de coupes transversales colorées par le carmin et traitées par l'alcool et l'essence de térébenthine. Par ses caractères, la lésion de la moelle diffère notablement de celle de l'encéphale. Elle est, en effet, beaucoup plus diffuse, et nulle part on n'y rencontre de foyer en dégénération granuleuse. A la partie supérieure de la région dorsale, dans le point où la moelle paraissait comme renflée, on voit que la tuméfaction de l'organe est constituée en

(1) Jastrowitz, *Studien über die Encephalitis und Myelitis des ersten Kinderalters* (Arch. für Psychiatrie, t. III, 1872).

partie par l'épaississement de la pie-mère et de l'arachnoïde enflammées qui enveloppent les racines nerveuses profondément altérées à ce niveau, et les appliquent sur le cordon latéral gauche. Celui-ci n'a pas notablement augmenté de largeur, son tissu se colore vivement par le carmin, ses parties postérieure et externe, transformées en gros faisceaux verticaux, sont intimement confondues avec la face pie-mère ; toute ligne de démarcation a cessé d'exister entre elles. Les éléments nerveux ont à ce niveau complètement disparu. D'épais tractus conjonctifs, partis de ce point, traversent toute la largeur du cordon pour gagner la substance grise. La plupart servent de support à des vaisseaux couverts de noyaux nombreux, et dont la gaine est remplie de corps granuleux cellulaires. Dans cet espace, le tissu paraît en grande partie formé de corps étoilés pressés les uns contre les autres, et laissant çà et là entre eux quelques espaces arrondis dans lesquels on distingue à grand'peine un cylindre d'axe.

De distance en distance, on rencontre quelques corps plus volumineux munis de prolongements multiples et analogues à ceux qui se trouvent dans les nodules de la protubérance. Mais ceux-ci sont surtout abondants dans la substance grise, qui a été envahie à son tour. Les cornes antérieures et postérieures du côté gauche sont confondues avec les portions voisines de la substance blanche, et il est difficile à première vue, de les en distinguer. Leur tissu paraît épaissi et a perdu de sa transparence habituelle. Les prolongements des cellules et les nombreux cylindres d'axe qui, à l'état normal, la sillonnent dans tous les sens, ont entièrement disparu. On trouve à leur place une sorte de réticulum épais, formé de filaments très raides, et qui paraissent se rattacher aux cellules ramifiées, disposées dans le tissu de distance en distance.

Cependant les grosses cellules nerveuses des cornes antérieures ont persisté en assez grand nombre ; elles ont pris une forme globuleuse et il est difficile de suivre leurs prolongements. Leur contenu, au contraire, n'a pas été sensiblement modifié. La commissure, une partie de la région moyenne de la corne droite, les deux cordons postérieurs, ont été à ce niveau envahis par le tissu morbide. Il est du reste impossible d'assigner à la lésion des limites précises. Elle va en diminuant d'intensité, et tend de plus en plus sur ses limites, à prendre les caractères de la sclérose ordinaire ; aussi le réticulum est-il manifestement épaissi dans toute la largeur du cordon latéral droit.

Dans celui-ci se rencontrent deux points, où l'épaississement névrologique prend les proportions d'une véritable plaque scléreuse. L'un, situé sur le trajet des filets radiculaires antérieurs, figure un triangle dont la base est tournée en dehors, et dont le sommet confine à la corne antérieure. L'autre, placé au voisinage de la corne postérieure, occupe aussi surtout la zone corticale du cordon.

Au-dessous de ce point l'altération abandonne successivement les faisceaux postérieurs, puis les cornes de la substance grise, pour se limiter au cordon latéral gauche atrophié dans toute sa hauteur, où elle ne tarde pas à prendre les caractères anatomiques de la sclérose commune. Celle-ci, une fois constituée, affecte la disposition habituelle de la dégénération secondaire descendante.

A la région cervicale, au contraire, la lésion abandonne le cordon latéral, mais elle se fixe sur les faisceaux postérieurs qu'elle accompagne jusqu'à leur terminaison dans le bulbe. Indépendamment de ces dégénérations fasciculées, on trouve de distance en distance sur les coupes, des îlots de tissu scléreux occupant habituellement les deux régions où nous les avons déjà rencontrés. Ils ont tous pour caractère d'être très larges à la périphérie et ne sont parfois représentés que par un simple épaississement de couche névroglique corticale. (Charcot et Gombault, *Archives de physiologie*).

Le diagnostic de syphilis semble pleinement justifié à l'auteur. On ne peut pas considérer ce cas comme une sclérose en plaques, à cause de l'absence des symptômes caractéristiques tels que trouble de la parole et tremblement de la tête ; d'ailleurs il existe aussi de grandes différences au point de vue des lésions anatomiques. Dans la sclérose en plaques les cylindres d'axe persistent pendant longtemps ; dans l'observation actuelle au contraire, il a été impossible d'en retrouver des traces ; enfin, la sclérose en plaques n'occasionne jamais de dégénération secondaire. La lésion concorde non-seulement avec la description de Lancereaux, mais encore avec celle de Virchow, et aussi avec celle de Moxon. (Ces auteurs parlent également de plaques disséminées constituées par de petites taches dures, comprenant deux zones, l'une périphérique, qui est brunâtre, l'autre centrale). Il faut, par conséquent attendre de nouvelles observations avant de pouvoir se prononcer d'une manière définitive sur la nature anatomique de la myélite syphilitique.

Symptômes. — Les symptômes des affections spinales syphilitiques n'ont aucun caractère pathognomonique. Le diagnostic ne repose d'ordinaire que sur des probabilités : il est vraisemblable lorsque, pendant ou après des accidents syphilitiques dûment constatés, survient une paralysie spinale, et il devient encore plus probable lorsque cette paralysie disparaît sous l'influence d'un traitement antisyphilitique. Mais on est exposé à se tromper bien souvent, comme cela arrive pour la syphilis cérébrale, et le diagnostic reste toujours dans le domaine des choses probables, mais non certaines.

Les accidents spinaux qu'on a coutume de rapporter à la syphilis peuvent affecter des formes très variées.

1. En première ligne se place la *paraplégie*, laquelle suit la même marche que dans la myélite aiguë ou subaiguë et peut devenir chronique. Quand une paraplégie se développe dans le cours d'une syphilis constitutionnelle, on ne manque jamais de l'attribuer à la maladie générale.

J. Ladreit de Lacharrière, dans une thèse remarquable sur les *paralysies syphilitiques* (Paris, 1861), relate les observations suivantes :

OBSERVATION VI. — *Chancre induré, angine, douleurs rhumatoïdes, affection oculaire (iritis?). Six mois après, paraplégie qui survient d'une manière progressive; douleurs nocturnes dans les membres inférieurs, avec diminution de la sensibilité. Traitement antisyphilitique, bains sulfureux, hydrothérapie. Guérison complète.* (Observation recueillie dans le service de M. Hérard, par notre ami M. Danjoy, interne des hôpitaux.) — G... (Joseph), 34 ans, employé ; entré à l'hôpital Lariboisière le 14 août 1860, salle Saint-Landry, n° 6. Ce malade a toujours eu jusqu'à présent une assez bonne santé ; il n'a pas d'antécédents scrofuleux, et ne peut donner de renseignements sur la santé de ses parents, qui sont morts très âgés. Dans sa jeunesse il a eu, vers l'âge de 10 ans, une attaque de rhumatisme ; mais rien de semblable ne s'est manifesté depuis, bien qu'il ait travaillé dans un rez-de-chaussée humide.

Il menait du reste une vie assez régulière, ne faisant pas d'excès alcooliques ; mais il accuse quelques excès vénériens.

Il y a un an, au mois d'août, il contracte un chancre induré placé près du frein de la verge, et qui fut bientôt suivi d'un bubon inguinal gauche non suppuré. Il laissa ces accidents sans traitement, et ce fut vers la troisième semaine seulement qu'il commença le traitement mercuriel suivi sans interruption pendant trois mois. Dans cet intervalle, quelques nouveaux accidents se sont montrés : un peu d'angine, des douleurs rhumatoïdes nocturnes, et une affection oculaire grave qui semble avoir été une iritis.

A la fin de janvier, six mois après l'apparition des accidents primitifs, G..... commence à ressentir des engourdissements et fourmillements dans les membres inférieurs, en même temps qu'une sensation de fatigue et un refroidissement des extrémités. Ces divers symptômes ont été en augmentant jusqu'à l'époque actuelle, et n'ont jamais été accompagnés de douleur dans la région lombaire ni de douleur en ceinture. Ces nouveaux symptômes n'ont pas été traités ; le malade a commencé pendant quelques jours un traitement ioduré, mais a été bientôt forcé de l'interrompre, à cause d'un mal de gorge et d'un enchifrènement assez intenses. Il a seulement pris, d'après les conseils de M. Cullerier, des pilules de sublimé, qui ont été continuées sans interruption depuis le mois d'avril jusqu'au moment de l'entrée.

État actuel (14 août 1860). Homme fort, vigoureusement constitué, notre malade présente les attributs d'un tempérament sanguin ; cheveux et barbe noirs, face colorée, muscles bien développés.

Il n'a pas de céphalalgie habituelle ni d'étourdissements ; l'intelligence est saine et parfaitement conservée ; les organes des sens sont intacts.

En explorant attentivement le rachis, nous n'avons pu découvrir aucun point qui fût le siège d'une douleur spontanée ou de sensibilité à la pression ; il n'y a pas non plus de douleur en ceinture.

Les muscles supérieurs ont conservé leurs mouvements ; les forces musculaires sont intactes et égales des deux côtés.

L'irritabilité électrique est diminuée et la sensibilité est un peu moindre qu'à l'état normal, et il y a un peu d'engourdissement au bout des doigts.

Aux membres inférieurs, les forces musculaires et l'action isolée de chaque muscle sont conservées ; mais la coordination des mouvements manque. Le malade peut bien soulever la jambe lorsqu'il est couché, mais ne peut le faire sans tremblement et oscillation du membre.

La marche, qui est incertaine et accompagnée d'hésitation, devient vacillante et impossible lorsque les yeux sont fermés.

L'irritabilité électrique est perdue complètement à gauche ; il y a encore un peu de contraction musculaire du côté droit.

La sensibilité est également modifiée, un peu diminuée ; le sol n'est pas bien senti sous les pieds ; il semble au malade qu'il marche sur du coton.

Il y a eu, à plusieurs reprises, des douleurs assez vives dans les membres inférieurs ; ces douleurs n'ont pas le caractère nocturne.

Le tube digestif est en bon état ; un peu de constipation habituelle.

Rien au cœur ni dans les organes thoraciques : pas de bruit de souffle vasculaire.

L'émission des urines est facile ; aucune rétention d'urine, pas de douleurs en urinant.

Il existe la trace d'un chancre à la partie inférieure de la verge, près du frein.

Il n'y a pas d'érections ni de pollutions nocturnes ; elles étaient assez fréquentes antérieurement, au dire du malade.

Le 18 août, le malade est mis au traitement ioduré et prend par jour 0,50 gr. d'iodure de potassium. Les premiers jours, le traitement est mal supporté ; on est obligé de prendre des doses plus faibles : 0,20 au début, et on peut, au bout de quinze jours, aller jusqu'à 0,76, puis à 1,50 au bout de vingt-cinq jours. A la même époque, on donne concurremment des bains sulfureux tous les deux jours.

Sous l'influence de ce traitement, les forces sont revenues ; le malade marche beaucoup mieux, avec moins d'hésitation. Depuis le mois de septembre jusqu'au mois de janvier, le malade a pris le traitement ioduré et cessé plusieurs fois le traitement ioduré concurremment avec l'usage des bains sulfureux et de l'hydrothérapie. Vers la fin de décembre, il marchait sans hésitation et pouvait aller seul aux bains, chose qu'il n'eût pas pu faire lors de son entrée ; il y avait seulement un peu de faiblesse dans la jambe gauche. Enfin la contractilité électrique avait reparu.

Sorti le 24 janvier.

OBSERVATION VII.— *Chancres, adénopathie bi-inguinale, accidents consécutifs, douleur dans les membres inférieurs, paraplégie avec perte de la sensibilité ; insuccès du traitement antiphlogistique ; amélioration rapide par l'iodure de potassium.* — M. A....., âgé de 33 ans, courtier de marchandises, est entré à l'hôpital Lariboisière le 29 novembre 1860.

Cet homme, d'une constitution très épuisée, n'a jamais eu de rhumatisme aigu ; il dit seulement qu'il a ressenti plusieurs fois des douleurs vagues dans les membres. Son état l'oblige à marcher beaucoup et à se fatiguer. Il a fait des excès de femmes et de boissons. Comme accidents syphilitiques, il a eu deux chancres avec adénopathie inguinale double, qui se sont cicatrisés sous l'influence seulement de lotions d'eau blanche.

Deux ou trois mois après, il s'aperçut qu'il avait sur le corps quelques boutons rouges, pour lesquels il fut consulter à l'hôpital Saint-Louis. On lui conseilla l'usage de la décoction de salsepareille et des pilules de proto-iodure d'hydrargyre. Il fit ce traitement pendant un mois tout en travaillant.

Vers le mois de septembre 1860, il commença à éprouver de violentes douleurs entre les deux épaules ; elles revenaient la nuit, l'empêchaient de dormir, et les frictions ne le soulageaient pas. Il entra à l'Hôtel-Dieu, et un vésicatoire suffit pour les faire disparaître. Il put reprendre ses travaux, et, pendant deux mois il fut tout à fait bien. Mais, en novembre, il ressentit des douleurs de rein, des fourmillements dans les extrémités inférieures, et des soubresauts dans les jambes ; ces accidents se manifestèrent surtout la nuit. La marche était plus difficile, il était vacillant et marchait un peu comme un homme ivre. Cet homme ne portait aucune trace de manifestations syphilitiques ; tout semblait localisé dans les membres inférieurs, et la région lombo-sacrée qui était douloureuse. — Ventouses scarifiées, sangsues à l'anus, vésicatoires, enfin deux cautères dans la région sacrée.

Aucune amélioration ne suivit cette médication énergique ; les forces diminuaient chaque jour, et, au bout de quelque temps, le malade ne pouvait plus se tenir sur ses jambes.

La sensibilité était affaiblie sur les deux jambes, surtout sur le mollet gauche ; elle était complètement perdue aux pieds et aux orteils, le malade ne les sentait pas remuer ; quand il mettait le pied par terre, il n'avait pas conscience de la nature du sol qu'il pressait.

Vers les premiers jours de janvier, le malade était paralysé, disait-il, jusqu'à la ceinture, et il sentait que les accidents augmentaient. Les forces diminuaient chaque jour ; depuis quatre mois, les facultés viriles étaient abolies chez lui ; il perdait constamment ses urines, qui s'échappaient par regorgement et coulaient goutte à goutte ; il ne pouvait pas non plus retenir les matières fécales.

M. Moissenet fit cesser le traitement antiphlogistique, et prescrivit : sirop de salsepareille, 250 grammes ; iodure de potassium, 8 grammes.

On commença par une cuillerée, et, au bout de quelques jours, le malade en prit quatre.

Au bout de très peu de jours le malade accusait une amélioration considérable ; il sentait revenir dans ses membres la sensibilité et le mouvement.

En février il pouvait marcher sans bâton, ramasser une pièce de monnaie par terre ; il avait des érections toutes les fois qu'il restait couché sur le dos, mais ses urines coulaient toujours involontairement. Nous constatons que la vessie était pleine.

L'appétit était redevenu meilleur, mais il y avait toujours un peu d'incontinence des matières fécales. La sensibilité avait reparu dans les jambes ; il y avait encore quelques soubresauts, mais qui n'étaient pas assez forts pour l'empêcher de dormir.

Le malade est toujours en traitement et en voie de guérison complète ; le mouvement et la sensibilité sont bien revenus, mais la miction est toujours pénible, il retient bien à présent les matières fécales.

Il continue à prendre de l'iodure de potassium et des bains sulfureux (1er mars 1861).

Le même auteur résume en outre quelques observations ayant trait à des para-
ralysies consécutives à la syphilis, et guéries rapidement par l'iodure de potassium.

OBSERVATION X. Chancre : aucun autre accident secondaire constaté qu'une adénopathie cervicale; fourmillements, affaiblissement musculaire. Douleurs lombo-abdominales. Cécité de l'œil
droit. Amélioration rapide par l'iodure de potassium (p. 74).

OBSERVATION XI. Chancres : blennorrhagie, paraplégie ; guérison par l'iodure de potassium
et des bains sulfureux (p. 75).

OBSERVATION XII. Uréthrite, chancres, adénopathies multiples. Éruptions ulcéreuses et papuleuses. Paraplégie avec hyperesthésie; eschares multiples ; affaiblissement général. Mort
(p. 76).

Nous extrayons du livre de G. Lewin [1] l'observation suivante :

E. F., négociant, âgé de 31 ans, issu d'une famille saine, fut atteint en 1863 d'un chancre
induré et fit à cette époque un traitement par les frictions mercurielles qui dura trois semaines.
Deux mois après se montra sur le front une éruption papuleuse et le malade prit pendant cinq
semaines des pilules de Dyondi et de l'iodure de potassium. Huit semaines plus tard enrouement et gêne de la déglutition : on prescrit la tisane de Zittmann. En 1864, il fit la campagne
du Schleswig-Holstein, eut à supporter de nombreuses fatigues et fut obligé de coucher dans
des endroits humides. Il se déclara subitement une paraplégie. Il prit un grand nombre de pédiluves, et la paralysie disparut du côté droit, mais non à gauche. De plus il survint de la
constipation, une paralysie de la vessie et du catarrhe vésical. Voici dans quel état se trouvait
le malade en juillet 1865 : constitution faible, muscles flasques, muqueuses pâles. Myopie, intelligence nette. Pas de sensibilité à la pression le long du rachis. Les deux membres inférieurs ont la même longueur et ils fonctionnent bien lorsque le malade est couché sur le dos,
seulement le gauche est un peu plus faible. La sensibilité est intacte. Quand le malade se
tient debout, il s'appuie plus sur son pied droit que sur le gauche : ce dernier traîne sur le
sol pendant la marche. La contractilité électro-musculaire est normale. La paralysie de la
vessie et la constipation continuent toujours. L'iodure de potassium améliora cet état dans
l'espace de 4 semaines ; on pratiqua ensuite des injections hypodermiques de sublimé à la dose
de gr. 0, 0075 par jour : à la 20ᵉ injection l'amélioration était très marquée et à la 28ᵉ la guérison était à peu près complète.

Lewin donne encore le résumé de deux autres observations :

H., pharmacien, 41 ans, difficultés dans l'articulation de la parole, troubles de l'idéation, paralysie incomplète. — Un ouvrier de 27 ans était atteint de paralysie de la langue, d'apathie
et de parésie du bras droit. Catalepsie; rétention d'urine, etc. Les injections de sublimé améliorèrent son état.

Enfin O. Braus [2] cite le fait qui suit :

Un homme de 38 ans avait eu une blennorrhagie à 19 ans; à 26 ans un chancre qui fut traité
extra et intus. Depuis il a eu des chancres à diverses reprises, mais jamais aucun accident
secondaire. Il y a six mois il fut atteint d'un chancre induré pour lequel il fit un traitement local
et prit des pilules mercurielles. Trois mois après il éprouva de la douleur dans la région lombaire, de la pesanteur et de la faiblesse dans les jambes, un grand épuisement et de l'anorexie. En même temps il commença à maigrir et son teint devint terreux. Il y avait en outre,
de l'insomnie, de la fièvre et une forte dépression psychique. La faiblesse gagna ensuite les bras.
L'intelligence et la mémoire étaient nettes, seulement le malade n'avait aucun goût pour le
travail intellectuel ou manuel. Le foie était un peu hypertrophié. La marche était traînante.
La pression que les mains pouvaient exercer était faible. Psoriasis palmaire et plantaire.
Frictions mercurielles combinées avec l'iodure de potassium durant 24 jours, puis l'iodure est
continué seul. Disparition de tous les symptômes.

2. On a aussi attribué à la syphilis certains cas de *paralysie ascendante aiguë*.
Chevalet [3] rapporte l'histoire d'un homme de 39 ans qui avait eu autrefois la
syphilis et qui, dans la suite, fut atteint de diarrhée, de douleurs lombaires, de
faiblesse dans les pieds et finalement d'une paraplégie très prononcée : la con-

(1) G. Lewin, *Die Behandlung der Syphilis mit subcutanen Sublimat-Injectionen*, Berlin, 1869.
(2) O. Braus, *Die Hirnsyphilis*, Berlin, 1873 p. 116. — *Die Rückenmarckssyphilis*.
(3) Chevalet, *Paralysie ascendante aiguë, d'origine syphilitique. (Bullet. de thérap.*, 1869, LXXVII,
p. 328.)

tractilité réflexe était presque nulle; la sensibilité était intacte et il n'y avait pas d'amyotrophie. Les jours suivants les membres supérieurs furent pris à leur tour, et la parole devint embarrassée. On diagnostiqua une affection syphilitique, et on prescrivit des frictions mercurielles : on obtint une guérison à peu près complète dans l'espace de sept semaines.—Beyer [1] rapporte un fait absolument semblable. Mais, nous le répétons, la marche de l'affection, pas plus que l'efficacité d'un traitement mercuriel, ne suffisent pour démontrer la nature syphilitique de ces accidents.

3. A. Rodet (de Lyon) [2] a incriminé la syphilis dans un cas très remarquable d'atrophie musculaire, par la raison que l'iodure de potassium avait fait justice des accidents.

Un homme de 56 ans, manœuvre, présentant des manifestations syphilitiques secondaires fut soumis à un traitement mercuriel. Au cours de ce traitement il fut pris d'insomnie, d'étourdissements, de douleurs obtuses dans les jambes, de crampes dans la main droite et d'un amaigrissement rapide de tous les muscles du membre correspondant, surtout de ceux de la racine du membre. Puis l'amyotrophie commença dans le membre inférieur du même côté, surtout dans le mollet et elle s'accompagna de tremblements fibrillaires continuels. Le mercure resta sans effet, mais l'iodure procura une prompte guérison. Rodet pense qu'il y a eu là une lésion primitive des racines antérieures. — Niepce, médecin des Eaux d'Allevard, relate aussi le fait d'une atrophie musculaire datant de trois ans, accompagnée de syphilis et guérie peu à peu par l'iodure de potassium [3]. — Nous avons eu nous-même occasion, il y a trois ans, de voir une femme qui avait été atteinte antérieurement de syphilis et qui présentait une atrophie considérable des muscles de l'avant-bras : on avait longtemps et en vain employé l'électricité; nous obtînmes une amélioration rapide et notable par l'iodure de potassium.

S'est-il agi dans tous ces cas d'une lésion portant sur la moelle, comme dans les cas de Gombault dont il a été question plus haut, ou bien sur les troncs nerveux périphériques, comme le veut Rodet? il est impossible de le dire.

4. Carlo Ambrisoli décrit, sous le nom de névropathie syphilitique, une affection dans laquelle existaient un sentiment de faiblesse et des douleurs dans les membres, avec diminution du sens tactile et du sens musculaire. J. Frank parle aussi d'une névropathie syphilitique cérébro-spinale sine materia qui guérit promptement à l'aide de l'iodure de potassium.

La période de temps qui s'écoule entre l'accident primitif et l'apparition des affections spinales peut être très étendue. Dans certains cas la participation de la moelle se manifeste déjà avec les premiers signes de l'infection générale. Gjör, de Christiania, a vu deux fois des paralysies apparaître presque en même temps que les accidents secondaires : chez onze malades elles survinrent dans un délai de plusieurs mois ou d'une année; chez huit autres elles se manifestèrent dans le cours des huit premières années, et chez un dernier au bout de seize ans. Dix de ces malades avaient subi plusieurs traitements, les autres un seul. Souvent il y avait des manifestations syphilitiques qui coexistaient avec les accidents spinaux, mais cette relation n'était nullement constante.

On a voulu rejeter sur le mercure la cause de tous ces accidents nerveux, mais les ennemis du mercure n'ont pas pu justifier la prévention qu'ils avaient contre ce médicament. En outre, sur quarante-un malades qui avaient présenté des affections nerveuses syphilitiques, Yvaren en a compté quatorze qui n'avaient jamais fait usage de mercure.

Pronostic. — On s'exagère en général la bénignité des affections nerveuses syphilitiques. On est loin de réussir toujours à guérir ou même à enrayer le processus morbide : pour les ramollissements cérébraux syphilitiques, la chose est

(1) Beyer, Ein Fall von acuter aufsteigender Syphilis (Wagner's Arch., 1867.)
(2) A. Rodet (de Lyon), Obs. d'atroph. musc. progr. de nature syph. guérie par l'iodure de potassium (Un méd., 1859, 2ᵉ Série, t. I, p. 403, nº 26).
(3) Niepce, Atrophie musculaire progressive (Bulletin de l'Acad. de méd., séance du 19 avril 1853 et Union méd., 1853, avril, p. 188).

démontrée surabondamment, et elle est tout aussi incontestable pour la moelle. Rappelons en outre que toutes les paraplégies guéries au moyen de l'iodure de potassium ou du mercure ne sont pas toujours de nature syphilitique. Quoi qu'il en soit, le pronostic des lésions spinales dues à la syphilis est plus favorable que celui des affections rachidiennes qui reconnaissent une autre origine. Habituellement on obtient une amélioration et presque toujours une sédation des accidents. Les chances sont d'autant meilleures que la paralysie n'a pas encore atteint son degré définitif et qu'elle est moins complète. Elles sont également plus favorables lorsque les sujets sont encore jeunes. Le génie propre à la syphilis doit, durant de longues années, faire redouter les récidives.

Traitement. — Le traitement consiste avant tout dans l'administration du *mercure* ou de l'*iodure de potassium*. On emploie, soit les frictions, soit des injections hypodermiques de sublimé à la dose de 0^{gr},0075 par jour ; du reste, on n'a qu'à consulter sur ce point les traités spéciaux. Parfois on associe le mercure et l'iodure de potassium et en même temps on prescrit un régime fortifiant et tonique[1]. On peut aussi recommander les eaux thermales et en particulier les sources sulfureuses (Aix, Luchon, Baden, etc.). L'expérience a appris que toutes ces méthodes ont été suivies de succès, mais que toutes aussi comptent des revers.

On devra prescrire en outre tous les remèdes qui sont indiqués contre la myélite subaiguë ou chronique, c'est-à-dire sans compter l'iodure de potassium, les *toniques,* le *fer,* la *strychnine,* les *eaux de Wildbad,* les bains *salins* et l'*électricité.*

Une question importante se pose toujours : dans quel cas faut-il recourir au traitement antisyphilitique ? Comme le diagnostic n'est jamais certain, force est de se contenter d'une grande probabilité : dans la pratique, on va plus loin encore, et on ordonne les antisyphilitiques pour peu que la syphilis puisse être seulement soupçonnée. Cette manière d'agir, lorsqu'elle s'exerce avec une réserve prudente, est d'autant moins à blâmer que la même médication est applicable aux affections spinales aiguës de nature non syphilitique. Mais on devra avoir toujours à l'esprit le précepte qui dit *primum non nocere* et se rappeler que les débilitants ont une influence fâcheuse sur beaucoup de maladies de la moelle. Aussi se gardera-t-on de trop affaiblir le malade par les mercuriaux. On ne négligera pas non plus de conseiller les autres moyens qui seraient indiqués au cas où l'on se serait trompé sur la véritable nature de l'affection : telles sont l'*électricité,* la *gymnastique,* l'*orthopédie,* etc.

CHAPITRE VI

MALADIES DE LA MOELLE PAR EMPOISONNEMENTS. — PARALYSIES TOXIQUES

1. Maladies de la moelle causées par l'alcool; 2. Paralysies causées par l'oxyde de carbone; 3. Paralysies causées par le sulfure de carbone; 4. Empoisonnement par la nitro-benzine; 5. Empoisonnement par le baume de copahu; 6. Empoisonnement par le seigle ergoté : Ergotisme; Raphanie; 7. Pellagre; 8. Intoxication par le plomb. — Paralysie saturnine; 9. Paralysies causées par l'arsenic; 10. Paralysies causées par le phosphore.

Un certain nombre de poisons ont sur le système nerveux une action élective qui fait qu'ils donnent naissance à des troubles persistants dans son fonctionnement, notamment à des paralysies. Nous parlerons surtout des poisons que l'on

[1] Brandis, *Grundsätze der Behandlung der Syphilis,* Berlin, 1870.

manie dans l'industrie ou de ceux auxquels les habitudes de la vie exposent plus ou moins fréquemment. Un certain nombre de névropathies toxiques sont connues depuis longtemps, telle est la paralysie saturnine ; d'autres n'existent que depuis le développement d'industries nouvelles, comme l'empoisonnement par le sulfure de carbone, par l'aniline, etc. Plusieurs d'entre elles se développent sans que le malade s'en doute, prenant alors le masque de maladies nerveuses spontanées et il a fallu de nombreuses observations pour arriver à découvrir leur véritable nature. La plupart des affections spinales toxiques sont des paralysies : on observe aussi quelques accidents convulsifs et de l'hyperesthésie. La pathogénie de ces divers troubles nerveux est encore obscure, les recherches anatomo-pathologiques dont elles ont été l'objet étant peu nombreuses et ayant fourni des résultats peu satisfaisants. Aussi plusieurs auteurs rangent-ils encore ces maladies parmi les paralysies cachectiques ou fonctionnelles; cependant la chronicité de certaines d'entre elles, notamment de la paralysie saturnine ne permet pas de douter qu'elles aient pour substratum une lésion matérielle à marche lente ; mais cette lésion siége-t-elle dans les muscles, dans les nerfs périphériqnes ou dans les organes centraux? On ne saurait encore répondre à cette question que par des hypothèses.

Nous n'étudierons que les poisons qui, par leur maniement longtemps prolongé, industriel ou domestique, sont la cause de maladies nerveuses d'une durée plus ou moins longue et ordinairement chronique et qui se rattachent particulièrement aux affections de l'axe spinal. Quant aux poisons qui ont sur le système nerveux une action directe et aiguë comme le curare, la strychnine, la nicotine, etc., nous ne nous en occuperons pas.

I. — MALADIES DE LA MOELLE CAUSÉES PAR L'ALCOOL [1].

Les effets toxiques de l'alcool se manifestent avec une prédilection marquée du côté de l'encéphale. L'intoxication aiguë, l'*ivresse*, intéresse surtout le cerveau ; les fonctions de la moelle sont troublées seulement en ce sens que la coordination et l'équilibre sont compromis. Plus rarement il y a dans l'ivresse des désordres qui dérivent plus spécialement de la moelle. Toutefois, chez certains individus et avec certaines boissons, notamment avec certains vins, ce qui se produit le plus volontiers, c'est non pas une excitation cérébrale, mais une lourdeur, une raideur dans les reins et les jambes qui fait que la station debout et la marche sont rendues difficiles, momentanément même impossibles. Cette faiblesse paralytique peut durer quelques heures, voire même quelques jours, comme nous avons eu occasion de le constater nous-même.

L'*alcoolisme chronique* fait, lui aussi, sentir de préférence ses effets sur le cerveau : nous n'avons qu'à rappeler le delirium tremens, la manie, les lésions de la pie-mère cérébrale (œdème, opacité), de la dure-mère (pachyméningite hémorrhagique) et des vaisseaux de l'encéphale. Les désordres spinaux sont plus rares dans l'alcoolisme chronique, cependant ils sont encore assez communs pour mériter que nous nous y arrêtions.

a). On connaît le *tremblement alcoolique (tremor potatorum)*, qui n'est pas rare et dont la physiologie pathologique n'est pas encore élucidée : disons seulement que, d'une façon générale, le tremblement est rangé parmi les symptômes spinaux.

b). Une *paraplégie alcoolique* bien caractérisée est un phénomène peu commun. Wilks [2] a décrit sous le nom de *paralysie alcoolique* une forme d'alcoolisme

[1] Voyez bibliographie dans Jaccoud : *Pathol. interne*, appendice, 1877, p. 359 et suiv.
[2] Wilks. *Lancet*, 1872, vol. I, n° 10.

chronique surtout fréquente chez les femmes : il y a des douleurs, la force des jambes diminue, la marche devient incertaine, trainante, même impossible par moments ; parfois il y a simultanément de l'anesthésie. Surmay dit avoir vu un cas de paralysie chez un alcoolique. Nous avons observé aussi, à plusieurs reprises, des paralysies passagères. Leudet (de Rouen) a remarqué de son côté que les hyperesthésies étaient quelquefois suivies de paraplégies.

c). L'*ataxie des buveurs* a des rapports assez étroits avec la paralysie. La marche est incertaine, les mouvements sont maladroits, quelquefois franchement ataxiques, aussi bien ceux des bras que ceux des jambes ; toutefois les contractions musculaires, au lieu d'êtres brusques et saccadées, sont tremblées, incertaines, et le malade a grand'peine à maintenir son équilibre quand il marche. Topinard[1] a publié plusieurs observations de ce genre. Deux faits appartenant à Bourdon (*Arch. génér.* 1861, p. 515) et à Marcé (*Soc. méd.* 1802, mai) ont bien certainement la même origine. Jaccoud (*Les paraplégies*, etc., p. 630) range l'alcoolisme chronique parmi les causes de l'ataxie.

d) La *forme hyperesthésique de l'alcoolisme* chronique parfaitement décrite par E. Leudet (de Rouen)[2] est la plus importante de ces manifestations spinales. Il y a une forte hyperesthésie cutanée, surtout aux membres inférieurs ; elle est moindre au tronc et rarement elle atteint la moitié supérieure du corps et des bras. La sensibilité est telle que lorsqu'on plisse ou qu'on presse ou même qu'on touche très légèrement la peau ou les muscles, le malade saute en l'air ; la pression en différents points de la colonne vertébrale révèle souvent une sensibilité analogue. Avec cela, il y a des douleurs très peu vives. Ordinairement l'hyperesthésie est précédée dans les jambes par une douleur profonde qui alourdit la marche. Plus rarement il y a, en même temps que l'hyperesthésie à la pression et au pincement, une analgésie ou même une anesthésie de la peau.

La force musculaire peut, dans cette hyperesthésie, être tout à fait intacte, cependant en général elle est diminuée ; la marche est incertaine et tremblante et les muscles se fatiguent plus vite ; quelquefois il y a une paralysie véritable ou une ataxie telle que nous venons de la décrire, ou bien enfin la marche est empêchée pendant quelque temps par l'excès de la douleur. Des crampes et des convulsions accompagnent souvent cet état.

On peut admettre avec Leudet qu'on a affaire dans ces conditions à une maladie de la moelle, quoique les observations anatomo-pathologiques ne le démontrent pas avec certitude. Ce qui est le plus probable, c'est une affection des méninges : témoins l'hyperesthésie et la terminaison habituellement favorable. De plus, nous savons que dans l'alcoolisme chronique, ce ne sont pas seulement les méninges cérébrales qui présentent des modifications inflammatoires chroniques, mais encore les méninges rachidiennes. Plus haut déjà (p. 298) nous avons cité des observations qui démontrent le développement de la pachyméningite interne spinale (hémorrhagique) chez les buveurs ; pourtant cette maladie a été observée trop rarement pour qu'on puisse la considérer comme étant la cause ordinaire de l'hyperesthésie alcoolique qui, elle, est si fréquente. On a décrit encore chez les buveurs d'autres formes de méningite chronique avec épaississements et opacités de la pie-mère et de la dure-mère, et aussi avec une hydrorhachis qui est l'analogue de l'œdème de la pie-mère cérébrale.

La *marche* des affections chroniques de la moelle dans l'alcoolisme chronique est en général favorable. Les divers accidents que nous venons de passer en revue

---

(1) Topinard, *De l'ataxie locomotrice*, Paris. 1864, p. 41-47.
(2) E. Leudet (de Rouen), *Étude clinique de la forme hyperesthésique de l'alcoolisme chronique et de sa relation avec les maladies de la moelle* (Arch. gén. de méd., 1867, 6e Série, 1, IX, p. 5).

se modifient assez vite sous l'influence d'un traitement approprié et aboutissent à la guérison après quelques semaines ou quelques mois. Le tremblement seul est généralement incurable. La continuation des habitudes du buveur est, comme on le sait, l'écueil contre lequel se brisent les efforts du traitement et qui favorise les récidives et les progrès de la maladie; aussi l'incertitude et la faiblesse dans les mouvements des membres inférieurs finissent-elles par persister.

Le *traitement* consiste avant tout : 1) dans la cessation de l'usage des liqueurs alcooliques ; — 2) dans l'emploi des toniques : quinquina, fer, nourriture recons-tituante, air pur; — 3) dans l'usage des bains chauds; — 4) de l'électricité; — 5) de l'iodure de potassium, de la noix vomique.

Quelques auteurs français ont attribué une action spéciale au kirsch et à l'absinthe Gaudon [1] rapporte l'observation suivante :

« Le 13 avril 1861, un homme de la campagne, âgé d'une trentaine d'années, se coucha dans un fossé et y resta une partie de la soirée. Dans la nuit suivante, il fut pris d'une douleur vio-lente au bas-ventre, et, vers les quatre heures du matin, cette douleur allant toujours en aug-mentant, il prit, pour la calmer, un demi-verre environ de kirsch. Il n'en éprouva aucun soula-gement. Au lever du soleil, il sortit du lit et alla dans sa vigne, espérant calmer cette douleur par la promenade; il y fut saisi d'une violente colique suivie d'évacuation ; il rentra vers dix heures du matin, poursuivi par ses souffrances, et prit environ 50 à 60 grammes de kirsch. Trois quarts d'heure après, sur l'indication d'un de ses voisins, il en fit chauffer un verre, le sucra et le prit d'un trait. Ses souffrances empirèrent et il commença à ressentir des fourmillements et de l'en-gourdissement dans le bas des reins, les fesses et le haut des cuisses. A peine une heure s'était-elle écoulée qu'il s'en administra encore un demi-verre. Peu d'instants après, pressé par d'atroces douleurs, il se leva de dessus sa chaise pour gagner son lit; mais, en y arrivant, ses jambes se dérobèrent sous lui et il tomba paralysé des extrémités inférieures, de la vessie et du rectum. L'urine coula d'abord par regorgement, goutte à goutte ; mais, au bout d'une douzaine d'heures, la rétention fut complète. Nous le vîmes le 18 et nous trouvâmes : résolution complète des extré-mités inférieures, paralysie du mouvement et du sentiment des deux membres jusque vers les hanches, refroidissement des parties paralysées, rétention d'urine, abolition complète du senti-ment du besoin de les rendre, impossibilité de retenir les lavements, dont l'injection n'est nulle-ment sentie par le malade, fièvre intense, pouls mou, fréquent; abdomen très sensible à la pres-sion, un peu tendu et fluctuant, soif ardente, facies grippé, intelligence intacte. Nous n'avons plus revu le malade ; mais, d'après les renseignements qui nous ont été fournis par le médecin ordinaire, voici comment se termina ce terrible accident :

Le 21, refroidissement général, mouvements ataxiques ; le 22, vomissements verdâtres, ventre très tendu ; 23, deux selles noirâtres et fétides ; 24, affaissement, vomissement noir de mauvaise odeur, mouvements convulsifs; 25, urines noires avec sortie de matières glaireuses et purulen-tes ; 26, abdomen très tendu et parsemé de taches noires ; 27, abattement, froid glacial, teinte ardoisée de la paroi abdominale, haleine cadavéreuse, assoupissement.

Mort le 28.

La relation des symptômes ultimes graves avec l'usage du kirsch n'est cependant pas absolu-ment démontrée. Néanmoins il existe encore d'autres observations tendant à prouver l'influence particulière de cette boisson. Bonneuil cite les observations suivantes : I. Un jeune homme avait bu du kirsch avec un ami. Le soir, rentré chez lui, il prit encore plusieurs doses de la même bois-son; il se plaignit, quelques heures après, de violentes douleurs dorso-lombaires, d'engourdisse-ment des membres inférieurs et d'un fort ténesme vésical. Douleurs intenses dans le bas-ventre, paraplégie complète de la motilité et de la sensibilité ; urines involontaires ; fièvre forte. Mort après neuf jours sans que les symptômes se fussent améliorés. — II. Un enfant de 14 ans auquel on avait donné une assez grande quantité de kirsch, eut des accidents assez sérieux pour qu'on appelât le médecin ; mais le malade mourut avant l'arrivée de l'homme de l'art. La question n'est pas résolue par ces observations, et de nouvelles recherches sont encore nécessai-res pour la trancher.

On a accusé l'absinthe de causer souvent l'épilepsie au cours de l'alcoolisme chronique. Nous avons nous-même remarqué que la plupart des malades atteints d'épilepsie alcoolique, buvaient volontiers de l'absinthe : cependant la relation de cause à effet n'est pas constatée avec certitude. Amory a vu par ses expériences que l'absinthe tue les cochons d'Inde au milieu de convulsions, tandis que l'alcool les enivre, amène de la torpeur et enfin les paralyse; après la mort on trouve de l'hyperémie cérébrale et spinale.

(1) Gaudon, *Mémoire sur les accidents produits par le kirsch pris à hautes doses (Gaz. méd. de Pa-ris*, 1861, n° 38, p. 601). — Bonneuil-Amory, *Experiments and observations on absinth and absinthism*. *Boston, med. Journal*, 1868).

II. — PARALYSIES CAUSÉES PAR L'OXYDE DE CARBONE

Les paralysies dues à l'oxyde de carbone semblent avoir été observées depuis longtemps. Cependant H. Bourdon [1] le premier, dans sa thèse inaugurale, a dit avoir remarqué que des personnes asphyxiées par la vapeur de charbon présentaient pendant plusieurs mois, non pas seulement une simple faiblesse musculaire, mais une véritable paralysie d'un membre ou d'une moitié du corps. Il décrit de nombreuses formes de cette paralysie : 1) Paralysie du bras droit chez une jeune fille de quatorze ans; la paralysie s'améliora, mais persista néanmoins et amena une légère atrophie. — 2) Paralysie du membre supérieur droit chez une femme de trente ans ; chez un jeune homme, paralysie de l'avant-bras et de la main dans les parties innervées par le radial avec atrophie analogue à celle de la paralysie saturnine; pas d'amélioration. — 4) Hémiplégie. — 5) Hémiplégie avec contracture. Mort. Commencement de ramollissement des circonvolutions. — 6) Paralysie générale avec démence (un cas de Ferraz, un autre de Malgaigne relatif à une jeune fille.) — 7) Paralysie de courte durée. — 8) Paraplégies d'intensité variable.

Portal raconte l'histoire d'une jeune fille qui fut trouvée asphyxiée dans son lit, revint à elle, mais ne guérit qu'après six jours; pendant plusieurs jours elle ne put pas se tenir sur ses pieds, et ses membres inférieurs lui paraissaient comme morts. Le même auteur a observé un homme de vingt-deux ans qui, ayant été empoisonné par l'oxyde de carbone, eut, à la suite, une grande faiblesse de la mémoire; en même temps ses membres inférieurs étaient paralysés, de sorte que la station était impossible. Un traitement par les bains froids amena une amélioration lente ; lorsque le malade quitta l'hôpital, ses jambes étaient encore tremblantes et elles ne recouvrèrent leur force que peu à peu.

Plus tard, Leudet (de Rouen) [2] publia de nouvelles observations dans lesquelles il insista surtout sur des symptômes qui indiquaient une altération des nerfs périphériques et vaso-moteurs. Il vit dans un cas une éruption de zona le long des ramifications du trijumeau, dix jours après l'asphyxie. Il a noté également du pemphigus et du décubitus, et une fois une chorée partielle. — Tessier rapporte l'histoire d'une jeune fille qui, quelques heures après l'asphyxie, ne pouvait pas se tenir sur ses pieds et avait de la peine à se remuer; la faiblesse ne disparut que peu à peu. — Pokrowski [3] signale des paralysies d'origine spinale, et Baur [4] rapporte le fait d'une paralysie du mouvement et de la sensibilité des membres du côté droit, qui s'améliora lentement.

La cause de ces singulières paralysies semble résider dans des altérations anatomiques matérielles qui ont été constatées à quelques reprises et qui siègent en partie dans les nerfs périphériques, en partie dans le cerveau et probablement aussi dans la moelle. La participation des nerfs périphériques et vaso-moteurs a surtout été indiquée par Leudet, qui nous fournit l'intéressante observation que voici. A la suite d'une courte asphyxie par la vapeur de charbon, il survint dans la jambe droite une douleur qui suivait le trajet du sciatique; puis une paralysie des extenseurs et plus tard une perte complète de la motilité, d'abord dans la jambe droite et ensuite dans la gauche; ultérieurement enfin les membres supérieurs et la face furent atteints. Mort au milieu du délire. A l'autopsie le cerveau et la moelle allongée furent trouvés intacts; il y avait, au con-

(1) H. Bourdon, *Des paralysies consécutives à l'asphyxie par la vapeur de charbon*, thèse de Paris, 1843.

(2) Leudet (de Rouen), *Recherches sur les troubles des nerfs périphériques et surtout des nerfs vaso-moteurs, consécutifs à l'asphyxie par la vapeur de charbon* (Arch. de médecine, 1865, mai, 6ᵉ Série, t. V, p. 313.)

(3) Pokrowsky, *Ueber die Vergiftung durch Kohlenoxydgas* (Virchow's Arch. für pathol. Anat. 1864, Band XXX, p. 525-568).

(4) Baur, *Ein Fall von Vergiftung durch Kohlenoxydgas* (Würtemb. med. Correspondenzblatt, 1868, n° 30.)

traire, névrite du sciatique droit, qui était d'un tiers plus gros que celui du côté opposé; le névrilème était injecté, épaissi, dur; cette lésion ne s'étendait que sur une longueur de 0m,03 et le reste du nerf était sain. L'auteur admet que la névrite a été primitive et que l'inflammation s'est propagée de là à la moelle et au cerveau.—Les observations de lésions cérébrales sont plus nombreuses. Outre les cinq cas de Bourdon déjà cités, nous connaissons une observation très instructive d'Andral. Après un empoisonnement par la vapeur de charbon, il persista de la céphalée : un mois plus tard, perte subite de connaissance et paralysie; mort après environ vingt heures. La partie centrale des hémisphères était ramollie. Récemment Th. Simon [1] a observé des cas de ramollissement cérébral à la suite d'asphyxie par le charbon, et a admis, malgré l'intervalle de temps qui séparait la lésion de la date de l'accident, que le ramollissement était dû à l'intoxication. Nous n'avons pu trouver aucun exemple d'une lésion anatomique de la moelle.

On ne saurait dire avec certitude à quoi il faut attribuer les conséquences curieuses de l'empoisonnement par l'oxyde de carbone. Il nous paraît probable qu'il y a d'abord des hémorrhagies capillaires suivies plus tard d'une réaction inflammatoire. Une jeune fille de treize ans, ayant été asphyxiée par l'oxyde de carbone et ayant succombé après vingt-quatre heures au milieu des symptômes du tétanos et du trismus, on découvrit dans l'hémisphère cérébral gauche un foyer d'hémorrhagies capillaires punctiformes et dans la substance grise et blanche de la moelle des extravasats sanguins punctiformes disséminés, sans qu'on pût démontrer aucune autre altération du parenchyme médullaire, ni sur l'organe frais ni après durcissement. On n'a pas, jusqu'à ce jour, publié le résultat de recherches analogues faites sur des animaux.

La *marche* des paralysies dues à l'empoisonnement par l'oxyde de carbone est loin, comme on l'a vu, d'être toujours favorable. Non-seulement la mort est quelquefois le résultat immédiat de l'intoxication, mais les paralysies elles-mêmes, surtout celles de cause encéphalique, peuvent l'amener. Dans bien des cas, la paralysie demeure incurable, dans d'autres elle ne guérit qu'après des années. Nous-même avons vu un homme qui après un empoisonnement par le charbon, en apparence léger, avait gardé pendant plus d'un an une faiblesse dans les mouvements et des troubles psychiques. Mais il y a aussi beaucoup d'exemples de paralysies peu fortes qui ont guéri en quelques semaines.

Le *traitement* doit s'adresser tout d'abord à l'asphyxie et à ses conséquences immédiates. On soignera la paralysie d'après les règles générales: *toniques, électricité, bains.*

III. — PARALYSIES CAUSÉES PAR LE SULFURE DE CARBONE

Dans les fabriques de caoutchouc, il se dégage des vapeurs de sulfure de carbone qui sont respirées par les ouvriers. Delpech [2], le premier, a signalé les paralysies et les anesthésies des membres inférieurs, qui peuvent en résulter et qui sont suivies assez souvent de tremblements musculaires, d'atrophie et de troubles psychiques. Gourdon [3] a publié ultérieurement des exemples de ces accidents. M. Bernhardt [4] a cité l'observation d'une fille de vingt-deux ans qui avait travaillé six semaines dans une fabrique de caoutchouc; elle fut prise de syncopes,

(1) Th. Simon, *Ueber Encephalomalacie nach Kohlendunstvergiftung (Arch. für Psychiatrie und Nervenkrankheiten*, Berlin, Band I, p. 263-271).
(2) Delpech, *Union médicale*, 1856, n° 66, et plus tard : *Industrie du caoutchouc soufflé. Recherches sur l'intoxication spéciale que détermine le sulfure de carbone (Annales d'hygiène publ. et de médecine légale*, 1863, t. XIX, p. 65-183).
(3) Paul Gourdon, *De l'intoxication par le sulfure de carbone*, thèse de Paris, 1867.
(4) M. Bernhardt, *Ueber einen Fall von Schwefelkohlenstoffvergiftung (Berl. klin. Wochenschrift*, 1871, n° 2.

de délire, de démence, de troubles dans la parole, de faiblesse des jambes, de tremblements et d'anesthésie générale. La malade pouvait à peine rester debout pendant quelques instants. La maladie s'améliora assez vite, la faiblesse diminua d'abord, puis l'anesthésie des membres inférieurs. Bergeron et Pellegrino-Lévi [1] ont noté de l'anesthésie de la cornée. Fliess a vu un homme paraplégié, dont les bras étaient un peu gênés dans leurs mouvements, et qui avait en même temps de la mydriase; il guérit par l'application du courant continu.

Les causes anatomiques de ces paralysies ne sont pas connues et les expériences sur les animaux n'ont fourni aucun renseignement.

IV. — EMPOISONNEMENT PAR LA NITRO-BENZINE

Depuis un peu plus d'une dizaine d'années, les paralysies causées par la nitro-benzine ont éveillé l'attention des médecins. En 1870, on en a publié quatre exemples dont un s'est terminé par la mort. Récemment, Ewald [2] a fait connaître deux observations recueillies à la clinique de Frerichs. Les symptômes dans ces différents cas ont été, d'une façon générale, concordants. Coloration bleuâtre de la face, douleurs dans le ventre, convulsions dans les mains et les bras, trismus et raideur de la nuque, contractions fibrillaires dans les muscles, perte de connaissance.

V. — EMPOISONNEMENT PAR LE BAUME DE COPAHU

Quelques observations d'empoisonnement par le baume de copahu sont très intéressantes. Pidoux a vu un jeune homme qui, après avoir fait un usage immodéré de copahu, fut pris d'une paralysie grave avec contracture spasmodique de presque tout le corps. Maestri [3] raconte qu'un homme de trente-sept ans, pour se guérir d'une gonorrhée, prit des doses de copahu et de cubèbe quatre fois plus fortes que ne le portaient les ordonnances médicales. Dix jours après qu'il eut commencé ce singulier traitement, il survint de la céphalée, du vertige, de l'incertitude de la marche, de la constriction autour du cou, de la douleur et de la raideur des muscles du cou et de la mâchoire ; puis apparurent du tremblement, des crampes et des horripilations ; la peau était chaude, la tête turgescente, mais les membres inférieurs étaient froids et leur faiblesse devint telle que le malade ne pouvait plus se tenir sur ses pieds; contracture légère dans les muscles de la cuisse et de la jambe ; anesthésie de la peau dans les parties douloureuses. Les antiphlogistiques ne donnèrent aucun résultat, l'électricité amena une guérison complète.

VI. — EMPOISONNEMENT PAR LE SEIGLE ERGOTÉ. ERGOTISME. RAPHANIE. CONVULSIO CEREALIS [4]

Cette maladie a paru anciennement sous forme d'épidémies étendues et a fortement excité la curiosité, alors que sa cause était inconnue; aujourd'hui elle appartient presque exclusivement à l'histoire du passé et on ne l'observe plus que rarement et à l'état sporadique. Il est absolument démontré que l'alimentation par du seigle ergoté en est la cause unique. Depuis que le fait est connu, on a cherché à se protéger contre le parasite dangereux, et il n'arrive plus que par exception que des gens pauvres fassent usage par nécessité ou par incurie de pain fabriqué avec du seigle altéré. C'est ce qui est arrivé dans la Prusse occidentale pendant la

(1) Georges Bergeron et Pellegrino Levi, *Anesthésie de la cornée dans l'empoisonnement par le sulfure de carbone (Gazette médic. de Paris*, 1864, et *Gaz. des hôpitaux*, 1864, p. 443).
(2) Ewald, *Berl. klin. Wochenschrift*, 1875.
(3) Maestri, *Paralysie grave produite par l'abus du copahu et guérie par l'électricité. (Gazetta medica italiana*, 1857, *Gazette médicale de Paris*, 1858).
(4) Romberg, *Lehrbuch der Nervenkrankheiten*, p. 500. — D.-J. Taube, *Die Geschichte der Kribelkrankheit*, Göttingen, 1782. — Wagner's und Hufeland's *Journal*, 1831-1832. — Th. Heusinger, *Studien über den Ergotismus*, Marburg, 1856. — Flinzer, *Vergiftungen durch den Genuss mutterkernhaltigen Brodes* (Horn's *Vierteljahreschrift f. ger. Med.*, Band VIII, p. 360-367. — L. Colin, art. Raphanie, du *Dict. encyclop. des sciences méd.* — A. Laveran, *Traité des maladies et épidémies des armées*, Paris, 1875, p. 469.

disette de l'année 1868-69 : on a pu observer à ce moment à la clinique médicale
de Königsberg plusieurs faits d'ergotisme et notamment quatre cas survenus dans
la même famille. Ils ont été analogues à ceux décrits par les auteurs, seulement il
se développa un symptôme très important que nous n'avons trouvé décrit nulle
part antérieurement : nous voulons parler d'une atrophie musculaire intense et
étendue des membres inférieurs et supérieurs et portant surtout sur les avant-bras
et les jambes.

Les *symptômes* de la maladie sont une sensation particulière de picotements, de
fourmillements avec des contractions cloniques et de la faiblesse des jambes. Les
fourmillements débutent ordinairement dans les extrémités des doigts et sont accompagnés d'anesthésie de la peau ; puis ils s'étendent aux mains, aux bras, aux
jambes, quelquefois même à la face et à la langue. Les mains et les pieds deviennent crochus, les orteils et les doigts restent fléchis. L'articulation du poignet
s'infléchit de telle sorte que la main prend, selon l'heureuse comparaison de
Romberg, la forme d'un bec d'aigle. Plus tard, l'avant-bras et le bras se
dévient d'une façon analogue ainsi que la jambe et la cuisse, quelquefois même
les muscles de la nuque sont atteints. Ces contractures sont particulièrement marquées le matin, elles cessent l'après-midi et sont accompagnées de fortes douleurs. La peau est pâle et terreuse. La respiration, la circulation, les fonctions
rénales et intestinales sont normales.

Dans les cas types, les membres inférieurs sont paralysés, les bras tremblent,
il y a une forte anesthésie de la peau. Exceptionnellement on observe des convulsions épileptiformes, du délire et de l'imbécillité. Taube décrit une altération
particulière des ongles, qui deviennent raboteux, d'un brun foncé et présentant
des saillies de 0^m,001, alternant avec des parties lisses ; ces saillies auraient
apparu chacune au moment d'une forte attaque.

Marche. — L'attaque peut ne durer que quelques jours ou se prolonger pendant plusieurs semaines. Les rechutes sont fréquentes, de même les maladies
consécutives, c'est-à-dire l'épilepsie, l'imbécillité, la paraplégie. Quelquefois il
survient une gangrène des doigts et des orteils semblable à la gangrène sénile.
La mort peut avoir lieu dans une violente attaque de suffocation ou d'apoplexie.
D'après les médecins du siècle dernier, la mortalité a été de six à neuf pour cent
et elle a porté surtout sur les enfants de deux à dix ans. Les autopsies, jusqu'à ce
jour, n'ont montré aucune altération positive dans le système nerveux.

Le *traitement* est essentiellement prophylactique et consiste à ne pas faire usage
de pain altéré par l'ergot. Au début de la maladie les *vomitifs* et les *purgatifs*
sont indiqués pour évacuer la substance toxique. Les *narcotiques* (opium, morphine, chloral) seront employés pour calmer les douleurs. Le reste du traitement se
fera, selon les prescriptions générales, par les *toniques*, les *bains* et l'*électricité*[1].

VII. — PELLAGRE.

La pellagre, elle aussi, est, par bien des côtés, une affection nerveuse. Elle
reconnaît pour cause l'usage de la farine avariée de maïs. Cette maladie étant
rare en Allemagne, nous nous contenterons de la décrire en quelques lignes d'après
les auteurs français. — Elle porte principalement sur le système nerveux ; il y a
des paralysies des membres inférieurs, de l'ataxie, mais surtout des troubles psychiques (délire, hallucinations, manie). Les pellagreux ont une certaine ressemblance avec les alcoolisés, mais les premiers présentent des érythèmes que n'ont
pas les seconds ; de plus, dans la paralysie pellagreuse il n'y a pas de phénomène
ataxique, mais du tremblement et de la faiblesse (Théophile Roussel)[2]. Dans les

---

(1) D'autres plantes peuvent amener des accidents analogues à ceux du seigle ergoté ; ainsi les oranges,
les pois, les pois chiches, etc., ont occasionné des accidents convulsifs et paralytiques.

(2) Théophile Roussel, *De la pellagre et des pseudo-pellagres* (Arch. génér. de méd., 1863, 6ᵉ série,

autopsies des pellagreux, on a constaté plusieurs fois des lésions anatomiques importantes. Billod dit que, d'après ses recherches, le ramollissement général ou
partiel de la substance blanche de la moelle semble être constant dans les autopsies des maniaques pellagreux qui succombent pendant la période cachectique [4].
    Une observation de Marcé est bien d'accord avec cette opinion (délire partiel,
hallucinations, état chronique tendant à la démence ; éruption pellagreuse, tuberculisation pulmonaire; mort. Ramollissement de la moelle épinière au niveau de
la région lombaire) [2]. Bouchard, sur une femme morte de pellagre, a vu les mêmes
lésions que dans l'ataxie : les tubes nerveux étaient rares dans les cordons postérieurs et latéraux, le tissu atrophié était riche en noyaux et en corpuscules amyloïdes [3].

VIII. — INTOXICATION PAR LE PLOMB. PARALYSIE SATURNINE [4]

Les intoxications par le plomb sont les plus importantes, non-seulement parmi
les empoisonnements métalliques, mais encore parmi toutes les intoxications, et
sont à ranger à côté des désordres produits par l'alcool. Les accidents imputables
au plomb sont connus depuis longtemps et ils sont très fréquents, grâce aux nombreux usages industriels de ce métal. De plus, la façon dont le plomb agit sur le
système nerveux offre un intérêt tout particulier, d'abord parce qu'il y a analogie
symptomatique entre l'affection saturnine et les maladies de la moelle qui sont
accompagnées d'atrophie musculaire, et ensuite par le fait de cette limitation inconnue dans son essence, mais constante de la paralysie, sur les muscles extenseurs de l'avant-bras. Nous allons nous occuper de cette paralysie si curieuse.
    La *paralysie saturnine* dans sa forme ordinaire et classique attaque ordinai-
rement les extenseurs de l'avant-bras, qui sont d'abord frappés de paralysie, puis
d'atrophie : il en résulte que la main pend dans le sens de la flexion, forme avec
l'avant-bras un angle presque droit et ne peut plus être étendue volontairement.
Cette paralysie atteint ordinairement les deux bras simultanément et avec une
égale intensité ; elle arrive progressivement ou quelquefois presque subitement ;
le plus souvent elle reste limitée aux membres supérieurs, et elle n'atteint que
rarement les membres inférieurs, à peine dans un sixième des cas, d'après Tanc-
querel. Duchenne [5] a étudié avec une grande exactitude quels muscles de l'avant-
bras étaient paralysés, et il a constaté que c'étaient toujours à peu près les
mêmes. D'après lui, les extenseurs sont paralysés, mais non les supinateurs ni
l'anconé. Les extenseurs de tous les doigts ne sont pas toujours également affectés ; au début, souvent l'extension n'est abolie que dans quelques doigts. Si la
maladie progresse plus loin, le deltoïde et parfois aussi le triceps sont pris. Ce qui
est caractéristique, c'est que les muscles paralysés s'atrophient aussitôt. Le contour des muscles disparaît de façon que la face dorsale de l'avant-bras et l'espace
interosseux ont l'aspect de profonds sillons dans lesquels on voit des tendons,
mais plus de muscles. Avec cette atrophie coïncide, comme l'a montré Duchenne,
la disparition de la contractilité électrique ; les muscles atrophiés ont cessé de

t. VII, p. 199. — *Traité de la pellagre et des pseudo-pellagres*, Paris, 1866. — Leudet, *Recherches pour
servir à l'histoire de la pellagre sporadique et de la pseudo-pellagre des alcoolisés* (Compt. rend. et
Mém. de la Société de biol., 4ᵉ série, t. IV, année 1867, Paris, 1869, p. 27). — Baillarger, *De la paralysie générale chez les pellagreux*, mémoire lu à l'Académie de médecine (*Annales médico-psychologiq.*,
1849, et *Gaz. méd. de Paris*, 1849, p. 1008). (Manie pellagreuse). — Tebaldi, *Paralysis pellagrosa cu-
rata coll. elettricità* (Gaz. Tosc. Lombard, 1868, n° 39, p. 239.)
    (1) Billod, *Gaz. méd. de Paris*, 1868, n° 41. Extrait : Ramollissement général ou partiel de la substance
blanche de la moelle épinière chez les pellagreux.
    (2) Marcé, *Délire partiel, hallucinations, état chronique tendant à la démence, éruptions pella-
greuse; tuberculisation pulmonaire* (Gazette des hôpitaux, 1863, n° 60.)
    (3) *Compt. rend. de la Soc. de biol.*, 1864. — Voyez aussi M. Fränkel, *Leichenbefunde bei Pellagra*
(Virchow's *Archiv für pathologische Anatomie*, Band XLVII, p. 511, 1869).
    (4) Voy. Bibliographie dans Jaccoud, *Traité de pathol. interne*, appendice. 1877, p. 299.
    (5) Duchenne (de Boulogne), *De l'électrisation localisée et de son application à la pathologie et à la
thérapeutique*, 3ᵉ édition, Paris, 1872, p. 508.

répondre aux plus fortes excitations faradiques, tandis que le courant agit sur les fléchisseurs, et, au lieu de l'extension, le courant produit l'exagération de la flexion de la main et des doigts. La diminution de la contractilité électrique se fait, d'après Duchenne, dans un ordre assez régulier : elle se montre d'abord à l'extenseur commun des doigts, puis à l'extenseur propre de l'index et à l'extenseur du petit doigt, puis enfin au long extenseur du pouce; ensuite la contractilité électrique diminue dans les radiaux, qui deviennent malades simultanément ou l'un après l'autre ; enfin, c'est le cubital postérieur, le long adducteur et après tous les muscles de la partie postérieure de l'avant-bras et le court extenseur du pouce qui sont pris. Les supinateurs et l'anconé restent constamment indemnes. Les muscles de la face antérieure de l'avant-bras, ceux de la main et les interosseux palmaires ne perdent jamais leur contractilité électrique. Les muscles de l'éminence thénar ne sont que rarement atteints et frappés d'atrophie. La paralysie saturnine peut s'étendre plus loin et gagner le bras. C'est surtout alors le deltoïde qui est intéressé, les autres muscles restant indemnes. Dans tous les cas, même dans ceux où la paralysie est très étendue, les supinateurs, les muscles de la face antérieure de l'avant-bras, le pectoral et le trapèze conservent leur contractilité faradique.

Ces recherches faites avec tant de soin ont été confirmées par les travaux ultérieurs; de plus on a constaté que dans ces cas aussi la contractilité galvanique n'était pas toujours identique avec la contractilité faradique. A. Eulenburg [1] a trouvé, comme dans la paralysie faciale, une diminution de l'excitabilité à l'égard du courant faradique, et au contraire une augmentation à l'égard du courant galvanique. Une fois cet auteur a constaté en même temps qu'une diminution de la contractilité faradique et une augmentation de la contractilité galvanique, une grande exaltation de la contractilité réflexe dans les muscles paralysés. La disparition de la contractilité électrique est aussi importante au point de vue pronostique dans la paralysie saturnine que dans d'autres paralysies atrophiques, car l'atrophie musculaire lui est presque toujours parallèle. Dans les cas graves, la contractilité électrique disparaît extrêmement vite; Duchenne l'a vue complètement éteinte après un ou deux mois, et l'atrophie peut marcher avec une rapidité semblable.—Quand la contractilité se conserve longtemps et que l'atrophie fait des progrès lents, les chances de guérison sont plus nombreuses.

La paralysie saturnine porte exclusivement sur l'appareil moteur, tandis que la sensibilité reste intacte. Il n'y a ni douleur ni anesthésie soit avant, soit après l'apparition de la paralysie. La peau et les muscles conservent leur sensibilité électrique (sensibilité électro-cutanée et électro-musculaire). Mais il apparaît des phénomènes que l'on peut considérer comme de nature trophique. Il faut noter surtout certaines déformations décrites par Gubler et qui affectent les tendons et les os du poignet [2], mais qui cependant n'étaient pas tout à fait inconnues à des auteurs plus anciens. Tanquerel aussi avait observé ces altérations, et après Gubler les auteurs français en ont reparlé [3]. Elles consistent en de petits gonflements cylindriques ou fusiformes situés sur les tendons et les gaînes tendineuses des extenseurs des doigts; au début ces tuméfactions sont molles et peuvent rétrocéder; plus tard elles sont dures et persistantes. Gubler les désigne sous le

(1) A. Eulenburg, *Differentes Verhalten der Muskeln gegen intermittirende und constante Ströme bey Paralysis Saturnina (Deutsches Archiv f. klin. Med.*, Band III, p. 506-508, und *Lehrbuch der functionellen Nervenkrankheiten*, p. 586-588).

(2) Ad. Gubler, *De la tumeur dorsale des mains dans la paralysie saturnine des extenseurs des doigts*. Lecture faite à la Société médicale des hôpitaux le 27 mars 1868 *(Union médicale*, 3° série, t. VI; 1868, n°° 78, 79 et 80, p. 2, 15 et 26).

(3) Nicaise, *Du gonflement du dos des mains chez les saturnins (Gazette médicale de Paris*, 1868, n°° 20, 21, 41, p. 281, 292, 583. — Tournié, *De la tuméfaction de la région dorsale des tendons des extenseurs des doigts et de leurs gaînes tendineuses avec arthrite métacarpo-phalangienne par suite d'hémiplégie de cause cérébrale chez les sujets non saturnins (Union méd.*, 1869, n° 17, 3° série, t. VII, p. 205):

nom de ténosite hypertrophique ou hyperplastique, et leur attribue pour cause le tiraillement auquel sont soumis les extenseurs, grâce à l'action prépondérante des fléchisseurs, et il ne faudrait pas les considérer comme le résultat direct de l'intoxication par le plomb. Les observations ultérieures de Tournié ont confirmé cette manière de voir, car il a observé les mêmes gonflements tendineux dans l'hémiplégie de cause cérébrale; en même temps que le gonflement des tendons il existe d'ordinaire un gonflement et une saillie des os métacarpiens qui est à ranger parmi les troubles trophiques consécutifs à la paralysie (v. p. 120).

La paralysie saturnine *généralisée* est beaucoup plus rare que la paralysie des extenseurs, dont elle se distingue seulement par une plus grande extension. Ce n'est guère que dans le sixième des cas qu'on voit la paralysie envahir les membres inférieurs ou tout le système musculaire. La paraplégie se comporte comme la paralysie saturnine type : les extenseurs du pied et des orteils sont seuls paralysés, et il en résulte également des contractures et des déviations des pieds (pieds bots). Quelquefois la paralysie s'étend à tout le système musculaire, et Duchenne a même vu une fois la paralysie du diaphragme. Duchenne fait cette remarque importante que, même lorsque la paralysie atteint tous les muscles, la perte de la contractilité électro-musculaire garde le même siège de prédilection que dans la forme type. De même aussi les muscles qui ont conservé leur contractilité électrique récupèrent rapidement leur motilité volontaire, tandis que les muscles qui ont perdu la propriété de se contracter avec le courant, sont le siège d'une paralysie incurable vouée à l'atrophie.

Anatomie pathologique. — La question du siège des lésions anatomiques dans l'intoxication par le plomb a, pour la pathologie des maladies nerveuses, une importance capitale, parce que beaucoup de névropathies primitives ressemblent à la paralysie saturnine, et aussi parce que cette dernière frappe toujours les mêmes régions. Voilà un poison qui, par une longue action sur l'organisme, produit des troubles nerveux parfaitement localisés qui montrent une affinité bien manifeste pour certains nerfs, certains muscles ou certaines cellules nerveuses; c'est certes là un fait bien curieux qui laisse supposer qu'il existe entre les diverses parties du système nerveux des différences chimiques dont nous n'avons aucune idée et dont rien ne peut nous rendre compte dans l'état actuel de la science. Nous savons, il est vrai, que dans l'intoxication saturnine généralisée on trouve une quantité relativement grande de plomb dans la substance nerveuse (Devergie et Guibout) et musculaire (Gusserow); mais cela même éclaire peu la question.

Il existe dans la paralysie saturnine des altérations musculaires bien manifestes qui consistent en une amyotrophie, laquelle ne semble différer en rien des autres atrophies musculaires. Le muscle devient grêle, rouge pâle, flasque, et au microscope on trouve des fibres atrophiées avec production de graisse dans leurs interstices. La dégénérescence graisseuse des fibres musculaires que Duchenne considère comme l'indice de la perte de leur contractilité électrique, n'est pas aussi prononcée que cet auteur semble l'admettre. Le système nerveux central est-il malade et est-il le premier en cause dans la maladie? C'est là une question du plus haut intérêt. Les recherches faites jusqu'à ce jour rendent de plus en plus probable l'opinion qui veut que les centres nerveux et en particulier la moelle ne soient pas intéressés. Les anciens auteurs n'avaient pas hésité à assigner une origine spinale à la maladie; cependant les recherches d'Andral, d'Abercrombie, de Tanquerel, et celles plus récentes de Lancereaux et de Westphal signalent toutes l'absence de lésions dans le système nerveux central. Un certain nombre d'observations, au contraire, font mention d'une altération des troncs nerveux. Lancereaux[1]

(1) Lancereaux, *Note relative à un cas de paralysie saturnine avec altération des cordons nerveux des muscles para'ysés* (*Gaz. méd. de Paris*, 1862, n° 46, p. 709).

a trouvé, dans un cas de paralysie saturnine grave, le cerveau et la moelle normaux, mais les nerfs se rendant aux muscles paralysés, paraissaient déjà à l'œil nu atrophiés et minces. Au microscope ils présentaient des fibres amincies et des granulations graisseuses. De même Aug. Ollivier [1] a vu, non-seulement les muscles, mais encore le nerf radial malades; la plupart des fibres de ce nerf étaient en bon état, mais un certain nombre d'entre elles avaient diminué de volume et contenaient des granulations graisseuses. Gombault [2] a publié récemment une observation dans laquelle la myéline des nerfs affectés était granuleuse et très peu abondante; le tissu conjonctif interstitiel était augmenté, il y avait grande prolifération nucléaire, surtout autour des vaisseaux. — Citons encore l'observation de Westphal [3]:

Le nerf avait son aspect et son volume habituels; sur une préparation par dissociation, on voyait des fibres normales renfermant de la myéline; nulle part aucune trace de dégénérescence graisseuse. Après durcissement dans le bichromate de potasse, on constatait sur une fine coupe transversale une diminution énorme du nombre des tubes à myéline; en effet, les fibres normales contenant de la myéline et teintes en jaune n'étaient pas pressées les unes contre les autres, mais entre elles il y avait des espaces colorés en rouge. Ces espaces rouges, examinés à un plus fort grossissement, montraient des restes de fibres à moelle répandus discrètement au milieu de nombreux petits anneaux rouges dépourvus de myéline; dans la moelle et dans les racines antérieures on ne put rien trouver d'anormal [4].

La paralysie saturnine n'est que rarement un symptôme du début de l'intoxication par le plomb; cependant Romberg a publié (*klinische Wahrnehmungen*) une observation où cela eut lieu. En général il y a d'abord des coliques fréquentes, quelquefois des arthralgies ou de l'éclampsie; lorsque l'organisme est soumis longtemps à l'action du poison et qu'il y a des rechutes répétées, la paralysie fait rarement défaut. Elle se développe lentement, parfois subitement. Elle peut être intense dès le début, et alors la contractilité électrique s'en va rapidement et l'atrophie marche vite. Le plus souvent la première atteinte est légère et la guérison s'effectue en quelques semaines ou en quelques mois; mais la persistance de la cause fait réapparaître la maladie, qui prend une tournure grave et conduit à une atrophie incurable.

La seule *étiologie* est le maniement prolongé, ordinairement pendant des années, du plomb ou des préparations plombiques. Le plomb métallique et la céruse sont les matières les plus dangereuses. L'introduction du métal semble toujours se faire par la bouche, qui absorbe peu à peu les particules qui s'attachent aux mains et aux habits des ouvriers. Il faut songer aussi à l'inhalation de poussières de plomb.

Le *diagnostic* se base sur l'étiologie, c'est-à-dire sur le long usage du plomb, sur le liséré des gencives, sur l'existence antérieure de coliques, et enfin sur la forme particulière de la paralysie. La profession du malade guide le médecin : les peintres, les compositeurs d'imprimerie, les ouvriers qui tissent la soie ou la toile sont les plus exposés à l'empoisonnement par le plomb. Dans certains cas l'étiologie n'a été découverte que difficilement et à la longue. M. Meyer [5] a trouvé la cause d'un certain nombre de paralysies des extenseurs de l'avant-bras dans l'usage de tabac à priser contenant du plomb. L'acétate de plomb en application sur les yeux ou l'usage de préparations saturnines pour la teinte des cheveux, constituent une étiologie tout aussi imprévue (Schottin).

Le *pronostic* de la paralysie saturnine est grave. Sans doute on peut espérer

(1) A. Ollivier, *Nombreuses coliques saturnine, albuminurie persistante; paralysie des extenseurs des deux membres supérieurs (Comptes rendus des séances de la Société de Biologie, Gaz. méd.*, octobre 1863 et 1864, n° 15, p. 229.

(2) Gombault, *Archives de physiologie*, 1873. n° 4, p. 592.

(3) Westphal, *Ueber eine Veränderung des N. radialis bei Bleilähmung (Arch. f. Psychiatrie und Nervenkrankheiten*, Band IV, p. 776).

(4) Tanquerel a trouvé une fois de l'hypertrophie des fibres du grand sympathique.

(5) Moritz, Meyer et Virchow's, *Archiv für pathologische Anatomie*, Band XI, Berlin 1857, p. 209-216

la guérison, mais elle est rare dans les cas anciens et il y a lieu de craindre les récidives si le malade n'est pas soustrait à l'action du poison. Dans chaque cas particulier, le pronostic se réglera suivant l'état de la contractilité électrique et le degré de l'atrophie déjà existante. La perte totale de la contractilité électro-musculaire et une forte atrophie ne laissent aucun espoir de guérison et le pronostic sera d'autant meilleur que la réaction sous le courant sera plus forte. Lorsque, la contractilité faradique étant abolie, la contractilité galvanique reste conservée, il y a encore quelque espoir d'amélioration. Toutes choses égales, le pronostic est plus mauvais quand la maladie est dans sa périodo d'augment, meilleur lorsqu'elle est à la période d'état ou lorsqu'elle commence à s'améliorer.

Le *traitement* consistera avant tout à soustraire le malade à l'action nocive du plomb. Ce n'est pas là une chose facile pour les ouvriers, qui ne peuvent pas toujours changer de métier. Les mesures prophylactiques auxquelles, dans ces derniers temps, les ouvriers eux-mêmes se sont décidés, peuvent suffire non pas toujours, mais souvent. On sait du reste que, même après cessation du maniement du plomb, il est survenu des récidives, ce qui a fait admettre une rétention du plomb dans l'organisme (Leber); la chose néanmoins est encore à prouver.

Le reste du traitement se rapporte à celui de l'intoxication saturnine elle-même. On a attribué au *soufre* la propriété d'éliminer le poison et depuis les recommandations de Tanquerel, on emploie presque généralement les bains sulfureux. On a préconisé aussi l'*iodure de potassium* dans le même but. De plus, on fait usage de l'*électricité* d'après les principes généraux que nous n'avons pas besoin de rappeler ici. Duchenne vante les bons effets du courant induit et fait usage d'un courant de la première hélice, aussi intense et aussi fort que possible et à interruptions nombreuses. Remak a cherché à démontrer la supériorité du courant continu. On a obtenu aussi de bons effets par l'usage de la *strychnine* (Tanquerel).

IX. — PARALYSIES CAUSÉES PAR L'ARSENIC

L'existence des paralysies causées par l'arsenic est connue depuis assez longtemps. Déjà Zacchias, en 1600, dit que l'arsenic amène « membrorum paralysias et debilitatem [1]. » Hahnemann [2] indique comme conséquences de l'empoisonnement par l'arsenic: douleurs dans les membres, tremblements, convulsions, contractures et paralysies. Raoul Leroy d'Etiolles [3] a publié des observations de paralysies causées par l'arsenic et le phosphore, paralysies qui, dit-il, ne sont connues que depuis peu d'années [4].

Ordinairement la paralysie due à l'arsenic porte sur les membres inférieurs; il y a en même temps des douleurs, de l'insensibilité et de la faiblesse musculaire. Quelquefois il y a aussi paralysie des membres supérieurs et on a noté égalememt une paralysie exclusive de ces derniers. D'après Leroy d'Etiolles, la paralysie arsenicale débute toujours par l'extrémité inférieure du membre et elle peut rester limitée à la main, au pied et même à quelques doigts; mais le plus souvent elle s'étend plus loin, intéressant à la fois la motilité et la sensibilité; plus rarement il y a de l'anesthésie. La paralysie se développe généralement dans les cas d'intoxication chronique par l'arsenic, cependant on l'a vue après une action peu prolongée du poison, notamment lorsque l'on s'en était servi comme caustique. La durée de cette paralysie est de quatre à dix mois.

La paralysie est généralement accompagnée de douleurs dans les membres, elles

---

(1) Zacchias, *Quæstiones medico-legales*, 1630.
(2) Hahnemann, *Ueber die Arsenikvergiftung*, Leipzig, 1876. — Voyez aussi Schapper, *Beiträge zur Lehre von der Arsenikvergiftung*, Berlin, 1846.
(3) R. Leroy d'Etiolles, *Gaz. hebd. de médecine*, 1857, 27 février, p.141.
(4) Parmi les travaux ultérieurs nous nommerons encore : Imbert-Gourbeyre, *Études sur la paralysie arsenicale* (*Gaz. méd. de Paris*, 1858, p. 1; 2; 5, 6; 19, 59; 94. — Voir aussi bibliographie dans Jaccoud, *Traité de pathol. interne*, appendice, p. 341.

sont brûlantes et quelquefois très-vives ; rarement elles se continuent le long de la colonne vertébrale.

On a noté souvent du tremblement général ou partiel et des contractures passagères des membres ; quelquefois les mouvements musculaires mal coordonnés ou convulsifs ; ou bien encore des attaques épileptiformes. M. Rosenthal et Smoler ont trouvé la contractilité et la sensibilité électro-musculaires très diminuées.

Quoique l'*examen anatomo-pathologique* n'ait pas encore fourni des résultats bien positifs, on peut cependant, grâce à leurs symptômes, leur extension et leur marche, considérer ces paralysies comme de nature périphérique, probablement même névritique. Les expériences sur les animaux montrent que l'arsenic amène aisément des inflammations des troncs nerveux et que celles-ci se propagent facilement aux méninges rachidiennes [1].

Le *pronostic*, d'après les observations que nous possédons, est assez favorable lorsque la cause toxique peut être écartée et que d'ailleurs il n'existe pas d'autres symptômes dangereux. Le plus souvent la guérison a lieu.

Traitement. On a recommandé l'emploi des *bains chauds*, des *bains sulfureux* de l'*opium*, du *fer* et de l'*électricité*.

X. PARALYSIES CAUSÉES PAR LE PHOSPHORE

Dans la forme aiguë comme dans la forme chronique de l'intoxication par le phosphore, il peut survenir des paralysies. On les a observées dans l'intoxication chronique chez les ouvriers des fabriques d'allumettes chimiques [2]. L'intoxication aiguë s'accompagne de paralysie à sa dernière période ou bien laisse après elle une paralysie au moment où la convalescence s'établit. Cette paralysie est partielle, quelquefois aussi c'est une paraplégie. Gallavardin [3] énumère des formes très variées. Dans un cas mortel, il y avait eu paralysie d'un bras ; une autre fois il y avait douleurs et insensibilité dans un bras, faiblesse dans l'autre ; dans une autre observation, perte absolue de la sensibilité des membres inférieurs et du tronc jusqu'à la poitrine ; dans une autre encore, perte de la sensibilité musculaire dans les membres inférieurs.

Il n'existe aucune donnée positive sur le siège et la cause intime de ces paralysies. On ne saurait méconnaître une analogie positive entre elles et les paralysies dues à l'arsenic. Le traitement est le même que pour ces dernières.

CHAPITRE VII

DÉGÉNÉRATION SECONDAIRE ET ATROPHIE DE LA MOELLE

§ I. Dégénération secondaire : 1. Dégénération descendante ; 2. Dégénération ascendante. — Nature du processus. — Importance de la dégénération au point de vue physiologique.— § II. Atrophie partielle de la moelle : 1. Dans les cas de vices congénitaux de conformation ; 2. Dans les cas d'atrophie acquise ou d'amputation d'un ou de deux membres.

Avant de nous occuper des diverses formes que peut revêtir l'inflammation chronique dans la moelle, nous allons décrire un processus qui, par lui-même, n'a aucune importance clinique, vu qu'il ne se révèle par aucun symptôme, mais dont la connaissance est nécessaire pour l'étude des affections chroniques de la moelle : nous voulons parler de la dégénération secondaire et de l'atrophie de cet organe.

[1] K. Klemm, *Ueber Neuritis migrans*, Inaug. Dissert., Strassburg, 1874.
[2] Von Bibra und Gast, Erlangen, 1847.
[3] Gallavardin, *Les paralysies phosphoriques*, Paris, 1865.— *Gaz. méd. de Paris*, 1864, p. 6 et suiv.

§ I. **Dégénération secondaire de la moelle.** — Il a déjà été question à plusieurs reprises, dans les chapitres précédents, de la *dégénération secondaire* de la moelle : nous savons qu'elle ne constitue pas un processus indépendant, et qu'elle succède à toute espèce de lésions des foyers, tant aigus que chroniques, du cerveau comme de la moelle, à la condition qu'elles aient duré un certain temps : le point de départ étant donné, elle suit une marche régulière d'après des voies bien déterminées. Durant la vie elle ne donne lieu à aucun symptôme particulier, mais elle est importante à connaître pour l'intelligence de l'anatomie pathologique de la moelle. Elle permet aussi, jusqu'à un certain point, de dire si une lésion que l'on rencontre est récente ou ancienne ; et de plus cette étude a un haut intérêt physiologique, car elle sert à préciser le rôle de certains départements de la moelle.

C'est à Ludwig Türck (de Vienne), que revient l'honneur d'avoir découvert la dégénération secondaire. Il est vrai que déjà bien avant lui on avait cité plusieurs cas d'atrophie partielle de la moelle. Morgagni, le premier, avait remarqué qu'après des hémiplégies très anciennes on trouvait parfois une atrophie et une diminution de volume remarquables du pédoncule cérébral, de la protubérance et du bulbe du côté où avait eu lieu l'hémorrhagie. Mais ces observations tombèrent dans l'oubli, et Cruveilhier, lorsqu'il fit la même découverte, put dire qu'il n'avait rien trouvé d'analogue dans la littérature médicale. Rokitanski, à son tour, a vu des exemples de cette même altération dont l'existence a été confirmée depuis par maints observateurs, et est aujourd'hui un fait acquis à la science. Mais ce n'est que depuis les travaux de L. Türck [1] que l'on a appris à la reconnaître dans les cas où il n'y avait aucune atrophie apparente, et que l'on sait quelle est sa fréquence et son importance. Ce qu'il ne faudra jamais oublier, c'est que Türck, quelque imparfaites qu'aient été les méthodes dont il disposait, a su distinguer les caractères essentiels de ce processus et a bien fait ressortir combien cette connaissance était précieuse, tant pour la pathologie que pour la physiologie. Les recherches plus récentes entreprises avec des procédés plus parfaits ont pleinement confirmé les conclusions de Türck tout en les complétant [2].

Nous distinguerons avec Ludwig Türck les dégénérations en *descendante* et en *ascendante*.

1. La *dégénération descendante* est celle qui a été décrite la première par Türck ; elle provient le plus souvent de foyers d'hémorrhagie ou de ramollissement siégeant dans le cerveau et elle s'étend sur toute la longueur de la moelle. C'est d'elle qu'il est question dans les anciennes observations d'atrophie d'un pédoncule cérébral, d'un côté de la protubérance et du bulbe : au-dessous de ce dernier elle gagne avec les pyramides le côté opposé de la moelle dans laquelle elle se propage jusqu'à la région lombaire. Pour la reconnaître, Türck faisait durcir la moelle dans l'alcool, y pratiquait ensuite des coupes aussi fines que possible et les éclaircissait avec une solution de potasse. La présence des corps granuleux permettait de poursuivre le siège et l'étendue de l'altération. Il est quelquefois possible de reconnaître la dégénération à l'œil nu. Il est vrai que la différence de volume

(1) Ludwig Türck, *Ueber ein bisher unbekanntes Verhalten des Rückenmarcks bei Hemiplegien (Zeitschrift d. Ärtze zu Wien*, 1850, n° 6-8). — *Ueber secondäre Erkrankung einzelner Rückenmarcks-stränge und ihrer Fortsetzungen zum Gehirn (Wiener Sitzungsberichte*, 1851, Band VI, p. 288-312, et *Sitzungsberichte*, XI, t. I, p. 113).

(2) Citons les travaux suivants : Leyden, *Die graue Degen. des Rückenmarcks (Deutsche Klinik*, 1863). — Bouchard, *Des dégénérations secondaires de la moelle épin. (Arch. génér. de médecine*, 1866, I, p. 272-292, 411-461, 565-578, et II, p. 273-297). — O. Barth, *Ueber secund. Degen. des Rückenmarcks (Archiv der Heilkunde*, 1869, n° 5, p. 433-449). — C. Westphal, *Ueber ein eigenthümliches Verhalten der secund. Deg. des Rückenmarcks (Arch. f. Psych. und Nervenkrankheiten*, Band II, p. 374-380). Du même, *Ueber künstlich erzeugte secund. Degen. einzelner Rückenmarcksstränge (Ibid. p. 415-421). Phelippeaux et Vulpian, *Arch. de phys. norm. et path.*, 1869, n° 2, p. 221, et n° 3, p. 661. — Dickinson, *On the changes of the nervous system, which follow the amputation of limbs (Journ. of anatom. and physiology*, novbr., p. 1868) etc., etc.

entre la partie saine et la partie malade, est loin d'être toujours aussi prononcée que dans les cas décrits par Morgagni et par J. Cruveilhier; cependant elle est souvent très sensible sur une section de la moelle. L'atrophie porte principalement sur la substance blanche et n'intéresse que légèrement la corne antérieure : ce tissu altéré a généralement une teinte grise, gris-rosée par transparence; la lésion occupe de préférence la partie postérieure des cordons latéraux, et elle va en diminuant à mesure qu'elle descend. Si l'on fait durcir la pièce dans l'alcool et mieux encore dans l'acide chromique, l'atrophie devient bien plus apparente et plus facile à voir, car la partie dégénérée se ratatine; c'est surtout le faisceau latéral qui se rétrécit ainsi, et en ce faisant il tire généralement de son côté la corne antérieure, qui se trouve ainsi déviée et forme avec la postérieure un angle moins obtus.

Après plusieurs semaines de séjour dans l'acide chromique, la partie dégénérée prend une teinte claire bien tranchée, et il est facile d'étudier sa topographie : de plus elle se colore fortement par le carmin, ce qui facilite encore cette étude. Au microscope, on découvre dans le tissu altéré un nombre plus ou moins grand de corps granuleux qui sont situés entre les fibres nerveuses et occupent la place d'un certain nombre d'entre elles : ces éléments ne se retrouvent pas toujours avec une égale abondance, et pour peu que la lésion soit ancienne on ne les rencontre plus du tout. Lorsqu'on fait des coupes sur des pièces durcies dans l'acide chromique et qu'on y ajoute de la potasse, on distingue très nettement les corps granuleux dans l'interstice des fibres nerveuses, et lorsqu'on emploie la térében-thine et le carmin, ils apparaissent encore très clairement sous la forme de cel-lules à contours très nets, colorées en rouge clair, granuleuses et munies d'un noyau : ils séparent les fibres nerveuses qu'ils écartent fortement, et le nombre de celles-ci est plus ou moins diminué. Parmi ces fibres, les unes ont conservé leur volume, tandis que les autres sont extrêmement grêles et même dépouillées de leur gaîne de myéline, mais ne semblent pas autrement altérées dans leur tex-ture. Les interstices ne sont pas toujours remplis uniquement par les corps gra-nuleux, mais encore par un réseau conjonctif coloré en rouge vif et contenant quelques noyaux de névroglie et par-ci par-là une cellule étoilée. Les vaisseaux sont parfois recouverts de corps granuleux, mais ne présentent pas d'autre altéra-tion. Le processus tel que nous venons de le décrire constitue une atrophie simple, mais dans certains cas on y observe en outre des altérations qui appar-tiennent plutôt par leur nature au domaine de l'inflammation chronique. Dans ces cas, les corps granuleux apparaissent plus clair-semés; le tissu interstitiel est résistant, rétracté, sclérosé, et contient des corpuscules amyloïdes; en même temps les parois des vaisseaux sont fortement épaissies et sclérosées. En général, la substance grise ne prend pas part à la dégénération, la corne antérieure est sim-plement tirée en arrière : sa texture n'est pas modifiée, les cellules nerveuses en particulier ne présentent aucune atrophie. Ce dernier fait n'est pourtant pas sans exemple. Charcot dit avoir trouvé les cellules nerveuses de la corne antérieure atrophiées toutes les fois que l'hémiplégie était compliquée d'atrophie musculaire. Nous-même avons vu, à plusieurs reprises, la substance grise atrophiée au voisi-nage des processus réticulaires, et tout récemment nous avons rencontré la corne antérieure étalée, présentant une structure réticulée à grosses mailles avec une notable atrophie des cellules nerveuses. Mais, nous le répétons, il est de règle que la substance grise reste intacte. On s'est jusqu'ici très peu occupé de savoir ce que deviennent dans ces conditions les nerfs périphériques et les muscles para-lysés. Ceux-ci ont ordinairement diminué de volume et les nerfs sont grêles. Le microscope décèle dans les nerfs une atrophie plus ou moins prononcée de cer-tains faisceaux nerveux ; les fibres musculaires sont moins volumineuses mais ne sont pas autrement altérées,et dans leurs interstices il existe de la graisse. Parfois on rencontre aussi des traces d'inflammation. C'est ainsi que Cornil [1] a trouvé les nerfs plus volumineux, plus consistants et plus riches en vaisseaux : la chose était particulièrement frappante pour le médian. En examinant au microscope, après durcissement dans l'acide chromique, on vit très nettement une hypertrophie avec hyperplasie du tissu conjonctif interstitiel ainsi que du névrilème ; les fibres nerveuses étaient complètement intactes. Les muscles étaient atrophiés, brun-jaunâtres, non graisseux. Il y avait multiplication des noyaux du sarcolemme.

Les voies que suit la dégénération descendante ont été décrites de main de maître par Türck. Dans trois cas, dit-il, il existait des corps granuleux dans toute la longueur du faisceau latéral du côté opposé au foyer cérébral ; les autres parties de la moelle étaient complètement saines : l'altération était limitée en arrière par les racines et la corne postérieures, et en avant elle s'étendait assez exactement jusqu'à l'insertion du ligament dentelé ; elle commençait à devenir moins prononcée au niveau de la troisième ou quatrième racine lombaire et ne cessait tout à fait qu'à l'émergence du dernier nerf sacré. Dans le bulbe et la partie postérieure de la protubérance, il n'y avait d'atteint que la pyramide du côté opposé au faisceau latéral malade. A l'entre-croisement des pyramides, on voyait la dégénération passer de ce faisceau à la pyramide opposée. Dans la protubérance, les fibres longitudinales, celles qui représentent la continuation des pyramides étaient seules intéressées ; le pédoncule cérébral était également atteint, tandis que les tubercules quadrijumeaux étaient intacts.

Sur trois autres sujets porteurs d'anciens foyers d'encéphalite, Türck trouva, outre la lésion ci-dessus décrite, une autre portant sur le segment le plus interne du faisceau antérieur situé du même côté que l'affection cérébrale. Deux fois cette seconde lésion s'arrêtait plus haut que celle du faisceau latéral et, dans le troisième cas, elle se prolongeait jusque sur le bout inférieur de la moelle. Jamais Türck ne trouva aucune modification de la substance grise.

Les recherches ultérieures, celles de Bouchard, Barth, etc., ainsique les nôtres, ont confirmé de point en point celles de Ludwig Türck.

Lorsque la lésion primordiale siège dans la protubérance ou les pyramides, la dégénération descendante est absolument la même que dans les cas où il y a un foyer encéphalique préexistant, et nous n'avons rien à ajouter à ce que nous venons dire à ce sujet.

Quand il existe dans le cerveau deux foyers, un de chaque côté, la dégénération suit la même voie que ci-dessus, seulement elle est bilatérale. Comme il est rare que les deux foyers remontent à la même date et occupent un siège exactement symétrique, il arrive d'habitude que la dégénération ne présente pas des deux côtés la même étendue ni la même intensité.

La dégénération secondaire consécutive à des affections circonscrites de la moelle a été elle aussi découverte pour la première fois par Türck et elle présente ceci de particulier qu'elle n'intéresse pas la moelle dans toute sa longueur, mais seulement le segment situé au-dessous du foyer de la lésion primitive. Il arrive rarement dans ces conditions qu'on ait affaire à de la dégénération pure et simple, d'habitude l'affection première retentit sur elle et la complique. Le cas le plus simple et aussi le plus fréquent est celui où la moelle est comprimée par une tumeur ou une vertèbre malade : on la trouve ramollie au point comprimé ; on peut poursuivre le ramollissement au-dessus et au-dessous de ce point, car il suit les voies ordinaires de la dégénération, c'est-à-dire les cordons postérieurs vers le haut, les antérieurs vers le bas ; mais bientôt il cesse pour faire place au processus

[1] Cornil, *Note sur les lésions des nerfs et des muscles liées à la contracture tardive et permanente des membres dans les hémiplégies*, lue à la Société de Biologie (*Gaz. méd. de Paris*, 1864, n° 11, p. 155).

de la dégénération pure. Ce qui se passe dans la myélite circonscrite tant spontanée que traumatique est tout à fait analogue: dans le voisinage du foyer, la dégénération est un peu diffuse et peu localisée; mais bientôt elle se limite à son siège
habituel. Lorsqu'il existe plusieurs foyers de myélite, l'analyse anatomo-pathologique peut devenir très difficile et il est souvent impossible de démêler dans ces lésions
complexes ce qui revient à l'inflammation et ce qui appartient à la dégénération.

2. La *dégénération ascendante* a été étudiée par L. Türck (de Vienne) d'après
les mêmes procédés que la précédente : elle se développe toujours à la suite d'affections localisées de la moelle et comprend, ainsi que Türck l'a démontré, la portion interne des cordons postérieurs qui se trouve située au-dessus du foyer de
l'affection primitive. A la moelle cervicale et à la partie supérieure de la moelle
dorsale, la dégénération occupe ce segment du cordon postérieur qui porte le nom
de cordon de Goll et qui est limité en dehors par un sillon longitudinal : au contraire, la partie externe de ce même cordon, le cordon cunéiforme externe de
Henle, est constamment respecté. Dans la moelle allongée, la dégénération gagne
les pyramides postérieures et longe ainsi le bord externe du plancher du quatrième
ventricule, mais il est impossible de la poursuivre plus loin. Türck a décrit sur les
côtés de la moelle allongée une bande étroite de dégénération qui occupe à peine
la moitié postérieure du cordon latéral et dans laquelle on trouve également des
corps granuleux : plus on se rapproche de la protubérance, plus cette bande gagne
la face postérieure ; c'est ainsi qu'elle est d'abord située derrière les olives et que
plus haut, immédiatement au-dessous du pont de Varole, elle est tout à fait confi-
guë au corps restiforme. On n'a pu poursuivre la dégénération secondaire ni dans
la protubérance ni dans le cervelet. Toutes ces assertions de Türck sont faciles à
vérifier ; il n'y a que la bandelette étroite qui occuperait la partie externe du bulbe
qui n'a jamais pu être retrouvée depuis lui. La marche de la dégénération ascendante est sujette, comme celle de la descendante, à quelques variations que l'on
observe surtout au voisinage du foyer originel : ici, en effet, il arrive que la myélite, tout en se prolongeant le long des cordons de Goll, ne reste pas exactement
limitée à ces derniers. On a également cité d'autres variations dont la raison
anatomique nous échappe (comp. Westphal *loc. cit.*), mais ces exceptions sont peu
nombreuses et ne font que confirmer la règle.

Les caractères macroscopiques et microscopiques sont les mêmes pour la dégénération ascendante que pour la descendante : ils consistent principalement dans
la présence de corps granuleux et dans la disparition de fibres nerveuses : plus
le processus est intense, plus les fibres nerveuses sont rares et les corps granuleux
nombreux. La névroglie est épaissie et forme un réseau à grosses mailles qui renferme souvent des éléments étoilés en plus ou moins grande quantité. L'altération
occupe les cordons de Goll jusqu'à leur extrémité centrale, mais n'empiète jamais
ni sur la substance grise ni sur les colonnes de Lockhart Clarke.

Les affections de la queue de cheval peuvent, tout aussi bien que celles de la
moelle, donner lieu à de la dégénération ascendante. Cornil cite un fait où une
tumeur de la queue de cheval, qui n'avait rien de commun avec la moelle, avait
occasionné une dégénération ascendante des faisceaux postérieurs. Nous avons
nous-même observé un cas semblable. Th. Simon [1] en a publié également un
troisième, dans lequel la dégénération occupait toute l'épaisseur des cordons
postérieurs à la partie inférieure de la moelle, et ne se limitait que plus haut aux
seuls cordons de Goll.

---

[1] Th. Simon, *Beiträge zur Path. und pathol. Anat. des Centralnervensystems (Arch. f. Psych. und Nervenkrankheiten*, Band V, p. 108, 1874, II). Il existait une tumeur qui comprimait la queue de cheval, et qui se trouvait située dans la cavité de la dure-mère ; la dégénération s'étendait à travers toute l'éten-due des cordons postérieurs jusqu'au bulbe.

En ce qui concerne la *nature du processus anatomique*, Türck crut d'abord qu'il s'agissait là d'un processus exsudatif se propageant du cerveau à la moelle et caractérisé par ce qu'on appelait alors les *corpuscules exsudatifs*. Mais plus tard il a modifié sa manière de voir, car on comprendrait difficilement un processus de ce genre qui suivrait exactement les faisceaux nerveux à travers l'entre-croisement des pyramides. Il est probable, dit-il, qu'il ne s'agit pas là d'une propagation d'un processus morbide quelconque et que la dégénération est la conséquence de l'inactivité physiologique. En effet, 1) la dégénération met au moins six mois à se développer, tandis que quelques jours suffisent pour qu'il se produise des corps granuleux dans le voisinage d'un foyer hémorrhagique; 2) les corps granuleux ne vont pas en diminuant progressivement du haut vers le bas, il y a des endroits, tels que le renflement cervical, où ils sont toujours plus abondants. Ce qui est particulièrement démonstratif à cet égard, ce sont les paraplégies dans lesquelles une portion de la moelle comprimée ou altérée a perdu en tout ou en partie sa conductibilité : à l'endroit atteint, on trouve de nombreux corps granuleux qui disparaissent peu à peu, soit que l'on remonte, soit que l'on descende, et qui finissent par ne plus occuper que les faisceaux centripètes vers en haut et les centrifuges vers en bas.

Les auteurs qui se sont occupés de cette question après Türck ont accepté sa manière de voir et ont considéré la dégénération comme le résultat de l'inactivité fonctionnelle. Bouchard la compare avec raison aux phénomènes qui se produisent à la suite de la section des nerfs, où l'on observe également une dégénération descendante dans les fibres centrifuges. Pour notre compte nous acceptons également l'opinion de Türck, tout en ne nous dissimulant pas qu'elle ne rend pas entièrement compte du processus histologique. En effet, il n'y a pas seulement ici, comme dans la dégénération de Waller, une atrophie simple ou graisseuse des tubes nerveux, mais il se produit des corps granuleux en abondance et de plus un certain épaississement des travées conjonctives, ce qui rapproche la dégénération de la myélite. Mais on n'observe pas, comme dans la myélite, une prolifération active des cellules, ni le gonflement avec ramollissement et dégénérescence graisseuse de presque tous les éléments nerveux. Nous devons par conséquent regarder le processus en question comme un phénomène d'atrophie, et comparer les corps granuleux aux gouttelettes graisseuses qui se montrent dans l'interstice des fibres musculaires en voie d'atrophie.

Türck (de Vienne) admettait que la dégénération ne se développait que six mois après le processus qui lui donnait naissance; mais des recherches ultérieures ont démontré que ce délai était loin d'être toujours aussi long. Barth dans un cas d'embolie cérébrale a constaté de la dégénération au bout de cinq semaines, et la dégénération des cordons postérieurs survient encore plus rapidement dans les cas où un foyer de ramollissement traumatique ou spontané occupe le bout inférieur de la moelle. Sur un chien qui était atteint depuis quatre semaines d'une myélite artificielle, nous avons rencontré une teinte rouge très prononcée des cordons de Goll jusqu'au bulbe [1].

Signification physiologique et pathologique de la dégénération secondaire. — Ludwig Türck n'a pas manqué de faire ressortir toute l'importance que présente la dégénération secondaire au point de vue de la physiologie de la moelle. Il est de toute évidence que le processus morbide suit ici les voies anatomiques et physiogiques des transmissions nerveuses : lorsque les voies de la transmission motrice

[1] Chez un autre chien que nous avions également rendu paraplégique de la même façon, et qui n'avait succombé qu'au bout d'un an, nous fûmes étonné de ne trouver aucune trace de dégénération ascendante. On peut se demander si cette dernière ne disparaît pas au bout de quelque temps. Ce qu'il y a de certain, c'est que lorsqu'il existe des foyers de myélite chronique, on observe assez rarement la dégénération des faisceaux postérieurs.

sont interrompues, les fibres nerveuses, soustraites à l'influence de la volonté, sont frappées d'atrophie ; lorsqu'au contraire la voie sensitive est interceptée, les fibres centripètes, n'étant plus soumises à l'excitation sensitive périphérique, sont dévolues à la dégénération. Ces phénomènes concordent parfaitement avec les lois de Ch. Bell et, avec ce que nous savons depuis van Deen, Schiff, etc., sur la direction des fibres nerveuses de la moelle, il est parfaitement logique de se fonder sur la dégénération elle-même pour arriver à découvrir la marche que suivent les fibres de la moelle. C'est avec raison que Türck dit que sa découverte fournit une véritable méthode de physiologie expérimentale ; elle l'a conduit aux conclusions suivantes :

1). Il existe une démarcation anatomique et physiologique complète tant entre les cordons postérieurs et les latéraux qu'entre les faisceaux latéraux et la portion antérieure du cordon latéral.

2). Le faisceau latéral représente la continuation directe de la pyramide du côté opposé et au point d'entre-croisement des pyramides ; on voit des faisceaux qui d'une pyramide se dirigent directement vers le faisceau latéral de l'autre côté pour se continuer avec ce dernier dans toute sa longueur ; ils ne dépassent jamais en avant le diamètre transversal de la moelle ; ils n'arrivent pas non plus tout à fait à la périphérie, sauf à la région lombaire. Il est probable que la petite zone qui reste ainsi en dehors d'eux appartient à la sensibilité, car la partie postérieure des cordons latéraux est manifestement sensible d'après les expériences de Schiff et d'autres auteurs, et en outre il n'est pas rare de trouver cette zone altérée dans les cas de dégénération ascendante des cordons postérieurs.

3). Il existe, tout à côté du sillon longitudinal antérieur, un autre faisceau qui forme la portion la plus interne du cordon antérieur et qui est toujours situé du même côté que le foyer cérébral ; d'où il résulte que le cordon antérieur est divisé dans toute sa longueur en deux segments, bien que cette séparation ne soit visible à l'extérieur qu'à la région cervicale. Comme ce faisceau va en diminuant du haut en bas, il faut en conclure qu'il y a un entre-croisement partiel des fibres motrices dans toute la longueur de la moelle. Le faisceau en question a déjà été décrit par Burdach. « Le cordon antéro-interne de la moelle ne prend pas part à l'entre-croisement et se trouve situé en dehors et en arrière des pyramides. A son entrée dans la protubérance, il se sépare en deux bandelettes dont l'antérieure traverse la couche moyenne de la protubérance, de concert avec les autres fibres longitudinales, et dont la postérieure concourt à former la couche supérieure de la protubérance. » Les considérations anatomiques et anatomo-pathologiques semblent prouver que ce faisceau n'a pas une importance bien considérable, et aucune raison clinique ne tend jusqu'à présent à faire croire qu'il aboutisse dans le cerveau à un centre spécial. P. Flechsig est également arrivé à conclure de ses recherches qu'il s'agit là d'un facteur sujet à bien des variations [1] : « Ceux des faisceaux pyramidaux qui ne s'entre-croisent pas, dit cet auteur, présentent des différences très grandes d'un individu à l'autre : ils peuvent manquer totalement des deux côtés, (trois fois sur dix-huit) ou d'un côté seulement ; lorsqu'ils existent, ils ne présentent pas toujours le même volume des deux côtés ; et enfin leur volume, comparé à celui des faisceaux qui s'entre-croisent, est variable. »

Au-dessus de l'entre-croisement, la dégénération secondaire suit les pyramides, se continue à travers la protubérance le long des fibres longitudinales et va finir dans le pédoncule cérébral.

4). Les cordons postérieurs se subdivisent également, d'après Türck, en deux portions, et cette séparation se trahit à l'extérieur par un sillon qui est peu accusé

[1] P. Flechsig, *Ueber die Varietäten im Bau des menschlichen Rückenmarcks* (Centralbl. f. die med. Wissenschaften, 1874, 35, et Arch. für die Heilkunde, 1874).

en bas, mais qui, à partir de l'extrémité supérieure de la moelle dorsale, devient tout à fait net; le segment interne prend le nom de cordon de Goll : c'est lui qui est le siège constant de la dégénération ascendante. Nous devons conclure de ce fait qu'il existe dans les cordons de Goll des fibres centripètes qui font communiquer le cerveau avec certaines parties de la moelle, et que les fibres sensitives des racines postérieures finissent toujours par passer dans ces cordons pour arriver au cerveau. La dégénération porte habituellement sur les fibres qui proviennent de la moitié inférieure du corps et rarement sur celles qui émanent des bras, de sorte qu'on peut se demander si ces deux ordres de fibres n'ont pas dans les cordons postérieurs des sièges différents. En haut, la dégénération passe des cordons postérieurs dans les pyramides postérieures, et on la retrouve avec ces dernières sur les côtés du bulbe, mais pas plus loin, ni dans le cervelet ni dans le cerveau.

Il serait intéressant d'étudier la dégénération ascendante dans les cas où elle ne porte que sur un côté de la moelle : jusqu'ici ces recherches n'ont pu être faites que sur des individus amputés d'un membre ; mais elles n'ont pas encore conduit à des résultats définitifs. Vulpian, comme nous, a trouvé dans ces cas, les cordons postérieurs sensiblement égaux des deux côtés. Mais plusieurs fois, nous avons rencontré une atrophie notable des fibres qui sont les plus rapprochées de la ligne médiane, et cela des deux côtés à la fois. Une fois que cette particularité sera constatée, il sera anatomiquement démontré qu'il y a entre-croisement des fibres sensitives dans la moelle, et que cet entre-croisement ne porte que sur une partie des fibres.

Au point de vue clinique, la dégénération ne se révèle par aucun symptôme. Dans les seuls cas où dans sa marche descendante elle gagne les nerfs et détermine une névrite ou une atrophie des muscles paralysés, elle prend une part réelle quoique indirecte aux manifestations cliniques. Par conséquent il ne saurait être question de diagnostiquer la dégénération secondaire : comme elle ne se trahit par aucun signe, il est tout au plus possible de présumer son existence quand il existe des foyers pathologiques anciens dans les centres nerveux. On ne peut pas dire non plus qu'elle constitue une complication, car elle n'aggrave nullement le pronostic, et il est fort probable que lorsque le foyer originel aboutit à la guérison, la dégénération elle-même fait place à la texture normale, et que, à chaque amélioration du foyer correspond une amélioration parallèle dans la dégénération. Quoi qu'il en soit, pour l'intelligence de l'anatomie pathologique de la moelle et de la corrélation des symptômes avec les lésions observées, il est important de savoir que la dégénération n'est nullement une propagation du processus primitif. Si par exemple, avec une myélite de la moelle dorsale ou lombaire, on trouvait des corps granuleux dans la portion cervicale, il ne faudrait nullement conclure à une extension de la myélite jusqu'à ce niveau. Ces éléments sont-ils situés dans le cordon de Goll, ils signifient purement et simplement qu'il y a eu dégénération secondaire ; si au contraire on les rencontre ailleurs et par groupes irrégulièrement disséminés, on jugera qu'il s'agit là d'une myélite diffuse ou disséminée. De même il sera possible de décider, par la position qu'occupent les corps granuleux, si une affection cérébrale donnée s'est compliquée de myélite ou simplement de dégénération descendante.

L'étude des dégénérations secondaires est encore intéressante à un autre point de vue : en effet, un grand nombre des inflammations chroniques de la moelle se font d'après des voies qui sont tracées par le trajet des divers cordons de la moelle. Nous verrons dans les chapitres suivants jusqu'à quel point on doit admettre que dans tous ces cas le processus suit les voies fonctionnelles des nerfs.

§ II. **Atrophies partielles et agénésies de la moelle.** — Outre les dégénérations secondaires de Türck, on observe encore d'autres atrophies partielles de la moelle qui offrent avec les précédentes une certaine analogie, mais qui sont consécutives, non pas à des foyers pathologiques, mais à des atrophies, à des atrésies et à des arrêts de développements congénitaux du cerveau ou des membres. Cette nouvelle catégorie de faits sert à confirmer et à compléter les données acquises par l'étude des dégénérations secondaires ; mais elle présente encore un autre intérêt, car elle se rattache à la question de savoir jusqu'à quel point l'arrêt de développement d'une partie quelconque du corps peut être rapporté à un trouble trophique, et conséquemment à une atrophie de la substance grise de la moelle.

1. *De l'atrophie de la moelle dans les cas d'arrêt congénital de développement des extrémités.* Il existe, nous le savons déjà, des relations très étroites entre les renflements de la moelle et le volume des membres correspondants ; ce qui le prouve une fois de plus, c'est que lorsque les derniers subissent un arrêt de développement, les premiers présentent une atrophie proportionnelle. Serres [1] a trouvé chez deux embryons privés d'extrémités inférieures le renflement lombaire absent, tandis que le cervical était fortement développé. Sur deux chats et un chien chez lesquels les membres postérieurs faisaient également défaut, le renflement inférieur manquait aussi. Un embryon humain privé de bras ne possédait pas de renflement cervical, et la même observation a été faite sur un veau. Chez un enfant qui manquait des quatre membres et qui était mort peu de jours après sa naissance, Tiedemann [2] trouva, à sa grande surprise, la moelle très grêle et ne mesurant pas la moitié du diamètre de la moelle d'un enfant du même âge ; les plexus nerveux étaient très peu développés ; la moelle ne présentait aucun renflement ; le canal central était dilaté et rempli de sérosité.

A ces faits se rattachent les cas d'atrophie unilatérale des membres, lesquels revêtent plus ou moins exactement le type hémiplégique, mais sont dus à des arrêts de développement. Ces anomalies sont loin d'être rares et on sait que la plupart du temps elles reconnaissent pour cause une affection de l'hémisphère cérébral du côté opposé : en effet, on a trouvé cet hémisphère frappé d'atrophie, en même temps qu'il y avait de l'hydrocéphalie, de l'épanchement séreux dans les ventricules, un épaississement des os du crâne. Il est probable que, dans ces cas, il s'est produit durant la vie fœtale, ou peu après la naissance, des foyers d'encéphalite ou hémorrhagiques qui ont déterminé une hémiplégie et un arrêt de développement du côté opposé. La moelle, dans ces cas, subit une atrophie unilatérale, ainsi que Charcot et Turner l'ont décrit dès 1852 et 1856. Troisier [3] a publié une observation plus complète encore : il s'agissait d'un monstre frappé d'hémimélie unithoracique (Geoffroy Saint-Hilaire) et dont la moelle était d'apparence normale ; mais cet organe, après avoir séjourné quatre à cinq semaines dans l'acide chromique, laissa voir une différence notable entre les deux moitiés droite et gauche du renflement cervical : cette différence portait presque exclusivement sur la substance grise ; la corne antérieure droite notamment, était fortement atrophiée ; de même le renflement lombaire offrait une certaine atrophie dans sa moitié droite. Même asymétrie dans le bulbe, seulement là elle tenait à ce que le côté gauche était augmenté de volume par un petit foyer caséeux que l'auteur regarde comme étranger à l'altération de la moelle cervicale : à notre sens, au contraire, il faut rechercher dans ce foyer la cause première de l'hémiplégie et de l'hémimélie. Les grosses cellules motrices du côté droit du renflement cervical avaient leur forme,

(1) Serres, *Anatomie comparée du cerveau*, etc., Paris, 1824-1826, p. 166.
(2) Tiedemann, *Zeitschr. d. Physiol.*, 1829. On trouve d'autres exemples dans Gurlt, *Lehrbuch der path. Anatomie d. Haussäugethiere*, 1832.
(3) Troisier, *Note sur l'état de la moelle épinière dans un cas d'hémimélie unithoracique. (Archives de physiologie*, 1871-72, t. I, p. 72-82). Arrêt de développement de l'avant-bras et absence congénitale de la main droite ; diminution du volume de la moitié droite du renflement cervical de la moelle épinière.

leurs dimensions et leur structure normales, mais leur nombre était considérablement diminué : ainsi, sur une coupe pratiquée au milieu du renflement cervical, on comptait cent vingt-cinq de ces cellules à gauche, quarante-deux seulement à droite. A mesure qu'on descendait, cette différence devenait moindre. D'après l'auteur, il y a eu dans ce cas, pendant la vie intra-utérine, arrêt de développement du membre thoracique et conséquemment des cellules motrices de la moelle. Pour nous, nous le répétons, nous pensons que le foyer bulbaire gauche a déterminé une hémiplégie et un arrêt de développement du côté droit : nous sommes encore plus enclin à défendre cette opinion depuis que nous avons observé le fait suivant à l'hôpital de Strasbourg : un homme de trente-cinq ans présentait depuis son enfance une atrophie du côté gauche du corps, le bras était atrésié, le poignet et le coude étaient contracturés, l'épaule se mouvait assez librement, les muscles et les os étaient bien moins volumineux que du côté droit. La jambe gauche était raccourcie et grêle, mais l'atrophie y était moins sensible qu'au membre thoracique ; la face offrait une légère déviation. Le sujet mourut de phtisie pulmonaire. A l'autopsie, on constata une atrophie notable de l'hémisphère cérébral droit, une dilatation du ventricule latéral correspondant et une diminution de volume des circonvolutions : derrière la scissure de Sylvius, on découvrit un très ancien foyer d'encéphalite, rétracté et scléreux. La moitié gauche de la moelle avait subi une certaine atrophie portant sur la substance blanche aussi bien que sur la grise. Au-dessus de l'entre-croisement, la pyramide droite et son prolongement dans la protubérance étaient ratatinés et indurés. De plus on nota une dégénération du faisceau latéral gauche presque dans la moelle lombaire. La substance grise était diminuée de volume du haut en bas dans la moelle, ce qui tenait à ce qu'elle renfermait un moins grand nombre de cellules nerveuses elle avait conservé d'ailleurs sa structure normale. Les racines cervicales antérieures gauches étaient plus grêles qu'à droite, et d'une manière générale les troncs nerveux étaient moins volumineux du côté atrophié que de l'autre.

2. *Atrophie de la moelle consécutive à une atrophie acquise des membres.* — Ici aucun doute ne saurait subsister, la lésion périphérique est la première en date, mais jusqu'à quel point peut-elle réagir sur la structure de la moelle ? On peut distinguer deux cas : a) chez un enfant, à la suite d'une coxalgie ou d'une tumeur blanche, il y a arrêt de développement d'un membre : que devient la moelle ? b) l'atrophie porte sur un membre chez un adulte ; les recherches faites sur les amputés sont très intéressantes à ce point de vue.

a). On sait combien sont fréquents les cas où à la suite d'une tumeur blanche du genou ou d'une coxalgie il survient une atrophie du membre. Nous avons examiné avec soin la moelle d'un enfant qui, par suite d'une ankylose du genou avait eu la jambe gauche notablement atrophiée : la moitié gauche du renflement lombaire était sinon très considérablement, du moins très manifestement diminuée de volume ; l'atrophie portait aussi bien sur la substance blanche que sur la grise et il y avait également une atrophie manifeste des cellules nerveuses : voilà à quoi se bornait la lésion. — On a entrepris des recherches expérimentales sur ce sujet. Hayem [1], ayant pris deux lapins, âgés chacun de quatre semaines, leur arracha à l'un le sciatique droit, à l'autre le sciatique gauche : les animaux furent sacrifiés au bout de deux mois et l'on trouva la substance blanche et la substance grise de la moelle notablement atrophiées sur toute l'étendue qui donne origine au sciatique : la corne postérieure était déformée et présentait un renflement conique. Les cellules nerveuses étaient fortement atrophiées. Au-dessus du point d'émergence

(1) Hayem, *Des altérations de la moelle consécutives à l'arrachement du nerf sciatique chez le lapin* (*Arch. de physiologie*, 1873, p. 504, n° 12).

du sciatique les lésions allaient en diminuant rapidement, mais se continuaient néanmoins encore à une certaine distance [1].

b) Les examens de moelle des anciens amputés sont du plus haut intérêt. Depuis longtemps déjà on supposait qu'il devait exister chez ces sujets une atrophie d'une moitié de la moelle, mais Cruveilhier nous apprend qu'il l'a recherchée en vain : les observateurs qui sont venus après lui ont été plus heureux, entre autres Dickinson dont les travaux furent publiés en 1868 (voy. note 2, p. 580). Cet auteur ayant examiné le système nerveux d'individus qui depuis plusieurs années avaient perdu un membre, ne trouva entre les deux hémisphères cérébraux aucune différence de poids, ni aucune différence de texture appréciable à l'œil nu : par contre la moelle et les troncs nerveux présentaient une atrophie notable du côté blessé.

I. Vieillard de 74 ans, amputé il y a 53 ans de la cuisse gauche au tiers supérieur. Le sciatique gauche est aussi volumineux que le droit, seulement il a une teinte un peu plus foncée. Au microscope on reconnaît qu'il est profondément altéré, qu'un grand nombre de tubes nerveux sont convertis en un détritus granuleux(?) et entourés d'une épaisse zone conjonctive. Dans le renflement lombaire le cordon postérieur gauche est plus grêle que son homologue du côté droit et la névroglie est épaissie. De même dans la portion dorsale la moitié gauche de la moelle est d'un quart plus grêle que la droite. La substance grise n'est pas modifiée.—II. Invalide amputé du bras depuis 23 ans. Les racines postérieures sont manifestement atrophiées sur une étendue de 0ᵐ,06 : les troncs nerveux ne sont pas de moitié aussi gros que du côté opposé. Au-dessous de la portion cervicale, la moelle est tout à fait normale, mais à ce niveau le cordon postérieur gauche ne mesure que les deux tiers de celui du côté droit. La substance grise paraît à peine atrophiée. Lockhart Clarke trouva les cellules nerveuses diminuées de nombre et de volume. — III. Vulpian [2] est arrivé au même résultat : chez une femme de 59 ans qui avait été amputée de la jambe droite 47 ans auparavant, il trouva une atrophie de la moitié correspondante du renflement lombaire ; le cordon postérieur seul était indemne. Les cellules nerveuses avaient leur aspect normal, il était impossible de dire si leur nombre avait diminué. Chez un autre amputé, mort au bout de 10 ans, il y avait une atrophie de la substance blanche et de la substance grise dans le renflement lombaire : les cornes postérieures et les cordons postérieurs étaient surtout atteints. Dans d'autres cas, Vulpian trouva aussi une atrophie de la substance grise.

Nous avons examiné à trois reprises la moelle d'individus qui avaient antérieurement subi l'amputation d'un membre : l'un d'eux avait été amputé du bras trois ans auparavant, le second de la jambe au lieu d'élection depuis deux ans et demi et le troisième de la cuisse il y avait cinq ans : chez tous les trois la moitié correspondante de la moelle était atrophiée, mais l'atrophie était particulièrement sensible chez le troisième : en pratiquant à l'état frais une coupe transversale à travers le renflement lombaire de cette dernière moelle, on reconnaissait une atrophie qui portait sur la substance grise et sur la substance blanche ; après durcissement, la différence entre les deux moitiés était encore beaucoup plus accentuée. Le côté droit était sensiblement plus petit que le gauche ; les faisceaux radiculaires antérieurs étaient plus grêles à droite ; il en était de même des fibres radiculaires postérieures et de celles qui traversent la substance gélatineuse de Rolando. Il en résultait que la corne postérieure gauche était plus grêle que la droite. De même la corne antérieure était manifestement rétrécie, notamment dans sa portion externe ; un certain nombre de cellules nerveuses avaient probablement disparu, mais il était impossible de démontrer le fait sur les préparations. Les cordons postérieurs n'offraient qu'une très légère différence de volume. La moelle avait partout sa structure normale. Au-dessus du renflement lombaire la différence entre les deux moitiés de la moelle existait toujours, et elle

---

[1] Si Hayem voulait conclure de ses expériences que la nutrition des cellules nerveuses peut être profondément compromise par une lésion des cordons postérieurs, nous dirions que ces conclusions ne nous semblent pas appuyées sur des preuves suffisantes.

[2] Vulpian, *Influence de l'abolition des fonctions des nerfs sur la région de la moelle épinière qui leur donne origine. Examen de la moelle épinière dans des cas d'amputation d'ancienne date* (Arch. de physiol., 1868, p. 443). *Sur les modifications dans la moelle épinière sous l'influence de la section des nerfs d'un membre* (Ibid., 1869, p. 675).

allait en décroissant jusqu'à la région cervicale. Le cordon postérieur et le faisceau latéral ne prenaient que très peu part à ce manque de symétrie ; mais le cordon antérieur et la partie antérieure du cordon latéral, ainsi que la corne antérieure, étaient sensiblement atrophiés, moins cependant qu'au renflement lombaire. Les cordons de Goll étaient un peu plus fortement imprégnés par le carmin au voisinage du sillon médian, ce qui prouverait que les deux cordons à la fois avaient subi une légère atrophie.

Ces observations démontrent jusqu'à l'évidence que chez l'adulte aussi, l'atrésie d'un membre peut occasionner une modification consécutive dans la moelle. Cette modification ne porte pas seulement sur la substance blanche, mais encore sur les cellules nerveuses et sur la corne antérieure ; elle consiste essentiellement en une atrophie simple. Il est impossible, dans l'état actuel de nos connaissances, de dire si la prolifération du tissu conjonctif signalée par Dickinson et la présence de tractus gris légèrement transparents, doivent être considérées comme la preuve de l'existence d'une inflammation chronique. Ces observations ne prouvent pas que des atrophies musculaires d'origine périphérique puissent conduire à une atrophie consécutive des cellules motrices de la moelle, mais il en découle un enseignement, à savoir, que lorsque l'on trouve à la fois chez un sujet des lésions spinales et des lésions périphériques, il faut bien se garder, sans plus ample informé, de considérer ces dernières comme la conséquence des premières.

CHAPITRE VIII

SCLÉROSE (DÉGÉNÉRATION GRISE) DE LA MOELLE. — MYÉLITE CHRONIQUE

Considérations préliminaires. — § 1. Dégénération grise de cordons postérieurs (Tabes dorsalis ; ataxie locomotrice progressive). — Historique. — Anatomie pathologique. — Symptomatologie. — Développement et marche. — Durée et terminaison. — Diagnostic. — Pronostic. — Traitement. — Théorie de la maladie. — § 2. Sclérose diffuse. (Sclérose en plaques; myélite chronique). Remarques préliminaires. — Anatomie pathologique. — Symptomatologie : 1. Sclérose disséminée (forme cérébro-spinale) ; 2. Forme spinale (myélite chronique). — Symptomatologie générale. — Marche. — Diagnostic. — Traitement. — Symptomatologie spéciale. § 3. — Sclérose symétrique des cordons latéraux. — Sclérose combinée des cordons postérieurs et latéraux.

Les affections chroniques de la moelle doivent nécessairement être connues depuis fort longtemps, attendu qu'elles durent pendant de longues années et sollicitent constamment l'attention du praticien. Anciennement on les rangeait, à cause de leurs symptômes, parmi les paralysies et les paraplégies, et ce n'est que plus tard, quand on employa des dénominations basées sur l'anatomie pathologique, qu'on leur donna le nom de *myélite chronique*. Néanmoins cette désignation demeura tout à fait générique, car elle s'appliquait indistinctement à toutes les affections chroniques de la moelle, et naturellement elle ne se prêtait pas à une description clinique bien déterminée. Aussi a-t-on détaché petit à petit de ce groupe un certain nombre de formes mieux caractérisées, et on est de nouveau porté à désigner sous le nom de *myélite chronique* les affections qui restent encore englobées dans le groupe primitif. D'une façon générale, les données anatomo-pathologiques nous font défaut. Il n'y a guère, comme on sait, que douze à quinze ans qu'on a commencé à faire des recherches plus étendues dans ce sens pour toutes les affections de la moelle, et notamment pour les maladies chroniques, et ces recherches laissent encore beaucoup à désirer au point de vue de la précision, surtout en ce qui concerne la myélite chronique.

CONSIDÉRATIONS PRÉLIMINAIRES. — L'étude de la myélite chronique est partie de deux points différents, dont la rencontre et la concordance éprouvent aujourd'hui bien des difficultés. L'un de ces points est l'observation clinique, l'autre l'examen cadavérique. Ce qui fait que ces deux voies sont restées si longtemps séparées et ne peuvent encore à présent être combinées qu'incomplètement, c'est la nature même de cette maladie de longue durée. Quand un médecin a étudié le début ou au moins les premières périodes de la maladie, il perd d'ordinaire son malade de vue, après des essais infructueux de traitement. Lorsque dans les hôpitaux ou hospices on fait l'autopsie d'un malade atteint de myélite chronique, en général on ne sait rien sur son compte, sinon qu'il était paralysé depuis longtemps, et que dans les derniers temps il s'était trouvé dans un état bien misérable. Voilà pourquoi on se heurte à tant de difficultés dans l'étude des maladies chroniques de la moelle, difficultés qui n'ont pu être surmontées qu'en partie jusqu'à présent.

En Allemagne, l'étude des paralysies chroniques d'origine morale a eu pour point de départ le *tabes dorsalis* d'Hippocrate. Il est bien reconnu aujourd'hui, comme nous l'avons dit plus haut (p. 370), que cette dénomination avait au début une autre signification que celle qu'on lui a attribuée plus tard. Il est intéressant de savoir comment cette dénomination de tabes hippocratique fut appliquée à toutes les paraplégies chroniques pour ne désigner que relativement tard une atrophie de la moelle. Ultérieurement, il est sorti de cette ébauche indéterminée un tableau clinique un peu plus précis qu'ont tracé déjà W. Horn et Steinthal, et que Romberg dans sa description classique a fait connaître au public médical. Aujourd'hui il est presque hors de doute que l'histoire du *tabes dorsalis* donnée par Romberg répond par ses traits principaux à l'*ataxie locomotrice progressive* de Duchenne. Néanmoins le *tabes dorsalis* de Romberg semble ne constituer qu'une forme morbide assez nettement délimitée, et satisfit d'autant moins le public médical que les données anatomo-pathologiques étaient rares et paraissaient concorder très imparfaitement avec les symptômes observés au lit des malades. Aussi le nom de *tabes dorsalis* devint de nouveau un terme collectif indéterminé, sous lequel on réunit des affections qui avaient présenté les symptômes les plus divers, et n'avaient d'autre caractère commun que leur évolution chronique et le plus souvent progressive. On chercha à éluder la difficulté par des dénominations visant davantage les symptômes, comme celle de *paralysie spinale progressive* (Wunderlich); néanmoins cela n'avança en rien les choses, et il fallut presque aussitôt abandonner ces termes en présence des matériaux anatomo-pathologiques qui s'accumulaient.

En France, Ollivier a cherché dans son remarquable ouvrage si souvent cité à faire une histoire des myélites chroniques; mais cette partie constitue le chapitre le plus incomplet de son œuvre classique. Outre l'absence d'un paragraphe anatomo-pathologique spécial, on constate encore le vague du tableau clinique; en réalité l'auteur se borne à dire que les symptômes correspondent assez bien à ceux de la myélite aiguë, sauf dans leur marche, qui est plus lente, et que souvent les symptômes paralytiques sont précédés d'un état hyperesthésique des membres et d'une douleur rachidienne plus ou moins circonscrite. Néanmoins il est important de voir de quelle façon on écrivait alors l'histoire clinique de la myélite chronique, et comment déjà un certain nombre de ses symptômes étaient connus et appréciés. C'est ainsi qu'Ollivier fait mention d'un symptôme auquel Brown-Séquard a attaché plus tard de l'importance, c'est la facilité plus grande des mouvements après une promenade: les malades ressentent, au contraire, une faiblesse et un engourdissement plus grand quand ils quittent le lit. Visiblement, ajoute l'auteur, c'est là un résultat de la congestion de la moelle, congestion qui est favorisée par un long séjour au lit, et diminuée au contraire par l'exercice musculaire. Brown-Séquard se rattache à cette manière de voir, et donne ce symptôme comme pathognomonique d'une congestion spinale; pour notre part nous aimerions mieux expliquer ce phénomène par une certaine raideur des muscles, raideur qui diminue par le mouvement et augmente pendant le repos. — Ollivier dit encore que la marche est caractéristique dans la myélite chronique. Chaque pied, dit-il, ne quitte le sol qu'avec peine; en s'efforçant de le soulever et de l'avancer, le malade raidit le tronc et le porte en arrière, d'où il résulte que la pointe des pieds, ou bien frappe le sol, ou bien se soulève brusquement, le pied étant déjeté en dehors. Si la paralysie persiste quelque temps, les membres se raidissent et restent dans un état de contracture permanente, que l'on ne peut vaincre qu'avec peine et au prix de douleurs. Parfois les membres sont agités par des secousses; enfin on y observe une diminution de la température, un défaut de sécrétions cutanées, de l'œdème. Les symptômes concomitants sont des douleurs abdominales en ceinture, des troubles de la miction et de la défécation. Les fonctions cérébrales demeurent intactes. La maladie peut durer jusqu'à dix et vingt ans, mais d'ordinaire sa durée ne dépasse pas une, deux, trois ou quatre années. On trouvera dans ces données plusieurs symptômes qui ont de nouveau été signalés plus récemment et qui appartiennent sans contredit à la myélite chronique, mais on ne saurait se faire une idée nette et suffisante de la maladie d'après la description d'Ollivier. De même les matériaux anatomo-pathologiques qu'il a recueillis sont insuffisants et obscurs. Dans la plupart des autopsies il signale des ramollissements, des tumeurs, des kystes et une seule fois de l'induration. Il est donc évident que de son temps on savait très peu de chose touchant les indurations et les scléroses de la moelle.

Les connaissances anatomo-pathologiques évoluèrent indépendamment des notions cliniques. On reconnut d'abord dans le système nerveux des différences purement physiques dans la consistance et la couleur et on distingua le ramollissement (malacie), de l'induration (sclérose, endurcissement). Certains cliniciens (Bouillaud par exemple) regardèrent ce dernier état comme la première étape de l'inflammation qui aboutit au ramollissement; «mais, dit Ollivier, un grand nombre d'observations prouvent que la phlegmasie qui détermine l'induration de la moelle épinière est bien souvent chronique. Quand l'endurcissement est très considérable, le tissu nerveux est analogue, pour sa consistance, sa densité et son aspect, au blanc d'œuf durci par l'ébullition. On ne voit aucun vaisseau parcourir le centre de l'altération, qui indiquât que celle-ci fût dépendante de l'inflammation. » Cette description était plutôt empruntée à la sclérose du cerveau et ne pouvait trouver qu'une application très limitée aux états analogues de la moelle, vu qu'ici l'augmentation de consistance est rarement manifeste. Certains changements de coloration sont plus frappants; la moelle devient plus grise, gris-rosée, transparente, hyaline. C'est pour cela que Cruveilhier désigna sous le nom de *dégénération grise* les altérations constatées. Il décrivit deux formes de cette affection : *a*. La *dégénération grise des cordons médians postérieurs* et *b*. la *dégénération grise en plaques, en îlots*, qui maintenant est communément nommée d'après Charcot, *sclérose en plaques disséminées*. La description anatomique de Cruveilhier est accompagnée de planches remarquables et la plupart du temps d'exemples typiques[2]. Ces belles observations constituent la base et le point de départ des recherches plus récentes au sujet des maladies chroniques de la moelle. En 1863, nous avons publié dans un court article sur la dégénération grise de la moelle *(Deutsche Klinik)*, quelques observations et recherches sur les deux formes de sclérose. Désormais l'histoire de ces deux maladies devient de plus en plus distincte. D'abord les recherches se dirigent du côté de la dégénération grise des cordons postérieurs; on reconnaît l'identité de cette altération avec l'ataxie locomotrice progressive de Duchenne et le *tabes dorsalis* de Romberg, et l'on obtint ainsi pour base l'accord de l'anatomie pathologique avec la clinique. La seconde forme, la dégénération en îlots, a été d'abord étudiée au point de vue anatomique, puis son histoire clinique a été établie par les travaux de Charcot et de ses élèves, ainsi que par ceux de plusieurs auteurs allemands, et la maladie est enfin accessible au diagnostic. Pendant ce temps la dénomination de *dégénération grise* tirée du changement de couleur fut de nouveau remplacée par celle de *sclérose*, qui rappelle le changement de consistance, est plus courte, plus commode, et plus ancienne, et a l'avantage de faire ressortir le caractère le plus saillant de la lésion analogue du cerveau. Pour la moelle, l'augmentation de consistance n'est nullement constante; et on serait en droit de se demander s'il s'agit du même processus dans le centre encéphalique et dans le centre rachidien; cependant pour quelques formes et en particulier pour la sclérose en plaques disséminées, il ne peut pas y avoir de doutes. Pourtant on n'aurait pas dû généraliser la signification du mot sclérose autant qu'on l'a fait dans les travaux français les plus récents. Pour les auteurs français, la sclérose est une atrophie de la substance nerveuse avec hypertrophie de la névroglie : ce sont là des caractères qui appartiennent à plusieurs processus bien différents, et le mot de sclérose ainsi employé, devient tout à fait vague et ne désigne plus un processus déterminé. Il est donc de première nécessité de borner la dénomination de *sclérose* aux *processus chroniques avec atrophie* (dégénération grise) qui se développent dans le système nerveux central et auxquels la sclérose cérébrale peut servir de type.

Si maintenant nous nous demandons quelle est la nature pathologique de ce processus, il faut d'abord bien établir quelle part revient à la sclérose (dégénération grise) dans la myélite chronique. Les auteurs ne sont pas suffisamment d'accord sur ce point. Ollivier, quoiqu'il dise que les inflammations chroniques de la moelle aboutissent à l'induration, n'en cite pas moins des résultats tout à fait différents dans la myélite chronique. Plus tard d'autres auteurs n'ont nullement dit que l'induration et la sclérose étaient en tous points les analogues de la myélite chronique. Dans la dissertation de Müller, par exemple, il est spécifié que l'induration n'est pas seulement le résultat d'inflammations chroniques, mais qu'elle peut être engendrée encore par l'hypertrophie et qu'on la trouve aussi comme processus spécial, ainsi qu'il résulte de faits analogues qui se passent dans d'autres organes et tissus, la peau par exemple. Cruveilhier aussi considère le tissu atteint de sclérose comme tout à fait spécial : « Je ne peux, dit-il, comparer ce tissu à un autre tissu morbide. » Il n'est pas facile en réalité de retrouver dans la sclérose les caractères essentiels de l'inflammation chronique. Si l'on vient à comparer une plaque de sclérose cérébrale ou médullaire à l'inflammation chronique interstitielle du foie ou du rein, la configuration est tout autre à première vue; les traînées denses et riches en noyaux de tissu conjonctif qui sont cause de la rétraction ne se retrouvent plus dans la sclérose nerveuse; néanmoins il existe une analogie qu'on ne saurait méconnaître dans l'induration, la rétraction et la disparition du parenchyme, de sorte qu'en fin de compte la différence n'est pas aussi absolue qu'il semblerait à première vue. Il faut aussi reconnaître que la discussion pour savoir s'il s'agit d'une inflammation chronique ou d'une dégénération peut facilement devenir une simple dispute de mots. Comment, en effet, différencier ces deux états qui partout marchent de pair? Si, se conformant au type

---

(1) J. Cruveilhier, *Anatomie patholog. du corps humain*, in-folio.
(2) Müller, *De induratione medullae spinalis*, Bonnae, 1842.

général de l'inflammation chronique, on regarde comme caractéristique de l'inflammation un état déterminé du tissu conjonctif interstitiel, on le trouvera le plus sûrement dans la sclérose diffuse ou en plaques, où existe une multiplication et un épaississement du tissu interstitiel avec altération intense des vaisseaux. D'après cela on ne devrait, à notre avis, nullement hésiter à désigner cette forme comme une *myélite chronique :* telle est l'opinion commune, mais non unanime, des auteurs contemporains.

Les scléroses funiculaires consistent essentiellement en une atrophie des éléments nerveux avec rétraction et par places induration du tissu conjonctif. Ici l'altération du tissu conjonctif ne joue pas le rôle principal, la lésion la plus importante et peut-être aussi la première porte sur les éléments nerveux, qui dégénèrent et s'atrophient. D'après cela, nous croyons qu'il y a là une différence avec la sclérose type, et nous proposons de désigner cet état sous le nom de dégénération. Cependant nous ne voulons pas attacher une trop grande importance théorique à cette question, car il ne s'agirait là, en réalité, que d'une définition dogmatique de l'inflammation chronique. Quand Charcot donne à la première forme de sclérose (myélite chronique) le nom de *sclérose interstitielle* et à la seconde forme (dégénération grise ou scléreuse) celui de *sclérose parenchymateuse,* il tient un compte suffisant de la différence des deux états ; cependant nous voudrions qu'on remarquât que la distinction des deux processus est nécessaire aussi bien pour l'anatomie pathologique que pour l'observation clinique. Les dégénérations funiculaires sont des processus chroniques qui n'ont presque aucune analogie avec les affections aiguës. Par contre, la sclérose interstitielle, la *myélite chronique* proprement dite, présente des analogies irrécusables avec la myélite aiguë, analogies dont l'examen facilite beaucoup l'étude de cette forme chronique.

Si donc nous voulons définir la sclérose et particulièrement la sclérose interstitielle comme une myélite chronique, il nous reste à résoudre deux questions : 1) toute myélite chronique est-elle une sclérose, ou bien peut-il y avoir aussi, comme le croient Ollivier et Albers, des ramollissements chroniques ? 2) la myélite aiguë, quand elle passe à l'état chronique, devient-elle sclérose, autrement dit la sclérose est-elle, comme nous l'avions annoncé à propos de la myélite aiguë, une terminaison de celle-ci ?

1. Pour ce qui est de la première question, nous devons maintenir que le ramollissement est un processus aigu. Il nous semble que les phénomènes analogues qui se passent dans d'autres organes, dans les poumons, le foie, les reins, démontrent cette proposition. Il ne faut excepter que les processus qui aboutissent aux formations kystiques (ramollissements kystiques), lesquelles constituent une catégorie spéciale. A part ces derniers les processus chroniques aboutissent partout à l'atrophie, à la rétraction et à l'induration. On pourrait objecter les cas de ramollissement qu'Ollivier et Albers ont cités comme des exemples de myélites chroniques. Néanmoins, sans faire injure à ces auteurs, il est permis d'élever quelques doutes à l'égard de ces observations. L'examen microscopique fait défaut, et nous savons que l'examen macroscopique seul est trompeur, que le ramollissement cadavérique peut survenir de bonne heure et que même il y a parfois dégénération grise (sclérose) alors que la consistance semble amoindrie ou au moins sans qu'il y ait d'induration notable. D'ailleurs si nous examinons de plus près les faits relatés par Ollivier, nous constatons qu'un certain nombre d'entre eux sont à rattacher à la myélite par compression, qui se comporte effectivement d'une façon spéciale. En effet, lorsqu'il y a compression, on trouve assez souvent la moelle ramollie, malgré une paralysie qui existe parfois déjà depuis des années. D'ailleurs l'altération de la moelle, si on veut considérer les choses attentivement, n'est pas chronique dans ces cas : elle consiste en poussées aiguës dont les unes peuvent rétrograder et qui se répètent à des intervalles irréguliers. D'ordinaire une poussée intense de myélite accompagne la mort, comme le prouvent la plupart des observations d'Ollivier. En réalité il s'agit donc là d'une myélite aiguë ou subaiguë qui a récidivé plusieurs fois. A côté de ces poussées aiguës de ramollissement on observe souvent, quand la marche de la myélite par compression est chronique, une induration interstitielle chronique qui est voisine de la sclérose type (obs. du n° Wolff, p. 332), mais qui est méconnue par suite d'un ramollissement nouveau. En définitive les recherches au sujet de ces anciennes myélites par compression laissent encore beaucoup à désirer, quoique les occasions ne manquent pas pour les étudier dans les cas de carie vertébrale [1].

2. La myélite aiguë peut-elle devenir sclérose ? Nous pensons pouvoir répondre affirmativement à cette question, quoique les faits sur lesquels nous appuyons notre assertion ne soient peut-être pas encore tout à fait incontestables. Ce qu'il y a de certain, c'est que des processus dont le but correspond à une myélite aiguë sont, après des années, reconnues pour être de la sclérose ; tel est par exemple le cas d'Ebstein, où il s'agit d'une sclérose multiple consécutive à un typhus et qui avait évolué d'une façon aiguë plusieurs années auparavant. D'un autre côté, on trouve dans

---

[1] La même chose semble se produire aussi dans la myélite spontanée quand la marche chronique se compose de diverses poussées dont chacune peut amener un nouveau ramollissement. C'est ainsi que nous vous vu une myélite cervicale (myélomalacie) venir compliquer une dégénération chronique des cordons postérieurs. Dans un autre cas de myélite, qui avait duré deux ans et s'était terminée par la mort à la suite d'une poussée aiguë, on trouva à l'autopsie un ramollissement récent à côté de la sclérose.

la protubérance ou la moelle de petites plaques séniles qui semblent avoir été engendrées par le ramollissement et qui cependant ont la plus grande analogie avec la sclérose. La myélite traumatique elle aussi, après une longue durée, aboutit à une induration qui, quand elle ne mène pas à une formation kystique, est très voisine de la sclérose. Les données sur l'issue de la myélite aiguë sont moins certaines : il est naturellement difficile de constater dans les autopsies faites de longues années après le début de la maladie, si une sclérose qu'on rencontre est le résultat d'une myélite aiguë. De tels cas seraient probants là où le début de la myélite aiguë apoplectiforme ne pourrait faire l'objet d'aucun doute et où les lésions ayant persisté quelques années sans altération notable se présenteraient ensuite à l'autopsie. Nous ne connaissons aucun cas de ce genre absolument démonstratif, mais il nous semble que nous pouvons tirer parti d'une observation rapportée plus bas : il s'agit d'une paralysie survenue à la suite d'une frayeur; la maladie dura près de trois ans, et à l'autopsie on découvrit une dégénération grise étendue de tout le segment dorsal de la moelle : les lésions histologiques étaient absolument analogues à celles de la sclérose; au centre seulement existaient encore des traces de ramollissement, de fragmentation. Ceci ne doit pas surprendre, car il est vraisemblable d'admettre qu'il avait existé un ramollissement plus étendu qui n'était pas complètement remplacé par une cicatrice. Il faut encore ajouter que dans les scléroses spinales on trouve assez fréquemment des places qui semblent encore être en voie de destruction, et cela d'autant plus visiblement que les progrès de la maladie ont été plus rapides dans les derniers jours qui ont précédé la mort.

3. Quel est le délai nécessaire pour qu'une sclérose puisse se développer? Cette question est très importante au point de vue du diagnostic, mais les observations existantes ne nous fournissent aucun élément pour trancher la question. Dans les cas de traumatisme (de même que dans ceux où l'on a provoqué expérimentalement une myélite par les agents chimiques) la terminaison par induration survient très rapidement. Dans l'observation que nous avons reproduite (p. 457) comme exemple de myélite traumatique du segment lombaire, la cicatrisation était déjà ébauchée au bout de sept semaines, et à côté du ramollissement on distinguait une structure scléreuse de la substance grise. Dans plusieurs de nos expériences l'induration a été établie plus promptement [1]. Dans ces cas le processus évolue très vite : la maladie étant occasionnée par un agent causal qui n'agit qu'une fois, aboutit rapidement à la cicatrice après élimination de la portion détruite. Dans la myélite spontanée les choses se font bien plus lentement; le processus n'est d'ordinaire ni si intense ni si limité : il marche par saccades, par poussées successives, de sorte que l'évolution demande beaucoup plus de temps. Après un an et peut-être plus, on doit encore s'attendre à trouver des traces manifestes de ramollissement avec dégénérescence graisseuse; même dans les cas de myélite par compression, qui consistent pendant des années en alternatives d'amélioration et d'aggravation, le ramollissement peut, comme nous l'avons dit, être prédominant encore au bout de plusieurs années.

Si nous nous demandons quelle est la durée des scléroses confirmées, nous verrons que presque toutes ont duré plusieurs années. On parle d'un cas dont l'autopsie aurait été faite au bout d'un an; mais il est permis d'admettre qu'on n'a commencé à compter qu'à dater du moment où les symptômes étaient devenus évidents et que le processus avait débuté réellement beaucoup plus tôt.

En somme, nous voyons qu'on ne saurait porter avec certitude le diagnostic de myélite chronique, c'est-à-dire de sclérose, que dans les cas dont la durée excède plus d'une année, et encore faut-il excepter la myélite par compression. Les myélites qui durent moins d'un an doivent encore être regardées comme aiguës et laissent supposer l'existence d'un ramollissement, si toutefois le processus n'est pas stationnaire depuis un temps assez long. Ainsi donc, les myélites doivent avoir duré au moins un an avant qu'on ne puisse poser le diagnostic de sclérose.

Le chapitre des scléroses n'est pas complet avec les deux formes principales dont nous avons parlé jusqu'ici. Il en existe encore d'autres plus rares et moins bien étudiées. Une forme particulière est celle que Charcot a appelée *sclérose primitive des faisceaux latéraux*. Hallopeau [2] y ajoute la *sclérose periépendymaire*; mais celle-ci, malgré certaines analogies (notamment l'augmentation de consistance) avec la sclérose, s'en distingue par plusieurs points importants, c'est pourquoi nous l'étudierons à part.

---

[1] Après quelques semaines on trouvait déjà une induration dense avec forte rétraction, mais elle avait plutôt le caractère d'un tissu cicatriciel que d'une sclérose.

[2] Hallopeau a publié dernièrement un travail *sur les myélites chroniques diffuses* (Arch. génér. de méd., 1871, tome XVIII, p. 277, 435, 565); ce travail est destiné à apporter l'ordre et la clarté dans cette question encore si obscure. Quoiqu'il contienne beaucoup de choses bonnes et remarquables, il nous est impossible d'admettre son plan général. D'abord, nous ne pouvons pas approuver que l'auteur ait réuni, sous le nom de *myélite chronique*, toutes les affections chroniques de la moelle, y compris la dé-

Nous avons donc, d'après les considérations établies jusqu'ici, à distinguer les formes suivantes de scléroses :

§ 1. Sclérose des cordons postérieurs.

§ 2. Sclérose diffuse. Myélite chronique. Sclérose proprement dite.

§ 3. Sclérose symétrique primitive des faisceaux latéraux.

Nous commencerons par l'étude de la sclérose des cordons postérieurs parce qu'elle est la mieux connue, tant au point de vue clinique qu'à celui du traitement et que l'on peut et doit appliquer souvent les données acquises à son sujet aux autres formes de sclérose.

§ I. Dégénération grise (sclérose) des cordons postérieurs de la moelle. — Tabes dorsalis (Romberg). — Ataxie locomotrice progressive (Duchenne, de Boulogne).

Historique. — En plusieurs endroits déjà nous avons rappelé de quelle façon, en Allemagne, la conception du *tabes dorsalis* d'Hippocrate, s'écartant de la description originelle, s'était étendue à toutes les affections chroniques de la moelle. Nous avons vu aussi comment s'établit plus tard l'hypothèse d'une atrophie de la moelle et comment W. Horn[1], Steinthal[2] et surtout Romberg, donnèrent de la maladie une description plus précise qui, sans aucun doute, se rapproche de la maladie dont il est question dans ce chapitre. La description de Romberg contient plusieurs symptômes tout à fait caractéristiques de l'ataxie locomotrice progressive, notamment l'action de frapper du pied en marchant, la sensation d'un cercle appliqué autour du tronc, les titubations et la chute quand le malade a les yeux fermés, les douleurs fulgurantes, l'amaurose. Si donc nous voulons conserver le nom commode et admis par les médecins allemands de *tabes dorsalis*, il est nécessaire de le restreindre à l'ataxie locomotrice et de renoncer absolument à l'application de cette dénomination à toutes les affections chroniques de la moelle ; agir autrement entraverait tout progrès dans la connaissance des maladies de la moelle. Dans les cas douteux, il vaut mieux appliquer le mot de *myélite chronique* qui indique suffisamment l'incertitude du cas. Ce sont précisément les applications diverses du mot *tabes dorsalis* qui ont contribué à obscurcir dans l'esprit des médecins la compréhension des diverses affections chroniques de la moelle. En effet, les uns appellent tabes une maladie spinale bien déterminée ; d'autres désignent sous ce nom toute sclérose ; d'autres encore toute affection chronique de la moelle ; enfin on a même parlé d'un *tabes hémorrhoidalis*, de sorte que personne ne sait plus ce qu'il faut entendre par le mot *tabes dorsalis*.

Quand l'étude du *tabes dorsalis* eut ainsi subi un temps d'arrêt en Allemagne, Duchenne lui imprima une nouvelle impulsion qui devait donner des résultats fructueux. Cet auteur, qui a tant fait pour la pathologie et la thérapeutique des maladies nerveuses, a écrit plusieurs articles sur une maladie soi-disant nouvelle et inobservée jusque-là, et à laquelle il donna le nom d'*ataxie locomotrice progressive*[3]. Pour lui, cette affection, rangée antérieurement parmi les paralysies, n'est pas une paralysie, vu que les malades ont la faculté d'exécuter tous les mouvements partiels avec une force normale ; mais les sujets qui en sont atteints ont perdu l'aptitude à la coordination, leurs mouvements sont saccadés, irréguliers, désordonnés, au point que, finalement, la marche et la station deviennent impossibles. D'après Flourens, l'aptitude à la coordination réside dans le cervelet[4] ; c'est donc là qu'il fallait chercher le siège de la maladie. Mais une autopsie que Duchenne eut l'occasion de pratiquer n'ayant révélé aucune lésion anatomique dans le cervelet (pas plus que dans le cerveau ou la moelle), il

génération secondaire. La classification de l'auteur est facile à saisir, mais à notre avis, elle est trop schématique. La voici :

I. *Myélite chronique parenchymateuse.*
　　a. De la substance grise,
　　　　1. Atrophie musculaire progressive ;
　　　　2. Paralysie infantile.
　　b. De la substance blanche,
　　　　α. Des cordons postérieurs ;
　　　　　　3. Ataxie locomotrice progressive ;
　　　　　　4. Dégénération secondaire ascendante ;
　　　　β. Des faisceaux latéraux,
　　　　　　5. Forme primitive (Charcot) ;
　　　　　　6. Dégénération secondaire descendante.
II. *Myélite chronique interstitielle.*
　　a. En plaques disséminées.
　　b. Sclérose périphérique (myélo-méningite).
　　c. Forme centrale (sclérose périépendimaire).

Nous signalerons encore le récent article d'Hallopeau dans le *Nouveau Dictionnaire de médecine et de chirurgie pratiques*, tome XXII.

[1] W. Horn, *De tabe dorsuali*, Berolini, 1827.

[2] Steinthal, Hufeland's *Journal*, 1844.

[3] Duchenne (de Boulogne), *Recherches sur l'ataxie locomotrice* (*Bulletin de l'Académie de médecine*, t. XXIV, p. 210 et *Archiv. gén. de méd.*, décembre 1858 et janvier, février, avril 1859).

[4] Flourens, *Rech. expériment. sur les propriétés et les fonctions du syst. nerv.*, 2e édit. Paris, 1842.

crut devoir en conclure d'abord qu'il s'agissait d'une simple névrose, sans substratum anato-mique probable. En Allemagne, on se montra d'abord très méfiant à l'égard de Duchenne. On était tout étonné de voir décrire comme une chose nouvelle une maladie dans laquelle on retrouvait l'image bien connue de notre *tabes dorsalis*. Cependant on ne pouvait nier que les observations de Duchenne ne fussent bien plus précises ; il avait su reconnaître et analyser le symptôme caractéristique *l'ataxie;* il avait prouvé à l'aide du dynamomètre que tel patient qui était incapable de marcher, d'écrire, de bien saisir les objets, déployait, dans des mouve-ments isolés, une plus grande force que lui-même. Bientôt de nouvelles autopsies fournirent l'occasion de nouvelles recherches, qui, par suite de l'application des méthodes d'investigation améliorées par Lockhart Clarke, permirent de reconnaître une altération déterminée dans la moelle : *là dégénération grise des cordons postérieurs.*

Des observations anatomo-pathologiques relativement nombreuses de cette singulière maladie de la moelle étaient déjà consignées dans les archives de la science, mais elles étaient presque tombées dans l'oubli : à ce moment elles furent recherchées avec zèle. Les premiers cas se trou-vèrent chez Hutin (¹) et chez Ollivier. La description microscopique que donne Ollivier dans la seconde édition de son livre est tout à fait remarquable, mais il regarde cette affection comme une hypertrophie : « Une masse spéciale grise, ou gris noirâtre, semblable à la corne ramollie, claire, demi-transparente, s'était interposée aux cordons postérieurs qu'elle avait séparés. » A cela se rattachent les observations précises de Cruveilhier, qui donne de chaque cas une description circonstanciée et vraiment classique (²). Ces deux auteurs ont, à la même époque, publié les histoires de maladies qui sont typiques et qui ont été souvent rappelées et citées depuis à propos du sujet que nous étudions. Il est juste de ne pas oublier qu'une observation tout aussi complète de Steinthal existait dans la littérature allemande, et que Romberg l'a consignée dans son livre. L. Türck avait, lui aussi, observé onze fois une dégénération grise, gélatineuse, dans toute la longueur des cordons postérieurs (Vienne, 1857). Pour ce qui est de la littérature anglaise, on ne trouve rien, dans les œuvres d'Abercrombie, qui puisse être rapporté avec certitude à cette maladie ; mais, dès 1847, Todd avait distingué les symptômes de la dégénération des cordons postérieurs d'avec ceux d'autres paralysies chroniques d'origine médullaire (³). Plus récem-ment, Gull a rapporté quelques documents dignes de remarque (⁴).

Mais alors il s'est agi de mettre d'accord, avec la lésion anatomique, la description de la ma-ladie donnée par Duchenne, et par là de rendre le processus anatomique accessible au diagnostic. C'est ce but que nous avons cherché à atteindre dans notre monographie sur la dégénération grise (⁵). Au même temps parut l'ouvrage important de N. Friedreich (⁶). Un grand nombre de recherches et d'observations isolées furent publiées en France, parmi lesquelles il faut citer cel-les de Bourdon, Duménil, Oulmont, Charcot, etc., etc. A l'occasion d'un concours, parut en 1864 le travail considérable de Topinard (⁷). En 1664, Jaccoud publia son ouvrage bien connu (⁸). De-puis, plusieurs travaux isolés ont vu le jour, ayant trait les uns à l'anatomie pathologique et les autres à la symptomatologie et à la théorie de la maladie. Nous en citerons les principaux dans la description qui va suivre.

Anatomie pathologique. — a). *Description macroscopique.* — A l'ouverture de la dure-mère spinale on trouve ordinairement la pie-mère épaissie et terne en arrière, entre les racines postérieures ; au travers d'elle apparaît, dans une éten-due plus ou moins considérable, une bande grise ou gris-rougeâtre qui paraît occuper tantôt toute la largeur, tantôt seulement le segment interne des cordons postérieurs. Au niveau des cordons antéro-latéraux la pie-mère n'est pas épaissie et permet de voir partout par transparence la couleur blanche normale de la subs-tance médullaire. La moelle extraite de son canal paraît ordinairement avoir une épaisseur normale, mais souvent aussi elle semble plus mince et elle est surtout aplatie dans la partie postérieure. Le plus souvent la consistance est normale, rarement elle est augmentée, plus rarement encore diminuée. La queue de cheval frappe par son aspect transparent gris ou gris rosé. Elle contient à côté de filets normaux beaucoup d'autres filets minces (atrophiés) gris, gris rouges ou jaune

(1) Hutin, *Recherches et observations pour servir à l'histoire anatomique, physiologique et patholo-gique de la moelle épinière* (Nouvelle bibliothèque médicale, Paris, 1828).

(2) J. Cruveilhier, *Anatomie pathologique du corps humain,* in-folio.

(3) Todd, *Cyclop. of anat. and physiol.,* London, 1847, vol. III, p. 721.

(4) Gull, *Cases of paraplegia* (Guy's hosp. Rep., 1858). — Third series, vol. IV, p. 169.

(5) *Die graue Degeneration der hintern Rückenmarcksstränge,* Berlin, 1863.

(6) N. Friedreich, *Ueber degenerative Atrophie der spinalen Hinterstränge* (Virchow's *Archiv für patholog. Anatomie,* 1863, Band XXVI, p. 391, 433, und Band XXVII, p. 1.)

(7) Topinard, *De l'ataxie locomotrice,* etc., Paris, 1864.

(8) Jaccoud, *Sur les paraplégies et l'axie du mouvement,* Paris, 1864.

rouges, qui correspondent aux fibres provenant des racines postérieures. Ordinairement les racines postérieures présentent dans une étendue plus ou moins grande un amincissement et un aplatissement semblables, ainsi qu'un aspect gris ou gris-rosé, et contrastent avec les racines antérieures, qui sont plus épaisses, arrondies et de couleur blanche. Ces altérations s'étendent d'une façon plus ou moins nette sur toute la moelle, depuis la région lombaire jusqu'au niveau du calamus, où les cordons postérieurs se séparent ; à ce niveau la lésion gagne les pyramides postérieures pour disparaître avec elles.

On a rarement pu découvrir à l'œil nu des dégénérations autres que celles que nous venons de décrire. Parfois les coupes transversales inférieures de la protubérance offrent une teinte légèrement grise ; quelquefois aussi on a vu le trijumeau atrophié et atteint de dégénération grise. Ce qu'on a eu plus souvent occasion de voir, c'est la dégénération des nerfs optiques transformés en bandelettes aplaties et translucides. En même temps il existait une sclérose de la papille.

Sur des sections transversales de la moelle, la dégénération des cordons postérieurs apparaît d'une façon très nette. L'espace compris entre les deux cornes postérieures est comblé par une masse gélatineuse, transparente, d'une teinte grise ou gris rosée, de manière qu'il est impossible de trouver une délimitation quelconque entre les cordons postérieurs et la substance grise voisine. Cette masse grise est ordinairement affaissée au-dessous de la surface de section, elle est faiblement élastique, riche en suc, mais ne se déchire pas facilement ; d'ordinaire elle contient encore de petits îlots et des points de substance blanche, dont les dimensions et le siège varient suivant la hauteur à laquelle la section a été faite. Le plus souvent la dégénération est plus accentuée à la partie médiane et à la périphérie, tandis que les reliquats de substance blanche se trouvent dans le voisinage de la commissure grise et près de la base des cornes postérieures. Toutefois cette règle n'est pas absolue et il peut arriver que la dégénération ne soit pas plus marquée à la périphérie ou sur la ligne médiane. Mais ce qui est constant, c'est une lésion des deux faisceaux interne et externe des cordons postérieurs, et cette disposition toute caractéristique distingue ce processus de la dégénération secondaire ascendante [1]. En thèse générale, les cornes postérieures et les racines correspondantes prennent part à l'altération. Ces dernières offrent, à leur point d'émergence, ce même état gris transparent. A la base des cornes postérieures, les colonnes de Lockhart Clarke ont parfois une teinte grise qui frappe à première vue. A part cela, la substance grise reste constamment intacte, et il en est de même des cordons antéro-latéraux.

Dans des cas rares la dégénération grise, au lieu de rester bornée aux cordons postérieurs, s'étend le long de la périphérie des faisceaux latéraux, et exceptionnellement elle gagne de cette façon jusqu'à la périphérie des cordons antérieurs. La zone qui est ainsi intéressée dans les faisceaux latéraux est plus ou moins large, et parfois considérable. Cette lésion est toujours symétrique, sans avoir la même intensité des deux côtés. On n'a jamais vu le processus atteindre les racines antérieures. Quant aux cornes antérieures, elles ne sont altérées que dans des cas exceptionnels, ce qui constitue alors une véritable complication. — On peut ainsi, sur des coupes transversales, poursuivre la dégénération tout le long de la moelle. Son maximum se trouve habituellement au niveau du ren-

---

[1] Pierret, *Note sur la sclérose des cordons postérieurs dans l'ataxie locom. progr.* (*Arch. de physiol.*, t. IV, 1871, p. 364-379), arrive à cette conclusion que la maladie débute toujours par deux îlots symétriques qui occupent la couche la plus externe des cordons postérieurs, immédiatement à côté des cornes postérieures. — Du même, *Note sur un cas de sclérose primitive du faisceau médian des cordons postérieurs* (*Arch. de physiol.*, t. V, 1873, p. 74-79). — Du même : *Considérations anatom. et pathol. sur les faisceaux postérieurs de la moelle épinière* (ibid. t. V, 1873, p. 534-546).

flement lombaire, d'où elle va en décroissant, tant vers le filum terminale que vers la protubérance où elle s'arrête ; exceptionnellement le renflement cervical est plus malade que le lombaire, et à cette inversion dans le siège anatomique correspondent des différences dans le tableau clinique.

Après un durcissement dans l'alcool de vingt-quatre à quarante-huit heures, les différences de teinte sont en partie effacées, seulement les cordons postérieurs apparaissent ratatinés et aplatis. Après un séjour de plusieurs semaines dans l'acide chromique, la dégénération se manifeste par une teinte claire, très nette et plus facile à reconnaitre qu'à l'état frais. Il arrive même que sur des pièces fraîches on ne distingue aucune altération, et qu'après le durcissement on trouve dans les cordons postérieurs la lésion caractéristique distribuée comme on la voit à l'œil nu dans les cas types.

b) Recherches microscopiques. — Sur une préparation fraîche, il est déjà possible de reconnaitre, à l'aide du microscope, un tissu de fibres fines, relativement dur et dans lequel sont disséminées des fibres nerveuses rares, le plus souvent étroites, quelquefois larges et à structure à peu près normale ; elles ne présentent en effet ni gonflement ni dégénérescence graisseuse, cependant la myéline en est souvent granuleuse et trouble. A côté de cela, on trouve des corpuscules amyloïdes, quelquefois en grande quantité. Les noyaux de la névroglie ne sont pas visiblement augmentés en nombre ni en volume. Les tuniques des vaisseaux sont épaissies, la tunique conjonctive offre un aspect fibreux et est riche en cellules ; on y trouve parfois des amas de granulations graisseuses. Çà et là apparaissent au milieu de ces tissus soit des corps granuleux, soit des cellules étoilées dont les dimensions se sont accrues. Certains cylindres d'axe paraissent plus durs qu'à l'ordinaire et brillants (sclérosés) ; les cellules nerveuses sont fortement pigmentées.

Quand après durcissement dans le chrome on fait des coupes suivant la méthode de Lokhart Clarke et Gerlach (carmin et térébenthine), la substance des cordons postérieurs se présente sous la forme d'un réseau atrophié de fibres fines et relativement dures de névroglie, dans lequel les fibres nerveuses ont plus ou moins disparu. Les tubes nerveux qui ont persisté sont groupés en petits îlots ; ils présentent des dimensions variables. Dans les points où la dégénération est intense, à côté de la commissure par exemple, on ne voit que des fibres rares et minces, quelques-unes même semblent être réduites au cylindre-axe atrophié. Le plus grand nombre est entouré d'une gaîne plus ou moins épaisse de myéline ; l'épaisseur en est tantôt diminuée[1], tantôt normale, ou même augmentée. Le cylindre d'axe est dur, mais n'est pas hypertrophié, comme cela arrive fréquemment dans la sclérose en plaques et on ne le voit pas non plus résister plus longtemps que la gaîne de myéline, comme cela s'observe dans cette même sclérose. Entre ces tubes nerveux isolés ou groupés se trouve un fin réseau de fibres conjonctives assez résistantes : ce réseau contient des noyaux ronds et ovales en médiocre quantité, beaucoup de corpuscules amyloïdes, rarement au contraire de grands éléments étoilés ou des corps granuleux. Aux endroits fortement atrophiés les fibres de la névroglie sont très élastiques et offrent sur des coupes obliques ou longitudinales une structure ondulée, semblable à celle qui se voit dans la sclérose en plaques. On a dit que ce tissu conjonctif ondulé était de nouvelle formation : néanmoins il contient souvent de fines fibres nerveuses et des cylindres d'axe ; sur des coupes obliques on peut le voir se continuer avec le tissu conjonctif normal. Les vaisseaux enfin sont pourvus de parois sclérosées ; mais les plus petits

[1] Charcot et Vulpian ont prétendu que certaines fibres minces, à peine pourvues de myéline, étaient de nouvelle formation; mais outre que les preuves d'une telle assertion ne peuvent être données, une dégénération n'est pas du tout vraisemblable.

d'entre eux sont souvent tout à fait normaux. Les plus volumineux, surtout ceux
du sillon longitudinal postérieur, sont pourvus d'une tunique conjonctive épaissie,
ondulée, abondamment pourvue de noyaux, de pigment et de granulations graisseuses. — La pie-mère de la région postérieure est épaissie et riche en noyaux.
Toutes ces altérations microscopiques ne sont visibles avec plus ou moins de netteté que dans l'étendue dans laquelle la dégénération a été rendue manifeste par
la coloration par le chrome. Au delà il y a tout au plus quelques altérations insignifiantes. Dans des cas rares, cette dégénération empiète, comme il a été
dit, sur les cordons latéraux. La substance grise postérieure jusqu'à l'entrée des
racines correspondantes y prend le plus souvent part ; les colonnes de Lockhart
Clarke sont atrophiées et les fibres à myéline y sont devenues rares. Par contre,
les cellules s'y conservent bien et nous n'avons jamais pu constater distinctement une atrophie de ces dernières. En thèse générale, les cellules nerveuses ne
prennent qu'une part secondaire aux altérations, et on rencontre fréquemment, dans
les cornes postérieures, au-devant et même en arrière de la substance gélatineuse
de Rolando, des cellules nerveuses très bien conservées au milieu de la dégénération la plus avancée. Les groupes cellulaires des cornes latérales et antérieures
ne présentent ordinairement aucune anomalie notable, tout au plus y découvre-
t-on une pigmentation plus intense.

Quant aux racines postérieures, nous les avons toujours trouvées malades dans
nos recherches. Au point où elles pénètrent dans la moelle se voit une dégénération semblable à celle des cordons postérieurs, avec de l'atrophie et de nombreux corpuscules amyloïdes. On trouve ordinairement atrophiés les faisceaux
de fibres qui traversent la substance de Rolando. Mais il est incontestable qu'il
y a atrophie des faisceaux radiculaires qui pénètrent dans la partie la plus externe
des cordons postérieurs et la traversent pour gagner la base de la corne postérieure et s'engager en ce point dans la substance grise : il en est de même pour
les faisceaux qui se rendent aux colonnes de Clarke : l'atrophie de ces colonnes
est un argument puissant en faveur de leur nature sensitive.

Dans les cas types et exempts de toute complication, les lésions ci-dessus décrites sont les seules que l'on rencontre. Les cordons antéro-latéraux ne présentent aucune altération, sauf un épaississement presque insignifiant des vaisseaux
et quelques corpuscules amyloïdes. Toute la moitié antérieure de la substance
grise est intacte ainsi que la commissure blanche ; le canal central est parfois légèrement dilaté.

Les racines postérieures ont également quelques-unes de leurs fibres plus ou
moins atrophiées, mais cette lésion ne s'observe que jusqu'à leur immergence dans
les ganglions spinaux. Après avoir fait durcir les troncs nerveux on peut découvrir une atrophie notable de quelques tubes, mais le nombre de ces derniers n'est
nullement en rapport avec celui des tubes altérés existant dans les racines. Les
corpuscules tactiles de la peau des orteils ainsi que ceux de Pacini ont toujours
été trouvés intacts. Les ganglions spinaux et le grand sympathique n'ont jamais
offert une altération bien évidente.

Telles sont la forme, la distribution et la constitution histologiques des lésions
morbides dans la majorité des cas que l'on peut regarder comme types. Si nous
nous demandons à présent quelle est la nature du processus, ce qui nous frappe
principalement c'est le mode d'extension des lésions, qui sont exactemement limitées au trajet des cordons postérieurs. Le fait prédominant dans les parties malades est l'atrophie des fibres nerveuses, entre lesquelles persiste un stroma
assez résistant. Il n'y a pas là production interstitielle [bien établie ; on ne peut
pas démontrer l'existence d'une prolifération conjonctive, sauf dans la tunique
adventice des vaisseaux ; enfin les traces d'hypérémie que Luys et d'autres ont

cru pouvoir admettre sont sujettes à caution. Le processus a de l'analogie avec la sclérose, mais il en diffère par la petite proportion du tissu conjonctif et en ce que la sclérose des cylindres d'axe est peu évidente. Le phénomène capital est l'atrophie des fibres nerveuses, surtout des fibres radiculaires qui s'enfoncent dans la portion externe des cordons postérieurs. Il n'existe pas d'indices certains d'une inflammation chronique dans le tissu malade, les seules altérations de la pie-mère postérieure peuvent être considérées comme le résultat d'une inflammation chronique. C'est pour ces raisons que nous sommes resté fidèle à l'opinion que nous avons émise antérieurement, à savoir, qu'il s'agit d'une dégénération chronique spéciale qui suit la voie physiologique des cordons nerveux (atrophie dégénérative, Friedreich). Le point de départ de ce processus doit être cherché dans les cordons postérieurs et spécialement dans leur portion externe (Pierret). On pourrait admettre que la méningite chronique est la lésion primordiale qui occasionnerait une atrophie allant de la périphérie vers le centre : cette façon de voir expliquerait bien l'atrophie des racines postérieures à partir de leur point d'immergence, mais elle n'est justifiée jusqu'ici ni par les symptômes ni par la distribution anatomique du processus, ni même par l'analogie avec d'autres formes de méningite chronique spinale. Il en résulte que l'opinion la plus vraisemblable est celle qui consiste à regarder l'atrophie des tubes nerveux comme le point de départ du processus, c'est-à-dire qu'il y aurait, d'après l'expression de Charcot, une sclérose parenchymateuse. Encore tenons-nous à nous défendre de l'hypothèse qu'on nous a prêtée à tort, en nous faisant dire que le processus atrophique débuterait dans les nerfs périphériques pour s'étendre de là à la moelle. La part que prennent les nerfs sensitifs périphériques à la maladie est bien trop minime pour qu'il en soit ainsi, et les processus qui vont de la périphérie vers la moelle sont de tout autre nature (Voy. p. 511 et suivantes : paralysies réflexes.)

Les *complications anatomiques* sont :

1) *Des altérations des muscles et des articulations.* Nous en parlerons à propos de la symptomatologie.

2) *L'altération de la substance grise des cornes antérieures avec atrophie des cellules nerveuses.* Charcot attribue à cette complication l'atrophie musculaire et les affections articulaires qui surviennent quelquefois dans le tabes.

En ce qui regarde l'atrophie musculaire, il existe une observation de Charcot, où l'on rencontra dans la corne antérieure du renflement lombaire une plaque atrophique dans laquelle une notable portion des cellules nerveuses multipolaires avait disparu. Cette plaque paraît avoir de l'analogie avec celles que nous avons trouvées dans la paralysie atrophique de l'adulte. Dans plusieurs autopsies, nous avons vu les cellules nerveuses des cornes antérieures fortement pigmentées, brillantes; quelques-unes même avaient diminué de volume. Dans un cas où il existait de l'atrophie des muscles des membres inférieurs; nous avons rencontré dans le renflement lombaire ces mêmes cellules sclérosées, pigmentées et ratatinées; la substance grise ne présentait aucune autre altération. Charcot avait également affirmé l'existence d'une atrophie des cellules nerveuses dans les cas d'affections articulaires, mais plus tard il a retiré son assertion : nos observations personnelles s'élèvent aussi contre cette manière de voir [1].

3) Suivant Charcot, l'ataxie ne serait jamais compliquée de *sclérose en plaques disséminées.* Cependant nous avons découvert récemment dans un cas type de sclérose des cordons postérieurs, une plaque de sclérose dans les cordons latéraux de la région dorsale. Il est à remarquer qu'on a trouvé accidentellement chez des sujets atteints de sclérose en plaques une altération de petites portions des cordons postérieurs.

---

(1) Voyez Charcot, *Leçons sur les maladies du système nerveux*, recueillies par Bourneville, Paris, 1873-73, p. 214.

4) *Complications d'affection cérébrale*. Dans des cas où la dégénération des cordons postérieurs s'accompagne de paralysie générale, on trouve de toutes petites plaques atrophiques dans la couche corticale du cerveau, plaques qui appartiennent à la paralysie générale ; mais on n'a pas observé dans ces cas les grandes plaques de la sclérose disséminée.

Symptomatologie. — 1. *Symptômes fournis par l'appareil moteur.* — Ce qui caractérise surtout cet ordre de symptômes c'est que les propriétés fonctionnelles des muscles isolés restent intactes, tandis que leur action simultanée, leur *coordination*, est lésée. *La force brute des mouvements spontanés est complètement conservée.* La connaissance de ce fait est le progrès le plus important et le plus essentiel dont nous soyons redevables à Duchenne. Cet auteur a prouvé que le muscle isolé a conservé toute la force de ses mouvements volontaires et qu'un malade affligé de troubles fonctionnels considérables peut encore justifier au dynamomètre d'une force égale et même supérieure à celle que développe un homme sain. Dans la majorité des cas il est facile de se rendre compte de la justesse de cette observation : les malades serrent avec beaucoup de force la main qu'on leur présente, ils lèvent et plient leurs bras, enfin ils opposent une grande résistance à l'extension de leur avant-bras préalablement fléchi. Les membres inférieurs effectuent chaque mouvement spontané avec force et opposent une résistance très énergique à l'effort qu'on fait pour fléchir la jambe ou la cuisse. Les muscles du tronc se comportent de la même façon. *La force et les mouvements volontaires sont donc normaux, et dans ces cas il ne peut être question d'une affection paralytique des muscles.*

De même la nutrition des muscles est en général intacte. Pendant la plus grande partie de la durée de la maladie, les muscles conservent leur volume et leur fermeté ordinaires et cela surtout pendant les contractions ; il ne s'établit ni atrophie ni contracture. Enfin la contractilité électrique et réflexe est conservée ; dans les degrés les plus élevés de l'ataxie, les muscles obéissent encore aux courants continus et induits ; parfois même leur excitabilité est augmentée (en même temps qu'il y a hyperesthésie des nerfs sensitifs) ; quelquefois cependant elle paraît un peu diminuée (Erb) ; mais d'une façon générale, leur nutrition et leur contractilité sont intactes.

On rencontre, il est vrai, quelques exceptions à cette règle. Dans certains cas les muscles sont notablement atrophiés. Dans les périodes avancées de la maladie il est assez fréquent de voir une atrophie des muscles du membre inférieur, surtout de ceux de la jambe. Dans plusieurs des observations de ce genre on a trouvé, comme nous l'avons fait remarquer plus haut, une véritable complication anatomique, c'est-à-dire que la substance grise des cornes antérieures était atrophiée ; mais cette lésion ne semble pas être constante. On a observé aussi l'atrophie des muscles de la main, absolument comme dans l'atrophie musculaire progressive ; Charcot place la cause de ce phénomène dans une atrophie des cellules nerveuses des cornes antérieures du renflement cervical.

Sans offrir des lésions aussi accentuées quant à leur nutrition, les muscles présentent souvent des anomalies dans leur force et la quantité de travail qu'ils peuvent fournir. Ils paraissent plus flasques, sont plus mous à la palpation, leurs reliefs se dessinent moins nettement au moment des contractions. Cependant ils ne présentent qu'un amaigrissement léger, leurs propriétés électriques sont conservées, et ils développent une force notable en se contractant ; mais ils se fatiguent promptement, surtout pendant la marche, ce qui fait que le malade est bien vite à bout de forces. Il nous paraît douteux qu'il s'agisse là d'une altération propre des muscles, ou du segment moteur de la moelle ; il est possible qu'il y ait simplement atrophie résultant de l'inaction ou au moins d'un emploi moins fréquent.

Mais ce qui compromet le plus le fonctionnement des muscles sains si on les considère isolément, c'est que leur action simultanée, leur *coordination*, est troublée, et c'est là ce qui produit le symptôme le plus important de la maladie : l'*ataxie locomotrice*. Tous les mouvements acquièrent un caractère particulier, ils sont incertains et saccadés, mal dirigés et sans mesure, ce qui fait qu'ils manquent facilement leur but et se nuisent réciproquement. Examinons dans son lit un pareil malade pendant qu'il élèvera ou fléchira ses jambes, nous verrons que tous les mouvements sont mal réglés, saccadés et excessifs. Les mouvements tranquilles, assurés et modérés ont disparu, le malade projette ses jambes en haut et de côté, d'une façon exagérée ; des oscillations latérales viennent troubler le mouvement voulu et, dans les périodes avancées, la jambe, en se soulevant, décrit des cercles étendus. Quand cette ataxie n'existe qu'à un faible degré, on la rend manifeste en faisant fermer les yeux au malade. Cette manœuvre, appliquée dans les degrés avancés, augmente tellement l'ataxie, que le malade en levant par exemple la jambe, fait des écarts latéraux assez considérables pour que les personnes qui entourent son lit risquent d'être atteintes.

Un autre signe important et caractéristique, c'est la *marche des ataxiques*. Le malade commence par marcher en frappant fortement du talon. Il élève son pied plus qu'il n'est nécessaire et il le pose plus brusquement. Plus tard la projection des membres inférieurs devient bien apparente ; non seulement le patient les élève davantage, mais ils sont animés d'oscillations latérales, ce qui rend la progression incertaine. Afin de corriger ce défaut, le patient écarte les jambes, il porte ses genoux fortement en arrière et les tient raides ; mais ce qu'il y a surtout de plus remarquable, c'est qu'il suit sa marche du regard et ne quitte pas de l'œil les mouvements de ses jambes. A cette époque la marche est généralement déjà arrivée à un tel point d'incertitude, que le sujet ne marche plus que soutenu par quelqu'un ou en s'aidant d'un bâton. Deux béquilles sont bientôt nécessaires si l'ataxie continue à faire des progrès. La projection des jambes et les oscillations latérales deviennent tellement intenses que le malade est menacé de choir. Il perd surtout facilement l'équilibre quand son attention fixée sur ses jambes en est détournée ou qu'il est obligé de faire un mouvement compliqué, de se retourner, par exemple. Plus la maladie avance, plus la locomotion est gênée. Les jambes se croisent pendant la marche, de telle façon, que le malade tomberait s'il essayait d'avancer ; la station seule est encore possible. Mais même pendant celle-ci il survient par moments des impulsions inconscientes, qui mettent les jambes en branle, ou bien les muscles ne se contractent plus du tout, de sorte que le malade s'affaise sous son propre poids : à partir de ce moment, il est condamné au repos absolu sur une chaise ou dans son lit. Néanmoins dans les périodes les plus avancées de cet état paraplégique, ses muscles, même ceux qui sont les plus amaigris, conservent une force suffisante pour élever la jambe, et se contractent très bien sous l'influence de l'électricité.

Il est à remarquer que tous les troubles amenés par l'ataxie sont amoindris par la vue et sont au contraire notablement augmentés par l'absence de celle-ci ; aussi arrive-t-il souvent que les premiers troubles moteurs de la maladie consistent dans une impossibilité ou au moins une difficulté de la marche dans l'obscurité : dans une pièce ou sur un escalier sombres, ces malades sont complètement déroutés et en danger de tomber. Plus tard, l'obscurité rend plus manifestes les phénomènes ataxiques et on peut observer le symptôme important signalé par Romberg : les malades sont menacés de choir quand ils ferment les yeux ; même dans l'ataxie confirmée, on voit le malade tomber sans force sitôt qu'on lui enlève la vision. La connaissance de cette correction des troubles ataxiques par la vue a donné naissance aux interprétations les plus remarquables. Pour nous, il n'est pas douteux qu'une partie de la sensibilité (sens musculaire) abolie ne

soit remplacée par la vue. Pour atteindre ce but, il n'est pas nécessaire que le
malade voie bien distinctement ses jambes, un faible éclairage suffit souvent pour
l'orienter et lui permettre de commander à ses muscles. Cette conception explique aussi pourquoi un malade amaurotique, mais non tout à fait aveugle, tombe
quand il clot les paupières. Un sujet très intelligent, qui pouvait encore marcher
dans l'obscurité, nous a raconté que souvent il arrivait à un point de la chambre autre que celui où il désirait aller, mais qu'un éclairage faible suffisait pour
lui permettre de se guider. La diminution du sentiment du lieu et du sens musculaire est démontrée d'une façon très claire par cette observation.

L'*ataxie des membres supérieurs* n'est presque jamais aussi évidente et n'atteint pas non plus un degré aussi élevé. Les premiers troubles dérivent plutôt du
mauvais état de la sensibilité. Les malades ne savent plus boutonner leurs habits
sans y regarder, ils sont incapables de saisir un cheveu ou une aiguille. Puis c'est
la précision des mouvements qui diminue : toucher du piano devient difficile,
l'écriture est incertaine; en même temps surviennent de violentes contractions
involontaires ; le malade ne peut plus tenir la plume aussi solidement que d'habitude. Plus tard les objets peu volumineux comme une cuiller, un verre, une
tasse, ne sont plus maniés qu'avec difficulté et maladresse : le malade est exposé
à laisser tomber l'objet ou à renverser son contenu; il le tient à pleine main et
suit ses mouvements du regard. Dans une période plus avancée encore, les mouvements du bras sont manifestement ataxiques, saccadés, violents; il survient
des mouvements involontaires des doigts. En fin de compte, le patient est
incapable de saisir solidement aucun objet; il tient lâchement sa cuiller et la porte
à sa bouche en lui faisant décrire de nombreuses oscillations et en en perdant
le contenu; il n'est plus en état de manger seul ni de s'habiller; il est comme paralysé, quoique son appareil moteur lui-même soit resté presque intact.

L'ataxie se limite aux membres. Rien de ce qui lui ressemble ne s'observe
dans les muscles de la face et des yeux. Les troubles de la parole sont excessivement rares. Friedreich a observé dans deux cas une difficulté de la parole qu'il
compare à de l'ataxie.

La *contractilité réflexe* est d'habitude en rapport avec l'état de la sensibilité;
elle est souvent augmentée quand il y a hyperesthésie, souvent notablement diminuée quand il y a anesthésie. Dans les cas de ralentissement de la conduction,
on peut observer une pareille lenteur dans l'accomplissement des réflexes. —
Mentionnons ici les *secousses musculaires* qui surviennent spontanément, par
exemple la nuit, pendant le sommeil, et qui souvent sont accompagnées de douleurs fulgurantes; elles sont quelquefois assez violentes pour projeter en l'air tout
le membre inférieur. Elles rappellent les contractions douloureuses de la myélite
et pourraient être considérées comme étant d'ordre réflexe dépendant de sensations excentriques anormales.—Les *contractures* sont tout à fait exceptionnelles,
elles ne surviennent qu'à la suite d'un long séjour au lit et sont produites par la
pression des couvertures : elles siègent dans les muscles du mollet et immobilisent les pieds dans la position du pied bot équin. — On n'a pas observé jusqu'ici
de *raideur musculaire* dans l'ataxie. Les muscles sont mous, lâches et n'opposent aucune résistance aux mouvements qu'on veut imprimer aux membres.—
Nous avons une fois constaté l'*épilepsie spinale*.

2. *Symptômes fournis par l'appareil sensitif.*—Ceux-ci sont plus nombreux
et plus intenses que les symptômes moteurs. Mais ordinairement les malades
n'en font pas grand cas, ces symptômes ne paraissant avoir aucun rapport avec
l'infirmité qui préoccupe les patients. On ne voit que rarement des malades intelligents arriver d'eux-mêmes à conclure que la cause des troubles moteurs pourrait bien être le défaut de sensibilité.

1). Symptômes subjectifs fournis par la sensibilité. — Les douleurs constituent le symptôme le plus important de cet ordre. Ordinairement elles sont fulgurantes, térébrantes, contusives; plus rarement elles se font sentir sous forme de tiraillements. Les malades le plus souvent placent leur siège dans les parties profondes, les muscles ou les os, plus exceptionnellement dans la peau. Elles surviennent par paroxysmes : séparés par des intervalles plus ou moins longs ces paroxysmes sont variables d'intensité et de durée. Souvent les douleurs surviennent brusquement, sans prodromes et elles acquièrent en peu de minutes une violence inouïe; elles sont ordinairement limitées à un petit espace dans l'épaisseur des muscles de la cuisse, par exemple, dans le fémur, le pied, le genou, le sacrum. Souvent l'endroit où elles sont perçues est tellement sensible qu'il ne supporte pas le moindre attouchement; d'autres fois, au contraire, une pression très forte diminue l'intensité de la souffrance. Fréquemment la douleur arrache des cris au patient, et dès l'instant où elle survient, il lui est impossible de se mouvoir. Lorsqu'elle éclate brusquement pendant qu'il est dans la rue, il est forcé de s'arrêter et court risque de tomber. Duchenne a dépeint d'une manière frappante ces douleurs que Romberg a d'ailleurs qualifiées de *fulurantes* ou *transcurrentes* : Ces douleurs, dit Duchenne [1], ne se font sentir ordinairement que sur un très petit espace à la fois et durent par série de douze heures, vingt-quatre, trente-six, jusqu'à soixante-douze. Elles commencent sourdement, avec des intermittences qui se rapprochent au point que le malade ne peut respirer quatre fois sans avoir un élancement : il souffre dans le genou, par exemple, comme si une aiguille à bas le traversait lentement; dans le pied comme si un cheval l'écrasait de son sabot : dans les cuisses et les mollets comme si un rateau de fer les arrachait : dans les bras, les poignets, la poitrine, comme s'ils étaient comprimés dans un étau. C'est surtout dans la tête que ses souffrances sont inouïes : ce sont tantôt de violents coups de marteau sur le cervelet, tantôt des secousses si fortes dans les nerfs du cou, que la tête en est ébranlée, comme une cloche vivement agitée et qu'il est obligé de se faire tenir dans le sens opposé au tiraillement, etc., etc.

Sauf de rares exceptions, les douleurs les plus violentes siègent dans les membres inférieurs et les reins. Elles commencent dans le grand orteil d'un côté pour se porter après un certain temps dans le genou, dans la cuisse ou dans l'autre jambe. Parfois elles débutent dans le genou ou les cuisses; il nous est arrivé d'observer de fortes douleurs dans les reins au début de la maladie. Elles restent pendant longtemps localisées au lieu de leur apparition ou tout au moins elles y sont plus violentes qu'ailleurs. Leur intensité est variable. Chez beaucoup de sujets elles sont modérées pendant toute la durée de la maladie, les paroxysmes sont rares et courts, de sorte que le patient ne fait que peu de cas de ce qu'il appelle « ses vieilles douleurs rhumatismales. » D'autres fois, au contraire, les paroxysmes sont tellement pénibles qu'ils clouent la malade au lit, et quand ils se succèdent rapidement ou qu'ils deviennent subintrants, le situation du patient devient des plus misérables. Dans les bras, les douleurs sont rarement aussi vives; le plus souvent elles se bornent à un sentiment de pression sourde dans les muscles et les articulations ou de légers tiraillements douloureux dans les doigts; les douleurs fulgurantes y sont peu fréquentes. Cependant il est des cas exceptionnels dans lesquels la maladie débute par les bras, qui sont alors le siège de douleurs très grandes [1], fulgurantes et térébrantes.

Au tronc existent des douleurs analogues que Romberg a appelées *douleurs en ceinture*, ce qui nous indique suffisamment leur caractère. Elles consistent dans

____

[1] Duchenne (de Boulogne), *Électrisation localisée*, 3ᵉ édition, 1872, p. 620.

la sensation d'un cercle qui enserrerait le thorax en l'étreignant fortement. Cette sensation est importune et parfois excessivement pénible et s'accompagne d'un sentiment de constriction, d'oppression ou de forte pression à l'épigastre. Tantôt ces douleurs siègent sur le thorax, qu'elles enlacent, tantôt plus bas à l'épigastre ou à la région ombilicale, et alors elles sont accompagnées de flatulences et d'un sentiment de plénitude après les repas ; lorsqu'elles occupent une région encore plus inférieure, il existe simultanément une pression douloureuse sur la vessie et le rectum.

A côté de ces douleurs surviennent d'autres sensations plus rarement observées et moins importantes, telles sont : des *fourmillements*, des *picotements* qui sont assez fréquemment ressentis dans les pieds et les extrémités des doigts, quelquefois aussi dans les reins. Souvent existe, surtout dans les pieds et les jambes, une sensation de froid accompagnée de diminution sensible de la température cutanée, de sorte que les patients tiennent leurs membres soigneusement enveloppés. Il faut citer enfin un sentiment d'*engourdissement*, une *sensation de coton, de duvet*, qui envelopperait la plante des pieds, moins souvent les mains. Il semble aux malades que leurs pieds sont entourés de fourrures, qu'ils marchent sur de la ouate ou des tapis, ou bien que le sol vacille sous leurs pieds. La peau de leurs mains leur parait trop épaisse ou bien encore il leur semble qu'ils ont des gants.

2). Symptômes objectifs fournis par la sensibilité. a) Il y a souvent de l'*hyperesthésie*, concurremment avec de l'anesthésie. Des piqûres d'épingles, des pressions sur la peau, les muscles et les os, retentissent d'une façon excessivement douloureuse. En même temps la sensibilité tactile et le sens musculaire peuvent être notablement diminués. Il n'est pas rare de trouver un état que nous avons appelé *hyperesthésie relative*, et dans lequel des excitations de médiocre intensité ne sont pas perçues par le patient, tandis que des irritations plus vives amènent une sensation douloureuse.

b) Anesthésie. — Un symptôme bien plus important et plus constant est une anesthésie d'intensité variable. On la constate sans aucune difficulté dans la majorité des cas types. Des malades intelligents remarquent eux-mêmes que leur sensibilité a diminué, que les sensations fournies par leurs mains et leurs pieds sont anormales ; quand ils sont dans l'obscurité ou dans leur lit, ils ne se rendent pas compte de la position de leurs membres et sont obligés de se servir du toucher pour acquérir cette notion. Cependant ces appréciations que font les malades de leurs sensations sont tout à fait incertaines. On a en effet occasion d'observer des sujets qui se plaignent amèrement d'une anesthésie, qui n'existe nullement en réalité ; on en rencontre un nombre plus considérable encore qui s'imaginent avoir une sensibilité tout à fait normale, alors que leurs perceptions sensitives sont manifestement confuses. Il est très facile d'interroger sommairement la sensibilité, en piquant avec une épingle les parties saines et les parties malades : on acquiert ainsi une notion comparative suffisante de l'état de la sensibilité à la douleur. Pourtant en pratiquant un examen plus approfondi, on est frappé du peu d'exactitude de la méthode de l'épingle et on reste convaincu qu'une recherche plus minutieuse est nécessaire pour arriver à des résultats rigoureux.

c) Paralysies des différentes espèces de sensibilité (voy. p. 104). — Ce phénomène, décrit d'abord par Puchelt, consiste en ce que certaines qualités de la sensibilité sont fortement compromises et même presque totalement abolies, tandis que d'autres paraissent à peu près intactes. On a remarqué d'abord que fréquemment la sensibilité à la chaleur restait très vive à côté d'une anesthésie très avancée : c'est ce qui arrive dans l'ataxie. Tel patient qui n'a nullement conscience de pressions et de pincements très énergiques au pied et à la jambe, perçoit nettement le contact d'objets métalliques. Il faut dire que ces différences de tempéra-

ture constituent en réalité une excitation très puissante, d'abord parce que la surface de contact est très grande et ensuite parce que la sensibilité à la chaleur est
très exquise dans les limites voisines de la température de la peau (Nothnagel).
Eigenbrodt, en 1862[1], a attiré l'attention sur une autre espèce de paralysie partielle de la sensibilité, qu'il a nommée *apselaphasie*, ou paralysie de la sensibilité à la pression. Elle se rencontre surtout dans les maladies de la moelle et
consiste en ce que les malades qui ont encore une perception assez nette de la
position de leurs membres et de la température, ne s'aperçoivent pas d'un poids
de cinq ou dix livres posé sur leurs doigts ou leurs orteils. De grandes différences peuvent également être signalées dans le sens musculaire et le sentiment de
la position. Toutes ces remarques nous amènent à conclure que, dans les anesthésies et surtout dans la maladie qui nous occupe, la perte de la sensibilité n'est pas
d'un même degré pour tous les modes de sensibilité, et aussi que l'examen d'un
de ces modes ne peut pas nous renseigner sur un autre ni sur l'état de la
sensibilité en général. Une étude longue et minutieuse est seule capable de
nous fournir des données suffisantes sur l'état de la sensibilité en général.

d). Diminution de la conduction sensitive. — Ce phénomène, dont il est question p. 109, appartient presque exclusivement à l'ataxie locomotrice. Le ralentissement peut être de 2, 3 à 5 secondes ; des différences plus considérables sont
certainement rares et peu probables. Il est surtout marqué pour les excitations
appliquées aux pieds et aux jambes et n'est que rarement appréciable pour les
mains. D'ailleurs cette lenteur n'est pas la même pour toutes les excitations,
quelles que soient leurs qualités et leur intensité. La perception des impressions
tactiles et thermiques est moins ralentie que celle des impressions douloureuses,
phénomène qui, d'après les recherches de Burckhardt [2], est d'accord avec ce qui se
passe à l'état normal. Applique-t-on un excitant quelconque, la pointe d'une
épingle par exemple, quantité de malades n'accusent d'abord que l'impression
tactile, puis la douleur seulement après un intervalle de temps notable. Ce phénomène que nous connaissions très bien a été d'abord décrit par Remak [3] et
Naunyn [4]. Lorsqu'on pique le malade, il dit d'abord : « Je sens », et après une
courte pause : « Aïe! » Parfois la perception de la douleur est accompagnée d'une
contraction réflexe. Il est à remarquer que ce retard dans les perceptions n'est
pas incurable et qu'il peut s'améliorer ainsi que nous l'avons observé plusieurs
fois : cette amélioration se fait en même temps qu'une modification en mieux de
la sensibilité générale. — A ce symptôme s'en rattache un autre : l'impossibilité
de la part du malade de distinguer plusieurs excitations qui se succèdent rapidement. Par exemple, deux piqûres d'épingle faites l'une après l'autre ne sont perçues isolément que si l'intervalle qui les sépare est plus grand que la durée du
ralentissement de la conduction. On pourrait conclure de là que ce ralentissement n'est pas uniquement causé par une diminution dans la rapidité de la transmission, mais que l'excitation amène dans le nerf un mouvement qui augmente
petit à petit et ne devient assez puissant pour vaincre l'obstacle à la transmission
qu'après un temps d'une longueur inusitée. Les sensations multiples que les malades accusent parfois pourraient aussi s'expliquer par ces mouvements dans le
nerf. En effet, si l'on observe longtemps ces malades, ils accusent des sensations
sans qu'il y ait eu excitation, ou bien ils indiquent des endroits qui ont été excités

(1) Eigenbrodt, *Ueber die Diagnose der partiellen Empfindungslähmungen insbesondere der Tast-
sinnlähmung (Archiv für pathologische Anatomie* de Virchow, 1862, Band XXIII, Heft 5 et 6, p. 571-587).
(2) Burckhardt, *Physiol. Diagnostik der Nervenkrankheiten,* Leipzig, 1875.
(3) Remak, *Archiv für Psych. und Nervenkrankheiten,* 1874, Band IV, p. 763.
(4) Naunyn, Ibidem, p. 760.

précédemment. Une observation prolongée est rendue impossible par ces sensations tardives souvent très intenses [1].

L'examen de la sensibilité, tel qu'il est nécessaire de le faire pour le diagnostic et pour l'appréciation des cas particuliers, peut être effectué assez rapidement d'après ce que nous venons d'indiquer; cependant une observation beaucoup plus circonstanciée est nécessaire si l'on veut acquérir une connaissance bien exacte de la maladie. Cette notion est surtout importante pour la conception théorique de l'ataxie et notamment pour résoudre la question suivante. L'ataxie peut-elle être mise sur le compte de la diminution de la sensibilité et jusqu'à quel point ? Nous avons discuté ce point en détail dans notre monographie qui a été le point de départ de perfectionnements dans les méthodes employées jusqu'à ce jour pour l'examen de la sensibilité [2].

Nous avons suffisamment décrit dans notre chapitre de symptomatologie générale les méthodes à employer pour interroger les différentes espèces de sensibilité; nous avons aussi indiqué les ouvrages qui traitent de ce sujet. Les troubles des différentes espèces de sensibilité qui se rencontrent dans l'ataxie, sont pour la plupart très nets et fréquemment ils existent à un haut degré.

1. La *sensibilité tactile*, c'est-à-dire la faculté de percevoir à l'aide du toucher des impressions tactiles, est presque toujours diminuée, ordinairement même d'une façon considérable; cette diminution est très marquée à la main et dans les doigts. Les patients perdent la faculté de reconnaître la qualité des excitations sensibles qui leur sont appliquées. Ils ne peuvent pas distinguer les piqûres d'avec les pincements, les pressions ou les attouchements; il leur est également impossible d'apprécier les contours et la dureté des choses qu'ils palpent, ni même de les reconnaître à l'aide du toucher. Ils sont incapables d'apprécier la dureté et les rugosités du sol sur lequel ils marchent ou des corps que l'on frotte contre la plante de leurs pieds. La diminution du sens tactile est surtout frappante à la main. Placez dans leurs mains des objets que tout homme distingue avec la plus grande facilité, tels que clefs, plumes, porte-monnaie, argent, montre, ils ne pourront les reconnaître qu'après les avoir tournés et retournés, ou bien ils ne sauront pas du tout les nommer. On peut se convaincre à l'aide de ces manœuvres que l'affaiblissement de la sensibilité tactile offre souvent une contradiction frappante avec la sensibilité très grande de la peau.

2. Le *sentiment du lieu*, mesuré à l'aide du compas de Weber, présente les désordres les plus avancés. En effet, quel que soit l'écartement des branches, ce compas ne donne pas aux malades, ni aux doigts, ni aux orteils, ni aux mains, ni aux pieds, la sensation de deux pointes distinctes. Cependant le résultat n'est pas toujours aussi frappant : les malades ont en effet appris à suppléer avec le temps, quoique très confusément, à l'imperfection de leurs sensations. De là vient que l'examen avec le compas ne donne souvent pas de résultats satisfaisants. Il arrive que ces malades accusent la perception tantôt d'une, tantôt de deux pointes, l'écart du compas étant le même, ils s'embrouillent dans des incertitudes et dans des contradictions qu'ils ne peuvent éviter. Les résultats touchant la localisation sont plus précis ; le malade, invité à montrer le lieu d'application d'un excitant, indique un endroit plus ou moins éloigné. Dans les périodes avancées de la maladie les résultats de cet examen sont très nets ; alors, en effet, il arrive que les sujets ne peuvent plus distinguer si l'excitation a porté sur le pied, la jambe ou la cuisse ; bien plus, si on leur fait croiser les jambes, ils ne savent même plus dire quelle jambe on a touchée. A un degré moindre du mal, cette exploration ne donne souvent qu'une connaissance bien incertaine de l'état des choses, car le patient supplée d'abord à la faiblesse de sa sensibilité par l'attention, mais bientôt il est tellement saisi et troublé qu'on ne peut plus tirer aucune conclusion de ce qu'il a dit.

3. La *sensibilité à la pression* est sujette, comme l'a démontré Eigenbrodt, à des perturbations évidentes. Les malades, en effet, ne distinguent pas la présence ou l'absence d'un poids de cinq ou dix livres pesant sur leurs doigts. On peut parfois presser sur leurs pieds de tout le poids de son corps sans qu'ils en soient le moins du monde incommodés; on peut comprimer fortement la peau de la jambe, de la main ou le pied sans qu'ils accusent aucune douleur ; ils ne perçoivent pas la pression, mais un simple attouchement.

4. Nous nous sommes assez étendu plus haut sur le *sens thermique*.

5. Quant à la *sensibilité générale*, à la *sensibilité à la douleur*, on peut l'interroger à l'aide de piqûres d'épingles ou par l'application de l'électricité sur la peau. On constatera généralement une diminution de cette sensibilité, sans que pour cela on puisse arriver à une notion exacte sur l'état de la sensibilité en général. Ordinairement la diminution de la sensibilité à la douleur se limite aux pieds et aux jambes, et ce n'est que par une comparaison minutieuse qu'on parvient à la constater aux cuisses et aux avant-bras; on ne la trouve que rarement à un degré suffisant pour qu'il soit possible de lui imputer la cause de l'ataxie. Parfois même ces sensations doulou-

---

[1] Voyez p. 104 et suiv.
[2] Voyez nos articles : *Ueber die Sensibilität im gesunden und kranken Zustande* (Virchow's *Arch. für pathologische Anatomie*, 1864, Band XXXI, et : *Ueber Muskelsinn und Ataxie* (Ibid., 1869, t. XLVII):

reuses sont excessivement vives. La diminution de la sensibilité est surtout rendue évidente dans les cas de blessures ou d'affections portant sur les parties profondes. Il est étonnant que de tels malades supportent sans aucune douleur des blessures de la peau, des brûlures, même des fractures, des arthrites ou des inflammations d'organes internes, des plèvres par exemple. Certainement c'est là la cause pour laquelle ces affections sont souvent négligées par les ataxiques jusqu'au moment où elles se sont aggravées au point de mettre la vie en danger. Dans une observation de Cruveilhier, le malade s'étant fracturé la jambe, n'avait ressenti aucune douleur ni au moment de l'accident ni plus tard [1]. Nous avons signalé dans notre travail un cas de brûlure et un autre de gangrène à la suite de contusions, dans lesquels il n'y eut pas la moindre douleur. Enfin, dans l'observation rapportée plus loin, nous mentionnerons une pleurésie et plus tard une arthrite suppurée du genou qui ont présenté les mêmes particularités.

δ. Le *sens musculaire* offre un intérêt particulier, parce que depuis Ch. Bell il a été mis en corrélation plus directe avec la coordination des mouvements. Il faut distinguer d'avec le sens musculaire le *sens de la force développée*, lequel nous permet d'évaluer, avec une approximation très grande, le poids des corps que nous soulèverons. Cette évaluation est un acte psychique, elle se fait d'après la loi de Fechner, et reste par conséquent complètement intacte dans la maladie qui nous occupe; seulement il faut supposer que le poids employé est assez fort pour amener une perception. Le *sens musculaire* pris dans un sens plus restreint, comprend la faculté de percevoir exactement les positions imprimées aux membres par les muscles. Chez l'homme sain, cette faculté est extraordinaire. Si l'on soulève par le talon la jambe d'une personne couchée pour la placer dans une position quelconque et qu'on prie la personne, après lui avoir fait fermer les yeux, d'indiquer avec son index la pointe de son gros orteil, on sera étonné de la précision avec laquelle elle le fera. Si ensuite on imprime au membre de petits mouvements également dans n'importe quel sens, on sera également surpris de l'exactitude avec laquelle la personne en expérience signalera les moindres écarts et précisera la position de son membre. Chez un ataxique il sera loin d'en être ainsi, toujours le doigt indicateur s'écartera beaucoup du but : d'abord le malade ne sait absolument rien sur la position de sa jambe soulevée, il réfléchit et cherche à se rendre compte de la situation par des mouvements de ses orteils et de son pied. Les écarts qu'on est obligé de faire pour que le malade perçoive les mouvements imprimés à ses membres atteignent de grandes proportions. Souvent, lorsqu'on imprime au membre des mouvements lents, il n'y a aucune impression produite, tandis que des impulsions brusques, saccadées, violentes, sont plus facilement senties. En outre le malade se trompe facilement sur le sens du mouvement, confond l'élévation l'abaissement, la rotation et l'abduction, etc., etc. Enfin il peut survenir des illusions singulières : le malade élève ou abaisse sa jambe lui-même et s'imagine qu'une main étrangère a imprimé à son membre les mouvements qu'il indique alors avec netteté.

Cette altération du sens musculaire, que nous avons étudiée à fond il y a quelques années [2], mérite à notre avis une attention particulière, parce qu'elle est surtout propre à faire comprendre les troubles fonctionnels de l'ataxie. Nous voyons qu'il est nécessaire d'augmenter l'écart pour faire percevoir un mouvement passif : nous en pouvons conclure que les mouvements spontanés devront, eux aussi, avoir une étendue plus grande pour être ressentis ; si l'écart nécessaire pour cela est poussé à un certain degré, les mouvements deviendront nécessairement excessifs, et comme le malade se rend mieux compte des mouvements brusques, il en résulte qu'il exécutera ses mouvements avec brusquerie, sous forme de saccades, et qu'ils iront bien au delà de la limite que le sujet avait l'intention de leur assigner. Plus tard, les directions seront facilement confondues, d'où résulteront des projections latérales, enfin les jambes se croiseront et la marche sera tout à fait désordonnée. Dans les commencements, les yeux seront encore capables de corriger jusqu'à un certain point ce désordre, mais finalement l'ataxie atteindra un degré tel que la marche et la station deviendront complètement impossibles.

Si nous nous demandons quels sont les nerfs du sens musculaire, nous verrons que ce ne sont pas seulement les nerfs sensitifs des muscles, mais à un degré plus ou moins élevé tous les nerfs, ceux des articulations, des os, etc. ; ceux qui y concourent le moins, ce sont les nerfs de la peau, ce qui explique pourquoi l'état de la sensibilité cutanée offre parfois un contraste si frapant avec le sens musculaire et le degré de l'ataxie.

Enfin il faut encore rattacher à ce qui précède *le sens de l'équilibre* qui est desservi par les nerfs de la plante des pieds, de la jambe, de la cuisse et du tronc. Tous ces départements nerveux peuvent prendre part à divers degrés au trouble des sens de l'équilibre et l'on constate déjà une titubation marquée, quand on fait fermer les yeux au malade, dans le cas où la sensibilité de la région plantaire seule a diminué [3] ; de même aussi la titubation peut être très forte quoique cette sensibilité soit conservée. Chez nos malades l'équilibre a été intéressé dans tous les cas, de sorte que dans la station, la titubation survenait dès que les yeux étaient clos

---

[1] J. Cruveilhier, *Anatomie patholog. du corps humain*, in-folio.

[2] *Ueber Muskelsinn und Ataxie* (Virchow's *Archiv für pathol. Anat.*, Berlin, 1869, Band XLVII, p. 321).

[3] Compar. la dissertation de Heyd : *Der Tastsinn der Fussohle als Æquilibrirungsmittel beim Stehen*, Tübingen, 1862.

et que dans les cas les plus graves les patients tombaient. Cet inconvénient se fait également sentir dans la station assise : les malades, en effet, ne peuvent se tenir longtemps dans cette position, après avoir fermé les yeux, sans éprouver des oscillations ; plus tard ils sont obligés de s'adosser ou même sont incapables de rester assis. D'ailleurs des degrés élevés de cet affaiblissement du sens de l'équilibre sont souvent amendés par l'exercice, sans que pour cela on soit en droit de conclure à une amélioration réelle de la santé.

Aux deux ordres de symptômes mentionnés jusqu'ici se rattachent les suivants :

3. *État des sphincters*. — Les fonctions de la vessie sont troublées d'assez bonne heure. Les patients perdent la sensation du besoin de la miction, d'où résulte facilement l'écoulement involontaire de quelques gouttes d'urine, surtout pendant la nuit. Dans d'autres cas les envies d'uriner sont si pressantes que les malades urinent très fréquemment et sont obligés de se hâter dans la crainte de voir le liquide s'écouler involontairement. Dans des cas rares, un sentiment de pression vif et douloureux est lié aux envies d'uriner. Des troubles graves des fonctions vésicales ne se montrent que dans les périodes avancées de la maladie. Alors survient l'incontinence qui force les malades à porter constamment un récipient destiné à recevoir le liquide ; en même temps la vessie se vide incomplètement, surtout quand les malades sont couchés. En définitive, toutes les affections résultant de la déplétion incomplète de la vessie, telles que cystite et pyélite, et qui surviennent dans toutes les maladies graves de la moelle, peuvent se présenter ici. En somme, elles sont rares et ne se montrent guère que dans les dernières périodes de l'ataxie. — La paralysie du sphincter anal est encore plus exceptionnelle et ne se présente de temps en temps que dans les degrés extrêmes de l'affection. Plus souvent on observe des épreintes qui sont ressenties après les selles et durent quelques moments. La constipation est assez fréquente.

4. *Symptômes fournis par l'appareil génital*. — On sait que dans la maladie confirmée, la puissance génitale est éteinte. Cependant souvent on la trouve encore intacte à une période assez avancée de la maladie, et il n'est pas rare de voir des tabétiques avoir des enfants. Plusieurs auteurs et notamment Trousseau, signalent une augmentation de la faculté génésique au début de la maladie ; pour notre part, nous ne l'avons jamais observée. Chez la femme, l'influence sur les organes sexuels n'est pas aussi manifeste que chez l'homme. Souvent la menstruation persiste normalement ; on a observé également quelques cas de grossesse dont l'évolution a été régulière ; mais la conception cependant semble être exceptionnelle pendant le courant de cette maladie, tandis que les troubles menstruels sont très ordinaires.

5. *Symptômes fournis par les organes des sens*. — Des désordres importants se montrent dans l'appareil de la vision. Il ne faut pas accorder une grande signification au rétrécissement des deux, et plus rarement d'une seule pupille, qui survient assez souvent et s'accompagne d'un affaiblissement, mais non d'une abolition de leur contractilité. Le *strabisme* est fréquent : il est tantôt *convergent* (paralysie du moteur oculaire externe), tantôt *divergent* (paralysie du moteur oculaire commun), et dans ce dernier cas il s'accompagne d'un peu de blépharoptose et de dilatation de la pupille. Ces symptômes, qui n'ont pas été signalés par Romberg, sont regardés par Duchenne comme très importants, en ce qu'ils constituent, d'après lui, un des signes les plus précoces et les plus constants de l'ataxie. Cela est vrai en ce sens que fréquemment, mais pas toujours, la diplopie se montre au moment où l'ataxie devient manifeste. Mais lorsque le strabisme est constatable, le processus anatomique est développé depuis longtemps : il a débuté par la partie inférieure de la moelle et la diplopie indique seulement que les lésions ont atteint la moelle allongée. De fait, c'est là le moment où s'établissent les premiers symptômes de l'ataxie ; ils se développent souvent assez

brusquement quand le strabisme apparaît, parce que ce dernier trouble lèse la
sûreté des mouvements et rend évidente l'ataxie qui avait passé inaperçue jusqu'alors et était pour ainsi dire latente. Le strabisme résulte presque toujours
d'une paralysie incomplète, qui, après plusieurs semaines ou plusieurs mois,
rétrograde ordinairement.

Une complication plus rare, mais bien plus grave, est l'*amaurose*[1] qui dépend
d'une atrophie (sclérose) du nerf optique, c'est-à-dire d'une extension à ce nerf
du processus anatomique des cordons postérieurs. Déjà Hutin, Cruveilhier et
Steinthal ont signalé dans leurs observations cette participation du nerf optique,
et Romberg parle de l'amaurose comme complication du tabes. La papille offre à
l'ophtalmoscope une teinte bleuâtre, elle présente une ponctuation réticulée
(lamina cribrosa); elle est grande, légèrement excavée, et les vaisseaux centraux
sont extrêmement fins et à peine visibles. L'atrophie du nerf optique survient le
plus souvent dans le courant d'une ataxie longue, intense et très étendue, dont
elle est comme le dernier terme. Cependant il est des cas où elle se manifeste
avant que les lésions de la moelle soient aussi développées, et même il arrive que
l'atrophie papillaire appartient, avec les douleurs lancinantes, au début de la
maladie, et c'est grâce à elle qu'il est possible de poser le diagnostic. Reste à savoir
s'il s'agit là d'une marche descendante de la dégénération ou bien d'une affection
très étendue, mais peu intense des cordons postérieurs ; la question n'est pas résolue ; cependant nous croyons que la dernière interprétation est la vraie. La gravité de cette atrophie du nerf optique consiste dans la perte du sens le plus élevé,
perte qui rend le malade doublement malheureux, car désormais il lui est impossible de corriger son ataxie par la vue. Le pronostic de cette amaurose est
fâcheux, elle ne guérit presque jamais et va toujours s'aggravant. L'évolution,
il est vrai, peut être lente, et quelquefois même éprouver un temps d'arrêt
notable. — La valeur diagnostique de l'atrophie du nerf optique est secondaire :
cependant ce signe n'est pas à négliger, car l'œil est le seul point où le processus
anatomique soit visible pour nous, et ce n'est que dans le cas de sclérose du nerf
optique que nous pouvons poser un diagnostic anatomique, dans le sens strict
du mot. L'affection oculaire, quand elle survient de bonne heure et dans un cas
anormal, est un signe d'une grande valeur et met sur la voie du diagnostic.
Nous avons vu deux malades chez lesquels la sclérose du nerf optique s'était
montrée en même temps qu'apparaissaient de violentes douleurs lancinantes,
avec diminution de la sensibilité dans un des membres inférieurs, et de légères
douleurs erratiques dans l'autre membre, tout cela sans trace de troubles moteurs. Nous croyons pouvoir admettre qu'il y avait dans ces cas dégénération
(sclérose sans doute) des cordons postérieurs, surtout s'il se confirme, comme
l'avance Charcot, que dans la sclérose en plaques disséminées, l'atrophie des
nerfs optiques n'aboutit pas à l'amaurose complète.

Les affections des autres sens sont plus rares et ont d'ailleurs une médiocre
importance. Nous avons observé plusieurs fois une diminution de l'ouïe et même
de la surdité[1]. L'odorat et le goût ne sont jamais sensiblement troublés.

6. *Participation d'autres nerfs crâniens.* — En dehors de la paralysie des
muscles de l'œil, on a vu quelquefois une paralysie faciale unilatérale, incomplète qui rétrogradait au bout d'un certain temps. On peut se demander s'il
ne survient pas quelquefois une parésie de l'hypoglosse avec gêne de la parole et
de la déglutition.

7. *Symptômes psychiques.* — Les fonctions psychiques restent intactes chez

(1) Voyez Charcot, *Leçons sur les maladies du système nerveux*, recueillies par Bourneville ; IIe série, Paris 1873, *De l'amaurose tabétique*, p. 33 et suivantes.
(2) Voyez Lucae : *Ueber Schwerhörigkeit bei grauer Degeneration des Rückenmarcks (Verhandl.
d. Berl. med. Gesellsch.*, 1866, . II, p. 127-133).

un grand nombre de sujets. Steinthal considère la conservation d'un esprit serein et calme comme la règle. Cependant ce fait n'est nullement constant. En effet, ici comme dans toute autre affection chronique, on trouve des patients qui gardent leur bonne humeur et savent se résigner à leur sort ; d'autres, au contraire, sont maussades, inconsolables, mélancoliques ; il en est qui présentent de l'irritabilité de caractère, de la surexcitation et de l'insomnie : c'est ce que l'on remarque surtout chez les malades éprouvés par de vives douleurs (peut-être à la suite de l'usage prolongé de l'opium).

Le *tabes dorsualis* peut néanmoins s'accompagner de maladie mentale, et de préférence, *de la paralysie générale progressive*. Le plus souvent celle-ci se développe chez les ataxiques malades depuis plusieurs années ; mais il n'est pas rare de la voir survenir plus tôt, alors que l'affection spinale est peu avancée et ne s'annonce encore que par des douleurs fulgurantes. Alors les symptômes de l'ataxie sont relégués au second plan et sont remplacés par d'autres complications ; le pronostic de la maladie est aggravé surtout par l'existence de ces troubles psychiques. L'autopsie des sujets morts de paralysie générale décèle la dégénération des cordons postérieurs bien plus souvent que ne l'auraient fait croire les symptômes présentés pendant la vie. Cependant on rencontre encore de ces cas dans lesquels l'ataxie est très marquée. Nous devons la connaissance de ces faits intéressants particulièrement à C. Westphal qui les a démontrés à l'aide d'un nombre relativement considérable d'observations et de recherches : avant lui déjà Baillarger avait fait remarquer que les troubles moteurs des paralytiques généraux revêtent souvent la forme ataxique; depuis Westphal ce fait est démontré jusqu'à l'évidence. Nous devons encore consigner ici à l'actif des symptômes psychiques deux faits de *délire aigu*, survenus chez deux tabétiques : le délire apparut sous forme d'excitation violente avec état typhoïde et se termina par du coma et la mort. Un de ces cas appartient à Nothnagel *(Deutsche Klinik* 1865); l'autopsie a été pratiquée, mais elle ne fit découvrir ni dans le cerveau ni dans les autres organes aucune lésion anatomique qui pût être regardée comme la cause du délire.

8. *Manifestations trophiques*.— Nous avons aussi à passer en revue une série de troubles trophiques. Les plus fréquents et ceux qui ont le plus d'influence sur la marche du tabes, sont la *cystite* et le *décubitus*, qui peuvent naitre dans le tabes comme dans toutes les affections spinales graves. Cependant la cystite intense et le décubitus sont généralement rares et ne surviennent que dans les cas graves qui ont nécessité le séjour au lit depuis un long temps. Même dans ces conditions, la situation reste supportable aussi longtemps que le malade est assez vigoureux pour se mouvoir. Le décubitus ne se développe que quand les forces viennent à manquer, alors que le malade anesthésié ne ressent plus ni la pression ni l'inflammation qui s'établit. L'eschare débute sur le sacrum, puis elle apparaît aux trochanters et aux talons. Exceptionnellement, elle peut se produire au niveau de l'articulation métatarso-phalangienne du gros orteil qui, par suite de la pression des couvertures, est fléchi en bas, et reste dans cette situation en même temps que le pied est dans l'extension forcée dans la position pied bot équin : par suite de la pression continue que supporte ainsi le dos du pied, il s'ulcère aussi et il peut en résulter, comme dans le cas rapporté par Cruveilhier, une perforation des articulations médio-tarsiennes. Il est rare d'observer d'autres troubles trophiques de la peau, cependant on a signalé des *éruptions herpétiques* ou *lichénoïdes* plus rarement des bulles de *pemphigus*, ou du *prurigo* ; exceptionnellement on a noté le développement d'un *zona*.

9. *Nutrition des muscles*. Comme nous l'avons signalé plus haut, l'intégrité des appareils musculaires est un caractère fondamental de la maladie. De même que les muscles conservent leur contractilité électrique, de même aussi leur nutrition

demeure généralement intacte. Cependant après une longue durée de la maladie, les patients se plaignent souvent que leurs muscles, surtout ceux des membres inférieurs, sont devenus plus minces, plus faibles et capables d'un moindre travail; quoiqu'ils se contractent avec force et rapidité, on constate qu'ils ne sont plus en rapport avec la stature du sujet, que notamment pendant leurs contractions ils sont mous et lâches et que leurs reliefs ne se présentent pas avec la netteté ordinaire. S'agit-il déjà d'un trouble trophique, ou bien d'un affaiblissement résultant d'une inaction relative? Dans beaucoup de cas cette dernière supposition est vraisemblable : on trouve cette mollesse des muscles chez les tabétiques qui restent souvent assis ou couchés, et elle diminue parfois par l'exercice. — Il n'est pas extraordinaire d'observer dans les membres inférieurs une atrophie musculaire réelle, intense et telle que les reliefs des muscles ont complètement disparu. On voit aussi quelquefois dans les membres supérieurs une atrophie musculaire siégeant surtout aux mains et aux avant-bras et présentant de l'analogie avec l'atrophie musculaire progressive. De tels troubles trophiques reconnaissent probablement pour cause l'extension du processus morbide aux cornes grises antérieures dont les cellules s'atrophient. Charcot a découvert une fois une plaque de sclérose dans une des cornes antérieures du renflement cervical.

Un autre phénomène important qui se rattache aux troubles trophiques, c'est l'arthropathie [1]. Déjà Cruveilhier en rapporte un exemple, mais Charcot, le premier, a étudié ces arthropathies et les a rattachées à l'affection spinale ; son élève Ball les a décrites soigneusement. Ces affections des grandes articulations présentent, d'après ces auteurs, des caractères spéciaux dans le tabes. C'est un gonflement qui ne se borne pas à l'articulation, mais envahit les parties voisines au-dessus et au-dessous d'elle ; l'articulation tuméfiée est blanche, lisse, sans élévation locale de température et tout à fait indolente. Ball en décrit plusieurs exemples. Dans deux cas, le genou était atteint: il y avait de l'hydarthrose; la capsule et les extrémités articulaires étaient tuméfiées, à la fin même tout le membre était augmenté de volume ; la flexion était gênée, mais il n'y avait ni rougeur, ni douleur, ni fièvre. La ponction exploratrice donna issue à un liquide séreux légèrement teinté de sang. Chez un autre malade il survint brusquement un gonflement considérable du bras gauche ; la peau devint rouge, presque bronzée, l'articulation de l'épaule resta gonflée, les mouvements imprimés au membre y faisaient percevoir un fort craquement; finalement il se forma au devant de l'épaule une tumeur de la grosseur d'une orange et le sujet mourut à la suite de diarrhées profuses. L'autopsie révéla les lésions suivantes : il existait une bourse muqueuse très dilatée, la synoviale était fongueuse sans vascularisation, le cartilage était atrophié, et la tête humérale était en partie résorbée. Nous possédons nous-même une observation type : les deux genoux furent atteints, l'un d'eux s'ouvrit : les lésions anatomiques révélées à l'autopsie furent analogues. Nous relatons, p. 631, l'histoire de ce malade.

Pour ce qui est de la signification des arthropathies, leur coïncidence fréquente avec l'ataxie et leurs caractères spéciaux prouvent que les deux maladies sont en relations étroites. Ball a émis l'hypothèse qu'il fallait en chercher la cause dans une participation des cellules trophiques de la moelle (substance grise antérieure). Une observation de Charcot et Joffroy semble donner raison à cette manière de voir : outre l'altération des cordons postérieurs, la corne gauche, au-dessus du

(1) (J.-M. Charcot, *Sur quelques arthropathies qui paraissent dépendre d'une lésion du cerveau ou de la moelle épinière (Archives de physiologie*, Paris, 1868, t. I). *Mém. de la Société de biologie*, 1869, p. 200. — Voir aussi *Leçons*, etc. 1872-73, p. 4 et 106 et II° série, p. 55 et suivantes, 366 et suivantes.— Charcot et Joffroy, *Lésion de la substance grise de la moelle épinière* (Arch. de physiol., 1870, mars, p. 306). — Ball, *Des arthropathies liées à l'ataxie locomotrice progr.* (Gaz. des hôpitaux, 1868, n° 25). — Brecht, *Zur Symptomatologie der Tab. dors.*, Inaug. Diss. Berlin, 1869.

renflement cervical était affaissée et rapetissée, et le groupe de cellules nerveuses situé à la partie postéro-externe manquait presque totalement. Malheureusement les observations recueillies depuis, n'ont pas confirmé la théorie de Ball. Nous pensons que les affections articulaires se rattachent évidemment aux troubles trophiques, mais elles sont analogues à l'affection oculaire et à d'autres troubles nutritifs qui surviennent après la section du trijumeau, de sorte qu'elles doivent être directement rattachées à l'altération des nerfs sensitifs.

10. *Nutrition générale.* — La nutrition générale n'est pas directement compromise par l'affection spinale. La face conserve sa coloration, sa musculature, sa force, le tissu graisseux reste abondant. Les malades commencent à s'affaiblir seulement lorsqu'il se fait une complication importante, surtout de la cystite ou du décubitus, ou bien quand il survient une maladie grave. La nutrition languit de bonne heure chez les malades qui, souffrant presque continuellement de douleurs vives, en perdent le sommeil et l'appétit.

11. *Symptômes fournis par d'autres organes.* — Les systèmes circulatoire, respiratoire et digestif ne souffrent pas en général dans le tabes et conservent leur activité normale. Par contre, ils sont parfois le siège de complications importantes et intéressantes, dont nous devons en majeure partie la connaissance à Charcot [1].

a) En ce qui concerne l'*appareil circulatoire*, Charcot a trouvé que sur neuf malades, huit présentaient un pouls très fréquent, 90, 100 et même 104 pulsations. Charcot incline à rapprocher ce fait des recherches sphygmographiques d'Eulenberg, qui dénotaient dans l'ataxie une diminution de la tension artérielle.

b) Pour ce qui est de l'*appareil respiratoire*, Féréol [2] a étudié en détail les *crises bronchiques*. Elles sont décrites dans une observation de Cruveilhier, et mentionnées brièvement dans un fait publié par Bourdon. La dissertation de Brecht en contient des exemples plus récents. Les accès consistent en une toux rauque, paroxystique, semblable à celle de la coqueluche, et qui amène, comme celle-ci, la suffocation; il en résulte des congestions de la peau, des organes des sens et du cerveau, les globes oculaires deviennent saillants et même il peut y avoir des évacuations involontaires. L'accès se termine ordinairement par une sudation abondante. D'autres fois les accès sont plus légers, durent quelques secondes, mais se répètent très souvent, plusieurs fois dans une heure par exemple.

c) Du côté de l'*appareil digestif*, il faut signaler les *crises gastriques*. Elles consistent en accès de gastralgie et vomissements, accompagnés d'anorexie, de constipation et souvent de vives douleurs gastriques. Les accès se répètent à des intervalles plus ou moins longs, durent quelques heures et jusqu'à un ou deux jours, et sont souvent précédés d'une exacerbation des douleurs fulgurantes. Ces crises ne sont pas dues à une affection locale de l'estomac, et sont manifestement de nature nerveuse. D'ailleurs elles se présentent d'une façon tout à fait analogue dans la sclérose diffuse et même dans la myélite aiguë. Ces accès se retrouvent dans les observations anciennes, mais ont été décrits plus récemment par Delamarre [3], et rattachés par lui à l'affection spinale. Nous connaissons plusieurs faits dans lesquels ils ont constitué le symptôme initial de la maladie [4].

---

(1) Charcot, *Leçons, etc.*, 2ᵉ série, p. 31 et suivantes.
(2) S. Féréol, *De quelques symptômes viscéraux, et en particulier des symptômes laryngo-bronchiques dans l'ataxie locom. progr. (Union méd.* 1869, nᵒˢ 4 et 5).
(3) Georges Delamarre, *Des troubles gastriques dans l'ataxie locom. progres.*, thèse, 1866. — Voyez aussi Brecht, loc. cit.
(4) Deux de nos malades ont présenté comme symptôme initial de la maladie, des accès de ténesme violent, mais sans selles dysentériques, accès qui persistaient encore quoiqu'à un degré moindre au moment où nous eûmes l'occasion d'observer ces patients.

Développement et marche de la maladie. — Dans la majorité des cas, la maladie débute insensiblement et affecte une marche régulière et progressive. Elle procède rarement par poussées aiguës. D'après nos observations, jamais le symptôme caractéristique, c'est-à-dire l'ataxie, ne se montre brusquement ; toujours elle est précédée par un cortège de symptômes névralgiques. Ceux-ci sont, il est vrai, d'ordinaire peu remarqués par les malades, parfois fugaces, de sorte qu'on pourrait croire quelquefois à une apparition brusque de l'ataxie.

Par contre, il y a souvent des périodes pendant lesquelles la maladie fait des progrès si rapides que l'on peut considérer ceux-ci comme des poussées aiguës. L'ataxie par exemple atteint parfois en très peu de temps un degré considérable, après l'existence de longs prodromes névralgiques. Mais en général la marche de la maladie a un caractère progressif très nettement accentué, bien qu'il y ait des exceptions. C'est ainsi qu'on a occasion d'observer non seulement un arrêt, mais encore une rétrogradation des symptômes ; les aggravations aiguës surtout peuvent s'améliorer ou disparaître tout à fait. Mais si la maladie augmente sans relâche, le patient devient bientôt incapable de marcher et de se tenir debout, il est cloué au lit, et alors la cystite, le décubitus ou des maladies intercurrentes amènent une issue fatale.

Voici quelle est la marche classique du tabes dorsal : les premiers symptômes consistent en douleurs névralgiques (fulgurantes) qui surviennent peu à peu ou subitement dans un pied, un genou ou dans les reins, durent un certain temps avec violence, puis disparaissent pour revenir, à partir de ce moment, à des intervalles de temps plus ou moins éloignés. Ces accès durent de quelques heures à plusieurs jours et sont souvent tellement violents que le patient est forcé de rester au lit sans bouger. Ils reparaissent tantôt au bout de peu de temps, tantôt seulement après des mois. Ces douleurs s'étendent successivement, gagnent l'autre jambe et s'accompagnent bientôt de douleurs en ceinture. Tôt ou tard les membres supérieurs sont atteints. Cette période, que nous avons appelée le *stade névralgique*, se prolonge assez souvent pendant plusieurs années ; elle est d'ailleurs variable d'intensité et de durée. Puis des troubles de la motilité s'ajoutent aux douleurs : le malade se fatigue facilement en marchant, en dansant, en montant à cheval, il s'aperçoit que ses pas deviennent incertains dans l'obscurité ; parfois aussi la plante des pieds ne possède plus qu'une sensibilité obtuse, il lui semble qu'il marche sur de la laine, des fourrures ou du sable.

Alors apparaît le tableau complet de la maladie, l'ataxie devient manifeste : nous avons appelé cette nouvelle période *stade ataxique* ; elle comprend la plus grande partie de la durée de la maladie confirmée. Souvent elle débute par de la diplopie et du strabisme ; le malade frappe du pied en marchant, la projection latérale de ses jambes devient manifeste, il suit soigneusement des yeux les mouvements de ses pieds dans l'obscurité ; ou quand il a les paupières closes, il est menacé de tomber ; les douleurs continuent par intervalles, la miction est pénible et l'impuissance est à peu après complète. Dans la suite l'ataxie augmente, le malade se sert d'une canne ou d'un guide, la projection des jambes est excessivement marquée, les troubles de la sensibilité sont manifestes. A une période plus avancée encore, la marche et la station deviennent impossibles. Le sujet ne peut plus quitter sa chaise ou son lit : il est dans le même état que le paralytique : c'est le *stade paralytique* ou *paraplégique*. En même temps les muscles des jambes s'atrophient à un haut degré, les orteils s'incurvent, il survient des arthropathies, de la cystite et du décubitus. Mais maintes fois la marche de la maladie diffère en bien des points de ce tableau typique :

a) Les *symptômes névralgiques (douleurs fulgurantes)* surtout présentent toutes sortes de particularités. On a affirmé qu'ils pouvaient faire complètement

défaut pendant toute la durée, de la maladie. Nos observations ne nous ont jamais
présenté chose pareille ; les douleurs sont, il est vrai, quelquefois insignifiantes, les paroxysmes rares et courts, au point que les malades ne s'en plaignent
pas du tout et n'accusent leur existence qu'après un long interrogatoire ; ou bien
encore les patients ne font aucun rapprochement entre ces douleurs et les troubles
moteurs et en parlent comme de leur « vieux rhumatisme », auquel ils sont
habitués depuis bien longtemps. Dans d'autres cas au contraire les symptômes
névralgiques sont d'une intensité extrême, presque constants et causent une
grande souffrance. Les paroxysmes se prolongent des semaines et des mois ou
même pendant presque la durée de la maladie et rendent l'existence insupportable. En même temps l'ataxie est parfois médiocre et fait très peu de progrès. Remak a fait de cette variété une forme spéciale qu'il a nommée le *tabes
douloureux* et qui dit-il, a une évolution d'habitude favorable, au moins relativement. Mais entre la forme douloureuse et la forme commune de l'ataxie il ne
nous semble y avoir qu'une différence de degré, et encore y a-t-il des tabes douloureux à marche très peu bénigne, c'est ainsi qu'on peut voir une ataxie très intense
à marche très rapide s'accompagner des douleurs les plus vives et les plus pénibles.

Les douleurs peuvent encore présenter des anomalies en ce sens qu'elles n'affectent pas le même mode d'apparition que dans les cas ordinaires. Elles ne débutent pas toujours dans les extrémités inférieures ou les reins : exceptionnellement
elles se montrent d'abord dans les bras et alors c'est là aussi qu'elles resteront les
plus intenses et qu'apparaîtront les premiers troubles sensitifs; les jambes au
contraire seront peu atteintes pendant toute la durée de la maladie. Gull a
décrit un cas de ce genre et nous-même avons observé récemment un fait analogue. Le diagnostic est difficile parce que l'ataxie n'est pas aussi manifeste.
La distribution du processus anatomique présente dans ces cas les particularités
suivantes : les faisceaux externes des cordons postérieurs sont le plus affectés
dans le renflement cervical, les faisceaux médians (cordons de Goll) le sont moins
et la dégénération va en diminuant depuis ce niveau jusqu'en bas. Cependant il
est très douteux qu'il s'agisse là réellement d'une marche descendante de la
dégénération : la nature des fonctions des cordons postérieurs rend une pareille
supposition bien invraisemblable. — Dans d'autres circonstances les symptômes
apparaissent d'abord ou au moins sont plus marqués dans le département supérieur
de la moelle : les douleurs sont violentes à la face, à la tête et à la nuque, les troubles oculaires se développent de bonne heure, tandis que les douleurs des membres inférieurs passent inaperçues et que l'ataxie n'apparaît que tardivement. Ici
encore on pourrait croire à une marche descendante du processus, néanmoins il
est plus vraisemblable d'admettre simplement qu'il a sa plus grande intensité
dans la partie supérieure de la moelle. Remak a décoré toutes les variétés de
noms spéciaux et les a appelées suivant la prédominance des symptômes : *tabes
dorsalis, tabes cervicalis, tabes basalis, tabes cerebellaris* [1]. Les différences
dans la symptomatologie et la marche ainsi que dans le siège anatomique ne nous
paraissent pas assez considérables pour autoriser une pareille division.

b) L'ataxie de son côté présente de nombreuses variétés. Dans bien des cas
elle manque totalement ou presque totalement, et on pourrait se demander si alors
la lésion anatomique existe. Le fait est prouvé par les observations de Charcot et
Bouchard qui, dans un cas de douleurs fulgurantes sans ataxie, purent démontrer
l'existence d'une dégénération commençante des cordons postérieurs [2]. L'ataxie

(1) Topinard (*Ataxie locomotrice*, Paris, 1864), parle aussi d'une forme cérébrale.
(2) Charcot et Bouchard, *Douleurs fulgurantes de l'ataxie sans incoordination du mouvement. Sclérose commençante des cordons postérieurs de la moelle épinière (Gaz. médic.*, 1866, p. 122). Société de
biologie, 1866 (*Comptes rendus des séances de la Société de biologie*, 1866, janv., 4ᵉ série, t. III, p. 10).

suppose l'existence d'une action musculaire forte et facile, elle disparaît quand les muscles sont très faibles et que les pieds sont traînés le long du sol : c'est ce qui arrive par suite de complications ou bien d'épuisement musculaire. Ainsi nous avons vu plusieurs fois l'ataxie presque disparaître pour un certain temps à la suite de maladies aiguës intercurrentes ; de même souvent les tabétiques atteints d'affection mentale ou de tuberculose ne présentent pas d'ataxie notable. Il est évident que cette circonstance, non seulement rend le diagnostic plus difficile, mais encore peut causer des erreurs au point de vue du rapport qui existe entre le processus anatomique et l'ataxie.

c) Les *troubles sensitifs* sont sans aucun doute soumis à de grandes variétés, surtout quand on se contente d'un examen superficiel. La question de savoir si les troubles sensitifs peuvent manquer complètement a acquis une grande importance par suite de la signification théorique qu'on leur a accordée. Or il est incontestable aujourd'hui que dans les cas bien avérés de sclérose postérieure il y a constamment des troubles de la sensibilité, et la plupart des auteurs contemporains ont reconnu qu'ils n'avaient jamais constaté l'absence des troubles de la sensibilité lorsqu'il y avait ataxie. Il faut ajouter que dans les cas types ces troubles sont variés et plus marqués qu'ils ne le paraissent à première vue : cela est surtout vrai pour le sens musculaire. En tous cas, si plusieurs auteurs dignes de foi affirment encore aujourd'hui qu'il existe des exemples d'ataxie locomotrice progressive sans trouble aucun de la sensibilité, nous sommes obligé d'avouer que pour notre compte nous n'en avons jamais vu un seul. Nous aurons à revenir encore sur la valeur théorique de ces observations.

Il n'est pas nécessaire de parler des variations que peuvent présenter les autres symptômes, attendu qu'ils ne sont nullement constants et n'ont pas des rapports aussi directs que les précédents avec la nature de la maladie et ne peuvent pas par conséquent, servir à établir sa théorie.

Étiologie. — 1) Il est actuellement reconnu par tout le monde que la cause principale du tabes est le *froid*. Plusieurs cas sont avérés dans lesquels, après un seul refroidissement intense, les premiers symptômes de la maladie ont apparu et ont continué à évoluer. Nous avons décrit dans notre mémoire un fait de ce genre : il s'agit d'un ouvrier qui, étant blessé au pied, fit pendant plusieurs jours des applications de glace et ressentit bientôt après les premières douleurs du tabes. Chez un autre sujet, un fort refroidissement de tout le corps pendant un voyage en chemin de fer avait précédé les premiers accidents. Enfin il est très fréquent de voir attribuer le mal à des refroidissements survenus pendant la guerre, à la chasse, etc.

2) A ce premier facteur étiologique se rattache la *suppression de la transpiration des pieds*, qui n'agit probablement que par le refroidissement produit, car le rétablissement de cette sueur pendant la maladie n'a plus aucune influence favorable sur sa marche.

3) Les *excès*, surtout les *excès vénériens*, sont souvent regardés comme cause du tabes, mais ils sont loin de l'engendrer aussi fréquemment qu'on le croyait jadis. On avait surtout accusé les excès contre nature, comme par exemple le coït debout, mais rien n'est encore prouvé à cet égard.

4) On a aussi accusé la *syphilis*, mais sans motifs suffisants.

5) On a signalé souvent une influence *héréditaire*. A ce point de vue les observations de Friedreich sont particulièrement intéressantes.

6) Un de nos malades faisait remonter le début de son affection à une *frayeur* qu'il avait éprouvée.

7) Pour ce qui est du *sexe*, les hommes sont plus fréquemment, mais non exclusivement atteints.

8) L'*âge moyen* de la vie (entre vingt-cinq et quarante-cinq ans) prédispose à la maladie ; celle-ci atteint rarement les vieillards ou les enfants. Il y a néanmoins des exceptions, comme le prouvent les observations de Friedriech.

9) Les chasseurs, les soldats et ceux que leur *profession* exposent fréquemment au froid, sont prédisposés à l'ataxie locomotrice.

Durée et terminaisons. — La *durée* de la maladie confirmée est longue : elle se prolonge pendant plusieurs années : dix, vingt et même trente ans, ne constituent pas une durée extraordinaire. On ne saurait dire avec certitude combien de temps il faut ajouter à cette période pour calculer le temps nécessaire à l'évolution anatomique et clinique complète de la maladie, mais il est très vraisemblable que dans le plus grand nombre des cas le processus existe depuis des années avant l'apparition d'une ataxie manifeste. — La guérison, si elle est possible dans cette maladie, est une *terminaison* d'une rareté extrême. Ordinairement on observe un temps d'arrêt plus ou moins long, ou même un léger degré d'amélioration, ou bien une marche constamment progressive. La mort n'est pas rare, mais ordinairement elle n'est pas amenée par les progrès mêmes du mal : le plus souvent elle est due à une affection intercurrente, telle que typhus, tuberculose, etc. Seuls les degrés élevés de la maladie conduisent à la mort par suite de la présence d'un catarrhe vésical, d'un décubitus ou d'un collapsus général. Nous avons vu mourir deux malades en très peu de temps (dix ou quatorze jours) par suite d'apparition de troubles cérébraux (délire et coma).

Diagnostic. — Le diagnostic des cas types peut être établi d'après les caractères suivants : *Ataxie du mouvement ayant évolué d'une façon chronique et progressive, s'accompagnant de douleurs fulgurantes et en ceinture, de troubles de la sensibilité et surtout du sens musculaire, tandis que l'appareil moteur reste tout à fait ou presque complètement intact.* Dans ces cas types, le diagnostic est, à notre avis, aussi certain que dans toute autre maladie. Par contre, il devient incertain sitôt que l'affection s'écarte de la forme classique, et il est toujours difficile quand l'ataxie fait défaut. La présence de douleurs fulgurantes, la chronicité de la marche, les troubles de la sensibilité peuvent lui donner quelque probabilité, mais nous estimons qu'un diagnostic complètement affirmatif est impossible en l'absence du symptôme ataxie. Des méningites chroniques, des névrites disséminées, la myélite chronique (sclérose) même, donnent parfois lieu à des manifestations morbides analogues. Quelquefois l'apparition d'autres phénomènes, par exemple de troubles oculaires (strabisme et atrophie du nerf optique), donne de la certitude au diagnostic : ces derniers signes ne surviennent presque jamais dans une autre maladie, à côté des autres symptômes du tabes. L'atrophie du nerf optique est notamment importante à ce point de vue, car elle indique toujours un processus de sclérose. Mais l'ataxie peut encore faire défaut à une époque avancée de la maladie, quand les muscles s'affaiblissent, quand surviennent des atrophies musculaires ou bien une affection mentale qui ne permettent pas à ce symptôme de se manifester.

Nous croyons aussi que le diagnostic n'est pas positif quand la marche du mal est aiguë ou sub-aiguë et quand les troubles de la sensibilité font défaut. Quoiqu'il ne soit pas impossible que la dégénération des cordons postérieurs soit aiguë, le fait n'a pas été prouvé jusqu'ici. Nous croyons d'un autre côté que les troubles de la sensibilité sont un phénomène obligé de la période ataxique.

S'il y a réellement, comme l'affirment certains auteurs, des cas dans lesquels les troubles de la sensibilité n'existent pas, ces cas constituent des exceptions si rares que le diagnostic devient par là même incertain : d'autant plus que nous connaissons d'autres formes d'ataxie qui évoluent sans troubles de la sensibilité. Telles sont notamment les ataxies aiguës survenant à la suite de la

variole, du typhus, etc., et qui dégénèrent en sclérose; enfin, la sclérose disséminée peut être liée à une sorte d'ataxie dont la cause n'est pas suffisamment
élucidée.

Il nous reste encore à parler brièvement du *diagnostic différentiel* d'avec trois
affections : 1) l'ataxie aiguë, 2) la sclérose en plaques, 3) la méningite chronique.

L'*ataxie aiguë* se distingue de la maladie qui nous occupe par son évolution :
elle débute sans prodromes névralgiques et atteint en peu de semaines ou plus
rapidement encore un développement manifeste. Très souvent les douleurs sont
complètement absentes, les troubles sensitifs aussi manquent fréquemment, mais
d'autres fois ils sont très marqués. La marche de la maladie est irrégulière,
elle n'est pas nécessairement progressive, l'on note fréquemment des améliorations positives et même la guérison n'est pas rare. D'ailleurs, l'ataxie qu'on
observe dans la marche du malade, bien qu'elle ressemble à celle de l'ataxie locomotrice progressive n'est pas toujours complètement semblable. — La *sclérose
en plaques* peut présenter dans son cours des symptômes analogues aux douleurs et à l'affection oculaire du tabes, mais ici la motilité est complètement
atteinte (faiblesse, tremblement, paralysies, amaigrissement, raideurs), l'ataxie
n'est pas ordinaire et il est plus extraordinaire encore qu'elle atteigne un grand
développement; il n'y a pas de troubles de la sensibilité ou bien ils sont insignifiants; par contre les troubles de la parole sont ordinaires tandis qu'ils sont bien
exceptionnels dans le tabes. Le diagnostic différentiel des deux affections n'est pas
difficile, et il ne pourrait y avoir confusion que dans les cas anormaux ou compliqués. — La *méningite chronique* (pachyméningite, névrite ascendante) a quelquefois, sous le rapport des douleurs, des analogies avec le tabes; mais elle présente rarement des troubles persistants de la sensibilité, plus rarement encore des
douleurs en ceinture; les troubles moteurs qui suivent parfois consistent en faiblesse, mais on n'a jamais observé l'ataxie à la suite de la méningite, de sorte que
la confusion entre les deux maladies ne pourrait avoir lieu que dans le premier
stade du tabes.

Pronostic. — Lorsque Romberg eut dit : « Il n'y a aucun espoir de guérison
pour ces malades », le tabes dorsal devint un sujet d'effroi pour les malades et
les médecins. Cependant ce pronostic ne se basait que sur les cas les plus graves,
alors seuls accessibles au diagnostic. Il ne pouvait manquer qu'à la suite d'une
connaissance plus complète de la maladie, le pronostic ne perdît un peu de sa gravité. Les souhaits et la fantaisie des médecins ont, il est vrai, dépassé de beaucoup
la vérité, et l'on a raconté des résultats thérapeutiques merveilleux. L'électro-
thérapie surtout a été mise en vogue et on lui a attribué des succès surprenants.
Il ne faut pas oublier que l'incertitude du diagnostic n'a pas peu contribué à ces
succès imaginaires, en faisant regarder comme des cas de tabes des maladies bien
moins terribles. Le praticien prudent saura garder un juste milieu entre la déses-
pérance et l'espoir absolus. La vie du malade n'est menacée que dans les périodes
très avancées, quand le stade paralytique s'est établi, qu'il y a de l'amaigrissement, de la déformation des pieds, quand il existe un catarrhe vésical intense et
que le décubitus apparaît; cependant même dans ces conditions, elle peut se prolonger encore plusieurs années si le malade est l'objet de soins intelligents. La
vie peut encore être compromise par les maladies intercurrentes et les complications, par exemple les maladies infectieuses, le typhus, la pneumonie, qui chez
les tabétiques ont ordinairement une terminaison fatale. Les complications de
tuberculose, de traumatismes et d'affections articulaires, enfin le développement
de troubles psychiques assombrissent le pronostic. A part ces circonstances,
l'existence peut dans tous les cas moyens et légers être conservée de longues années et même jusqu'à son terme naturel.

Au point de vue d'une guérison, d'un rétablissement complet, on peut presque dire que la pronostic est mauvais. Quoiqu'on ait cité quelques cas de guérison, il est très permis de douter qu'il se soit agi de cas bien avérés de tabes ou plutôt de guérisons bien réelles. Au début d'un tabes léger, les symptômes ataxiques peuvent rétrograder de telle sorte que le malade passe pour être guéri; nous avons nous-même vu un fait de ce genre. Mais il n'y a pas alors une véritable guérison, car les lésions anatomiques persistent et menacent de s'aggraver à chaque instant. Si l'on veut bien se rendre compte de la nature de ces lésions, on se convaincra qu'on ne saurait espérer qu'elles rétrogradent notablement. Ajoutons que probablement la lésion anatomique avait déjà une intensité et une étendue considérable avant l'apparition de l'ataxie, et nous devrons conclure qu'une guérison dans le sens strict du mot n'est pas le but que doive ambitionner la thérapeutique actuelle. Malgré tout, la sentence de Romberg n'est pas sans appel. Ainsi on peut supposer que les éléments encore sains fonctionneront plus activement, d'où résultera une sorte de compensation. Cette hypothèse est légitimée par l'observation clinique; mais les limites de cette amélioration ne sauraient être prévues dans chaque cas particulier : elles sont tantôt plus, tantôt moins étendues que nous ne pouvions l'espérer. — La maladie est aussi capable de s'amender dans sa totalité par suite de l'amélioration de chaque symptôme en particulier, ainsi par l'apaisement des douleurs, le retour de la sensibilité, le renforcement des muscles, l'éloignement des complications telles que strabisme, troubles digestifs, etc. Même dans les cas où nous n'aboutissons à aucun mieux, il nous reste encore l'espoir d'enrayer les progrès du mal. Si nous pouvons y parvenir, nous aurons déjà rendu grand service dans une maladie dont le génie propre est de progresser, et même si nous étions sûrs d'arriver toujours à ce résultat, la thérapeutique aurait à enregistrer une grande victoire. Nous savons reconnaître la maladie à des périodes tellement peu avancées que les malades seraient la plupart du temps contents si on pouvait leur assurer le statu quo, car ils redoutent par-dessus tout l'envahissement du mal. Il n'est pas en notre pouvoir d'obvier avec certitude à cette tendance progressive, mais fréquemment nous obtenons que, pendant des années, le processus reste assez stationnaire pour que le malade trouve son état supportable et soit capable de vaquer à ses occupations. Les personnes de la classe aisée, celles qui n'ont pas besoin de gagner leur vie, auxquelles il est permis de mettre en usage tous les traitements, ou bien encore celles qui travaillent surtout de tête, ne sont pas trop incommodées par un tabes de médiocre intensité. La situation est plus pénible pour les malades de la classe ouvrière, car il est rare qu'on puisse les rétablir au point de leur permettre de continuer leur travail; ils ne parviennent à gagner leur vie que difficilement, et ce sont ces malades qui sont obligés de chercher un refuge dans les hôpitaux et les hospices.

Il résulte de ces considérations que le pronostic de l'ataxie locomotrice, même quand on se met en garde contre les illusions, n'est pas aussi mauvais qu'il semble au premier abord. La tâche du médecin n'est pas absolument ingrate; les indications qu'il a à remplir sont nombreuses, et il peut, avec de la circonspection, des soins et de l'expérience, améliorer ou tout au moins rendre très supportable l'état de bien des malades.

Traitement. — Le traitement de l'ataxie locomotrice progressive peut se faire par plusieurs méthodes, selon qu'on s'adresse à la maladie elle-même ou à ses symptômes. Nous venons de dire, en parlant du pronostic, qu'il n'est guère possible de songer sérieusement à faire rétrograder le processus anatomique, et qu'on ne doit espérer qu'exceptionnellement une guérison complète du symptôme capital, c'est-à-dire de l'ataxie. Néanmoins, un traitement direct de la maladie n'est nullement inopportun, en ce sens qu'il faut chercher à arrêter le processus, à combattre l'hyperémie et le gonflement qui peut-être persistent encore et à ranimer les éléments nerveux subsistants. Nous allons signaler et apprécier successivement les moyens mis en usage pour atteindre ces différents buts.

1. On a employé les *émissions sanguines* à l'aide de ventouses ou de sangsues appliquées le long de la colonne vertébrale sur certains points douloureux, car on croyait que le processus anatomique s'accompagnait de temps en temps d'une hyperémie inflammatoire, surtout du côté des méninges rachidiennes, et que les exacerbations douloureuses étaient en relation avec ces congestions. Cette supposition n'est ni prouvée ni même très vraisemblable : d'un autre côté l'efficacité des émissions sanguines locales est en général douteuse dans les affections chroniques, et d'ailleurs l'observation n'a signalé aucun succès de ce mode de traitement. On est donc en droit de dire que les émissions sanguines locales sont superflues et en général sans action dans le tabes.

2. L'application de *dérivatifs* (*moxas, fer rouge, cautères*) le long de la colonne vertébrale, était anciennement une pratique courante dans toutes les affections chroniques et surtout dans les maladies de la moelle. Cependant leur efficacité est très douteuse et ils ont été généralement abandonnés dans l'ataxie locomotrice. L'étendue des lésions empêche leur application méthodique, et d'ailleurs on ne saurait citer un succès bien authentique dû à leur emploi. Plusieurs praticiens cependant en font encore usage à l'heure qu'il est, mais la plupart les ont abandonnés. D'accord avec Romberg, nous nous prononçons résolument contre leur usage. On pourra cependant tenter quelques dérivatifs plus doux que les moxas, la *teinture d'iode* le long de la colonne vertébrale, la *pommade stibiée*, les *vésicatoires*, quoique leur efficacité ne soit pas prouvée jusqu'ici.

3. On n'emploie presque plus les *préparations mercurielles ;* celles-ci seraient indiquées s'il y avait de la méningite spinale chronique, ou bien de la syphilis ; mais il faut les conseiller d'autant moins que ces deux indications sont tout à fait insolites.

4. Par contre, l'*iodure de potassium* est un médicament qui mérite une certaine confiance. Il nous semble douteux qu'il ait quelque action sur une hyperémie existante ou sur quelque processus exsudatif chronique qui se serait produit ; par contre il nous paraît devoir agir d'une façon efficace contre la méningite chronique qui accompagne la dégénération des cordons postérieurs, et de cette façon il influence favorablement tous les accidents, particulièrement les symptômes d'excitation, c'est-à-dire les douleurs névralgiques. D'après nos observations, l'iodure de potassium a souvent cet effet, mais nous sommes loin d'affirmer qu'il a constamment une utilité réelle.

5. La *strychnine* était employée autrefois contre toutes les paralysies; aujourd'hui elle est presque complètement abandonnée. Elle était souvent prescrite aussi contre le tabes. Mais comme son action porte spécialement sur le système musculaire en augmentant son excitabilité, elle n'est pas indiquée dans le cas présent, et de fait, les malades se plaignent le plus souvent qu'à la suite de son absorption, les secousses musculaires sont augmentées d'une façon incommode et même douloureuse. Cependant il faut rappeler que par suite des recommandations de Nagel, la strychnine a été employée non sans succès contre l'amaurose avec affection chronique du nerf optique, et que ces affections sont si voisines des scléroses de la moelle, qu'il y aurait lieu de faire de nouvelles recherches thérapeutiques à ce sujet. Celles que nous avons nous-même instituées dans ce sens n'ont donné jusqu'ici aucun résultat encourageant [1].

(1) W. B. Drinkard, *Progress. locom. ataxy treated by hypodermatic injection of strychnin* (Amer. *Journal of med. Sc.* Philadelphia, 1873, p. 116-119).

6. *Le seigle ergoté et l'huile de foie de morue*, qui ont été introduits dans la thérapeutique des affections spinales par Brown-Séquard, sont aussi employés contre le tabes sans bien grand succès. Waldmann vante le seigle ergoté (ergotine Bonjean), par suite d'observations faites sur lui-même. Le traitement par l'*arsenic* est surtout prôné par Isnard [1], sans cependant avoir trouvé beaucoup de partisans.

7. Le *nitrate d'argent* (0 ,01 par pillule, deux ou trois fois par jour, pendant plusieurs semaines) a une plus grande réputation depuis qu'il a été recommandé par Wunderlich [2], qui a exalté ses propriétés curatives dans le tabes aussi bien que dans les autres affections chroniques de la moelle : certains auteurs admettent son action, d'autres la révoquent en doute : elle n'est nullement démontrée, et les effets qu'on lui attribue ne sortent pas des limites des améliorations spontanées de la maladie. Néanmoins, le nitrate d'argent reste un médicament accessoire qui a de la valeur dans la thérapeutique du tabes et mérite surtout d'être appliqué quand les méthodes rationnelles de traitement sont épuisées et qu'on désire recourir à quelque remède empirique qui n'incommode pas le malade.

On pourrait, dans le même ordre d'idées, employer le *chlorure d'or et de sodium*, qui est préconisé dans beaucoup de maladies nerveuses, bien qu'on ne lui ait pas attribué, comme au nitrate d'argent, une action spéciale contre les affections chroniques de la moelle.

8. Parmi les remèdes les plus efficaces qui ont été, avec raison, mis en usage contre le tabes et contre toutes les maladies chroniques de la moelle, il faut citer les *bains*. L'expérience faite depuis de longues années ne laisse subsister aucun doute sur leur efficacité. Il est inutile de chercher à expliquer jusqu'où s'étend leur utilité, s'ils ont une action favorable sur le processus anatomique, ou bien s'ils exercent simplement une influence calmante sur les nerfs sensitifs ; mais on doit regarder leur action bienfaisante comme un fait acquis. Cette manière de voir n'est nullement infirmée par les observations dans lesquelles la maladie a marché pendant leur emploi ; par contre, elle est confirmée par le grand nombre d'améliorations dont on leur est redevable. Les bains en eux-mêmes ont la plus grande part à cette amélioration, mais la façon de vivre, telle qu'elle est réglée dans les bonnes stations thermales y contribue aussi, de sorte qu'il faut toujours conseiller aux malades de se rendre dans ces stations. Nous parlerons d'abord des bains chauds : la plus grande réputation est depuis longtemps acquise aux eaux thermales dites indifférentes (Töplitz, Wildbad, Ragatz, Gastein, Plombières, Eaux-Bonnes), et nous croyons cette réputation méritée. Ces bains sont surtout efficaces dans les cas qui présentent des symptômes d'excitations, notamment des douleurs névralgiques, des troubles de la miction et de la défécation, de l'insomnie. De tels malades ne supportent pas les bains plus fortement minéralisés et même ne peuvent prendre qu'une petite quantité (de 15 à 20) de ces bains indifférents ; il leur est également impossible de se baigner tous les jours, sous peine de provoquer une excitation dangereuse. On peut encore citer comme bains faibles, les eaux sulfureuses d'Aix, Neundorf, Baden, Schinznach, etc. Le malade peut chercher à remplacer ces eaux chez lui par des bains de son ou des bains sulfureux. On vante aussi les bains de vapeur, mais on les a encore trop peu expérimentés. — On passe de ces bains aux bains excitants par l'addition d'herbes aromatiques (camomille et autres espèces aromatiques).

[1] Isnard (de Marseille), *De l'arsenic dans la pathologie du système nerveux ; son action dans l'état nerveux*, etc., Paris, 1865.
[2] Wunderlich, *Erfolge der Behandlungen der progr. Spinalparalysie mit Silbersalpeter* (Arch. d. Heilkunde, 1861, p. 168); et *Weitere Erfahrungen über die Heilwirkung des Silbersalpeters bei progress. Spinalparalysie* (Arch. d. Heilkunde, 1863).

Les bains excitants sont les bains salins, les uns faibles, comme ceux de Kösen, Wiesbaden, Baden-Baden, Soultz-les-Bains (Bas-Rhin); d'autres plus forts et contenant de l'iode, comme ceux de Nauheim, Ischl, Colberg, Tölz, Kreuznach, Saxon-les-Bains, etc.; nous citerons également ici les bains de mer chauds. Il faut signaler surtout parmi les eaux excitantes, celles de Rehme, qui sont riches en acide carbonique et possèdent une réputation fondée pour le traitement des maladies de la moelle. — Nommons enfin les bains avec des aiguilles de sapin et les bains ferrugineux (Cudowa, par exemple) et surtout les bains de boues minérales. Les propriétés excitantes de ces eaux augmentent quand on les administre sous forme de douches.

L'action de tous ces bains est bien plus excitante que celle des eaux thermales indifférentes; il faut par conséquent les proscrire dans les cas qui présentent des symptômes d'excitation, et particulièrement des douleurs vives, ou tout au moins ne les employer qu'avec prudence, c'est-à-dire faire dépendre leur emploi ultérieur du résultat obtenu par les premiers bains. Ils sont mieux indiqués quand les douleurs manquent plus ou moins complètement, et quand il existe des signes manifestes d'anesthésie.

On donne les bains froids sous la forme de bains de mer ou d'hydrothérapie. Cette dernière est particulièrement recommandée par beaucoup de praticiens d'un grand mérite pour les affections chroniques de la moelle, et un grand nombre de tabétiques sont soumis à un traitement méthodique par l'eau froide. Nous sommes loin d'être partisan de cette méthode, et nous trouvons que les tabétiques ne supportent pas en général l'eau froide : nous en avons vu beaucoup qui affirmaient s'être trouvé plus mal à la suite de ce traitement. Nous devons faire observer encore que ceux qui présentent des symptômes d'excitation ne supportent pas du tout l'eau froide, tandis qu'elle est mieux tolérée dans les formes torpides. D'ailleurs il faut dans ce traitement avoir égard à la saison. En automne, au printemps et à plus forte raison en hiver les bains froids présentent des dangers, attendu que la plupart des tabétiques se refroidissent facilement et sont très sensibles aux variations de température. En été, au contraire, quand il fait chaud, l'eau froide rafraîchissant et stimulant les nerfs, peut avoir quelque utilité. — Les bains de mer froids doivent aussi être considérés comme des moyens d'excitation, qui ne sont guère applicables qu'aux cas anciens torpides et cela dans la saison chaude seulement.

9. L'efficacité de l'*électricité* a été exagérée par beaucoup de médecins. Quand il existe de l'hyperesthésie, le courant continu est aussi mal supporté que le courant d'induction; tous deux doivent être employés avec prudence, car fréquemment l'irritabilité et la douleur s'en trouvent augmentées. On peut essayer le courant continu pour calmer la douleur, mais d'ordinaire il n'est pas supporté. Nous appuyons notre dire sur une série d'observations que nous avons faites nous-mêmes et sur l'opinion de Waldmann [1], qui affirme la même chose d'après ses observations faites sur lui-même. — Dans les cas torpides et anesthésiques l'électricité doit être prescrite sans hésitation et si l'on veut agir sur la moelle et sur les troncs nerveux, il faut choisir le courant constant. On peut, à l'aide du courant induit, donner naissance à une puissante excitation des nerfs de la peau et des muscles. La force à donner au courant se mesure d'après l'effet produit, et l'indication de l'excitation à déterminer sur les muscles est fournie par leur maigreur et leur mollesse. Lorsqu'on applique l'électricité de cette façon, son emploi est aussi bien fondé en théorie que justifié par la pratique,

---

(1) Nous avons cependant constaté parfois, qu'un fort courant induit diminuait la durée des accès de douleurs fulgurantes.

et l'on peut obtenir une amélioration de la sensibilité, de la force musculaire, enfin de tousles symptômes. Il est impossible de dire d'avance quel sera le degré de l'amélioration, mais il faudra se garder, dans ces cas, aussi bien du pessimisme qui rejette toute intervention que des illusions aveugles.

10. Les *conditions hygiéniques* sont de la plus haute importance. La règlementation de l'alimentation est secondaire, car la plupart des malades sont dociles à cet égard. Mais ce qu'il y a de plus important, c'est le traitement moral, car presque tous les patients, surtout ceux qui sont intelligents et instruits, s'ils voient clairement leur état, se laissent abattre et deviennent hypochondriaques. Il est nécessaire de prévenir cette tendance et de ranimer constamment le moral.

11. Il nous reste deux points à discuter : Quelle température doit avoir l'atmosphère dans laquelle vit un tabétique? Quelle quantité d'exercice musculaire doit-il prendre ? En ce qui concerne la première question, il faut se rappeler qu'une grande partie des tabétiques sont devenus malades par suite d'un refroidissement, et que le froid aggrave leur état. Les ataxiques sont presque toujours très sensibles aux variations de température. Aussi faut-il régler leurs habitudes, leur habitation et leurs vêtements, de façon qu'ils soient préservés le plus possible du froid et de l'humidité; on veillera surtout à ce qu'ils aient toujours les pieds chauds. Beaucoup de malades supportent mal l'hiver, et même l'époque des équinoxes augmente leurs douleurs. Ces circonstances font qu'il est indiqué de les envoyer vers ces époques dans des contrées plus chaudes ; aussi le séjour en Italie (Nice et Cannes) pendant l'hiver, est-il à conseiller plus souvent qu'on n'a l'habitude de le faire.

Pour ce qui est de l'exercice musculaire, souvenons-nous que des muscles puissants sont capables de compenser en partie l'ataxie. On remarquera que les hommes forts et énergiques supportent plus facilement la maladie, et que les femmes arrivent plus rapidement à la période paraplégique que les hommes. Aussi est-il logique de tout mettre en œuvre pour rendre les muscles vigoureux et puissants. Il est absolument indiqué de ne pas laisser les malades couchés, sous peine de les voir s'affaiblir de jour en jour : on les forcera à marcher, et, quand ils ne pourront plus marcher seuls, on les soutiendra, on leur donnera des béquilles pour leur permettre de prendre de l'exercice. Il est bien entendu qu'on évitera une fatigue excessive des muscles, qui augmenterait les douleurs pourtant cet inconvénient ne serait que passager [1]. Des voyages et même de longs voyages sont très favorables.

12. Comme moyens adjuvants, les *frictions* sont à recommander ; elles peuvent être pratiquées de différentes façons. On les conseillera ces frictions sèches ou avec des médicaments spiritueux ou des onguents, enfin surtout au milieu de l'été on les fera froides. Elles ont parfois une action favorable dans les cas de douleur peu vive et elles calment une irritation légère des nerfs sensitifs.

A la suite de cet exposé du traitement général, nous allons donner un court aperçu des principales indications symptomatiques :

1. Les plus importantes sont fournies sans aucun doute par les *douleurs*. Nous avons vu combien leur intensité est variable ; elles sont parfois d'une violence et d'une opiniâtreté telles qu'elles constituent le symptôme capital : elles sont

---

[1] S. Weir Mitchell, *The influence of rest in locomot. ataxia (Amer. Journal of medical sciences*, n° CXXXI, July, 1873), a constaté, chez un grand nombre de tabétiques, la cessation des douleurs névralgiques après un long séjour au lit. Nous avons fait ces mêmes observations ; Mitchell conclut de là, que pour les premiers stades du tabes, le repos est un des meilleurs remèdes : nous sommes forcé de tenir les praticiens en garde contre cette erreur.

pour le malade un tourment continuel, elles lui enlèvent le sommeil, l'appétit et le goût de la vie, et enfin le retiennent longtemps au lit : dans ces conditions elles fournissent l'indication symptomatique la plus pressante : nous avons à leur opposer comme un remède sûr *les narcotiques*. Leur usage externe reste ordinairement sans succès ; cependant on peut essayer des liniments ou des lotions au chloroforme. L'usage interne du chloral ou de la morphine diminue la douleur : l'injection sous-cutanée de morphine a une action très prompte. Mais ce médicament précieux a, comme on sait, un inconvénient grave : les patients s'y habituent, sont obligés d'augmenter la dose et, finalement, ne peuvent plus s'en passer. Ils en arrivent à un tel état de faiblesse et de lassitude qu'ils deviennent complètement infirmes, et, quoique libres de douleurs, ils sont à peine capables de se mouvoir. Ils usent de la morphine, même quand ils ne souffrent pas, et tout le monde sait avec quelle facilité des douleurs névralgiques continues conduisent à cette habitude dangereuse de la morphine, et combien il est difficile, souvent même impossible, de la surmonter. Nous avons eu occasion d'observer des exemples de cette funeste habitude avec toutes ses suites, et nous ne saurions assez déconseiller, comme d'autres d'ailleurs l'ont fait, un usage immodéré de ce médicament. Nous avons en outre acquis la conviction que l'hyperesthésie est augmentée par l'usage de la morphine, et qu'il existe d'autres moyens pour se rendre maître de la douleur. Nous n'avons souvenance que d'un seul cas où rien ne réussit, et dans lequel force nous fut de nous résigner à faire des injections journalières de morphine. Quoi qu'il en soit, nous ne voulons pas bannir complètement l'usage de la morphine, car elle est sans aucun doute le remède le plus efficace, le plus prompt contre les douleurs, mais il faut en être très sobre et éviter d'y habituer le malade.

Les autres agents thérapeutiques s'adressant à la douleur ne sont pas aussi sûrs, mais ils sont exempts de danger. — Telle est la chaleur : vêtements bien étoffés, boules d'eau chaude, appartements chauds, climat chaud, rien ne doit être négligé ; on peut conseiller aussi les bains chauds et les eaux thermales indifférentes comme il a été dit plus haut. Nous avons souvent noté que des malades qui étaient allés plusieurs fois aux eaux étaient arrivés à se débarrasser ainsi de douleurs très vives. Les frictions et les lotions avec le chloroforme n'ont qu'une importance secondaire. — Un remède efficace et à recommander contre les douleurs, d'après nos propres observations, est l'iodure de potassium à doses modérées (5^{gr} à 7^{gr},5 pour 180 d'eau : 1 cuillerée à bouche 2 ou 3 fois par jour) : ce n'est pas un remède absolument infaillible, mais il mérite d'être essayé. — Quant à l'électricité, le courant constant n'a que rarement une action calmante sur les douleurs, parfois on a obtenu un soulagement à l'aide de forts courants induits.

2. Un autre symptôme qui réclame une intervention spéciale, c'est l'*anesthésie* : on emploie pour la combattre des frictions excitantes, des douches, le courant continu, le pinceau électrique. Nous avons obtenu des succès par ces moyens, surtout quand l'anesthésie s'était localisée sur des points donnés.

On peut aussi essayer dans les cas peu avancés de traiter l'impuissance et l'incontinence d'urine au moyen du pinceau électrique.

3. La *faiblesse musculaire* mérite une grande attention. Elle augmente manifestement l'ataxie. Nous avons parlé plus haut de l'importance de l'*exercice musculaire* et nous n'avons qu'à ajouter que partout où se montre une faiblesse musculaire anormale, il est nécessaire d'instituer un traitement spécial par l'exercice et l'électricité.

4. Parmi les autres complications, les *crises gastriques* et *bronchiques* seules réclament une intervention spéciale. Les troubles digestifs surtout doivent attirer

notre attention, car ils ont pour habitude de rendre les muscles flasques et incapables d'un long travail; leur influence se fait sentir très manifestement dans toutes les affections spinales et de plus il survient une sensation de plénitude et de
pression dans le ventre ainsi que de l'anxiété; les douleurs névralgiques même
deviennent plus fortes et l'on voit se produire des aggravations momentanées qui
sont calmées par un régime réglé et par des moyens appropriés. Nous avons souvent conseillé avec succès, dans ces cas, l'usage des eaux de Carlsbad et de
Kissingen.

Nous devons encore appeler l'attention sur ce fait que des maladies aiguës
intercurrentes affaiblissent beaucoup et même pour longtemps l'action musculaire,
au point que le symptôme ataxie disparaît et que la maladie ressemble à une
paralysie complète. Nous avons noté des aggravations considérables à la suite de
pneumonie, de typhus, d'angine ou de catarrhe fébrile. Ces aggravations seront
conjurées par un traitement tonique et par l'exercice musculaire.

Physiologie pathologique. — *Théorie de la maladie.* — La tâche de la
physiologie pathologique consiste à rapporter les symptômes observés dans le
cours de la maladie, aux lésions anatomiques. Elle a dans le cas présent un intérêt d'autant plus grand que la maladie offre un ensemble de symptômes bien caractérisés et particuliers et que, d'un autre côté, la lésion anatomique est tout aussi
nette et évidente, sans que toutefois elle permette une explication facile du mécanisme des symptômes.

On comprend aisément que les muscles restent complètement intacts, qu'ils
conservent leurs mouvements volontaires, leur excitabilité et leur nutrition : en
effet, la lésion demeure complètement étrangère, sauf exceptions, aux départements moteurs de la moelle.

Que la plus grande partie des symptômes appartiennent à la sphère de la sensibilité, que dans le cours de la maladie apparaissent des douleurs névralgiques et
enfin des anesthésies d'intensité et de qualité variables : ces faits sont tout aussi
concordants avec l'état anatomique, et jusqu'ici l'anatomie pathologique et la symptomatologie sont parfaitement d'accord. Mais ce qui n'est pas encore éclairci pour
nous, c'est la raison d'être de cette *ataxie*, le symptôme le plus important de la
maladie, celui qui lui donne son caractère grave : sa coexistence avec les lésions
anatomiques existantes nous étonne d'autant plus que la physiologie de la moelle
ne nous a rien appris qui s'y rapporte et que depuis Flourens, nous sommes
habitués à placer dans le cervelet la coordination des mouvements. Tâchons
cependant de trouver le lien qui rattache l'ataxie aux lésions anatomiques. L'interprétation de ce symptôme a donné naissance à plusieurs théories et à de vives
discussions.

Todd avait déjà observé l'ataxie du mouvement avec la dégénération des cordons
postérieurs : le premier, il avait émis l'opinion que les cordons postérieurs conduisent l'influx de la portion du cerveau qui centralise les nerfs de la volonté et régu-
larise les forces motrices : les cordons postérieurs seraient ainsi les canaux par
lesquels les mouvements volontaires sont coordonnés. Cette opinion peut à peine
être taxée d'hypothèse, car elle n'est en somme que l'expression d'un fait positif,
à savoir, que c'est dans l'affection des cordons postérieurs que réside la cause
du trouble de la coordination et que ces cordons ont par conséquent une
influence sur la coordination; elle n'est hypothétique qu'en ce sens qu'elle implique
que l'influence coordinatrice a lieu du centre (du cerveau) vers la périphérie.
Cette supposition n'a été défendue par personne dans ces derniers temps et l'examen de ce qui se passe dans la dégénération secondaire ascendante prouve particulièrement que la transmission dans les cordons postérieurs est exclusivement

centripète. Brown-Séquard a modifié comme il suit l'idée de Todd : il considère les cordons postérieurs comme les principaux moyens de transmission des excitations donnant naissance à des mouvements réflexes, de sorte que « un trouble notable doit survenir dans les mouvements quand les cordons postérieurs sont altérés, et comme ces mouvements sont indispensables à la marche et à la station, il est naturel que celles-ci soient troublées. Quand l'altération envahit une certaine étendue de ces cordons, il en résulte une diminution notable de la faculté de marcher, et quand cette affection a duré longtemps, cette faculté peut être complètement abolie. » Cette théorie a été reprise plus tard par E. Cyon, qui l'a soutenue à l'aide d'expériences par lesquelles il prouve qu'il existe une influence des racines postérieures sur les antérieures, vu que la fonction de celles-ci est modifiée par une excitation des premières. Ces expériences n'ont d'ailleurs pas été ratifiées par tout le monde.

Nous-même, en 1863 (loc. cit.), nous avons dit que la perte des éléments sensitifs qui accompagne nécessairement la dégénération des cordons postérieurs était la cause des phénomènes ataxiques, et notre manière de voir se fondait sur les raisons suivantes : 1) les parties altérées des cordons et des racines postérieures sont les principales voies de transmission des impressions sensitives, et il n'est pas prouvé qu'elles possèdent des fibres ayant d'autres fonctions; 2) dans le stade ataxique, la perte de la sensibilité est la conséquence nécessaire du processus anatomique et de l'atrophie, et il est toujours possible de constater cette perte par un examen minutieux de l'état de la sensibilité; 3) on peut prouver expérimentalement que la perte de la sensibilité trouble les fonctions motrices, absolument comme cela a lieu dans l'ataxie.

La théorie établie par Brown-Séquard et défendue par E. Cyon, rattache les troubles de la coordination à une lésion des fibres qui relient les racines postérieures aux antérieures, et correspondent par conséquent aux chemins des réflexes de la moelle. De cette façon, une grande part des troubles est attribuée à l'atrophie de la substance grise, qui est la voie principale des actes réflexes. Mais la participation de la substance grise au processus est en réalité tout à fait secondaire, de sorte que les voies des réflexes ne sont pas autrement interrompues que par l'atrophie des fibres des cordons postérieurs. D'un autre côté, on ne constate pas, dans le cours de la maladie d'anomalies manifestes de l'action réflexe : elle est accrue dans le cas d'hyperesthésie, diminuée quand il y a anesthésie ; mais souvent elle ne présente aucune modification. Mais l'objection capitale à cette théorie repose sur ce fait que l'action réflexe n'a probablement aucune influence sur la coordination. On considère, depuis Flourens, le cervelet comme le centre de la coordination; les expériences de F. Goltz, Lussanna, etc.. ont également placé le siège de la coordination dans le cervelet et le mésocéphale. Quelle part revient à la protubérance et aux couches optiques, quelle part au cervelet? nous n'avons pas à nous étendre ici plus longuement sur cette question ; mais toutes les expériences faites jusqu'à ce jour sont d'accord pour montrer que le cerveau n'est pas nécessaire pour la coordination, mais que cependant la moelle est incapable à elle seule de coordonner les mouvements. Un animal, dont on a sectionné l'axe cérébro-spinal, immédiatement au-dessus de la moelle allongée, ne peut ni marcher, ni courir, ni nager, ni se tenir debout : si donc la moelle possède réellement un certain pouvoir coordinateur, celui-ci ne s'étend nullement à la locomotion. Aussi sommes-nous amenés à conclure que les altérations des voies de communication de la moelle ne sont pas la vraie cause de l'ataxie, mais que pour que l'ataxie se manifeste, il faut qu'il y ait lésion des communications de la moelle avec le centre encéphalique de la coordination.

Nous nous représentons, d'après Ch. Bell [1], le mécanisme de la coordination de la façon suivante : le centre ordonne convenablement les mouvements nécessaires à un but défini, particulièrement à la marche, et envoie l'impulsion au muscle à l'aide des voies motrices de la moelle. Puis de la périphérie arrivent au cerveau, des sensations qui instruisent ce dernier sur l'état et le degré de l'action. « Il existe donc entre le cerveau et le muscle un cercle de nerfs : l'un de ces nerfs porte les ordres du cerveau au muscle, l'autre porte au cerveau la sensation de l'état du muscle. Le cercle vient-il à être interrompu par la section du nerf moteur, le mouvement cesse aussitôt ; survient-il une interruption de l'autre nerf, la sensation de l'état du muscle disparaît et il n'y a plus de régularisation de son action. » Remarquons encore qu'il ne s'agit pas là d'une impression consciente, et que ces nerfs sensitifs ne viennent pas seulement des muscles, mais aussi d'autres parties, et particulièrement des os, des articulations, etc., afin de renseigner le sensorium sur la situation des muscles. On pourrait admettre que les fibres des cordons postérieurs qui entrent en communication avec les centres de coordination constituent une catégorie à part, différente de celles qui transmettent les sensations conscientes, de même que Marshall Hall supposait un système particulier de fibres pour les mouvements réflexes découverts par lui. Mais une pareille hypothèse est rejetée par tous les physiologistes modernes, à l'exemple de Joh. Müller, car l'explication des phénomènes réflexes, par les communications qui existent dans la moelle, entre les fibres sensitives et motrices, est pleinement suffisante. De même on ne sera guère tenté d'admettre un système spécial de fibres pour la communication de la périphérie avec les centres de coordination, puisque les mêmes voies qui conduisent la sensibilité peuvent suffire à cet office.

En présence des communications et des entre-croisements nombreux de toutes les fibres nerveuses dans la moelle, une telle différenciation de systèmes est peu vraisemblable. En tous cas, on ne peut pas inférer de la structure anatomique de la moelle, telle qu'elle est connue actuellement, qu'il existe de pareilles différences dans les fonctions des diverses fibres nerveuses. Les fibres des cordons postérieurs remontent jusqu'à la moelle allongée et se terminent au voisinage du *calamus scriptorius*, dans les pyramides postérieures. La dégénération du tabes s'étend jusqu'à ce niveau, aussi bien que la dégénération secondaire ascendante de Türck. C'est en ce point seulement que ces faisceaux semblent se diviser par l'interposition d'une couche de substance grise et d'autres tractus fibreux : une partie de leurs fibres se continuent avec les fibres commissurales transversales de la protubérance, et l'autre partie concourt à la formation des pédoncules cérébelleux ; mais plus bas, dans la moelle, il ne subsiste absolument aucune trace de cette séparation.

Pour nous la théorie de l'ataxie locomotrice repose sur les trois propositions que nous avons citées tout à l'heure, et dont nous allons démontrer l'exactitude.

a) Distribution anatomique du processus. — L'ataxie se montre seulement quand le processus s'est étendu à travers toute la moelle, jusqu'au centre de coordination. Sur une section transversale, on trouve toute la substance des cordons postérieurs atteinte ; la lésion n'occupe pas seulement les faisceaux médians, qui peuvent être regardés comme reliant au cerveau les fibres sensitives situées au-dessous, mais encore les faisceaux externes. Pierret a publié des observations qui tendent à prouver que l'affection des cordons postérieurs débute précisément par leur portion externe : or c'est là précisément que se trouve le point d'émergence des

---

(1) Ch. Bell, *Von dem Nervencirkel, welcher die willkürlichen Muskeln mit dem Gehirn in Verbindung setzt. (Physiol. u. pathol. Untersuchungen des Nervensystems übers. von Romberg, 1832, p. 185-193).*

fibres radiculaires postérieures, lesquelles sont toujours fortement atrophiées. Les racines postérieures elles-mêmes prennent part à l'atrophie, comme nous l'avons affirmé antérieurement et comme nous pouvons le soutenir aujourd'hui en nous appuyant sur de nombreuses recherches anatomiques. Nous les avons toujours trouvées intéressées d'une façon manifeste aux points où la moelle était elle-même malade. Mais si l'on considère que les racines postérieures sont encore bien plus sûrement que les cordons correspondants, des voies de transmission des impressions sensitives, on comprendra aisément que leur altération entraîne forcément des troubles du côté de la sensibilité. Reste à savoir jusqu'à quel degré doit être porté cet affaiblissement de la sensibilité, pour qu'il y ait une ataxie manifeste. On a cherché la cause de l'ataxie dans la substance grise (Späth, Cyon et d'autres), de sorte que les cordons postérieurs, no joueraient qu'un rôle secondaire. Mais la participation de la substance grise à la lésion est relativement insignifiante et l'altération y atteint spécialement le trajet des racines postérieures; le reste du tissu est sain et ce n'est qu'exceptionnellement que l'on observe une atrophie des cellules dans les cornes postérieures. C'est pourquoi il faut évidemment admettre que la cause des troubles de la coordination a son siège dans la substance même des cordons postérieurs.

b) Dans le stade ataxique du tabes, c'est-à-dire à l'époque où l'ataxie est constituée, *on peut toujours constater qu'il y a des troubles dans la sensibilité.* Cette proposition que nous avons émise dans notre premier travail, nous l'avons vérifiée par des recherches multipliées et nous la défendons encore aujourd'hui à la suite de nos observations personnelles. Un examen minutieux permettra toujours de reconnaître l'existence de troubles sensitifs. Il est naturellement plus difficile de prouver que l'intensité des troubles sensitifs est proportionnelle au degré de l'ataxie : il est même certain que la sensibilité cutanée n'offre pas avec l'ataxie un rapport constant et il peut y avoir entre ces deux éléments des écarts considérables. Par contre l'examen du sens de la pression, du sens tactile et surtout du sens musculaire donne des résultats plus exacts et l'altération des divers modes de la sensibilité est proportionnelle au degré de l'ataxie. Dans ces dernières années nous n'avons pas rencontré un seul cas qui fit exception à cette règle.

c) Des *expériences* ont démontré que la sensibilité avait une influence marquée sur la précision des mouvements et que les troubles amenés par la suppression de la sensibilité étaient jusqu'à un certain point comparables aux troubles ataxiques. Dans notre monographie nous avons renvoyé aux conclusions de Longet, nous avons rappelé les recherches de Cl. Bernard touchant l'influence de la sensibilité sur la motilité, enfin nous avons ajouté une série d'expériences que nous avons instituées dans le même but, de concert avec J. Rosenthal. Depuis lors il est universellement reconnu que la perte de la sensibilité amène des troubles moteurs qui sont comparables aux troubles de la coordination. Les expériences ne sont pas aussi probantes quand il n'existe que des pertes partielles de la sensibilité.

d) Enfin, à l'appui de notre théorie, nous pouvons encore dire (ce qui n'est pas sans valeur) qu'elle explique facilement et complètement les symptômes de la maladie sans qu'il soit nécessaire pour cela de créer de nouvelles hypothèses. Elle est complètement d'accord avec la distribution anatomique du processus, d'accord aussi avec les symptômes les plus importants. Nous ne voulons plus mettre en évidence que deux points : 1° elle rend très bien compte du genre des troubles de la coordination, c'est-à-dire des mouvements saccadés et désordonnés, et 2° elle explique tout aussi facilement l'influence compensatrice de la vue. On comprend facilement avec notre théorie comment la vue supplée en partie à la sensibilité et surtout au sens musculaire, ce qui ne serait pas compréhensible si l'on admettait l'existence d'un système spécial de fibres coordinatrices. D'ailleurs on peut se convaincre que dans les ataxies indépendantes d'une lésion des cordons postérieurs, la compensation par la vue n'existe plus et que chez de tels malades la marche et la station ne sont pas plus défectueuses dans l'obscurité ou quand ils ont les yeux fermés, que quand ils voient clair.

Telles sont les preuves que nous apportons à l'appui de notre théorie : elle ne nous semble plus guère avoir de côtés faibles et les cas classiques d'ataxie sont complètement d'accord avec elle par leur marche et leur ensemble symptomatique. Par contre il n'est pas toujours aisé de faire cadrer entièrement certains faits anormaux qui s'écartent du type de la maladie. On s'est servi de ces cas pour faire à notre manière de voir les objections suivantes :

a) *Il existe des cas de dégénération manifeste des cordons postérieurs sans ataxie.* — La chose n'est pas douteuse. En effet, on trouve fréquemment sur des cadavres de la dégénération des cordons postérieurs, sans que pendant la vie on ait observé le moindre signe d'ataxie. Récemment encore Th. Simon a publié un cas de ce genre. Nous avons parlé plus haut de l'observation intéressante de Charcot et Bouchard, dans laquelle, pendant la vie, avaient existé des douleurs fulgurantes, sans ataxie. Ceci prouve qu'il faut une dégénération considérable des cordons postérieurs pour produire de l'ataxie et que des altérations sérieuses de ces cordons peuvent exister sans amener de manifestations morbides considérables. On ne sait pas quel degré d'altération est nécessaire pour que des symptômes se manifestent et il est possible que ce degré varie avec chaque individu. On a également objecté que l'ataxie avait fait défaut malgré une dégénération notable des cordons postérieurs et cela surtout lorsqu'il y avait faiblesse et atrophie musculaire. Mais cette objection n'est pas sérieuse, car quand la force musculaire a beaucoup diminué, quand le malade traîne ses pieds au lieu de les projeter, l'ataxie ne saurait se manifester clairement.

b) *Il y a des ataxies sans troubles sensitifs ou avec des troubles sensitifs très légers.* — L'objection présentée de cette façon ne mérite pas d'être réfutée. Mais si l'on veut dire que les ataxies dépendant de la sclérose des cordons postérieurs peuvent aussi exister sans troubles sensitifs, nous sommes obligé de combattre cette proposition en nous appuyant sur nos expériences et sur nos recherches. La plupart des auteurs, surtout dans ces temps derniers, ont été amenés à dire que les cas types de *tabes dorsal* ne vont jamais sans troubles de la sensibilité, et à notre avis la chose n'est pas douteuse. Si dans beaucoup d'observations anciennes les symptômes fournis par la sensibilité ne sont pas mentionnés, on peut croire, sans pour cela douter de la bonne foi et de la sollicitude des observateurs, que l'examen n'a pas été fait par tous les moyens et avec toutes les précautions désirables pour lui donner une valeur absolue. Une bonne partie de ces observations d'ailleurs s'applique à d'autres maladies dont le diagnostic est très difficile et qu'on ne sait reconnaître nettement que depuis peu : telles sont par exemple les ataxies qui persistent à la suite de maladies aiguës, l'ataxie de la sclérose en plaques, etc. En éliminant les faits de cette catégorie, le nombre des cas contradictoires se réduit et on se demande si en réalité il en reste encore qui soient en opposition bien réelle avec notre théorie.

Friedreich [1] a publié plusieurs cas d'ataxie dans lesquels on ne put, malgré les soins les plus minutieux, découvrir aucune trace de trouble sensitif. Récemment encore il a eu occasion de répéter les mêmes recherches avec le même résultat. On ne saurait assurément mettre en doute l'exactitude des observations de ce clinicien consciencieux. Cependant nous nous permettrons de remarquer que les faits qu'il rapporte s'écartent sous plusieurs rapports de l'ataxie locomotrice proprement

---

[1] Friedreich, *Ueber degenerative Atrophie* (Virchow's *Archiv. für pathol. Anat.*, 1863, Band XXVI, p. 391).

dite. Avant tout ils sont manifestement héréditaires : plusieurs frères et sœurs ont été atteints de la même maladie presque à la même époque de leur jeunesse, d'un autre côté la parole était altérée, et enfin la forme des mouvements ataxiques différait un peu de l'ataxie ordinaire. Il nous semble donc que ces observations s'écartent du tableau habituel du tabès et n'ont rien à faire avec notre théorie [1].

c) *Il y a des anesthésies considérables sans ataxie.* C'est là un fait incontestable. Les anesthésies hystériques ou rhumatismales ne sont ordinairement pas accompagnées d'ataxie ; elles ne présentent que quelques symptômes identiques avec la dégénération grise des cordons postérieurs, mais qui ne sont attribuables qu'à l'anesthésie, telle est la sensation de marcher sur de la ouate ou du sable ; plus rarement la marche et la station sont hésitantes dans l'obscurité ou quand le malade ferme les yeux. Ces symptômes ont bien une certaine relation avec ceux de l'ataxie, mais ne lui sont pas tout à fait proportionnels. Ils dépendent de l'anesthésie cutanée, et le sens musculaire peut dans ces cas avoir conservé toute son intégrité. Il serait oiseux de répéter que l'anesthésie cutanée ne cause pas à elle seule l'ataxie et n'est nullement en rapport direct avec elle. Tout dernièrement encore nous avons observé un cas d'anesthésie et d'analgésie croisées intenses dans le bras droit et la jambe gauche, sans qu'il y eût aucune trace d'ataxie du mouvement. L'examen fit constater que le malade percevait, quand il avait les yeux fermés, les plus légers déplacements imprimés à ses membres malades, que par conséquent son sens musculaire était parfaitement intact.

Ici se place le cas remarquable observé par Niemeyer et décrit par Spāth [2], cas dont l'autopsie put être faite tout récemment. Le malade avait présenté pendant la vie un très haut degré d'anesthésie dans ses membres supérieurs et inférieurs ; dès qu'il fermait les yeux il tombait à terre ; il ignorait complètement quelle pouvait être la position de ses pieds dans le lit, mais dès qu'il avait les yeux ouverts il marchait sans aucune trace d'ataxie. D'après Niemeyer, ce fait prouvait surabondamment que l'ataxie n'avait rien de commun avec la sensibilité. — Le résultat de l'autopsie a été publié par Schüppell [3]. Il fut prouvé qu'il ne s'agissait pas en réalité d'une dégénération grise des cordons postérieurs, mais d'une production kystique de la moelle (syringomyélie) qui dans une étendue assez considérable du segment dorsal avait comprimé et détruit la substance des cordons postérieurs et en partie les racines correspondantes. La cavité kystique s'étendait depuis la 1re paire cervicale jusqu'au point d'origine de la 1re lombaire ; sa plus grande largeur était située entre la 4e et la 7e paire cervicales, et à cet endroit les cordons postérieurs étaient complètement détruits. Entre la 1re et la 3e paire cervicales les cordons existaient et la cavité affectait une situation plus centrale occupant la commissure et les cornes postérieures ; les cordons postérieurs étaient complètement détruits et avaient disparu sans laisser de traces, dans la moitié inférieure de la moelle cervicale ; dans sa moitié supérieure ils avaient subi la dégénération grise (secondaire). Dans la moelle dorsale les cordons n'étaient pas détruits, mais leur diamètre était diminué. Enfin, dans le segment lombaire ils avaient leur constitution normale. Il est hasardeux de se prononcer après coup sur la concordance des symptômes avec les lésions et Schüppell fait bien d'effleurer à peine la question théorique. L'examen de la sensibilité a certainement été fait avec le plus grand soin pendant la vie par Spāth, cependant il n'est pas suffisant au point de vue théorique. Dans tous les cas on ne peut tirer aucune conclusion sérieuse d'un cas aussi complexe.

Après ce que nous venons de dire, il n'est pas difficile de voir que la physiologie pathologique de l'ataxie locomotrice n'est pas encore complètement tirée au clair. Cependant, d'après toutes les données physiologiques et pathologiques actuellement connues, on peut admettre que la cause de l'ataxie doit être cherchée dans l'interruption des communications centripètes entre la périphérie et les centres

---

[1] Nous possédons une observation intéressante d'affection congénitale des cordons postérieurs chez un enfant dont, depuis la naissance, l'intelligence ne s'était pas développée et qui, sans être paralysé, ne put pas apprendre à marcher ni à parler. Il mourut à l'âge de 1 an 1/2. L'autopsie montra une sclérose étendue de la couche corticale du cerveau. Les cordons postérieurs de la moelle présentaient, même à l'état frais, une transparence légère, et après durcissement, leur atrophie devint manifeste dans toute l'étendue de la moelle, aussi bien dans le segment interne de ces cordons que dans l'externe.

[2] E. Spāth, *Beiträge zur Lehre von dem Tabes dorsalis*, Tübingen, 1864.

[3] Schüppell, *Arch. d. Heilkunde*, 1874, Band XV, 1, p. 44-62.

de coordination, et il est très vraisemblable que ces voies de transmission sont dans la moelle les mêmes que celles qui laissent passer les perceptions conscientes.

Nous nous bornerons à reproduire ici l'observation suivante qui peut être regardée comme un type de l'évolution du tabes et de ses lésions anatomiques, et qui de plus est intéressante par l'existence d'une lésion profonde de l'articulation du genou.

Cas type d'ataxie locomotrice progressive et de dégénération grise des cordons postérieurs de la moelle. Affection du genou. Autopsie. — R. Sch., douanier, 31 ans, entré à l'hôpital de Königsberg, le 8 mars 1867. Mort le 23 février 1869.

Antécédents. — Le malade autrefois fort et de bonne santé, dit avoir mené comme soldat une vie assez irrégulière. En 1861, il eut un bubon, en 1862 un chancre, jamais il n'eut d'accidents secondaires. Depuis 1863 il est douanier sur la frontière russe et exposé par sa profession à de fréquents changements de température. En septembre 1863 il fut pris de rhumatisme dans les pieds. La veille il était sorti par une pluie battante, et s'était mis en bateau par un temps de pluie et de tempête. Le soir il se coucha bien portant, mais le lendemain à son réveil il sentit dans les muscles des deux jambes des tiraillements douloureux qui survenaient par intervalles et descendaient jusque dans les talons. Après quelques jours, cette douleur rhumatismale céda, mais elle revint plusieurs semaines après sans cause apparente ; elle était plus vive, de sorte que le malade fut obligé d'interrompre son service. Les tiraillements n'étaient pas plus douloureux, mais bien plus fréquents ; ils survenaient parfois brusquement pendant la station et mettaient le malade en danger de tomber. La nuit aussi survenaient des spasmes douloureux. Après quelques bains de vapeur, il put reprendre son service, mais à partir de ce moment il ne recouvra plus le repos complet. Le rhumatisme revenait, disparaissait de nouveau, parfois le clouait au lit pour 2 jours, puis il y avait du calme pour quelque temps. Les douleurs conservaient toujours même caractère et même intensité ; leur siège principal était le gras de la cuisse, le genou et le talon. L'état général du malade demeurait bon et il conservait le sommeil et l'appétit. En juillet 1865, après que le malade eut de nouveau fait son service par un mauvais temps, il s'était assis pour se reposer, en croisant les cuisses ; mais quand il voulut se relever il sentit ses jambes engourdies ; il pouvait les élever, mais il lui semblait qu'il était paralysé au point de ne pas pouvoir marcher ; quand il posait les jambes elles décrivaient involontairement un arc de cercle. Après une demi-heure le malade put de nouveau parcourir la distance 5 kilomètres 1/2 qui le séparait de son domicile ; mais à partir de ce moment les jambes restèrent plus faibles, sans que pour cela un nouvel état paralytique se soit représenté. Par l'usage des bains son état s'améliora assez pour lui permettre de marcher à peu près bien. A partir du printemps de 1866 il lui devint difficile de monter en voiture ou de gravir des escaliers, etc., de même il avait de la peine à se relever après être resté longtemps assis, mais il faisait encore très bien de longues courses, et plus il marchait, plus ses jambes devenaient libres. Depuis un an il commença à remarquer que sa marche devenait incertaine dans l'obscurité et qu'il était même menacé de tomber. En même temps, il éprouvait à la plante des pieds une sensation semblable à celle que procure le sable ou la ouate. Jusqu'en février 1867 il put encore faire complètement son service et effectuer des courses de 30 kilomètres. Il remarquait que parfois, pendant la nuit quelques gouttes d'urine s'écoulaient involontairement ; depuis longtemps il n'avait plus d'érections. Il dit n'avoir jamais éprouvé de sensation de cercle autour de la poitrine ou de l'abdomen. La digestion était bonne, il y avait tendance à la constipation. — Dès septembre 1866, un fourmillement avec diminution de la sensibilité était apparu à l'extrémité des doigts, de sorte que le malade pouvait difficilement tenir une plume, boutonner son habit, etc. — Rien du côté de la tête ; le sommeil était bon, l'état général aussi, pas d'amaigrissement, les muscles n'étaient pas atrophiés.

État actuel. — Le malade est un homme vigoureux, bien bâti et bien musclé. Il se sert pour marcher d'une canne sans laquelle sa marche est incertaine. Celle-ci est franchement ataxique ; le malade frappe le sol du talon, soulève démesurément ses jambes et les lance avec une certaine force et suit attentivement des yeux les mouvements de ses pieds. Les mouvements isolés sont d'une force assez grande, sinon normale. Le malade oppose une vive résistance, quand, ayant fléchi sa jambe, on cherche à l'étendre ; pendant la contraction, les muscles de la cuisse sont volumineux et d'une dureté normale. Par contre, tous les mouvements qu'il effectue en marchant ou quand il est assis ou bien couché sont mal dirigés et manifestement ataxiques. Le désordre est porté à son comble quand le malade ferme les yeux. La sensibilité est notablement diminuée aux extrémités inférieures. Il semble au malade qu'il a comme de la fourrure sous les pieds. La sensibilité à la pression est fortement diminuée aux pieds et aux jambes. Les piqûres d'épingles sont assez facilement perçues, mais il existe un ralentissement notable dans la perception (de 1/2 à 2 secondes) [1]. Les piqûres d'épingles sont aussi facilement senties

---

[1] Les recherches, citées p. 110 et instituées par Goltz et nous pour reconnaître les troubles de la transmission, se rapportent à ce malade.

aux mains, cependant des piqûres plus fortes sont nécessaires aux extrémités des doigts pour qu'il y ait perception. Celle-ci y est rapide et sûre. La sensibilité à la pression est notablement abaissée, le malade ne peut reconnaître une pression de 20 livres, qu'il compare (ses yeux étant fermés) à une légère brûlure.

On n'interrogea le sens musculaire que plus tard. Les résultats de cet examen furent très intéressants, ils ont été publiés dans notre mémoire : « sur le sens musculaire et l'ataxie. » Le malade fut traité par les bains et le courant continu, il suivit cette médication même après sa sortie de l'hôpital. Le succès en fut si grand que le malade voyant sa marche et les fonctions de ses mains remarquablement améliorées, se trouva suffisamment rétabli pour reprendre son service. En raison de l'état de sa santé, on l'employa à des travaux de bureau, auxquels il consacra tous les jours 4 heures, à partir du 1er novembre 1867. Cependant la station assise et les écritures le fatiguèrent tellement qu'il les considéra comme les causes d'une nouvelle aggravation qui survint dans son état. Le dernier jour de novembre il se trouva tout d'un coup extraordinairement faible. Il ressentait une douleur sourde et un point dans le côté gauche de la poitrine, et il eut de la fièvre avec de petits frissons répétés. Au début la toux fit complètement défaut. En même temps il eut des diarrhées profuses. Le médecin ordonna des ventouses et plus tard un vésicatoire et un purgatif. Les douleurs thoraciques cédèrent, au quatorzième jour, à la suite de toux avec crachats, il survint un soulagement considérable, la diarrhée s'arrêta et le malade se considéra de nouveau comme convalescent. Le 3 janvier 1868, probablement à la suite d'un refroidissement, une toux forte reparut en même temps que de la dyspnée, sans point de côté ni douleur dans le côté droit de la poitrine. Dès les jours suivants les crachats devinrent plus nombreux verdâtres et bientôt leur abondance fut telle que le malade en rendait par jour la valeur de 6 à 7 verres à boire. Plus tard l'odeur des crachats devint désagréable ; cependant cette odeur disparut bientôt, en même temps que la quantité de l'expectoration diminua. Le 26 janvier le malade demanda de nouveau son admission à la clinique médicale. Il était très amaigri, son visage avait une coloration pâle, maladive, le tissu adipeux sous-cutané avait presque complètement disparu. Dans son lit il se couche sur son dos, la tête haute ; mais il peut encore faire tout seul le tour de la salle. L'examen de la poitrine fait constater encore les restes d'un empyème à droite avec cicatrisation commençante, mais sans pneumo-thorax. Pendant un séjour de plusieurs mois à l'hôpital, le malade vit son état s'améliorer sensiblement, mais il ne recouvra plus jamais sa mine d'autrefois. Les manifestations tabétiques étaient plus accentuées par suite de la faiblesse musculaire ; par intervalles, assez éloignés d'ailleurs, il avait des accès douloureux. Il quitta l'hôpital le 3 juillet.—Le 31 décembre Sch. rentra pour la troisième fois à la clinique. Il avait très mauvaise mine et était retenu au lit depuis longtemps par une affection des deux genoux. La cuisse gauche, mais surtout sa moitié inférieure, est plus grosse que la droite ; le genou correspondant est très volumineux, les condyles du fémur paraissent gonflés, ainsi que l'extrémité du tibia. Le malade peut étendre complètement sa jambe, mais ne la fléchit que très faiblement. Pendant les mouvements on entend dans l'articulation un craquement très manifeste et des frottements rudes que le malade avait déjà perçus auparavant. Au niveau de la tubérosité interne du tibia, la peau est amincie, rouge et soulevée sous forme d'une tumeur fluctuante, arrondie et d'un diamètre de 0m05. Une ponction exploratrice livre passage à un liquide filant assez clair, ressemblant à de la synovie et contenant quelques flocons purulents. On constate également une fluctuation profonde à la partie inférieure de la cuisse où une ponction donne des résultats analogues. A l'aide d'un stylet on pénètre dans une grande cavité dans laquelle on peut enfoncer l'instrument jusqu'à une profondeur de 0m15 sans arriver sur une surface osseuse. L'autre genou présente, quoique à un degré bien moindre, un gonflement analogue. De temps en temps le malade se plaint de douleurs dans la jambe droite, cependant l'affection est remarquablement indolente. L'état général du malade est assez mauvais, il a une fièvre vive et est dans le collapsus.—Quelques jours après, es ouvertures pratiquées au genou donnèrent issue à un liquide fluide plus purulent qui acquit bientôt une mauvaise odeur. (Injections phéniquées, quinine.)

12 janvier 1869. État général assez bon. Appétit meilleur. (Température 38°,8. Pouls 110, esp. 16). Des deux plaies du genou et de la cuisse sort un liquide assez abondant, purulent, et qui a une odeur un peu mauvaise. Au niveau de la tubérosité externe du tibia se trouvent deux autres endroits fluctuants dont la peau est rouge et amincie. — 26 janvier. Depuis quelques jours toute la cuisse, et une grande partie de la jambe sont œdématiées ; les veines cutanées sont dilatées surtout autour du genou. Le patient se plaint de tiraillements dans tout le membre et notamment dans la région du genou. La région inguinale ne présente pas de sensibilité particulière. La peau qui recouvre le condyle externe du fémur est rouge, luisante, tendue, très douloureuse au toucher. Cette tension augmente de jour en jour ; enfin, le 4 février la peau se mortifie et met à nu le condyle externe dépouillé de son périoste. Les douleurs ont diminué. La capsule articulaire largement ouverte donne issue à du pus, et le 19 février il s'écoule une quantité assez considérable de sang. Vers cette époque survient aussi de l'œdème de la jambe gauche. On constate facilement l'existence d'une hydarthrose dans le genou correspondant. Le malade se plaint de temps en temps de douleurs à cet endroit. En somme, les souffrances

sont assez peu fortes; le sort du malade permet d'espérer jusqu'à la fin. La fièvre persiste, la prostration augmente et enfin la mort arrive le 21 février 1869.

L'*autopsie* est faite le 22 février, par le professeur Neumann. La colonne vertébrale et la dure-mère rachidienne ne présentent rien d'anormal. La pie-mère est terne et épaisse à la partie postérieure, et laisse apercevoir au travers d'elle, dans toute l'étendue de la moelle, la coloration grise des cordons postérieurs dégénérés. Dans la portion cervicale, la moelle est aplatie, large de 0^m,15, la bande grise a une largeur de 0^m,06 à 0^m,07. Les racines postérieures, également dans les portions lombaire et dorsale, et jusqu'à la région cervicale, ont une couleur gris-rosé, légèrement transparente; elles sont plus grêles que les racines antérieures qui sont arrondies et blanches. Sur des coupes transversales nombreuses, la substance des cordons postérieurs se montre constituée par un tissu gris pâle, transparent, riche en sucs, affaissé au-dessous de la surface de section, et qui s'engage dans la substance des cornes postérieures sans qu'il existe une limite nette entre celles-ci et les cordons postérieurs. Cette dégénération est surtout marquée dans les segments cervical et dorsal : par-ci par-là se voient des îlots blanchâtres. Les cordons latéraux ont leur aspect normal. Dans la queue de cheval, plusieurs nerfs présentent une coloration gris-rosée semblable à celle des racines postérieures.

Le genou gauche offre une plaie de 0^m,09 de diamètre qui mène directement dans l'intérieur de l'articulation et laisse passer le condyle externe. Le tibia est légèrement luxé en arrière et la rotule réjetée au côté externe du condyle externe du fémur. Le cartilage articulaire est complètement détruit, le condyle interne est recouvert d'un tissu granuleux et lardacé, de consistance dure et de couleur jaune. Le condyle externe, la rotule, ainsi que la tête du tibia sont le siège de désordres plus considérables au niveau de leur surface articulaire, qui offre un aspect vert sale. À la partie interne du fémur existent plusieurs trajets fistuleux qui s'étendent jusqu'à son tiers supérieur. Sur une section des os, la moelle offre une couleur rouge; sur la surface du fémur existent de nombreux ostéophytes qui s'étendent jusqu'à sa partie moyenne. — Dans le genou droit se voit une collection d'un pus fluide jaune-rougeâtre. Les cartilages articulaires ne sont pas considérablement altérés. Les deux membres sont très œdématiés.

Le poumon droit est complètement adhérent, le gauche est libre, les deux sont parsemés de noyaux caséeux, surtout à leur sommet.

L'examen de la moelle, après durcissement, fit constater les lésions d'une sclérose type des cordons postérieurs et intéressant les points d'émergence des racines postérieures. La substance grise était intéressée au voisinage de la substance gélatineuse de Rolando. Les cornes antérieures et latérales étaient intactes et leurs cellules nerveuses n'étaient ni atrophiées ni diminuées en nombre.

§ 2. Sclérose diffuse (Sclérose en plaques, myélite chronique). — La connaissance de cette forme a procédé de celle de la sclérose cérébrale. On distinguait la sclérose cérébrale diffuse ou commune (que l'on trouve souvent en coïncidence avec l'anémie cérébrale à la suite de diverses maladies aiguës et qui n'est probablement qu'une infiltration œdémateuse de la substance cérébrale) de la sclérose partielle du cerveau, dans laquelle l'augmentation de consistance est bien plus nette et plus marquée, et qui siège le plus souvent dans les volumineuses masses blanches situées au-dessus des ventricules latéraux. À côté de ces lésions du cerveau, on trouva des indurations semblables dans la protubérance, la moelle allongée et même dans la moelle, quoique très rarement. Les premières observations d'induration, de sclérose, ont été faites sur le cerveau, où l'augmentation de la consistance apparaît bien plus manifestement que dans la moelle.

Ollivier compare avec justesse cette sclérose à de l'albumine coagulée. Cruveilhier la désigne sous le nom de *transformation grise avec induration* et la décrit de la façon suivante : « C'est un tissu intéressant à étudier que cette dégénération grise, qui se présente au premier abord sous l'aspect de taches superficielles, mais qui occupe une certaine profondeur et au niveau de laquelle la substance blanche a complétement disparu. Ce tissu est dense, bien plus dense que la moelle, qu'il remplace exactement, ni plus ni moins que s'il était destiné à remplir les vides sans disposition linéaire, et je ne puis comparer ce tissu à aucun autre tissu morbide » [1].

En 1838, Carswell [2] a fait reproduire ces lésions dans son atlas, sans y ajouter les observations correspondantes. À part cela, on ne trouve dans la littérature anglaise rien de particulièrement remarquable sur cette maladie. — En Allemagne, Ludwig Türck [3] a rapporté, en 1855, quelques cas de sclérose spinale, mais n'en a tiré que des conclusions physiologiques, et Rokitansky a décrit la lésion dans son traité d'anatomie pathologique.

L'histoire clinique de la maladie, c'est-à-dire les tentatives faites pour la rendre accessible au

---

[1] J. Cruveilhier, *Anatomie pathologique du corps humain*, in-folio, 38° livraison, p. 3.

[2] Carswell, *Illustrations of the elementary forms of disease*. Article Atrophy, pl. IV, fig. 4, London, 1838.

[3] Ludwig Türck, *Beobachtungen über Leitungsvermögen des menschlichen Rückenmarcks* (*Wiener Sitzungsberichte*, 1855, p. 329).

diagnostic, commencent avec un article de Frerichs [1] en 1849; puis vint une publication de Valentiner [2] (1856), concernant quelques cas dont Frerichs avait fait le diagnostic pendant la vie des malades. Frerichs décrit la lésion microscopique de la façon suivante : « On voit s'affaisser une portion irrégulière de substance blanche (rarement de substance grise) du cerveau; cette portion a une dureté anormale, une consistance analogue à celle du cuir, présente à peine par-ci par-là un point rouge et a une coloration presque normale ou laiteuse et terne. A l'aide du microscope on trouve dans les parties grises ou gris rosées beaucoup de parties amorphes à côté des éléments nerveux encore persistants ; les portions indurées blanches, au contraire, ne contiennent plus d'éléments nerveux, elles ressemblent à une masse fibreuse contenant encore des restes de capillaires et des granulations graisseuses. » [3]. Comme points importants pour le diagnostic, Frerichs, d'accord avec Valentiner, ajoute ce qui suit : 1) la sclérose du cerveau et de la moelle se présente comme une affection du système nerveux central, s'établissant petit à petit, augmentant par de nombreuses exacerbations successives et présentant un caractère dépressif prédominant ; 2) une moitié du corps est d'abord atteinte et seulement plus tard l'autre moitié ; 3) la paralysie des membres inférieurs paraît la première et atteint un degré élevé ; 4) les troubles de la motilité sont ordinairement plus considérables que ceux de la sensibilité ; 5) le siège le plus fréquent de la dégénération est la moelle allongée, avec altération des 9e, 10e et 11e paires crâniennes ; 6) il survient souvent des troubles psychiques ; 7) la sclérose cérébrale est surtout fréquente chez les individus jeunes; 8) la nutrition générale reste intacte pendant longtemps; elle ne semble se troubler que quand il existe une participation étendue de la moelle.

Les progrès ultérieurs que firent les connaissances histologiques et cliniques relativement à cette maladie se rattachent à l'essor que prit l'étude des maladies de la moelle depuis 1860. En 1863 [4] nous avons publié dans un rapport sur la dégénération grise de la moelle, un cas de sclérose disséminée avec des détails histologiques. En même temps, Rindfleisch [5], et, un an plus tard, Zenker [6], firent connaître des recherches histologiques sur ce sujet.

De cette époque datent aussi les premiers travaux de Charcot et Vulpian sur les lésions caractéristiques de la sclérose en plaques (1863 et 1864) [7]. Le premier travail spécial sur cette question publié en France le fut par Vulpian en 1866 [8]. Jaccoud fit, en 1866, un exposé clinique de la sclérose diffuse. En 1866, Charcot posa, dans un cas, le diagnostic qui fut vérifié en 1868 par l'autopsie. Vers la fin de 1867, Ordenstein, poussé par son maître Charcot, choisit cette maladie comme sujet de sa thèse (la *Paralysie agitante et la sclérose en plaques généralisées)*; puis parut une description sommaire de Bourneville [9]. Dans ses *Leçons cliniques*, Charcot a accordé une étude spéciale à cette forme de maladie et réuni dans une même description son histoire histologique et clinique. C'est sur ces recherches qu'est basé le travail que publièrent, en 1869 [10], Bourneville et Guérard.

Nous devons citer encore un grand nombre de travaux et de recherches : Pennock, in *American Journal of med. Sc.*, 1868, juillet; une communication de Joffroy à la Société de biologie en janvier 1869, et une foule d'ouvrages allemands : Léo, *Beiträge zur Erkenntniss des Gehirns und Rückenmarks (Deutsches Archiv f. Klin. Med.,* 1868, Band IV, p. 115 à 172). — H. Schüle, *Beiträge zur multiplen Sklerose des Gehirns und Rückenmarks (Ibid.,* 1870, Band VII, p. 259 à 297). — W. Leube, *Ueber multiple inselförmige Sklerose des Gehirns und Rückenmarks (Ibid.,* 1870, Band VIII, p, 1 à 29). — Bærwinkel, *Zur Lehre von der herdweisen Sklerose der Nervencentren (Arch. der Heilkunde (Ibid.,* Band X, p. 590). — Enfin, les travaux de Jolly, Ebstein, Barth, etc.

Anatomie pathologique. — Description macroscopique. L'aspect extérieur de la moelle n'est parfois que très peu modifié. Les méninges, la pie-mère surtout, présentent souvent, mais non constamment, des signes d'inflammation chronique et des épaississements, surtout par places. A un examen plus attentif, on remarque

(1) Frerich's, Hæser's *Archiv,* Band X, 1849. p. 334-347. *Beiträge zur medicinischer Klinik. Ueber Hirnsklerose.*

(2) Valentiner, *Deutsche Klinik,* 1856, n° 14. *Ueber die Sklerose des Gehirns und Rückenmarcks.*

(3) D'ailleurs Frerichs émet l'avis qu'il ne faut pas considérer la sclérose comme une affection inflammatoire

(4) *Deutsche Klinik,* 1863, n° 13.

(5) Rindfleisch, *Histologische Details zur grauen Degenerationen des Hirns und Rückenmarcks,* (Virchow's *Archiv fur patholog. Anatomie,* Band XXVI, p. 474.)

(6) Zenker, Heule u. Pfeuffer's *Zeitschrift für rationelle Medicin,* 1869, XXVI, IV. *Ein Beitrag zur Sclerose des Hirns und Rückenmarcks.*

(7) Charcot, *Sclérose des cordons latéraux de la moelle épinière chez une femme hystérique atteinte de contracture permanente des quatre membres (Union médicale,* 1865).

(8) Vulpian, *Note sur la sclérose en plaques de la moelle épinière,* lue à la Société médicale des hôpitaux, le 9 mai 1866 (*Union médic.,* t. XXX, 1866).

(9) Bourneville, *Mouvement médical,* 1868. *Scléroses en plaques généralisées, Revue analytique.*

(10) Bourneville et Guérard, *De la sclérose en plaques disséminées,* Paris, 1869.

à la surface de la moelle des ilots ou taches grises ou gris-rosées, qui tantôt occupent l'un ou l'autre des cordons latéraux ou les cordons antérieurs, tantôt aussi
les cordons postérieurs. L'étendue de ces plaques est très variable ; souvent elle
n'est que de 1 à 2 centimètres, et moins souvent aussi de 10, 20 et même davantage; leur largeur est ordinairement la plus grande à la partie moyenne, elle est
moindre aux extrémités ; elles sont irrégulières, non symétriques, et franchissent
aisément les limites d'un cordon. Elles sont assez souvent unilatérales ou tout
au moins sont prédominantes d'un côté. Leur consistance à l'état frais ne
diffère presque pas de celle de la moelle normale. Sur une section transversale on
remarque que cette « dégénération grise » s'enfonce plus ou moins profondément
dans la substance médullaire; elle n'occupe pas uniquement les cordons blancs,
mais peut envahir la substance grise. Ordinairement limitée à un seul côté, il
n'est pas rare de la voir s'étendre du côté opposé, sans pour cela être symétrique
ou se borner au trajet de certains cordons. Habituellement la portion malade se
distingue assez nettement d'avec la portion saine, et la ligne de démarcation est
irrégulièrement arrondie. La substance dégénérée s'affaisse plus ou moins au-dessous du niveau de la section, elle a une coloration grise ou gris-rosée, une structure transparente, qui semble être surtout très marquée au centre ; souvent on
peut encore y apercevoir de petits îlots punctiformes, blancs, formés de substance nerveuse. La limite normale entre les substances blanche et grise est détruite, mais reste encore le plus souvent visible quand elle est envahie par la
dégénération. En général, les grosses plaques ont leur plus grande largeur à leur
milieu. Beaucoup de plaques sont irrégulièrement arrondies, d'autres sont plus
larges que longues, mais le plus souvent c'est l'inverse qui a lieu.

Au microcospe, ces îlots gris présentent toujours, quand ils sont bien nets, une
altération de structure. Rappelons encore ici que l'examen macroscopique est sujet
à des erreurs de différentes sortes et par conséquent n'est jamais suffisant à lui
seul. Nous nous trouvons en effet en présence des mêmes sources d'erreurs que
dans le ramollissement de la moelle. Quand les différences de teinte et de consistance sont très prononcées, un observateur même superficiel pourra les reconnaître ; mais quand il ne s'agit que de nuances, un observateur même exercé
s'y trompera aisément. Ce que nous avons dit à propos du ramollissement médullaire, nous devons le répéter en parlant de l'induration et de la dégénération grise. Il est fréquent d'observer sur une section transversale de la moelle un
léger changement de la coloration dû soit à une obliquité de la section, soit
à une certaine incidence de la lumière, mais qui n'a rien de pathologique ;
une erreur semblable est surtout possible sur des moelles riches en sucs, déjà
un peu ramollies par l'altération cadavérique. Un changement de consistance peu
marqué sera tout aussi trompeur : en effet, une portion de la moelle peut sembler
plus dure que normalement, tout en étant saine. La moelle allongée, le renflement
lombaire sont les parties les plus dures de la moelle, la plus molle est la portion
supérieure du segment dorsal ; cette différence de consistance pourrait faire
considérer comme altérées les parties nommées en premier lieu, quoiqu'il n'en
soit rien. C'est ce qui est arrivé particulièrement pour la moelle allongée dont
on a cité des indurations sans manifestations cliniques.

Inversement, une sclérose existe quelquefois sans qu'il y ait en apparence rien
d'anormal sur une préparation fraîche. Une moelle paraissant de consistance habituelle, peut néanmoins contenir des plaques de sclérose : celles-ci en effet, quand
elles sont petites, n'amènent aucun changement de coloration visible à l'œil nu.
De plus, les lésions des plaques s'étendent toujours plus loin qu'on ne le croirait
à l'œil nu.

De toutes ces circonstances on peut conclure que l'examen macrocospique seul

de la moelle, même sur des coupes nombreuses, ne constitue pas une étude suffisante, et que les lésions les plus grossières seules sont constatées avec certitude
de cette façon. Pour qu'on soit en droit d'affirmer la présence d'un processus
pathologique, il est au moins nécessaire de faire une courte inspection microscopique de particules qu'on aura détachées par le raclage. Un procédé bien
meilleur et plus parfait pour étudier l'extension du processus morbide, est
le durcissement dans l'acide chromique (bichromate de potasse ou d'ammoniaque). Le durcissement a pour effet, comme on sait, de différencier les parties
saines d'avec les parties malades en produisant une opposition de teintes tellement manifeste, que l'inspection à l'œil nu ou à la loupe suffit pour démontrer les
lésions. Ce ne sont pas les portions fortement dégénérées seules, ni les plaques
étendues qui apparaissent de cette façon; les plus petites plaques, les parties où
la dégénération est peu intense, telles que la périphérie des grosses plaques,
deviennent visibles par cette préparation. Cette méthode donne des résultats
tellement satisfaisants, que l'examen microscopique le plus minutieux aurait
beaucoup de peine à découvrir des points malades en dehors de ceux qui ont été
décelés par le durcissement.

Examen microscopique. — Si l'on vient à détacher d'une pièce fraîche quelques parcelles pour les examiner au microscope, on n'y trouvera que très peu de
fibres nerveuses pourvues de myéline; la plupart sont minces, pâles, variqueuses;
entre elles se trouvent des tubes sans myéline ou des prolongements de cellules
nerveuses qui sont parfois très durs, homogènes, d'aspect mat et dépassant les
limites de la préparation. Sur des préparations de la substance grise on trouve
les cellules nerveuses fortement pigmentées, brillantes et parfois aussi ratatinées.
Entre les éléments nerveux se trouvent des corps granuleux, tantôt isolés, tantôt
en grande quantité et des corpuscules amyloïdes en quantité variable. La tunique conjonctive des vaisseaux est épaissie, riche en noyaux, et contient des
corps granuleux et des granulations pigmentaires. Les parois des capillaires sont
notablement épaissies, homogènes, leur lumière est rétrécie mais non obstruée.
La névroglie qui entoure tous ces éléments constitue un réseau fin, mais résistant
et serré de fibres très déliées qui, par endroits, sont ondulées et s'avancent au-
delà des limites de la préparation. Ce réseau contient des noyaux granuleux plus
ou moins grands, ronds ou ovales, à contours nets, disséminés, plus rarement par
groupes de deux, trois ou quatre qu'il est impossible de confondre avec des cellules jeunes. Parfois on aperçoit au milieu de ce tissu des grosses cellules
étoilées à ramifications fines et à un, deux ou trois noyaux, cellules que l'on peut
regarder comme des cellules étoilées agrandies, ou cellules de Deiters.

Si maintenant on fait, après durcissement dans l'acide chromique, des coupes
fines que l'on traite ensuite d'après la méthode de Lockhart-Clarke et Gerlach, on
reconnaîtra facilement que dans les parties malades qui sont reconnaissables à
leur coloration rouge vif, les éléments nerveux et en particulier les fibres nerveuses sont atrophiés et raréfiés, et qu'entre eux existe un tissu fibreux riche
et dense dans lequel sont contenus des corpuscules amyloïdes et des vaisseaux à
parois notablement épaissies. Il ne peut donc y avoir de doute sur l'existence
d'une atrophie du tissu nerveux avec épaississement du tissu conjonctif intermédiaire. Il est tout aussi facile de constater, particulièrement dans les plaques
arrondies qui n'offrent de prédominance d'aucun diamètre, que la dégénération
est surtout marquée au centre, qu'elle diminue vers la périphérie, mais que la
démarcation entre elle et le tissu sain est assez tranchée.

1. *Éléments nerveux.* a). Les *fibres nerveuses* présentent dans les plaques
de sclérose une atrophie manifeste souvent considérable. A la périphérie de ces
plaques, les fibres nerveuses sont divisées par groupes, par suite de l'interposition

de traînées d'un tissu conjonctif dense, fibreux, parfois riche en noyaux. Les fibres de ces groupes n'ont pas toutes le même diamètre. Elles diminuent d'épaisseur par suite de la disparition progressive de la gaîne de myéline, et, finalement, il ne subsiste d'elles que le cylindre-axe. Au centre des plaques on ne trouve plus que celui-ci ; même dans certaines parties, notamment dans les cordons blancs, il a aussi disparu, et il ne reste alors qu'un réseau conjonctif à mailles plus ou moins fines, ne contenant plus que quelques noyaux de névroglie, des corpuscules amyloïdes et des vaisseaux. Cependant les cylindres d'axe résistent longtemps, même dans les parties très fortement dégénérées. Charcot a insisté sur cette particularité du processus, et nous devons confirmer pleinement son opinion. Par suite de cette disposition les figures histologiques des portions atteintes de sclérose type offrent un cachet tout à fait particulier. Les cylindres-axes complètement dépouillés de leur gaîne de myéline sont encastrés dans une trame fibreuse dense et feutrée, au milieu de laquelle ils apparaissent fortement colorés en rouge par le carmin ; ils présentent un aspect homogène, brillant ; ils sont résistants et parfois considérablement épaissis : ils sont par conséquent *sclérosés et hypertrophiés*.

Dans la substance grise l'état des fibres nerveuses et des prolongements cellulaires est tout à fait le même, avec cette seule différence qu'ici, par suite de la texture plus compliquée du tissu, elles n'apparaissent pas aussi nettement. Dans les degrés élevés de l'atrophie les éléments nerveux disparaissent à leur tour et il persiste un réseau dont les mailles ne contiennent rien.

b). Les *cellules nerveuses* paraissent résister longtemps au processus morbide, du moins c'est ce que semble prouver la présence d'un nombre considérable de ces cellules dans les cas où la sclérose a profondément atteint la substance grise. La première altération qu'elles éprouvent consiste dans une pigmentation jaune tellement intense que Charcot a voulu la désigner sous le nom de *dégénération jaune ;* cependant il n'est pas encore bien démontré que cette pigmentation, si fréquente d'ailleurs, doive toujours être considérée comme morbide. Plus tard les cellules commencent à se contracter, prennent un aspect brillant, de sorte qu'on peut dire d'elles aussi qu'elles se sclérosent. Elles n'arrivent que tardivement à un rapetissement considérable, et en fin de compte elles disparaissent tout à fait en plus ou moins grand nombre.

Il est à remarquer que la gaîne de myéline, tout en disparaissant, ne semble pas subir d'altération histologique notable. Dans quelques fibres seulement, elle devient granuleuse, se ternit, et, après le traitement par le chrome et le carmin, elle ne prend pas une teinte verdâtre, mais présente une imprégnation rouge et une structure granuleuse ou bien homogène. Il n'y a pas de dégénérescence graisseuse manifeste.

2. Les *vaisseaux* sont constamment le siège d'altérations très marquées. Les plus petits présentent, sur les coupes longitudinales et transversales, un épaississement de leurs parois, qui ont un éclat homogène et paraissent avoir subi une sclérose dure. Dans les plus gros la tunique adventice est fortement infiltrée de granulations graisseuses et pigmentaires. Charcot croit y avoir vu des gouttelettes de myéline et regarde cette infiltration de la gaîne lymphatique comme secondaire, les parois vasculaires ne présentant nulle trace de dégénération athéromateuse. Il s'agirait par conséquent, d'après lui, d'une infiltration graisseuse consécutive de la gaîne lymphatique, comme l'avaient pensé Goll et Billroth. L'altération des vaisseaux atteint son maximum d'intensité au centre des plaques de sclérose, mais elle s'étend au delà des limites de celles-ci et peut exister à un faible degré dans la plus grande partie de la moelle. Ce qui prouve, malgré cela, que l'altération vasculaire n'est pas le point de départ du processus, c'est sa dif-

fusion et cette circonstance que jamais les plaques d'altération ne se limitent à un département vasculaire déterminé.

3. La *névroglie* des parties sclérosées consiste en une masse dense, feutrée, fibreuse, qui enclave solidement les éléments nerveux subsistants. Elle occupe entre les fibres nerveuses des espaces plus étendus qu'à l'état normal; ses fibres paraissent plus dures, le réseau qu'elles forment est plus serré; souvent aussi elles se présentent sous forme de tractus onduleux. On peut donc dire aussi du tissu interstitiel qu'il est sclérosé. Dans ce tissu sclérosé sont incrustés :

a. Des *corps granuleux* isolés ou groupés qui presque jamais ne font complètement défaut, mais qui ne sont très abondants qu'exceptionnellement; le plus souvent isolés, rarement groupés, ils sont surtout nombreux dans la tunique adventice des vaisseaux. En général on ne reconnaît plus ni noyau ni enveloppe; cependant on peut les considérer comme provenant surtout de la névroglie.

b. Des *corpuscules amyloïdes* qui eux aussi ne se rencontrent que rarement en nombre considérable, mais manquent tout aussi peu souvent. On en trouve aussi en dehors des plaques de sclérose.

c. De *gros noyaux granuleux*, ovales ou ronds, qui correspondent aux noyaux de la névroglie, et qui se trouvent en nombre assez grand dans le tissu; ils sont rapprochés les uns des autres; quelquefois par groupes de deux, trois et quatre, jamais davantage, et ne présentent que très rarement des traces de segmentation. On ne voit des amas et des productions de noyaux que dans la tunique adventice des gros vaisseaux : il n'en existe pas dans le tissu de la sclérose confirmée; mais dans les endroits où le processus est en train d'évoluer, on aperçoit des masses de noyaux arrondis, situés entre des îlots de fibres nerveuses.

d. Des *éléments étoilés*, de *grosses cellules de Deiters* en quantité très considérable se rencontrent dans beaucoup de cas de sclérose. Ils forment dans tout tissu un réseau continu et on les aperçoit même sur les préparations fraîches. Ils présentent des contours nets, une coloration pâle et un contenu assez homogène, vivement coloré par le carmin; enfin ils renferment deux ou trois noyaux très évidents. Les prolongements qui en partent sont souvent creux et remplis d'une masse que le carmin colore fortement. Dans beaucoup de cas les cellules étoilées manquent totalement ou sont très clair-semées. Il semble qu'elles apparaissent particulièrement nombreuses dans de petites plaques situées au centre, et nous sommes porté à croire qu'elles se forment surtout là où le tissu atteint de sclérose ne peut pas se rétracter en totalité, de telle sorte que dans son intérieur il persiste des espaces contenant beaucoup de suc et ces grosses cellules. Dès 1863, elles ont été décrites presqu'en même temps par Rindfleisch et par nous (*Deutsche Klinik*, 1863). On les trouve tout aussi souvent dans le cerveau que dans la moelle, mais moins fréquemment dans un tissu dense et rétracté que dans un tissu mou et raréfié. Enfin il faut signaler encore de *petits kystes* que nous avons découverts dans plusieurs cas, et que nous ne serions pas loin de considérer comme des restes d'anciens ramollissements.

En somme le tissu frappé de sclérose présente une *induration*, une *sclérose* de toutes ses parties constituantes, des fibres nerveuses encore présentes, aussi bien que des cellules, des vaisseaux et du tissu conjonctif interstitiel; en même temps l'élasticité des fibres augmente et il en résulte parfois une disposition ondulée.

A la sclérose de la moelle se rattache, comme dans la myélite aiguë, une altération des nerfs et des muscles.

a). On a *trouvé sur les troncs nerveux périphériques* des lésions tout à fait analogues à celles de la moelle. Vulpian et Liouville y ont vu des parties grises transparentes disséminées. Mais nous croirions volontiers que la névrite n'est disséminée qu'en apparence. En effet, à l'aide d'une investigation microscopique suffisante, on trouve les nerfs atteints de lésions diffuses mais également réparties. Les sections transversales des faisceaux nerveux permettent de constater leur atrophie qui n'est pas au même degré dans tous les points et qui porte surtout sur les fibres motrices ; les vaisseaux artériels sont hypertrophiés et sclérosés. Nous n'avons jamais vu de corpuscules amyloïdes dans les nerfs périphériques.

Une autre lésion importante est la sclérose des nerfs optiques, qui n'est pas une complication rare de la sclérose en plaques, et s'accompagne d'une atrophie de la papille visible à l'ophtalmoscope ; ce signe a une grande valeur pour le diagnostic. D'après Charcot, cette atrophie n'est jamais assez intense pour occasionner une amaurose complète.

b). Dans beaucoup de cas, les *muscles* sont notablement diminués de volume ; leurs fibres atrophiées d'une façon plus ou moins profonde sont séparées par du tissu graisseux. La production de graisse n'est d'ordinaire pas abondante, à cause du mauvais état de la nutrition générale dans les cas intenses. L'étude microscopique de cette atrophie musculaire laisse encore bien à désirer ; il reste entre autres à savoir si elle possède des particularités qui la distinguent histologiquement d'autres variétés et notamment de l'atrophie musculaire progressive. Dans certains cas, nous avons rencontré les muscles atrophiés très durs et atteints de myosite interstitielle, de sorte qu'on pouvait aussi les considérer comme sclérosés.

4). Parmi les autres lésions que l'on peut trouver sur le cadavre d'individus morts de myélite chronique il n'en est pas, pour ainsi dire, qui puisse être regardée comme caractéristique. L'apparition de décubitus, de cystite et de néphrite n'est pas aussi constante que dans les formes graves de la myélite aiguë, d'ailleurs ces complications, lorsqu'elles se présentent, sont les mêmes dans les deux cas. Parmi les autres troubles trophiques, il faut citer les anomalies que présentent les os et la peau ; mais nous en reparlerons à propos de la symptomatologie. Signalons aussi les affections pulmonaires qui causent souvent la mort et résultent parfois de l'extension de la maladie à la moelle allongée. La fièvre typhoïde, la dysenterie, la tuberculose dont on trouve parfois les lésions, sont des causes de mort purement accidentelles.

Quelle est maintenant la *nature du processus?* On pourrait penser avec Rindfleisch que l'altération vasculaire est la première lésion, tandis que l'altération du tissu n'est que secondaire. Mais l'extension du processus ne se fait pas suivant la distribution vasculaire et il est plus vraisemblable de penser que le processus débute dans la névroglie et que les éléments nerveux ne sont affectés que secondairement. De cette façon il ressemblerait aux altérations chroniques des autres organes et nous pourrions appeler la lésion une *sclérose interstitielle chronique* aboutissant à l'atrophie et à la rétraction. Nous ne retrouvons pas ici, il est vrai, le type des inflammations interstitielles chroniques tel qu'il existe dans le foie et le rein, nous ne voyons en particulier rien d'analogue aux abondantes proliférations de noyaux ; cependant on en trouve le long des vaisseaux et à la périphérie des plaques. L'atrophie du parenchyme, la rétraction, la *sclérose*, sont évidentes, et par suite l'analogie est suffisante pour que l'on compare les deux processus et qu'on puisse appeler la sclérose *une myélite interstitielle chronique*.

Le processus est le plus souvent très diffus, cependant il n'est presque jamais continu et habituellement il se révèle par un certain nombre de foyers plus ou moins étendus. Dans les cas où il acquiert son plus grand développement il ne se borne pas seulement à la moelle, mais s'étend encore au bulbe, à l'isthme, au cervelet et au cerveau ; les nerfs périphériques eux-mêmes sont alors intéressés. Dans d'autres cas l'extension est moindre, rarement elle se borne au cerveau seul plus souvent à la moelle seule.

D'après ces données Charcot distingue trois formes : a) *cérébro-spinale;* b) *cérébrale;* c)*spinale.* Cette dernière est constituée par de nombreuses plaques dont la distribution n'a rien de régulier. Cependant les parties atteintes de préférence semblent être la moelle cervicale et la portion supérieure du segment dorsal où l'on trouve souvent des foyers d'une grande étendue. Néanmoins on rencontre en même temps quelques plaques plus petites dans la partie inférieure de la région dorsale et dans la région lombaire ; leur absence est rare, et parfois on voit se développer à ce niveau de grandes plaques qui constituent les seules, ou tout au moins les principales lésions. La moelle allongée est presque toujours intéressée dans la forme cérébro-spinale, mais elle est souvent saine dans la forme spinale. Le siège ordinaire des plaques dans le bulbe parait être le plancher du quatrième ventricule, la périphérie des corps restiformes et les pyramides ; parfois il existe dans l'épaisseur du bulbe de petites plaques qui n'arrivent pas jusqu'à la périphérie. Sur des sections de la moelle, l'étendue de la lésion est très variable, cependant celle-ci intéresse rarement toute l'épaisseur de l'organe, dont une portion notable reste toujours saine. Parfois cependant la dégénération est centrale, mais il n'est pas rare non plus que la lésion soit unilatérale, et alors elle n'envahit pas seulement les cordons blancs, mais aussi la substance grise. Du reste, l'étendue du tissu altéré varie avec chaque coupe : telle coupe est complètement saine, telle autre offre des altérations sur presque toute sa surface.

A l'exemple de Charcot, nous distinguerons :

1) *La forme cérébro-spinale ;*

2) *La forme spinale ;* car la forme purement cérébrale ne rentre pas dans notre sujet;

3) On a encore parlé d'une *sclérose périphérique (sclérose annulaire* : Vulpian) qui correspond à une méningo-myélite chronique et ne peut encore être distinguée comme forme clinique spéciale ;

4) Une *sclérose centrale* ou *péricentrale (sclérose périépendymaire* de Hallopeau), qui présente un processus particulier assez compliqué et doit être séparée des scléroses proprement dites ; nous l'étudierons dans un chapitre spécial.

Symptomatologie. — 1). *Sclérose disséminée, sclérose en plaques disséminées, forme cérébro-spinale* (Charcot). — Nous commençons par cette forme parce qu'elle est la mieux connue et que les travaux de Charcot et de ses élèves en ont fait une forme clinique assez nettement définie. Elle est caractérisée par la présence de plaques de sclérose disséminées dans tout le système nerveux, dans le cerveau aussi bien que dans la moelle et même parfois dans les troncs nerveux périphériques. La grandeur des plaques est variable, mais d'habitude il n'y en a pas une dont l'étendue soit telle qu'elle explique à elle seule la totalité ou au moins la plus grande partie des manifestations morbides. Dans l'encéphale, il y a des plaques, surtout dans le pédoncule cérébral, le corps calleux, le trigone, plus rarement dans le cervelet. On rencontre souvent plusieurs petites plaques dans la protubérance ; la moelle allongée est presque toujours intéressée et la moelle parsemée de plusieurs plaques de différentes grandeurs.

1. *Symptômes fournis par l'appareil moteur.* — a) *Symptômes de paralysie.* — Les troubles moteurs sont très étendus, ils intéressent presque tout le système musculaire, mais n'arrivent qu'exceptionnellement à la paralysie complète. Les extrémités inférieures sont affectées aussi bien que les supérieures, fréquemment même, et on peut dire que telle est la règle, la tête, la langue et les yeux présentent des troubles de la motilité. Ceux qui affectent les membres inférieurs sont les plus fréquents et les plus marqués ; les mains sont moins malades. Dans beaucoup de cas les troubles sont prédominants d'un côté, sans que l'autre côté soit complè-

tement sain. Parfois les muscles du tronc prennent part à la paralysie, de sorte que la station et surtout la station assise devient pénible et plus tard même impossible. Ces troubles moteurs étendus n'ont que rarement, et seulement dans les degrés élevés, le caractère d'une véritable paralysie; ordinairement tous les mouvements spontanés restent possibles, mais leur énergie et leur durée sont diminuées (faiblesse paralytique); il en résulte des interruptions du tremblement. Charcot a accordé une importance spéciale à cette particularité, qui avait autrefois fait confondre cette maladie avec la paralysie agitante dont il l'a nettement séparée. C'est précisément la forme du tremblement qui diffère manifestement dans les deux cas. Dans la sclérose en plaques il est caractérisé par ce fait qu'il ne se manifeste qu'à l'occasion des mouvements intentionnels d'une certaine étendue; il cesse d'exister lorsque les muscles sont abandonnés à un repos complet [1]. Dans la paralysie agitante, au contraire, le tremblement existe aussi bien pendant le repos que pendant l'action volontaire des muscles. Charcot considère ce symptôme comme un des indices cliniques les plus importants de la sclérose cérébro-spinale en plaques, sans cependant dire qu'il est tout à fait constant ou pathognomonique. Dès qu'il apparaît, il présente les caractères signalés plus haut. Il se montre tout aussi bien dans les mouvements de la tête que dans ceux des membres supérieurs et inférieurs. Dans ces derniers, il est surtout manifeste quand le malade passe d'une position à une autre, par exemple au début de la marche, quand il se lève ou bien quand il s'assied; par contre le tremblement s'arrête quand le malade continue à marcher d'un pas égal ou qu'il reste tranquillement debout; mais il apparaît plus facilement et est plus intense quand les muscles sont fatigués et enfin il est évoqué par certaines excitations réflexes : dans ces cas il peut aller jusqu'à une agitation vive et convulsive des membres inférieurs qui ressemble au phénomène désigné par Brown-Séquard sous le nom d'*épilepsie spinale*. Dans les membres supérieurs la précision des mouvements est troublée par le tremblement, mais on peut remarquer que, contrairement à ce qui a lieu dans la chorée, la direction principale du mouvement persiste malgré les secousses. Un autre phénomène curieux est l'altération de l'écriture, dont Charcot a rapporté plusieurs exemples : les traits de plume deviennent incertains, tremblés. Enfin la tête prend aussi part au tremblement qui est surtout marqué quand le patient est assis et tient ses membres au repos complet : en effet dans cette attitude les muscles du cou et de la tête sont en contraction permanente et offrent dès lors le phénomène de tremblement, d'oscillation, propre à la sclérose.

En dernier lieu nous devons considérer comme l'analogue de ce tremblement le nystagmus qu'on a fréquemment observé. Les troubles de la parole que nous allons décrire bientôt ont plutôt le caractère de mouvements saccadés que de tremblements.

b). *Troubles de l'appareil visuel.* — Ils consistent en *diplopie, amblyopie* et *nystagmus*. La *diplopie* résulte le plus souvent, comme dans le tabes, d'une paralysie incomplète de l'un des muscles de l'œil; elle est rarement très marquée, ordinairement passagère et se montre fréquemment dès le début de la maladie. — L'*amblyopie* est un symptôme assez commun de la sclérose en plaques et résulte du développement de plaques de sclérose dans le nerf optique; elle est communément accompagnée d'une atrophie du nerf optique visible à l'ophtalmoscope (coloration nacrée de la papille avec amincissement remarquable des vaisseaux, surtout des artères); elle n'aboutit jamais, comme le fait remarquer Charcot, à la cécité complète. Le *nystagmus* enfin s'observe dans la moitié environ des cas et acquiert ainsi une grande valeur diagnostique. Il tient à la même cause que le

[1] Charcot, *Leçons, etc.* 3ᵉ édition, 1877, p. 227.

trouble des mouvements en général. — Il peut exister seul ou s'accompagner de diplopie et d'amblyopie.

c). Un autre symptôme d'une grande valeur presque constant dans la sclérose cérébro-spinale, est un *trouble spécial de la parole*. Celle-ci est lente, traînante, difficilement compréhensible. Les paroles sont interrompues, saccadées et prononcées avec des efforts visibles. Entre chaque syllabe, il y a une pause et les syllabes sont articulées lentement. La parole est hésitante, mais il n'y a pas de bégayement à proprement parler. Certaines consonnes, *b*, *p*, *g*, sont particulièrement mal prononcées. Malgré un désordre si grand dans la parole, les mouvements de la langue ne présentent souvent aucune altération : ils sont peut-être un peu lourds et lents, mais il n'existe que rarement un tremblement manifeste : la langue se laisse diriger librement dans tous les sens, elle n'est le siège ni de tremblements fibrillaires ni d'atrophie. La déglutition est presque toujours normale. Il n'est pas aisé de préciser la lésion anatomique à laquelle il faut rattacher le trouble de la parole. On est tenté de croire qu'elle a son principe dans la moelle allongée, dont les altérations sont si constantes. Cependant il n'est pas insolite de rencontrer dans la forme spinale des plaques dans le bulbe, sans qu'il ait existé de troubles de la parole et les recherches faites par le professeur Jolly (de Strasbourg), rendent très problématique l'interprétation que nous venons de donner. Jolly (loc. cit.) a observé une fois des désordres psychiques concurremment avec le trouble caractéristique de la parole : après la mort il ne put trouver de plaques ni dans la protubérance ni dans le bulbe, mais dans le cerveau seul. Par conséquent il devient plus logique d'admettre que la cause des troubles de la parole réside dans certaines plaques de l'encéphale, et que ces troubles doivent être comparés à ceux de la paralysie générale progressive.

Aux troubles du langage se joignent parfois des accès particuliers, convulsifs de rire ou de larmes, ou bien des soupirs, quelquefois des bâillements, qui parfois se succèdent les uns aux autres sans motif appréciable.

Il n'y a que rarement, et dans les périodes avancées de la maladie seulement, une paralysie véritable de la langue : alors surviennent des troubles de la déglutition et de la respiration, qui ont une signification des plus fâcheuses et peuvent amener la mort d'une manière tout à fait inattendue.

d). *Troubles de l'appareil locomoteur.* — La marche est d'ordinaire incertaine, embarrassée et pesante, le malade avance lentement, se fatigue vite; il traîne les pieds par terre, fléchit peu le genou et l'étend fortement quand il pose le pied. Il progresse avec de visibles efforts, tient la tête élevée et légèrement inclinée en arrière. Dans les cas graves, la marche devient impossible, les malades sont condamnés au lit, car ils peuvent à peine se tenir debout et faire quelques pas dans la salle en se cramponnant des deux mains aux meubles. En outre, ils éprouvent souvent des vives secousses convulsives quand ils se lèvent ou s'asseyent ou quand ils sont fatigués.

Parfois les mouvements des bras et surtout la marche présentent une *certaine ataxie*, qui a de l'analogie avec l'ataxie locomotrice progressive, mais en diffère parce que les mouvements ne sont pas seulement mal régis, mais encore convulsifs et interrompus. Ordinairement, il existe en même temps une impossibilité de conserver l'équilibre sans s'appuyer. Ces malades se tiennent bien debout, quand ils ont un point d'appui et tombent dès qu'ils l'abandonnent. Ces troubles moteurs sont les mêmes, que les yeux soient ouverts ou fermés. Cette variété spéciale d'ataxie du mouvement, que nous avons déjà rencontrée dans l'ataxie aiguë, n'est pas rare. On peut en chercher la raison dans une lésion des centres coordinateurs, la protubérance et la moelle allongée (peut-être aussi le cervelet); il est impossible de dire quelle part la moelle prend à ce phénomène.

e). *Etat des muscles.* — Les *atrophies* musculaires sont en général rares dans la sclérose en plaques, cependant on les rencontre ; c'est ainsi que Charcot, par exemple, a observé une atrophie de l'éminence thénar, et que nous-même avons vu une atrophie assez considérable des muscles d'un bras. Des degrés faibles d'atrophie s'observent assez fréquemment dans le bras et la jambe. Dans quelques-uns de ces cas, on a pu constater l'extension à la substance grise d'une plaque de sclérose, avec atrophie des cellules nerveuses en général. La contractilité électrique n'est pas visiblement altérée, elle n'est notablement diminuée que dans les cas d'atrophie musculaire considérable.

Un symptôme digne d'attention est fourni par la *raideur musculaire* qui se montre aussi bien dans les membres supérieurs que dans les inférieurs. Parfois elle est limitée à certains groupes musculaires aux fléchisseurs et par exemple aux adducteurs de la cuisse. Ces muscles opposent aux mouvements communiqués une raideur qui n'est surmontée qu'avec une certaine force, et qui augmente par suite de mouvements réitérés. La même chose a lieu à l'occasion des mouvements spontanés, de sorte qu'à chaque pas la raideur s'accentue davantage et la marche devient de plus en plus traînante jusqu'à être complètement impossible. Les muscles ainsi raidis, sont durs au toucher, même à l'état de repos ; ils ont parfois légèrement diminué de volume ou présentent une augmentation de leur contractilité électrique.

f). Des *contractures* apparaissent dans une période avancée de la maladie et résultent souvent de cette raideur ; au début elles sont passagères pour devenir permanentes ensuite. L'apparition de ces contractures est fréquemment précédée d'accès spasmodiques, pendant lesquels les extrémités inférieures sont amenées dans l'extension, pour y rester plusieurs heures, voire même plusieurs jours. Au début, il y a presque toujours contracture des extenseurs, puis plus tard des fléchisseurs, au point que, finalement, les talons touchent presque les fesses. Ces sortes de contractures se développent le plus volontiers quand il existe des plaques considérables dans le segment dorsal de la moelle. Exceptionnellement les membres supérieurs sont aussi contracturés. En même temps la contractilité réflexe persiste et même elle est parfois plus accentuée. Quand on pousse avec la main la pointe du pied vers la jambe, on voit aussitôt survenir dans tout le membre un tremblement convulsif, qui peut s'étendre aux deux jambes, secouer tout le corps et même le lit du malade. On fait cesser immédiatement ce tremblement, comme l'a montré Brown-Séquard, en prenant le gros orteil du malade à pleine main et en le fléchissant brusquement et avec force. Ces accès de spasmes réflexes (épilepsie spinale) surviennent aussi spontanément, mais on les provoque surtout par des excitations réflexes (pincement, électricité, chatouillement de la plante des pieds, extension des muscles et des tendons, etc.).

2. *Symptômes fournis par la sensibilité.* — Les symptômes sensitifs passent nécessairement au second plan, en présence des troubles importants et variés de l'appareil moteur. On peut habituellement constater des *phénomènes subjectifs*, mais ils sont très peu accusés. Parfois les malades se plaignent de fourmillements, d'engourdissements dans les masses musculaires parésiées ; quelquefois même il survient des douleurs fulgurantes, irradiées, analogues à celles du tabès ; les douleurs en ceinture sont rares. Rarement ces symptômes acquièrent une grande intensité. Les *troubles objectifs* de la sensibilité font totalement défaut dans la majorité des cas. Quand il en existe ils sont peu importants et une anesthésie intense d'un membre est chose exceptionnelle. On n'a jusqu'à présent interrogé que rarement les divers modes de la sensibilité, et jamais avec le même soin que dans le tabès, de sorte qu'on ne sait que peu de choses sur l'état de la sensibilité à la pression et du sens musculaire.

On n'a encore jamais observé de ralentissement dans la transmission des sensations, mais on a observé un retard dans la transmission de l'impulsion motrice. Nous avons mentionné les troubles de l'équilibre. Enfin, il est fréquent de
rencontrer de l'hyperesthésie des membres inférieurs.

3. Les *sphincters* de la vessie et du rectum ne sont que rarement affectés d'une
façon sérieuse. L'aptitude sexuelle persiste le plus souvent sans altération chez
l'homme et chez la femme.

4. Outre l'atrophie musculaire, il faut encore citer parmi les *manifestations
trophiques :* l'apparition d'exanthèmes (herpès, lichen, pemphigus), le gonflement des petites articulations (articulations phalangiennes); les ongles sont
aussi parfois pigmentés, cassants et durs; dans certains cas il y a exubé-
rance des poils, dans d'autres au contraire chute des cheveux. — Rarement
il survient de l'œdème; il est plus fréquent d'observer une diminution de la
température au membre inférieur d'un seul côté, avec sécrétion exagérée de sueur.

5. Dans cette maladie comme dans le tabes, on observe quelquefois des *crises
gastriques* dont l'observation II, p. 648, nous offre un exemple; peut-être pour-
rait-on aussi rapporter à la sclérose des accès de *palpitations* et de *dyspepsie*.

6. Les *symptômes cérébraux* qui accompagnent cette forme de sclérose sont
assez variés. Parmi les premiers et les plus bénins, il faut citer la *céphalalgie* et
les *vertiges*. La première est variable quant à son siège et à sa violence; elle occupe le sinciput, l'occiput ou bien le front, elle peut être unilatérale, survenir
par accès qui sont parfois très violents et accompagner de vomissements bilieux
(crises gastriques). Le *vertige* pour Charcot annonce le début d'une affection
cérébrale. En général, il s'agit de vertige giratoire : il semble au malade qu'il
exécute lui-même un mouvement circulaire, et il se cramponne à l'objet le plus
voisin pour ne pas perdre l'équilibre. Le vertige survient le plus souvent par accès
et n'est que rarement continu. — Plus tard apparaissent des *troubles psychiques :* fréquemment on observe une certaine obtusion de l'intelligence, de l'apathie
ou des changements non motivés de caractère. On voit les malades qui tout à l'heure
étaient complètement tranquilles, fondre brusquement en larmes sans raison, et
bientôt après rire d'une façon niaise et du rire spasmodique dont nous avons déjà
parlé. En outre, une perturbation mentale semblable à celle de la paralysie générale avec mélancolie ou délire des grandeurs, est une conséquence fréquente de la
sclérose encéphalique en plaques multiples ; on en trouve de nombreux exemples dans la littérature médicale. Nous ne faisons que citer la possibilité de l'existence d'autres troubles psychiques tels que lypémanie avec hallucinations, etc.

Charcot signale encore comme un symptôme particulier de cette maladie et important pour son diagnostic, l'apparition d'*attaques apoplectiformes*. L'attaque
est ordinairement inattendue, elle survient sans prodromes distincts, et s'accompagne de perte ou du moins d'obtusion de l'intelligence, rarement d'un coma
complet. A l'accès succède une hémiplégie plus ou moins marquée, avec mollesse
ou rigidité des masses musculaires paralysées. Ces symptômes peuvent s'amender
en peu de jours, et il n'est pas rare de voir l'hémiplégie disparaître plus ou moins
tôt sans laisser aucune trace. Dans quelques cas on observe, aussitôt après l'attaque, le développement d'un décubitus étendu, et l'apparition d'un collapsus qui
est mortel. De tels accès se sont répétés plusieurs fois dans certains cas de sclérose en plaques : trois fois dans le cas de Vulpian et de Zenker, et jusqu'à sept
fois dans celui de Léo. Chaque attaque était suivie d'une aggravation persistante
de tous les symptômes. Comme les attaques de la paralysie générale progressive
(Westphal), celles-ci sont accompagnées ou suivies d'une élévation de température (40° à 40°,3) et même parfois 42°,5, immédiatement avant la mort (Joffroy,
Charcot).

Marche.—La maladie se développe en général d'une façon insensible, rarement
elle apparaît d'emblée avec des symptômes sérieux. Tantôt les symptômes cérébraux ouvrent la scène (vertige, diplopie, troubles de la parole, nystagmus, plus
tard tremblement et parésie des muscles des membres); tantôt les symptômes spinaux apparaissent d'abord, et consistent souvent, pendant des mois et des années,
uniquement en une faiblesse des muscles des membres inférieurs (parésie), qui a
de la tendance à s'étendre aux masses musculaires des membres supérieurs;
pendant ce temps il n'y a ni troubles de la sensibilité ni atrophie musculaire, et les
sphincters sont intacts. — La marche ultérieure est chronique : elle est remarquable en ce qu'elle est entrecoupée de rémissions et même d'intermittences auxquelles succèdent, au bout d'un certain temps, des poussées nouvelles et des rechutes.—Charcot distingue *trois stades* dans la maladie : le *premier* va depuis
l'apparition des symptômes initiaux jusqu'au moment où la rigidité spasmodique
des membres rend presque tout travail impossible; le *second* comprend tout l'espace de temps (de longues années) pendant lequel le malade, cloué au lit ou encore capable de circuler un peu dans son appartement, conserve l'intégrité de ses
fonctions organiques : tous les symptômes du premier stade sont augmentés, les
muscles des membres sont contracturés avec ou sans épilepsie spinale, enfin il y
a impossibilité de marcher. Le plus souvent la contracture ne s'installe que deux,
quatre, six ans après l'apparition des premiers symptômes. Pendant le *troisième*
stade enfin apparaissent des troubles généraux, qui compromettent la nutrition et
et amènent l'issue fatale. D'ordinaire ce sont des troubles digestifs qui inaugurent
ce stade : il survient de l'anorexie et des diarrhées rebelles, qui amènent un
amaigrissement général. En même temps tous les symptômes s'aggravent, il s'établit des troubles de la parole et de l'intelligence, enfin de l'imbécillité. Les sphincters se paralysent, la cystite et le décubitus se développent, et la mort arrive au
milieu d'une fièvre pyémique continue, ou par suite d'une affection intercurrente
(pneumonie, tuberculose, dysenterie, etc.); ou bien encore on voit apparaître des
symptômes de paralysie bulbaire (paralysies des muscles de la déglutition et de
la respiration) qui hâtent le moment fatal [1].

La *durée* de la maladie est de six à dix ans; la forme spinale dure bien plus
longtemps : onze, vingt-un et vingt-huit ans.

Étiologie. — 1) *Sexe :* Les femmes paraissent être plus sujettes à cette sclérose
que les hommes. Sur trente-quatre cas (Charcot), il n'y eut que neuf hommes et
vingt-cinq femmes. — 2) *Age :* La jeunesse et la première moitié de l'âge adulte y
sont prédisposées ; elle débute le plus souvent entre vingt et vingt-cinq ans ; elle
est rare après trente ans et semble ne survenir jamais après quarante. On l'a au
contraire observée chez des sujets de quatorze, quinze et dix-sept ans.—3) *Hérédité :* il en existe un exemple dû à Duchenne. — 4) Le *froid humide*, peut-être
aussi les *fatigues corporelles* peuvent l'engendrer.—5) *Affections psychiques :*
les chagrins persistants, un effroi soudain l'ont produite. — 6) Elle a succédé à
des *maladies aiguës antérieures.*

Le *pronostic* est jusqu'à présent fatal (Charcot). Cependant il y a des restrictions à faire, car dans plusieurs cas on a obtenu des améliorations, et l'on peut voir
surtout les symptômes amenés par des poussées aiguës, s'amender en partie ou
même disparaître complètement.

OBSERVATION I. *Sclérose en plaques multiples avec ataxie. Début progressif à la suite
de refroidissements et d'efforts. Amélioration. Aggravation sous forme de poussées.*

[1] Dans deux cas semblables l'autopsie fit découvrir une plaque de sclérose sur le plancher du 4ᵉ ventricule, près des racines de la plupart des nerfs bulbaires. Voyez Charcot, *Leçons,* etc., 3ᵉ édit., 1877, p. 263
et suiv.

Douleurs médiocrement vives dans la tête, les bras et les jambes. Mouvements saccadés, convulsifs, un peu désordonnés surtout dans le bras gauche. Faiblesse des jambes, qui à la fin rend la marche et la station impossibles; défaut d'équilibre. Sensibilité intacte en apparence. Excitabilité réflexe et musculaire vives. Incontinence d'urine. Amblyopie. Nystagmus. Parole intacte. Marche progressive. — Marie L., journalière, âgée de 25 ans, entrée à l'hôpital de Strasbourg le 3 avril 1874.

Antécédents. — Dans sa famille, il n'y a jamais eu ni paralysies ni autres affections nerveuses. Elle-même a toujours joui d'une bonne santé, a été réglée à 15 ans pour la première fois; depuis, ses époques ont toujours été régulières. Elle s'acquittait facilement des travaux de la campagne. Dans sa vingtième année elle devint anémique, eut des palpitations de cœur et de la faiblesse, les règles diminuèrent en quantité; parfois elle ressentait des fourmillements à la plante des pieds. — Elle date sa maladie actuelle de l'année 1872. En mars 1872 elle s'était exposée au froid après avoir dansé, puis avait fait quatre lieues en voiture pour rentrer et s'était immédiatement mise au travail. A la suite de cela elle se sentit faible durant plusieurs jours, mais n'y prit pas garde. Elle put encore se livrer aux travaux des champs pendant l'été; cependant le travail lui paraissait plus pénible. Vers la fin de l'été elle s'aperçut qu'après une longue marche elle avait de la raideur et de la fatigue dans les genoux, ainsi que des tiraillements dans le dos et les reins et parfois des fourmillements le long des jambes. A cette époque elle fut deux fois par jour soumise au traitement par le courant induit, qui lui occasionnait des douleurs vives dans les « nerfs » et des secousses dans les muscles. Après dix-neuf jours de ce traitement son état s'était assez amélioré pour lui permettre de se tenir debout, de marcher et de se livrer à quelques travaux intérieurs. Sa mère étant tombée malade, elle se fatigua beaucoup à la soigner et la maladie prit un nouvel essor; elle était rapidement lasse en marchant, éprouvait des sensations pénibles (fourmillements), mais n'eut jamais de douleurs vives. A ce moment elle gardait bien son urine et pouvait encore se livrer à des ouvrages manuels delicats tels que la couture et le tricot. La maladie continua de la sorte pendant l'année 1873. La malade se soumit encore au traitement par l'électricité, mais cette fois sans succès. Durant l'hiver 1873-74 sa maladie augmenta et cela, suivant elle, parce qu'elle couchait dans une chambre froide et était souvent obligée de s'exposer au froid. L'aggravation survint en octobre 1873 et fut assez rapide en peu de semaines, pour que dès le commencement de novembre la malade ne pût plus marcher sans soutien. En même temps elle ressentait des points douloureux dans les reins et avait la sensation d'une ligature posée autour des flancs et des dernières côtes. Les douleurs étaient sourdes et survenaient par accès. Elle éprouvait aussi parfois des douleurs dans les genoux. Elle avait dans les deux jambes des convulsions tellement fortes que quelquefois, quand elle était tranquillement assise, ses cuisses étaient violemment ramenées sur le ventre. Elle gardait difficilement ses urines et était forcée de satisfaire rapidement ses besoins d'uriner : il n'y avait rien d'analogue du côté du rectum. Environ vers la même époque, se montra une certaine faiblesse dans le bras gauche, qui lui rendit presque tout travail impossible et s'accompagna bientôt de spasmes violents. Depuis novembre il n'y a plus eu d'amélioration; depuis cette époque il a été impossible à Marie de marcher seule, et en s'appuyant sur une personne ou sur des objets, elle ne parvint plus qu'à se traîner péniblement à une petite distance, ce qui d'ailleurs lui causait rapidement un sentiment de fatigue immense. Le tremblement et les convulsions devinrent tellement vifs dans le bras gauche qu'elle ne put plus s'en servir pour aucun ouvrage; le bras droit restait au contraire libre. De temps à autre elle éprouvait des douleurs dans les jambes, et vers Noël elle eut une sensation de constriction autour du tronc. Depuis quelque temps elle a des éblouissements devant les yeux quand elle lit et les lettres s'embrouillent.

Elle vint à l'hôpital en mars 1874; elle s'était refroidie en chemin et par suite elle ne put pas marcher à son arrivée et les douleurs augmentèrent. Elle dut garder le lit pendant dix jours, puis put de nouveau circuler dans la salle; les douleurs cessèrent et les spasmes dans les bras et les jambes devinrent plus rares.

État actuel.— 3 avril 1874. La malade est de stature moyenne, assez forte, son teint est pâle. Physionomie calme, regard et intelligence nets. Son humeur est gaie, mais facilement irritable. Sa peau est pâle; à la paupière gauche existe une vieille cicatrice froncée; à la jambe droite une cicatrice, suite d'une ancienne blessure. Les plaintes de la malade portent sur la faiblesse dans les jambes, qui lui rend la marche et la station impossibles, sur la faiblesse et les spasmes dans le bras gauche, sur des douleurs passagères dans le dos, douleurs qui s'accentuent surtout à l'époque des règles. Elle se plaint aussi de ce que son urine s'écoule goutte à goutte et de ce qu'elle ne peut pas assez bien retenir ses selles; enfin ses yeux, dit-elle, sont incapables de fixer des objets déliés. Ses jambes sont étendues, leur aspect n'a rien que de normal, leur nutrition est bonne, la peau qui les recouvre est saine, la musculature bien développée. Quand la malade est couchée, il n'y a ni tremblement ni spasmes. Dans cette position elle soulève ses jambes et les porte librement dans toutes les directions, seulement elles sont agitées de secousses convulsives et la malade accuse rapidement une grande fatigue. Quand elle a les yeux fermés, les mouvements sont visiblement incertains. La force des mouvements est peu considérable et on les arrête par une résistance modérée. La malade ne peut se tenir seule debout; quand elle essaye de le faire, ses jambes tremblent immédiatement, son corps vacille sans cesse, et elle est évidemment incapable de conserver l'équilibre. Soutenue par des personnes ou par un objet quelconque, elle se maintient debout et même fait quelques pas : alors les jambes sont animées de mouvements désordonnés et les pieds s'embarrassent; d'ailleurs tous ces essais pour marcher sont très pénibles et fatigants pour la malade.

Ses bras aussi présentent un aspect normal; mais dès qu'elle élève le bras gauche, celui-ci exécute des mouvements saccadés et convulsifs; ces secousses sont particulièrement fortes quand elle veut saisir quelque objet. On n'observe qu'un tremblement léger dans le bras droit, dont les mouvements sont, à part cela, libres et normaux. La sensibilité paraît intacte aux bras et aux jambes, du moins les piqûres d'épingle sont distinctement perçues et le lieu d'application en est indiqué avec précision. De même la perception des mouvements communiqués et de la position des membres paraît normale.

L'excitabilité électrique est bien conservée aux jambes; elle paraît même augmentée, en ce sens que les contractions provoquées par le renversement du courant déterminent d'ordinaire dans des muscles éloignés des mouvements associés involontaires. Quant aux membres supérieurs, le gauche présente une réaction plus considérable encore; dès qu'on renverse le courant, il s'y produit non seulement des contractions partielles, mais tout le membre est agité aussitôt par des convulsions et du tremblement. Ces mêmes phénomènes musculaires surviennent quand on a provoqué des sensations douloureuses, avec une piqûre d'épingle par exemple.

Pas de déviation à la face; la parole et la déglutition sont normales, les mouvements de la langue sont intacts. Pas de strabisme, mais constamment un léger nystagmus. Les pupilles sont égales et se contractent bien. Rien d'anormal à l'examen ophtalmoscopique. L'urine s'écoule continuellement goutte à goutte, de sorte que la malade exhale une odeur urineuse. L'urine est alcaline. Les fèces sont conservées difficilement. Rien d'anormal au cœur ni dans les poumons.

Le *traitement* institué consiste dans l'usage des ferrugineux et des bains. Pendant quelque temps on emploie la liqueur arsénicale de Fowler et le courant continu, mais on les abandonne bientôt car ils ne produisent aucun effet. L'état de la malade s'aggrave petit à petit, et le 30 décembre 1874 il est le suivant :

La malade, dans ces derniers temps, s'est plainte de douleurs passagères dans les genoux; elle ressent de temps à autre des douleurs gravatives dans le dos, surtout au moment des règles : ces douleurs s'irradient dans les flancs et jusqu'au creux épigastrique et donnent à la malade la sensation « d'un cercle enserrant sa taille ». Par-ci par-là elle éprouve aussi des tiraillements douloureux, tantôt dans l'un tantôt dans l'autre bras ; par contre, les fourmillements ont disparu. Accès de céphalalgie.

L'appétit est meilleur et la face est plus colorée. La malade passe tous les jours quelques heures hors de son lit, assise sur une chaise; elle n'essaye plus de marcher, car dit-elle, les jambes deviennent de jour en jour plus faibles, la gauche surtout. Il survient aussi par instants des secousses convulsives dans les deux jambes. La vue n'a pas continué à baisser, et la malade peut encore avec un certain effort lire les gros caractères, quoique cependant les lettres semblent se balancer. Les pupilles sont égales, légèrement rétrécies, elles réagissent bien. Nystagmus manifeste; pas de déviation de la face; les mouvements de la langue sont libres, la parole intacte. Les mouvements de la tête sont réguliers, la colonne vertébrale ne présente ni déformation ni raideur, ni sensibilité anormale. Au repos, le côté gauche n'offre ni tiraillement ni contractions fibrillaires. Au contraire, dès que la malade le soulève, il est agité de convulsions violentes et saccadées; les mouvements intentionnels sont mal exécutés, incomplets et nécessitent un grand effort. Ces spasmes se limitent presque exclusivement aux muscles de l'avant-bras et de la main; l'épaule peut être élevée et portée librement en tous sens. On réussit aussi à porter le bras dans toutes les directions. La force du bras gauche paraît assez bien conservée, lorsqu'on dit à la malade de serrer la main ou de résister aux mouvements communiqués; cependant elle est inférieure à celle du bras droit. Celui-ci est plus fort et plus libre, et ne présente pendant les mouvements qu'un tremblement léger qui paraît un peu plus accentué qu'autrefois. La sensibilité est normale aux deux bras; des piqûres d'épingles même légères sont facilement perçues et la malade indique avec précision leur nombre et le lieu de leur application. Des piqûres un peu fortes amènent des impressions douloureuses, comme chez une personne saine; mais pour peu qu'elles soient intenses, elles éveillent instantanément des contractions spasmodiques. La motilité des jambes a notablement diminué; la malade peut à peine soulever et presque pas fléchir la jambe gauche et quelque énergie qu'elle y mette, elle ne parvient à lui imprimer que des mouvements faibles; une pression presque insignifiante sur le genou suffit pour empêcher complètement tout mouvement spontané. Les mouvements ne se font pas posément : ils sont saccadés, désordonnés et le deviennent encore davantage quand la malade ferme les yeux. Les mouvements compliqués sont très difficiles, ce n'est, par exemple, qu'avec beaucoup de peine que la malade parvient à poser une jambe par dessus l'autre, et elle n'y arrive même pas quand elle a les yeux fermés. Les mouvements des orteils sont également pénibles et bornés. La jambe droite se meut un peu mieux que la gauche; les mouvements y sont plus étendus et plus énergiques; la malade peut avec un certain effort amener le talon droit jusqu'à la tubérosité de l'ischion. L'excitabilité réflexe est très vive aux deux jambes : des pincements et des piqûres amènent de fortes secousses, et les jambes que la malade peut à peine soulever volontairement, sont vivement projetées en l'air. Parfois aussi on y observe des contractions cloniques spontanées. On peut communiquer librement des mouvements aux jambes, cependant on éprouve d'abord une légère résistance musculaire qui est rapidement surmontée. Il n'existe pas de contracture, ni d'atrophie notable. Les jambes ne présentent aucun trouble subjectif ni objectif de la sensibilité. La marche et la station sont complètement impossibles. Il y a incontinence d'urine.

OBSERVATION II. — *A la suite de fatigues considérables physiques et morales, apparaissent au milieu de symptômes de lassitude générale et d'anorexie avec hématémèse, des accès de vertige avec vomissements, accès qui sont suivis après quelques semaines de faiblesse des mains d'abord, puis des jambes (marche pénible et chancelante). Acuité visuelle de l'œil gauche diminuée. La maladie progresse rapidement au point que la marche devient impossible. Puis amélioration progressive. Après cinq mois la malade essaye de prendre de nouveau du service, mais aussitôt reparaissent des vertiges, des vomissements et des douleurs de tête, en même temps que de la faiblesse musculaire, de sorte qu'au bout de quinze jours elle est obligée de rentrer à l'hôpital. Céphalalgie vive, névralgie dentaire, douleurs en ceinture. Tiraillements douloureux dans les membres inférieurs, faiblesse dans les mouvements, tremblement, aggravation subite dans l'espace d'une nuit, au point de rendre la marche complètement impossible. Tremblement intense des membres et de la tête. Parole ralentie (scandée). Exophtamie, amblyopie, palpitations du cœur. Les sphincters sont légèrement intéressés. Cet état reste stationnaire pendant un an, et l'on peut à peine constater une légère rémission des symptômes.*

Jeanne L., domestique, âgée de 25 ans, entrée à la clinique de Strasbourg le 11 mai 1874.

Antécédents. — La malade est la plus jeune de cinq frères et sœurs et appartient à une famille très saine; elle a joui d'une bonne santé jusqu'en 1872. A l'âge de 15 ans elle se plaça comme domestique et resta dans la même maison jusqu'au début de sa maladie. Pendant ce temps elle n'a eu à faire aucun travail trop pénible et n'a pas été obligée de s'exposer à des influences nuisibles. Vers la fin de 1872, alors qu'elle était à Sarreguemines, à laquelle elle était très attachée, tomba gravement malade. La servante dut alors, tout en soignant la malade, s'occuper de l'auberge, de sorte qu'elle supporta pendant longtemps de grandes fatigues physiques et morales. Ainsi elle veilla 14 nuits consécutives et fut obligée souvent de sortir de l'appartement chaud dans une saison froide et pluvieuse. C'est à cette époque qu'elle fait remonter le début de sa maladie (janvier 1873). Elle se sentit d'abord lasse et épuisée pendant quelques jours, puis perdit complètement l'appétit et vomit plusieurs fois du sang qui au dire du médecin, provenait de l'estomac. En même temps elle avait des accès de vertige, surtout quand elle marchait sur la route. Bientôt il survint en outre des vomissements de matières amères et verdâtres, qui se montraient surtout la nuit, sans être en rapport avec les repas. Cet état resta à peu près le même pendant plusieurs semaines. Alors apparurent des troubles de la motilité. D'abord le médius de la main droite puis les autres doigts de la même main et de la main gauche devinrent faibles. La malade se rappelle qu'elle avait de la peine à saisir les objets et qu'elle laissait presque toujours tomber ce qu'elle voulait tenir. En même temps apparurent des troubles dans la locomotion. Sa marche devint incertaine, chancelante, semblable à celle d'un homme ivre. La malade entra dans cet état à l'hôpital de Sarreguemines, mais la situation s'aggrava et au bout de huit jours elle ne put plus marcher du tout. A cette époque elle s'aperçut d'une diminution de l'acuité visuelle de l'œil gauche. Du côté de la sensibilité il n'y avait aucun symptôme : pas de douleur ni dans les membres ni dans la tête, ni le long de la colonne vertébrale. Après avoir été traitée sans succès à l'hôpital de Sarreguemines, à l'aide de draps mouillés et de frictions stimulantes, elle se fit conduire dans son pays (Bayreuth en Bavière) où elle commença à s'améliorer. Au commencement de mars 1873, elle put se lever et vers la Pentecôte elle essaya de marcher toute seule. Son état était tellement satisfaisant en octobre qu'elle put de nouveau se placer. Mais, quoique son service fût facile, elle ne put pas le continuer. Bientôt les anciens symptômes reparurent : anorexie, vomissements, vertiges et la malade se vit obligée, au bout de 15 jours, d'entrer dans l'hospice des dames diaconesses, le 6 janvier 1874. Elle paraît avoir présenté vers cette époque des symptômes fébriles, car on lui donna de la quinine. A ce moment apparurent des céphalalgies très intenses ayant un caractère névralgique et lancinant et s'irradiant depuis l'occiput jusqu'aux tempes et dans les mâchoires. L'extraction de plusieurs dents n'amena aucun soulagement. De plus elle fut prise d'une violente douleur en ceinture qui occupait le thorax au niveau des dernières côtes mais ne s'étendait pas jusqu'au rachis et avait son maximum à l'épigastre : cette douleur survenait par accès et était particulièrement vive après les vomissements. Bientôt survint aussi [de la diplopie (troubles de l'œil gauche), la seconde image lui

paraissait toujours un peu plus élevée que la première, et cependant il n'y avait pas de strabisme apparent. Pendant ce temps les symptômes de la sphère motrice persistaient, il y avait
de la faiblesse dans les jambes et des tremblements dans les bras. Dans les jambes, la malade
ressentait fréquemment une douleur lancinante tellement vive qu'il lui semblait que ses genoux
allaient se briser; cette sensation s'est répétée depuis et dure encore aujourd'hui. Après
quelques jours de présence à l'établissement des diaconesses, la maladie s'aggrava brusquement
dans l'espace d'*une seule nuit*. Étant couchée tranquillement elle se sentit tout d'un coup envahie par une douleur intense et lancinante, qui occupait tout le côté gauche du corps depuis
la tête jusqu'aux pieds; de plus elle éprouvait un sentiment d'anéantissement tel qu'elle ne
pouvait ni se mouvoir ni se soulever. Mais il n'y avait ni contractures ni convulsions. Les douleurs disparurent bientôt complètement; elles n'avaient duré qu'une nuit. Mais l'aggravation
des symptômes obligea la malade à garder le lit et elle se trouva pendant huit semaines dans la
situation la plus misérable. Les muscles étaient faibles, au point qu'elle pouvait à peine s'en servir
et que chaque tentative de mouvement provoquait un tremblement violent. La tête aussi était
animée de fortes oscillations surtout accentuées quand la malade se tenait tranquille Bientôt
il lui fut impossible de manger seule ou de s'asseoir dans son lit.

Vers cette époque apparut une exophtalmie de l'œil gauche tellement prononcée que celui-ci
ne pouvait plus être recouvert par la paupière. La diplopie avait disparu, mais l'amblyopie
augmenta considérablement dans les deux yeux et s'accompagna de photophobie. Cette exophtalmie dura 3 à 4 semaines. La parole aussi devint alors pénible, lente : la malade s'arrêtait
à chaque mot et scandait sa phrase au point d'être à peine intelligible. Cependant la langue ne
paraissait altérée ni dans sa sensibilité ni dans sa motilité. En même temps se manifestèrent du
côté du cœur, des palpitations violentes et souvent répétées : la malade n'a observé aucune
relation entre ce symptôme et l'exophtalmie ou d'autres phénomènes vaso-moteurs.

A ce moment aussi les sphincters furent pris ; les envies d'uriner étaient fréquentes et pressantes, et souvent la malade urinait dans son lit. Il en résulta un commencement de décubitus
au sacrum, mais il guérit promptement. L'urine resta claire. Les selles étaient rares. Les
choses en restèrent là pendant toute la durée du séjour de la malade dans la maison des
diaconesses, c'est-à-dire pendant huit semaines. Il y eut peut-être un léger mieux dû à la
strychnine et les accès de vomissements diminuèrent petit à petit, mais la faiblesse et le tremblement de la tête et des bras persistèrent : la marche était tout à fait impossible et la malade
pouvait à peine manger seule. — La menstruation, qui avait toujours été régulière depuis l'âge
de 15 ans, avait cessé au début de la maladie en 1873 pendant trois mois, puis elle était redevenue régulière et s'était de nouveau suspendue durant deux mois, au moment des attaques
apoplectiformes en 1874. Ultérieurement les règles devinrent plus abondantes et plus fréquentes
(presque toutes les 3 semaines).

La malade entra à l'hôpital civil de Strasbourg et y resta jusqu'au 1er mars 1875 ; dans cette
période il s'est produit une amélioration lente et légère, mais cependant notable. Les vomissements ont bientôt cessé complétement, le tremblement a diminué, la marche semble meilleure,
les douleurs de tête ne se montrent plus que très rarement et sont facilement écartées par l'application de une ou deux sangsues derrière les oreilles ou à la nuque. En somme, l'état est
devenu plus supportable.

État actuel. — La malade a 26 ans, elle est de forte constitution, bien nourrie, ses joues et
ses lèvres sont vivement colorées. L'expression du visage est calme, presque apathique, le regard est libre. Elle passe une partie de la journée hors du lit, et quand elle est au lit elle se
tient assise, la tête légèrement penchée en avant. Ses plaintes portent sur la paralysie des
membres inférieurs, sur la diminution de la force de ses bras et sur la difficulté qu'elle éprouve
à parler.

Les membres inférieurs sont étendus, la pointe des pieds abaissée par le poids des couvertures. Les muscles de la cuisse et de la jambe sont bien nourris, et la force qu'ils développent
dans leurs contractions est encore considérable, ainsi il faut, par exemple, un effort assez grand
pour vaincre la résistance opposée par la jambe fléchie. Les mouvements spontanés sont possibles,
la malade soulève ses jambes, la gauche plus facilement que la droite, mais ces mouvements
sont pénibles, lents, et bientôt apparaît un tremblement léger d'abord qui devient de plus en plus
fort. Cependant la malade peut exécuter de mouvements même compliqués sans qu'il y ait
d'ataxie appréciable. La notion de la position des membres et la perception des mouvements communiqués sont nettes.

Les jambes paraissent trop faibles pour supporter le corps, et la malade ne fait quelques
pas que lorsqu'elle est soutenue sous les deux bras, ou qu'elle se tient à son lit ou à une
chaise. Alors la marche est incertaine, chancelante, les pieds traînent à terre et presque aussitôt apparaît un tremblement qui empêche les tentatives ultérieures de marche. — La malade dit que
si elle ne peut marcher c'est par manque de force ; de fait, sa démarche n'a rien d'ataxique et l'occlusion des yeux n'a aucune influence sur elle ni sur les autres mouvements volontaires. — L'état
des bras est analogue : leur force est assez grande, mais l'accomplissement des mouvements

intentionnels est troublé. Quand la malade veut, par exemple, porter un verre à sa bouche, elle saisit cet objet directement et avec assurance, mais pendant qu'elle l'élève vers sa bouche il survient une agitation de la main et de l'avant-bras qui augmente de plus en plus. Quand elle mange, on la voit saisir fortement la cuiller entre ses doigts et approcher autant que possible son assiette de la bouche. De même, quand elle essaye de faire de petits travaux manuels, il survient un tremblement violent. Ici encore l'occlusion des yeux ne change rien à la forme du mouvement.

Les mouvements du cou et de la tête sont libres, le tremblement qui y a existé autrefois semble avoir diminué. La malade peut rester assise un certain temps sans soutien ; mais bientôt elle retombe contre le dossier de sa chaise.

En ce qui concerne la *nutrition des muscles*, on ne trouve nulle part d'atrophie manifeste, ni d'hypertrophie. La contractilité électrique paraît normale, l'excitabilité réflexe est conservée, peut-être même augmentée. De légères piqûres d'épingles suffisent pour amener des secousses cloniques dans les jambes (d'abord dans la jambe piquée, puis dans celle de l'autre côté). On n'observe ni convulsions toniques, ni contractures, ni raideur musculaire, ni tremblements fibrillaires.

Du côté de la sensibilité nous avons à enregistrer des douleurs légères ; il n'y a plus que quelques douleurs névralgiques dans l'occiput et les tempes ; elles sont plus vives à gauche et au lieu d'être continues, elles surviennent par paroxysmes qui deviennent de plus en plus rares. En outre, il existe une sensation incommode dans la jambe droite, notamment après des efforts musculaires ; enfin il se produit une sensation indéfinie, une espèce de déchirement avec obscurcissement de la vue, quand on étend fortement la tête sur la colonne vertébrale. L'examen objectif de la sensibilité ne révèle aucune anomalie. La colonne vertébrale n'est douloureuse ni à la percussion, ni à la pression, ni pendant les mouvements. La peau du dos possède sa sensibilité normale. De même aux jambes toute piqûre d'épingle est perçue vivement, plus vivement peut-être qu'à l'état normal. La malade a très bien la conscience du sol sur lequel reposent ses pieds. Les membres supérieurs n'offrent également aucune anomalie dans la sensibilité, à la chaleur ou au toucher. Parfois la malade éprouve une légère anesthésie dans les doigts. La sensibilité de la peau, de la face, de la langue et de la conjonctive est conservée.

Les *sphincters* sont légèrement intéressés, celui de la vessie est particulièrement faible ; l'urine est un peu trouble, faiblement alcaline, sans albumine. — Le sphincter anal est intact.

Phénomènes trophiques. — La peau de l'abdomen est fortement pigmentée et présente de nombreuses taches dites *hépatiques*. Aux jambes, surtout à la droite, existe une éruption de petites vésicules (eczéma érythémateux) ; des éruptions analogues, mais moins prononcées, se voient aux bras et aux mains. Les doigts présentent, en outre, un léger gonflement articulaire.— Il faut compter au nombre des troubles *vaso-moteurs* des bouffées de chaleurs suivies de sueurs profuses que la malade éprouve souvent la nuit. Elle a toujours ses palpitations de cœur.

L'esprit de la malade est complétement libre. L'expression du visage est calme, presque apathique. Les yeux sont grands et saillants, les pupilles sont égales, il n'y a ni strabisme ni nystagmus. — Pas de convulsions dans les muscles de la face. — La parole est embarrassée, lente, scandée (la malade prétend qu'elle est plus libre qu'autrefois) ; la langue a conservé tous ses mouvements, ne tremble pas, n'est pas atrophiée.

Appareil digestif. — La langue est blanche, l'appétit médiocre ; plus de vomissements ; le voile du palais fonctionne bien et n'est pas dévié. L'abdomen n'est pas ballonné, il est souple ; il y a tendance à la constipation, qui alterne de temps en temps avec de la diarrhée.— Les organes respiratoires et le cœur fonctionnent normalement. La menstruation est régulière.

OBSERVATION III. — *Excitations psychiques. Refroidissements. Suppression de la transpiration des pieds. Le premier symptôme de la maladie paraît avoir consisté en secousses convulsives pendant le sommeil. Puis faiblesse en marchant. La maladie se développe en plusieurs poussées ; à la fin survient une attaque apoplectiforme. Il y a de la faiblesse des jambes et des bras, avec un tremblement manifeste. Tremblement léger de la tête. Troubles de la parole. Amblyopie avec sclérose du nerf optique. Faiblesse notable de la mémoire. Douleurs, pas de troubles sensitifs appréciables. Amélioration passagère par l'électricité et les bains.* — Alphonse Th..., boulanger, âgé de 31 ans, entré à l'hôpital de Strasbourg le 18 août 1874, sorti amélioré le 1er mars 1875.

Antécédents. — Le malade se dit issu d'une famille saine et avoir toujours été fort et bien portant. Il a été soldat pendant cinq ans, et pendant ce temps il a eu une maladie (probablement une pneumonie) qui a duré quatre semaines. Il est marié depuis cinq ans et père d'un enfant bien portant. Il fait remonter le début de sa maladie actuelle à quatre ans. Du temps du bombardement de Marsal, sa femme croit avoir remarqué qu'il avait souvent des secousses convulsives dans les bras et les jambes ; ces convulsions étaient parfois si violentes qu'elle était obligée de le réveiller. Le malade met ces phénomènes sur le compte de la peur qu'il a éprouvée pendant le bombardement. Quelques mois plus tard, en enfournant son pain, il laissa tomber la

pelle de ses mains et il en fut si effrayé qu'il se mit à trembler de tous ses membres. A part
cela, le tremblement (secousses convulsives?) n'existait que la nuit. Cet état dura environ une
année. Vers cette époque, il y a à peu près deux ans et demi, un incendie éclata dans le voisinage et le feu se communiqua à la maison dans laquelle il demeurait. Il fut surpris au milieu de
son sommeil, eut peur et fut obligé d'emporter sa femme à travers les flammes. A dater de ce
moment, le tremblement devint plus fort et il survint une faiblesse des jambes qui diminua
d'ailleurs bientôt. Six mois plus tard il y eut un second incendie qui fut pour lui l'occasion de
nouvelles émotions et de nouvelles fatigues. Immédiatement après il fut hors d'état de marcher :
ses pieds étaient froids, il était tellement faible et fatigué qu'il pouvait à peine se tenir debout.
Depuis cette époque il a conservé de la faiblesse dans les jambes, surtout à gauche, et il est obligé
de se servir d'une canne. Presqu'en même temps le bras gauche devint faible et l'acuité visuelle
diminua. Le malade entra à l'hôpital de Marsal, où il fut traité par les bains sulfureux. Après
un séjour de trois mois il eut une attaque apoplectif orme. Il avait pris ce jour-là un bain sulfureux un peu trop chaud, et aussitôt après le bain il avait perdu connaissance et déliré. Cet état
dura deux jours. Quand il revint à lui, sa bouche était tirée à gauche, il ne pouvait ni manger
ni siffler, les aliments liquides s'écoulaient de sa bouche. La parole elle-même était comme paralysée : depuis ce jour elle en est restée embarrassée. La déviation de la face disparut au bout de
quinze jours, mais la faiblesse persista dans les membres, surtout du côté gauche. — Le malade
raconte encore que jadis il transpirait beaucoup des pieds et que ces sueurs s'étaient supprimées
il y a quatre ans, à la suite de bains froids répétés et de séjours prolongés à l'eau pendant
la pêche.

   État actuel. Th... est un homme bien constitué, assez bien musclé, amaigri, mais ayant bonne
mine. La physionomie est quelque peu mélancolique, le regard est clair. Les pupilles sont inégales, la droite notablement dilatée. L'intelligence paraît conservée ; cependant le malade dit
que sa mémoire est moins fidèle qu'autrefois et qu'il se souvient difficilement du passé. — Il se
plaint de la faiblesse de son côté gauche, de l'impossibilité où il se trouve de tenir sa jambe gauche tranquille au lit et aussi de ne pas pouvoir marcher convenablement et de chanceler quand
il s'appuie sur cette jambe. Il accuse encore du vertige et une sensation de constriction dans
le front, laquelle s'étend sur toute la tête jusqu'à la nuque, en outre des fourmillements dans
le genou et l'articulation tibio-tarsienne (autrefois c'était dans la pointe des orteils) et d'une
douleur dans l'aisselle gauche. Enfin il éprouve un sentiment de pression et de plénitude dans
l'épigastre, de l'oppression et de l'essoufflement quand il a parlé quelque temps. Il a constamment froid aux jambes et principalement dans le genou gauche.

   Les membres inférieurs sont étendus et offrent un aspect normal. Leur musculature est assez
forte et également développée des deux côtés, cependant la cuisse gauche semble un petit
peu plus maigre que la droite. Le malade peut, quand il est couché, élever les jambes sans
effort, mais il ne le fait ni aussi vite ni aussi régulièrement qu'un homme sain ; la jambe
gauche est plus faible que la droite. Les mouvements intentionnels sont précis et n'offrent nulle
trace d'ataxie. Le malade oppose une grande résistance aux mouvements communiqués. Les
articulations sont toutes libres, il n'y a ni contracture, ni raideur, ni contractions fibrillaires.
Par contre, la sensibilité des muscles aux excitants mécaniques semble très vive, et la simple
pression sur l'un d'eux provoque aussitôt de fortes contractions. La contractilité électrique est
très prononcée aussi ; l'excitabilité réflexe est conservée.

   La marche n'est possible qu'à l'aide d'une canne ; mais ainsi soutenu, le malade marche relativement longtemps (1/4 d'heure et plus) ; la marche est incertaine et les jambes sont raides et
tendues, et tremblent légèrement, mais il n'y a pas d'ataxie. Le malade pose d'abord le talon.
Le tremblement est maximum quand le sujet se lève ou quand il se rassied ; il est alors si violent
que tout le corps en est ébranlé. Il apparaît aussi quand le malade se tient tranquillement
debout ; il est à peine visible pendant la marche, nul pendant le repos. Quand le malade a les
yeux clos, il ne chancelle pas et le désordre de la marche n'est pas augmenté.

   Il peut s'asseoir dans son lit sans soutien et rester longtemps dans cette position. La colonne
vertébrale ne présente ni déformation ni raideur. Douleur à la pression au niveau des vertèbres
dorsales inférieures.

   Les bras paraissent libres dans leurs mouvements. La pression des mains est forte, égale des
deux côtés, et ce n'est qu'après des mouvements prolongés qu'il survient un tremblement léger.
Le malade peut très bien se servir de ses mains pour manger, mais non pour d'autres occupations, pour celles par exemple que nécessite son état ; son écriture est tremblée et très peu
lisible.

   Les mouvements de la tête sont libres, parfois un peu tremblés. Ordinairement la tête est légèrement penchée en avant. Il n'y a pas de déviation de la face ; la pupille droite est très dilatée,
elle réagit avec paresse ; il existe un léger degré de nystagmus. La langue tremble quand
elle est tirée, elle est déviée légèrement à gauche, et a sa mobilité ordinaire, n'est pas
atrophiée ; la luette est droite. La déglutition s'effectue sans obstacle ; la parole est difficile, lente,

saccadée et scandée. Le malade ne confond pas les mots et n'en oublie pas. — L'oreille gauche est légèrement sourde. La vue est faible et le malade ne peut lire les gros caractères que de très près. L'examen ophtalmoscopique permet d'apercevoir un commencement d'atrophie du nerf optique.

La sensibilité ne présente aucune altération notable. Les pincements et les piqûres sont normalement ressentis aux bras et aux jambes, et dans tous les points le malade perçoit et localise bien les excitations. Il éprouve souvent des douleurs pongitives dans le genou gauche quand il marche. — En urinant, le malade est obligé de faire de longs efforts; il sent très bien le passage de l'urine et des matières. La puissance génésique n'est pas intéressée.

Ce malade fut traité par les bains et l'électricité. Il demandait qu'on appliquât de forts courants continus dans son dos et sur ses jambes, et affirmait que chaque fois après leur application il se sentait plus fort. Personne autre que lui ne pouvait d'ailleurs constater cette amélioration. Quoi qu'il en soit, son état s'amende sensiblement pendant son séjour à la Clinique.

2.) *Forme spinale de la sclérose multiple ou diffuse. — Myélite chronique proprement dite.* — Charcot, qui a étudié de préférence la forme cérébro-spinale de la sclérose, la considère comme la forme parfaite et typique de cette maladie ce qui le porte à considérer la sclérose spinale comme une affection incomplètement développée. On pourrait, d'après lui, la regarder comme une maladie arrêtée dans son développement ascendant et descendant, et dont l'ensemble symptomatique est amoindri sans être notablement modifié. Cette manière de voir n'est pas tout à fait exacte. Cependant, nous retrouverons plus ou moins distinctement dans la forme spinale plusieurs des symptômes de la forme cérébro-spinale, mais leur association et leur intensité ne sont plus les mêmes, et précisément ceux que Charcot indique comme les plus caractéristiques et les plus saillants de la forme cérébro-spinale, relèvent des lésions cérébrales et manquent dans la forme spinale pure.

Les troubles de la vue et de la parole, les mouvements désordonnés, souvent aussi le tremblement font défaut, de sorte qu'en réalité la forme spinale, tout en présentant une certaine parenté avec la cérébro-spinale, n'en offre pas moins un tableau clinique tout différent. La sclérose spinale se rapproche davantage par ses symptômes de la myélite (aiguë) et les règles qui nous ont servi dans cette dernière, pour diagnostiquer le siège et l'extension du processus, sont applicables à la sclérose spinale. C'est donc la forme spinale qu'il faut considérer comme le vrai type de la myélite chronique; elle présente quant à son siège et à son extension la plus grande diversité. Le fait de l'existence d'un processus en plaques multiples ne crée aucune différence sérieuse; habituellement, en effet, les symptômes sont engendrés par une plaque qui dépasse les autres en étendue et qu'accompagnent des plaques plus petites qui ne prennent qu'une part minime dans la genèse des symptômes. Il peut aussi exister des plaques cérébrales, mais si elles ne donnent lieu à aucune manifestation, elles ne doivent pas être prises en considération au point de vue du diagnostic. Dans une période avancée ou bien dans des cas très intenses, les symptômes permettent de reconnaître l'existence d'une diffusion des lésions dans presque toute la moelle.

Comme dans la myélite aiguë, nous distinguerons plusieurs variétés qui se combinent de différentes façons et se transforment les unes dans les autres :

1. Sclérose (myélite chronique) du segment dorsal ;
2. » du renflement cervical ;
3. » du bulbe (paralysie bulbaire chronique) ;
4. » diffuse ;
5. » périphérique (méningo-myélite chronique).

1. *Symptômes fournis par l'appareil moteur.* — Les troubles de la motilité sont les phénomènes les plus importants et les plus variés de la sclérose, dont ils sont d'ordinaire la première manifestation. Le plus souvent ils se montrent

d'abord dans les membres inférieurs, et dans beaucoup de cas ils restent limités à ceux-ci pendant toute la durée de la maladie. D'autres fois il y a en même temps des symptômes du côté de la motilité des bras, soit d'un seul, soit des deux. Enfin, quand le processus prend une grande extension, lesdésordres de la motilité se montrent aussi dans les muscles innervés par la moelle cervicale et la moelle allongée. Très exceptionnellement, les membres supérieurs sont pris en premier lieu, mais d'habitude, même quand les plaques ont un siège élevé, les membres inférieurs sont atteints les premiers et restent aussi le plus fortement éprouvés dans la suite.

La *paralysie* est le symptôme moteur le plus important. C'est une paralysie motrice véritable, avec abaissement notable de la force de contraction et de la longueur du travail et diminution de la conduction nerveuse. L'affaiblissement de l'énergie et de la résistance aux mouvements communiqués est le plus souvent très visible, et elle n'est difficile à constater que dans les cas très légers. La *forme de la paralysie* dépend du siège et de l'étendue des plaques et varie par conséquent dans chaque cas. La *paraplégie* est la forme la plus fréquente; le plus souvent les bras sont concurremment un peu intéressés, mais parfois ceux-ci sont complètement sains. La paraplégie n'atteint pas toujours également les deux jambes, parfois l'une est plus paralysée que l'autre et même il existe des observations d'hémiparaplégie (Brown-Séquard). On peut rencontrer aussi l'*hémiplégie spinale*, c'est-à-dire que tout un côté, bras et jambe, est plus fortement affecté que le côté opposé ; cependant ce dernier n'est probablement jamais complètement sain. Il ne semble pas qu'on ait observé la *diplégie brachiale*, mais on a vu une paralysie des deux bras être prédominante. Lorsque les lésions sont très étendues, la paralysie occupe trois ou même quatre membres; enfin si elles atteignent la moelle allongée, la paralysie gagne jusqu'à la langue et la maladie présente alors l'image d'une paralysie bulbaire généralisée par suite de la propagation du processus.

L'*intensité* de la paralysie varie avec le degré de la lésion, cependant les paralysies complètes très intenses sont exceptionnelles et n'appartiennent qu'aux formes les plus graves et aux dernières périodes. Il est plus fréquent de voir les malades marcher, quoique avec peine et en faisant des efforts, ce qui s'explique par le mode d'extension du processus qui n'envahit presque jamais toute ou presque toute l'épaisseur de la moelle, et par cette particularité anatomique signalée par Charcot, que les nerfs ne disparaissent que rarement en entier et qu'en particulier les cylindres d'axe sclérosés et hypertrophiés subsistent longtemps. Les bras présentent encore plus rarement que les jambes une paralysie intense: le plus souvent leurs troubles fonctionnels se bornent à de la faiblesse, à une sensation de pesanteur et de raideur, ainsi qu'à une grande tendance à la fatigue.

Pour ce qui est du mode des mouvements musculaires, il est à remarquer qu'ils sont caractérisés, à l'opposé de ce qui a lieu dans l'ataxie, par la difficulté et la lenteur. Même dans les cas où la force musculaire est encore considérable, les mouvements paraissent pénibles. Il semble au malade qu'il est obligé de faire pour chaque mouvement un nouvel effort, que ses membres sont pesants et lourds comme du plomb : aussi les mouvements sont-ils lents et traînants, et l'on observe fréquemment cette forme particulière de ralentissement de la conduction motrice dont il a été question (p. 111). Le malade est incapable de répéter les mouvements des mains et des pieds aussi rapidement qu'un homme sain ; cet état devient d'abord manifeste aux doigts, le malade ne peut plus accomplir des ouvrages délicats, jouer du piano, etc., en même temps son écriture devient griffonnée. Nous devons mentionner encore certains mouvements associés qui sont explicables peut-être par la trop grande intensité de l'impulsion volontaire, peut-être aussi par l'interception de quelques voies motrices. Le sujet ne sait plus contracter ses muscles isolément comme autrefois ; il lui est impossible de fléchir un orteil seul sans que tous les autres et parfois même tout le pied se fléchissent en même temps. Aux mains on observe le même phénomène. Il arrive même aussi bien aux bras qu'aux jambes, que dans les grands efforts, tous les muscles se contractent, y compris les antagonistes du mouvement voulu, lequel alors se trouve fortement entravé.

De concert avec ces phénomènes, on voit aussi parfois se produire le tremblement que Charcot a signalé pour la forme cérébro-spinale, seulement il est bien plus rare et bien moins caractéristique. Par moment il est très prononcé aux jambes lorsque le malade change de position, lorsqu'il se lève ou qu'il s'assied ou qu'il s'arrête après avoir marché. Ce tremblement est parfois convulsif et ébranle tout le corps, mais il n'est que transitoire et ne témoigne nullement d'une faiblesse musculaire. Dans la plupart des cas, mais pas toujours, on observe concurremment une exaltation de la contractilité électrique et réflexe, et alors on a un tableau parfait de l'épilepsie spinale. Nous n'avons jamais vu aux bras, dans la sclérose spinale pure, ce même tremblement, pas plus que des mouvements saccadés ou ataxiques [1]. Mais on observe dans certains cas une démarche saccadée et interrompue qui rappelle l'ataxie.

Une des causes principales de la gêne des mouvements est une *raideur* particulière des muscles qui constitue l'un des symptômes les plus fréquents et les plus importants de la sclérose. Le muscle au repos présente une dureté remarquable, tandis que pendant sa contraction il a la même consistance qu'à l'état normal ; en imprimant des mouvements au membre, on éprouve une résistance qui tient un peu de la rigidité cadavérique, et on a la même sensation que si l'on cherchait à allonger une pâte très ferme. Cette sensation est variable non seulement suivant les malades, mais encore pour le même malade suivant les divers muscles et même pour chaque muscle, selon le moment. Parfois la résistance se laisse vaincre aisément, d'autres fois plus difficilement. Dans certains cas les muscles prennent une dureté particulière à la suite des mouvements intentionnels ou communiqués, et pour peu que ceux-ci se répètent à de courts intervalles, la tension musculaire est portée à son maximum. La raideur se manifeste de préférence sur les adducteurs de la cuisse, puis sur les extenseurs et enfin sur les muscles de toute la jambe : au bras elle est exceptionnelle et dans certains cas encore plus rares de sclérose diffuse, elle gagne tous les muscles du corps, y compris ceux du tronc, d'où résulte une raideur spéciale du dos. Les muscles atteints sont en général des muscles bien nourris, mais ceux qui sont en voie d'atrophie ne sont pas plus épargnés que les autres. D'ordinaire il y a exagération de l'excitabilité électrique. Très souvent les muscles contracturés ou ceux qui sont sur le point de le devenir, présentent une raideur manifeste. La raison de ce phénomène est difficile à donner ; on peut, il est vrai, mettre en cause une excitabilité exagérée et les mouvements associés, mais cette explication est loin d'être suffisante. Il n'a pas toujours été possible de constater une altération matérielle des muscles et notamment des muscles non atrophiés : on a prétendu qu'il existait dans la substance musculaire une altération ayant quelques rapports avec la sclérose des nerfs, mais rien jusqu'à présent ne prouve le bien fondé de cette assertion.

Il est facile de prévoir que cette raideur doit nuire beaucoup au fonctionnement régulier des muscles. Les mouvements deviennent pesants, raides, lents et traînants, et en même temps très bornés. De plus, la raideur augmente avec le mouvement, avec l'effort et par la contraction des muscles congénères, au point de

[1] Nous avons observé tout récemment ce symptôme au bras : il était accompagné d'une exagération des réflexes obtenue par la percussion de ces tendons, ainsi que Erb et Westphal l'ont signalé pour la jambe.

rendre la marche finalement impossible. Ainsi nous avons connu un malade qui, après quelques moments de séjour au lit, pouvait remuer ses jambes très librement, les soulever et les fléchir à volonté ; mais chaque fois qu'il répétait ces mouvements, la raideur s'accentuait davantage, et à la huitième ou dixième reprise, il n'était plus capable de fléchir le genou : on sentait les muscles de la cuisse qu'il avait très forts, durs et tendus sous le doigt.

Cette gêne de l'action musculaire explique le caractère de la marche telle que l'a décrite Ollivier. Elle est en général pesante, traînante et forme un contraste frappant avec la marche ataxique. Le malade soulève à peine ses pieds de terre, il les traîne et fait de petits pas. Quand surviennent de la raideur ou des contractures, la marche est extrêmement pénible, le malade s'efforce de renforcer avec les muscles du tronc les mouvements intentionnels, ceux des adducteurs, par exemple, à l'aide de ceux du bassin ; il cherche à projeter en avant ses jambes récalcitrantes ; mais on se rend compte sans peine de la difficulté et de l'embarras des mouvements de la cuisse. Quand toute la jambe devient raide, le malade porte son tronc en arrière, se lève sur la pointe du pied pour détacher celui-ci du sol : cependant alors même il n'y réussit qu'incomplètement: son pied traîne à terre, la pointe heurte les tapis, les seuils des portes, etc., au point qu'il est souvent menacé de tomber ; il est obligé de se servir de canne : à chaque pas sa marche devient plus pénible, il est bientôt à bout de forces, mais il peut se tenir longtemps debout, et est délassé après une courte station debout ou couchée. En outre il survient du tremblement, particulièrement quand le malade s'assied après la marche ou qu'il se lève. Dans la suite, la marche devient de plus en plus incertaine et traînante, au point que finalement le malade peut à peine se tenir debout et ne marche qu'en se cramponnant aux meubles. La station elle-même est peu assurée, c'est une espèce de balancement tout d'une pièce ; le malade se tient debout à peu près comme une poupée en porcelaine. Finalement la station et la marche sont également impossibles.

Ces cas graves aboutissent encore assez souvent à une *contracture permanente des muscles*. Celle-ci est souvent la continuation de la raideur passagère, mais elle peut débuter d'emblée. Ce qui est plus fréquent, c'est de voir survenir dans la myélite chronique du segment dorsal, de la contracture des adducteurs ou du triceps, d'où résulte pour la marche un cachet particulier. Plus rarement, le genou est le siège d'une contracture telle que la marche devient impossible, et que les malades sont incapables de quitter leur lit ou leur chaise. Il est insolite que les extenseurs du genou soient contracturés au point d'empêcher toute flexion active et passive ; d'ailleurs cet état paraît n'être que passager. La contracture est plus forte quand les jambes sont tellement fléchies dans leurs articulations de la hanche et du genou, que les talons touchent les fesses ; en même temps il existe une contracture des adducteurs qui s'oppose à l'écartement des cuisses. Les observations qui suivent offrent des exemples de contractures de ce genre. Le plus souvent avec cette contracture il existe une augmentation de l'excitabilité réflexe et une atrophie partielle de certains groupes musculaires. Les muscles contracturés s'hypertrophient parfois.

Pour ce qui concerne la contractilité musculaire, les *réflexes* sont souvent *exaltés :* ceci a surtout lieu quand il existe des plaques étendues au-dessus du renflement lombaire, et que celui-ci a conservé son intégrité : alors, en effet, se trouvent remplies les conditions nécessaires à l'exagération de l'action réflexe : pour la constater, on n'a qu'à piquer ou pincer la plante des pieds, etc. A cette même cause se rattachent également les agitations convulsives déjà mentionnées, qui surviennent parfois sous forme de violents accès et sont amenées par des excitations réflexes : parmi ces excitations il faut citer les extensions fortes des muscles et des articulations (nous citerons aussi le réflexe amené par la percussion des tendons et signalé par Erb et Westphal). Le moyen recommandé par Brown-Séquard pour mettre immédiatement fin à ces réflexes, consiste en une violente flexion de la plante du pied.

La *contractilité électrique* des muscles est, la plupart du temps, à peu près normale. Parfois elle est augmentée et elle s'accompagne alors ordinairement d'une altération de l'excitabilité mécanique ; elle est d'habitude diminuée là où existe une atrophie musculaire prononcée, mais elle n'est qu'exceptionnellement éteinte dans quelques muscles. Parfois la contraction musculaire commence et finit plus lentement que dans un muscle sain. Nous avons aussi observé quelquefois dans des muscles atrophiés une exaltation de la contractilité galvanique.

La *nutrition* des muscles reste souvent normale malgré une grande faiblesse : cependant un léger degré d'atrophie musculaire n'est pas chose rare dans le cours de cette maladie, et alors elle consiste ordinairement en une diminution du volume des deux membres paraplégiés; ou bien l'un des deux présente une atrophie plus considérable que l'autre. Mais on rencontre également des atrophies intenses. Tantôt elles atteignent des groupes musculaires isolés, comme par exemple les péroniers, les extenseurs de la cuisse, tantôt au contraire il se fait une atrophie musculaire progressive très prononcée et très étendue, qui est due à une altération profonde de la substance grise. Ces atrophies s'observent plus communément dans les membres supérieurs, où elles se comportent comme dans l'atrophie musculaire progressive, avec une énergie moindre néanmoins et avec une allure moins nettement envahissante : la paralysie précède toujours l'atrophie et c'est toujours elle qui domine la scène. Aux membres inférieurs, ces atrophies sont rarement aussi étendues, elles se limitent volontiers à certains groupes musculaires, particulièrement aux extenseurs de la cuisse et aux péroniers. Ces atrophies facilitent la production de contractures. Les fléchisseurs de la cuisse, quoique contracturés, conservent longtemps leur volume normal et peuvent même s'hypertrophier. Ces atrophies musculaires permettent de conclure à la participation de la substance grise, avec sclérose atrophique et pigmentation des cellules nerveuses.

2. *Symptômes fournis par la sensibilité.* — Dans la sclérose chronique de la moelle, les douleurs n'existent pas toujours, ou tout au moins n'acquièrent jamais une très grande intensité. Beaucoup de cas évoluent sans qu'il y ait la moindre douleur, mais en général il existe des douleurs plus ou moins fortes qui, nous le répétons, restent toujours supportables et reculent au second plan devant la gravité et la multiplicité des symptômes moteurs.

a) *Rachialgie.* — Il est rare de rencontrer une douleur fixe qui corresponde à une plaque de sclérose : ce qui est plus ordinaire, c'est une douleur voyageant le long de la colonne vertébrale: assez souvent on la constate à la région sacrée ou dorsale inférieure, parfois aussi entre les deux épaules, au niveau du renflement cervical. Rarement il y a sensibilité des vertèbres à la pression, à la percussion ou au contact d'une éponge chaude. Ces douleurs rachidiennes sont variables de siège et d'intensité, habituellement elles sont légères et de courte durée.

b) On observe par-ci par là dans la sclérose en plaques comme dans la sclérose des cordons postérieurs, la *sensation d'un cercle* entourant la poitrine.

c) On voit aussi apparaître dans bien des cas des *douleurs névralgiques* analogues à celles du tabes. Elles ne constituent pas un symptôme constant, mais cependant elles sont assez fréquentes. D'ordinaire, elles sont modérées, mais parfois aussi violentes que dans le tabes douloureux, et telles que les malades poussent des cris et des gémissements et perdent le sommeil. Comme dans le tabes, elles surviennent sous forme de paroxysmes, particulièrement au moment des variations atmosphériques et dans la saison froide. Elles ont pour habitude de rester très vives pendant un temps assez long pour se calmer un peu dans la suite ; elles finissent même par disparaître complètement.

d. Quelquefois les malades accusent une *sensation de fourmillement, d'engourdissement, de froid et de raideur* dans les membres, d'autres fois ils se plaignent de brûlure et de démangeaisons ; souvent ils ressentent dans les muscles une sensation incommode de lourdeur. Ils éprouvent continuellement une grande lassitude ; lorsqu'ils marchent, il leur semble qu'ils traînent à leurs pieds des quintaux, ou qu'ils enfoncent dans du sable ou de l'argile, d'où ils ne peuvent retirer leurs pieds qu'au prix de très grands efforts. Cette raideur est plus grande le matin ou après une longue station assise que lorsque les muscles ont déjà été mis en action, mais elle devient plus forte après les efforts.

e. Les *troubles objectifs de la sensibilité* font souvent complètement défaut, ou tout au moins ne sont nullement constatables. Et pourtant on rencontre fréquemment *post mortem* une altération assez étendue des cordons postérieurs, ce qui du reste ne doit pas nous surprendre après ce que nous avons dit à propos du tabes et prouve, suivant nous, qu'il est nécessaire qu'une forte proportion de fibres sensibles soient détruites dans la moelle, pour qu'il se manifeste des troubles du côté de la sensibilité. Ces troubles existent pourtant chez quelques malades, ils sont surtout appréciables par comparaison avec les parties saines : ils sont souvent plus marqués d'un côté que de l'autre, et alors ils siègent du côté opposé à celui où les troubles moteurs sont prédominants. Lorsqu'il existe une paralysie très accentuée, surtout une paralysie avec contracture des membres inférieurs, la sensibilité est profondément atteinte. On observe aussi fréquemment de l'*hyperesthésie*, surtout aux membres inférieurs. Charcot décrit pour la myélite par compression et la myélite transverse, sous le nom de *dysesthésie*, une sorte d'hyperesthésie « par suite de laquelle les moindres excitations, telles qu'un léger pincement, l'application d'un corps froid, donnent naissance à une sensation très pénible, toujours la même, quelle que soit la nature de l'excitation et dans laquelle domine, d'après les récits des malades, une sensation de vibration. Ces vibrations, toujours d'après ce que rapportent les malades, semblent remonter du côté de la racine du membre en même temps qu'elles descendent vers son extrémité. Dans la plupart des cas, ces sensations persistent pendant plusieurs minutes, parfois un quart d'heure et plus encore, après la cessation de la cause excitatrice qui les a déterminées. En pareil cas, le malade éprouve toujours une grande difficulté à désigner exactement le lieu où l'excitation a été produite [1]. »

La *vessie* et le *rectum* sont intacts ou peu éprouvés ; dans les cas intenses seulement leurs fonctions sont compromises sérieusement et l'on voit se produire de la cystite et du décubitus.

Dans les cas moyens, les *fonctions sexuelles* ne sont pas en souffrance chez l'homme ; il n'en est pas de même dans les degrés élevés ; exceptionnellement, on observe des érections réflexes. Chez la femme, la menstruation persiste tantôt sans aucun trouble, tantôt elle devient irrégulière ou même se supprime. On a vu aussi des grossesses évoluer normalement.

f. Des *symptômes trophiques*, autres que ceux observés dans les muscles, sont rares, mais s'observent comme dans la sclérose multiple.

Marche. — L'évolution de la maladie est tantôt subaiguë ou même aiguë avec des symptômes apoplectiformes, tantôt plus régulièrement progressive, débutant par des troubles insignifiants pour aboutir insensiblement à des symptômes graves : dans ces cas aussi, il se produit quelquefois des poussées subites et des temps d'arrêt, ce qui constitue une sorte de transition entre la forme aiguë et la forme lente.

[1] Charcot, *Leçons*, etc., 2ᵉ fascicule, 1873, p. 117.

Les cas aigus procèdent par accès successifs dont le premier, notamment, est suivi d'une amélioration très marquée, mais laisse des traces plus ou moins accentuées. La maladie peut s'en tenir à ce seul accès. Il persiste cependant une tendance aux récidives et aux recrudescences, lesquelles sont amenées par une nouvelle imprudence, ou n'ont pas de motif appréciable. La nouvelle poussée intéresse soit une partie déjà atteinte, soit un endroit encore indemne, et est ordinairement moins bénigne que la première. Elle dure plus longtemps, rétrocède moins et laisse après elle des troubles permanents plus accentués. Ceux-ci persistent sans modification ou bien sont aggravés à leur tour par de nouvelles poussées brusques ou progressives. — Dans les autres cas, la marche est lente et progressive, sans poussées manifestes; cependant, ici encore, on voit d'habitude des périodes favorables alterner avec d'autres qui le sont moins.

Presque toujours les premiers symptômes apparaissent dans les membres inférieurs: dans la plupart des cas, les bras finissent aussi par être envahis; mais, en réalité, ils ne présentent jamais qu'un peu de douleur et de raideur et peuvent très bien paraître indemnes : l'affection des jambes constitue le trouble capital. D'autres fois, les bras sont atteints plus sérieusement et de bonne heure et même les désordres y sont plus marqués que dans les membres inférieurs. Enfin, le processus gagne parfois la moelle cervicale, la moelle allongée et le centre respirateur, auquel cas la vie est fortement compromise; il peut aussi se propager à l'encéphale et alors apparaissent les symptômes ci-dessus énumérés de la forme cérébro-spinale.

Une marche inverse, descendante, dans laquelle les bras seraient atteints avant les jambes, est très rare dans la forme spinale pure. Il est plus fréquent d'observer une marche descendante, dans laquelle les symptômes spinaux viennent s'ajouter tardivement aux manifestations cérébrales. Quelquefois aussi des symptômes cérébraux apparaissent et disparaissent ensuite pour faire place à la forme spinale pure (Voyez Observ. II, p. 665).

La maladie est chronique et sa *durée* comprend plusieurs années. Fréquemment les symptômes restent longtemps stationnaires ou bien la maladie évolue avec assez de lenteur pour que la vie ne soit nullement menacée et que les malades atteignent le terme naturel de leur existence. Les cas mêmes qui, dès le début, présentent une intensité considérable, ont une durée de plusieurs années. La mort est le plus souvent occasionnée par une affection intercurrente, ou bien par l'extension du processus à la moelle allongée, ou encore par des décubitus ou de la cystite. L'apparition de la prostration et de l'amaigrissement général annoncent le stade ultime et l'approche de la mort.

Le *pronostic* nous semble moins favorable que dans l'ataxie locomotrice. La sclérose elle-même en effet, ne laisse pas d'espoir de guérison et on ne peut compter ici sur aucun élément capable de compenser et de diminuer les troubles fonctionnels. De plus, les malades sont bien plus malheureux, parce que dans les cas graves, leur infirmité est encore accrue par la paralysie musculaire et l'atrophie. La chance d'un résultat thérapeutique favorable réside dans la possibilité d'arrêter la marche du processus : cela arrive quelquefois, mais on ne saurait y compter avec certitude. Cependant on peut amener quelque amélioration dans l'état du malade en fortifiant son corps et par suite ses muscles, en arrêtant ou en évitant les complications, telles que douleurs, cystite, etc. La possibilité d'un amendement apparaît surtout à la suite des poussées aiguës qui se comportent comme dans la myélite aiguë et sont susceptibles d'une rétrogradation plus ou moins importante. L'expérience nous apprend que plus ces poussées se sont répétées, moins il faut compter sur un succès, et que si les symptômes de paralysie ont persisté pendant longtemps, il n'y a que peu de chose à espérer. Des

atrophies musculaires qui durent depuis des mois ne sont que rarement améliorées d'une façon manifeste : des atrophies récentes au contraire diminuent
quelquefois. Pour ce qui est de la terminaison de la maladie, nous dirons que la
vie est directement menacée dans les cas graves quand la paralysie est intense et
étendue, quand la moelle allongée est intéressée et quand il est survenu du décubitus et de la cystite : ce n'est plus alors qu'une affaire de quelques mois. Dans les
cas moins sérieux, la vie n'est pas directement en danger et peut être conservée
pendant plusieurs années. Moins le processus montre de tendance à la progression, meilleur est le pronostic.

Diagnostic. — Le diagnostic de la sclérose se base sur les signes d'une affection chronique inflammatoire du parenchyme de la moelle épinière, d'une durée
d'au moins deux ou trois ans et qui évolue soit progressivement, soit par poussées. Les symptômes isolés, notamment ceux fournis par la motilité (paralysie,
raideur, atrophie) ainsi que le siège des douleurs excentriques, servent à donner
une plus grande exactitude au diagnostic. Le siège et l'étendue du processus sont
en général faciles à déterminer, d'après les règles posées pour le diagnostic des
affections spinales en général, avec cette restriction toutefois que la distribution
des lésions dans les formes diffuses n'est pas régulièrement continue et qu'il peut
exister dans une étendue considérable des plaques qui ne se révèlent par
aucun symptôme. En somme, le diagnostic ne présente pas en général de grandes
difficultés : toutefois, la distinction d'avec d'autres formes morbides peut rester
impossible.

Le *diagnostic différentiel* doit s'occuper des maladies suivantes :

1.) *Ataxie.* Les formes typiques des deux maladies sont suffisamment différen-
ciées par le mode des troubles moteurs. Cependant, dans les cas rares de dégénération grise des cordons postérieurs dans lesquels le symptôme ataxie se
combine avec l'atrophie des muscles, il peut être difficile ou même impossible
de se prononcer avec certitude sur l'existence de l'une ou de l'autre des deux
affections. L'apparition des troubles sensitifs et leur intensité, de même que des
signes d'ataxie permettront d'énoncer un diagnostic au moins probable.

2.) *Atrophie musculaire progressive* et *Paralysie bulbaire.* Des scléroses
avancées du segment cervical ou la sclérose diffuse présentent quelquefois un tableau clinique ayant de l'analogie avec ces affections. Cependant, le mode d'évolution trahira la différence : dans la maladie qui nous occupe, l'atrophie n'apparaît que quand la paralysie a déjà existé pendant un certain temps, tandis que
dans l'atrophie musculaire progressive et dans la paralysie bulbaire, l'atrophie
commence dès le début. L'atrophie musculaire progressive est une atrophie primitive de l'appareil moteur, la sclérose, au contraire, est un processus interstitiel
qui ne s'attaque que tardivement aux cellules nerveuses.

3.) *La sclérose périépendymaire compliquée de syringomyélie* n'est pas,
jusqu'à ce jour, accessible au diagnostic; elle se développe d'une façon tout
à fait insensible et donne lieu à des symptômes analogues à ceux d'une myélite
chronique à marche très lente. Elle n'engendre habituellement par elle-même
aucun symptôme, mais s'accompagne d'altérations spinales à peu près semblables
à celles de la sclérose.

4.) *La paralysie atrophique des adultes* se distingue par son évolution aiguë,
par la rapidité de l'apparition de l'atrophie, par son caractère stationnaire et ses
manifestations exclusivement motrices. Toutefois son processus se rapproche
beaucoup de celui de la sclérose.

5.) Les *suites de myélites aiguës* doivent peut-être aussi être rapportées à la
sclérose. Leur état stationnaire consécutif à une marche d'abord aiguë permettra
de les distinguer.

Traitement. — Le traitement de la sclérose de la moelle n'a pas pu, jusqu'à ce jour, enregistrer beaucoup de résultats favorables : d'ailleurs nous ne connaissons que peu d'observations détaillées. C'est pourquoi nous aurons recours aux notions bien plus nombreuses et plus certaines acquises à propos du tabes : en effet, les indications sont à peu près les mêmes des deux côtés, sauf en ce qui concerne les exacerbations aiguës, qui exigent un traitement *préventif* et *antiphlogistique*. C'est à celui-ci que se rattachent les seules espérances de succès : il devra être suivi avec soin et pendant longtemps si l'on veut tâcher d'éviter autant que possible les rechutes.

Dans la période de chronicité, nous ne pouvons pas attendre une rétrogradation réelle du processus, mais nous devons nous proposer pour but la conservation et l'amélioration des fonctions des portions nerveuses qui persistent encore. Les moyens les plus efficaces à cet effet sont les *bains* et l'*électricité*. En général, un traitement fortement excitant est indiqué et bien supporté. Les bains salins, les bains contenant de l'acide carbonique, les bains ferrugineux et de boues minérales, les bains de mer sont les plus efficaces. On prescrira sans hésitation l'hydrothérapie, et l'électricité sera employée plus souvent et avec plus d'énergie que dans le tabes. Nous avons vu des malades qui demandaient des courants puissants et se trouvaient plus forts après chaque application.

Le régime sera semblable à celui que nous avons indiqué pour le tabes : son but est de soutenir les forces du malade ; il faut aussi conseiller un exercice modéré sans exagération.

La médication interne ne mérite jusqu'à ce jour que peu de confiance. On peut essayer l'*iodure de potassium* et dans certaines circonstances la *strychnine*. Le *nitrate d'argent*, l'*huile de foie de morue*, le *seigle ergoté* seront employés aussi suivant les indications générales.

Le traitement symptomatique a à s'occuper, comme dans le tabes, du phénomène douleur et des complications telles que cystite, décubitus, etc. Il est urgent de traiter les symptômes musculaires tels que l'atrophie et la raideur. Celle-ci prend une part tellement grande aux troubles moteurs que l'indication d'un traitement spécial est pressante. Néanmoins, les méthodes employées jusqu'à ce jour n'ont rendu que peu de services. Le courant continu a, dans bien des cas, une influence manifestement favorable, mais rarement durable, lorsque l'excitabilité est vive. Il faut éviter de se servir de courants forts et de renverser le courant. Les bains et notamment les bains chauds (sulfureux) ont quelquefois de bons effets ; nous avons eu à nous louer des bains de mer froids. Cependant, en général, le résultat reste bien au-dessous de ce que nous souhaiterions. — Les atrophies musculaires seront traitées par les courants électriques (induits et galvaniques), et l'on aura souvent à constater une amélioration dans les cas d'atrophie légère et limitée.

Symptomatologie spéciale. — Suivant les sièges principaux et l'étendue des plaques de sclérose, le tableau clinique présente des différences qui peuvent être regardées comme des variétés de la maladie et trouvent leur analogie dans les divisions établies pour la myélite aiguë. Ces variétés ne se basent pas encore, dans tous les cas, sur des observations suffisantes et contrôlées par l'autopsie, cependant, dès maintenant, il est possible de les ébaucher d'après leurs manifestations principales. Les formes ne sont d'ailleurs pas très tranchées, elles empiètent les unes sur les autres et se comportent en ceci comme les foyers eux-mêmes qui s'étendent plus ou moins : c'est ainsi par exemple que la forme spinale peut devenir cérébro-spinale.

a. Sclérose du segment dors-l. — Les symptômes occupent les membres infé-

rieurs qui présentent, à des degrés variables, la faiblesse motrice et la paralysie
Les particularités qui concernent la paralysie motrice et l'action musculaire encore subsistante répondent à la description donnée plus haut ; le tremblement,
la raideur musculaire, la marche traînante existent précisément dans ces cas.
Quand la maladie arrive à un haut degré d'intensité, la paralysie est telle
que la marche est rendue impossible, et il survient après les accès de tremblement convulsif, des contractures permanentes qui forcent le malade à rester sur sa
chaise ou sur son lit, avec les genoux fléchis. Les membres supérieurs sont complètement libres ou n'offrent que des désordres insignifiants, consistant en
douleurs, en une sensation de pesanteur et en une certaine tendance à la fatigue :
mais tout cela est peu important, les fonctions demeurent intactes et l'écriture est
à peine modifiée. En somme, les symptômes dans les membres supérieurs sont nuls,
en comparaison des troubles des jambes. — La sensibilité et les sphincters sont
diversement intéressés comme dans toute sclérose. La nutrition des muscles est
tantôt complètement intacte, d'autrefois, au contraire, il existe une atrophie partielle manifeste et cela surtout quand il y a des contractures.

On a souvent l'occasion d'observer dans la pratique des cas de myélite chronique qui présentent ce tableau clinique et doivent par conséquent être regardés
comme des affections de la moelle dorsale ; pourtant on n'a jusqu'ici rapporté que
peu d'autopsies de sclérose isolée ou prédominante de la moelle dorsale. L'observation la plus parfaite en ce genre est une de celles que Em. Troissier [1] a fait
connaître sous le nom de *sclérose partielle*.

Cet auteur a publié sous ce titre deux observations. La première est intitulée : *Paraplégie ; développement rapide de décubitus et d'autres troubles trophiques. Plaque scléreuse très circonscrite au niveau de la partie inférieure du segment dorsal de la moelle.* Mais elle contient tant de points obscurs qu'elle ne peut pas nous servir. Les symptômes graves au milieu desquels mourut le malade ne sont pas en rapport avec la petite étendue du foyer ; de plus l'évolution rapide de la maladie, en moins de deux mois, n'appartient pas à la myélite chronique. Il est d'ailleurs possible qu'il y ait eu une sclérose ancienne bénigne, latente, qui se serait compliquée d'une attaque aiguë de myélite diffuse ; mais, de toutes façons, la lésion, telle qu'elle est décrite, ne suffit pas pour expliquer la marche et les symptômes. — La deuxième a trait à une femme de 40 ans qui, dix ans auparavant, avait été prise d'hallucinations et d'insomnie à la suite d'un avortement : vers la même époque, après avoir eu pendant quelques jours des douleurs dans la partie inférieure de la colonne vertébrale et dans le thorax, elle avait ressenti de la faiblesse dans les jambes, de l'anesthésie plantaire, du vertige, et enfin était devenue, quelques jours plus tard, paralysée de tout le côté gauche. Elle fut traitée par les vésica-
toires, les douches et l'électricité, et rétablie au bout de quelques semaines au point de n'avoir
plus que de la faiblesse dans la jambe gauche. Quinze mois avant sa mort elle éprouva de nouveau dans les reins une douleur brûlante qui s'irradiait dans la jambe droite et s'accompagnait
par moments de convulsions spasmodiques. La jambe gauche resta plus faible que la droite, mais
les mouvements y étaient encore possibles. Les bras étaient complètement sains. La sensibilité
était conservée aux jambes, il y avait de l'hyperesthésie à droite. Dans les derniers temps les deux
jambes étaient faibles mais non atrophiées. La droite tremblait quand elle était soulevée, la gauche présentait une certaine raideur. Quand on fléchissait la pointe du pied vers la jambe, il en
résultait une série de secousses qui duraient aussi longtemps qu'on maintenait le pied dans cette
position. La sensibilité était intacte. En dernier lieu se montra une contracture de la jambe
gauche. La mort arriva par phtisie. — L'autopsie fit découvrir dans la moelle les lésions suivantes : l'arachnoïde est légèrement épaissie, la moelle est grêle dans son ensemble : elle présente vers le milieu du segment dorsal et dans sa moitié gauche, dans une étendue de quelques
centimètres, une coloration grise, avec tous les caractères extérieurs de la sclérose. Après durcissement la plaque mesure 8 centimètres, elle va en diminuant progressivement vers en haut et en
bas. Au-dessus d'elle les cordons de Goll ont une légère coloration grisâtre. Toute la moitié gauche de la moelle a diminué de volume. Sur des coupes, la plus grande épaisseur de la plaque correspond à la sixième ou septième vertèbre dorsale ; elle occupe toute la moitié antérieure du cordon latéral et empiète sur la substance, grise dans laquelle on ne reconnaît plus distinctement
que les colonnes de Clarke et les parties voisines de la commissure antérieure. Le sillon longi-

[1] Troissier, *Note sur deux cas de lésions scléreuses de la moelle épinière (Arch. de physiol.*, V, p. 709-723, 1873).

tudinal postérieur est incurvé vers la droite, le cordon postérieur gauche est atrophié et en partie atteint de sclérose. La partie malade va en diminuant progressivement en haut et en bas; au-dessus d'elle les cordons de Goll, au-dessous d'elle les faisceaux latéraux présentent un léger degré de dégénération secondaire.

Ce dernier cas est un bel exemple de sclérose dorsale, il répond, par son mode de développement, ses symptômes et sa marche, à la description faite plus haut.

D'une façon générale, les symptômes sont naturellement soumis à de grandes variations suivant le siège et l'étendue de la plaque. Nous rapportons quelques lignes plus bas l'observation d'une sclérose dorsale très intense, où la paraplégie était à peu près complète, les jambes contracturées, les réflexes exagérés, les bras intacts. On pourrait citer un grand nombre d'exemples de sclérose dorsale avec un ensemble symptomatique bénin.

Souvent les scléroses surviennent spontanément: le rhumatisme est une de leurs causes habituelles; il faut aussi tenir compte des influences morales comme dans la myélite aiguë. Ces scléroses sont parfois aussi le résultat de paralysies surve-nues à la suite de maladies aiguës ou bien à la suite d'une myélite traumatique. (Voyez l'observation du maître couvreur W., p. 423.)

Barbe K., mère de famille, âgée de 55 ans, entrée à l'hôpital de Strasbourg le 27 août 1874.
La malade se dit d'une famille tout à fait saine, dans laquelle il n'y a jamais eu ni maladies ner-veuses ni paralysies. Elle ne se souvient pas d'avoir jamais été malade dans son enfance. Elle a été réglée à 13 ans, s'est mariée à 27, a eu un enfant qui vit encore et se porte bien. Dans sa cinquan-tième année elle commença à éprouver dans la jambe gauche une faiblesse qui alla en augmen-tant. Elle y ressentait parfois aussi de l'engourdissement, mais il n'y avait ni douleurs ni crampes ou autres choses semblables. Au bout de quelque temps il lui devint impossible de mouvoir libre-ment sa jambe, qui était comme paralysée; mais les mouvements communiqués s'y effectuaient sans obstacle. Vers la même époque, tandis que cette faiblesse s'accentuait dans la jambe gauche, la sensibilité devenait obtuse dans les pieds; la malade ne sentait plus bien le sol et elle croyait marcher sur du sable. Dès lors elle fut obligée de se servir d'une canne; elle traînait ses pieds et se fatiguait vite. Sa marche ne devenait pas plus embarrassée quand elle avait les yeux fermés. Tel était son état au moment de la guerre. Elle dit qu'à la suite de la frayeur causée par des scè-nes sanglantes (mauvais traitements infligés à son mari, meurtre de son beau-frère) et après un séjour de 24 heures dans une cave, son état s'aggrava: elle ne put presque plus mouvoir sa jambe gauche et elle y éprouvait par instants des fourmillements. Peu à peu apparut aussi une faiblesse (moindre qu'à gauche) dans la jambe droite. Il y a environ deux ans des crampes survin-rent brusquement dans la jambe gauche et deux semaines plus tard dans la droite. Pendant ces convulsions un genou ou tous les deux étaient fléchis involontairement et avec force, et les cuisses étaient vivement amenées vers le tronc. Ces crampes étaient plus violentes à gauche et s'accompa-gnaient de douleurs lancinantes et d'un sentiment de constriction à la région hypogastrique. En dehors des crampes la malade ne ressentait aucune douleur dans ses jambes ni dans son dos ou dans ses reins. Ces convulsions survenaient spontanément ou à la suite de la plus légère excitation des membres. Le moindre attouchement et notamment les tentatives de mouvement les éveillaient.
Depuis environ un an ont apparu des contractures; la malade a perdu petit à petit la faculté d'étendre complétement ses jambes; la contracture fut plus précoce et plus prononcée à gauche. Depuis l'apparition des crampes et des douleurs, les jambes ont notablement diminué de vo-lume. La malade n'accuse pas de troubles de la sensibilité, sauf de temps en temps des fourmil-lements et de l'obtusion dans les deux jambes, moins cependant qu'avant l'apparition des cram-pes. Elle a toujours bien retenu ses urines. Elle n'a eu que très passagèrement un peu d'inconti-nence des matières. Depuis un an le processus est resté stationnaire.
État actuel. — La malade est d'assez forte stature, ses muscles sont un peu grêles, mais elle st de bonne constitution et la coloration de son visage est normale. Elle passe une partie de sa ournée hors de son lit, mais ne peut ni se tenir debout ni marcher sans aide, parce que, à chaque essai de mouvoir ses jambes, un tremblement convulsif s'en empare et que d'ailleurs elle ne peut les étendre complétement. Elle raconte qu'un peu avant les accès convulsifs ses jambes deviennent froides, et qu'après les accès violents elles sont couvertes de sueurs. Elle se plaint de sentir de la raideur dans la partie inférieure du tronc, à peu près au niveau de la crête iliaque, et d'y éprouver une espèce de constriction; elle se plaint aussi de raideur dans les articulations du genou et du pied. Pendant de courts intervalles, qui sont plus prolongés la nuit, la malade éprouve dans ses pieds une sensation « comme si tout devenait vivant » et pendant laquelle la jambe se fléchit involontairement dans le genou ou la hanche. Des accès convulsifs semblables

surviennent chaque fois que la malade essaye de mouvoir ses jambes, surtout de les étendre, ou encore au moindre attouchement.

L'examen de la colonne vertébrale ne fait constater ni déformation ni sensibilité anormale. Par contre, il existe dans le segment inférieur (régions lombaire et sacrée) une raideur si grande que la malade ne se lève qu'en se soutenant avec les deux mains et ne peut effectuer aucune flexion en arrière. Les mouvements de la tête sont libres. La face ne présente aucune anomalie, aucune déviation; les pupilles sont égales, de moyenne grandeur, et réagissent bien. Les membres supérieurs sont sains; les fonctions digestives et respiratoires sont normales. Le genou et la hanche sont fléchis à 45°; les deux genoux sont fortement serrés l'un contre l'autre. La malade est incapable d'étendre ses jambes, mais elle les remue encore un peu, notamment pour les fléchir davantage. Il faut, pour étendre les genoux, employer une assez grande force, cependant on n'arrive pas à l'extension complète; la flexion complète est facile à obtenir. En y mettant un certain effort, on parvient également à séparer les deux genoux. Toutes ces manœuvres sont douloureuses et bientôt suivies de convulsions. Celles-ci surviennent d'ailleurs sans excitation spéciale et consistent en flexion plus forte des jambes avec douleurs vives dans les muscles convulsés.

Les fléchisseurs de la cuisse, notamment les tendons du creux poplité, sont des deux côtés très saillants et fortement tendus. Les adducteurs sont également durs et tendus des deux côtés; ces deux groupes de muscles paraissent sinon hypertrophiés, du moins plus puissamment développés que les extenseurs de la cuisse, lesquels sont relâchés. Les muscles de la jambe sont grêles, mous, non contracturés. On suit à travers la paroi abdominale le relief des psoas.

La sensibilité est normale aux deux jambes; la malade perçoit partout d'une façon nette et précise les piqûres d'épingles légères, la sensibilité à la douleur est intacte, la pression sur les muscles des membres inférieurs n'est pas douloureuse. L'excitabilité réflexe est augmentée des piqûres d'épingles, et d'autres excitants appliqués sur les membres inférieurs réveillent les convulsions déjà décrites. La contractilité électrique est conservée dans tous les muscles des deux jambes. Si l'on applique les électrodes d'un courant continu sur les fléchisseurs ou les adducteurs contracturés, il se produit à chaque renversement de courant des mouvements associés convulsifs et douloureux; en même temps les jambes se fléchissent brusquement et ne reviennent que lentement à leur position primitive. La vessie et le rectum fonctionnent bien; cependant lorsqu'il y a de la diarrhée, il arrive que les selles s'échappent involontairement.

L'application d'un courant continu avec 20 éléments sur le rachis et les muscles contracteurs, sans renversement du courant, n'amena aucun résultat. La malade sortit, sur sa demande, après un séjour de 8 semaines à l'hôpital.

Remarques. — Les symptômes permettent de conclure à l'existence d'un processus assez restreint dans le segment dorsal, processus qui en haut n'atteint pas le niveau de la 3ᵉ vertèbre dorsale, mais empiète un peu sur le renflement lombaire. Ce processus est chronique, progressif, stationnaire depuis un an. Il existe une raideur notable des muscles et de la colonne vertébrale. On peut se demander si le début de l'affection n'a pas été une névrite de la cuisse gauche, mais sans le moindre doute il s'agit là d'une affection de la moelle. La sensation d'un cercle au niveau de la crête iliaque semble indiquer la portion inférieure du segment dorsal comme siège principal de la lésion.

b. Sclérose de la partie supérieure du segment dorsal. Elle est caractérisée par une participation manifeste des membres supérieurs, quoique moindre que celle des jambes. Le plus souvent, c'est par celles-ci que débute la paralysie pour n'intéresser que plus tard un des bras ou tous les deux. Ces derniers n'offrent parfois pour tout symptôme que des douleurs sourdes, de la lourdeur et de la faiblesse. Les membres inférieurs présentent des manifestations paralytiques très nettes, qui sont souvent inégalement réparties des deux côtés En général, leur nutrition reste intacte, la contractilité électrique y est conservée et l'excitabilité réflexe augmentée. Dans les cas seulement où une plaque s'est développée au voisinage du renflement lombaire, la contractilité et la nutrition des membres inférieurs sont en souffrance et il survient alors une atrophie musculaire notable. On observe fréquemment de la raideur musculaire, des accès de tremblements convulsifs et des contractions réflexes. Les autres symptômes sont très variables, ici comme dans toute la catégorie d'affections dont nous nous occupons dans ce chapitre.

Nous avons observé plusieurs exemples de cette forme, à laquelle se rattachent le plus grand nombre des myélites chroniques. Nous les transcrivons ici,

I. — *Sclérose de la partie supérieure du segment dorsal; plusieurs petites plaques. Mort par endocardite. Autopsie.*

— Louise M., domestique, âgée de 30 ans.

La malade est issue d'une famille saine dans laquelle on n'a jamais observé aucune affection paralytique analogue à la sienne ; elle a été atteinte à l'âge de 8 ans de fièvres intermittentes dont elle a souffert longtemps et elle a eu à 11 ans la fièvre typhoïde. Elle a été réglée à 18 ans et à 21 ans elle a eu une couche naturelle et facile. Il y a 4 ans elle a souffert durant 15 jours de gonflements articulaires, et l'année d'après elle a eu de nouveau pendant 7 semaines des douleurs dans les membres. Depuis cette époque elle ressentait souvent dans les jambes, à gauche surtout, des tiraillements douloureux qui s'irradiaient jusqu'au pied, remontaient dans le sacrum et de là jusque entre les deux épaules et même dans la tête. La malade raconte que, pendant le bombardement de Strasbourg, elle a fait une chute à la suite d'une frayeur : qu'après être restée une demi-heure sans pouvoir marcher, elle se releva et reprit sa route. Plus tard les tiraillements douloureux ont augmenté, il y a eu de fréquents fourmillements; cependant elle n'a jamais ressenti aucun engourdissement et il ne lui a jamais semblé qu'elle marchait sur de la fourrure. Il y a environ 6 mois elle est tombée d'une hauteur de 10 marches d'escalier, et elle dit s'être contusionnée, dans sa chute, les vertèbres cervicales inférieures : elle perdit connaissance, et durant un quart d'heure elle ne put plus marcher. Elle ressentit pendant toute la journée de violentes douleurs lancinantes dans tous ses membres, des secousses convulsives et des fourmillements. Depuis cette époque, elle s'aperçut que ses forces diminuaient au point qu'elle qui, auparavant faisait facilement deux kilomètres sans éprouver de fatigue, ne pouvait plus parcourir que la moitié de ce chemin au prix de très grands efforts. Depuis lors aussi elle garde difficilement ses urines. Cette aggravation survenue dans son état, de même que l'exaspération de ses douleurs qui surviennent surtout la nuit et parcourent tout son corps depuis les pieds jusque vers l'occiput, décidèrent la malade à entrer à l'hôpital le 13 novembre 1872.

État actuel, 27 novembre 1872. — La malade est assez solidement bâtie; face colorée; embonpoint conservé ; elle passe toute la journée hors de son lit et n'a pas de fièvre. Elle se plaint de ressentir dans les deux jambes des douleurs et des fourmillements qui, partant du genou s'élancent jusqu'à la hanche et de là le long du rachis jusque dans la tête; à gauche, les fourmillements s'étendent du genou à la hanche. La malade compare ces douleurs à des tiraillements. Elle se plaint, en outre, de faiblesse dans les membres inférieurs. Quand elle est couchée, elle peut lever ses deux jambes et leur faire exécuter tous les mouvements ; cependant ceux-ci sont manifestement pénibles, raides et lents à gauche. Elle oppose à l'extension passive de son genou, préalablement fléchi, une résistance à peu près normale à droite, bien moindre à gauche. Elle perçoit les piqûres d'épingles des deux côtés, mais plus vivement à gauche; de ce côté existe une légère hyperesthésie quand on plisse ou que l'on pince la peau et les muscles. L'excitabilité réflexe est également plus élevée à gauche qu'à droite. La sensibilité à la température est normale des deux côtés (symptômes d'hémiparaparésie). La jambe gauche paraît un peu plus maigre que la droite. La malade accuse une sensibilité moindre des extrémités digitales à gauche qu'à droite ; la main gauche, de même, serre moins fort que la droite. Par moments elle éprouve des tiraillements douloureux dans les épaules, surtout à gauche, de même aussi des points douloureux assez vifs au-dessous du rebord costal. Rarement les douleurs s'irradient depuis l'épaule jusqu'aux doigts.

Traitement. Iodure de potassium, bains salés.

21 janvier. Jusqu'à ce jour la malade s'est toujours plainte de douleurs dans les jambes, les épaules et la tête. Hier soir, elle a été subitement prise de vertige, de raideurs et de douleurs dans la jambe gauche, le bras et le dos, et elle est tombée sur le sol. Aujourd'hui elle ne peut se tenir assise convenablement à cause d'une raideur dans le dos et elle ressent beaucoup de tiraillements dans les jambes. Les symptômes paralytiques n'ont subi aucune modification appréciable.

A la fin de février il se développe une affection fébrile qui débute par des douleurs vives dans les extrémités, le rachis et la tête, et bientôt les troubles paralytiques s'accentuent davantage. Il survient un état typhoïde et une violente inflammation des articulations du pied avec rougeur et douleur vive. Les jambes paraissent finalement tout à fait paralysées et les bras peu mobiles. Il n'est plus possible d'analyser les symptômes en détail.

La malade meurt le 29 mars 1873.

L'autopsie fait voir que la cause des manifestations fébriles était une *endocardite ulcéreuse*.

— Le rachis présente les lésions suivantes : la dure-mère spinale est modérément injectée, la pie-mère légèrement ternie présente quelques adhérences faciles à détacher. A la partie moyenne du segment dorsal, le cordon latéral droit est fortement transparent, la corne postérieure est tirée en dehors et en haut, le cordon latéral gauche a sa couleur normale. On trouve également à la portion inférieure du renflement cervical une grande transparence qui appartient au cordon antérieur et en partie au cordon latéral gauche. A droite, on voit une petite plaque transparente ; enfin, à la partie moyenne des cordons postérieurs existe également une plaque transparente. Plus haut, le renflement cervical présente une petite plaque transparente dans le cordon postérieur droit, au voisinage de la corne postérieure. Dans la portion supérieure du segment dorsal il n'existe qu'une petite plaque située dans le cordon postérieur gauche. Le segment cervical, de même que la moelle allongée, ne sont le siège d'aucune altération visible à l'œil nu. La plaque de la partie moyenne du segment dorsal apparaît nettement à travers la pie-mère et est longue de 0^m,015; la plaque supérieure correspondant au cordon latéral gauche dans le segment cervical a en totalité une longueur de 0^m,080. On ne trouve de plaques ni dans la couche optique ni dans le corps strié. La moelle allongée présente dans la pyramide droite et l'olive gauche deux petits endroits suspects. Rien d'anormal dans la protubérance.

Examen microscopique (à l'état frais). La substance de la plaque du segment cervical offre l'aspect d'un tissu fibreux fin, réticulé, qui contient beaucoup de noyaux ovales à contours nets, lesquels sont réunis au nombre de deux ou trois, jamais davantage. On trouve, en outre, des cellules pâles, plates, à contours nets, sans prolongements, qui contiennent un noyau granuleux dans leur intérieur et un second sur la paroi. On ne découvre que peu de corps granuleux et des corpuscules amyloïdes. Les cellules nerveuses sont fortement pigmentées. La substance de la seconde plaque située dans la partie inférieure du segment dorsal contient de nombreux corps granuleux dont quelques-uns renferment un noyau très net.

Remarques. Les symptômes permettaient de conclure à l'existence d'une myélite chronique du segment dorsal, laquelle s'étendait jusque dans la région cervicale. Des symptômes d'hémiparaparésie indiquaient une prédominance de la lésion à gauche, enfin le peu d'atrophie dénotait une faible participation de la substance grise. Les tiraillements douloureux violents dans toute la colonne et sa raideur, faisaient croire à l'existence d'une méningite. Le diagnostic répondait assez bien au siège de la lésion principale qui avait son plus grand développement dans la partie inférieure du renflement cervical et occupait surtout le cordon latéral gauche. Outre cette plaque principale il en existait plusieurs plus petites situées dans la moelle allongée, la moelle cervicale, la protubérance, et même le cerveau (on ne les découvrit après durcissement qu'en partie) qui n'avaient donné lieu à aucun symptôme, il en était de même de la plus grande plaque de la portion dorsale inférieure qui probablement était la plus récente. Il en résulte que le diagnostic de sclérose disséminée ne pouvait être que supposé, tandis que celui d'un foyer unique de myélite chronique au niveau de la plaque supérieure devait être posé avec quelque certitude. Toutefois la marche de la maladie par plusieurs poussées, permettait de supposer plusieurs plaques. Enfin il n'existait que de faibles traces d'une méningite chronique diffuse, quoique les deux grandes plaques fussent superficielles.

II. *Sclérose du segment dorsal supérieur. Peut-être avait-il existé autrefois un processus analogue dans le cerveau ou la moelle allongée, processus dont les manifestations avaient complètement disparu.* — Joséphine P..., couturière, âgée de 30 ans, entrée à l'hôpital le 16 juin 1874.

Antécédents. Le père de la malade est mort phtisique, la mère vit encore. Il n'y a jamais eu de maladies nerveuses dans la famille. Quant à Joséphine, elle eut des accidents de dentition, dut garder le lit pendant longtemps et n'apprit à marcher que tardivement. A l'âge de 9 ans elle fut tellement effrayée par un gros chien qui se précipita sur elle, qu'elle en perdit connaissance; mais elle reprit bientôt ses sens et retourna seule chez elle en tremblant de tous ses membres. Elle garda le lit pendant trois semaines, délira beaucoup et ne se rétablit que petit à petit. A l'âge de 11 ans, elle eut durant six semaines la fièvre intermittente, mais jouit depuis d'une bonne santé. Les règles s'établirent à 21 ans, mais elles furent le plus souvent irrégulières; enfin la malade avait fréquemment de la céphalalgie.

Elle dit qu'à l'âge de 27 ans ces douleurs de tête augmentèrent considérablement; elles survenaient presque journellement pendant le travail, pour disparaître pendant le repos: elles occupaient l'occiput et la nuque. L'état général resta bon. En septembre de la même année, elle ressentit tout à coup des douleurs particulièrement violentes [1], se laissa choir de sa chaise et perdit connaissance pendant quelques minutes; quand elle revint à elle, elle put marcher, mais elle éprouvait de la faiblesse et de la lassitude dans les deux jambes, en même temps que des fourmillements dans la jambe gauche. Cette faiblesse et ces fourmillements ne disparurent qu'au bout de quatre semaines. Quelques mois après, en janvier 1872, les douleurs occipitales ayant persisté, toujours sans modification de l'état général, il survint de violents élancements douloureux dans le dos, en même temps qu'un sentiment de forte constriction du tronc au niveau de l'épigastre. Ces douleurs étaient si vives que la malade dut garder le lit trois jours, pendant lesquels elle fut hors d'état de remuer son échine: elles diminuèrent peu à peu, mais ne disparurent pas complètement; il persista une sensation sourde de constriction qui était plus ou moins accentuée suivant les moments. Deux mois plus tard (mars 1872), la malade tomba tout d'un coup de sa chaise sans cause appréciable; on la releva: elle revint aussitôt à elle et cet accident n'eut point de suites. Mais cette attaque se renouvela encore trois fois dans la même jour-

---

[1] A la suite, dit elle, de violents éternuements.

née, et le lendemain il y eut des vomissements à deux reprises. Depuis cette époque ces attaques n'ont pas reparu, les douleurs occipitales ont également disparu, par contre dans le
courant de l'été il est survenu une céphalalgie frontale avec obnubilations qui gênaient beaucoup la malade pour travailler et pour lire. A la même période se montrèrent quelques troubles
de la parole. P... se mit à bégayer, sa parole devint lente et difficile, au point que ses parents
ne la comprenaient qu'avec peine ; mais ces troubles de la parole et de la vision s'amendèrent et disparurent complètement en septembre 1872. Sauf le sentiment de constriction
qui persistait et la céphalalgie qui reparaissait de temps en temps, la malade était alors complètement guérie et travaillait sans ressentir aucune fatigue ni dans les bras ni dans les jambes.
— Elle resta ainsi jusqu'au printemps de 1873. Alors elle eut dans les doigts de la main droite
des fourmillements qui bientôt s'étendirent plus haut. Aussitôt les forces commencèrent à décli-
ner dans le bras correspondant ; quelques mois plus tard il lui était devenu impossible de le
porter au-dessus de sa tête. Cette paralysie s'est prononcée depuis de plus en plus ; mais la
sensibilité est toujours restée bonne et P... put continuer à coudre. En septembre 1873, les
membres inférieurs furent atteints à leur tour ; ils devinrent de plus en plus faibles et sujets à
se fatiguer vite : plus elle faisait d'efforts pour marcher, plus la faiblesse augmentait. La marche devint progressivement lente et incertaine et même la malade se laissa tomber sur le sol
le 31 novembre. Depuis cette époque elle ne marche plus sans être soutenue, car l'incertitude
et la difficulté des mouvements n'ont fait qu'augmenter. Pendant l'automne et l'hiver 1873-74
elle ressentait souvent des tiraillements douloureux qui remontaient depuis les pieds jusque dans
le dos ; elle en fut quitte dans les derniers temps. Elle a commencé à prendre de l'embonpoint
depuis 4 ans, mais il est devenu considérable surtout depuis que la malade est condamnée au
repos. — En mai 1874 elle eut sans motif connu de l'enflure aux jambes durant plusieurs
jours ; la marche en devint encore plus pénible. Elle ne sentait pas bien le sol en marchant, il
lui semblait que ses pieds (surtout le gauche) étaient épaissis : en général la jambe gauche
était plus lourde que la droite. Depuis une quinzaine de jours, la malade ressent aussi dans
le bras gauche des fourmillements et de la faiblesse qui semblent augmenter petit à petit.

État actuel, 25 juin 1874. — La malade est d'une constitution forte, son facies est excellent,
elle est extraordinairement grasse. Elle est en général bien musclée. Elle se plaint 1) d'un sentiment de constriction dans la partie moyenne de la région thoracique ; 2) de tiraillements sourds
dans les deux jambes, qui surviennent par intervalles et s'étendent depuis le dos jusque dans les
orteils ; 3) de douleurs dans le bras gauche, douleurs qui partent du dos ; 4° de fourmillements
dans la main gauche ; 4) enfin d'être dans l'impossibilité de mouvoir convenablement ses jambes
de marcher ou de se tenir debout, d'une faiblesse paralytique dans le bras droit, faiblesse qui
gagne aussi le bras gauche.

Il n'existe aucune paralysie du côté de la face. Les deux pupilles sont modérément dilatées, elles
réagissent bien, il n'y a pas de strabisme, la vue est intacte, la parole normale. La tête se meut
librement. La musculature est également puissante dans les deux bras, les muscles des éminences
thénar et hypothénar sont légèrement atrophiés ; les espaces interosseux paraissent un peu déprimés en comparaison des autres muscles qui sont bien développés. Le bras gauche peut exécuter dans tous les sens des mouvements actifs et communiqués ; sa force paraît conservée ;
cependant la malade dit qu'elle est devenue plus faible et qu'elle se fatigue aisément après des
mouvements répétés. A la main droite, les doigts sont légèrement fléchis, ne se meuvent pas
librement et notamment ne peuvent pas être amenés dans l'extension complète. Le pouce seul
est libre dans ses mouvements. La flexion des doigts est rapide et facile. Au coude, les mouvements sont ralentis mais assez libres, l'extension complète seule n'est pas possible. Le bras
peut à peine être porté jusqu'à la hauteur de l'épaule, et cela encore au prix de grands efforts
et de douleurs dans le creux axillaire, aussi la malade est-elle incapable de manger avec la
main droite On imprime aisément à cette épaule des mouvements dans tous les sens, néanmoins
on sent une certaine raideur des muscles. La sensibilité est aussi légèrement intéressée dans le
bras droit, surtout au bout des doigts. — On ne remarque ni tremblement ni secousses convulsives, pas plus à l'état de repos que pendant les mouvements.

Quand la malade est couchée, ses jambes sont étendues, il n'y a pas de contractures, de secousses musculaires ; des deux côtés position du pied en pied-bot équin. Les muscles sont des
deux côtés également volumineux et saillants, la peau est doublée d'un pannicule graisseux
abondant et ne présente à part cela rien d'anormal. Les jambes sont fraîches sans moiteur. Les
articulations sont normales, tous les mouvements sont libres, sauf les fortes flexions qui sont
également douloureuses dans les deux genoux. La malade étant étendue sur le dos ne peut soulever que très légèrement ses membres inférieurs, le gauche presque pas du tout ; elle ne plie
le genou que faiblement, mais un peu mieux à gauche qu'à droite. Aux pieds aucun mouvement
spontané n'est possible, sauf une très légère flexion plantaire. La malade n'effectue tous
ces mouvements qu'avec lenteur et avec des efforts visibles, et elle accuse aussitôt une grande
fatigue.

Il n'existe ni ataxie ni tremblement ou convulsions, mais une raideur manifeste. La sensibilité des jambes paraît tout à fait intacte ; la sensation, la localisation, le sens musculaire, etc.,

sont reconnus normaux. La malade ne peut s'asseoir dans son lit qu'avec peine et en s'aidant de ses mains. Quand elle reste longtemps assise elle éprouve une tension douloureuse dans le dos et entre les deux omoplates. Néanmoins la colonne vertébrale a conservé sa mobilité, elle ne présente ni déformation, ni douleur à la pression. La contractilité électrique est diminuée dans le bras droit pour le courant constant aussi bien que pour le courant faradique, cependant c'est à un degré léger ; il en est de même pour les membres inférieurs. La marche est impossible sans soutien ; si l'on vient à placer la malade sur ses jambes elle ne peut rester debout que quelques instants, elle se tient penchée en avant comme une poupée que la plus légère impulsion ferait choir ; lorsqu'elle se tient aux barreaux de son lit, elle réussit à se maintenir debout plus longtemps. Quand elle essaye de marcher, ce qu'elle ne peut pas faire sans être soutenue, on ne voit aucune trace d'ataxie, loin de là, les pieds sont traînés par terre et séparés très lentement l'un de l'autre : ces divers examens fatiguent la malade considérablement et très vite. On l'a traitée deux mois par les bains, l'électricité et le sel de Carlsbad, sans obtenir aucune amélioration appréciable.

c. Sclérose du segment cervical. Myélite chronique cervicale. — Cette forme est caractérisée en ce que, non seulement les bras, mais encore le cou, sont atteints et que finalement le processus s'étend à la moelle allongée et crée pour la vie des dangers imminents. Ici encore les premières manifestations se montrent dans les membres inférieurs, dont la faiblesse et les troubles fonctionnels sont le sujet des premières plaintes des malades. Bientôt les membres supérieurs sont intéressés à leur tour et deviennent ensuite plus malades que les jambes elles-mêmes ; alors, il n'est plus douteux que le processus ait gagné le renflement cervical. Souvent, à tous ces troubles, on voit s'ajouter de l'atrophie des muscles des membres supérieurs, atrophie qui dénote que la substance grise du renflement cervical est altérée. Les membres inférieurs conservent leur volume et leur contractilité électrique en même temps qu'ils sont incomplètement paralysés et que leur contractilité réflexe est très vive, ce qui est l'indice d'une intégrité relative du renflement lombaire. On observe également ici de la raideur musculaire avec contracture des extenseurs, du tremblement clonique, etc. En outre, des contractures permanentes et des atrophies musculaires peuvent aussi apparaître dans les membres inférieurs et indiquer que le processus s'étend jusque dans le renflement lombaire. Les symptômes du côté de la sensibilité consistent en douleurs irradiées, tiraillements erratiques, anesthésies : ils sont variables d'intensité, comme cela a lieu d'habitude dans la sclérose.

Dans une période plus avancée, surviennent des symptômes qui indiquent que la portion cervicale est prise jusqu'à la moelle allongée. Les muscles de l'épaule et du cou s'affaiblissent et bientôt on observe des traces de paralysie de la langue, qui s'embarrasse : la parole devient lente, balbutiée, non scandée, la déglutition est pénible. Enfin, des troubles respiratoires s'ajoutent à tous ces symptômes et amènent la mort. Tous ces signes permettent de conclure à une grande extension du processus pathologique, que l'on peut désigner comme une myélite chronique diffuse, non continue, ayant son maximum de développement dans le segment cervical et dans la partie supérieure du segment dorsal.

Dans son dernier stade, la maladie offre un ensemble symptomatique tout à fait spécial qui ressemble très peu à la sclérose disséminée de Charcot et présente au contraire une analogie frappante avec une atrophie musculaire progressive qui serait compliquée de paralysie bulbaire. C'est le même état misérable, la même participation de tous les membres et du cou à la paralysie, la même intégrité de la sensibilité, et finalement les mêmes symptômes bulbaires avec paralysie des muscles respirateurs. La différence entre le tableau clinique des deux affections réside en réalité dans l'atrophie musculaire qui, dans la sclérose n'apparaît que tardivement et ne prend qu'exceptionnellement une grande extension : en effet nous observons dans les cas de sclérose *surtout de la paralysie* et *un très léger degré d'atrophie*. Dans l'atrophie musculaire et la paralysie bulbaire, au contraire, l'*atrophie progressive des muscles avec secousses fibrillaires* est le premier symptôme et reste le principal jusqu'au dernier moment de la maladie : les troubles fonctionnels dépendent de cette atrophie qui ne semble même pas aboutir à une paralysie véritable : nous avons donc alors *atrophie musculaire sans paralysie*. Cette différence concorde parfaitement avec celle des processus anatomiques. Dans l'atrophie musculaire progressive, il s'agit d'une dégénération atrophique de l'appareil moteur, dans la sclérose, au contraire, il existe un processus inflammatoire, chronique, interstitiel, qui amène d'abord de la paralysie et puis seulement de l'atrophie musculaire quand il atteint la substance grise.

Les deux observations suivantes nous offrent des exemples parfaits de cette affection. Les symptômes ont permis de conclure pendant la vie de l'un des malades à un processus chronique qui aurait particulièrement attaqué le renflement cervical, y compris la substance grise, jusqu'à la moelle allongée, et laissé intacte toute la partie inférieure de la moelle. On trouva à l'autopsie, dans la partie supérieure de la moelle cervicale, une grande plaque de sclérose et d'autres plus petites dans la partie inférieure du segment dorsal, dans le segment lombaire, dans le bulbe et la protubérance. Dans le second cas, on découvrit même des plaques sclérose dans le cerveau ; mais ces dernières n'avaient donné lieu à aucun symptôme décisif : l'état du malade avait fait admettre le diagnostic de sclérose cervicale de laquelle relevaient presque exclusivement les symptômes.

I. *Sclérose du segment cervical en grande partie centrale. Marche progressive, presque sans douleur aucune. Le tableau clinique de la maladie confirmée est à peu près analogue à celui de l'atrophie musculaire progressive, seulement la paralysie l'emporte sur l'atrophie. La cause de la maladie est attribuée à une chute du haut d'un escalier. La durée est de plus de douze ans. Mort par typhus. Autopsie.*

Jeannette W., couturière, âgée de 40 ans, entrée à l'hôpital de Strasbourg le 8 juillet 1873, morte de la fièvre typhoïde le 17 décembre de la même année.

Antécédents. — La malade originaire d'une famille saine avait toujours été elle-même forte et bien portante, lorsqu'à l'âge de 28 ans (il y a 12 ans) elle eut le malheur de glisser sur la marche la plus élevée d'un escalier et de tomber du haut en bas, sans toutefois se faire grand mal. Elle éprouva des douleurs dans la hanche, l'épaule droite et dans la tête, mais elles étaient peu vives et cessèrent bientôt ; la douleur de la hanche droite persista et gêna l'usage du membre. Le médecin auquel elle s'adressa lui aurait dit qu'elle avait une luxation, mais que tout se rétablirait pourvu qu'elle marchât beaucoup. La malade put d'autant moins se conformer à cette prescription, qu'à la faiblesse de la jambe droite vint se surajouter une lassitude des autres extrémités, ce qui détermina le médecin à appliquer un vésicatoire le long de la colonne vertébrale. Ce traitement amena une amélioration et la malade essaya de reprendre son travail. Mais depuis elle a toujours conservé une grande lassitude. Les douleurs de la hanche cessèrent complétement pour ne plus reparaître. La malade conserva durant neuf ans cette faiblesse des membres avec très peu de variations. L'état général resta bon, la menstruation demeura normale ; elle eut plusieurs couches heureuses à l'exception d'une seule ; la dernière remonte à cinq mois. Tous les enfants sont morts en bas âge, sauf l'un d'eux qui a actuellement cinq ans et demi. Il y a environ trois ans, l'état de la malade s'aggrava notablement, sans qu'elle en découvrît la raison : dès lors son état devint ce qu'il est encore aujourd'hui. Comme elle ne pouvait plus marcher on lui donna des béquilles, mais bientôt elle ne put plus s'en servir utilement et même on dut le matin la placer dans un fauteuil où elle restait jusqu'au soir. L'amaigrissement des bras et des jambes qui avait débuté après la chute, a progressé continuellement. Il y a cinq ans la malade fit deux séjours à l'hôpital, le premier de trois semaines, le second de cinq, sans en retirer la moindre amélioration.

État actuel, 16 juillet 1876. — La malade est de constitution délicate, bien nourrie, son aspect est bon. Elle prend dans son lit une position légèrement inclinée, la partie supérieure du corps étant un peu élevée. Elle passe d'ailleurs plusieurs heures de la journée dans son fauteuil. Sa physionomie exprime la souffrance, l'intelligence est nette. Pas de fièvre. Rien d'anormal du côté de la circulation et de la respiration, la digestion est régulière. La malade se plaint de son état paralytique et de céphalalgies passagères. Elle soulève ses bras, le gauche plus lentement et avec plus de peine que le droit, mais ne peut pas les étendre complétement ; quand on essaye de le faire soi-même, on y arrive, mais on éprouve de la part des muscles une résistance particulière comme s'ils étaient en cire. D'habitude la malade tient ses coudes légèrement fléchis ; les mains sont dans l'extension forcée, les doigts sont légèrement fléchis et la malade est incapable de les étendre spontanément. Les éminences thénar et hypothénar sont des deux côtés considérablement aplaties, les espaces interosseux sont déprimés. Les muscles de l'avant-bras et du bras présentent également un certain degré d'atrophie. On ne constate pas d'autres troubles trophiques à la peau, ni aux os, etc. Cependant la malade fait remarquer que les ongles des doigts poussent avec une vitesse étonnante. La sensibilité des bras et des mains ne présente rien d'anormal. Les muscles des épaules et du cou sont vigoureux et bien nourris, néanmoins la malade est incapable de se mettre toute seule sur son séant, quand elle est couchée, ni de se maintenir assise quand on l'a placée dans cette position. Les jambes sont dans l'extension complète, les pieds dans la situation d'un léger pied bot équin, le gauche est un peu en rotation externe : leur aspect est normal, ainsi que leur forme ; il n'y a pas d'amaigrissement notable ; leur température n'est pas très élevée, égale des deux côtés. La malade est incapable de soulever sa jambe droite et de plier le genou, ou bien de remuer les orteils. Par contre, à gauche, elle peut plier le genou et mouvoir les orteils. Quand on imprime un mouvement quelconque aux membres, et qu'on est arrivé à un certain degré de flexion les muscles opposent une résistance spéciale comme s'ils étaient en cire. On ne constate aucune diminution de la sensibilité. L'excitabilité réflexe est notablement augmentée à gauche, pas d'une façon appréciable à droite. La colonne vertébrale n'est pas déviée, elle a conservé toute sa mobilité : cependant entre les épaules il existe un peu de raideur et de sensibilité. Les muscles de la région interscapulaire ainsi que ceux de l'omoplate sont atrophiés. La malade se plaint de temps en temps de secousses convulsives dans les jambes.

Le 2 novembre, elle est prise de petits frissons auxquels succède une fièvre continue d'intensité variable et sans type régulier ; en même temps elle se plaint de lassitude, de courbature, de douleurs dans les bras, de céphalalgie et d'insomnie. La température varie entre 38° et 39°,4 ; il survient de la diarrhée, une augmentation de volume de la rate et de la roséole, de sorte que le diagnostic de fièvre typhoïde n'est plus douteux. Cependant la marche de cette maladie est traînante et s'écarte du type normal, car on observe des températures basses et élevées alternant d'une façon irrégulière et la maladie n'affecte pas une marche typique. Au commencement de décembre décubitus, et la malade succombe le 18. Les phénomènes paralytiques n'avaient pas subi de changement notable.

Autopsie. — La dure-mère spinale est flasque et ne présente d'adhérence avec la pie-mère qu'à la région cervicale ; la pie-mère n'est pas épaissie, ses vaisseaux sont peu sinueux. La moelle est très aplatie à la région cervicale, les cordons postérieurs sont légèrement striés dans toute cette étendue ; même dans la partie supérieure on remarque trois bandelettes larges de 1/2ᵐᵐ chacune dont la moyenne correspond au sillon longitudinal postérieur. Vers le milieu de la moelle cervicale, ces bandelettes se confondent et à ce niveau le cordon postérieur gauche est presque absolument gris-transparent ; plus bas elles apparaissent de nouveau distinctes pour disparaître une seconde fois sur le segment dorsal. On aperçoit dans ce segment une coloration grise uniforme des couches périphériques ; plus bas les cordons postérieurs sont sains. On trouve des plaques analogues plus ou moins transparentes sur les cordons antérieurs. Les altérations les plus profondes se rencontrent dans les cordons latéraux : le droit est, dans le segment cervical, converti en un tissu gris transparent ; le gauche est presque aussi altéré, seulement il est sain dans sa partie postérieure. Dans la partie moyenne du segment dorsal le cordon latéral gauche est le plus affecté, dans la partie inférieure c'est le droit qui présente les lésions les plus profondes, dans sa partie postérieure, les cordons postérieurs sont à peu près normaux. La surface de section transversale est uniforme, elle ne présente de coloration grise qu'autour du canal central, et à partir de celui-ci les cordons de Goll sont transparents. Les racines nerveuses paraissent complétement intactes. A la partie moyenne du segment cervical la moelle présente les dimensions suivantes :

Diamètre antéro-postérieur. . . . . 6ᵐᵐ 3/4.
— transversal. . . . . 15ᵐᵐ.

La partie supérieure du segment dorsal :

Diamètre antéro-postérieur. . . . . . 6ᵐᵐ.
— transverse. . . . . 10ᵐᵐ.

A la partie moyenne de ce segment les diamètres sont : . 9 et 5 3/4ᵐᵐ.
A la partie inférieure. . . . . 8 1/2 et 6ᵐᵐ.
Au niveau du renflement lombaire. . . . . . . 10 1/2 et 9ᵐᵐ.

Dans la moelle allongée, les cordons postérieurs paraissent encore légèrement transparents, le cerveau ne présente rien d'anormal. Dans l'intestin ulcérations typhiques.

Examen microscopique d'une préparation fraîche. De petites tranches des portions le plus fortement dégénérées du renflement cervical se dissocient difficilement et sont formées presque en totalité par un tissu conjonctif fibreux et dense qui ne contient que des éléments nerveux très clairsemés. Sur les limites d'une préparation par dissociation, le tissu se résout en fibres denses plus ou moins épaisses qui s'entre-croisent irrégulièrement. Aucun noyau n'adhère à ces fibres, mais on aperçoit dans l'épaisseur du tissu de nombreux noyaux arrondis ou allongés, à contours nets, dont quelques-uns sont libres autour de la préparation. Ils sont réunis par groupes de deux ou trois, rarement en plus grand nombre. En certains points on distingue de grosses cellules étoilées isolées et contenant plusieurs noyaux à contours très nets et situés à des niveaux différents. Il n'y a pas de corps granuleux et les corpuscules amyloïdes sont rares. La tunique conjonctive des vaisseaux est légèrement épaissie, elle contient par places des granulations graisseuses ; les capillaires ont un éclat mat scléreux. Pour ce qui est des éléments nerveux, on rencontre par-ci, par-là, une fibre nerveuse coupée en travers et englobée dans la substance fibreuse. On voit aussi quelques rares cellules nerveuses ratatinées, fortement pigmentées, ayant un reflet brillant. Sur les limites de la préparation on voit proéminer entre les fines fibres conjonctives des cylindres d'axe doués d'un éclat mat et légèrement coudés. Ils sont complètement dépourvus de leur gaîne de myéline, mais plus denses, plus larges et plus brillants qu'à l'état normal. Les prolongements des cellules ont la même structure.

Remarques. — Les symptômes ont fait admettre une affection chronique de la moelle ayant son maximum d'intensité dans la partie supérieure du segment dorsal, épargnant presque complètement le renflement lombaire, mais intéressant tout le renflement cervical et se continuant avec une moindre intensité jusqu'à la moelle allongée. Dans le segment cervical la substance centrale était la plus malade, et il existait une atrophie partielle des cellules motrices. L'autopsie est venue confirmer le diagnostic presque de point en point.

II. — *Sclérose du renflement cervical. Plaques dans l'encéphale. Autopsie*. — François W., serrurier, âgé de 39 ans, entré à l'hôpital de Strasbourg le 5 mars 1874. Mort le 19 juin 1874.

Antécédents. — Le malade, issu d'une famille saine, a toujours été bien portant dans son jeune âge. De 19 à 25 ans il a été graveur à Mulhouse ; il travaillait toujours assis et le plus souvent il penchait son corps en avant ; il dit s'être à cette époque beaucoup adonné à la boisson, surtout le dimanche. A l'âge de 25 ans il abandonna cet état et reprit le métier de serrurier qu'il avait appris dès l'âge de 10 ans. Il exerça ainsi son ancien état jusqu'à 32 ans. Pendant ce temps il travaillait presque toute la journée debout et avait à faire une lieue de chemin depuis son atelier jusqu'à son domicile. Pour ne pas arriver trop tard à son ouvrage, il était fréquemment obligé de faire ce trajet en courant, transpirait alors et arrivait souvent trempé par la pluie à son chantier, qui était ouvert à tous les vents. Il avait fréquemment les pieds humides et glacés, souffrait souvent de catarrhes et de maux de tête, indispositions qui ne duraient pas. Il nie tout antécédent syphilitique. En 1861 il éprouva de temps en temps une sensation de pression (jamais de véritable douleur) dans les deux jambes, à environ 10 centimètres au-dessus de la rotule et dans la largeur d'une main seulement. Il lui semblait que cet endroit était fortement serré par un lien. La douleur était plus prononcée à gauche qu'à droite ; elle était plus vive quand le malade était assis que quand il marchait ou qu'il était couché. Il appliqua 10 ventouses sur chaque jambe et se fit transpirer, mais en vain. Vers la même époque il éprouvait une fatigue particulière, surtout le matin, et il se sentait plus las alors que le soir. La pression douloureuse s'étendit peu à peu sur toute la cuisse gauche et devint plus forte à la région externe qu'à l'interne. Il existait un sentiment de tension comme si les « nerfs » étaient trop courts. Le malade pouvait encore travailler, mais éprouvait souvent une grande fatigue, surtout dans la jambe gauche qu'il ne pouvait plus tenir étendue comme jadis ; il boitait aussi quand il marchait beaucoup. En 1870 il fut obligé de cesser ses courses à la fabrique et il travailla chez lui comme serrurier. A cette époque il éprouva autour des deux chevilles le même sentiment de constriction, qui était aussi plus forte à gauche qu'à droite, plus vive le matin que dans la journée : elle diminuait quand le malade avait marché. En même temps il éprouva autour du tronc un sentiment de constriction, qui était particulièrement forte au voisinage de la colonne vertébrale. La faiblesse des jambes alla en augmentant lentement mais continuellement, de sorte que dès 1870 le malade fut hors d'état de marcher autrement qu'avec un bâton. En 1871 il ne parvenait à monter et à descendre les escaliers qu'avec peine ; en 1872 il ne put plus sortir de sa chambre et ne marchait qu'en se tenant aux tables et aux chaises. La marche n'était pas désordonnée, mais pénible et traînante. Le soir quand il se couchait il éprouvait brusquement dans la taille des douleurs qu'il compare à des coups de couteau : ces douleurs étaient de courte durée et survenaient une ou deux fois par semaine. — Dès 1871 le malade s'aperçut que les bras étaient aussi atteints, qu'ils commençaient à s'affaiblir, le gauche plus que le droit. La faiblesse fit des progrès rapides, au point qu'en 1873 il ne put plus tenir sa plume pour écrire. La même année, il éprouva pour la première fois dans les jambes des secousses convulsives qui étaient plus vives à gauche qu'à droite. Leur apparition était constamment précédée de douleurs térébrantes et brûlantes dans les talons, puis il survenait brusquement des secousses qui attiraient les jambes vers le tronc. Ces convulsions duraient parfois des nuits entières. Quelquefois elles ne consistaient que dans un léger tremblement des membres. Cet état s'aggrava de plus en plus dans le courant de 1873, de sorte que bientôt le malade ne put plus du tout faire usage de ses jambes. Depuis le commencement de 1874 il y a eu parfois des urines et des selles involontaires.

État actuel. — Le malade jouit d'une bonne constitution ; il est enfoncé dans son lit. Sa face est bien colorée, son regard libre ; sa physionomie exprime le mécontentement ; il accuse de violentes douleurs dans la région hypogastrique. Il se plaint en outre de paralysie dans les jambes, de raideur dans la colonne vertébrale, d'une sensation de constriction autour du tronc, de secousses involontaires dans les membres, surtout la nuit, et de constipation. — L'examen direct fait constater ce qui suit :

Les *membres inférieurs* sont complètement paralysés, leurs mouvements volontaires sont totalement abolis jusqu'aux hanches. Ils sont étendus dans le lit et rigides au point qu'on ne réussit à les manier qu'avec peine, il existe notamment une forte tension des adducteurs qui empêche l'abduction. Le genou gauche est légèrement fléchi ; il faut déployer une certaine force pour l'étendre, mais sitôt étendu il retourne à sa position première, grâce à la contracture des muscles demi-tendineux et demi-membraneux. Les mouvements passifs des articulations tibio-tarsiennes sont également gênés par la raideur musculaire.

L'aspect des membres inférieurs est normal ; la peau est saine, bien nourrie, seule la jambe gauche paraît légèrement atrophiée et présente à la mensuration 2 centimètres de circonférence de moins que la droite. La température des membres inférieurs est fraîche, parfois il survient un léger gonflement malléolaire qui disparaît quand le malade se couche : en aucun point il n'y a de douleur à la pression. La sensibilité est conservée, peut-être même exagérée aux deux jambes, en tout cas elle est égale des deux côtés ; la sensibilité à la pression et la localisation sont précises. L'excitabilité réflexe à la suite de piqûres d'épingle, etc., est considérablement augmentée, surtout à gauche. — La contractilité des muscles abdominaux semble abolie ; le malade ne peut pas se redresser seul dans son lit.

Les *membres supérieurs* offrent également un aspect normal ; les muscles sont grêles, mais le malade dit qu'ils ont toujours été tels et qu'ils ne sont pas atrophiés. Les mains sont flétries et amaigries. A droite les mouvements volontaires sont amoindris dans l'articulation scapulo-humérale ; ils sont assez bien conservés au coude, la supination et la pronation ainsi que les mouvements de la main et des doigts sont libres ; mais tous ces mouvements sont pénibles et sans énergie. La pression de la main est si faible qu'on la sent à peine. A gauche les mouvements sont abolis à l'épaule et au coude, ceux de la main persistent mais sont encore plus faibles qu'à droite. La sensibilité paraît un peu surexcitée dans les deux bras. On n'y constate aucune douleur spontanée, aucune convulsion. Les sensations de lieu et de température sont normales.

La *colonne vertébrale* n'offre aucune déformation, aucun point particulièrement douloureux, soit spontanément, soit à la pression. Elle présente dans toute sa longueur une raideur remarquable. La tête se meut librement, mais quand ses mouvements se répètent trop fréquemment, on voit apparaître aussi de la raideur dans la nuque. Le cœur et les poumons n'ont rien de particulier ; le tube digestif est sain, il y a seulement de la tendance à la constipation. — La vessie est très dilatée, de sorte que le malade doit être sondé.[4] ; cette dilatation de la vessie occasionne des envies d'uriner très douloureuses. La quantité d'urine extraite est de 1300 centimètres cubes ; elle est trouble, faiblement alcaline. Pas de décubitus.

L'application de l'électricité à la cuisse droite occasionne avec 8 éléments une douleur intense, mais pas de contractions ; avec 10 éléments il y a des secousses notables ; elles sont fortes avec 15. Dans la cuisse gauche on obtient des secousses avec 12 éléments. Pour contracter les muscles de l'avant-bras droit il faut 15 éléments, à gauche seulement 20. La réaction au courant induit est également diminuée, mais pas d'une façon considérable.

Par conséquent : 1) il y a des symptômes d'une myélite chronique lentement progressive de la partie supérieure du segment dorsal et du segment cervical de la moelle ; 2) le commencement d'atrophie musculaire et la paralysie des sphincters permettent de conclure à la participation de la substance grise au processus ; 3) l'excitabilité réflexe conservée dénoterait que le renflement lombaire est à peu près sain.

Traitement. Bains, quinquina, cathétérisme régulier.

Le malade raconte encore que parfois il lui arrive brusquement de voir très mal, comme si quelqu'un lui plaçait un drap gris devant les yeux : cette sensation très passagère apparaît déjà depuis deux ans. Il se plaint aussi d'éprouver parfois de légères difficultés pour avaler. On ne constate aucun symptôme cérébral.

14 avril. L'état du malade est à peu près le même. Pendant le jour il n'éprouve ordinairement pas de douleur, si ce n'est par-ci par-là quelques tiraillements douloureux remontant depuis la malléole externe jusqu'au genou ; ils ont débuté à gauche et sont restés plus vifs de ce côté, mais ils existent actuellement aussi à la jambe droite. D'ordinaire le malade est couché sur le dos dans une position déclive, il ne peut ni s'asseoir ni changer de position. Le jour, il passe d'habitude quelques heures assis sur une chaise. Le soir il y a fréquemment des douleurs et des convulsions ; les genoux se plient et restent dans cette position et le malade ne parvient qu'avec peine à les étendre en s'aidant des mains. La paralysie est toujours dans le même état. L'urine est trouble et alcaline. Pas de décubitus.

(4) Souvent aussi l'urine est rendue involontairement

Le 24 avril on note quelques symptômes nouveaux : 1) parfois obscurcissement de la vue. Quand le malade regarde fortement de côté, sa vue s'obscurcit. — 2) Coryza et toux avec expectoration abondante. — 3) Tremblement dans l'une ou dans l'autre jambe quand le malade vient à les étendre. — 4) Il y a deux jours, rétention d'urine. La lassitude augmente de plus en plus, l'aspect est plus mauvais. Le patient se plaint surtout de douleurs vives, notamment dans la jambe gauche. La raideur persiste dans la colonne vertébrale. Il n'y a pas de difficulté de déglutition, pas de troubles de la parole. Les mouvements de la tête sont libres.

10 juin. Le malade, couché dans son lit, ne peut presque plus se mouvoir. Il existe un léger œdème des jambes. Les mouvements spontanés sont complétement abolis dans les deux jambes, les mouvements des bras sont très faibles, peu étendus et de grands efforts sont nécessaires pour soulever la tête; les muscles du cou se contractent bien, mais faiblement. La parole, la déglutition et les mouvements de la langue sont normaux. Pendant la toux, les muscles de l'abdomen se contractent légèrement. Les mouvements respiratoires sont peu étendus. Les muscles du dos sont aussi très faibles, de sorte que le malade est obligé d'avoir constamment le dos appuyé. Les muscles des bras sont atrophiés, surtout ceux de l'avant-bras droit. Les jambes aussi paraissent maintenant manifestement atrophiées. La contractilité réflexe des jambes est encore augmentée : de légères piqûres d'épingle à la plante du pied occasionnent dans la jambe correspondante des contractions fortes et douloureuses avec flexion du genou et extension des orteils. Essaye-t-on d'écarter les jambes l'une de l'autre, on amène une vive résistance occasionnée par une contracture réflexe des adducteurs. Les tentatives de flexion et d'extension du genou causent une raideur pareille des extenseurs et fléchisseurs de la cuisse. La raideur de la colonne vertébrale a disparu en partie : quand le malade est assis le rachis est fortement incurvé en arrière, et le haut du corps retombe en avant (par suite de la faiblesse des muscles du dos). On est obligé de sonder le malade; le sphincter anal joue normalement. — Pas de symptômes du côté de la tête; parfois il y a des phosphènes. La parole est intacte; l'appétit mauvais. Il y a une toux fréquente avec expectoration abondante; pas de dyspnée. Depuis quelques jours, fièvre vive. Température de 40° à 40°,4 ; pouls de 112 à 116; respiration, 24.

15 juin. Pendant la nuit, le malade éprouve de violentes convulsions dans les membres inférieurs, il y a eu peu de sommeil, il est affaissé et dans le collapsus, l'urine (environ 700 cent. cub.), s'écoule involontairement, elle est alcaline et a une mauvaise odeur; il existe des lésions assez étendues de décubitus. La respiration est notablement diminuée, d'où il résulte que la parole est précipitée et que le malade parle par pauses. La respiration est surtout abdominale, presque pas thoracique; le malade expectore difficilement et d'une façon insuffisante; il n'y a plus de toux. Intelligence intacte jusqu'à la mort qui arrive le 18 juin.

Autopsie le 19 juin (par le prof. de Recklinghausen). La dure-mère présente des adhérences très nombreuses avec la pie-mère, dans toute l'étendue de la moelle. La pie-mère est très vasculaire et présente de légères opacités, notamment dans la région cervicale; la rougeur est aussi très visible à la partie antérieure. — La moelle est remarquablement mince dans sa portion cervicale, elle présente aussi à la partie inférieure du segment dorsal une petite dépression au niveau de laquelle existe une légère coloration grisâtre. Dans la région cervicale, il y a une coloration grise très marquée, surtout à la portion antérieure au voisinage de la ligne médiane.

Une section de la moelle cervicale présente une surface inégale : les parties proéminentes sont blanches, les parties déprimées grises et transparentes. Les parties blanches correspondent aux portions antérieure et postérieure du cordon latéral gauche, puis à la périphérie des cordons postérieurs vers la ligne médiane ; tout le reste a une transparence à peu près uniforme, de sorte qu'on ne peut plus distinguer la substance grise. La corne antérieure gauche seule est encore marquée par une coloration jaunâtre. — Sur une section pratiquée plus bas, la topographie des lésions est toute différente. La partie antérieure de la moitié droite contient encore une quantité assez notable de substance blanche, tandis qu'en arrière les cordons blancs sont profondément altérés. Dans la portion supérieure du segment dorsal se voit, à la suite d'une atrophie considérable du cordon latéral droit une notable asymétrie, avec déviation de la corne antérieure et postérieure. Dans d'autres portions de la moelle dorsale on trouve une plaque grise dans le cordon antérieur droit, une autre dans le cordon latéral du même côté. — Le renflement lombaire présente une surface de section unie et une transparence assez égale. La corne antérieure gauche paraît légèrement rétrécie.— Les racines nerveuses antérieures présentent aussi dans la région cervicale une coloration blanche normale.

Diamètres de la moelle :

	Diam. antéro-postérieur	Diam. transversal
Renflement cervical.	6ᵐᵐ	15ᵐᵐ.
Portion supérieure du segment dorsal.	8ᵐᵐ 1/2	12ᵐᵐ.
Portion inférieure du segment dorsal.	9ᵐᵐ	10ᵐᵐ.
Renflement lombaire.	9ᵐᵐ 1/2	11ᵐᵐ 1/2.

Le 4ᵉ ventricule est assez dilaté, l'épendyme est épaissi. Dans le cervelet on trouve deux

plaques de ramollissement de la grosseur d'une tête d'épingle à un grain de chènevis, formées
d'une substance transparente. — Sur une section transversale du cerveau on trouve, du côté
gauche, un espace environ de la grosseur d'un noyau de cerise, caractérisé par une consistance
ferme, une coloration légèrement rosée et transparente ; les vaisseaux y ont une lumière assez
large ; elle est complètement entourée de substance blanche et s'étend jusque dans la substance
médullaire d'une circonvolution. On trouve aussi dans le centre ovale plusieurs petites indurations qui ne sont pas marquées par une coloration spéciale. L'hémisphère gauche présente une
plaque de sclérose assez considérable dans la substance blanche du lobe postérieur. Les gros
noyaux gris du cerveau n'offrent rien de semblable. Dans la moelle allongée existent, surtout sur
les côtés, des points gris transparents qui apparaissent à travers la pie-mère, laquelle est notablement épaissie et adhérente à ce niveau. En faisant une coupe on voit que les cordons latéraux
sont fortement altérés. Les nerfs crâniens n'offrent rien de particulier. — Le cœur est normal.
Dans les poumons, quelques portions atélectasiées et des noyaux de broncho-pneumonie. Les
reins sont sains, il y a une légère rougeur des bassinets. La muqueuse de la vessie est rouge et
tuméfiée. Rien de remarquable dans l'intestin.

L'*examen microscopique* d'une préparation fraîche donne les mêmes résultats que dans le
le cas précédent : un tissu de fibres fines avec quelques noyaux, quelques rares corps granuleux
et des corpuscules amyloïdes en assez grande abondance. Les vaisseaux sont épaissis, la tunique
adventice est riche en noyaux, çà et là elle présente des plaques graisseuses. Les éléments nerveux sont très clairsemés, on ne découvre que très peu de fibres nerveuses avec myéline et une
quantité relativement grande de cylindres d'axe, durs, larges et doués d'un éclat mat : les cellules nerveuses sont atrophiées et pigmentées. Il est à remarquer que les plaques de sclérose du
cerveau présentent tout à fait la même constitution histologique.

Remarques. Cette observation présente dans sa marche et son ensemble symptomatique une
grande analogie avec la précédente, de sorte qu'ici encore on diagnostiqua une myélite chronique
progressive (sclérose), principalement du segment cervical et de la portion dorsale supérieure.
Finalement l'affection gagna le centre respiratoire. Le renflement lombaire était à peu près
exempt d'altérations. Les symptômes cérébraux étaient trop indéterminés pour pouvoir être
diagnostiqués. Il existait des traces de méningite chronique, mais pas aussi profondes que le
faisaient supposer les symptômes.

d. Sclérose du bulbe, paralysie bulbaire chronique. — La sclérose isolée du
bulbe paraît être assez rare. Dans les observations anciennes, il est vrai, on a
fréquemment signalé l'induration du bulbe. Cependant, une partie du moins de ces
observations est sujette à caution, car le bulbe présente, même à l'état normal, une
consistance assez ferme qui peut être facilement prise pour de la sclérose. L'histoire de la paralysie bulbaire a appris que de telles méprises surviennent facilement. Aussi ne faut-il s'appuyer que sur les observations dans lesquelles l'examen microscopique a permis de constater, à l'état frais et après durcissement
dans le chrome, un changement notable de coloration. Les cas dans lesquels il
existait une sclérose étendue isolée du bulbe ou tout au moins une prédominance
très marquée de la lésion à ce niveau, sont en réalité rares.

Mais il est fréquent d'observer des plaques de sclérose dans la moelle allongée,
lorsqu'il y en a autre part : elles ne manquent presque jamais et coexistent
habituellement avec des plaques semblables dans la protubérance. Ces plaques
sont le plus souvent petites, ont le volume d'un pois, d'un grain de chènevis,
d'une tête d'épingle, beaucoup même ne sont visibles qu'à la loupe et seulement
après coloration dans le carmin. Elles siègent le plus fréquemment à la périphérie, dans les corps restiformes, les pyramides et surtout sur le plancher du quatrième ventricule.

Les symptômes qui appartiennent à cette affection du bulbe sont probablement
analogues à ceux qu'on note d'ordinaire dans les lésions de cet organe : nous
voulons parler en particulier des troubles spéciaux de la parole, des accès convulsifs de rire et de larmes, et enfin de certains phénomènes ataxiques. Les
observations que nous avons faites plus haut semblent dans ces cas trouver un
appui par les rares exemples de sclérose isolée du bulbe : on a constaté des
troubles fonctionnels analogues à ceux de la paralysie bulbaire progressive, et
consistant en paralysie du langage (anarthrie), paralysie de la déglutition et de

la respiration, mais on n'a pas fait mention, que nous sachions, de la parole scandée, particulière à la sclérose disséminée.

Le docteur Samuelson a publié [1] un beau cas de sclérose du bulbe observé à Königsberg :

Un homme de 33 ans de constitution moyenne, scrofuleux depuis son jeune âge et affligé de conjonctivites chroniques, éprouva pour la première fois, à la fin de novembre 1857, une étrange sensation de tiraillement, de frissonnement et de duvet dans le bras et la jambe droite. Cette sensation se renouvela plusieurs fois dans le courant des deux semaines suivantes, mais elle inquiétait peu le malade, vu que toujours elle disparaissait presque aussitôt. Le 8 décembre 1857, les mêmes phénomènes apparurent des deux côtés et s'accompagnèrent de diminution de la sensibilité et du mouvement. On appliqua plusieurs ventouses sur la colonne vertébrale, un vésicatoire à la nuque et on donna des purgatifs. Une légère amélioration sembla survenir. Dans la nuit du 11 au 12 décembre, la femme du malade entendit que son mari poussait des gémissements pénibles et s'aperçut, à un examen plus attentif, qu'il avait perdu connaissance et ne pouvait plus parler. Le médecin constata l'existence d'une hémiplégie à droite; la respiration était devenue plus difficile, ainsi que la déglutition. La connaissance revint bientôt à la suite d'une saignée et d'applications de glace, mais la parole resta difficile et la déglutition entravée. Ces deux symptômes s'amendèrent un peu les jours suivants; mais alors le malade éprouva de fréquents tiraillements incommodes le long de la colonne vertébrale et un sentiment de constriction autour de la tête, chose qui n'est pas rare dans les affections des parties supérieures de la moelle. Cet état dura 3 semaines; petit à petit le mouvement se rétablit dans une partie des muscles paralysés, la sensibilité resta intacte, l'excitabilité réflexe était même augmentée; la parole et la déglutition s'améliorèrent aussi un peu. On diagnostiqua comme siège du mal la protubérance et la moelle allongée, quant à sa nature, on n'en fit pas une hémorrhagie, mais une apoplexie capillaire ou un exsudat. Dans les semaines suivantes, sous l'influence de l'iodure de potassium et des eaux de Kissingen, l'état s'améliora au point que le malade put se lever 2 mois 1/2 après le début de sa maladie et marcher lentement à la fin du mois de mai, à la condition d'être soutenu. Il fut envoyé, pour se guérir, à Œynhausen. — Le Dr Samuelson eut, quelques années plus tard, l'occasion de faire l'autopsie de ce sujet et trouva une affection scléreuse de la moelle allongée. Il ne paraît pas tout à fait certain qu'il n'y ait eu seulement sclérose de cette partie de la moelle.

Les observations suivantes sont encore moins nettes :

Abercrombie décrit d'après Portal un cas qui se caractérisa d'abord par des picotements et des fourmillements, plus tard par de l'anesthésie et de l'atrophie du côté droit : un an après les mêmes symptômes se manifestèrent de l'autre côté, et il se fit une paralysie de la parole et de la déglutition. A l'autopsie on trouva la portion cervicale de la moelle de consistance cartilagineuse [2].

Cruveilhier [3] rapporte ainsi une observation relative à un enfant de 4 ans : Faiblesse générale telle, que la station est impossible et qu'on est obligé ou de le porter sur les bras ou de le laisser au lit, et pourtant il meut à volonté tous ses membres; mais les mouvements n'ont aucune précision et surtout aucune force. La déglutition est très difficile, surtout celle des liquides, dont une très petite partie parvient jusque dans l'estomac, et dont le reste revient par la bouche et quelquefois par les narines. L'articulation des sons est extrêmement lente, la voix basse et grave. Le petit malade articule distinctement, mais syllabe par syllabe. La respiration est lente, souvent suspirieuse, impossible dans la position horizontale, lors même que la tête est soulevée par plusieurs oreillers. On ne peut l'endormir que sur les bras et dans une attitude telle que la face repose sur l'épaule de la personne qui le porte, et que le tronc soit vertical. S'il arrivait qu'on le mît au lit au moment où il paraissait profondément endormi, il se réveillait immédiatement, si bien que deux domestiques étaient obligés de se relever toute la nuit, pour le tenir dans la seule attitude dans laquelle la suffocation ne fût pas imminente. Du reste, l'intelligence de cet enfant était bien au-dessus de celle des enfants de son âge. La nutrition se faisait parfaitement; son embonpoint était même assez considérable. Je recueillis pour commémoratifs que cet état datait de trois ans, époque où il avait été pris de convulsions, que les convulsions qu'on crut devoir rapporter à plusieurs chutes, s'étaient reproduites à des époques irrégulières, en sorte qu'on avait jugé que cet enfant était épileptique.

Je regardai cet état comme tout à fait au-dessus des ressources de l'art. Je pensai et j'annonçai que le siège de la lésion morbide devait être la protubérance annulaire et ses annexes, que cette lésion devait consister soit dans une compression exercée par quelque tumeur, soit dans

(1) Samuelson, Atropin-Vergiftung bei einem Hirnkranken (Königsberg, med. Jahrbücher).
(2) Portal, Anatomie médicale, t. VI, p. 116. — Abercrombie, Des maladies de l'encéphale et de la moelle épinière, trad. de l'anglais par A.-N. Gendrin, Paris, 1835, sect. VI, p. 541.
(3) J. Cruveilhier, Anatomie pathologique du corps humain, 35ᵉ livraison, in-folio, p. 2.

une altération du tissu propre de la protubérance. Cinq ou six mois après, cet enfant mourut comme asphyxié, avec toute son intelligence, sans pouvoir proférer aucun son.

A l'ouverture, je trouvai les corps olivaires indurés à la manière d'un cartilage : ils n'offraient d'ailleurs ni changement de couleur ni augmentation de volume. Le pédoncule cérébelleux gauche ou droit (je n'ai pas noté lequel) et les tubercules mamillaires participaient à la même altération. Tout le reste de la masse encéphalique était sain. Je ne pus examiner que la partie de la moelle qu'on peut enlever par le trou occipital ; elle était parfaitement saine au-dessous et à côté des corps olivaires.

Dunville (*Lond. med. Gaz.* 1846) rapporte le cas suivant : Un jeune homme de 19 ans avait été bien portant jusqu'aux douze derniers mois de sa vie, quand tout à coup il eut une altération de la voix, trois mois après des douleurs dans le genou et le coude, et à trois ou quatre reprises une paralysie complète. Plus tard il eut de l'aphonie et de la dysphagie. Les facultés intellectuelles demeurèrent intactes. L'autopsie fit voir une induration de la moelle allongée et du pont de Varole. On découvrit au microscope des corps granuleux isolés et une masse de granulations fines entre les fibres et les cellules nerveuses encore conservées.

On signale aussi comme une induration de la moelle allongée l'observation du comte de Lordat, rapportée p. 429. Cependant, comme outre l'induration on parle d'augmentation de volume, il pourrait bien y avoir eu une tumeur (gliôme ?).

Un cas bien caractérisé est fourni par l'observation de Teschenmacher ([1]), dans laquelle il est question d'induration de la moelle allongée. Celle-ci était convertie en une masse analogue à de l'albumine cuite et que l'on ne pouvait écraser que difficilement sous les doigts. Les premiers symptômes consistèrent en faiblesse des membres ; plus tard il y eut de la dysphagie, la parole était pénible, inintelligible, en dernier lieu survint de la dyspnée. Tels furent les symptômes prédominants de cette maladie dont la marche fut très lente.

De tous ces exemples il faut conclure que les symptômes de la paralysie bulbaire chronique consistent essentiellement en une paralysie des extrémités qui se développe lentement et que finalement il survient une paralysie de la langue et de l'aphonie : et la mort est amenée par des troubles respiratoires. D'ailleurs, il est douteux que cette forme existe isolée et sans qu'il y ait aucune autre plaque de sclérose dans la moelle.

e. Sclérose diffuse. — On peut désigner sous ce nom les cas dans lesquels le processus s'étend au loin à presque toute la moelle, sans cependant perdre son caractère de distribution irrégulière, disséminée et discontinue : les paralysies s'étendent jusqu'à la région cervicale et dans toute les parties du corps dont l'innervation dépend de la moelle ; de plus, dans les membres supérieurs et inférieurs, ainsi que dans le département qui est sous la dépendance de la moelle allongée, on observe les signes d'une altération médullaire. Les troubles paralytiques frappent les quatre membres: les contractures, les atrophies, les douleurs irradiées et les anesthésies se manifestent sur de grandes étendues. Ces cas, dont il est inutile de donner une analyse plus détaillée, ne sont qu'une aggravation ou le dernier stade des formes dont il a été question plus haut. On trouve à l'autopsie une diffusion tout à fait extraordinaire de la sclérose, qui a atteint plus ou moins profondément toutes les portions de la moelle. Nous possédons deux observations de ce genre et nous en rapportons une ci-dessous. Le second cas a présenté un ensemble symptomatique analogue, peut-être même son intensité était-elle plus grande, car l'atrophie musculaire avait atteint non seulement les jambes mais encore les bras, et finalement apparurent encore des troubles de la déglutition.

Paralysie consécutive à une frayeur. — *Sclérose diffuse des parties supérieure et moyenne de la moelle dorsale, moins intense dans le segment cervical. Méningite chronique.* — Catherine L., domestique, âgée de 23 ans, entrée à l'hôpital de Strasbourg le 28 novembre 1871, décédée le 7 février 1874.

Antécédents (du 10 mai 1872). La malade, issue d'une famille saine, a toujours été bien portante. Elle fait remonter avec précision le début de sa maladie à une frayeur subite qui s'empara d'elle un jour que rentrant à Strasbourg pendant le siège elle trouva en feu la maison qu'elle avait habitée. Elle fut prise d'un vertige soudain et tomba à terre sans toutefois perdre complè-

([1]) Casper's *Vierteljahrësthrift*, 1847, n° 33.

tement connaissance. Depuis cet instant elle eut des douleurs de reins et des tiraillements douloureux avec fourmillements dans les jambes. Son état général n'était pas très bon, elle avait de
la céphalalgie, mauvais appétit et des vomissements répétés. La menstruation s'arrêta aussi
dès ce moment. Enfin elle prétend entendre moins bien de son oreille droite depuis le début de
sa maladie. Comme au bout du second mois elle ne vit pas reparaître ses règles et que les autres symptômes au lieu de s'amender s'aggravaient, elle vint à l'hôpital (à pied). Là on lui posa
des sangsues aux grandes lèvres et on lui donna du fer. Cependant aucune amélioration ne se fit
sentir, au contraire les jambes devinrent de jour en jour plus faibles et en même temps raides.
La malade éprouvait constamment une sensation de froid et de picotement, la marche fut
bientôt très pénible. Néanmoins, après un séjour de 7 semaines à l'hôpital, elle reprit son ancien service, quoiqu'il lui fût très pénible de travailler et notamment de porter des fardeaux.
Son état s'aggrava de plus en plus et bientôt elle ne put plus marcher qu'à l'aide de deux bâtons,
parce que ses jambes fléchissaient sous elle. Au bout de 10 semaines environ, elle revint à l'hôpital, cette fois en s'appuyant sur deux béquilles. On lui fit des frictions, on lui donna des bains
et des douches de vapeur dans le dos. Malgré cela les douleurs de reins ne firent qu'augmenter
et elle éprouva dans les jambes tantôt de violents picotements, tantôt de forts tiraillements avec
secousses convulsives. En même temps insomnie qu'on combattit avec des pilules. Après avoir
de nouveau été soignée à l'hôpital sans succès pendant 15 semaines, elle retourna chez sa
mère, où l'on continua les frictions. La marche était alors devenue tout à fait impossible et les
genoux étaient immobilisés dans la demi-flexion. Le 28 novembre 1871 elle fut de nouveau transportée à l'hôpital. Depuis quelque temps déjà elle avait parfois dans les membres inférieurs des
convulsions qui s'accompagnaient de violentes douleurs dans le dos et les jambes et par lesquelles
les jambes étaient attirées contre le corps et serrées l'une contre l'autre. Ces secousses survenaient avec la plus grande facilité au moindre attouchement et au moindre mouvement des
jambes, mais elles avaient aussi lieu spontanément et pendant le sommeil et alors elles réveillaient
la malade. Elles étaient plus fréquentes la nuit que le jour et la patiente prétend qu'elles étaient
surtout violentes à l'époque des changements de temps. Les picotements et la sensation de froid
dans les jambes avaient cessé, mais celles-ci étaient devenues de plus en plus raides. Les douleurs de reins persistaient ; la malade se couchait de préférence sur le côté. En urinant elle
éprouvait fréquemment une sensation de brûlure dans la vessie et l'urèthre ; parfois l'urine
s'écoulait involontairement, surtout la nuit. Constipation.—Les jambes ont un peu maigri depuis
le début de la maladie, la nutrition générale est bonne, l'appétit conservé, jamais il n'y a eu de
fièvre. La menstruation n'a pas reparu. — Sauf les troubles de l'ouïe déjà signalés et des douleurs momentanées, la malade n'a constaté aucun trouble dans la tête et les membres supérieurs.
État actuel. 23 mai. La malade est de forte stature, un peu pâle ; elle a à peine maigri ; l'intelligence est conservée, le regard est libre. Elle est couchée sur le côté droit, les genoux rapprochés du corps. Elle se plaint dans les reins et les jambes de douleurs qui sont sujettes de temps
à autre à des exacerbations, mais ne cessent jamais tout à fait. Elles ont leur point de départ
dans les deux creux poplités, d'où elles se propagent dans les hanches et les reins jusqu'aux dernières côtes, où elles s'arrêtent. Au dire de la malade, la sensibilité est diminuée dans la partie
inférieure des jambes ; néanmoins elle sait très bien indiquer avec précision la situation de
celles-ci. Elle dit qu'il lui est de toute impossibilité de les remuer, que tous les mouvements qui
s'y passent sont involontaires. L'examen direct permet de constater ce qui suit : Aucune manifestation paralytique dans la figure, surdité de l'oreille droite (il n'y a jamais eu d'otorrhée). La
parole est nette. Les bras sont libres quoique plus faibles qu'à l'ordinaire : la malade est incapable de tricoter, mais cela, dit-elle, parce qu'elle ne peut pas s'asseoir. — Dans les membres
inférieurs il y a une forte contracture des fléchisseurs, les genoux touchent presque le tronc, les
gros orteils sont dans l'extension forcée. La peau des jambes ne présente rien de particulier.
Aux orteils, au bord externe et au talon du pied droit, se voient des plaques d'un jaune gris
formés par l'épiderme épaissi ; les ongles des gros orteils sont fortement incurvés mais non
pigmentés. Les mollets sont grêles et notablement atrophiés, au dire de la malade ; les muscles
en sont lâches.
Invitée à mouvoir les jambes, Catherine affirme qu'elle en est tout à fait incapable. Par contre
les mouvements non volontaires s'y produisent facilement : ainsi, quand on étend ou quand on fléchit les orteils, on provoque dans tout le membre des mouvements très vifs dont le résultat est
une exagération de la flexion. La pression sur les muscles provoque également des mouvements.
Pendant ces manœuvres la malade éprouve des sensations qu'elle ne peut définir. Quand on la
pince, etc., elle n'accuse de sensation qu'au moment même où apparaît le mouvement réflexe.
Les muscles de la cuisse sont dans un état de tension continue, notamment les adducteurs et les
fléchisseurs. On ne parvient qu'à grand peine et en déployant beaucoup de force à étendre le
genou ou à écarter les jambes de la malade et après une tentative, ces manœuvres sont rendues
complètement impossibles par une exagération de la contracture.
Les muscles adducteurs sont puissamment développés de même que les fléchisseurs, même les
saillies de ces derniers, notamment du biceps apparaissent distinctement et sont hypertrophiés
et dures surtout du côté gauche (véritable hypertrophie musculaire).

On ne constate aucune difformité le long de la colonne vertébrale, et aucun point douloureux n'existe le long du rachis ni sur le sacrum. La colonne vertébrale est raide au point d'empêcher la malade de s'asseoir. L'urine s'écoule en partie involontairement. Il y a de la constipation et un léger décubitus au sacrum.

Des symptômes mentionnés on pouvait conclure à l'existence d'un processus morbide très étendu de la moelle, processus qui remontait jusqu'à la moelle cervicale, laissait le renflement lombaire assez intact, mais avait interrompu toute communication entre l'encéphale et la partie inférieure du corps.

Quoique l'état de la malade ne changeât que très-peu, il présentait néanmoins de fréquentes variations dans les sensations subjectives et l'état général. Les douleurs étaient presque continuelles et tellement violentes qu'on ne pouvait les calmer qu'à l'aide d'injections de morphine. De temps en temps la patiente poussait des cris affreux et se plaignait de douleurs dans les jambes, dans les bras et la tête, ainsi que de bourdonnements d'oreilles et de vertiges. A cela se joignait une grande surexcitation et un nervosisme général qui faisaient que la malade s'agitait dans son lit, tantôt s'asseyait, tantôt se recouchait, cherchait fiévreusement autour d'elle, se lamentait, et même sanglotait.

Nous allons encore donner une description de l'état dans lequel se trouvait cette femme le 27 septembre 1873.

La malade a encore de l'embonpoint, les muscles de la partie supérieure du corps sont vigoureux, le visage est pâle. Elle est couchée sur le dos et ne peut changer de position qu'en se servant de ses mains et de la corde du lit. Il y a une eschare assez considérable au sacrum. A la partie interne des genoux et aux malléoles on voit des plaques rouges. L'intelligence est nette. La malade se plaint de douleurs de tête, de bourdonnements d'oreilles, de douleurs dans tous les membres, de fourmillements dans les jambes et les mains, de douleurs qui apparaissent surtout dans les bras quand on exerce une pression sur les muscles, enfin de l'impossibilité dans laquelle elle se trouve de mouvoir les jambes. A la tête il n'y a rien d'anormal à constater en dehors de la surdité; la parole n'est pas gênée. Les mouvements des bras et des mains sont libres, mais faibles et incertains, la pression des mains est également faible des deux côtés. La paralysie des jambes est complète, les genoux sont fortement fléchis. Les jambes sont très amaigries, les muscles de la région antérieure de la cuisse sont grêles, atrophiés, ceux de la région postérieure sont durs et hypertrophiés. Les adducteurs sont fortement tendus, d'où il résulte que les cuisses sont attirées l'une vers l'autre et en rotation interne. Les deux membres inférieurs forment avec le tronc un angle presque droit; le gauche est un peu plus fléchi que le droit. Quand on essaye de séparer les deux cuisses, on rencontre une vive résistance de la part des adducteurs, de sorte que la manœuvre n'a que très peu de succès et occasionne de vives douleurs à la malade. Les genoux sont fléchis à angle aigu, les jambes ne peuvent être étendues qu'avec beaucoup de peine et l'extension complète est impossible. Les jambes ainsi étendues reprennent, dès qu'on les abandonne à elles-mêmes, leur position première. Les orteils sont étendus et on peut leur imprimer comme aux pieds, tous les mouvements. La contractilité réflexe est toujours très augmentée; à chaque excitation les jambes sont encore plus fortement amenées vers le tronc. La sensibilité des jambes est très abaissée, la malade n'a la sensation des piqûres les plus vives que par suite des réflexes qu'elles provoquent.

Cette anesthésie va jusqu'au pli de l'aine; la peau du ventre est sensible, mais moins qu'à l'état normal. La malade est incapable de préciser la position de ses pieds. Elle ne peut pas s'asseoir seule et quand on l'a mise sur son séant, elle est obligée de se soutenir avec ses mains aux barreaux du lit; elle n'est assise qu'à demi, grâce à la raideur de sa colonne vertébrale. Celle-ci ne présente aucune déformation; la pression et la percussion sur les apophyses épineuses y déterminent des douleurs qui ont leur maximum au niveau de la première vertèbre lombaire.

L'irritabilité et le nervosisme (augmentés par l'usage continuel de la morphine et du chloral) ont pris de telles proportions qu'il est survenu une espèce de manie qui a nécessité la séquestration de la malade. Le décubitus s'est étendu de plus en plus et la malade est morte le 7 février 1874.

Autopsie pratiquée le 8 février (professeur Recklinghausen). Les deux jambes sont fléchies à angle droit. Il existe un vaste décubitus au sacrum et aux trochanters. La dure-mère spinale ne présente d'autre particularité qu'une forte adhérence avec la pie-mère dans la région cervicale. Dans les régions dorsale et lombaire, l'arachnoïde est gonflée par un liquide clair dont le volume est de plusieurs centimètres cubes. A la région dorsale, la pie-mère est épaissie et terne, notamment au niveau de la partie moyenne où elle est gélatiforme, trouble et contient des flacons blanchâtres que l'on peut détacher en partie. La dure-mère est légèrement rosée et offre des plaques rougeâtres où se trouvent des vaisseaux de nouvelle formation. L'arachnoïde est un peu opaque dans la région dorsale. La moelle n'a son aspect normal que dans la partie supérieure de la région cervicale, dans la région dorsale elle est très amincie, les racines antérieures sont très grêles à ce niveau, transparentes et injectées. A la partie supérieure de la moelle cervicale la surface de section est transparente et grise à la périphérie, surtout à droite, sur une, épaisseur de 1/2 millimètre. Dans les cordons postérieurs, au voisinage de la ligne médiane s'avance une languette grise en forme de coin. A la partie inférieure du renflement cervical, la zone grise est déjà plus étendue; cet état prend de telles proportions dans la partie supérieure du segment dorsal qu'on n'y trouve plus que des taches blanches du tissu normal qui sont disséminées dans la masse grise. Plus bas, les cordons antérieurs et latéraux sont presque complètement transformées en une masse grise, ils sont rétractés, tandis que les cordons postérieurs sont restés blancs. Dans le segment lombaire les cordons antérieurs et latéraux ont en grande partie conservé leur couleur blanche; seulement on voit s'avancer dans les cordons latéraux des languettes grises partant de la périphérie, laquelle présente également une zone étroite grise transparente.

Diamètres de la moelle :

	Diam. transv.	Diam. antéro-postér.
Dans la partie supérieure du segment cervical. .	13mm	8mm
Partie inférieure du renflement cervical. : . . .	14mm 1/2	7mm
Partie supérieure du segment dorsal.	10mm 1/2	6mm
Partie moyenne du segment dorsal.	9mm 1/2	6mm 1/2
Partie moyenne du segment dorsal.	9mm 1/2	6mm 1/2
Segment lombaire.	10mm 3/4	8mm 1/2

Dans le cerveau existe une forte adhérence entre la dure-mère et la pie-mère au niveau de la gouttière basilaire. La pie-mère de la convexité est légèrement œdématiée et ne peut être séparée du cerveau que par lambeaux. A part ces altérations l'autopsie ne fit rien découvrir de particulier.

Remarques. Il s'est donc agi d'une myélite chronique diffuse avec méningite ; dans les endroits où le processus avait une intensité moindre, il n'y avait que de la périmyélite.

La sclérose avait son maximum d'intensité dans la partie supérieure du segment dorsal. A ce niveau, la moelle, dans toute son épaisseur, à part quelques petites parties centrales, était indurée et ratatinée; vers la partie supérieure, le processus se limitait aux cordons postérieurs et à la périphérie; vers la partie inférieure, il se bornait aux cordons latéraux et à la périphérie; le renflement lombaire était presque complètement intact. La lésion relativement grande de la portion cervicale pouvait paraître surprenante, vu que les bras étaient demeurés presque intacts, mais il faut remarquer que la périphérie seule était lésée et qu'une lésion plus profonde existait seulement dans les cordons postérieurs. La distribution du processus correspond à une myélite aiguë diffuse avec altérations ascendantes et descendantes.

f. Sclérose périphérique. Sclérose corticale ou annulaire. Vulpian [1] en a rapporté un exemple qui ne saurait suffire pour permettre l'exposé systématique des symptômes de cette forme spéciale.

Il s'agit d'une femme morte à 69 ans, de cystite purulente : à l'âge de 52 ans débuta une affection spinale : elle remarqua de la faiblesse des membres inférieurs, sans douleurs fulgurantes et sans troubles de la vue. Cette faiblesse augmenta peu à peu, mais avec tant de lenteur que la malade put encore, 14 ans après le début, marcher avec des béquilles. 18 mois plus tard, elle se tenait à peine debout, même en s'appuyant à son lit. La sensibilité avait diminué sur toute la surface des membres inférieurs. On rechercha avec soin les symptômes habituels de la sclérose des cordons postérieurs, mais il n'y eut jamais d'ataxie manifeste. Le pied gauche était un peu lancé en avant pendant la marche, mais sans qu'il y eût de trouble de la coordination. Quand la malade était couchée, elle soulevait les jambes sans éprouver de résistance et les maintenait élevées sans balancement. La force musculaire était toujours restée considérable jusque pendant les trois derniers mois.

En 1866, elle se plaignit pour la première fois de douleurs spontanées assez vives dans les membres inférieurs, douleurs analogues aux douleurs transcurrentes et s'accompagnant parfois de secousses convulsives. Néanmoins elles n'avaient pas le caractère de douleurs fulgurantes. La malade avait la notion précise de la situation de ses membres. La vue était affaiblie. Finalement, vers la fin de 1867, on nota un tremblement général du corps quand la malade cherchait à se tenir debout ou à marcher. La maladie se distingua nettement par l'existence de tous ces symptômes, de l'ataxie locomotrice progressive.

A l'*autopsie* on constata une sclérose de la couche périphérique de la substance blanche dans toute l'étendue de la moelle. En outre, il existait une méningite sénile surtout très prononcée à la partie postérieure de la moelle, mais néanmoins manifeste dans les parties antérieure et latérale.

§ III. **Sclérose symétrique (dégénération grise) des cordons latéraux.** — L'*altération bilatérale des cordons latéraux*, en tant que dégénération secondaire descendante, se développe, comme nous l'avons vu, à la suite de la formation de deux foyers

---

[1] A. Vulpian, *Note sur un cas de méningite spinale et de sclérose corticale annulaire de la moelle épinière* (*Archive de physiologie*, t. II 1869).

occupant le cerveau et, comme telle, s'observe assez fréquemment. Cette forme
présente tous les caractères anatomiques de la dégénération de Türck ; elle a la
même marche, la même topographie, et, dans la plupart des cas, le processus
ménage la substance grise. A côté d'elle vient se placer la dégénération symétrique des cordons latéraux consécutive à une affection de la moelle, et qui survient le plus souvent à la suite de compression de cet organe, notamment dans les
cas de carie vertébrale. Cette dégénération peut succéder aussi à une myélite en
foyers ; nous en avons observé un très bel exemple : la dégénération grise des
cordons latéraux dans la moitié inférieure de la moelle était, avec une méningite spinale chronique, la lésion macroscopique la plus frappante, et à un examen
plus attentif seulement, on trouva dans la portion supérieure du segment dorsal
un ancien foyer de myélite avec ramollissement : le tissu ramolli n'avait pas beaucoup perdu de sa consistance et avait gardé sa couleur normale ; il partait de ce
foyer une dégénération secondaire ascendante des cordons de Goll et une dégénération descendante des cordons latéraux : si l'on n'avait pas procédé à un
examen très minutieux, on aurait pu croire que l'on avait affaire à une dégénération partielle primitive des cordons latéraux.

La sclérose primitive des cordons latéraux est toute différente. L. Türck a, dès
1856, publié une observation de dégénération symétrique des cordons latéraux
sans affection cérébrale ; mais c'est à Charcot que revient le mérite d'avoir observé plusieurs cas de cette affection et d'en avoir fait un type clinique à part.
La première observation qu'il ait publiée remonte à 1866 [1]. Deux autres parurent en 1869, et Gombault [2] en publia une quatrième en 1872. Récemment
Charcot a cherché à faire l'histoire clinique de cette maladie dans un article de la
Gaz. méd. de 1874 intitulé : *Sclérose symétrique de la partie postérieure
des cordons antéro-latéraux,* et dans les *Leçons sur les maladies du système
nerveux,* publiées par Bourneville (Paris, 1874, *Amyotrophies*). Quoique nous
ne soyons pas d'accord en tous points avec ce savant auteur, ses idées n'en méritent pas moins la plus grande considération et un examen attentif.

Anatomie pathologique. — La dégénération grise des cordons latéraux s'étend
d'ordinaire sur toute la longueur de la moelle et affecte absolument la même marche et la même distribution que la dégénération secondaire descendante. Elle commence au bulbe par une sclérose des deux pyramides qui sont froncées et indurées. De là l'altération se dirige en bas et gagne les faisceaux latéraux par l'entre-croisement des pyramides. Elle acquiert sa plus grande intensité dans le renflement cervical, s'atténue à mesure qu'elle descend, et occupe, dans le renflement
lombaire, une place bien moins grande, mais s'y étend jusqu'à la périphérie. En
même temps que les cordons latéraux, l'altération occupe aussi le segment interne des cordons antérieurs. Cette dégénération affecte donc exactement la même
marche et la même distribution que la dégénération secondaire. Dans les cas bien
confirmés, tels que celui que nous avons observé et que nous rapportons p. 684,
la lésion est parfaitement visible à l'œil nu sur une préparation fraîche.
Les cordons latéraux présentent, sur une section transversale, une coloration
grise ou d'un gris rosé, transparente, semblable à celle de la sclérose des cordons postérieurs. Comme dans cette dernière affection, la substance dégénérée
s'affaisse au-dessous du niveau de la surface de section et présente une certaine
fermeté et une certaine élasticité. Après durcissement dans le chrome et coloration par le carmin, la dégénération devient bien plus visible ; alors aussi on

[1] Charcot, *Sclérose des cordons latéraux de la moelle épinière chez une femme hystérique atteinte de contracture permanente des quatre membres (Bul. de la Soc. méd. d. hôp.* 1866, p. 24-31).
[2] Gombault, *Sclérose symétrique des cordons latéraux de la moelle et des pyramides antér. dans le bulbe. Atrophie des cellules des cornes antérieures de la moelle. Atrophie musculaire progressive. Paralysie glosso-laryngée (Arch. de physiol.,* 1872, juillet, p. 509.

peut constater que le reste de la substance des cordons antérieurs et latéraux est altéré, quoique à un degré moindre ; elle a en effet une teinte plus claire et se colore légèrement par le carmin, tandis que les cordons postérieurs qui, la plupart du temps sont complètement intacts, restent incolores. De cette façon, on s'assurera avec la plus grande facilité que la répartition du processus est bien celle que nous avons indiquée.

Charcot distingue deux formes ou deux stades du processus : dans le premier, la lésion reste limitée aux cordons blancs ; dans le second, elle se propage dans la substance grise. Celle-ci présente alors une atrophie consistant en une forte pigmentation, avec diminution de volume et de nombre des grosses cellules multipolaires des cornes antérieures ; les cellules nerveuses des cornes latérales et des colonnes de Clarke restent intactes. Cette lésion s'étend parfois aux noyaux gris du bulbe, dont les cellules présentent une atrophie plus ou moins marquée.

Les nerfs périphériques sont aussi atrophiés et, notamment quand il y a participation de la substance grise, on observe une atrophie considérable des racines antérieures et des fibres radiculaires qui traversent les cordons antérieurs. Les muscles présentent aussi divers degrés d'une atrophie qui, d'après Charcot, est identique avec l'atrophie musculaire progressive, et est parfois caractérisée par un développement abondant de tissu adipeux interstitiel (lipomatose).

Nous devons mentionner aussi, à titre de complication, la dégénération d'une mince bandelette des cordons de Goll : on trouvera cette particularité dans notre observation ci-dessous : bien qu'elle n'ait donné lieu à aucun symptôme, elle n'en a pas moins sa signification, en tant qu'elle nous présente une variété de sclérose funiculaire. Pour ce qui est des détails histologiques, ils sont tout à fait les mêmes que dans la dégénération grise des cordons postérieurs, et tout ce que nous avons dit à propos de celle-ci peut être appliqué à la maladie qui nous occupe. Les parties malades sont très pauvres en fibres nerveuses, il ne reste plus qu'un réseau fibreux, serré, dense et à peu près privé de substance nerveuse. Les vaisseaux sont épaissis ; on trouve quelques rares corps granuleux avec des corpuscules amyloïdes et des corpuscules étoilés. Par-ci par-là on découvre un cylindre d'axe hypertrophié. Dans la substance grise ainsi que dans les noyaux gris de la moelle allongée les cellules offrent une atrophie scléreuse avec une forte pigmentation ; le reste du tissu se présente sous la forme d'un réseau atrophique assez dense.

Le processus est donc, comme dans le tabes dorsalis, une dégénération atrophique ou, d'après l'expression de Charcot, une sclérose parenchymateuse dont l'extension suit le trajet des fibres motrices de la moelle. Mais il est plus difficile de comprendre le processus anatomique quand on le compare à la dégénération secondaire de Türck. Charcot regarde les deux états comme semblables au point de vue histologique : les caractères anatomiques, dit-il, sont analogues à ceux de la sclérose secondaire des cordons latéraux d'origine cérébrale. La conséquence de cette conception est que la désignation de sclérose est appliquée par les auteurs français à tous les processus atrophiques, comme le prouve la classification de Hallopeau que nous avons reproduite p. 575. Cette manière de voir rend très difficile la compréhension et la distinction des processus chroniques de la moelle. Si l'on considère comme sclérose un épaississement véritable du tissu interstitiel, avec sclérose des parois vasculaires, des fibres et, s'il y a lieu, des cellules nerveuses, la conception anatomique en devient plus sûre, quoique par là les difficultés ne soient nullement levées quand il s'agit des formes intermédiaires. Si l'on s'en tient à ces principes, on reconnaîtra que le processus histologique de la dégénération de Türck est différent de celui de la vraie sclérose. La première est caractérisée par la présence de nombreux corps granu-

leux, par une atrophie simple des fibres nerveuses, tandis que la névroglie
ne prend pas une part manifeste à l'altération. Le processus consiste en une dégénérescence graisseuse interstitielle, et se rapproche bien plus des lésions aiguës
de la moelle que des scléroses. Nous croyons par conséquent que, dans la plupart
des cas, cette dégénération (graisseuse) de Türck peut être distinguée assez facilement des dégénérations grises (scléreuses) chroniques ou des scléroses parenchy-
mateuses. Ces différences s'effacent si la maladie dure un certain temps. Ainsi il
n'est pas rare de trouver dans les scléroses latérales descendantes anciennes,
d'origine cérébrale, une structure scléreuse avec rétraction et induration de la
névroglie. Les dégénérations des faisceaux latéraux survenant dans le cours de
maladies mentales (comme Westphal l'a décrit) offrent aussi fréquemment la
même particularité. Il en résulte qu'il n'est pas toujours facile de saisir la relation de ces dégénérations avec la maladie cérébrale.

D'après tout ce qui précède, nous ne croyons pas qu'il soit permis d'identifier
la sclérose avec la dégénération de Türck. L'un des processus anatomiques peut,
il est vrai, se transformer accidentellement dans l'autre, mais ils n'en sont pas
moins distincts, et il est nécessaire de les différencier autant que faire se peut, au
point de vue clinique. Il faut avoir ces considérations présentes à l'esprit en
étudiant les maladies que Charcot regarde comme des scléroses primitives des
cordons latéraux et sur lesquelles il base sa description de la maladie. Il rapporte
environ vingt cas de ce genre dont cinq ont été rassemblés à la Salpêtrière (par
Joffroy, Charcot et Gombault); un autre est de Duménil (*Gaz. hebd.*, 1847), qui
le considère comme une paralysie musculaire progressive; d'autres appartiennent à Barth, à Wilks, à Hun et à Lockhart-Clarke; enfin trois cas ont trait
à nos propres malades et un autre appartient à Kussmaul et Maier de Fribourg;
ces derniers ont été publiés comme des exemples de paralysie bulbaire, avec atrophie musculaire progressive. On voit par là que beaucoup de ces observations
ont été regardées par leurs auteurs eux-mêmes comme des faits d'atrophie musculaire progressive avec ou sans paralysie bulbaire, et on ne se rend pas très
bien compte des raisons par lesquelles Charcot essaye de prouver qu'il s'agit
d'une maladie particulière et non pas d'atrophie musculaire progressive. Il est
certain que les symptômes consignés dans ces observations ne répondent pas plus
à la description de la sclérose latérale symétrique, telle que l'a donnée Charcot,
que les altérations anatomiques décrites ne ressemblent à de la sclérose. Les
moelles que nous avons observées ne présentaient à l'œil nu aucune trace de dégénération grise. Après durcissement on ne trouva qu'une atrophie modérée des
cordons antéro-latéraux avec quelques corps granuleux; d'un autre côté, la
substance grise présentait aussi quelques corps granuleux, quelques corpuscules
étoilés et une atrophie simple des cellules nerveuses : il n'y avait pas là de sclérose du tissu conjonctif, pas plus que dans les noyaux gris du bulbe. L'altération
de la moelle consistait en une atrophie graisseuse interstitielle, et de plus les
racines atrophiées des nerfs hypoglosse et pneumo-gastrique, ainsi que les
racines antérieures des paires rachidiennes présentaient cette même dégénération
graisseuse qui n'avait rien de commun avec la sclérose. Nous maintenons par
conséquent notre opinion, à savoir, que dégénération secondaire et sclérose sont
deux choses absolument distinctes. Que si l'on nous demande si l'un de ces processus peut se transformer dans l'autre, et si les cas d'atrophie musculaire
progressive sont capables d'aboutir à la sclérose, nous répondrons que nous ne
voulons rien préjuger, et, qu'en tous cas, la chose reste à prouver. Les observations faites jusqu'à ce jour sont plutôt contraires à cette hypothèse et ne fournissent aucun argument favorable à la thèse de Charcot : chez nos sujets, par exemple, la maladie durait déjà depuis trois ans et il y avait encore une dégénération

graisseuse manifeste sans sclérose. Si donc nous retranchons ces observations
et toutes les autres analogues, il ne restera plus que peu de faits de sclérose
manifeste des cordons latéraux, et nous serons en droit de nous demander s'ils
suffisent pour constituer une forme clinique spéciale : il restera à examiner ensuite
si les symptômes répondent bien à la description faite par Charcot.

Symptomatologie. — Dans les ouvrages cités plus haut, Charcot a cherché à
établir la symptomatologie de la sclérose symétrique des cordons latéraux. D'après
lui, la maladie débute la plupart du temps par les membres supérieurs, sans fièvre,
sans malaise préalable ; parfois seulement l'apparition des symptômes propres est
précédée de fourmillements et d'engourdissement dans les bras et les mains, puis
arrivent des signes de *paralysie motrice.* Habituellement les muscles présentent
déjà, après un court espace de temps, un certain degré d'émaciation, mais celle-ci
n'atteint jamais au début un degré suffisant pour expliquer la faiblesse musculaire
existante. Cette atrophie n'est pas, comme dans l'atrophie musculaire progressive,
limitée à des muscles isolés elle n'est pas *individuelle,* mais elle affecte des
groupes musculaires plus étendus et même des membres entiers : c'est une *atrophie en masse.* Au bout d'un certain temps surviennent des déformations : la main,
par exemple, est dans la flexion permanente, l'avant-bras est à demi fléchi. Les
muscles deviennent douloureux quand on cherche à les allonger. Parfois les membres parétiques et atrophiés, qui ont encore conservé une certaine motilité, sont pris,
quand le malade essaye de les mouvoir, d'une trémulation analogue à celle de la
sclérose en plaques disséminées. Les muscles présentent souvent chez certains malades une raideur marquée. « Quelques malades ont la tête pour ainsi dire fixée par
suite de la raideur des muscles du cou. » — Quand la maladie a envahi les membres
supérieurs (l'un après l'autre), elle passe à la seconde période au bout de deux, six
à neuf mois, et gagne aussi les membres inférieurs ; ceux-ci sont pris d'une parésie
qui se montre également à la suite de fourmillements et d'engourdissements. Cette
parésie n'aboutit pas nécessairement à l'atrophie, mais la faiblesse augmente à tel
point que le malade ne peut plus marcher sans soutien. A ce moment apparaît un
symptôme remarquable, c'est une rigidité spasmodique passagère ou permanente
des muscles qui perdent leurs mouvements volontaires. La forme la plus fréquente
est la contracture des extenseurs qui va parfois jusqu'à la raideur tétanique et
convertit les membres inférieurs en des espèces de barres rigides dans lesquelles
survient quelquefois un tremblement convulsif. La rigidité augmente quand le
malade se lève ou qu'il essaye de marcher. — Dans une troisième période apparaissent des symptômes bulbaires (paralysie labio-glosso-laryngée) qui n'ont
jamais fait défaut jusqu'ici, et qui d'ordinaire amènent la mort.

Ce qu'il importe de noter pour faire le diagnostic d'avec l'atrophie musculaire
progressive, c'est la rapidité relative de la marche qui ne comprend jamais plus
de trois ans, tandis que l'atrophie musculaire peut durer huit, dix et jusqu'à vingt
ans. Pendant ce laps de temps, tous les quatre membres sont frappés de paralysie
et d'atrophie. Au bout de quelques mois, d'un ou de deux ans, le malade est cloué
au lit, et finalement le processus morbide s'étend au bulbe, ce qui, d'après Duchenne, est rare dans l'atrophie musculaire progressive.

Pour ce qui est de l'*étiologie,* on ne peut pas attribuer une grande influence à
l'hérédité qui joue un rôle important dans l'atrophie musculaire progressive. La
période de vingt-six à cinquante ans constitue une prédisposition de même que
le sexe féminin. On nomme souvent le froid et l'humidité comme causes de la
maladie qui nous occupe.

Sa *marche* offre diverses anomalies : ainsi elle peut débuter par les membres
inférieurs ou bien se limiter à une seule jambe, ou bien revêtir la forme hémiplégique, ou enfin se manifester d'abord par des symptômes bulbaires. Parmi les

symptômes la parésie et la contracture sont, sans aucun doute (?), dépendantes de la sclérose symétrique des cordons latéraux. Partout où existe une sclérose visible, on voit apparaître tôt ou tard de la contracture, aussi bien par exemple dans la sclérose secondaire descendante que dans la sclérose en plaques, etc. Cette parésie et cette contracture précèdent l'atrophie musculaire; par conséquent les cordons latéraux sont atteints avant la substance grise. La lésion ne suit probablement pas le trajet de la névroglie, mais bien celui des fibres nerveuses dans le sens desquelles la maladie s'étend rapidement dans toute la longueur de la moelle. — Cette description est celle de Charcot.

Si maintenant nous la confrontons avec les observations citées à l'appui, nous ne trouvons pas que la concordance soit parfaite. Les traits marqués comme essentiels et caractéristiques ne se retrouvent pas dans tous les cas. Nous voyons, il est vrai, que toujours la maladie a débuté par les membres supérieurs pour s'étendre de là aux membres inférieurs et finalement au bulbe, mais ce qu'on ne rencontre pas constamment c'est ce fait capital de la paralysie primitive précédant une atrophie consécutive, et ce second symptôme essentiel de l'atrophie en masse. Nous devons notamment nier que les choses se soient passées ainsi dans nos deux cas de paralysie bulbaire. Aux bras, aussi bien qu'à la langue et aux lèvres, l'atrophie des muscles était manifeste dès le début, et les troubles fonctionnels lui étaient rigoureusement proportionnels. Aux membres inférieurs seuls ce rapport n'était pas aussi évident; cependant cette divergence n'a rien que de très ordinaire dans l'atrophie musculaire et est facile à concevoir à cause de l'épaisseur plus grande des téguments et du pannicule adipeux, etc.

Nous persistons donc à croire que dans nos observations il s'est bien agi d'atrophie musculaire progressive avec extension au bulbe, et nous croyons pouvoir en dire autant de celles de Duménil et de Kussmaul et Maier. D'autres symptômes essentiels que Charcot assigne à la sclérose latérale manquaient également dans tous ces cas : tels sont la raideur musculaire, la contracture et la trémulation passagère. En réalité, ces observations n'ont de commun avec la description de Charcot que l'étendue des manifestations et les troubles trophiques des muscles, mais elles ne possèdent pas les caractères qui, d'après Charcot, doivent faire distinguer la sclérose latérale de l'atrophie musculaire progressive. Il semble que Charcot soit parti du même point de vue que Duchenne (de Boulogne), lorsque ce dernier disait que la paralysie labio-glosso-pharyngée est une paralysie à laquelle vient plus tard se surajouter de l'atrophie musculaire; mais la plupart des observations allemandes de paralysie bulbaire (de même que les cas de Duménil, de Rouen) permettent à peine de douter qu'elles appartiennent à l'atrophie musculaire progressive type.

Si donc nous éliminons les cas douteux, il n'en restera plus suffisamment pour qu'on soit autorisé à les considérer et à les décrire comme un type morbide à part, d'autant plus que tous ne cadrent même pas avec la description de Charcot. Le cas de O. Barth, qui est très remarquable au point de vue des lésions anatomiques et que Charcot fait rentrer avec raison dans le cadre de la maladie que nous étudions et qui n'a rien de commun avec la paralysie pseudo-hypertrophique (lipomatose), ce cas, disons-nous, n'est pas d'accord avec la description de Charcot [1].

Dans cette observation il s'agit d'un homme de 44 ans, fabricant de cigares qui, en 1867, fut atteint de raideur dans le cou-de-pied gauche ; en 1868, le genou du même côté fut atteint à son tour, et, en automne de la même année, ce fut le tour de la jambe droite. La marche devint incertaine. Le malade avait des tiraillements douloureux, des fourmillements, des contractions fibrillaires dans les membres paralysés. Il fut obligé de garder le lit dès le printemps de 1869. Peu à peu il survint de l'atrophie musculaire. Le malade ne put plus se mettre sur son séant. La parole

[1] O. Barth, *Beiträge zur Kenntniss des Atrophie muscular. lipomatodes.* (Arch. d. Heilkunde, 1871, p. 121).

devint difficile, la déglutition laborieuse. En même temps il faisait un développement considérable de tissu adipeux dans les muscles atrophiés.

À l'*autopsie* (mai 1876) on trouva une teinte grise de certaines portions des cordons latéraux : le segment interne des cordons antérieurs était également profondément altéré; le reste de ces cordons était à peu près intact. Il y avait une diminution notable dans le nombre des cellules nerveuses de la substance grise. — Dans ce cas, il n'est nullement question de raideur ni de contracture; la maladie a évolué comme une paralysie motrice progressive qui aurait donné lieu à de l'atrophie musculaire et finalement à de la lipomatose.

L'observation suivante est un cas de sclérose latérale symétrique primitive typique au point de vue des lésions. Nous avons soigné le malade pendant un certain temps, en 1870, avec le docteur Schneider, à Königsberg, et c'est à ce confrère que nous sommes redevable d'une note sur le début de la maladie aussi bien que sur la dernière période et l'autopsie.

J. J..., négociant, est issu d'une famille bien portante. Il eût un premier chancre en 1857, un second deux ans plus tard, et fut traité les deux fois par le mercure. Le second chancre paraît avoir été induré. Trois ans après son apparition, en 1861, le malade eut du psoriasis palmaire et plantaire qui ne disparut complètement qu'au bout de 9 mois, après que le malade se fut traité à plusieurs reprises par l'iodure de potassium et la salsepareille. La même année encore il eut de la diplopie par suite de paralysie du moteur oculaire externe, diplopie qui fut guérie, mais reparut à plusieurs reprises. Deux ans plus tard, en 1863, survint de la faiblesse génitale, bientôt suivie d'impuissance complète (le malade avait fait jadis beaucoup d'excès vénériens); il y eut aussi de la faiblesse de la vessie.

En 1864, le malade s'aperçut tout d'un coup, à la suite d'un refroidissement insignifiant, que sa jambe gauche était engourdie et qu'elle était devenue tellement faible qu'il ne pouvait plus se tenir sur elle seule et qu'il la traînait en marchant. Peu de jours après, la jambe droite se prit aussi, mais d'une façon moins intense, et à gauche apparut une anesthésie complète de toute la région externe de la cuisse. On crut alors à un début d'ataxie locomotrice, et le malade fut traité pendant longtemps par le courant continu. À ce moment la force des jambes augmenta de nouveau, l'anesthésie se restreignit, mais la marche resta incertaine et chancelante. L'amélioration continua à la suite de l'usage de douches, et l'état général aussi s'amenda et les forces revinrent. Mais au commencement de l'hiver 1863-64 il se fit une aggravation notable sans cause particulière. La faiblesse des jambes augmenta de nouveau; sur toute la moitié gauche de la tête survint une anesthésie qui n'apparaissait que par intervalles ; en outre le malade avait des vertiges répétés qui lui ôtaient presque entièrement la connaissance pendant une ou deux minutes. On employa de nouveau le courant continu, mais il n'eut plus d'effet; loin de là, le malade devenait de jour en jour plus faible et plus découragé. En février 1865 nouvelle aggravation assez brusque. Le malade eut le 12 et le 13 une somnolence et une lassitude inaccoutumées, mais put néanmoins vaquer à ses occupations commerciales. Le 14 on observa chez lui un obscurcissement de l'intelligence : il faisait aux questions qu'on lui adressait des réponses tout à fait étrangères, il ne pouvait plus compter ; il reconnaissait encore les objets, mais son regard était inquiet, égaré. Il n'y avait ni fièvre ni congestion céphalique appréciables. On fit des applications de glace, de sinapismes, on donna un purgatif. Cet état dura plusieurs jours; une fois survinrent des crampes dans le bras gauche et des mouvements de rotation de la tête. On amena le malade dans un hôpital, où l'agitation et le délire ne firent qu'augmenter. Il fut traité par les préparations mercurielles. Au bout de quelques jours il y eut du mieux, l'intelligence devint plus nette et il ne persista plus que quelques illusions. L'état général s'améliora rapidement, mais la faiblesse de la marche ne disparut pas. Le malade fut encore maintenu pendant quelque temps à l'iodure de potassium, mais sans succès visible. Il pouvait marcher, et même faire de courtes promenades, mais était très faible.

À cette époque il se trouva si bien rétabli que pendant l'été 1865 il put suffire complètement à ses fonctions de teneur de livres dans une maison de commerce. La marche resta chancelante, la jambe gauche était toujours la plus faible ; en dehors de cela il y avait de l'impuissance et de la constipation. En septembre 1865 survint de nouveau de la diplopie et en décembre on remarqua chez lui une faiblesse notable de la mémoire et de l'apathie. Il eut de nouveau par-ci par-là des idées fixes. Mais son état s'améliora de nouveau par l'usage de l'iodure de potassium, au point qu'un mois plus tard il put de rechef gérer ses affaires ; la faiblesse de la mémoire avait disparu, seule la faiblesse des jambes persistait toujours. En mai 1866, le malade se soumit pendant 4 semaines au traitement de Siegmund par les frictions et par les sudations, il prit en même temps de l'iodure de potassium à l'intérieur. Il paraît en avoir retiré une nouvelle amélioration. Jusqu'en 1869 il ne suivit plus de traitement. Il se sentit bien portant jusque fin septembre 1868; il se plaignait uniquement de son impuissance. Les jambes étaient, il est vrai, toujours très faibles, néanmoins le malade pouvait de temps en temps entreprendre à pied des courses de 15 kilomètres. La diplopie et la faiblesse de la mémoire avaient complètement disparu et n'ont pas reparu depuis. Le malade se crut assez bien rétabli pour entreprendre des affaires plus considérables, et il alla dans cette intention à Saint-Pétersbourg en septembre 1868 : là son état n'éprouva aucun changement durant plusieurs mois ; mais au commencement de 1869 la faiblesse des jambes s'accentua davantage, il survint aussi une faiblesse des mains et des bras qui fit que l'écriture devint incertaine et manqua de netteté. En mai 1870 il revint à Kœnigsberg. La paralysie des jambes était devenue telle que le malade ne pouvait faire quelques pas dans sa chambre que quand il était soutenu par deux aides. En juin 1870 il pouvait encore écrire, mais à partir de ce moment l'écriture lui fut interdite. Dès lors aussi la parole devint moins nette et très lente : il ne proférait les mots qu'avec peine. L'intelligence et la vue demeurèrent intactes. On institua un nouveau traitement par les frictions et l'iodure de potassium à l'intérieur. Mais la maladie progressa sans arrêt. Au commencement de 1871 le malade ne put plus parler, il ne produisait plus que des sons inarticulés. Les membres supérieurs étaient privés de mouvement aussi bien que les inférieurs ; les doigts étaient fléchiss Souvent, surtout la nuit, survenaient des contractions involontaires dans les jambes, plu. rarement dans les bras. Les muscles s'atrophiaient progressivement, ceux des éminences thénar et hypothénar avaient presque totalement disparu ; les os de l'épaule étaient plus saillants qu'à l'état normal. La langue, dans les derniers temps, reposait sans mouvements sur le plancher de la bouche, on y observait souvent des contractions fibrillaires. La déglutition s'effectuait assez bien. La salive s'écoulait en abondance. Après les repas il y avait souvent du hoquet. Finalement les muscles de la tête s'affaiblirent à leur tour ; celle-ci s'affaissait, le malade la relevait et la mouvait difficilement, finalement elle s'affaissa complètement sur la poitrine et on fut obligé de la fixer contre le dossier de la chaise à l'aide d'un drap. Dans les dernières semaines le malade ne pouvait plus exprimer ses volontés que par le regard. Il savait encore rire ou pleurer. A la fin du mois de novembre se développa une pneumonie qui emporta le patient le 4 décembre.

A l'*autopsie* on trouva la dégénération grise (sclérose) la plus complète des cordons latéraux. Ils offraient sur toute leur longueur et notamment sur leur partie postérieure une coloration gris noirâtre et gris rosé, très transparente; les autres cordons avaient conservé leur structure normale. La substance grise ne présentait rien d'anormal à l'œil nu. Après durcissement la lésion se montre répartie comme il suit : la partie postérieure des cordons latéraux présente la dégénération la plus avancée (coloration claire par le chrome, foncée par le carmin); néanmoins les cordons antérieurs et la partie antérieure des cordons latéraux sont légèrement atrophiés; la partie principale des cordons postérieurs est complètement intacte; et ceux-ci n'offrent que dans leur partie moyenne une mince languette de substance sclérosée et atrophique. L'altération des cordons latéraux continue, à travers l'entre-croisement des pyramides, sur les pyramides et, avec une intensité décroissante, sur la protubérance. Au microscope les cornes grise antérieures paraissent participer notablement au processus, car des cellules nerveuses brunes ont disparu, d'autres sont atrophiées, d'autres enfin, sont fortement pigmentées. Cette atrophie a son maximum dans la région cervicale. Dans le bulbe on constate une atrophie légère du nerf hypoglosse. L'altération des cordons latéraux est une sclérose ; le tissu interstitiel est très dense, rétracté et présente une hypertrophie manifeste. Les parois des petits vaisseaux sont sclérosées, il n'existe que peu de granulations graisseuses, les éléments nerveux sont fortement atrophiés. La partie dégénérée des cordons postérieurs présente aussi une structure dense et sclérosée. Les racines antérieures, surtout celles de la région cervicale, sont grêles, atrophiées, les postérieures sont normales. On n'a malheureusement pas examiné les muscles.

Remarques. — Le tableau clinique de la maladie à sa fin était tout à fait analogue à celui de la paralysie bulbaire et de l'atrophie musculaire progressive. Paralysie des quatre membres, atrophie des muscles, des mains et des bras, faiblesse et atrophie des muscles du cou, paralysie et atrophie de la langue, paralysie complète de la parole; conservation de l'intelligence, vivacité du regard, intégrité de la sensibilité et des sphincters : tout cela est d'accord avec la symptomatologie de ces deux affections; de même les lésions trou vées à l'autopsie sont identiques, du moins en ce qui regarde l'extension du processus au bulbe. Il y a atrophie des cordons moteurs, surtout intense dans la partie postérieure des cordons latéraux, moindre dans la partie antérieure; il y a aussi atrophie des racines antérieures, atrophie de la substance grise et des cellules nerveuses qu'elle contient. Les cordons postérieurs sont à peu près intacts ainsi que les racines correspondantes. Dans le bulbe, les noyaux de Stilling présentent une atrophie notable et une diminution de leurs cellules.

Si la distribution du processus anatomique correspondait à celle de la paralysie bulbaire progressive, on doit se demander si sa nature était aussi la même. D'après Charcot, il en serait ainsi, mais d'après nos observations nous y voyons une différence. Les lésions se rattachaient aux scléroses qui se développent principalement dans le tissu conjonctif de la névroglie, dont elles amènent la rétraction et l'épaississement et qui aboutissent secondairement à l'atrophie des éléments nerveux. Par contre, dans les cas de paralysie bulbaire que nous avons décrits, la névroglie n'était pour ainsi dire pas atteinte, au moins elle n'était pas épaissie, la substance nerveuse seule était atrophiée et les espaces laissés vides par elle étaient remplis de granulations grais-seuses. Dans la paralysie bulbaire l'atrophie des cellules et des fibres nerveuses est primitive et constitue la lésion capitale, dans la sclérose, au contraire, le processus se développe dans la névroglie et n'amène que secondairement l'atrophie de la substance nerveuse. On ne trouve pas non plus dans l'atrophie musculaire progressive, la sclérose circonscrite de la partie moyenne des cordons postérieurs.

Cette différence dans le processus anatomique est encore confirmée par une différence dans la marche de la maladie. Il n'est pas douteux que la marche du mal, dans notre observation, s'écarte assez de la marche de l'atro phie musculaire progressive type, pour qu'on ne puisse pas confondre les deux maladies : la maladie a débuté par de la diplopie, plus tard il y a eu faiblesse des jambes et, seulement après des années, les bras ont été atteints; de plus pendant plu-sieurs années la paralysie est restée prédominante et ce n'est que dans la dernière année que se sont développées des atrophies des muscles des bras, du cou et de la langue. On peut donc en conclure que la sclérose interstitielle avait existé depuis longtemps, avant d'en arriver à l'atro-phie des cellules nerveuses motrices. Dans l'atrophie musculaire progressive, au contraire, la paralysie et l'atrophie marchent de front pendant toute la durée de l'affection. Le début par une paralysie des muscles de l'œil constitue encore une différence, de même que les douleurs et l'anesthésie. Enfin, on trouve encore dans le cours de la maladie des troubles cérébraux et des alternatives d'amélioration et d'aggravation subites, ce qui n'arrive jamais dans l'atrophie mus-culaire progressive.

Il faut encore remarquer la relation qui existe entre l'affection spinale et l'infection syphili-tique antérieure. En présence des améliorations marquées qui ont été obtenues plusieurs fois par l'iodure de potassium et les préparations mercurielles, il semble que cette étiologie ne saurait être contestée.

Cette observation si nette, au point de vue des lésions anatomiques, présente également des différences réelles avec la description de Charcot : entre autres, on voit la raideur des muscles, la contracture et le tremblement faire défaut. Par contre, il est manifeste que les troubles musculaires ont consisté d'abord en para-lysie et puis seulement en atrophie. Le tableau que présentait le malade à la fin de sa vie était très analogue à celui de la paralysie bulbaire progressive dans son dernier stade; mais l'évolution et le type de la maladie en différaient telle-ment qu'aucun des nombreux médecins qui ont vu le patient et l'ont traité n'a diagnostiqué une atrophie musculaire progressive.

Si maintenant nous jetons un coup d'œil d'ensemble sur les matériaux anato-miques et cliniques de la sclérose latérale symétrique, nous devons encore une fois nous demander si les cas de dégénération grise (sclérose) type des cor-dons latéraux diffèrent ou non des autres formes d'affections spinales, que l'on a décrites sous le nom d'atrophie musculaire progressive et de paralysie bul-baire. La distribution des lésions a, en réalité, dans les deux cas, une analogie remarquable : les cordons moteurs sont altérés, la substance grise des cornes antérieures ainsi que les cellules des noyaux de la moelle allongée offrent une notable atrophie. Mais ce qui est différent, c'est la constitution histologique des deux processus. On pourrait présumer que les cas dans lesquels il n'y a qu'une dégénération graisseuse, ne sont qu'un stade moins avancé et qu'après un long délai ils peuvent se transformer en sclérose. Nous voyons bien d'autres for-mes de dégénération graisseuse aiguë devenir à la longue de la sclérose; c'est ce que nous avons signalé à propos de la dégénération secondaire descen-dante. Aussi nous ne voulons pas nier la possibilité d'une transformation lente des altérations décrites par Kussmaul, par nous et d'autres, en sclérose (dégénération grise), mais on conviendra que, jusqu'à ce jour, les observations ne l'ont pas encore prouvée d'une façon positive. Les cas de paralysie bulbaire pro-gressive ont eu une durée telle que la sclérose aurait pu s'être développée depuis longtemps; parmi les observations de sclérose latérale, celui de Barth n'a duré que trois ans et le nôtre sept. Mais dans ces deux cas, particulièrement, qui me semblent les plus typiques, la marche et les caractères de la maladie étaient très différents de ceux de l'atrophie musculaire progressive et de la paralysie bulbaire, et cette différence consistait en ce que l'affection ne débuta pas par les mains et qu'elle n'a consisté pendant longtemps qu'en une faiblesse musculaire progressive à laquelle ne s'ajouta que plus tard une atrophie musculaire notable[1].

Quoique, d'après cela nous arrivions à conclure que la sclérose latérale est vraisemblablement une maladie anatomiquement distincte et différente de l'atrophie musculaire et de la paralysie bulbaire type, elle n'en présente pas moins un ensemble symptomatique très analogue à celui de ces maladies et elle ne paraît s'en distinguer que par la marche et par l'apparition de la paralysie avant l'atrophie. Mais il est un certain nombre de symptômes importants que Charcot revendique pour la sclérose latérale primitive et que nous ne pouvons pas retrouver dans les cas non douteux de cette maladie, telles sont la raideur et la contracture. Nous rencontrons plutôt ces symptômes dans la forme cervicale de la sclérose que nous avons décrite plus haut et nous ne pouvons nous empêcher de supposer qu'une partie des symptômes que Charcot rapporte à la sclérose latérale appartiennent à cette espèce de myélite chronique que nous venons de nommer.

Erb a publié (Berl. klin. Wochenschrift, 1875, 11) un ensemble de symptômes myélitiques consistant en une raideur musculaire complète des membres inférieurs qui étaient parésiés sans qu'il existât une atrophie remarquable, et l'auteur suppose, en se fondant sur les publications de Charcot, qu'il s'agit là d'une sclérose latérale partielle. Naturellement l'examen anatomique direct seul pourra faire voir si cette supposition est exacte. Cependant nous nous permettrons de faire remarquer que l'observation d'Erb nous semble plutôt se rapprocher de la myélite chronique du segment dorsal, car, comme nous l'avons vu dans les observations rapportées plus haut, la raideur musculaire est un symptôme fréquent de la myélite chronique des différentes parties de la moelle. La pathogénie de cette raideur est encore très obscure. Toujours est-il qu'on devra dans ces conditions conclure à une altération des parties motrices de la moelle, sans participation de la substance grise, puisque la nutrition des muscles est souvent tout à fait intacte, et que par conséquent les cordons antérieurs et latéraux sont atteints, mais le processus aura la forme d'une plaque et non d'une dégénération en cordon.

Nous devrions encore parler de la *sclérose combinée des cordons postérieurs et des cordons latéraux*, mais les observations de cette coïncidence sont encore trop rares pour pouvoir donner lieu à une étude approfondie. Dans l'observation de sclérose des cordons latéraux que nous avons publiée plus haut, nous trouvons une sclérose partielle des cordons postérieurs, mais elle était trop peu prononcée pour qu'on lui accordât une certaine importance : la sclérose des cordons postérieurs ne constituait qu'une complication accidentelle de l'autre affection. Néanmoins il est des cas où la sclérose des cordons postérieurs est tout aussi intense que celle des cordons latéraux. Il faut aussi rappeler qu'on peut observer comme complication véritable de l'ataxie locomotrice, une atrophie musculaire et que, dans ces cas, on a signalé une atrophie des cellules nerveuses. Comme le processus de l'atrophie musculaire progressive envahit quelquefois aussi les cordons blancs, il est vraisemblable qu'ici aussi a lieu une participation des cordons blancs. La relation qui existe entre ce processus et la sclérose latérale n'est pas encore nettement démontrée par l'explication précédente; néanmoins il faut admettre que l'ensemble des symptômes est dans tous les cas très analogue à l'atrophie musculaire progressive. La combinaison des deux formes semble par conséquent pouvoir débuter par la sclérose latérale ou par celle des cordons postérieurs, et alors la seconde forme vient compliquer la première.

La symptomatologie de cette affection ne saurait être nettement établie à cause du petit nombre de documents existants ; on ne peut que la prévoir après l'ana-

---

[1] Le cas de sclérose latérale récemment observé par Cornil et Lépine (*Gaz. méd.*, 1875, 11), et considéré par eux comme une paralysie générale spinale antérieure subaiguë, répond aussi très peu à la description de Charcot et ressemble plus à un cas anormal d'atrophie musculaire progressive.

lyse des lésions. Si la sclérose qui complique la première existante est assez intense pour donner lieu à des manifestations, elle doit amener, lorsque le début se fait par la sclérose latérale, des douleurs et de l'anesthésie avec ou sans ataxie; si c'est, au contraire, l'ataxie qui a débuté, la complication donnera lieu à des atrophies musculaires et finalement à la paralysie bulbaire atrophique. On comprendra aisément, d'après ce qui a été dit plus haut, que dans ces conditious l'ataxie puisse disparaître : néanmoins, il en persistera toujours des traces qui pourront servir pour le diagnostic. A ce moment même, nous avons dans notre service un malade qui est affecté depuis dix ans d'une maladie chronique de la moelle, et présente une atrophie des muscles des bras et du cou; la langue est encore à peu près intacte, cependant on commence à constater des symptômes de paralysie bulbaire. Les jambes sont amaigries, quoique mobiles : quand le malade les soulève, elles offrent une trémulation notable qui semble avoir le caractère ataxique, mais on ne saurait affirmer ce fait à cause de la grande faiblesse musculaire. Outre cela, le malade a des douleurs excentriques et une anesthésie assez marquée des membres inférieurs. La vessie est légèrement malade. Il y a beaucoup de contractions fibrillaires, pas de raideur musculaire. Il est incontestable qu'il s'agit chez ce sujet d'un cas compliqué de sclérose spinale : et il y a au moins une grande probabilité pour qu'il y ait dégénération grise des cordons postérieurs avec atrophie de la substance grise et peut-être aussi des cordons latéraux.

Leube [1] a récemment publié deux observations de ce genre. Dans la première, il s'agit d'une femme atteinte de démence et d'atrophie musculaire progressive, et chez laquelle il ne paraît pas y avoir eu de symptômes ataxiques. La seconde est celle d'un ouvrier âgé de 45 ans, qui présentait de l'incertitude dans la marche, du tremblement, de la titubation pendant la marche et la station de la ptosis, de l'amblyopie et un léger trouble de la parole; on ne put constater aucun trouble de la sensibilité, ni d'atrophies musculaires.

CHAPITRE IX

FORMATIONS KYSTIQUES AU CENTRE DE LA MOELLE
SYRINGOMYÉLIE. — HYDROMYÉLIE

Sclérose centrale (péricentrale); sclérose périépendymaire. — Anatomie pathologique. — Nature des formations kystiques. — Symptomatólogie.

Au chapitre I de la section I de la deuxième partie de cet ouvrage, nous avons parlé, sous le nom d'*hydromyélie*, et d'*hydrorhachis interne*, d'une lésion spinale consistant en une cavité remplie d'un liquide séreux, qui occupe une étendue notable de la moelle, laquelle se trouve ainsi convertie en une espèce de tube flottant. Cette cavité est habituellement centrale et semble alors tenir à une dilatation du canal de l'épendyme : c'est-à-dire que cet état serait analogue à l'hydrocéphalie interne du cerveau et que le nom d'hydrorhachis interne lui conviendrait parfaitement. Cette anomalie n'est pas rare, comme on peut le voir d'après l'ouvrage d'Ollivier, et semble connue depuis longtemps. On l'a trouvée tantôt chez des fœtus avant terme ou chez des enfants morts en bas âge qui, souvent, présentaient encore d'autres vices de conformation du système nerveux, tantôt accidentellement sur des cadavres d'individus qui, pendant leur vie, n'avaient jamais présenté aucun signe d'affection médullaire et avaient succombé à une maladie quelconque. — Même les dilatations les plus étendues ont été rencontrées ainsi

(1) Leube, *Fall von anscheinend multipler Sclerose. Correspondenzblatt d. ærtzl. Vereins*, Thüringen, 1874, n° 7 *(Monatsberichte d. med. Klinik zu Iena)*.

par hasard et elles ne s'étaient révélées durant la vie par aucune espèce de symptôme. Mais, comme nous l'avons dit aussi à propos des vices de conformation, dans d'autres cas, cette anomalie a donné lieu durant la vie à des symptômes spinaux manifestes ou tout au moins a coïncidé avec d'autres altérations plus profondes de la moelle. La première observation de ce genre est rapportée par Morgagni qui avec Santorini trouva sur le cadavre d'un pêcheur vénitien, à côté d'une excavation centrale de la moelle, un ramollissement et un épanchement sanguin. Chez d'autres malades observés par Portal on a noté des symptômes évidents d'une affection spinale. Dans le cas de Nonat [1] qui peut compter parmi les mieux décrits, il y eut des symptômes paralytiques : en voici le résumé :

Un homme âgé de 37 ans fut pris de douleurs siégeant à la nuque et dans le dos, de crampes et de faiblesse dans les membres inférieurs, d'atonie du rectum et de la vessie. Ces accidents durèrent environ une année. On diagnostiqua un ramollissement. A l'autopsie, on trouva la moelle gonflée dans la région cervicale, légèrement ramollie et occupée par un canal multiloculaire qui communiquait en haut par le calamus scriptorius avec le 4ᵉ ventricule. Au niveau de la 5ᵉ paire cervicale, le centre de la moelle était occupé par une autre cavité remplie d'un liquide noirâtre et sanguinolent.

Des observations semblables ont été publiées par Ollivier (*loc. cit.*), par Köhler (*Meningitis spinalis*, p. 104-106), par Jolyet [2] et d'autres. Une nouvelle observation fort intéressante est due à Lancereaux; seulement dans ce cas, la cavité centrale n'était que l'accessoire, l'altération principale consistait surtout en une induration centrale qui occupait toute la longueur de la moelle [3].

Un ouvrier cordonnier âgé de 25 ans..... a joui d'une bonne santé jusqu'à l'âge de 12 à 14 ans; à cette époque, il fut atteint d'une déviation de la colonne vertébrale qui ne l'empêcha pas de se livrer au travail, et la seule cause de la maladie, restriction faite de l'hérédité, qui puisse être invoquée chez lui, serait peut-être l'excès du travail.
Le père de X. a succombé à la phtisie pulmonaire après 15 mois de maladie; sa mère vit encore.
C'est au mois de juillet 1859 que X. fait remonter le début de son mal; après un voyage aux environs de Paris dans lequel il fut saisi par le froid, il se trouva enrhumé et obligé de garder le lit pendant plusieurs jours. A partir de ce moment, il conserva une courbature excessive, ressentit des douleurs d'abord dans la région des reins et dans les membres supérieurs. Il éprouva en même temps des picotements, des engourdissements et des fourmillements dans les extrémités et il comparait volontiers ces sensations à celles qui résultent de la compression d'un nerf, comme cela arrive fréquemment pour le cubital.
Les extrémités devinrent en outre le siège d'un prurit souvent fort incommode et le malade eut l'occasion de constater à plusieurs reprises à leur surface l'existence de gouttelettes de sueur plus ou moins abondantes et qui parfois recouvraient la poitrine et la région des reins. A mesure que ces différents phénomènes prenaient de l'accroissement, la sensibilité tactile et le mouvement volontaire allaient en s'affaiblissant; puis de temps à autre apparaissaient des mouvements réflexes, plus particulièrement dans le bras gauche. A propos d'une excitation souvent fort légère, ce membre était pris tout à coup d'une violente secousse, d'une contraction rapide et involontaire.
La marche avait lieu sans incoordination, mais après quelques instants elle devenait difficile, même impossible, tant la fatigue était rapide.
Malgré tous ces accidents, ce malade conservait une santé générale assez bonne et continuait son travail tout en cherchant les moyens d'améliorer sa santé. Il consulta plusieurs médecins, passa même quelque temps à l'hôpital, mais sans amélioration.
Sept à huit mois environ avant la mort, la miction devint difficile, l'urine qui s'écoulait goutte à goutte donna lieu à un dépôt abondant, la constipation devint habituelle.
C'est seulement deux mois et demi avant le terme fatal que le malade se décide à garder le lit; la marche est alors chancelante; la sensibilité tactile et la sensibilité au froid très affaiblies. Depuis quelque temps, les objets qui lui servent pour sa profession lui échappent des

---

[1] Nonat, *Recherches sur le développement accidentel d'un canal rempli de sérosité dans le centre de la moelle* (Arch. génér., 1838, I, p. 287-301).
[2] Jolyet, *Sur un cas d'anomalie du canal central de la moelle épinière* (Gaz. méd. de Paris, 1867).
[3] Lancereaux, *Un cas d'hypertrophie de l'épendyme spinal avec oblitération du canal central de la moelle.* (Mém. de la Soc. de biol., 3ᵉ série, t. III, année 1861, Paris, 1862.)

doigts, il se plaint de ne plus les sentir, il ne peut que difficilement se servir de ses mains sans l'aide de la vue.

Les engourdissements et les douleurs persistent aux extrémités, les mouvements réflexes ont toujours lieu ; il y a du malaise, une courbature générale, de la perte de l'appétit. Le malade, qui se décolore et s'amaigrit, finit par se décider à entrer à l'hôpital, où il succombe deux mois plus tard.

Il peut encore faire à pied le trajet du parvis de la Pitié, et, durant le premier mois, il put se lever et marcher à différentes reprises ; il était même sur le point de sortir, malgré les douleurs toujours violentes, non-seulement aux extrémités, mais encore dans le dos et les reins, lorsqu'il fut pris de raideur, de contracture et d'une paraplégie complète, accompagnée parfois de secousses convulsives.

A partir de ce moment, l'état de X… s'aggrave de plus en plus ; la respiration est gênée ; l'urine retirée à l'aide du cathétérisme est bourbeuse et sanguinolente ; les traits s'altèrent ; surviennent des eschares qui se creusent rapidement, de la fièvre et enfin un érysipèle. La fièvre s'accroît, la respiration s'embarrasse de plus en plus et la mort a lieu.

Autopsie. — Cadavre amaigri, légère déviation rachidienne à courbure saillante à gauche et en arrière, œdème peu prononcé aux membres inférieurs. — Les parois du canal rachidien sont normales, la moelle qui y est contenue est relativement volumineuse. La consistance extérieure de cet organe est peu ferme, mais si l'on vient à le presser avec les doigts, on sent qu'il résiste très fortement. La section fait reconnaître à la partie centrale l'existence d'un cordon grisâtre, cylindrique, ferme et résistant, du volume d'un manche de plume ou de crayon ; ce cordon solide s'étend de la partie supérieure de la région cervicale à quelques centimètres de l'extrémité inférieure de la moelle où il se termine par une pointe conoïde. Il occupe le centre de la moelle et se trouve enveloppé dans toute son étendue par la substance médullaire dont il peut être facilement énuclée. La substance blanche de la moelle est diminuée de consistance sur plusieurs points ; dans la région cervicale, au niveau de la troisième vertèbre cervicale, existe sur le trajet du cordon central un caillot sanguin, légèrement grenu, mais récent et du volume d'un gros noyau de cerise. A quelques millimètres au-dessous de ce noyau hémorrhagique se rencontre un petit kyste d'où s'écoule un liquide séreux, tandis qu'un peu plus bas, se trouve un second noyau hémorrhagique plus ancien et plus petit que le précédent. Le siège de ces foyers multiples est sans aucun doute le cordon épendimique hypertrophié, à quelques millimètres au-dessous de son extrémité terminale supérieure.

Examen microscopique. — Une matière amorphe, légèrement granuleuse, des granulations moléculaires isolées, des fibres du tissu conjonctif, fines, déliées, enchevêtrées et en tout semblables à celles qui, à l'état normal, font partie de la membrane de l'épendyme, des vaisseaux nombreux sur le trajet desquels se voient d'abondants granules d'hématosine et dont quelques-uns sont en voie d'altération, telle est la constitution du cylindre central de la moelle ; nous n'avons pu y reconnaître de cellules épithéliales. La substance grise de la moelle est en grande partie réduite en granulations, cependant, à côté de cellules déformées, déchirées, on parvient à en trouver d'autres qui sont encore presque normales ; quelques-unes des fibres nerveuses de la substance blanche et des racines des nerfs sont atrophiées et granuleuses ; la substance médullaire des dernières se trouve remplacée par quelques granulations.

La partie la plus inférieure de la moelle, située au-dessous du cordon central, n'a pas subi la même altération ; elle paraît saine, les nerfs qui en partent ne sont pas altérés. Rien à noter du côté du cerveau et des viscères.

A cette même catégorie appartiennent encore plusieurs observations qui, moins par les lésions anatomiques que par les symptômes, se rapprochent du tableau clinique de l'atrophie musculaire progressive et offrent un grand intérêt. Le premier fait observé par W. Gull et L. Clarke, en 1862, excita à juste raison l'attention du monde médical. Il est intitulé : *Case of progressive atrophy of the muscles of the hands : enlargement of the ventricle of the cord in the cervical region, with atrophy of the gray matter. (Guy's Hospit. Rep. 1862, third series, vol. VIII.)*

G. B., tailleur, âgé de 44 ans, ayant toujours mené une vie sobre, fut reçu le 5 février 1862 à la Clinique. Il dit avoir toujours été fort et bien portant ; il n'a jamais eu de traumatisme à la nuque. Il y a 13 mois, tandis qu'il travaillait à Londres, les 4e et 5e doigts de la main droite devinrent faibles sans raison particulière, la main était fraîche et le malade éprouvait dans les doigts une sensation d'engourdissement, mais non de douleur. Cette faiblesse le gênait beaucoup, mais néanmoins ne l'empêchait pas de continuer son métier. Il y a deux mois, le médius de la même main fut subitement atteint, et il y a trois semaines les quatre doigts internes de la main gauche furent affectés de la même façon, seulement il n'y eut pas d'obtusion de la sensibilité. La main s'atrophia progressivement. Les bras étaient intacts. Depuis sept semaines déjà le malade éprouvait des douleurs dans les parois thoraciques ainsi qu'un sentiment de constriction dans la partie supérieure de la poitrine. La main gauche n'était pas aussi froide que la droite, la sensibilité y était intacte. Des deux côtés, le malade pouvait mouvoir librement le pouce et l'index, il pouvait de même étendre les premières phalanges des autres doigts, mais il n'y avait pas trace d'extension dans les secondes et troisièmes phalanges qui étaient fléchies dans la paume de la main. Les espaces interosseux étaient déprimés par suite de l'atrophie; les éminences de la main avaient fait place à des creux et les tendons faisaient saillie. La saillie de l'éminence thénar avait diminué, l'éminence hypothénar avait presque complètement disparu, notamment à droite. Les mouvements du poignet n'étaient pas intéressés. Les bras exécutaient librement des mouvements dans tous les sens. Les mouvements des jambes étaient intacts. Rien à noter du côté de la colonne vertébrale. Les sphincters étaient libres. Le malade mourut du typhus. — L'*autopsie*, qui dut se borner à l'ouverture du canal rachidien, trouva les os, les ligaments et les méninges complètement sains. Le renflement cervical était augmenté de volume et avait une consistance molle. En pratiquant des sections transversales on reconnut que les cordons blancs avaient conservé leur consistance et leur structure, mais que le centre de la moelle était occupé par une large cavité qui commençait à la 5ᵉ paire cervicale, s'étendait jusqu'à la 7ᵉ, à partir de laquelle elle allait de nouveau en diminuant. Il ne restait plus de substance grise que sur le devant de la cavité, derrière les cordons antérieurs. En ce point les cellules nerveuses avaient conservé leur structure et leurs dimensions. La cavité était d'ailleurs tapissée par une couche de substance grise épaissie, que l'on pouvait détacher comme une membrane. Sur la paroi interne on trouvait un grand nombre de noyaux ovales tendres, qui étaient probablement de l'épithélium. Les cordons blancs contenaient quelques corps granuleux, mais à part cela il n'existait aucune trace de processus pathologique actif. Les racines nerveuses étaient intactes.

L'observation de Schüppel *(Ueber Hydromyelitis, Arch. der Heilkunde*, VI, p. 289-311) est analogue. Il s'agit d'un musicien âgé de vingt-quatre ans qui était atteint depuis quatre ans d'atrophie musculaire progressive des deux bras, notamment à gauche, et qui mourut du typhus. Schüppel trouva dans la moelle une cavité qui commençait à 0ᵐ,05 au-dessous de la protubérance, et s'étendait, aux dépens de la substance grise, jusqu'au voisinage du filum terminale. Les parois de cette cavité étaient formées par le tissu de l'épendyme épaissi. Il n'existait que très peu de cellules nerveuses dans la substance grise, les racines antérieures des cinquième et huitième paires cervicales étaient amincies. — La troisième observation de ce genre qui appartient à J. Grimm est désignée sous le nom d'atrophie musculaire progressive (Virchow's *Arch.* 1869, Band XLVIII, p. 445-467). Il est inutile de rapporter ici les particularités cliniques de la maladie, mais l'autopsie est remarquable.

La moelle est mince, sauf au niveau des régions cervicale inférieure et dorsale supérieure où elle est renflée sous forme d'un fuseau long de 5 centimètres, large de 1/2 d'avant en arrière et de 2 de droite à gauche. Sur une coupe longitudinale on reconnaît que le canal central est dilaté aux dépens de la substance grise qui est réduite à une mince feuille cylindrique On ne trouve dans la dilatation aucune trace du canal central lequel est remplacé par une néoplasie très vasculaire semblable à la moelle des os et de couleur grise. La substance blanche et la substance grise cessent assez brusquement au niveau des limites de la *tumeur*. Grimm incline à penser que la formation de cette tumeur n'a rien à voir avec le canal central.

En présence de ces observations, il n'était plus guère possible de regarder la dilatation centrale comme une anomalie congénitale indifférente. Dans certains de ces cas, on pouvait bien regarder la coïncidence d'une excavation avec une affection spinale, comme accidentelle, mais la plupart d'entre eux faisaient croire à une parenté plus intime. Ou bien il fallait reconnaître dans l'hydromyélie congénitale une prédisposition à des affections spinales ultérieures, ou bien il fallait arriver à conclure que cette excavation n'était nullement congénitale, mais bien le résultat d'un processus pathologique. Cette opinion a été émise pour la première fois par Hallopeau à propos d'une observation analogue aux précédentes et où il y avait eu pendant la vie de la paralysie et de l'atrophie musculaire; l'auteur considéra la lésion comme le résultat d'un état inflammatoire, d'une sclérose diffuse périépendymaire [1]. Dans son travail sur les myélites diffuses chroniques (*Arch. génér. de méd.* 1871 et 72), il dit qu'il s'agit-là d'une myélite centrale chronique : « Quelques faits, montrent que la prolifération connective peut rester limitée à la périphérie du canal épendymaire et aux parties voisines de la substance grise. On peut alors n'observer d'autres symptômes que des paralysies isolées, bientôt suivies d'un affaiblissement de la contractilité électrique et d'atrophie des membres. La myélite offre dans cette forme une frappante analogie avec l'atrophie musculaire progressive » (Hallopeau, *Nouveau Dictionnaire*, t. XVIII, p. 441).

A la conception de Hallopeau, se rattachent deux travaux récents de Th. Simon et de Westphal sur le même sujet ; ces deux auteurs s'accordent avec Hallopeau sur divers points, mais non cependant sur tous ; ils regardent avec lui le processus comme acquis et différent de l'hydromyélie congénitale, mais ils font ressortir avec soin que la cavité n'appartient pas au canal central et n'est nullement en rapport avec lui. Th. Simon [2] qui donne une étude approfondie et une critique de tout ce qui a été écrit sur ce sujet, arrive à distinguer formellement la dilatation réelle et congénitale du canal central ou *hydromyélie* d'avec l'excavation acquise ou *syringomyélie*. Cette dernière, d'après lui, ne serait presque jamais due à une dilatation du canal central, mais siégerait derrière lui, dans la partie la plus antérieure des cordons postérieurs. Cette région paraîtrait particulièrement propre au développement des processus pathologiques qui aboutissent à un ramollissement avec résorption complète du tissu ramolli. Un certain nombre de ces syringomyélies résulteraient de la résorption de masses inflammatoires très vasculaires (gliôme télangiectasique) [3].

L'observation de C. Westphal [4], qui aboutit aux mêmes conclusions que celles de Simon, est la suivante :

Homme de 37 ans. Depuis trois ou quatre ans, amaigrissement progressif (atrophie) de la main gauche et d'une partie de l'avant-bras correspondant ; plus tard sensation d'engourdissement, de fourmillement et de froid glacial dans le bras droit avec diminution de la force dans celui-ci ; la force est également amoindrie dans le bras gauche. Fréquemment douleur de tête au côté droit, diplopie, accès de vertige. Troubles passagers de la déglutition et de la parole. Mort 7 jours après l'entrée. — AUTOPSIE : *Excavation dans la partie supérieure, tumeur dans la partie inférieure de la moelle. Dégénération du nerf hypoglosse droit, du pneumogastrique et du glosso-pharyngien. Atrophie musculaire des membres supérieurs. Rupture du biceps droit, altérations des nerfs des membres supérieurs. Dégénération visible au microscope dans le bulbe. Hypérémie cérébrale Bronchite.* — Il faut remarquer ici que les symptômes avaient fait croire pendant la vie à une paralysie bulbaire avec atrophie musculaire. L'examen ultérieur de la moelle allongée permit de reconnaître une myélite chronique en foyers. La cavité était tapissée par une membrane dense et traversée par des vaisseaux délicats du tissu conjonctif.

(1) Hallopeau, *Note sur un fait de sclérose diffuse de la moelle avec lacune au centre de cet organe, altération de la substance grise, atrophie musculaire (Gaz. méd. de Paris*, 1870, p. 183). *Contribution à l'étude de la sclérose diffuse péripednymaire.* Mémoire communiqué à la Société de biologie dans la séance du 7 août 1869; se trouve aussi in *Gaz. méd. de Paris*, 1870, nᵒˢ 30, 32, 34, 35. — Hallopeau, *Nouveau Dictionnaire de médecine et chirurgie pratiques*, art. Moelle, t. XVIII.

(2) Th. Simon, *Beiträge zur Pathologie und pathologische Anatomie des centralen Nervensystems (Arch. f. Psych. und Nervenkrankheiten*, Band V, 1, p. 108-163).

(3) Il est à remarquer que parmi les faits observés par Simon, deux n'ont été découverts qu'accidentellement chez des sujets morts d'autre maladie et qui n'avaient présenté aucun signe d'affection spinale (VI et VII). Dans le dernier de ces cas, on trouva une altération extrêmement considérable ; il existait, dans la moelle, une cavité qui commençait immédiatement au-dessous du 4ᵉ ventricule et s'étendait jusqu'à la région lombaire ; cette cavité, entourée de tissu fibreux, avait son siège dans les cordons postérieurs et ne communiquait pas avec le canal central. Il existait une tumeur qui avait complètement envahi les cordons postérieurs du segment lombaire. Malgré cela, on ne peut pas accepter l'opinion de ceux qui attribuent peu d'importance physiologique aux cordons postérieurs. Les expériences de Schiff ont prouvé, il est vrai, que la section tranversale des cordons postérieurs reste sans effet; mais ne trouvons-nous pas dans tous les organes une surabondance de parenchyme telle qu'une partie peut se perdre sans que les fonctions de l'organe soient compromises? Mais il est impossible de dire jusqu'où peut aller cette disparition de parenchyme sans que la fonction de l'organe soit entravée.

(4) C. Westphal, *Ueber einen Fall von Höhlen und Geschwulstbildung im Rückenmark mit Erkrankung des verlangerten Marches und einzelner Hirnnerven (Arch. f. Psysh. u. Nervenkrankheiten*, Band V, p. 90-107).

Dans la partie moyenne de la région dorsale on voyait poindre quelques particules d'une masse
étrangère qui augmentait à mesure que l'on descendait, tandis que la cavité disparaissait;
cette masse était constituée par un tissu mou et gélatineux qui bombait au-dessus de la surface
de section. La tumeur qui s'étendait jusqu'à la partie inférieure du segment dorsal, était formée de petites cellules arrondies, de fines fibrilles et de cellules plus grosses et irrégulières.
On ne pouvait pas reconnaître là un tissu muqueux et il était permis de regarder la tumeur
comme un gliosarcome. Pour ce qui est de la cavité il semble qu'on puisse admettre qu'il
avait aussi existé dans le segment supérieur de la moelle une tumeur siégeant dans la partie
intérieure des cordons postérieurs, et que plus tard il s'était fait une liquéfaction des portions
centrales avec épaississement de la périphérie de la tumeur, d'où formation d'une cavité.

Pour être complet, nous devons signaler encore l'histoire remarquable d'un
malade de O. Shüppel, atteint d'une anesthésie étendue. Ce sujet a été souvent
présenté dans la clinique de Niemeyer. Il mourut de péricardite, et on trouva
dans la moelle une cavité remplie de liquide, qui s'étendait à une portion considérable de la moelle et qui s'était substituée à la substance des cordons postérieurs.

Nous ajoutons ici trois observations personnelles qui, nous l'espérons, ne seront pas lues sans
intérêt et pourront servir à l'histoire clinique et anatomo-pathologique de cette singulière
affection.

OBSERVATION I. — Au mois de mai 1872 M. le professeur de Recklinghausen eut la bonté de
nous envoyer une moelle dans laquelle on avait trouvé une induration et une excavation centrales. Le centre du segment dorsal supérieur était converti en un filament dur qui avait l'aspect
la forme, l'épaisseur et presque la dureté d'une aiguille à tricoter : sur une section transversale
cette substance indurée faisait saillie et se distinguait nettement du tissu nerveux avoisinant ;
elle était creusée à son centre par un canal très fin dont le calibre était très variable, suivant la
hauteur à laquelle on l'examinait. Ce filament occupait la partie supérieure de la région dorsale,
où il avait son maximum d'épaisseur ; il allait en s'amincissant vers le bas, et au renflement
lombaire il avait complètement disparu. En se rapprochant du renflement cervical, il perdait de
sa dureté; par contre, il existait deux canaux situés l'un derrière l'autre. Au haut de la région
cervicale il n'y avait plus d'excavation. Dans le bulbe la couche superficielle, située au-dessous
du plancher du quatrième ventricule, présentait une consistance molle. Après durcissement, on
constate les particularités suivantes :

Le centre de la moelle dorsale est occupé par une masse dure, cylindrique, creusée d'une lumière centrale très visible, dont les parois sont irrégulières, filamenteuses et n'offrent pas trace
d'épithélium. Cette masse indurée a envahi à peu près la totalité des commissures, sauf une portion de la commissure antérieure ; mais elle n'empiète pas autrement, ni sur la substance grise
ni sur la substance blanche. Elle est constituée par un tissu fibreux dur, contenant des noyaux
ronds ou ovales, quelques groupes de grosses cellules et quelques vaisseaux épaissis. En somme,
ce tissu ressemble à celui qui, normalement, entoure le canal central et qui, lui aussi, est composé de fibres dures, de noyaux ronds ou allongés et de quelques îlots de cellules plus grosses.
Seulement, à la partie supérieure, le tissu de nouvelle formation est beaucoup plus dur ; mais, à
mesure que l'on descend, il devient moins dense et se rapproche davantage du tissu périépendymaire normal. Le canal central existe, sa lumière est conservée, cependant il est englobé dans
le tissu de nouvelle formation ; à la partie supérieure de la moelle dorsale il est situé d'abord en
arrière, puis à gauche du tissu néoplasique ; plus bas, il est légèrement dilaté et son épendyme
est épaissi ; dans le renflement lombaire il est normal. Dans le renflement cervical il n'existe
plus d'induration, mais seulement une petite cavité remplie d'un tissu fluide, entourée d'une
paroi ferme et située entre les deux cordons postérieurs. Mais ce ne sont pas là les seules lésions que présente la moelle. Ce qu'il y a de plus remarquable, c'est une dégénération très manifeste des cordons postérieurs qui occupe presque exclusivement les cordons de Goll et a son
maximum à la région cervicale. La dégénération est particulièrement intense au point de rencontre des deux cordons cunéiformes postérieurs ; à la partie dorsale elle est à peine visible et
plus bas elle disparaît complètement. Les parties ainsi dégénérées ont la même structure que
dans la sclérose, c'est-à-dire qu'elles se composent d'épaisses travées conjonctives, de vaisseaux
sclérosés, de corpuscules amyloïdes et de fibres nerveuses atrophiées. Dans la moelle allongée,
les cordons postérieurs étaient devenus grumeleux par le durcissement, et il ne fut pas possible
de les soumettre à un examen microscopique sérieux ; disons seulement qu'ils se coloraient fortement avec le carmin. A la région dorsale, les cordons latéraux présentent également au voisinage de la substance grise une légère induration. En ce qui concerne la substance grise, les
cornes antérieures sont à la région dorsale supérieure le siège d'une atrophie manifeste avec
destruction d'un certain nombre de cellules nerveuses.

Remarques. Tout ce que nous avons pu apprendre, relativement à l'histoire de ce malade, c'est
qu'il avait succombé aux progrès d'une paralysie ascendante : cette dernière doit être, suivant
nous, rapportée au ramollissement bulbaire. Nous ne saurions dire si l'excavation a donné lieu à

des symptômes spéciaux. L'altération des cordons postérieurs et latéraux, ainsi que de la substance grise, s'est évidemment développée lentement : elle ressemblait à la sclérose, mais n'était
nulle part très intense. La lésion primordiale a été incontestablement la néoplasie centrale.

OBSERVATION II. — Une vieille femme qui, depuis des années, avait souffert de tiraillements et de faiblesse dans les membres inférieurs, mourut de phtisie pulmonaire sans symptôme spinal bien saillant. La moelle contenait une excavation dans sa portion dorsale, laquelle
excavation semblait n'être autre chose que le canal central dilaté, car il fut impossible de trouver dans le voisinage aucune trace du canal central. Les parois étaient épaissies et indurées et
présentaient la même structure que celle indiquée dans l'observation précédente. La région lombaire était intacte : le canal commençait au bas de la région dorsale, allait en s'élargissant, puis
se rétrécissait de nouveau pour se dilater encore en approchant du renflement cervical, où il
affectait la forme d'une fente transversale. Comme dans le cas précédent il existait d'autres lésions, et notamment une sclérose qui occupait une zone très étroite à la partie interne des cordons postérieurs. En outre, il existait des traces de myélite récente : ainsi les cordons blancs
et particulièrement les faisceaux latéraux étaient altérés à la région cervicale. En ce point la
substance nerveuse avait un aspect légèrement vésiculeux ; les vésicules étaient formées par
des fibres nerveuses gonflées, au milieu desquelles on voyait le cylindre-axe fortement tuméfié
lui aussi ; la myéline avait disparu et le cylindre-axe était mou, trouble et granuleux. La
névroglie était à peu près intacte, et il n'existait ni prolifération nucléaire ni corps granuleux ;
les vaisseaux eux-mêmes étaient à peu près intacts. Il s'agissait par conséquent là d'une myélite parenchymateuse pure. Ajoutons qu'il n'y avait aucune modification de consistance ni de
coloration, et que le durcissement était bien réussi. Ce processus inflammatoire a constamment
respecté la substance grise.

OBSERVATION III. — Une femme de 52 ans fut frappée brusquement de paralysie : la déglutition était tout à fait impossible ; la parole était très embarrassée, les membres n'étaient que peu
atteints : la paralysie fit des progrès et, au bout de dix jours la malade succomba à la suite de
troubles respiratoires. Avant cette dernière maladie on n'avait observé ni paralysie ni faiblesse
d'aucun genre. M. le professeur de Recklinghausen, qui pratiqua l'autopsie, trouva une fente
centrale dans les portions cervicale et dorsale de la moelle. Après durcissement, on constata ce
qui suit : la fente s'étend depuis la partie inférieure de la moelle dorsale jusque dans la moelle
cervicale ; le renflement lombaire est complètement intact. L'excavation a son plus grand diamètre à la partie supérieure de la moelle dorsale, où elle occupe la commissure postérieure en
entier et empiète sur les masses grises latérales : les cornes postérieures sont repoussées en
dehors. La paroi de la fente est formée par un tissu sclérosé très dense, presque cartilagineux,
qui a la même structure que dans les observations précédentes. Le canal central est d'abord
situé au-devant de la masse indurée, puis à gauche et enfin il devient peu distinct. La corne
postérieure droite est fortement recourbée en dehors et en avant. Au microscope on reconnaît
qu'il n'y a pas eu formation d'une cavité proprement dite, mais seulement d'un tissu à larges
mailles contenant quelques vaisseaux sclérosés. On retrouve aussi ici la dégénération habituelle
des cordons postérieurs, et, comme toujours, elle occupe surtout le segment interne des cordons de Goll.

Pour expliquer les symptômes aigus des dix derniers jours qui ont précédé la mort, on ne
trouve qu'un très petit foyer de myélite récente, situé dans un des côtés du bulbe, est qui, après
le durcissement, ne se révèle que par une légère différence de nuance. Situé dans l'épaisseur
du bulbe, au voisinage du plancher du quatrième ventricule, il englobe les racines du glosso-
pharyngien, du spinal et du pneumo-gastrique et s'étend jusqu'au noyau d'origine du facial.
L'hypoglosse est indemne. Ce foyer est composé de nombreux éléments nucléaires et de grosses
cellules, qui sont analogues aux cellules endothéliales et qui contiennent des noyaux ronds. On y
trouve aussi des fibres nerveuses tuméfiées, quelques-unes même sont sur le point de se désagréger. Dans la partie avoisinante du corps restiforme, on trouve une myélite parenchymateuse assez intense, avec structure vésiculeuse du tissu. Le foyer, dans son ensemble, a à peu
près l'étendue des olives. Tout le reste de la moelle allongée est sain.

Nous possédons une quatrième observation tellement semblable à la précédente que nous pouvons nous dispenser d'en donner une description détaillée. La moelle présentait, outre les lésions
de la syringomyélie, une dégénération symétrique des faisceaux latéraux due à des foyers cérébraux hémorragiques multiples.

Si l'on réunit tous les cas observés jusqu'ici, on peut, à notre avis, malgré de
nombreuses variations, y reconnaître un processus morbide assez typique, dont
l'interprétation présente, il est vrai, encore beaucoup de points obscurs et de
lacunes, et dont l'histoire clinique ne saurait être tracée qu'à larges traits.

Anatomie pathologique. — Le phénomène capital, est la présence d'un canal
ou d'une excavation dans l'intérieur de la moelle qui est souvent, dans une grande

étendue, convertie en un long boyau fluctuant et rempli de liquide. Cette excavation varie beaucoup quant à ses dimensions ; dans nombre de cas elle traverse
la moelle dans toute sa hauteur, depuis le filum terminale jusqu'au foramen cæ-
cum de Magendie ; d'autres fois elle est moins étendue, mais elle a toujours
son plus grand développement dans la partie supérieure du dos et inférieure du
cou, et souvent elle laisse libre la moitié inférieure de la moelle et la moelle allongée. La largeur de ce canal est tout aussi variable ; chez certains sujets on pouvait facilement y introduire un doigt et la moelle ressemblait à un sac fluctuant
dont la paroi était formée par une mince couche de tissu médullaire condensé.
Dans d'autres cas, la cavité est beaucoup plus étroite et ne représente à la section
qu'une fente plus ou moins large, parfois à peine visible à l'œil nu. Souvent la
cavité, principalement quand elle est grande, est cloisonnée par plusieurs sep-
tums ; elle offre aussi des anfructuosités : elle est fréquemment double ou même
triple dans la région cervicale, où l'on a parfois consaté deux cavités juxtaposées
d'avant en arrière, sur la ligne médiane. Sur une section transversale on reconnaît que la cavité siège en général dans les parties centrales ; cependant, chez
un grand nombre d'individus ce siège n'était pas tout à fait central, mais reporté
en arrière et il n'était pas non plus exactement symétrique par rapport à la ligne
médiane. Déjà Magendie avait fait remarquer que, dans son observation, la cavité
était plus rapprochée du plan postérieur que de l'antérieur, mais Simon surtout
a prouvé que la cavité existe le plus ordinairement dans les cordons postérieurs.
Le fait le plus remarquable est celui de Schüppel, dans lequel une grande partie des cordons postérieurs avait été détruite par l'excavation. Néanmoins celle-ci
affecte toujours une position qui se rapproche du centre, de sorte qu'on pourrait
très bien la prendre pour le canal central, d'autant plus que le tissu qui l'entoure semble se rapprocher de la structure de l'épendyme. Les travaux de Simon
et de Westphal ont démontré que d'ordinaire le canal central ne s'ouvre pas
dans la cavité, et qu'il est le plus souvent possible de le trouver complètement séparé de celle-ci. Cette assertion est très exacte et se trouve confirmée par
nos propres observations. En général, le canal central est situé au-devant de la
cavité anormale, il est souvent comprimé et aplati ; fréquemment aussi il est
rejeté sur un côté et oblitéré en certains endroits ou même il a disparu complètement. Parfois il paraît s'ouvrir dans la cavité, comme le dit aussi Simon, mais très
rarement il est situé en arrière de celle-ci. On voit donc que la cavité kystique
a une tendance marquée à se développer du côté des cordons postérieurs ; elle
envahit leur extrémité centrale, ou un cordon seul ; elle s'étend parfois assez
loin pour les détruire en grande partie, comme dans le second cas de Schüppel. On
peut donc dire, en thèse générale, que si l'excavation ne représente pas une dilatation du canal central, elle se développe néanmoins dans les parties centrales de
la moelle. La paroi interne de la cavité est le plus souvent lisse et nue. Par
exception et à des endroits isolés seulement, on peut trouver de l'épithélium
cylindrique, et il est vraisemblable que, dans ces conditions, la cavité se confond
avec le canal central. Le plus souvent elle est entourée d'une zone dense, hyaline,
élastique, qui ne présente presque pas de trace de structure et contient des vaisseaux sclérosés. Dans d'autres endroits, là où la cavité se rétrécit, les parois ne
sont pas lisses, mais formées par des traînées fibreuses lâches qui traversent
la cavité qu'elles convertissent en un fin tissu réticulaire. — Dans beaucoup
d'observations les lésions que nous venons de décrire sont presque les seules que
l'on rencontre : le reste de la moelle est intact, sauf le déplacement qui provient
de la dilatation de la fente et qui porte surtout sur les cornes grises postérieures
et les colonnes de Clarke ; il n'en résulte toutefois aucun préjudice réel pour
leur structure.

On peut cependant trouver d'autres altérations qui, souvent même, sont très prononcées. D'abord on peut voir se développer dans les parois de la cavité ou dans son voisinage immédiat, des masses denses (sclérosées). Celles-ci étaient surtout remarquables chez le malade de Lancereaux, où elles constituaient un cordon dur, facile à détacher et traversant toute la moelle. Ce cordon était central, solide dans toute son étendue et ne présentait que dans la région cervicale des traces d'excavations. Les faits de Westphal et le nôtre, dans lesquels il existait également un cordon ferme et central qui avait environ l'épaisseur d'une aiguille à tricoter, sont tout à fait analogues. On pourrait objecter que ces observations ne rentrent pas dans le cadre de l'affection qui nous occupe, puisqu'il n'y avait que de petites excavations. Mais nous répondrons qu'on trouve dans tous les cas d'hydromyélie des traces de masses dues à la sclérose, d'une structure histologique identique, et que ce qui varie c'est la proportion qui existe entre les parties excavées et celles qui sont sclérosées : tantôt les premières l'emportent de beaucoup, tantôt, et ces faits sont les plus rares, l'induration prédomine. D'habitude ces deux états se combinent et il semble qu'il y ait entre eux un lien nécessaire. L'induration (sclérose) ou bien se trouve à la périphérie de la cavité ou bien elle fait suite à celle-ci ; à certains endroits cette induration constitue un cordon solide, à d'autres elle présente dans son intérieur un centre de ramollissement qui semble se convertir en une cavité. Là où la cavité est large, notamment dans la partie supérieure de la région dorsale, elle n'est que rarement entourée d'une sclérose marquée. Ce dernier processus prend aussi son origine dans les parties centrales de la moelle, sans toutefois avoir toujours pour cela son point de départ dans le canal central : il part néanmoins de préférence de l'épendyme qui entoure le canal central et notamment du tissu de la commissure postérieure, de sorte que le canal central finit par se trouver en avant. Il est très rare au contraire que celui-ci soit situé en arrière. Parfois il se trouve englobé dans le travail pathologique, et alors il est comprimé, rétréci et même oblitéré. Il est assez fréquent de le voir repoussé d'un côté. D'autres fois les lésions ont leur point de départ, non pas dans l'épendyme, mais dans le tissu de la corne postérieure : mais alors encore le point d'origine semble être dans le tissu conjonctif qui avoisine l'épendyme. Parties de ces deux points les néoplasies envahissent facilement les cordons postérieurs et constituent parfois une masse étendue, analogue à une tumeur, de consistance dure ou molle qui peut, par le ramollissement de son centre, donner naissance à une excavation nouvelle. Il n'est pas douteux qu'il s'agisse là d'une néoplasie, car on ne trouve rien de semblable dans la moelle normale ; il se forme des masses compactes relativement considérables, et l'on constate que les fibres nerveuses sont fortement écartées les unes des autres par les éléments nouveaux qui s'engagent entre elles : il en résulte que la moelle est augmentée de volume, tant par les excavations que par le tissu de nouvelle formation. Le renflement cervical particulièrement est quelquefois gonflé à l'instar d'une tumeur. Sur une coupe, on voit que la masse néoplasique affecte une position centrale, ou qu'elle a envahi les cordons postérieurs et qu'elle a repoussé en dehors les cornes postérieures, ainsi que le point d'immergence des racines postérieures et ce qui reste des cordons blancs correspondants. C'est ainsi que se constituent les lésions qui ont été surtout décrites par Simon et Grimm et dans lesquelles les cordons postérieurs sont convertis dans une étendue d'un ou de plusieurs centimètres, en une tumeur néoplasique. Il faut néanmoins remarquer que la néoplasie n'atteint un volume considérable que sur une petite étendue, que la cavité elle non plus n'a une grande largeur que dans un espace très restreint. Mais la cavité, de même que la néoplasie, continuent à s'étendre surtout en longueur, et cela que l'épendyme y prenne part ou non.

La texture histologique de ces masses de nouvelle formation a été décrite de différentes manières. Lancereaux, à qui l'on doit le premier cas-type de la maladie, suppose qu'il s'agit d'une hypertrophie de l'épendyme, par cette raison que le tissu nouveau a la même structure que l'épendyme. Schüppel également, dans la première de ses observations, dit que les parois de la cavité résultaient d'un épaississement du tissu de l'épendyme. L'opinion de Grimm, Westphal et Simon est toute différente : ces auteurs pensent qu'il s'agit d'un néoplasme véritable appartenant à la classe des gliosarcomes ou des gliômes télangiectastiques. D'ailleurs, la description que ces auteurs font des masses de nouvelle formation se rapporte bien à ce qu'il nous a été donné de voir à nous-même. Le tissu consiste essentiellement en fibres denses et en gros noyaux à contours nets, tout à fait analogues à ceux que l'on trouve dans l'épendyme qui entoure le canal central. Comme dans celui-là on rencontre aussi, par-ci, par-là, des groupes de cellules épithéliales. Enfin ces masses sont traversées par un nombre assez considérable de vaisseaux artériels pourvus de parois très épaissies et sclérosées, et par des veines larges et flexueuses. Jusqu'ici la texture histologique est évidemment analogue à celle du gliôme, mais il faut convenir qu'elle ne cesse pas de rester semblable au tissu normal de la moelle. A notre avis, il n'est pas douteux qu'on ait affaire dans ces cas à un néoplasme véritable et non à une simple formation inflammatoire de tissu conjonctif, comme le veut Hallopeau : l'accroissement de la masse, la dissociation des faisceaux de fibres nerveuses, le déplacement des cornes postérieures et des colonnes de Clarke sont des preuves suffisantes à l'appui de cette manière de voir. Pour ce qui est de la nature de ce néoplasme, nous nous rattachons à l'opinion de Lancereaux. La production nouvelle diffère déjà des tumeurs vraies parce qu'elle n'est ni ronde ni ovale, ni nettement circonscrite, mais cylindrique, et qu'elle s'étend dans une portion considérable de la moelle en suivant, dans la plupart des cas, la direction du cordon épendymaire central. Le néoplasme, il est vrai, naît aussi accidentellement des cornes grises postérieures ; néanmoins, alors encore, il a son point de départ dans la substance gélatineuse ou le tissu avoisinant. D'ailleurs la prolifération est loin d'être toujours et partout assez considérable pour aboutir à la formation d'une tumeur. Nous la trouvons en effet dans bien des cas et à bien des endroits à un degré très modéré; mais toujours elle présente le même caractère histologique et elle semble avoir une parenté exclusive avec la cavité centrale.

Il est encore à remarquer que ce tissu hypertrophique n'a pas constamment la même consistance. Dans quelques-uns des cas de Simon, où il avait envahi les cordons postérieurs, il paraît avoir été plutôt mou, d'une consistence gélatineuse ou muqueuse. Nous possédons nous-même une observation analogue. Mais, dans ces cas même, la structure se rapporte suffisamment à la description que nous avons donnée, seulement elle se rapproche davantage du caractère de la substance gélatineuse de Rolando, dont la texture, d'ailleurs, est très voisine de celle de la substance centrale de l'épendyme. En général, le tissu montre de la tendance au relâchement et au ramollissement : fréquemment on remarque déjà de bonne heure dans son milieu une traînée claire d'un tissu réticulaire atrophique, qui plus tard fera place à la cavité centrale. Simon et Westphal font dériver l'excavation d'un ramollissement pareil, en tous cas : la possibilité du fait ne pourra être niée par personne. Cependant, cette manière de voir n'est pas à l'abri de toute objection et nous allons étudier d'une façon plus intime la nature de l'excavation.

Nature des formations kystiques. — Afin de résoudre le plus complètement possible cette question de la nature des formations kystiques, il nous faut passer en revue toutes les causes capables d'amener le développement de cavités dans la moelle. Dans les chapitres précédents, nous avons rencontré accidentellement, mais seulement comme lésions secondaires, des cavités analogues ; en dehors de l'hydromyélie, il a été question de kystes suites d'hémorrhagies et de petites cavités kystiques qui peuvent persister dans le tissu médullaire consécutivement à des myélites aiguës ou chroniques.

Rappelons les considérations dont Schüppel a fait suivre sa première observation : cet auteur admet trois processus pathologiques comme causes possibles d'une excavation dans la moelle ; ce sont : 1° l'apoplexie avec résorption du sang épanché et des éléments médullaires détruits ; 2° la myélite avec ramollissement consécutif et résorption des parties ramollies, enveloppement du noyau ramolli par une espèce de tissu cicatriciel et remplacement de la masse résorbée par un liquide séreux ; 3° accumulation anormale de sérum dans le canal central avec disparition de ses parois. — Schüppel, pour son premier cas d'hydromyélie, semble admettre la troisième cause ; pour son second, au contraire, il croit à l'étiologie mentionnée en deuxième lieu, c'est-à-dire à la résorption d'un foyer ramolli de myélite. Hallopeau est d'un avis analogue et considère la lésion qu'il a trouvée comme le résultat d'une inflammation chronique péryépendymaire avec formation de tissu conjonctif et ramollissement. Cependant, nous ne saurions pas nous rattacher à cette manière de voir, d'abord et avant tout, parce que nous ne reconnaissons pas au processus un caractère inflammatoire. Il est hors de doute que des kystes peuvent résulter d'hémorrhagies et de ramollissement de la moelle, mais l'étendue habituelle des foyers qui se forment dans ces conditions démontre qu'ils n'ont certainement rien de commun avec les excavations dont il est question ici. Même chez les chiens, sur lesquels nous avons provoqué artificiellement les troubles les plus violents du côté de la moelle avec suppuration étendue de la substance médullaire, les kystes qui se sont développés étaient relativement petits, de forme irrégulière, et situés principalement dans les cornes grises antérieures ; ces cavités ne ressemblaient donc pas à celles dont il s'agit ici.

Westphal et Simon pensent qu'elles résultent de la fonte d'une tumeur, et on est forcé de reconnaître qu'il existe au centre de la substance de nouvelle formation une désagrégation et un relâchement tout à fait propres à la genèse d'une cavité kystique. Admettant même que nous ne considérions pas le tissu comme un néoplasme, nous devons néanmoins nous demander à propos du tissu hypertrophique s'il ne renferme pas en lui-même les conditions d'une désagrégation centrale. Celle-ci aurait, ce nous semble, plusieurs raisons d'être. D'abord, le tissu hypertrophique, grâce à sa dureté et à la sclérose des vaisseaux qui le traversent, se trouve dans de mauvaises conditions de nutrition, surtout dans sa partie centrale. En second lieu, à l'aide du microscope, on constate parfois, dans l'intérieur, des masses nouvellement formées, et autour des vaisseaux un commencement de désagrégation ou au moins l'existence d'un tissu plus mou, à mailles très lâches, semblable au tissu muqueux et qui pourrait bien être le point de départ d'une excavation. On est obligé, à notre avis, d'admettre la possibilité de ce mode de développement. De cette façon, le début du processus serait un néoplasme hypertrophique partant de l'épendyme ou bien de la substance gélatineuse de la commissure postérieure, au niveau des cornes correspondantes, et la cavité résulterait d'une désagrégation centrale du néoplasme. D'après cette manière de voir, le kyste ne serait que secondaire et l'hypertrophie serait la lésion primitive.

Il peut paraître également logique de prétendre que l'hypertrophie n'est que la conséquence de l'excavation. Quoique Simon et Westphal aient démontré que le canal central n'est pas directement intéressé, il est impossible de méconnaître la relation étroite qui existe entre la lésion et l'épendyme central, et l'on est en droit de s'enquérir s'il n'existe pas là une disposition congénitale. Simon, il est vrai, a demandé avec raison qu'on sépare les vices de conformation congénitaux sous le nom d'*hydromyélus* ou *hydromyélie*, et qu'on désigne la catégorie d'excavations dont il s'agit ici sous le nom de *syringomyélie*. Malgré cela, la question ne peut pas être considérée comme résolue. Nous avons eu récemment l'occasion d'examiner un cas d'hydromyélie qui existait concurremment avec une encéphalocèle congénitale chez un enfant de trois ans, et à notre grand étonnement, nous avons trouvé des lésions qui étaient tout à fait analogues à celles que nous étudions en ce moment. Nous nous réservons de publier en temps et lieu cette intéressante observation. Il est évident que le dernier mot sur cette question n'est pas sur le point d'être dit : de nouvelles recherches sur le développement de l'hydromyélie sont nécessaires : elles feront peut-être découvrir des relations intimes entre cette affection et celles que l'on a distinguées sous le nom de syringomyélie.

Pour être complet, il nous reste à nous occuper de la possibilité d'une autre origine des kystes de la moelle, possibilité qui découle d'un travail remarquable de Eichhorst et Naunyn [1]. Ces auteurs sectionnèrent et écrasèrent la moelle de jeunes chiens sur la limite des segments dorsal et lombaire. Au bout de quelques semaines, ils constatèrent, outre des traces de régénération partielle, des cavités arrondies ou allongées remplies d'un liquide séreux et situées au-dessus du point lésé. L'excavation la plus constante se trouvait dans le sillon longitudinal postérieur entre les cordons postérieurs qu'elle écartait. En arrière, elle s'étendait jusqu'à la pie-mère. Chez les animaux qui avaient survécu un certain temps, les cordons postérieurs et une partie de la substance grise voisine du canal central étaient détruits par l'excavation et on rencontrait des cavités analogues dans la partie postérieure des cordons latéraux. Tous ces kystes étaient tapissés d'une mince couche d'un tissu riche en noyaux. Les auteurs sont tentés de rapporter la formation de la cavité à la barrière qu'aurait opposée à un courant lymphatique venant du cerveau, l'occlusion traumatique du sillon longitudinal postérieur. Comme ces intéressantes recherches n'ont pas été renouvelées jusqu'à ce jour, il n'est peut-être pas superflu de rappeler que nous avons eu occasion de constater le développement d'une excavation semblable chez un de nos chiens. Nous avions sectionné la moelle peu de jours après la naissance et nous avions laissé vivre l'animal avec une paraplégie pendant près de six mois : à l'endroit de l'opération s'était développée une forte sclérose latérale avec rétrécissement du canal rachidien à ce niveau. On ne constata aucune trace de régénération ni de rétablissement des fonctions dans les membres postérieurs ; il n'y avait que des mouvements réflexes. La moelle présentait au niveau de la sclérose un amincissement assez considérable ; depuis la cicatrice jusqu'à quelques centimètres au-dessus s'étendait une cavité kystique qui occupait les cordons postérieurs. Par contre, en provoquant chez des chiens adultes des désordres étendus et de la myélite par l'injection de substances irritantes, il ne nous est jamais arrivé d'observer rien de semblable. Ces animaux furent soumis à l'examen, les uns au bout de quelques jours, d'autres après des semaines, l'un après une année presque entière : la moelle au niveau de l'opération était convertie en un tissu cicatriciel solide, les méninges étaient complètement adhérentes ; dans la substance même de la moelle, notamment dans les cornes grises se trouvaient de petits espaces kystiques, qui correspondaient manifestement aux kystes de la myélite ; mais on ne découvrit aucune des cavités arrondies ou allongées dont parlent Eichhorst et Naunyn. Nous ne saurions donc pas admettre l'opinion de ces deux auteurs,

(1) Eichhorst u. Naunyn, *Ueber die Regeneration und Veränderungen im Rückenmark* (Arch. f. exper. *Pathologie u. Pharmakologie*, Band II, 1874).

et nous serions bien plutôt porté à croire que la croissance est pour quelque chose dans la production de ces excavations. En effet, pendant que le squelette s'accroît, le canal rachidien s'élargit, et les méninges qui y sont devenues adhérentes sont obligées de le suivre. Mais l'accroissement de la substance médullaire qui a été détruite en partie ne s'effectue pas avec la même rapidité, les cordons postérieurs surtout restent en retard au-dessus de la lésion : il en résulte un espace cylindrique qui se remplit *ex vacuo* d'un liquide séreux. Ce phénomène trouve son analogue dans l'hydrocéphalie interne qui se développe chez le fœtus et le nouveau-né lorsqu'il y a atrophie partielle du cerveau [1].

Si maintenant nous comparons les résultats de ces recherches avec les cas d'hydromyélie ou de syringomyélie, nous restons dans l'impossibilité d'en tirer des conclusions applicables à ces maladies. Cependant, on ne pourra pas s'empêcher de constater une certaine analogie entre les deux ordres de phénomènes : ce qui frappe surtout, c'est le siège le plus fréquent de l'excavation dans les cordons postérieurs, et sa confusion accidentelle avec le canal central. Autre chose digne de remarque, c'est que les excavations étaient entourées d'une couche mince d'un tissu riche en noyaux, dont la prolifération vers l'intérieur de la cavité pourrait donner naissance à des masses très analogues à celles que l'on trouve dans la syringomyélie. Nous nous garderons d'appliquer directement ces résultats de l'expérience aux observations pathologiques ; néanmoins, elles tendent à nous faire admettre qu'il s'agit dans tous les cas d'une anomalie primitive et que l'hydromyélie et la syringomyélie reconnaissent la même pathogénie.

La moelle dans les cas de syringomyélie ne se montre jamais tout à fait intacte dans ses autres parties, quoique néanmoins les altérations pathologiques qu'elle présente ne soient parfois que très légères. Nous laissons ici complétement de côté l'écartement des parties qui est la conséquence nécessaire de la néoplasie lentement progressive et de la dilatation du canal et qui s'effectue sans préjudice aucun pour le fonctionnement de la moelle. Mais, en outre, on trouve dans la moelle des altérations tantôt très manifestes, tantôt insignifiantes qui présentent de nombreuses variétés et que nous allons diviser en deux groupes de processus : *aigus* et *chroniques*.

Nous commencerons par les *processus chroniques*, parce qu'ils sont mieux connus. Les plus importants sont des altérations des cordons postérieurs, dont la substance est assez souvent directement intéressée. 1) Ou bien celle-ci s'hypertrophie, comme le montrent plusieurs des faits publiés par Simon, ou bien les kystes se développent principalement dans les cordons postérieurs, comme cela eut lieu surtout d'une façon évidente dans le cas plusieurs fois cité de Schüppel. Des deux façons, les cordons postérieurs sont augmentés de volume, leur substance est dissociée, et notamment la distance qui sépare les points d'émergence des racines postérieures est augmentée ; de plus une partie plus ou moins considérable de la substance des cordons postérieurs est détruite par la compression. On ne sait pas bien jusqu'à quel point les racines postérieures sont intéressées, ni jusqu'à quel point elles échappent à la compression ; les cas de Schüppel eux-mêmes manquent de renseignements suffisants à cet égard. Cette altération directe des cordons postérieurs par un néoplasme ou un kyste est tout à fait rare. 2) Il est plus fréquent et même assez ordinaire de trouver une atrophie chronique correspondant à la sclérose et affectant une disposition assez typique. Elle est surtout marquée à l'extrémité antérieure des cordons postérieurs et se limite plus en arrière, presque exclusivement aux cordons de Goll. Mais, même dans ceux-ci, on

---

(1) Voyez la thèse de R. Binswanger, *Ueber die Entstehung der in der Kindheit erworbenen halbseitiger Gehirnatrophie*, Strasbourg, 1875.

ne constate qu'une mince bandelette d'atrophie sur la ligne médiane et une autre
zone étroite qui sépare les cordons cunéiformes interne et externe. Entre ces deux
zones il n'y a qu'une très légère dégénération. Les cordons cunéiformes externes sont le plus souvent sains ; à leur partie postérieure, on découvre fréquemment un épaississement de la pie-mère. Cette sclérose des cordons postérieurs a
son maximum dans la région cervicale, par conséquent au-dessus de l'endroit où
la syringomyélie est le plus développée; elle s'étend jusque dans le bulbe, mais ne
peut pas être suivie avec certitude jusqu'au quatrième ventricule. Elle diminue
en descendant et d'ordinaire elle n'est plus appréciable dans la moitié inférieure
de la moelle. Les caractères histologiques de cette sclérose sont identiquement
les mêmes que ceux de la sclérose funiculaire ; il existe un réseau serré à fibres
indurées, qui ne contient plus que quelques fibres nerveuses atrophiées, de nombreux corpuscules amyloïdes et des vaisseaux sanguins sclérosés, lesquels sont
surtout visibles à la partie postérieure de la ligne médiane et sont entourés d'une
tunique adventice riche en noyaux ; il est très rare de voir par-ci par-là un corps
granuleux. En approchant de la commissure postérieure, cette sclérose dégénère
en une atrophie raréfiante spéciale que nous allons décrire maintenant. 3) Presque
toujours on trouve un processus atrophique, nous dirions presque une raréfaction
du tissu, d'une intensité plus ou moins grande. A la périphérie du néoplasme
hypertrophique, la substance devient mince, molle ; friable, elle se transforme
en un tissu réticulaire à mailles larges, transparent et semblable à du tissu
muqueux; qui limite nettement la masse hypertrophique. C'est à cette circonstance
qu'il faut attribuer la facilité avec laquelle celle-ci se laisse énucléer. Mais une
semblable atrophie survient également sans être en relation directe avec le tissu
hypertrophique et aussi sans aucune réaction inflammatoire. Il est possible qu'elle
soit occasionnée par la pression de l'excavation qui s'agrandit continuellement,
mais cette explication est loin de convenir à tous les cas. Ainsi, on a trouvé une
fois cette raréfaction à côté de la corne postérieure dans la région cervicale ; une
autre fois, à l'extrémité effilée des cordons postérieurs ; enfin, il est très habituel de la rencontrer dans le diamètre transversal de la substance grise, tout à
côté du canal central, d'où elle peut s'étendre dans toute la substance grise. Cette
atrophie (muqueuse) favorise l'extension du kyste, par suite de la diminution de
résistance des parties, et prédispose ainsi à la progression des lésions : de cette
façon, la substance grise et les cellules nerveuses qu'elle contient sont en
grand danger, d'où résultent les conditions propices au développement de
l'atrophie musculaire progressive. L'atrophie de la substance grise ne nous paraît
pas exclusivement due à l'accroissement continu du kyste, mais encore à ce processus atrophique qui s'effectue en elle, et dépend probablement du processus
primitif.

En dehors de ces altérations chroniques on a encore observé des *processus
aigus*, dont la relation avec la syringomyélie n'a pas assez éveillé l'attention
jusqu'à ce jour. 1) Il peut se faire des hémorrhagies à l'intérieur ou dans le
voisinage de l'excavation ; on les a observées plusieurs fois : elles sont déjà notées
dans le cas le plus ancien de Morgagni. Il résulte de ce que nous avons dit plus
haut que la présence de nombreux vaisseaux sclérosés, de veines dilatées, qui
arrivent jusqu'à la surface de l'excavation, ou bien sont entourées d'un tissu muqueux mou, prédisposent aux hémorrhagies : celles-ci par conséquent ne sont pas
fortuites, mais sont en relation directe avec le processus primitif. — 2) On a
observé fréquemment le ramollissement de la myélite aiguë. Il n'est pas difficile de comprendre que ces accidents peuvent être produits par suite d'une
pression, ou d'une excitation inflammatoire ayant son point de départ dans le
travail hypertrophique. La myélite semble avoir surtout affecté la forme en

foyers, apoplectique, avec formation d'un ou de plusieurs noyaux de ramollissement. A ce point de vue quelques-unes de nos observations nous semblent offrir de l'intérêt. Dans la seconde on trouve à un degré modéré une myélite parenchymateuse récente, notamment dans les parties centrales des cordons latéraux, mais envahissant aussi les cordons antérieurs et les postérieurs. La relation que cette myélite avait avec l'excavation est démontrée par d'autres observations, et par ce fait qu'elle était surtout marquée vers le centre et qu'elle suivait la distribution du processus primitif. Son intensité était modérée, il n'y avait pas de ramollissement, de sorte qu'il est facile de comprendre comment le processus a pu rétrocéder et guérir complètement. Il s'agissait d'une myélite parenchymateuse franche, le tissu de la névroglie était sain, les fibres nerveuses seules offraient un trouble granuleux et un gonflement notable, qui avait abouti à une légère dégénération. Le processus occupait le centre de la moelle dans une hauteur assez considérable.

Enfin il est encore à remarquer que les processus chroniques et aigus qui viennent se surajouter à la syringomyélie montrent une certaine tendance à monter et à s'étendre jusque dans la moelle allongée. Celle-ci plusieurs fois a été trouvée altérée. Dans le cas de Westphal, elle présentait de petites plaques de sclérose, qui pouvaient bien être les résidus de foyers de myélites aiguës. Dans la première de nos observations on peut reconnaître dans la moelle allongée un processus aigu de ramollissement qui était remonté jusqu'à ce niveau le long des cornes postérieures et qui s'était manifesté par des symptômes observés pendant la vie. Chez l'individu qui a fait le sujet de notre troisième observation, on trouva dans la moitié droite du bulbe un petit noyau myélitique qui, il est vrai, n'était pas en connexion immédiate avec la substance grise centrale de la moelle. On ne pourra pas toujours démontrer d'une façon certaine que les lésions bulbaires sont directement en rapport avec la maladie primitive, la syringomyélie, néanmoins une telle relation est rendue très probable et par le mode de la propagation et par la concordance d'un grand nombre d'observations.

Symptomatologie. — A côté de l'anatomie pathologique que nous avons pu détailler il nous est impossible de donner l'histoire clinique des formations kystiques de la moelle, autrement que d'une façon courte et incomplète : nous en poserons seulement les premiers jalons. Avant toutes choses, il est à noter que la syringomyélie en soi, sauf quand elle reste à un degré modéré, et même parfois quand elle est intense, peut exister sans compromettre en aucune façon les fonctions de la moelle. Cette proposition se trouve vérifiée par un grand nombre de faits dans lesquels la lésion n'a été démontrée qu'accidentellement, après avoir persisté pendant toute la durée de la vie sans donner lieu à aucun symptôme spinal quel qu'il fût. Cette tolérance pour une si grosse lésion ne doit pas nous étonner après ce qui a été dit plus haut ; car en réalité la substance médullaire reste longtemps intacte et ne subit qu'une dissociation lente de ses parties, ce qui, comme on sait, n'intéresse pas en général le fonctionnement de l'organe. Mais que la dilatation vienne à s'étendre au loin, que la lésion soit plus profonde, alors on verra apparaître des symptômes manifestes d'une affection spinale. De ces considérations nous conclurons d'abord que la syringomyélie ne se révèle pas d'ordinaire par des symptômes spéciaux, et qu'elle ne peut presque pas être diagnostiquée. Les lésions concomitantes seules donnent lieu à des manifestations qui permettent de les reconnaître, mais en thèse générale leur coexistence avec une syringomyélie n'est pas appréciable.

Dans des cas rares le processus de la syringomyélie donne naissance à des symptômes spinaux manifestes : c'est ce qui arrive par exemple quand la néoplasie hypertrophique ou la formation kystique envahit profondément les cordons posté-

rieurs et détruit leur substance dans une étendue notable. Même alors la moelle
se montre encore remarquablement tolérante, mais souvent il apparaît des
symptômes paralytiques. Dans la majorité des cas ceux-ci n'ont présenté rien
de caractéristique, un seul d'entre eux a été souvent signalé et pourrait être attribué à la syringomyélie, c'est la sensation d'engourdissement, de fourmillement :
ce symptôme s'observe principalement lorsqu'il y a pression sur les troncs nerveux
ou les racines postérieures, et il pourrait alors être rapporté à la pression que
subissent les racines postérieures de la part de la néoplasie ou du kyste. — Malgré cela on ne peut pas dire que l'ensemble symptomatique présente dans ces cas
quelque chose de concordant ou de typique. L'observation souvent rappelée de
Niemeyer et de Schüppel démontre de quelle façon singulière le tableau clinique
peut se présenter et combien peu il est accessible au diagnostic.

Parmi les processus qui surviennent consécutivement dans la moelle il en est
plusieurs qui sont plus faciles à diagnostiquer. Quelquefois on a noté des signes
d'une myélite chronique progressive de médiocre intensité : les symptômes ont
rarement été jusqu'à la paraplégie et sont bornés d'ordinaire à une simple faiblesse paralytique ; comme cette forme de paralysie n'offre rien de caractéristique dans son début ni dans sa marche, on ne devra la rapporter qu'à une myélite
chronique dont les caractères seraient peu nets. Elle peut être attribuée à la
sclérose partielle des cordons postérieurs et à une atrophie médiocre de la substance grise, telles qu'on les trouve d'ordinaire. Malgré une altération assez profonde des cordons postérieurs, on n'observe jamais d'ataxie manifeste, et parfois
même aucun symptôme rachidien. Simon a beaucoup insisté sur ce fait. Nous
n'avons qu'à renvoyer à ce qui a été dit à propos de l'ataxie locomotrice et l'on
verra que nous avons bien établi que l'ataxie ne survient que quand la sclérose a
envahi toute la longueur des cordons postérieurs, tandis que des altérations moins
étendues sont supportées sans donner lieu à des symptômes bien caractérisés.

Un fait d'un intérêt tout particulier, est l'apparition de l'atrophie musculaire
progressive comme conséquence de la syringomyélie ; elle résulte, comme nous
l'avons montré, de l'atrophie secondaire de la substance grise et de ses cellules
nerveuses. Cette complication ressemble tout à fait aux formes typiques de
l'atrophie musculaire progressive dont rien ne la distingue, ni sa marche ni ses
symptômes, de sorte qu'ici encore le processus secondaire seul est accessible au
diagnostic et non pas la maladie primitive, la syringomyélie.

Parmi les affections aiguës qui viennent compliquer la syringomyélie, se trouvent l'apoplexie de la moelle et la myélite aiguë et subaiguë. Ces affections qui
ont souvent été la cause de la mort et qui sont la conséquence de la maladie primitive, n'ont pu jusqu'à ce jour être diagnostiquées qu'isolément, pour ainsi dire,
et non pas dans leur relation avec la syringomyélie. Comme manifestations aiguës
particulièrement remarquables, il faut encore signaler la paralysie bulbaire et
la paralysie ascendante aiguë. Dans plusieurs cas, on a noté des symptômes
de paralysie bulbaire ; ils étaient alors liés à des lésions inflammatoires dans la
moelle allongée. Nous avons vu plus haut combien il est probable que ces lésions dérivent directement du processus primitif par voie de propagation. Il est
à remarquer que la paralysie ascendante aiguë peut aussi compliquer la syringomyélie. Chez le premier de nos malades on diagnostiqua pendant la vie une paralysie ascendante aiguë, et il mourut par suite de paralysie de la respiration et de
le déglutition. Notre troisième malade présenta pendant la vie des symptômes
qui ne correspondaient pas, il est vrai, à la paralysie ascendante type, mais
leur ressemblaient cependant assez pour faire penser à une paralysie progressive
aiguë. Les conditions anatomiques de la syringomyélie offrent une disposition
assez favorable à la marche ascendante ou descendante des myélites dont elle est
le point de départ, le long de l'axe gris jusqu'à la moelle allongée.

Quant au *diagnostic*, au *pronostic* et au *traitement* de ces affections secondaires, on ne peut rien en dire de spécial, puisque leur relation avec la syringomyélie n'est pas jusqu'ici accessible au diagnostic : elles doivent par conséquent être traitées d'après les mêmes principes que si elles étaient primitives.

CHAPITRE X

ATROPHIES MUSCULAIRES D'ORIGINE SPINALE. — PARALYSIES ATROPHIQUES. AMYOTROPHIES SPINALES

Historique. — § 1. Atrophie musculaire progressive : Symptomatologie. Marche et durée. Étiologie. Anatomie pathologique. Traitement. Théorie de la maladie. — § 2. Paralysie bulbaire progressive : Symptomatologie. Anatomie pathologique. Diagnostic. Traitement. — § 3. Formes héréditaires de l'atrophie musculaire. — § 4. Paralysie pseudo-hypertrophique : Anatomie pathologique. Théorie de la maladie. — § 5. Amyotrophies deutéropathiques ou secondaires. — § 6. Paralysies infantiles : Paralysie obstétricale des nouveau-nés ; Encéphalite et myélite congénitales.— Paralysie spinale infantile : Symptomatologie. Diagnostic. Anatomie pathologique. Pathogénie. Traitement.

Des atrophies musculaires survenant à la suite de paralysies spinales s'observent pour ainsi dire journellement; mais l'atrophie dans ces cas n'est qu'un épiphénomène, car elle ne s'effectue qu'après que la paralysie a duré un certain temps et elle n'apporte aucune modification essentielle au tableau clinique. Il existe un autre groupe d'affections qui diffèrent essentiellement des précédentes en ce que leur symptôme prédominant, celui qui imprime son cachet à la maladie, est l'atrophie musculaire. Celle-ci peut ne pas être toujours appréciable dès le début, mais plus tard c'est elle qui donne la mesure du degré, de l'intensité et des progrès de la maladie, ainsi que des troubles fonctionnels : il n'y a pas de paralysie réelle ou, si celle-ci existe, elle est peu accentuée. Les autres symptômes sont également peu prononcés : la douleur manque ou est peu intense, la sensibilité n'est que légèrement compromise, les sphincters sont habituellement indemnes. Ces manifestations symptomatiques accessoires sont sujettes à varier beaucoup d'un cas à l'autre, mais dans tous l'altération trophique des muscles constitue le fait capital, celui qui saute immédiatement aux yeux.

Il n'y pas bien longtemps que l'atrophie musculaire forme un type morbide à part. Jadis elle était confondue avec les paralysies dont on a commencé à la distinguer depuis les travaux de Bell, d'Aran [1], de Cruveilhier [2], de Duchenne. A dater de ce moment, son siège anatomique et le processus morbide qui lui donne naissance ont été l'objet de bien des controverses. Bell et Cruveilhier l'avaient rangée parmi les affections de la moelle. Aran et Duchenne émirent l'opinion que la maladie pouvait bien avoir son siège dans le muscle lui-même (*atrophie myopathique*) et cette opinion fut partagée pendant longtemps par presque tout le monde. Et cependant l'on inclinait toujours à rechercher la cause originelle de ces lésions trophiques dans le système nerveux, et l'on accusa le grand sympathique, dans lequel on reconnut une influence vaso-motrice et trophique incontestable. Cette nouvelle conception de l'atrophie musculaire fut ébauchée par R. Remak et développée par Guttmann et Eulenburg ; elle gagna du terrain d'autant plus facilement que l'examen anatomo-pathologique des centres nerveux continuait à rester muet. Mais, à peine cette doctrine eut-elle conquis un certain nombre de

---

(1) Aran, *Recherches sur une maladie non encore décrite du système musculaire, atrophie musculaire progressive (Archives générales de méd.*, 1850).

(2) J. Cruveilhier, *Sur la paralysie musculaire atrophique (Bulletin de l'Acad. de méd.*, séance du mars 1853, t. XVIII, p. 290).

partisans dans le public médical, qu'elle fut renversée par de nouvelles découvertes que venait de faire l'anatomie pathologique.

On sait que Walter a, le premier, soulevé la question de savoir où est situé le centre trophique des fibres nerveuses motrices et des fibres musculaires : de nombreuses recherches ont été entreprises pour le découvrir ; toutes ont abouti à ce résultat constant : nerfs et muscles s'atrophient et dégénèrent lorsqu'ils sont séparés de la moelle. Cela prouvait d'une façon à peu près péremptoire que l'appareil moteur a son centre nutritif dans la moelle : cependant l'observation clinique semblait ne pas être constamment favorable à cette idée. Ici l'on trouvait de profondes altérations de la substance médullaire, dans la dégénération descendante de Türck, par exemple, sans atrophie musculaire bien appréciable ; là il existait des atrophies musculaires très étendues sans qu'on pût constater la moindre lésion dans la moelle. Et pourtant on persistait à croire qu'il devait y avoir dans cet organe des fibres ou des parties spéciales destinées à présider à la nutrition des muscles. Vint L. Clarke qui ayant vu à plusieurs reprises des atrophies musculaires coïncider avec une atrophie de la substance grise, émit l'idée que cette fonction pouvait bien être dévolue à la substance grise. Griesinger défendit la même opinion. D'autres observateurs tels que Luys, Hayem, avaient déjà trouvé un ratatinement et une disparition des cellules nerveuses, mais c'est à Charcot que revient l'honneur d'avoir reconnu et établi d'une façon générale ce fait que l'atrophie musculaire d'origine spinale est liée à une atrophie des grosses cellules multipolaires des cornes antérieures : il a corroboré ce principe par toute une série d'admirables recherches, et il l'a accrédité auprès du public médical au moyen d'une ingénieuse hypothèse. On sait que Charcot est arrivé à cette conclusion que le centre trophique des muscles est situé dans les grosses cellules nerveuses dont, d'après lui, les unes seraient motrices et les autres trophiques ; pour établir cette distinction, il se base sur cette observation qu'on ne trouve jamais les cellules des cornes antérieures lésées toutes ensemble, ce qui, toujours d'après Charcot, tendrait à prouver que les cellules restées saines dans les cas de paralysie sans atrophie, seraient trophiques, et que celles qui sont respectées dans les cas d'atrophie sans paralysie seraient motrices.

Cette distinction entre les cellules trophiques et les motrices, peut être regardée comme artificielle. Quant à l'autre hypothèse, celle qui place dans les cellules multipolaires des cornes antérieures le centre trophique de l'appareil moteur correspondant, elle exprime certainement d'une façon très saisissante ce fait souvent constaté, que les atrophies musculaires sont liées d'une manière à peu près constante à une atrophie des grosses cellules antérieures. Comment faut-il comprendre la fonction trophique de ces organes, comment se combine-t-elle avec la fonction motrice ? c'est ce que le célèbre savant français ne dit pas, et c'est en effet une question sur laquelle on ne saurait se prononcer qu'avec une grande réserve. Si nous considérons la structure des cellules nerveuses telle qu'elle a été donnée par Remak et M. Schultze, nous voyons qu'il est permis de se les représenter comme le point de rencontre de fibres très fines qui sont plongées dans une substance fondamentale granuleuse. Faut-il attribuer à cette dernière la propriété d'assurer l'intégrité trophique des fibrilles nerveuses qui la traversent ? Ou bien doit-on admettre l'ancienne hypothèse et supposer que la nutrition des fibres motrices dépend de la conservation de leur propriété fonctionnelle, de telle sorte qu'un faisceau nerveux n'arrive à un état complet d'atrophie que lorsque la fonction de toutes les fibres qui la composent est abolie ? Il est certain que les cellules nerveuses sont les derniers points de rencontre dans lesquels toutes les fibres qui se rendent à un faisceau nerveux peuvent être atteintes, et que la ruine de ces cellules peut intéresser la transmission de toute impression centrifuge ou centripête, de façon à rendre impossible l'excitation des fibres motrices correspondantes : la destruction des cellules nerveuses équivaut à la section de la fibre nerveuse. Quoi qu'il en soit, la nutrition et la fonction des fibres nerveuses motrices ont entre elles des relations tellement étroites, qu'il n'est pas aisé d'admettre une division en cellules nerveuses motrices et trophiques.

La théorie de Charcot a été accueillie en France et à l'étranger avec un grand empressement et confirmée par de nombreuses recherches tant sur l'atrophie musculaire progressive, que sur des affections similaires : l'auteur l'a lui-même développée de nouveau tout récemment [1] : « Ces amyotrophies sont déterminées par une lésion qui peut siéger exclusivement, ou à peu près, sur les cornes antérieures et en conséquence, tandis que la transmission des impressions sensitives n'est en rien modifiée, si ce n'est très accessoirement et comme par hasard, les fonctions motrices, au contraire, sont lésées profondément. » Et il ajoute ce qui suit : « Cette absence d'une modification de la sensibilité est un trait qui différencie les amyotrophies spinales des diverses formes de myélites, dans lesquelles aussi la substance grise centrale peut être affectée. Dans ces myélites centrales, la lésion inflammatoire porte indistinctement sur tous les points, sur toutes les régions de la substance grise, d'où il résulte que la sensibilité et le mouvement sont de toute nécessité altérées simultanément. Les fonctions motrices et la nutrition des muscles sont seules atteintes au contraire dans les cas de myopathies spinales proprement dites, du moins dans les types purs, exempts de toute complication. Et, puisque nous en sommes à comparer la myélite aux myopathies spinales, faisons ressortir encore les traits suivants qui appartiennent à la première et non aux secondes. L'affection musculaire est, dans celle-ci, bornée aux muscles de la vie animale, en particulier aux muscles des membres ; le tronc, la tête, ne sont pas épargnés, tant s'en faut ; mais les fonctions de la vessie et du rectum sont en général respectées. Il est rare aussi, contrairement à ce qui a lieu dans la myélite ordinaire, de voir des eschares ou d'autres troubles de nutrition de la peau se produire dans les myopathies spinales, même dans les cas les plus graves. Enfin, l'exaltation des propriétés réflexes, les différentes formes de l'épilepsie spinale qui se voient dans certaines myélites, la contracture permanente qui s'y surajoute — et qui constitue aussi un des symptômes des maladies scléreuses des cordons blancs antéro-latéraux parvenues à un certain degré de développement, — font défaut dans les myopathies spinales. En somme, les lésions du système musculaire de la vie animale, se traduisant par une impuissance motrice et une atrophie plus ou moins accusées, sont le caractère clinique prédominant des maladies qui composent le groupe des amyotrophies spinales. »

Duchenne et Joffroy [2] ont basé sur cette théorie une classification des atrophies musculaires dont nous allons exposer le principe. Les diverses formes d'amyotrophies, disent ces auteurs, ont un point commun, la lésion anatomique des cellules nerveuses des cornes antérieures et des noyaux de Stilling qui sont l'homologue de ces cornes dans la moelle allongée. Le processus morbide qui évolue dans ces éléments en amène l'atrophie et finalement la destruction. Or, d'après la marche de ces affections, on peut y distinguer deux formes : 1) la forme aiguë, qui constitue la paralysie infantile (spinale) essentielle [3]; 2) la forme chronique et progressive, qui n'est autre que l'atrophie musculaire progressive. La

(1) Charcot, Leçons sur les maladies du système nerveux ; Amyotrophies spinales, 2e édit., 1877, t. II.
(2) Duchenne et Joffroy, De l'atrophie aiguë et chronique des cellules nerveuses de la moelle et du bulbe rachidien, à propos d'une observation de paralysie glosso-labio-laryngée (Arch. de Physiol., 1870, p. 499).
(3) Plus tard Duchenne a adopté une autre manière de voir sur le processus morbide qui fait le fond de la paralysie infantile (voyez plus bas).

forme aiguë se subdivise elle-même en deux sous-genres : a) la *paralysie in-fantile vulgaire ;* b) les formes moins communes de *paralysie atrophique des adultes.* La forme chronique est tantôt *diffuse,* tantôt *localisée.* a) Lorsque les cellules nerveuses de la moelle sont atteintes primitivement, c'est l'atrophie mus-culaire progressive ; b) lorsque les cellules du bulbe sont les premières atteintes, on a affaire à la paralysie bulbaire ; c) l'atrophie des cellules peut être générale dès le début et le malade succombe rapidement, mais la nature des lésions est tou-jours la même.

Cette classification quelque peu systématique des amyotrophies spinales nous semble être au moins prématurée. Elle est séduisante parce qu'elle repose sur des données simples et nettes, que les recherches anatomo-pathologiques ont consa-crées jusqu'à un certain point. Aussi ne faut-il pas s'étonner qu'elle ait été ac-cueillie très favorablement non-seulement en France, mais encore en Allemagne, comme le prouve le nombre considérable de publications récentes qui ont pour objet la paralysie infantile spinale, la paralysie spinale des adultes, et la paralysie spi-nale antérieure aiguë de Duchenne. Beaucoup d'auteurs regardent comme parfai-tement démontré qu'il s'agit dans tous ces cas d'une inflammation de la substance grise, inflammation de nature très probablement parenchymateuse, et qui aboutit à la destruction des cellules nerveuses. Aussi s'est-on cru autorisé et obligé à substituer à la dénomination symptomatique en usage jusqu'alors, une désignation anatomique, et l'on a créé un type morbide spécial, l'inflammation de la substance grise, la *poliomyélite* en opposition avec l'inflammation vulgaire de la substance blanche ou *leucomyélite.* [1] Nous ne voulons pas contester l'opportunité de ces appellations, mais nous devons dire que celle de *myélite centrale* serait plus conforme à l'état actuel de nos connaissances. Il est en effet démontré pour nous que le processus inflammatoire ne reste pas borné à la substance grise aussi sou-vent qu'on veut bien le dire. Mais si l'on veut appliquer le nom de poliomyélite au processus qui a abouti à l'atrophie des cellules nerveuses, nous devons dire que cette dénomination n'est pas exacte. Dans certaines circonstances, nous diagnos-tiquons une atrophie aiguë ou lente, autrement dit progressive, de ces cellules, et non pas une inflammation aiguë ou chronique de la substance grise, ce qui est tout différent. Les observations faites jusqu'à ce jour démontrent, à notre avis, que cette atrophie peut être la conséquence de processus morbides qui ne sont pas toujours les mêmes, et même rien ne prouve qu'ils siègent nous ne dirons pas exclusivement, mais même principalement dans la substance grise.—Charcot, dans la grande majorité des cas, rapporte l'atrophie des cellules nerveuses à une in-flammation primitive (parenchymateuse) qui débute en elles et peut se propager secondairement au reste du tissu de la substance grise ; mais cette manière de voir a trouvé des contradicteurs. Roger et Damaschino entre autres ont prétendu que la paralysie infantile tenait à un développement de foyers myélitiques dans les cornes antérieures qui amenaient l'atrophie des cellules. Duchenne a partagé cette manière de voir, et nous avons nous-même [2], dans ces derniers temps, cherché à démontrer que cette affection peut être causée par des processus mor-bides variables. Quant à l'atrophie musculaire progressive, nous inclinons toujours à croire qu'elle est engendrée par une atrophie primitive des cellules nerveuses et des fibres motrices, mais nous ne saurions accepter sans réserve les opinions récemment émises par Charcot, surtout celles qui concernent la sclé-rose des cordons latéraux.

Jusqu'ici, nous n'avons mentionné que les divergences d'opinions qui ne vont

---

(1) Charcot a cru préférable et a proposé le terme de *téphromyélite.* On ne voit pas bien pourquoi il a rejeté celui de *poliomyélite,* qui convenait très-bien et qui avait déjà été employé par Kussmaul.

(2) Leyden, *Arch. f. Psych. u. Nervenkrankheiten,* Band VI, p. 271.

pas jusqu'à renverser la théorie d'après laquelle il faut rechercher dans le système nerveux la cause de la maladie qui nous occupe ; de nouvelles recherches anatomiques trancheront assez facilement ces légers dissentiments. Mais le principe même de la doctrine de Charcot a été attaqué. Son adversaire le plus décidé, N. Friedreich (*Ueber die progressive Muskelatrophie*, Berlin, 1874) a, en se fondant sur de nombreuses observations, repris l'ancienne théorie de Duchenne et de Friedberg d'après laquelle l'atrophie musculaire progressive serait une maladie primitive du muscle, et il a donné à cette affection le nom de myosite interstitielle propagée (*myosites interstitialis propagata*). — Nous reviendrons avec détails sur le travail de Friedreich, à propos de l'atrophie musculaire progressive, disons seulement ici que, d'après l'auteur, la moelle aurait été trouvée tout à fait intacte dans un grand nombre de cas. Il prétend que c'est seulement par exception qu'on trouve des lésions médullaires bien démontrées, que celles-ci sont probablement secondaires et dérivent en dernière analyse de la myosite, qui, en se propageant le long des nerfs, finit par gagner la moelle. Les recherches faites sur les amputés prouvent qu'à la suite d'une lésion périphérique la moelle est intéressée, et qu'il se produit dans ces cas une atrophie des cellules nerveuses. De même l'étiologie de l'atrophie musculaire plaide en faveur d'une origine périphérique, car souvent on voit survenir la myosite atrophique à la suite d'un excès de travail. — Charcot, il est vrai, reproche à Friedreich de s'être servi d'observations remontant à une époque où la question n'était pas encore posée assez catégoriquement, et où les méthodes pour l'examen de la moelle n'étaient pas encore assez perfectionnées. Il ajoute que dans ces dernières années on a fréquemment trouvé les lésions caractéristiques des cellules nerveuses dans plusieurs formes d'amyotrophies et en particulier dans l'atrophie musculaire progressive. Il ne veut pas nier que cette dernière puisse survenir à la suite d'un excès de travail musculaire, mais cela ne prouve rien, car si l'on admet qu'une fibre musculaire surmenée puisse être vouée à l'atrophie, pourquoi ne pas admettre la même chose pour la cellule nerveuse motrice qui reçoit et transmet l'incitation volontaire [1] ? Quoi qu'il en soit, Friedreich, lorsqu'il considère la lésion spinale comme secondaire, peut baser son assertion sur des faits prouvés, et cela d'autant plus qu'il a été démontré par des expériences (Tiesler, Klemm) et par des observations faites sur les amputés, qu'une inflammation et une atrophie d'origine périphérique se propagent quelquefois à la moelle (v. p. 589). Il est tout à fait incontestable que les cellules nerveuses s'atrophient à la suite des amputations ; mais nos observations personnelles nous ont fait découvrir une particularité importante : que chez les amputés on ne rencontre pas cette modification inflammatoire du tissu qui entoure les cellules, laquelle ne fait jamais défaut dans les amyotrophies aiguës ou chroniques.

Bien que les recherches faites dans ces dernières années soient presque toutes favorables à la théorie de Charcot, les objections de Friedreich n'en doivent pas moins nous faire tenir sur nos gardes ; et nous croyons être en droit, dès maintenant, d'affirmer que toutes les formes d'atrophie musculaire généralisée ne proviennent pas d'une inflammation primitive de la moelle, et qu'il serait bien possible que les altérations que l'on constate dans la substance grise ne fussent pas toujours primitives. Le problème n'est pas encore résolu pour la forme type de l'atrophie

---

(1) W. Gull a fait, à propos d'une observation d'atrophie musculaire progressive qui lui est personnelle, les remarques suivantes : « Il y avait donc ici une cause possible et même probable d'une affection primitive des muscles eux-mêmes ; mais, comme on l'a fait remarquer dans une leçon clinique faite à ce sujet, on doit se rappeler que dans le mouvement volontaire la volonté n'agit pas directement sur le muscle, mais sur la substance grise du département auquel se rendent les filets nerveux, et en conséquence il est aussi rationnel de conclure à une lésion de la substance grise par excès de travail qu'à une lésion des muscles. »

musculaire progressive. En ce qui concerne certaines formes héréditaires et la paralysie pseudo-hypertrophique, il n'est pas invraisemblable, d'après les recherches de Charcot lui-même, qu'elles soient d'origine périphérique et absolument indépendantes d'une affection spinale. Ces diverses formes ont également été étudiées par Friedreich. Pour quelques autres espèces d'amyotrophies, l'origine périphérique est parfaitement admissible, nous n'avons qu'à citer la paralysie saturnine, qui a exactement la physionomie d'une atrophie musculaire spinale et qui, de l'avis unanime des auteurs qui se sont occupés de la question, est d'origine non pas spinale, mais bien myopathique ou névritique. Il est certain que la plupart des atrophies musculaires rhumatismales ne sont autre chose que des névrites. Enfin dans ces derniers temps, Duménil de Rouen a décrit sous le nom de *névrite chronique spontanée* un état qui aboutit à des atrophies musculaires multiples et encore à d'autres troubles trophiques. Nous avons nous-même publié tout récemment [1] une observation analogue : il s'agissait de contractures et d'atrophies musculaires multiples dont la cause était une névrite chronique (lipomateuse) très étendue ; la moelle présentait des altérations tellement insignifiantes que force était de les considérer comme secondaires.

Malgré les progrès réalisés pendant ces dernières années dans l'étude du groupe morbide qui nous occupe, il est difficile de présenter un exposé clinique de ces affections. Si nous voulions nous borner exactement aux maladies spinales, nous ne devrions pas nous occuper de celles de ces maladies qui ont leur cause ailleurs que dans la moelle. Mais comme cette question est encore loin d'être tranchée, nous nous voyons obligé d'étudier dans ce chapitre toutes les espèces d'amyotrophies qui revêtent le caractère d'une affection spinale.

On peut, pour la classification des atrophies musculaires, s'en rapporter à celle de Joffroy et Duchenne qui a été indiquée ci-dessus et qui a été conservée dans ses traits prinicipaux par Charcot. On divise les amyotrophies en *aiguës (téphro-myélites aiguës)* et *chroniques.* Au premier groupe appartient tout d'abord la *paralysie infantile,* puis la *paralysie atrophique des adultes.* Charcot subdivise l'amyotrophie chronique en *atrophie musculaire protopathique* qui répond au type morbide créé par Aran et Duchenne, et en *atrophie musculaire deutéropathique,* qui est le résultat d'une inflammation primitive de la moelle. Nous pouvons accepter cette division dans ce qu'elle a d'essentiel, rappelons seulement que ces groupes morbides ont été créés par les cliniciens, bien avant que les lésions anatomiques afférentes fussent connues. Et encore aujourd'hui, malgré les progrès sérieux accomplis au point de vue anatomo-pathologique, nous sommes obligé, pour faire l'exposé critique de ces affections, de nous baser sur l'ensemble et la marche des symptômes. Que les recherches anatomiques confirment l'observation faite au lit du malade et nous renseignent sur la nature de la maladie, cela est possible ; mais nous devons dire que le médecin ne dispose d'aucun moyen pour reconnaître directement, durant la vie, le processus anatomique : il ne peut constater que les symptômes et c'est d'après eux, que par induction, il est porté à conclure à l'existence d'une lésion organique, en se basant sur les observations préexistantes. Aussi, puisque notre exposé doit avoir pour but de faciliter le diagnostic au médecin praticien, nous devons nous tenir étroitement aux types morbides nettement caractérisés que nous fournissent les observations classiques. Ceux qui sont connus depuis le plus longtemps sont la paralysie infantile atrophique, laquelle ne relève probablement pas toujours d'une lésion anatomique univoque, et l'atrophie musculaire progressive : il n'est pas encore bien démontré que cette dernière repose toujours sur le même substratum

---

[1] *Arch. f. Psych. u. Nervenkrankheiten*, Band VI, p. 271.

anatomique. A ces deux formes s'en rattachent deux autres qui ont été décrites pour la première fois par Duchenne : la paralysie labio-glosso-laryngée progressive dont l'anatomie pathologique est à peu près complète, et la paralysie spinale aiguë des adultes dont, à notre sens, ni la symptomatologie, ni l'anatomie pathologique n'ont été suffisamment étudiées. Nous renvoyons, pour cette question, à ce que nous avons dit à propos de la paralysie spinale aiguë (voy. p. 496). Il existe en outre, une autre forme dont les symptômes sont caractéristiques, mais dont l'anatomie pathologique n'est pas encore tirée au clair, la paralysie pseudo-hypertrophique, de laquelle on peut rapprocher peut-être la forme héréditaire de l'atrophie musculaire progressive. On observe de plus beaucoup d'amyotrophies dont il est souvent difficile de préciser la nature et le siège. Nous en détacherons un groupe que nous désignerons avec Charcot, sous le nom d'amyotrophies deutéropathiques ou secondaires : ce sont celles qui se développent secondairement, pour ainsi dire incidemment et accessoirement, dans le cours d'affections spinales aiguës ou chroniques très diverses.

Nous étudierons d'abord l'atrophie musculaire progressive, car c'est elle qui la première a été détachée des paralysies, et c'est à son histoire que se rattachent, en grande partie, les discussions qui ont eu lieu sur la nature des amyotrophies.

§ 1. **Atrophie musculaire progressive.** — Nous possédons des observations qui remontent à une époque déjà assez ancienne, et dans lesquelles il est question d'atrophies musculaires généralisées, qu'on distinguait déjà d'avec les formes ordinaires de la paralysie. Van Swieten[1] est cité par Aran lui-même, mais ce dernier rapporte qu'il a surtout trouvé cette affection bien explicitement mentionnée dans Abercrombie et Ch. Bell. Romberg a voulu décerner à Ch. Bell, « au réformateur de la pathologie nerveuse » la priorité dans la découverte de l'atrophie musculaire progressive; il prétend que dès 1830 Ch. Bell a décrit la disparition de certains muscles ou groupes musculaires sous le nom de paralysie locale des muscles des extrémités et qu'il a cité cinq observations à l'appui[2]. Il est certain que quelques-unes de ces observations sont tellement nettes qu'il est impossible de ne pas y reconnaître l'atrophie musculaire progressive. Telle est la suivante: « Un malade de 40 ans, dont la profession consistait autrefois à transporter du charbon, présente à l'avant-bras gauche, une atrophie considérable des fléchisseurs de la main et des doigts ainsi que des muscles du pouce : les extenseurs de la main et des quatre derniers doigts et les supinateurs ont conservé leur volume normal ; les muscles thénars ont disparu au point qu'il existe une profonde dépression entre les deux métacarpiers sur lesquels la peau repose à nu, etc. » Romberg dit que lui-même, dans la première édition de son Traité des maladies nerveuses, a cité déjà, en 1846, plusieurs cas de ce genre, et attiré l'attention sur le symptôme de *l'oscillation* des muscles. En 1847 il pratiqua une autopsie qui ne révéla rien d'anormal ni dans le cerveau, ni dans la moelle, ni dans les nerfs : les muscles étaient très pâles et fortement atrophiés.

Mais la description complète de la maladie en temps qu'espèce morbide nettement caractérisée a été donnée d'abord par les auteurs français Aran et J. Cruveilhier auxquels revient l'honneur de cette découverte. Les auteurs français appellent souvent cette affection *maladie d'Aran*. Dans les *Archives générales de méd.* de 1850[3], Aran a publié plusieurs articles dans lesquels il donne une description détaillée et complète des symptômes et de la marche de cette nouvelle espèce morbide à laquelle il impose le nom d'*atrophie musculaire progressive* qui est encore aujourd'hui le plus usité : il place le siège primordial de l'affection

---

(1) Van Swieten, *Comment. in Boerhavii aphor.*, t. III, p. 670.
(2) Ch. Bell, *Physiol. u. pathol. Untersuchungen des Nervensystems*, übersetzt von Romberg, p. 362. etc.
(3) *Recherches sur une maladie non encore décrite du système musculaire*. (*Atrophie musculaire progressive*) (*Arch. gén. de médecine*, t. XXIV, sept. et oct. 1850).

dans le système musculaire [1]. A peu près vers la même époque, Cruveilhier a cité des observations ayant surtout trait à l'anatomie pathologique, et il adopte pour les désigner le terme de *paralysie musculaire progressive* ou de *paralysie musculaire atrophique*. En même temps que l'atrophie du tissu musculaire il a constaté l'atrophie des racines antérieures : son observation relative au danseur de corde Lecomte est restée célèbre : il pense qu'il y avait une dégénération des cordons antérieurs et il déclare que la maladie est d'origine spinale [2] (voy. note p. 721) : mais l'examen de la moelle fut encore négatif. Duchenne [3] compléta le tableau clinique et, par ses recherches à l'aide de la faradisation, il enrichit la symptomatologie et la thérapeutique de cette affection. Il adopta l'opinion d'Aran et regarda l'atrophie musculaire progressive comme une maladie primitive du muscle : cette doctrine est restée pendant assez longtemps en vogue et elle a trouvé sa plus haute expression dans le livre de Friedberg [4]. Nous avons vu plus haut de quelle façon la théorie s'est modifiée, comment durant un certain temps, le sympathique a été incriminé et comment enfin, depuis une dizaine d'années, à la suite de la découverte de lésions caractéristiques dans la moelle, il s'est produit un nouveau courant d'idées. Ce qu'il y a de singulier, c'est que les deux travaux les plus récents et les plus importants sur la matière offrent une divergence aussi absolue d'opinions et ravivent à nouveau l'ancienne lutte relative à la nature névropathique ou myopathique de cette affection.

Symptomatologie. — 1. *Les symptômes musculaires* sont de beaucoup les plus importants et les plus saillants : on peut dire qu'ils constituent l'essence clinique, la physionomie de la maladie. Tous les autres symptômes sont accessoires, peu prononcés, insignifiants et peuvent même totalement faire défaut.

Le phénomène capital qu'offrent les muscles, c'est une *atrophie lentement progressive*, laquelle a, suivant l'expression de Charcot, un caractère *individuel*, c'est-à-dire qu'un muscle est affecté et atrophié alors que ses plus proches voisins sont tout à fait intacts; le mode de progression ne se fait pas de proche en proche, très souvent au contraire l'atrophie saute d'un muscle à un autre très éloigné. Elle se manifeste par un changement dans la forme et la consistance de l'organe et en même temps par un trouble fonctionnel. Les muscles atteints commencent par perdre leur fermeté et leur élasticité, ils deviennent flasques, mous et pâteux, surtout dans les périodes où la substance musculaire a complètement disparu et est remplacée par du tissu graisseux. Mais il peut se faire que les muscles atrophiés aient une consistance plus ferme : quand cela arrive, du tissu graisseux, et non du tissu fibreux, a pris la place du parenchyme. En même temps que la consistance se modifie, le muscle diminue de volume, il s'émacie, perd sa forme et finalement, au lieu d'un ventre saillant, on trouve une dépression et une excavation. Les tendons et les os font des saillies plus marquées, la main s'amaigrit, se déforme et devient osseuse. Le signe le plus frappant consiste dans l'atrophie des éminences thénar et hypothénar et dans l'enfoncement des espaces interosseux. Lorsque les doigts s'étendent, la dernière phalange reste fléchie et il en résulte la main en griffe *(Klauenhand, Claw-shaped hand)* que Duchenne attribue avec raison à l'atrophie des muscles lombricaux et interosseux dorsaux, lesquels sont chargés d'étendre la troisième phalange.

A l'avant-bras la disparition des saillies formées par les muscles épitrochléens

---

[1] « Le travail morbide est primitivement et uniquement dans le système musculaire », dit-il.

[2] J. Cruveilhier, *Sur la paralysie musculaire progressive atrophique (Bulletin de l'Académie de médecine*, 1853, t. XVIII).

[3] Duchenne (de Boulogne), *Arch. gén. de méd.*, 1853 et 1856. — *Électrisation* localisée, 1854. — Romberg, au contraire, décrit la maladie parmi les paralysies qui dépendent de la moelle considérée comme organe de transmission.

[4] *Die Pathologie und Therapie der Muskellähmungen*, Weimar, 1858.

est saisissante, elle atteint parfois un degré tel que l'espace interosseux apparaît sous la forme d'une profonde rigole. L'atrophie du deltoïde amène un aplatissement remarquable de l'épaule, celle du trapèze et du rhomboïde détermine un abaissement de l'épaule, lequel peut se compliquer plus tard d'une scoliose plus ou moins prononcée.

La perte de la fonction du muscle marche de pair avec l'atrophie. Il ne survient pas de paralysie proprement dite : en général le muscle, tant qu'il conserve encore de la substance musculaire, garde également sa contractilité et sa fonction, laquelle est en raison inverse du degré d'atrophie. Néanmoins cette proposition n'est vraie que d'une manière générale, et elle est difficile à démontrer pour tous les cas. Il y a évidemment quelque chose d'aventuré dans l'assertion de Duchenne qui dit que la contractilité électrique et volontaire persiste dans le muscle jusqu'à sa transformation graisseuse complète, car on rencontre toujours des restes de tissu musculaire même dans les muscles qui n'ont pas conservé trace de motilité. Par suite de cet affaiblissement graduel des muscles, leur action physiologique est sérieusement compromise et cela d'autant plus que l'atrophie est plus intense et plus générale. C'est d'abord la main qui devient faible et inhabile à exécuter des ouvrages délicats. L'atrophie de l'opposant du pouce, laquelle ouvre souvent la scène, diminue la faculté de saisir, d'écrire, etc. Un peu plus tard la faiblesse envahit toute la main et tout le bras, le membre perd de sa force, se fatigue vite, de sorte que les malades ne peuvent plus se livrer à leurs occupations habituelles. Les divers mouvements sont encore exécutés pendant fort longtemps, mais ils sont bornés et très souvent ils sont produits non pas par leurs muscles titulaires, mais par les suppléants de ces derniers. Avec les progrès de l'atrophie l'usage des deux bras et des deux épaules finit par être entravé au point que non seulement les malades sont incapables de tout travail manuel, mais qu'ils sont même dans l'impossibilité de manger et de s'habiller seuls. Il en résulte une situation très misérable et un très grand état d'infirmité qui s'aggravent encore à mesure que la maladie progresse. Si les extrémités inférieures sont atteintes à leur tour, la marche et la station sont d'abord gênées, puis impossibles; les malades sont inhabiles à faire aucun mouvement sans être aidés; c'est à peine s'ils peuvent encore s'asseoir tout seuls, et à la dernière période ils sont condamnés au lit et leur situation est lamentable; elle devient encore plus digne de pitié lorsque les muscles du cou et de la tête sont intéressés en même temps que la parole et la déglutition. Presque tout le système musculaire est alors réduit à sa dernière expression fonctionnelle, l'impotence est à son comble, et néanmoins l'existence se prolonge quelquefois assez longtemps, car aucun des organes indispensables à la vie n'est atteint. La mort arrive rarement par le fait du décubitus ou de l'épuisement, elle est habituellement occasionnée par quelque maladie intercurrente ou par la paralysie des muscles respirateurs.

La manière dont les muscles atteints réagissent sous l'influence de l'électricité constitue un phénomène très remarquable : il a été étudié pour la première fois et mis en relief par Duchenne. D'après cet auteur, la contractilité faradique est normale au début de la maladie, mais lorsque l'atrophie est parvenue à un certain degré, on n'obtient, au moyen du courant faradique, qu'un effet mécanique insignifiant ou nul. Duchenne [1] croit pouvoir conclure de ce fait que la contractilité du muscle ne se perd pas, mais que la somme des fibres non atrophiées est devenue

(1) Duchenne (de Boulogne), *Électrisation localisée;* article atrophie musculaire progressive. Déjà antérieurement, Duchenne avait publié un article sur le même sujet : *Bulletin gén. de thérapeutique.* 1853, avril et mai, p. 295, 407, 438. *De la valeur de l'électrisation localisée comme traitement de l'atroph. musc. progr.* — Et : *Union médicale,* 1852, *Étude comparée des lésions anatomiques dans l'atroph. musc. progr. et dans la paralysie.*

insuffisante pour que leur contraction soit suivie d'un mouvement du membre. On voit même, à une période d'atrophie assez avancée, les fibres musculaires encore existantes se contracter assez volontiers sous l'influence de l'excitation électrique, mais sans produire aucun effet mécanique. Plus tard seulement la contractilité fléchit graduellement, et finalement les plus forts courants déterminent à peine une légère trémulation. Duchenne prétend qu'on peut affirmer alors qu'à l'atrophie du muscle il est venu se surajouter de la dégénérescence graisseuse. Nous pouvons d'autant moins accepter cette manière de voir de Duchenne, qu'on n'observe pas d'habitude une dégénérescence proprement dite de la substance musculaire et que la ruine du muscle tient à une atrophie simple, lentement progressive, avec développement de graisse dans le tissu interstitiel. Par conséquent, les observations de Duchenne prouvent uniquement qu'il n'existe plus une quantité suffisante de substance contractile pour réagir sous l'influence du courant faradique, ce qui est le cas lorsque le muscle est réduit à quelques faibles résidus et remplacé par des tissus graisseux. La diminution de la contractilité électrique marche de pair, cela est vrai, mais non rigoureusement avec l'atrophie: ainsi, souvent elle existe déjà dans des muscles qui ne présentent encore aucune diminution de volume. — Le courant continu donne des résultats analogues, mais non complètement identiques à ceux du courant interrompu. Les muscles fortement atrophiés présentent également à l'égard du courant continu une contractilité notablement amoindrie et même parfois abolie: ceux qui le sont moins réagissent d'habitude normalement; néanmoins M. Benedict prétend que souvent des muscles qui ne semblent pas encore intéressés ne possèdent plus leur contractilité tout à fait intacte sous l'influence du courant continu. D'une façon générale, la diminution de la contractilité galvanique est, elle aussi, proportionnelle au degré de l'atrophie; cependant cette règle souffre quelques exceptions: c'est ainsi que des muscles parfaitement sains en apparence ne réagissent à un moment donné que faiblement ou même pas du tout, bien qu'ils ne commencent à s'atrophier qu'ultérieurement. Il paraît qu'on a observé plusieurs fois une augmentation de la contractilité, mais on n'a jamais obtenu bien positivement une réaction à la fois exagérée avec le courant continu et diminuée avec le courant interrompu, ainsi que cela se voit dans les paralysies d'origine périphérique. Il faut aussi rapporter à une contractilité exagérée les *contractions diplégiques* qui ont souvent été rencontrées dans l'atrophie musculaire progressive et qui déjà ont été signalées par Remak: cependant, elles sont loin d'être constantes et sur ce point nous sommes de l'avis de A. Eulenburg.

Les *contractions fibrillaires* constituent un autre symptôme important déjà mentionné par Romberg. Rarement on observe des convulsions plus fortes, telles que crampes ou soubresauts des tendons; néanmoins il peut se produire dans un muscle isolé ou même dans un groupe musculaire des secousses et des contractions brusques. Quant aux contractions fibrillaires, elles sont très fréquentes et, sans être constantes, elles existent dans la grande majorité des cas. Elles consistent en un tremblement involontaire borné à quelques faisceaux musculaires, lequel est visible à l'œil et perçu par le malade. Ces contractions sont parfois tellement intenses et si continues que certaines parties d'un muscle sont constamment en mouvement; d'autres fois elles sont moins fréquentes et on ne les découvre qu'à un examen prolongé. On sait que ce phénomène est loin d'être pathognomonique, qu'il existe dans toutes les formes d'atrophie musculaire et qu'il survient même accidentellement dans des muscles sains, notamment sous l'influence du froid: il se montre à un degré plus prononcé après les traumatismes des nerfs et dans la trichinose (Frommann).

Le développement de la maladie est lent et le début est en général insidieux:

rarement il est brusque au point qu'à un moment donné tel ou tel muscle de la main refuse son usage. En général, ce n'est que graduellement et insensiblement qu'il se manifeste de la faiblesse tantôt dans un point donné d'un membre, tantôt dans le membre tout entier : certains mouvements deviennent difficiles et embarrassés, et le moindre exercice, tel que écrire, coudre ou jouer du piano, est suivi d'une grande fatigue. Le froid, en particulier, exagère le trouble moteur et cause une sensation désagréable. Dans quelques cas exceptionnels, ainsi qu'Aran l'avait déjà signalé et comme nous avons eu l'occasion de nous en assurer plusieurs fois nous-même, la faiblesse apparaît presque brusquement dans certains muscles, pendant le cours de la maladie : par exemple, un doigt dont les mouvements étaient un peu difficiles durant quelques jours, peut en une nuit se paralyser à peu près ou tout à fait complètement.

Peu de temps après l'apparition de la faiblesse, quelquefois simultanément, les malades intelligents remarquent un léger amaigrissement des muscles intéressés, qui perdent leur forme et leur volume. Aussitôt que ce symptôme est nettement accentué, la nature de l'affection est déterminée. Plus tard, l'émaciation et les troubles fonctionnels progressent plus ou moins rapidement, ils s'étendent plus ou moins, mais toujours ils conservent une physionomie propre qu'on ne retrouve que rarement dans d'autres maladies.

L'*atrophie* s'étend lentement et dans la majorité des cas suivant un itinéraire toujours le même. Elle commence presque toujours par les extrémités supérieures (onze fois sur neuf d'après Aran) et ce qu'il y a de plus singulier encore, le plus souvent par le bras droit, ainsi qu'Aran l'a également fait remarquer : sur les onze cas observés par cet auteur, sept fois le bras droit a été envahi en premier lieu, deux fois ce fut le bras gauche et deux fois les deux à la fois. Mais ce n'est pas toujours la même région du membre qui devient d'abord malade : tantôt la maladie débute dans les muscles de l'épaule, du thorax, du bras ou de l'avant-bras, mais, en général, ce sont les petits muscles des éminences thénar et hypothénar et les interosseux qui sont les premiers frappés : l'aplatissement de ces éminences et l'enfoncement des espaces interosseux accusent à première vue l'existence de l'atrophie. D'après la statistique d'Aran, les muscles thénar sont le plus souvent les premiers atteints et parmi eux, le premier malade est l'opposant du pouce. A l'avant-bras, les muscles de la région antérieure sont plus souvent atteints que ceux de la région postérieure et les plus exposés sont le long supinateur, les fléchisseurs, les abducteurs et le long extenseur du pouce. L'affection peut rester longtemps localisée aux muscles de la main et de l'avant-bras, qui s'atrophient lentement. Lorsque la maladie poursuit son cours, elle envahit en même temps le bras, l'épaule et le tronc, mais cela d'une façon très-irrégulière. Aran a vu le triceps rester presque toujours intact, alors que le biceps et le brachial antérieur étaient en voie d'atrophie.

A l'épaule, le deltoïde en particulier, est fortement frappé, principalement dans ses portions moyenne et postérieure. Au tronc, les muscles sont presque toujours atteints dans l'ordre suivant (Duchenne) : d'abord la partie postérieure du trapèze, tandis que sa portion claviculaire compte parmi les muscles qui s'atrophient les derniers : puis viennent les pectoraux, le grand dorsal, les rhomboïdes, les scapulaires, les extenseurs et les fléchisseurs de la tête. Les muscles profonds des gouttières vertébrales et ceux de l'abdomen ne sont qu'exceptionnellement intéressés.

La maladie peut poursuivre sa marche soit vers en haut, soit vers en bas ou dans les deux directions à la fois : vers le haut, elle frappe les muscles du cou, les fléchisseurs et les rotateurs de la tête, les muscles du larynx, les muscles respirateurs et enfin ceux de la langue et de la face : alors on a les symptômes de la paralysie bulbaire progressive. Le processus suit-il une marche descendante, les membres inférieurs sont envahis à leur tour, ils s'affaiblissent et s'amaigrissent absolument comme les supérieurs : mais l'atrophie y suit un itinéraire moins régulier, tout en ayant, comme l'indique Duchenne, une prédilection marquée pour les fléchisseurs du pied et de la jambe. L'usage des membres inférieurs se trouve à son tour fortement compromis ; ils se fatiguent vite : la marche devient lente, pénible, traînante et finalement impossible, ainsi que la station debout ; les malades sont alors condamnés au lit. Presque toujours les muscles homologues des deux moitiés du corps sont atteints, mais pas précisément à la même époque ni au même degré. En général, l'atrophie envahit les muscles correspondants des deux côtés avant de progresser dans le côté primitivement atteint.

Telle est la marche que suit habituellement la maladie, mais il y a des exceptions assez nombreuses : par exemple l'atrophie peut débuter par les muscles de l'épaule ou du tronc ; chez un malade de Duchenne elle a commencé par la masse sacro-lombaire.

2. La *sensibilité* n'est complètement intacte que dans la minorité des cas ; elle est toujours tant soit peu altérée dans les régions où siège de l'atrophie : mais elle n'est fortement compromise qu'exceptionnellement.

Il n'est pas rare que des *douleurs* apparaissent au début de la maladie dans les points où débute l'atrophie : elles sont parfois très vives et consistent dans des tiraillements qui sont exaspérés au moment de la contraction musculaire. Quelquefois elles ont leur origine à la colonne cervicale et s'étendent le long des nerfs du bras jusque dans la main et les doigts. D'autres fois elles sont plus obtuses et constrictives. Friedreich dit que sur 20 cas il a observé 8 fois des douleurs qui avaient le caractère de celles du rhumatisme et qui parfois étaient très vives, tiraillantes et lancinantes. Il peut se manifester dans le muscle des douleurs obtuses, térébrantes qui sont exagérées par la pression : sur leur trajet la peau et les muscles sont très sensibles à la pression. Remak les considérait comme d'origine névritique et il en a fait le caractère d'une forme spéciale d'atrophie musculaire progressive, la *forme névritique*. Souvent la douleur cesse à une période ultérieure de la maladie, alors, que l'atrophie est bien prononcée : dans d'autres cas, chaque étape de l'affection s'accompagne d'une nouvelle hyperesthésie.

De plus il n'est pas rare de constater des *troubles de la sensibilité cutanée et musculaire*. Duchenne a trouvé dans certains cas la sensibilité électro-musculaire tellement amoindrie que le malade ressentait à peine les courants faradiques les plus intenses. L'anesthésie allait en diminuant de la main vers l'épaule. Dans beaucoup d'autres cas la sensibilité musculaire était tout à fait normale. D'autres auteurs confirment ces données. On a observé également de l'anesthésie cutanée (au toucher et à la douleur) aux mains et aux avant-bras. Parfois ces troubles sensitifs sont limités à quelques doigts. Mosler et Landois ont décrit dans cette affection une paralysie partielle de la sensibilité. Quoi qu'il en soit, les symptômes sensitifs aussi bien les douleurs que les anesthésies ne jouent pas un rôle considérable, ils disparaissent devant la gravité de la lésion musculaire et sont peu remarqués même par les malades. Ce fait aurait une grande importance s'il permettait de conclure à la nature de l'affection, mais il n'a pas une valeur diagnostique bien décisive.

3. *Symptômes vaso-moteurs.* — On observe souvent sur les membres en voie d'atrophie, des signes indiquant que les vaisseaux sont rétrécis. Les doigts et toute la main sont pâles ou bien cyanosés par suite de la dilatation des veines, ils sont froids et humides. Maintes sensations subjectives, telles que des picotements dans les doigts, de la raideur et de la lourdeur dans les mouvements, peuvent être rapportées à la contraction vasculaire, surtout lorsque ces symptômes s'exa-

gèrent au froid et disparaissent à la chaleur. Ce qui doit nous intéresser davantage c'est la différence de température que l'on constate entre le côté fortement atteint et celui qui l'est moins. Le simple toucher suffit parfois pour se rendre compte de cette différence à la main et aux doigts, moins distinctement à l'avant-bras. Les mensurations thermométriques ont révélé à différentes reprises des écarts considérables. On a souvent, mais pas toujours, trouvé la température du creux axillaire du côté le plus malade, inférieure de 0°,25 à 0°,5 et même 1°,0 à celle du côté relativement sain. Jaccoud a relaté plusieurs exemples de ce genre, et, nous sommes en mesure de confirmer l'exactitude du fait. En prenant la tem pérature dans la main fermée, on trouve également une différence de 0°,7 à 0°,8 en faveur du côté sain; une seule fois, on a constaté une différence de 0°,1 en faveur du côté malade [1]. D'autres auteurs (Frommann, Bærwinkel) disent avoir observé du côté le plus affecté une élévation thermique de 0°,3 à 0°,9; Duchenne pense qu'il y a constamment abaissement de température lorsque la maladie est arrivée à une période assez avancée.

C'est ici le lieu de rappeler la sécrétion excessive de *sueur* qui a été signalée par Frommann, Friedreich et Wunderlich : ce phénomène se manifeste particuliè-rement, à ce qu'il semble, lorsque la maladie est déjà ancienne et lorsqu'elle se généralise rapidement. Frommann le premier a mentionné les sueurs profuses du stade ultime. Nous avons observé une abondante sécrétion de sueur sur une jambe qui était atteinte d'une atrophie musculaire intense.

Nous devons aussi parler des *phénomènes oculo-pupillaires*. Schneevogt et Bærwinkel ont constaté une fois un rétrécissement de la pupille. Chez un malade âgé de 44 ans, qui fut atteint d'atrophie musculaire d'abord du bras gauche puis du bras droit, Auguste Voisin a observé un rétrécissement de la pupille d'abord à gauche et plus tard à droite; en même temps il existait un aplatissement de la cornée et une diminution de l'acuité visuelle [2]. Il croit pouvoir expliquer ce sym-tôme à l'aide d'une expérience de Cl. Bernard [3] dans laquelle la section des ra-cines antérieures des deux derniers nerfs cervicaux et des deux premiers dorsaux eut pour effet le rétrécissement de la pupille et un aplatissement de la cornée. Bergmann [4] a observé à plusieurs reprises le rétrécissement de la pupille. M. Rosenthal l'a vu une fois. La dilatation n'a été mentionnée que dans une seule observation due à Lockhart-Clarke et Gairdner.

4. *Troubles trophiques.* — L'*atrophie musculaire* qui est la caractéristique de la maladie en est aussi le symptôme le plus frappant. Mais il survient encore d'au-tres troubles trophiques moins prononcés. C'est ainsi que la production de graisse dans le tissu musculaire interstitiel peut parfois être telle que le volume du muscle est égal ou supérieur à ce qu'il était normalement : cette *lipomatose* ou *pseudo-hy-pertrophie* survient en certains points, toujours à titre de complications, et elle se rencontre fréquemment dans l'atrophie musculaire. Rarement elle se combine avec l'hypertrophie musculaire vraie, quoique Friedreich ait observé le fait.

Il survient encore d'autres troubles trophiques du côté de la peau [5] : il peut se

---

(1) Jaccoud dit avoir trouvé une fois un écart de 5°,0 à savoir : 36° du côté sain, et 31° du côté malade.
(2) Aug. Voisin, *Gazette hebdomadaire*, 1863, p. 697.
(3) Claude Bernard, *Des phénomènes oculo-pupillaires produits par la section du nerf sympathique cervical* (*Compt. rendus de l'Acad. des sciences*, septembre 1862, t. LV, p. 381).
(4) Bergmann, *Petersburg. med. Zeitschrift*, 1865, Band VIII, p. 119.
(5) H. Balmer, *Hautstörungen bei der progressiven Muskelatrophie* (*Arch. d. Heilkunde*, 1875, p. 327), a remarqué, dans les mains frappées d'atrophie musculaire, une tendance aux panaris, aux excoria-tions superficielles et aux ulcérations de la peau; les ongles s'exfoliaient, se fendillaient, les phalanges unguéales s'épaississaient et prenaient la forme d'une massue. Parfois il se formait des bulles sur les mains. Dans un autre cas, il se produisit, aux doigts et sur la paume de la main, une masse de bulles pemphigoïdes remplies d'une sérosité alcaline limpide; elles crevèrent et donnèrent naissance à des papil-lomes et à des ulcérations.

montrer par-ci par-là des vésicules d'herpès ; nous avons rencontré plusieurs fois
des lésions nutritives des poils et des ongles. On voit fréquemment un gonflement
des métacarpiens et des épiphyses des phalanges (Remak) ; on a aussi trouvé, dans
les cas où la main était considérablement déformée, des altérations articulaires
analogues à celles qu'on constate dans les autres formes de paralysie (voy p.119).
Nous mentionnerons aussi parmi les altérations trophiques, les déformations qui
surviennent à une période avancée et qui sont dues à la paralysie de certains
groupes musculaires et à la prédominance des antagonistes : c'est ainsi que se
forme la main en griffe dont il a déjà été question. Il se produit également des
contractures à l'avant-bras, aux épaules, plus rarement aux extrémités inférieures. Les mains amaigries laissent voir fréquemment la tuméfaction de leurs
articulations phalangiennes et leurs os métacarpiens.

La série de ces troubles trophiques et vaso-moteurs permet-elle de conclure à
une participation du grand sympathique? Nous traiterons cette question à propos
de l'anatomie pathologique et de la pathogénie. Disons seulement ici que ces symptômes sont bien moins importants, bien moins accentués et moins constants que
l'atrophie des muscles, et qu'il faudrait bien se garder d'y voir la preuve de la
participation de nerfs trophiques spéciaux, ainsi qu'Auguste Voisin l'a fait remarquer [1] et comme le fait supposer la production de phénomènes analogues dans
les paralysies d'origine cérébrale.

5. *L'état général* des malades reste excellent jusqu'au bout. Quand il n'y a
pas de complications, ils ont bonne mine, gardent leur embonpoint et n'éprouvent
presque jamais aucune souffrance. La digestion, le sommeil, la respiration et la
circulation se font bien, les sphincters restent libres, les sens et les facultés intellectuelles sont intacts : la force musculaire et la faculté du travail manuel sont
seules compromises et la maladie en s'accentuant finit par aboutir à l'état d'infirmité que nous avons décrit plus haut. Ce n'est que très tard que le malade
souffre par suite des troubles de la respiration et de la déglutition. L'impotence
cause finalement un si grand chagrin que le moral s'en ressent et que l'état général
en souffre. La gêne de la déglutition peut devenir telle que la nutrition est compromise et que des parcelles d'aliments pénètrent dans les voies respiratoires et
déterminent des affections pulmonaires. L'altération du pneumo-gastrique et du
spinal peut à son tour devenir cause de dyspnée et amener la mort.

Marche et durée. — Le début est en général lent. Les muscles du pouce se
montrent d'abord faibles, raides, peu souples, au bout d'un certain temps ils
commencent à diminuer de volume, puis ils continuent à s'atrophier insensiblement. Cependant le début peut être brusque et alors un ou plusieurs muscles
refusent tout à coup leur service, et quelque temps après on les trouve en voie
d'atrophie. Cette différence du début constitue-t-elle un caractère essentiel, indi-
que-t-elle deux formes distinctes d'atrophie musculaire progressive? c'est ce qu'on
ne saurait encore dire actuellement. De même on peut se demander si ce
début par les muscles du pouce est en quelque sorte obligé. Remak inclinait à admettre deux espèces de processus très distincts quant à leur siège et à leur pronostic, suivant que la maladie débutait par l'éminence thénar ou hypothénar [2] ;

---

[1] Aug. Voisin, *Traité de la paralysie générale des aliénés*, Paris; 1879. p. 158 à 160.
[2] Remak *(Allg. med. Centralzeitung*, 1860), admettait deux formes distinctes: la première, bénigne
due à une névrite, la seconde, grave, ayant son siège anatomique probable dans le bulbe ou le ganglion
sympathique ; cette dernière forme serait identique avec la maladie d'Aran. La forme bénigne commencerait par les muscles du pouce, la maligne par le premier interosseux, de sorte qu'on pourrait, à première
vue, poser son diagnostic et son pronostic (?). De plus, la forme névritique serait douloureuse et l'autre
non. Toutes les atrophies dues à la forme névritique, permettraient un pronostic favorable. La deuxième
aurait un pronostic douteux, parfois la maladie progresserait malgré l'emploi du courant galvanique.

mais le bien fondé de cette hypothèse n'est pas encore démontré. Autre question : lorsque l'affection commence par le tronc et surtout par le thorax, ce qui est relativement rare, a-t-on encore affaire à la même espèce morbide?

La marche ultérieure est progresive ; la maladie continue son cours avec une allure plus ou moins rapide, et l'épithète de « progressive », qui lui est universellement appliquée prouve qu'il s'agit là d'une propriété essentielle, caractéristique. Il est de fait que l'affection reste bien rarement stationnaire et qu'à quelque moment qu'on la considère, on lui trouve une tendance envahissante. Il n'est cependant pas impossible qu'elle puisse s'arrêter et même rétrograder ; mais en général, lorsqu'elle est livrée à elle-même, sans intervention thérapeutique aucune, et fréquemment aussi, en dépit du traitement, elle tend à se propager plus loin. Les progrès sont parfois extrêmement rapides ; d'habitude ils sont lents ; ils se font d'une manière continue, mais peuvent aussi procéder par poussées séparées par des intervalles de calme. Aussi le terrain que peut gagner le mal dans un temps donné est-il très variable. Dans certains cas, après une durée de plusieurs années, la main et l'avant-bras d'un seul ou des deux côtés sont seuls atrophiés ; d'autres fois au contraire dans un délai absolument égal, les deux bras sont presque totalement hors de service et le cou commence déjà à se prendre. Dans un petit nombre de cas on observe la généralisation de l'atrophie, c'est-à-dire son extension au tronc, aux extrémités inférieures et au cou : mais cette généralisation peut s'effectuer avec une rapidité variable, parfois elle a lieu déjà au bout de une ou deux années.

La durée totale de la maladie embrasse plusieurs années (de 2 à 20). La guérison est rare, si même elle a été observée ; par contre il survient fréquemment un état stationnaire ou bien les progrès de la maladie sont tellement lents qu'ils ne mettent pas la vie en danger. Les malades atteignent un âge avancé ou succombent à quelque affection intercurrente (fièvre typhoïde, pneumonie, tuberculose). Ces affections rencontrent dans l'infirmité du malade et dans la faiblesse des muscles des éléments souvent très défavorables pour le sujet. Lorsque la mort survient par le fait de l'atrophie elle-même, ce n'est qu'à la phase de généralisation et principalement à la suite de troubles de la déglutition et de la respiration.

Étiologie. — 1. *Age et sexe.* — L'atrophie musculaire progressive se montre de préférence chez l'homme (9 fois sur 11 chez les malades d'Aran) et chez l'homme fait ; l'âge moyen est de 32 ans.

2. Les classes laborieuses sont les plus exposées, mais les autres professions ne confèrent pas l'exemption.

3. Le *travail excessif* a une influence évidente. Ce qui le prouve c'est d'abord la prédilection de la maladie pour les travailleurs, et ensuite ce fait qu'elle débute le plus souvent par le bras droit. Une profession habituellement pénible est une condition prédisposante bien moins efficace qu'un excès de travail, lequel devient particulièrement nuisible lorsque le sujet est obligé d'exécuter pendant un temps assez long un travail au-dessus de ses forces. Pour beaucoup de professions on peut s'assurer que les muscles les premiers atteints sont ceux qui fournissent le travail le plus prolongé et le plus pénible : ainsi chez les sommeliers par exemple, les muscles de l'épaule et du dos du côté droit sont frappés d'abord ; chez les blanchisseuses, ceux de la main etc. Nous avons vu une fois survenir l'atrophie musculaire progressive à la suite d'exercices gymnastiques répétés et forcés avec des haltères trop lourds. Un seul effort excessif semble pouvoir être une cause suffisante, ainsi l'on a vu la maladie naître chez les marins qui dans un naufrage s'étaient cramponnés pendant plusieurs heures à une épave.

4. L'*influence du froid* nous semble indéniable, surtout lorsqu'elle coïncide avec un travail musculaire excessif ou du moins fatigant. Nous avons vu un

soldat qui avait assisté au siège de Strasbourg et qui plus tard fut frappé de la maladie.

5. Plusieurs auteurs ont signalé l'influence de l'*hérédité*, et Charcot place ce facteur étiologique en tête de ceux qui causent la forme type d'amyotrophie spinale protopathique chronique. Il nous semble plutôt que les cas de ce genre constituent un groupe à part tout à fait distinct de la maladie d'Aran.

6. L'atrophie musculaire progressive peut être la conséquence d'autres maladies. On en a observé des exemples à la suite de fièvre typhoïde et de diphtérite, seulement il n'est pas bien établi qu'on ait eu affaire dans ces cas à la forme type de la maladie. On l'a aussi vue se développer consécutivement à la syphilis et céder en tout ou en partie à un traitement ioduré.

7. Enfin l'atrophie musculaire progressive se montre aussi à titre de complication dans d'*autres affections nerveuses*, surtout dans celles qui siègent dans la moelle. Citons d'abord la paralysie bulbaire progressive que nous regardons comme la même maladie avec une localisation autre. Nous devons ensuite signaler particulièrement l'ataxie locomotrice progressive que plusieurs observations déjà anciennes nous montrent comme pouvant se compliquer d'atrophie musculaire progressive [1]. D'après les documents encore incomplets que nous possédons sur ce sujet, il paraîtrait que la dégénération des cordons postérieurs se compliquerait dans ces cas d'une atrophie musculaire nettement caractérisée autant par les symptômes que par les lésions anatomiques : la substance grise et les cellules nerveuses qu'elle contient sont atrophiées et il existe également une dégénération des cordons antéro-latéraux. Les cas de dégénération grise (sclérose) des cordons postérieurs et latéraux avec atrophie des cellules nerveuses semblent également faire partie de ces formes morbides complexes ; on aurait affaire dans ces cas à une atrophie scléreuse des éléments sensitifs et moteurs à la fois (voy. p. 678 et suivantes).

Anatomie pathologique. — 1. *Muscles.* — Microscopiquement les muscles présentent une diminution considérable de volume ; leurs ventres ne sont plus ni rebondis ni saillants, ils sont remplacés par des bandelettes minces et plates. Leur couleur rouge normale a disparu et leur tissu est rouge pâle avec des taches ou des stries jaunâtres ; ou bien ce qui reste encore du muscle a une consistance dure, fibreuse avec des stries jaune pâle. La gaine conjonctive du muscle a contracté des adhérences intimes avec le muscle lui-même. C'est Meryon [2] qui, croyons-nous, a étudié le premier l'altération histologique du muscle atrophié, et il la fait consister en une dégénérescence granuleuse (graisseuse) des faisceaux musculaires primitifs avec destruction consécutive de ces éléments. Duchenne considère également la dégénérescence graisseuse comme étant l'altération essentielle. Cruveilhier distingue une première phase pendant laquelle pour toute modification le muscle devient plus grêle et plus pâle (atrophie par macilence) et une deuxième phase marquée par la dégénérescence graisseuse ; le sarcolemme finit par disparaître à son tour et il ne reste à la place du muscle qu'un tissu fibreux induré. Charles Robin [3] est arrivé à des conclusions tout à fait différentes de celles de ces auteurs : « L'atrophie musculaire progressive, dit-il, est caractérisée par la diminution graduelle de volume des faisceaux striés dont l'enveloppe ou sarcolemme revient sur elle-même sans se plisser pourtant à mesure que son contenu strié disparaît. A mesure aussi on voit les stries transverses et les longitudinales devenir de moins en moins évidentes et des granulations se déposer dans les faisceaux. Les stries n'ont tout à fait disparu et le faisceau n'a complètement l'aspect granuleux qu'à l'époque à peu près où le cylindre a perdu environ la moitié de son diamètre. Il n'est pas rare pourtant de voir des faisceaux qui n'ont plus de stries et ne sont pas encore devenus moitié plus petits, tandis que d'autres réduits au tiers de leur diamètre ont encore des stries longitudinales et transversales évidentes. Un mot sur les granulations des faisceaux musculaires qui s'atrophient ;

---

(1) Voy. entre autres, notre *Monographie, Die graue Degeneration der hinteren Ruckenmarchsstränge*, 1863, obs. I.

(2) Ed. Meryon, *On granular and fatty degeneration of the voluntary muscles* (Med. chirurg. Transact. 1852, vol. XXXV).

(3) Charles Robin, *Note sur l'atrophie des éléments anatomiques* (Comptes rendus de la Soc. de biologie, 2ᵉ série, t. I, année 1854, p. 201).

elles sont dans le contenu du sarcolemme et non dans l'épaisseur de celui-ci, parsemées dans la matière amorphe qui les remplit, matière formée par la substance contractile altérée. Beaucoup sont grisâtres, fines, beaucoup aussi (mais plus ou moins, suivant les faisceaux qu'on examine) sont *jaunâtres*; la plupart dépassant le volume des précédentes et pouvant atteindre jusqu'à deux millièmes de millimètres. Ces granulations rendent les faisceaux altérés qui les renferment, moins transparents que les faisceaux striés normaux de même volume. Les granulations jaunâtres dont il vient d'être question offrent toutes l'aspect extérieur des granulations graisseuses, mais toutes n'ont pas leur nature. Beaucoup en effet (quelquefois la plupart, mais jamais toutes)se dissolvent dans l'acide acétique et non dans l'éther, tandis que c'est l'inverse pour celles qui sont formées de principes gras. Quelque réduit de son volume que soit un faisceau, le sarcolemme se comporte avec l'acide acétique comme à l'état normal. Dans les cas dont il s'agit, les faisceaux diminuent insensiblement de volume, prenant quelquefois un diamètre un peu différent suivant les points de leur longueur. Le diamètre peut descendre à 3 ou 4 millièmes de millimètre (au lieu de 50 à 70 millièmes, diamètre normal) avant de disparaître tout à fait. Lorsqu'ils sont réduits à un volume aussi petit les faisceaux ressemblent à de petits cylindres transparents, granuleux à l'intérieur et y renfermant d'espace en espace des espèces de corps de nature azotée, allongés, étroits, comme de petits bâtonnets (longs de 12 à 20 millièmes de millimètre, larges de 20 environ) isolés ou placés 3 ou 4 à la suite l'un de l'autre. Il n'est pas rare d'en rencontrer dans lesquels les deux faces du cylindre creux que présente le sarcolemme se touchent, le cylindre étant aplati par suite d'absence complète de granulations dans une longueur plus ou moins étendue d'espace en espace. Dans cette sorte d'atrophie, il n'y a pas plus de vésicules graisseuses au sein du tissu malade que dans les muscles normaux. Dans les cas de substitution graisseuse ou adipeuse des muscles (transformation graisseuse des auteurs) il y a atrophie préalable du faisceau musculaire strié et remplacement par des vésicules adipeuses de nouvelle génération qui naissent à leur place. »

Virchow distingue la dégénérescence graisseuse parenchymateuse et interstitielle : cette dernière atteint parfois un degré tel que presque tout l'ensemble du muscle a un aspect jaunâtre et graisseux, tandis que d'autres points également en voie d'atrophie, mais ayant subi une dégénérescence graisseuse moins avancée, ont une coloration rouge pâle et une apparence striée. Mentionnons en passant les descriptions d'Oppenheimer, Schneevogt, Frommann et arrivons aux recherches de Schüppel [1]. Ce dernier auteur a trouvé un état trouble comme poussiéreux de la substance contractile et une division des noyaux du sarcolemme. Les muscles atrophiés étaient d'un rouge clair et contenaient une grande abondance de tissu conjonctif : les gaînes sarcolemmiques renfermaient un contenu trouble, sans striation distincte, mais avec de nombreux noyaux : le reliquat du muscle consistait en un tissu conjonctif lâche dont les fibres affectaient la même direction qu'avaient les fibres musculaires disparues (myosite parenchymateuse de Virchow). Charcot et Joffroy [2] ont décrit une atrophie simple des faisceaux primitifs ; dans quelques-uns de ces derniers la substance musculaire se segmentait et avait l'apparence de petits blocs; en même temps il y avait dégénérescence graisseuse plus ou moins manifeste de la plupart des faisceaux primitifs : ils n'ont pas pu constater la multiplication des noyaux du sarcolemme.

Friedreich qui a étudié avec un soin tout particulier l'altération musculaire, combat les conclusions de ceux qui veulent voir dans la dégénérescence graisseuse la lésion unique ou bien principale de l'atrophie musculaire progressive ; mais il ne va pas jusqu'à contester avec Robin la réalité de cette dégénérescence. D'après Friedreich, les faisceaux musculaires présentent rarement un état trouble de leur parenchyme : en général ce qu'on y reconnaît en premier lieu c'est une tendance à se résoudre en fibrilles ou en éléments fusiformes ; en même temps le contenu des fibres devient homogène et la striation transversale disparaît (fragmentation longitudinale, fibrillaire, dégénération striée) ; dans d'autres cas beaucoup plus exceptionnels le faisceau musculaire se résout en petits disques, et certaines fibres se décomposent même en leurs sarcous eléments. Souvent l'atrophie s'effectue par un simple amaigrissement de la fibre, ou encore par voie de dégénérescence séreuse (de Zenker.) Enfin on observe également la dégénérescence graisseuse qui le plus souvent n'atteint qu'un petit nombre de fibres et qui ne constitue jamais un élément essentiel de l'altération musculaire. D'habitude presque toutes ces lésions s'observent concurremment. Mais ce que l'on trouve constamment ce sont des modifications des cellules et des noyaux musculaires. Déjà de très bonne heure ces éléments commencent à s'allonger et à s'étrangler pour finalement se diviser. Lorsque la prolifération des noyaux est avancée, la striation de la substance contractile n'est plus distincte ou a disparu. Le tissu interstitiel, le périmysium, présente également de bonne heure des modifications morbides. Il se produit une quantité considérable de tissu conjonctif fibrillaire et riche en noyaux, dans l'interstice des faisceaux non pas seulement secondaires mais primitifs, de sorte que ces der-

(1) Schüppel, *Ueber Hydromyelus (Arch. der Heilhunde*, 1865, Band VI, p. 298-311).
(2) Charcot et Joffroy. Deux cas d'atrophie musculaire progressive (*Arch. de physiol. norm. et pathol.*, 1869, tome II, 1870, tome III, p. 135 et 1871, tome IV, p. 236).

niers sont écartés et séparés par de larges interstices A mesure que les éléments musculaires continuent à disparaître il se produit une plus grande abondance de ce tissu fibrillaire dans lequel se confondent les gaines vides des fibres disparues : c'est la *dégénérescence fibreuse*, le *stade de cirrhose*. Cependant la tunique conjonctive des vaisseaux devient fortement graisseuse, il est même à présumer qu'un certain nombre d'entre eux s'oblitèrent et disparaissent. Enfin, il peut survenir, par suite de la rétraction du tissu conjonctif, un retrait et un raccourcissement du muscle, de là des contractures et des déformations. Il peut aussi se développer dans l'épaisseur du muscle dégénéré une quantité plus ou moins considérable de tissu adipeux, c'est la *dégénérescence lipomateuse* qui survient quelquefois à une période très rapprochée du début : les muscles de la jambe, les gastrocnémiens, le soléaire sont particulièrement sujets à cette lipomatose ; il en est de même de ceux de la langue ; le fait est plus rare pour le deltoïde, les scapulaires et les muscles du dos. Nos recherches personnelles ne nous permettent pas de rien ajouter à cette étude si complète. Les nombreuses étapes par lesquelles passe l'atrophie impriment aux lésions des aspects très variables. S'agit-il d'une atrophie simple combinée avec de la production de graisse dans le tissu interstitiel, ou y a-t-il là un processus inflammatoire ? Friedreich se prononce catégoriquement dans ce dernier sens. Quant à nous, nous ne devons pas oublier combien il est difficile de décider dans la question de savoir si telle ou telle lésion est de nature inflammatoire ou non. Cette difficulté s'est déjà présentée du reste, dans les paralysies d'origine périphérique et on a pu voir à ce propos qu'une cause identique peut déterminer dans les muscles des altérations très différentes entre elles, altérations qu'on pourrait attribuer les unes à l'atrophie simple, les autres à l'inflammation. Ces questions nous semblent encore insolubles, à moins qu'on ne veuille se lancer dans le dogmatisme pur.

2. *Fibres nerveuses*. — Les premières observations relatives à l'atrophie des racines nerveuses antérieures sont dues à Cruveilhier [1] ; il en a déjà été question plus haut : l'atrophie était surtout prononcée à la région cervicale où les racines antérieures étaient gris rosé et réduites à des filaments extrêmement grêles. Peu de temps après, cette atrophie des racines antérieures fut retrouvée par Reade [2] et ensuite par Duménil, qui, sur un homme de cinquante-trois ans, atteint d'atrophie musculaire et de paralysie bulbaire progressives, vit les racines antérieures fortement atrophiées, tandis que la moelle et les troncs nerveux semblaient indemnes. Une autre fois, chez une infirmière de 64 ans, qui avait succombé à la même affection, il trouva les racines antérieures des 4ᵉ et 5ᵉ paires cervicales grêles, atrophiées, grises et transparentes. Vulpian [3] a également observé un cas d'atrophie avec teinte grise des racines antérieures, Trousseau [4] de même. A ces observations, nous devons ajouter celles plus récentes de Sappey, Jaccoud [5] et de Rechlinghausen [6]. Presque dans tous ces cas on ne découvrit dans le

(1) La première autopsie d'atrophie musculaire progressive faite par Cruveilhier donna des résultats négatifs ; la seconde lui fit découvrir l'atrophie et la dégénérescence graisseuse des faisceaux musculaires. La troisième est celle du saltimbanque Lecomte qui est restée célèbre. Cruveilhier en donna lecture à l'Académie de médecine le 29 mars 1853. Nous n'extrayons de ce long et important travail qu'une partie des pages consacrées à l'examen nécroscopique de la moelle épinière. « Moelle épinière parfaitement saine de volume, de couleur et de consistance ; les faisceaux antérieurs que j'ai examinés d'une manière plus particulière sont dans l'état normal. Les racines postérieures des nerfs spinaux sont également dans l'état le plus complet d'intégrité ; mais les racines antérieures de ces nerfs sont d'une infériorité extrêmement remarquable par rapport aux racines postérieures ; et cette infériorité est surtout énorme à la région cervicale. » — « Les racines antérieures n'étaient peut-être pas le quart ou le cinquième en volume des racines postérieures, aux régions dorsale et lombaire ; elles n'étaient pas la dixième partie, en volume, à la région cervicale. » La moelle ayant été plongée pendant vingt-quatre heures dans de l'acide nitrique étendu d'eau, on constata que dans les paires cervicales supérieures, les racines antérieures étaient réduites à leur névrilème et que l'atrophie était un peu moindre dans les racines antérieures de la cinquième paire cervicale : la fibre nerveuse y était en partie respectée ; il en était de même pour les racines antérieures des nerfs dorsaux et lombaires. Il y avait également atrophie des nerfs musculaires. Quant au grand hypoglosse : « avant l'immersion dans l'acide nitrique, ce nerf paraissait n'avoir tout au plus que le tiers du volume ordinaire ; mais après l'immersion dans l'acide nitrique étendu, suivie de l'immersion dans l'eau, le névrilème ayant été réduit à une gelée transparente, j'ai vu que la substance nerveuse proprement dite était réduite à des proportions qui ne dépassaient pas la sixième partie, peut être même un chiffre plus inférieur encore, de l'état normal. Plusieurs divisions de ce nerf étaient même réduites au névrilème. » — « Resterait maintenant une question étiologique à résoudre : Quelle est la cause de l'atrophie des racines antérieures des nerfs spinaux ? Cette question serait toute résolue si les faisceaux antérieurs de la moelle étaient le siège de quelque altération. » — « Mais dans la paralysie musculaire atrophique nous avons vu que les cordons antérieurs de la moelle étaient parfaitement sains. Quelle est donc la cause de l'atrophie des racines antérieures dans ce cas? Ici l'observation nous abandonne. Attendons que de nouveaux faits nous permettent de résoudre ce problème, à la solution duquel se rattacheront peut-être des données thérapeutiques importantes sur cette maladie. • (*Bulletin de l'Acad. de Méd.*, t. XVIII, nᵒ 12, p. 546 à 583.)

(2) Reade, *Dublin Quarterly Journ. of. med. Science*, 1856, novembre, p. 399.

(3) Vulpian, *Société médicale des Hôpit.*, mars 1863, *et Union médicale*, 1863, nᵒ 49, t. XVIII, p. 159.

(4) Trousseau, *Clinique méd. de l'Hôtel-Dieu*, 5ᵉ édition. Paris, 1877, t. II, art. Atrophie musculaire progressive.

(5) Jaccoud, *Société médicale des Hôpit. et Gaz. des Hôp.*, 1865, nᵒ 6, p. 20.

(6) Recklinghausen, *Wiener med. Presse* 1869, nᵒ 27

système nerveux aucune altération autre que l'atrophie des racines ; mais la moelle n'avait pas été examinée ou l'avait été par des procédés insuffisants. Le microscope décela dans les fibres nerveuses atrophiées des amas granulo-graisseux et une destruction des tubes nerveux. — On examina également, à plusieurs reprises, les troncs nerveux périphériques, et on les trouva altérés. Duménil vit les branches terminales du facial grises et grêles ; Jaccoud fit la même remarque sur les nerfs médians, etc., et Friedreich découvrit dans les fibres nerveuses intramusculaires les plus déliées des altérations qu'il regarda comme étant les seules qui, dans cette affection, appartinssent au système nerveux. Recklinghausen a vu également les petits rameaux moteurs rétrécis et renfermant des fibres nerveuses dégénérées. Dans les observations de Friedreich l'altération était plus prononcée dans les fins ramuscules qu'aux troncs nerveux plus gros.

On a aussi rencontré quelquefois une atrophie des racines postérieures, mais on peut affirmer avec les connaissances que nous possédons actuellement, que la lésion des racines postérieures et des cordons postérieurs n'a pas été dans ces cas la cause de l'atrophie musculaire : on est simplement tombé sur un échantillon de sclérose des cordons postérieurs, compliquée d'atrophie musculaire progressive.

3. *Le grand sympathique* a été d'abord examiné[1] par Schneevogt qui le trouva altéré : le tronc cervical et une partie de la portion abdominale étaient convertis en un cordon graisseux où les fibres nerveuses étaient comprimées par des globules graisseux (et des cristaux?). Le ganglion cervical inférieur était presque totalement transformé en graisse. Jaccoud[2] à son tour constata, dans les deux cas qui lui sont personnels, à côté de l'atrophie des racines antérieures, que le tronc du grand sympathique dans la portion cervicale et dans la partie supérieure de la portion thoracique, était transformé sur toute son étendue en un cordon fibreux sinueux mélangé de graisse, et d'où les tubes nerveux avaient totalement disparu. Dans le ganglion cervical supérieur le tissu connectif était hyperplasié, mais les éléments nerveux étaient conservés. Swarczewski[3] dit avoir trouvé le filet supérieur du sympathique très grêle et les deux ganglions supérieurs aplatis et livides. Duménil a rencontré les portions cervicale et thoracique transformées en un tissu fibreux mélangé de graisse ; deux autres fois il a trouvé le sympathique intact : les observations de Landry, Charcot, Joffroy, Frommann et les nôtres sont conformes.

4. *Les ganglions spinaux* ont été examinés par Duménil ; ils contenaient des gouttelettes de graisse libre et des corps granuleux : les tubes nerveux étaient granuleux et fragmentés. Schneevogt, Clarke et nous-même nous n'avons pu retrouver ces lésions.

5. *Moelle épinière.* Un grand nombre de fois on n'a pu démontrer aucune altération dans la moelle, malgré l'examen le plus minutieux. Les premiers observateurs, Cruveilhier, Hasse, Oppenheimer et beaucoup d'autres n'y aperçurent rien d'anormal ni à l'œil nu ni au microscope. Néanmoins on publia bientôt d'autres observations qui se multiplièrent dans la suite et qui enregistrèrent des altérations de la moelle cervicale, particulièrement des lésions existant avec l'atrophie des racines antérieures. La première de ces observations est due à Schneevogt[4] : un homme de 58 ans succomba avec une atrophie musculaire qui avait envahi les quatre membres : les racines cervicales antérieures étaient très grêles ; la moelle elle-même était sensiblement ramollie depuis la 5ᵉ vertèbre cervicale jusqu'à la 2ᵉ dorsale, et renfermait des corps granuleux que l'on retrouvait encore au delà de ces limites. Chez un malade de Valentiner[5] les racines antérieures étaient atrophiées ; de plus, la moelle était ramollie et contenait de nombreux corps granuleux au bas de sa portion cervicale et au haut de sa portion dorsale. — Sur un malade mort dans le service de Leubuscher, Frommann constata (*Deutsche Klinik*, 1857, nᵒ 33 et 34) un aplatissement de la moelle dorsale à son extrémité supérieure, et, de plus, dans ce même endroit, un ramollissement rouge qui avait 0ᵐ,08 de long et qui, au delà de cette limite, cessait assez brusquement. Les racines antérieures n'étaient pas notablement rétrécies. Le tissu ramolli renfermait une masse de corps granuleux, des corpuscules amyloïdes, des détritus de tout genre et quelques cristaux d'hématoïdine. — Luys, dans une très intéressante observation (*Gaz. méd. de Paris*, 1860, 32), trouva là où il existait une atrophie des racines antérieures la substance grise correspondante parcourue par de nombreux vaisseaux hyperémiés et recouverts de corps granuleux : il y avait aussi de ces corps ainsi que des corpuscules amyloïdes ailleurs qu'autour des vaisseaux. *Dans les cornes antérieures on ne découvrait presque plus aucune cellule nerveuse ;* seulement par-ci par-là on pouvait apercevoir quelques débris de ces éléments atrophiés et remplis de granulations pigmentaires : c'est la première fois qu'il ait été fait mention de l'atrophie des cellules des cornes antérieures. — Puis vint Lockhart-Clarke qui, en 1862, de concert avec Radcliffe, fit l'examen d'un homme de 40 ans qui

(1) Schneevogt, *Neederl. Lancet*, 1854, sept. et oct.
(2) Jaccoud, *Gazette des Hôp.*, 1865, nᵒ 6, p. 20. Cet auteur a également examiné les racines du grand sympathique et les a trouvées atrophiées : c'est la seule fois, croyons-nous, où elles ont été examinées.
(3) Swarczewski, *Die progr. Muskelatrophie*. Berlin, 1867, Inaug. Dissertat.
(4) *Nederl. Lancet*, 1854, sept.
(5) Valentiner, *Prager-Vierteljahrschrift*, 1855, Band II, VIII.

avait succombé à une atrophie musculaire avec paralysie bulbaire : les racines antérieures cervicales étaient atrophiées et la substance grise était plus ou moins altérée dans toute son étendue. Des cellules nerveuses les unes étaient petites, granuleuses, ratatinées, et les autres faisaient complètement défaut. Dans un autre cas, L. Clarke décrivit dans la substance grise des
foyers spéciaux de ce qu'il appelle la *désintégration granuleuse*. On a beaucoup discuté
depuis sans avoir pu savoir encore ce que l'auteur a voulu entendre par ce mot. Plus tard
Lockhart-Clarke observa avec Gull une moelle dans laquelle la substance des cornes antérieures
était remplacée par un long canal. Clarke [1] a pu rassembler en tout huit cas d'atrophie musculaire progressive dont il a fait l'examen anatomo-pathologique, et dans tous les huit il a découvert des lésions manifestes de la substance grise avec atrophie des cellules multipolaires. Il
considère cette lésion comme fondamentale dans l'atrophie musculaire progressive, et quant au
processus, il le regarde comme une atrophie avec des traces évidentes d'exsudats morbides.

Puis vint une observation très intéressante de Duménil (de Rouen) [2], relative à une femme
atteinte d'atrophie musculaire progressive, et qui succomba avec les symptômes de la paralysie
labio-glosso-pharyngée. Les racines antérieures étaient très grêles, et il existait une dégénération des cordons latéraux qui ne renfermaient plus que des débris de fibres nerveuses, des
corps granuleux et des corpuscules amyloïdes : la substance grise contenait une grande quantité de ces derniers éléments. Les cellules nerveuses des cornes antérieures étaient en majeure
partie ratatinées, atrophiées et privées de leurs prolongements. De plus, dans le bulbe, les
pyramides avaient subi la dégénération grise. — Hayem [3] a trouvé les cordons blancs tout
à fait normaux ; par contre, la substance grise était fortement altérée, notamment dans les
cornes antérieures. Sur plusieurs coupes les cellules ganglionnaires faisaient complètement
défaut ; sur d'autres elles étaient dures, ratatinées, munies d'un noyau très petit et de prolongements peu nombreux et courts. Au-dessous du renflement cervical la moelle était tout à
fait saine.

Le nombre de ces observations était déjà assez respectable, et l'altération de la moelle était
tenue pour très sérieuse, et cependant on hésitait encore à voir dans cette lésion la cause de
l'atrophie musculaire : les faits recueillis étaient considérés comme des exceptions, et même qui
sait, disait-on, si tous se rapportent bien à l'atrophie musculaire progressive? De plus, ils
avaient contre eux les nombreuses autopsies dans lesquelles les maîtres les plus autorisés
avaient déclaré la moelle intacte, car non seulement Romberg était arrivé à un résultat négatif,
mais aussi Landry [4], Oppenheim [5] et Friedberg [6]. Axenfeld, chez un sujet provenant de la
pratique de Duchenne, ne put découvrir la moindre lésion dans la moelle et même des recherches plus récentes de Vulpian, Malmsten, Jaccoud et autres ont abouti à des résultats négatifs.
Enfin plus récemment Friedreich [7] a relaté des cas « où le microscope révéla d'une façon bien
positive l'intégrité de la moelle. »

Mais dans ces dernières années un nombre considérable de recherches ont établi la réalité
et la constance à peu près absolue de l'altération médullaire, et Charcot a basé sur ces faits
sa théorie de la fonction trophique des cellules multipolaires. La première observation publiée
par Charcot et Joffroy [8], avait trait, de même que les cas que nous avons fait paraître en 1870
et 71, à une atrophie musculaire compliquée de paralysie bulbaire. L'examen histologique
révéla une atrophie des cellules nerveuses de la substance grise de la moelle et de celles des
noyaux de Stilling dans le bulbe, et de plus une dégénération des faisceaux latéraux (que
Charcot regarde comme étant de la sclérose). Outre ces observations qui toutes concordaient
entre elles, on a pu en recueillir d'autres dans lesquelles la substance grise seule était intéressée.
Dans ses publications récentes, Charcot s'appuie outre ces quelques cas personnels 1° sur l'observation de Lockhart-Clarke et Gairdner [9] relative à un médecin âgé de 65 ans, qui fut atteint
d'atrophie musculaire progressive des extrémités supérieures d'abord et ensuite des extrémités inférieures : la moelle cervicale présentait dans la substance grise des amas granuleux,

---

(1) Beales, *Arch. of Medicine*. 1863.

(2) Duménil (de Rouen), *Gaz. hebd.*, 1867, n° 27, p. 423.

(3) Hayem, *Archives de Physiologie normale et pathologique*, 1869, p. 263 et 391.

(4) Landry, *Paralysie et atrophie du muscle supérieur gauche Moniteur des Hôpit. Gazette médicale* de Paris, 1853, p. 261.)

(5) Oppenheimer, *Ueber progressive fettige Muskelenartung*, 1855.

(6) Friedberg, *Pathol. und Therapie der Muskellähmung*, 1853.

(7) Friedreich, *loc. cit.*, t. IV, X et XVII.

(8) Charcot et Joffroy, *Arch. de Phys. norm. et pathol.*, t. II, 1869, p. 356.

(9) Charcot lui-même fait à propos de ces deux observations la remarque suivante : « Malheureusement
dans les cas de Lockhart-Clarke et de Duménil, l'état de la substance blanche spinale n'est pas indiqué
d'une façon explicite. » — Le cas de Duménil ressemble tellement à l'obs. I de Charcot dans laquelle il a
existé une dégénération des faisceaux latéraux, qu'il est difficile d'admettre une différence quelconque entre
les deux. La conclusion qu'il pourrait bien s'agir là d'une maladie essentiellement différente est au moins
risquée. — Gairdner, *British and foreign med. chirurg. Review*, oct. 1863.

des corpuscules amyloïdes et un ramollissement avec destruction des fibres nerveuses : les cellules des cornes antérieures étaient très fortement pigmentées ; les cordons blancs étaient sains ; 2° sur une observation de Duménil (*Gaz. hebd.* 1867, n° 29), dans laquelle il y avait atrophie des racines antérieures et forte dégénération atrophique de la substance grise ; la substance blanche ne montrait que çà et là quelques taches et quelques stries opaques ; 3° sur l'observation de Hayem, mentionnée ci-dessus ; 4° sur plusieurs autres faits recueillis à la Salpétrière sous la direction de Charcot lui-même, et sur un cas très remarquable provenant du service de Vulpian et publié récemment par Troissier [1]. Dans la première observation de Charcot (Gombault) il y avait aussi gêne de la parole et de la déglutition : l'examen microscopique révéla dans le renflement cervical la dégénérescence pigmentaire des cellules nerveuses motrices et de nombreux îlots de désintégration granuleuse. Les faisceaux blancs et en particulier les faisceaux latéraux ne présentaient pas la moindre trace d'altération. Dans la seconde observation (Pierret), voici les lésions constatées : dans toute l'étendue de la moelle, mais surtout à la région cervicale, un grand nombre de cellules nerveuses des cornes antérieures ont disparu sans laisser de traces ; celles qui persistent sont très petites et offrent les degrés les plus avancés de la dégénération pigmentaire. Au niveau de la 4° paire cervicale la corne antérieure droite a subi une réduction de tous les diamètres, la névroglie y est manifestement sclérosée ; les cellules nerveuses motrices ont disparu à l'exception d'un seul petit groupe. Les racines antérieures émanant de la région cervicale sont atrophiées ; on y trouve quelques tubes nerveux présentant l'altération granulo-graisseuse.

Une autre lésion spinale qui a souvent été rencontrée de concert avec l'atrophie musculaire progressive, c'est la formation d'une cavité centrale dans la moelle, l'hydromyélie ou syringomyélie, laquelle a été décrite dans le chapitre précédent. Cette particularité a été constatée par Gull (L. Clarke), par Schüppel et par Grimm, sur des sujets qui pendant la vie avaient présenté les symptômes de l'atrophie musculaire progressive : on trouva dans la moelle une cavité centrale avec atrophie de la substance grise et destruction des cellules multipolaires. A notre avis, les documents rassemblés jusqu'à ce jour ne sont pas suffisamment nombreux pour qu'on puisse, dans ces cas, dire qu'il s'agit d'une atrophie musculaire s'écartant de la forme type par son origine, sa marche et ses symptômes. Charcot en fait une amyotrophie deutéropathique, mais uniquement par des considérations empruntées à l'anatomie pathologique en ce sens que l'atrophie des cellules est non pas la lésion primordiale, mais la conséquence d'un autre processus morbide chronique siégeant au centre de la moelle. Au point de vue clinique, la distinction n'est pas aussi facile à établir, car les observations que nous possédons démontrent qu'au moins un certain nombre de fois l'atrophie musculaire a été le premier symptôme sans qu'il y ait eu paralysie antécédente.

Diagnostic. — Le diagnostic est généralement facile, il se base sur le symptôme si caractéristique d'une atrophie lentement progressive des muscles. Il s'impose, pour ainsi dire, dans les cas types de Duchenne et d'Aran, où l'atrophie débute dans les éminences palmaires et dans les interosseux pour se continuer ensuite de la façon que l'on sait, et où le trouble fonctionnel marche de pair avec l'atrophie. Existe-t-il au contraire quelque anomalie soit dans le mode de début, soit dans le décours ultérieur de la maladie, soit dans les relations entre les deux facteurs, paralysie et atrophie, aussitôt il sera permis de se demander si l'on a bien affaire au type classique ou s'il faut en invoquer quelque autre encore insuffisamment déterminé. On ne saurait avoir la prétention de diagnostiquer quelle est la lésion anatomique existante, car celle-ci ne se révèle par aucun autre signe que par l'atrophie musculaire : cette dernière ne permet pas de conclure avec certitude à l'existence d'une lésion spinale, attendu que les autopsies faites jusqu'à ce jour n'ont pas constamment révélé cette lésion.

Le *diagnostic différentiel* d'avec les autres formes d'amyotrophies est très important : il découle tout naturellement de l'exposé qui va suivre, mais qui est loin de pouvoir être considéré comme définitif sur tous les points. Les formes deutéropathiques se distinguent essentiellement par ce fait que l'atrophie musculaire est précédée de symptômes paralytiques et autres qui dénotent une affection spinale préexistante : toutes les fois que ces symptômes existent le diagnostic s'impose.

___

(1) Troissier, *Note sur les lésions anatomiques observées dans un cas d'atrophie musculaire progressive (Société anatom., 28 janvier.)* et *Progrès méd.,* 1875, n° 17, p. 220).

Il serait très désirable pour le pronostic qu'on pût diagnostiquer à coup sûr la forme névritique de l'atrophie musculaire, qu'on en fasse un type à part ou bien qu'on la considère comme la phase de début de l'atrophie musculaire progressive. Le développement de la maladie, à la suite d'affections aiguës, comme par exemple, l'hyperesthésie des muscles et des nerfs, peut aider le diagnostic ; mais on n'arrivera jamais à des conclusions tout à fait certaines, la question théorique elle-même étant encore loin d'être tranchée.

Pronostic. — Il est toujours sérieux. Dans la majorité des cas, la maladie suit fatalement sa marche. Fréquemment elle a une allure tellement lente que la vie ne semble menacée qu'à une échéance fort éloignée. En général les cas graves se reconnaissent dès le début à la rapidité avec laquelle le mal progresse. Alors les malades deviennent incapables de tout travail et infirmes. Pour un ouvrier, la diminution des forces devient sensible bien plus tôt que pour un individu appartenant à une autre condition, lequel peut, pendant des années, être porteur d'une atrophie musculaire peu avancée sans être entravé dans l'exercice de sa profession. Dans sa dernière phase, l'affection a de la tendance à se généraliser : elle gagne les muscles du tronc, des extrémités inférieures, du cou, de la langue et du pharynx. A ce moment, la vie se trouve directement en danger et il n'y a que peu d'espoir de voir la maladie se guérir ou s'amender ou rester stationnaire. On a bien, dans ces dernières années, proclamé maintes fois les heureux effets de l'électro-thérapie, mais il faut dans tous ces succès faire la part de l'erreur et de l'illusion : dans tous les cas heureux on n'a pas eu affaire à l'atrophie musculaire progressive proprement dite. Ce qui est est bien certain, c'est que nous ne sommes pas en mesure de promettre à un amyotrophique que nous le guérirons avec l'électricité. Dans les cas anciens qui progressent sans relâche, le pronostic est toujours défavorable. Par contre, il est moins sombre dans les cas récents, à manifestations névritiques, et l'on aurait tort de contester dans ces conditions les heureux effets de l'électro-thérapie : que la maladie puisse récidiver ultérieurement, comme le dit Nesemann [1], cela ne prouve rien contre l'efficacité de ce traitement.

Traitement. — On a employé contre l'atrophie musculaire progressive toutes les ressources thérapeutiques qui sont en usage dans les affections spinales chroniques, c'est-à-dire l'*huile de foie de morue*, le *nitrate d'argent*, la *liqueur de Fowler*, les *ferrugineux*, les *bains*, surtout les *bains sulfureux* et les *douches*. Il ne faudrait pas compter avec tous ces agents sur un résultat sérieux. On devra également être très réservé dans l'administration de l'*iodure de potassium ;* cependant ce médicament est indiqué au début de la maladie, surtout à la période des douleurs névritiques et musculaires. La *strychnine* (en injections hypodermiques) peut également être employée, mais elle est peu efficace contre cette redoutable maladie. L'*exercice des muscles malades* constitue une pratique plus sérieuse, mais il doit être prescrit avec beaucoup de prudence. Au début, surtout lorsque la maladie a été occasionnée par des excès de travail, nous croyons qu'il faut avant tout ménager les muscles : le malade ne devra pas observer un repos absolu et rester dans l'inaction, mais il évitera toute fatigue musculaire excessive, aussi bien les travaux de force que les séances prolongées de bureau, de piano, etc. Plus tard, à une période où tous les symptômes d'irritation ont disparu, on pourra songer à ramener la nutrition et le rétablissement du muscle par un exercice modéré et méthodique ; mais il faut avoir soin de ne pas trop précipiter les choses.

[1] *Berl. klin. Wochenschrift*, 1868, n° 37.

Eulenburg dit avoir retiré quelques bons résultats d'un traitement gymnastique [1].

L'agent thérapeutique par excellence, celui sur lequel nous fondons nos meilleures espérances pour combattre cette terrible maladie, c'est l'*électricité*. Erb prétend qu'elle constitue le seul moyen curatif que nous possédions jusqu'à ce jour.

Les premiers résultats heureux ont été obtenus par Duchenne à l'aide de la faradisation. Dans la dernière édition de son *Électrisation localisée*, cet auteur s'exprime ainsi (p. 559) : « Jusqu'à présent je n'ai pas vu, dans cette affection, la nutrition musculaire se manifester dans les points où l'absence de contraction électro-musculaire accusait la destruction du tissu musculaire ; mais partout où j'ai rencontré quelques faisceaux contractiles, fréquemment ils sont devenus, pour ainsi dire, le noyau ou le centre d'autres faisceaux musculaires dont le volume a augmenté très notablement, et dont la puissance s'est aussi accrue proportionnellement par la faradisation localisée. La question de thérapeutique est intimement liée à la question de pronostic ; que l'on me permette donc d'y revenir. Les faits rapportés dans ce travail, et qui établissent de la manière la plus évidente que la marche envahissante de l'atrophie musculaire progressive peut être arrêtée, et que l'on produit même de la fibre musculaire dans les muscles qui en ont déjà perdu une grande partie, ces faits, dis-je, ont, j'espère, modifié de la manière la plus heureuse le pronostic de cette maladie, qu'on avait trop de tendance à mettre en parallèle avec la paralysie générale progressive, au point de vue de l'incurabilité. Toutefois, en pareil cas, le médecin apportera beaucoup de réserve dans son pronostic, en se rappelant ces histoires si tristes, exposées au commencement de ce travail, et dans lesquelles il semble que l'atrophie musculaire progressive, quoi qu'on ait fait, marche toujours vers une terminaison fatale. »

D'autres encore ont fait connaître les effets bienfaisants de la faradisation (Aran, Schneevogt, Friedreich). Même les praticiens qui ont une préférence marquée pour le courant continu, se trouveront bien de l'alterner avec le courant interrompu. Souvent l'électricité ne produit son effet qu'après une application longtemps continuée : ainsi un malade du professeur Knauff dut être électrisé durant sept mois consécutifs.

Depuis Remak, on emploie également le courant continu contre l'atrophie musculaire progressive, et en Allemagne, on le préfère même au courant faradique. Remak alla jusqu'à s'élever contre ce dernier qui, dit-il, épuise la force musculaire au lieu de l'accroître : Duchenne lui-même convient qu'il y a danger lorsqu'on ne procède pas avec mesure. Remak prétend que le courant galvanique a pour effet de renforcer le muscle et le nerf, de les restaurer, et d'amender les symptômes irritatifs. Suivant lui, le courant continu se montre très efficace dans les formes névritiques ; au contraire, les cas graves, d'origine spinale, ne donnent pas des résultats bien brillants, et progressent en dépit du traitement. Remak accorde une confiance particulière à la production de contractions diplégiques qu'il attribue à l'excitation galvanique du ganglion cervical supérieur du grand sympathique. Le pôle négatif est appliqué dans la fosse sus-claviculaire et le pôle positif en arrière du côté opposé en dehors de la 5e vertèbre cervicale : les contractions diplégiques sont provoquées par chaque renversement du courant. La galvanisation du tronc sympathique cervical dans la fosse sus-claviculaire, a été également prônée, surtout dans ces derniers temps par Remak et ses adeptes. Benedict, par

---

(1) *Deutsche Klinik*, 1856, 11-14.
(2) Voyez Remak : *Galvano-thérapie*, traduit de l'allemand par Alph. Morpain. Paris, 1860, passim. Page 431 notamment, on lit que dans l'atrophie musculaire progressive « plusieurs cas ont démontré l'effet prompt avec lequel le courant (continu) augmente la force des membres atrophiés. »

exemple, dit avoir retiré de fort bons résultats de la galvanisation du sympathique, employée concurremment avec la faradisation ; il met en garde contre les
courant trop forts. De même M. Meyer [4] et Ero [2] recommandent cette méthode.
C'est à celle-ci que le malade de Nesemann [3] dut son semblant de guérison. Mais
M. Rosenthal dit qu'il a galvanisé le sympathique en pure perte ; il fait passer dans
le membre des courants dirigés du rachis ou du plexus vers les muscles paralysés,
en promenant le pôle négatif sur la longueur du membre. Erb recommande, outre
la galvanisation du sympathique, de traiter chaque fois les muscles atrophiés par
le courant soit continu, soit interrompu. D'après notre expérience personnelle, le
courant continu est préférable tant que la maladie est de date récente et qu'il existe
des symptômes névritiques et irritatifs. Il est impossible de tracer d'une façon précise la limite de cette période. On placera les pôles comme dans la méthode indiquée pour la soi-disant galvanisation du sympathique. Il y a longtemps déjà que
nous avons émis un doute relatif à la question de savoir si vraiment on électrisait
de cette façon le sympathique et notamment le ganglion cervical supérieur : la
disposition indiquée des rhéophores nous semble très bien choisie, pour faire passer
un courant à travers les troncs du plexus brachial, ce qui certes, est indiqué dans
l'affection qui nous occupe. M. Meyer a constaté aussitôt après la galvanisation
une élévation de température dans le bras et la main, mais cela ne démontre pas
positivement qu'il y a eu excitation du sympathique et peut s'expliquer tout aussi
bien par celle des troncs nerveux. Lorsque l'on emploie cette méthode il faut en
même temps agir directement sur les nerfs et les muscles malades à l'aide du courant continu fixe ou mobile, en ayant soin de ne le renverser que rarement.

A une période ultérieure et dans les phases avancées de la maladie, on peut se
demander lequel des deux il faut préférer du courant continu ou interrompu. A ce
moment les résultats sont très aléatoires, et l'on en sera réduit à tâtonner pour
savoir quel est le courant qui convient le mieux : lorsque le traitement électrique
devra durer longtemps, il sera bon de changer de courant toutes les quatre ou
six semaines, car le médecin aussi bien que le malade finit par se fatiguer d'une
thérapeutique fastidieuse qui ne donne que des résultats peu apparents ou nuls ;
mais il ne faudrait pas le suspendre complètement, car c'est déjà beaucoup si l'on
arrive à enrayer le mal, et de plus il y a des exemples où un traitement électrique
poursuivi avec constance durant des mois entiers, a abouti définitivement à d'excellents résultats que l'insuccès du début permettait à peine d'espérer.

Pathogénie et théorie de la maladie. — Depuis que l'atrophie musculaire progressive est connue, il règne sur sa nature deux conceptions opposées qui ont été
tour à tour en faveur, et que jusqu'à présent l'on n'est pas parvenu à concilier.
D'après l'une d'elles, la maladie consisterait dans une affection des muscles ou au
moins aurait son origine dans le système musculaire *(théorie myopathique)*, d'après
l'autre, au contraire, le mal siégerait dans la moelle *(théorie névropathique* ou *spinale)*. Il existe aussi une théorie mixte qui admet une forme périphérique bénigne,
et une forme spinale grave, mais elle est peu faite pour éclairer le débat. La théorie
du grand *sympathique* a aussi été en faveur durant un certain temps ; elle repose
sur le principe suivant : le grand sympathique étant le centre vaso-moteur et trophique par excellence, c'est lui qu'il faut rendre responsable des troubles trophiques et des atrophies d'origine nerveuse. Ce qu'il y a de réel dans cette idée,
c'est que dans quelques cas d'atrophie musculaire progressive, on a trouvé le sym-

(1) M. Meyer, *Die Electricität in der Medicin.*
(2) Volkmann's *Vorträge*, n° 46, p. 382.
(3) Nesemann, *Berl. klin. Wochenschrift*, 1868, n° 37. Guérison par le courant continu d'une atrophie
musculaire progressive qui avait amené une paralysie complète des quatre membres.

pathique profondément altéré; mais en revanche, on l'a souvent vu intact. Les
données physiologiques et expérimentales ne plaident que faiblement en faveur de
cette hypothèse, qui n'a pas produit non plus dans le domaine thérapeutique les
heureux fruits qu'on en faisait espérer dès l'abord. Du jour où l'on a découvert
dans la moelle des altérations manifestes, on a laissé tomber dans l'oubli la théorie
du sympathique. Mais alors la lutte est devenue plus vive encore entre les deux
anciennes doctrines. D'un côté, N. Friedreich défend énergiquement l'origine
myopathique et désigne l'affection sous le nom de *polymyosite chronique progressive;* de l'autre, Charcot prétend tout aussi catégoriquement qu'il s'agit là
d'une inflammation de la substance grise, d'une *téphromyélite chronique
parenchymateuse.* D'après Friedreich, la maladie naît dans les muscles; c'est là
qu'on découvrirait les premiers signes d'une inflammation chronique, laquelle
commencerait dans le périmysium interne pour aboutir à la destruction de la fibre
musculaire, par suite de la prolifération dont le tissu interstitiel est le siège. Le
résultat définitif du processus est la dégénération fibreuse des muscles. Accidentellement il peut se produire de la lipomatose. Les lésions nerveuses ne sont
nullement constantes, toujours d'après Friedreich, et on les rencontre d'autant
plus rarement qu'on les cherche plus loin de la périphérie : les altérations nerveuses
que l'on peut constater, siègent par ordre de fréquence : 1) dans les filets moteurs
intramusculaires; 2) dans les racines antérieures ; 3) dans la moelle. On est donc
forcé de conclure que le processus morbide débute dans le muscle, qu'il suit une
marche centripète et que par cette voie il finit par gagner les cordons moteurs de
la moelle et la substance grise, y compris les cellules multipolaires. On avait admis
jusqu'à ce jour que les processus atteignant les éléments moteurs suivent une
marche non pas centripète, mais centrifuge, mais les recherches faites par Dickinson, Vulpian et d'autres auteurs, sur des amputés, sont venues démontrer jusqu'à
l'évidence que la marche inverse est possible, que de la périphérie ils s'étendent
quelquefois à la moelle et y déterminent l'atrophie des cellules ganglionnaires
multipolaires. Les conclusions de Friedreich reposent par conséquent sur trois
points : 1) l'inflammation chronique des muscles; 2) l'existence de cette inflammation bien antérieurement à celle de la moelle, puisque dans beaucoup de cas le
processus ne parvient même pas jusqu'à cette dernière; 3) la possibilité dûment
constatée pour les affections de l'appareil moteur de remonter jusqu'à la moelle
et d'y déterminer notamment une atrophie des cellules nerveuses. A ces arguments, Friedrich en ajoute encore d'autres tirés du mode de début et de la symptomatologie ; il signale l'influence d'un travail musculaire excessif sur la production de la maladie : c'est là une cause qui agit directement sur le muscle, et qui
fréquemment y détermine du gonflement et de l'hyperesthésie que l'on constate
aussi au début de l'atrophie musculaire progressive. Friedreich insiste également
sur l'origine héréditaire, laquelle implique la débilité, l'irritabilité et une prédisposition maladive du système musculaire.

De tous ces arguments le plus sérieux est évidemment celui qui dit que dans un
bon nombre de cas, malgré des recherches très habilement exécutées, ou n'a pu
déceler aucune altération de la moelle. Charcot (*les Amyotrophies, Leçons,* etc.
tome II, p. 208, note) a tout récemment cherché à combattre ces objections en
faisant remarquer que les observations rassemblées par Friedreich remontent toutes
à la période 1858-1867, c'est-à-dire à une époque où l'on ne connaissait pas encore
l'altération des grosses cellules nerveuses ; d'ailleurs dans aucune de ces observations il n'est même fait mention de ces éléments. En outre Charcot reproche à son
adversaire d'avoir confondu sous le nom d'atrophie musculaire des affections très
disparates dont quelques-unes n'ont rien de commun avec cette maladie. — Le
troisième argument de Friedreich, celui qui a trait à la possibilité de la marche

centripète des lésions de l'appareil moteur, est également sérieux, car il est fondé
sur de nombreuses observations de névrite par propagation (nevritis migrans) et
aussi sur les recherches faites sur des amputés, chez lesquels on a découvert
une atrophie des cordons blancs et de certains groupes de cellules nerveuses :
il est tout à fait hors de doute que ces dernières peuvent se détruire de cette
façon, mais nous pensons qu'il n'y a pas entre les faits de ce genre et l'atrophie
musculaire progressive une bien grande analogie. Et tout d'abord, peut-on établir
une comparaison entre cette altération spinale presque insignifiante des amputés
et les lésions si étendues et l'atrophie musculaire progressive? De plus il faut plusieurs années pour que chez les amputés il se développe une modification quelconque dans la moelle ; et encore cette modification ne consiste-t-elle qu'en une atrophie simple, et jamais on ne constate ces altérations de la névroglie qui sont constantes dans l'atrophie musculaire progressive. On pourrait objecter, il est vrai,
que Charcot, localise la lésion de cette dernière maladie uniquement dans les cellules nerveuses et que d'un autre côté Dickinson a rencontré chez les amputés un
épaississement de la névroglie. En outre Friedreich dit qu'il n'est pas étonnant
que dans l'atrophie musculaire progressive les lésions soient si étendues, car le
processus, une fois qu'il a atteint la moelle, s'y propage de lui-même.

La *théorie nerveuse*, qui a dans Charcot son défenseur le plus autorisé, est, il
faut bien le reconnaître, celle qui actuellement a pour elle le plus d'arguments.
Elle s'appuie sur des recherches récentes qui ont décelé des altérations manifestes dans la moelle. Ces altérations rendent si exactement et si facilement compte
des symptômes musculaires qu'on est peut-être entraîné à trop généraliser. Il est
bien avéré aujourd'hui qu'une affection de la substance grise, et en particulier
une atrophie des cellules des cornes antérieures, a pour conséquence une atrophie
musculaire : ce qui le prouve d'une façon péremptoire, c'est que certaines affections qui ont incontestablement leur origine dans la moelle et qui portent sur la
substance grise, se compliquent d'atrophies des muscles : nous ne nommerons que
deux d'entre elles : la syringomyélie, et la myélite (sclérose) chronique de la
moelle cervicale : elles s'accompagnent toutes deux d'amyotrophies manifestes et
étendues qui ont une grande analogie avec l'atrophie progressive. Il est vrai qu'on
peut se demander si l'altération musculaire qui est consécutive à l'atrophie des
cellules nerveuses est la même que celle que l'on observe dans l'atrophie musculaire progressive. La question ne semble pas encore tranchée, mais dans les documents recueillis jusqu'à ce jour il n'y a rien qui permette de la résoudre par la
négative. De même que les atrophies musculaires qui succèdent à des paralysies
d'origine périphérique ont souvent un caractère inflammatoire et s'accompagnent
de la prolifération des noyaux du tissu interstitiel, de même on peut admettre que
la dégénération musculaire qui a sa source dans la moelle, peut consister en une
myosite ; cela est d'autant plus vraisemblable, que nous savons que la myélite
donne volontiers lieu à une myosite et à une névrite descendantes (voy. p. 452).
La théorie nerveuse s'étaye par conséquent sur des faits indiscutables, aussi
compte-t-elle de nombreux adeptes tant en Angleterre et en Allemagne qu'en
France. Il ne faudrait pas croire néanmoins que tous les cas d'atrophie musculaire
progressive sans exception, aient une origine spinale, et on ne doit pas oublier
que dans beaucoup d'autopsies, la moelle a été trouvée complètement saine. Nous
savons bien qu'il est légitime de récuser la valeur des observations qui remontent
au delà d'une certaine date, et qu'on peut alléguer pour les cas récents, que l'examen histologique de la moelle est une opération extrêmement délicate et difficile ;
mais on admettra difficilement une pareille défaite pour les cas où les recherches
ont été pratiquées par des observateurs distingués. Charcot nie absolument qu'une
inflammation chronique qui a débuté dans les muscles ou les nerfs moteurs se

propage ultérieurement à la moelle : la chose ne nous semble pas absolument impossible. Les nombreux faits dans lesquels la maladie a été causée par un travail musculaire excessif, plaident, quoi qu'en dise Gull, en faveur d'une origine périphérique. Nous nous permettrons également de mentionner une observation que nous avons publiée, qui avait trait à une névrite, laquelle s'était très probablement propagée à la moelle [1].

Nous avons encore à examiner deux questions : 1) la lésion spinale de l'atrophie musculaire progressive, est-elle toujours identique à elle-même, ou bien y a-t-il des lésions variées qui toutes correspondraient au même type morbide? 2) quelle est la nature du processus ?

En ce qui concerne la première question, nous avons nommé plus haut trois ordres de lésions qui semblent pouvoir occasionner la forme type d'atrophie musculaire progressive : entre les trois nous commençons par écarter provisoirement la syringomyélie, parce que le nombre des observations que nous possédons n'est pas suffisant pour démontrer qu'il s'agit bien là de la forme type. Quant aux deux autres, il n'est pas facile de dire si l'on doit ou non admettre deux processus différents. Charcot, dans ses dernières publications (*Leçons, etc.* II⁰ série, Paris, 1877, p. 205 et suivantes), a émis l'opinion que l'une des deux, celle qui consiste en une altération des cornes antérieures, y compris les cellules multipolaires et les racines motrices, est la seule qui corresponde à l'atrophie musculaire progressive; les autres cas où l'on a trouvé, outre une altération de la substance grise, une dégénération des faisceaux latéraux, appartiendraient au contraire aux amyotrophies deutéropathiques qui sont tout à fait distinctes de la maladie décrite par Aran et Duchenne. Nous avons déjà mentionné plus haut cette nouvelle manière de voir de l'éminent professeur de la Salpêtrière, et nous avons dit à ce propos que nous ne pouvions l'accepter sans plus ample informé. De nouvelles recherches nous apprendront s'il existe réellement deux processus distincts qui correspondent à deux types cliniques différents. Les documents recueillis jusqu'à ce jour ne me permettent pas d'adhérer sans réserve à la doctrine de Charcot.

Nous devons d'abord rappeler que toutes les observations dans lesquelles on a trouvé une atrophie de la substance grise avec dégénération des cordons antérolatéraux, ont été enregistrées sous la rubrique d'atrophie musculaire progressive. Tels sont le fait si remarquable de Duménil, les premières observations de Charcot et Joffroy [2], puis nos recherches sur la paralysie bulbaire, et enfin le cas de Kussmaul-Maier. Toutes ces observations nous présentent un type clinique qui chez tous les sujets observés est sensiblement le même et consiste en une atrophie musculaire progressive compliquée de paralysie bulbaire progressive : tous les auteurs compétents les ont classées sous la dénomination d'atrophie musculaire progresive. Il est vrai que Duchenne, lorsqu'il a publié ses observations de paralysie labio-glosso-laryngée, a établi une distinction entre cette affection et l'atrophie musculaire progresive qui atteint accidentellement la langue, en se basant sur cette considération que dans la première la paralysie est le phénomène initial et l'atrophie le phénomène consécutif, ce qui est l'inverse pour la seconde. Les observations de Duménil ont également été passées au crible de cette distinction subtile que les auteurs qui ont écrit depuis n'ont pas ratifiée : déjà Trousseau était fortement tenté de voir dans la paralysie bulbaire une complication de l'atrophie musculaire progressive. Nous avons déjà démontré dans nos travaux antérieurs, et nous allons encore revenir sur ce point dans l'article suivant, que

(1) *Arch. f. Psychiatrie und Nervenkrankheiten.* Berlin, Band VI, p. 271.
(2) *Deux cas d'atrophie musculaire avec lésions de la substance grise,* etc. (*Archives de Physiologie,* 1869, t.II.)

l'atrophie des lèvres et de la langue est un symptôme tout aussi caractéristique et tout aussi constant dans la paralysie bulbaire que l'atrophie des muscles de la main dans l'atrophie musculaire progressive vulgaire. Rien de ce qu'il nous a été donné de voir n'indiquait qu'il y eût une paralysie antérieure à l'atrophie ou indépendante de cette dernière. La même remarque s'applique aux phénomènes qui, dans les bras, annoncent l'atrophie musculaire : il n'y a qu'aux jambes que les débuts de l'atrophie musculaire sont difficiles à constater, à cause de l'épaisseur de la peau et du tissu cellulaire sous-cutané. Nous persistons donc à croire, comme par le passé, que l'atrophie musculaire progressive type, compliqué de paralysie bulbaire progressive, tient à une dégénération de la substance grise avec atrophie des cellules nerveuses et de plus à une dégénération des faisceaux latéraux. Nous avons prétendu plus haut qu'on ne pouvait pas ranger nos observations ni beaucoup d'autres, celle de Kussmaul-Maier, par exemple, avec la sclérose des faisceaux latéraux, attendu que le processus consistait en une dégénération graisseuse de ces derniers. Dans les cas où il y a eu une sclérose primitive des faisceaux latéraux, les symptômes initiaux ont été différents, mais ils ont fini par faire place au même tableau clinique. Si l'on veut, en se basant sur le processus morbide, composer le tableau clinique de la dégénération des faisceaux latéraux avec atrophie de la substance grise, le type ainsi constitué sera, à notre avis, l'atrophie musculaire avec ou sans paralysie bulbaire. Ce type clinique est si bien caractérisé que l'on peut diagnostiquer aisément le processus morbide qui lui a donné naissance.

Il ne nous a pas été donné d'examiner des moelles provenant de sujets atteints d'atrophie musculaire progressive pure de tout mélange de symptômes bulbaires, mais si nous méditons les six observations sur lesquelles Charcot base sa théorie, nous ne pouvons nous empêcher de faire quelques réserves. Nous avons déjà fait remarquer que Charcot lui-même dit que dans les observations I et II, l'état de la substance blanche n'est pas indiqué d'une façon bien explicite, qu'on ne peut par conséquent admettre avec certitude qu'elle ait été intacte. Le cas de Duménil a présenté, dans sa marche et ses symptômes, une telle ressemblance avec celui de l'observation I de Charcot, qu'il est difficile de croire que le processus ait été différent dans les deux cas. L'observation de Troissier, publiée récemment [1], est celle qui semble réaliser le plus exactement le type créé par Charcot. L'examen histologique ne saurait être un instant mis en suspicion, étant donnée l'habileté bien connue de l'auteur, mais pourtant, il n'est pas prouvé qu'il se soit agi là d'un processus tout à fait distinct de celui qui existe quand il y a complication de paralysie bulbaire : il est tout naturel que dans les cas où la maladie était très étendue, la dégénération ait été, elle aussi, beaucoup plus étendue et plus manifeste; lorsque l'affection est plus bornée, qu'elle suit une marche plus lente, il va de soi que la lésion de la substance grise est moins prononcée et que la participation des faisceaux latéraux est moindre et que même elle peut manquer. Dans nos observations de paralysie bulbaire progressive, la dégénération des faisceaux latéraux était relativement peu accentuée, et il n'est dès lors pas étonnant qu'elle puisse faire totalement défaut dans les cas bénins. Un examen attentif finit quelquefois par déceler des traces de la participation des faisceaux latéraux : aussi nous inclinons à voir dans cette dégénération une conséquence de l'atrophie de la substance grise. Et en disant cela, nous nous fondons sur l'examen d'un cas (non type) d'atrophie musculaire, dans lequel nous avons trouvé l'atrophie d'une corne antérieure avec destruction assez avancée des cellules, et de plus une dégénération du faisceau latéral; mais cette dernière lésion était si minime, que nous ne sommes

(1) Troissier, *Progrès médical*, 1875, n° 17, page 220.

arrivé à la découvrir qu'au moyen d'une solution plus concentrée de carmin. En conséquence, nous croyons qu'il n'est nullement prouvé que les six cas que Charcot a réunis en un groupe spécial dérivent d'un processus à part; il faudrait voir là seulement une différence de degré.

Nous arrivons à notre seconde question : de quelle nature est le processus morbide découvert dans la moelle? et d'une façon plus générale quelle est la nature de la lésion dans l'atrophie musculaire progressive? D'après Charcot cette lésion consisterait dans une atrophie progressive primitive (protopathique) des cellules nerveuses, survenant à la suite d'une inflammation parenchymateuse chronique. Nous ne voulons pas discuter ici la question de savoir si l'on est en droit de parler d'une inflammation parenchymateuse chronique et comment on pourra la distinguer des atrophies et des dégénérations. Nous ne discuterons pas plus sur les termes employés que nous ne l'avons fait à propos de la sclérose parenchymateuse des cordons postérieurs : seulement nous devons les critiquer en tant qu'ils impliquent une signification relativement à la nature et à la propagation du processus. Rappelons d'abord que la lésion ne reste nullement bornée aux éléments nerveux et que la présence de corps granuleux dans la névroglie prouve que cette dernière est aussi en jeu. Ces altérations sont incontestablement l'équivalent de ce qui existe dans les dégénérations secondaires de Türck, où l'on constate également une atrophie des fibres nerveuses en même temps que des corps granuleux dans le tissu interstitiel : l'analogie se poursuit en ce sens que, dans les deux cas, le processus, s'il acquiert une grande intensité, peut aboutir à une sclérose confirmée. Par son mode de propagation l'affection qui nous occupe se rapproche également de la dégénération descendante de Türck : comme celle-ci elle intéresse les faisceaux latéraux et les faisceaux de Türck : il n'y a que l'atrophie de la substance grise et des cellules nerveuses qui ne trouve pas son analogue dans la dégénération descendante. Mais nous pouvons néanmoins comparer entre eux les processus morbides et dire que pour des raisons absolument semblables à celles que nous avons invoquées à propos des dégénérations de Türck, nous avons affaire à une dégénération (graisseuse) des voies nerveuses motrices. Dans les nerfs périphériques, surtout dans les racines antérieures, cette dégénération est particulièrement manifeste, tandis que dans les cornes antérieures et dans les noyaux de Stilling pour la moelle allongée, c'est l'atrophie simple des cellules qui constitue la lésion principale, la dégénération graisseuse de la névroglie n'étant que peu marquée et accessoire. Ce fait nous l'accordons et nous voulons bien convenir qu'on peut ici, comme dans la dégénération de Türck, conclure des lésions existantes à un processus inflammatoire chronique, et nous n'attacherons pas à ces vues théoriques plus d'importance qu'il ne convient, pourvu que les faits ne soient pas violentés. Il nous semble toutefois qu'il ne faudrait pas préjuger d'après cette expression d'*inflammation chronique parenchymateuse*, que le point de départ du processus est toujours le même, car cela ne ressort nullement des documents en notre possession, et il ne nous semble pas impossible que ce processus comparable aux atrophies nerveuses de Virchow, puisse débuter en un point quelconque du système nerveux moteur, avant de l'intéresser dans toute son étendue, depuis l'extrémité des fibres nerveuses jusqu'aux cellules nerveuses centrales. Étant donnée la lenteur avec laquelle marche la maladie il se pourrait très bien que les nerfs moteurs et les cellules fussent déjà atteintes avant que le processus ne s'étende à un autre département de la moelle. Il en résulte que dans la majorité des cas on sera en droit d'admettre de bonne heure une participation de la substance grise : pourtant rien ne prouve encore et il est difficile de démontrer péremptoirement que celle-ci est intéressée toujours et dès le début. Il faut admettre, à ce qu'il nous semble, que le processus reste quelquefois stationnaire à n'importe quel moment de son évolution, tandis que d'autres fois il acquiert une intensité et une extension extraordinaires. Nous sommes porté à croire que la participation des faisceaux de Türck et des faisceaux latéraux ne survient que dans ces derniers cas, car elle peut affecter des degrés très variables et même manquer totalement. Pour toutes ces raisons nous maintenons que la division de l'amyotrophie en proto et deutéropathique, telle que l'a établie Charcot n'est pas démontrée.

On voit par ce qui précède que pour nous l'atrophie musculaire progressive a pour substratum anatomique une dégénération graisseuse, qui peut quelquefois aboutir à la sclérose à une période plus avancée, qui a une tendance envahissante, s'étend au système musculaire, aux fibres nerveuses motrices et dans la moelle aux cellules nerveuses et aux départements moteurs, dont elle suit exactement le trajet; dans ses degrés les plus élevés cette dégénération finit par envahir tout le système moteur, y compris les noyaux de la moelle allongée, et par y déterminer une atrophie qui annule totalement ou à peu près les fonctions qui incombent à cet appareil. Envisagée à ce point de vue, la maladie offre une certaine analogie avec l'ataxie locomotrice progressive, qui, selon nous, siège dans les racines postérieures et les cordons sensitifs de la moelle : ces organes s'atrophient et lorsque l'altération est portée à un haut degré, la sensibilité est perdue à peu près complètement, y compris le sens de la vue. La propagation du processus est comparable jusqu'à un certain point dans le premier cas avec la dégénération ascendante : dans les deux cas les racines nerveuses sont intéressées elles et leur sphère d'origine, à savoir, les racines antérieures avec la substance grise d'un côté, les racines postérieures et la zone radiculaire postérieure de l'autre. A côté de ces points de contact, nous devons signaler une remarquable divergence dans le processus anatomique qui semble débuter d'emblée par la sclérose dans l'ataxie, tandis qu'il paraît se borner pendant longtemps à une dégénération graisseuse dans l'atrophie musculaire progressive. Doit-on voir dans cette diversité de lésions une différence fondamentale? c'est ce que nous ne saurions dire quant à présent. Toujours est-il que parfois, dans le tabes, les cordons postérieurs renferment de nombreux corps granuleux, et à son tour la dégénération graisseuse de l'atrophie musculaire peut, dans les cas anciens et graves, faire place à la sclérose. Néanmoins les deux processus ne sont pas tout à fait identiques. Nous avons déjà vu qu'ils coexistent parfois et occasionnent une atrophie simultanée des deux appareils, sensitif et moteur : ces faits comptent parmi les affections spinales les plus graves, et les malades qui en sont atteints sont réduits à l'état le plus triste qu'il soit possible d'imaginer.

Nous nous contenterons de citer comme spécimen d'atrophie musculaire progressive le cas suivant qui était relativement peu avancé; le malade a été sensiblement amélioré par le traitement électrique ; il a présenté des symptômes névritiques intenses. La cause déterminante a été une fatigue exagérée des muscles du bras.

Atrophie musculaire progressive à la suite d'efforts musculaires excessifs. — Symptômes névritiques. — K. D. étudiant, âgé de 23 ans, dit qu'il a toujours joui d'une bonne santé et qu'aucun membre de sa famille n'est porteur d'une affection qui se rapproche de celle dont il est atteint lui-même aujourd'hui. Il se souvient qu'à l'âge de 17 ans, au moment où il était dans sa plus forte croissance, il a éprouvé dans les genoux une certaine faiblesse qui le gênait pour courir et pour grimper ; cette gêne dura trois mois et disparut sans laisser de traces, il en fut de même d'une syphilis que le sujet contracta quelques temps après. Dès son enfance il s'était activement adonné à la gymnastique et à tous les exercices corporels tels que la natation, l'équitation, l'escrime, et il ne se rappelle pas en avoir été incommodé le moins du monde, il y gagnait, au contraire, la force et la santé. Il fit la campagne de 1870-71, dans la cavalerie et se porta très bien tout ce temps-là. Ce ne fut qu'un an plus tard qu'il commença à ressentir dans le bras gauche, à la limite du deltoïde et du biceps, une légère faiblesse qui s'accentuait lorsque le malade exécutait certains mouvements, par exemple, lorsqu'il retirait son habit ou qu'il prenait un volume un peu lourd sur un rayon élevé de sa bibliothèque : il ressentait alors une douleur indéfinissable et peu intense. Il ne peut attribuer son mal à aucune autre cause qu'à l'exercice qu'il faisait avec deux haltères pesant chacun 25 livres; après la guerre il avait augmenté encore ce poids de 5 livres et avait continué ainsi durant 6 mois jusqu'à ce qu'il fut obligé d'interrompre sa gymnastique à cause des accidents indiqués. Le repos et une mouche de Milan les firent disparaître, et au bout de 3 semaines D. put reprendre ses exercices. Après une rémission qui dura une année, le mal reparut de nouveau, il y a de cela 18 mois, mais cette fois au bras droit et plus intense. Au bout de très peu de temps le malade ne pouvait plus soulever son bras au-dessus de l'horizontale qu'au prix d'efforts excessifs, il n'était plus capable de s'habiller seul et il n'était plus question de faire de la gymnastique. Il éprouvait dans tous les muscles du membre un sentiment de faiblesse et d'endolorissement lequel devint tel qu'il réveillait plusieurs fois le malade chaque nuit. En même temps, celui-ci s'aperçut que les muscles du bras maigrissaient. Le médecin de la localité fut consulté, il déclara qu'il s'agissait d'un rhumatisme musculaire, et essaya l'électricité au moyen de l'appareil de Clarke. Les séances furent très douloureuses, mais amenèrent un mieux très accusé : les douleurs spontanées et l'amaigrissement furent enrayés.

La maladie ne se guérissant pas, le patient vint nous trouver.

État actuel. — Jeune homme de haute taille, vigoureux, pas très gras, peau fine, face peu colorée et cheveux châtain clair. La musculature des deux bras n'a pas un volume bien considérable. A un examen attentif, on découvre que le chef externe du triceps gauche est bien plus gros que son homologue du côté droit : le contraire avait lieu jadis au dire du patient : d'ailleurs tout le triceps droit est plus flasque que l'autre, il en est de même du grand pectoral droit qui a subi une diminution manifeste de volume. Le grand dorsal a sensiblement le même volume des deux côtés, mais le malade dit qu'il le trouve faible, flasque et mou, comparé à ce qu'il était autrefois. Les muscles des avant-bras ne présentent rien de spécial, par contre les mains se font remarquer par leur maigreur ; les espaces interosseux sont déprimés particulièrement à droite, et les éminences thénar sont manifestement grêles relativement au reste du corps. Le malade se plaint toujours d'une grande faiblesse surtout dans le bras droit, et d'une douleur vague à la limite du biceps et du deltoïde. On peut s'assurer facilement que le bras droit est notablement plus faible que le gauche. On institua un traitement par le courant continu (trois séances par semaine, d'une demi-heure chacune avec 12 à 20 éléments). On galvanisa également le sympathique, ce qui causait de vives douleurs ; on ne parvint pas à provoquer les contractions diplégiques. La contractilité musculaire était diminuée au bras droit; il était besoin de 10 éléments pour y déterminer une contraction appréciable, tandis que 6 suffisaient à gauche.

Le 23 mai, le patient se plaint de son bras gauche, dans lequel il accuse une faiblesse très prononcée, mais bien moindre qu'à droite. Les muscles des deux côtés sont douloureux à la pression. Les séances d'électrothérapie sont suivies d'un grand sentiment de lassitude et de pesanteur dans les muscles. On espace davantage, on abrège les séances et l'on ne se sert plus du commutateur. Au bout d'un mois (de 14 séances), le malade sent ses forces revenir un peu, mais pour une raison particulière il est obligé d'interrompre le traitement pendant 3 semaines. Durant cette période il se ménagea ; sur notre recommandation il évita tout travail musculaire qui exigeait un effort quelconque des bras, voire même l'écriture : la maladie ne fit pas de progrès et même les douleurs s'amendèrent sensiblement. Mais après une interruption plus prolongée de l'électrothérapie, le malade s'aperçut qu'il reperdait ses forces et demanda à ce que les séances fussent reprises. A ce moment (fin juillet), on constata que les muscles étaient moins douloureux à la pression, mais que l'amaigrissement avait fait des progrès. Le biceps, le grand pectoral, les interosseux et les muscles de l'éminence thénar à droite présentaient un amaigrissement manifeste ; à gauche, le biceps était encore plus amaigri qu'à droite et la portion externe du triceps grêle et flasque. Les sus et sous-épineux des deux côtés étaient aussi visiblement réduits de volume : les rhomboïdes, le trapèze et les avant-bras n'offraient rien d'anormal. A ce moment l'épreuve électrique pratiquée sur le bras et sur l'épaule donne à droite comme à gauche les mêmes résultats : des deux côtés 10 éléments sont devenus nécessaires pour obtenir une contraction. Au deltoïde, au biceps, au triceps, au trapèze, la contractilité est normale à droite (de 4 à 6 éléments) diminuée à gauche (8 éléments). — Les séances furent reprises et produisirent d'heureux effets; le malade quitta Strasbourg au commencement d'octobre, non encore guéri, mais considérablement amélioré.

§ 2. Paralysie bulbaire progressive. Paralysie progressive de la langue, du voile du palais et des lèvres (Duchenne de Boulogne). Paralysie labio-glosso-laryngée. —*Historique.* — Duchenne (de Boulogne) a décrit, en 1861, dans les *Archives générales de médecine*, puis dans son *Électrisation localisée* (2e édit., 1861, p. 621 à 650), sous le titre de *Paralysie progressive de la langue, du voile du palais et des lèvres*, une maladie nouvelle dont il avait rassem-

blé treize observations depuis 1853. Voici quels en sont les symptômes : La maladie débute généralement par des signes de paralysie du côté de la langue. Les mouvements de la langue, l'articulation de la parole, la déglutition, sont gênés et la salive s'écoule de la bouche. Bientôt après se montrent des symptômes de paralysie dans les muscles du voile du palais : la voix est nasillarde, les aliments, les liquides surtout, reviennent facilement par le nez, le voile du palais pend comme inerte, la luette est déviée, les mouvements réflexes ne semblent cependant pas intéressés. Plus tard l'orbiculaire des lèvres se prend, la bouche ne se ferme plus et l'articulation des labiales devient impossible. Enfin il survient des troubles dans la phonation et la respiration, et des attaques de dyspnée qui peuvent compromettre la vie. La difficulté de l'alimentation produit l'amaigrissement et plus tard le marasme. L'intelligence reste intacte. La maladie suit une marche progressive et la mort arrive généralement de un à trois ans après le début. — La distinction de cette forme morbide a été faite pour la première fois d'une façon nette par Duchenne. Cependant avant lui on avait observé des faits qui s'y rapportent. Trousseau dit qu'en 1841 il a vu et noté un cas de ce genre, mais qui était resté « lettre morte. » Un certain nombre de cas de *glossoplégie* des auteurs allemands appartiennent certainement à la paralysie labio-glosso-laryngée, notamment l'observation de Magnus citée par Romberg. Cependant le tableau des symptômes n'est pas assez exact pour qu'on y reconnaisse une maladie particulière. L'observation de Duménil, publiée en 1859, est certainement celle qui se rapporte le mieux à la maladie de Duchenne, et elle montre cette dernière maladie associée à l'atrophie musculaire progressive. Duchenne regarde cette combinaison comme accidentelle, les deux maladies n'ayant entre elles aucun lien commun, car pour lui l'atrophie musculaire progressive est une atrophie sans paralysie, la paralysie glosso-laryngée, au contraire, une paralysie sans atrophie. Cette distinction cependant semble artificielle et être la conséquence des idées théoriques de Duchenne, qui regarde l'atrophie musculaire progressive comme une maladie primitivement musculaire, et la paralysie glosso-laryngée comme une véritable paralysie due à une maladie primitive du système nerveux. Trousseau.[1] eut bientôt occasion de voir et d'étudier la maladie de Duchenne. Ayant observé plusieurs fois la simultanéité de cette espèce morbide nouvelle et de l'atrophie musculaire progressive, il ne voulut pas voir, comme Duchenne, dans cette coïncidence, un pur effet du hasard, et il déclara que ces deux affections étaient simplement les variétés d'un seul et même processus anatomique. Ce fut Trousseau aussi qui pratiqua les premières autopsies, lesquelles, il est vrai, ne furent pas entièrement satisfaisantes. Il trouva les racines de l'hypoglosse et du spinal grêles, atrophiées, grisâtres ; dans un cas aussi le bulbe sembla être d'une dureté anormale ; cependant cette lésion parut beaucoup trop incertaine pour avoir une grande signification ; d'autres racines nerveuses furent trouvées minces et atrophiées. Les recherches microscopiques insuffisantes ne fournirent aucun résultat positif.

En Allemagne, Baerwinkel le premier, à propos d'un rapport sur la maladie de Duchenne, a émis l'opinion que les symptômes, surtout la conservation de la contractilité électrique, font admettre que la maladie a un point de départ central, lequel siège dans la moelle allongée, puisque l'hypoglosse, le facial et le spinal sont intéressés à la fois. Schultz (Vienne, 1864) a adopté cette opinion, mais il n'a pu trouver dans l'autopsie qu'il a eu occasion de faire que quelques corps granuleux rares et isolés. Wachsmuth, dans une petite monographie [2], a donné à la maladie le nom généralement adopté aujourd'hui en Allemagne de *paralysie bulbaire progressive* et démontré par l'analyse des symptômes que la moelle allongée est le siège forcé de la maladie et que la lésion est située au voisinage des noyaux de Stilling. La vérité de cette assertion a été complètement démontrée depuis ; mais Wachsmuth s'est trompé en croyant qu'il s'agissait là d'une lésion analogue à celle de la dégénération grise des cordons postérieurs. L'attention des médecins une fois attirée sur cette maladie, son anatomie pathologique ne tarda pas à être étudiée en même temps que se complétait son étude clinique. Charcot et Joffroy firent connaître, en 1869, l'autopsie de deux malades atteints d'une atrophie musculaire progressive qui avait gagné la langue et les lèvres ; il y avait dans les deux cas atrophie des racines spinales antérieures, atrophie de l'hypoglosse et du spinal, des cordons latéraux, et de plus atrophie considérable des cellules des cornes antérieures. Nous-même [3] avons publié en 1870, un rapide exposé de la question, suivi de recherches microscopiques empruntées à deux cas de paralysie bulbaire progressive qui s'étaient terminés par la mort. En dehors de l'atrophie graisseuse des racines spinales antérieures, de l'atrophie de l'hypoglosse, du spinal et du facial, nous avons constaté la dégénération des cordons antérieurs et latéraux, l'atrophie des fibres nerveuses de la moelle allongée et la disparition des cellules multipolaires dans les cornes antérieures et dans le noyau de l'hypoglosse. Nous avons eu occasion de constater plus tard les mêmes altérations dans une troisième observation. Un fait observé il y a peu de temps à Fribourg par Kussmaul [4] et R.

(1) Trousseau, *Clinique médicale de l'Hôtel-Dieu*. Paris, 1877, t. II, 5ᵉ édition.

(2) Wachsmuth, *Ueber progressive Bulbärparalyse und die Diplegia facialis*. Dorpat, 1864.

(3) *Vorlaufige Mittheilung über progressive Bulbärparalyse (Arch. für Psychiatrie und Nervenkrankheiten*, Band II, p. 423. — *Ueber progressive Bulbärparalyse (Ibid.,* II, p. 643-681). — *Zur progressiven Bulbärparalyse (Ibid.,* III, p. 338-351).

Maier (²) a donné les mêmes résultats microscopiques, de telle sorte que la question semble suffisamment élucidée.

Avant de passer à la description de la maladie, nous allons transcrire la troisième de nos observations, qui est un exemple typique de cette forme morbide.

OBSERVATION. — G. Sch..., âgé de 62 ans, est né de parents bien portants. Son père a succombé à des blessures reçues pendant la guerre; sa mère est morte de pneumonie à l'âge de 65 ans. Pas de maladie nerveuse dans sa famille, mais beaucoup de maux de gorge. Lui-même, depuis l'âge de 14 ans a toussé, et jusqu'à 33 ans il a eu les ganglions cervicaux tuméfiés. Depuis quinze ans il tousse tous les automnes et tous les hivers. En 1854 il a souffert longtemps de dysonterie, et en février 1870 il a eu une pneumonie. Depuis un certain nombre d'années déjà la déglutition était quelquefois difficile, surtout lorsqu'il avait fumé avant le repas; les aliments s'arrêtaient dans le cou. Depuis une quinzaine d'années, il a remarqué qu'il avalait plus souvent de travers qu'antérieurement; une fois même il a été sur le point d'étouffer, mais jusqu'à présent ces accidents ne se renouvelaient que quelques fois chaque année, et il ne lui semble pas que, pendant ces quinze années, la déglutition soit devenue plus difficile. Il n'a jamais eu de maux de tête ni d'autres troubles cérébraux. Sa parole a toujours été un peu lente, sa langue n'a jamais eu une très grande volubilité sans que, cependant, il y ait eu là rien de morbide.

Le 3 juin 1868 (l'été de cette année fut extrêmement chaud) il se rendit à un village situé à deux lieues et demie de chez lui; il y resta de dix heures du matin à huit heures du soir, dans une petite chambre bourrée de monde, étant lui-même très occupé et il s'échauffa d'une façon extraordinaire. Aussitôt ses affaires terminées, il reprit le chemin du retour sur une voiture découverte. A peine était-il en route depuis une demi-heure, qu'un orage éclata accompagné de forte pluie et de grêle. Il fut complètement trempé; mais, de plus, les ponts ayant été en partie enlevés par les eaux, le voyage dura six longues heures et l'on n'arriva à destination qu'à deux heures du matin. Le malade regarde ce voyage comme la cause de sa maladie actuelle. Pendant les premiers jours qui suivirent, Sch. fut tout à fait à son aise, lorsqu'il survint tout d'un coup des douleurs dans une dent cariée à gauche. En même temps il commença à éprouver un certain embarras de la parole, surtout en prononçant les b et les r. Sur le côté gauche de la langue, il se développa des vésicules qu'on attribua au frottement contre la dent malade. Celle-ci fut extraite, mais les troubles de la parole, loin de cesser, augmentèrent peu à peu, et, quatre ou cinq mois plus tard, le malade remarqua que sa bouche était toujours remplie d'une salive bien plus abondante qu'anciennement; cependant, il avalait encore facilement. Six ou huit mois après le voyage indiqué, la difficulté de la déglutition était telle que, non seulement en mangeant vite, mais même en mangeant lentement, il ne parvenait pas à faire descendre ses aliments, ou bien ceux-ci pénétraient dans les voies aériennes. Cette gêne alla en augmentant progressivement. En même temps il s'aperçut que la mastication était difficile, la langue avait beaucoup de peine à déplacer les aliments dans la bouche. Le 1er février 1869, c'est-à-dire huit mois après le voyage, le malade s'adressa à un médecin qui prescrivit le galvanisme. A cette époque, sa parole était encore très intelligible mais lente; il parvenait encore à avaler tous les aliments, mais ceux-ci pénétraient souvent dans les voies aériennes; il y avait écoulement de salive. Jusqu'au mois de février 1870, par conséquent, pendant toute une année, il fut soumis au galvanisme, mais il ne réussit avec cette médication qu'à entraver les progrès du mal pour un certain temps. Dès le mois d'avril 1869 il était cependant apparu un commencement de paralysie labiale avec écoulement abondant de salive; en juin 1869 se manifestait une parésie de la joue gauche, et lorsqu'il fermait la bouche, il semblait au malade que les muscles masticateurs du côté gauche étaient paralysés ou au moins affaiblis. En octobre, la parole était complètement incompréhensible et vers janvier 1870 la déglutition des aliments solides était très difficile. En décembre 1869 Sch... eut le malheur de glisser sur une marche couverte de glace et de tomber sur le bras droit; ce membre devint douloureux; lorsqu'il le levait, le blessé percevait un craquement dans l'articulation de l'épaule. Cette faiblesse, bien qu'elle ait diminué un peu, persiste encore aujourd'hui; le malade maigrit beaucoup après cet accident. En février 1870, il eut une pneumonie qui le retint longtemps au lit. Pendant cette maladie il éprouva dans les mollets des crampes très fortes dont il n'avait jamais souffert antérieurement, mais elles se montrèrent souvent depuis. Lorsqu'il quitta le lit, il s'aperçut d'une faiblesse dans les muscles lombo-sacrés et abdominaux, de telle sorte qu'il lui était difficile de se redresser soit en avant, soit en arrière; il éprouvait une faiblesse analogue dans les deux jambes: cependant la gauche était plus atteinte que la droite et de plus il avait à gauche, depuis le genou jusqu'en bas, une sensation de froid qui se continuait aussi sur le côté gauche du pied. La faiblesse musculaire augmenta peu à peu: il semblait au malade qu'il allait tomber en avant et que ses jambes étaient lourdes. Pas de douleurs, de fourmillements ou de sentiment de brûlure dans les jambes ni dans les reins. Petit à petit les jambes maigrirent. En

(1) Kussmaul, *Ueber die fortschreitende Bulbärparalyse* (Volkmann's *Klinische Vorträge*, 1873, n° 54).
(²) R. Maier, *Ein fall von fortschreitender Bulbärparalyse* (Virchow's, *Arch. für patholog. Anatomie*, Band I.).

juin 1870, faiblesse dans les muscles de la nuque. Cependant la tête pouvait encore exécuter tous ses mouvements, quoique avec moins de force qu'auparavant. Bientôt après douleur ou plutôt sentiment douloureux dans la nuque, correspondant à la 7e et à la 8e vertèbre cervicale et s'étendant des deux côtés. Le 31 octobre 1870, chute sur le côté gauche de la poitrine suivie de douleurs assez intenses qui gênaient les mouvements d'élévation des bras mais qui disparurent plus tard. Au milieu de novembre toux fréquente; la salive pénètre souvent dans les voies aériennes. Sens et intelligence intacts. Pas de modification dans le caractère, si ce n'est que le malade qui anciennement était emporté, éprouve depuis sa maladie de plus fréquents et de plus violents accès de colère.

Le 21 novembre 1870, il entre à la clinique médicale.

1er décembre 1870. *État actuel.* — Le malade est un homme assez grand, vigoureux, bien bâti, assez bien nourri, non amaigri. Il passe ses journées hors du lit, le plus souvent assis et appuyé, il ne peut pas aller et venir, la nuit il se couche horizontalement. Température normale. Pas de sueur.

Il se plaint de faiblesse paralytique surtout dans la langue. Les fonctions végétatives s'accomplissent bien. Urine normale. Thorax bien conformé; il ne tousse que lorsqu'il lui arrive d'avaler de travers. Poumons sains. Matité précordiale plutôt moins étendue qu'augmentée. Bruits du cœur normaux. Artère radiale de largeur et de tension ordinaires. Le thermomètre placé sous les deux aisselles, marque :

Le 11 décembre : *matin* à droite, 36⁰,8 ; à gauche, 37⁰,2 ;
— *soir*, à droite, 37⁰,1 ; à gauche, 36⁰,8.

Système nerveux. — *Sensibilité.* — Pas de douleur, pas d'hyperesthésie. Sensibilité complètement intacte : seulement dans le bras droit, il parait y avoir quelques douleurs surtout pendant les mouvements d'élévation.

Intelligence. — Tout à fait nette, légère modification du caractère, le malade étant plus sujet qu'avant sa maladie à des accès de colère. Un peu d'abattement.

L'expression de la physionomie respire l'intelligence, mais non le calme. Le jeu des yeux est vif, les sourcils sont tirés en haut, le front est ridé. Par contre, la partie inférieure de la face est flasque, immobile, a un aspect pleurard, la mimique en est fortement troublée et le rire ressemble à un ricanement stupide. Le pli naso-labial gauche est effacé ainsi que les plis labio-génaux. Lorsque le malade cherche à serrer les lèvres, il lui faut faire un grand effort, la lèvre inférieure est prise de tremblement, et il semble à chaque instant qu'elle va retomber ; aussi a-t-il pour habitude de maintenir avec la main, la lèvre inférieure et la mâchoire, tout en tenant toujours son mouchoir devant la bouche pour recueillir la salive qui s'écoule.

Parole. — L'articulation est pour ainsi dire abolie, mais le malade se fait parfaitement bien comprendre à l'aide de l'écriture ; jamais il n'y a oubli ni confusion des mots ; l'écriture est un peu incertaine par suite de la parésie du bras droit. Le malade comprend parfaitement bien tout ce qu'on lui dit et lit très bien.

Sens. — Rien d'anormal. La vision est normale ainsi que les mouvements de l'œil. L'orbiculaire des paupières tremble facilement, mais fonctionne bien. Pupilles égales. — *Traits du visage* légèrement tirés vers la gauche. Les mouvements des muscles de la partie inférieure de la face sont incomplets. La bouche peut, il est vrai, être entièrement ouverte et même être fermée au prix de quelques efforts, mais il est absolument impossible au malade de la faire plus petite et d'avancer les lèvres en pointe ; il peut les étendre en largeur, mais très peu ; il ne saurait gonfler ses joues. (Il y a deux mois, il fumait encore). Dans les muscles des lèvres et du menton on voit souvent des contractions fibrillaires. L'épaisseur des lèvres est évidemment diminuée et on ne sent pas en les prenant entre les doigts la consistance ordinaire du muscle. Les muscles masticateurs ont leur volume ordinaire et fonctionnent comme d'habitude ; pourtant le masséter droit semble un peu plus mince et le malade dit éprouver de la faiblesse de ce côté. Les mouvements de latéralité de la mâchoire sont impossibles.

La langue repose sur le plancher de la bouche, elle est un peu rétractée, diminuée de volume et ridée à la surface ; elle n'atteint pas les dents ; l'atrophie est surtout marquée dans sa partie antérieure et plus à gauche qu'à droite ; à la pointe quelques mouvements très faibles sont seuls possibles ; mais des mouvements plus étendus peuvent être faits par la base de l'organe, grâce au concours des muscles voisins. Fortes contractions fibrillaires presque continues, plus intenses à gauche qu'à droite. La luette et le voile du palais pendent inertes. Quand on excite le pharynx, on le fait se mouvoir, mais sans vigueur.

Indépendamment des troubles de motilité dans la langue, les lèvres et le palais, on remarque encore : a) une salivation continue ; b) une grande gêne dans la mastication ; c) une extrême difficulté dans la déglutition : les aliments liquides s'écoulent facilement hors de la bouche et le malade boit comme un oiseau, la tête fortement renversée en arrière ; pour pouvoir mâcher les aliments solides, il les amène sous les dents à l'aide d'une spatule en corne ; le passage de l'isthme du pharynx est pénible et il faut pour qu'il s'opère qu'il se présente des bols alimentaires petits et très mous : plusieurs heures chaque jour sont employées à la pénible occupation qui consiste à ingérer des aliments. d) La parole articulée est presque absolument impossible : de temps en temps il y a émission de sons qui rappellent des mots; les consonnes ne peuvent presque pas être prononcées et les voyelles si peu qu'il ne saurait à proprement parler être question d'articulation; cependant le son se forme et il n'y a pas d'enrouement, toutefois les cordes vocales doivent aussi être atteintes, car le malade ne peut pas tousser avec force, ce qui indique qu'il lui est impossible de fermer complètement la glotte.

Les *mouvements de la tête* sont libres dans toutes les directions, mais très faibles. Grand amaigrissement du cou dont les muscles sont minces, agités de fortes contractions fibrillaires. Fléchir et remuer la tête sont choses très difficiles, la maintenir tranquille et droite n'est possible que pendant peu de temps et le malade cherche tout de suite à l'appuyer.

Les muscles des épaules qui sont un peu amaigris sont souvent aussi le siège de contractions fibrillaires. Rien de particulier au thorax pendant les inspirations profondes; pendant la toux les muscles du bas-ventre se contractent.

Les membres sont un peu amaigris, notamment le bras et la jambe, du côté droit. Le bras droit et la main droite présentent le tableau parfait de l'atrophie musculaire progressive ; il y a fonte de l'éminence thénar et enfoncement des espaces interosseux. L'avant-bras droit est beaucoup plus mince que le gauche ; fortes contractions fibrillaires. Muscles du dos un peu plus faibles à droite qu'à gauche. Les muscles, même ceux qui ne sont pas sensiblement atrophiés, n'ont pas tous, lorsqu'ils se contractent, leur dureté normale. Le malade se lève difficilement; debout, il renverse en arrière le haut du corps et avance l'abdomen comme dans les cas de pseudo-hypertrophie musculaire. Il ne peut se baisser qu'en s'appuyant sur ses bras ; ce point d'appui lui est surtout nécessaire pour se relever. La marche est traînante, difficile et lente. Les sphincters fonctionnent bien.

Il n'est pas besoin de consigner ici tous les détails sur la marche de la maladie qui évolua lentement et progressivement. La faiblesse des jambes devint telle que bientôt la marche ne put plus se faire sans soutien et devint absolument impossible vers la fin de la vie. Le bras droit se paralysa au point qu'il ne pouvait plus être élevé et que l'écriture, dont le malade se servait pour exprimer ses sensations et ses douleurs, finit par être extrêmement pénible. L'alimentation, malgré l'aide d'une spatule, devint de plus en plus difficile, par le fait de la paralysie des bras et de la faiblesse de la tête : à la fin, il fallut ingérer profondement la nourriture à ce malheureux. Il n'eut que rarement des attaques d'anxiété et presque jusqu'à la mort il put passer les nuits dans son lit dormant assez bien. La paralysie des muscles de la face progressa, mais l'intelligence resta libre. L'amaigrissement et la faiblesse augmentèrent. Dans les derniers jours, la température axillaire descendit au-dessous de la normale. La mort eut lieu le 17 juin, c'est-à-dire environ trois ans après le début de la maladie.

Le professeur Neumann pratiqua l'*autopsie* le lendemain. A l'ouverture du canal rachidien, il s'écoule une assez grande quantité de sang. Sous la dure-mère, à la partie inférieure, un peu de sérosité. La dure-mère est dure, pâle ; sa partie postérieure est reliée à la pie-mère dans la région cervicale par des adhérences lâches. La surface postérieure de la moelle présente des vaisseaux modérément remplis de sang ; les méninges sont, dans cette partie, d'un blanc laiteux. La moelle semble être diminuée de volume et son diamètre paraît être moindre que normalement ; la portion cervicale de la moelle est fortement aplatie; sa consistance est partout assez ferme. Les racines postérieures sont normales. Les racines antérieures, au contraire, sont amincies, un peu rougeâtres au niveau du renflement cervical. La coupe donne la figure ordinaire de la moelle. La substance grise est un peu affaissée, nettement séparée d'avec la substance blanche qui est légèrement saillante. Les ganglions spinaux sont d'aspect et de grosseur ordinaires. Circonvolutions cérébrales normales. Méninges cérébrales troubles avec de nombreuses granulations de Pacchioni. Vaisseaux de la convexité peu remplis de sang, ceux de l'intérieur du cerveau anémiés. Les substances grise et blanche à la périphérie, de même que les noyaux gris du centre, ont des contours très-nets ; nulle part on ne constate aucune modification, si ce n'est un léger aplatissement de la surface inférieure de la moelle allongée un peu plus marqué à droite qu'à gauche. Une coupe du bulbe au niveau des lèvres montre celle de droite un peu plus rapprochée que celle de gauche de la superficie où elle n'est recouverte que par une petite épaisseur de tissu. — Racines de l'hypoglosse fortement atrophiées des deux côtés et réduites à de petits filaments rouges extrêmement ténus. Les racines du spinal sont de même considérablement atrophiées des deux côtés. Celles du facial et du glosso-pharyngien sont atrophiées aussi, mais à un degré moindre.

La partie antérieure de la langue est fortement atrophiée. A 0^m,015 de la pointe, cicatrice profonde. Les muscles ne sont plus représentés dans la partie antérieure de l'organe que par une mince couche pâle, jaune-rougeâtre, recouverte par la muqueuse, tout le reste est constitué par un abondant tissu graisseux interstitiel.

Cœur un peu plus petit que normalement ; substance musculaire assez ferme, brune. Poumons très pâles, peu pigmentés, parfaitement sains. Rien de pathologique aux autres viscères

On enlève les troncs nerveux du bras droit, le pneumo-gastrique et le grand sympathique qui ne présentent aucune altération microscopique.

Recherches microscopiques. — *Au moment de l'autopsie* : *a)* Les racines antérieures des nerfs cervicaux qui paraissent amincis, étant dissociées, présentent une atrophie assez forte, une fragmentation assez marquée de la myéline, une assez forte dégénérescence graisseuse des fibres nerveuses et entre elles une assez grande quantité de tissu conjonctif ondulé. — *b)* De petits fragments obtenus en râclant avec un scalpel la surface des cordons antérieurs et latéraux offrent un assez grand nombre de grands amas de corps graisseux, quelques cellules nerveuses fortement pigmentées mais normales du reste. Dans les parois des vaisseaux, çà et là des dépôts granulo-graisseux. — *c)* L'hypoglosse est constitué presque exclusivement dans sa plus grande étendue par du tissu conjonctif ondulé, au milieu duquel sont enclavées encore quelques fibres nerveuses frappées d'atrophie graisseuse et par-ci par-là une fibre renfermant encore de la myéline. — *d)* Les racines du spinal et du facial ont subi la dégénérescence graisseuse, mais à un degré moindre. — *e)* Les fibres du sympathique du cou sont, comme d'ordinaire, de grosseur variable et renferment plus ou moins de myéline, mais ne présentent aucune trace de dégénérescence graisseuse. Rien d'anormal non plus au ganglion cervical supérieur. — *f)* Les nerfs du plexus brachial sont riches en graisse, quelques-unes de leurs fibres sont diminuées de diamètre, d'autres ont subi la dégénérescence graisseuse, mais la plupart sont saines. — *g)* Les fibres musculaires pâles de la pointe de la langue sont farcies de graisse, la plupart sont très minces, leur contenu est pauvre, pâle et peu strié ; elles sont recouvertes d'un grand nombre de gouttelettes de graisse.

Après vingt-quatre heures de durcissement dans l'alcool, les cordons antérieurs de la moelle cervicale paraissent petits et aplatis de telle sorte que le canal central de la moelle semble éloigné seulement de 0^m,0025 de la surface antérieure et de 0^m,005, au contraire, de la surface postérieure. Le cordon antérieur droit est plus aplati que le gauche ; les cornes sont de moyenne grosseur, la droite est située un peu plus profondément que la gauche, elle est d'un gris un peu blanchâtre. Généralement, partout ailleurs la substance grise et la blanche ont leur coloration normale antérieure.

Après traitement par la soude et la glycérine, on découvre à la région cervicale, dans les faisceaux latéraux, de nombreux amas de granulations graisseuses. En outre, d'abondantes gouttelettes graisseuses sont rangées à peu près en lignes droites sur le trajet des fibres, enfin il existe quelques granulations graisseuses dans toute la partie antérieure de la substance grise. On en trouve aussi sur le trajet des fibres de la commissure antérieure. Les cellules nerveuses sont rares, fortement pigmentées en jaune brun. Les vaisseaux sont peu altérés. A la région dorsale les cordons antérieurs sont également très petits, la substance grise a une teinte rosée, la corne antérieure droite est plus petite que la gauche et tirée en arrière. Dans la partie dorsale et lombaire on trouve aussi, après traitement par la soude, de nombreuses granulations graisseuses dans les faisceaux latéraux : elles sont également assez nombreuses dans les cornes antérieures de la région dorsale, plus rares dans la partie lombaire, comme dans le segment interne des cordons antérieurs. Les grandes cellules des cornes antérieures sont partout fortement pigmentées ; elles sont rares dans la partie dorsale, assez abondantes dans la partie lombaire. — *Les cordons postérieurs sont parfaitement sains dans toute leur étendue.*

L'examen des muscles de la langue a été fait sur des coupes fines obtenues après dessication. Dans la partie antérieure, le développement interstitiel de graisse, déjà évident par l'aspect réticulé jaune de la substance, était très prononcé. De grands amas de tissu graisseux séparaient les quelques fibres qui subsistaient encore ; ces fibres présentaient les mêmes altérations que celles que nous avons déjà décrites dans les observations d'atrophie progressive de la langue et des muscles de l'avant-bras, notamment une grande diminution de volume des fibres musculaires primitives qui étaient extrêmement minces, pâles et présentaient çà et là un état trouble dû à des corpuscules graisseux. Les fibres nerveuses de ce tissu musculaire étaient en partie atteintes de dégénérescence graisseuse ; le fait était tout aussi évident que pour les racines de l'hypoglosse, bien que l'altération fût d'un moindre degré. Les parties postérieures de la langue étaient le siège d'altérations atrophiques analogues, mais moins avancées.

Après un durcissement de plusieurs semaines dans l'acide chromique, les parties dégénérées de la moelle avaient pris la teinte claire caractéristique. Sur toute la longueur de la moelle, les faisceaux latéraux étaient plus clairs et contenaient, comme nous venons de le dire, de nombreux amas de granulations graisseuses. La partie dégénérée comprenait l'angle formé par les cornes antérieures et les postérieures, mais n'arrivait pas tout à fait jusqu'à la périphérie et laissait intacte une étroite zone vers la circonférence de l'organe. Dans la partie cervicale supérieure, la partie des processus réticulaires la plus voisine des cornes antérieures était saine également. La dégénération des faisceaux latéraux augmentait en étendue et en intensité de haut en bas. En outre, toute la partie antérieure de la moelle avait une nuance un peu plus claire que celle des cordons postérieurs ; cette différence, à peine appréciable dans la partie lombaire, visible déjà dans la partie dorsale, était surtout marquée dans la partie cervicale : les faisceaux de Türck offraient leur maximum d'altération à la région dorsale. Plus haut, sur la moelle allongée, cette coloration plus claire des parties antérieures restait très appréciable et pénétrait dans le bulbe avec l'entrecroisement des pyramides ; au-delà, elle n'était plus appréciable. Dans la partie cervicale, il y avait en outre un aplatissement des cordons antérieurs, de telle sorte que la partie médiane semblait un peu rentrée et que le contour n'avait pas à droite son relief habituel. Les pyramides étaient également petites et aplaties et la droite était plus petite que la gauche. Du reste, sur une coupe, la moelle allongée n'offrait rien d'anormal à l'œil nu.

Les coupes colorées au carmin, d'après la méthode de Clarke, montraient d'une façon bien plus évidente encore les altérations déjà décrites, les parties laissées en clair par l'acide chromique apparaissant alors d'une couleur rouge foncée. Cette coloration, surtout évidente sur les faisceaux latéraux, était appréciable aussi dans la région dorsale sur les cordons antéro-internes et toute la partie antérieure de la moelle dorsale et cervicale, offrait une teinte plus foncée que les cordons postérieurs intacts ; la chose était moins appréciable dans la partie lombaire. Au niveau de l'entrecroisement des pyramides, non-seulement les cordons entrecroisés, mais encore les parties latérales réticulées avaient cette même couleur rouge foncé. Il en était de même des pyramides, et tout le tissu de la moelle allongée était plus rouge que normalement ; plus haut, dans la protubérance, les prolongements des pyramides étaient indiqués par une forte coloration rouge, et après addition de soude on distinguait des cellules granulo-graisseuses en assez grand nombre.

La substance grise ne paraissait pas notablement diminuée de volume. Dans la partie dorsale, la corne antérieure droite était ratatinée ; dans la partie cervicale, il en était de même, mais à un moindre degré. La substance des cornes antérieures se colorait fortement avec le carmin et paraissait finement ponctuée.

Avec la loupe, on reconnaissait une diminution manifeste des cellules nerveuses : tandis que sur une moelle normale, ces cellules se voient facilement sous forme de points colorés en rouge ou de petits triangles, ici, on n'en découvrait que très peu de ces figures. A un grossissement plus considérable, on en distinguait bien un certain nombre, mais ils étaient extrêmement petits. Ce fait était surtout frappant au niveau du renflement cervical où, il est vrai, il n'y a que très peu de cellules dans les cornes antérieures. On en trouvait plus dans le renflement lombaire, mais considérablement moins qu'à l'état normal. Dans la partie dorsale, les cellules motrices étaient également peu abondantes ; les groupes de cellules latérales voisines des cordons latéraux étaient conservés ; de même, dans les colonnes de Clarke on en trouvait d'assez grosses à côté d'autres plus petites, avec des fibres renfermant de la myéline, de telle sorte que, dans ces parties, il n'y avait véritablement pas atrophie des cellules.

Au microscope, à un petit grossissement (90), on apercevait un certain nombre de cellules dans les cornes antérieures, mais elles étaient petites, atrophiées, ratatinées, fortement pigmentées avec des prolongements minces peu marqués et un petit nombre seulement avait conservé le volume et l'aspect habituel des grandes cellules motrices. Indépendamment de cela la substance grise était atrophiée. Les fibres nerveuses qui se colorent en vert par l'acide chromique faisaient défaut, toute la substance était d'un rouge beaucoup plus foncé, ponctuée, presque réticulée, et l'on pouvait reconnaître dans les parties antérieures un certain nombre de cellules étoilées : la dégénération des cordons blancs était exactement semblable à ce qu'elle est d'habitude.

La moelle allongée était diminuée de volume ; son diamètre antéro-postérieur surtout était raccourci ; les pyramides étaient très peu fortes, la droite était plus petite et située plus haut que la gauche.

Sur des coupes conservées et colorées au carmin, les pyramides avaient une coloration rouge foncée, anormale, tandis que les olives avaient leur coloration ordinaire et contenaient des cellules tout à fait normales. A la loupe, l'atrophie de l'hypoglosse était évidente ; ses fibres, d'ordinaire si facilement reconnaissables, faisaient complètement défaut sur beaucoup de coupes, et cela depuis l'émergence de ses racines jusqu'à son noyau ; sur des coupes faites très haut, elles étaient à peine indiquées. Il en était de même des fibres du pneumo-gastrique et du spinal et aussi des fibres de la partie la plus élevée du facial ; cependant l'atrophie de ces nerfs était loin d'être comparable à celle de l'hypoglosse. Les fibres arciformes du bulbe étaient également atrophiées et amincies. Au contraire, la figure et les fibres des parties latérales des corps restiformes correspondant aux cornes et aux cordons postérieurs étaient normales.

Mais ce qu'il y avait de plus saillant, c'était l'atrophie du noyau de l'hypoglosse. Là où les fibres de ce nerf prennent naissance, à côté du raphé, on trouve sur une moelle normale des grands amas de cellules qui constituent le noyau de l'hypoglosse. Ici elles étaient remplacées par un tissu ponctué, réticulé, analogue à celui des cornes antérieures de la partie cervicale. De forts grossissements à la loupe ou de faibles grossissements au microscope ne faisaient découvrir que peu de grandes cellules motrices et un nombre plus considérable de petites cellules ratatinées et pigmentées. En remontant, l'atrophie cellulaire était plus faible. En dehors, vers le noyau du pneumogastrique et du spinal, les cellules étaient plus nombreuses, mais beaucoup d'entre elles étaient fortement pigmentées. Des recherches avec des grossissements plus forts ne donnaient pas d'autres résultats.

Des coupes à travers les troncs nerveux du plexus brachial firent reconnaître une atrophie assez forte de ces derniers. Au milieu de fibres riches en myéline et coupées transversalement, il y avait des groupes atrophiés, colorés en rouge, dont la disposition n'était pas régulière et dont le nombre était assez variable dans les différents faisceaux. Pas de dégénérescence graisseuse.

Rien d'anormal dans les ganglions spinaux de la moelle.

Symptomatologie. —D'après la description de Duchenne (de Boulogne) la maladie débute généralement par une paralysie de la langue, dont les mouvements sont lents et embarrassés ; l'articulation des mots devient inintelligible, la déglutition est gênée et la salive s'écoule hors de la bouche ; puis les muscles du palais se paralysent à leur tour, la voix est nasonnée, le malade avale de travers, pour employer l'expression vulgaire, et les liquides surtout sont rejetés par le nez ; la luette pend inerte ou est déviée d'un côté ; plus tard l'orbiculaire des lèvres est pris aussi, et la mimique, la parole et la déglutition sont de plus en plus entravées ; enfin il survient des troubles de la phonation et de la respiration : ces derniers sous forme de violents accès de dyspnée. Dans la dernière période et quelquefois plus tôt la maladie se combine d'atrophie musculaire progressive généralisée.

Le début est en général lent. Les premiers symptômes sont tellement peu marqués que, pendant longtemps, ils passent inaperçus. Ils consistent en un léger trouble dans la parole que l'on regarde comme passager, dû au hasard, à une mauvaise dent qui accroche la langue, etc. En même temps il y a une sensation de pression et de lourdeur dans le cou, ce qui constitue également un symptôme de peu d'intensité, et ce n'est que par leur persistance et par leurs progrès que ces premiers accidents éveillent l'attention. Quelquefois cependant le début de la maladie est brusque ; chez un de nos malades il a été marqué par une attaque subite de dyspnée qui disparut pour ne revenir que longtemps après. Dans l'observation de Kussmaul, les premiers symptômes apparurent tandis que le malade prêchait. Dans un fait de Wilk et chez un malade de Joffroy et Duchenne, on a noté un début véritablement apoplectique, mais il ne nous semble pas absolument démontré que l'attaque ait été causée par la paralysie labio-glosso-laryngée. A une période plus avancée, les symptômes s'accentuent de plus en plus, et d'abord ceux qui se rapportent à la langue : les fonctions de cet organe sont entravées, ses mouvements alourdis, il y a de la gêne, de la pression et de la tension dans la langue elle-même et dans le pharynx, gêne qui s'étend jusque dans la nuque et la partie antérieure du cou. — La parole devient lente, incompréhensible, elle demande beaucoup d'efforts de la part du malade qui alors se fatigue vite. La difficulté de prononciation porte d'abord sur quelques lettres seulement. D'après Kussmaul, les *R* et les *Ch*, c'est-à-dire les sons que l'enfant émet les derniers, sont les premiers que le malade ne puisse plus proférer, puis il perd la faculté d'articuler les *S, L, K, G, T* et enfin les *D* et les *N*. La paralysie linguale l'empêche également de prononcer les *I*. Lorsque les lèvres ne fonctionnent plus, il perd la prononciation de l'*O* et de l'*U*, puis du *J* et de l'*E* ; le son *A* est le tout dernier à disparaître. La paralysie labiale rend impossible la prononciation des *P* et des *F*, plus tard des *B* et des *M* et enfin des *V*. Quand la paralysie du voile du palais survient à son tour, la parole est nasonnée. Enfin, lorsque l'articulation est tout à fait perdue, le malade émet encore des sons qui ont une très vague analogie avec des mots, mais ne peuvent être compris que lorsqu'on prête la plus grande attention, et par les personnes seulement qui sont habituées au malade.

Aux troubles de la parole se joignent ceux de la déglutition qui dépendent surtout, mais non exclusivement de la paralysie de la langue. La langue affaiblie ne porte plus les aliments sous les dents, et ne les rassemble plus sous forme de bol alimentaire prêt à être dégluti ; le pharynx ne clôt plus hermétiquement les voies aériennes, et les aliments, surtout les liquides, passent dans le nez ou le larynx. La difficulté de la déglutition a pour conséquence l'écoulement de la salive hors de la bouche, lequel est surtout abondant le jour ; pendant la nuit, au contraire, la salive est amenée en arrière par son propre poids et il en passe moins entre les lèvres. La gêne dans la déglutition et la perte de la salive augmentent avec les progrès de la maladie : l'écoulement devient continu, surtout lorsque le patient est assis, par suite de la paralysie des lèvres qui ne permet plus de clore l'orifice buccal : aussi les malades portent-ils toujours un mouchoir devant leur bouche qu'ils cherchent à fermer à l'aide de la main. La mastication est de plus en plus gênée grâce à l'immobilité de la langue, et les malades s'efforcent de suppléer à cet organe à l'aide du doigt ou d'une spatule dont ils se servent aussi pour pousser le bol alimentaire vers le pharynx. Les réflexes qui produisent la déglutition se conservent longtemps, quoique cette fonction se fasse irrégulièrement et soit accompagnée d'étouffements. La mastication et la déglutition constituent alors un travail long et pénible auquel les malades emploient presque toute la journée, ils s'y fatiguent tout en ne réussissant qu'à ingérer une petite quantité de nourriture.

A ces troubles s'ajoutent, non pas toujours, mais souvent, et parfois de bonne heure, des symptômes qui indiquent la participation du nerf spinal. Les cordes vocales ne peuvent pas être entièrement fermées, la voix devient faible, rauque, un peu enrouée ; de temps en temps elle perd toute trace de sonorité, et à une période plus avancée la phonation est presque absolument perdue. La toux reste longtemps forte et sonore, mais finit aussi par devenir faible et même tout à fait impossible. L'oclusion de la glotte est tellement imparfaite que des fragments d'aliments pénètrent souvent dans les voies aériennes et donnent naissance à des broncho-pneumonies.

Les symptômes que nous venons d'énumérer sont, depuis leur début jusqu'à leur apogée, sous la dépendance des nerfs de la langue, du palais, des lèvres et du larynx, c'est-à-dire de l'hypoglosse, du facial et du spinal. Si l'on examine les muscles atteints, on voit qu'ils sont toujours et de bonne heure évidemment atrophiés ; ils sont mous, flasques et lorsqu'ils se contractent, ils n'ont pas la forme et la dureté qu'ils devraient avoir, mais ils restent mous, pâteux, plats et ne peuvent demeurer que peu de temps à l'état de contraction ; à travers les muqueuses, ils n'apparaissent pas rouges, mais pâles, et ils sont presque toujours agités de contractions ; ils ne remplissent leurs fonctions que mollement, sans force et avec peu de persévérance ; leur usage n'est complètement aboli que dans les degrés les plus élevés du mal. En général, les mouvements linguaux sont les premiers atteints ; la langue ne peut plus être portée dans tous les sens, être tirée, repliée en haut ou en bas, être formée en pointe etc. : tous ces mouvements se font lentement, péniblement et avec des efforts évidents. Plus tard, les mouvements de la langue sont plus limités encore, le malade est impuissant à la sortir de la bouche, à lui faire toucher tout à fait le palais avec sa pointe, et les excursions de cet organe sont plus bornées ; les muscles de la langue s'atrophient de plus en plus, elle se rapetisse, se rétracte et s'aplatit ; la muqueuse de sa face supérieure se fronce et offre des sillons qui ressemblent presque à des cicatrices. Mais beaucoup plus tôt déjà, alors que la langue a encore son volume normal, elle est moins ferme, même à l'état de contraction : tous ces phénomènes sont constatables surtout et d'abord à la pointe. Lorsque la maladie est plus avancée, la langue est ratatinée, comme spongieuse, et c'est encore à la partie antérieure que cet état est le mieux marqué, et il est quelquefois plus prononcé d'un côté que de l'autre ; de fortes contractions fibrillaires agitent ce qui reste de fibres musculaires. Vers la racine

la forme et la consistance restent plus normales. La contractilité électro-musculaire demeure longtemps intacte et elle ne diminue que dans les degrés les plus
avancés de l'atrophie. Presque toujours, ainsi que l'a montré E. Schultz, on
parvient, en irritant l'hypoglosse, à faire apparaître des mouvements de déglutition. On n'a pas observé une augmentation de l'irritabilité galvanique. Les muscles des lèvres se comportent comme ceux de la langue : leurs mouvements sont
lourds, la durée de leur travail est courte. Outre la gêne qui en résulte pour la
parole, il devient difficile au malade de fermer complètement la bouche et d'avancer les lèvres en pointe; plus tard la bouche reste presque constamment ouverte,
et la lèvre inférieure est pendante. De bonne heure aussi la palpation permet de
constater l'atrophie de l'orbiculaire des lèvres. Lorsqu'on saisit les lèvres entre
les doigts, on les sent amincies, ramollies, comme formées de deux feuillets cutanés; lorsque le malade essaye de les avancer en pointe, on constate une musculature plus molle qui durcit à peine sous l'influence d'une contraction peu énergique.
Souvent même la contraction cesse avant l'ordre de la volonté. De même que dans
la langue, il y a des contractions fibrillaires, et la contractilité électrique se conserve jusqu'à ce que l'atrophie ait atteint un degré extrême. Quant aux autres
muscles frappés par la maladie dans le palais et le cou, il est impossible de constater par la palpation la diminution de leur volume et de leur consistance, mais
les autres symptômes qu'ils présentent sont semblables à ceux des muscles de la
langue et des lèvres.

Les troubles fonctionnels résultant de la diminution de force des muscles des
lèvres, sont considérables. La bouche se ferme incomplètement, et l'articulation
des labiales se fait mal ; les mouvements des lèvres dans la parole et le rire sont
alourdis, la bouche ne peut plus être avancée en pointe, l'expression de la physionomie s'en ressent immédiatement, la bouche est relâchée, pendante, exprime
la tristesse, plus tard elle reste ouverte ou bien elle ne se ferme que passagèrement et au prix d'un grand effort; alors la lèvre inférieure devient pendante : cette
occlusion incomplète amène l'écoulement continu de la salive.

L'atrophie ne s'étend pas ordinairement aux autres muscles de la face: les
muscles du nez et des joues, ceux du front, l'orbiculaire des paupières, ne sont pas
intéressés et il y a un contraste singulier entre le haut et le bas du visage. Les
muscles des yeux n'étant pas malades, les mouvements du globe restent normaux.
Dans un cas de Hérard cependant, on a noté du strabisme divergent d'un œil. En
revanche les filets du facial qui se rendent au palais prennent assez facilement
part à la maladie ; le voile du palais et la luette pendent inertes, ce qui fait que les
aliments reviennent facilement par le nez, et que la voix est nasonnée. Quelquefois les muscles masticateurs s'atrophient aussi et présentent des symptômes
analogues à ceux que nous avons décrits, sans arriver cependant à un degré extrême d'atrophie. Les modifications de la voix et les mouvements incomplets du
cartilage aryténoïde et des cordes vocales visibles au laryngoscope prouvent que
le larynx est aussi intéressé : ses muscles ne subissent toutefois aucune atrophie
appréciable.

La répartition particulière de l'atrophie musculaire imprime à la physionomie
un caractère tout spécial sur lequel nous avons déjà insisté. La partie inférieure
de la face est immobile, ses traits sont effacés, à l'exception du pli naso-labial, dont la persistance est due à la pesanteur : les lèvres pâles et minces sont
sans expression et immobiles, la lèvre inférieure est pendante, la bouche est
entr'ouverte ou bien les lèvres sont serrées avec effort, ce qui donne à la moitié
inférieure du visage un air larmoyant et chagrin. La salive s'écoule de la bouche
et presque toujours le malade, la main appuyée sur son menton, la reçoit dans
un mouchoir qui ne le quitte pas. A la partie supérieure du visage le tableau est

tout autre : le front est presque toujours froncé, les sourcils sont relevés et les yeux, dont les mouvements sont libres, sont grands ouverts pour lutter contre l'abaissement de la partie inférieure de la face. Les yeux sont d'autant plus vifs que le malade cherche à les faire parler pour suppléer par leur expression au défaut de la parole articulée.

A ces symptômes caractéristiques de la maladie, s'en joignent encore d'autres. Généralement son développement complet entraîne la participation des muscles qui relient la tête au cou (muscles droits et obliques) : leur atrophie ne peut pas être constatée par la palpation mais elle est démontrée par l'amaigrissement du cou et par les troubles fonctionnels qu'elle entraîne ; les mouvements de rotation et de flexion de la tête deviennent lents et pénibles ; droite et abandonnée à ses propres forces elle oscille et tremble, et le malade l'appuie volontiers ou la soutient avec sa main placée sous le menton. La mimique se trouve entravée par les tremblements, et pourtant elle serait bien utile, étant donnée la gêne de la parole. Le signe négatif (la flexion) ne se produit que lentement et difficilement, la tête étant appuyée sur la main, la rotation s'effectue avec l'aide des épaules pour ne pas dire par les épaules elles-mêmes.

Il ne se manifeste ordinairement de troubles de la respiration qu'aux dernières périodes de la maladie, quelquefois cependant de bonne heure. La respiration devient irrégulière, fréquente et superficielle. De temps en temps, il y a des accès de dyspnée qui mettent la vie en danger et qui ont même amené la mort à une époque peu avancée de la maladie. (Duchenne.)

Les symptômes dépendant de la sensibilité sont accessoires, mais ne doivent cependant pas être négligés. Ils ont été signalés déjà par Duchenne et Trousseau. Ils consistent en une sensation pénible de pression et de tension dans les muscles atrophiés de la langue et du pharynx, laquelle s'étend aussi à la nuque, dans la partie postérieure de la tête, dans la partie antérieure du cou et va jusque dans le front. Cette sensation augmente lorsque les muscles se contractent ; ainsi elle est plus pénible dans la langue, lorsque le malade vient à parler. Quelques malades se plaignent de tiraillements douloureux dans la nuque, la partie postérieure de la tête et jusque dans le front. Jusqu'à présent on n'a pas constaté de troubles objectifs de la sensibilité.

L'intelligence demeure intacte : on ne connaît aucun exemple où la maladie se soit compliquée d'une affection mentale ; ni la mémoire ni le jugement ne sont altérés. — L'état général reste longtemps bon ; la nutrition se fait bien, le sommeil est calme, l'aspect est celui de la santé : le trouble de la parole est la seule infirmité dont le malade ait à souffrir pendant longtemps. Dans des cas rares l'état général est troublé plus ou moins tôt par les accès d'asthme, et la nutrition finit cependant par souffrir à cause de la difficulté de la déglutition.

Presque toujours, lorsque la mort n'est pas amenée hâtivement par une maladie intercurrente, la paralysie atrophique progressive se joint à la paralysie bulbaire. Dans certains cas les mains ou un bras sont légèrement atteints déjà de très bonne heure, d'autres fois les symptômes de paralysie générale progressive sont primitifs et ceux de la paralysie bulbaire viennent s'y ajouter dans la suite. Les progrès de la maladie sont alors subordonnés à ceux de l'atrophie musculaire qui amène peu à peu l'inertie de tous les muscles. Dans cette dernière période qui peut encore traîner plusieurs mois, les malades offrent un état extrêmement misérable et digne de pitié, ne pouvant plus produire que des vestiges de mouvements. Les bras et les jambes sont presque complètement paralysés ; la marche et la station sont impossibles ; les patients ne peuvent plus s'asseoir seuls, ils restent couchés ou à demi assis sur un canapé. Les bras sont trop faibles pour leur offrir un appui ou pour introduire les aliments dans la bouche, la tête ne peut être maintenue droite ni être relevée, la parole ne consiste plus qu'en un grognement inintelligible ; les mouvements de la tête sont impuissants à exprimer la pensée et les désirs de ces infortunés, le jeu des yeux est le seul moyen de communication avec leur entourage qu'ils aient encore. Cette triste situation se prolonge pendant un temps plus ou moins long, jusqu'à ce que l'épuisement ou une broncho-pneumonie vienne y mettre un terme.

Anatomie pathologique. — Nous pourrons être court dans ce que nous dirons au sujet de l'anatomie pathologique, ayant déjà indiqué les points essentiels dans l'observation ci-dessus, et aussi parce que les lésions sont les mêmes que celles de l'atrophie musculaire progressive.

1. Les *muscles* offrent le même genre d'atrophie et de degénérescence graisseuse interstitielle que celle qu'on observe dans l'atrophie musculaire progressive. La dégénération est surtout intense dans la langue, notamment à la pointe, et on y constate fréquemment une forte lipomatose. Souvent la langue n'est plus qu'un tissu graisseux spongieux, réticulé à grosses mailles, dans lequel on rencontre par-ci par-là quelques vestiges de fibres musculaires. La lésion diminue à mesure qu'on s'approche de la racine de l'organe. Les fibres musculaires sont minces et pâles, cependant leur contenu présente le plus souvent des stries horizontales normales et rarement un trouble graisseux ou granuleux : la substance interstitielle est augmentée en certains endroits, elle est riche en noyaux et pourtant la lésion de la myosite interstitielle n'est pas prédominante.

2. *Nerfs.* On reconnaît, parfois rien qu'à l'œil nu, que les troncs de l'hypoglosse, du facial, du pneumo-gastrique et du spinal sont manifestement atrophiés : ils sont grêles, gris ou gris rosés, peu riches en myéline ; lorsqu'on les dissocie, on sent que leur tissu est dur. Au microscope, on constate une dégénérescence graisseuse bien marquée tout à fait analogue à celle qui se produit sur le bout périphérique d'un nerf moteur sectionné. Plus tard les nerfs deviennent plus minces encore, ils perdent complètement leur myéline et présentent encore par places de la dégénérescence graisseuse, mais celle-ci disparaît à son tour de telle sorte que le nerf n'offre plus alors qu'une atrophie scléreuse ; dans son intérieur on ne trouve ni corps granuleux ni corpuscules amyloïdes. Les racines antérieures des nerfs spinaux, qu'on les examine à l'œil nu ou au microscope, sont le siège d'une atrophie analogue, mais de moindre intensité, surtout dans la partie cervicale et dans le renflement cervical. Les troncs nerveux mixtes présentent une dégénérescence semblable beaucoup moins forte, d'où l'on ne peut cependant pas conclure que la dégénération de leurs fibres motrices soit moins intense, à cause de la présence des fibres sensitives.

A la périphérie, l'atrophie des petits troncs intramusculaires (dans la langue comme dans les membres) devient de nouveau plus évidente ; il y a donc processus atrophique qui occupe toute la fibre nerveuse depuis sa cellule jusqu'à sa terminaison dans le muscle.

3. La *moelle* montre les mêmes modifications que celles que nous avons décrites pour l'atrophie musculaire progressive. Sa lésion capitale est l'atrophie des cellules nerveuses dans les noyaux de Stilling de la moelle allongée, évidente surtout pour le noyau de l'hypoglosse ; il s'y ajoute une atrophie et un amincissement des fibres nerveuses intrabulbaires ainsi qu'un amincissement atrophique de toutes les fibres transversales du bulbe. Cependant, la configuration n'en est pas sensiblement modifiée.

Les pyramides ne sont généralement pas déformées. Le microscope décèle parfois quelques rares corps granuleux, mais en général, il ne révèle que l'atrophie des cellules et l'amincissement des fibres nerveuses.

A cette maladie du bulbe se relie toujours une maladie plus ou moins étendue de la moelle, sur le caractère et la nature de laquelle nous nous sommes suffisamment étendu dans le paragraphe précédent ; nous avons dit aussi ses rapports avec la paralysie bulbaire.

Diagnostic. — Le diagnostic a besoin d'une étude spéciale, car tout le monde n'est pas d'accord pour savoir ce qu'il faut comprendre sous le nom de paralysie bulbaire. On a dit que la marche et les symptômes n'étaient pas, dans tous les cas, aussi nets que l'avait affirmé Duchenne, que le début était quelquefois subit, apoplectiforme, et que la marche n'était pas toujours progressive ; on a écrit aussi que les lésions anatomiques n'étaient pas constamment celles qu'on vient de lire et qu'on avait rencontré aussi des processus différents, notamment de la sclérose en plaques. Pour nous, la paralysie bulbaire se comporte comme l'atrophie musculaire : dans les deux affections, des processus différents peuvent produire des symptômes identiques.

Le type clinique en question se reconnaîtra aux signes suivants : 1) paralysie de la langue, des lèvres et du palais ; 2) atrophie évidente des muscles de ces organes, augmentant avec les progrès de la maladie et consistant dans la diminution du volume, de la consistance et de la couleur, l'état spongieux au moment de la contraction, les contractions fibrillaires, la conservation de la contractilité électrique ; 3) en général marche lentement progressive, parallèle aux progrès de l'atrophie des muscles atteints ; 4) combinaison fréquente avec l'atrophie musculaire progressive. Les cas qui présentent ces symptômes ont toujours montré, dans les observations recueillies jusqu'à ce jour, une lésion anatomique déterminée, c'est-à-dire une dégénération atrophique des noyaux et des fibres nerveuses. — D'autres processus se développant dans la moelle allongée donneront naissance à des symptômes paralytiques analogues que l'on pourra tous appeler du nom de paralysies bulbaires. Nous avons toujours employé cette expression pour désigner une paralysie dépendant d'une lésion de la moelle allongée, et nous avons déjà décrit la paralysie bulbaire aiguë ou apoplectique spontanée ou par compression. Dans les formes chroniques il y a des différences comme dans les myélites chroniques, et il faut admettre que dans le bulbe aussi, plusieurs processus chroniques et parmi eux la sclérose chronique inflammatoire, peuvent engendrer des symptômes identiques ; il est possible aussi, quoique la chose ne soit pas constatée par des observations, que dans ces cas de sclérose il survienne des atrophies secondaires des lèvres et de la langue. Mais la paralysie bulbaire progressive, celle dont nous nous occupons, est caractérisée par une atrophie qui apparaît dès le commencement même de la maladie, et peut habituellement être diagnostiquée dès le début : aussi doit-elle être distinguée des autres maladies du bulbe et désignée sous le nom spécial de *Paralysie bulbaire progressive* [1].

La *durée* de la maladie peut être, d'après Duchenne, de un à trois ans ; cette mesure doit être considérée comme la règle. Cependant nous avons observé, il y a peu de temps, un cas qui avait débuté sept ans auparavant et qui, pendant les trois mois pendant lesquels nous l'avons observé, n'a fait aucun progrès.

Le *pronostic* est mauvais ; la maladie a une tendance évidente à progresser. La vie est directement en danger dès que la déglutition, et par suite l'alimentation, sont fortement compromises, ou lorsqu'il survient de la dyspnée ou de la cyanose.

Traitement. — Le traitement de la paralysie glosso-laryngée n'a pas donné

---

(1) Kussmaul a employé l'expression *paralysie des noyaux bulbaires*, qui indique le siège, mais non la marche de la maladie, et qui ne vise pas l'atrophie. Il nous semble que la dénomination dont nous faisons usage la distingue plus nettement de toute autre maladie du bulbe.

jusqu'à ce jour de résultat satisfaisant. Les médications qui ont été employées sont les mêmes que celles qu'on a mises en usage dans l'atrophie musculaire progressive, c'est-à-dire qu'on s'est surtout servi de l'*électricité*. On a particulièrement préconisé la galvanisation du sympathique dans la région carotidienne et la faradisation de la langue. On n'a obtenu qu'un temps d'arrêt, peut-être même une légère rétrogradation de la maladie, ce qui n'est pas en contradiction avec la marche naturelle du mal. Benedict a publié quelques résultats plus favorables, mais il n'est pas certain qu'il ait eu à traiter la paralysie bulbaire proprement dite. — Quant au traitement symptomatique, le point capital est l'alimentation qu'on est obligé de pratiquer pendant la dernière période au moyen de la sonde œsophagienne. Les attaques de dyspnée exigent aussi quelquefois l'intervention médicale; dans un cas, en 1872, Fauvel a dû pratiquer la trachéotomie.

§ 3. — **Formes héréditaires de l'atrophie musculaire progressive.** — Les premiers auteurs qui aient écrit sur l'atrophie musculaire progressive ont remarqué que certains cas semblent s'être développés sous une influence héréditaire. Aran et Meryon [1] ont publié déjà des observations de ce genre. Presque tous les auteurs ont noté après eux l'hérédité parmi les causes de l'atrophie musculaire progressive, et quelques-uns ont accordé à cet agent étiologique une attention particulière, notamment N. Friedreich dans sa monographie souvent citée, Oppeinheimer [2] et Hemptenmacher [3] se sont également occupés de cette question ainsi que Eulenburg [4], Eichhorst [5] et Bernhardt [6].

Il est donc hors de doute que l'hérédité joue un rôle dans l'étiologie de l'atrophie musculaire progressive, et même un rôle tellement important que Wachsmuth, dans son travail, note dix-neuf cas d'hérédité sur soixante observations [7]. Il faut, il est vrai, comprendre le mot *hérédité* dans son sens le plus large : il ne s'agit pas toujours d'une affection existante chez les parents et transmise aux enfants, mais le plus souvent du développement d'une maladie semblable chez plusieurs membres d'une même famille, maladie qui apparaît dès le jeune âge sans cause appréciable et qui progresse plus ou moins vite. Dans d'autres cas, la maladie a un caractère héréditaire bien positif et s'attaque à plusieurs membres d'une famille pendant plusieurs générations.

Ces cas se distinguent de la maladie type d'Aran, non seulement par leur étiologie, mais encore par l'extension de l'atrophie et par le mode de cette extension. Nos connaissances sur l'anatomie pathologique de cette forme sont très peu avancées, de telle sorte qu'il faut admettre qu'elle a comme base les lésions de la forme typique de l'atrophie musculaire progressive ; néanmoins les symptômes sont entièrement différents, et force est bien de distinguer. Nous nous trouvons encore ici en désaccord avec Charcot, qui regarde l'hérédité comme étant une cause fréquente du type morbide décrit par Aran et par Duchenne, tandis que nous croyons que, dans la plupart des cas héréditaires, la symptomatologie diffère positivement de celle de cette forme type.

La plupart des observations d'atrophie musculaire héréditaire ont été publiées par Friedreich ou recueillies dans sa clinique par Hemptenmacher; d'autres faits ont été observés à Heidelberg par Oppenheimer. Une famille se composait de quatre garçons qui furent atteints de la maladie, et d'une seule fille qui resta bien portante : elle se maria et eut des enfants sains. Des frères, le premier mourut à cinq ans, le second à six, le troisième à douze et le quatrième à seize. Chez ce dernier, la maladie ne s'était déclarée qu'à l'âge de dix ans ; il y avait eu d'abord sentiment de faiblesse dans les reins avec amaigrissement des muscles des gouttières vertébrales, puis la marche devint plus difficile, les jambes s'affaiblirent sans que leur volume diminuât. A l'âge de treize ans, il survint de la faiblesse et de l'amaigrissement des muscles de l'épaule et du bras; les muscles de l'avant-bras restèrent intacts. La mère de ces enfants était elle-même

(1) Meryon *(Gaz. des hôp.*, 1854, n° 127) a vu une famille dans laquelle quatre frères étaient atteints d'atrophie musculaire. L'aîné devint malade à l'âge de 4 ans; à 11 ans il ne pouvait plus marcher; il mourut à 16 ans. La sensibilité était intacte.

(2) Oppenheimer, *Ueber progressive fettige Muskelentartung.* Habilitationschrift. Heidelberg, 1855.

(3) Hemptenmacher, *De ætiologia atrophiæ muscularis progressiva.* Diss. inaug. Berol., 1862.

(4) Eulenburg (le père) rapporte *(Deutsche Klinik,* n° 14) l'observation de deux frères jumeaux qui, bien portants jusqu'à l'âge de 18 ans, furent pris, tous les deux en même temps et sans cause appréciable, de faiblesse, puis d'amaigrissement dans les jambes. L'atrophie ne fit que des progrès lents. Un traitement par l'électricité et la gymnastique continué pendant six mois amena une amélioration incontestable.

(5) Eichhorst, *Berl. klin. Wochenschrift,* 1873, n° 42-43.

(6) Bernhardt, *Sitzung der Berl. med. Gesellsch.,* 20 Jan. 1875. — *Berl. klin. Wochenschrift,* 1875.

(7) *Zeitschrifle für rationelle Medicin,* 1855, t. VII.

bien portante, mais elle avait deux frères atteints d'atrophie musculaire progressive ; elle avait aussi une sœur qui était bien portante, s'était mariée et avait transmis le mal héréditaire à ses descendants. Hemptenmacher a eu la louable patience d'établir dans sa dissertation inaugurale l'arbre généalogique de ces deux familles et d'une troisième dans laquelle la maladie était également héréditaire. Il arriva à cet intéressant résultat que ces trois familles étaient parentes et descendaient d'une origine commune due à une union qui remontait à cent cinquante ans. Tous les membres de cette famille qui avaient été atteints l'avaient été dans leur première enfance et le mal avait toujours débuté dans les muscles de la région lombo-sacrée. L'observation de Eichhorst (loc. cit.), qui a bien des rapports avec la précédente, est également très intéressante. Eichhorst a pu constater l'existence de la maladie sur six générations successives. Le membre vivant le plus âgé de cette famille était la femme d'un menuisier, du nom de Dorothée B., qui avait soixante-dix ans : son père, son grand-père et son bisaïeul avaient eu la même maladie. Chez elle comme chez sa sœur, la maladie s'était montrée à l'âge de trente ans. Elle avait eu sept enfants, dont quatre furent malades, ainsi que deux enfants de sa sœur. Elle avait eu sept petits-fils dont deux héritèrent de la maladie. Dans la famille observée à Heidelberg par Hemptenmacher, la maladie avait manifesté une prédilection marquée pour les garçons ; ici de même, avec cette exception qu'elle s'attaqua à Dorothée et à sa sœur, tandis que sept frères restèrent indemnes. L'hérédité aussi épargna un des fils de Dorothée et se transporta sur l'aîné des enfants mâles de ce fils. Le développement de la maladie a été assez analogue chez tous les membres de cette famille. Elle débutait au commencement de la puberté, sauf chez le dernier enfant atteint, où elle se manifesta dès la troisième année par de la faiblesse et de l'amaigrissement des jambes et des pieds ; plus tard, dans la majorité des cas, les mains étaient prises également. L'affection était chez la plupart très douloureuse, chez d'autres tout à fait indolore. Dans le cas de M. Bernhardt (loc. cit.), il s'agit aussi d'une famille dans laquelle plusieurs membres ont été frappés de la maladie : de sept frères deux seulement en étaient indemnes ; il n'y avait pas eu de fille ; le père et la mère n'avaient aucune trace d'une maladie semblable. La maladie débuta sur les membres inférieurs et ne gagna les bras que relativement tard. En portant les courants continus ou induits directement sur les muscles, on constatait une diminution de la contractilité ; en les faisant agir indirectement par l'intermédiaire des nerfs, on ne notait qu'une faible diminution de contractilité. — Dans l'observation de A. Eulenburg [1], il s'agit de trois sœurs chez lesquelles se manifesta, à l'âge de huit ans, une atrophie qui, ayant commencé par les membres inférieurs, gagna la partie supérieure du corps et amena les troubles de la motilité et les déformations les plus graves. Ces trois sœurs étaient les seuls enfants de parents parfaitement sains et sans aucun antécédent héréditaire. Il y avait une diminution très variable de la contractilité faradique dans les muscles et dans les nerfs ; la diminution était surtout forte dans les parties innervées par le musculo-cutané et le tibial antérieur ; la contractilité par le courant continu était conservée.

Nous ajouterons encore une observation personnelle : la maladie s'était développée plus tard que dans les précédents, et il y existait une hypertrophie compensatrice d'un certain nombre de muscles.

Atrophie musculaire progressive et hypertrophie. Prédisposition héréditaire probable. — Charles B., employé de bureau, âgé de 36 ans, issu d'une famille saine ; ses parents n'ont jamais eu de maladie analogue à la sienne ; mais un frère plus jeune que Charles de six ans a été atteint de la même affection, il y a deux ans, et à un degré très intense. Le malade dit avoir été lui-même toujours bien portant, même pendant son enfance. Seulement ses parents lui ont raconté qu'il a marché tard et qu'il a toujours moins bien marché que ses camarades d'école, surtout lorsqu'il s'agissait de gravir des petites élévations, de monter des marches, etc. Il était exempté des exercices gymnastiques. Plus tard encore il sentait souvent une certaine faiblesse dans les jambes, mais seulement après de grands efforts. Il n'a jamais été entravé dans ses occupations et il n'a jamais été malade autrement. Il y a six ans, il venait de prendre pour la première fois une position sédentaire dans un bureau, lorsqu'il éprouva pour marcher une gêne jusqu'alors inconnue, qui augmenta insensiblement. Il ne put bientôt plus gravir les escaliers qu'avec une très grande lenteur et en s'appuyant d'une main sur la rampe et de l'autre sur un bâton. En même temps la marche devint chancelante et il était menacé de tomber lorsqu'il faisait des mouvements rapides, particulièrement lorsqu'il se retournait ou changeait de direction. En même temps, la force musculaire des membres supérieurs commença à diminuer. Tous ces symptômes apparurent et augmentèrent sans aucune douleur. Deux ans après, le malade se sentant extrêmement lourd, s'adressa à un médecin. On l'électrisa pendant quatre mois ; après chaque séance il éprouvait un soulagement momentané, mais il n'y eut aucune amélioration durable, et à l'automne de cette même année le malade fut soumis pendant plusieurs mois au courant continu, et en même temps on lui prescrivit un traitement par la gymnastique ; on n'obtint pas

(1) Virchow's *Arch. für pathologische Anatomie*, 1871, t. LIII, p. 361.

non plus d'amélioration bien évidente ni durable, et on suspendit le traitement, qui fut repris le 3 mars 1875, parce que la maladie avait progressé.

7 mars 1875. *État actuel.* — Le malade est un homme petit, mais bien constitué; il a l'air bien portant, bien nourri, sa musculature est généralement vigoureuse. Il se plaint d'une faiblesse dans les jambes qui ne lui permet de marcher que lentement, en tâtonnant, et pendant peu d'instants seulement; il ne gravit les escaliers qu'au prix de grands efforts et il est à bout de forces dès les premières marches. Lorsqu'il est baissé, il se relève difficilement, et il n'y parvient qu'en se tenant à un meuble. Les bras semblent libres, mais la durée possible de leur travail est fortement diminuée, surtout lorsque le malade tient quelque chose dans les mains; il ne sent pas alors la faiblesse dans les mains, mais dans les muscles du dos.

Toutes les fonctions végétatives sont normales; rien de particulier dans les muscles de la tête ni du haut du corps. La sensibilité n'est nullement intéressée; sphincters et sens intacts.

Quand le malade est debout il ne se tient pas comme tout le monde : il cambre fortement les reins et porte les épaules en arrière, comme l'enfant atteint d'hypertrophie lipomateuse. Il marche à l'aide d'une canne, dont il ne peut se passer que quelques instants à peine : mais alors il n'est pas solide sur ses jambes, avance lentement et avec difficulté; il n'élève pas la jambe comme une personne bien portante, mais il la lance, ce qui produit de fortes oscillations latérales du bassin et du haut du corps. Lorsqu'il est abaissé, il se relève avec la plus grande difficulté et ne peut le faire sans le secours des mains.

A un examen plus attentif, on s'aperçoit que les jambes sont singulièrement déformées : les mollets sont énormes, tandis que les cuisses sont minces et amaigries; l'émaciation porte surtout sur le triceps, le droit antérieur, le droit interne et le vaste interne. Les muscles du ventre sont mous, aplatis; lorsqu'ils se contractent, leurs reliefs sont à peine dessinés. Les adducteurs, le couturier et le tenseur du fascia lata ont leur développement normal. Les jumeaux font une saillie colossale. Il y a donc à côté des muscles atrophiés, d'autres muscles hypertrophiés, à peu près de la même façon que dans la paralysie pseudo-hypertrophique. Cependant ici les muscles hypertrophiés ont une dureté et une force telles qu'on est porté à admettre non pas une lipomatose, mais bien une hypertrophie réelle : leur fermeté fait un contraste évident avec la mollesse des muscles atrophiés. Le biceps crural a presque complètement disparu, tandis que le semi-tendineux et le semi-membraneux font de fortes saillies. Pas de contractions fibrillaires dans les muscles atrophiés, et le malade dit n'en avoir jamais observé. Rien d'anormal dans les réactions aux courants faradique et galvanique. — Les mouvements des membres inférieurs sont libres, cependant quelques-uns, notamment ceux d'élévation et d'extension de la cuisse, se font lentement, ont peu de vigueur et exigent un grand effort avec un peu de rotation de la cuisse en dehors. Les fesses sont un peu atrophiées, les muscles des gouttières vertébrales le sont beaucoup et ne font plus sur les côtés des apophyses épineuses leurs reliefs accoutumés.

Rien d'anormal aux épaules, ni aux membres supérieurs.

Il est évident que dans toutes ces observations il s'agit d'un type morbide particulier qui doit être différencié d'avec l'atrophie musculaire progressive classique, et que toutes aussi offrent entre elles une grande analogie au point de vue du développement et de la marche de la maladie.

Dans tous les cas cités, plusieurs membres d'une même famille étaient atteints sans cause appréciable et en général dans l'enfance. Partout il y avait une prédisposition marquée dans le sexe masculin, sauf pour le cas d'Eulenburg, où trois sœurs se trouvaient malades. Tantôt les parents et les ascendants étaient tout à fait bien portants, tantôt la maladie s'était transmise de génération en génération.

Le début de la maladie a eu lieu généralement entre huit et dix ans, ou à l'époque de la puberté. Elle a rarement commencé plus tôt, mais on l'a vue cependant à trois ans; elle semble n'avoir jamais été congénitale. Chez quelques sujets les premiers symptômes ont été remarqués beaucoup plus tard, une fois seulement à l'âge de trente ans.

Le mal s'est toujours manifesté d'abord par de la faiblesse dans les reins et les membres inférieurs. La diminution de volume portait en premier lieu sur les muscles des jambes et du dos; elle n'était pas toujours évidente, grâce à un développement abondante de tissu graisseux. La marche de la maladie était lente, les membres supérieurs n'étaient envahis qu'après des années; quelquefois même les progrès de l'affection étaient tellement peu rapides que les malades atteignaient un âge [avancé ; cependant il semble que le nombre de ceux qui ont succombé de bonne heure est assez considérable. A la dernière période, les malades restaient complètement paralysés pendant des mois et même pendant des années, et finalement ils succombaient à une broncho-pneumonie. Jamais la maladie ne restait rigoureusement stationnaire ; même quand les malades arrivaient à un âge très avancé, l'affection progressait jusqu'à la période ultime sans jamais s'arrêter. Jamais la maladie n'est arrivée d'emblée à son summum par une attaque, pour rester ensuite stationnaire, elle s'est toujours développée progressivement, débutant aux reins ou sur les membres inférieurs et n'atteignant les supérieurs qu'après des années.

Chez la majorité des sujets, il y a eu absence de douleur ; dans quelques observations pourtant, il est fait mention de douleurs très vives. La sensibilité et les sphincters sont toujours restés intacts. On n'a jamais observé de troubles dans la parole et la déglutition, ni dans les muscles des yeux.

La *marche* et le *pronostic* découlent des observations citées. Comme la marche de la maladie est lente, le pronostic, quant à la conservation de la vie, se déduit du degré qu'a atteint l'affection. Il semble que dans quelques cas, le traitement a produit une amélioration, mais le plus souvent, il est resté infructueux. Les médications que l'on peut tenter sont : l'électricité, la gymnastique et les bains.

L'*anatomie pathologique* est encore bien pauvre quoiqu'on ait eu occasion de pratiquer quelques autopsies. La première est due à Meryon, qui trouva une dégénérescence graisseuse avancée de tous les muscles volontaires ; bien qu'il ait étudié avec le plus grand soin, macroscopiquement et microscopiquement, la moelle et les nerfs qui en partent, il ne put y découvrir rien d'anormal. N. Friedreich a également ouvert plusieurs cadavres et s'est livré à des recherches microscopiques minutieuses. Les muscles étaient minces, aplatis, mous, jaune rouges ou rouges, bruns, ou même constitués seulement par un tissu adipeux, mou et jaunâtre. Au microscope, on voyait que par places ils étaient convertis en un tissu conjonctif fibrillaire dans lequel subsistaient encore quelques rares fibres musculaires avec des stries transversales assez nettes. En d'autres endroits la dégénérescence lipomateuse était plus complète ; ailleurs enfin il y avait des fibres musculaires à tous les degrés d'altération, en un mot, on avait sous les yeux les différentes lésions de l'atrophie musculaire progressive type. Friedreich a toujours trouvé la moelle intacte dans toute son étendue. Dans un cas cependant il a constaté une dégénération avec atrophie des cordons postérieurs, qui, d'après l'auteur, était attribuable à une disposition héréditaire, mais n'avait aucun rapport avec l'atrophie musculaire. Chez le même sujet les racines antérieures étaient également très dégénérées. A l'extrémité inférieure de la moelle, il n'existait plus que quelques fibres ayant leur aspect normal ; dans la plupart la myéline était fragmentée en petits blocs et on voyait tous les intermédiaires entre le tube nerveux sain et le tube vide et affaissé qui était englobé dans un tissu conjonctif fibrillaire, très abondant ; on pouvait suivre cette altération jusque dans les filets intramusculaires les plus fins. Dans les autres observations relatives à la famille qu'il étudia, Friedreich ne put rien constater d'anormal ni dans la moelle, ni dans les racines, ni dans les nerfs. Nous ne croyons pas qu'il ait été fait d'autres observations histologiques en dehors de celles que nous venons de mentionner. Charcot, il est vrai, range ces cas héréditaires dans la forme protopathique, à laquelle, ainsi que nous l'avons dit, il attribue pour cause une atrophie primitive des grandes cellules des cornes antérieures, mais il ne semble pas certain que parmi les observations dans lesquelles il a pu constater cette altération de la moelle, il y ait eu des cas d'atrophie héréditaire.

Il nous faut donc suspendre encore notre jugement sur la nature de ce processus héréditaire, d'autant plus qu'il offre une analogie incontestable avec la pseudo-hytrophie musculaire lipomateuse, sur la nature de laquelle on n'est pas fixé non plus.

§ 4. — **Hypertrophie musculaire lipomateuse. Pseudo-hypertrophie des muscles. — Atrophie myosclérosique** (Duchenne). — **Paralysie pseudo-hypertrophique.** — Cette maladie a pour caractère une faiblesse musculaire sans atrophie des muscles, mais au contraire avec une augmentation de leur volume, avec une hypertrophie au moins apparente. La chose est surtout visible sur les muscles des mollets qui prennent la forme et la circonférence des muscles d'un athlète : en même temps leur puissance fonctionnelle diminue au point de devenir tout à fait nulle, si bien que le malade ne peut plus ni marcher ni se tenir debout. Outre cette hypertrophie si particulièrement frappante des muscles du mollet, on trouve les muscles du tronc et des membres supérieurs, les uns atrophiés, les autres hypertrophiés, de telle sorte qu'on a bien affaire dans ces cas à une maladie généralisée du système musculaire.

Griesinger [1] le premier a tracé les principaux caractères de cette affection qui depuis a souvent sollicité l'attention des médecins. Il est vrai qu'avant Griesinger elle avait été signalée plusieurs fois, mais non pas comme une espèce à part : elle avait été confondue avec la paralysie infantile ou considérée comme une maladie nerveuse particulière; Duchenne alla même jusqu'à la considérer comme une paralysie d'origine cérébrale. Mais on ne pouvait pas concevoir pourquoi il y avait à la fois hypertrophie et diminution considérable de la force musculaire; il fallut, pour expliquer cette contradiction, que Griesinger et Billroth, après avoir excisé un morceau de muscle hypertrophié, démontrassent qu'il s'agissait d'une hypertrophie simplement apparente, et en réalité d'une atrophie musculaire. Le fragment excisé, en effet, était presque exclusivement constitué par de la graisse et ne contenait que quelques rares fibres musculaires minces, de structure normale d'ailleurs. Un an plus tard, Griesinger put étudier quatre nouveaux cas. D'autres observations ne tardèrent pas à être publiées. Wernich [2], à notre clinique à Königsberg (1866), eut occasion d'observer un cas et de faire des recherches microscopiques sur un muscle excisé; A. Wagner, également à Königsberg, a étudié la maladie sur trois frères de la même famille. Le premier travail d'ensemble est dû à Heller [3], qui a créé la dénomination de *lipomatosis luxurians muscularis progressiva;* puis M. Seidel [4] a fait usage du nom d'*atrophia musculorum lipomatosa.* Une observation publiée par Eulenburg et Cohnheim offre un intérêt particulier, car elle est accompagnée de l'autopsie [5]. Enfin citons encore le travail remarquable de Duchenne [6] qui imposa à la maladie un nom nouveau : *paralysie myosclérosique.* Ultérieurement un certain nombre de travaux ont été publiés, surtout par les auteurs allemands : il est inutile de les énumérer ici en détail et nous renvoyons à la monographie de Friedreich, où l'on trouvera la bibliographie complète relative à cette question [7].

(1) Griesinger, *Ueber Muskelhypertrophie (Arch. d. Heilkunde*, 1865, Band VI, p. 1).
(2) Wernich, *Deutsches Arch. f. klin. Med.*, II, 1866, p. 232.
(3) Heller, *Deutsches Arch. f. klin. Med.*, I et II. 1866 et 1867.
(4) Seidel: Iena, 1867. Habilitationschrift.
(5) A. Eulenburg, *Ueber Muskelhypertrophie. Berl. klin. Wochenschrift*, 1865, 50. — Eulenburg und Cohnheim, *Ergebniss der anatomischen Untersuchung eines Falles von sog. Muskelhypertrophie. Verhandlungen d. Berl. med. Gesellschaft*, 1866, 2 Heft, p. 191.
(6) Duchenne (de Boulogne). *Recherches sur la paralysie musculaire pseudohypertrophique ou paralysie myosclérosique. (Arch. génér. de méd.*, 1868, janv. à mai.)
(7) Voy. aussi Charcot, *Leçons sur les maladies du système nerveux.* 2ᵉ série: Paris, 1877.

Rappelons encore les observations qui avaient été recueillies antérieurement à Griesinger. La plus ancienne est, d'après Friedreich *(l. c.)*, celle de Coste et Gioja*(Annali Clinici dell' ospedale degl' incurabili di Napoli 1838)* et se rapporte à deux frères dont la maladie avait commencé à l'âge de 10 ans; ils devinrent faibles et incapables de tout travail, tandis que les muscles des membres inférieurs augmentèrent considérablement de volume. La seconde série d'observations appartient à Meryon *(On granular, and fatty degeneration of the voluntary muscles. Med. chir. Transact. 1852)* et se compose de six cas. Meryon pratiqua plusieurs autopsies et les muscles furent trouvés partout atrophiés, mous, d'un jaune pâle; il n'y avait rien d'anormal dans la moelle, ni dans les racines nerveuses, ni dans le plexus solaire. En 1869 Rinecker observa à Würzbourg un garçon dont les muscles étaient hypertrophiés d'une façon toute particulière, et qui était certainement atteint de la maladie que nous étudions. Duchenne, dans son *Électrisation localisée* (Paris, 1861) rapporte sous le titre de *Paraplégie hypertrophique de l'enfance de cause cérébrale*, l'histoire d'un garçon de neuf ans qui, à l'âge de six mois, avait eu de la faiblesse des membres inférieurs et qui à dix-huit mois ne pouvait ni se tenir debout ni marcher; à neuf ans les muscles des jambes, surtout les faisceaux et les masses sacro-lombaires, étaient extrêmement volumineux et contrastaient singulièrement avec les membres supérieurs, qui étaient atrophiés. Les mouvements étaient faibles, sans énergie, et pourtant les muscles réagissaient bien sous l'influence du courant électrique. Dans son travail sur la paralysie atrophique graisseuse de l'enfance, Duchenne fils *(Arch. gén.*, 1857, p. 191) rapporte l'observation d'un enfant de 8 ans atteint de cette maladie. Rappelons encore une observation « d'hypertrophie et de paralysie des muscles » de Kaulich *(Prager Vierteljahrschrift*, 1862, p. 113), l'observation ultérieure de Spielmann, recueillie à la clinique de Schützenberger *(Gaz. méd. de Strasbourg*, 1864, p. 85), et enfin un cas d'hypertrophie musculaire dû à Stofellan *(Allg. Wien. med. Zeitung*, 1863, p. 199). Après que les recherches de Griesinger eurent éveillé l'attention sur cette maladie, de nombreux exemples en furent publiés, ce qui démontre qu'elle n'est pas une rareté. Friedreich en a rassemblé en tout 81 observations, les siennes propres y comprises.

Symptomatologie. — Le développement et la marche de la maladie sont tellement concordants dans tous les cas, qu'on est forcé de reconnaître qu'il y a là une véritable entité morbide.

Généralement les premiers symptômes apparaissent dès l'enfance et ils se manifestent toujours dans les membres inférieurs. Les enfants marchent tard ou bien leur marche est maladroite, vacillante et peu sûre; d'autres fois ils apprennent à marcher comme d'habitude, et ce n'est que plus tard qu'ils deviennent maladroits, tombent facilement et ne courent pas aussi bien que leurs camarades. Ces troubles en apparence insignifiants augmentent lentement : la marche fatigue les enfants, surtout lorsqu'ils montent les escaliers; on remarque qu'ils évitent de se baisser, et que lorsqu'ils l'ont fait, ils ne se dressent qu'avec difficulté : ils se servent pour cela de leurs mains qu'ils appuient sur les objets voisins ou sur leurs propres genoux. Lorsque l'enfant est couché, il ne s'assied que péniblement et seulement en s'aidant de ses mains. A ce moment on remarque déjà une posture particulière; les épaules sont fortement rejetées en arrière, tandis que l'abdomen proémine en avant; plus tard cette attitude est tellement marquée que, comme le montrent les figures de Duchenne *(Électrisation localisée*, 2e édition, 1863, p. 353), un fil à plomb appliqué au niveau des épaules va tomber derrière les fesses. De plus on remarque, concurremment avec ces troubles fonctionnels, une augmentation considérable du volume des muscles des mollets ; leurs formes herculéennes contrastent singulièrement avec leur faiblesse. Les autres muscles de la jambe sont inégalement développés, mais non pourtant atrophiés, les couturiers ont la forme de bourrelets arrondis; de même les fessiers sont en partie très développés et de forme irrégulière. Il est rare que les muscles hypertrophiés aient la consistance des muscles sains; ils sont, au contraire, mous et pâteux, ce que l'on constate facilement, surtout lorsqu'ils se contractent. Cependant tous les muscles obéissent à la volonté et réagissent promptement sous l'influence du courant induit comme du courant continu. Dans la majorité des cas il s'ajoute tôt ou tard aux symptômes notés sur les membres inférieurs et sur la partie inférieure de la colonne vertébrale, des manifestations morbides du côté des muscles des épaules et d'une partie des muscles des bras. Là aussi certains muscles prennent la forme de bourrelets hypertrophiés, tandis que d'autres ont disparu. Au dos les bourrelets sont formés par le sacro-lombaire et les muscles des gouttières ver- tébrales ; aux épaules par les sous-épineux et les deltoïdes, tandis que les rhom- boïdes, les pectoraux, les dentelés, sont diminués de volume ; quelquefois cepen- dant le petit pectoral est hypertrophié ; l'ançoné est le plus souvent hypertrophié. Jusqu'à présent on n'a pas vu la maladie gagner le cou ni la tête. Partout les muscles affectés ont la même consistance molle, élastique ; ils sont évidemment affaiblis, mais obéissent à la volonté et aux irritations électriques. Les troubles fonctionnels progressent parallèlement à la marche de la maladie ; la faiblesse de la colonne vertébrale reste toujours prédominante. Aussi le malade incurve, tant qu'il peut, son rachis en arrière et lui fait contrepoids en partie avec les muscles de l'abdomen encore en bon état, en partie par la position qu'il donne à ses jambes. Mais plus tard la faiblesse devient telle que le sujet est incapable de soutenir sa colonne vertébrale et ne peut plus se tenir debout ; il lui est encore possible de rester assis lorsqu'il est appuyé, mais une fois couché il ne peut se relever qu'en s'ai- dant des mains, et finalement il n'y arrive plus du tout. La faiblesse des jambes devient si grande qu'il n'est plus en état de les remuer et encore moins de s'en servir. Enfin, les bras eux-mêmes refusent leur service et le malade finit par se trouver dans une situation lamentable. Comme la maladie ne gagne pas au delà du cou et n'atteint ni le diaphragme ni les muscles respiratoires, la vie se prolonge, aucun organe essentiel n'étant lésé. Un petit nombre de ces infortunés succom- bent aux suites de la maladie elle-même (broncho-pneumonie), mais la plupart meurent de maladies intercurrentes.

La conservation de la contractilité électrique est un fait vraiment remarquable qui a été noté par tous les observateurs ; les uns ont prétendu qu'elle était con- servée intégralement (Duchenne, Eulenburg), d'autres l'ont vue diminuée, ce qui s'explique facilement par le développement de tissu graisseux. La réaction aux courants est la même pour le courant continu que pour le courant induit. Remar- quons encore la rareté des contractions fibrillaires. Il faut noter aussi quelques symptômes vaso-moteurs : les membres malades sont généralement froids au tou- cher et couverts de sueur, les veines cutanées sont gonflées, d'où résulte une colo- ration bleuâtre de tout le membre et surtout de la jambe.

Le plus souvent il y a peu d'autres symptômes dignes de remarque. La sensibi- lité est intacte, il n'existe ni douleurs ni autres sensations anormales ; il n'y a pas d'anesthésie ; les sphincters fonctionnent bien. Quelques auteurs ont signalé un peu de diminution de l'intelligence, mais qui ne semble pas être en relation avec la maladie musculaire.

L'état général reste satisfaisant ; le malade se nourrit bien, il a bonne mine et son embonpoint est en général considérable.

La *marche* de la maladie a été, dans les cas connus jusqu'à ce jour, lentement progressive ; quelquefois les progrès ont été assez rapides pour que dès l'âge de dix à quinze ans, les malades fussent, pour ainsi dire, complètement paralysés et condamnés à vivre dans leur fauteuil ou dans leur lit. D'autres fois la marche du mal a été plus lente et la maladie n'a pas atteint une si grande intensité. Dans les observations suivantes on a vu quelquefois le processus être complètement enrayé pendant plusieurs mois, et on a même noté de petites améliorations après un traitement par la gymnastique et l'électricité ; mais on n'a encore constaté au- cun cas où il y ait eu positivement un arrêt ayant duré toute une année, ni à plus forte raison une rétrogradation de la maladie.

La vie n'est pas directement menacée ; mais un grand nombre de ces malades meurent de bonne heure de maladies intercurrentes, notamment d'affections pulmonaires.

Étiologie. — Nous avons à examiner : 1) l'hérédité ; 2) la prédisposition créée par le sexe musculin ; 3) celle fournie par le jeune âge.

1) *L'hérédité*, comme dans l'atrophie musculaire progressive, a été souvent constatée. D'après Friedreich, sur quatre-vingt-un cas de paralysie pseudo-hypertrophique, trente-cinq fois la maladie a attaqué deux ou plusieurs membres d'une même famille et le plus souvent des enfants de mêmes parents. Ici aussi il faut comprendre le mot hérédité dans son sens le plus large, signifiant une prédisposition apportée en naissant : la maladie a été observée sur plusieurs frères : elle était survenue dans l'enfance et sans cause appréciable ; mais on ne possède aucun exemple où les parents aient été porteurs de la même affection.

2) Le *sexe masculin* crée une prédisposition évidente à la paralysie pseudo-hypertrophique ; cependant les femmes peuvent en être atteintes et Heller a raconté l'histoire de deux sœurs qui ont été frappées, les frères étant bien portants.

3) Il ne semble pas que la maladie soit congénitale, bien que Duchenne parle d'un enfant qui, dès sa naissance, avait les jambes très volumineuses. Dans environ la moitié des cas, la maladie débute pendant la première année de la maladie ; elle ne se montre que rarement après la deuxième ; très exceptionnellement chez l'adulte, cependant on en connaît quatre cas dans lesquels elle a commencé vers vingt-six, trente, quarante et quarante et un ans.

4) On a indiqué comme *causes occasionnelles* une mauvaise habitation, une alimentation défectueuse, le refroidissement, des exanthèmes aigus antérieurs, sans que cependant on puisse accorder une influence bien certaine à ces agents étiologiques.

Traitement. — Jusqu'à ce jour, le traitement n'a pas donné de bien grands succès. On ne peut pas espérer grand'chose de l'emploi de l'*iodure de potassium*, du *fer*, du *quinquina*, de l'*huile de foie de morue*. On a tiré quelque profit de l'*électricité* et de la *gymnastique ;* la *galvanisation du sympathique* a été particulièrement prônée par Benedict, mais pourtant il n'est pas démontré qu'on ait obtenu ainsi des effets bien remarquables ni durables.

Anatomie pathologique. — a) *Muscles.* — L'aspect des muscles a été dans tous les cas celui que ces organes présentent lorsqu'ils sont atrophiés et fortement graisseux. Ils avaient une consistance molle, pâteuse, une couleur rose pâle ou rose jaunâtre ou jaune blanchâtre, selon qu'ils possédaient encore plus ou moins de substance musculaire. Tous les auteurs ont vu au microscope ce qu'a indiqué Griesinger, à savoir, les fibres musculaires séparées par des tractus plus ou moins épais de tissu adipeux, réduites à un petit nombre, présentant une atrophie simple sans modification dans leur texture ni leur striation. Le développement du tissu graisseux est variable dans les différents muscles, tout aussi bien que l'atrophie musculaire. Dans les muscles les plus dégénérés, le tissu graisseux est tellement abondant que l'on ne trouve presque rien d'autre dans la préparation et qu'il faut une très grande attention et l'emploi du carmin pour faire découvrir quelques rares fibres musculaires.

Ailleurs, la substance musculaire est plus abondante et l'on rencontre de petits faisceaux de fibres réunies comme normalement, les faisceaux étant séparés par des amas de grandes cellules adipeuses. Quant aux fibres musculaires, leur volume est très variable ; beaucoup, surtout celles qui proviennent des muscles atrophiés, sont très grêles ; dans les muscles hypertrophiés, notamment dans les jumeaux, on rencontre également des fibres atrophiées, diminuées de volume ; mais à côté d'elles beaucoup sont normales ou même hypertrophiées. La structure des fibres primitives isolées est partout normale et même celles qui sont très

amincies présentent encore une striation manifeste [1]. Sur tous ces points les
observateurs sont unanimes, mais il y a quelques divergences entre eux quant à
la constitution de la substance intermédiaire aux fibres. La plupart n'ont pas
trouvé d'altération notable du sarcolemme ni de la substance intermusculaire; ils
n'ont vu particulièrement ni amas de cellules ni accumulation de noyaux, mais
seulement tous les degrés de développement du tissu graisseux, lequel, d'après
Wernich, a pour point de départ un tissu conjonctif à grosses mailles, tissu qui
peut être en relation étroite avec le système lymphatique. Eulenburg et Cohnheim
sont arrivés tous deux à des résultats identiques et disent que le tissu intermusculaire a souvent une structure striée particulière qui provient probablement des
tubes affaissés du sarcolemme. Dans les jumeaux ils ont trouvé des fibres évidemment hypertrophiées. Les résultats des recherches de Duchenne et de Charcot [2]
sont un peu différents. Les deltoïdes étaient les plus altérés : à l'œil nu on les
voyait fortement dégénérés, jaune pâle et graisseux ; au microscope, au lieu des
minces lamelles du tissu conjonctif qui, à l'état normal, séparent à peine les faisceaux musculaires primitifs, on voyait d'épaisses travées constituées par du tissu
conjonctif de formation récente, où les fibres conjonctives étaient entremêlées avec
des noyaux et des cellules fusiformes en assez grand nombre. Dans les pectoraux
et les sacro-lombaires le même tissu fibrillaire existait, mais moins abondant.
Même dans les premières périodes de la maladie on pouvait déjà le reconnaître,
notamment dans le psoas. Les fibres musculaires étaient atrophiées partout, mais
plus ou moins, et séparées les unes des autres par un abondant développement de
graisse; leur structure elle-même était normale. — Friedreich a vu, lui aussi,
sur plusieurs points, un développement exagéré du tissu conjonctif interstitiel,
avec une faible augmentation des noyaux du sarcolemme ; des fibres musculaires
les unes avaient leur striation transversale normale, d'autres avaient subi une
fragmentation dans le sens de leur longueur, d'autres dans le sens de leur largeur,
mais aucune n'était en dégénérescence graisseuse. — Ainsi, tandis que les auteurs
s'accordent pour affirmer l'existence d'une lipomatose excessive, quelques-uns
ont rencontré en même temps un développement plus ou moins considérable du
tissu interstitiel, et il y a là une question importante à résoudre pour la détermination de la nature et du point de départ du processus morbide.

   Disons tout de suite qu'il n'est pas logique de caractériser un processus morbide en se fondant sur des altérations qui n'existent que çà et là et qui, en somme,
sont accessoires : aussi nous croyons que l'appellation de *paralysie myo-sclérosique* ou *sclérose musculaire progressive* employée par Duchenne n'est ni utile ni
exacte; la dénomination d'une affection doit être empruntée à la lésion la plus
saillante, et c'est pourquoi nous préférons le terme de *hypertrophie lipomateuse*
ou de *pseudo-hypertrophie des muscles*.

   b) *Système nerveux*. — D'après Meryon, Eulenburg et Cohnheim, le système
nerveux périphérique ou central n'est pas malade, pas plus que le système du
grand sympathique. Les recherches de Charcot ont également été négatives. Martini décrit une lipomatose des nerfs : c'est là une lésion qui par elle-même ne si-
gnifie rien s'il n'y a pas d'altération reconnaissable des faisceaux nerveux primitifs. Récemment L. Clarke a publié quelques résultats positifs ; il dit avoir
trouvé dans la moelle des foyers de « *granular desintegration* », mais qui n'ont
aucun rapport direct avec la maladie musculaire.

---

(1) Martini décrit dans la substance striée transversalement des faisceaux primitifs, des fentes rondes ou
ovales qui sont uniques ou multiples : il désigne cet état sous le nom de atrophie *séreuse ou en forme de
tube*. Il ne regarde cependant pas cette altération comme appartenant exclusivement à cette maladie;
mais il l'a vue aussi dans des cas où les muscles avaient été comprimés par des tumeurs et atrophiés.
   (2) Charcot, *Note sur l'état anatomique des muscles et de la moelle épinière dans un cas de paralysie
pseudo-hypertrophique (Arch. de physiol. 1872; p. 228).*

Dans l'observation de Barth et dans celle de W. Müller, on a rencontré diverses altérations ; mais il est douteux que ces auteurs aient eu affaire à la maladie dont nous nous occupons; ils ont eu plutôt sous les yeux une hypertrophie lipomateuse partielle de muscles atrophiés. L'observation de Barth est un cas rare de sclérose primitive symétrique des cordons latéraux ; celle de Müller se rapporte à une atrophie musculaire spinale circonscrite avec lipomatose.

Pathogénie. — Pour établir la pathogénie de la paralysie pseudo-hypertrophique nous devons répondre aux questions suivantes :

1) Le processus est-il myopathique ou névropathique?

2) Quelle est sa nature ?

3) S'agit-il d'une maladie spéciale ou de cas appartenant à des groupes décrits dans les chapitres précédents, et notamment à l'atrophie musculaire progressive?

1) Presque tous les auteurs ont admis que la pseudo-hypertrophie lipomateuse des muscles est due à un processus périphérique, probablement myopathique: les recherches faites jusqu'à ce jour ne permettent pour ainsi dire pas une autre conclusion, car, dans tous les cas, le système nerveux central ou périphérique n'a rien présenté d'anormal. Si malgré cela la question n'est pas entièrement tranchée, la cause en est aux observations récentes de Clarke, et aux difficultés que présente l'examen microscopique des nerfs et de la moelle.

2) Quant à la nature du processus myopathique, nous nous trouvons en présence de deux ordres de lésions, d'abord la lipomatose, puis les altérations interstitielles. Toutes deux se combinent avec de l'atrophie musculaire et par places avec de l'hypertrophie compensatrice. Un certain nombre d'auteurs, parmi lesquels Friedreich et Charcot, considèrent les modifications interstitielles comme l'élément capital : pour le premier, le processus est une *myosite chronique avec hyperplasie interstitielle du tissu conjonctif;* pour le second, c'est une *paralysie myo-sclérosique,* au moins dans les premières périodes. La compression amenée par le développement du tissu interstitiel rend facilement compte de l'atrophie des muscles et de cette particularité que la structure des fibres musculaires elles-mêmes reste complètement intacte. Mais les objections se présentent ici les mêmes que lorsqu'on veut considérer comme une myosite l'atrophie musculaire progressive; on peut dire que sur bien des points la myosite n'est pas démontrable et qu'il existe bien plus souvent une atrophie simple des fibres musculaires séparées les unes des autres par une prolifération de tissu graisseux interstitiel. Mais faut-il, en tenant compte de son principal élément, désigner le processus sous le nom de lipomatose? Doit-on croire qu'au début il se forme entre les faisceaux musculaire sains, un tissu graisseux anormal qui écarte les fibres musculaires les unes des autres et les atrophie peu à peu ? Il y a aussi de fortes objections à faire à cette manière de voir. Comment le tissu graisseux, qui est mou, peut-il, même en se développant beaucoup, acquérir la propriété de dissocier des fibres musculaires élastiques et vivantes, et parvenir à les atrophier ? Cela n'est pas très vraisemblable. Et, bien mieux encore, la lipomatose n'est pas spéciale à cette maladie et, dans d'autres affections aussi, nous voyons dans les muscles atrophiés et paralysés un abondant développement du tissu graisseux qui peut même leur donner les apparences de l'hypertrophie : le développement de la graisse a lieu alors sous l'influence de l'inaction, peut-être aussi grâce au ralentissement de la circulation locale; quelquefois aussi il est favorisé par l'excellent état de la nutrition générale. Il en résulte que la lipomatose dont nous nous occupons ici ne diffère pas essentiellement du dépôt de graisse que l'on observe dans les muscles atrophiés ; aussi se demande-t-on, sans qu'on puisse répondre à la question, si elle n'est pas accidentelle et analogue au développement du tissu graisseux qui se fait dans les autres formes d'atrophie musculaire. Toutefois cette conception, tout en ayant des

arguments en sa faveur, ne peut être acceptée sans plus ample informé : nous avons
affaire ici à un développement de graisse extrêmement considérable dans des muscles vigoureux et pleins de vie, la graisse est répandue uniformément sur tout le
muscle et l'on ne peut se défendre de croire qu'il y a là véritablement un type
morbide à part.

3) La réponse à la troisième question : la lipomatose musculaire constitue-t-elle
une entité morbide ? dépend évidemment de l'opinion qu'on s'est faite sur la nature de cette maladie, et en général de toutes celles qui appartiennent au groupe
des amyotrophies. Comme il règne encore un certain vague dans toute cette doctrine, il est tout naturel qu'on ne soit pas d'accord sur la place qu'il convient
d'accorder dans le cadre nosologique à l'hypertrophie musculaire lipomateuse.
Considère-t-on la lipomatose comme un phénomène accessoire et accidentel, on
rangera la maladie dans l'un des groupes dont nous nous sommes occupé antérieurement, dans l'atrophie musculaire progressive type ou dans l'atrophie musculaire progressive héréditaire ; et même, comme un grand nombre d'auteurs ne
différencient pas ces deux genres, la lipomatose musculaire ne peut être pour eux
qu'une variété de l'atrophie progressive. Pour Friedreich toutes ces atrophies
sont le résultat d'une myosite progressive chronique interstitielle primitive ; mais
si, d'après ce que nous avons dit, on distingue l'atrophie musculaire progressive
type d'avec les atrophies musculaires héréditaires, la question se restreint et il
n'y a plus qu'à déterminer si l'hypertrophie musculaire lipomateuse est identique,
ou non, à la forme héréditaire de l'atrophie progressive. Il nous semble qu'il y a,
sans parler de la lipomatose elle-même, de grandes analogies dans le début, la
marche et l'extension de ces deux affections. Néanmoins nous sommes porté à les
séparer l'une de l'autre et à considérer l'hypertrophie musculaire lipomateuse
comme une espèce morbide particulière.

§ 5. **Amyotrophies deutéropathiques ou secondaires.** — Nous désignons avec Charcot sous le nom d'*atrophies musculaires* ou *amyotrophies deutéropathiques ou
secondaires*, les atrophies qui se manifestent au cours d'une maladie bien caractérisée de la moelle et qui ne sont pas en général les seuls ou du moins pas les
premiers symptômes de la maladie. Il y a d'abord une paralysie plus ou moins
marquée à laquelle s'ajoute comme manifestation secondaire une atrophie des
muscles. La distinction entre les amyotrophies protopathiques et les deutéropathiques peut être affirmée en principe, bien qu'elle ne soit pas toujours possible dans
chaque cas particulier. La paralysie ne précède pas toujours l'atrophie deutéropathique et il est des cas, par exemple dans la myélite, où l'atrophie musculaire est
le symptôme le plus saillant de la maladie. En général cependant la division est
légitime, ainsi que le prouvent la marche et les autres symptômes de la maladie.

Il n'est pas encore démontré que les lésions anatomiques des muscles atrophiés puissent servir à établir la division des amyotrophies en primitives et secondaires. Les atrophies secondaires sont souvent la conséquence de névrites descendantes et de myosites qui laissent après elles
des altérations interstitielles inflammatoires, tandis que les formes protopathiques n'offrent que
des lésions d'atrophie simple avec dépôt de graisse et formation très restreinte de produits in-
terstitiels. Néanmoins, cette différence ne peut pas, jusqu'à présent, être considérée comme constante et caractéristique, car dans l'atrophie progressive type il semble aussi y avoir par places
une dégénération fibreuse.

Les maladies de la moelle dans lesquelles on observe des atrophies musculaires
secondaires sont extrêmement nombreuses ; il n'est pour ainsi dire pas une affection du système spinal qui ne puisse s'accompagner accidentellement d'une atrophie musculaire, et nous avons souvent eu occasion, dans les chapitres précédents,
de signaler cette complication. Pour jeter un dernier coup d'œil d'ensemble sur
ce point, il nous reste à répondre aux deux questions suivantes : 1) Quelles sont
les parties de la moelle dont la maladie entraîne après elle l'atrophie musculaire ?

2) Quels sont les processus qui amènent d'une façon certaine des amyotrophies deutéropathiques ?

1) Les recherches faites dans ces dernières années, et particulièrement les travaux de Charcot, conduisent à cette conclusion que tout processus morbide qui envahit les cornes antérieures et cause l'atrophie des grandes cellules multipolaires de ces cornes, a pour conséquence une atrophie musculaire. Cette assertion est confirmée par de nombreuses observations et dans les cas chroniques, à marche lente, il est permis de conclure avec certitude qu'une atrophie musculaire survenant pendant le cours d'une maladie de la moelle, est due à une lésion des cornes antérieures. Dans les cas aigus aussi, cette conclusion est le plus souvent exacte, mais pas toujours.

Cependant les cornes antérieures ne sont point la seule partie de la moelle dont l'altération entraîne l'atrophie musculaire. D'après Charcot [1], une lésion de la zone radiculaire antérieure produit le même effet. Ces deux régions sont, d'après lui, les seules dont l'altération puisse causer des amyotrophies. Nous pouvons confirmer l'opinion de Charcot par trois observations personnelles. Dans un cas il y avait aplatissement et atrophie du cordon antéro-latéral droit avec épaississement de la pie-mère à ce niveau et atrophie des racines antérieures et de la corne antérieure correspondantes ; les cellules de ces dernières étaient rares et petites : une atrophie musculaire périphérique correspondait à cette altération de la moelle. Dans les deux autres cas, les lésions étaient tout à fait analogues. Mais il ne nous semble pas que l'altération de la substance des cordons antérieurs soit la cause directe de l'amyotrophie ; il nous paraît que cette dernière est engendrée plutôt par l'atrophie des racines nerveuses antérieures qui les traversent. Il est évident que l'effet est le même, que les cellules multipolaires soient directement atrophiées ou bien que les fibrilles radiculaires antérieures qui en partent aient été comprises dans un processus morbide ; en outre, l'effet sera identique, que l'atrophie de ces radicules soit causée par une maladie des cordons antérieurs ou par l'épaississement chronique de la pie-mère qui les entoure. Du reste, il semble que lorsque la maladie dure longtemps, les lésions ne restent pas aussi parfaitement limitées, de telle sorte que des racines elles gagnent la substance blanche et les cornes antérieures, et que toutes ces parties prennent part à l'atrophie, comme dans l'exemple que nous venons de citer : dans ce cas, le point de départ a probablement été la pie-mère, et la moelle n'a été altérée que secondairement.

Les deux régions indiquées par Charcot sont-elles les seules qui puissent amener des amyotrophies spinales ? La question n'est pas résolue. A priori il est bien possible qu'il y en ait d'autres que les observations n'ont pas encore fait reconnaître. Il reste à rechercher si, par exemple, dans la myélite aiguë ou chronique il ne peut pas se développer une atrophie musculaire par névrite ou myosite descendantes, sans participation de la substance grise et des cordons antérieurs. Il est également possible, toujours a priori, que des altérations de la substance grise, sans lésion évidente des cellules, engendrent des atrophies musculaires. Enfin, il faut se rappeler qu'il existe des névrites périphériques accompagnées d'atrophies musculaires qui peuvent s'étendre de proche en proche jusqu'à la moelle sans altérer la substance grise. Les lésions des cordons blancs ne semblent pas donner naissance à des amyotrophies. On peut regarder comme démontré qu'une maladie isolée des faisceaux postérieurs des cordons latéraux, par exemple dans la dégénération de Türck, n'est pas suivie d'atrophie. Il est au moins probable qu'il en est de

---

[1] « Les cornes grises antérieures (cellules nerveuses motrices) et les zones radiculaires antérieures (trajet intraspinal des racines antérieures) paraissent être les seules régions de la moelle épinière qui intéressent directement la nutrition des muscles. » (Charcot, *Leçons sur le système nerveux* recueillies par Bourneville, II série, p. 272.)

même pour les cordons antérieurs, et que leur participation aux amyotrophies a pour cause l'altération des fibres radiculaires qui les traversent. Aussi les conclusions que nous pouvons tirer du développement des atrophies musculaires deutéropathiques, quant au siége du processus qui leur donne naissance, ne sont-elles pas absolues; cependant, dans la plupart des cas, on doit admettre que la substance grise antérieure et ses cellules sont altérées.

2) Les processus qui sont capables d'amener des amyotrophies deutéropatiques sont surtout des inflammations aiguës et chroniques du parenchyme de la moelle ; de plus, les racines nerveuses sont également susceptibles d'être enflammées et atrophiées pendant leur trajet dans le canal vertébral.

a) Amyotrophie par méningite. Dans les chapitres précédents, nous avons vu que les racines nerveuses peuvent être atteintes par tous les processus morbides des méninges ou des os, de telle sorte qu'il se développe des névrites accompagnées de douleurs très intenses et aussi d'atrophies musculaires. Nous avons cité comme produisant ces effets la carie des vertèbres avec la pachyméningite et la péripachyméningite qui l'accompagnent, puis les tumeurs intrarachidiennes qui ont leur point de départ dans les méninges, et nous avons démontré par des observations la filiation des phénomènes morbides. De même, les méningites peuvent agir sur les racines antérieures par la pression et le froncement qu'amènent leurs exsudats et atrophier ces racines. La chose est rare à la suite des méningites aiguës, bien qu'on ait vu souvent des paralysies atrophiques passagères consécutives à ces maladies (v. p. 318); elle est plus fréquente dans les méningites chroniques, surtout lorsque la maladie envahit les cordons antérieurs. C'est encore ce qu'on a observé dans quelques cas de sclérose et notamment dans une observation que nous avons récemment fait connaître (*Archiv für Psychiatrie und Nerven-krankheiten. Band VI. Obs. 4*) et aussi dans les faits de myélo-méningite des cordons antérieurs que nous avons publiés. Il faut également rapporter à cette étiologie la pachyméningite spinale hypertrophique dont Charcot fait une forme spéciale [1] et dans laquelle il y a, au voisinage du renflement cervical, un épaississement de la dure-mère qui s'étend d'ordinaire aux racines nerveuses et à la substance de la moelle : consécutivement, il se fait une atrophie des muscles des membres supérieurs accompagnée de symptômes d'irritation qu'il faut rapporter à la lésion des méninges et des nerfs périphériques.

b) Atrophies deutéropathiques consécutives à des myélites aiguës. — Il n'est pas douteux que la plupart des atrophies musculaires secondaires soient dues à des processus myélitiques, et dans la majorité des cas on peut admettre que les cornes antérieures sont intéressées. Les myélites aiguës, tout aussi bien que les chroniques, s'accompagnent d'atrophies musculaires bien marquées. L'apparition de cette complication est sujette à autant de variations que celle des autres symptômes ; l'atrophie, il est vrai, ne se développe jamais subitement et a toujours besoin d'au moins quelques semaines pour se constituer; cependant elle s'établit avec rapidité, relativement à ce qui se passe dans les cas chroniques. Presque toujours elle est précédée, pendant un temps plus ou moins long, d'une paralysie motrice bien marquée survenue d'une façon aiguë ou subaiguë. Ces amyotrophies consécutives à des processus aigus peuvent disparaître; lorsqu'elles ne guérissent pas, elles arrivent assez rapidement à leur maximum et restent stationnaires : cela est bien d'accord avec la marche de la lésion anatomique laquelle, dans les cas aigus, ne progresse plus après quelques mois et d'ordinaire se cicatrise. On a surtout observé ces amyotrophies à la suite de paralysies traumatiques. Nous en avons cité des exemples qu'il serait facile de multiplier. La façon dont la moelle se comporte après les blessures, et particulièrement après les contusions, fait facilement comprendre cette prédisposition aux amyotrophies : on n'a qu'à se rappeler avec quelle facilité les déchirures et les hémorrhagies atteignent la substance grise.

Il est rare qu'à la suite de maladies aiguës et en particulier de traumatismes, il survienne des atrophies musculaires *progressives*. Cependant W. Gull *(Guy's Hospital Report 1858, p. 195)* rapporte une observation sous le titre de *Progressive Atrophy of the muscles of the trunk and upper extremities after a blow on the neck with the fist.*

Les hémorrhagies spontanées de la moelle, les ramollissements aigus et subaigus se comportent d'une façon tout à fait analogue. Les formes graves de ces maladies laissent presque toujours après elles des amyotrophies partielles, car elles finissent par intéresser le parenchyme médullaire quand elles n'y ont pas leur point de départ (myélite centrale, polimyélite). Dans les cas graves, il n'est pas bien difficile de reconnaître que l'amyotrophie est secondaire. Au début, le développement rapide de paralysies intenses et la lésion des sphincters mettent la vie en un tel danger que l'attention du médecin est absorbée par les soins nécessaires pour conjurer ces symptômes. Ce n'est que quelque temps après que les amyotrophies se développent : elles semblent peu importantes en regard de la gravité des autres manifestations morbides, et elles ne deviennent qu'ultérieurement l'objet d'un traitement suivi.

Les paralysies consécutives aux maladies aiguës causent souvent aussi des atrophies circonscrites ou généralisées et même de l'atrophie musculaire progressive. On ne saurait dans chaque cas particulier faire autre chose que des conjectures sur la nature probable de ces atrophies; toutefois nous avons cherché plus haut à démontrer que, dans ces cas, il s'agit tout aussi bien d'amyotrophies périphériques que d'amyotrophies méningées ou centrales.

Enfin il faut encore citer ici la paralysie spinale aiguë des enfants et des adultes. Mais dans cette affection l'amyotrophie est un symptôme tellement capital que, comme dans l'atrophie musculaire progressive, on le considère plutôt comme protopathique que comme secondaire. Nous avons dit déjà, et nous le répéterons dans le paragraphe suivant, que nous ne trouvons pas de différence essentielle entre les lésions anatomiques de la paralysie infantile et celles de la myélite, mais l'atrophie constitue un signe si important et si habituel de la paralysie infantile, la lésion est souvent si bien localisée dans les cornes antérieures, qu'on peut réellement considérer l'atrophie comme protopathique.

c) Les atrophies musculaires sont presque plus fréquentes encore *à la suite des affections chroniques de la moelle* que des affections aiguës, et il n'est pour ainsi dire aucune maladie de la moelle qui ne puisse se compliquer d'amyotrophie. La lésion anatomique, d'après les observations recueillies jusqu'à ce jour, est presque toujours légère : elle consiste le plus souvent en une extension du processus jusque dans les cornes antérieures dont les cellules sont atrophiées; plus rarement il y a périmyélite des cordons antérolatéraux. Il est plus difficile de dire quel est le lien de parenté qui unit ces amyotrophies à l'atrophie musculaire progressive type; la chose est d'autant plus ardue que la conception de cette dernière affection varie suivant les auteurs. La distinction entre les amyotrophies protopathiques et deutéropathiques est purement théorique, car elle admet ce qui est à démontrer, c'est-à-dire que l'atrophie musculaire progressive type consiste en une maladie primitive des cellules nerveuses. Nous allons, pour plus de clarté, passer en revue les différentes formes de myélite chronique : nous renvoyons pour les détails aux chapitres qui leur ont été consacrés.

1. La *sclérose diffuse (disséminée, en plaques)* est très communément accom-

pagnée d'atrophie des muscles. Elle intéresse non seulement la substance blanche et les cordons antéro-latéraux, mais il existe ordinairement dans la substance grise de grands foyers qui amènent peu à peu le ratatinement puis la dégénération et l'atrophie des cellules nerveuses ; ces foyers étant surtout fréquents au niveau des renflements, on saisit facilement la raison anatomique des atrophies. Les membres supérieurs sont les plus souvent atteints ; plus rarement des groupes musculaires des membres abdominaux sont intéressés ; quelquefois les foyers de sclérose gagnent la région cervicale et le bulbe. Presque toujours ces atrophies sont évidemment secondaires : le processus, en effet, a son point de départ, pour la substance grise comme pour la blanche, dans la névroglie et ne compromet que peu à peu la nutrition des cellules. Le plus souvent il y a d'abord des paralysies avec rigidité et contractures et plus tard seulement des atrophies, les symptômes de paralysie gardant, même alors, le pas sur ceux de l'atrophie. Ce n'est que rarement, dans la forme cervicale ou diffuse, qu'il y a de grandes atrophies généralisées, lesquelles gagnent par en haut et amènent des symptômes analogues à ceux de la paralysie bulbaire ; mais en général, même dans ces cas, il n'est pas facile de reconnaître que les atrophies sont deutéropathiques.

2. La *syringomyélie*, comme nous l'avons vu, produit relativement souvent la destruction des cellules motrices et par suite l'atrophie musculaire ; quelquefois il y a dans les symptômes et le développement de ce vice de conformation, une grande analogie avec l'atrophie musculaire progressive. Il ne nous paraît pas absolument certain que l'atrophie soit bien évidemment secondaire.

3. La *sclérose symétrique des cordons latéraux* est regardée par Charcot comme donnant lieu à une atrophie deutéropathique. D'après nos propres recherches, il existe quelques observations de sclérose des cordons latéraux et de la substance grise dans lesquelles l'atrophie musculaire s'est développée secondairement après des symptômes de paralysie. Mais on voit ici combien la démarcation entre les atrophies protopathiques et deutéropathiques est peu nette. Charcot considère l'atrophie simple (graisseuse) de la substance grise et des cordons latéraux comme une sclérose et la range à ce titre dans les amyotrophies deutéropathiques, tandis que nous la rapportons à l'atrophie musculaire progressive type.

4. Enfin, l'*ataxie locomotrice progressive*, la *dégénération grise des cordons postérieurs*, s'accompagne également d'amyotrophies étendues qui sont secondaires, car elles apparaissent presque toujours tard, alors que l'ataxie locomotrice existe depuis un certain temps. D'après des recherches encore peu nombreuses, il est vrai, faites jusqu'à ce jour, il y aurait à ce moment complication de l'ataxie avec une nouvelle maladie dans laquelle l'atrophie musculaire serait alors primitive, et l'on n'est pas encore fixé si cette complication est l'atrophie musculaire progressive type ou bien une sclérose primitive des cordons latéraux. Dans quelques cas, on a constaté l'apparition simultanée d'une sclérose des cordons postérieurs et des cordons latéraux ; mais, ainsi que nous l'avons déjà indiqué, les observations ne sont pas encore assez précises pour que nous puissions établir une relation exacte entre les symptômes et la lésion anatomique. — Dans quelques autres cas l'ataxie locomotrice progressive a été accompagnée d'une atrophie plus circonscrite portant sur un ou deux membres et correspondant au type de la paralysie atrophique des adultes. On ne connaît pas encore avec certitude la lésion qui engendre ce symptôme. Dans quelques-unes de ces observations, les plus anciennes, à la vérité, on n'a constaté aucune anomalie en dehors de la dégénération des cordons postérieurs. Dans un cas analogue, Charcot a trouvé un foyer de sclérose dans une corne antérieure du renflement cervical.

§ 6. **Paralysies infantiles.** — L'espèce la plus importante de paralysie qu'on observe chez les enfants a été nommée par Heine *paralysie spinale infantile* et elle dérive des processus que nous venons de passer en revue. Mais avant d'entrer dans des détails à ce sujet, jetons un coup d'œil sur les paralysies spinales qui peuvent survenir dans l'enfance. On a vu, par ce que nous avons dit plus haut, que les paralysies ne sont pas rares dans l'enfance et reconnaissent des causes assez variables : nous en avons entretenu le lecteur en différents endroits des chapitres précédents. C'est ainsi qu'à propos des vices de conformation congénitaux et des arrêts de développement, nous avons étudié l'hydromyélie et le spina-bifida; puis nous avons noté la fréquence relativement grande dans l'enfance de la carie vertébrale et des paralysies qui en dépendent; nous avons dit combien souvent on rencontre chez les enfants la méningite cérébro-spinale exsudative; celle de nature tuberculeuse est plus rare ; nous avons rappelé les traumatismes de la moelle, le tétanos, le trismus, la chorée [1]. Il nous reste à décrire ici deux processus : 1) les paralysies qui apparaissent au moment de la naissance et qui sont dues le plus souvent à des manœuvres obstétricales, et 2) l'encéphalite et la myélite infantiles.

1. *Paralysie obstétricale des nouveau-nés* [2]. — Ces paralysies sont presque toujours le résultat d'opérations obstétricales et dues soit à la pression du forceps, soit à la compression d'une partie mal engagée du corps de l'enfant, soit enfin à une traction énergique; plus rarement elles ont pour cause un accouchement spontané, mais lent.

La paralysie la plus fréquente est celle du facial ; elle est causée par la pression du forceps sur la région parotidienne. Jusqu'au jour où Landouzy [3] a fait connaître l'étiologie véritable de ces paralysies faciales, on les attribuait à la pression exercée sur le cerveau lui-même. Parfois, mais rarement, la paralysie faciale survient spontanément, par suite de compression de la tête contre le promontoire ou contre des tumeurs du petit bassin. Les traits du visage de l'enfant sont tirés d'un côté, mais le plus souvent on ne remarque la paralysie que lorsque l'enfant crie ; elle est toujours unilatérale ; généralement elle est limitée à une des branches du facial et elle porte sur la paupière ou sur la lèvre. Dans ce dernier cas, elle gêne la succion et peut, par conséquent, être dangereuse; mais le plus généralement elle est sans conséquence, n'exige aucun traitement particulier et disparaît d'elle-même après quelques jours. Cependant quelquefois elle persiste et l'emploi de l'électricité devient nécessaire : Duchenne a publié un exemple très instructif de ce genre. — Les paralysies des muscles des yeux, notamment de ceux innervés par l'oculo-moteur commun sont beaucoup plus rares chez les nouveau-nés et reconnaissent aussi pour cause l'application du forceps. Nadaud en fournit deux exemples et Galézowsky dit avoir observé, immédiatement après la naissance, une chute de la paupière supérieure causée par la compression directe du forceps. Ces paralysies sont également unilatérales et guérissent complètement au bout de quelques jours.

Les paralysies des membres supérieurs consécutives aux opérations obstétricales sont beaucoup plus sérieuses. C'est à Danyau [4] que nous devons la première

<hr/>

(1) Il ne semble pas qu'on ait observé jusqu'à présent des scléroses congénitales de la moelle, tandis que les scléroses congénitales du cerveau avec idiotie ne sont pas rares. Nous rappelons à ce sujet l'observation citée plus haut où, chez un enfant de un an et demi, idiot depuis sa naissance et atteint de microcéphalie, il y avait une sclérose étendue des circonvolutions cérébrales, surtout dans les deux lobes postérieurs, et en même temps une atrophie grise des cordons postérieurs dans toute la longueur de la moelle.
(2) P. Hilaire Nadaud, *Paralysies obstétricales des nouveau-nés.* Paris, 1872.—Duchenne (de Boulogne), *Électrisation localisée.* 3e édit., 1872. — A. Seligmüller, *Ueber Lähmungen, welche die Kinder inter partum acquiriren* (Berl. klin. Wochenschrift, 1874, nº 40).
(3) Landouzy, *Essai sur l'hémiplégie faciale chez les enfants nouveau-nés.* Thèse 1839.
(4) Danyau, *Paralysie du membre supérieur chez le nouveau-né* (Bull. de la Soc. de chirurg., 1851, t. II, p. 148).

observation de paralysie de ce genre amenée par l'application du forceps : il y avait paralysie simultanée du membre supérieur gauche et du facial gauche ; la paralysie des bras était complète et la sensibilité presque absolument perdue dans le membre ; l'enfant était très faible et ne vécut que huit jours. A l'autopsie, on trouva un léger épanchement de sang dans le tissu cellulaire entourant le plexus brachial gauche. Les troncs de ce plexus étaient teintés de sang, mais déjà au niveau des scalènes ils avaient repris leur coloration normale. Guéniot, en 1867, a observé un fait analogue ; un troisième cas a été vu à la clinique de Depaul. D'autres opérations chirurgicales, et en particulier la version, peuvent occasionner la paralysie des membres. Le premier exemple de ce genre remonte à 1746 et appartient à Smellie. Les causes immédiates de cette paralysie sont, d'après Nadaud *(loc. cit.)*: a) l'introduction sous l'aisselle du doigt recourbé en crochet ; b) la descente du bras élevé sur le côté de la tête ; c) la traction énergique directe sur ce membre ; d) la descente de l'épaule accompagnée de tractions, tandis que la tête reste arrêtée. — Enfin ces paralysies peuvent être liées à des luxations ou à des fractures de l'extrémité supérieure de l'humérus que l'on peut méconnaître dans les premiers jours.

Diagnostic. — L'enfant est incapable de mouvoir le membre paralysé ; lorsqu'on l'élève soi-même, il retombe inerte ; il ne se retire que quand on y applique un agent douloureux. La connaissance que l'on a d'une opération faite pendant l'accouchement et la marche de la paralysie qui est celle d'une paralysie périphérique, confirment le diagnostic. — On pourrait confondre ces paralysies avec des paralysies de cause cérébrale, mais ces dernières sont presque toujours précédées de convulsions généralisées.

Seligmüller a donné le tableau suivant de cette paralysie : le bras paralysé pend immobile et dans les cas anciens dans lesquels le deltoïde est déjà assez atrophié et allongé, le membre est tout à fait semblable à celui d'une poupée. La tête de l'humérus est en rotation interne, de telle sorte que le triceps brachial est situé en avant. La main est en pronation forcée : la paume de la main regarde en dehors et le côté cubital en avant, ce qui gêne singulièrement l'usage de la main, même lorsque la paralysie est incomplète. La cause de cette position est la paralysie du muscle sous-épineux, qui est innervé par la branche sus-scapulaire ; dans d'autres cas c'est le deltoïde qui est paralysé. Les muscles paralysés perdent rapidement leur contractilité électrique et s'atrophient. Il y a souvent anesthésie simultanée, quelquefois il y a en même temps luxation de l'épaule (Duchenne, Smellie). — Les paralysies des deux bras sont particulièrement intéressantes. Seligmüller en rapporte un exemple. Nous-même avons observé il y a peu de temps les traces de cette même affection chez une petite fille de dix ans, qui, au moment de sa naissance, avait été paralysée complètement des deux bras. A l'âge de 4 ans, pour la première fois, elle commença à faire quelques mouvements avec les bras déjà fortement atrophiés. Dans le cours de l'année, il y eut une amélioration progressive et la malade put se servir un peu de ses membres, pour manger, par exemple ; elle commença même à écrire. L'enfant, disent ses parents, était venue au monde par le secours de l'art, et nous tenons du médecin, qu'on avait pratiqué la version, puis opéré une traction sur les pieds, les deux bras étant étendus sur les côtés de la tête.

La *marche* est généralement aussi simple que dans les paralysies faciales de même cause, et la guérison spontanée est la règle, comme nous l'enseigne le cas de Depaul. L'observation que nous venons de raconter montre que la guérison peut se faire d'elle-même, même après plusieurs années. Cependant tous les cas ne sont pas aussi favorables : l'enfant ne guérit pas toujours, les membres n'arrivent pas à leur développement normal, mais se déforment et s'atrophient. — L'agent *thérapeutique* le plus important est l'*électricité*. Duchenne cite des observations de cas même anciens et compliqués de luxations dans lesquels, grâce à des séances répétées de faradisation, on obtint une amélioration de la paralysie et de l'atrophie. Les travaux de Seligmüller sont tout à fait concordants.

La paralysie des membres inférieurs reconnaissant pour cause des opérations d'accouchement est plus rare encore ; on l'a vue après des tiraillements et des

déchirures de la colonne vertébrale, ou de la moelle elle-même, à la suite de violents efforts d'extraction. Nous avons déjà relaté plus haut (p. 417) un cas de déchirure de la moelle publié par Parrot. D'après Wigand, l'extraction par le cou
est particulièrement dangereuse, quand en même temps on fléchit le tronc en arrière. Cette paralysie semble être toujours le résultat d'une lésion de la moelle,
aussi son pronostic est-il grave et la plupart des enfants meurent dès les premiers
jours. Pourtant une distorsion de la colonne vertébrale n'a pas toujours des conséquences aussi funestes : souvent en faisant l'extraction par les pieds on a entendu un craquement qui a fait admettre une déchirure des ligaments, et pourtant
les enfants sont venus au monde bien portants et n'ont présenté plus tard aucun
signe de maladie.

2. *Encéphalite et Myélite congénitales.* — En 1865, Virchow [1] le premier a appelé l'attention sur les altérations microscopiques et quelquefois même
macroscopiques qu'on rencontre souvent chez les enfants qui ont succombé avant
de voir le jour ou immédiatement après leur naissance. La principale de ces
lésions est la métamorphose graisseuse des cellules de la névroglie, qui se gonflent et se transforment en cellules granuleuses arrondies, volumineuses. Le
nombre de ces éléments est quelquefois très considérable ; on les rencontre
dans la substance blanche, notamment dans celle des hémisphères cérébraux
et des cordons blancs de la moelle. Généralement il n'y a pas d'autre altération apparente de la substance nerveuse, dont la couleur et la consistance ne
semblent pas modifiées à l'œil nu ; parfois il existe un ramollissement de la substance blanche analogue au ramollissement cadavérique. Virchow a observé ces
altérations surtout chez les nouveau-nés morts à la suite d'exanthèmes aigus (variole) ou de syphilis ; le processus semblait être une encéphalite et une myélite
interstitielles. Plus tard, d'autres observateurs ont contesté la nature inflammatoire de ces altérations, et Hayem [2] a constaté à sa grande surprise, dans tous
les cerveaux des nouveau-nés qu'il a examinés, l'existence de ces corps granuleux en nombre plus ou moins considérable, et il s'est demandé s'ils n'appartenaient pas à la structure normale du cerveau dans tout le jeune âge. Parrot [3]
aussi, dans ses études sur la dégénérescence graisseuse interstitielle diffuse du
cerveau, ne peut pas trouver dans la présence de ces éléments la preuve d'une
inflammation, car au voisinage des endroits où ils existent, il y a plutôt une diminution qu'une augmentation des cellules de la névroglie : il considère la lésion
comme une dégénérescence graisseuse des éléments de la névroglie, amenée surtout par une alimentation insuffisante, et par conséquent survenant particulièrement dans les cas où la mort a été causée par la faiblesse et l'atrophie. Peu de
temps après, M. Jastrowitz [4], dans un travail sur soixante-cinq observations,
cherche à démontrer que l'existence des corps granuleux dans le cerveau ou
dans la moelle n'a rien de pathologique, mais appartient au développement
normal de ces organes ; il les a toujours rencontrés aussi bien chez les enfants
morts avant terme ou immédiatement après la naissance (38 sur 65), que sur des
enfants venus au monde parfaitement bien portants : plus l'enfant était âgé, moins
cette altération était marquée ; le premier enfant chez lequel l'auteur ne l'a pas
rencontrée avait cinq mois, le plus âgé chez lequel il l'a observée avait sept mois.
Comme Parrot, Jastrowitz trouva les corps granuleux dans la substance grise de
la périphérie du cerveau, dans les nerfs optique et olfactif, mais leur lieu de pré-

[1] Wirchow, *Vortrag auf der Naturforscher-Versammlung zu Hannover*, 1865, et *Congenital Encephalitis und Myelitis* (Arch. für pathologische Anatomie, Band XXXVIII, p. 129-138, u. XLIV, p. 473).
[2] Hayem, *Étude sur les diverses formes de l'encéphalite.* Paris, 1868, p. 79.
[3] Parrot, *Arch. de physiol. norm. et pathol.*, I, 1868, p. 530, 622, 706.
[4] Jastrowitz, *Studien über Encephalitis und Myelitis des Kindersalters* (Archiv f. Psych. u. Nervenkrankheiten, Band II, p. 389-414, u. III, p. 162-213).

dilection est, d'après lui, comme le dit Virchow, la substance blanche des hémisphères cérébraux; on les a vus plus rarement dans le cervelet, et on n'en trouve pas trace dans les pédoncules cérébraux ni dans la protubérance, mais ils se montrent de nouveau dans la moelle allongée. On les rencontre d'une façon aussi constante et en aussi grand nombre dans la moelle que dans le cerveau, mais rien, dans leur mode de répartition, ne rappelle la dégénération de Türck. Sur vingt-neuf moelles de nouveau-nés, dix-huit ont été trouvées intactes et douze plus ou moins altérées; sur neuf moelles d'enfants âgés de un à cinq mois, une seule renfermait des corps granuleux; l'altération, au contraire, est commune chez le fœtus. Leur siége favori se trouve dans les cordons postérieurs: sur onze cas ils les occupaient sept fois exclusivement; quelquefois on les a observés dans les cordons latéraux, surtout dans leur segment postérieur, très rarement dans les cordons antérieurs et les pyramides. On peut admettre avec Jastrowitz que les causes de cette prédilection marquée sont le développement tardif et la croissance rapide des cordons postérieurs. Jastrowitz conclut de ses recherches que les corps granuleux sont normaux dans le cerveau et dans la moelle à une époque déterminée du développement embryonnaire, ce qui confirmerait la théorie de Stricker et Leidesdorf, d'après laquelle chaque cellule embryonnaire serait, à une époque très précoce de la vie fœtale, un corps granuleux. On ne peut donc plus considérer ces derniers comme ayant une signification pathologique que lorsqu'ils occupent une place qui ne leur est pas habituelle, ou bien lorsqu'on les constate à une époque déjà éloignée de la naissance. Il est possible que la faiblesse de constitution, l'atrophie, la syphilis congénitale, les exanthèmes aigus, soient des causes de leur production. — Récemment Eichhorst [1], dans son travail sur le dévelèloppement de la moelle, a confirmé, à part quelques différences insignifiantes, la manière de voir de Jastrowitz relativement aux corps granuleux.

Paralysie spinale atrophique. — Paralysie spinale essentielle de l'enfance. — Paralysie spinale infantile. — Paralysie de dentition. — Paralysie graisseuse des enfants.

— Le premier auteur qui ait fait mention de cette intéressante maladie semble avoir été le médecin anglais Underwood [2]; il est vrai qu'il dit seulement en passant que, à la suite des convulsions dues à la dentition, il peut survenir des paralysies qui semblent être causées par la dentition ou par un état gastrique saburral [3]. De même Shaw [4] et Berham [5] ne font que citer cette maladie. Kennedy [6] l'a décrit sous le nom de paralysie temporaire. Mais elle ne conquit le rang qu'elle mérite d'occuper dans la pathologie qu'après les travaux remarquables de Heine, dont le premier a pour titre : Beobachtungen über Lähmungszustände der untern Extremitäten und deren Behandlung (Stuttgard, 1840) et le second : Die spinale Kinderlähmung (Stuttgard, 1860). Heine distingue la période paralytique et la période atrophique, à laquelle appartiennent les contractures et les déformations consécutives, dont il indique avec le plus grand soin le traitement orthopédique. Puis Rilliet [7] et plus tard Rilliet et Barthez [8] ont désigné la maladie sous le nom de paralysie infantile essen-

(1) Eichhorst, Ueber die Entwickelung des menschlichen Rückenmarcks und seiner Formelements (Virchow's Arch. für pathologische Anatomie, 1875, Band LXIV).

(2) Underwood, Treatise on the diseases of the children. London, 1784, traduit de l'anglais par Lefèbre de Villebrune. Paris, 1786.

(3) Marshall Hall a observé des paralysies consécutives à la dentition et les a considérées comme des paralysies réflexes.

(4) John Shaw, Nature and treatment of the distorsions to which the spine and the bones of the chest are subject. 1822.

(5) Berham, London med. et surgic. Journal, 1855.

(6) Kennedy, Dubl. med. Press, Sptber 1841, et Dubl. Quart. Journ. of med. sc., 1850, Febr. p. 85). — Kennedy divise en trois catégories les paralysies qui frappent les nourrissons et les enfants jusqu'à l'âge de 15 ans : a) paralysies temporaires; b) paralysies permanentes, et c) paralysies survenant après des fièvres. La paralysie temporaire se montre souvent chez des enfants de 9 mois à 9 ans qui avaient été bien portants jusque-là ; elle débute subitement et ne dure jamais plus de 10 jours. Les causes en sont: irritation de l'intestin, dentition, décubitus habituel sur un seul côté. Traitement : altérants, évacuants (calomel), bains chauds.

(7) Rilliet, Gaz. méd. de Paris, 1851, p. 681.

(8) Rilliet et Barthez, Traité clinique et pratique des maladies des enfants. Paris, 1853.

tielle. Ensuite vinrent les travaux de Bouchut (¹) et ceux du professeur W. Vogt de Berne (²).
Duchenne publia d'abord dans la *Gazette hebdomadaire* de 1855 (³) ses recherches sur la faradisation des muscles et sur les résultats du traitement électrique dans cette maladie et les reprit
dans les diverses éditions de son *Electrisation localisée :* la dernière, parue en 1872, renferme
un exposé complet des nouvelles recherches anatomo-pathologiques. Aux travaux de Duchenne
se rattachent ceux de son fils (⁴) et de Laborde (⁵). — L'historique de cette maladie entre dans
une période nouvelle avec la découverte des altérations de la moelle qui en sont la base et dont
les premières observations appartiennent à Cornil et à Lockhart-Clarke, les plus complètes à
Prevost, Charcot et Joffroy, Roger et Damaschino. En Allemagne, des observations analogues
ont été faites par de Recklinghausen, Roth et récemment par nous-même : nous en reparlerons
en traitant de l'anatomie pathologique. Nous aurons également à citer encore d'autres travaux à
propos de la pathologie, de la marche et du traitement chirurgical et électrique.

Le nom de la maladie a souvent changé ; il a été emprunté, tantôt aux symptômes prédominants, tantôt à la nature supposée du mal. D'abord on l'a nommée *paralysie de dentition,* à
cause de son développement fréquent au moment de la dentition, et ce nom est encore usité
en Angleterre. Marshall-Hall et d'autres auteurs l'ont rangée parmi les paralysies réflexes.
Kennedy a désigné sous le titre de *paralysie temporaire* des cas à marche favorable, Rilliet et Barthez, qui n'ont pa s pu constater une altération des organes nerveux centraux, l'ont
dénommée *paralysie infantile essentielle,* et cette désignation a été pendant longtemps la
plus usitée. C'est à Heine que l'on doit le mot de *paralysie infantile spinale (Spinale-Kin-
derlähmung),* le plus usité en Allemagne. Duchenne, qui porta surtout son attention sur la dégénérescence des muscles, employa d'abord l'expression de *paralysie atrophique graisseuse de
l'enfance* et ensuite celle de *paralysie atrophique de l'enfance.*

Toutes ces expressions en usage dans le langage médical désignent suffisamment la maladie ;
pourtant les *paralysies essentielles* disparaissent de plus en plus de la pathologie nerveuse et
ce terme est également condamné en ce qui concerne cette affection. Les désignations de *paralysie spinale* et *paralysie atrophique* nous semblent également justes ; celle de Duchenne vise
le symptôme le plus frappant, l'atrophie musculaire, celle de Heine la lésion anatomique fondamentale qui est évidente sinon dans tous, du moins dans la majorité des cas. De plus, elle implique une distinction entre cette maladie et les paralysies de cause cérébrale ou encéphalique
qui aboutissent aussi à l'atrophie, mais en passant par des phases toutes différentes.

Symptomatologie. — La paralysie spinale infantile est une maladie qui se
développe généralement chez les enfants en bas âge après quelques légers malaises de courte durée et qui, quand elle ne rétrocède pas, amène une atrophie musculaire très marquée, puis des contractures et des déformations qui ont pour conséquence un arrêt de développement des membres paralysés. Elle évolue en deux
périodes bien distinctes : 1) *période du développement aigu de la paralysie et
2) période d'atrophie musculaire, de déformation, etc.*

1. *Période du développement aigu de la maladie.* — Dans la majorité
des cas, la maladie a un début aigu avec symptômes fébriles. La *fièvre* est le
plus souvent précédée pendant quelques jours par des prodromes analogues à
ceux des autres affections fébriles et qui n'ont rien de caractéristique : faiblesse,
abattement, tristesse, perte d'appétit, parfois tiraillements dans les membres et
dans les reins. D'ordinaire, la fièvre, dès son apparition ou plus souvent encore
après plusieurs jours est accompagnée d'une *attaque éclamptique* qui peut

(1) Bouchut, *De la nature et du traitement des maladies essentielles de l'enfance (Union méd.,* 1867,
p. 13⁰, 130, 134).
Citons encore :
Brunicke, *Ueber die sog. essentiel. Paralyse der Kinder (Journ. für Kinderkrankheiten,* 1861). —
Steiner und Neureutter, *Paralysen im Kindesalter (Prag. Vierteljahrschrift,* 1863, III). — Le Dʳ Karl
Kétli (de Pesth), *Beitrag zur Nosogenie der Kinderlähmung (Jahrbuch des Kinderheilkunde,* 1873, X,
p. 139) ne regarde pas la maladie comme étant exclusivement de cause spinale. — Dʳ Louis Bauer, *On
infantile paralysis. St-Louis med. Journ.,* 1870, Novbr., vol. VII, 6, p. 481 (contractures généralement
rares). — G. Salomon, *Zur Diagnose und Therapie einiger Lähmungsformen im kindlichen Alter.
Jahrbuch f. Kinderheilkunde.* Neue Folge Band, I, 1868, p. 370. — Th. Simon, *Eine besondere Form
der Kinderlähmung durch encephalo-malacische Herde* (Virchow's, *Arch.* Band LII, Heft 1, p. 103-114).
(2) Vogt, *Die essentielle Lähmung der Kinder.* Bern, 1858.
(3) Duchenne (de Boulogne), *De la paralysie atrophique graisseuse de l'enfance. (Gaz. hebd. de médecine et de chirurgie,* 1855.)
(4) Duchenne fils, *Archives gén. de méd.* 1864, 6ᵉ série, t. IV, p. 28, 184.
(5) Laborde, *De la paralysie dite essentielle de l'enfance.* Thèse, Paris, 1864.

se répéter plusieurs fois. La *paralysie* apparaît généralement, soit immédiatement, soit peu de temps après cette attaque ; elle se manifeste assez brusquement, atteint d'emblée son summum ou bien continue pendant quelque temps encore à devenir plus forte et à s'étendre davantage. Tel est le début ordinaire, mais il peut s'effectuer de bien d'autres façons. Et tout d'abord l'intensité et la durée de la fièvre sont sujettes à de grandes variations : quelquefois elle est très violente, accompagnée d'état typhoïde et dure plusieurs jours ; on l'a vue persister de dix à douze jours (Duchenne, fils); ordinairement elle tombe au moment où apparaît la paralysie. Dans d'autres cas la fièvre a une durée éphémère et à peine appréciable; elle peut même manquer complètement, et la paralysie n'est alors précédée que d'un peu de malaise qui peut passer inaperçu : l'enfant se couche en apparence bien portant et il se réveille le lendemain matin paralysé d'un ou de plusieurs membres. Ce n'est pas là un fait extrêmement rare, à tel point que Kennedy a pu dire que les paralysies qu'on découvre le matin et qui sont survenues sans fièvre et sans autres symptômes généraux ont souvent pour cause une mauvaise position dans le lit, qui produit ce qu'on appelle vulgairement l'engourdissement des membres.

Quelquefois aussi, dans les cas fébriles comme dans les cas afébriles, il n'y a pas d'attaques éclamptiques. D'autres fois, l'apparition de la paralysie est précédée ou accompagnée de douleurs. Les enfants âgés de trois, quatre ou cinq ans, se plaignent souvent de tiraillements douloureux dans les membres qui vont être le siège de la paralysie, et de douleurs dans les reins et entre les épaules.

Les muscles sont fréquemment sensibles à la pression. Les petits enfants ne peuvent manifester la douleur que par les cris violents qu'ils poussent spontanément ou plus souvent lorsqu'on les prend pour les lever. Quelquefois avant la paralysie, on remarque des contractures passagères et des convulsions cloniques.

La paralysie elle-même se développe d'ordinaire brusquement, d'une façon apoplectique, cependant il est en somme assez rare qu'elle atteigne ainsi d'emblée sa plus grande intensité: le plus souvent elle s'étend et progresse pendant le premier et le second jour. Il est rare de la voir apparaître petit à petit, commençant d'abord par une simple faiblesse qui se transforme dans l'espace de une à trois semaines en une paralysie intense. Il est plus exceptionnel encore de la voir procéder par poussées successives, la paralysie venant à disparaître, puis reparaissant après quelques semaines, persistant alors et aboutissant à l'atrophie musculaire.

La forme et l'extension de la paralysie sont extrêmement variables. Les membres sont le plus souvent atteints et cela dans une forte proportion, mais les muscles du tronc, notamment ceux du dos et aussi ceux de l'abdomen, peuvent être intéressés. Quand les membres sont pris, ou bien ils le sont tous les quatre, ou bien il y a hémiplégie ou paralysie alterne, ou bien enfin paraplégie. Il n'est pas rare qu'un seul membre soit paralysé (*monoplégie*, R. Volkmann) ou qu'une partie seulement des muscles d'un membre soient frappée (*paralysie partielle*, Heine). Les atrophies et les contractures de muscles isolés survenant à un âge plus avancé, par exemple, du sterno-cléido-mastoïdien, des muscles du dos, des adducteurs de la cuisse, sont rapportés avec beaucoup de vraisemblance, par beaucoup d'auteurs, à des paralysies infantiles rudimentaires [1]. — Les paralysies ne se limitent pas toujours aux membres; on reconnaît la paralysie du tronc et des muscles sacro-lombaires à ce que les enfants ne peuvent plus rester sur leur séant ou supportent peu de temps la position assise : leurs muscles sont incapables de les soutenir et ils tombent en arrière ou, ce qui est plus fréquent, en avant,

_____

[1] Duchenne fils nous fournit la statistique suivante, relativement à la forme de la paralysie dans 62 cas : 5 paralysies généralisées, 9 paraplégies, 1 hémiplégie, 2 paralysies croisées, 25 paralysies du membre inférieur droit, 7 du gauche, 10 paralysies du membre supérieur droit ou gauche, 2 paralysies doubles des membres supérieurs, 1 paralysie des muscles du tronc de l'abdomen.

et la colonne vertébrale prend une forte courbure anormale. Les petits enfants crient lorsqu'on les assied et n'essayent jamais de se mettre d'eux-mêmes sur leur séant. La tête reste toujours libre dans la paralysie infantile proprement dite, le facial, l'hypoglosse et les muscles des yeux ne sont pas intéressés, de telle sorte que la maladie ne semble pas s'étendre jusqu'à la moelle allongée [1].

La paralysie est donc presque exclusivement motrice; en général elle est intense; presque toujours l'influence de la volonté est à peu près complètement abolie pendant un temps plus ou moins long, et dans les cas les plus légers seulement, la paralysie est incomplète à toutes ses périodes. Duchenne nous a laissé des recherches faites avec le plus grand soin sur *l'état électrique des muscles paralysés*. La contractilité faradique est diminuée de bonne heure, et finit par se perdre complètement: ce fait est caractéristique. Duchenne a étudié aussi, par des recherches multipliées, le temps nécessaire pour l'abolition de cette contractilité et la rapidité avec laquelle cette propriété disparaît; une fois, il a eu occasion d'expérimenter sur des muscles paralysés depuis trois jours; le cinquième jour seulement, il a pu constater une diminution appréciable de la contractilité électrique dans le deltoïde, alors que cette propriété était encore tout à fait normale dans les muscles de l'avant-bras et de la main; le lendemain, le deltoïde avait complètement perdu sa contractilité. Dans d'autres muscles aussi, il l'a trouvée anéantie déjà après sept ou huit jours. La façon dont les muscles se comportent sous l'influence du courant faradique a, d'après Duchenne, non seulement une importance diagnostique, mais encore une valeur pronostique. La contractilité électrique se conserve dans les muscles qui sont paralysés d'une façon seulement passagère : plus elle diminue, plus profondément les muscles sont altérés. Cependant Duchenne ajoute que partout où il subsistait un reste de contractilité électrique, la motilité réapparut sous l'influence du traitement par l'électricité. Quand les muscles ne réagissent plus du tout, ils ont subi en entier la dégénérescence graisseuse et ne laissent plus d'espoir de guérison. La façon dont ils se comportent sous l'influence du courant continu est en général analogue, sauf quelques légères différences. Dans les cas anciens et stationnaires, le courant continu et le courant induit agissent généralement de même. Mais, dans les cas récents, on trouve quelquefois ce qu'on a appelé la *réaction dégénérative (Entartungsreaction)* dans laquelle la contractilité électro-faradique est abolie ou fortement diminuée, tandis que la contractilité électro-galvanique est exagérée (M. Benedict, G. Salomon). D'après M. Rosenthal et Frey, et contrairement à l'opinion de Duchenne, la contractilité électrique peut encore faire défaut quelque temps après que les muscles ont recouvré leur contractilité volontaire. Quand la dégénérescence graisseuse est complète, toute réaction faradique ou galvanique est abolie.

Parallèlement à ces symptômes électriques se montrent des *troubles trophiques*. Dès les premiers jours on remarque une grande flaccidité des muscles qui augmente les semaines suivantes, de telle sorte que les membres, même lorsqu'ils ne sont pas complètement paralysés, sont ballants; les articulations sont relâchées et l'on a admis, dès cette première période, une faiblesse des ligaments articulaires, laquelle cependant ne survient que plus tard. Parfois l'atrophie des muscles est appréciable déjà après quinze jours aux membres inférieurs, surtout aux cuisses; elle reste, il est vrai, facilement dissimulée par le développement de la graisse, mais elle peut néanmoins être constatée par un examen quelque peu attentif; elle est surtout évidente sur les muscles de l'épaule, du bras et de la jambe. Les membres paralysés ont du reste un aspect encore assez normal, sauf que leurs extré-

[1] Une fois nous avons trouvé un petit foyer de sclérose dans la moelle allongée ; pendant la vie, il n'y avait eu aucun symptôme se rattachant à cette lésion (*Arch. f. Psych. u. Nervenkrankheiten*, Band VI, 1875).

mités terminales, les doigts, les orteils, et aussi les genoux et les coudes, sont un peu cyanosés et enflés, et que leur température est presque toujours évidemment au-dessous de celle du côté opposé; souvent aussi ils sont couverts d'une sueur froide [1].

Les autres symptômes des paralysies spinales ou font complètement défaut ou sont tout à fait relégués à l'arrière-plan. La sensibilité et les sphincters sont presque toujours intacts. Cependant il y a assez souvent chez les enfants émission involontaire de l'urine, bien que la véritable incontinence soit rare et ne dure que peu de temps lorsqu'elle survient. Des troubles persistants de la sensibilité sont également rares, bien qu'au début on ait noté souvent l'hyperesthésie.

La maladie suivant son cours, les symptômes de paralysie s'améliorent presque constamment, mais leur guérison intégrale est exceptionnelle. Il est des cas qui évoluent d'une façon très bénigne (paralysie temporaire de Kennedy), dans lesquels il ne se fait pas d'altération bien marquée des muscles et qui, même sans traitement, guérissent dans l'espace de quatre à huit semaines. D'autres fois la marche est plus lente et les malades ne guérissent entièrement qu'après plusieurs mois. Mais chez le plus grand nombre, la guérison est moins complète et il subsiste des restes de paralysies et d'atrophies qui sont causes de troubles consécutifs; mais il faut dire que dans la majorité de ces cas défavorables, un certain nombre de muscles malades et surtout ceux dans lesquels la paralysie était incomplète, récupèrent ultérieurement leurs fonctions. Les muscles de l'épaule sont ceux qui guérissent le plus facilement, puis ceux de l'avant-bras; la paralysie du deltoïde et celle du triceps est la plus rebelle. Au membre inférieur ce sont les adducteurs de la cuisse, le triceps, le droit antérieur et les péroniers qui recouvrent le plus difficilement leur intégrité fonctionnelle. — C'est de cette façon que la maladie arrive à sa seconde période.

Quant au *pronostic* de la première période, la terminaison par la mort n'a été observée que très rarement : la paralysie ne s'empare d'aucun organe indispensable à la vie et ne remonte pas jusqu'à la moelle allongée; les symptômes fébriles ne sont pas assez intenses pour être menaçants par eux-mêmes, et les convulsions éclamptiques seules constituent un danger; cependant elles n'éclatent qu'au début de la maladie, avant qu'il n'y ait paralysie, de telle sorte qu'il est difficile de dire quels sont les cas de convulsions mortelles qui sont à rapporter à la paralysie infantile. — Les guérisons complètes ne sont pas absolument rares, mais le chiffre n'en est pas très élevé relativement au grand nombre des malades; elles sont, d'une façon générale, d'autant plus fréquentes que les symptômes de paralysie ont été moins prononcés. Cependant cette règle souffre des exceptions : des paralysies circonscrites peuvent laisser des infirmités, tandis que des paralysies très étendues peuvent disparaître sans laisser aucune trace. L'amélioration se manifeste déjà dans la troisième ou la quatrième semaine, mais sa marche est généralement lente, et, après des mois, on observe encore des progrès dans le sens de la guérison. Plus on est éloigné du début de la maladie, plus la guérison est aléatoire, et moindre est la somme des améliorations que l'on peut espérer. D'après Kennedy, la durée des paralysies temporaires, c'est-à-dire de celles qui sont curables, est de un à deux mois; on est en droit de considérer comme définitives les paralysies qui après six à neuf mois ne marchent pas vers la guérison.

Le plus souvent donc la maladie aboutit à une *paralysie partielle persistante avec atrophie et déformations consécutives des parties paralysées.* Il serait important de pouvoir déterminer aussitôt que possible quels sont les muscles destinés à recouvrer leurs fonctions et quels sont ceux qui sont voués sans retour

[1] Heine déjà insiste sur l'abaissement de la température, la coloration bleuâtre des membres paralysés et sur la sueur froide profuse qui les recouvre, surtout aux pieds.

à l'atrophie. Duchenne attachait la plus grande importance à la conservation de la contractilité faradique ; il pensait que partout où après quinze jours les muscles avaient conservé une partie de leur contractilité électrique, la motilité devait réapparaître tôt ou tard. Cette assertion est peut-être trop absolue, mais la conservation de la contractilité électrique, la lenteur ou la rapidité de sa disparition, sa diminution plus ou moins grande, enfin son retour fournissent des éléments importants pour le pronostic.

2. *Période d'atrophie et de déformation.* — Les muscles définitivement paralysés subissent une atrophie considérable à laquelle s'ajoute ultérieurement une formation abondante de graisse, de telle sorte que les membres atrophiés ont ordinairement au moins leur diamètre normal. La peau elle-même contient un pannicule graisseux énorme, ce qui augmente encore beaucoup la circonférence des parties malades. Quant aux muscles, ils subissent la dégénérescence graisseuse : ils ont une consistance molle et pâteuse, et la substance musculaire est à peine reconnaissable ; les membres tout entiers sont mous, ballants et présentent ultérieurement des modifications très intéressantes à connaître au point de vue de l'intervention thérapeutique.

1) *Les membres paralysés sont enrayés dans leur croissance et leur développement*, et cela d'autant plus que la paralysie a été complète et s'est développée plus tôt. Lorsque la paralysie existe depuis quelque temps, et souvent déjà après six mois, on remarque que le membre malade a crû moins vite que le membre sain ; il est plus court et les os sont un peu plus minces. Plus la croissance de l'enfant va progressant, plus la différence s'accuse : celle-ci atteint son maximum lorsque le développement de l'organisme est achevé, et elle est parfois telle que le membre malade est suspendu au tronc comme un petit appendice à peu près inerte. Les os sont plus courts et plus minces, et cela d'une manière variable suivant les divers segments du membre ; la différence est particulièrement frappante aux os des doigts et des orteils. Les autres tissus constitutifs du membre sont également arrêtés dans leur croissance, comme il est facile de le constater sur le vivant ou sur le cadavre, pour les artères et les troncs nerveux. Les muscles encore existants et surtout leurs tendons sont plus petits et plus minces que du côté sain. Des différences aussi accentuées s'observent surtout sur les membres inférieurs ; elles sont plus rares et moins marquées sur les membres supérieurs, qui sont généralement atteints d'une façon moins intense.

2) Parmi les *manifestations trophiques* tardives, celles des muscles occupent le premier rang. Souvent les muscles n'existent qu'à l'état rudimentaire : ils sont diminués de longueur et d'une consistance extrêmement molle et pâteuse. Nous avons suffisamment parlé de la façon dont ils se comportent vis-à-vis de l'électricité ; mais à côté des modifications trophiques des muscles, il faut étudier aussi celles de la peau et des os. La peau est chargée de graisse, dure, fraîche au toucher, d'une coloration bleuâtre, souvent un peu œdématiée ; l'épiderme et les ongles ne sont pas modifiés. Quelquefois il y a un gonflement des os du pied ou de la main, analogue à celui qu'on observe dans d'autres paralysies et dont nous nous sommes déjà occupés (voyez p. 119). De plus, les os sont souvent très fragiles et flexibles presque comme dans l'ostéomalacie, d'où résultent des courbures et des déviations de tous les genres et même des fractures. C'est à la même cause qu'il faut rapporter la scoliose sur laquelle Heine a attiré l'attention. Les vertèbres et les côtes sont extraordinairement molles et d'une structure spongieuse [1] : leur substance corticale est très mince, leur tissu spongieux est

(1) Voyez par exemple notre troisième observation in *Arch. f. Psychiatrie und Nervenkrankheiten*, Band VI, p. 271.

prédominant, de telle sorte, que le poids de la partie supérieure du corps fait ployer les os et ils se courbent entraînés par l'action musculaire qui est plus forte d'un côté que de l'autre. Ce résultat et les déformations indiquées plus haut trouvent un adjuvant dans les contractures musculaires dont nous nous occuperons tout à l'heure.

3) Les membres atrophiés sont en général *flasques* ; ils pendent inertes obéissant à la pesanteur et on leur imprime avec une extrême facilité toute espèce de mouvements passifs. Il en résulte une laxité particulière des ligaments articulaires, sur laquelle Heine surtout a attiré l'attention, et qui prédispose aux luxations et aux subluxations. C'est surtout aux genoux que la chose est visible lorsqu'il y a paralysie incomplète : les genoux se plient en arrière et en dedans, lorsque le sujet est debout, et il se forme un *genou en dedans* ; en même temps l'articulation est lâche, il y a faiblesse ou paralysie incomplète du triceps et du droit antérieur, tandis que les fléchisseurs ont conservé presque toute l'intégrité de leur force : c'est ce qui fait que le malade cherchant une attitude qui corrige la faiblesse des muscles et lui assure son équilibre, place son genou fortement en arrière, afin de l'empêcher de s'infléchir en avant. On voit aussi des malades, dans le même but, soutenir le genou ou plutôt la cuisse avec une main placée en avant et la repoussant d'avant en arrière. — Au bras, on peut observer la luxation complète de l'humérus, sous l'influence de l'allongement des ligaments produit par le poids du membre. Cette laxité est la conséquence de l'atrophie complète ou presque complète des muscles qui entourent l'articulation.

4) Pour peu qu'il subsiste de la substance musculaire en quantité suffisante, il survient volontiers des *contractures* qui s'établissent quelquefois rapidement, d'autres fois lentement ; parfois elles font complètement défaut. Lorsqu'elles se produisent, elles entraînent une position vicieuse du membre, puis peu à peu des modifications dans les rapports des surfaces articulaires et des altérations dans l'article. Plus le membre a été entravé dans sa croissance, plus les contractures s'y manifestent énergiquement et donnent facilement naissance à des déformations extrêmement prononcées.

Ces contractures sont à ranger parmi les contractures paralytiques ; elles sont dues en partie à l'action prépondérante de quelques groupes musculaires moins paralysés que leurs antagonistes (Delpech) : les muscles encore capables d'action se contractent, et comme leurs antagonistes ne contrebalancent pas leur action, ils arrivent peu à peu à se maintenir dans un état persistant de raccourcissement. Cependant telle n'est pas la cause unique des contractures ; Volkmann et Hüter ont montré qu'elles pouvaient être engendrées par la position que la pesanteur ou même l'usage font prendre au membre. Heine surtout a fait remarquer le rôle que joue dans l'étiologie des contractures de la paralysie infantile, l'usage particulier que les malades font des membres paralysés. Dans les paralysies intenses, les enfants se traînent par terre, les jambes étant fléchies et de travers ; peu à peu elles gardent cette position, et c'est de cette façon que se forment la plupart des déformations dans la paralysie infantile. Dans presque toutes les grandes villes, on rencontre de ces individus à membres inférieurs complètement atrophiés, qui marchent sur les mains ou à l'aide de petits vagons quelquefois très ingénieux. On voit plus souvent encore des malheureux se soutenant à l'aide de béquilles et portant un membre inférieur rudimentaire sous forme d'un appendice inutile suspendu à leur tronc ; quelquefois cependant quand l'arrêt de développement a été moins considérable, le membre atrophié est utilisé pour la marche à l'aide d'une espèce d'échasse ou d'une chaussure très élevée. D'ordinaire il y a chez ces malades une forte contracture du genou, et souvent aussi de la hanche. Néanmoins la plupart des contractures occupent les pieds : presque tous les pieds bots non congénitaux et la plupart des difformités du pied postérieures à la naissance, sont de nature paralytique et sont dues à la paralysie infantile. Le vice de conformation le plus ordinaire est le pied bot équin avec un léger degré de varus ; plus rarement il y a pied plat, plus rarement encore pied bot talus ou talus valgus.

On ne sait pas au juste le rôle que joue dans ces contractures, à côté des causes mécaniques ci-dessus énoncées, la lésion anatomique des muscles ; cependant il est probable que les muscles incomplètement paralysés et atrophiés aboutissent souvent à une dégénération scléro-fibreuse et se raccourcissent.

On observe des contractures et des déformations analogues sur les membres supérieurs, mais plus rarement que sur les membres inférieurs. L'épaule et la main sont surtout atteintes : les doigts et le poignet sont immobilisés dans la flexion, tandis que généralement le coude reste libre. A l'épaule, il y a raccourcissement du pectoral, du deltoïde, souvent aussi du trapèze, avec élévation de l'épaule et impossibilité d'écarter le bras du tronc. — Enfin dans les paralysies très fortes qui intéressent les muscles du tronc, il se fait une scoliose latérale, habituellement dirigée à gauche, qui reconnaît pour cause, ainsi que nous l'avons déjà dit, outre la paralysie des muscles du tronc, le ramollissement des os.

Il est remarquable que presque toutes les infirmités consécutives, atrophies et déformations, peuvent, avec assez de certitude, être rapportées à la paralysie musculaire. Nous avons fait remarquer à plusieurs reprises qu'un abondant développement de graisse se faisant sous la peau ou entre les muscles, que la coloration cyanotique des téguments, que l'hypertrophie des os du pied et de la main, qu'enfin l'œdème des pieds peuvent être la conséquence des paralysies à longue durée. L'atrophie du membre, son arrêt de développement, sont certainement la suite de son inaction complète ou presque complète. C'est absolument pour la même raison qu'on voit se flétrir et s'atrophier les membres atteints d'ankylose[1]. Le ramollissement des os peut également s'expliquer, jusqu'à un certain point, par la paralysie, car nous sommes bien autorisés à admettre que l'action musculaire est nécessaire pour le développement régulier de la substance osseuse.

La *marche* de la seconde période est, d'après sa nature même, chronique et stationnaire. On a affaire aux restes d'un processus aigu qui se sont établis en l'espace de quelques mois et qui ne se modifient qu'avec le développement du corps de l'enfant. Cet état stationnaire n'est toutefois pas toujours définitif : on a vu, mais très rarement, une recrudescence tardive et de nouveaux progrès de la paralysie et de l'atrophie survenir à une époque très éloignée de la première atteinte. C'est ce que nous avons noté dans une de nos observations : cependant après la mort nous n'avons trouvé aucune trace anatomique de cette rechute. Dans deux ou trois autres cas nous avons observé, longtemps après la première atteinte, des recrudescences aiguës ou subaiguës. Cependant ce sont là des raretés et jamais dans ces cas la vie n'a été mise en danger ; d'un autre côté la paralysie infantile ne crée aucune prédisposition pour d'autres maladies. Un grand nombre des sujets atteints de paralysie dans leur enfance arrivent à un âge avancé et ne succombent qu'à des maladies intercurrentes. — D'autre part, à l'état stationnaire succède parfois une marche vers la guérison, qui a lieu spontanément ou sous l'influence d'un traitement. Lorsque l'amélioration est spontanée, elle est due, quand le processus a poursuivi son cycle, c'est-à-dire après six à huit mois, presque exclusivement au fonctionnement des muscles incomplètement paralysés. Nous verrons tout à l'heure jusqu'à quel point le traitement est utile.

Le *pronostic* de cette seconde période est donc en somme assez défavorable. La

---

[1] Sous la direction de Brucke, F. Schauta à fait à Vienne des expériences sur de jeunes lapins ; il leur a enlevé le facial et a produit ainsi un notable arrêt de développement de toute la face et d'une moitié de la tête (*Wiener Sitzungs B richte der k. k. Akademie*, LXV, 1872).

vie n'est pas directement compromise, mais il n'y a plus à espérer une guérison complète ; on peut cependant observer des améliorations de la paralysie et des déformations, et le traitement a devant lui un vaste champ qui n'est pas absolument stérile. Tant que l'organisme n'a pas atteint son plein développement, il est possible, probable même, que les muscles atrophiés reprendront de la vigueur sous l'influence de l'exercice et de l'électricité ; ces chances sont d'autant moindres que le développement complet du sujet est plus proche. Dans le bas âge la situation n'est pas mauvaise et le traitement ne doit pas être négligé. La chirurgie offre son contingent de moyens curatifs. Cependant tous ces traitements ne sauraient produire qu'une amélioration, et beaucoup de malades restent infirmes sans espoir de guérison.

Étiologie. — 1. *Enfance.* — Les enfants de un à deux ans sont les plus souvent atteints. La maladie est relativement fréquente jusqu'à l'âge de quatre ans, puis elle devient plus rare, mais on la voit encore à sept ou huit ans et quelquefois à dix ou onze. Elle est également rare dans la toute première enfance, cependant Duchenne fils en a vu des exemples chez des enfants de un à deux mois [1].

2. *Dentition.* — Le plus grand nombre des cas s'observe à l'époque de la dentition. Cette relation a été reconnue par Underwood et Marshall Hall ; Heine aussi attribue une influence particulière à la dentition difficile. Mais comment la paralysie peut-elle être causée par la dentition ? Dire paralysie réflexe avec Marshall Hall et Brown-Séquard, ce n'est pas satisfaire l'esprit ; d'autre part, il ne peut guère être question de névrite partant des dents. On pourrait accuser les convulsions, mais elles ne précèdent pas toujours la paralysie et beaucoup de convulsions survenant chez l'enfant disparaissent sans laisser de paralysie après elles.

3. *Traumatisme.* — Shaw attribue la paralysie à la pression causée par un maillot mal fait ou à une mauvaise position de l'enfant dans son berceau. C'est là une étiologie généralement regardée comme insuffisante et incertaine. Nous croyons cependant qu'on aurait tort de la rejeter absolument. Dans les cas où la maladie se développe dans les dernières années de l'enfance, les causes traumatiques sont le plus souvent démontrables, ainsi que nous l'avons indiqué récemment dans deux de nos observations *(loc. cit.)*

4. Il faut songer aussi à des *efforts musculaires exagérés* avec *refroidissement simultané :* ces conditions sont facilement réalisables chez les petits enfants, mais leur effet est difficile à démontrer. Cependant nous savons, par les observations recueillies sur les enfants plus âgés et sur les adultes, qu'elles sont une cause fréquente de paralysies aiguës et de paralysie spinale aiguë (v. p. 497.)

5. Le *rhumatisme* et les *influences psychiques* (crainte, frayeur, etc.) ont été indiqués comme causes par Rilliet, West [2], etc. — La maladie se développant au milieu de symptômes fébriles, d'une façon analogue à une maladie infectieuse aiguë, et le refroidissement étant d'autre part une cause bien certaine de la paralysie spinale aiguë des adultes, on peut admettre avec assez de certitude une cause rhumatismale, bien qu'il soit difficile de rendre compte de la façon dont cette cause agit dans chaque cas particulier.

6. *Maladies aiguës fébriles.* La période aiguë de la paralysie infantile offre certainement de l'analogie avec la paralysie consécutive aux maladies aiguës ; aussi est-il difficile de distinguer l'une de l'autre les deux espèces d'affections lorsqu'elles surviennent chez de jeunes enfants : elles ont la même marche et aboutissent toutes deux à l'atrophie et à l'arrêt de développement des membres.

---

[1] Nous avons dit déjà que dans quelques cas rares, cette maladie s'observe chez l'adulte sous forme de paralysie spinale aiguë (p. 498).

[2] Voyez Ch. West, *Leçons sur les maladies des enfants,* traduites par le Dr Archambault, Paris 1875, p. 288 et suivantes.

Heine lui-même cite une observation de paralysie consécutive à la scarlatine. Kennedy, Underwood, West, etc. insistent sur ce fait que souvent les fièvres éruptives, la fièvre typhoïde, la fièvre intermittente, la pneumonie ou la bronchite, précèdent la paralysie infantile.

Diagnostic. — Le diagnostic de la paralysie infantile semble être d'autant plus facile que presque toutes les paralysies aiguës de cause spinale qui apparaissent chez les enfants aboutissent après quelques semaines à l'atrophie des muscles, et après des mois et des années à un arrêt de développement, de telle sorte que toutes semblent devoir être embrassées dans le même faisceau sous le nom de paralysie atrophique infantile. Cependant il existe en réalité plusieurs processus qui amènent le même résultat, et il n'est point aisé d'indiquer les signes distinctifs qui différencient la paralysie spinale infantile des autres paralysies. On peut indiquer les symptômes différentiels suivants : a) le début brusque, précédé le plus souvent, pendant plusieurs jours, de fièvre, de malaise, ou se faisant quelquefois au milieu d'une attaque convulsive ou bien encore de symptômes typhoïdes ; b) la maladie se montre sous forme d'une paralysie plus ou moins étendue qui se limite peu à peu ; c) la paralysie est presque toujours exclusivement motrice et n'intéresse ni la sensibilité ni les sphincters ; d) au bout de quelque temps, la contractilité électrique ne tarde pas à diminuer dans les muscles paralysés ; dans les cas favorables, la contractilité électro-musculaire reparaît après le rétablissement de l'influence de la volonté sur les muscles ; de plus, les muscles frappés s'atrophient considérablement et se chargent de graisse ; e) enfin ultérieurement il survient des contractures, et les membres atrophiés subissent un arrêt de développement.

La paralysie infantile est suffisamment caractérisée par ces signes, mais on ne sait pas encore si elle est causée par un processus anatomique tout à fait spécial. Les symptômes les plus caractéristiques, à savoir, la marche aiguë, l'amélioration incomplète et la paralysie exclusivement motrice, s'observent chez l'adulte dans des affections de la moelle assez différentes, par exemple, dans les myélites aiguës, les paralysies réflexes, les paralysies consécutives aux maladies aiguës, toutes affections qui alors peuvent revêtir des formes différentes. Quant à l'atrophie et aux déformations, le jeune âge des malades joue un si grand rôle dans leur développement, qu'il est difficile de déterminer la part qui revient en réalité dans leur genèse au processus morbide lui-même. Jusqu'à quel point l'atrophie et l'arrêt de développement sont-ils le résultat de l'inertie causée par la paralysie ? Jusqu'à quel point les centres trophiques sont-ils intéressés ? Ce sont là des questions épineuses sur lesquelles nous reviendrons à propos de la pathogénie.

Pour établir le *diagnostic différentiel* de la paralysie infantile, il faut la distinguer d'avec : 1) les atrophies musculaires héréditaires et la pseudo-hypertrophie ; 2) les paralysies obstétricales ; 3) les paralysies consécutives aux maladies aiguës ; 4) les paralysies infantiles de cause cérébrale.

1. *Les formes héréditaires de l'atrophie musculaire progressive* se distinguent de la paralysie infantile type en ce qu'elles ne sont pas aiguës, mais ont un début et une marche progressives ; de plus elles se développent d'une façon assez particulière, affectant un type presque symétrique et n'amènent que rarement une paralysie complète ou bien un arrêt de développement des membres. Il en est de même de la paralysie pseudo-hypertrophique.

2. Les *paralysies obstétricales* se différencient par leur étiologie, leur forme particulière et leur marche généralement favorable.

3. Les *paralysies consécutives aux maladies aiguës*, surtout celles qui suivent les exanthèmes, sont difficiles à séparer complètement de la paralysie infantile atrophique ; leur physionomie est souvent la même et on les a maintes fois con-

fondues sous une seule et même dénomination (Henri Roger et Damaschino). Cependant, dans certains cas, leur développement et leur marche sout tout à fait différents, par exemple, dans la paralysie diphtéritique.

4. Il est généralement facile de reconnaître les *paralysies de cause encéphalique*, vu qu'elles affectent généralement la forme hémiplégique et n'amènent jamais une atrophie et une dégénérescence graisseuse notables des muscles. Ceux-ci sont plus faibles que du côté sain, souvent contracturés et rigides; le côté paralysé se développe plus lentement que l'autre; il y a presque toujours hémi-atrophie, et le diagnostic ne peut offrir quelques difficultés que lorsqu'il y a paralysie d'un seul membre (monoplégie).

5. Quelquefois aussi la faiblesse paralytique qui survient chez les enfants rachitiques à l'époque de la dentition peut prêter à confusion, surtout lorsque les muscles sont mous et maigres et que les signes du rachitisme ne sont pas très évidents. Il faut se rappeler alors le développement progressif de cette faiblesse, sa limitation aux membres inférieurs, les cris que pousse l'enfant lorsqu'on le met debout, sous l'impression de la douleur qu'il éprouve dans les articulations, notamment dans celles du genou; de plus les articulations sont en général gonflées et douloureuses à la pression; il existe en même temps d'autres signes de rachitisme, tandis que l'inertie absolue et la dégénérescence des muscles, tout aussi bien que la diminution de la contractilité électrique, font défaut.

Anatomie pathologique. — Déjà pendant la vie, on peut constater jusqu'à un certain point l'état anatomique des membres paralysés : on se rend facilement compte de l'atrophie des os et des muscles, et du développement abondant du tissu graisseux. Ajoutons que les vaisseaux sanguins et en particulier les artères, que les tendons musculaires et les troncs nerveux, sont considérablement plus grêles par suite de l'arrêt de développement, et que quelquefois les os eux-mêmes sont minces et fragiles, comme nous l'avons déjà dit plus haut.

Les modifications les plus importantes sont celles des muscles. Lobstein [1] déjà cite plusieurs cas dans lesquels il a trouvé un certain nombre des muscles de la jambe convertis en graisse. Des observations analogues ont été faites par Bouvier, Broca, Meryon. Ce dernier a publié en 1842 [2] un cas de paralysie infantile dans lequel les muscles atrophiés présentaient tous les degrés de la dégénérescence, jusques et y compris la transformation complète en graisse. Ensuite parurent les observations de Duchenne (père et fils), qui considéraient la dégénérescence graisseuse comme la résultante finale du processus. Après une certaine durée de la maladie, cet état graisseux serait constant, et Duchenne admet que cette dégénérescence passe par quatre périodes : 1) atrophie simple des muscles avec diminution de leur volume; cette période dure de 8 à 10 mois; 2) disparition des stries transversales et plus tard longitudinales; en même temps les muscles deviennent plus pâles; 3) production de granulations amorphes dans le sarcolemme; le malade arrive à cet état lorsque la paralysie existe depuis un ou deux ans; 4) transformation des granulations amorphes en corpuscules graisseux et développement simultané de graisse dans tous les espaces compris entre les fibrilles musculaires.

Lorsqu'on examine le muscle à l'œil nu, on trouve une masse d'un blanc jaunâtre presque homogène, de consistance pâteuse, dans laquelle on aperçoit çà et là quelques minces filaments d'un rose pâle. Quand la dégénérescence graisseuse est moins développée, ce qui reste de la substance musculaire se distingue plus aisément et donne aux muscles une coloration d'un rouge encore appréciable, mais

(1) Lobstein, *Traité d'anatomie pathologique*. Paris, 1829-1833.
(2) Meryon, *On granular and fatty degeneration of the voluntary muscles (Med. chirurg. Transact,* (vol. XXXV, p. 72).

pâle avec des traînées jaunes qui sont de la graisse. Dans la plupart des cas, il y a développement de graisse entre les portions musculaires encore persistantes : le muscle semble presque avoir conservé son volume normal, mais être entièrement changé en graisse (lipomatose, dégénérescence lipomateuse). Au milieu de la graisse existent aussi quelques tractus de tissu conjonctif. Cependant ce développement de graisse n'est pas constant : aussi est-il douteux qu'il soit essentiel. Chez les enfants débiles ou chez les adultes qui ont succombé après une longue période de marasme, le développement de la graisse est très peu abondant : les muscles sont minces, ont presque disparu, sont flasques et d'une teinte rose pâle ou brun pâle. — Une coupe d'un muscle fortement dégénéré examinée au microscope laisse voir une masse de grosses vésicules adipeuses, dans laquelle existent quelques îlots ou quelques stries de substance musculaire pâle : la dégénérescence graisseuse est donc essentiellement interstitielle (lipomatose). Dans les îlots de substance musculaire on voit également le développement de la graisse qui, non seulement sépare les uns des autres les faisceaux secondaires mais pénètre même dans les interstices des faisceaux primitifs. Les fibres primitives sont plus ou moins diminuées de diamètre, et elles sont souvent réduites à de minces filaments, à peu près de l'épaisseur d'une fibre nerveuse primitive, ou même plus grêles encore.

En général leur structure est assez bien conservée, leurs stries transversales sont visibles, leur contenu se colore fortement en rouge par le carmin ; souvent elles sont le siège de l'altération cireuse de Zenker ; mais ce n'est là qu'un état passager : lorsqu'on excise un petit morceau de muscle sur le vivant, on trouve dans une préparation par dissociation, à côté de la lipomatose, une diminution remarquable des fibrilles musculaires, qui présentent de la façon la plus nette un aspect cireux et brillant ; mais si l'on vient à ajouter un peu d'acide acétique, l'éclat cireux disparaît, les fibres se gonflent et laissent voir une belle striation normale. A côté des fibres diminuées de volume on trouve souvent aussi des tubes vides de sarcolemme remplis de nombreux noyaux musculaires et d'abondantes granulations pigmentaires jaune brunâtre. La diminution de diamètre des fibres n'est du reste pas identique pour toutes, même dans un seul faisceau ; parfois les différences sont très grandes et à côté de fibres très minces on en trouve d'autres très volumineuses. Les noyaux du sarcolemme sont aussi généralement augmentés dans les parties moins altérées. — Le tissu interstitiel, abstraction faite du développement de la graisse, n'est pas sensiblement modifié. Les fibres musculaires atrophiées sont fortement serrées les unes contre les autres, lorsqu'elles ne sont pas séparées par de la graisse. Dans les larges interstices du tissu conjonctif intramusculaire existent des vaisseaux dont la tunique conjonctive est épaissie et à côté d'eux de petits troncs nerveux qui souvent, mais non toujours, laissent voir une atrophie irrégulière de leurs fibres.

En général donc, il y a atrophie musculaire simple avec lipomatose accidentelle. Souvent cependant le tissu interstitiel est plus altéré. Presque toujours, dans les parties où l'atrophie est le plus considérable, on trouvera des fibres musculaires minces et rares séparées les unes des autres par un tissu conjonctif induré et riche en noyaux. Dans bien des cas le développement de ce tissu conjonctif est assez marqué pour qu'on soit en droit d'employer l'expression de sclérose musculaire. Il ne nous semble pas qu'on puisse décider s'il existe deux espèces distinctes d'atrophie, une forme simple, *lipomateuse,* et une autre interstitielle, *scléreuse,* ou bien si ces espèces se transforment l'une dans l'autre.

On a souvent trouvé une atrophie des racines et des troncs nerveux qui étaient très grêles, légèrement grisâtres au lieu d'être blancs. Cette modification n'a rien de bien étonnant dans les membres atrophiés. Au microscope on voit que les faisceaux nerveux sont le siège d'une atrophie *tachetée*, en ce sens, qu'à côté de fibres foncées et larges, il en existe d'autres plus claires : les parties claires contiennent des fibres plus minces et des groupes de gaines vides que le carmin colore en rouge vif. Les vaisseaux et les travées qui séparent les faisceaux primitifs sont le plus souvent épaissis et stratifiés. Quelquefois des cloisons extraordinairement larges traversent la coupe transversale. Le névrilème paraît également épaissi et plus ou moins riche en graisse. Ici aussi, à côté des lésions de l'atrophie simple, existent des altérations dépendant d'une inflammation chronique et dont l'explication n'est pas facile à donner.

. Dans ces dernières années de nombreuses observations ont démontré l'existence d'altérations bien positives dans la moelle ; la plus fréquente est la fonte des cellules multipolaires des cornes antérieures. Les autres lésions de la moelle tiennent évidemment le second rang à côté de cette altération si importante, mais elles ont leur valeur pour déterminer la marche du processus anatomique, et leur signification n'est pas encore absolument déterminée.

Les anciennes recherches entreprises sur la moelle d'enfants morts de paralysie n'avaient fourni que des résultats négatifs (Rilliet et Barthez), et l'on avait donné à la maladie le nom de *paralysie essentielle*. Cependant Heine, se fondant sur les symptômes et la marche, conclut à une cause spinale, et cet auteur rappelle une remarquable observation de Hutin [1] relative à un individu de 49 ans, mort de dysenterie : à l'âge de 7 ans il avait eu des convulsions et était resté complètement paraplégié ; les membres inférieurs étaient tout à fait atrophiés et flétris. A l'autopsie, la moelle fut trouvée normale jusqu'à la 8e paire dorsale ; mais de là jusqu'en bas elle était plus dure et diminuée de volume, de telle sorte que, dans la partie lombaire, au lieu d'offrir un renflement, elle n'avait plus que l'épaisseur d'une plume d'oie : il était impossible d'y reconnaître la substance grise. Heine pensa que la cause primitive de la paralysie infantile était une exsudation dans le canal rachidien. Dans les années suivantes on discuta beaucoup pour savoir si la maladie devait être considérée comme primitivement centrale ou comme périphérique ; les opinions étaient très partagées, et aujourd'hui encore, malgré la découverte d'une lésion anatomique bien positive de la moelle, on se demande si cette altération doit être regardée comme constante et primitive, et la question n'est pas plus résolue que pour l'atrophie musculaire progressive.

Le premier qui démontra d'une façon positive une altération de la moelle dans la paralysie infantile, est Cornil [2].

Paralysie infantile, cancer des se ns, autopsie, altérations de la moelle épinière, des muscles, généralisation du cancer. — Laurent, femme âgée de 49 ans, avait été élevée en nourrice à la campagne et avait eu à souffrir de l'humidité et du froid ; à l'âge de 2 ans elle fut atteinte d'une paralysie infantile ; elle n'avait marché qu'à l'âge de 8 ans. La marche était toujours restée difficile, les muscles de la jambe et du pied étaient atrophiés, surtout du côté gauche. Opérée d'un cancer du sein droit, en août 1864, elle éprouva, six mois après l'opération, à la fin de février 1865, des douleurs dans la cicatrice et dans le sein gauche ; depuis le commencement du mois de mars son bras droit devint œdémateux. A partir de cette époque, elle eut à plusieurs reprises des frissons et des douleurs suivant le trajet des six ou sept premiers nerfs intercostaux du côté droit. La malade s'affaiblit de plus en plus, et mourut le 10 octobre. A l'autopsie, les muscles de la jambe et quelques-uns de ceux de la cuisse gauche furent trouvés d'une coloration jaunâtre, semblable à celle d'une masse graisseuse, et le microscope fit voir les éléments du sarcolemme vides entre des fibres amincies et presque complètement privées de stries. Les nerfs sciatiques étaient petits, le gauche plus que le droit, d'une coloration jaunâtre et infiltrée de globules graisseux. La moelle était diminuée de volume, notamment dans la partie dorsale et lombaire ; les cordons antérieurs et aussi un peu les cordons antéro-

(1) Hutin, *Recherches et observations pour servir à l'histoire anatomique, physiologique et pathologique de la moelle épinière. (Nouvelle bibliothèque médicale,* Paris, 1828.)
(2) Cornil (*Comptes rendus de la Soc, de biolog.,* oct. 1863, 3e série, t. V, p. 187. — *Gaz. méd. de Paris,* 1864, n° 19, p. 290).

latéraux étaient amincis et atrophiés. Dans toute l'étendue de la moelle, depuis les premières paires cervicales jusqu'à sa terminaison, il existait une altération anatomique caractérisée par la présence en quantité considérable de corpuscules amyloïdes abondants, surtout dans les cornes antérieures; on trouva aussi quelques cellules nerveuses.

En résumant les points principaux de cette observation, on voit qu'une paralysie infantile datant de l'âge de 2 ans, a donné comme lésions anatomiques à l'âge de 49 ans : 1° Une substitution graisseuse complète des muscles avec atrophie des fibres primitives ; 2° une dégénération graisseuse des nerfs avec atrophie des tubes nerveux ; 3° une atrophie des faisceaux antéro-postérieurs de la moelle avec production de corpuscules amyloïdes dans toute son étendue.

Peu de temps après, Duchenne fils et Laborde observèrent deux cas semblables. Prevost et Vulpian [1] décrivirent également la lésion des cornes antérieures et la disparition des grandes cellules motrices; Lockhart Clarke [2] l'affirma avec plus de certitude encore dans un cas qu'il range dans l'atrophie musculaire progressive, mais qui appartient certainement à la paralysie infantile : à côté d'une altération particulière de la substance grise qu'il désigne sous le nom de « granular désintégration », il note la dégénération et l'atrophie des cellules des cornes antérieures. Charcot et Joffroy [3], en 1870, ont publié un fait très remarquable relatif à une femme qui succomba à la phtisie pulmonaire à l'âge de quarante-cinq ans. « La paralysie chez cette femme s'était développée tout à coup à l'âge de sept ans; elle avait frappé les quatre membres dont la plupart des muscles s'étaient rapidement atrophiés. Les membres d'ailleurs avaient subi un remarquable arrêt de développement et offraient des déformations caractéristiques. Les lésions étaient extrêmement accentuées et elles régnaient à peu près dans toute la hauteur de la moelle épinière; elles occupaient, partout principalement, et sur certains points exclusivement, les cornes antérieures de la substance grise. Dans toutes les régions de la moelle, les grandes cellules motrices étaient altérées profondément, bien qu'à des degrés divers, et sur les points les plus sérieusement affectés, des groupes entiers de cellules avaient disparu sans laisser de traces. Presque toujours la névroglie avait subi la transformation scléreuse au voisinage immédiat et jusqu'à une certaine distance des cellules lésées, mais il est des points (et c'est là un fait qu'il convient de faire ressortir) où cette lésion des cellules était la seule altération que l'examen histologique permit de constater, la trame conjonctive ayant, dans ces points-là, conservé la transparence et, à peu de chose près, tous les caractères de la structure normale. Il existait en outre « une atrophie avec sclérose partielle des cordons antéro-latéraux et une atrophie très prononcée des racines antérieures, remarquable surtout au niveau des régions de la moelle le plus profondément atteintes, altérations déjà signalées dans les publications antérieures. »

Dans un autre cas, Joffroy constata la disparition presque complète des cellules multipolaires de la corne antérieure gauche au niveau du renflement lombaire; à droite elles manquaient en partie, le tiers antérieur de la corne était normal, les deux tiers postérieurs étaient atrophiés. Dans les parties malades, les vaisseaux étaient nombreux, volumineux et très altérés; ils renfermaient dans leur gaine lymphatique beaucoup d'éléments nucléaires et des dépôts abondants de cristaux d'hématoïdine, ce qui démontrait une inflammation antérieure.

Bien qu'elles ne soient pas parfaitement d'accord avec celles de Charcot et

(1) Prevost et Vulpian (Comptes rendus de la Soc. de biolog. année 1865, Paris 1866, 4ᵉ série, t. II, p. 215).

(2) Lockhart-Clarke, On a remarkable case of muscular atrophy, with disease of the spinal cord and medulla oblongata (Med. chir. Transact. 1867, vol. L, p. 489).

(3) Charcot et Joffroy, Cas de paralysie infantile spinale avec lésion des cornes antérieures de la substance grise de la moelle épinière (Arch. de phys., 1870, janv. et févr. t. III, p. 135). — Charcot, Leçons, etc., 2ᵉ série, p. 164.

Joffroy, les recherches de Roger et Damaschino [1] sont très intéressantes. Ces auteurs ont trouvé dans trois cas de paralysie infantile de petits foyers de myélite ou de sclérose situés dans les renflements cervical et lombaire, et qui occupaient les cornes antérieures : ces foyers avaient amené là où ils existaient la disparition des cellules et des éléments nerveux ; ils intéressaient à peu près toute la hauteur des renflements et avaient par conséquent de 0m,010 à 0m,015 de long ; ils mesuraient dans leur plus grande largeur de 0m,001 à 0m,002 et s'amincissaient par en haut et par en bas. Ils avaient atrophié les racines motrices qu'ils avaient rencontrées et causé une légère dégénération des cordons antérieurs et latéraux. Le reste de la moelle était en assez bon état. Les trois cas étaient d'ancienneté différente ; le plus récent avait huit mois de durée, mais il offrait les mêmes altérations que les deux autres. L'observation de Roth [2] a la plus grande analogie avec les précédentes. Un enfant âgé de deux ans qui, en février 1872, avait été atteint de paralysie incomplète des membres inférieurs plus marquée à droite qu'à gauche, mourut de diphtérite le 4 janvier 1873, c'est-à-dire onze mois après le début de sa paralysie. A l'autopsie, on trouva dans la partie lombaire de la moelle un foyer de myélite occupant les deux cornes antérieures qui contenaient de nombreux corps granuleux situés dans le tissu nerveux et autour des vaisseaux ; il ne subsistait plus que quelques cellules nerveuses et quelques fibres renfermant de la myéline. Le foyer était plus étendu à droite qu'à gauche, où il avait une hauteur d'environ 0m,030 ; il empiétait en partie sur le cordon antéro-latéral et sur la corne postérieure ; à son niveau les racines antérieures étaient minces, atrophiées ; les fibres nerveuses avaient en majeure partie disparu et étaient remplacées par un tissu conjonctif fibrillaire abondant.

Nous devons encore mentionner une observation de Clifford-Albutt [3] ayant trait à un enfant de sept ans qui avait été paralysé subitement à l'âge de quatre mois, peut-être à la suite de traumatisme, et chez lequel on constata une hémorrhagie dans les deux cornes postérieures (?) de la moelle cervicale. Ajoutons à cela les quatre observations que nous avons publiées récemment et dont nous avons déjà parlé.

Une d'elles correspond parfaitement aux observations de Roger et de Damaschino et à celle de Roth en ce sens qu'il existait des petits foyers de sclérose dans les cornes antérieures, au niveau des renflements cervical et lombaire, avec atrophie des cellules et des racines motrices qui en partent. Les deux autres concordent mieux avec les recherches de Cornil et de Charcot : les altérations de la moelle étaient diffuses et portaient principalement sur la substance grise. Dans l'un de ces deux derniers cas, la maladie était relativement récente, n'ayant qu'un an de durée ; nous trouvâmes une myélite centrale diffuse avec développement de nombreuses cellules dans la substance grise et une prolifération cellulaire moindre dans les cordons blancs ; l'accumulation de ces cellules avait produit l'atrophie des grandes cellules des cornes antérieures. Dans l'autre observation où la maladie était très ancienne, il y avait une atrophie étendue et très nette de la substance grise avec destruction des cellules nerveuses et développement très considérable de corpuscules amyloïdes. Dans notre quatrième observation enfin il existait quelques foyers de sclérose, un dans chaque renflement et un troisième dans la moelle allongée ; ils étaient situés à la périphérie, mais avaient envahi la substance grise et occasionné ainsi l'atrophie partielle des cellules nerveuses.

Pathogénie. — La plupart des auteurs admettent que le processus causal de

---

[1] *Recherches anatomo-pathologiques sur la paralysie spinale de l'enfance (Société de biologie*, oct. 1871 et *Gazette méd. de Paris*, 1871, p. 457, 480, 505 et suiv.).

[2] Roth, *Anatomischer Befund bei spinaler Kinderlähmung* (Virchow's Arch. für pathologische Anatomie, Band LVIII, p. 263 à 270, 1873).

[3] Clifford-Allbutt, *Lancet*, 1870, II, p. 83 et 84.

la paralysie spinale est une inflammation aiguë de la substance grise de la moelle (poliomyélitis ou téphro-myélitis aiguë). D'après Charcot, le processus aurait son point de départ dans les cellules nerveuses et serait une myélite parenchymateuse aiguë à la suite de laquelle pourraient se développer ultérieurement des modifications insignifiantes de la névroglie. La prolifération nucléaire qui se fait dans la tunique conjonctive des vaisseaux, ainsi que les dépôts de pigment qu'on rencontre dans ces derniers, démontrent la nature inflammatoire de la lésion. Roger et Damaschino conçoivent la maladie diffféremment et admettent la théorie exposée par Duchenne dans la première édition de son *Électrisation localisée*. D'après cet auteur, il y a primitivement de petits foyers circonscrits de myélite qui se forment dans les cornes antérieures et causent l'atrophie des cellules multipolaires et souvent aussi une sclérose atrophique des cordons antéro-latéraux et des racines nerveuses antérieures. Cette théorie est confirmée par les observations des auteurs qui l'admettent, par le cas de Roth et par nos propres recherches. Il y a donc, au moins dans certains cas de paralysie infantile, une lésion anatomique bien caractérisée consistant dans de petits foyers de myélite aiguë qui se développent dans les cornes antérieures du renflement cervical et du renflement lombaire et qui, lorsqu'ils n'aboutissent pas à la guérison, se transforment en foyers de sclérose avec atrophie des cellules nerveuses. L'atrophie des racines antérieures s'ajoute à celle des cellules multipolaires; mais on ne sait pas si ces lésions finissent par amener une sclérose des cordons antéro-latéraux ou, si dans certains cas, cette complication n'est pas en réalité primitive.

Tout en admettant ces faits, nous ne pouvons cependant pas affirmer que la myélite des cornes antérieures soit la seule altération de la moelle qui appartienne à la paralysie infantile, ni que cette lésion soit le substratum forcé de la maladie. Les cas de Charcot et de Joffroy, ceux de Cornil et de Laborde, notre troisième et quatrième observation, ne cadrent nullement avec cette idée. Dans tous ces cas il s'agit surtout, il est vrai, des restes d'un ancien processus aigu, mais il est difficile de prouver que ce processus était bien une myélite telle qu'elle vient d'être décrite. Pourtant nous sommes obligé d'admettre pour ces cas une autre lésion plus difffuse. Il est possible que, comme le pense Charcot, le point de départ ait été l'atrophie des cellules nerveuses motrices, mais il est difficile, dans des maladies qui ont duré plusieurs années, de conclure des résultats de l'autopsie à la lésion primitive. L'examen microscopique dans notre second cas nous fait admettre comme probable un processus inflammatoire, c'est-à-dire une myélite centrale diffuse avec prolifération cellulaire abondante et atrophie terminale de la substance grise. — Notre quatrième observation nous offre un exemple d'une troisième forme anatomique : il y avait des foyers de sclérose dans les cordons latéraux, foyers qui avaient envahi la substance grise et même en partie les cordons postérieurs; les foyers, comme nous l'avons dit, au nombre de trois, occupaient les renflements et la moelle allongée.

Il nous semble d'après cela qu'il faut conclure que le substratum anatomique de la paralysie infantile n'est pas unique, mais qu'il peut revêtir plusieurs formes dont trois sont connues jusqu'à ce jour. Toutes trois ont ce caractère commun qu'elles sont des myélites aiguës de moyenne intensité, qu'elles n'aboutissent pas au ramollissement et que, primitivement ou ultérieurement, elles altèrent la substance grise des cornes antérieures dans les renflements de la moelle.

Nous avons encore à répondre à deux questions : 1) cette altération de la moelle est-elle absolument constante et primitive ? 2) existe-t-il nécessairement une altération primitive de la substance grise?

Pour ce qui est de la première question, Charcot admet comme une chose établie que dans la paralysie infantile la lésion de la moelle est un fait constant et que d'elle dérivent les symptômes primitifs et tardifs de la maladie. La plupart des auteurs, tout aussi bien français qu'allemands, ont admis cette théorie et ont considéré la paralysie infantile comme une poliomyélite ou une terminaison de celle-ci. Tous les symptômes de la première période de la maladie concordent dans beaucoup d'observations avec cette manière de voir. Il y a de la fièvre, souvent des signes évidents d'une affection spinale, des convulsions, de la céphalée, et quelquefois un état typhoïde, toutes choses qui démontrent qu'il s'agit d'une maladie sérieuse du système nerveux central. Mais il est plus difficile d'admettre l'explication de Charcot dans un certain nombre de cas qui sont précisément les plus légers, dans ceux qui sont temporaires ou limités à de petits groupes musculaires ; il n'est pas impossible alors qu'il s'agisse de paralysies périphériques, myopathiques ou névritiques analogues aux paralysies rhumatismales des adultes.

Dans notre travail déjà cité, nous avons fait remarquer que les traumatismes peuvent agir plus souvent comme causes efficientes qu'on ne l'a admis dans ces derniers temps [1]. N'oublions pas non plus que les efforts musculaires, surtout lorsqu'ils sont combinés avec des refroidissements, que le refroidissement seul, que l'irritation nerveuse qu'amène la dentition, peuvent agir de la même façon. Toutes ces causes, portant leur action à la périphérie, sont capables de rendre la moelle malade d'une façon primitive ou secondaire. Le siège particulier des petits foyers dans les formes que nous avons d'abord étudiées, leur localisation dans les renflements où ils sont en rapport intime avec les racines antérieures, font croire également que l'étiologie de la maladie centrale peut provenir de la périphérie. Dans les cas aigus, il n'est généralement pas possible de songer à une névrite ascendante ; cependant on connaît des exemples de passages rapides d'irritations périphériques jusque sur la moelle. La célérité avec laquelle ont lieu dans la paralysie infantile l'atrophie musculaire et la diminution de la contractilité électrique doivent également donner à réfléchir. Duchenne a démontré cette diminution déjà au bout de cinq jours, et quelques semaines après il a pu constater un progrès très considérable de cette même diminution. Jusqu'à présent on n'a pas encore, dans les maladies de la moelle, observé d'une façon positive un seul fait semblable, et il faut reconnaître qu'il a bien plus de rapports avec les paralysies faciales graves qu'avec les affections de cause centrale. On ne saurait tirer aucun argument de la *réaction dégénérative*, puisque nous l'avons observée sur les muscles atrophiés, dans des cas bien avérés de myélite et que nous avons démontré qu'elle existe fréquemment dans les névrites descendantes et les myosites dans toutes les formes de la myélite. — Après ces considérations, on voit que la question reste pendante de savoir si des processus périphériques sont susceptibles de donner naissance à la paralysie infantile. En tout cas, les lésions anatomiques sont multiples et rien ne prouve que les trois formes d'altérations connues aujourd'hui soient les seules qu'on puisse rencontrer. L'analogie qu'offre la paralysie infantile avec les paralysies consécutives aux maladies aiguës fait admettre que probablement des processus spinaux différents sont capables d'engendrer la paralysie infantile, et rien n'empêche de croire que parmi ces processus il en est de périphériques.

Quant à la deuxième question, on peut admettre avec Charcot que, dans la plupart des cas de paralysie infantile, lorsqu'il existe une altération de la moelle, la lésion porte sur les cornes antérieures dont les cellules sont atrophiées ; mais il ne nous paraît pas démontré par les observations citées plus haut que cette lésion existe toujours et soit primitive. Des processus myélitiques ayant pris naissance à la périphérie de la moelle peuvent faire apparaître les symptômes de la paralysie infantile et amener secondairement l'atrophie des cellules nerveuses.

---

[1] M. le prof. Strohl, à propos de notre travail, a fait remarquer que lui aussi, en 1865, avait publié un cas de paralysie infantile de cause évidemment traumatique (*Gaz. méd. de Strasbourg*).

Nous devons encore examiner ici si l'atrophie des muscles, des os et des cellules nerveuses est toujours la conséquence nécessaire et directe d'un processus de myélite et dépend par conséquent d'une altération de la substance grise. Il est certain qu'il existe encore un autre facteur pathogénique, à savoir, l'arrêt de développement qu'entraine la paralysie. On sait que la croissance des muscles et des os est subordonnée à leur fonctionnement et que toutes les causes qui l'entravent amènent un arrêt dans le développement de ces organes. Il est certain que les membres mis hors d'usage par suite d'ankylose dépérissent de la même façon que les membres de l'enfant atteint de paralysie et que les muscles de ces membres sont frappés de lipomatose ; la partie de la moelle en relation avec ces membres est elle-même altérée et les cellules des cornes antérieures deviennent plus petites et plus rares [1]. D'après cela, il faut nécessairement, dans la paralysie infantile, distinguer ce qui appartient à l'atrophie causée par le processus primitif siégeant dans la substance de la moelle et la part qui revient au défaut d'usage du membre. Cependant il est juste de reconnaitre que jusqu'aujourd'hui les atrophies secondaires de la moelle et de ses cellules, telles qu'on les voit après les amputations et les ankyloses, semblent, en regard de celles qui existent dans la paralysie infantile, si simples et si peu importantes qu'il est difficile d'établir une comparaison entre elles. Mais si, avec Charcot, on fait grand cas de l'atrophie primitive des cellules de la moelle, sans tenir compte des lésions inflammatoires de la névroglie, il est permis de se demander quelle part d'influence revient, dans cette atrophie des cellules, à l'inertie dans laquelle restent plongés les muscles pendant la période de croissance de l'enfant.

Traitement. — 1. *Période aiguë.* Il n'y a pas de traitement prophylactique possible, car la maladie se développe sans prodromes, et l'indication fournie par la dentition difficile est beaucoup trop banale. La fièvre du début ne permet pas de distinguer la nature de la maladie, qui ne saurait être reconnue avant l'apparition de la paralysie : alors seulement un traitement rationnel devient possible. Dans les premiers jours, aussi longtemps que la fièvre persiste, le repos et un traitement légèrement antiphlogistique sont indiqués pour tâcher d'arrêter la marche du processus : on prescrira *le repos au lit, un régime léger*, à l'intérieur la *potion de Rivière* ou le *calomel*, préconisé par Kennedy ; s'il y a état typhoïde, on ordonnera les *bains tièdes* et les *affusions.* Il n'est pas certain que dans les premiers jours on puisse s'opposer aux progrès de la maladie. Lorsque la fièvre tombe, la paralysie d'ordinaire reste stationnaire et l'état général s'améliore. Il faut alors instituer un traitement tonique qui consistera d'abord dans un *régime plus substantiel* avec un peu de vin ; plus tard on fera usage des préparations de *quinquina.* Après deux ou trois semaines, l'*iodure de potassium* est également indiqué ; il peut être continué pendant plusieurs semaines, mais il faut le cesser quand l'amyotrophie se montre.

Dans les cas favorables, après quelques semaines de ce traitement, commence une rétrogradation de la paralysie à peine appréciable au début, mais qui bientôt va en s'accentuant, surtout sous l'influence du traitement tonique. L'*air pur*, surtout l'air de la campagne, le *fer* et l'*huile de foie de morue*, sont des adjuvants précieux pour le traitement. L'*ergot de seigle* et la *strychnine* peuvent à cette

___

[1] Chez un jeune chien nous avons excisé la partie supérieure du fémur et mis ainsi hors d'usage le membre correspondant. Bien que plus tard celui-ci pût rendre quelques services, il était resté fort en retard dans son développement. Après trois mois, quoique l'animal eût beaucoup grandi, le membre avait dépéri ; ses muscles étaient pâles, et au microscope on les trouva atrophiés et lipomateux. Dans le renflement lombaire, du côté correspondant à la lésion, existait une diminution de volume qui portait également sur les cordons latéraux et sur la substance grise ; dans les cornes antérieures diminuées de volume, les cellules étaient rares, plus petites, et beaucoup d'entre elles avaient l'aspect brillant de la sclérose.

époque répondre à certains indications. Après quatre à six semaines, on fera
prendre des *bains* chauds, sulfureux, aromatiques et, plus tard, salins. Dès cette
première période, on est autorisé à faire usage de l'*électricité*, dont nous avons
parlé tout à l'heure (p. 769).

2. *Période d'atrophie.* Dans cette période, on a devant soi un processus qui
a déjà accompli dans la moelle une partie de son évolution. On doit nécessairement chercher à faciliter la résorption des exsudats et des cellules de nouvelle
formation et à favoriser la réparation de la myélite existante. Les observations
démontrent que les processus de myélite en général et par conséquent aussi
ceux de la paralysie infantile, peuvent, après des mois, après une ou plusieurs
années, ne pas avoir terminé leur évolution ni avoir abouti à la cicatrisation, de
telle sorte qu'il est encore possible de les faire rétrograder. Les médications capables d'amener ce résultat sont les mêmes que celles dont on fait usage à la fin
de la première période et consistent surtout dans un traitement tonique, dans
l'emploi de l'*iodure de potassium* et des *bains*, particulièrement des *bains sulfureux* et *salins* et aussi de l'*électricité*. Le traitement ne devra pas non plus
négliger les troubles fonctionnels : à ce point de vue l'électricité est notre agent
le plus précieux, avec la *gymnastique*, qui est presque aussi utile. Le traitement
chirurgical et *orthopédique* a pour mission de parer aux déformations et à favoriser l'action des muscles encore persistants.

Que si l'on se demande de quelle façon l'électricité et la gymnastique agissent
dans ces conditions, il ne peut presque jamais, et surtout dans les cas anciens, être
question de guérison de la lésion anatomique, car on a affaire à un processus dont
l'évolution est achevée et qu'on ne saurait plus modifier. Mais, même dans ces conditions, le traitement peut encore remplir de nombreuses indications. Nous avons
dit quel rôle joue dans les paralysies consécutives à la paralysie infantile l'inaction des muscles et ce rôle est d'autant plus grand que les muscles restés sains
travaillent davantage et sont presque exclusivement employés par l'enfant. Les
contractures, les raccourcissements et les autres déformations, gênent aussi pour
leur part l'usage des muscles malades. Le premier but du traitement consiste
donc, dans ces cas, à faire travailler les muscles encore conservés, à les fortifier
et à les exercer d'une façon méthodique, et c'est par l'électricité et la gymnastique qu'on arrive à ce résultat. Ces agents thérapeutiques favorisent la nutrition
et l'activité des muscles soustraits en tout ou en partie à l'influence de la volonté,
et grâce à eux les éléments musculaires qui survivent peuvent acquérir assez de
force pour remplacer en partie ceux qui sont perdus sans retour. L'examen des
muscles démontre parfois avec évidence ce mode de réparation : on trouve, en
effet, à côté des fibres musculaires atrophiées, un certain nombre de fibres bien
développées et même hypertrophiées. Il est probable même que l'amélioration
peut aller plus loin : il est très admissible, en effet, que chez un enfant encore
dans la période de croissance, l'exercice soit capable de faire acquérir aux
parties saines un développement plus considérable et de favoriser la formation
de fibres musculaires et de cellules nerveuses nouvelles, tant que le sujet n'a
pas atteint son complet développement. Nous voyons que chez les jeunes animaux les cellules nerveuses cessent de se développer, lorsque les membres cessent de fonctionner : ne sommes-nous pas autorisés à admettre que, par une intervention vigoureuse et par l'emploi méthodique de l'électricité, nous sommes
en mesure de favoriser le développement des cellules dans les parties non altérées de la moelle? La première observation de notre travail est très instructive
à ce point de vue.

Ces considérations nous semblent être la base d'un traitement rationnel de la
paralysie infantile. Elles sont complètement d'accord avec les observations pu-

bliées par les auteurs et elles nous paraissent devoir faire cesser les divergences d'opinion qui existent encore entre plusieurs d'entre eux ; elles impliquent la possibilité d'une amélioration aussi longtemps qu'il subsiste encore des éléments musculaires capables de fonctionner ; elles font comprendre que l'espoir d'une amélioration est d'autant plus fondé que l'enfant est plus jeune, c'est-à-dire que l'époque où cessera sa période de croissance est plus éloignée (Heine).

L'électricité est certainement l'agent thérapeutique le plus efficace à toutes les périodes de la paralysie infantile et cependant les opinions sur la valeur de l'électro-thérapie sont loin d'être unanimes ; il nous paraît que cette divergence provient de ce qu'on n'a pas suffisamment distingué quelles sont ses véritables indications. Heine la considère comme n'ayant aucune action dans la paralysie infantile. R. Volkmann [1] paraît partager cette manière de voir lorsqu'il dit : « Dans les cas très récents, le traitement par l'électricité fait reparaître le mouvement de certains muscles et de certains groupes musculaires, mais il nous semble que ce retour des fonctions n'a lieu que dans les muscles qui les auraient recouvrés spontanément. »

Voici à présent ce que dit Duchenne (*Electr. local.*, p. 427) : « Toutes les paralysies atrophiques de l'enfance qui se sont présentées à moi et dans lesquelles la contractilité électro-musculaire était seulement diminuée, ont guéri complètement, assez rapidement et sans atrophie ni déformation des membres, lorsque la faradisation localisée a été appliquée peu de temps après leur début. Les paralysies de l'enfance de même espèce, qui dataient de six mois, d'un an et même de deux ans, dans lesquelles la contractilité électro-musculaire n'était pas plus affaiblie, ont guéri également par la faradisation ; mais les membres avaient été plus ou moins amaigris par la durée de la paralysie, et quand celle-ci avait siégé dans les muscles moteurs du pied, ce membre avait été plus ou moins déformé. »

Aussi Duchenne conseille-t-il de commencer le traitement faradique dès les premiers temps de la maladie, non pas pourtant pendant la période fébrile, mais aussitôt après, c'est-à-dire en général dans la troisième ou quatrième semaine qui suit l'apparition des premiers symptômes. Duchenne engage à ne pas employer d'emblée des courants forts, mais à habituer les enfants peu à peu à la sensation plutôt étrange que pénible de l'électricité. On fait usage d'un courant de second ordre qui agit plus énergiquement sur les muscles, tout en étant moins douloureux ; on fait des intermittences longues de une à plusieurs secondes ; on ne donne à chaque muscle paralysé que quinze à vingt secousses ; tout d'abord les séances ne dureront que cinq minutes, jamais plus de dix, et elles n'auront lieu que trois fois par semaine. Ce traitement sera continué au plus pendant deux mois, puis il sera suspendu, car il n'est pas rare qu'il se manifeste alors de l'irritabilité nerveuse.

Il ne faudra pas, à l'occasion, négliger ces conseils pratiques également applicables dans le traitement par le courant continu ; leur inobservation peut avoir pour conséquence l'impossibilité du traitement par l'électricité et par conséquent la privation pour les petits malades d'un agent thérapeutique extrêmement précieux.

Remak et ses disciples ont remplacé dans le traitement de la paralysie infantile le courant induit par le courant continu. Cette pratique a été généralement suivie jusqu'à présent par les médecins allemands. Dans les premiers temps de la maladie, le courant continu est certainement préférable : en général, il est mieux supporté par les enfants, étant moins douloureux, lorsqu'il est employé avec prudence ; il a l'avantage de produire une excitation moins intense que le courant faradique : comme le dit Remak, il ne surexcite pas, il n'épuise pas les muscles, mais réta-

---

[1] Volkmann's *Klinische Vorträge*. I. *Ueber spinale Kinderlähmung.*

blit leurs forces tout en les ménageant ; de plus, il est certain qu'il agit encore sur
des muscles atrophiés qui ne répondent plus à l'excitation faradique : dans ces cas,
il constitue la seule méthode électro-thérapique utile.

Ces avantages expliquent pourquoi, au commencement de la maladie, les praticiens
allemands prescrivent presque exclusivement le courant continu. Nous-même nous
n'hésitons pas à l'employer de bonne heure, c'est-à-dire dès la deuxième ou quatrième semaine, tandis que nous n'oserions pas le prescrire si tôt avec le courant
induit. On fera usage d'interruptions rares d'abord, puis plus rapprochées.

Dans la seconde période, période d'atrophie, l'électro-thérapie a pour but de
fortifier les éléments musculaires qui persistent encore et d'améliorer leur nutrition ; en même temps on facilite le développement des muscles et des os. Ce but
est atteint tout aussi bien par le courant faradique que par le courant continu, et
même souvent le premier est préférable, car l'excitation musculaire qu'il produit
est plus forte. Le courant faradique longtemps employé peut amener l'hypertrophie des muscles sains, ce qui fait admettre qu'il est également capable de fortifier
les fibres contractiles qui existent encore dans les muscles atrophiés. Il convient
généralement mieux que le courant continu dans les paralysies infantiles anciennes. Il ne faudra prescrire une alternance de l'emploi des deux espèces de courants que dans un traitement électrique longtemps continué. Le courant faradique a encore une autre action dans les paralysies infantiles anciennes : après
avoir été appliqué longtemps il produit aisément le raccourcissement des muscles
électrisés, ainsi que Remak l'a démontré d'abord pour la paralysie faciale ; ce
raccourcissement peut être avantageusement utilisé pour combattre la tendance
qu'ont les muscles atrophiés à se relâcher et à s'allonger. On peut obvier ainsi à
une contracture des antagonistes, par exemple des muscles du pied, ou empêcher
un raccourcissement des fibres du deltoïde et prévenir la subluxation de l'humérus. Il va de soi que ces résultats ne sauraient être obtenus qu'à condition que les
muscles contiennent encore de la substance contractile.

L'efficacité du traitement par l'électricité dans la première comme dans la
seconde période doit être appréciée avec impartialité. L'électro-thérapie ne satisfait pas toujours les désirs du médecin, cela est vrai, et la confiance que lui
accorde Duchenne est trop grande pour la majorité des cas. Cependant ce serait
pousser trop loin le scepticisme que de dénier à l'électricité toute ou presque
toute action favorable. Pendant la première période, nous le reconnaissons, il
est bien difficile de distinguer ce qui, dans l'amélioration, est le fait de l'évolution
spontanée de la maladie et ce qui appartient à l'électro-thérapie. On n'a pas occasion d'observer longtemps ce que devient la maladie abandonnée à elle-même,
car l'entourage du malade a autant de hâte que le médecin à faire usage de
l'électricité ; néanmoins, on peut citer des cas légers bien authentiques qui se sont
terminés par une guérison complète sans l'emploi de l'électricité. Quant à d'autres cas dont la marche a été fâcheuse et qui n'ont été traités que tardivement,
alors que l'atrophie était intense, on ne saurait naturellement en conclure qu'un
traitement électrique eût amené une évolution plus favorable. Quoi qu'il en soit,
l'observation des faits nous conduit à cette conclusion que l'électricité a une
influence curative réelle.

Dans la seconde période, la part du traitement est plus facile à faire : le processus a terminé son évolution, l'atrophie reste stationnaire, et le mérite de toutes
les améliorations doit revenir au traitement. Pour obtenir de bons résultats, il
existe, il est vrai, plusieurs méthodes thérapeutiques qui doivent être employées
simultanément, et l'on peut discuter pour savoir à laquelle appartient le premier
rang, si c'est à l'électro-thérapie, à la gymnastique ou à l'orthopédie. Les observations recueillies par les électropathes, tout aussi bien que l'analyse rationnelle

et judicieuse des faits et que l'étude de la marche de l'amélioration et de la guérison telle que nous l'avons résumée plus haut, ne permettent pas de douter de l'efficacité de l'électricité. Aussi trouvons-nous la condamnation qu'en a faite R. Volkmann, malgré sa grande pratique, beaucoup trop sévère lorsqu'il dit : « Même avec l'électricité si vantée, on n'obtient rien, ni par le courant continu ni par le courant induit. » Cependant les succès sont loin d'être aussi éclatants qu'on l'a cru et espéré pendant un certain temps, et ce n'est qu'après de longs mois et même des années que l'électricité aboutit à des résultats appréciables; cependant il est incontestablement de règle de continuer l'électro-thérapie toutes les fois qu'après avoir été essayée, elle a produit une amélioration, quelque lente soit-elle, et son usage doit être poursuivi avec pesévérance, jusqu'à ce que le développement et la croissance du sujet soient terminés.

L'*orthopédie* et la *gymnastique* sont presque aussi importantes que l'électricité. Un certain nombre d'auteurs, notamment J. Heine, ont même rangé ces modes de traitement avant l'électro-thérapie; en tout cas il n'est jamais permis de les négliger. Ces deux méthodes tendent au même but et se soutiennent l'une l'autre : la gymnastique cherche à fortifier par des exercices appropriés les muscles encore subsistants, à favoriser leur développement et à diminuer ainsi ou à éviter les conséquences fâcheuses de l'atrophie. On sait que les muscles se fortifient par des exercices méthodiques, que chez l'enfant particulièrement, il est possible de développer en les faisant travailler, certains muscles déterminés : c'est là la base rationnelle du traitement par la gymnastique. L'orthopédie cherche en même temps à éviter les déformations imminentes à l'aide d'appareils spéciaux et d'opérations chirurgicales, à redresser les déformations qui se sont faites et à placer les muscles atrophiés dans les conditions les plus favorables à leur exercice. Ces deux méthodes de traitement doivent également être appliquées aussi longtemps qu'elles améliorent l'état du malade, et on les continuera tant que le développement du sujet ne sera pas complet.

Avant que l'électro-thérapie fût soumise aux règles positives que lui ont imposées Duchenne et Remak, l'orthopédie était presque le seul traitement curatif vraiment utile. On sait que l'ouvrage de Jac. Heine (1860) est le résultat des observations prises dans un institut orthopédique. Cet auteur fait remarquer que ces instituts sont surtout peuplés par des malades atteints de paralysie infantile et que l'on peut s'y convaincre que c'est l'orthopédie qui enregistre les meilleurs résultats, lorsqu'elle est employée avec prudence et beaucoup de patience. Les exercices gymnastiques seront déterminés après une analyse exacte des muscles affectés et on cherchera à rétablir la fonction de chacun d'eux par des mouvements actifs et passifs. Les effets obtenus sont surtout favorables lorsque le muscle malade peut être exercé pendant les jeux et les occupations de l'enfant. De plus, les *appareils* et la *ténotomie* rendent de grands services. Ainsi, par exemple, lorsqu'il y a pied équin, la ténotomie redresse le pied et un soulier élevé remédie au raccourcissement de la jambe. Lorsque le genou est trop faible, on peut le soutenir par un appareil. De même, quand le bras est atrophié, l'avant-bras étant plus ou moins intact, on peut appliquer un appareil qui permette au membre de saisir les objets, de manger et même d'écrire. Il n'entre pas dans notre plan de préciser des détails de ce traitement gymnastique et de décrire les nombreux appareils dont il dispose. Chaque cas particulier exige pour ainsi dire un appareil spécial fondé sur les indications que nous avons dites. Nous ne décrirons pas non plus les opérations chirurgicales, qui toujours devront répondre aux données que nous avons exposées [1]. Pour améliorer et guérir les contractures et les déformations, des

---

[1] Voy. les ouvrages spéciaux de chirurgie et d'orthopédie, en particulier les travaux de J. Heine et R. Volkmann, et l'article Orthopédie du *Nouveau Dictionnaire de médecine et de chirurgie pratiques* rédigé par M. Panas.

opérations sont généralement nécessaires : elles n'ont pas seulement pour but de redresser les déformations trop choquantes à l'œil, mais ce qui est plus important, elles mettent encore les muscles dans la possibilité d'agir, et c'est là un but qu'il ne faut jamais perdre de vue dans l'intervention chirurgicale : aussi des opérations qui pourraient entraver l'action musculaire seront-elles en général rejetées. C'est pour cela que Heine condamne les ténotomies qui, pendant un certain temps, mettent les muscles affaiblis dans une inaction absolue. Cet inconvénient est réel ; cependant la ténotomie ne doit pas être rejetée complètement, car elle facilite quelquefois l'action de certains groupes musculaires et parfois même elle seule est capable de le faire : c'est ce qui a lieu notamment, comme nous l'avons dit, dans le pied équin très avancé, lequel rend très difficile le fonctionnement de la jambe et se trouve très amélioré par l'usage d'un soulier à haute semelle. — Ajoutons encore que les *douches*, que les *frictions*, le *massage*, sont des adjuvants utiles du traitement. Notre intention n'est pas de spécifier les moyens qui conviennent à chaque cas particulier : nous avons suffisamment indiqué, tant au point de vue théorique qu'au point de vue pratique, les bases du traitement, et nous pouvons conclure avec Heine que les résultats thérapeutiques sont en somme satisfaisants dans la paralysie infantile, mais que le traitement doit être rationnel et prudent et être généralement continué pendant plusieurs années. Aucune des méthodes curatives que nous avons énumérées ne constitue une panacée, toutes se prêtent un mutuel concours et ce n'est que par leur combinaison bien étudiée que l'on obtient des effets heureux et dignes de la reconnaissance du malade.

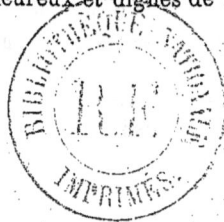

ERRATA

Page 4, ligne 44, *au lieu de :* en même temps, *lisez :* en outre se déversent.
— 4, — 52, *au lieu de :* trouvent, *lisez :* et qui se trouvent.
— 6, — 15, *au lieu de :* ligaments, *lisez :* tiraillements.
— 6, — 36, *au lieu de :* les arcs vertébraux, *lisez :* les lames vertébrales.
— 8, — 31, *au lieu de :* 0^m,40, *lisez :* 0^m,04.
— 8, — 32, *au lieu de :* 0^m,20 à 0^m,30, *lisez :* 0^m,02 à 0^m,03.
— 10, — 23, *au lieu de :* trous nerveux, *lisez :* troncs nerveux.
— 12, — 32, *au lieu de :* les postérieures plus volumineuses, *lisez :* les postérieures sont un peu plus volumineuses.
— 27, — 36, et page 31, *au lieu de :* von der Kolk, *lisez :* van der Kolk.
— 153, note 2, *au lieu de :* exsrophie, *lisez :* exstrophie.
— 232, ligne 36, *au lieu de :* P. Daucé, *lisez :* P. Dauvé.
— 298, note 2, *au lieu de :* Burch, *lisez :* Busch.
— 427, note, *au lieu de :* Souncier, *lisez :* Sonrier.
— 510, ligne 32, *au lieu de :* p. 288, *lisez :* p. 490.
— 577, note 5, *au lieu de :* Moritz, Meyer, *lisez :* Moritz Meyer.
— 579, note 2, *au lieu de :* Bibra und Gast, *lisez :* Bibra und Geist.
— 652, ligne 50, ajoutez le titre : *Symptomatologie générale.*

TABLE ALPHABÉTIQUE

A

Abcès : de la moelle, 504; — par congestion, 165; — par congestion (cause de pachyméningite, 287.

Acéphalie, 145.

Acéphalocystes, 212.

Affections spinales secondaires, 510; — syphilitiques de la moelle, 552; traumatiques de la moelle, 414.

Age (Influence de l') : sur la carie vertébrale, 194; — sur la méningite épidémique, 315; — sur la paralysie infantile, 773; — sur la paralysie pseudo- hypertrophique, 754; — sur l'ataxie, 616; — sur l'atrophie musculaire progressive, 718; — sur la sclérose diffuse, 645; — sur le cancer des vertèbres, 222; — sur les maladies de la moelle en général, 128.

Agénésie de la moelle, 586.

Alcool (maladies de la moelle causées par l'), 567.

Alcoolisme, chronique (cause de pachyméningite hémorrhagique, 298; —(symptômes spinaux de l'), 567.

Altérations : macroscopiques de la moelle en général, 52; — microscopiques de la moelle en général, 54; — séniles de la moelle, 382.

Amaurose : dans la méningite, 311; — dans l'ataxie, 610.

Amblyopie dans la sclérose diffuse, 641.

Ammoniémie dans les maladies de la moelle, 123.

Amyélencéphalie, 144.

Amyélie ou absence de la moelle, 144.

Amyloïdes (corpuscules) : 58; — chez les vieillards, 384; — dans la myélite aiguë, 447; — dans la paralysie infantile, 778; — dans l'atrophie musculaire progressive, 722; — dans la sclérose des cordons postérieurs, 598; — dans la sclérose diffuse,636.

Amyosthénie dans l'hystérie, 361.

Amyotrophies spinales, 704; — consécutives aux maladies aiguës, 536; — deutéropathiques, 757; — (historique des), 704; — protopathiques, 709 (v. atrophie musculaire).

Analgésie dans les maladies de la moelle en général, 36-104.

Anarthrie dans les maladies de la moelle, 126.

Anatomie : générale et normale de la moelle, 1; — pathologique, 50.

Anémie de la moelle, 52 et 372.

Anencéphalie, 145.

Anesthésie : en général), 103; — (mensuration de l'), 103; dans la carie vertébrale, 171; dans l'alcoolisme, 567; — dans l'apoplexie méningée, 278; — dans l'atrophie musculaire progressive, 715; — dans l'empoisonnement par le phosphore, 579; — dans l'ergotisme, 572; — dans les paralysies hystériques, 360; — dans les tumeurs de la moelle, 340; — dans le tabes, 605; — dans le typhus, 535; — partielles, 104, 605, 715; — sans ataxie, 629; — (traitement des) par le courant induit, 135.

Anévrysmes (usure des vertèbres par), 211.

Ankylose : de l'atlas, 209; — (des vertèbres), 200; —

Anomalies des dimensions de la moelle, 147.

Antiphlogistiques : dans la myélite aiguë, 488; — dans la méningite épidémique, 319; — dans la pachyméningite, 297; — dans l'apoplexie méningée, 284; — dans les maladies de la moelle en général, 131; —dans le shock de la moelle, 432.

Aorte : (embolie de l'), 377; (thrombose de l'), 379.

Aphasie dans la méningite épidémique, 310.

Apophyse odontoïde (carie de l'), 183; — (hypertrophie de l'), 208; — (myxosarcome de l'), 225; (luxation de l'), 236; — (fracture de l'), 243.

Apoplexie spinale, 272; — du canal spinal, 273; — du parenchyme de la moelle, 391; — (traitement de l'), 413.

Apoplectiformes (attaques) dans la sclérose diffuse,644.

Appareil digestif (paralysies consécutives à des maladies de l'), 519.

Appareils (emploi des): dans la paralysie infantile,785; — le mal de Pott, 196.

Arachnoïde : (anatomie de l'), 5; — (hémorrhagie de l'), — 272; (inflam. de l'), 301; — (tumeurs de l'), 328.

Armes à feu : (blessures de la moelle par), 418; — (déchirures de la moelle par), 415; — (fractures de la colonne vertébrale par), 258.

Arsenic (emploi de l') : dans les affections de la moelle en général, 132; — dans le tremblement sénile, 388. — (paralysie causée par l'), 578.

Arthrite déformante des vertèbres, 200.

Arthritis myelitica (Remak), 119.

Arthropathies (des en général), 119; — dans la méningite épidémique, 312; — dans l'ataxie, 612; — dans l'atrophie musc. progr., 717; — dans la paralysie infantile, 770.

Ataxie : aiguë, 503; — en général, 83; —locomotrice progressive, 595; — dans l'alcoolisme, 84-568; — dans la sclérose des cordons postérieurs, 602; — dans la pellagre, 573; — dans l'hystérie, 85; — dans la sclérose diffuse, 642; — consécutive à la variole, 544; — consécutive au typhus, 538; — consécutive aux affections de la protubérance, 85; — sans troubles de la sensibilité, 629.

Atélomyélie ou développement incomplet de la moelle, 145.

Atlas: (carie de l'),183; —(ankylose de l'), 205; — (luxation de l'), 236; — (fractures de l'), 243.

Atrophie de la moelle, 587; — chez les amputés, 589; — secondaire, 588; — sénile, 383; — partielle, 589.

Atrophie des cellules nerveuses : dans la paralysie bulbaire progressive, 745; — dans la paralysie infantile, 777; — dans l'atrophie musculaire progressive, 722; — dans la vieillesse, 384; — dans la sclérose des cordons latéraux, 680; — en général, 56.

Atrophie des fibres nerveuses : dans la paralysie bulbaire progressive, 745; — dans l'atrophie musculaire progressive, 722; — dans la sclérose diffuse, 636; — dans la sclérose des cordons postérieurs, 598; — en général, 54.

Atrophie des parties paralysées : consécutive au typhus,536; — dans la paralysie bulbaire progressive, 743; — dans la paralysie infantile, 769; — dans l'apoplexie de la moelle, 412; — dans l'ataxie, 612; — dans l'atrophie musculaire progressive, 722; — dans la méningite, 759; — dans la myélite aiguë, 479; — dans la sclérose diffuse, 639; — dans l'ergotisme, 573; — dans l'intoxication par le plomb, 575; — dans les tumeurs de la moelle, 343; — en général, 76; —(relations de l') avec l'atrophie des cornes antérieures, 77-722-757; — (relations de l') avec l'atrophie des racines nerveuses, 90- 721-758; — secondaire, 757.

Atrophie musculaire, 76-90-704; — dans la syringo-myélie, 703; — (formes héréditaires, de l'), 747.

Atrophie myosclérosique, 751; — (v. pseudo-hyper-trophique (paralysie).

Atrophie musculaire progressive, 710; — anatomie pathologique, 719; — étiologie, 718; — durée et marche, 717; — symptomatologie, 711; — pronostic, 725; — pathogénie, 727; — traitement, 725.

Atrophiques (paralysies), 76.

Azotate d'argent (emploi de l') : dans les maladies de la moelle en général, 132; — dans la sclérose des cordons postérieurs, 621.

Bains (emploi des) : dans la carie vertébrale, 197; — dans l'arthrite déformante, 206; — dans la ménin-gite épidémique, 321; — dans la myélite aiguë, 490 — dans la pachyméningite, 297; — dans la paraly-sie infantile, 783; — dans la sclérose des cordons postérieurs, 621; — dans les maladies de la moelle en général, 133; — dans les paralysies consécutives aux maladies aiguës, 549; — dans les paralysies dyspeptiques, 367; — dans les paralysies hystéri-ques, 364; — dans les paralysies saturnines, 578; — dans l'irritation spinale, 371.

B

Belladone (emploi de la) dans les maladies de la moelle, 132.

Blennorrhagie (paralysies consécutives à la), 517.

Bulbe (v. moelle allongée), — (sclérose du), 673.

Bulbaire (paralysie) aiguë, 467; — dans la syringo-myélie, 703; — par compression causée par une tumeur du cervelet, 465; — chronique, 673; — pro-gressive, 735; — relations avec l'atrophie muscu-laire progressive, 715, 749, 744.

C

Calculs vésicaux (paralysies causées par des) 517.

Canal central de la moelle, 14; — (dilatation du) 147; — (dilatation du) dans la paralysie agitante, 82.

Canal vertébral, 3; — rétrécissement du, 206.

Cancer des méninges rachidiennes, 328; — (hémato-myélie consécutive au), 395; — (myélite consécu-tive au), 221, 462; — v. aussi compression et para-plégie douloureuse.

Cancer des vertèbres, 218; — (étiologie du), 222; — (symptômes du), 320.

Cantharides (paralysies consécutives à l'ingestion de), 517.

Carbone (oxyde de) (paralysies causées par l'), 570; — (sulfure de) (paralysies causées par le), 571.

Carie : des vertèbres en général, 160; — des v. cer-vicales supérieures, 183; — des v. dorsales, 178; — des v. lombaires, 182; — marche et terminaison, 191; — complications, 191; — étiologie, 194; — traitement 194.

Cautère actuel (emploi du) : dans la myélite, 488; dans la sclérose des cordons postérieurs, 620; — dans le mal de Pott, 194.

Cautères potentiels (emploi des) : dans la sclérose des cordons postérieurs, 620; — dans le mal de Pott, 194; — dans les maladies de la moelle en général, 134.

Cellules nerveuses centrales, — anatomie, 23; — anatomie pathologique, 55; — (atrophie sénile des), 384; — (altération des) dans la paralysie bulbaire progressive, 745; — dans la paralysie infantile, 778; — dans l'atrophie musculaire progressive, 722, dans la sclérose diffuse, 636; — dans le ramollis-sement rouge, 446.

Centre : cilio-spinal, 48; — de la déglutition, de respiration, 84; — de perception de la moelle, 41; — génio-spinal, 48.

Centres réflexes, 33; — trophiques dans les cornes antérieures, 77.

Céphalalgie : dans la méningite épidémique, 307; — dans la sclérose diffuse, 644; — dans les maladies de la moelle en général, 101; — dans les paralysies hys-tériques, 361; — épidémique, 304.

Cérébro-spinitis, 304; — v. méningite cérébro-spi-nale.

Cervelet (affection du) en général, 85.

Chemins de fer (accidents de) causes de commotions de la moelle, 425.

Chemosis dans la méningite épidémique, 311.

Chloroforme (analgésie causée par le), 104.

Chlorose (paralysies causées par la), 373.

Chlorure d'or et de sodium (emploi du) : dans les ma-ladies de la moelle en général, 132; — dans la sclé-rose des cordons postérieurs, 621.

Choléra (paralysies consécutives au), 542.

Chondrome du canal vertébral, 329.

Chorée : dans l'empoisonnement par l'oxyde de car-bone, 570; — en général, 87; — épidémique, 129; — hystérique, 362; — (siège anatomique de la); 88.

Cilio-spinal (centre), 48.

Cœur (action de la moelle sur le), 47.

Colonne vertébrale (altérations séniles de la), 200; — anatomie, 1; — anatomie pathologique, 157; — exos-toses, 207; — carie, 160; — carcinome, 218; — fractu-res, 238; — hydatides, 212; — plaies par armes à feu, 258.

Colonnes de Clarke ou vésiculaires 13 (atrophie des) : dans la paralysie bulbaire progressive, 745; — dans l'atrophie musculaire progressive, 722; — dans la sclérose des cordons postérieurs, 598.

Commissures antérieure et postérieure de la moelle, 14; — croisement des fibres nerveuses dans la com-missure blanche antérieure, 37.

Commotions de la moelle, 420; — de la moelle allon-gée, 427; — (accidents consécutifs des), 424; — sui-tes d'accidents de chemin de fer, 425.

Compression de la moelle : dans le mal de Pott, 163-170; — dans les fractures des vertèbres, 239; — dans les luxations des vertèbres, 232; — en géné-ral, 414; — (myélite par), 459; — par les tumeurs, 221-330; — (paraplégie par), 66.

Conduction nerveuse dans la moelle, 34; — (diminu-tion de la), 109; — v. transmission.

Congestion, v. hypérémie.

Connexion et trajet des fibres nerveuses dans la moelle, 27.

Conscience musculaire (paralysie de la), 109.

Constipation : dans la méningite épidémique, 308; — dans la myélite, 480; — dans les maladies de la moelle en général, 121; — (douleur dorsale occa-sionnée par la) habituelle, 358.

Constrictives (douleurs), v. douleurs.

Contagion : nerveuse, 129; — de la méningite épidé-mique, 315.

Contractilité électrique (état de la) : dans la myélite aiguë, 478; — dans la myélite du renflement lom-baire, 456; — dans la paralysie faciale, 71; — dans la paralysie infantile, 768; — dans la paralysie spinale aiguë, 498-501; — dans l'apoplexie de la moelle, 411; — dans l'atrophie musculaire progres-sive, 712; — dans la sclérose diffuse, 643-656; — dans la sclérose des cordons postérieurs, 90-601; — dans le mal de Pott, 171; — dans les paralysies diphtéritiques, 533; — dans les paralysies saturni-nines, 574; — dans les parties paralysées en géné-ral, 92.

Contractilité réflexe, 94; — dans la myélite, 478; — dans la sclérose des cordons postérieurs, 603; — (essai de la), 94.

Contractions fibrillaires, 100; — dans l'atrophie mus-culaire progressive, 713; — dans les fractures des vertèbres, 243.

Contractions spasmodiques : dans la myélite aiguë;

477 ; — spontanées dans les tumeurs de la moelle, 348; — des méninges rachidiennes, 341.

Contracture hystérique permanente (Charcot). 478

Contractures : dans la méningite, 308; — dans la paralysie infantile, 771 ; — dans la sclérose des cordons latéraux, 682; — dans la sclérose diffuse, 643; — dans le mal de Pott, 171; — dans le ramollissement aigu de la moelle, 477 ; — dans les maladies de la moelle en général, 96; — dans les paralysies hystériques, 361 ; — dans les paralysies saturnines, 575; — dans les tumeurs des méninges, 342 ; — rares dans la sclérose des cordons postérieurs, 714; — (traitement des) par le courant continu, 134; — par le courant induit, 138.

Contusions de la moelle, 414; — causes de myélite aiguë, 486; — causes de tumeurs intrarachidiennes, 344; érections (dans les), 122; — hémorrhagies (dans les). 397; — herpès (dans les), 617; — pouvoir réflexe exagéré (dans les) 78 ; — de la moelle allongée, 427.

Convulsions, 77; — au début de la paralysie infantile, 766; — cloniques, 99; — en général, 99; — épileptiformes dans l'apoplexie de la moelle allongée, 399; — dans la méningite, 310; dans l'ergotisme, 573; — dans les fractures des vertèbres, 242.

Coordination dans la moelle, 42; — (troubles de la), 83; v. ataxie.

Copahu (paralysies dues au), 572.

Cordons antérieurs, 12; — (physiologie des), 36; (v. paralysie générale spinale antérieure), 69 et paralysie spinale aiguë, 497.

Cordons de Goll. Anatomie, 12; — (altération des), dans la myélite ascendante, 452 ; — dans la dégénération de Türck, 583; — séniles, 385.

Cordons latéraux. Anatomie, 12; — (altérations des) dans l'hystérie (Charcot), 360; — dans la sclérose des cordons postérieurs, 599 ; — dans la sclérose symétrique des cordons latéraux, 679; — (physiologie des), 36; — siège de prédilection de la myélite descendante, 452; — de la dégénération descendante de Türck, 580; — (sclérose symétrique des) 678.

Cordons postérieurs : Altération de la sensibilité tactactile (après la lésion des), 605; — (altérations des) dans la sclérose centrale, 696; — (dégénération des) dans l'ataxie aiguë, 504; — (dégénération grise des) ou ataxie locomotrice, 595; — (dégénération secondaire des), 583; — (physiologie des), 35.

Cornes antérieures (altérations des) : dans la paraplégie infantile, 777; — dans la sclérose des cordons postérieurs, 597; — dans l'atrophie musculaire progressive, 722; — dans la vieillesse, 384; — dans les amyotrophies, 707 ; — (anatomie des) 13-15.

Cornes postérieures. Anatomie, 13-15 ; — leur altération dans la sclérose postérieure, 599.

Cornes postérieures supplémentaires, 19.

Corps granuleux : dans la dégénération de Türck, 581 — dans la myélite aiguë, 447; — dans la sclérose diffuse, 636 ; — dans l'atrophie musculaire progressive, 722; — dans l'atrophie sénile de la moelle, 385; — dans le cerveau et la moelle des nouveau-nés, 57; — dans les maladies de la moelle en général, 56.

Corpuscules amyloïdes (v. amyloïdes).

Couche corticale de la moelle, 14.

Courbures de la colonne vertébrale, 2 ; — (v. cyphose pour les courbures anormales).

Couleur : des portions altérées de la moelle, 53; — des téguments dans les maladies de la moelle, 113.

Crétification : des cellules nerveuses de la moelle, 55 ; — des fibres nerveuses, 56; — des vaisseaux, 16).

Cri hydrencéphalique dans la méningite, 308.

Crises : bronchiques dans la sclérose des cordons postérieurs, 613; — gastriques en général, 121; — dans la myélite, 482; — dans la sclérose des cordons postérieurs, 613; — dans la sclérose diffuse, 644.

Croisement : des fibres sensitives, 37; — des transmissions dans la moelle, 36.

Cylindre-axe : histologie, 22; — sclérose et hypertrophie dans la sclérose diffuse, 637.

Cyphose dans la carie des vertèbres dorsales, 161 ; — cyphose sénile, 201.

Cysticerques du canal vertébral, 212.

Cystite : cause de paralysies, 517; — dans la carie vertébrale, 192; — dans la myélite du renflement lombaire, 456; — dans l'apoplexie méningée, 284; — dans la sclérose des cordons postérieurs, 611; — dans les fractures des vertèbres, 255; — dans les maladies de la moelle en général, 123; — rare dans méningite épidémique ; 312; — (traitement de la), 141.

D

Déchirures de la moelle, 414.

Décubitus : dans la carie vertébrale, 192; — dans la myélite aiguë, 457; — dans l'apoplexie méningée, 283; — dans la sclérose des cordons postérieurs, 611; — dans les fractures des vertèbres, 255; — dans les maladies de la moelle en général, 117; — dans les tumeurs intrarachidiennes, 343; — (traitement du), 141.

Dégénération chronique progressive de la moelle à la suite de contusions, 424.

Dégénération grise de la moelle ou sclérose, 590; — des cordons latéraux, 678; — des cordons postérieurs, 595.

Dégénération secondaire de Türck, 579; — ascendante, 583-595; — descendante, 580-595; — consécutive à la myélite, 453-459; — consécutive aux affections cérébrales, 125.

Dégénérescence cireuse des muscles : dans la méningite, 305; — dans la paraplégie infantile,

Dégénérescence graisseuse : de la moelle, 448; — des muscles (v. lipomatose), 776.

Dégénérescence sénile des artères de la moelle, 385.

Déglutition (troubles de la) : dans la méningite, 310; — dans la paralysie bulbaire progressive, 742; — dans la paralysie générale spinale antérieure, 70 ; dans le mal de Pott, 166-184; — dans les fractures de la colonne vertébrale, 247; — dans les maladies de la moelle en général, 120.

Deiters (cellules de), 26; — dans la myélite aiguë, 448; — dans la sclérose diffuse, 638.

Délire : dans la méningite, 307; — dans la sclérose des cordons postérieurs, 611.

Démangeaisons dans les maladies de la moelle, 103.

Dentition : (hyperémie des méninges dans la), 268; — (paralysie de), 765.

Développement : de la moelle, 18; — incomplet de la moelle (atélomyélie), 145.

Diabète : (paralysies consécutives au), 551; — consécutif à une chute sur la tête, 428.

Diagnostic des maladies de la moelle en général, 127.

Diarrhée : (paralysies consécutives à la), 520; — dans la méningite épidémique, 311; — dans le ramollissement aigu spontané, 482; — dans les maladies de la moelle en général, 49-121.

Diastématomyélie, 146.

Difformités dans la paralysie infantile, 770.

Diphtéritique : (ataxie), 533; — (atrophie), 76; — (paralysie), 532; — (paralysie ascendante), 70; — (paralysie musculaire progressive) (parésie), 533.

Diplégie brachiale, 69; — dans l'apoplexie méningée, 279 ; — dans la myélite aiguë, 476; — dans la spondylite, 179; — dans les fractures des vertèbres, 247.

Diplégiques (contractions), 94; — dans l'atrophie musculaire progressive, 713.

Diplomyélie ou moelle double, 147.

Diplopie : dans la sclérose diffuse, 641 ; — dans la sclérose des cordons postérieurs, 610.

Distribution des nerfs à la périphérie, 30.

Douleurs : dans la méningite épidémique, 300 ; — dans la myélite, 480 ; — dans la myélo-méningite, 506 ; — dans l'apoplexie de la moelle, 411 ; — dans l'apoplexie méningée, 278 ; — dans la sclérose des cordons postérieurs, 614 ; — dans le cancer, 220 ; — dans le mal de Pott, 167 ; — dans l'irritation spinale, 352 ; — dans les névralgies, 102 ; — dans les maladies de la moelle en général, 101 ; — dans les tumeurs intrarachidiennes, 342.

Drastiques : (emploi des) dans la myélite, 489 ; — (paralysies causées par l'abus des), 521.

Durcissement de la moelle, 51-444.

Dure-mère spinale : anatomie 4 ; — hémorrhagies, 271 ; — inflammations, 285 ; — tumeurs, 328 ; — (v. aussi pachyméningite), 291.

Dysentériques (paralysies), 520.

Dysesthésie (Charcot), 657.

Dysurie : dans l'apoplexie méningée, 284 ; — dans le mal de Pott, 192.

E

Échinocoques : de la dure-mère, 329 ; — des vertèbres, 212.

Électricité (action de l') : sur les muscles, 92 ; (emploi thérapeutique de l') : dans la myélite aiguë, 490 ; — dans la paralysie bulbaire progressive, 747 ; dans la paralysie infantile, 783 ; — dans l'atrophie musculaire progressive, 726-750 ; — dans la sclérose des cordons postérieurs, 622 ; — dans le mal de Pott, 198 ; — dans les maladies de la moelle en général, 134 ; — dans les paralysies consécutives aux maladies aiguës, 549 ; — dans les paralysies hystériques, 364 ; — dans les paralysies saturnines, 578 ; — dans les paralysies réflexes, 528.

Électrisation : dans les affections spinales, 134 ; — par le courant continu, 135 ; — par le courant induit, 134.

Embolie : de l'aorte avec production de paralysies, 376 ; — de la moelle, 380.

Émotionnelle (paralysie), 130-432-486.

Empoisonnements (maladies de la moelle par), 566.

Encéphalite : consécutive à la méningite épidémique, 318 ; — congénitale, 764.

Enchondrome du canal vertébral, 329.

Endocardite dans la méningite épidémique, 312-317.

Entre-croisement des pyramides, 19.

Entozoaires de la moelle, 212.

Enveloppes : de la moelle, 1 ; — membraneuses, 3 ; — osseuses, 1 ; — (maladies des), 157.

Épidémies de méningite cérébro-spinale, 304.

Épilepsie : (élévation de la température dans l'), 116 ; — (paralysies dans l'), 78 ; — par chute du occiput, 427 ; — par ergotisme, 573 ; — par fracture des vertèbres, 255 ; — par rétrécissement du trou occipital, 209.

Épilepsie réflexe, 81.

Épilepsie spinale (de l'), 78 ; — dans la myélite, 477 ; — dans l'ataxie, 603 ; — dans la sclérose en plaques, 641.

Équilibre : (sens de l') dans la sclérose des cordons postérieurs, 608 ; — dans les maladies de la moelle en général, 108.

Érection : (centre de l'), 48 ; — dans la contusion de la moelle, 421 ; — dans l'apoplexie méningée, 278 ; — dans les fractures des vertèbres, 242 ; — dans les maladies de la moelle en général, 421.

Ergotine (emploi de l') : dans la myélite aiguë, 488 ; — dans la sclérose des cordons postérieurs, 621 ; — dans les maladies de la moelle en général, 132 ; — dans les paralysies consécutives aux maladies aiguës, 549 ; — (empoisonnement par l'), 572.

Ergotisme, 572.

Érysipèle (paralysie consécutive à l'), 545.

Érythème : noueux dans la pellagre, 574 ; — (paralysies consécutives à l'), 515.

Essai de la force musculaire, 88.

État nerveux, 355.

État puerpéral : (ataxie aiguë consécutive à l'), 504 ; — (névrite consécutive à l'), 546 ; — (paralysie spinale consécutive à l'), 545.

Étiologie des maladies de la moelle en général, 128.

Exanthèmes : dans l'apoplexie de la moelle, 411 ; — dans les maladies de la moelle en général, 117 ; — (paralysies consécutives aux) aigus, 513.

Exostose de la colonne vertébrale, 207.

Extension (son emploi dans le traitement du mal de Pott), 196.

F

Faiblesse : paralytique, 64, 89 ; — sénile ou musculaire ; progressive des vieillards, 388.

Fer (emploi des préparations de) : dans la myélite, 488. — dans l'arthrite déformante des vertèbres, 206 ; — dans le mal de Pott, 197 ; — dans les maladies de la moelle en général, 132 ; — dans les paralysies chlorotiques, 374 ; — dans les paralysies consécutives aux maladies aiguës, 549.

Fibres nerveuses centrales. Anatomie, 21 ; — anat. path., 55 ; — (trajet des) dans la moelle, 27 — dans le bulbe, 29.

Fibres nerveuses vaso-motrices, 47.

Fièvre cérébrale, v. méningite épidémique.

Filum terminale, 5, 17.

Foie (affections du) : causes de paralysies vaso-motrices, 64 ; — (tuméfaction trouble des éléments du) dans la méningite épidémique ; 305.

Force de contraction, 89.

Force musculaire (essai de la), 89 ; — dans la sclérose des cordons postérieurs, 601-608.

Formation réticulaire, 21.

Foudre : (paralysies causées par la), 434 ; — (shok causé par la), 433.

Fourmillements : à la suite de spermatorrhée, 371 ; — dans la congestion de la moelle, 270 ; — dans la myélite aiguë, 481 ; — dans l'apoplexie méningée, 278 ; — dans la sclérose diffuse, 643 ; — dans la syringo-myélie, 703 ; — dans l'ataxie, 605 ; — dans l'ergotisme, 573 ; — dans les maladies de la moelle en général, 102 ; — dans les tumeurs de la moelle, 342 ; — rares dans la méningite épidémique, 309.

Fractures : de la colonne vertébrale, 238 ; — des vert. cervicales, 243 ; — dorsales, 248 ; — lombaires, 250 ; — diagnostic, 252 ; — marche, 254 ; — traitement, 255, — fractures par armes à feu, 258.

Frayeur, cause de paralysie, 130.

Frictions : dans l'arthrite déformante des vertèbres, 206 ; — dans la sclérose des cordons postérieurs, 623 ; — dans les maladies de la moelle en général, 132.

Froid : (emploi thérapeutique du) v. glace, — (influence (sur l'étiologie de l'atrophie musculaire prog., 749 ; — paralysies produites par le), 502 ; (v. refroidissement).

Fulgurantes (douleurs) : dans la sclérose des cordons postérieurs, 604 ; — dans la sclérose diffuse, 643 ; — v. douleurs.

G

Ganglions spinaux, 12 ; — (structure des), 27.

Gangrène : dans l'ergotisme, 572 ; — dans les maladies de la moelle en général, 118.

Génitaux (symptômes fournis par les organes) : dans la myélite aiguë, 480 ; — la myélite chronique, 657 ; — la sclérose des cordons postérieurs, 609 ; — les maladies de la moelle en général, 122. — (v. érection et menstruation).

Génito-spinal (centre), 48.

Glace (emploi de la) : dans la méningite épidémique, 320 ; — dans la myélite, 488 ; — dans l'apoplexie méningée, 284 ; — dans le mal de Pott, 196 ; — dans les maladies de la moelle en général, 131.

Gliôme de la moelle, 346.

Gluge (corps inflammatoires de), 437.

Glycosurie : dans la méningite, 312 ; —dans les affections de la moelle allongée, 428.

Gommes de la moelle, 554.

Goût (perte du) dans la méningite épidémique, 311.

Goutte vertébrale, 200.

Groupes des cellules nerveuses dans la moelle, 16.

Gymnastique médicale (emploi de la) : dans la myélite aiguë, 490 ; — la paralysie infantile, 783, 786 ; —l'atrophie musculaire progressive, 725-756 ; — les maladies de la moelle en général, 134 ; — les paralysies consécutives aux maladies aiguës, 549 ; — les paralysies dyspeptiques, 522.

H

Helminthes (paralysies occasionnées par les), 521.

Hématomyélie, 403.

Hématorrhachis, 272.

Hemiparaplégie spinale, 72 ; — dans la myélite dorsale, 469.

Hémiplégie dans la méningite épidémique, 311.

Hémiplégie spinale, 71 ; — par tumeurs des méninges rachidiennes, 342.

Hémorrhagies accessoires, 395.

Hémorrhagies dans le parenchyme de la moelle, 391 ; — anatomie pathologique, 391 ; — étiologie, 395 ; — diagnostic, 412 ; — marche, 412 ; — symptomatologie, 410 ; —terminaisons, 412 ; —traitement, 413.

Hémorrhagies : dans le parenchyme ramolli de la moelle, 409 ; — de la dure-mère, 271 ; — de la moelle allongée, 398. — de l'arachnoïde, 272.

Hémorrhagies des méninges rachidiennes : autour de la dure-mère, 271 ; —dans la cavité arachnoïde, 272 ; — par immigration, 273 ; —spontanées, 274 ; —traumatiques, 274.

Hémorrhagies : (paralysies consécutives aux), 374 ; — par diminution de la pression atmosphérique, 395. — spontanées, 397 ; — traumatiques, 397.

Hémorrhoïdes (irritation spinale causée par les), 358.

Héréditaires (formes) de l'atrophie musculaire progressive, 747.

Hérédité : dans la méningite tuberculeuse, 323 ; — dans l'atrophie musculaire progressive, 747 ; — dans la paralysie pseudo-hypertrophique, 754 ; — dans la sclérose diffuse, 222 ; — dans la sclérose des cordons postérieurs, 616 ; — dans les affections de la moelle en général, 129.

Herpès : dans la méningite, 312 ; — la myélite aiguë, 479 ; l'atrophie musculaire progressive, 717 ; — la sclérose des cordons postérieurs, 611 ; — les maladies de la moelle en général, 117 ; — l'intoxication par l'oxyde de carbone, 570.

Holtz (machine électrophore de) 141.

Huile de foie de morue (emploi de l') : dans la myélite aiguë, 490 ; — la sclérose postérieure. 725 ; — le mal de Pott, 197 ; — les maladies de la moelle en général, 132 ; —les paralysies consécutives aux maladies aiguës. 549.

Hydatides, v. Échinocoques.

Hydrocèle (paraplégie consécutive à l'), 518.

Hydroméningocèle, 150.

Hydromyélie, 147, 688.

Hydropisie rachidienne, 266.

Hydrorhachis : externe, 265 ; — congénitale, 150 ; — dehiscens, 265 ; — incolumis, 265 ; — interne, 150 ; — kystique interne, 150.

Hyperalgésie, 102 ; — dans la carie vertébrale, 172.

Hypérémie : de la moelle (anatomie pathologique de l'), 52 ; — des méninges rachidiennes, 268 ; — du parenchyme de la moelle, 352.

Hyperesthésie : dans l'alcoolisme chronique, 568 ; — dans la méningite, 288, 309 ; — dans la myélite aiguë, 480 ; — dans la myéloméningite, 506 ; — dans la pachyméningite, 288-291 ; — dans l'apoplexie méningée. 278 ; — dans la sclérose des cordons postérieurs, 605 ; — dans la sclérose diffuse, 656 ; — dans l'atrophie musculaire progressive, 715 ; — dans le mal de Pott, 193 ; — dans le typhus, 537 ; — dans l'irritation spinale, 357-368 ; — dans les fractures des vertèbres, 250 ; — dans les maladies de la moelle en général, 101-102 ; — dans les tumeurs intrarachidiennes, 343.

Hypertrophie : dans la myélite, 479 ; —dans la paralysie pseudo-hypertrophique, 753 ; — dans l'atrophie musculaire progressive, 656 ; — dans les tumeurs intrarachidiennes, 343 ; — de la névroglie, 59 ; — de la peau, 117 ; — des cellules nerveuses, 55 ; — des muscles, 91-115 ; — des os après la section des nerfs, 119 ; — du tissu adipeux, 116.

Hypertrophie musculaire lipomateuse, 751 ; — v. pseudo-hypertrophique (paralysie).

Hystérie : (ataxie dans l'), 362 ; — (contractures dans l'), 359 ; — (paralysies dans l'), 360 ; — combinée avec l'irritation spinale, 358.

I

Incontinence : de l'urine, 123 ; — des matières, 122 ; — (traitement de l'), 141.

Infantiles (paralysies), 761-765 : — v. paralysie spinale infantile et paralysies infantiles.

Inflammation chronique : de la pie-mère, 326 ; — de l'arachnoïde et de la pie-mère rachidiennes. 301 : — de la dure-mère spinale, 285 ; — des méninges, 285.

Intermittentes (paralysies) 68, 379.

Iodure de potassium (emploi de l') : dans la méningite épidémique, 322 ; — dans la myélite aiguë, 489-490 ; dans la myéloméningite. 510 ; — dans la paralysie infantile, 782 ; — dans l'apoplexie méningée, 284 ; — dans l'arthrite déformante. 206 ; — dans l'atrophie musculaire progressive, 725 ; — dans la sclérose des cordons postérieurs. 620 ; — dans le mal de Pott, 197 ; — dans les affections syphilitiques de la moelle, 566 ; — des vertèbres, 200 ; — dans les maladies de la moelle en général. 132 ; — dans les paralysies consécutives aux maladies aiguës, 549 ; — dans les paralysies saturnines, 578.

Irido-choroïdite dans la méningite. 311.

Irritabilité mécanique : (augmentation de l'), 94 ; —dans la myélite aiguë, 479 ; — intacte dans la sclérose des cordons postérieurs, 601.

Irritation spinale : 358 ; — abdominale, 364 ; — anémique, 368 ; — (historique de l'). 358 ; — hypochondriaque, 364 ; — hystérique, 358 ; — par pertes séminales, 368.

Ischémie de la moelle, 372.

Ischémiques (paralysies), 68-376.

K

Kystes dans la moelle : à la suite de myélite, 450 ; — par hypertrophie de l'épendyme, 697.

Kystiques (formations) au centre de la moelle, 688.

L

Leucomyélite, 709.

Ligaments intervertébraux, leur épaississement, 208.

Lipomatose musculaire, 91, 116, 751 ; — dans la paralysie bulbaire progressive, 742 ; — dans la paralysie infantile, 770 ; — dans l'atrophie musculaire progressive, 711.

Lipome du canal vertébral, 329.

Liquide céphalo-rachidien ou de Cotugno : (augmen-

tation acquise du), 266; — (augmentation congénitale du), 150.

Longueur du travail musculaire dans les maladies de
la moelle en général, 89.

Luxations : des vertèbres, 230; —dans la paralysie
infantile, 770; — dans le mal de Pott, 162-185; —
des dernières cervicales, 232; — des deux cervicales supérieures, 235.

Lymphatiques de la moelle, 18.

M

Main en griffe, 99, 712.

Maladies chroniques (paralysies consécutives aux), 550.

Maladies de la moelle par empoisonnements, 566.

Mal de Pott, 160; (v. carie des vertèbres).

Maladie d'Aran, 710; — (v. atrophie musculaire progressive).

Marche des malades : atteints de maladies de la moelle
en général, 90; — de myélite, 476, 527; — de sclérose
diffuse, 90, 642; — de sclérose des cordons postérieurs, 602.

Marche des maladies de la moelle en général, 129.

Méninges rachidiennes : anatomie, 3; — (altérations
sans application clinique des), 263; — (congestions
et hypérémies des), 268; — (diagnostic des maladies
des), 267; — (hémorrhagies des), 271; — (inflammations des), 285; — (tumeurs des), 328.

Méningite : abortive, 307; — aiguë 307; — cérébrale
dans les blessures des vertèbres par armes à feu
302.

Méningite cérébro-spinale épidémique, 303; — (anatomie pathologique de la), 305; — (complication d
la), 317; — (historique de la), 308; — (symptômes
de la), 306; — (traitement de la), 319.

Méningite : cérébro-spinale sporadique, 303; — cérébro-spinale tuberculeuse, 323; — chronique, 326; —
dans la myélite aiguë, 487; — dans les contusions de
la moelle, 424; — dans les maladies aiguës, 505; —
foudroyante, 307; — sidérante, 306; — spinale et
cérébro-spinale exsudative, 301; — syphilitique,
553; — suraiguë, 306.

Méningocèle, 150.

Menstruation (état de la) : dans la myélite, 780; —
dans la sclérose des cordons postérieurs, 609; —
(influence de la) sur les paralysies hystériques, 361;
— supprimée par suite d'apoplexie méningée, 274;
— d'hématomyélie, 408.

Mercure (emploi du) : dans la méningite épidémique,
320; — dans la myélite aiguë, 488; — dans l'apoplexie méningée, 284; — dans la sclérose des cordons
postérieurs, 620; — dans les affections syphilitiques
de la moelle, 566; — des vertèbres, 200; — dans les
maladies de la moelle en général, 132; — (tremblement causé par le), 83.

Météorisme : dans la méningite, 311; — dans les maladies de la moelle en général, 121.

Méthodes pour l'examen de la moelle, 50.

Modération de l'action réflexe, 40; — dans le shock,
430.

Moelle allongée : anatomie, 18; — (apoplexies de la),
398; — (commotions de la), 427; — (compression
de la) par des tumeurs, 405; — (ralentissement de
la conduction motrice dans les affections de la), 142

Moelle épinière : (anatomie normale de la), 10; — configuration extérieure, 10; — intérieure, 12; — (physiologie de la), 133; — (structure intime de la), 21·

Morphine : augmente le pouvoir réflexe, 77; — (emploi de la) dans la méningite épidémique, 321; —
dans la sclérose des cordons postérieurs, 624; —
dans les maladies de la moelle en général, 132.

Motilité (conduction de la) : dans la moelle, 34; —
(croisement de l.) dans la moelle, 36; — ralentis
sement de la conduction motrice, 109.

Mouvement : (transmission du) dans la moelle, 34; —
(ralentissement de la transmission du), 109.

Mouvements associés, 100.

Moxas (emploi des) : dans le mal de Pott, 194; — dans
les affections spinales en général, 131.

Muscles (anatomie pathologique des) : dans les affections spinales; — voyez amyotrophies et atrophie
musculaire; — (influence de la moelle sur les) involontaires, 47.

Mydriase : dans la carie des vertèbres cervicales inférieures, 179; — dans leur luxation, 232.

Myélite aiguë : (anatomie pathologique de la), 422;
— dans la méningite épidémique, 318; — dans la syringomyélie, 691; — dans le cancer des vertèbres,
221, 227, 332, 336, 462; — dans le mal de Pott, 177,
462; — dans les contusions de la moelle, 423; —
dans les hémorrhagies de la moelle, 392; — dans
les fractures des vertèbres, 239-242; — dans les
luxations des vertèbres, 232; — dans les tumeurs
intra-rachidiennes, 221, 227, 332, 336, 464; — (étiologie de la), 484; — (extension de la), 452; —
(marche de la), 482; — (symptômes de la), 453; —
(pronostic de la), 482; — (traitement de la), 488; —
(rapports de la) avec la sclérose, 475, 593; — sans
ramollissement, 496.

Myélite : annulaire, 678; — apoplectique, 475; —
ascendante, 452, 501; — centrale ou généralisée, 438;
— bulbaire chronique, 633, 673; — chronique, 590,
(v. sclérose diffuse), 633; — chronique cervicale, 663;
— chronique proprement dite, 652; (v. sclérose spinale, 652); — congénitale, 764; — de la moelle allongée, 467; — des cornes antérieures, 439; — diffuse,
474; — disséminée, 439; — dorsale, 469; — du renflement cervical, 667; — du segment dorsal, 660; —
expérimentale, 440; — granuleuse, 437; — hyperplastique, 438-497; — par compression, 221, 227,
332, 336, 459, 464; — périphérique, 678; — subaiguë,
496; — suppurée, 504; — traumatique, 423-453.

Myélomalacie (v. ramollissement).

Myélo-méningite aiguë, 505.

Myopathiques (paraplégies), 64.

Myxome : de la colonne vertébrale, 225; — de la
moelle, 346; — des méninges rachidiennes, 329.

N

Narcotiques. Leurs indications dans la méningite
épidémique, 321; — dans la paralysie hystérique,
364; — dans le tabes, 624; — dans les affections
spinales en général, 132.

Néphrite (paralysies consécutives à la), 516.

Nerf acoustique : origine dans la moelle allongée, 21.

Nerf facial (irritation du) : dans la méningite épidémique, 310; — (origine du), 21; — (paralysie du) dans
la paralysie bulbaire progressive, 742-745; — dans
la sclérose des cordons postérieurs, 610; — dans
le typhus, 535.

Nerf glosso-pharyngien : son origine dans la moelle
allongée, 21.

Nerf grand hypoglosse : Origine, 21; — sa participation à la paralysie bulbaire progressive, 741, 745.

Nerf oculo-moteur commun : sa participation dans la
méningite, 310.

Nerf oculo-moteur externe : son origine dans la
moelle allongée, 21.

Nerf optique : son atrophie dans le tabes et la sclérose, 126, 597, 610, 639.

Nerf phrénique : sa compression dans les fractures
des vertèbres, 246; — dans l'apoplexie de la protubérance et du bulbe, 398.

Nerfs spinaux : leur distribution à la périphérie, 30.

Nerf trijumeau : sa participation dans les maladies
spinales en général, 101; — son atrophie dans la
sclérose des cordons postérieurs, 597.

Nerfs trophiques, 47; — troubles trophiques dans les
affections spinales, 116; — dans la paralysie infantile, 770.

Nerfs vaso-moteurs, 47; — (action du courant continu sur les), 140.

Nervosisme, 355.

Névralgiques (douleurs), v. douleurs.

Névrite : cause de contractures, 97; — cause de paralysies, 67; — dans la pachyméningite, 291; — dans l'arthrite déformante, 202; — dans le mal de Pott, 162; — dans l'état puerpéral, 546; — (relation de la) avec les affections articulaires, 524; — avec les paralysies réflexes, 526; — suite de méningite (traitement de la) par le courant continu, 550.

Névroglie, 24, — anatomie pathologique, 56; — dans la sclérose des cordons postérieurs, 598; — dans la sclérose diffuse, 636; — dans le ramollissement de la moelle, 447.

Névropathie syphilitique, 565.

Nitro-benzine (empoisonnement par la), 572.

Noyaux de Stilling, 21.

Nutrition des muscles : dans le tabes, 611; — paralysie, 90; — nutrition générale (influence des affections de la moelle sur la), 120.

Nystagmus dans la méningite, 310; — dans la sclérose en plaques, 641.

O

Obstétricales (paralysies) des nouveau-nés, 762.

Odorat (perte de l') dans la méningite épidémique, 311.

Œdème : dans l'apoplexie spinale, 411; — dans la méningite, 312; — dans la myélite, 480; — dans les maladies de la moelle en général, 113.

Olivaires (corps), 20.

Opisthotonos dans la méningite, 267-308.

Opium, v. morphine.

Orthopédie dans la paralysie infantile, 786.

Os (affections des) dans les maladies de la moelle, 119; — v. arthropathies.

Ossification de la dure-mère et de l'arachn. rach., 264.

Otite interne dans la méningite céréb. spin., 311-317.

Ouïe (état de l') : dans la méningite, 311, 317; — dans dans les affections de la moelle, 126; — dans les affections de la moelle allongée, 428.

P

Pachyméningite : spinale externe aiguë, 285; — chronique, 291; — interne hémorrhagique, 297.

Panophtalmie dans la méningite, 311.

Paralysie : agitante, 82; — a frigore, 527; — alcoolique, 567; — ascendante aiguë (Landry), 70-501; — asthénique des convalescents, 529; — atrophique, 76; — bulbaire chronique, 673; — brachiale, 69; — causée par la foudre, 433; — chlorotique, 375 — consécutive aux hémorrhagies, 374; — consécutive aux maladies aiguës, 550; — chronique, 550; — croisée, 70; — croisée dans les maladies de la protubérance, 70; — dans la myélite aiguë, 476; — dans la sclérose disséminée, 640; — dans la sclérose des cordons latéraux, 682; — de l'oculo-moteur et du facial dans la méningite, 310-311; — des deux bras, 69; — des membres inférieurs en général, 63; — des muscles de la nuque dans la méningite épidémique, 309; — des pectoraux dans les fractures vertébrales, 247; — générale spinale, 69; — graisseuse des enfants, 765, (v. paralysie infantile); — hystérique, 360; intermittente, 68-379; — ischémique, 68-376; — isolée d'un membre ou d'un groupe musculaire, 75; — labio-glosso-laryngée, 735, (v. paralysie bulbaire progressive); — musculaire progressive, 710, (v. atrophie musculaire progressive); — musculaire atrophique, 710; (v. atrophie musculaire progressive); — névritique, 65; — obstétricale, 762; — par compression, 66-163; — progressive de la langue, du voile du palais et des lèvres, 735, (v. paralysie

bulbaire progressive); 673; — puerpérale, 546; — réflexe, 511; — saturnine, 574; — secondaire, 510; — spinale aiguë, 496; — spinale atrophique, spinale essentielle, 765 (v. paralysie infantile); — sympathique, 511; — syphilitique, 562; — transversale, 63; — urinaire, 515; vaso-motrice, 65.

Paralysie bulbaire aiguë, 467; — dans la syringomyélie, 695; — par tumeur du cervelet, 405.

Paralysie bulbaire progressive, 735; — anatomie patholog., 745; — diagnostic, 746; — historique, 735; — symptomatologie, 741; — traitement, 747.

Paralysie labio-glosso-laryngée, v. paraly. bulb. progress.

Paralysie pseudo-hypertrophique, 751; — anatomie pathologique, 754; — étiologie, 754; — symptomatologie, 752; — traitement, 754.

Paralysie spinale infantile, 765; — anat. pathol., 775; — étiologie, 773; — diagnostic, 775; — symptomatologie, 766; — pathogénie, 779; — traitement, 782.

Paralysies émotionnelles, 130-432.

Paralysies infantiles, 761; — Encéphalite et myélite congénitale, 764; — Paralysie obstétricale des nouveau-nés, 762; — spinale infantile, 765.

Paralysies partielles de la sensibilité, 104; — dans l'atrophie musculaire progressive, 715; — dans la sclérose postérieure, 605.

Paralysies réflexes (sympathiques) : consécutives à des maladies de l'intestin, 519; — à des maladies de l'utérus, 522; — à des maladies des voies urinaires, 515; — à des névrites, 526; — à des traumatismes, 523; — en général, 510; — traitement, 528.

Paralysies toxiques, 566.

Paraparésies en général, 63.

Paraplégie : brachiale, 69, (v. diplégie brachiale); — cérébrale, 64; — dans l'alcoolisme, 567; — la pachyméningite, 288; — l'apoplexie spinale, 278; — la sclérose, 267; — le mal de Pott, 171; — l'empoisonnement par l'oxyde de carbone, 570; — le typhus, 536; — les fractures des vertèbres, 242; — les tumeurs des méninges, 342; — douloureuse, 66, 223; — dysentérique, 520; — dyspeptique, 364; — encéphalique, 64; — en général, 63, — hystérique, 361; — myopathique, 64; — névropathique, 65; — par compression lente, 66, 163; — périphérique, 64; — réflexe, 68; — rhumatismale, 65; — spinale, 64; — syphilitique, 562; — traumatique, 66; — vaso-motrice, 65; — urinaire, 515.

Paraplégie brachiale, 69, (voy. diplégie brachiale).

Parenchyme de la moelle (maladies du), 352.

Parole (troubles de la) : dans la commotion de la moelle, 428; — la méningite, 310; — la paralysie bulbaire aiguë, 741; — la paralysie spinale aiguë, 70, 498; — l'apoplexie du bulbe et de la protubérance, 398; — l'ataxie aiguë, 503; — la sclérose en plaques (forme cérébro-spinale), 642; — les maladies de la moelle en général, 126.

Pathologie générale, 1; — spéciale, 144.

Pellagre, 573.

Pemphigus : dans la myélite, 312; — la sclérose des cordons postérieurs, 611; — l'empoisonnement par l'oxyde de carbone, 570.

Perception (de la moelle comme centre de), 41.

Péricardite dans la méningite épidémique, 312-317.

Périméningite spinale, 385 (v. péripachyméningite).

Périmyélite (voy. myéloméningite).

Péripachyméningite spinale, 285; — chronique, 291; — dans le mal de Pott, 163; — dans les plaies du rachis par armes à feu, 259.

Péripleurite, cause de pachyméningite, 288.

Pertes séminales, cause d'irritation spinale, 369.

Pflüger (lois de) sur les réflexes, 39.

Piquants (blessures de la moelle par instruments), 418.

Phénomène respiratoire de Cheyne-Stokes dans la méningite épidémique, 312.

Phénomènes d'arrêt par réflexes, 40; — dans le shok, 430.

Phosphate de chaux (emploi thérapeutique du) dans le mal de Pott, 197.

Phosphates: leur présence dans l'urine dans les affections spinales, 123, 124.

Phosphore: (emploi thérapeutique du) dans les maladies de la moelle, 132; — (paralysies causées par le), 579.

Phrénésie, 304 (v. méningite épidémique).

Phtisie (paralysies vaso-motrices dans la), 66-550.

Physiologie de la moelle, 33.

Pie-mère: anatomie, 5; — hémorrhagies (dans le sac de la), 393; — inflammation aiguë, 301; — inflammation chronique, 326; — tumeurs, 328.

Pigmentation: de l'arachn.-rach., 265; — des cellules nerveuses, 55.

Plaies: de la colonne vertébrale par armes à feu, 258; — de la moelle par instruments piquants, 419.

Plaques de Peyer, gonflées dans la méningite épidémique, 305.

Pléthore spinale, 352.

Pleurite: cause de pachyméningite, 288; — dans la méningite épidémique, 312; — (paralysies consécutives à la), 545.

Plomb (intoxication par le) 76 et 574.

Polymyosite chronique progressive, 728.

Polymyélite, 709.

Position de membre: (sens. de la), 108; — normale (sens. de la) dans la sclérose des cordons postérieurs, 608; — dans les maladies de la moelle en général, 108.

Pouls (état du): dans la commotion de la moelle allongée, 427; — la méningite épidémique, 314; — la sclérose des cordons postérieurs, 613.

Pouvoir réflexe de la moelle, 38-40; — dans la commation de la moelle, 78; — la fracture des vertèbres lombaires 250; — la myélite aiguë, 478; — la pachyméningite, 289; — la paralysie par compression, 66-163; — l'apoplexie de la moelle, 411; — la sclérose des cordons postérieurs, 606; — la sclérose diffuse, 655; — le mal de Pott, 171; — le tétanos, 77; — les tumeurs intrarachidiennes 341; — (essai du), 94.

Processus réticulaires, 15.

Prostate (paraplégie consécutive aux affections de la), 517.

Protubérance: (affections de la), 85; — centre des convulsions, 84; — (élévation de la température dans les lésions de la), 115.

Pseudo-hypertrophie des muscles, 751, (v. pseudo-hypertrophique).

Pseudo-hypertrophique (paralysie), anatomie pathologique, 754; — étiologie, 754; — symptômes, 752; — marche, 754; — pathogénie, 756; — traitement, 754.

Psychiques (influences): dans l'étiologie de la myélite aiguë, 186; — de la sclérose des cordons postérieurs; 616; — de la sclérose diffuse, 645; — des arthropathies, 120; — des contractions cloniques, 99; — des hémorrhagies méningées, 274-281; — des maladies de la moelle en général, 129; — des tumeurs intrarachidiennes, 344; — du cancer des vertèbres, 222; — du tremblement, 83; — (troubles) dans la sclérose en plaques, 644.

Puerpérales (paralysies), 545.

Pneumonie, (contractures consécutives à la), 545; — (paralysie aiguë consécutive à la), 545.

Purpura (paralysie consécutive au), 545.

Pus (formation de) dans la moelle: dans la méningite épidémique, 305; — dans la myélite aiguë, 450-504; — en général, 58.

Pyélite: dans les affections de la moelle, 123. — (paralysies consécutives à la), 516.

Pyramides: anatomie, 20; — (entre-croisement des), 19; — (paraplégies par lésion des), 64.

Q

Queue de cheval: (dégénération secondaire de Türck dans la), 583; — (tumeurs de la), 345; — (tumeurs cystiques de la), 267, 329.

Quinquina (emploi du): dans la méningite épidémique 322; — dans les maladies de la moelle en général 132.

R

Rachialgie (maladie), 436.

Rachialgie (symptôme), v. douleurs.

Racines nerveuses: action des racines postérieures sur les antérieures, 44; — (altérations des) dans l'atrophie musculaire progressive, 721; — dans la sclérose des cordons postérieurs, 599; — dans les amyotrophies deutéropathiques, 757; — (anatomie des), 12; — (relations des) avec la substance grise, 27.

Rage, 78.

Raideur de la colonne vertébrale: dans la méningite, 267, 308; — dans la myélo-méningite, 505; — dans la pachyméningite, 287; — dans l'apoplexie de la moelle, 411; — dans l'apoplexie méningée, 278; — dans le cancer, 220; — dans le mal de Pott, 169; — dans les maladies de la moelle en général, 102-158.

Raideur de la nuque: dans la méningite épidémique, 308; — dans la méningite spinale, 267; — dans la pachyméningite, 287; — dans l'empoisonnement par la nitro-benzine, 752.

Raideur musculaire: dans l'apoplexie méningée, 278; — dans la sclérose en plaques, 654; — dans la sclérose des cordons latéraux, 682; — dans les maladies de la moelle en général, 95.

Railway-spine, 425.

Ralentissement de la conduction sensitive, 109; — dans le tabes, 606; — de la conduction motrice, 109.

Ramollissement: aigu spontané de la moelle, 466; — blanc, 53; — dans la myélite par compression, 460; — cadavérique de la moelle, 11; — central (Albers), 393; — dans la myélite traumatique, 454; — dans la sclérose centrale, 697; — de la substance blanche dans la pellagre, 757; — gris, 443-449; — hémorrhagique, 392, 443-446; — jaune, 5, 443, 437, 448; — purulent, 443; — rouge, 53, 437, 443, 446; — sénile, 339; — traumatique de la moelle, 453. — vert, 443.

Raphanie, v. ergotisme.

Rate augmentée de volume dans la méningite épidémique, 305.

Réflexe: (examen de la contractilité), 94; — centre, 33; — (modération de l'action), 40; — (pouvoir), 38, 40; (v. ces mots).

Refroidissement (influence étiologique du): sur la méningite épidémique, 315; — sur la myélite aiguë, 484; — sur la paralysie spinale aiguë, 497; — sur l'atrophie musculaire progressive, 749; — sur la sclérose diffuse, 645; — sur la sclérose des cordons postérieurs, 616; — sur les maladies de la moelle en général, 128; — sur les paralysies en général, 502.

Régénération de la moelle, 60.

Reins (douleurs de), v. douleurs.

Renflement cervical: anatomie, 11; — (atrophie du) dans les cas d'absence congénitales des membres supérieurs, 587.

Renflement lombaire: anatomie, 11; — (atrophie du) dans les cas d'absence des extrémités inférieures, 587; — (inflammation du), 455; — (injection du) dans le tétanos, 77.

Respiratoires (symptômes): dans la myélite, 481; — dans la paralysie bulbaire aiguë, 468; — dans le tabes, 613; — dans les affections du bulbe et de la moelle cervicale, 121; — dans les fractures de vertèbres, 247; — dans les fractures des vertèbres par armes à feu, 261.

Restiformes (corps) ou olivaires, 20.

Rétrécissements du canal vertébral, 206.

Rétrécissements uréthraux (paralysies consécutives aux), 517.

Rétropharyngiens (abcès), 165.

Rhumatisme articulaire (paralysies consécutives au), 526.

Roséole (paralysies consécutives à la), 545.

Rougeole (paralysies consécutives à la), 544.

Ruptures de la moelle, 414.

Rust (maladie de), 183.

S

Saignée locale : dans la méningite épidémique, 319 ; — dans l'apoplexie méningée, 284 ; — dans les hémorrhagies de la moelle, 413 ; — dans le shok, 432.

Saignées générales : dans la carie vertébrale, 195 ; — dans la méningite épidémique, 319 ; — dans la myélite aiguë, 488 ; — dans la sclérose des cordons postérieurs, 620 ; — dans les maladies spinales en général, 131.

Saisons (influence des) sur la production de la méningite épidémique, 315.

Salivation dans la paralysie bulbaire progressive, 742.

Sarcome : des méninges rachidiennes, 329 ; — de la moelle, 346.

Scarlatine (complication de la) : par la méningite simple, 303 ; (paralysie consécutive à la), 544.

Schwann (membrane de), 22.

Sclérose : de la névroglie, 59 ; — des cellules nerveuses, 55 ; — des fibres nerveuses, 56 ; — (terminaison de la myélite par), 450.

Sclérose : annulaire 678, 640 ; — centrale, 640, 688, (v. syringomyélie) ; — cérébro-spinale, 640, (v. sclérose en plaques disséminées) ; — combinée des cordons postérieurs et des cordons latéraux, 687 ; — corticale, 640, 678 ; — de la moelle (ou dégénération grise), 590.

Sclérose des cordons postérieurs (ataxie locomotrice progressive ; tabes dorsalis), 595 ; — anatomie pathologique, 596 ; — étiologie, 616 ; — historique, 595, marche, 614 ; — symptomatologie, 601 ; — physiologie pathologique, 625 ; — traitement, 619.

Sclérose diffuse (en plaques, myélite chronique), 633. — anatomie pathologique, 634 ; — étiologie, 645 ; — forme centrale ou péricentrale (périépendymaire), 688 ; — forme cérébro-spinale, 640 ; forme périphérique (annulaire) spinale, 652 ; — historique, 633 ; — pronostic, 645 ; — symptomatologie, 640.

Sclérose diffuse (variété de la sclérose spinale ou myélite chronique proprement dite, 675 ; — (v. ces mots).

Sclérose disséminée, 640 ; — (v. sclérose en plaques disséminées et sclérose cérébro-spinale).

Sclérose en plaques, 633 ; — (v. sclérose diffuse).

Sclérose en plaques disséminées, forme cérébro-spinale de la sclérose diffuse ou en plaques, 640 ; — ses relations avec l'atrophie musculaire progressive, 724.

Sclérose interstitielle, 591 ; — parenchymateuse, 591 ; — périépendymaire, 595 ; — périphérique, 640-678.

Sclérose spinale (myélite chronique proprement dite), 652 ; — forme de la sclérose diffuse subdivisée en 5 variétés : sclérose du bulbe, 673 ; — diffuse, 675 ; du renflement cervical, 667 ; — du segment dorsal, 660 ; — périphérique, 678.

Sclérose symétrique des cordons latéraux, 595-678 ; — anatomie pathologique, 679 ; — étiologie, 682 ; — symptomatologie, 682.

Scoliose vulgaire, 207 ; — dans la paralysie infantile, 771.

Scrofulose cause du mal de Pott, 192-194.

Sécrétions (influence de la moelle sur les), 49.

Sénile : (modification) de la moelle, 383 ; — tremblement, 387 ; — (ramollissement) de la moelle, 389.

Sens (état des sens dans les maladies de la moelle en général), 126.

Sens : de la force, 107 ; — de la position des membres, 108 ; — de l'équilibre et de la position normale, 108 ; — ce dernier dans la sclérose des cordons postérieurs, 608.

Sens de l'équilibre en général : dans les affections spinales, 108 ; — dans la sclérose des cordons postérieurs, 608.

Sens musculaire, 106 ; — diminué dans le tabes, 608 ; — perdu dans l'empoisonnement par le phosphore, 579.

Sensation de la position des membres, 108 ; — dans la sclérose des cordons postérieurs, 608.

Sensibilité : (diminution de la) 103 ; — (influence de la) sur la motilité, 44 ; — (ralentissement de la transmission de la) 109 ; — (transmission de la) dans la moelle, 34.

Sensibilité à la douleur, 104 ; — dans la sclérose des cordons postérieurs, 607.

Sensibilité à la pression, 104 ; — dans la sclérose des cordons postérieurs, 607.

Sensibilité à la température, 106.

Sensibilité cutanée : exaltée par les bains, 133 ; — (mensuration de la), 103.

Sensibilité tactile : dans la sclérose des cordons postérieurs, 607 ; — dans le mal de Pott, 161 ; — dans les maladies de la moelle en général, 105.

Sexe (influence du) : dans l'étiologie de la carie vertébrale, 194 ; — la méningite épidémique, 315 ; — la paralysie pseudo-hypertrophique, 754 ; — l'ataxie locomotrice progressive, 616 ; — l'atrophie musculaire, progressive, 718-749 ; — la sclérose diffuse, 222 ; — le cancer des vertèbres, 222 ; — les maladies de la moelle en général, 128.

Shok : par fracture de vertèbres, 431 ; — par apoplexie méningée, 431 ; — médullaire, 431 ; — par impressions psychiques, 432 ; — par la foudre, 433 ; — traumatique, 430.

Sillons de la moelle, 11.

Soufre (emploi du) dans l'intoxication saturnine, 578.

Spasmophilie, 99.

Sphincters (état des) : dans la myélite, 456 ; — dans la paralysie infantile, 769 ; — dans l'apoplexie méningée, 284 ; — dans le mal de Pott, 192 ; — dans les maladies spinales en général, 123 ; — (influence de la moelle sur les), 48 ; (v. cystite).

Spina bifida, 150 ; — (rupture de) cause de méningite 154.

Spinal tenderness, 354.

Spondylarthrocace, 160 (v. carie vertébrale).

Spondylite déformante, 200.

Stéatome de la moelle, 346.

Strabisme : dans la méningite, 311 ; — la sclérose des cordons postérieurs, 609 ; — le typhus, 535.

Strychnine : augmente la contractilité réflexe, 77 ; — contre-indiquée dans le mal de Pott, 198 ; — (emploi thérapeutique de la) dans l'alcoolisme, 569 ; — la myélite aiguë, 490 ; — l'atrophie musculaire progressive, 725 ; — la sclérose des cordons postérieurs, 620 ; — l'intoxication par le plomb, 578 ; — les paralysies consécutives aux maladies aiguës, 549 ; — (hyperémie des méninges dans l'empoisonnement par la), 268.

Substance blanche : sa répartition dans la moelle, 13 ; — ramollie dans la pellagre, 574.

Substance gélatineuse de Rolando, 13.

Surdité : après la méningite, 317 ; — dans la sclérose des cordons postérieurs, 610.

Substance grise : anatomie, 13 ; — (altération de la) dans la paralysie infantile, 777 ; — dans la sclérose symétrique des faisceaux latéraux, 679 ; — dans les amyotrophies, 707, 722 ; — (fonctions trophiques des cornes antérieures de la), 46-704 ; — (inflammation de la) par compression du fait de tumeurs), 221 ; — (ralentissement de la conduction dans les altérations de), 110 ; — siège de prédilection des hémorrhagies, 393 ; — (transmission sensitive dans la), 36.

Sueur (sécrétion de la) : dans la myélite aiguë, 480 ; — l'atrophie musculaire progressive, 717 ; — la sclérose diffuse, 644 ; — la paralysie infantile, 769 ; — les fractures des vertèbres cervicales, 248 ; — (influence du courant continu sur la), 140.

Sympathique (altérations du) : dans l'atrophie musculaire progressive, 722 ; — (électrisation du), 140 ; — rôle trophique du), 47 ; — symptômes dépendant du) dans les maladies de la moelle, 113.

Sympathiques (paralysies), 511, v. paralysies réflexes.

Symptomatologie générale des maladies de la moelle, 63.

Symptômes, 18 ; — (analyse des) des maladies de la moelle en général, 88 ; — dépendant de l'appareil moteur, 88 ; — du grand sympathique, 113 ; — des nerfs sensitifs, 101 ; — divers accompagnant les maladies de la moelle, 124 ; — du domaine de la vie végétative, 121 ; — spasmodiques, 95 ; — trophiques, 116.

Syphilis, agent étiologique : dans l'atrophie musculaire progressive, 555 ; — les maladies de la moelle en général, 552 ; — les maladies des vertèbres, 198, — les paralysies, 562 (v paralysies syphilitiques).

Syringomyélie, 147-688 ; — anatomie pathologique, 694 ; — symptomatologie, 702 ; — nature des formations kystiques, 697.

T

Tabes dorsalis, 369-591-595 (v. sclérose des cordons postérieurs.)

Température : dans la méningite épidémique, 314 ; — l'apoplexie de la protubérance et de la moelle allongée, 402 ; — le shok, 241 ; — le tétanos, 77 ; — les maladies de la moelle en général, 114 ; — des parties paralysées dans la myélite aiguë, 480 ; — l'apoplexie de la moelle, 412 ; — la sclérose disséminée, 644 ; — l'atrophie musculaire progressive, 716 ; — les maladies de la moelle en général, 113.

Tendons (percussion des) dans la myélite chronique, 656.

Ténesme : dans la myélite chronique, 644 ; — dans l'apoplexie méningée, 278 ; — dans la sclérose des cordons postérieurs, 609 ; — les fractures des vertèbres lombaires, 250.

Téphromyèlite, 709 ; — progressive, 728.

Tétanie-tétanille, 78.

Tétanos : à la suite de contusion de la moelle, 424 ; de fractures de vertèbres, 242 ; — (hémorrhagies de la dure-mère dans les cas de), 271 ; — (hyperémie des méninges à l'autopsie dans les cas de), 268 ; — (température dans le), 77.

Thrombose : de l'aorte, 376 ; — sénile des vaisseaux de la moelle, 385.

Tonicité musculaire, 44.

Topographie de la sensibilité cutanée, 30.

Torticolis spasmodique, 99 ; — dans l'arthrite déformante cervicale, 204.

Traitement des maladies de la moelle en général, 131.

Transmission : de la sensibilité et du mouvement dans la moelle, 34 ; — (croisement de la), 36 ; — ralentissement de la transmission motrice, 109 ; — ralentissement de la transmission sensitive, 109 ; — dans le tabes, 606.

Transpiration des pieds : cause de l'ataxie, 616 ; — cause de paralysies, 485-527.

Traumatisme : agent étiologique dans la méningite, 315 ; — la pachyméningite chronique, 299 ; — la paralysie infantile, 773 ; — l'apoplexie méningée, 274 ; — le cancer des vertèbres, 222 ; — le mal de Pott, 194 ; — les maladies de la moelle en général, 128.

Tremblement, 83 ; — dans l'alcoolisme, 567 ; — la sclérose en plaques, 641, — la vieillesse, 387 ; — l'empoisonnement par l'arsenic, 578.

Trépanation des vertèbres fracturées, 257.

Trismus : dans l'empoisonnement par la nitro-benzine 572 ; — (hémorrhagies dans la dure-mère, après le trismus), 271 ; — rare dans la méningite, 310.

Trophique (influence) de la moelle sur les nerfs périphériques, 40.

Trophiques (centres) 77 ; — (nerfs), 47 ; — (troubles), 116.

Trous de conjugaison : anatomie, 3 ; — (rétrécissement des) dans l'arthrite déformante, 201 ; — la scoliose, 207.

Trou occipital (rétrécissement du), 209.

Tubercules de la moelle, 349.

Tuberculose : dans le mal de Pott, 161 ; — de la pie-mère spinale, 323.

Tumeurs : de la moelle, 345 ; — des méninges rachidiennes, 328 ; — de la queue de cheval, 345 ; — kystiques de la queue de cheval, 266.

Tumeurs du médiastin (usure des vertèbres par les), 211.

Typhus apoplectique, 304.

Typhus : (arthropathies consécutives au), 120 ; — (ataxies consécutives au), 85 ; — (combinaison du) avec la méningite, 303 ; — (contractures consécutives au), 537 ; — (faiblesse musculaire consécutive au), 536 ; — (hyperesthésie consécutive au), 537 ; — (troubles de la parole consécutifs au), 538 ; — (paralysies consécutives au), 534.

Typhus : cérébral, 304 ; — cérébro-spinal, 304 ; — (v. méningite cérébro-spinale).

U

Usure des vertèbres, 211 ; — par des anévrysmes, 211 ; — des hydatides, 212.

Urticaire : dans la méningite, 312 ; — dans les maladies de la moelle en général, 117 ; — (paralysies consécutives à l'), 545.

Utérus : (douleurs dorsales dans les affections de l'), 358 ; — (influence de la moelle sur l'), 48 ; — (paralysies consécutives aux affections de l'), 522 ; — point de départ des maladies de la moelle, 522.

V

Vacuoles dans les cellules nerveuses, 56 ; — dans le ramollissement rouge, 447.

Vaisseaux sanguins de la moelle : anatomie, 17 ; — anatomie pathologique, 60 ; — dans la myélite chronique, 637 ; — dans la sclérose des cordons postérieurs, 598.

Variole (paralysies consécutives à la), 543.

Vertèbres (maladies des), 157 ; — (considérations sur le diagnostic des), 157.

Vertige dans la sclérose en plaques, 644.

Vessie (influence de la moelle sur la), 122 ; — (v. aussi cystite et sphincters).

Vices de conformations de la moelle, 144.

Vision dans les maladies de la moelle en général, 126.

Vomissements : dans la méningite épidémique, 308 ; — dans les fractures des vertèbres, 242 ; — (traitement des), 322.

Z

Zone épileptogène, 79.

LIBRAIRIE J.-B. BAILLIÈRE et FILS

Rue Hautefeuille, 19, près du boulevard Saint-Germain, à Paris

TRAITÉ ÉLÉMENTAIRE
D'HISTOLOGIE HUMAINE
NORMALE ET PATHOLOGIQUE

PRÉCÉDÉ D'UN EXPOSÉ DES MOYENS D'OBSERVER AU MICROSCOPE

Par le Docteur C. MOREL

PROFESSEUR A LA FACULTÉ DE MÉDECINE DE NANCY

1879, 1 vol. grand in-8, avec 36 belles planches dessinées d'après nature

Par le Docteur A. VILLEMIN

PROFESSEUR A L'ÉCOLE DE MÉDECINE MILITAIRE DU VAL-DE-GRACE

Troisième édition revue et augmentée. — Prix. . . 16 francs

Dans cette nouvelle édition, comme dans la précédente, M. Morel a cherché à exposer, aussi brièvement que possible, les données les plus certaines fournies par l'étude pratique de l'histologie humaine. Il s'est surtout proposé de mettre en lumière les faits bien établis sans trop se préoccuper de les rattacher à telle ou telle théorie régnante; en pareille matière, il faut rejeter le dogmatisme et laisser à chacun le soin de conclure d'après ses propres appréciations.

M. Morel a tenu compte des progrès réalisés par la technique histologique, en remaniant complètement le chapitre relatif aux procédés mis en usage pour faire méthodiquement des préparations et les conserver. A la suite de la description des tissus ou organes, M. Morel a également donné des indications détaillées sur le mode de préparation de chacun d'eux.

Enfin vingt-neuf dessins nouveaux reproduisant exactement ses préparations, indiquent qu'il a apporté des modifications plus ou moins importantes dans le texte et qu'il a fait quelques recherches originales.

Quelques figures intercalées dans le texte feront mieux comprendre les descriptions auxquelles elles se rapportent.

ENVOI FRANCO CONTRE UN MANDAT SUR LA POSTE

TRAITÉ
DE LA PARALYSIE GÉNÉRALE DES ALIÉNÉS

Par le Docteur Auguste VOISIN
MÉDECIN DE L'HÔPITAL DE LA SALPÊTRIÈRE

1879. 1 vol. gr. in-8, XVI-540 pages, avec 14 planches dessinées d'après nature, lithographiées
et coloriées; graphiques et fac-simile. . . . . 20 fr.

Depuis vingt ans j'ai vu passer sous mes yeux, dans les services de Bicêtre et de
la Salpêtrière, un grand nombre d'aliénés et de paralysés généraux. Tous ont fait
l'objet d'observations que j'ai dictées personnellement à mes élèves.

Toutes les autopsies ont été dirigées par moi, ainsi que les recherches histologiques
dont elles fournissaient le sujet.

Le livre que je publie aujourd'hui est donc le résultat d'observations nombreuses
et faites avec soin. Je suis heureux d'ajouter une pierre à l'édifice construit par mes
devanciers, et dont Calmeil et Baillarger ont si bien jeté les bases. L'étiologie, les
symptômes, le diagnostic, l'anatomie pathologique, la marche de cette maladie, ont
occupé l'attention des médecins, non seulement dans des œuvres personnelles, mais
dans les sociétés savantes.

L'intérêt qui s'attache à l'étude de la paralysie générale s'explique, lorsqu'on
assiste à l'extension de cette affection redoutable; sans l'appeler la maladie du siècle,
il faut reconnaître l'influence des bouleversements sociaux et des révolutions sur le
développement de cet état morbide, la participation plus spéciale des causes morales
dépressives à cet accroissement.

La thérapeutique doit ici se servir de ses moyens les plus énergiques : de la puissance des agents thérapeutiques et de la continuité de leur emploi peut dépendre le
succès. Il n'y a donc lieu ni de s'abandonner au scepticisme ni de négliger les ressources que l'on doit à la thérapeutique.

La paralysie générale n'est pas encore assez connue pour qu'on puisse affirmer
son incurabilité; une notion plus précise des symptômes de début permettra d'opposer à la maladie un traitement qui, à cette période, serait efficace.

C'est donc à vulgariser la connaissance de cette affection redoutable, dans les
premiers temps de son évolution, que nous devons nous attacher, afin que les médecins puissent prévenir ses ravages ultérieurs.

Je suis convaincu que le traitement fondé sur les révulsifs appliqués à temps et
avec persévérance, et poursuivi avec continuité, que l'emploi des bains froids et une
hygiène morale et intellectuelle appropriée, conduiront aux résultats les plus heureux pour soulager l'humanité.   A. Voisin.

NOUVEAU
TRAITÉ ÉLÉMENTAIRE ET PRATIQUE DES MALADIES MENTALES

SUIVI DES CONSIDÉRATIONS PRATIQUES SUR L'ADMINISTRATION DES ASILES D'ALIÉNÉS

Par H. DAGONET
MÉDECIN EN CHEF DE L'ASILE DES ALIÉNÉS DE SAINTE-ANNE

1 vol. in-8, XIII-732 p. avec 8 planches en photoglyptie, représentant 33 types d'aliénés, accompagné
d'une carte statistique des établissements d'aliénés de la France. Cartonné. . 16 fr.

www.ingramcontent.com/pod-product-compliance
Lightning Source LLC
Chambersburg PA
CBHW052055230326
41599CB00054B/1719